PEDIATRIA
ESSENCIAL

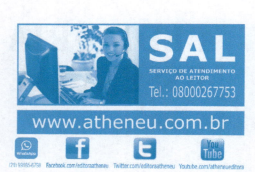

PEDIATRIA ESSENCIAL

Editores – Organizadores

Alice D'Agostini Deutsch

Carlos Augusto Cardim de Oliveira

Claudio Schvartsman

Durval Anibal Daniel Filho

Eduardo Juan Troster

Elda Maria Stafuzza Gonçalves Pires

Erica Santos

Mariana Facchini Granato

Paula Alves Gonçalves

Renata Dejtiar Waksman

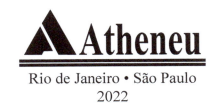

Rio de Janeiro • São Paulo

2022

EDITORA ATHENEU

São Paulo	*— Rua Maria Paula, 123 – 18° andar*
	Tel.: (11)2858-8750
Rio de Janeiro	*— Rua Bambina, 74*
	Tel.: (21)3094-1295
	E-mail: atheneu@atheneu.com.br

CAPA: Equipe Atheneu
PRODUÇÃO EDITORIAL: Efe Pe - Editoração

CIP-BRASIL. CATALOGAÇÃO NA PUBLICAÇÃO
SINDICATO NACIONAL DOS EDITORES DE LIVROS, RJ

D497p

Deutsch, Alice D'agostini
        Pediatria Essencial/editores – organizadores Alice D'Agostini Deutsch...[et al.]. – 1. ed.
– Rio de Janeiro: Atheneu, 2022.
        : il. ; 28 cm.

        Inclui bibliografia e índice
        ISBN 978-65-5586-504-2

1. Pediatria. I. Título.

        22-76342   CDD: 618.92
                                CDU: 616-053.2

Gabriela Faray Ferreira Lopes - Bibliotecária - CRB-7/6643
        02/03/2022   07/03/2022

DEUTSCH A. A.; OLIVEIRA C. A. C.; SCHVARTSMAN C.; DANIEL FILHO D. A.; TROSTER E. J.; PIRES E. M. S. G.; SANTOS A.; GRANATO M. F.;

GONÇALVES P. A.; WAKSMAN R. D.

Pediatria Essencial

©Direitos reservados à Editora Atheneu – Rio de Janeiro, São Paulo, 2022.

Editores/Organizadores

Alice D'Agostini Deutsch
Coordenadora Médica Neonatologista da Unidade Materno-Infantil do Hospital Israelita Albert Einstein (HIAE).

Carlos Augusto Cardim de Oliveira
Médico Formado pela Faculdade de Medicina da Universidade de São Paulo (FMUSP). Residência Médica em Pediatria no Instituto da Criança da FMUSP. Título de Especialista em Pediatria pela Sociedade Brasileira de Pediatria (SBP). Título de Especialista em Neonatologia pela SBP. Mestrado em Medicina pela USP. Doutorado em Medicina pela USP. Pós-Graduação em Avaliação de Tecnologias em Saúde pela Universidade Federal do Rio Grande do Sul (UFRGS). Professor da Graduação em Medicina da Faculdade Israelita de Ciências da Saúde Albert Einstein. Professor da Pós-Graduação em Emergências Pediátricas e da Pós-Graduação Estado da Arte em Ginecologia e Obstetrícia do Instituto Israelita de Ensino e Pesquisa Albert Einstein.

Claudio Schvartsman
Reitor da Faculdade Israelita de Ciências da Saúde Albert Einstein. Vice-Presidente da Mesa Diretora da Sociedade Beneficente Israelita Brasileira Albert Einstein (SBIBAE). Professor Livre-Docente de Pediatria da Faculdade de Medicina da Universidade de São Paulo (FMUSP). Chefe do Pronto Socorro do Instituto da Criança do Hospital das Clínicas da FMUSP.

Durval Anibal Daniel Filho
Coordenador do Processo Admissional da Graduação de Medicina da Faculdade Israelita de Ciências da Saúde Albert Einstein. Médico Formado pela Faculdade de Medicina da Universidade de São Paulo (FMUSP). Pediatria do Corpo Clínico do Hospital Israelita Albert Einstein.

Eduardo Juan Troster
Professor Pleno do Eixo de Humanidades do Curso de Medicina da Faculdade Israelita de Ciências da Saúde Albert Einstein. Médico Pediatra do Corpo Clínico do Hospital Israelita Albert Einstein (HIAE). Membro do Centro de Bioética Guido Faiwichow e do Comitê de Bioética. Supervisor do Programa de Residência Médica de Medicina Intensiva Pediátrica do Instituto Israelita Albert Einstein. Professor Livre-Docente do Departamento de Pediatria da Faculdade de Medicina da Universidade de São Paulo (FMUSP). Médico Assistente do Instituto do Tratamento do Câncer Infantil (ITACI).

Elda Maria Stafuzza Gonçalves Pires
Médica Pediatra Especialista em Alergia e Imunologia pela Associação Brasileira de Alergia e Imunologia (ASBAI). Mestre em Educação para o Profissional de Saúde – *Master of Health Professions Education* (MHPE) – pela Universidade de Maastricht, Holanda.

Erica Santos
Médica Pediatra pela Faculdade de Medicina da Universidade de São Paulo (FMUSP). Gestora de Serviços de Saúde com MBA Executivo em Gestão de Serviços de Saúde IBMEC do Hospital Israelita Albert Einstein (HIAE).

Mariana Facchini Granato
Mestre em Pediatria pela Faculdade de Medicina da Universidade de São Paulo (FMUSP). Integrante do Ambulatório de Distúrbios do Aprendizado do Instituto da Criança do Hospital das Clínicas da Faculdade de Medicina da Universidade de São Paulo (HCFMUSP) e do Programa de Avaliação do Desenvolvimento, Comportamento e Aprendizagem (ADCA) da Clínica de Especialidades do Hospital Albert Einstein (HIAE).

Paula Alves Gonçalves
Médica Pediatra e Neonatologista pela Faculdade de Medicina da Universidade de São Paulo (FMUSP). Mestranda de Ciências da Saúde pela Faculdade Israelita de Ciências da Saúde Albert Einstein.

Renata Dejtiar Waksman
Médica Pediatra. Doutora em Pediatria pela Faculdade de Medicina da Universidade de São Paulo (FMUSP). Membro do Departamento Materno Infantil do Hospital Israelita Albert Einstein (HIAE). Membro do Departamento de Segurança da Criança e do Adolescente da Sociedade Brasileira de Pediatria (SBP). Coordenadora dos Núcleos de Estudos da Violência Doméstica contra a Criança e o Adolescente e de Diretos da Criança e do Adolescente da Sociedade de Pediatria de São Paulo (SPSP). Membro da Câmara Técnica de Pediatria do Conselho Regional de Medicina do Estado de São Paulo (CREMESP).

Colaboradores

Abram Topczewski
Neuropediatra do Hospital Israelita Albert Einstein (HIAE) Mestrado em Neurologia pela Faculdade de Medicina da Universidade de São Paulo (FMUSP). Doutorado em Neurociências pela Faculdade de Ciências Médicas da Universidade Estadual de Campinas (Unicamp). Membro Titular da Academia Brasileira de Neurologia (ABN). Membro da Sociedade Brasileira de Neuropediatria e da Associação Brasileira de Neuropsiquiatria Infantil (ABENEPI). Membro do Comitê de Bioética do Hospital Israelita Albert Einstein (HIAE).

Adriana Pasmanik Eisencraft
Mestre em Pediatria pelo Instituto da Criança (ICr) do Hospital das Clínicas da Faculdade de Medicina da Universidade de São Paulo (HCFMUSP). MBA em Gestão da Saúde pelo Insper/Hospital Israelita Albert Einstein (HIAE). Médica Supervisora do CIERP do ICr-HCFMUSP.

Adriana Rodrigues Pouza Gomes
Título de Especialista em Pediatria e Neonatologia pela Sociedade Brasileira de Pediatria (SBP). Médica do Departamento Materno-Infantil Hospital Israelita Albert Einstein (HIAE).

Adriana Vada Souza Ferreira
Título de Emergencista Pediátrica pela Sociedade Brasileira de Pediatria (SBP) e pela Associação Brasileira de Medicina Diagnóstica (ABRAMED). Médica Referência em Pediatria da Unidade de Pronto Atendimento do Morumbi – Hospital Israelita Albert Einstein (HIAE). Médica Supervisora do Pronto-Socorro do Instituto da Criança (ICr) do Hospital das Clínicas da Faculdade de Medicina da Universidade de São Paulo (HCFMUSP).

Albert Bousso
Mestre e Doutor em Pediatria pela Faculdade de Medicina da Universidade de São Paulo (FMUSP). Docente de Pediatria da Faculdade Israelita de Ciências da Saúde Albert Einstein. Gerente Médico do Hospital Municipal do Vila Santa Catarina – Hospital Israelita Albert Einstein (HIAE).

Alessandra Milani Prandini Azambuja
Graduação em Medicina pela Faculdade de Medicina de Jundiaí. Especialização em Pediatria pelo Instituto da Criança do Hospital das Clínicas da Universidade de São Paulo (2004). Título de Especialista pela Sociedade Brasileira de Pediatria (2004). Especialização em Cancerologia Pediátrica pelo Instituto da Criança (ICr) do Hospital das Clínicas da Faculdade de Medicina da Universidade de São Paulo (HCFMUSP). Título de Especialista em Cancerologia Pediátrica pela Sociedade Brasileira de Cancerologia. Médica Diarista da Cancerologia Pediátrica da Unidade de Terapia Intensiva do Itaci do Instituto da Criança do HCFMUSP. Assistente da Equipe de Oncologia Pediátrica do Hospital Israelita Albert Einstein (HIAE).

Alfredo Elias Gilio
Professor Doutor do Departamento de Pediatria da Faculdade de Medicina da Universidade de São Paulo (FMUSP). Médico Coordenador da Clínica de Imunizações do Hospital Israelita Albert Einstein (HIAE).

Alice D'Agostini Deutsch
Coordenadora Médica Neonatologista da Unidade Materno-Infantil do Hospital Israelita Albert Einstein (HIAE).

Aline Motta de Menezes
Médica Pediatra. Formada pela Faculdade de Medicina da Universidade de São Paulo (FMUSP). Especialista em Terapia Intensiva Pediátrica. Título de Especialista em Pediatria pela Sociedade Brasileira de Pediatria (SBP).

Amanda Melhado
Título de Especialista em Pediatria pela Sociedade Brasileira de Pediatria (SBP). Título de Especialista em Neonatologia pela SBP.

Amélia Gorete Afonso da Costa Reis
Mestre em Pediatria pela Faculdade de Medicina da Universidade de São Paulo (FMUSP). Doutora em Pediatria pela FMUSP. Médica do Pronto-Socorro do Instituto da Criança da FMUSP.

Amilcar Martins Giron
Livre-Docente da Divisão de Urologia da Faculdade de Medicina da Universidade de São Paulo (FMUSP). Chefe do Setor de Urologia Perinatal do Hospital das Clínicas da FMUSP.

Ana Catarina Lunz Macedo
Nefrologista Pediátrica pelo Instituto da Criança (ICr) do Hospital das Clínicas da Faculdade de Medicina da Universidade de São Paulo (HCFMUSP). Mestrado em Imunologia pelo Instituto de Ciência Biomédicas da USP. Médica Assistente do Serviço de Nefrologia Pediátrica do ICr-HCFMUSP.

Ana Claudia Brandão
Pediatra do Centro de Especialidades Pediátricas do Hospital Israelita Albert Einstein (HIAE) e do Baobá Centro de Desenvolvimento e Comportamento Infantil, com atuação voltada para crianças e adolescentes com síndrome de Down. Membro da Down Syndrome Medical Interest Group (DSMIG, USA), da T21 Research Society (T21RS) e do Comitê Técnico-Científico da Federação Brasileira das Associações de Síndrome de Down.

Ana Maria de Ulhôa Escobar
Professora Associada pelo Departamento de Pediatria da Faculdade de Medicina da Universidade de São Paulo (FMUSP). Pediatria Geral, Atuando Principalmente nas Áreas de Desenvolvimento e Promoção na Saúde na Infância e Educação em Saúde.

Andrea Hercowitz
Médica Pediatra e Hebiatra pela Sociedade Brasileira de Pediatra (SBP) e pela Associação Médica Brasileira (AMB). Membro do Departamento de Adolescência da Sociedade de Pediatria de São Paulo (SPSP). Professora Convidada pela Faculdade Israelita de Ciências da Saúde Albert Einstein.

Andrea Tiemi Kondo
Médica Hematologista e Hemoterapeuta pela Faculdade de Medicina da Universidade de São Paulo (FMUSP). Mestre em Ciências da Saúde pelo Instituto de Ensino e Pesquisa da Sociedade Beneficente Israelita Brasileira Albert Einstein (SBIBAE).

Audrey Rie Ogawa Shibata
Título de Especialista em Pediatria (TEP). Título de Especialista em UTI Pediátrica (TETIP).

Benita Galassi Soares Schvartsman
Médica Nefrologista Pediátrica do Hospital Israelita Albert Einstein (HIAE). Doutora em Pediatria pela Faculdade de Medicina da Universidade de São Paulo (FMUSP).

Bianca Massaroppe
Formada pela Faculdade de Medicina da Universidade de São Paulo (FMUSP). Residência Médica em Pediatria no Instituto da Criança (ICr) do Hospital das Clínicas (HC) da FMUSP. Complementação Especializada em Nefrologia Pediátrica no ICr-HCFMUSP. Título de Especialista em Pediatria pela Sociedade Brasileira de Pediatria (SBP). Título de Especialista em Nefrologia Pediátrica pela Sociedade Brasileira de Neurocirurgia (SBN). Médica Pediatra do Pronto Atendimento do Hospital Israelita Albert Einstein (HIAE). Docente do Curso de Pós-Graduação de Emergências Pediátricas do HIAE. Médica Nefrologista Pediátrica do Hospital Municipal Vila Santa Catarina. Médica Nefrologista Pediátrica do Hospital Santa Catarina. Médica Assistente da Unidade de Nefrologia Pediátrica do Instituto da Criança e do Instituto de Tratamento do Câncer Infantil do HCFMUSP.

Bianca Saraiva Santoro
Médica e Pediatra pela Faculdade de Medicina do ABC. Cardiologista Pediátrica pelo Instituto do Coração (InCor) Hospital das Clínicas da Faculdade de Medicina da Universidade de São Paulo (HCFMUSP). Especialização em Arritmia Clínica pelo Instituto do Coração InCor – HCFMUSP. Ecocardiografista Pediátrica e Fetal pelo InCor – HCFMUSP. Médica Assistente do Setor de Ecocardiografia do InCor – HCFMUSP.

Camila Sanches Lanetzki Esposito
Formada pela Faculdade de Medicina da Universidade de Mogi das Cruzes. Especialista em Pediatria pela Sociedade Brasileira de Pediatria (SBP). Especialista em Nefrologia pela Sociedade Brasileira de Nefrologia (SBN). Médica Assistente do Grupo de Nefrologia do Instituto da Criança (ICr) do Hospital das Clínicas da Faculdade de Medicina da Universidade de São Paulo (HCFMUSP). Médica Plantonista do Pronto-Socorro Infantil do Hospital Israelita Albert Einstein (HIAE). Instrutora de Pediatria da Faculdade de Ciências Médicas Albert Einstein.

Carlos Augusto Cardim de Oliveira
Médico Formado pela Faculdade de Medicina da Universidade de São Paulo (FMUSP). Residência Médica em Pediatria no Instituto da Criança (ICr) do Hospital das Clínicas (HC) da FMUSP. Título de Especialista em Pediatria pela Sociedade Brasileira de Pediatria (SBP). Título de Especialista em Neonatologia pela SBP. Mestrado em Medicina pela USP. Doutorado em Medicina pela USP. Pós-Graduação em Avaliação de Tecnologias em Saúde pela Universidade Federal do Rio Grande do Sul (UFRGS). Professor da Graduação em Medicina da Faculdade Israelita de Ciências da Saúde Albert Einstein. Professor da Pós-Graduação em Emergências Pediátricas e da Pós-Graduação Estado da Arte em Ginecologia e Obstetrícia do Instituto Israelita de Ensino e Pesquisa Albert Einstein.

Carlos Eduardo Fonseca Pires
Graduação em Medicina pela Faculdade de Ciências Médicas da Santa Casa de São Paulo. Título de Especialista em Cirurgia Geral e Cirurgia do Aparelho Digestivo pela Faculdade de Medicina da Universidade de São Paulo (FMUSP). Membro Titular do Colégio Brasileiro de Cirurgia Digestiva.

Carolina de O. Ramos
Endocrinologista Pediátrica Formada no Instituto da Criança do Hospital das Clínicas da Faculdade de Medicina da Universidade de São Paulo (ICr-HCFMUSP). Doutoranda pelo Departamento de Endocrinologia da FMUSP.

Carolina Sgarioni Camargo Vince
Médica pela Faculdade de Medicina do ABC. Residência de Pediatria e Oncologia Pediatrica pela Faculdade de Medicina da Universidade de São Paulo (FMUSP).

Celso de Moraes Terra
Médico Diarista no CTI Pediátrico do Hospital Israelita Albert Einstein (HIAE). Médico da Prefeitura do Município de São Paulo – Secretaria Municipal de Saúde de São Paulo. Retaguarda do HIAE.

Christiane Finardi Pancera
Médica Pediátrica Intensivista do Hospital Israelita Albert Einstein (HIAE). Instrutora no PALO. Mestre em Oncologia Pediátrica.

Cláudio Arnaldo Len
Pediatra e Reumatologista Pediatra. Professor Associado, Livre-Docente, Setor de Reumatologia do Departamento de Pediatria da Escola Paulista de Medicina da Universidade Federal de São Paulo (EPM-UNIFESP). Médico do Corpo Clínico do Hospital Israelita Albert Einstein (HIAE).

Claudio Leone
Professor Colaborador Sênior do Departamento de Saúde Ciclos de Vida e Sociedade da Faculdade de Saúde Pública da Universidade de São Paulo (FSP-USP). Professor Titular Aposentado do Departamento de Saúde Materno-Infantil da FSP-USP. Ex-Professor Associado do Departamento de Pediatria da USP. Ex-Pesquisador do Laboratório de Delineamento de Estudos e Escrita Científica – Faculdade de Medicina – Centro Universitário Saúde do ABC.

Claudio Reingenheim
Pediatra, Médico da Unidade Neonatal do Hospital Israelita Albert Einstein (HIAE). Professor Convidado da Faculdade de Medicina da Faculdade Israelita de Ciências da Saúde Albert Einstein.

Claudio Schvartsman
Reitor da Faculdade Israelita de Ciências da Saúde Albert Einstein. Vice-Presidente da Mesa Diretora da Sociedade Beneficente Israelita Brasileira Albert Einstein (SBIBAE). Professor Livre-Docente de Pediatria da Faculdade de Medicina da Universidade de São Paulo (FMUSP). Chefe do Pronto-Socorro do Instituto da Criança do Hospital das Clínicas da FMUSP.

Cristiane Freitas Pizarro
Mestre em Pediatria pela Faculdade de Medicina da Universidade de São Paulo (FMUSP). Médica Diarista do CTI Pediátrico do Instituto de Tratamento do Câncer Infantil (ITACI) do Hospital das Clínicas (HC) da FMUSP. Médica do Centro de Terapia Intensiva Pediátrica do Hospital Israelita Albert Einstein (HIAE).

Daniela Nasu Monteiro Medeiros
Médica Assistente do Centro de Terapia Intensiva Pediátrico do Hospital Israelita Albert Einstein (HIAE). Coordenadora Médica da Unidade de Terapia Intensiva Pediátrica do Hospital Municipal Dr. Moysés Deutsch – M' Boi Mirim.

Danilo Blank
Professor Titular do Departamento de Pediatria da Faculdade de Medicina da Universidade Federal do Rio Grande do Sul (UFRGS). Doutor pelo Programa de Pós-Graduação em Saúde da Criança e do Adolescente da UFRGS, na Linha de Pesquisa Educação e Saúde.

Débora Ariela Kalman
Médica Pediatra pela Faculdade de Medicina da Universidade de São Paulo (FMUSP).

Durval Anibal Daniel Filho
Coordenador do Processo Admissional da Graduação de Medicina da Faculdade Israelita de Ciências da Saúde Albert Einstein. Médico Formado pela Faculdade de Medicina da Universidade de São Paulo (FMUSP). Pediatria do Corpo Clínico do Hospital Israelita Albert Einstein (HIAE).

Eduardo Juan Troster

Professor Pleno do Eixo de Humanidades do Curso de Medicina da Faculdade Israelita de Ciências da Saúde Albert Einstein. Médico Pediatra do Corpo Clínico do Hospital Israelita Albert Einstein (HIAE). Membro do Centro de Bioética Guido Faiwichow e do Comitê de Bioética. Supervisor do Programa de Residência Médica de Medicina Intensiva Pediátrica do Instituto Israelita Albert Einstein. Professor Livre-Docente do Departamento de Pediatria da Faculdade de Medicina da Universidade de São Paulo (FMUSP). Médico Assistente do Instituto do Tratamento do Câncer Infantil (ITACI).

Elda Maria Stafuzza Gonçalves Pires

Médica Pediatra Especialista em Alergia e Imunologia pela Associação Brasileira de Alergia e Imunologia (ASBAI). Mestre em Educação para o Profissional de Saúde (MHPE) pela Universidade de Maastricht, Holanda.

Erica Santos

Médica Pediatra pela Faculdade de Medicina da Universidade de São Paulo (FMUSP). Gestora de Serviços de Saúde com MBA Executivo em Gestão de Serviços de Saúde IBMEC do Hospital Israelita Albert Einstein (HIAE).

Fabio Pinato Sato

Médico Psiquiatra da Infância e Adolescência. Mestre em Ciências pela Instituto de Psiquiatria do Hospital das Clínicas da Faculdade de Medicina da Universidade de São Paulo (IPq-HCFMUSP). Ambulatório de Transtornos do Espectro Autista (PROTEA) do IPq-HCFMUSP.

Felipe de Souza Rossi

Médico Formado pela Faculdade de Ciências Médicas da Santa Casa de São Paulo. Residência em Pediatria e Neonatologia Instituto da Criança (ICr) do Hospital das Clínicas da Faculdade de Medicina da Universidade de São Paulo (HCFMUSP). Mestre em Pediatria pela FMUSP. Médico Pediatra do Hospital Israelita Albert Einstein (HIAE).

Fernanda Marques de Deus

Graduação na Faculdade de Medicina da Universidade de São Paulo (FMUSP). Residência em Pediatria e Neonatologia no Hospital das Clínicas (HC) da FMUSP. Médica Diarista do Berçário de Baixo Risco do Hospital Israelita Albert Einstein (HIAE).

Fernanda Teresa de Lima

Médica Geneticista Clínica, Mestrado e Doutorado em Ciências pela Escola Paulista de Medicina da Universidade Federal de São Paulo (EPM-UNIFESP). Especialista em Educação Continuada e Permanente em Saúde pela EPM-UNIFESP e em Educação em Saúde pelo Hospital Israelita Albert Einstein (HIAE).

Fernanda Viveiros Moreira de Sá

Médica Referência da Pediatria da Unidade de Pronto Atendimento – Unidade Perdizes-Higienópolis do Hospital Israelita Albert Einstein (HIAE). Médica Assistente do Pronto-Socorro do Instituto da Criança (ICr) do Hospital das Clínicas da Faculdade de Medicina da Universidade de São Paulo (HCFMUSP).

Filumena Maria da Silva Gomes

Doutora em Pediatria pelo Departamento de Pediatria da Faculdade de Medicina da Universidade de São Paulo (FMUSP). Médica Assistente do Departamento de Pediatria da FMUSP. Pediatria Geral , atuando com ênfase na área da Saúde Materno-Infantil; Crescimento, Desenvolvimento, Condições de Saúde e Promoção da Saúde na Infância. Ensino Médico; e Origens na Infância da Saúde e das Doenças do Adulto "DOHaD".

Flávia Feijó Panico Rossi

Doutora em Ciências pelo Departamento de Pediatria da Faculdade de Medicina da Universidade de São Paulo (FMUSP). Médica do Corpo Clínico na Unidade Materno Infantil do Hospital Israelita Albert Einstein (HIAE).

Flávio Roberto Nogueira de Sá
Médico Pediatra intensivista pela Associação de Medicina Intensiva Brasileira (AMIB)/Sociedade Brasileira de Pediatria (SBP). Pediatra da Unidade de Primeiro Atendimento do Hospital Israelita Albert Einstein (HIAE). Ex-Preceptor do CTI Pediátrico do Instituto da Criança do Hospital das Clínicas da Faculdade de Medicina da Universidade de São Paulo (HCFMUSP).

Gabriele Zamperlini Netto
Oncologista Infantil do Hospital Israelita Albert Einstein (HIAE). Médico da Equipe de Transplante de Medula Óssea Pediátrico do HIAE. Oncologista Infantil do Instituto de Tratamento do Câncer Infantil (ITACI)/Instituto da Criança (ICr) do Hospital das Clínicas da Faculdade de Medicina da Universidade de São Paulo (HCFMUSP).

Graziela de Almeida Sukys
Médica Pediatra com Formação e Residência Médica na Faculdade de Medicina da Universidade de São Paulo (FMUSP). Título de Pediatria pela Sociedade Brasileira de Pediatria (SBP). Mestre em Ciências da Saúde pela FMUSP. Título de Emergências Pediátricas pela Sociedade Brasileira de Pediatria (SBP).

Gustavo Antonio Moreira
Doutor em Ciências, Especialista em Terapia Intensiva Pediátrica e Medicina do Sono. Médico e Pesquisador do Instituto do Sono. Médico do Setor de Pneumologia Pediátrica da Universidade Federal de São Paulo (UNIFESP). Médico da Clínica de Especialidades Pediátricas do Hospital Israelita Albert Einstein (HIAE).

Gustavo Foronda
Coordenador Clínico do Setor de Hemodinâmica Estrutural Pediátrico do Instituto do Coração (InCor) do Hospital das Clínicas da Faculdade de Medicina da Universidade de São Paulo (HCFMUSP). Médico Assistente da Unidade de Cardiologia Pediátrica e Cardiopatias Congênitas do Adulto do InCor/HCFMUSP. Secretário do Departamento de Cardiologia da Sociedade Paulista de Pediatria. Chefe do Centro Integrado para Tratamento de Cardiopatias Congênitas do Hospital Israelita Albert Einstein (HIAE).

Heloisa Amaral Gaspar Gonçalves
Título de Especialista em Pediatria e Terapia Intensiva Pediátrica, Doutora em Ciências pela Faculdade de Medicina da Universidade de São Paulo (FMUSP).

Hilton Kuperman
Mestre em Medicina e Doutor em Ciências pela Faculdade de Medicina da Universidade de São Paulo (FMUSP). Médico Endocrinologista Pediátrico da Clínica de Especialidades Pediátricas do Hospital Israelita Albert Einstein (HIAE). Médico da Unidade de Endocrinologia Pediátrica do Instituto da Criança (ICr) do Hospital das Clínicas da FMUSP.

Jane Oba
Médica da Clínica de Especialidades Pediátricas do Hospital Israelita Albert Einstein (HIAE), na Especialidade de Gastroenterologia Pediátrica. Especialista em Pediatria pela Sociedade Brasileira de Pediatria (SBP) com área de atuação em Gastroenterologia Pediátrica pela SBP. Mestre e Doutora em Pediatria pelo Departamento de Pediatria da Faculdade de Medicina da Universidade de São Paulo (FMUSP). Pós-Doutoranda e Médica Pesquisadora Colaboradora do Departamento de Pediatria da FMUSP). Membro Efetivo do Grupo de Estudos em Doenças Inflamatórias Intestinais (GEDIIB).

João Domingos Montoni da Silva
Médico Pediatra e Nefrologista Pediátrico do Hospital Israelita Albert Einstein (HIAE). Nefrologista do Hospital Estadual Mario Covas. Nefrologista do Hospital Santa Catarina.

João Fernando Lourenço de Almeida

Coordenador Médico do CTI Pediátrico do Hospital Israelita Albert Einstein (HIAE). Gerente da Pediatria do Hospital Estadual Vila Alpina/Hesap.

Joaquim Carlos Rodrigues

Professor Livre-Docente do Departamento de Pediatria da Faculdade de Medicina da Universidade de São Paulo (FMUSP). Coordenador da Unidade de Pneumologia Pediátrica do Instituto da Criança do Hospital das Clínicas da FMUSP. Pneumologista Pediátrico da Clínica de Especialidades Pediátricas do Hospital Israelita Albert Einstein (HIAE).

José Gabel

Médico Especialista em Pediatria pela Sociedade Brasileira de Pediatria (SBP). Professor Associado de Pediatria da Faculdade de Medicina de Jundiaí. Membro Efetivo do Departamento Científico de Pediatria Ambulatorial da Sociedade Brasileira de Pediatria (SBP). Membro Efetivo do Departamento Científico de Cuidados Domiciliares da Sociedade de Pediatria de São Paulo (SPSP). Médico Pediatra do Corpo Clínico do Departamento Materno-Infantil do Hospital Israelita Albert Einstein (HIAE).

José Luiz Dias Gherpelli

Professor Livre-Docente em Neurologia Infantil pela Faculdade de Medicina da Universidade de São Paulo (FMUSP). Doutor em Neurologia pela FMUSP. Consultor em Neuropediatria do Hospital Israelita Albert Einstein (HIAE).

José Nélio Cavinatto

Mestre e Doutor em Pediatria pela Faculdade de Medicina da Universidade de São Paulo (FMUSP).

Juliana Assunção Pinto

Médica Cardiologista Pediátrica e Ecocardiografista Pediátrica e Fetal pelo Instituto do Coração (InCor) da Faculdade de Medicina da Universidade de São Paulo (FMUSP). Médica Plantonista da UTI Cardiológica Infantil do InCor – FMUSP. Ecocardiografista Fetal e Infantil na rede Fleury.

Karen Saori Shiraishi Sawamura

Médica pela Faculdade de Medicina da Universidade de São Paulo (FMUSP). Doutoranda em Ciências pela FMUSP. Título de Especialista em Pediatria, Cardiologia Pediátrica e Ecocardiografia Pediátrica e Fetal. Médica Assistente do Setor de Ecocardiografia do Instituto da Criança do Hospital das Clinicas da Faculdade de Medicina da Universidade de São Paulo (ICr-HCFMUSP), Hospital do Coração (HCor) e Hospital Israelita Albert Einstein (HIAE).

Karina Burckart

Especialista em Emergência Pediátrica pelo Hospital das Clínicas da Faculdade de Medicina da Universidade de São Paulo (HCFMUSP). Médica Assistente do Centro Integrado de Emergência Referenciada Pediátrica (CIERP) do Instituto da Criança e do Adolescente (ICr) do HCFMUSP. Médica Referência da Pediatria da Unidade de Pronto Atendimento do Hospital Israelita Albert Einstein (HIAE).

Letícia Pereira de Brito Sampaio

Doutora em Neurologia pelo Hospital das Clínicas da Faculdade de Medicina da Universidade de São Paulo (HCFMUSP). Médica Neurologista Infantil do Instituto da Criança da FMUSP. Médica Neurologista Infantil e Neurofisiologista no Hospital Israelita Albert Einstein (HIAE).

Liane Hulle Catani

Especialista em Cardiologia Pediátrica e em Medicina do Exercício e Esporte. Ambulatório de Medicina Esportiva em Crianças e Adolescentes da Universidade Federal de São Paulo (UNIFESP). Programa de Atividades Físicas e Esportes em Crianças e Adolescentes Cardiopatas Congênitas – Hospital Infantil Sabará-SP. Mestrado e Doutorado pela Faculdade de Ciências Médicas da Santa Casa de Misericórdia de São Paulo.

Lindiane Gomes Crisóstomo
Médica Pediatra e Endocriopediatra. Residência Médica do Hospital das Clínicas da Faculdade de Medicina da Universidade de São Paulo (HCFMUSP). Doutora em Endocrinologia pela FMUSP. Professora Titular de Pediatria no Centro Universitário São Camilo.

Luci Pfeiffer
Mestre e Doutora em Saúde da Criança e do Adolescente pela Universidade Federal do Paraná (UFPR). Pós-Graduada em Psicologia na Visão Psicanalítica. Coordenadora do DEDICA (Defesa dos Direitos da Criança e do Adolescente) – AAHC-Curitiba. Membro dos Departamentos Científicos de Segurança da Sociedade Paranaense e Brasileira de Pediatria.

Lucia Maria de Arruda Campos
Doutora pela Faculdade de Medicina da Universidade de São Paulo (FMUSP). Responsável pela Unidade de Reumatologia Pediátrica do Instituto da Criança do Hospital das Clínicas (Icr-HC) da FMUSP. Professora Colaboradora do Departamento de Pediatria do Hospital das Clínicas da Faculdade de Medicina da Universidade de São Paulo (HCFMUSP).

Luciana Becker Mau
Médica Formada pela Universidade Estadual de Campinas (Unicamp). Residência em Pediatria e Infectologia Pediátrica pela Faculdade de Medicina da Universidade de São Paulo (FMUSP). Especialização em Infecção em Imunodeprimido pela FMUSP.

Luciana dos Santos Henriques
Mestre em Pediatra pela Faculdade de Medicina da Universidade de São Paulo (FMUSP). Formada pela Faculdade de Ciências Médicas da Santa Casa de São Paulo. Especialista em Pediatria pela Sociedade Brasileira de Pediatria (SBP). Especialista em Nefrologia Pediátrica pela Sociedade Brasileira de Nefrologia. Instrutora Pediátrica da Faculdade de Ciências e Saúde Albert Einstein.

Luisa Zagne Braz
Pediatra Formada pela Universidade Federal do Rio de Janeiro (UFRJ). Terapia Intensiva Pediátrica Formada pela Universidade de São Paulo (USP). Título de Especialista em Pediatria pela Sociedade Brasileira de Pediatria (SBP). Título de Especialista em Terapia Intensiva Pediátrica pela Associação de Medicina Intensiva Brasileira (AMIB). Coordenadora Médica do Setor Materno-Infantil – Área Neonatal e Pediátrica do Hospital Municipal da Vila Santa Catarina do Hospital Israelita Albert Einstein (HIAE). Plantonista da Unidade de Terapia Intensiva Pediátrica do HIAE – São Paulo.

Luiz Bellizia Neto
Doutor em Pediatria pela Faculdade de Medicina da Universidade de São Paulo (FMUSP). Médico do Corpo Clínico do Hospital Israelita Albert Einstein (HIAE).

Luiz Guilherme Araujo Florence
Pediatra do Grupo de Avaliação do Desenvolvimento, Comportamento e Aprendizagem do Hospital Israelita Albert Einstein (HIAE).

Luiz Henrique Hercowitz
Doutor em Pediatria pela Faculdade de Medicina da Universidade de São Paulo (FMUSP). Gastroenterologista Pediatra.

Luiz Vicente Ribeiro Ferreira da Silva Filho

Professor Livre Docente do Departamento de Pediatria da Faculdade de Medicina da Universidade de São Paulo (FMUSP). Médico Assistente da Unidade de Pneumologia do Instituto da Criança (ICr) do Hospital das Clínicas da Faculdade de Medicina da Universidade de São Paulo (HCFMUSP). Médico Pneumologista Pediátrico do Hospital Israelita Albert Einstein (HIAE).

Maraci Rodrigues

Gastroenterologista Pediátrica da Clínica de Especialidades Pediátricas do Hospital Israelita Albert Einstein (HIAE). Assistente do Departamento de Gastroenterologia do Hospital das Clínicas da Faculdade de Medicina da Universidade de São Paulo (HCFMUSP). Doutora em Ciências pela FMUSP. Especialista em Gastroenterologia Pediátrica pelo Departamento de Pediatria da University of California, Los Angeles (UCLA) - EUA. Membro do Departamento de Gastroenterologia Pediátrica da Sociedade de Pediatria de São Paulo (SPSP), da Sociedade Brasileira de Pediatria (SBP) e do Grupo de Estudos da Doença Inflamatória Intestinal Brasileira.

Marcela Asanuma Odaira

Especialista em Pediatria pela Sociedade Brasileira de Pediatria (SBP). Especialista em Alergia e Imunologia pela Associação Brasileira de Alergia e Imunologia (ASBAI). Médica do Corpo Clínico do Hospital Israelita Albert Einstein (HIAE).

Marcela Preto Zamperlini

Médica Assistente do Pronto-Socorro do Instituto da Criança do Hospital das Clínicas da Faculdade de Medicina da Universidade de São Paulo (HCFMUSP). Doutora em Pediatria pela Faculdade de Medicina da USP.

Marcia de Freitas

Médica Especialista em Pediatria e Neonatologia. Mestre e Doutora pela Faculdade de Saúde Pública da Universidade de São Paulo (FSP-USP). Instrutora do Programa de Reanimação Neonatal pela Sociedade Brasileira de Pediatria (SBP).

Márcio Caldeira Alves Moreira

Pediatra Infectologista da Clínica de Especialidades Pediátricas do Hospital Israelita Albert Einstein (HIAE). Supervisor do Programa de Residência Médica em Pediatria do HIAE.

Maria Helena Valente

Mestre e Doutora em Pediatria pelo Departamento de Pediatria da Faculdade de Medicina de São Paulo (FMUSP). Médica Assistente do Departamento de Pediatria da FMUSP. Pediatria Geral, atuando com ênfase na área da Saúde Meterno-Infantil; Crescimento, Desenvolvimento, Condições de Saúde e Promoção da Saúde na Infância; Ensino Médico; e Origens na Infância da Saúde e das Doenças do Adulto "DOHaD".

Maria Lúcia de Pinho Apezzato

Cirurgiã Pediátrica, com Graduação e Doutorado pela Faculdade de Medicina da Universidade de São Paulo, especialista em cirurgia pediátrica pela Sociedade Brasileira de Cirurgia Pediátrica, Head da Cirurgia Pediátrica do A.C. Camargo Cancer Center, membro de The International Society of Paediatric Surgical Oncology.

Mariana Facchini Granato

Mestre em Pediatria pela Faculdade de Medicina da Universidade de São Paulo (FMUSP). Membro do Grupo de Trabalho de Desenvolvimento Infantil da Sociedade de Pediatria de São Paulo (SPSP) e Cofundadora do Programa de Avaliação do Desenvolvimento, Comportamento e Aprendizagem (ADCA) da Clínica de Especialidades do Hospital Israelita Albert Einstein (HIAE) e do Baobá Centro de Desenvolvimento e Comportamento Infantil

Marina Buarque de Almeida
Mestre e Doutora pela Faculdade de Medicina da Universidade de São Paulo (FMUSP). Pneumologista Pediátrica pela Sociedade Brasileira de Pediatria (SBP) e Sociedade Brasileira de Pneumologia e Tisiologia (SBPT). Membro do Departamento de Pneumologia da Sociedade de Pediatria de São Paulo (SPSP).

Mário Roberto Hirschheimer
Médico Pediatra com Certificado nas Áreas de Atuação de Endocrinologia Pediátrica e Terapia Intensiva Pediátrica. Membro da Diretoria Executiva da Sociedade de Pediatria de São Paulo (SPSP) – Presidente do Triênio 2013-2015). Presidente do Departamento de Segurança de Crianças e Adolescentes na Sociedade Brasileira de Pediatria (SBP) – triênio 2016-2018. Membro do Núcleo de Estudos da Violência contra Crianças e Adolescentes da SPSP. Membro dos Departamentos Científicos de Bioética e de Endocrinologia da SPSP. Membro da Câmara Técnica de Pediatria do Conselho Regional de Medicina do Estado de São Paulo (CREMESP). Delegado do CREMESP.

Marta Hemb
Médica Neuropediatra. Membro do Serviço de Neuropediatria do Hospital Israelita Albert Einstein (HIAE). Membro do Serviço de Neuropediatria dos Hospitais Moinhos de Vento e São Lucas da Pontifícia Universidade Católica do Rio Grande do Sul (PUCRS). Doutora em Neurociências.

Mauricio Macedo
Tese de Mestrado pela Universidade Federal de São Paulo (UNIFESP). Tese de Doutorado pela UNIFESP. Diretor do Serviço de Cirurgia Pediátrica do Hospital Infantil Darcy Vargas. Cirurgião Pediatra do Hospital Israelita Albert Einstein (HIAE).

Mauricio Magalhães
Neonatologista da Unidade Materno-Infantil do Hospital Israelita Albert Einstein (HIAE). Professor da Faculdade de Ciências Médicas da Santa Casa de São Paulo. Chefe do Serviço de Neonatologia do Departamento de Pediatria da Santa Casa de São Paulo. Diretor Científico da PBSF – Protegendo Cérebros e Salvando Futuros.

Mauro Batista de Morais
Professor Titular da Disciplina de Gastroenterologia Pediátrica da Escola Paulista de Medicina da Universidade Federal de São Paulo (EPM-UNIFESP).

Melina Brumatti
Médica Assistente da Equipe de Oncologia Pediátrica do Hospital Israelita Albert Einstein (HIAE) e do Instituto de Tratamento do Câncer Infantil da Faculdade de Medicina da Universidade de São Paulo (FMUSP). Formada em Medicina pela Faculdade de Catanduva, Residência Médica em Pediatria pelo Hospital Menino Jesus e Residência Médica em Cancerologia Pediátrica pela FMUSP.

Milena De Paulis
Especialista em Emergências Pediátricas pela Sociedade Brasileira de Pediatria (SBP) e Associação Médica Brasileira (AMB). Mestre em Ciências pela Faculdade de Medicina da Universidade de São Paulo (FMUSP). Pediatra do Pronto Atendimento do Hospital Israelita Albert Einstein (HIAE). Assistente de Pronto-Socorro Infantil do Hospital Universitário da Universidade de São Paulo. Coordenadora do Estágio de Pronto-Socorro Infantil do Hospital Universitário da Universidade de São Paulo (USP) dos Residentes do Primeiro Ano do Departamento de Pediatria e do Departamento de Medicina de Emergência do Hospital das Clínicas da FMUSP. Membro do Departamento de Emergência da Sociedade Brasileira de Pediatria (SBP) e da Sociedade de Pediatria de São Paulo (SPSP).

Milton Hanashiro
Mestre em Ciências da Saúde pelo Departamento de Pediatria da Faculdade de Medicina da Universidade de São Paulo (FMUSP). Médico Assistente da Unidade de Cuidados Especiais em Pediatria do Hospital Auxiliar de Suzano do Hospital das Clínicas da FMUSP.

Nathalia da Silva Halley Neves
Médica Assistente do Instituto de Tratamento do Câncer Infantil do Hospital das Clínicas da Faculdade de Medicina da Universidade de São Paulo (HCFMUSP). Médica Assistente do Centro de Oncologia Pediátrica do Hospital Israelita Albert Einstein (HIAE).

Nei Botter Montenegro
Mestre e Doutor pela Faculdade de Medicina da Universidade de São Paulo (FMUSP). Professor Colaborador da FMUSP. Chefe do Grupo de Ortopedia Pediátrica do Instituto de Ortopedia (IOT) do Hospital das Clínicas da Faculdade de Medicina da Universidade de São Paulo (HCFMUSP). Médico Ortopedista da Clínica de Especialidades Pediátricas do Hospital Israelita Albert Einstein (HIAE).

Nicole Lee Udsen
Médica Formada pela Faculdade de Medicina da Universidade de São Paulo (FMUSP). Residência em Pediatria do Hospital das Clínicas (HC) da FMUSP. Residência em Neonatologia do HCFMUSP. Título de Especialista em Pediatria pela Sociedade Brasileira de Pediatria (SBP). Título de Especialista em Neonatologia pela SBP. Pós-Graduação em Nutrologia pela Associação Brasileira de Nutrologia (ABRAN).

Oscar Tadashi Matsuoka
Mestre em Medicina pela Faculdade de Medicina da Universidade de São Paulo (FMUSP). Médico Assistente do Hospital Israelita Albert Einstein (HIAE).

Patrícia Leão Tuma
Intensivista Pediátrica do Hospital Israelita Albert Einstein (HIAE) e do Instituto da Criança (ICr) do Hospital das Clínicas da Faculdade de Medicina da Universidade de São Paulo (HCFMUSP).

Paula Alves Gonçalves
Médica, Pediatra e Neonatologista pela Faculdade de Medicina da Universidade de São Paulo (FMUSP). Mestranda de Ciências da Saúde pela Faculdade Israelita de Ciências da Saúde Albert Einstein.

Paulo Roberto Pachi
Mestre e Doutor em Medicina pela Faculdade de Ciências Médicas da Santa Casa de São Paulo. Professor e Chefe de Clínica Adjunto do Departamento de Pediatria da Santa Casa de São Paulo. Neonatologista da Pro Matre Paulista. Membro do Departamento Científico de Neonatologia da Sociedade de Pediatria de São Paulo (SPSP).

Priscila Lubraico Pereira
Médica Assistente da Equipe de Oncologia Pediátrica do Hospital Israelita Albert Einstein (HIAE) e do Instituto de Tratamento do Câncer Infantil da Faculdade de Medicina da Universidade de São Paulo (FMUSP). Formada em Medicina pela Faculdade de Mogi das Cruzes, Residência em Pediatria e Cancerologia Pediátrica pela FMUSP.

Renata de Araújo Monteiro Yoshida
Médica Pediatra Neonatologista da UTI Neonatal do Hospital Israelita Albert Einstein (HIAE) e do Centro de Terapia Intensiva Neonatal do Hospital das Clínicas da Faculdade de Medicina da Universidade de São Paulo (HCFMUSP). Mestre em Ciências da Saúde pelo Departamento de Pediatria do HCFMUSP. Membro do Departamento de Neonatologia da Sociedade de Pediatria de São Paulo (SPSP). Instrutora do Programa de Reanimação Neonatal da Sociedade Brasileira de Pediatria (SBP).

Renata Dejtiar Waksman
Médica Pediatra. Doutora em Pediatria pela Faculdade de Medicina da Universidade de São Paulo (FMUSP). Membro do Departamento Materno Infantil do Hospital Israelita Albert Einstein (HIAE). Membro do Departamento de Segurança da Criança e do Adolescente da Sociedade Brasileira de Pediatria (SBP). Coordenadora dos Núcleos de Estudos da Violência Doméstica contra a Criança e o Adolescente e de Diretos da Criança e do Adolescente da Sociedade de Pediatria de São Paulo (SPSP). Membro da Câmara Técnica de Pediatria do Conselho Regional de Medicina do Estado de São Paulo (CREMESP).

Renata do Prado Dionísio
Título de Especialista em Pediatria e Neonatologia pela Sociedade Brasileira de Pediatria (SBP). Assistente da UTI Neonatal do Hospital Israelita Albert Einstein (HIAE).

Renata Fogarolli
Cardiologista e Ecocardiografista Pediátrica pela Faculdade de Medicina da Universidade de São Paulo (FMUSP). Médica Plantonista da Unidade de Cardiologia Pediátrica e de Cardiopatias Congênitas do Adulto do Instituto do Coração (InCor) do Hospital das Clínicas da Faculdade de Medicina da Universidade de São Paulo (HCFMUSP).

Renata Rodrigues Cocco
Pediatra, Alergista e Imunologista. Doutora pela Universidade Federal de São Paulo (UNIFESP). Professora Assistente de Pediatria da Faculdade Israelita de Ciências da Saúde Albert Einstein.

Renato Melli Carrera
Médico Formado na Faculdade de Ciências da Saúde da Santa Casa de São Paulo. Doutor em Cirurgia pela Faculdade de Ciências da Saúde da Santa Casa de São Paulo. Cirurgião Pediátrico do Corpo Clínico do Hospital Israelita Albert Einstein (HIAE). Gerente Médico de Programas Internos do Instituto Israelita de Ensino Albert Einstein. Professor do Curso de Medicina da Faculdade Israelita Albert Einstein.

Ricardo Katsuya Toma
Mestre e Doutor em Ciências. Médico Assistente e Coordenador da Unidade de Gastroenterologia Pediátrica do Instituto da Criança (ICr) do Hospital das Clínicas da Faculdade de Medicina da Universidade de São Paulo (HCFMUSP). Gastroenterologista Pediátrico do Centro de Especialidade Pediátricas do Hospital Israelita Albert Einstein (HIAE).

Roberto Bittar
Médico Formado na Faculdade de Medicina da Universidade de São Paulo (FMUSP). Residência Médica em Pediatria no Instituto da Criança (ICr) do Hospital das Clínicas da Faculdade de Medicina da Universidade de São Paulo (HCFMUSP). Pediatria do Corpo Clínico do Hospital Israelita Albert Einstein (HIAE).

Rogerio Pereira da Fonseca
Graduação pela Faculdade de Medicina da Universidade de São Paulo (FMUSP). Residência Médica em Pediatria pela FMUSP. Pediatra do Corpo Clínico do Hospital Israelita Albert Einstein (HIAE). Médico Colaborador do Programa de Residência Médica em Pediatria do HIAE.

Romy Schmidt Brock Zacharias
Doutora em Ciências pela Faculdade de Medicina da Universidade de São Paulo (FMUSP). Assistente CTIN 1 do Hospital das Clínicas da FMUSP. Professora da Faculdade Israelita de Ciências da Saúde Albert Einstein.

Sandra Josefina Ferraz Ellero Grisi
Professora Titular de Pediatria da Faculdade de Medicina da Universidade de São Paulo (FMUSP).

Saul Cypel
Neurologista Infantil. Professor Livre-Docente de Neurologia Infantil pela Faculdade de Medicina da Universidade de São Paulo (FMUSP). Ex-Assistente de Pesquisa do Instituto de Neurologia – London University – Inglaterra. Membro do Comitê de Especialistas e de Mobilização Social para o Desenvolvimento da Primeira Infância (SUS – Ministério da Saúde).

Selma Hélène
Mestre em Dermatologia Pediátrica pela Faculdade de Medicina da Santa Casa de São Paulo. Assistente Voluntária no Setor de Dermatologia Pediátrica da Clinica de Dermatologia da Santa Casa de Misericórdia de São Paulo. Dermatologista Pediátrica do Hospital Albert Eisntein.

Susana Braga
Mestre em Ortopedia. Médica da Clínica de Especialidades Pediátricas do Hospital Israelita Albert Einstein (HIAE). Médica Assistente do Grupo de Ortopedia e Traumatologia Pediátrica da Santa Casa de Misericórdia de São Paulo.

Tania Maria Russo Zamataro
Pediatra do Corpo Clínico do Hospital Israelita Albert Einstein (HIAE). Presidente do Departamento de Segurança da Sociedade de Pediatria de São Paulo (SPSP). Membro do Departamento de Segurança da Sociedade Brasileira de Pediatria (SBP).

Teresa C. Vieira
Pediatra Endocrinologista. Médica da Clínica de Especialidades Pediátricas do Hospital Albert Einstein (HIAE). Fellowship em Endocrinologia Pediátrica pelo St Christopher's Hospital for Children, Temple University, Filadélfia. Doutorado em Endocrinologia pela Escola Paulista de Medicina da Universidade Federal de São Paulo (EPM-UNIFESP).

Thomaz Bittencourt Couto
Médico Pediatra. Mestre e Doutor em Ciências (Medicina) pela Faculdade de Medicina da Universidade de São Paulo (FMUSP). Especialista em Emergência Pediátrica pela Sociedade Brasileira de Pediatria (SBP). Médico Assistente do Pronto-Socorro do Instituto da Criança (ICr) do Hospital das Clínicas da Faculdade de Medicina da Universidade de São Paulo (HCFMUSP). Médico do Pronto Atendimento e do Centro de Simulação Realística do Hospital Israelita Albert Einstein (HIAE).

Vicente Odone Filho
Professsor Titular do Departamento de Pediatria da Faculdade de Medicina da Universidade de São Paulo (FMUSP), Área de Onco-Hematologia. Hemato-Oncologista Pediátrico do Hospital Israelita Albert Einstein (HIAE).

Victor Nudelman
Imunologista e Alergologista da Clínica de Especialidades Pediátricas do Hospital Israelita Albert Einstein (HIAE). Graduação e Residência pela Faculdade de Medicina da Universidade de São Paulo (FMUSP). Mestre em Medicina pela Faculdade de Ciências Médicas da Santa Casa de São Paulo. Especialista em Pediatria pela Sociedade Brasileira de Pediatria (SBP) e em Alergologia e Imunologia Clínica pela Associação Brasileira de Alergia e Imunologia (ASBAI). *Board Member* da Jeffrey Modell Foundation – Brazil. Vice-Presidente da Sociedade Beneficente Israelita Albert Einstein.

Dedicatória

Gostaríamos de dedicar este livro às crianças.

No mundo inteiro, na faixa etária de 0 a 5 anos houve importante queda da mortalidade nas duas últimas décadas, porém ainda temos mais de 5 milhões de crianças nessa faixa etária morrendo de causas evitáveis.

Falta de pré-natal, assistência inadequada ao parto e ao recém-nascido, imunização incompleta e desnutrição ainda são prevalentes em nosso meio. Baixa escolaridade, alterações do desenvolvimento e do comportamento são prevalentes na infância, mas intervenções precoces podem modificar o prognóstico dessas crianças.

Os primeiros 100 dias de vida são determinantes da doença do adulto. Com o aumento da longevidade, o cuidado dessa faixa etária é crítico para termos adultos saudáveis e produtivos.

Por meio desta publicação, desejamos disseminar as melhores práticas em Pediatria, pois sabemos que não há maior impacto na cidadania e no desenvolvimento da sociedade do que o investimento na saúde da criança.

Agradecimentos

Gostaríamos de agradecer aos colaboradores deste livro que dedicaram seu tempo e conhecimento com objetivo melhorar a promoção da saúde, prevenção de doenças e a escolha do melhor teste diagnóstico e intervenção terapêutica pela melhor evidência científica disponível.

Nossa gratidão à Sociedade Beneficente Israelita Brasileira Albert Einstein, por nos propiciar e estimular um ambiente de estudo e de trabalho em sinergia com a sua missão:

"Oferecer excelência de qualidade no âmbito da saúde, da geração do conhecimento e da responsabilidade social, como forma de evidenciar a contribuição da comunidade judaica à sociedade brasileira."

Os editores

Prefácio

O nome desta obra – *Pediatria Essencial* – faz jus ao seu conteúdo. Pela abrangência dos temas abordados e qualificação do grupo de coordenadores e colaboradores que compartilharam seus conhecimentos para dar vida a esta publicação, ela é essencial para os estudantes de Medicina. E é essencial para todo profissional de saúde interessado em Pediatria – essa especialidade que cuida de bebês, crianças e adolescentes e, de certo modo, também do futuro desses indivíduos, uma vez que os cuidados na infância e adolescência geram reflexos para o resto de suas vidas.

Os médicos responsáveis por este livro são alguns dos mais respeitados profissionais que fazem da Pediatria do Einstein uma ilha de excelência em todas as áreas da especialidade – da pediatria básica às especialidades pediátricas, da assistência na UTI Neonatal às atividades voltadas à prevenção de doenças e promoção da saúde. Mais do que uma abordagem meramente teórica, esses profissionais trazem para estas páginas a experiência de quem vive a Pediatria no seu dia a dia de atividades e alimenta as melhores práticas com base na evidência científica.

É curioso observar que a Pediatria faz parte da história do Einstein antes mesmo de o nosso Hospital existir. Em 1969, dois anos antes de sua inauguração, criamos a Pediatria Assistencial, um projeto filantrópico que mobilizou nossos voluntários e uma equipe de pediatras no atendimento gratuito a crianças da comunidade do entorno. Além de consultas e ações de educação para a saúde e prevenção de doenças, tínhamos uma enfermaria para internação dos casos mais graves. O serviço funcionou inicialmente em nossa unidade do Morumbi. Depois o instalamos dentro da própria comunidade, no contexto do Programa Einstein na Comunidade de Paraisópolis. Até hoje estamos lá, agora com atendimento de especialidades pediátricas em parceria com a Prefeitura de São Paulo, além de ações sociais voltadas à promoção da saúde e ao desenvolvimento das crianças e jovens que ali residem.

No compasso da evolução do Einstein no campo assistencial, outra atividade floresceu com igual intensidade: o ensino. Temos centenas de cursos dos mais diversos níveis, modalidades e áreas da saúde. Primeiro porque consideramos que a boa formação de profissionais e sua contínua atualização são alicerces fundamentais para a excelência de qualquer instituição de saúde. Depois, porque gerar e disseminar conhecimentos se alinha ao nosso propósito de contribuir para os avanços da saúde em nosso país.

A elaboração deste livro também se insere nesses objetivos e, por isso, foi estimulada pela nossa Faculdade de Medicina. Da forma cuidadosa como foi organizado e estruturado, é um compêndio que abrange todos os conteúdos essenciais relacionados com a Pediatria. Não por acaso, alguns de seus autores – pediatras e especialistas pediátricos – ocupam posições importantes na plataforma de ensino do Einstein.

Pediatria Essencial é um valioso aliado na jornada de formação das futuras gerações de médicos. E, no seu conjunto de seções, contempla a Tripla Meta do *Institute for Healthcare Improvement* que inspira nossa política de saúde. A primeira meta – experiência do paciente/qualidade da assistência – está presente em toda a obra: do capítulo inicial, que aborda como fazer a consulta e a importância do engajamento dos pais e pacientes nos cuidados, àqueles que tratam das doenças e cuidados pediátricos. A segunda meta, focada na saúde populacional, está associada à prevenção de doenças, promoção da saúde e também às boas práticas que favorecem uma medicina mais inclusiva. A terceira meta, – redução do custo *per capita*, ou melhor, do desperdício – emerge da boa formação de profissionais, o que garante uma prática adequada, baseada em evidências, com uso inteligente dos recursos.

Além dos conteúdos, este livro também contribui para a formação dos futuros profissionais por outra via: parte dos direitos autorais será convertida em bolsas de estudos para a Faculdade de Medicina do Einstein, concedidas a alunos que, de outra forma, não teriam acesso a ela. Assim como os demais estudantes de Medicina, também eles serão, certamente, leitores desta obra essencial.

Sidney Klajner
Presidente da Sociedade Beneficente
Israelita Brasileira Albert Einstein

Introdução

O livro *Pediatria Essencial* apresenta quatro seções, que abordam de forma bem objetiva as principais áreas da Pediatria.

A Seção 1 – Pediatria Preventiva e Promoção da Saúde foi coordenada pelos doutores Renata Dejtiar Waksman e Carlos Augusto Cardim de Oliveira. São 12 capítulos que enfatizam a prevenção de problemas, bem como a promoção de saúde. A importância da nutrição, atividade física, detecção precoce de distúrbios do comportamento e desenvolvimento, imunização, violência, os determinantes da saúde enfatizando os 100 primeiros dias e seu impacto na saúde do adulto e do idoso e, por fim, um capítulo sobre sofrimento, visto que nem sempre podemos curar, mas devemos cuidar sempre.

A Seção 2 – Pediatria Clínica (ou Principais Afecções Pediátricas) foi coordenada pelos doutores Elda Maria Stafuzza Gonçalves Pires, Mariana Facchini Granato e Durval Anibal Daniel Filho. São 15 capítulos sobre as afecções mais prevalentes nos vários sistemas, bem como especialidades não pediátricas, como ortopedia, dermatologia e psiquiatria. Com muita frequência, o médico precisa dar um atendimento inicial antes do encaminhamento a um especialista. Além das doenças infecciosas, que são um contingente grande de pacientes na nossa prática médica diária.

A Seção 3 – A Criança Gravemente Doente foi coordenada pelos doutores Erica Santos, Claudio Schvartsman e Eduardo Juan Troster. São 18 capítulos sobre urgências e emergências, que são situações clínicas que devemos atuar com rapidez, como nas insuficiências dos sistemas, choques, parada cardiorrespiratória, arritmias cardíacas, hemorragia digestiva, uso de hemocomponentes, analgesia e sedação, ultrassonografia no Pronto Atendimento, abdome agudo, trauma e vários procedimentos realizados na urgência.

A Seção 4 – O Feto e o Recém-Nascido foi coordenada pelas doutoras Alice D'Agostini Deustch e Paula Alves Gonçalves. São 11 capítulos sobre o impacto das doenças maternas no feto, a transição para a vida extrauterina, cuidado na sala de parto, classificação do recém-nascido, alterações metabólicas e respiratórias, icterícia, enterocolite necrosante, infecções bacterianas e asfixia.

Trata-se de um livro que aborda os cuidados de prevenção de doenças e promoção da saúde, bem como a maioria das doenças prevalentes na prática clínica diária, em urgências e emergências e na Neonatologia. Os autores são profissionais com os atributos de competência profissional: conhecimento científico (o que sabemos), habilidades técnicas e comportamentais (o que sabemos fazer) e atitude ética (fazer o certo).

É um livro acessível, didático, pragmático, objetivo e com informações relevantes.

Desejamos uma boa leitura e que seja um ótimo companheiro no exercício do aprendizado e da profissão.

São Paulo, abril de 2022
Claudio Schvartsman
Eduardo Juan Troster

Sumário

Seção 1 – Pediatria Preventiva e Promoção da Saúde

Coordenadores da seção: Renata Dejtiar Waksman, Carlos Augusto Cardim de Oliveira

1. **O Atendimento Pediátrico, 3**
Danilo Blank

2. **O Primeiro Mês de Vida, 19**
Paulo Roberto Pachi
Rogerio Pereira da Fonseca

3. **Crescimento Ponderoestatural – Avaliação Crítica das Curvas de Crescimento, 33**
Claudio Leone

4. **Nutrição, 51**
   4.1 Nutrição, 52
   Carlos Augusto Cardim de Oliveira
   Adriana Pasmanik Eisencraft

   4.2 Sobrepeso e Obesidade, 68
   Carlos Augusto Cardim de Oliveira

   4.3 Anemia Ferropriva, 80
   Carlos Augusto Cardim de Oliveira
   Adriana Pasmanik Eisencraft

5. **Desenvolvimento Neuropsicomotor Normal, 93**
Luiz Guilherme Araujo Florence

6. **Atividade Física – Avaliação Clínica de Crianças e Adolescentes,** *97*
Liane Hulle Catani

7. **Imunização,** *109*
Alfredo Elias Gilio

8. **Segurança,** *121*
Danilo Blank
Renata D. Waksman

9. **Violência contra Crianças e Adolescentes – do Diagnóstico ao Tratamento e Medidas de Proteção,** *137*
Luci Pfeiffer
Renata D. Waksman
Mário Roberto Hirschheimer

10. **Adolescência,** *163*
Andrea Hercowitz
Tania Maria Russo Zamataro

11. **Fatores na Gestação, Infância e Adolescência que Afetam a Saúde do Adulto e do Idoso,** *181*
Ana Maria de Ulhôa Escobar
Filumena Maria da Silva Gomes
Maria Helena Valente
Sandra Josefina Ferraz Ellero Grisi

12. **Sofrimento – como Conduzir a Consulta – Avaliação da Dor,** *193*
Milton Hanashiro

Seção 2 – Pediatria Clínica (ou Principais Afecções Pediátricas)

Coordenadores da seção: Durval Anibal Daniel Filho, Elda Maria Stafuzza Gonçalves Pires, Mariana Facchini Granato

13. **Distúrbios Alérgicos e Imunológicos,** *205*
Elda Maria Stafuzza Gonçalves Pires
Marcela Asanuma Odaira
Renata Rodrigues Cocco
Victor Nudelman

14. **Doenças do Sistema Respiratório,** *227*
Joaquim Carlos Rodrigues
Luiz Vicente Ribeiro Ferreira da Silva Filho
Marina Buarque de Almeida

15. Doenças Infecciosas, *255*

15.1. Doenças Infecciosas, *255*
Débora Ariela Kalman
Márcio Caldeira Alves Moreira

15.2. Infecções de Vias Aéreas, *271*
José Gabel
Luiz Bellizia Neto
Roberto Bittar

15.3. Outras Doenças Infecciosas, *296*
Fernanda Viveiros Moreira de Sá
Luciana Becker Mau
Luiz Henrique Hercowitz

16. Doenças do Sistema Digestório, *313*
Jane Oba
Maraci Rodrigues
Mauro Batista de Morais
Ricardo Katsuya Toma

17. Doenças do Sistema Cardiovascular, *327*
Bianca Saraiva Santoro
Gustavo Foronda
Juliana Assunção Pinto
Karen Saori Shiraishi Sawamura
Renata Fogarolli

18. Doenças Hematológicas e Oncológicas, *365*
Alessandra Milani Prandini Azambuja
Carolina Sgarioni Camargo Vince
Melina Brumatti
Nathalia da Silva Halley Neves
Priscila Lubraico Pereira
Vicente Odone Filho

19. Doenças Reumatológicas, *393*
Cláudio Arnaldo Len
Lucia Maria de Arruda Campos

20. Distúrbios do Equilíbrio Ácido-Base e Hidreletrolíticos, *421*
Audrey Rie Ogawa Shibata
José Nélio Cavinatto

21. Doenças Nefrológicas e Urológicas, *435*
Amilcar Martins Giron
Benita Galassi Soares Schvartsman
Bianca Massaroppe
Camila Sanches Lanetzki Esposito
João Domingos Montoni da Silva
Luciana dos Santos Henriques

22. Doenças Endocrinológicas, *463*
Carolina de O. Ramos
Hilton Kuperman
Lindiane Gomes Crisóstomo
Teresa C. Vieira

23. Sistema Neurológico, *495*
Abram Topczewski
José Luiz Dias Gherpelli
Letícia Pereira de Brito Sampaio
Marta Hemb
Saul Cypel

24. Distúrbios Psicológicos e Psiquiátricos, *517*
Fabio Pinato Sato
Gustavo Antonio Moreira
Mariana Facchini Granato

25. Doenças Dermatológicas, *533*
Selma Hélène

26. Doenças Ortopédicas, *551*
Nei Botter Montenegro
Susana Braga

27. Síndromes Genéticas, *563*
Ana Claudia Brandão
Fernanda Teresa de Lima

Seção 3 – A Criança Gravemente Doente

Coordenadores da seção: Claudio Schvartsman, Erica Santos, Eduardo Juan Troster

28. Parada Cardiorrespiratória e Princípios de Ressuscitação Pediátrica, *585*
Amélia Gorete Afonso da Costa Reis
Christiane Finardi Pancera

29. Arritmias Cardíacas, **599**
Adriana Vada Souza Ferreira
Milena De Paulis

30 Insuficiência Respiratória Aguda, **609**
Flávia Feijó Panico Rossi
Patrícia Leão Tuma

31. Injúria Renal Aguda, **621**
Luciana dos Santos Henriques
Ana Catarina Lunz Macedo

32. Insuficiência Cardíaca Congestiva, **629**
Flávio Roberto Nogueira de Sá

33. Insuficiência Hepática, **641**
Karina Burckart

34. Hemorragia Digestiva, **651**
João Fernando Lourenço de Almeida

35. Uso de Hemocomponentes, **661**
Andrea Tiemi Kondo
Gabriele Zamperlini Netto

36. Sepse e Choque Séptico, **673**
Cristiane Freitas Pizarro
Daniela Nasu Monteiro Medeiros

37. Choque, **687**
Eduardo Juan Troster
Heloisa Amaral Gaspar Gonçalves

38. Síndrome da Morte Súbita do Lactente e
BRUE (*Brief Resolved Unexplained Events*), **697**
Graziela de Almeida Sukys

39. Crise Epiléptica e Estado de Mal Epiléptico, **705**
Celso de Moraes Terra

40. Cetoacidose Diabética, **717**
Teresa C. Vieira
Carolina de O. Ramos

41. Intoxicações Exógenas, *723*
Claudio Schvartsman
Thomaz Bittencourt Couto

42. Abdome Agudo, *731*
Maria Lúcia de Pinho Apezzato
Mauricio Macedo

43. Atendimento à Criança Politraumatizada e Traumatismo Cranioencefálico, *749*
Renato Melli Carrera
Carlos Eduardo Fonseca Pires
Milena De Paulis

44. Sedação e Analgesia, *771*
Celso de Moraes Terra
Aline Motta de Menezes

45. Procedimentos, *785*
Albert Bousso
Luisa Zagne Braz

46. Ultrassonografia no PA, *803*
Marcela Preto Zamperlini

Seção 4 – O Feto e o Recém-Nascido

Coordenadoras da seção: Alice D'Agostini Deutsch, Paula Alves Gonçalves

47. Infecções Congênitas e Uso de Drogas Maternas com Acometimento Neonatal, *815*
Fernanda Marques de Deus
Nicole Lee Udsen

48. Transição para a Vida Extrauterina, *837*
Amanda Melhado

49. Sala de Parto e Princípios da Reanimação Neonatal, *845*
Renata de Araújo Monteiro Yoshida
Marcia de Freitas

50. Avaliação e Classificação do Recém-Nascido, *855*
Renata do Prado Dionísio

51. Triagens Neonatais – O Por Quê das Suas Indicações, **861**
Oscar Tadashi Matsuoka

52. Alterações Metabólicas mais Comuns do Recém-Nascido, **869**
Paula Alves Gonçalves

53. Alterações Respiratórias mais Comuns do Recém-Nascido, **881**
Felipe de Souza Rossi

54. Sepse no Período Neonatal, **893**
Claudio Reingenheim

55. Icterícia Neonatal, **903**
Adriana Rodrigues Pouza Gomes

56. Asfixia Neonatal, **911**
Mauricio Magalhães

57. Enterocolite Necrosante, **919**
Alice D'Agostini Deutsch
Romy Schmidt Brock Zacharias

Seção 5 – Bulário

Coordenadores da seção: Claudio Schvartsman, Elda Maria Stafuzza Gonçalves Pires, Mariana Facchini Granato

Bulário, **925**

Índice remissivo, **1013**

Seção 1

Pediatria Preventiva e Promoção da Saúde

Coordenadores da seção:

- Renata Dejtiar Waksman
- Carlos Augusto Cardim de Oliveira

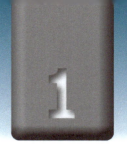

O Atendimento Pediátrico

- Danilo Blank

Consulta pediátrica

Ambiente, atitudes e competências de comunicação

Uma das competências essenciais do pediatra é conduzir uma consulta abrangente e estudada, que leve em conta a criança em seu contexto e dialogue de forma efetiva com a família. A boa entrevista permite obter dados e uma noção global do paciente e seu relacionamento com o microambiente. A atenção a alguns elementos básicos facilita o entendimento médico-paciente-família e propicia uma avaliação clínica mais completa.

A consulta tem que ser abrangente quanto aos assuntos de interesse para a saúde. Tratar de sexualidade, drogas, alcoolismo, depressão, doenças graves e dificuldades financeiras requer maior habilidade, mas os pacientes esperam do médico a orientação pertinente. As famílias não costumam trazer espontaneamente temas que lhes sejam tabus e, nesses casos, o médico deve ser capaz de ajudá-los a encarar os problemas.

O local da consulta tem que ser tranquilo, com privacidade e iluminação adequada. As cadeiras devem colocar o paciente, os pais e o médico no mesmo nível de altura, permitindo-lhes visualização direta dos rostos uns dos outros. Quando se trata de escolares ou adolescentes, a distância entre médico e paciente, que em geral é mantida de forma a tornar a entrevista impessoal, pode ser diminuída.

Alguns brinquedos no consultório podem deixar a criança mais à vontade e permitir ao médico observar se é criativa, agressiva, ou reproduz situações vividas em casa.

A duração de uma boa entrevista varia em torno de 30 a 40 minutos. Quando não se dispõe de tanto tempo, deve-se estabelecer prioridades, ressaltando que outros aspectos não menos importantes serão abordados num outro momento. Ao iniciar a consulta o médico deve apresentar-se, dizendo o seu nome e esclarecendo o seu papel: se é médico, estudante, se faz parte de uma equipe. Deve perguntar os nomes da criança e dos pais.

É importante evitar dirigir-se aos pais com expressões impessoais, tais como "mãe/mãezinha" ou "pai/paizinho", que tendem a despersonalizá-los e colocá-los em situação de inferioridade. Com crianças maiores, perguntar como gostam de ser chamadas, tratando-as da forma à qual estejam habituadas.

O médico precisa saber ouvir; perceber nas entrelinhas problemas que podem ser difíceis de verbalizar; observar posturas, atitudes das mãos, olhares trocados entre a criança e os pais. É essencial identificar claramente o que os pais estão esperando do médico, por que o procuraram e quais são as suas expectativas em relação ao problema da criança.

Durante a consulta o médico é analisado pela criança e pelos pais. Seu modo de vestir-se pode influenciar o relacionamento; de um modo geral, é recomendável mostrar asseio, certo esmero e usar indumentária que se aproxime da neutralidade. Uma roupa menos formal (não estar todo de branco) pode ajudar na aproximação com crianças menores.

A gentileza no falar é percebida pelo paciente, até mesmo um recém-nascido, que reage diferentemente a um tom de voz tranquilo ou agressivo. Sorrir, ver se todos estão confortáveis, apertar a mão e lembrar o nome das pessoas são cuidados com detalhes que demonstram ao paciente, numa linguagem não verbal, que o médico o considera importante.

A comunicação com a criança e a família pode ser substancialmente alterada pelo conjunto específico de frases usadas pelo médico ao transmitir uma mensagem, seja ela interrogativa ou de aconselhamento. Há expressões cuja conotação habitual tende a inibir a comunicação, enquanto outras, transmitindo essencialmente a mesma mensagem, evocam respostas significativas. O médico deve constantemente avaliar seu arsenal próprio de frases padronizadas e usar as que promovem a comunicação. Por exemplo, em vez de perguntar "por que você pensa assim?", é mais neutro dizer: "Eu gostaria de entender suas razões para tal ideia/sentimento/comportamento".

A postura de calma e paciência do médico não deve ser perturbada por exigências de soluções rápidas ou conselhos precoces, que geralmente só refletem sua ansiedade. Os pais podem perder a confiança em um médico que tira conclusões baseadas em fatos insuficientes, mas respeitam-no ao admitir que ainda não sabe bem o que está errado com a criança e que precisa mais investigação. Não é errado assumir posições firmes em certas recomendações, desde que se evitem expressões pejorativas, humilhantes ou tom de censura.

Técnicas de condução da consulta

A entrevista pode ser feita com perguntas mais objetivas ou de maneira mais solta, mas é preciso ter habilidade para colocar pais e paciente à vontade, deixando-os falar livremente de seus medos e fantasias acerca da doença ou motivo da consulta. Mesmo quando uma anamnese precisa ser mais objetiva pelo fator tempo, perguntas abertas são preferíveis. Procurar não fazer perguntas que induzam respostas tipo "sim ou não". Ao indagar sobre a alimentação de um bebê, em vez de dizer "Ele se alimenta bem?", preferir "Como ele está se alimentando?". É importante não misturar questões; fazer uma pergunta de cada vez e ter tranquilidade para ouvir a resposta.

Algumas técnicas facilitam o relato dos pais ou do paciente e ajudam a manter uma linha de pensamento sem interferir na história. As principais técnicas são: facilitação, reflexão, esclarecimento, empatia, confrontação e interpretação.

- Facilitação é estar atento e fazer silêncio para ouvir o paciente, inclinando-se para frente ou usando expressões como "hum-hum" ou "continue".
- Reflexão envolve usar a última palavra de cada frase do paciente para encorajá-lo a prosseguir, induzindo-o a associações que não faria com perguntas diretas.
- Esclarecimento é pedir que o paciente explique o que significam para ele expressões como "razoável", "regular", "muito" ou "pouco".
- Empatia é demonstrar que se entende o que o paciente está sentindo, com frases simples, tais como "eu compreendo" ou "imagino como isto deve ser difícil para você". É possível ser empático de forma não verbal, fazendo silêncio e dando um tempo para que o paciente se recomponha se por acaso chorar.
- Confrontar o paciente com seus sentimentos é necessário, mas exige tato e delicadeza. Para dizer a um adolescente que suas mãos tremem quando fala certo assunto e por isso é importante falar sobre ele, o médico precisa inspirar confiança, para que o jovem saiba que ele deseja ajudar e não o veja como um espião que só se interessa em observá-lo.
- Por fim, interpretação é fazer inferências a respeito dos sentimentos do paciente e não apenas confrontá-lo com eles. Dizer, p. ex.: "Você já fez inúmeras perguntas sobre o resultado dos exames. Está preocupado com o diagnóstico?" Esta forma de abordar um assunto requer ainda maior habilidade por parte do médico, pois uma interpretação errada pode pôr todo um trabalho a perder.

O Quadro 1.1 apresenta uma relação de técnicas a serem utilizadas para conversar com as crianças.

QUADRO 1.1 — Técnicas de conversa com crianças

- Não ser condescendente. É preciso saber impor limites e manter a autoridade de médico durante a consulta
- Não dar a impressão de que se considera o paciente apenas uma "criancinha". Deixar claro que ela é o paciente e que o médico dá importância às suas queixas
- Não rir delas, exceto quando ficar claro que é para rir. Para a criança, o modo como ela se comunica é o correto e ela pode achar desagradável a mania dos adultos verem graça nas suas falas
- Não tentar ser engraçado. A consulta tem que ser acolhedora, mas a criança sabe que veio ao médico e não a um local para se divertir
- Não caçoar, exceto quando já estiver estabelecido um certo clima de intimidade
- Eventualmente, pode-se usar o cochicho para tratar de assuntos que digam respeito à relação privada do médico com a criança, de modo que esta se sinta especial, independentemente do resto da família
- Procurar discutir com a criança sintomas, diagnósticos e tratamentos numa linguagem ao nível do seu entendimento
- Usar o poder da força quando necessário, porém consciente de que isto trará aspectos negativos à relação médico-paciente

---

Características especiais da consulta com adolescentes

O médico que atende o adolescente precisa ser natural, precisa gostar de atender adolescentes, ser compreensivo e dar apoio a ele sem reproduzir o papel de pai ou censor. Um erro comum é tentar aproximar-se fingindo assemelhar-se ao jovem, usando seu linguajar e assumindo posturas estereotipadas. O Quadro 1.2 apresenta os itens importantes para o atendimento de um adolescente.

QUADRO 1.2	Técnicas de atendimento de adolescentes

- Deixar bem claro que é ele o paciente e não os pais. Garantir apoio a ele e sigilo sobre tudo que for tratado na consulta, exceto situações que o ponham em risco de prejuízo grave
- Entrevistar sempre o adolescente sozinho. Quando vem acompanhado dos pais, iniciar a entrevista na presença deles, pedindo depois que aguardem na sala de espera
- Dar orientações terapêuticas diretamente ao paciente, levando em conta que às vezes o adolescente não segue as prescrições médicas por fantasiar acerca do medicamento ou sobre seu corpo ter que reagir sozinho por meio de suas próprias defesas
- Nem sempre a queixa principal é o real motivo da consulta. Por trás de queixas como cefaleia, tonturas, cansaço ou dores musculares podem se esconder problemas familiares, com a escola ou dúvidas acerca do desenvolvimento físico
- O adolescente pode ser inicialmente calado, desconfiado e hostil. Cabe ao médico quebrar essa barreira, podendo usar a revisão de sistemas como uma forma neutra de tentar fazer o paciente falar ou pedir que ele fale sobre si, seus hábitos, sua rotina, família, escola e amigos, o que mais gosta e o que não gosta de fazer
- O médico deve saber discernir o uso sistemático de tabaco, álcool e outras drogas do comportamento natural de busca de identidade pessoal
- A sexualidade deve ser abordada mesmo que não venha como uma queixa. Os adolescentes bem esclarecidos acerca de sexo seguro poderão ser elementos de divulgação de informação correta aos seus pares
- Em caso de problema de ordem emocional, evitar encaminhar um adolescente imediatamente ao especialista, mas discutir as soluções possíveis, de modo que ele não fique com a impressão de estar sendo passado adiante

Complementar a leitura com o Capítulo 10 – Adolescência.

Roteiro da anamnese

■ Identificação

Registrar o nome completo, data do nascimento, idade atual, sexo, origem étnica, naturalidade, procedência, nome do informante, relação de parentesco com a criança, fidedignidade presumida do informante, data da consulta.

■ Motivo da consulta

Registrar por que o médico está sendo procurado ou a(s) queixa(s) que motivou(aram) a consulta, em uma lista que respeite prioridades. Usar as palavras do informante e identificar com a expressão latina *sic* diagnósticos ou afirmativas que não tenham sido comprovados objetivamente.

■ História da doença atual

Caracterizar objetivamente cada queixa ou motivo da consulta, com ênfase nos seguintes aspectos:

- Certificar-se de que os sinais e sintomas descritos pelo paciente ou responsável correspondem àqueles utilizados na terminologia médica (p. ex.: não registrar como diarreia o aumento do número de evacuações).
- Registrar a data de início dos sintomas sempre vinculada ao momento da consulta (p. ex.: registrar "teve uma crise convulsiva há 6 dias" em vez de "teve uma crise convulsiva na quarta-feira passada").

- Registrar todas as características relevantes dos sintomas, tais como: duração (em cada episódio), intensidade, frequência (periodicidade), fatores de intensificação e alívio (medicação, alimentos, posição, relação com a respiração, esforço, eliminações).
- Registrar consultas médicas anteriores, diagnóstico(s), exames realizados e medicações usadas.

■ Revisão de sintomas

O Quadro 1.3 apresenta os aspectos a serem considerados na revisão dos sintomas em geral.

QUADRO 1.3	Revisão de sintomas
Sintomas	**Aspectos a serem considerados**
Gerais	• Astenia, fraqueza, tonturas; alteração no humor, peso, temperatura, sono
Pele	• Alterações nos fâneros, ardência, cianose, coloração anormal, equimoses, lesões, palidez, petéquias, prurido, rubicundez (face marcadamente vermelha), secura
Subcutâneo	• Edema, nódulos
Musculo-esquelético	• Dor, calor, rubor em articulações ou músculos, parestesias ou paralisias de grupos musculares especiais
Cabeça	• Cefaleia, alteração da acuidade visual, dor nos olhos, lacrimejamento, uso de lente corretiva, vermelhidão nos olhos, visão dupla, audição, otalgia, otorreia, zumbidos, condições dos dentes e gengivas
Respiratório	• Dor torácica ventilatório-dependente, dispneia, epistaxe, espirros, hemoptise, obstrução nasal, prurido nasal, rinorreia, rouquidão, sibilância, tosse
Cardiovascular	• Alteração do ritmo cardíaco, cianose, dispneia, palpitações, sopros
Digestório	• Vômitos, regurgitação, disfagia, halitose, pirose, dor abdominal, constipação, diarreia, eliminação de vermes, encoprese, sangramento digestivo, tenesmo
Genitourinário	• Alteração da cor da urina, alteração do jato urinário, alterações menstruais, corrimento vaginal ou uretral, dor ou massas testiculares, disúria, enurese, incontinência, polaciúria, hematúria, hérnias, mictória, poliúria
Neurológico	• Alteração da marcha ou do equilíbrio, cefaleia, convulsões, desmaios, dislalias, paralisias, paresias, parestesias, perda de memória, vertigens
Endócrino	• Bócio, fome ou sede excessivas, instabilidade ao calor ou frio, sudorese excessiva
Psiquiátrico	• Agitação, alteração do humor, ansiedade, depressão, nervosismo, tensão
Personalidade	• Desobediência, hiperatividade, irritabilidade, medo, preguiça, temperamento difícil ou destrutivo, timidez, tristeza
Comportamento	• Chupar dedo, dificuldade de relacionamento, enurese, encoprese, fobia escolar, gagueira, masturbação, perversão do apetite, problemas de sono, problemas sexuais, roubo, uso de drogas (álcool, tabaco, outras drogas)

Condições socioambientais

Registrar informações sobre tipo e condições da habitação (incluindo condições de saneamento e segurança, instalação de água, luz, esgoto), localização da residência (cidade, campo), número de cômodos, eletrodomésticos (geladeira, televisor, computador), número de pessoas no domicílio, local onde dorme o paciente; quem toma conta da criança durante o dia; grau de instrução, ocupação e situação conjugal dos pais; uso de automóvel, bicicleta ou outros meios de transporte; escola (pública ou privada, tamanho, distância, transporte); atividades paraescolares (esporte, música, artes); horas gastas por dia em frente a telas; acesso a praças e piscina; contato com animais e substâncias tóxicas; contato com delinquentes.

Supervisão de saúde

Registrar as informações sobre os seguintes tópicos: acompanhamento médico regular (se afirmativo, registrar o local e a data da última consulta); testes de triagem (visão, audição, pressão arterial); prática de exercício físico (frequência; tipo de exercício); hábitos de segurança (assento/cinto de segurança no automóvel, grades em piscinas/janelas, uso de boia/colete salva-vidas, armas de fogo em casa, conhecimento de normas de conduta do pedestre no trânsito, contato com medicamentos, plantas tóxicas, produtos químicos, esportes perigosos); relato da dieta do dia anterior; cuidados dentários (visitas ao dentista, aplicação tópica de flúor, escovação, fio dental); imunizações (registrar data de aplicação de cada dose de vacina); se adolescente, verificar orientação sobre prevenção de doenças sexualmente transmissíveis, contracepção, drogadição; exames laboratoriais realizados.

Antecedentes perinatais

Os antecedentes perinatais importantes a serem avaliados são os seguintes:

- Gestação: planejamento e aceitação da gravidez, duração, pré-natal (quantas consultas), intercorrências (sangramento, infecção urinária, hipertensão, diabete, convulsões, obesidade, cirurgia, rubéola, outras doenças, radiografia nos primeiros 3 meses), ferro, vitaminas, medicamentos, drogas ilícitas, fumo, álcool.
- Parto: tipo (se cesariana, motivo), local, sofrimento fetal, condições de nascimento, índice de Apgar (primeiro e quinto minutos), manobras de reanimação.
- Dados antropométricos ao nascer: peso, comprimento, circunferências craniana e torácica.
- Período neonatal imediato: problemas respiratórios, cianose, icterícia, problemas alimentares, infecção, convulsão, necessidade de tratamento especial, tempo de hospitalização, condições de alta, peso na alta, testes de triagem neonatal.
- Consultar a Seção 4 – O feto e o recém-nascido – Capítulos 47 a 51.

Crescimento

Conferir as curvas de peso, estatura, perímetro cefálico e índice de massa corporal nos gráficos padronizados para monitoração do crescimento.

- Consultar também o Capítulo 3 – Crescimento Ponderoestatural: Avaliação Crítica das Curvas de Crescimento.

Desenvolvimento

Registrar a idade de aquisição dos principais marcos (firmar a cabeça, sorriso espontâneo, segurar objetos, sentar sem apoio, engatinhar, andar sem apoio, controlar esfíncteres, primeiras frases, correr sem dificuldade, subir escadas, linguagem de adulto, beber em copo, usar colher, vestir-se) e desenvolvimento de caracteres sexuais secundários. Verificar rendimento escolar.

- Consultar também o Capítulo 5 – Desenvolvimento Neuropsicomotor (DNPM) Normal.

Antecedentes mórbidos

Registrar doenças relevantes, hospitalizações, cirurgias, uso de medicamentos por longo prazo, reações a drogas, alimentos, picada de insetos.

Antecedentes alimentares

Registrar tempo de aleitamento materno; causa do desmame, suplementação de ferro e vitaminas, alimentação atual.

Antecedentes familiares

Desenhar heredograma (o mais completo possível); registrar idade e estado de saúde de pais e irmãos; doenças na família (alergia, asma, diabete, cardiopatia, convulsões com ou sem febre, hemofilia, hipertensão arterial, pneumopatia crônica, retardo de desenvolvimento, tuberculose.

Roteiro do exame físico

Abordagem da criança

A condução do exame físico é decisiva no relacionamento entre o médico e a criança, e pode condicionar a qualidade e quantidade dos achados, a adesão e atitude da criança nas consultas subsequentes e o relacionamento pais-pediatra. Requer do médico carinho, delicadeza e muita paciência, sem deixar de lado a firmeza.

É importante atentar para a predominância dos sinais gerais sobre os regionais, determinada pela maior sinergia entre os órgãos da criança, que dificulta a ocorrência de manifestações exclusivas de um órgão, embora a lesão determinante o seja. Além disso, existe a dificuldade prática de enfoque dos fenômenos regionais em virtude das características próprias da criança, como menor tamanho e rebeldia ao manuseio.

O exame deve ser feito em um ambiente com temperatura agradável, com a criança completamente despida. Em lactentes, deve ser iniciado com a criança no colo da mãe, vestida e dormindo, realizando-se primeiro aqueles procedimentos que o choro pode prejudicar mais, tais como a ausculta pulmonar e cardíaca e otoscopia. A seguir, removem-se as roupas gradativamente, mas é recomendável que as fraldas somente sejam retiradas no momento em que for examinada a região correspondente. Os procedimentos desagradáveis ou mais temidos em particular por cada criança (exame da orofaringe, otoscopia, remoção de toda a roupa) são deixados para o final. Pode ser importante distrair um bebê com brinquedos ou outros objetos, tais como a lanterna ou o abaixador de língua.

No exame do pré-escolar pode haver maior resistência, choro ou luta física. Mais do que em outras idades, é importante o médico saber como "quebrar o gelo" com uma conversa amigável, uma brincadeira, uso de brinquedos ou os próprios objetos de exame. É importante avisar sobre todos os procedimentos, especialmente os desagradáveis ou dolorosos; se possível, demonstrando em si mesmo ou em algum boneco. Com as crianças mais velhas desta faixa de idade, conversar durante o exame, evitando períodos prolongados de silêncio. A ordem do exame é variável, geralmente se inicia com a criança sentada, de pé ou no colo da mãe, colocando-a em decúbito apenas para os procedimentos necessários, de modo que ela se sinta menos vulnerável. Frequentemente é necessário conter a criança para procedimentos específicos, como a otoscopia e o exame da garganta; nesse caso, explicar aos pais a técnica mais adequada de contenção e assegurar-lhes que a reação da criança é normal para a idade. É melhor deixar esses procedimentos para o final do exame, mas, se a criança estiver muito ansiosa em relação aos mesmos, realizá-los logo de início pode fazer com que se sinta livre do problema e se deixe examinar.

Com escolares praticamente não se encontram problemas de resistência ao exame. A chave é uma conversa amigável sobre assuntos variados, passando daí a explicações sobre cada procedimento. Contudo, nessa idade é bom atentar para o pudor da criança, conservando parte da roupa enquanto se examina o resto do corpo. Geralmente os escolares preferem os irmãos e/ou o progenitor do sexo oposto fora da sala. A ordem do exame pode ser a mesma usada em adultos.

Adolescentes podem preferir que o exame seja feito na ausência dos pais; essa decisão fica a critério do paciente, pois os jovens gostam de ser tratados como adultos e esperam isso do médico. O exame físico deve ser aproveitado para orientar sobre mudanças do corpo típicas da adolescência. Levar em consideração o pudor do paciente no tocante ao exame dos genitais, que podem estar cobertos durante o exame e deixados para o final.

■ Exame geral

O exame geral inclui:

- Impressão geral: avaliação geral do grau de bem-estar (bom, regular ou mau estado geral).
- Atitude: observar atividade, posições eletivas, choro fácil, irritabilidade, depressão, torpor.
- Fácies: descrever o tipo de expressão facial (p. ex.: fácies de sofrimento ou medo) ou a presença de fácies típicas de determinadas doenças (p. ex.: síndrome de Down). No caso de fácies incaracterística, evitar o emprego do termo "atípica", que indica desvio da normalidade.
- Estado nutritivo: observar panículo adiposo ou emaciação.
- Sinais vitais:
  - temperatura: em recém-nascidos, aferir a temperatura axilar com termômetro eletrônico; entre 1 mês e 5 anos, a temperatura axilar com termômetro eletrônico ou de mudança de fases (matriz de pontos), ou ainda termômetro infravermelho timpânico; em maiores de 5 anos, a temperatura oral ou retal com termômetro eletrônico;
  - frequência de pulso: a medida da frequência de pulso na criança é feita pela palpação dos pulsos periféricos (femoral, radial e carotídeo), ausculta cardíaca ou observação da pulsação das fontanelas. Ver valores normais na Tabela 1.1;

Tabela 1.1. Frequência cardíaca normal (batimentos/minuto)

Idade	Frequência média	Desvio-padrão
Nascimento	140	25
Até 6 meses	130	25
6 a 12 meses	115	20
1 a 2 anos	110	20
2 a 6 anos	103	17,5
6 a 14 anos	95	17,5
> 14 anos	70	10

  - frequência respiratória: observar a frequência, a amplitude e a facilidade ou dificuldade dos movimentos respiratórios, por meio da observação das incursões abdominais e movimento torácico, ausculta do tórax ou colocação do estetoscópio diante da boca e narinas. Em lactentes, medir frequências cardíaca e respiratória antes de despi-los, quando estão tranquilos. Ver valores normais na Tabela 1.2;
  - pressão arterial: é essencial avisar a criança sobre o procedimento e que ela esteja tranquila, confortavelmente sentada, com o braço direito totalmente exposto e descansando sobre uma

Tabela 1.2. Frequência respiratória normal (respirações/minuto)

Idade	Em sono	Em vigília
0 a 6 meses	35	65
6 a 12 meses	25	65
1 a 4 anos	20	35
4 a 10 anos	18	25
10 a 14 anos	16	20

superfície de apoio na altura do coração. Em lactentes, pode-se medir com a criança em posição supina. A escolha do manguito apropriado para cada criança é essencial para a aferição adequada: a bolsa de borracha deve ter largura ≥ 40% e comprimento ≥ 80 a 100% da circunferência do braço; ao ser colocado no braço, o manguito deve deixar espaço suficiente na fossa antecubital para a colocação do estetoscópio e na parte superior, evitando a obstrução da axila. Registrar os valores sistólico e diastólico tensionais e os percentis correspondentes, consultando as tabelas de níveis normais de pressão arterial para idade e altura; registrar também o manguito utilizado e a posição em que foi feita a aferição (consultar também o Capítulo 21.8 – Hipertensão Arterial).

■ Avaliação antropométrica

- Peso: lactentes são pesados em balança infantil, despidos. Crianças de 1 a 3 anos frequentemente têm medo do procedimento, podendo-se pesar a mãe com a criança no colo e subtrair o seu peso. Crianças maiores devem ser pesadas com o mínimo possível de roupa ou bata hospitalar.
- Estatura: medir lactentes em posição supina, usando o antropômetro. Estender completamente quadris e joelhos, principalmente em recém-nascidos, que tendem à flexão. Crianças maiores devem ficar eretas, encostadas em uma superfície vertical graduada. Apoiar uma prancha horizontal na cabeça, em ângulo reto com a régua.
- Circunferência craniana: aferir com fita métrica não distensível, passando-a sobre a glabela e a protuberância occipital.

Os valores de peso, estatura, circunferência craniana e índice de massa corporal devem ser plotados nos gráficos apropriados.

■ Pele

Observar alterações na coloração (cianose, icterícia, palidez, rubicundez) e na textura da pele. A luz do dia é preferível à artificial e a luz amarela é preferível à fluorescente.

Descrever as lesões (hemangiomas, nevos, máculas, pápulas, pústulas, petéquias, etc.), bem como sua loca-

lização. No caso das lesões permanentes, para posterior acompanhamento, é importante medi-las nos seus dois maiores eixos.

■ Tecido subcutâneo

O tecido celular subcutâneo é avaliado pelo pinçamento de uma prega abdominal ou da coxa, devendo-se observar o volume e o turgor (resistência firme e elástica à compressão). Registrar presença, localização e intensidade de edemas.

■ Mucosas

Observar as mucosas conjuntival e oral, registrando qualquer alteração de coloração (icterícia, cianose, palidez) e umidade, bem como presença de ulcerações, fissuras e outras lesões. Lembrar que o choro e infecções respiratórias causam hiperemia adicional da mucosa conjuntival.

■ Fâneros

Observar quantidade, distribuição, características e alterações dos pelos, considerando os padrões normais para cada idade. Verificar alterações nas unhas.

■ Cabeça

- Conformação geral e tamanho: observar e registrar formato e simetria do crânio e da face.
- Fontanelas: pesquisar as fontanelas quando a criança estiver tranquila e sentada. A fontanela anterior mede, ao nascer, 4 a 6 cm no diâmetro frontoparietal, e fecha entre 4 e 26 meses. A posterior mede 1 a 2 cm, e costuma fechar por volta dos 2 meses de idade.
- Olhos: avaliar presença e aspecto de secreção, lacrimejamento, fotofobia, nistagmo, anisocoria, exoftalmia ou enoftalmia, microftalmia, hipertelorismo, cor da esclerótica, estrabismo (testes de Hirschberg e cobertura). Exame de fundo de olho em casos selecionados. Em recém-nascidos, testar o reflexo vermelho (regular o oftalmoscópio na dioptria "0" e visualizar a pupila numa distância de aproximadamente 25 cm) e avaliar presença de visão pela observação de piscamento em resposta à luz brilhante. A partir dos 3 anos, avaliar a acuidade visual utilizando o teste do "E" ou tabela optométrica.
  - Teste de Hirschberg — mede a distância entre o reflexo da luz de uma lanterna colocada a 30 cm da córnea e o centro da pupila – se o reflexo é simétrico, significa que não existe um estrabismo manifesto).
  - Teste de Cobertura — teste de cobertura simples consiste em se ocluir o olho fixador, se o outro olho (desviado) tiver também capacidade de fixação, vai se movimentar para dirigir seu eixo visual ao objeto para o qual a atenção é requerida – com esse simples movimento fica comprovado o estado de desvio (estrabismo).

– Teste de cobertura alternada – alternar a oclusão dos olhos e, ao passar o oclusor de um lado para o outro, observar se há, ou não, movimento do olho (recém-descoberto) para olhar o objeto para o qual a atenção é requerida – se houver movimento é porque o olho sob o oclusor estava desviado – a interpretação, portanto, é a de desvio dos eixos visuais, de desequilíbrio do sistema oculomotor.

- Orelhas: observar a forma, alterações e implantação das orelhas. O pediatra pode realizar uma avaliação de triagem da acuidade auditiva: no lactente, observar piscamento dos olhos, susto ou direcionamento da cabeça em resposta a um estímulo sonoro; em crianças maiores, sussurrar ordens a uma distância aproximada de 2,5 m. Realizar otoscopia, neutralizando qualquer movimento brusco da cabeça da criança por meio do apoio da mão que segura o otoscópio na superfície do crânio; na criança até 1 ano, o lobo da orelha deve ser tracionado para baixo; entre 1 e 5 anos, tracionar o canal para cima e para trás; avaliar o aspecto do conduto auditivo externo quanto à presença de hiperemia, descamação, lesões, corpo estranho; observar perda de transparência, hiperemia, abaulamento, retração ou ruptura da membrana timpânica.

- Nariz: verificar presença e aspecto de secreção (hialina, seromucosa, purulenta, sanguinolenta). Pela inspeção e palpação, pesquisar desvio de septo nasal ou outras deformidades. A porção interna anterior do nariz pode ser visualizada facilmente com iluminação, empurrando sua ponta para cima. Para olhar profundamente, usar um espéculo com orifício calibroso preso ao otoscópio; observar coloração da mucosa, condições dos cornetos, calibre da via aérea, secreção.

Inspecionar dentes, gengiva, face interna das bochechas, língua e abóbada palatina. Nos dentes, avaliar oclusão dentária, defeitos de alinhamento, presença de cáries, tártaro e placa bacteriana. Observar alterações fisiológicas da língua, como a língua geográfica, ou que sugiram doenças, como a língua em morango da escarlatina, além da inserção do freio lingual.

Em lactentes, a faringe é visualizada facilmente durante o choro; acima de 1 ano, o exame geralmente exige contenção, que é mais bem feita com a criança no colo da mãe.

Tentar sempre a visualização direta, antes do uso do abaixador de língua; se utilizado, o abaixador deve ser segurado como uma caneta, próximo à ponta que vai ser introduzida, e o dedo mínimo do examinador deve estar em firme contato com a face da criança, de modo a neutralizar os movimentos da cabeça. Se a criança cerra os dentes, o abaixador pode ser introduzido entre os lábios e deslizado ao longo da face interna da bochecha até atrás dos molares, ativando o reflexo do vômito e permitindo visualização completa, embora "fotográfica", da faringe. Observar tamanho e aspecto das amígdalas, hiperemia, petéquias e gota pós-natal.

■ Pescoço

Avaliar se há cistos, fístulas, torcicolo congênito. Palpar a tireoide de modo sistemático a partir da idade escolar. Descrever o tamanho, consistência, dor, mobilidade e aderência a planos profundos dos linfonodos cervicais, submandibulares e retroauriculares. Pesquisar rigidez de nuca mediante a flexão da cabeça.

■ Tórax

- Exame geral: observar forma, simetria, sinais de raquitismo (cintura diafragmática e rosário raquítico). Observar as mamas (ver estadiamento de Tanner, adiante) e realizar exame das mamas nas adolescentes.

- Pulmões: observar tipo respiratório, ritmo, expansibilidade torácica, tiragem e uso de músculos acessórios. Pesquisar frêmito toracovocal durante o choro ou pedindo para a criança contar "1, 2, 3". Fazer a ausculta pulmonar, descrevendo alterações dos sons respiratórios e sua localização.

- Coração: observar impulso apical (na altura do quarto espaço intercostal até os 7 anos). Palpar *ictus*; presença de frêmitos. Auscultar o coração, descrevendo o ritmo, alterações das bulhas e sopros.

■ Abdome

- Inspeção: observar alterações globais de forma e volume e abaulamentos localizados. Durante o choro, pode-se perceber se há hérnias umbilicais, ventrais ou diástases dos retos. Lembrar que o abdome da criança, principalmente em lactentes, é protuberante devido ao pouco desenvolvimento da musculatura da parede.

- Palpação: realizar palpação superficial e profunda. Choro moderado pode facilitar a palpação, em virtude das inspirações mais profundas; em caso de choro forte, a tensão da parede muscular pode ser atenuada pelo uso de chupeta ou flexão dos membros inferiores. Se há cócegas, distrair a atenção da criança ou colocar toda a mão rente à superfície abdominal por alguns momentos, sem realizar movimentos exploratórios iniciais com os dedos. Registrar sempre a extensão total do fígado, utilizando palpação e percussão, em vez de anotar somente o que se palpa abaixo do rebordo costal. Observar a presença de dor abdominal e sua localização, defesa ou rigidez da parede. Na palpação profunda, avaliar visceromegalias ou massas.

- Percussão: delimitar o tamanho do fígado, confirmar presença de ascite (macicez móvel) ou hipertimpanismo (como nas distensões de alças). Observar ruídos hidroaéreos e sopros abdominais.

■ Genitália

Nos meninos, observar presença de fimose (a aderência balanoprepucial é fisiológica nos lactentes) e testículos na bolsa escrotal. Reflexos cremastéricos hiperativos originam uma criptorquidia aparente; podem ser abolidos colocando a criança de cócoras e flexionando as pernas ao máximo junto ao tronco. Observar também hidrocele, hipospádia ou hipogonadismo.

Nas meninas, ver orifício himenal, presença de secreção vaginal e aderência dos pequenos lábios. Nas recém-nascidas pode haver secreção mucoide ou sanguinolenta nos primeiros dias de vida, devido a uma influência estrogênica materna. Em meninas pré-escolares, a inspeção da vagina é facilitada pela posição genupeitoral. Enquadrar a criança em um dos cinco estágios de maturação sexual segundo os critérios de Tanner (ver Capítulo 10).

■ Extremidades

- Exame geral: observar deformidades, hemiatrofia, valgismo/varismo, paralisias, edema, alterações da temperatura, postura, assimetria, alterações da marcha.
- Pulsos: palpar pulsos radiais, femorais e pediosos. Lembrar que a diminuição ou ausência dos pulsos femorais, comparados com os radiais, sugere coarctação aórtica.
- Articulações: observar sinais inflamatórios nas articulações (edema, calor, rubor e dor), alterações da mobilidade (limitação ou hipermobilidade), nódulos. No recém-nascido, realizar a manobra de Ortolani: posicionar a criança com as coxas flexionadas em ângulo reto e realizar manobra de abdução; suspeita-se de luxação quando há limitação da abdução, assimetria ou percepção tátil da fuga da cabeça do fêmur do acetábulo. Nos lactentes, comparar a simetria da abdução, das pregas glúteas e das fossas poplíteas (ver também Capítulo 26.1 – Displasia do Desenvolvimento do Quadril).
- Mãos e pés: observar dedos extranumerários, baqueteamento digital, linha simiesca, clinodactilia, sindactilia. Examinar os pés sob o ponto de vista estático (sem carga: criança sentada; com carga: criança em pé) e dinâmico (observação da marcha). Fazer manipulação passiva para avaliar a flexibilidade dos pés.

■ Coluna vertebral

Examinar rigidez, postura, mobilidade e curvaturas em diversas posições. Registrar presença de espinha bífida, fosseta ou cisto pilonidal, tufos de pelos, hipersensibilidade. Se há escoliose, pode-se achar deformidade costal e proeminência da musculatura lombar em um dos lados, que se acentua com a inclinação do corpo para frente. Lembrar que a escoliose pode ser causada por uma desigualdade do comprimento das pernas.

■ Exame neurológico

Não há necessidade de realizar um exame neurológico completo de rotina, especialmente quando não existem queixas diretamente relacionadas a esta área. Um roteiro de exame mínimo satisfatório inclui a avaliação da função cerebral (comportamento geral, consciência, memória, orientação, comunicabilidade e compreensão, fala, escrita e atividade motora), dos nervos cranianos, da função cerebelar (testes simples de coordenação, equilíbrio e marcha), do sistema motor (postura, tônus e força muscular, simetria e paralisias) e dos principais reflexos (bicipital, patelar, piscamento). No recém-nascido, testar os reflexos próprios (Moro, preensão palmoplantar, sucção, fuga à asfixia, pontos cardeais, reptação, marcha automática, tonicocervical).

■ Avaliação psiquiátrica básica

Deve ser sempre feita durante o exame físico, assim como durante a anamnese. A avaliação dos seguintes itens permite delinear um perfil psiquiátrico da criança, acrescido da história relatada pelo responsável: atitude frente ao ambiente e ao examinador, temperamento, desenvolvimento perceptivo, nível intelectual, expressão verbal, comportamento emocional, sinais de ansiedade e depressão.

Acompanhamento de saúde da criança e do adolescente

Conceitos gerais: a puericultura científica

A noção de cuidados de saúde preventivos da criança e do adolescente remete ao que os pediatras brasileiros costumam chamar de consultas de revisão ou de puericultura. Trata-se de um dos pilares tradicionais da atuação do pediatra – ocupando até 40% de sua atividade clínica do dia a dia –, com tal grau de identificação, que levou Eduardo Marcondes a afirmar que a transcendência da promoção da saúde é uma daquelas percepções de caráter formativo sem as quais não se é pediatra.

A puericultura foi apropriada pela pediatria há mais de cem anos, deixando de ser o conjunto original de técnicas de higiene, nutrição e disciplina de crianças pequenas, passado de mãe para filha – logo, repleto de mitos e tabus –, e foi se tornando gradativamente uma ciência verdadeira. Porém, trata-se de uma ciência multifacetada, que agrega noções de fisiologia, higiene e sociologia num abrangente complexo de ações promotoras de saúde exercidas com foco na criança (mas contemplando sua família e sua comunidade), da gestação até o fim da adolescência, de modo a propiciar-lhe o melhor nível de desenvolvimento físico, emocional, intelectual, moral e social. Tais ações incluem práticas definidas, como apreciação de fatores individuais e ambientais de proteção e de ameaça à saúde, monitoração do desenvolvimento, imunizações, testes de triagem, orientação antecipatória (acerca de inúmeros condicionantes da saúde, como nutrição, hábitos de vida, disciplina e segurança) e aspectos selecionados do exame físico.

A puericultura do século XXI é abrangente, com cuidados clínicos preventivos cobrindo todos os aspectos do equilíbrio entre saúde e doença. É contínua, exercida mediante intervenções periódicas, orientadas pelas etapas do desenvolvimento, do pré-natal à idade adulta; mas deve ser customizada, com calendário flexível, segundo a diversidade de contextos socioambientais e necessidades de cada indivíduo.

A puericultura atual é equitativa, no sentido de que é um direito de todas as crianças e jovens, independentemente de quaisquer atributos individuais ou comunitários. Esta perspectiva de equidade supera de fato o paradigma do acompanhamento da "criança normal" – o *well-child care* da literatura em inglês –, ao estabelecer que todas as crianças, com ou sem necessidades especiais ou doenças crônicas, merecem os mesmos cuidados preventivos. Sobretudo, a puericultura dos dias de hoje é humanizada, exigindo dos profissionais de saúde um exercício permanente de consideração genuína pelos pacientes, seus sentimentos e angústias, muito além da aplicação de procedimentos técnicos.

A puericultura contemporânea é colaborativa. As sucessivas revisões das recomendações de experts e entidades científicas têm inflacionado e aprofundado de tal forma os procedimentos preventivos, a ponto de não mais caberem na agenda do pediatra.

As estratégias mais recomendadas para manter a qualidade e a abrangência dos cuidados são aprimorar as competências do pediatra (por meio da seleção de prioridades de atenção individuais e fontes de preocupação dos pais, uso de questionários pré-consulta, materiais educativos impressos e *online*, atendimentos em grupo) e, sobretudo, trabalhar em equipe.

De acordo com a iniciativa *Bright Futures*, vinculada à Academia Americana de Pediatria, a puericultura deve ser feita pela integração efetiva entre uma "conexão vertical", composta por todos os profissionais e pessoal auxiliar do serviço de saúde, e uma "conexão horizontal", que inclui os programas comunitários de associações de bairro, escolas, igrejas e demais entidades interessadas na promoção da saúde. Nesse modelo, os integrantes mais capacitados de qualquer um dos eixos se responsabilizam pela uniformidade dos procedimentos e pelo uso racional dos recursos. Também aí se insere a prática das decisões compartilhadas, que inclui os pacientes na responsabilidade de definir junto com os profissionais de saúde quais os melhores cursos de ação clínica, de acordo com suas circunstâncias, necessidades e preferências, respeitado inclusive o direito de opinião da criança. Tal prática precisa considerar a tendência corrente dos pacientes terem amplo acesso à informação sobre saúde na internet, o que exige atenção do pediatra e de toda a equipe para a noção recente de prevenção quaternária, que contempla ensiná-los a filtrar o conhecimento adequado.

Por fim, a puericultura do tempo presente é científica. Existem hoje diversas instituições acadêmicas com reputação sólida dedicadas a definir, por meio de revisões sistemáticas da literatura, quais os procedimentos clínicos que têm embasamento científico suficiente para justificar sua inclusão num protocolo de supervisão de saúde. As duas que produzem recomendações mais organizadas e de aplicabilidade quase imediata, inclusive com a discriminação de níveis de prioridade, são a *U. S. Preventive Services Task Force* (http://bit.ly/uspstf) e o *Institute for Clinical Systems Improvement* (http://bit.ly/icsi_guideline). É altamente recomendável que todo profissional de saúde engajado em ações de puericultura conheça e mantenha-se atualizado acerca das recomendações de ambas instituições. Além disso, associações profissionais, como a Academia Americana de Pediatria, sintetizam tais recomendações em protocolos objetivos (ver leituras sugeridas). Em vista das muitas discordâncias entre as recomendações, principalmente devidas a critérios diferentes quanto aos níveis variáveis da força das evidências científicas, é essencial julgar criticamente e adaptar as condutas às necessidades individuais de cada paciente. As recomendações contidas neste capítulo buscam equilibrar essas inconsistências, usando com frequência opiniões de especialistas.

Frequência de consultas de puericultura

O número ideal de consultas de puericultura nunca foi estabelecido e talvez nunca o seja, em virtude das dificuldades técnicas e éticas em realizar estudos controlados, com grandes grupos de crianças, por longo tempo, privando muitas de ações preventivas comprovadamente efetivas.

Dentre as entidades que sugerem calendários, a Academia Americana de Pediatria, por meio da iniciativa *Bright Futures*, tem aumentado o número de consultas a cada revisão de suas recomendações; a mais recente, de 2016, recomenda 30 consultas da primeira semana de vida até os 21 anos. A Sociedade Brasileira de Pediatria, desde 2010, recomenda 31 consultas de puericultura da primeira semana de vida até os 19 anos.

Todavia, ambos os protocolos se baseiam em opiniões de especialistas, dando margem a muita controvérsia. O *Institute for Clinical Systems Improvement* sugere 12 consultas de supervisão de saúde até os 18 anos de idade, mas com flexibilidade de acordo com as necessidades específicas da família. A recomendação mais radical em termos de racionalização de recursos e embasamento científico é a do programa *Health for All Children*, do Reino Unido, que sugere apenas duas consultas médicas de puericultura no primeiro semestre de vida, com possibilidade de consultas opcionais, a critério da família, aos 8 meses, aos 2 e aos 4 anos. Tal programa prevê, evidentemente, uma grande e bem preparada equipe multiprofissional (enfermeiros, visitadores domiciliares, ortoptistas, professores, voluntários), responsável pelos testes de triagem metabólica, imunização, monitoração do crescimento, testes de visão e orientação preventiva.

Com efeito, há evidências convincentes de que metade das consultas de puericultura usualmente recomendadas levam a resultados sem diferenças significativas quanto ao número de problemas físicos detectados, à utilização subsequente de serviços de emergência ou à satisfação e nível de ansiedade dos pais. Por outro lado, estudos estadunidenses mostram que menos de um terço das crianças de classes pobres recebem todas as consultas recomendadas para os 2 primeiros anos de vida. No Brasil, a média é de 7,5 consultas de puericultura no primeiro ano de vida – também com maior incidência em classes mais altas –, o que seria mais do que suficiente, de acordo com o Ministério da Saúde, ainda que a Sociedade Brasileira de Pediatria recomende nove consultas nesse período.

A conclusão é que o pediatra e sua equipe devem planejar não um calendário de consultas de puericultura, mas um programa de aplicação de procedimentos preventivos que melhor se adapte às prioridades ditadas pelo contexto socioambiental de cada criança. O Quadro 1.4 mostra os principais determinantes socioecológicos da saúde e da doença, que devem ser considerados na definição dessas prioridades. Assim como determinadas circunstâncias podem indicar a necessidade do aumento do número de consultas ou ações preventivas, a ausência de fatores de risco ou a presença de trunfos específicos pode determinar uma diminuição, transferindo uma parte maior da responsabilidade aos pais ou às iniciativas da comunidade. Em todo caso, à luz do conhecimento atual, não há justificativa para a manutenção dos sistemas tradicionais de consultas mensais, com aferição sistemática do peso e da estatura, em detrimento de outras medidas de promoção da saúde.

Técnicas de comunicação aplicadas à puericultura

Consultas de puericultura serão mais efetivas se for empregada uma estratégia de comunicação estruturada que facilite o diagnóstico de saúde/doença orientado pelos determinantes sintetizados no Quadro 1.4.

Além das medidas básicas de comunicação descritas no início do capítulo, é importante aprimorar o uso de

QUADRO 1.4	Alguns determinantes socioecológicos de saúde/doença em crianças e jovens*	
	Fatores de proteção	*Fatores de risco*
Atributos do indivíduo	• Genética favorável • Desenvolvimento adequado • Inteligência alta • Temperamento fácil • Autoestima alta • Autocontrole • Habilidade para resolver problemas • Habilidade de planejamento • Capacidade de exprimir sentimentos	• Doenças hereditárias • Déficit de desenvolvimento • Inteligência baixa • Temperamento difícil • Autoestima baixa • Deficiência física • Dieta inadequada • Sedentarismo • Consumo de álcool, tabaco, outras drogas • Má higiene pessoal • Doença crônica • HIV positivo
Atributos do microssistema	• Bom padrão socioeconômico • Hábitos de vida saudáveis • Família estável • Modelos competentes • Religiosidade	• História familiar de cardiopatia • Pobreza • Doença/perda de um dos pais • Eventos estressantes • Discórdia entre os pais • Falta de afeto • Falta de segurança doméstica • Violência doméstica • Exposição ao fumo • Criança sem teto
Atributos do mesossistema	• Apoio social na vizinhança • Vizinhança com bons recursos	• Isolamento social • *Bullying* • Racismo
Atributos do exossistema	• Segurança pública • Escolas de qualidade • Programas de saúde escolar • Acesso a bons cuidados de saúde	• Violência urbana • Trânsito violento • Escolas deficientes • Falta de acesso a cuidados de saúde
Atributos do macrossistema	• Desenvolvimento econômico • Desenvolvimento social • Políticas públicas de saúde e educação	• Subdesenvolvimento • Governo inoperante • Desastres naturais

* Adaptado de: Blank D. Acompanhamento de saúde da criança. In: Duncan B, Schmidt MI, Giugliani E, Duncan M, Giugliani C, eds. Medicina ambulatorial: Condutas de atenção primária baseadas em evidências. 5ª ed. Porto Alegre: Artmed; 2020.

momentos próprios para ações educativas (p. ex.: fragmentos de informação associado ao exame físico) e gerenciar o tempo por meio de ações simples (como revisão do prontuário antes da consulta, uso de formulários na sala de espera e treinamento de auxiliares para dirimir dúvidas menores).

Um estilo de diálogo centrado no paciente, baseado em perguntas abertas, permite uma aderência maior às recomendações preventivas. A iniciativa *Bright Futures* disponibiliza em seu *site* dezenas de sugestões das chamadas perguntas-gatilho, que são perguntas facilitadoras específicas, abertas, que podem estimular as pessoas a exporem sentimentos negativos ou informações previamente não percebidas como úteis. Alguns exemplos de perguntas-gatilho de natureza geral:

- Que preocupações você gostaria de me contar hoje?
- Ocorreu alguma mudança importante na família, desde a nossa última consulta?
- Como vocês estão se dando na família?
- Como está a comunicação na família?
- O que vocês fazem como família?
- O que vocês gostam mais no Fulano?
- O que o Fulano tem feito de novo?
- Existe algo no comportamento do Fulano que os preocupa?

Algumas perguntas-gatilho mais diretas:

- Quanto você bebia antes de engravidar e depois?
- Vocês acham que o cigarro, a bebida ou alguma droga é problema para alguém na família?
- Qual foi o maior período que o seu bebê dormiu de uma só vez?
- Como o seu filho se comporta perto de outras crianças?
- Vocês têm uma arma em casa? Ela está trancada?
- Quais programas de TV o seu filho assiste?
- Quantas horas por dia ele passa defronte a uma tela, seja TV ou computador?
- Que tipo de protetor solar você usa no seu filho?
- Alguém fuma em casa ou no carro? Quem?
- Você já esteve em uma relação em que foi ferido, maltratado ou ameaçado?

- Quais são os seus interesses fora da escola?
- Quais são suas responsabilidades dentro de casa?
- Quem são os adultos importantes na sua vida?
- Você já praticou sexo? Consentido? Pressionado?
- Se já pratica sexo, como você está se protegendo de doenças sexualmente transmissíveis e gravidez?

Um conjunto de completo de perguntas-gatilho, categorizadas em 31 consultas de supervisão de saúde recomendadas pela iniciativa *Bright Futures*, está disponível gratuitamente em seu guia de bolso (http://bit.ly/BF_pocket).

Uma técnica que também pode ser incluída nas estratégias de comunicação é a do atendimento de puericultura em grupo, no qual o pediatra age como facilitador da discussão de temas de saúde entre famílias com filhos de idades similares. Estudos comprovaram que pode ser tão efetivo quanto o atendimento individual em conferir conhecimento às mães e promover a interação mãe-filho. Tem a vantagem de mesclar a orientação preventiva com a troca de experiências entre os pais. Além disso, é uma técnica particularmente apropriada para famílias mais pobres, com acesso dificultado ao sistema de saúde.

Por fim, é essencial que a puericultura incorpore todos os meios mais modernos de comunicação audiovisual, desde prosaicos fôlderes até mensagens estruturadas na internet ou por aplicativos de *smartphones*, cada vez mais disseminados em todos os estratos sociais.

Recomendações específicas para a puericultura

A Tabela 1.3 agrega recomendações para cuidados preventivos de saúde da Sociedade Brasileira de Pediatria, do Departamento de Atenção Básica da Secretaria de Atenção à Saúde do Ministério da Saúde e da iniciativa *Bright Futures* da Academia Americana de Pediatria. Os procedimentos preventivos e/ou doenças a serem triadas estão dispostos nas linhas do quadro, segundo uma ordem decrescente de prioridade, em sintonia com as recomendações da USPSTF. Nas colunas, as faixas de idade, do período pré-natal até o final da adolescência, ressaltando o princípio de flexibilidade.

Tabela 1.3. Recomendações para cuidados de saúde preventivos

Doenças e procedimentos	Pré-natal	Primeira semana	Lactente (1m–2a)	Pré-escolar (3a–5a)	Escolar (6a–10a)	Adolescente (11a–21a)
Idade			1m 2m 4m 6m 9m 12m 15m 18m 2a	3a 4a 5a	6a 7a 8a 9a 10a	11a 12a 13a 14a 15a 16a 17a 18a 19a 20a 21a
História		Avaliar em todas as consultas: preocupações dos pais. Revisar em todas as consultas: determinantes socioambientais da saúde e doença, estilos de vida. Registrar no prontuário médico. →				
Orientação antecipatória		Orientar pais/cuidadores em todas as consultas, conforme prioridades gerais e particulares. →			Orientar adolescente em separado e pais/cuidadores em todas as consultas, conforme prioridades gerais e particulares. →	
Crescimento e triagem de obesidade		Peso, estatura e perímetro cefálico: registrar nas curvas de referência. (Atenção aos comentários do texto sobre frequência e técnica das aferições.) →		Peso, estatura e índice de massa corporal: aferir, registrar nas curvas de referência e discutir com o paciente. →		
Desenvolvimento		Vigilância dos marcos de desenvolvimento	Triagem / Vigilância — Triagem / Vigilância	Triagem aos 30 meses e vigilância em todas as consultas, com ênfase no desempenho escolar a partir da idade escolar →		
Comportamento		Avaliar em todas as consultas, com foco na adaptação social/emocional da criança e no contexto da família e do exossistema. Considerar determinantes socioambientais da saúde e doença →				
Imunizações	Discutir calendário. Aplicar dTap.	Verificar registro de vacinas aplicadas, encaminhar para aplicação de doses indicadas ou em atraso e recomendar severamente o seguimento do calendário vacinal do Ministério da Saúde e, se possível, o da SBP. →				
Conjutivite gonocócica		Medicação preventiva				
Anemia ferropriva	Triagem		Suplementação de ferro a lactentes de risco			
Cárie dentária	Triagem e orientação sobre dieta não-cariogênica e cuidados preventivos →		Orientação sobre dentifrício fluorado e aplicação de verniz com flúor a partir da erupção do primeiro dente →			
Neonatal‡ (Triagem prioritária*)		• →				
Audição		Triagem universal	Monitorizar aquisição da fala →	Audiometria (alto risco) →	Avaliação da fala (alto risco) →	
Visão		Reflexo vermelho	Teste para estrabismo. →	Teste de acuidade visual aos 3 anos. →	Teste de acuidade visual aos 11 anos. →	
Clamídia e gonococo						Triagem anual em meninas sexualmente ativas →
HIV						Triagem universal (uma vez a partir dos 15 anos). Triagem em adolescentes de alto risco → Repetir anualmente em adolescentes de alto risco
Sífilis						Triagem em adolescentes de alto risco →
Hepatite B						Triagem em adolescentes de alto risco →
Tabagismo		Triagem de uso de tabaco e/ou exposição ambiental ao tabaco, orientação sobre estratégias de não iniciação ou cessação do tabagismo →				
Depressão						Triagem a partir dos 12 anos →
Assentos de automóvel		Triagem e orientação sobre assento de segurança para automóvel, virado para trás até os 2 anos de idade →	Assento de segurança virado para frente →	Assento de elevação até 1,45m de estatura →	Triagem e orientação sobre uso de cinto de segurança a partir de 1,45m de estatura, no banco traseiro até os 13 anos. →	

Triagem não prioritária†

Hiperbilirrubinemia	Triagem
Displasia do quadril	Ortolani e Barlow
Hipertensão	Avaliação em lactentes de alto risco — Consensos de especialistas recomendam a aferição da pressão arterial nas consultas de rotina — Obrigatória a partir dos 18 anos
Violência doméstica	Triagem e orientação preventiva
Injúrias domésticas e recreativas	Triagem e orientação preventiva
Dislipidemia	Triagem a partir dos 2 anos, se fatores de risco — Triagem universal entre 9 e 11 anos, segundo consensos de especialistas — Triagem se fatores de risco — Triagem universal
Exposição ao chumbo	Triagem em situações de alto risco, 1 a 5 anos

Significado das setas: Realizar procedimento em todas as consultas ←→; realizar na primeira oportunidade ←→ ●; faixa recomendada para a realização ←→
* Procedimentos prioritários de triagem; benefício líquido moderado a substancial.
† Procedimentos de triagem com benefício incerto, segundo as evidências científicas.
‡ Triagem sanguínea: hipotireoidismo congênito, fenilcetonúria, hemoglobinopatias + recomendações legais. Triagem de cardiopatia congênita por meio de oximetria de pulso.

Adaptado de: Blank D. Acompanhamento de saúde em pediatria. In: Ducan B, Schimdt MI, Giugliani E. et al., eds. Medicina ambulatorial: condutas de atenção primária baseadas em evidências. 5 ed. Porto Alegre: Artmed; 2020.
Committe on Practice and Ambulatory Medicine and Bright Futures Periodicity Schedule Workgroup. 2020. Recommendations for Preventive Pediatric Health Care. Pediatrics 2020. 145(3) e20200013.
U.S. Preventive Services Task Force. Guide to Clinical Preventive Service 2014. Rockville, MD: AHRQ; 2014.

Conceitos-chave

- O atendimento pediátrico tem que considerar a consulta propriamente dita, assim como o acompanhamento de saúde em longo prazo.
- A consulta começa pelos cuidados com ambiente, atitudes e competências de comunicação e deve seguir um roteiro o mais completo possível, que pode ser adaptado em função do tempo.
- Orientações preventivas de saúde e triagem de problemas são responsabilidades precípuas do pediatra e da equipe de saúde, numa ação colaborativa multiprofissional.
- Devem ser organizadas e aplicadas segundo uma ordem de prioridade apoiada em evidências científicas.
- Devem seguir critérios de abrangência, continuidade e customização.
- Devem respeitar a diversidade de contextos sociais e a prática de decisões compartilhadas.

Questões

1. O pediatra precisa ter competência para conduzir uma consulta abrangente, que leve em conta a criança em seu contexto. Descreva pelo menos seis elementos básicos para o bom entendimento médico-paciente-família, que propiciem uma avaliação clínica mais completa.

2. Perguntas abertas são preferíveis na anamnese, mesmo quando precisam ser mais objetivas pelo fator tempo. Dê exemplos de perguntas abertas sobre o hábito de conversar com os pais, relação com amigos, hábitos de alimentação, exercícios físicos, cuidados com segurança, sexualidade e uso de drogas.

3. Cite pelo menos seis condições socioambientais que devem ser registradas na consulta pediátrica.

4. Descreva as medidas antropométricas que têm que ser aferidas na consulta pediátrica e os principais cuidados na aferição e na plotagem nos gráficos apropriados.

5. Caracterize a prática de decisão compartilhada e os principais cuidados que requerem a atenção do pediatra.

6. Cite as duas instituições acadêmicas que produzem recomendações mais organizadas, por meio de revisões sistemáticas da literatura, sobre os procedimentos clínicos que têm embasamento científico para justificar serem incluídos no acompanhamento de saúde da criança e do jovem. Acesse agora os seus respectivos *sites* e descreva sucintamente os pontos de maior interesse pediátrico.

7. Qual é o calendário ideal de consultas de puericultura e por quê?

8. Quais são os três procedimentos complementares importantes na vigilância do crescimento e quais são as medidas e os índices antropométricos envolvidos?

9. Cite cinco técnicas adequadas para a monitoração do crescimento.

10. Cite quatro técnicas recomendadas para a triagem de problemas de desenvolvimento.

11. Descreva a recomendação do Programa Nacional de Suplementação de Ferro para a prevenção de anemia em crianças brasileiras.

12. Quais as recomendações sobre escovação dentária e o primeiro encaminhamento ao dentista?

13. Cite os seis procedimentos de triagem considerados prioritários por terem benefício líquido de moderado a substancial, desde o período neonatal até a adolescência.

BIBLIOGRAFIA CONSULTADA

- Balog EK, Hanson JL, Blaschke GS. Teaching the essentials of "well-child care": inspiring proficiency and passion. Pediatrics. 2014;134(2):206-9. Disponível em: <https://dx.doi.org/10.1542/peds.2014-1372>. Acessado em: 10/01/2021.
- Brasil. Ministério da Saúde. Secretaria de Atenção à Saúde. Departamento de Atenção Básica. Rastreamento. Brasília: Ministério da Saúde; 2010. Disponível em: <http://bit.ly/ms_rastreamento_2010>. Acessado em: 10/01/2021.
- Grossman DC, Kemper AR. Confronting the Need for Evidence Regarding Prevention. Pediatrics. 2016;137(2). Disponível em: <https://dx.doi.org/10.1542/peds.2015-3332>. Acessado em: 10/01/2021.
- Guyer B, Ma S, Grason H, Frick KD, Perry DF, Sharkey A, et al. Early childhood health promotion and its life course health consequences. Acad Pediatr. 2009;9(3):142-9 e1-71. Disponível em: <https://dx.doi.org/10.1016/j.acap.2008.12.007>. Acessado em: .
- Hagan Jr JF, Duncan PM. Maximizing children's health. Screening, anticipatory guidance, and counseling. In: Kliegman RM, Stanton BF, St. Geme III JW, Schor NF, Behrman RE, editors. Nelson Textbook of Pediatrics. 20th ed. Philadelphia, PA: Elsevier; 2016. p. 37-40. Disponível em: <http://bit.ly/hagan_nelson_2016>. Acessado em: 10/01/2021.
- Hagan Jr JF, Shaw JS, Duncan PM, eds. Bright futures: Guidelines for health supervision of infants, children and adolescents. 3 ed. Elk Grove Village, IL: American Academy of Pediatrics; 2008.
  Disponível em: <http://bit.ly/bright_futures>. Acessado em: 10/01/2021.
- Melnyk BM, Grossman DC, Chou R, Mabry-Hernandez I, Nicholson W, DeWitt TG, et al. USPSTF Perspective on evidence-based preventive recommendations for children. Pediatrics. 2012;130(2):e399-e407. https://dx.doi.org/10.1542/peds.2011-2087>. Acessado em: 10/01/2021.
- Palfrey JS. Transforming child health care. Pediatrics. 2013;132(6):1123-4. Disponível em: <https://dx.doi.org/10.1542/peds.2013-3096>. Acessado em: 10/01/2021.
- Shaw JS, Duncan PM. Providing health supervision to support high-quality primary care: the time is now. Acad Pediatr. 2011;11(1):1-2. Disponível em: <https://dx.doi.org/10.1016/j.acap.2010.12.012>. Acessado em: 10/01/2021.
- Simon GR, Baker CN, Barden GA, Brown OSW, Hackell JM, Hardin AP, et al. 2016 Recommendations for Preventive Pediatric Health Care. Pediatrics. 2016;137(1). Disponível em: <https://dx.doi.org/10.1542/peds.2015-3908>.
- Tanner JL, Stein MT, Olson LM, Frintner MP, Radecki L. Reflections on well-child care practice: A National Study of Pediatric Clinicians. Pediatrics. 2009;124(3):849-57. Disponível em: <https://dx.doi.org/10.1542/peds.2008-2351>.
- Wilkinson J, Bass C, Diem S, Gravley A, Harvey L, Maciosek M, et al. Preventive Services for Children and Adolescents. Updated September 2013. Bloomington, MN: Institute for Clinical Systems Improvement; 2013. Disponível em: <http://bit.ly/icsi2013>. Acessado em: 10/01/2021.

Respostas

1. Consulta abrangente (p. ex.: sexualidade, drogas, alcoolismo, depressão, doenças graves e dificuldades financeiras); local tranquilo, com visualização direta dos rostos uns dos outros; brinquedos à disposição, para observar crianças menores; saber ouvir e atentar para a linguagem corporal; atitude receptiva e gentil por parte do médico; buscar frases padronizadas que promovam a comunicação; tempo da consulta não muito superior a 40 minutos.

2. "Quais são os assuntos de saúde sobre os quais vocês conversam em casa?";"O que vocês têm conversado sobre comportamentos de risco?"; "O que você conversa com seus amigos?"; "Descreva o que você comeu ontem."; "O que você faz para se manter saudável?"; "Quais as atividades físicas que você faz de rotina?"; "O que você faz quando fica bravo com alguém?"; "Se você já pratica sexo, como está se protegendo de doenças sexualmente transmitidas ou gravidez?"; "Quantas vezes você já transou sem camisinha?"; "Quantas vezes por mês, mais ou menos, você toma bebida alcoólica?".

3. Tipo e condições da habitação (incluindo condições de saneamento e segurança, instalação de água, luz, esgoto), localização da residência (cidade, campo), número de cômodos, eletrodomésticos (geladeira, televisor, computador), número de pessoas no domicílio, local onde dorme o paciente; quem toma conta da criança durante o dia; grau de instrução, ocupação e situação conjugal dos pais; uso de automóvel, bicicleta ou outros meios de transporte; escola (pública ou privada, tamanho, distância, transporte); atividades paraescolares (esporte, música, artes); horas gastas por dia em frente a telas; acesso a praças e piscina; contato com animais e substâncias tóxicas; contato com delinquentes.

4. Peso, altura, índice de massa corporal, perímetro craniano (até os 2 anos de idade). Lactentes são pesados em balança infantil, despidos. Crianças de 1 a 3 anos frequentemente têm medo do procedimento, podendo-se pesar a mãe com a criança no colo e subtrair o seu peso. Crianças maiores devem ser pesadas com o mínimo possível de roupa ou bata hospitalar. Medir lactentes em posição supina, usando o antropômetro. Estender completamente quadris e joelhos, principalmente em recém-nascidos, que tendem à flexão. Crianças maiores devem ficar eretas, encostadas em uma superfície vertical graduada. Apoiar uma prancha horizontal na cabeça, em ângulo reto com a régua. Aferir com fita métrica não distensível, passando-a sobre a glabela e a protuberância occipital. Os valores de peso, estatura, circunferência craniana e índice de massa corporal devem ser plotados nos gráficos apropriados.

5. A prática das decisões compartilhadas inclui os pacientes na responsabilidade de definir junto com os profissionais de saúde quais os melhores cursos de ação clínica, de acordo com suas circunstâncias, necessidades e preferências, respeitado inclusive o direito de opinião da criança. Tal prática precisa considerar a tendência corrente dos pacientes terem amplo acesso à informação sobre saúde na internet, o que exige atenção do pediatra e de toda a equipe para a noção recente de prevenção quaternária, que contempla ensiná-los a filtrar o conhecimento adequado.

6. *U. S. Preventive Services Task Force* (http://bit.ly/uspstf) e *Institute for Clinical Systems Improvement* (http://bit.ly/icsi_guideline). Ambas produzem recomendações acerca dos procedimentos clínicos preventivos mais apoiados em evidências científicas de eficácia, pesando prós e contras de sua realização.

7. O número ideal de consultas de puericultura nunca foi estabelecido e talvez nunca o seja, em virtude das dificuldades técnicas e éticas em realizar estudos controlados, com grandes grupos de crianças, por longo tempo, privando muitas de ações preventivas comprovadamente efetivas. Há evidências convincentes de que metade das consultas de puericultura usualmente recomendadas levam a resultados sem diferenças significativas quanto ao número de problemas físicos detectados, à utilização subsequente de serviços de emergência ou à satisfação e nível de ansiedade dos pais. O pediatra deve planejar não um calendário de consultas de puericultura, mas um programa de aplicação de procedimentos preventivos que melhor se adapte às prioridades ditadas pelo contexto socioambiental de cada criança. A Sociedade Brasileira de Pediatria, desde 2010, recomenda 31 consultas de puericultura da primeira semana de vida até os 19 anos.

8. A aferição de medidas antropométricas (ou cálculo de índice antropométrico), a plotagem dos valores em curvas padronizadas de referência e a discussão de cada curva com os pacientes/cuidadores. Os índices ou medidas antropométricas são peso, estatura, **índice de massa corporal e perímetro cefálico (até os 2 anos de idade)**.

9. Manter os instrumentos bem calibrados, pesar a criança sem roupas ou com o mínimo de roupas leves, aferir a estatura e o perímetro cefálico com precisão, traçar as curvas com linhas retas unindo pontos em vez de bolotas e utilizar as curvas da Organização Mundial da Saúde.

10. Busca ativa de preocupações dos pais acerca do desenvolvimento dos filhos; identificação de fatores de risco para problemas no desenvolvimento; avaliação objetiva de habilidades (motoras, cognitivas, de comunicação e de interação social); registro sequencial dessas informações nas consultas de puericultura.

11. O Programa Nacional de Suplementação de Ferro recomenda suplementação a todas as crianças de 6 a 18 meses, iniciando mais cedo para as de baixo peso ao nascer e prematuras.

12. A escovação dos dentes deve ser recomendada a partir da erupção do primeiro dente, com escova macia e dentifrício fluorado. A concentração de flúor do creme dental deve ser de 1.000 mg/dL e a quantidade colocada na escova deve ser apenas um esfregaço nos 2 primeiros anos de vida e do tamanho de uma ervilha dos 2 aos 6 anos. O encaminhamento ao dentista deve ser feito no máximo 6 meses depois da erupção do primeiro dente ou aos 12 meses de idade.

13. Triagem neonatal, da surdez, de distúrbios da visão, de infecção por clamídia e HIV, tabagismo, depressão e uso de assentos de segurança para automóvel.

O Primeiro Mês de Vida

- Paulo Roberto Pachi
- Rogerio Pereira da Fonseca

Introdução

Neste capítulo abordaremos o recém-nascido normal e suas particularidades no primeiro mês de vida, fase particularmente importante, posto que determinante de todo o futuro do indivíduo.

O crescimento e desenvolvimento normais em muito (mas não somente) dependem das condições de gestação, parto e eventos do período neonatal. Fatores genéticos, antecedentes da mãe, incluindo doenças antes e durante a gestação, sua idade, seus hábitos (fumo, álcool, drogas de abuso), o uso de medicamentos (fenitoína, carbamazepina, vitamina A em doses altas, metotrexate, lítio, entre outras), o número de gestações e abortamentos, sua imunização prévia (coqueluche, tétano, rubéola, principalmente), seu nível social e cultural e sua alimentação têm uma potencial influência no crescimento e desenvolvimento fetal e nos riscos de malformações e desenvolvimento de doenças crônicas.

O conhecimento da programação biológica da criança tem mudado o foco dos profissionais de saúde no que se refere à promoção de saúde da gestante e do bebê, ambas intimamente interligadas, principalmente quanto a alimentação, suplementações (p. ex.: ácido fólico, ferro, DHA), prevenção (imunização) e detecção precoce de doenças.

O período pré-natal e o primeiro ano de vida são determinantes para a trajetória do crescimento e desenvolvimento para o resto da vida. A mielinização se inicia por volta do sétimo mês de gestação e finaliza no início da idade adulta. O cérebro dobra de tamanho no primeiro ano de vida, quadriplicando o seu peso, de aproximados 300 g ao nascer para 1.200 g neste período. No bebê de 1 mês, seu volume é 36% do adulto, com 1 ano, cerca de 72% e, ao completar 2 anos, cerca de 83%. Estímulos positivos e negativos neste período podem ser determinantes para o futuro da criança.

Um bom pré-natal e uma boa assistência obstétrica são fundamentais para a prevenção de eventos como asfixia, tocotraumatismos, desconforto respiratório, desvios do crescimento fetal, com suas consequências como distúrbios metabólicos e doenças da idade adulta, como a síndrome metabólica e distúrbios psiquiátricos.

> O prognóstico de um indivíduo depende da conjunção de fatores, como: genoma/ambiente uterino/condições perinatais/nutrição e estimulação pós-natal. O primeiro mês é o início de tudo, e fundamental como o primeiro degrau da escada que leva a uma vida plena, em que todo o potencial herdado possa se expressar, e até se aprimorar.

Aleitamento materno

O incentivo ao aleitamento materno é fundamental para a prevenção de infecções gastrointestinais e respiratórias, alergias e obesidade, não só infantis, como também na vida adulta. É desde o pré-natal que o aleitamento materno deve-se constituir em objetivo primordial para as boas práticas com o binômio mãe-filho, com motivação, orientação e apoio à mãe para que possa, desde os primeiros minutos de vida, amamentar seu filho, e esta prática se estender pelo maior período possível.

O aleitamento materno constitui o padrão-ouro para a alimentação exclusiva nos 6 primeiros meses de vida e deve ser continuado, quando possível, até pelo menos 2 anos de vida.

Fatores culturais podem determinar o desmame precoce, como a associação da amamentação com a alteração do aspecto da mama que, para muitas, uma mama bem formada significa atração sexual. Para outras, ficar em casa amamentando o bebê vai contra os preceitos da mulher moderna e independente, além da falsa ideia que as fórmulas infantis são equivalentes ao leite materno. No nosso meio, mamoplastias redutoras, bem como a colocação de próteses, têm interferido no sucesso da amamentação, quando o ramo cutâneo do quarto nervo intercostal e os seios lactíferos são lesados. É importante saber se o tecido glandular aumentou durante a gestação, pois quando isto não ocorre a amamentação provavelmente não será possível. A massa da mama mais que dobra durante a gestação e pode até quadruplicar durante a amamentação.

A lactogênese compreende três estágios:

- Durante a gestação, a progesterona, a prolactina e o hormônio lactogênio placentário são responsáveis pela maturação dos alvéolos mamários, que já podem liberar colostro a partir da segunda metade da gravidez.

- Quando ocorre a dequitação da placenta, o nível de progesterona cai e a produção de colostro aumenta muito nos 4 dias seguintes. Este difere muito do leite maduro em quantidade e constituição, sendo mais rico em proteínas e imunoglobulinas.

- Após 3 a 5 dias do parto as mamas passam a produzir grande quantidade de leite, chegando a 700 mL por dia, correspondendo a galactopoiese – nesta fase a prolactina é o principal hormônio. A estimulação do bico e da aréola pelo bebê faz com que as células mioepiteliais que circundam os alvéolos se contraiam, ejetando o leite e ocorre a estimulação para maior produção.

A prolactina, portanto, é o principal hormônio da lactação, já a ocitocina é responsável pela contração das células mioepiteliais.

O hormônio tireoidiano, o cortisol, a insulina e o hormônio do crescimento dão suporte para a produção de lípides e carboidratos que compõem o leite materno.

A maior parte do leite é produzida diretamente pela mama, independente da alimentação da mãe, mas também fazem parte de sua constituição componentes da dieta absorvidos pelo intestino e outros provenientes do fígado e dos rins. A glicose é fundamental para a síntese dos lípides, já as proteínas são sintetizadas a partir de aminoácidos livres plasmáticos.

É importante saber que a quantidade de gordura dobra do início ao fim de cada mamada e, portanto, um bebê que mama só alguns minutos em cada mama pode receber um aporte calórico menor. O leite da manhã é mais rico em gorduras em relação ao do final do dia. Estudos comparando mães bem nutridas e desnutridas demonstraram reduções de apenas 10% em calorias e 15% no volume de produção.

Estudos demonstraram que ocorre um *imprinting* cerebral em bebês que mamam minutos após o parto. O sucesso da amamentação é muito maior em relação aos que mamam após 2 a 3 horas do nascimento.

É importante salientar que o bebê não suga, exercendo uma pressão negativa, e sim ordenha com a língua, fazendo com que o leite drene pelos movimentos peristálticos nos ductos e seios lactíferos produzidos pela ordenha.

Os bebês são capazes de mamar cerca de 80% do volume de leite de cada mama nos primeiros 5 minutos, mas é bom lembrar que o leite mais rico em gordura virá após este período, sendo importante manter a amamentação por mais 15 a 20 minutos.

O recém-nascido deve ser amamentado a cada 2 a 3 horas nas 24 horas, o que representa de oito a 12 vezes por dia. Estímulo constante significa maior estímulo à produção de prolactina e ocitocina, resultando em *feedback* positivo para a produção e ejeção do leite.

O posicionamento do bebê na mama é de suma importância, lembrando que os seios lactíferos se localizam na região da aréola. O bebê deve abrir bem a boca e, para isto, basta estimular com o dedo a região logo abaixo do lábio inferior. Tão logo abrir bem a boca, a aréola mamária deve ser introduzida em sua plenitude no interior da cavidade oral do bebê, assim começando os movimentos de ordenha com a língua e gengivas.

Alguns fatores podem dificultar e até levar ao fracasso da amamentação, o principal deles é o ingurgitamento mamário. Os alvéolos distendidos induzem a liberação de inibidores da produção de leite. Outros fatores como dor, estresse e insegurança também inibem a lactação, via hipotálamo.

O leite materno constitui-se no padrão-ouro para a nutrição do recém-nascido e lactente, por ter constituição própria e inigualável quanto a composição de proteínas, carboidratos, gorduras, vitaminas e minerais, além das imunoglobulinas para a defesa. O bebê amamentado exclusivamente no seio materno tem sua digestão mais otimizada, engorda e cresce de maneira mais linear e a absorção de vitaminas e minerais é bem maior em relação às fórmulas infantis. A importância dos ácidos graxos poli-insaturados de cadeia longa (LC PUFAs) no desenvolvimento cerebral e visual do bebê é bem conhecida. Já durante a gestação, principalmente a partir do quinto mês, a dieta materna rica em ácidos graxos essenciais como o alfalinolênico (ômega-3) e o linolêico (ômega-6) contribui para um melhor desenvolvimento do sistema nervoso do feto e sua continuidade através do leite materno garante este melhor desenvolvimento no bebê. Tanto o ômega-3 quanto o 6 são precursores dos LC PUFAs, que são o eicosapentaenoico (EPA) e o docosa-hexaenoico (DHA), ambos provenientes do ômega-3 e ácido araquidônico (ARA), proveniente do ômega-6 correspondem a cerca de 15% da composição lipídica do cérebro que, por sua vez, representam cerca de 50% do peso seco do cérebro.

Baseados nessas informações, os fabricantes de fórmulas infantis têm adicionado os LC PUFAs em seus produtos, mas ainda falta a imunidade que o leite humano provê, tanto celular, como humoral.

Ao nascer, o bebê entra num ambiente contaminado por toda a sorte de agentes infecciosos, sendo importantes os mecanismos de defesa transferidos pelo leite materno. O sistema de defesa da mãe, estimulado pela presença de vírus, bactéria, fungo ou protozoário, produz IgA secretora através dos plasmócitos, que por sua vez é transferida ao leite através do epitélio dos alvéolos mamários. A IgA secretora age bloqueando as adesinas dos agentes infecciosos na mucosa. Outro benefício do leite materno é a estimulação do desenvolvimento de uma flora intestinal não patogênica e comensal, como as bifidobactérias (*Bifidobacterium bifidum* e outros), impedindo a proliferação de patógenos como a *E. coli*, por exemplo. Outro mecanismo de defesa é através do oligossacarídeo homólogo ao receptor de mucosa do bebê, que facilita a adesão das bifidobactérias, impedindo que as bactérias patogênicas o façam.

> Todas as evidências apontam para o consenso de que o leite humano altera positivamente o prognóstico imediato, mediato e futuro. Aconselhamento pré-natal, apoio já na maternidade, com conscientização de todos envolvidos nos cuidados pós-natais, e prolongando-se após a alta, com a elucidação das dúvidas dos pais/cuidadores são fundamentais para o sucesso da insubstituível amamentação.

Recém-nascido

Não trataremos aqui do recém-nascido na sala de parto e durante sua estadia na unidade neonatal, tema abordado em outro capítulo e, sim, das características físicas e peculiaridades do desenvolvimento no primeiro mês de vida.

O recém-nascido pode perder até 10% do peso ao nascimento nos primeiros 3 a 4 dias de vida por conta da eliminação do volume extravascular e da ingestão calórica limitada pelo colostro. Aos poucos este vai dando lugar ao leite mais rico em gorduras, ao mesmo tempo que o bebê e sua mãe, mais adaptados à amamentação, fazem com que o ganho de peso seja em média de 25 a 30 g/dia. Entre 10 e 12 dias é esperado que atinja o peso do nascimento.

O primeiro mês de vida é o período de maior ganho de peso e comprimento, crescendo de 3 a 4 cm e engordando até 1 kg.

Quanto ao desenvolvimento neurológico, logo ao nascer, em função da limitação da mielinização e da organização cortical, as funções são limitadas. Estão presentes reflexos arcaicos, que serão abordados adiante e que, no lactente normal, desaparecem com 3 meses. Quanto à visão, a mácula do recém-nascido é imatura, bem como a fóvea. A mielinização do nervo óptico só se completará aos 2 anos. A visão do recém-nascido é limitada, os reflexos pupilares estão presentes, mas sua acuidade visual é baixa, também relacionada a deficiência na acomodação. Ele é capaz de acompanhar um foco de luz e fitar o rosto da mãe enquanto mama.

Nessa avaliação, deveremos seguir o seguinte roteiro:

- *História do recém-nascido*: deve ser completa, incluindo o histórico de saúde dos pais e familiares, todos os detalhes da gestação, incluindo medicações, uso de álcool, tabaco e drogas, as sorologias e demais exames, como ultrassonografia, feitos no pré-natal, o tipo de parto e a reanimação neonatal e sua história na maternidade, como necessidade de suporte de oxigênio, fototerapia, complemento ao aleitamento materno, desempenho no ganho de peso, etc.
- *Responsáveis*: checar com os responsáveis pela criança sobre as informações das avaliações realizadas na maternidade: exame do pezinho (qual a modalidade realizada, já que, atualmente, três tipos são oferecidos nas maternidades), da orelhinha (emissões oto-acústicas), do coraçãozinho (saturação de O_2 pré e pós-ductal), da linguinha (avaliação do frênulo lingual) e também conferir se as vacinas (BCG e hepatite B foram administradas).
- *Exame físico*: deve ser feito com o bebê calmo, iniciando-se pela inspeção geral, avaliando-se a cor, os movimentos respiratórios, passando-se para a ausculta cardíaca e pulmonar e o exame do abdome, aproveitando o momento de tranquilidade.

A cor do recém-nascido deve ser rosada e o achado de discreta cianose periférica (acrocianose) pode estar relacionado à temperatura ambiente mais fria ou a uma instabilidade vasomotora periférica transitória (Figura 2.1). Cianose central, mais bem detectada à inspeção por cianose de mucosa oral (Figura 2.2), icterícia mais pronunciada e prolongada e palidez podem ter significado patológico.

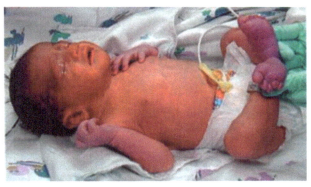

FIGURA 2.1. Recém-nascido com acrocianose.

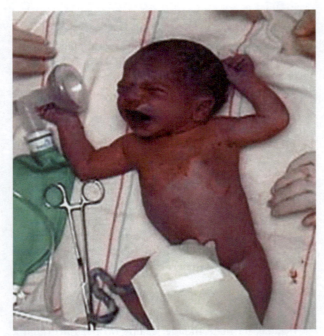

FIGURA 2.2. Recém-nascido com cianose central. Arquivo pessoal dos autores.

A cabeça deve ser avaliada quanto ao tamanho, forma, presença e dimensões das fontanelas anterior (até 6 cm no seu maior eixo) e posterior (até 1 cm no seu maior eixo), e as suturas, que inicialmente se caracterizam pelo cavalgamento das placas ósseas consequente à compressão no útero e no canal de parto.

Muitas vezes o crânio se encontra assimétrico por conta da compressão intrauterina, mas isso é transitório. A persistência de assimetria pode ser um indicativo de craniossinostonose (Figura 2.3), situação em que uma ou mais suturas cranianas já estão soldadas ao nascimento ou o fazem precocemente.

Assimetrias também podem ser secundárias a sangramentos subgaleal (bossa) ou subperiosteal (céfalo-hematoma). O primeiro caracteriza-se por um abaulamento do couro cabeludo, depressível e que não respeita as suturas (Figura 2.4). Já o segundo, é tenso e delimitado pelas suturas (Figura 2.5).

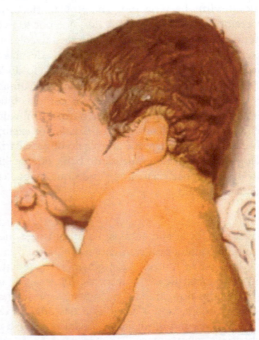

FIGURA 2.4. Bossa serossanguínea. Arquivo pessoal dos autores.

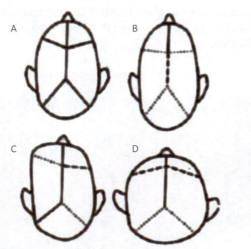

FIGURA 2.3. A: Normal; B: sinostose sagital; C: fechamento coronal unilateral; D: fechamento coronal bilateral. Arquivo pessoal dos autores.

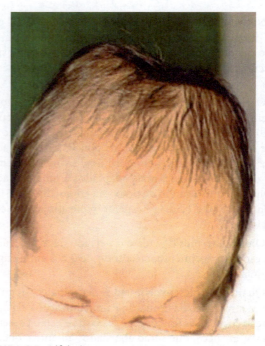

FIGURA 2.5. Céfalo-hematoma. Arquivo pessoal dos autores.

Ambos são causados pelas compressões que a cabeça sofre intraútero e durante o parto. A bossa costuma desaparecer em poucos dias, já o céfalo-hematoma, em semanas.

Na face, podem ser observadas manchas róseas ou avermelhadas localizadas pricinpalmente na fronte, região mediana, como também na região nasolabial, nas pálpebras superiores, glabela, occipício e região cervical posterior. Chamados de hemangiomas planos, são planos, e ficam mais evidentes quando o bebê chora. Provavelmente são consequentes a capilares ectásicos da derme, característica da vasculatura dérmica fetal. Geralmente regridem espontaneamente ao longo do primeiro ano de vida, mas alguns persistem por anos e outros, a vida toda (Figura 2.6).

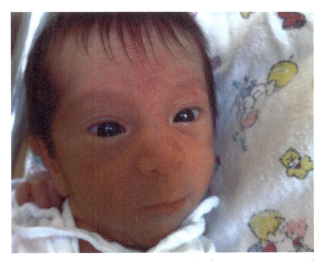

FIGURA 2.6. Hemangiomas planos de face. Arquivo pessoal dos autores.

Os olhos devem ser examinados quanto a sua simetria, tanto do globo ocular, quanto das pupilas. Estrabismo intermitente é comum e costuma desaparecer até os 3 meses de vida. Também são comuns hemorragias subconjuntivais, resultado da compressão no parto e o lacrimejamento de um ou de ambos os olhos, muitas vezes com debris, em função da obstrução geralmente transitória dos canais lacrimais, que geralmente se resolve espontaneamente até os 6 a 9 meses de vida.

Com o oftalmoscópio observa-se o reflexo vermelho, exame fundamental para a detecção precoce de leucocorias (como catarata congênita e tumores de retina) e doenças metabólicas como osteogênese imperfeita e doença de Wilson, podem ser suspeitadas com alterações na esclerótica e íris. O reflexo deve ser presente e simétrico em ambos os olhos (Figura 2.7).

As orelhas devem ser avaliadas quanto a sua forma, implantação e simetria, os condutos devem ser patentes e nem sempre é possível visualizar as membranas timpânicas pela obstrução do conduto causada pela presença

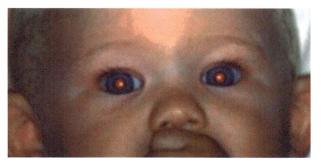

FIGURA 2.7. Reflexo vermelho normal. Arquivo pessoal dos autores.

do vérnix. São comuns os apêndices pré-auriculares, geralmente pedunculados, que podem ser uni ou bilaterais, bem como fístulas pré-auriculares (Figura 2.8).

Por sua associação com malformações renais e de vias urinárias, na sua presença impõe-se a pesquisa da integridade destes órgãos, o que é geralmente feito por ultrassom, além de exame mais acurado que o rotineiro da integridade das vias auditivas, a chamada Audiometria de Tronco por Potenciais Evocados (conhecida pela sigla inglesa de BERA).

Rotineiramente os recém-nascidos são submetidos a triagem auditiva ainda na maternidade, que consiste em Triagem Auditiva por Emissões Otoacústicas, também chamado de teste da orelhinha. Se anormal, faz-se um exame mais acurado, o BERA.

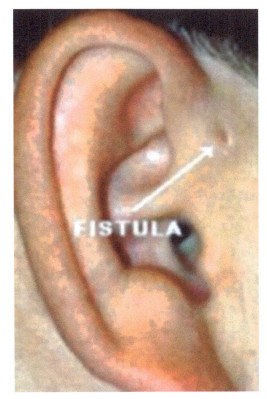

FIGURA 2.8. Fístula pré-auricular. Arquivo pessoal dos autores.

O nariz também deve ser observado, principalmente quanto a forma e se as narinas são pérvias. Muitas síndromes genéticas têm como uma de suas características a forma do nariz, um exemplo é a síndrome de Cornelia De Lange, quando se observa um nariz pequeno com as narinas antevertidas.

A pele do dorso nasal pode conter pequenas coleções amareladas (*milium sebaceum*) resultantes de hiperplasia sebácea e que costuma desaparecer em poucos dias (Figura 2.9).

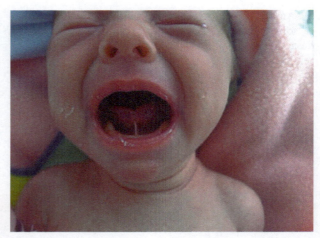

FIGURA 2.10. Anquiloglossia. Arquivo pessoal dos autores.

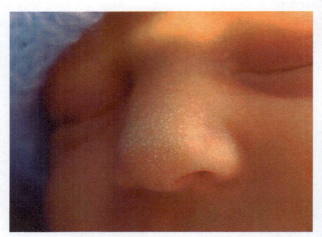

FIGURA 2.9. *Milium sebaceum*. Arquivo pessoal dos autores.

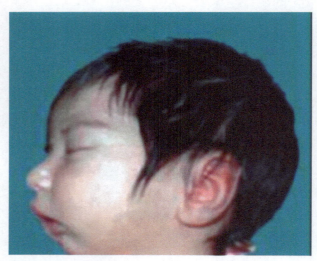

FIGURA 2.11. Micrognatia. Arquivo pessoal dos autores.

Na boca deve-se observar os lábios, a simetria da boca em repouso e ao choro, pois as paralisias do nervo facial ou de um de seus ramos podem surgir pela compressão durante o parto e geralmente são transitórias. Uma afecção que não é tão incomum é a hipoplasia no músculo depressor do lábio inferior, fazendo com que haja um desvio para o lado não afetado quando o bebê chora.

As gengivas devem ser observadas, pois fissuras podem ocorrer sem o envolvimento dos lábios (lábio leporino). Importante observar a língua e se o freio é muito curto (anquiloglossia), o que poderá prejudicar a amamentação e mais tarde a articulação de determinados fonemas (Figura 2.10).

Macroglossia pode estar associada à síndrome de Beckwith-Wiedemann (macroglossia, gigantismo, hipoglicemia e onfalocele). O queixo muito pequeno (micrognatia) pode sugerir Sequência de Pierre Robin, e neste caso, a língua pode, por falta de espaço, posteriorizar-se com consequente obstrução respiratória (Figura 2.11).

Algumas vezes é observada rânula no assoalho da língua, cisto salivar que pode interferir na amamentação e que é de resolução espontânea na maioria dos casos.

O palato deve ser palpado, pois podem ocorrer fissuras sob a mucosa.

Pequenos nódulos esbranquiçados na linha média do palato duro, também denominados pérolas de Epstein, são muito comuns, e constituem-se em queratina e células de descamação da mucosa. Nas gengivas podem ser observados cistos de retenção mucosa, que são transitórios, e às vezes a presença de dente, geralmente supranumerário, de implantação frouxa e que deve ser retirado para evitar sua aspiração (Figura 2.12).

Na inspeção do tórax deve-se observar o padrão respiratório, que no RN é comum chegar a 60 movimentos por minuto. Movimentos respiratórios paradoxais, com retração da caixa torácica e concomitante insuflação do abdome são observadas, pois a respiração é predominantemente diafragmática, o que não significa haver problemas, desde que o bebê esteja tranquilo e com frequência respiratória normal. São comuns os aumentos dos brotos mamários em ambos os sexos, algumas vezes com lactorreia por influência hormonal materna.

O apêndice xifoide costuma ser proeminente no recém-nascido.

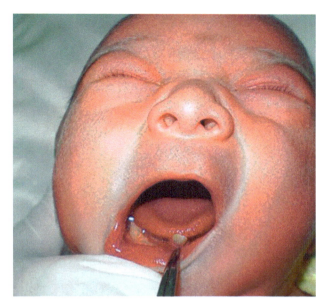

FIGURA 2.12. Dente neonatal. Arquivo pessoal dos autores.

Nos ombros e dorso observa-se com frequência a presença de pelos finos (lanugo), também consequentes à estimulação hormonal.

A pele pode apresentar zonas de eritema, algumas vezes com pápulas mais claras que caracterizam o eritema tóxico, sem qualquer conotação patológica (Figura 2.13).

As clavículas devem ser palpadas, pois não são incomuns as fraturas no parto. Quando fraturada, sente-se um crepitar à palpação no local. Após alguns dias, um calo ósseo já pode ser observado ou palpado.

A ausculta cardíaca é caracterizada pela identificação de frequência, que em geral fica em torno de 120 a 140 batimentos por minuto, podendo chegar a 180 se o bebê está mais agitado e um pouco menos de 120, quando muito relaxado. Sopros podem ser auscultados pela persistência do canal arterial ou pelo não fechamento do forame oval, porém, sempre devem ser investigados, pois podem ser consequentes a cardiopatias congênitas.

O abdome é sempre proeminente, pela flacidez da parede abdominal, onde se observa diástase (separação) dos músculos retos abdominais e hérnia umbilical, que costuma ter resolução espontânea nos primeiros anos de vida. O coto umbilical a partir do terceiro ao quinto dias de vida já deve estar mumificado, ou seja, seco e escurecido (Figura 2.14). Sua base deve ter uma bainha amarelada e gelatinosa. Atenção quanto ao odor, edema e hiperemia na parede ao redor, pois podem ser sinais de onfalite (Figura 2.15).

O fígado é geralmente palpável a cerca de 1 a 2 cm do rebordo costal direito e o abdome deve ser palpado profundamente, incluindo as lojas renais, pois qualquer massa abdominal e incremento do volume renal são facilmente notados.

Qualquer abaulamento na região inguinal pode ser consequente a hérnia inguinal, situação na qual a correção cirúrgica é mandatória.

Quanto à genitália, no sexo masculino os testículos devem ser palpados, sendo muito frequentes as hidroce-

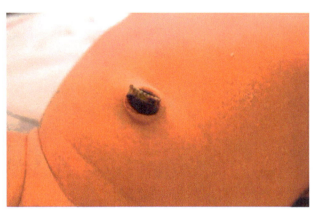

FIGURA 2.14. Coto mumificado. Arquivo pessoal dos autores.

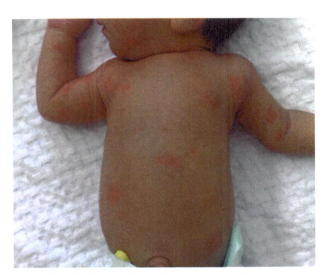

FIGURA 2.13. Eritema tóxico. Arquivo pessoal dos autores.

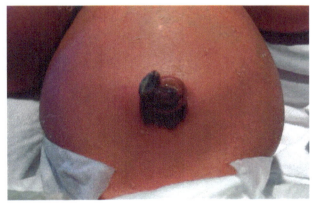

FIGURA 2.15. Onfalite. Arquivo pessoal dos autores.

les uni ou bilaterais, quase sempre de resolução espontânea nos primeiros meses de vida (Figura 2.16).

Os testículos devem estar localizados na bolsa e, se altos, quando retráteis, devem ser facilmente levados à bolsa. Criptorquidia ou testículo retrátil são situações nas quais podem se fazer necessárias intervenções, porém ao fim do primeiro ano de vida. Nesta eventualidade, geralmente, já na inspeção pode-se notar uma assimetria na bolsa escrotal e a impressão clínica se consolida com a palpação (Figura 2.17).

No dorso, dependendo da etnia (árabes, portugueses, espanhóis e orientais), podem ser notadas manchas arroxeadas, principalmente nos glúteos, denominadas manchas mongólicas, que geralmente desaparecem nos 4 a 5 primeiros anos de vida (Figura 2.18).

É importante a observação da região sacrococcígea, pois não é infrequente o encontro de fosseta sacral, pequeno orifício geralmente com fundo cego (Figura 2.19) em grande parte sem qualquer relação com patologia, mas que deve ser avaliada por ultrassom, pois pode reve-

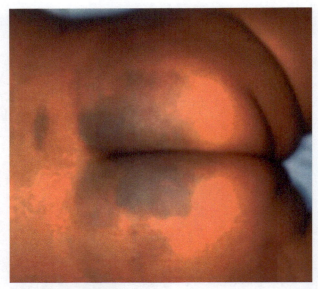

FIGURA 2.18. Mancha mongólica na região sacral. Arquivo pessoal dos autores.

lar a presença de tumoração no local (lipoma). Orifícios maiores e pelos podem estar relacionados a problemas como disrafismo espinal oculto.

Quanto ao pênis, o prepúcio geralmente é bem fechado e aderido à glande – "fimose fisiológica". O meato uretral deve estar medianizado na extremidade da glande. Variações como ectopias do meato podem ocorrer (hipospádia e, menos frequentemente, epispádia, situações em que o meato uretral pode estar inferiorizado ou no dorso do corpo cavernoso, respectivamente).

As meninas têm os grandes e pequenos lábios pouco desenvolvidos, notando-se muitas vezes um clitóris desproporcionalmente grande. Importante o exame para a visualização do meato uretral, situado anteriormente, e o vestíbulo vaginal mais posterior. Uma secreção mucosa

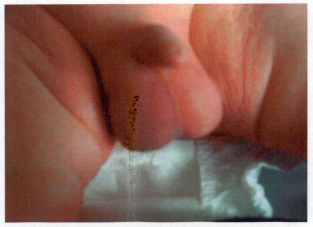

FIGURA 2.16. Hidrocele. Arquivo pessoal dos autores.

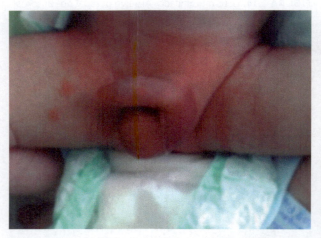

FIGURA 2.17. Ausência de testículo esquerdo na bolsa escrotal. Arquivo pessoal dos autores.

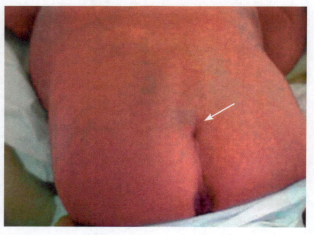

FIGURA 2.19. Fosseta sacral. Arquivo pessoal dos autores.

vaginal clara ou sanguinolenta após alguns dias de vida é comum e resultado da estimulação hormonal materna.

O ânus deve estar localizado a cerca de 1 cm do vértice posterior da vulva ou da implantação da bolsa escrotal.

Quanto às extremidades, atenção quanto a possíveis alterações dos ossos longos, simetria dos membros, exame de mãos e pés, observando os dedos quanto ao número e eventuais alterações como sindactilia ou dedos extranumerários, por exemplo (Figura 2.20).

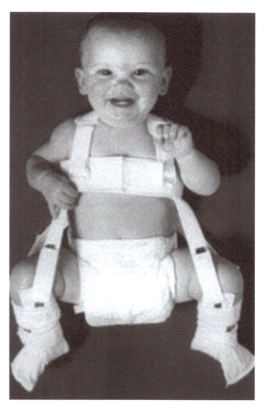

FIGURA 2.21. Suspensório de Pavlik. Arquivo pessoal dos autores.

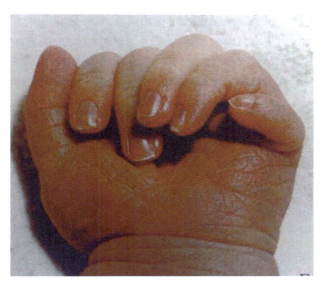

FIGURA 2.20. Dedo extranumerário. Arquivo pessoal dos autores.

Os membros inferiores são mais curtos em relação ao tronco, comparando-se com uma criança maior, geralmente as tíbias são varas, afastando os joelhos. Os pés muitas vezes apresentam rotação interna posicional, sendo facilmente levados à posição normal, indicando não haver problema, porém se a redução para a posição anatômica não se der, podemos estar diante de um pé torto congênito que merece atenção já que, se tratado precocemente, oferece excelente prognóstico.

Os quadris devem ser examinados para a exclusão ou o diagnóstico de displasia ou luxação congênita, já que seu diagnóstico precoce, aqui também, é mandatório para que se obtenha um melhor prognóstico. Para isto as manobras de Ortolani e Barlow devem ser obrigatoriamente realizadas.

A ultrassonografia é um exame não invasivo, considerado padrão-ouro quando há suspeita clínica ou mesmo com clínica normal em bebês com antecedente de apresentação pélvica, gestação múltipla e história familiar de displasia, principalmente se for menina. O tratamento clínico precoce, com a utilização de equipamentos que mantenham a abdução do quadril (suspensório de Pavlik) por 3 a 6 meses, costuma ser suficiente para garantir a resolução do problema (Figura 2.21).

Quanto ao exame neurológico, no recém-nascido a termo deve ser iniciado com o paciente em decúbito dorsal horizontal, quando habitualmente os membros ficam semifletidos e a cabeça lateralizada, ao passo que o pré-termo tem uma postura mais hipotônica, que se percebe por uma atitude menos fletida de membros que o nascido a termo.

Se acordado, fletirá e estenderá os membros inferiores como se estivesse pedalando. Quanto ao tônus, fará forte oposição à movimentação passiva, tanto à imposição da flexão, quanto da extensão, principalmente dos membros inferiores. Os movimentos ativos devem ser simétricos em amplitude. Bebês hipotônicos apresentam os membros inferiores totalmente apoiados na superfície, assumindo "posição de rã".

Os RN devem apresentar reflexos neurológicos arcaicos ou primitivos que desaparecerão nos primeiros meses de vida, a Tabela 2.1 apresenta a relação dos tipos de reflexos.

Além dos reflexos primitivos descritos, o RN é capaz de fitar rostos, principalmente à distância de cerca de 20 a 30 cm e acompanhar com o olhar no decorrer das 4 primeiras semanas. O sorriso neste período é involuntário. Também respondem a estímulos sonoros como a voz humana, tentando direcionar-se para onde vem o som.

Tabela 2.1. Tipos de reflexo

Reflexo de Moro	Na posição supina e acordado, ao ouvir um ruído súbito, ou quando seus punhos são seguros e soltos rapidamente ou tendo sua cabeça apoiada sobre a mão do examinador e esta é retirada, o RN abduz e estende os dois membros superiores e inferiores, abre as mãos e logo flete os braços como tentando agarrar algo para não cair
Reflexo tônico cervical assimétrico (Magnus-De Kleijn)	Com o bebê em decúbito dorsal horizontal, roda-se sua cabeça para o lado. Os membros desse lado, notoriamente o superior, estender-se-ão, ao contrário dos contralaterais, que se fletirão, lembrando a postura do esgrimista
Reflexo palmoplantar	Pressionando-se gentilmente as palmas e plantas, observa-se a flexão dos dedos
Reflexo da marcha	Segurando o bebê na posição vertical e com as regiões plantares apoiadas numa superfície plana e inclinando-o para a frente, ele simulará uma caminhada
Reflexo de Galant	Nota-se um encurvamento do tronco para o lado quando se atrita a pele da região paravertebral deste mesmo lado
Reflexo da busca	A estimulação ao redor da boca faz com que o RN abra a boca e vire a cabeça para o lado da estimulação
Reflexo da sucção	A introdução do dedo do examinador na boca fará com que o RN sugue vigorosamente

O conhecimento das particularidades do exame físico do RN é extremamente importante, para que as intervenções necessárias possam ser feitas, incluindo-se as orientações e esclarecimentos aos pais, visando o alívio dos medos e angústias dos primeiros dias de vida.

Problemas mais comuns

Habitualmente os bebês choram bastante no primeiro mês de vida, reduzindo paulatinamente até o terceiro mês, confundindo os pais e cuidadores, que sempre imaginam serem cólicas ou fome. O choro pode ter várias etiologias e origens e até mesmo ser uma somatória delas, como dor (cólica do lactente, doença do refluxo gastroesofágico), fome, frio, calor, cansaço, incômodos diversos.

A cólica do lactente é definida como choro excessivo num bebê que se apresenta em perfeitas condições de saúde, com bom ganho de peso e crescendo normalmente: caracteriza-se por 3 horas de choro por dia nas primeiras 6 semanas, com redução gradual de 1 hora por dia a cada semana até os 3 ou 4 meses de vida. O choro é bem mais frequente no fim do dia e início da noite e independe do sexo. Todos os bebês choram, mas os que têm cólicas choram muito mais e de modo inconsolável; isso ocorre em cerca de 5 a 19% dos bebês, dependendo dos estudos, e vem sendo interpretado por alguns autores como manifestação "enxaqueca-símile".

Fatores culturais e familiares influenciam tanto no choro, quanto na sua interpretação, mas é sempre fator gerador de angústia e dúvidas nos cuidadores. Pais muito ansiosos transmitem ansiedade e insegurança para os bebês, potencializando o choro. Estima-se que só 5% dos bebês que choram apresentam alguma causa orgânica que justifique o choro.

A interpretação e a abordagem correta são importantes não só para o benefício direto à criança, como para seus pais e cuidadores.

Ocorrem cólicas associadas ao sistema digestório, principalmente quando resultantes da alergia à proteína do leite de vaca (presente em 5 a 7% dos RN) e à esofagite de refluxo, porém são menos frequentes e serão abordadas em outro capítulo.

A hipótese para que a enxaqueca seja a causa da síndrome da cólica é a relação com o ciclo circadiano. Por volta dos 3 meses de vida, quando a melatonina endógena passa a ter seu ritmo de secreção diurno, o bebê consegue dormir à noite, resolvendo a questão do choro. Sendo assim, os pais e cuidadores podem compreender melhor o assunto e conduzir o problema sem interferir na alimentação materna, na do bebê e evitar medicamentos desnecessários.

Diante da possibilidade de haver uma origem neurológica na cólica do lactente, infere-se que: evitar sons altos, incluindo irmãos, animais e brinquedos barulhentos no ambiente, reduzir a luminosidade (pois enxaqueca pode estar relacionada a fotofobia), evitar odores fortes (como perfumes, alimentos e outros) e ninar o bebê suavemente, evitando movimentos vigorosos, incluindo cadeirinhas que chacoalham, são atitudes que podem minimizar o incômodo.

Choro é o principal sinal encontrado em recém-nascidos e pode mais frequentemente expressar fome, cólica do lactente, esofagite por refluxo, alegia a proteina do leite de vaca. Cada caso, com uma anamnese bem conduzida, deve ser avaliado cuidadosamente.

Estimulação visando ao neurodesenvolvimento

Há que se ter em mente que a exposição à música no ambiente (aproximadamente 2 horas por dia), conversar com a criança, principalmente enquanto é amamentada, disponibilizar brinquedos que tenham cor e movimentos (como "móbiles", por exemplo), são práticas recomendáveis já desde os primeiros dias de vida, com a finalidade de promover uma ótima estimulação neurossensorial.

Papel do médico

Cabe ao pediatra, nas primeiras consultas, orientar a família com relação às vacinas, amamentação, estimulação e condução segura dos pequenos, além da prevenção da Síndrome da Morte Súbita. Embora esta entidade, de etiologia e mecanismos fisiopatológicos ainda não bem definidos, tenha seu pico de ocorrência entre o terceiro e o quarto mês de vida, é no primeiro mês, já desde as primeiras consultas, que os cuidadores devem ser orientados quanto aos procedimentos de segurança que possam mitigar a possibilidade de a síndrome ocorrer.

1. Recentemente, a Academia Americana de Pediatria publicou consenso com recomendações para se prevenir o evento, como se seguem:
2. Colocar o bebê para dormir com a barriga para cima;
3. Utilizar colchão firme;
4. Amamentação materna exclusiva até 6 meses;
5. Dormir no quarto dos pais em cama separada até 1 ano;
6. Não deixar objetos nem brinquedos perto do bebê na hora de dormir;
7. Considerar oferecer chupeta, já que alguns estudos indicam que ela pode ajudar a evitar a morte súbita, embora os motivos não estejam claros, mas só depois que a amamentação estiver firmemente estabelecida;
8. Não fumar, não ingerir bebidas alcoólicas ou usar drogas durante a gravidez e depois do parto;
9. Não usar álcool e drogas durante a gravidez e depois do parto;
10. Evitar deixar o bebê muito aquecido ou colocar gorro em sua cabeça;
11. Fazer acompanhamento pré-natal;
12. O bebê deve tomar as vacinas de acordo com a recomendação do governo (Ministério da Saúde);
13. Evitar o uso de produtos que afirmam reduzir a morte súbita, como almofadas ou rolinhos para segurar o bebê;
14. Não usar monitores cardiorrespiratórios no bebê, por darem falsa sensação de segurança e não evitarem a morte súbita;Deixar o bebê de barriga para baixo enquanto está acordado e sempre com supervisão para ajudar no desenvolvimento e evitar a plagiocefalia posicional;
15. Não há evidência de que a técnica do casulo diminua morte súbita;
16. Profissionais da saúde devem endossar e alertar sobre as recomendações para redução de risco de morte súbita desde o nascimento;
17. Meios de comunicação e fabricantes devem seguir as orientações para sono seguro em suas mensagens e publicidade;
18. Pediatras e outros prestadores de cuidados de saúde primários devem participar ativamente na campanha de sono seguro;
19. Pesquisas e vigilância contínua devem ser feitas sobre as causas e fatores de risco da morte súbita.

Conceitos-chave

- Enfatizamos a necessidade de se valorizar o primeiro e crítico mês de vida, que é determinante para o prognóstico de toda uma existência.
- O reconhecimento precoce de anormalidades, as orientações atualizadas e o suporte à família, desde o período gestacional, passando pelo nascimento, permanência na maternidade e dias iniciais em casa, amparado nas evidências científicas, impõem-se como uma plêiade de atitudes ativas que ensejam um presente tranquilo e um futuro pleno.

Questões

1. Assinale a alternativa falsa:
   A) Os benefícios do leite materno para a criança cessam com o desmame.
   B) Os estímulos neurossensoriais devem ser iniciados já na sala de parto, com o sugar no seio materno já nos primeiros minutos de vida.
   C) O cérebro do recém-nascido ainda é desorganizado, e a mielinização já se inicia na vida fetal.
   D) Perda de peso nos primeiros dias de vida e retomada do peso de nascimento na segunda semana é normal.

2. São reflexos próprios do recém-nascido todos os abaixo, exceto:
   A) Espadachim.
   B) Marcha.
   C) Flexão cervical.
   D) Preensão palmoplantar.

3. São causas comuns de choro no primeiro mês de vida, menos:
   A) Soluço.
   B) Doença do refluxo gastroesofágico.
   C) Cólica do lactente.
   D) Alergia a proteína do leite de vaca.

4. Com relação ao leite materno:
   A) É comum o desmame por conta de fatores culturais.
   B) Deve-se oferecer à criança até, pelo menos, os 2 anos de vida.
   C) Os teores de gordura variam de uma mamada para outra e do início ao fim da mamada.
   D) Todas as alternativas estão corretas.

5. Com relação ao exame físico no primeiro mês de vida:
   A) Deve ser feito, nos dias frios, com a criança vestida, pelo risco de doenças respiratórias, comuns nesta idade.
   B) Estrabismo variável é sempre patológico e deve ser imediatamente avaliado por oftalmologista.
   C) Existem reflexos que desaparecem nos primeiros 3 meses de vida.
   D) Todas as alternativas são corretas.

6. Na primeira consulta após a alta hospitalar, deve-se checar com os familiares se os seguintes testes foram feitos após o nascimento, exceto:
   A) Emissões otoacústicas.
   B) Saturação de oxigênio pré e pós-ductal.
   C) Reflexo vermelho.
   D) Silverman-Adersen.

BIBLIOGRAFIA CONSULTADA

- Birch JG. Tachdjian's Pediatric Orthopaedics. 5th ed.; 2014, Cap. 4, p. 61-70.e1.
- Carlo WA. Nelson Textbook of Pediatrics. 20th ed.; 2016. Cap. 94, p. 794-802.e1.
- Feldman HM, Chaves-Gnecco D, Hofkosh D. Atlas of Pediatric Physical Diagnosis. 6th ed.; 2012. Cap. 3, p. 79-109.
- Gelfand AA. Seminars in Pediatric Neurology. feb 2016;23(1):79-82.
- Gontijo B, Pereira LB, Silva CMR. Malformações Vasculares. An bras Dermatol (Rio de Janeiro). ;79(1):7-25.
- Lawrence RA, Lawrence RM. Breastfeeding: A Guide for the Medical Profession. 8th ed.; 2016. Cap. 23, p. 754-764.
- Marcdante KJ, Kliegman RM. Nelson Essentials of Pediatrics. 7th ed.; 2015. Cap. 11, p. 37-39.
- Ministério da Saúde. Atenção à Saúde do Recém-Nascido Guia para os Profissionais de Saúde. Vol. 1. Secretaria de Atenção à Saúde Departamento de Ações Programáticas e Estratégicas Cuidados Gerais. Brasília – DF: Ministério da Saúde; 2011.
- Sheldon SH. Principles and Practice of Pediatric Sleep Medicine. 2nd ed.; 2014. Cap. 3, p. 17-2.
- SIDS and Other Sleep-Related Infant Deaths: Updated 2016 Recommendations for a Safe Infant Sleeping Environment. Pediatrics. nov 2016;1(38):5. e20162938
- Stenson B, Turner S. Macleod's Clinical Examination. 13th ed; 2013. Cap. 15, p. 355-377.
- Wesley SE, Allen E. Heather Bartsch Textbook of Family Medicine. 9th ed. 2016. Cap. 21, p. 411-429.

Respostas
1. A
2. C
3. A
4. D
5. C
6. D

Crescimento Ponderoestatural
Avaliação Crítica das Curvas de Crescimento

■ Claudio Leone

Crescimento e desenvolvimento

Na espécie humana, após ocorrer a fecundação do óvulo se inicia um processo de multiplicação (hiperplasia), de diferenciação funcional e de aumento de tamanho das células (hipertrofia) que resulta no processo de *crescimento* e de *desenvolvimento* do ser humano.

Embora o crescimento e o desenvolvimento sejam fenômenos indissociáveis, no processo de evolução do ser humano o termo *crescimento* é utilizado para definir o conjunto de alterações físicas (de tamanho, proporções e forma) que vão ocorrendo no seu corpo, enquanto o termo *desenvolvimento* se aplica à aquisição de novas funções e habilidades, bem como ao seu aperfeiçoamento.

O crescimento físico do organismo como um todo é uma característica que ocorre apenas em três períodos de vida: o período intrauterino, o da infância e o da adolescência pois, em condições normais, o corpo humano não mais cresce após atingir a maturidade no início da idade adulta.

Na verdade, multiplicação, crescimento e diferenciação celular continuam ocorrendo mesmo após o organismo atingir a maturidade, porém a partir desta etapa da vida a sua função é basicamente a de reposição e de reparação do desgaste que os órgãos e tecidos vão sofrendo com o passar do tempo, e não mais a de promover o crescimento somático como um todo.

Crescimento ponderoestatural

Crescimento ponderoestatural é a denominação que se dá especificamente ao ganho de peso e de estatura do organismo como um todo que, em cada idade e em condições normais, representa a síntese do crescimento dos diferentes órgãos e tecidos que o compõem, durante os períodos de vida intrauterina, de infância e de adolescência.

Normalmente, o crescimento ponderoestatural termina quando o ser humano atinge o início da vida adulta, o que em média corresponde, de acordo com a Organização Mundial da Saúde (OMS), a uma idade próxima dos 20 anos.

O crescimento estatural, em indivíduos sem doenças, sempre se encerra ao redor dos 20 anos, pois ao atingir essa idade os ossos longos já esgotaram as suas cartilagens de conjugação, responsáveis pela maturação e crescimento ósseos, o que torna impossível a continuidade do processo de aumento de seu comprimento e, consequentemente, da estatura.

A evolução do ganho de peso, que em condições normais também deveria se encerrar por volta do início da maturidade, nem sempre cessa e mesmo que aos 20 anos de idade o peso tenha parado de aumentar, em qualquer momento da vida adulta ou mesmo durante o envelhecimento o mesmo pode voltar a se elevar.

O grau de crescimento ponderoestatural alcançado pelo indivíduo nas diferentes idades, que compõe o seu fenótipo, é uma característica muito específica de cada ser humano, o que resulta na grande diversidade que estes parâmetros acabam apresentando na população normal. Como exemplo desta diversidade, dados da OMS para uma amostra de meninos de 3 anos de idade saudáveis mostram que a sua estatura média é de 96,1 cm, com cerca de 95% dos meninos variando entre 88,7 e 103,5 cm de estatura. A variabilidade do peso também é bastante ampla, os mesmos dados da OMS, agora para as meninas, mostram que o peso considerado normal aos 3 anos de idade pode variar entre 10,8 e 18,1 quilos, ou seja, quase o dobro.

Características

Esta ampla gama de variação de crescimento entre os indivíduos decorre basicamente da interação de dois conjuntos de fatores:

- O primeiro, que poderíamos chamar de "programação" para crescer, é próprio de cada indivíduo e é decorrente de seus genes, herdados de maneira imediata de seus genitores, mas que também refletem características de seus antepassados, e também da capacidade do organismo de responder aos estímulos genéticos.
- O segundo conjunto abrange fatores do ambiente aos quais o indivíduo está exposto durante o período de vida em que o crescimento se processa. O ambiente é aqui entendido de maneira bem ampla, abarcando desde o ambiente físico até o psicossocial.

Por causa desta interação, a expressão completa do potencial genético que cada ser humano tem para crescer só será possível se o mesmo crescer em um ambiente completamente favorável, situação essa nem sempre acessível a toda a população. Na realidade, o que é mais frequente nesta fase da vida é a exposição a um ambiente que, como um todo, pode variar desde praticamente adequado até completamente adverso.

Muitas características do ambiente, capazes de influenciar o crescimento, têm sido estudadas com mais profundidade ao longo dos últimos 150 anos ou pouco mais, dentre elas as que têm sido objeto de maior interesse são:

- Nutrição.
- Vinculação afetiva e a estimulação da criança.
- Presença de morbidade.
- Condições do ambiente físico, em particular de moradia e saneamento.
- Acesso aos serviços de educação e saúde.
- Ambiente socioeconômico-cultural como um todo.

A extrema complexidade de possíveis interações entre todos os fatores anteriormente citados, decorrente tanto do número de fatores atuantes quanto das intensidades relativas com que os mesmos interagem sobre o indivíduo, faz com que o crescimento acabe sendo uma característica muito própria de cada ser humano.

O crescimento ponderoestatural corresponde ao ganho de peso e de estatura do organismo como um todo e é consequência do intenso processo de multiplicação, diferenciação e hipertrofia de suas células. Em cada momento, durante os períodos de vida intrauterina, de infância e de adolescência, representa a síntese do crescimento dos diferentes órgãos e tecidos que compõem o corpo humano.

A grande variedade de fatores, bem como das suas possíveis interações, faz com que, na prática, não existam instrumentos que possibilitem diagnosticar de maneira precisa e individualizada se o crescimento apresentado por uma criança, ou por um adolescente, é o esperado a partir do seu potencial ou se está crescendo em desacordo com o mesmo.

Além disso, essa grande quantidade de fatores, próprios do indivíduo ou decorrentes do ambiente, atuantes sobre o processo de crescimento do ser humano, os diferentes momentos em que atuam, bem como as intensidades relativas com que os mesmos interagem, faz com que o peso e a estatura que o indivíduo alcança em cada idade, resultem em uma característica fenotípica muito própria de cada ser humano.

Avaliação

Diante dessa quase impossibilidade, e considerando ainda que o diagnóstico do crescimento é parte integrante e fundamental da rotina de assistência à criança e ao adolescente, a avaliação, pelo pediatra, da probabilidade do crescimento ponderoestatural apresentado por uma criança ou um adolescente estar "normal ou não" acaba tendo que ser feita de maneira indireta.

Com esta finalidade o seu peso, a sua estatura ou mesmo outros parâmetros corpóreos são comparados com a variabilidade e a tendência que essas medidas apresentam entre seus pares, isto é, crianças ou adolescentes supostamente saudáveis que são do mesmo sexo e têm a mesma idade.

Para realizar a avaliação do crescimento na rotina da prática pediátrica, além da observação clínica completa recorre-se às curvas de crescimento, que permitem visualizar como está o crescimento da criança ou do adolescente em relação aos seus pares, além de permitir monitoração e análise de sua tendência de crescimento em função da idade, verificando se a mesma é compatível com o seu tamanho corporal. Crianças normais de grande porte físico tendem a crescer mais e mais intensamente do que crianças constitucionalmente menores.

Além disso, tanto na Pediatria quanto na Nutrição, as curvas de crescimento têm sido úteis também para a triagem e complementação do diagnóstico nutricional da criança ou do adolescente, além de servir para a monitoração da evolução do diagnóstico do estado nutricional ao longo do tempo.

Curvas de crescimento

As denominadas curvas de crescimento nada mais são do que gráficos que representam a variabilidade das medidas corpóreas (como peso, estatura, circunferência craniana, índice de massa corporal, entre outras) considerada como normal e que habitualmente é observada entre indivíduos saudáveis de mesmo sexo e idade.

Esses gráficos descrevem também, para ambos os sexos, a tendência de evolução dos parâmetros antropométricos ao longo do tempo, isto é, em função da idade.

Na rotina assistencial os gráficos de crescimento são utilizados no atendimento de crianças e adolescentes com duas finalidades básicas:

1. analisar a normalidade ou não de seu processo de crescimento;
2. contribuir para a elaboração do diagnóstico de estado nutricional e a sua evolução com o tempo.

Sua utilização é bastante simples, após serem efetuadas as medidas de estatura, peso, etc., da criança ou do adolescente, obviamente com todos os cuidados técnicos preconizados, assinalam-se no gráfico os valores obtidos de acordo com a idade em que as medidas foram realizadas. Dessa maneira, como se observa na Figura 3.1, é possível avaliar onde se situam os valores dessa criança ou adolescente em relação ao conjunto possível de valores considerados normais e que estão delimitados no gráfico.

Se essas medidas forem efetuadas e registradas no gráfico sequencialmente, em intervalos adequados e regulares de tempo, conforme preconizado para o acompanhamento normal da criança, os pontos assinalados no gráfico permitirão visualizar a sua evolução com a idade (Figura 3.2), verificando assim se os mesmos seguem a tendência de crescimento esperada para as crianças de porte físico semelhante ou se dela se afastam, para mais ou para menos, indicando uma velocidade de crescimento superior ou inferior à do grupo.

Curvas de crescimento são gráficos que descrevem a variabilidade de medidas corporais (como peso, estatura, circunferência craniana, índice de massa corporal, entre outras) considerada como normal, que habitualmente ocorre entre indivíduos saudáveis de um mesmo grupo de idade e sexo. Além disso, normalmente descrevem também a tendência de sua evolução em função da idade, para ambos os sexos.

Gráficos de crescimento

O conhecimento de como são elaborados os gráficos de crescimento é um pré-requisito importante para que a interpretação dos resultados obtidos nas avaliações dos dados de crescimento possa ser feita de maneira adequada.

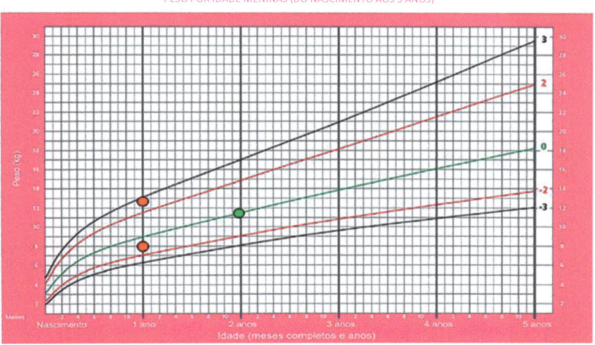

Os pontos assinalados no gráfico representam respectivamente:
- ● Peso de uma menina de 2 anos de idade que está muito próximo da mediana, portanto quase certamente normal.
- ● Pesos de duas meninas de 12 meses de idade que estão muito próximos dos limites de variação considerados como normais, portanto em risco de não estar crescendo normalmente.

FIGURA 3.1. Exemplos de análise de crescimento ponderal utilizando avaliação de peso isolada de três meninas de diferentes idades. Fonte: WHO Grouth Standards, 2006 (http://www.who.int/childgrowth/en/).

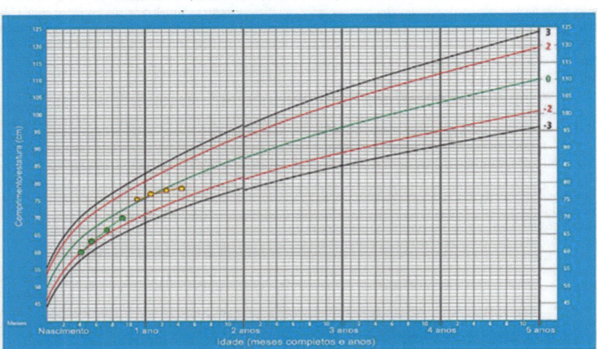

Os pontos assinalados no gráfico representam respectivamente:

- 🟢 Evolução do comprimento de um menino a partir do 4 meses que, embora inicialmente pequeno, evidencia pelo acompanhamento do crescimento a intervalos regulares uma tendência de crescimento ascendente, superior à esperada para o seu porte físico.

- 🟡 Evolução do comprimento de um menino a paritr dos 11 meses que, embora inicialmente normal, evidencia pelo acompanhamento do crescimento a intervalos regulares uma tendência de crescimento descendente, inferior à esperada para o seu porte físico, indicando um possível problema de crescimento.

FIGURA 3.2. Exemplos de análise de tendência de crescimento linear utilizando avaliações sequenciais do comprimento de duas crianças. Fonte: WHO Grouth Standards, 2006 (http://www.who.int/childgrowth/en/).

Normalmente os gráficos de crescimento são elaborados a partir de dados de amostras de grupos populacionais. Habitualmente as amostras utilizadas são representativas de populações específicas, como cidades, regiões ou países, cujos resultados não podem ser generalizados de maneira automática para o universo de crianças e adolescentes.

Não raramente, por limitações de recursos ou por dificuldades operacionais, os pesquisadores acabam tendo que recorrer a uma amostra não completamente representativa. Este tipo de amostra, de conveniência, que é a única amostra possível de ser obtida, representa apenas e exclusivamente o grupo de indivíduos avaliados, mas que, se forem de indivíduos normais, saudáveis, seus resultados podem vir a ser utilizados como referencial. Portanto, deve-se ter sempre em mente que a sua utilização em outras populações precisa ser feita com cuidado, pois pode levar a algumas distorções na interpretação dos dados de uma criança ou de um adolescente proveniente dessa outra população.

Independentemente da questão da amostra, as pesquisas de crescimento que se destinam à elaboração de curvas referenciais podem ser realizadas na forma de estudos longitudinais, transversais ou mistos.

■ Estudos longitudinais

Por definição, os estudos longitudinais são os que acompanham o mesmo grupo de crianças (que se mantêm saudáveis) do nascimento até os 20 anos de idade, reavaliando suas medidas corpóreas após intervalos de tempo preestabelecidos.

Por acompanhar a mesma amostra de indivíduos, os estudos longitudinais resultam em curvas de crescimento bastante homogêneas, com uma dispersão menos ampla de valores ao redor das denominadas medidas de tendência central, isto é, a média ou a mediana. Por isso, os longitudinais descrevem bem a velocidade de crescimento, mas refletem menos a variabilidade populacional dos parâmetros antropométricos em cada idade.

O maior problema dos estudos longitudinais é o longo tempo de seguimento necessário para produzir uma curva de crescimento completa, 20 anos. Além de implicar em um custo muito elevado, este tipo de estudo predispõe a perdas e abandonos do seguimento, cujas repercussões sobre os resultados finais nem sempre podem ser devidamente avaliadas.

■ Estudos transversais

Os estudos transversais, por sua vez, são realizados de maneira a medir, num sistema tipo mutirão, como se fosse uma mesma ocasião, um grande número de amostras de indivíduos saudáveis, agrupados por sexo e idade.

Exatamente por não medir os mesmos indivíduos em cada idade, os resultados tendem a mostrar uma maior dispersão de valores ao redor da média, mais compatível com as variações das características ambientais normalmente existentes. Por outro lado, essa menor homogeneidade dos dados produzirá curvas de crescimento cuja tendência poderá ser um pouco diferente dos estudos longitudinais. Sua maior vantagem é a possibilidade de ser realizada em um curto espaço de tempo, o que reduz os custos e as eventuais perdas.

■ Estudos mistos

Os estudos mistos, como o nome diz, misturam dados coletados transversalmente com dados de seguimento de curto prazo, em geral 1 a 2 anos, destas mesmas amostras, reduzindo as desvantagens que os dois métodos possuem.

Independentemente do tipo de estudo, é fundamental que pesquisas com a finalidade de avaliar o crescimento alcançado pelas crianças e jovens de uma população e/ou de criar um referencial de crescimento sejam realizadas com os maiores cuidados metodológicos na fase de coleta de dados, tanto no que se refere às técnicas de mensuração, treinamento e aferição dos mensuradores, quanto à utilização de instrumentos de medida modernos e bem precisos.

Análise dos dados

Nos três tipos de estudo, ao final, os dados são analisados matematicamente da mesma maneira. Nesta análise, os dados reais resultam em modelos e equações que permitem, por interpolação, estimar os valores para as idades compreendidas nos intervalos de tempo existentes entre os vários momentos (idades) em que as medidas foram efetuadas.

Finalmente os gráficos com as curvas de crescimento são elaborados com os dados obtidos a partir dessas equações de interpolação.

Para isso, todos os valores para todas as idades são recalculados, de modo a estimar os valores que mais bem se ajustam aos valores coletados nas diferentes idades. Isso tende a suavizar as irregularidades decorrentes das variações existentes intra e entre as amostras de medidas, de modo a produzir curvas bastante regulares e estáveis, mesmo no caso de estudos transversais.

Com isso, objetiva-se que as curvas reproduzam com bastante fidelidade a distribuição e a tendência de evolução dos valores das medidas corporais de indivíduos normais de diferentes portes físicos, desde os mais miúdos, quase microssômicos, até os maiores em cada idade, macrossômicos.

Finalmente, os resultados são disponibilizados sob a forma de gráficos (curvas) de crescimento, considerados mais práticos para a utilização na rotina do atendimento pediátrico, com as respectivas tabelas. Nas tabelas, os valores são apresentados de maneira a permitirem uma avaliação mais precisa dos valores de crescimento, forma particularmente útil nos casos de avaliação e no acompanhamento do tratamento de doenças específicas do crescimento.

Estes estudos são um "retrato momentâneo" do padrão de crescimento apenas do conjunto de indivíduos avaliados, que eventualmente poderá ser utilizado, não como padrão rígido, mas como um referencial de crescimento, com o qual outras crianças ou adolescentes poderão ser comparados.

As curvas de crescimento são elaboradas de maneira a reproduzir com grande acurácia e precisão a distribuição dos valores das medidas corporais de indivíduos saudáveis de diferentes portes físicos, bem como a tendência de evolução com a idade para os mais miúdos, microssômicos, até os maiores, macrossômicos.

Percentis e escores Z

Nos gráficos ou tabelas, os valores de crescimento podem ser apresentados classificados de duas maneiras diferentes: em percentis ou em escores z.

Percentis

A classificação em percentis nada mais é do que a representação de maneira hierarquizada, crescente, inicialmente dos valores coletados a partir da amostra e, posteriormente, dos valores estimados matematicamente.

A Figura 3.3 ilustra a distribuição do que seria uma amostra real de dados antropométricos. Se os indivíduos fossem alinhados horizontalmente do menor para o maior (em peso ou em estatura ou em circunferência craniana, etc.) e os que apresentassem valores muito semelhantes fossem colocados um atrás do outro, resultaria uma figura em forma de sino, simétrica quanto à distribuição de frequência de cada valor.

O formato que essa figura assume é o da denominada curva de Gauss, ou curva normal em estatística, modelo matemático que possibilita definir os valores daquele parâmetro antropométrico que correspondem a deter-

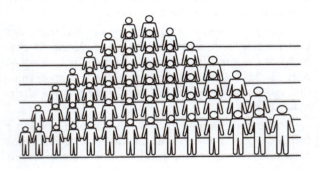

FIGURA 3.3. Distribuição de uma amostra de indivíduos saudáveis de mesmo sexo e idade, hierarquizada por um parâmetro antropométrico, para figurar uma possível distribuição em percentis. Fonte: autoria própria.

minados percentis, isto é, proporções (porcentagens) da amostra. Essa distribuição também é válida quando estabelecida com os valores estimados matematicamente a partir dos dados reais da amostra.

Na Figura 3.4, se observa que é possível calcular a média da medida corpórea em estudo a partir dos valores apresentados pelos dois indivíduos alinhados mais centralmente na figura e determinar, assim, um valor (representado na Figura 3.4 pela linha vertical pontilhada) que separa a amostra em dois grupos de igual tamanho, correspondentes a 50% da amostra cada.

O valor que separa os 50% mais baixos da amostra dos 50% mais altos recebe a denominação de percentil 50 (mediana) e pode ser calculado para qualquer amostra de indivíduos de mesmo sexo e idade.

Na Curva de Gauss, os valores da mediana e da média são idênticos e coincidem com o valor da moda, que em estatística corresponde ao valor mais frequente no grupo amostrado.

Assim, por exemplo, se a criança que está sendo avaliada tiver uma estatura igual ao valor do percentil 50, significará que metade das crianças de mesmo sexo e idade são mais baixos do que ela e que a outra metade tem estatura maior.

Na Figura 3.5, supondo que represente 60 indivíduos de uma amostra ordenada hierarquicamente pelo peso, podemos observar que é possível determinar o valor que delimita os seis indivíduos mais pesados (10% da amostra), no extremo esquerdo da figura, ou os três mais magros (5% da amostra) no extremo direito da figura. Estes são os valores, calculados a partir da amostra, correspondentes ao percentil 90 e ao percentil 5, respectivamente.

Com este modelo é possível determinar quantos pontos de corte, e respectivos valores antropométricos, forem necessários, como por exemplo: o ponto que separa os 15% mais baixos (percentil 15), os 25% mais altos (percentil 75) ou os 5% mais gordos (percentil 95), os 3% mais magros (percentil 3) ou ainda os 10% com maior crânio e assim por diante.

A classificação em percentis intuitivamente já implica numa noção de risco, pois como já observamos na Figura 3.1, quanto mais próximo dos extremos da distribuição for o valor observado numa criança ou num adolescente, menos frequentes são os indivíduos normais portadores daquele valor. Claro está que isso não significa que o valor é obrigatoriamente normal ou anormal, mas indica com que probabilidade, grande ou pequena, a medida pode ser normal.

A classificação em percentis é estabelecida a partir da ordenação de maneira hierarquizada crescente, inicialmente dos valores coletados a partir da amostra e, posteriormente, dos valores estimados utilizando modelos matemáticos aplicados aos valores reais de peso, estatura e outros parâmetros observados na amostra. A classificação percentilar já contempla, intuitivamente, a noção de

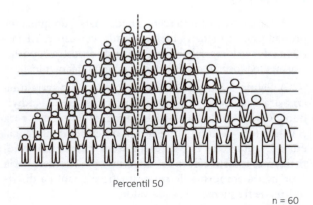

FIGURA 3.4. Distribuição de uma amostra de indivíduos saudáveis de mesmo sexo e idade, hierarquizada por um parâmetro antropométrico, para demonstrar o posicionamento do percentil 50 do grupo. Fonte: autoria própria.

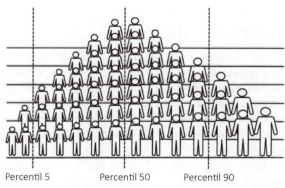

FIGURA 3.5. Distribuição de uma amostra de indivíduos saudáveis de mesmo sexo e idade, hierarquizada por um parâmetro antropométrico, para demonstrar o posicionamento dos percentis 5 e 90, além da mediana do grupo (percentil 50). Fonte: autoria própria.

risco quanto ao crescimento ou ao estado nutricional de uma criança ou de um adolescente.

Escores Z

A classificação em escores z corresponde à que distância se situa em relação à média (ou mediana) de seu grupo de idade e sexo, a medida (peso, estatura, etc.) da criança em avaliação. Essa distância da média é estimada em unidades de desvios-padrão, sendo que 1 escore z corresponde a 1 desvio-padrão.

Assim como a média ou a mediana representam o valor central de um conjunto de medidas de qualquer ordem, antropométricas inclusive, o desvio-padrão representa, em termos, a dispersão destes valores ao redor da média (ou mediana) do grupo. Portanto, as amostras de dados de crescimento têm médias e medianas, bem como desvios-padrão distintos e específicos, de acordo com cada grupo de idade e sexo.

A partir da média (ou mediana) e do desvio padrão pode-se calcular o escore z de uma criança ou de um adolescente. Para tanto, qualquer que seja o parâmetro antropométrico considerado, basta subtrair o valor da média (ou mediana), correspondente ao seu grupo de idade e sexo, do valor que a criança ou o adolescente apresenta. A seguir divide-se essa diferença (positiva, se a criança for maior do que a média, ou negativa, se a mesma for menor) pelo valor do desvio-padrão, também específico daquele grupo. Na Tabela 3.1 se exemplifica o cálculo do escore z de peso de uma menina de 4 anos de idade.

Tabela 3.1. Exemplo de cálculo de escore z	
Sexo	**Feminino**
Idade	4 anos
Peso	17,2 kg
Média de peso deste grupo de idade do sexo feminino	16,1 kg
Desvio-padrão deste grupo de idade do sexo feminino	2,2 kg
Portanto, o escore z = (17,2 – 16,1)/2,2 = + 1,1/2,2 = + 0,5	

Embora por analogia com a distribuição por percentis, seja facilmente compreensível que quanto mais afastado da média, em escores z, for um valor antropométrico observado, menor será sua probabilidade de ser normal, seu risco é mais difícil de ser intuitivamente percebido do que quando se utiliza a classificação em percentis.

A utilização das curvas (gráficos de crescimento) no atendimento pediátrico de rotina facilita a percepção do risco, pois nos mesmos estão representadas linhas que correspondem à distribuição e à evolução dos escores z em função da idade. As Figuras 3.6 a 3.11 mostram os gráficos correspondentes ao crescimento de crianças e adolescentes, com o traçado dos escores z, segundo a OMS.

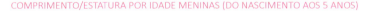
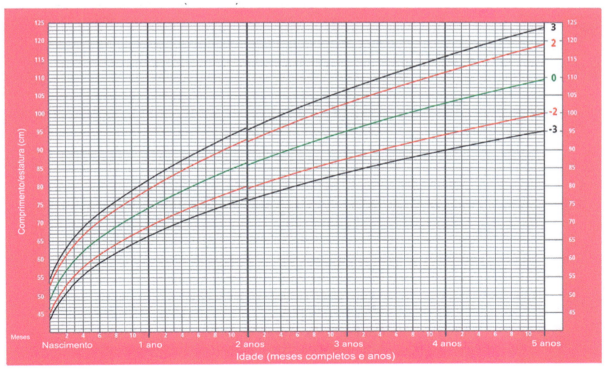

FIGURA 3.6. Estatura por idade em meninas. Fonte: WHO Child Growth Standards, 2006 (http://www.who.int/childgrowth/en/).

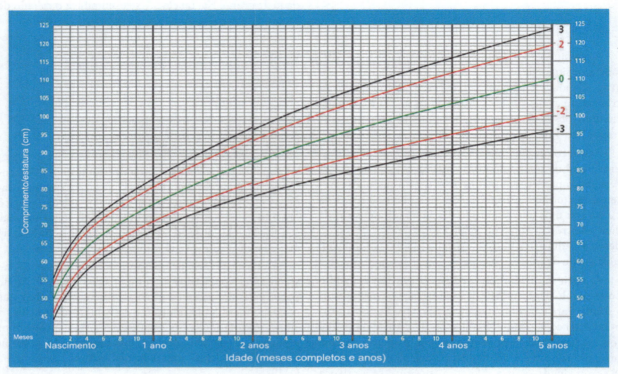

FIGURA 3.7. Estatura por idade em meninos. Fonte: WHO Child Growth Standards, 2006 (http://www.who.int/childgrowth/en/).

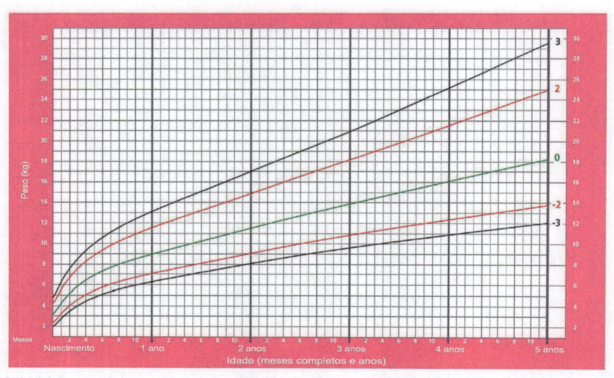

FIGURA 3.8. Peso por idade em meninas. Fonte: WHO Child Growth Standards, 2006 (http://www.who.int/childgrowth/en/).

CAPÍTULO 3 ▪ CRESCIMENTO PONDEROESTATURAL. AVALIAÇÃO CRÍTICA DAS CURVAS DE CRESCIMENTO 41

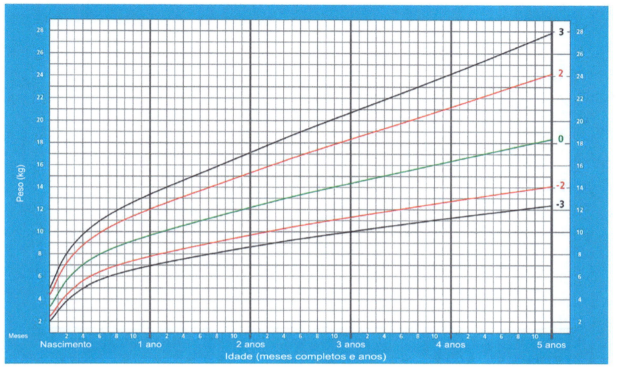

FIGURA 3.9. Peso por idade em meninos. Fonte: WHO Child Growth Standards, 2006 (http://www.who.int/childgrowth/en/).

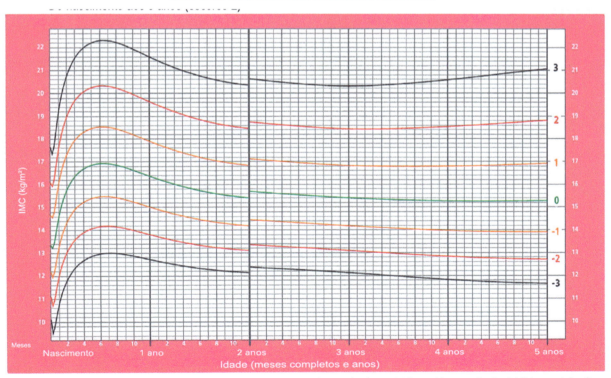

FIGURA 3.10. IMC por idade em meninas. Fonte: WHO Child Growth Standards, 2006 (http://www.who.int/childgrowth/en/).

IMC POR IDADE MENINOS (DO NASCIMENTO AOS 5 ANOS)

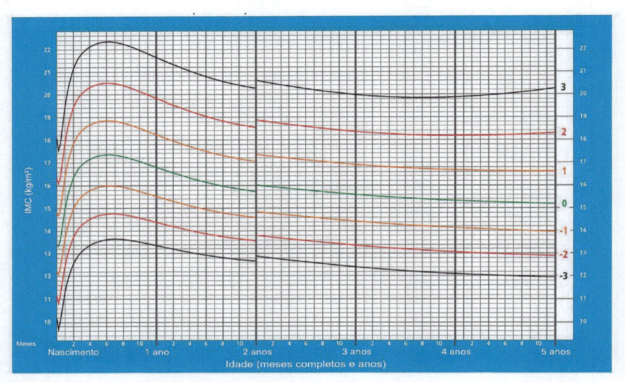

FIGURA 3.11. IMC por idade em meninos. Fonte: WHO Child Growth Standards, 2006 (http://www.who.int/childgrowth/en/).

Nesses gráficos estão as idades no eixo das ordenadas (horizontal) e os valores do peso em quilos ou de estatura em centímetros na abcissa (eixo vertical). No interior existem cinco linhas curvas que representam a evolução da mediana de peso (curva central) e as curvas dos es-

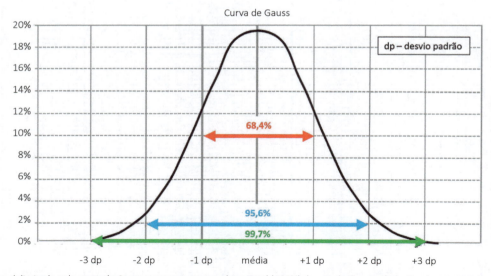

Área delimitada pela curva de Gauss sempre corresponde ao total (100%) da população estudada. Sendo um modelo matemático, as proporções delimitada pelas áreas sob a curva são sempre as mesmas entre = 1 e +1 desvios padrão (ao redor da média) a área corresponde a **68,4%** dos valores observados, entre -2 e +2 a área corresponde a **95,6%** dos valores entre -3 e +3 corresponde **99,7%**.

FIGURA 3.12. Áreas sob a curva de Gauss segundo a delimitação proporcional aos limites definidos pelos desvios-padrão ao redor da média. Fonte: autoria própria.

cores z +2, +3, −2 e −3 em relação à mediana. A mesma apresentação é feita para as curvas do IMC.

Estes valores de escores z foram os escolhidos para elaborar as curvas destes gráficos, pois os valores entre −2 e +2 escores z são os propostos pela OMS e aceitos pelo Ministério da Saúde do Brasil, como de crescimento normal do peso ou estatura ou IMC. Já os valores compreendidos entre −2 e −3 ou entre +2 e +3 escores z podem ser de risco de anormalidade, enquanto abaixo de −3 ou acima de +3 escores z são considerados os de risco muito elevado para um crescimento anormal, que seria, respectivamente, insuficiente ou excessivo. A Figura 3.12 apresenta áreas sob a curva de Gauss.

O critério adotado no estabelecimento desses limites foi baseado na frequência com que estes valores se apresentam numa população supostamente normal, isto é, saudável e vivendo em condições adequadas de bem-estar.

Além dos gráficos em escores z, diversos referenciais, OMS inclusive, apresentam também, para quem quiser utilizá-los, gráficos com o traçado das linhas dos percentis, cujos limites muito se aproximam dos propostos para os escores z.

Fora da prática clínica de rotina, para fins de pesquisa recomenda-se a utilização dos escores z, por abordar valores tratáveis aritmeticamente, o que não é possível com os percentis. Isto facilita a realização de estudos cujo objetivo é o de comparar as prevalências ou as distribuições de parâmetros antropométricos entre diferentes populações ou comunidades ou, até mesmo, a sua evolução numa mesma população ao longo do tempo.

Amostras de parâmetros de crescimento apresentam valores de médias e de medianas, bem como de desvios-padrão, diferentes e específicos para cada grupo de idade e sexo. Atribuir a um valor antropométrico um escore z significa classificá-lo de acordo com quantos desvios-padrão o mesmo se distancia da média, ou da mediana, de seus pares. Para o cálculo do escore z, 1 desvio padrão corresponde a 1 escore z. Assim, se o valor da criança for igual à média seu escore z será 0, se for inferior terá um escore z negativo e se superior, seu escore z será positivo. Como numa curva de Gauss à medida que os valores se afastam da média diminui a frequência com que são observados na população de referência, entende-se que quanto maior (acima da média) ou menor (abaixo da média) for o escore z de uma criança ou adolescente, menor será a probabilidade de ser observado numa população normal e saudável.

Escolha das curvas

Há quase um século, curvas de crescimento têm sido utilizadas para avaliar o crescimento e o estado nutricional de crianças e, um pouco mais recentemente, também dos adolescentes.

Embora diversas curvas tenham sido originalmente criadas para pesquisar como estava o crescimento das populações de determinados países ou regiões, profissionais de outros países passaram a utilizá-las como referencial, já que não contavam com dados de suas próprias populações.

O referencial provavelmente mais famoso e que foi muito utilizado internacionalmente é o das denominadas **Curvas de Tanner**, publicadas em 1966, no *Archives of Diseases in Childhood* pelo Professor J.M. Tanner e cols., que tinham como base dados de crescimento de crianças e adolescentes ingleses.

Posteriormente outras curvas, de diversos países, foram sendo publicadas. Dentre todas, as curvas do *National Center for Health Statistics* (NCHS), dos Estados Unidos, publicadas na década de 1970, passaram a ser bastante utilizadas internacionalmente, inclusive por recomendação da Organização Mundial da Saúde, principalmente para crianças até 5 anos de idade.

Nesta ocasião a OMS passou a recomendar que os países que não tivessem curvas de sua própria população utilizassem as do NCHS, pois a realização de um referencial próprio demandaria uma grande carga de trabalho e custos muito elevados, particularmente no que dizia respeito aos países subdesenvolvidos. Como consequência a OMS começou a organizar reuniões de Comitês de Peritos em crescimento e nutrição, que objetivavam a definição de critérios que permitissem a utilização dessas curvas em diferentes países.

Na metade dos anos 1960, no século 20, no Brasil, Marcondes e cols. realizaram um estudo de crescimento de crianças e adolescentes da Cidade de Santo André (SP) que, após alguns anos, foi apresentado sob a forma gráfica de curvas de crescimento. Estas curvas, denominadas **Curvas de Crescimento de Santo André Classe IV**, eram embasadas nos dados das crianças e adolescentes de maior nível socioeconômico daquela cidade e durante décadas tiveram uma ampla utilização no Brasil, particularmente entre os pediatras.

Também da mesma época é a **Curva Cubana de Crescimento**, que foi realizada numa amostra representativa de crianças e adolescentes cubanos, com os melhores cuidados metodológicos possíveis na época, sob a coordenação do Professor Jose Jordán, de Cuba, e com a colaboração do Professor J.M. Tanner, de Londres. Apesar de todo o rigor metodológico utilizado, a curva cubana não chegou a ser utilizada como um possível referencial válido internacionalmente.

Em 2000, em decorrência de problemas que vinham sendo observados com frequência ao se utilizar a Curva do NCHS, os *Centers for Disease Control* (CDC) dos Estados Unidos lançaram um novo conjunto de tabelas e gráficos de crescimento.

Estas novas curvas, denominadas **CDC 2000**, na verdade correspondem ao aproveitamento de dados das curvas anteriores do NCHS (1977), mas substituindo os valores das crianças de menores idades pelos de uma amostra mais recente e mais representativa da população de crianças de baixa idade, dos Estados Unidos como um todo.

Como novidade, ao lado das curvas habituais de peso, comprimento ou estatura, circunferência craniana e do braço, os CDC acrescentaram uma curva de Índice de Massa Corporal (IMC) para indivíduos de 2 a 19 anos de vida. Além das tabelas e respectivos gráficos, os CDC também disponibilizaram, para uso livre, um *software* que permite realizar a classificação de parâmetros antropométricos em percentis ou escores, tanto individualmente quanto a partir de amostras de populações de crianças ou de adolescentes.

Este programa de computador está disponível como um dos módulos, denominado *Nutrition*, do *software* Epi Info, versão 3.5.1, ainda distribuído gratuitamente pelos CDC (wwwn.cdc.gov/epiinfo/script/translations.aspx) em diversas línguas, português inclusive.

Esta curva dos CDC continua sendo utilizada até hoje por muitos profissionais e pesquisadores da área de saúde, principalmente nos Estados Unidos.

Curvas de crescimento da OMS: 2006 e 2007

No início da década de 1990, um conjunto de peritos convocados pela própria OMS demonstra para a Organização que uma proporção razoavelmente grande de crianças normais em acompanhamento apresentava, no primeiro de ano vida, uma tendência de crescimento diferente das representadas nas curvas do NCHS e dos CDC, curvas até então aceitas pela própria OMS.

Os dados utilizados na comparação eram provenientes de um conjunto de crianças saudáveis, que estavam em aleitamento materno adequado e cujo crescimento vinha sendo monitorado por pesquisadores de diversos centros de investigação, todos de reconhecida experiência no campo do crescimento humano.

As diferenças observadas convenceram a direção e os técnicos da OMS quanto à necessidade de se mobilizar recursos para a realização de um novo e mais adequado estudo de crescimento.

As premissas desse estudo incluíam:

- Obtenção de uma amostra multicêntrica internacional.
- Utilização de métodos e instrumentos modernos e precisos.
- Treinamento cuidadoso do pessoal encarregado da coleta dos dados e realização das mensurações.
- Supervisão de campo muito presente.
- Revisão do modelo utilizado para o processamento e a análise dos dados que resultaria nos valores a serem utilizados para a confecção das curvas.

As amostras dos diversos centros incluídos no estudo deveriam atender a um padrão adequado de aleitamento materno, de acordo com o preconizado pela OMS, além de serem compostas por crianças saudáveis, com condições de vida adequadas, provenientes de ambientes e de estratos socioeconômicos suficientes para permitir que houvesse um padrão de crescimento otimizado.

A equipe da OMS optou por realizar um estudo misto em crianças até 5 anos: com uma primeira parte longitudinal acompanhando crianças de 0 a 24 meses de idade, realizando mensurações em intervalos próximos, de acordo com a intensidade e a rapidez que o crescimento apresenta nesta faixa etária, acoplada a uma segunda parte transversal, com avaliação de grupos em intervalos de idade de 3 meses, na faixa etária dos 18 aos 60 meses de idade.

O objetivo da OMS foi o de criar um referencial metodologicamente adequado, que pudesse servir internacionalmente para avaliar e acompanhar o crescimento de crianças de 0 a 5 anos de idade, período da vida em que a criança apresenta sua maior vulnerabilidade frente a agravos de qualquer ordem.

No mesmo estudo OMS incluiu também uma pesquisa de marcos de desenvolvimento neuropsicomotor das crianças até 1 ano de idade, visando criar também um referencial que permitisse o seguimento do desenvolvimento na rotina de atendimento que as crianças recebem na base do sistema de saúde.

A amostra final incluiu crianças das seguintes cidades: Acra (Gana), Davis (Califórnia, EU), Mascate (Omã), Nova Deli (Índia), Oslo (Noruega) e Pelotas (RS, Brasil).

A OMS tornou públicos os resultados em 2006, liberando os dados (tabelas e gráficos) para a livre utilização, enquanto a equipe que coordenou a realização do estudo referendou a internacionalização de sua utilização como referencial de crescimento e desenvolvimento.

Inicialmente, na ocasião do lançamento das curvas, denominadas Curvas de Crescimento OMS 2006, foram disponibilizados gráficos e tabelas, por sexo e idade, até os 60 meses, de:

- Comprimento ou estatura.
- Peso.
- Índice de massa corporal (IMC).
- Circunferência braquial.
- Circunferência craniana.
- Dobra cutânea tricipital.
- Dobra cutânea subescapular.

Na mesma ocasião também foram liberados os gráficos de Peso por Comprimento ou Estatura, para ambos os sexos, além do referencial dos Marcos de Desenvolvimento, este para o primeiro ano de vida.

As curvas apresentadas pela OMS em 2006 tinham como objetivo ser um referencial metodologicamente adequado e atualizado, que pudesse servir aos serviços de saúde de diferentes países para avaliar e acompanhar o crescimento de crianças de 0 a 5 anos de idade, faixa etária em que a criança apresenta maior vulnerabilidade frente a agravos de qualquer ordem.

A utilização da medida do comprimento foi adotada em crianças até os 2 anos de idade, pois até essa idade é praticamente impossível conseguir que a criança fique em posição ortostática para efetuar a mensuração da estatura. Como as crianças foram medidas na posição supina, e é sabido que nesta posição o comprimento difere da estatura, a OMS optou por realizar tabelas e gráficos de referência para o comprimento e não para estatura para esta faixa etária.

Pouco tempo depois a OMS disponibilizou também o *software* WHO Anthro, para efetuar a transformação dos valores observados em percentis ou em escores z de crianças até 5 anos de idade individualmente ou, no caso de estudos populacionais, em grupos.

Todos estes referenciais e o *software* Anthro podem ser encontrados e baixados no *site*: http://www.who.int/childgrowth/en/, sendo totalmente livre a sua utilização.

Curvas de crescimento da OMS – 2007

Em 2007, a OMS apresentou um novo conjunto de tabelas e curvas para servir como referencial de crescimento, agora para as crianças de 5 a 9 anos e para os adolescentes de 10 a 19 anos de idade, de maneira a complementar as curvas de 2006. Este conjunto compreende apenas três tabelas e respectivos gráficos:

- Peso para a idade e sexo, para crianças de 5 a 9 anos.
- Estatura para a idade e sexo, de 5 a 19 anos.
- IMC para a idade e sexo, de 5 a 19 anos.

Não foram criados referenciais para outros parâmetros antropométricos.

Na verdade, as curvas OMS 2007 são uma reconstrução das curvas de 1977 do NCHS e dos CDC 2000, na época recomendadas pela OMS. Neste processo, os dados de 1977 foram fundidos com os dados das crianças de 18 a 71 meses de idade da amostra referente à Curva da OMS 2006. Depois disso, empregando a mesma metodologia estatística adotada para a confecção das curvas apresentadas no ano anterior (2006), novos dados foram estimados para as tabelas e gráficos de referência de crescimento criados para os escolares e os adolescentes.

Especificamente para o peso em relação à idade, o referencial se limita ao período dos 5 aos 10 anos incompletos de idade. A fundamentação de limitar até essa idade é a variabilidade desta medida, que a partir dos 10 anos se torna muito grande em decorrência dos fenômenos da puberdade, conforme o momento em que o indivíduo se encontra, o que dificulta a sua interpretação na prática clínica. No entender dos peritos da OMS, a partir dos 10 anos a avaliação da adequação do peso deve ser correlacionada à estatura e não mais à idade, podendo se utilizar para isso o IMC, cujo valor é obtido com a seguinte fórmula: peso em quilos ÷ pelo quadrado da estatura em metros.

Junto com estes gráficos a OMS disponibilizou, também para uso livre, o *software* WHO Anthro Plus, para cálculo de percentil ou escore z destes três parâmetros, também utilizável tanto para indivíduos isoladamente quanto para grupos populacionais.

No conjunto, as tabelas e os gráficos de 2007 apresentam um bom ajuste, embora não exatamente perfeito, com os valores aos 5 anos da Curva OMS 2006 e da curva destes parâmetros que é utilizada para adultos a partir dos 20 anos de idade.

As tabelas, gráficos e o *software* da OMS 2007 podem ser livremente acessados e baixados no *site*: http://www.who.int/growthref/en/.

Análise crítica da utilização das curvas da OMS – 2006 e 2007

As características exigidas das crianças e dos adolescentes incluídos na amostra da OMS, que permitem supor que os mesmos apresentam um crescimento adequado aos seus potenciais, além do fato de se tratar de uma amostra multirracial e dos rigorosos cuidados metodológicos adotados, permitem pressupor que as curvas da OMS 2006 e OMS 2007 podem ser consideradas um referencial de crescimento aceitável para utilização nos países que não possuem referenciais próprios atualizados, como é o caso do Brasil.

Anteriormente a 2006 e 2007, no Brasil, as curvas de crescimento mais utilizadas na rotina eram as do NCHS, dos CDC 2000 ou de Santo André IV, apesar de já não serem consideradas mais as ideais para o nosso meio, principalmente para as crianças de mais baixa idade.

Após o lançamento das curvas da OMS, o Ministério da Saúde do Brasil orientou para que todos os serviços passassem a utilizar, para a rotina de acompanhamento do crescimento, os valores propostos pelas tabelas e gráficos da OMS 2006, para crianças até 5 anos, e OMS 2007, para crianças escolares e adolescentes.

É claro que a indicação de um novo referencial, como é o caso das curvas da OMS, só pode ser consequência do fato de o referencial proposto descrever novos valores de crescimento, considerados mais precisos e mais representativos de um bom crescimento.

Mesmo assim, é preciso cuidado ao se implantar a utilização de novas curvas de referência, pois isto obrigatoriamente implica na reclassificação das crianças avaliadas pelo referencial anterior quanto ao seu diagnóstico de crescimento e/ou de risco nutricional. Este cuidado deve ser ainda maior no caso de crianças ou de adolescentes que estão nos limites superiores ou inferiores da amplitude de variação aceitável como normal para um determinado parâmetro antropométrico pois, quase certamente, com a utilização do novo referencial, poderão "deixar" de ser normais ou, ao contrário, "tornar-se" normais.

Para superar essa dificuldade, é necessário analisar criticamente os diferentes parâmetros antropométricos do novo referencial, sobretudo na sua utilização prática frente a indivíduos que estão em diferentes momentos de crescimento.

Iniciando a análise pela Curva OMS 2006, o primeiro aspecto a considerar são os valores peso e comprimento ao nascimento, que obviamente não se aplicam indiscriminadamente a todo e qualquer recém-nascido.

Mesmo admitindo *a priori* que não é válida a sua utilização para avaliação de prematuros ao nascimento ou logo após, a avaliação dos recém-nascidos a termo também exige atenção, pois pode ser enganosa com o referencial da OMS 2006, já que o referencial não leva em consideração a idade gestacional. O denominado recém-nascido a termo pode ter entre 38 e 40 semanas de idade gestacional, o que representa uma diferença nada desprezível no peso normal de nascimento já que, nesta fase, cada semana a mais de vida intrauterina significa em média um ganho de 250 gramas.

Apesar destas dificuldades relativas às medidas da criança ao nascimento, considera-se que as curvas da OMS descrevem de maneira bastante adequada o crescimento nos 2 primeiros anos de vida, apresentando uma tendência de crescimento bastante distinta da que se observa a partir dos valores dos referenciais anteriormente propostos para esta faixa etária.

Os próprios CDC recomendam atualmente que para os primeiros 24 meses de vida de crianças norte-americanas se utilize o referencial OMS 2006, deixando o uso de seu referencial – CDC 2000 – apenas para o crescimento que ocorre após os 2 anos de idade.

Ainda dentro de uma visão crítica, cabe lembrar também que as curvas da OMS para crianças maiores e para adolescentes, quando refeitas a partir dos valores dos CDC, passaram por um "emagrecimento" e "limpeza" dos dados, pois foram excluídas dos cálculos necessários para estimar as curvas, todas as crianças que apresentavam medidas de crescimento muito diferentes dos extremos de seu grupo de sexo e idade, considerados como o limite para valores aceitáveis. Isso ocorreu principalmente em relação ao peso. Essa revisão e "limpeza" de dados foi aplicada também aos dados da OMS que foram utilizados para a elaboração das curvas de 5 a 19 anos de idade.

A implantação de novas curvas de referência, em substituição a um referencial utilizado anteriormente na rotina de atendimento pediátrico, requer muito cuidado pois, por apresentar novos valores de referência, implica obrigatoriamente na revisão da classificação das crianças quanto ao seu diagnóstico de crescimento e de risco nutricional, que haviam sido elaborados a partir do referencial anterior. Isto é particularmente importante para os casos que estavam próximos aos limites superiores ou inferiores da variação normal de um determinado parâmetro pois, certamente, a partir do novo referencial, poderão "deixar" de ser normais ou, ao contrário, até "se tornarem" normais.

Como sabidamente o mundo está atravessando uma fase de Transição Nutricional, com importante aumento da prevalência de excesso de peso e obesidade, inclusive entre crianças e adolescentes, este cuidado de exclusão foi adotado com o objetivo de se obter um referencial de variabilidade e de tendência de crescimento ponderoestatural que mais se aproximasse ao que seria o esperado biologicamente.

Com essas modificações na utilização dos dados para a elaboração das curvas da OMS, crianças ou adolescentes que eram consideradas normais ou limítrofes pelo referencial do CDC 2000, passaram a ser consideradas como sendo excessivamente magras, ou com sobrepeso ou obesidade quando suas medidas são plotadas nas curvas da OMS.

Mesmo considerando todos esses aspectos críticos para as curvas propostas pela OMS é inegável que, no momento, elas representam um referencial bastante adequado para ser utilizado principalmente pelos países que não possuem curvas específicas de suas populações, realizadas mais recentemente e com cuidados metodológicos tão rigorosos quanto os adotados pela OMS.

Na verdade, qualquer referencial pode ser válido na rotina assistencial do pediatra, desde que se conheçam os seus aspectos metodológicos/técnicos positivos e/ou negativos e os possíveis vieses que deles podem decorrer, ao se interpretar os resultados.

Estudos populacionais

De modo geral, as populações que desfrutam de melhores condições de vida e bem-estar e com distribuições mais equânimes são as que têm crianças e adolescentes com médias mais altas de estatura.

Isso faz com que a comparação do crescimento alcançado por amostras de crianças e de adolescentes seja um indicador útil para a avaliação das condições de vida e bem-estar a que estão submetidas as populações. Com essa finalidade, a avaliação coletiva do crescimento possibilita não só a comparação entre diferentes populações, mas também da evolução de uma mesma população ao longo do tempo.

Em estudos populacionais com esta finalidade, a utilização dos valores absolutos de peso e estatura para efetuar as comparações só seria viável se a composição de suas populações fosse idêntica quanto ao sexo e distribuição de idade, o que é praticamente impossível de acontecer, mesmo em pesquisas nas quais se utilizem dados de amostras supostamente representativas.

Assim, se o objetivo for o de se estudar o crescimento para fins de pesquisa, inclusive as populacionais, há a necessidade de se recorrer ao referencial, pois a transformação dos valores absolutos de peso e estatura em percentis e, principalmente em escores z, permite controlar, isto é, anular as diferenças de distribuição por sexo e idade que as amostras apresentam.

Populações de países, regiões, cidades ou comunidades diferentes não podem comparar o crescimento que suas crianças e adolescentes apresentam, na forma de escores z, se cada uma delas utilizar seu próprio referencial local.

Pelas diferenças que os referenciais apresentam, as comparações de percentis e escores z calculados a partir de referenciais diferentes levam a distorções de análise que inviabilizam qualquer conclusão.

Somente a utilização de escores z calculados a partir de um mesmo referencial é capaz de neutralizar as diferenças de sexo e idade existentes entre as amostras, desde que as mesmas não sejam extremas, o que viabiliza as comparações entre diferentes populações ou da evolução de uma mesma população ao longo do tempo, da mesma forma que a avaliação da tendência de crescimento de um indivíduo em função da idade só tem validade quando feita a partir de um mesmo referencial.

As políticas do Ministério da Saúde do Brasil incluem os referenciais de crescimento da OMS como os que atualmente devem ser utilizados em seus programas de atenção à criança e ao adolescente. Mesmo considerando as possíveis críticas que possam ser feitas em relação às curvas propostas pela OMS, é inegável que, no momento, elas representam um referencial bastante adequado para ser utilizado principalmente pelos países que não possuem curvas de crescimento ponderoestatural específicas de suas populações, realizadas mais recentemente e com cuidados metodológicos tão rigorosos quanto os adotados pela OMS.

Conceitos-chave

- Crescimento ponderoestatural corresponde ao ganho de peso e de estatura do organismo como um todo durante os três períodos de crescimento físico (vida intrauterina, infância e adolescência).

- O peso, a estatura ou outros parâmetros corpóreos são comparados com a variabilidade e a tendência que essas medidas apresentam entre crianças ou adolescentes supostamente saudáveis, do mesmo sexo e da mesma idade.

- As Curvas de Crescimento (CC) são gráficos que representam a variabilidade das medidas corpóreas (peso, estatura, circunferência craniana, índice de massa corporal, entre outras) consideradas como normais e habitualmente observadas entre indivíduos saudáveis de mesmo sexo e idade.

- As finalidades das CC são: analisar a normalidade ou não do processo de crescimento e contribuir para a elaboração do diagnóstico de estado nutricional e a sua evolução com o tempo.

- Os gráficos de crescimento são elaborados a partir de dados de amostras de grupos populacionais.

- Estudos longitudinais são os que acompanham o mesmo grupo de crianças, do nascimento até os 20 anos de idade, reavaliando suas medidas corpóreas após intervalos de tempo preestabelecidos.

- Estudos transversais são realizados de maneira a medir, num sistema tipo mutirão, como se fosse uma mesma ocasião, um grande número de amostras de indivíduos saudáveis, agrupados por sexo e idade.

- Estudos mistos misturam dados coletados transversalmente com dados de seguimento de curto prazo destas mesmas amostras.

- Os dados são analisados matematicamente da mesma maneira nos três estudos e os gráficos com as curvas de crescimento são elaborados com os dados obtidos a partir de equações de interpolação (os dados reais resultam em modelos e equações que permitem estimar os valores para as idades nos intervalos existentes entre as várias idades em que as medidas foram efetuadas).

- Nos gráficos ou nas tabelas, os valores de crescimento são apresentados em percentis ou escores z.

- As curvas propostas pela OMS 2006 e 2007 representam um referencial bastante adequado para ser utilizado, principalmente pelos países que não possuem curvas específicas de suas populações, como é o caso do Brasil.

Questões

■ Assinale se a afirmação da frase é Verdadeira ou Falsa

1. O crescimento físico corresponde ao aumento do tamanho do corpo decorrente sempre do processo de diferenciação celular.

    ( ) Verdadeiro

    ( ) Falso

2. Curvas de crescimento são gráficos utilizados para avaliar as etapas de desenvolvimento da infância até a idade adulta.

    ( ) Verdadeiro

    ( ) Falso

3. As curvas de crescimento adotadas pelo Ministério de Saúde do Brasil são as propostas pela Organização Mundial da Saúde.

    ( ) Verdadeiro

    ( ) Falso

4. O crescimento da criança é fundamentalmente decorrente da interação de sua herança genética com um grande leque de fatores do seu ambiente de vida.

    ( ) Verdadeiro

    ( ) Falso

5. As curvas de crescimento podem ser úteis na elaboração do diagnóstico nutricional da criança ou do adolescente, mas não para acompanhar a sua evolução.

    ( ) Verdadeiro

    ( ) Falso

6. A classificação em escore z do peso e/ou da estatura de um adolescente permite verificar quanto o mesmo dista em percentis do peso e/ou da estatura médios do referencial para o seu sexo e idade.

    ( ) Verdadeiro

    ( ) Falso

7. Na avaliação continuada do crescimento de uma criança com a idade ou para a comparação do crescimento de grupos populacionais de crianças ou adolescentes podem ser utilizados diversos referenciais, pois os percentis ou os escores z obtidos a partir de qualquer referencial serão os mesmos.

    ( ) Verdadeiro

    ( ) Falso

8. Curvas de crescimento são apenas um referencial de crescimento e não um padrão de crescimento a ser obrigatoriamente seguido, pois representam os dados da amostra que lhes deu origem e não a uma amostra representativa da população como um todo.

    ( ) Verdadeiro

    ( ) Falso

Questões

■ Assinale a resposta (apenas uma) correta:

9. Com relação ao crescimento humano é possível afirmar que:

A) A velocidade é sempre crescente desde o nascimento até a idade adulta.

B) Resulta da diferenciação celular que ocorre no período de vida intrauterina.

C) A estatura final alcançada no início da idade adulta é consequência do estirão da puberdade e não do crescimento ocorrido nos primeiros 5 anos de vida da criança.

D) A estatura final alcançada no início da idade adulta é a resultante da interação entre o potencial genético de crescimento que o indivíduo possui e as características do ambiente em que o mesmo vive.

10. Com relação ao crescimento do indivíduo:

A) O seu fenótipo depende exclusivamente do processo de diferenciação celular que ocorre fundamentalmente nos primeiros 2 anos após o nascimento.

B) Somente a avaliação nutricional permite confirmar o diagnóstico do estado nutricional de uma criança ou de um adolescente.

C) O crescimento ponderoestatural é o componente físico do processo de modificações que ocorrem com o ser humano até atingir a idade adulta.

D) O crescimento ponderal na adolescência, isto é, após o início da puberdade, só pode ser avaliado a partir da idade cronológica da criança.

BIBLIOGRAFIA CONSULTADA

- Brasil. Ministério da Saúde. Secretaria de Atenção à Saúde. Departamento de Atenção Básica. Saúde da Criança: Crescimento e Desenvolvimento. Cadernos de Atenção Básica, no 33. Brasília, Ministério da saúde, 2012.
- Garza C, Borghi E, Onyango AW. Onis M. Parental height and child growth from birth to 2 years in the WHO Multicentre Growth Reference Study, Maternal and Child Nutrition. 2013;9(suppl. 2).
- Grummer-Strawn LM, Reinold C, Krebs NF, Centers for Disease Control and Prevention (CDC). Use of World Health Organization and CDC growth charts for children aged 0-59 months in the United States. MMWR 2010;59/RR-9:1-15.
- Leone C. Avaliação do Crescimento. In: Puericultura – Conquista da Saúde da Criança e do Adolescente. Pessoa JHL, ed. São Paulo: Editora Atheneu; 2013.
- Leone C. Human Growth: Parameters and Reflections about Growth References. Journal of Human Growth and Development. 2014;24:7-10.
- Leone C, Bertoli CJ, Schoeps DO. Novas curvas da Organização Mundial da saúde: comparação com valores de crescimento de crianças pré-escolares das cidades de Taubaté e Santo André, São Paulo. Revista Paulista de Pediatria. 2009;27:40-47.
- Leone C, Silva RRF. Indicadores antropométricos e uso de curvas de referência. In: Obesidade no paciente pediátrico da prevenção ao tratamento. Escrivão MAMS, Liberatore Jr, RDR, Silva RRF, Coord. Série Atualizações Pediátricas. São Paulo: Editora Atheneu; 2013.
- Marcondes E, Setian N, Carrazza FR. Desenvolvimento Físico (Crescimento) e Funcional da Criança. In: Pediatria Básica. Tomo I. Marcondes E, Costa Vaz FA, Ramos JLA. Okay Y, eds. 9a ed. São Paulo: Sarvier; 2002.
- Onis M, Onyango A, Borghi E, Siyam A, Blössner M.,Lutter C. Worldwide implementation of the WHO Child Growth Standards. Public Health Nutrition. 2012;15(9):1603-1610.
- Rolland-Cachera MF, Peneau S. Assessment of growth: variations according to references and growth parameters used. Am J Clin Nutr. 2011;94 (suppl):1794S-8S.

Respostas

Questões de verdadeiro ou falso

1. **FALSO**, desde a vida intrauterina o processo de crescimento do indivíduo é consequência da hipertrofia e hiperplasia celular.

2. **FALSO**, as curvas servem para avaliar os parâmetros antropométricos de crianças e adolescentes em crescimento.

3. **VERDADEIRO**, as curvas propostas para a assistência à criança e ao adolescente no Brasil são as curvas editadas pela OMS em 2006 e 2007.

4. **VERDADEIRO**, é somente em condições de ambiente de vida extremamente favoráveis que o crescimento de uma criança ou adolescente decorre exclusivamente em função de suas características genéticas.

5. **FALSO,** as curvas são muito úteis por contribuir na elaboração do diagnóstico nutricional de um indivíduo em crescimento e, principalmente, no acompanhamento de sua evolução ao longo do tempo, após uma intervenção.

6. **FALSO,** o escore z se refere à distância em desvios-padrão que as medidas da criança e/ou o adolescente está em relação à mediana de seu grupo de sexo e idade.

7. **FALSO,** diferentes referenciais resultam em diferentes resultados, seja de percentis ou de escores z, quando utilizados numa mesma criança e/ou grupos de crianças.

8. **VERDADEIRO** pois, por mais representativa que a amostra possa ser, nunca será 100% representativa do universo existente de crianças, cujo crescimento é influenciado por diferentes padrões genéticos herdados de seus ancestrais e por características de vida extremamente diferentes.

Questões de assinalar

9. **D**
10. **C**

Nutrição

- Carlos Augusto Cardim de Oliveira
- Adriana Pasmanik Eisencraft

Introdução

No campo da saúde, o século passado ficou marcado pela queda da desnutrição e pelo controle de inúmeras doenças infecciosas resultando em melhor qualidade de vida e longevidade para a humanidade. Mas também se destacou pela elevação nas taxas de doenças crônicas, muitas delas relacionadas à qualidade da dieta e à limitada atividade física. A alimentação representa mais do que aspectos nutricionais; cumpre também a função de integrar o ser ao meio em que vive, através das sensações e emoções. E é por isso que precisamos dedicar nosso tempo ao estudo da nutrição na infância, cuja abrangência não se limita apenas à faixa etária pediátrica. Trata-se de uma das mais importantes responsabilidades do médico porque afeta a longevidade e a saúde da população. Envolve riscos relativos à criança (desnutrição protéico-energética, comprometimento do crescimento, doenças metabólicas, carenciais e psíquicas, hipo ou hipervitaminoses, sobrepeso e obesidade) ao adulto (doença cardiovascular, hipertensão arterial, diabetes tipo 2, obesidade, alguns tipos de câncer e doenças ósseas) e à economia (altos custos para o diagnóstico e tratamento, com perda de produtividade).

Organizações mundiais, órgãos públicos e associações de classe mostram empenho na elaboração e revisão periódica de guias de orientação (baseados em princípios de evidência científica) voltadas a profissionais e ao público leigo.

No Brasil, sabe-se que

- A alimentação é considerada um direito social.
- A diminuição da fome e da desnutrição veio acompanhada do aumento vertiginoso da obesidade em todas as camadas da população.
- Adotamos recomendações internacionais de aleitamento materno (AM) exclusivo até os seis meses, e continuado até os 2 anos de idade, mas dados de 2008 revelaram mediana de AM exclusivo de apenas 54 dias.
- A prevalência do AM exclusivo em menores de 6 meses é de 41%.
- Entre as idades de 3 e 6 meses, 25% dos bebês já recebem dieta salgada e frutas.
- A deficiência de ferro é, segundo a Organização Mundial da Saúde (OMS), a carência nutricional mais disseminada em todo o mundo. Atinge principalmente crianças e gestantes, mas pode estar presente em todas as idades.
- Neste capítulo, buscamos compartilhar informações atualizadas, dicas para a prática clínica, alertas relevantes, estratégias de intervenção, glossário com novos termos e conceitos, links para obtenção de gráficos e informações complementares relevantes que podem auxiliá-lo durante sua trajetória profissional. Lembre-se! Você pode exercer forte e positiva influência sobre a qualidade de vida e sobre a saúde de seus pacientes!

4.1 Nutrição

Alimentação nas diferentes faixas etárias

Alimentação do lactente (de 0 a 2 anos de idade)

À exceção do leite materno (LM) nos seis primeiros meses de vida, não existe um único alimento que contenha todos os nutrientes necessários para o ser humano, daí a importância de oferta variada e equilibrada. Por essa razão, a Organização Mundial da Saúde (OMS), o Ministério da Saúde do Brasil/Organização Panamericana da Saúde (MS/OPAS) e a Sociedade Brasileira de Pediatria (SBP) recomendam o LM exclusivo até o 6º mês e sua manutenção até os 2 anos, mas acrescido de outras fontes nutricionais.

Aleitamento materno

O AM ocupa posição de evidência em pesquisas e debates. A substituição precoce do LM por alimentação complementar pode trazer impactos indesejáveis, não somente sobre amamentação em si, mas também sobre o estado nutricional e a morbi-mortalidade na infância e na vida adulta.

É preciso compreender as inter-relações e a complexidade dos fatos para escolher estratégias de intervenção eficientes quando se quer promover, educar, proteger e dar suporte à decisão de amamentar de forma exclusiva até os 6 meses de idade. Múltiplos aspectos, de menor ou maior importância, devem ser considerados. No Quadro 4.1, apresentamos alguns casos em que o AM corre riscos.

Para um binômio mamãe & bebê sem agravos, o seio materno já pode ser ofertado logo ao nascimento, por livre demanda, sem rigidez de horário. Inicialmente observa-se a produção de colostro, de alto teor protéico, e por volta do 2º ao 4º dia, de leite propriamente dito. Tranquilizar a mãe e orientá-la quanto ao posicionamento para a mamada, maneira como o bebê deve abocanhar o seio e alternância na oferta das mamas contribui para o sucesso da amamentação.

O LM possui inúmeras vantagens para a criança, protegendo sua saúde física e psíquica:

- Proporciona suporte nutricional completo e formação de microbiota intestinal saudável.
- Reduz os riscos de infecções respiratórias e gastrointestinais.
- Reduz os riscos de alergias, de hipertensão arterial, de obesidade, de diabetes e de hipercolesterolemia.
- Favorece o crescimento.
- Fortalece a musculatura facial.
- Previne problemas de fala e oclusão dentária.

QUADRO 4.1.1.	Situações que colocam em risco o aleitamento materno exclusivo	
Relacionados à mãe	**Relacionados ao bebê**	
• Condições socioeconômicas extremas	• Prematuridade	
• Idade (< 20 ou > 35 anos)	• Doenças orgânicas (síndromes genéticas, fenda palatina)	
• Estado marital indefinido	• Não utilizar alojamento conjunto	
• Estar estudando ou trabalhando (sem direito à licença maternidade)	• Aleitamento misto na alta hospitalar	
• Gestação não planejada	• Impossibilidade de acesso à assistência privada durante a puericultura	
• Desinformação, ansiedade e insegurança		
• Opinião de terceiros	• Uso precoce e contínuo de chupeta e/ou bico de mamadeira	
• Supervalorização de fórmulas artificiais	• Pertencer ao sexo masculino	
• Consultas insuficientes de pré-natal		
• Falta de orientação por parte dos profissionais da saúde durante estadia na maternidade		
• Não utilizar alojamento conjunto		
• Doenças orgânicas (malformação dos mamilos, mastites) ou psíquicas		
• Aleitamento misto na alta hospitalar		

- Reforça os laços afetivos.
- Reduz custos financeiros.

São poucas as suas contraindicações absolutas: uso de alguns medicamentos e drogas de abuso, algumas doenças crônicas, debilitantes ou infectocontagiosas por parte da mãe, bebês com algumas doenças metabólicas raras. Nesses casos a recomendação é utilizar fórmulas infantis e quando não acessíveis, leite de vaca integral (consultar orientações específicas de preparo).

A boa notícia é que a prevalência e a duração do AM tem sido crescente entre todas as faixas sociais no Brasil nas duas últimas décadas, mas ainda é preciso mais. Um profissional determinado e preparado para prestar informação de fácil compreensão e assistência integral, segura, eficaz e solidária, pode sim fazer a diferença nesse sentido.

Alimentos complementares

A introdução de outros alimentos aos 6 meses tem como objetivo suprir as demandas nutricionais a partir dessa idade. É nessa época também que a criança adquire maior maturidade neurológica, conseguindo mastigar, deglutir e digerir de forma eficiente e coordenada.

O MS/OPAS e a SBP estabeleceram 10 passos para a alimentação saudável para crianças menores de 2 anos, apresentados no Quadro 4.1.2.

Cabe ao profissional que acompanha o bebê garantir as orientações preliminares e reavaliar periodicamente a dieta, fazendo os ajustes necessários.

As recomendações nutricionais para crianças menores de 2 anos seguem critérios de gasto energético basal e do despendido para o crescimento. Os guias de orientação (impressos ou digitais) trazem tabelas específicas e exemplos que auxiliam na elaboração de cardápios (Quadros 4.1.3 e 4.1.4 e Figura 4.1.1). É preciso muito cuidado na seleção e manuseio dos alimentos porque, quando inadequados, podem predispor à desnutrição, à obesidade ou a processos infecciosos (doença diarreica aguda ou parasitoses intestinais).

QUADRO 4.1.2	Passos para a alimentação saudável para o lactente
1º	Mantenha o aleitamento materno exclusivo até os 6 meses de idade, por livre demanda, sem rigidez de horário, durante o qual não é necessário oferecer nenhum outro líquido (nem mesmo água) ou sólido.
2º	Introduza alimentos de forma lenta e gradativa e água potável, a partir dos 6 meses, mantendo o leite materno até os 2 anos.
3º	Ofereça outros alimentos complementares (carne, cereais, frutas, legumes e leguminosas, verduras, ovos e tubérculos), após os 6 meses: • 3 vezes ao dia para bebês em aleitamento • 5 vezes ao dia para bebês que foram desmamados Dê preferência para a papa ou pedaços de fruta, ao invés do suco.
4º	A alimentação complementar pode ser oferecida de acordo com a vontade da criança, sem rigidez de horário, mas procurando respeitar intervalos de 2-3 horas entre as refeições. Não insista para que a criança coma se ela não tiver fome. É preciso distinguir o choro ou irritabilidade por fome de outras situações como sede, sono, frio, calor ou fraldas molhadas.
5º	A alimentação complementar deve ser espessa e ofertada com colher. No início é conveniente que tenha consistência pastosa (papa e purê), mas deve evoluir gradativamente até alcançar o padrão habitual da família.
6º	Ofereça diariamente alimentos de todos os grupos nutricionais, coloridos, que devem ser alternados ao longo da semana. Se houver recusa de determinado alimento numa primeira oferta, tente novamente em outras oportunidades.
7º	Estimule o consumo diário de frutas, legumes e verduras. A presença de fibras favorece o hábito intestinal e a formação de microbiota saudáveis.
8º	Evite o uso de açúcar, frituras, café e produtos industrializados (biscoitos recheados, chocolates e achocolatados, sucos, macarrão instantâneo, iogurtes e queijinhos, enlatados, refrigerantes, balas, salgadinhos e demais guloseimas). Não adicione sal ou use-o com moderação.
9º	Garanta qualidade da conservação, armazenamento e higiene ao manipular e preparar os alimentos e utensílios. O uso do hipoclorito de sódio a 2,5 % (20 gotas/L de água) reduz o risco de contaminação da água e dos alimentos consumidos *in natura*, e o uso de bicarbonato de sódio 1% o da contaminação por agrotóxicos.
10º	Incentive (sem forçar) a alimentação e a ingestão hídrica, mesmo que a criança esteja doente ou convalescente, respeitando a aceitação e oferecendo alimentos de acordo com sua preferência (pequenas quantidades mais vezes ao dia).

QUADRO 4.1.3	Orientações a pais e responsáveis

- Escolha alimentos apropriados para a idade; ofereça verduras, legumes e frutas em todas as grandes refeições, proporcionando novas opções; utilize diferentes apresentações e texturas (cru, cozido, grelhado ou assado, porém evite frituras); busque alimentos ricos em fibras, ferro, cálcio, zinco e vitaminas A e D e evite a monotonia.
- Prepare alimentos coloridos e comidas atrativas (Figura 4.1).
- Não abuse dos "alimentos favoritos", não substitua a refeição por lanches, evite oferecer líquidos durante a refeição, reduza oferta de leite e de sucos se forem muito frequentes.
- Não exagere ao colocar comida no prato e habitue-se a perguntar se a criança quer mais. Não a force a comer, caso esteja satisfeita. O que vale é a qualidade e não a quantidade.
- Alimentos doces, muito calóricos e refrigerantes não são proibidos, mas devem ter quantidades e horários limitados ao máximo.
- Deixe a criança experimentar comer sozinha, com as mãos, usando colher e copo, ainda que faça um pouco de bagunça ou sujeira.
- Defina um tempo para duração das refeições, após o qual o prato deve ser retirado.
- Influencie o hábito alimentar da criança, oferecendo a refeição simultaneamente à refeição do resto da família.
- Seja paciente frente à recusa ou mau comportamento; não perca a cabeça.
- Lembre-se que, por vezes, um alimento precisa ser provado repetidas vezes (8-10 vezes) até que seja apreciado.
- Respeite períodos ou fases de pouco apetite. Quem nunca teve um dia desses?
- Evite truques para enganar, subornar ou distrair a criança durante as refeições (mágicas, brincadeiras, *tablet* ou *smartphone*, TV, livros).
- Caso a criança já frequente ambiente escolar consulte o cardápio ofertado.
- Esteja atento aos riscos de engasgo (alimentos em pedaços grandes ou muito duros).

Diante da impossibilidade do AM, a fórmula infantil para lactentes deverá ser oferecida no primeiro semestre e a fórmula infantil de seguimento para lactentes a partir do segundo semestre. Ela pode ser ofertada por colher ou mamadeira e esta última deve ser substituída tão logo a criança consiga controlar um copinho adaptado.

A introdução de alimentos não lácteos deve seguir o mesmo padrão preconizado para bebês que estão em aleitamento materno exclusivo, ou seja, após os 6 meses de idade O leite de vaca (*in natura*, integral, em pó ou fluido e de preferência fortificado com ferro) não deve ser indicado para crianças menores de 1 ano.

QUADRO 4.1.4	Sugestão de cardápio padrão	
Padrão de cardápio para lactentes de 0-2 anos de idade		
Refeição	Opções	Exemplo de dieta
Pela manhã	• LM, fórmulas infantis ou leite de vaca fortificado para maiores de 1 ano	• Leite materno
Lanche da manhã	• Frutas da estação	• Mamão (ou parte dele)
Almoço seguido de fruta como sobremesa	• Cereal ou tubérculos • Leguminosas • Proteína animal • Hortaliças • Frutas	• Arroz integral • Feijão • Fígado de boi • Espinafre • Banana
Lanche da tarde	• LM, leite com cereal	• Leite materno
Jantar seguido de fruta como sobremesa	• Cereal ou tubérculos • Proteína animal • Legume • Frutas	• Mandioca • Carne moída • Abobrinha • Laranja
Lanche da noite	LM, leite com biscoito	• Leite materno

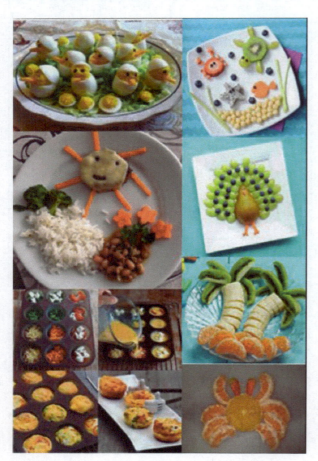

FIGURA 4.1.1 – Sugestões de apresentação atrativa dos alimentos. Fonte: Departamento de Nutrologia da Sociedade Brasileira de Pediatria.

Alimentação do pré-escolar (de 2 a 6 anos de idade)

Esse período, chamado de fase de transição para a independência, é caracterizado pela sedimentação dos hábitos alimentares, onde com a desaceleração do crescimento, as necessidades nutricionais são menores e se acompanham da redução fisiológica de ingesta, percebida pelos responsáveis como "inapetência ou capricho". Costuma gerar estresse entre as partes e se não encarada de maneira temporária pode resultar em graves distúrbios alimentares (neofobia e *picky/fussy eating* – hábito de rejeitar alimentos familiares e não familiares e não apenas os novos).

Esse período é fortemente influenciado pelo comportamento familiar e algumas boas sugestões, descritas anteriormente no Quadro 4.3, podem contribuir na tarefa de educar.

Alimentação do escolar (de 7 a 10 anos de idade)

As recomendações para essa faixa etária não diferem muito das recomendações para o pré-escolar, mas alguns aspectos precisam ser ressaltados:

- Nessa fase, o ritmo de crescimento é constante e a atividade física é bastante intensa, com maior demanda energética.
- É preciso readequar os horários das refeições às atividades escolares.
- O excesso de atividades pode levar à fadiga e inapetência ou a pular refeições.
- A criança adquire elevada capacidade cognitiva e autonomia para escolha e acesso aos alimentos e a veículos da mídia; os amigos e a escola podem exercer forte influência sobre seus hábitos alimentares. É evidente o papel dos formadores de opinião no estímulo à alimentação saudável, à prática de esportes e no combate ao sedentarismo.
- Além do risco para obesidade o médico também deve estar atento para transtornos alimentares como bulimia e anorexia.

Alimentação do adolescente (de 10 a 20 anos de idade)

É na adolescência que ocorre nítida transformação física e puberal e que demanda maior aporte proteico-energético, de vitaminas, cálcio, ferro e zinco. A frequência no consumo de lanches, ricos em gorduras saturadas, aumenta os riscos de problemas cardiovasculares e pode favorecer o desenvolvimento de resistência insulínica. A baixa ingestão de leite reduz a oferta de micronutrientes fundamentais.

Essa é também uma fase de significativas alterações psíquicas e comportamentais, dada pela adoção de poucas horas de sono, de dietas radicais, ingestão de energéticos e álcool, uso de contraceptivos, anabolizantes e moderadores de apetite, além do tabagismo. Por tudo isso o adolescente se torna extremamente vulnerável. A vigilância da família é praticamente inexistente e fatores socioeconômicos e culturais são altamente influentes.

Cabe ao médico, de forma flexível, desaconselhar os modelos de *Fast-food*, *junk food* e o consumo de guloseimas, assim como incentivar os cardápios variados e equilibrados em quantidade e qualidade. O profissional também precisa estar atento aos riscos comportamentais como bulimia, anorexia, ortorexia e vigorexia.

A pirâmide alimentar (Figura 4.1.2) se mostra uma forma prática e visual de aconselhamento para todas as faixas etárias, e o Quadro 4.1.5 traz boas sugestões para elaborar um cardápio.

Número de porções ao dia recomendada de acordo com a faixa etária, segundo grupos da pirâmide alimentar

Níveis da pirâmide	Grupo alimentar	Idade			
		6-11 meses	1-3 anos	Pré-escolares	Adolescentes
1	Cereais, pães, tubérculos e raízes	3	5	5	5 a 9
2	Verduras e legumes + frutas	3 + 3	3 + 4	3 + 3	4 + 5
3	Leites, queijos e iogurtes + carnes e ovos + feijões	3 + 2 + 1	3 + 2 + 1	3 + 2 + 1	3 + 2 + 1
4	Óleos e gorduras + açúcar e doces	2 + 0	2 + 1	1 + 1	1 + 2

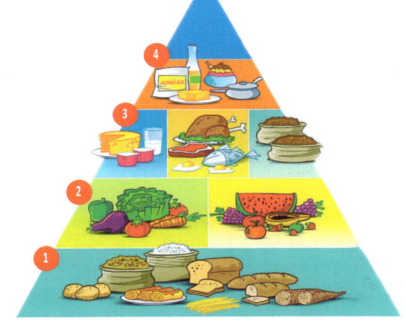

QUANTIDADE DE ALIMENTOS QUE REPRESENTA 1 PORÇÃO

Pães, cereais, tubérculos, raízes
- 1 ½ colher de sopa de aipim cozido ou macaxeira ou mandioca ou 2 colheres de arroz branco cozido ou aveia
- 1 unidade de batata cozida
- ½ unidade de pão francês
- 3 unidades de biscoito de leite ou *cream-craker*
- 4 unidades de biscoito maria ou maizena

Frutas
- ½ unidade de banana nanina ou caqui ou fruta do conde
- 1 unidade de caju ou carambola ou kiwi ou laranja ou pêra ou laranja lima ou nectarina ou pêssego
- 2 unidades de ameixa preta/vermelha ou limão
- 4 gomos de laranja bahia ou seleta
- 9 unidades de morango

Verduras, legumes, hortaliças
- 1 colher de sopa de beterraba crua ralada ou cenoura crua ou chuchu cozido ou ervilha fresca ou couve manteiga cozida
- 2 colheres de sopa de abobrinha ou brócolis cozido

- 2 fatias de beterraba cozida
- 4 fatias de cenoura cozida
- 1 unidade de ervilha torta ou vagem
- 8 folhas de alface

Leguminosas
- 1 colher de sopa de feijão cozido ou ervilha seca cozida ou grão de bico cozido
- ½ colher de sopa de feijão branco cozido ou lentilha cozida ou soja cozida

Carne bovina, franco, peixes, ovos
- ½ unidade de bife bovino grelhado ou filé de frango grelhado ou omelete simples ou ovo frito ou sobrecoxa de frango cozida ou hambúrguer
- 1 unidade de espetinho de frango ou ovo cozido ou moela de frango
- 2 unidades de coração de frango
- 1 filé de merluza ou pescada cozida
- ½ unidade de peito de frango assado ou sobrecoxa ou coxa
- ½ fatia de carne bovina cozida ou assada
- 2 colheres de sopa de carne bovina moída refogada

Leites, queijos e iogurtes
- 1 xícara de chá de leite fluído
- 1 pote de bebida láctea ou iogurte de frutas ou iogurte de polpa de frutas
- 2 potes de leite fermentado ou queijo tipo *petit suisse*
- 2 colheres de sopa de leite em pó integral
- 2 fatais de muçarela
- 2 fatias de queijo minas ou pasteurizado ou prato
- 3 colheres de sopa de queijo parmesão

Óleos e gorduras
- 1 colher de sobremesa de azeite de oliva ou óleo de soja ou milho ou girassol
- 1 colher de sobremesa de manteiga ou margarina

Açúcares
- colher de sopa de açúcar refinado
- 1 colher de sopa de doce de leite cremoso ou açúcar mascavo grosso
- 2 colheres de sobremesa de geleia
- 3 colheres de chá de açúcar cristal

FIGURA 4.1.2. Pirâmide alimentar para orientação nutricional. Fonte: Departamento de Nutrologia da Sociedade Brasileira de Pediatria.

SEÇÃO 1 ▪ PEDIATRIA PREVENTIVA E PROMOÇÃO DA SAÚDE

QUADRO 4.1.5	Grupos alimentares, recomendações e opções de oferta	
Grupos alimentares	**Recomendações**	**Exemplos**
Legumes e tubérculos	• Verde-escuros • Vermelhos e laranjas • Ricos em amido	• Abóbora, abobrinha, beterraba, cenoura, chuchu, cará, mandioca, inhame, couve-flor, brócolis, batata, nabo
Hortaliças	• Verde-escuros	• Couve, escarola, espinafre, acelga, repolho, alface, almeirão, agrião, rúcula, folha de beterraba...
Frutas da época	• Preferivelmente cruas e com casca	• Laranja, banana, maçã, pera, manga, abacate, açaí, goiaba, melancia, melão, abacaxi...
Cereais	• Preferivelmente integrais	• Aveia, quinua, arroz, milho, cevada, trigo
Laticínios	• Com baixa concentração de gordura ou livre desta	• Leite, iogurte, queijo de preferência branco, ricota, *cottage*
Variedade de proteínas	• Vegetal • Animal • Ricas em ômega 3	• Carne magra bovina, suína, de frango e de peixe (e frutos do mar), vísceras, ovos, leguminosas como soja, feijão, ervilha, lentilha, grão-de-bico, castanhas
Fontes de gordura	• Vegetal • Animal • Evitar gorduras trans	• Óleo ou margarina de canola, milho, girassol, soja, manteiga
Limitações de consumo	• Gorduras saturadas (< 10% das calorias provenientes das gorduras) • Adição de açucares (< 10% das calorias provenientes do acréscimo de açucares) • Sódio (< do que 2.300 mg por dia)	
Atividades físicas adequadas para as faixas etárias	• Prática regular e contínua	

Recomendações nutricionais gerais

O Quadro 4.1.6 apresenta um resumo com as principais recomendações nutricionais conforme a faixa etária da criança.

Baixo ganho ponderoestatural

Um adequado cuidado do desenvolvimento infantil deve ser periódico (puericultura) e compreender, entre outros, a aferição do peso, estatura e perímetro cefálico, que seguem critérios estandardizados para que sejam

QUADRO 4.1.6	Recomendações nutricionais de acordo com a faixa etária
Idade	**Alimentação**
Recém nascido até 6 meses de vida	• Incentive o leite materno exclusivo. Na impossibilidade, oferte fórmula infantil para lactentes primeiro semestre
A partir do sexto mês	• Incentive o aleitamento materno. Na impossibilidade ofereça fórmula infantil de lactentes segundo semestre • Introduza frutas *in natura*, evitando a forma de sucos • Inicie a primeira papa principal aos 6 meses e a segunda aos 7 meses • Oriente a transição para a alimentação da família aos 8-9 meses • Evite oferta de mel antes dos 12 meses
Lactentes (1 a 2 anos de idade)	• Siga recomendando o aleitamento materno. Na impossibilidade, sugira 600mL de leite de vaca integral fortificado (vit A e ferro) ou derivados. • Garanta oferta de água potável • A partir dos 12 meses acrescente 2 lanches à alimentação principal
Pré-escolar (2 a 6 anos de idade)	• A preocupação deve ser centrada mais na qualidade do que na quantidade de alimentos • Aconselhe alimentos ricos em ferro, cálcio, zinco, vitamina A e D • Oriente vigilância máxima para os alimentos ricos em açucares, gorduras e sal • Estimule os hábitos alimentares (de horário, de ambiente, de dar autonomia para a criança escolher e comer sozinha) e atividades físicas • Esteja atento para os riscos de engasgo
Escolar (7 a 10 anos de idade)	Mantenha vigilância na qualidade e quantidade dos alimentos e combata o sedentarismo para garantir crescimento e desenvolvimento saudáveis Recomende a leitura e interpretação de rótulos dos alimentos Sugira 6 refeições por dia (desjejum, lanche, almoço, lanche, jantar e lanche) e desaconselhe substituição de refeições por lanches
Adolescência (10 a 20 anos de idade)	Mantenha vigilância sobre a qualidade dos alimentos, mas esteja atento às mudanças comportamentais que podem influenciar a alimentação (sono, dietas radicais, energéticos, álcool, contraceptivos, anabolizantes, moderadores de apetite, tabaco) Seja flexível mas influente Desaconselhe fortemente o *Fast-food, junk food*

confiáveis. Os valores obtidos devem ser lançados em gráficos padronizados para idade e sexo (também existem diagramas específicos para pré-termos, portadores de Síndrome de Down e paralisia cerebral) o que permite identificar precocemente potenciais desvios da normalidade (ver mais informações no Capítulo 3 – Crescimento Ponderoestatural). Atualmente há aplicativos para computadores, *smartphones* e *tablets* que auxiliam o profissional nessa tarefa.

Quadro clínico e diagnóstico

O baixo ganho ponderoestatural, ou falha do crescimento, pode ser definido como peso/estatura consistentemente abaixo do percentil 5 para idade e sexo, queda consecutiva de 2 percentís em um curto período de tempo ou peso para estatura abaixo do percentil 10 do esperado (embora oscilações entre os percentis possam estar presentes nos 2 ou 3 primeiros anos de vida). Outros parâmetros como peso para estatura, índice de massa corporal e composição corpórea também podem ser utilizados, mas geralmente por profissionais especializados.

Uma vez detectada, a falha do crescimento precisa ser prontamente investigada. O primeiro passo, e muitas vezes suficiente, passa por:

- História clínica detalhada.
- Antecedentes pessoais.
- Sinais e sintomas associados (choro inconsolável, irritabilidade, letargia, sonolência, constipação, atraso pubertário, alteração do desenvolvimento neurológico, comprometimento da interação social).
- Aspectos clínicos e psíquicos dos familiares.
- Situação social.
- Exame físico completo.

Isso porque aproximadamente 80% das causas de baixo ganho de peso e estatura têm origem ambiental. No entanto é preciso estar atento para indicar exames complementares (hemograma, perfil de ferro, culturas, dosagens hormonais, provas de função, cariótipo, exames de imagem entre outros) se as causas não forem evidentes. O Quadro 4.1.7 relaciona as principais causas orgânicas e ambientais associadas à falha do crescimento.

Tratamento

O tratamento deve ser específico para a hipótese formulada. Quando as causas forem ambientais, por vezes bastará tranquilizar os responsáveis ou orientar a amamentação/dieta adequada. Comparações da quantidade de ingesta, peso e estatura com outros irmãos ou coleguinhas deve ser desestimulada. Se for preciso uma observação mais cuidadosa do comportamento/aceitação alimentar, esta poderá ser feita no(s) local(ais) frequentado(s) pela criança (domicílio, creche, escola) ou mediante hospitalização.

Estudos realizados em paises em desenvolvimento sugerem que a educação nutricional (teórica e prática)

QUADRO 4.1.7 Possíveis causas orgânicas e ambientais que podem interferir no ganho ponderoestatural	
Causas orgânicas	**Causas ambientais**

Condições relativas à gestação
 • Mãe
   – *Diabetes mellitus*
   – Hipertensão arterial
   – Insuficiência placentária
   – Má nutrição
   – Pré-eclâmpsia
   – Tabagismo e drogadição
   – Causa idiopática
 • Bebê
   – Infecções congênitas
   – Doenças sindrômicas
	Relacionadas ao aleitamento materno
	 • Oferta insuficiente por
	   – Ansiedade
	   – Depressão
	 • Exaustão
	   – Má alimentação
	   – Negligência
	   – *Stress*

Síndromes genéticas do bebê • Russel-Silver • De Lange • Seckel • Noonan • Prader-Willi • Turner • Laurence-Moon-Biedl • Dismórficas/acondroplasias • Cardiopatias congênitas • Metabólicas (MPS, ML)	Relacionadas à falta de ou inadequada oferta • Pobreza • Baixo valor nutricional • Persistência de dieta líquida • Baixa ou elevada frequência (promovendo inapetência) • Falta de compreensão da técnica de preparo e da oferta • Introdução tardia de alimentos complementares • Anorexias (nervosa, associada a medicamentos)

Doenças congênitas ou adquiridas (agudas ou crônicas) – criança
 • Disfunções hormonais
   – Hipotireoidismo
   – Pseudo-hipoparatireoidismo
   – Resistência ou deficiência de GH
   – Síndrome de Cushing
   – Puberdade precoce não tratada
   – Hiperplasia adrenal congênita, *diabetes mellitus* tipo I, *diabetes insipidus* mal controladas
 • Doenças inflamatórias crônicas
   – AIJ
   – LES
 • Doença celíaca, Crohn, RCU, outras enteropatias mal absortivas
   – Insuficiência renal (síndromes nefríticas e/ou nefróticas)
 • Cardiopulmonares
   – Cardiopatias congênitas com *shunt*
   – ICC
   – Fibrose cística
 • Neuropatias
 • Doenças hematológicas (falciforme, talassemia)
	Relacionadas ao cuidador
	 • Ansiedade
	 • *Stress*
	 • Privação afetiva
	 • Negligência
	 • Hábitos de higiene

Aumento dos requerimentos energéticos • Neoplasias • Hipertireoidismo	

Continua

Continuação

QUADRO 4.1.7	Possíveis causas orgânicas e ambientais que podem interferir no ganho ponderoestatural	
Causas orgânicas	**Causas ambientais**	
Doenças infecciosas e parasitárias • TB • SIDA • Calazar • Esquistossomose • Parasitoses (Giardíase, ancilostomíase)		
Outros • História familiar de baixa estatura • Atraso constitucional do crescimento e da puberdade • Baixa estatura idiopática • Efeitos colaterais de medicamentos (corticosteroides, estrogênio, metilfenidato, outros) • Distúrbios de comportamento		

MPS: mucopolissacaridoses; ML: mucolipidoses; GH: hormônio do crescimento; AIJ: artrite idiopática juvenil; LES: lúpus eritematoso sistêmico; RCU: retocolite ulcerativa; ICC: insuficiência cardíaca congestiva; TB: tuberculose; SIDA: síndrome da imunodeficiência adquirida.

levada aos domicílios por agentes de ação comunitária, líderes comunitários ou educadores, promove bons resultados sobre o estado nutricional das crianças; no entanto, se as medidas adotadas não forem suficientes pode-se oferecer complementação calórica/nutricional, estimada pela fórmula:

Necessidades calóricas (cal/kg/dia) = necessidades calóricas para o peso de determinada idade (cal/kg/dia) × peso ideal para a estatura (kg)/peso real (kg).

Um nutricionista pode auxiliar a identificar a melhor forma de suplementação, que deve ser oferecida sempre após a dieta regular, como complementação.

Nutrição enteral, intervenções psicológicas ou uso de estimulantes de apetite são raramente empregados.

Frente a dúvidas diagnósticas, evolução desfavorável ou prováveis causas orgânicas, o paciente deverá ser encaminhado sem demora, para avaliação especializada (pediatra, endocrinopediatra, geneticista, nutrólogo, nutricionista).

Desnutrição

As marcas da desnutrição vêm sendo apagadas ao longo das últimas décadas, mas estima-se que 54% dos óbitos na infância ainda estejam ligadas a ela. Crianças e mulheres de todo o mundo ainda são afetadas, particularmente na África e no Sul da Ásia, porém o Brasil viu limitar drasticamente a prevalência desta na infância.

Investindo em Política Nacional de Alimentação e Nutrição e Chamadas Nutricionais (estratégias de vigilância da desnutrição infantil ligadas a campanhas vacinais), nosso país conseguiu reduzir o déficit de altura entre jovens (importante indicador de desnutrição) de 28% e 6,75% (entre 1974-2008). Também a pobreza e a extrema pobreza sofreu forte impacto entre 2002-2012 com quedas respectivas de 24% para 8,5% e de 8,8% para 3,5%. Essa transformação se deu de maneira mais relevante nas classes econômicas com baixo poder aquisitivo e nas regiões com menor índice de desenvolvimento econômico e social (principalmente na zona rural do nordeste e no norte).

É preciso clareza para este fato: fome, desnutrição e pobreza não são equivalentes, embora possam estar fortemente associadas. No Brasil, a desnutrição e a fome não se devem à escassez de produção de alimentos e sim à restrição ao acesso.

Dentre as causas relevantes de desnutrição na infância, destacam-se:

• Necessidades básicas (alimentação, saneamento, saúde, educação, moradia, meio ambiente) não supridas.

• Restrição dietética infantil e materna (proteico-calórica, vitaminas, sais minerais) por carência ou escolha inapropriada.

• Desmame precoce.

• Higiene precária na preparação dos alimentos.

• Infecções repetidas e/ou graves.

• Condição socioeconômica.

• Outros: aspectos políticos, culturais, religiosos, econômicos e sociais, recursos tecnológicos, superpovoamento.

A má nutrição em gestantes predispõe ao retardo de crescimento intrauterino, à prematuridade e a maiores riscos para os bebês. Em lactentes e crianças jovens, com elevada demanda nutricional, promove prejuízo do crescimento esquelético com consequências para o desenvolvimento físico e também intelectual. Durante os esforços de recuperação nutricional, o ganho de peso excessivo nos primeiros anos de vida traz riscos aumentados para síndrome metabólica, obesidade, hipertensão, resistência periférica à insulina e doenças cardiovasculares, repercutindo de forma cumulativa sobre o desenvolvimento social e econômico do país.

Do ponto de vista terapêutico, estudos nacionais e internacionais revelam como melhor estratégia investir em programas de educação, saneamento básico e saúde, restringindo a transferência direta de recursos (bolsa-escola; bolsa-família, doação de alimentos) apenas para regiões de documentada carência. Também há estudos experimentais que sugerem que a alimentação saudável, rica em fibras, no período precoce da vida, seja capaz de modelar a microbiota intestinal e influenciar o desenvolvimento ponderal, minimizando os riscos de desnutrição e obesidade.

Na atualidade, os desafios se referem à transição nutricional, que além de prevenir as deficiências combatam o excesso de peso.

Para isso, algumas estratégias públicas podem ser sugeridas (Quadro 4.1.8):

QUADRO 4.1.8	Estratégias públicas de saúde para prevenir a desnutrição
• Priorizar a atenção ao pré-natal e à puericultura com ênfase no aleitamento materno, no crescimento e no desenvolvimento infantil
• Desenhar diferentes estratégias de suporte, de acordo com reais demandas regionais
• Escolher uma agenda única de nutrição com foco não somente na oferta, mas também na promoção da alimentação saudável
• Criar medidas de proteção regulatória contra práticas abusivas de *marketing* e publicidade, dirigidas principalmente às crianças
• Adotar medidas de incentivo e de apoio para a produção, rotulagem, comercialização, distribuição, abastecimento e acesso a alimentos mais nutritivos

Insistir nessas propostas contribui para o adequado desenvolvimento físico (ganhos em peso e estatura) e mental na infância evitando sequelas funcionais por toda a vida, que impactariam no progresso econômico da nação. Por essa razão, o estado nutricional das crianças deve ser considerado um indicador primário de desenvolvimento socioeconômico.

Deficiências e excessos de vitaminas

O que são vitaminas?

Vitaminas são compostos orgânicos de famílias químicas diversas, necessários para o metabolismo em pequenas quantidades que o corpo depende totalmente que sejam ingeridas com a alimentação.

As vitaminas podem ser classificadas em hidrossolúveis e lipossolúveis.

Vitaminas são armazenadas em pequenas quantidades no organismo. As lipossolúveis, como por exemplo as vitaminas A e D são armazenadas no fígado em maiores quantidades. As reservas para as hidrossolúveis são pequenas e sinais de deficiência de vitamina C e B12, por exemplo, podem ser percebidos após períodos relativamente curtos de deficiência.

■ Vitaminas e aleitamento materno

Desde que a mãe não apresente deficiências vitamínicas, o leite que ela produz normalmente contém quantidades suficientes para as necessidades de seu filho. A exceção é a vitamina D. A criança precisa estar exposta ao sol para sintetizar vitamina D, ou então recebê-la como suplemento alimentar. O colostro é particularmente rico nas vitaminas lipossolúveis A, E e K.

Micronutrientes

Micronutrientes são assim chamados em virtude da pequena quantidade que são necessários para o desempenho de suas funções fisiológicas.

Vitaminas são micronutrientes que não são sintetizados pelo organismo e que são necessárias para o funcionamento adequado do metabolismo de proteínas, carboidratos e lipídeos, além de terem papel também na estrutura corpórea.

A importância fisiológica destas substâncias e as pequenas quantidades em que são necessárias, acabou levando à suposição que doses altas poderiam ter efeitos ainda maiores. No entanto, sabe-se que estes conceitos não estão corretos, uma vez que o emprego de doses elevadas pode causar efeitos indesejáveis ao corpo.

De acordo com a Organização Mundial de Saúde, a necessidade de um micronutriente é definida como sendo a quantidade adequada para evitar o risco de deficiência ou excesso, o que inclui um espectro amplo de ações biológicas.

Para alguns micronutrientes ainda não há evidências consistentes sobre possíveis danos causados por quantidades insuficientes ou excessivas, especialmente levando-se em conta a possibilidade de quadros assintomáticos, ou a possibilidade de que os prejuízos à saúde aconteçam em decorrência de interações metabólicas complexas.

Segundo Guyton e Hall, vitaminas são compostos orgânicos de famílias químicas diversas, necessários para o metabolismo em pequenas quantidades, que não podem ser sintetisados pelas células do corpo. Uma vez que não podem ser sintetisadas, elas precisam ser ingeridas com a alimentação..

O colostro é particularmente rico nas vitaminas lipossolúveis A, E e K. O Quadro 4.1.9 apresenta algumas informações sobre as principais vitaminas.

É importante lembrar que a vitamina C favorece a absorção intestinal de ferro, e o aproveitamento alimentar das vitaminas lipossolúveis (A, D, E, K) pode estar prejudicado nos casos de alteração da absorção intestinal de gorduras.

A Sociedade Brasileira de Pediatria (SBP), em publicação de 2016, traz recomendações para prevenção da hipovitaminose D em crianças e adolescentes, apresentadas na Figura 4.1.3.

60   SEÇÃO 1 ▪ PEDIATRIA PREVENTIVA E PROMOÇÃO DA SAÚDE

QUADRO 4.1.9	Resumo das principais informações sobre vitaminas[1-10]			
Vitaminas hidrossolúveis	**Função**	**Fontes**	**Deficiência**	**Excesso**
B1 Tiamina, aneurina	Tiamino pirofosfato. Catalisa a conversão de piruvato para acetilcoenzima A; participa do metabolismo de aminoácidos e hidratos de carbono; tem papel na iniciação e propagação impulso nervoso.	Germe de trigo, grãos integrais, feijões secos, aveia, arroz integral, carne de porco, fígado. Pode ser destruída em altas temperaturas, no polimento e na moagem.	Beriberi, sêca (neuropatia periférica); úmida (insuficiência cardíaca); encefalopatia de Wernicke (nistagmo, oftalmoplegia, ataxia).	Não há evidências de efeitos adversos para doses elevadas, o que não significa que não se deva ter cautela com o emprego de doses altas.
B2 Riboflavina	Flavina adenina dinucleotídeo. Componente de coenzimas envolvidas em reações metabólicas, entre as quais as produtoras de energia.	Produtos lácteos, carne, ovos, fígado, peixes do mar, vegetais verdes, pão e cereais enriquecidos.	Sinais e sintomas não específicos como edema de membranas mucosas, estomatite angular, glossite, dermatite seborreica.	Não há evidências de efeitos adversos para doses elevadas, o que não significa que não se deva ter cautela com o emprego de doses altas.
B3 Niacina, ácido nicotínico, nicotinamida	Nicotinamida adenina dinucleotídeo. Nutriente essencial no metabolismo de proteínas, gorduras e hidrato de carbono.	Amendoim, ervilha, fígado, aves, peixe, carne magra, cascas de sementes.	Pelagra (dermatite, diarreia, demência).	O consumo natural na forma de alimentos não está associado a efeitos adversos. O uso excessivo em suplementos pode causar rubor e desconforto gastrintestinal.
B6 Grupo de seis substâncias: piridoxina, piridoxal, piridoxamina, 5'P (PLP, PNP, PMP)	Cofator da transaminase	Banana, grão de bico, cereais fortificados, leveduras, batata, arroz integral, salmão, frango, atum, fígado.	Anemia, fraqueza, insônia, dificuldade na marcha, dermatite seborreica nasolabial, queilose, estomatite.	Não há evidências de efeitos adversos para doses elevadas, o que não significa que não se deva ter cautela com o emprego de doses altas. Foi descrita neuropatia periférica com doses elevadas.
B12 Cobalamina	Transferência do C1. Participa do processo de mielinização.	Ameijoas. Salmão, fígado, gema de ovo, carne, lentilha, espinafre, cereais fortificados.	Anemia megaloblástica (anemia perniciosa); degeneração subaguda combinada: anemia, distúrbios gastrintestinais e neurológicos (cérebro, medula e nervos periféricos).	Não há evidências de efeitos adversos para doses elevadas, o que não significa que não se deva ter cautela com o emprego de doses altas.
Folato	Transferência do C1	Fígado, espinafre, abacate, lentilha, cereais fortificados, arroz enriquecido.	Anemia megaloblástica. Recomendação de suplementação para mulheres em período periconcepcional para a prevenção de defeitos de tubo neural no feto.	Pode mascarar sinais de deficiência de vitamina B12. Não há evidências de efeitos adversos para doses elevadas, o que não significa que não se deva ter cautela com o emprego de doses altas.
Biotina	Cofator de várias carboxilases, todas participantes do metabolismo de lipídeos.	Fígado, gema de avo, produtos a base de soja, leveduras.	Sintomas não específicos incluindo: alteração de estado mental, mialgia, disestesia, anorexia, dermatite escamosa.	Não há evidências de efeitos adversos para doses elevadas, o que não significa que não se deva ter cautela com o emprego de doses altas.
Pantotenato Ácido pantotênico (vitamina B5)	Coenzima A	Cereais fortificados, cogumelos shitake, semente de girassol, salmão, carne, frango.	Deficiência rara porque está presente em muitos alimentos. Sintomas não específicos incluindo: parestesias, disestesias ("pés em chamas"), anemia, sintomas gastrintestinais.	Não há evidências de efeitos adversos para doses elevadas, o que não significa que não se deva ter cautela com o emprego de doses altas.

Continua

Continuação

QUADRO 4.1.9	Resumo das principais informações sobre vitaminas[1-10]			
Vitaminas hidrossolúveis	*Função*	*Fontes*	*Deficiência*	*Excesso*
C **Ascorbato**	Ação antioxidante; age na síntese de colágeno; transporte de ácidos graxos; síntese de neurotransmissores; metabolismo da prostaglandina e prostaciclina.	Frutas cítricas, pimenta, mamão, brócolis, tomate, couve-de-bruxelas, páprica, repolho.	Escorbuto: fraqueza, petéquias, equimoses, sangramento gengival, depressão, pele seca, dificuldade de cicatrização.	Absorção excessiva de Fe; calculose renal; distúrbios gastrintestinais.
A **Retinol, retinal, ácido retinóico**	O retinal é grupo prostético tanto para a proteína rodopsina, presente nos bastonetes, que permite a detecção de luz de muito baixa intensidade, quanto para a proteína iodopsina, dos cones, que permite a diferenciação de cores. Papel importante para: reprodução; diferenciação celular; sistema imunológico. No desenvolvimento neonatal, é necessária para: desenvolvimento do embrião, hematopoese, resposta imune, crescimento e diferenciação celular.	Óleo de fígado de bacalhau, laticínios, cenoura, batata doce, espinafre, abóbora, alface, vegetais de folhas escuras, manga, mamão, manteiga, gema de ovo.	Nictalopia (cegueira noturna); fotofobia; xeroftalmia; Manchas de bitot; conjuntivite; ceratomalácia podendo levar a cegueira. Formação defeituosa da epífise óssea. Atraso no crescimento. Queratinização de membranas mucosas e pele. Esmalte dentário defeituoso. Anemia. Menor resistência a infecções. Alterações do epitélio intestinal facilitando a invasão por patógenos, com eventual diarreia. Distúrbios reprodutivos; anormalidades fetais.	Potencia ação do paratormônio; fragilidade óssea; dores em ossos longos. Anorexia; atraso no crescimento. Ressecamento da pele; alopécia. Carotenemia. Hepatoesplenomegalia. Aumento da produção de líquido céfalo raquidiano: pseudo tumor cerebral. Anormalidades fetais.
D **Colecalciferol, ergocalciferol**	Conceitualmente um pró-hormônio importante na homeostasia do cálcio e metabolismo ósseo: aumenta absorção intestinal de Ca^{++} e P; aumenta reabsorção tubular de Ca^{++}; atividade osteoblástica, mineralização da matriz óssea). Encontrada nas formas de ergocalciferol (vitamina D2) e colecalciferol (vitamina D3).	Poucos alimentos contêm vitamina D à exceção de fígado de alguns peixes (p.ex. bacalhau). Pode ser encontrada também no leite, gema de ovo, fígado, cogumelos maitake, cereais fortificados. A síntese na pele, pela ação fotoquímica dos raios ultravioleta B nos queratinócitos e fibroblastos, é a principal fonte natural. A duração da exposição cutânea ao sol para a síntese de quantidades necessárias é de difícil previsão, seja por necessidades metabólicas individuais diversas, cor da pele, aspectos culturais, condições regionais de latitude, clima, estação do ano e horário.	Deficiências menos graves e duradouras: ausência de sintomas, atraso do crescimento, retardo de desenvolvimento, irritabilidade, dores ósseas. Casos mais graves: hipocalcemia, hipofosfatemia, elevação do PTH, raquitismo em crianças e osteomalácia em adolescentes e adultos.	O quadro clínico da intoxicação aguda incluem confusão, poliúria, polidipsia, vômitos, anorexia, fraqueza muscular, manifestações associadas à hipercalcemia. O uso excessivo crônico pode causar desmineralização óssea, dor e nefrocalcinose.
E **Tocoferóis**	Antioxidante	Semente de girassol, amêndoas, cereais fortificados, óleo de girassol, espinafre, nabo, couve galega.	Neuropatia sensorial e motora, ataxia, degeneração retiniana, anemia hemolítica.	O consumo natural na forma de alimentos não está associado a efeitos adversos. O uso excessivo na forma de suplementos pode estar associado a fenômenos hemorrágicos.
K **Filoquinona Menaquinona, menadiona**	Ativação dos hepatócitos para fatores de coagulação (VII, IX, X, e protrombina); os anticoagulantes fisiológicos, proteína C e S também são ativados por ela. É também cofator na mineralização óssea.	Vegetais verdes, mostarda, espinafre, brócolis, couve-de-bruxelas, aspargo, alface, ameixas secas. A microflora intestinal sintetiza vitamina K2.	Hemorragias	Não há evidências de efeitos adversos para doses elevadas, o que não significa que não se deva ter cautela com o emprego de doses altas.

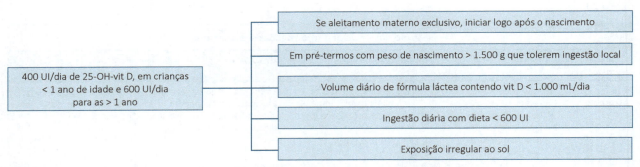

FIGURA 4.1.3 Recomendações para prevenção da hipovitaminose D em crianças e adolescentes.

Conceitos-chave

- A condição nutricional, o AM e as escolhas alimentares na infância exercem influência direta sobre a saúde da criança, do adulto e a economia do país.
- A OMS o MS/OPAS e a SBP recomendam a oferta exclusiva de LM até os 6 meses de idade e sua manutenção até os 2 anos.
- Para manter e incentivar a amamentação é preciso conhecer sua complexidade e traçar estratégias eficazes.
- Em função das necessidades nutricionais, a partir do 6º mês deve ser ofertada água e alimentos não lácteos. A seleção e preparo dos alimentos deve respeitar recomendações de aporte de nutrientes, consistência e higiene.
- A oferta diária deve ser conter fibras, cereais, legumes e leguminosas, verduras, carnes e frutas variadas.
- Frente à impossibilidade do AM exclusivo, recomenda-se utilizar fórmulas infantís (1º semestre) até os 6 meses, fórmulas de seguimento até os 12 meses e leite de vaca fortificado a partir de 1 ano.
- Para a dieta não láctea as recomendações se equiparam para todos os bebês.
- Os aspectos nutricionais relevantes para crianças (acima de 2 anos) e adolescentes é bastante semelhante:
    – Os cardápios devem ser balanceados e variados;
    – A quantidade precisa ser regulada pelas necessidades diárias (velocidade de crescimento × consumo energético);
    – É preciso estar vigilante porque a escolha dos alimentos é cada vez menos influenciada pelos familiares e cada vez mais por amigos e veículos de comunicação;
    – É necessário equilibrar a relação permissão e restrição alimentar, controlando excessos de açúcar, gordura e sal;
    – A atenção para transtornos alimentares (neofobia, *picky/fussy eating*, bulimia, anorexia, ortorexia, vigorexia) é essencial.
- A pirâmide alimentar é uma boa ferramenta de orientação nutricional.
- O uso do gráfico de peso e estatura facilita a rápida detecção da falha de crescimento.
- Em geral, o diagnóstico pode ser obtido apenas por meio de história clínica detalhada e exame físico minucioso. Se necessário, solicitar exames complementares e avaliação de especialistas.
- Com frequência, é suficiente tranquilizar os responsáveis e/ou orientar o aporte nutricional.
- A visita domiciliar do agente comunitário de saúde pode exercer influência positiva sobre a recuperação nutricional.
- Se necessário, um nutricionista pode auxiliar na orientação de enriquecimento calórico ou de suplementos alimentares, sempre após a dieta regular.
- Profissionais especializados devem ser prontamente consultados quando houver causa orgânica, dúvida diagnóstica ou evolução insatisfatória.
- Nas últimas décadas, o Brasil tem conseguido bons resultados em relação à redução da desnutrição.
- Em nosso país, a desnutrição e a fome são resultantes da restrição ao acesso, da carência de educação, saúde e de saneamento básico e não da escassez de produção de alimentos.

- A má nutrição de gestantes compromete o desenvolvimento do bebê, e a má nutrição de bebês e crianças compromete o crescimento e o desenvolvimento físico e intelectual.
- Atualmente, o nosso maior desafio se relaciona à recuperação nutricional, com ganho de peso excessivo e os riscos para síndrome metabólica.
- A estratégia de combate à desnutrição demanda investimentos em programas de educação, saneamento básico e saúde, com foco na atenção ao pré-natal, ao AM, à puericultura e às medidas de proteção regulatória contra práticas abusivas de *marketing* e publicidade.

Questões

1. O aleitamento materno exclusivo é recomendado até o sexto mês de vida pela OMS/OPAS/MS/SBP. Cite 6 argumentos que justifiquem tal recomendação e 6 situações de risco para bebês que não são amamentados.

2. Sua tia resolveu abrir uma creche para crianças de 2 meses a 2 anos de idade, que permanecerá aberta das 7h00 - 20h00 e lhe pediu algumas orientações relativas à alimentação a ser oferecida. Como você a aconselharia?

3. Seu irmão (a) terá que apresentar um trabalho em grupo na escola sobre alimentação saudável e pede sua ajuda para tornar a apresentação mais objetiva e divertida, porém completa. Quais seriam suas dicas?

4. Sua irmã adolescente está querendo emagrecer e pede sua ajuda. O que você sugeriria para ela?

5. Sua prima tem um filho de 30 meses meses e acha que ele não está comendo bem, que não está ganhando peso nem crescendo. O pediatra está de férias e ela quer saber se deve levar a criança ao pronto-socorro por esse motivo. Considerando seus conhecimentos sobre alimentação na infância e falha de crescimento, como você conduziria esse caso antes de responder para ela?

6. Qual seria sua análise crítica relativa à desnutrição infantil no Brasil?

7. Relacione as colunas, lembrando que uma alternativa (letras) pode estar associada a mais de uma pergunta.
   1. Deficiência está associada a beriberi.
   2. É lipossolúvel e deficiência está associada a "cegueira noturna".
   3. Sintetizada pela microflora intestinal.
   3. Uso excessivo associado a desmineralização óssea.
   5. Lipossolúvel e deficiência associada a hemorragias.
   6. Poucos alimentos contêm, exceto alguns peixes.
   7. Deficiência associada a distúrbios neurológicos e anemia megaloblástica.
   8. Deficiência associada a dermatite, diarreia e demência.
   9. Deficiência associada a distúrbios de formação de cartilagem, sangramentos e problemas de cicatrização.
   10. Deficiência associada a anemia, insônia, dermatite seborreica nasolabial, estomatite.

   (a) Vitamina B1
   (b) Riboflavina
   (c) Niacina, ácido nicotínico, nicotinamida
   (d) Piridoxina
   (e) Vitamina B12
   (f) Folato
   (g) Biotina
   (h) Pantotenato
   (i) Vitamina C
   (j) Retinol, retinal, ácido retinoico
   (l) Colecalciferol, ergocalciferol
   (m) Vitamina E
   (n) Vitamina K

BIBLIOGRAFIA CONSULTADA

- <http://www.brasil.gov.br/saude; http://www.ibge.gov.br/home/>.
- <https://www.aap.org/en-us/about-the-aap/Committees-Councils-Sections/Pages/Committee-On-Nutrition.aspx>.
- Blössner M, Onis M. Malnutrition: quantifying the health impact at national and local levels. Geneva, World Health Organization, 2005. WHO Environmental Burden of Disease Series, No. 12.
- Boccolini CS, Carvalho ML, Oliveira MI. Factors associated with exclusive breastfeeding in the first six months of life in Brazil: a systematic review. Rev Saúde Pública. 2015;49.
- Centers for Disease Control and Prevention Strategies to Prevent Obesity and Other Chronic Diseases: The CDC Guide to Strategies to Increase the Consumption of Fruits and Vegetables. Atlanta: U.S. Department of Health and Human Services; 2011. Disponível em: <http://www.cdc.gov/obesity>.
- Coutinho JG, Gentil PC, Toral N. Malnutrition and obesity in Brazil: dealing with the problem through a unified nutritional agenda. Cad Saúde Pública. 2008;24(Suppl. 2):S332-40.
- Departamento Científico de Endocrinologia. Sociedade Brasileira de Pediatria. Hipovitaminose D em pediatria: recomendações para o diagnóstico, tratamento e prevenção. Dez. 2016.
- Fernandes MT, Ferraro AA, Pires A, Santos E, Schvartsman C. Early-life weight and weight gain as predictors of obesity in Brazilian adolescents. Clinics (São Paulo). 2013 Nov;68(11):1408-12.
- Hall JE, Guyton AC. Dietary Balances; Regulation of Feeding; Obesity and Starvation; Vitamins and Minerals. In Guyton and Hall Textbook of Medical Physiology. 13th ed. Philadelphia: Elsevier; 2016. Chap. 72.
- http://culinaria.culturamix.com/comida/pratos-infantis-decoradospara-estimular-apetite (link para obtenção de pratos decorados)
- http://www.cdc.gov/growthcharts/who_charts.htm (link para obtenção de gráficos de crescimento e peso)
- http://www.sbp.com.br/pdfs/14297e1-cartaz_Piramide.pdf (link para obtenção de pirâmide alimentar)
- Kerzner B, Milano K, MacLean WC Jr, Berall G, Stuart S, Chatoor I. A practical approach to classifying and managing feeding difficulties. Pediatrics. 2015 Feb;135(2):344-5.
- Majamanda J, Maureen D, Munkhondia TM, Carrier J. The Effectiveness of Community-Based Nutrition Education on the Nutrition Status of Under-five Children in Developing Countries. A Systematic Review. Malawi Med J. 2014 Dec;26(4):115-8.
- Marchand V. Canadian Paediatric Society, Nutrition and Gastroenterology Comittee. The todler who is falling off the growth chart. Paediatr Child Health. 2012 Oct; 17(8):477-54.
- Ministério da Saúde. Secretaria de Atenção à Saúde. Coordenação Geral da Política de Alimentação e Nutrição. Manual de atendimento da criança com desnutrição grave em nível hospitalar. 2005. 144 p.
- Ministério da Saúde. Secretaria de Atenção à Saúde. Departamento de Atenção Básica. Dez passos para uma alimentação saudável: guia alimentar para crianças menores de dois anos: um guia para o profissional da saúde na atenção básica. 2ª ed. Brasília: Ministério da Saúde; 2013.
- Ministério da Saúde. Secretaria de Atenção à Saúde. Departamento de Atenção Básica. Saúde da criança: aleitamento materno e alimentação complementar. 2ª ed. Brasília: Ministério da Saúde; 2015. 184 p.
- Ministério da Saúde. Secretaria de Atenção à Saúde. Departamento de Atenção Básica. Guia alimentar para a população brasileira. 2ª ed. Brasília: Ministério da Saúde; 2014. 156 p.

- Monteiro CA. A dimensão da pobreza, da desnutrição e da fome no Brasil. Estud. av [online]. 2003;17(48):7-20.
- Monteiro CA. Fome, desnutrição e pobreza: além da semântica. Saude soc. [online]. 2003;12(1):7-11.
- Parks EP, Maqbool A, Shaikhkhalil A, Groleau V, Dougherty KA, Stallings VA. Nutritional requirements. In Nelson Textbook of Pediatrics. Cap 44. 20th.ed. Philadelphia: Elsivier; 2016.
- Paziran S, Burns DL. Overview of vitamin D. Disponível em: <www.uptodate.com>. Acessado em: jan. 2017.
- Paziran S, Burns DL. Overview of water-soluble vitamins. Disponível em: <www.uptodate.com>. Acessado em: jan. 2017.
- Prendergast AJ, Kelly P. Interactions between intestinal pathogens, enteropathy and malnutrition in developing countries. Curr Opin Infect Dis. 2016 Jun;29(3):229-36.
- Robinson SM. Infant nutrition and lifelong health: current perspectives and future challenges. J Dev Orig Health Dis. 2015 Oct; 6(5):384-9.
- Rogol AD, Hayden GF. Etiologies and early diagnosis of short stature and growth failure in children and adolescents. J Pediatr. 2014 May; 164(5 Suppl):S1-14.e6.
- Ross C, Tan L. Vitamin A Deficiencies and Excess. In Nelson Textbook of Pediatrics. 20th ed. Philadelphia: Elsivier; 2016. Cap 48.
- Ruchat SM, Bouchard L, Hivert MF. Early infant nutrition and metabolic programming: what are the potential molecular mechanisms? Curr Nutr Rep. 2014;3:281-288.
- Santos FS, Santos FC, Santos LH, Leite AM, Mello DF. Aleitamento materno e proteção contra diarreia: revisão integrativa da literatura. Einstein. 2015;13(3):435-40.
- Sociedade Brasileira de Pediatria Atividade Física na Infância e Adolescência: Guia Prático para o Pediatra. Departamento Científico de Nutrologia da SBP www.sbp.com.br, 2008.16 p.
- Sociedade Brasileira de Pediatria. Manual de orientação para a alimentação do lactente, do pré-escolar, do escolar, do adolescente e na escola/Sociedade Brasileira de Pediatria. Departamento de Nutrologia. 3ª ed. Rio de Janeiro, RJ: SBP; 2012. 148 p.
- Thompson AL. Developmental origins of obesity: early feeding environments, infant growth, and the intestinal microbiome. Am J Hum Biol. 2012;24:350-260.
- U.S. Department of Health and Human Services and U.S. Department of Agriculture. 2015–2020 Dietary Guidelines for Americans. 8th Edition. December 2015. WHO Global strategy for infant and young child feeding. Model Chapter for textbooks for medical students and allied health professionals. 2009. 112 p. Disponível em: <http://apps.who.int/iris/bitstream/10665/44117/1/9789241597494_eng.pdf>.
- Uptodate.com. Vitamin deficiency syndromes and dietary sources of common vitamins. Graphic 79083 Version 7.0. www.uptodate.com ⊠ 2017.
- Van Tilburg MA, Felix CT. Diet and functional abdominal pain in children and adolescents. J Pediatr Gastroenterol Nutr. 2013 Aug;57(2):141-8.
- WHO and Food and Agriculture Organization of the United Nations. Vitamin and mineral requirements in human nutrition: report of a joint FAO/WHO expert consultation, Bangkok, Thailand, 21–30 September 1998. WHO Library Cataloguing-in-Publication Data. 2004.
- WHO Library Cataloguing-in-Publication Data Infant and young child feeding : model chapter for textbooks for medical students and allied health professionals. World Health Organization; 2009.
- WHO. Vitamin and mineral requirements in human nutrition: report of a joint FAO/WHO expert consultation, Bangkok, Thailand, 21–30 September 1998.

CAPÍTULO 4 ▪ NUTRIÇÃO **65**

Respostas

1.

- Proteção da saúde física
- Proteção da saúde psíquica
- Suporte nutricional completo
- Formação de microbiota intestinal saudável
- Fácil digestão
- Reduz os riscos de infecções respiratórias
- Reduz os riscos de infecções gastrointestinais
- Reduz os riscos de alergias
- Reduz os riscos de hipertensão arterial
- Reduz os riscos de obesidade
- Reduz os riscos de diabetes
- Reduz os riscos de hipercolesterolemia
- Favorece o crescimento
- Fortalece a musculatura facial
- Previne problemas de fala e oclusão dentária
- Reforça os laços afetivos entre mãe e bebê
- Reduz custos financeiros

2.

Orientações gerais sobre as refeições:

- Para os bebês de até 6 meses: incentive a mãe a vir amamentar ou a trazer leite materno para ser ofertado para o seu bebê
- Para os maiores de 6 meses:
- Ofertar leite materno (se disponível) e água potável; evitar sucos
- Oferecer dieta rica em fibras, de todos os grupos nutricionais, bem variada e colorida: carne, cereais, frutas, legumes e leguminosas, verduras, ovos e tubérculos, na forma de papa ou pedaços pequenos e macios tão logo o bebê consiga mastigar
    - 3 vezes ao dia para bebês em aleitamento
    - 5 vezes ao dia para bebês que foram desmamados
- Evitar o uso de açucar, frituras e produtos industrializados (biscoitos recheados, chocolates e achocolatados, sucos, macarrão instantâneo, iogurtes e queijinhos, enlatados, refrigerantes, balas, salgadinhos e demais guloseimas). Não adicione sal ou use-o com moderação.
- Estar atento para a qualidade, conservação, armazenamento e higiene ao manipular e preparar os alimentos e utensílios. O uso do hipoclorito de sódio a 2,5 % (20 gotas/L de água) reduz o risco de contaminação da água e dos alimentos consumidos in natura, e o uso de bicarbonato de sódio 1% o da contaminação por agrotóxicos.

Orientações gerais sobre o preparo das refeições:

- Oferecer no café da manhã:
    - Fórmulas infantis do primeiro semestre ou de seguimento, leite de vaca integral fortificado de acordo com a idade)
    - Fruta
    - Pão integral com queijo ou cereais
- Oferecer um lanche da manhã por volta das 10h00:
    - Fruta da estação

SEÇÃO 1 ▪ PEDIATRIA PREVENTIVA E PROMOÇÃO DA SAÚDE

- Oferecer o almoço por volta das 12h00:
  - Variedade de salada (alface, tomate, pepino, cenoura, beterraba, milho, batata...)
  - Arroz e feijão
  - Variedade de carne (bovina, suína, de frango, peixe, fígado...)
  - Variedade de legume ou verdura
  - Fruta de sobremesa
- Oferecer um lanche da tarde por volta das 16h00:
  - Leite e biscoitos ou leite com cereais ou iogurte
- Oferecer o jantar por volta das 19h00:
  - Sopa ou creme que contenha legumes, verduras, cereiais e carne
  - Repetir os pratos do almoço, variando o cardápio
  - Fruta como sobremesa

(Os Quadros 4.1.1, 4.1.3 a 4.1.6 e 4.1.9 trazem várias sugestões)

3.

- Quanto mais precoce a aquisição do hábito alimentar correto, mais sadia será a população de adolescentes e adultos.
- Incentive o leite materno exclusivo até os 6 meses de idade e sua manutenção até os 2 anos de vida.
- Se necessária a introdução de fórmulas, recomende as infantís do primeiro semestre até os 6 meses, do segundo semestre dos 6 aos 12 meses e leite de vaca integral fortificado após os 12 meses. Ofereça água potável a partir do sexto mês.
- Escolha alimentos e bebidas com calorias e suporte nutricional apropriados para a idade, que ajudem a manter o peso corpóreo e reduzir riscos de doenças crônicas.
- Fique atento para a variedade, a composição (vitaminas, sais minerais, fibras) e a quantidade de nutrientes. Escolha alimentos coloridos, atrativos, de todos os grupos e tolere as recusas e preferências pessoais. Ofereça verduras, legumes e frutas em todas as grandes refeições, proporcionando novas opções; utilize diferentes apresentações e texturas (cru, cozido, grelhado ou assado, porém evite frituras); busque alimentos ricos em fibras, ferro, cálcio, zinco e vitaminas A e D.
- Esteja alerta para a higiene dos alimentos e do seu manuseio.
- Não abuse dos "alimentos favoritos", não substitua a refeição por lanches, evite oferecer líquidos durante a refeição, reduza oferta de leite e de sucos se forem muito frequentes. Limite o acréscimo de açucares, de gorduras saturadas e de sódio.
- Não exagere ao colocar comida no prato e habitue-se a perguntar se a criança quer mais. Não a force a comer, caso esteja satisfeita. O que vale é a qualidade e não a quantidade.
- Deixe a criança experimentar comer sozinha, com as mãos, usando colher e copo, ainda que faça um pouco de bagunça ou sujeira.
- A alimentação deve ser ofertada em ambiente tranquilo, em tempo pré-definido, sem fatores de distração, simultaneamente à refeição do resto da família. Valorize aspectos culturais, econômicos e preferências pessoais. Saiba dosar as permissões e restrições.
- Seja paciente frente à recusa ou mau comportamento; não perca a cabeça. Lembre-se que, por vezes, um alimento precisa ser provado repetidas vezes (8-10 vezes) até que seja apreciado. Respeite períodos ou fases de pouco apetite.
- Evite truques para enganar, subornar ou distrair a criança durante as refeições (mágicas, brincadeiras, *tablet* ou *smartphone*, TV, livros).
- *Leia o rótulo dos alimentos.*

4.

- Desaconselhe os modelos de *fast-food*, *junk food*.
- Recomende a leitura do rótulo dos alimentos, evitando aqueles ricos em gorduras saturadas e carboidratos, dando preferência para os que são ricos em fibras, que contenham fonte magra de proteína, vitaminas, cálcio, ferro e zinco.
- Incentive os cardápios variados e equilibrados em quantidade e qualidade.
- Explique sobre os inconvenientes das dietas radicais, anabolizantes, moderadores de apetite, consumo exagerado de café e do tabagismo.

- Sugira a ela que consulte guias como a pirâmide alimentar ou aplicativos para *smartphone* e *tablets* (como o *MyFitnessPal*).
- Incentive a prática de esportes ou atividades físicas.
- Reforce a importância das horas de sono (ideal de 6 - 8horas) e a influência que o descanso exerce sobre o crescimento.
- Fique atento para os riscos comportamentais como bulimia, anorexia, ortorexia e vigorexia.

5.

- Obteria uma história clínica detalhada, considerando os sinais e sintomas relevantes, os hábitos alimentares, aspectos psíquicos, alergias, uso de medicamentos, antecedentes pessoais e familiares e situação social.
- Faria um exame físico cuidadoso e transferiria os dados obtidos pela mensuração do peso e estatura para um gráfico padronizado de crescimento adequado para sexo, idade e condição clínica.
- Realizaria inquérito alimentar minucioso e procuraria compreender se os responsáveis estão ansiosos pelo fato de haver recusa alimentar, redução da quantidade de ingesta ou comparação com o padrão de irmãos ou amiguinhos. Levaria em consideração que, nessa idade, as necessidades nutricionais são menores e se acompanham da redução fisiológica de ingesta.
- Se eu perceber alguma informação inesperada, queda consecutiva de 2 percentís em um curto período de tempo ou peso para estatura abaixo do percentil 10 do esperado, ou alguma alteração orgânica ao exame físico recomendaria consultar um pediatra (de preferência a nível ambulatorial).

6.

- Considerando a significativa redução da desnutrição e as causas ainda relevantes em nosso país (desmame precoce, restrições de oferta, dificuldade de acesso aos recursos de saúde, higiene e saneamento básico, recorrência de doenças infecciosas, carência de educação e moradia perceptível em determinadas regiões), seria razoável:
    - Priorizar a atenção ao pré-natal e à puericultura com ênfase no aleitamento materno, no crescimento e no desenvolvimento infantil.
    - Investir em programas de educação, saneamento básico e saúde.
    - Investir no programa de atenção primária com incremento das visitas domiciliares praticadas por agentes de saúde devidamente capacitados.
    - Restringir a transferência direta de recursos (bolsa-escola; bolsa-família, doação de alimentos) apenas para regiões de documentada carência.
    - Desenhar diferentes estratégias de suporte, de acordo com reais demandas regionais.
    - Escolher uma agenda única de nutrição com foco não somente na oferta, mas também na promoção da alimentação saudável.
    - Criar medidas de proteção regulatória contra práticas abusivas de *marketing* e publicidade, dirigidas principalmente às crianças.
    - Adotar medidas de incentivo e de apoio para a produção, rotulagem, comercialização, distribuição, abastecimento e acesso a alimentos mais nutritivos.

7:

1. (A)
2. (J)
3. (N)
4. (L)
5. (N)
6. (L)
7. (E)
8. (C)
9. (I)
10. (D)

4.2 Sobrepeso e Obesidade

■ Carlos Augusto Cardim de Oliveira

Conceitos

Para a Organização Mundial da Saúde, sobrepeso e obesidade são definidos como "o acúmulo anormal ou excessivo de gordura que represente risco à saúde."

O índice de massa corporal (IMC) é a medida habitualmente utilizada para a caracterização dos critérios de classificação de sobrepeso e obesidade. Em adultos, consideram-se como portadoras de sobrepeso pessoas com IMC ≥ 25 < 30kg/m² e como obesas, aquelas com IMC ≥ 30kg/m². Embora seja a medida mais útil na caracterização de excesso de peso em adultos de ambos os sexos e todas as idades, é importante lembrar que IMC pode não espelhar o mesmo grau de conteúdo de gordura para indivíduos diferentes.

Para crianças e adolescentes, é necessário considerar a idade e portanto devem ser usadas as curvas de IMC para idade e sexo (OMS) na caracterização de sobrepeso e obesidade.

- Baixo peso: IMC < 5º percentil.
- Peso normal: IMC ≥ 5º < 85º.
- Sobrepeso IMC ≥ 85º < 95º.
- Obesidade IMC ≥ 95º.
- Obesidade grave ou extrema IMC ≥ 120% do 99º percentil da curva de IMC para a idade e sexo.

$$\text{Índice de massa corporal (IMC)} = \frac{\text{Peso kg}}{(\text{Altura m})^2}$$

Ex.: peso = 15 kg; altura = 80 cm (0,8 m); IMC = 23,4 kg/m²

Especialmente na idade pediátrica, as medidas antropométricas devem ser cuidadosamente aferidas e plotadas nos gráficos conforme descrito no Capítulo 3 deste livro. Os critérios da OMS adotados pela Sociedade Brasileira de Pediatria (SBP) para sobrepeso e obesidade na idade pediátrica encontram-se resumidos na Tabela 4.2.1.

É importante que sejam utilizados os gráficos da OMS, pois eles refletem padrões antropométricos de crianças alimentadas com leite materno por pelo menos 4 meses e que ainda estavam recebendo aleitamento materno até os 12 meses de vida. O capítulo "Nutrição" deste livro contém também comentários a respeito do tema e orienta sobre o emprego dos gráficos de crescimento, que podem ser acessados no site da OMS e CDC (*Center for Disease Control and Prevention*) pelos links: www.cdc.gov/growthcharts/who_charts.htm; http://www.who.int/childgrowth/standards/bmi_for_age/en/; http://www.who.int/growthref/who2007_bmi_for_age/en/

Tabela 4.2.1. Indicadores antropométricos

Valores críticos		Índices antrométricos						
		Idades (anos)						
		0 a < 5				≥ 5 < 10		
Percentil	Escore z	Peso/idade	Peso/estatura	IMC/idade	Estatura/idade	Peso/idade	IMC/idade	Estatura/idade
< 0,1	< -3	Muito baixo peso/idade	Magreza acentuada	Magreza acentuada	Muito baixa estatura/idade	Muito baixo peso/idade	Magreza acentuada	Muito baixa estatura/idade
≥ 0,1 < 3	≥ -3 < -2	Baixo peso/idade	Magreza	Magreza	Baixa estatura/idade	Baixo peso/idade	Magreza	Baixa estatura/idade
≥ 3 < 15	≥ -2 < 1	Peso adequado/idade	Eutrofia	Eutrofia	Estatura adequada/idade	Peso adequado/idade	Eutrofia	Estatura adequada/idade
≥ 15 < 85	> -1 < +1							
> 85 ≤ 97	> +1 ≤ +2		Risco de sobrepeso	Risco de sobrepeso			Sobrepeso	
> 97 ≤ 99,9	> _1 ≤ +2	Peso elevado/idade	Sobrepeso	Sobrepeso		Peso elevado/idade	Obesidade	
> 99,9	> +3		Obesidade	Obesidade			Obesidade grave	

Aspectos epidemiológicos

Sobrepeso e obesidade são preocupações dos órgãos voltados à manutenção da saúde em todo o mundo, de um lado por serem reconhecidos como fatores de risco para muitas doenças crônicas não transmissíveis, entre as quais as doenças cardiovasculares, diabetes, apneia do sono, doenças da vesícula biliar, problemas ortopédicos e alguns tipos de câncer, com as graves repercussões sobre a carga de doença que isto ocasiona; e por outro lado, pelo agravamento das dificuldades econômicas e sociais das populações, em virtude do aumento dos gastos com saúde e das consequências sobre os recursos humanos disponíveis para o trabalho.

Segundo dados da OMS para a população mundial a obesidade mais do que duplicou desde 1980; e, em 2014, quase 2 bilhões de adultos (39% das pessoas com idade ≥ 18 anos) apresentavam sobrepeso; 600 milhões (13% dos adultos) eram obesos; e 41 milhões de crianças < 5 anos apresentavam sobrepeso ou obesidade.

Do ponto de vista de saúde pública, atualmente sobrepeso e obesidade já são fatores de risco para mortalidade mais importantes que baixo peso (Figuras 4.2.1 e 4.2.2).

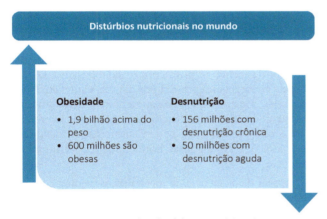

FIGURA 4.2.1. Transição dos distúrbios nutricionais.
FONTE: Adaptada de Encontro Regional para Enfrentamento da Obesidade Infantil. MS e SUS – março 2017.

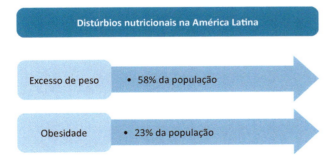

FIGURA 4.2.2. Prevalência de excesso de peso e obesidade na América Latina.
FONTE: Adaptada de Panorama da Segurança Alimentar e Nutricional da OMS (2016).

Nos Estados Unidos, a escalada do problema fica bem demonstrada pelos dados do Center for Disease Control and Prevention (CDC) mostrados nas Figuras 4.2.3 e 4.2.4.

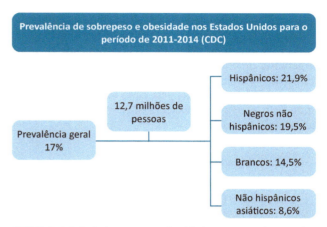

FIGURA 4.2.3. Sobrepeso e obesidade nos Estados Unidos (2010-2014).

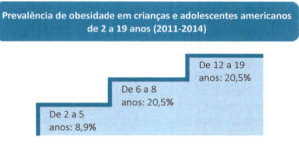

FIGURA 4.2.4. Sobrepeso e obesidade em crianças e adolescentes nos Estados Unidos (2010-2014).

Dados da OMS indica ter havido uma elevação 30% maior na prevalência de obesidade em países de médio e baixo desenvolvimento econômico, em comparação com países desenvolvidos, especialmente em regiões urbanas. Quarenta e dois milhões de crianças apresentavam sobrepeso ou obesidade em 2013 e 70 milhões serão portadoras destas condições clínicas em 2025.

O aumento dos problemas de excesso de peso na idade pediátrica trazem consigo consequências sobre a saúde e qualidade de vida do adulto. Na idade pediátrica, sobrepeso e obesidade trazem outras preocupações pelas consequências ligadas ao bem estar da criança e adolescente, em virtude dos problemas decorrentes das limitações para as atividades de lazer, prática de esportes, atividades escolares e consequentemente para a socialização, com impactos negativos para a família e para a sociedade.

Em agosto de 2016, durante o evento *Nutrition for Growth* (Nutrição para o Crescimento), realizado no Brasil, o governo brasileiro definiu seu posicionamento a favor do combate aos distúrbios nutricionais que estão acometendo a população pediátrica mundial: desnutrição e obesidade. Naquela oportunidade, o representante brasileiro destacou: "Nós temos, no Brasil, 7% de desnutrição e 20% de obesidade. Então, a discussão precisa ser de forma mais ampla, englobar a desnutrição, mas também a obesidade."

Esta iniciativa mundial, que teve sua primeira edição em Londres e a segunda no Brasil, tem por objetivo "apoiar políticas de nutrição, segundo os Objetivos de Desenvolvimento Sustentável 2 e 3 (erradicação da fome e garantia de vida saudável), e o enfrentamento da má nutrição (desnutrição, carências de micronutrientes) e da obesidade". A ênfase dada pela OMS foi para os números mundiais referentes ao excesso de peso (ver dados brasileiros na Tabela 4.2.2):

- 50% dos adultos.
- 20% dos adolescentes.
- 1/3 das crianças das idades de 5 a 9 anos.

Dados da Pesquisa Nacional por Amostra de Domicílio (PNAD) mostraram que no período de 2013 a 2019 a prevalência de obesos com mais de 20 anos passou de 12,2% para 26,8%. Entre as mulheres a mudança foi de 14,5% para 30,2% e entre os homens, de 9,6% para 22,8%. Uma em cada três crianças brasileiras de 5 a 9 anos têm excesso de peso.

De acordo com as informações do VIGITEL 2015, apenas 37,6% dos adultos brasileiros consomem frutas e hortaliças regularmente. O Estudo de Risco Cardiovascular em Adolescentes (ERICA) aponta que entre os adolescentes brasileiros, hortaliças não estão entre os 20 alimentos mais consumidos no Nordeste. O maior consumo destes alimentos acontece na região Sul, onde 40,6% dos jovens alimentam-se com elas.

Fisiopatologia da obesidade

A taxa de formação de novos adipócitos é maior nos primeiros anos de vida então, a obesidade precoce favorece de modo particular a velocidade de aparecimento de novos adipócitos. Assim sendo, a obesidade na infância é um caminho aberto para a obesidade na idade adulta. Novos adipócitos podem, no entanto, serem formados a partir da diferenciação de células fibroblastos (*fibroblast-like*; pré-adipócitos) em qualquer período da vida.

O desenvolvimento de obesidade na idade adulta é acompanhado tanto de aumento do número, como do tamanho das células adiposas podendo, uma pessoa com obesidade grave, ter até quatro vezes mais destas células do que uma pessoa de peso normal magra. Uma vez obesa com peso estável, o equilíbrio entre a ingestão e o consumo de energia é restabelecido. Portanto, para que uma pessoa perca peso, a quantidade de energia ingerida deve ser menor que a quantidade gasta.

Embora genes tenham papel relevante na programação dos mecanismos fisiológicos que regulam a ingestão de alimentos e o metabolismo energético do corpo, ambiente e estilo de vida têm papel dominante. O rápido aumento da prevalência de obesidade nos últimos anos enfatizam o papel destes componentes, já que seria pouco provável que alterações genéticas tão significativas tivessem acontecido em tão pouco tempo muito embora, a predisposição genética seja um fator importante quando estilo de vida e estímulos ambientais obesogênicos estejam presentes.

Atividade física regular e prática de atividades esportivas e exercícios promovem aumento da massa muscular e diminuem o acúmulo de tecido gorduroso; sendo a recíproca verdadeira, ou seja perda de massa muscular e ganho de tecido adiposo com o sedentarismo. De 20-30% da energia gasta por dia por dia vão para a atividade muscular, consumo que pode aumentar, podendo mesmo dobrar com atividades físicas mais intensas. Exercícios físicos mais extenuantes podem aumentar o metabolismo basal por até algumas horas após ter terminado o exercício.

Apesar da existência de mecanismos fisiológicos para controlar a saciedade e a ingestão de alimentos, fatores

Tabela 4.2.2. Dados brasileiros sobre excesso de peso			
Tipo de informação	Estratificação (anos)	Prevalência (%)	Fonte
Excesso de peso	Crianças (5-9)	33,5%	POF* 2008-2009
Excesso de peso	Adolescentes (12-17)	33,5%	ERICA** 2015
Obesidade	Adolescentes (2-17)	8,4%	ERICA** 2015
Excesso de peso	Adultos (≥ 20)	56,9%	PNAD*** 2013
Obesidade	Mulheres (≥ 20)	25,2%	PNAD*** 2013
Obesidade	Homens (≥ 20)	17,5%	PNAD*** 2013
Evolução do excesso de peso e obesidade, respectivamente	2016	11,8% e 42,6%	Vigitel**** 2013
	2013	19% e 48%	Vigitel**** 2013

*Pesquisa de Orçamentos Familiares.
**Estudo de Riscos Cardiovasculares em Adolescentes.
***Pesquisa Nacional por Amostra de Domicílio.
****Vigilância de Fatores de Risco e Proteção para Doenças Crônicas por Inquérito Telefônico.

psicológicos e ambientais podem levar a comportamentos anormais e exagerados de ingestão alimentar, causando obesidade. Algumas situações estressantes, como doença ou morte de familiares, ou até mesmo depressão, aparentemente fazem com que os alimentos tragam de volta um "sentido para a vida", desencadeando ingestão e ganho de peso excessivos.

Fatores sociais e econômicos têm papel importante na gênese da obesidade, como é o caso do aumento da longevidade, a disponibilidade de recursos financeiros para a compra de alimentos ricos em calorias com sabores atraentes e o sedentarismo.

Dois grupos neuronais hipotalâmicos (núcleo arqueado), excitados ou inibidos por neuropeptídeos, são responsáveis pelo controle do equilíbrio energético, regulando a ingestão de alimentos e o gasto de energia.

Habitualmente, o tecido adiposo evolui de modo lento ao longo do tempo, acumulando gorduras, especialmente triglicerídeos. Paralelamente, desenvolvem-se o tecido muscular esquelético, o tecido hepático e outros órgãos e tecidos do corpo humano, ou seja, em um indivíduo obeso, o excesso de peso não se deve exclusivamente ao aumento do tecido adiposo.

A repercussão deste crescimento, exagerado no caso do excesso de ganho de peso, manifesta-se também em outros sistemas metabólicos do organismo, incluindo o sistema cardiovascular e a massa de tecido pancreático produtor de insulina, que aumenta a secreção deste hormonio no período de jejum.

Com o evoluir da obesidade, aumentam também os macrófagos e outras células imunes do tecido adiposo, pelo menos em parte em virtude do aumento da reconstrução tecidual contínua pela apoptose dos adipócitos. A secreção de citocinas pró-inflamatórias desencadeada por essas células contribui para a resistência a insulina frequentemente presente em pacientes obesos. Outra consequência patológica deste aumento de mediadores pró-inflamatórios é o possível aumento do estado inflamatório sistêmico nesses pacientes.

O aumento de células adiposas acontece não só no tecido celular subcutâneo, mas também no visceral. Assim, o aumento do tecido adiposo que envolve o rim parece, de alguma forma, contribuir com a gênese da elevação da pressão arterial sistêmica; na porção faríngea, este aumento pode levar à apneia obstrutiva do sono; na região intra-abdominal, o aumento da pressão causada pelo maior número de células adiposas, pode ocasionar refluxo gastroesofágico, esôfago de Barrett e eventualmente adenocarcinoma. No fígado, o excesso de gordura deposita-se nos lisossomas dos hepatócitos, podendo levar a esteatose não alcoólica e cirrose.

Alterações metabólicas e anatômicas e hiperatividade simpática persistente, que costuma estar presente em pacientes obesos, colocam em risco a homeostase e resultam em doenças, que incluem a dislipidemia, diabetes tipo 2, hepatopatias, osteoartrite, hipertensão arterial, AVC, IAM.

Níveis elevados de IGF-1 (*insulin-like growth factor 1*) e de outras moléculas promotoras de tumores têm sido responsabilizados pelo risco aumentado de desenvolvimento de alguns tipos de câncer em pacientes obesos. O monitoramento das reservas de energia e o controle da ingestão de alimentos (apetite e saciedade) são feitos por mecanismos de *feedback* neuroendócrinos entre o trato gastrintestinal, o tecido adiposo e o sistema nervoso central. Na Figura 4.2.5, são apresentadas as alterações hormonais e seu papel no desenvolvimento do sobrepeso.

Causas endócrinas

Menos de 1% dos casos de obesidade têm como causa um distúrbio endócrino específico que, habitualmente manifesta-se por sobrepeso e não obesidade grave, muitas vezes acompanhada de baixa estatura e hipogonadismo. As condições clínicas mais frequentemente encontradas são:

- Excesso de cortisol, seja síndrome de Cushing, seja pelo uso de medicamentos.
- Hipotireodismo.
- Deficiência de hormônio de crescimento.
- Pseudo-hipoparatireoidismo tipo 1a (osteodistrofia hereditária de Albright).

Distúrbios hipotalâmicos

Lesões de hipotálamo (trauma, tumor, doença inflamatória) podem desencadear obesidade de rápida evolução, geralmente acompanhada de hipopituitarismo. Danos aos centros hipotalâmicos (lesões ou tumores) podem, portanto, influenciar no apetite levando a ingestão compulsiva de alimentos e obesidade.

Os centros hipotalâmicos destes pacientes podem estar operando com limites mal ajustados, o que elevaria o ponto de estímulo à saciedade a níveis superiores àqueles que ocorrem em pessoas normais. Quando estes pacientes são submetidos a controles rígidos de ingestão alimentar, a fome que manifestam é superior aos das demais pessoas.

Modelos animais demonstraram em laboratório que em situação de restrição alimentar, animais obesos apresentam alterações nas quantidades dos neurotransmissores hipotalâmicos, resultando em aumento da fome e dificultando a perda de peso. Neurotransmissores orexígenos como o NPY aumentam e substâncias anorexígenas (leptina e α-MSH) têm seus níveis séricos diminuídos.

Em humanos, demonstrou-se que hormônios que estimulam a fome, como a grelina, têm seus níveis aumentados em situações de restrição alimentar de pacientes obesos e hormônios que diminuem a fome, como a leptina, têm seus níveis diminuídos. Tais alterações hor-

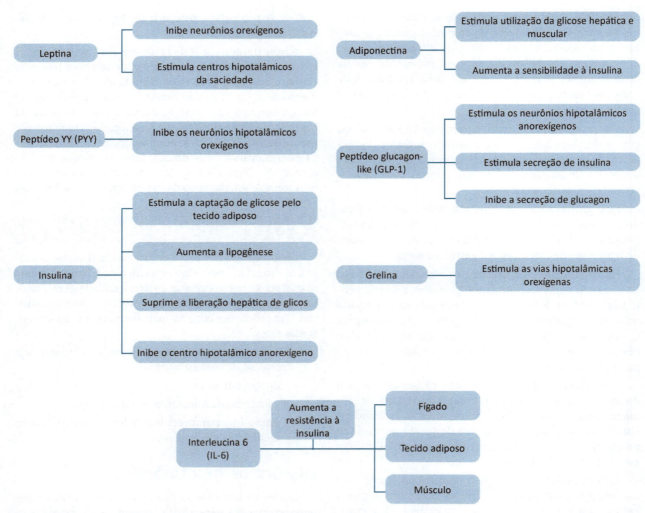

FIGURA 4.2.5. Alterações hormonais que promovem sobrepeso.
FONTE: Modificada de Melmed S, Polonsky KS, Larsen PR, Kronenberg HM: Williams Textbook of Endocrinology. ed. 12. Philadelphia: Saunders; 2011. Fig. 35-1.

monais podem persistir por cerca de 1 ano depois de ter ocorrido a perda de peso, o que poderia explicar, pelos menos parcialmente, a razão da dificuldade encontrada para uma perda de peso persistente quando o paciente é tratado apenas com restrição alimentar. Daí a necessidade de que o monitoramento dos resultados clínicos obtidos com o tratamento dos pacientes obesos seja prolongado.

Aspectos genéticos

O papel exato da ocorrência familiar da obesidade não é muito claro. O convívio no mesmo ambiente, com disponibilidade de alimentos semelhantes para todos os membros da família, assim como hábitos alimentares e comportamentos sociais confundem uma possível associação causal.

Evidências indicam que a associação entre hereditariedade e obesidade podem estar associados de alguma maneira em 40-70% dos casos de obesidade. A contribuição dos genes poderia se dar na regulação dos centros nervosos relacionados à alimentação e no gasto energético da gordura armazenada. Provavelmente o maior papel dos genes na obesidade aconteça através de interações com o ambiente. Onze monogenes raros parecem estar associados à obesidade, como responsáveis pela deficiência de leptina e pelas alterações nos receptores de melanocortina-4 (MCR-4), cujas expressões se dão principalmente no hipotálamo, ligadas aos circuitos neurais que regulam o equilíbrio energético. Mutações do gene MCR-4 aparentemente estão presentes e em até 2-5% dos casos de obesidade grave na infância.

Efeitos epigenéticos podem ser importantes nas variações individuais de IMC e no fenótipo da obesidade e doenças genéticas podem alterar a saciedade, levando a uma situação de fome insaciável, como acontece na Síndrome de Prader-Willi.

Adenovírus

A associação entre infecção e obesidade tem sido reportada há anos. De um lado, as condições físicas, as dobras cutâneas e o excesso de tecido gorduroso dificultam a higiene, comprometem a cicatrização de incisões cirúrgicas e favorecem o crescimento de fungos.

Os adenovírus, habitualmente causadores de doenças respiratórias, gastrenterite e conjuntivite, foram estudados como potenciais fatores de risco para obesidade e, para o Adenovírus 36 (Adv36), foram encontradas evidências para esta associação. Animais infectados evoluíram com excesso de ganho de peso, aumento da absorção de glicose e diminuição da secreção de leptina e colesterol. Em humanos, adultos e crianças, a associação entre a prevalência de obesidade e infecção pelo Adv36 pode também ser demonstrada.

O exato mecanismo pelo qual a infecção por este vírus levaria ao maior depósito de gordura em humanos ainda não está totalmente elucidado. A indução de inflamação pelo vírus poderia ser uma das explicações possíveis, conforme citado anteriormente neste capítulo. Uma outra hipótese seria pela diminuição da leptina, substância com papel fisiológico no equilíbrio energético e modulador da ingestão alimentar (saciedade). A transmissão destes vírus por contato direto, por via fecal-oral e também de modo ambiental (água contaminada), agregaria um maior número de cuidados na abordagem da prevenção e controle da obesidade.

Microbioma

Alguns estudos mostraram uma possível associação entre as bactérias que habitam o intestino e a ocorrência de obesidade. O uso de antimicrobianos no início da vida mostrou, em alguns estudos, a possibilidade de aumento do risco de excesso de peso dependente do microbioma intestinal.

Avaliação clínica e exames complementares

Na avaliação da obesidade em crianças e adolescentes, além das medidas antropométricas já citadas anteriormente, é necessária a avaliação acurada da pressão arterial. Testes diagnósticos que podem ser úteis para a identificação de comorbidades incluem:

- Glicemia de jejum.
- Perfil lipídico.
- Aspartato transaminase.
- Alanina transaminase.
- Gama glutamil transpeptidase.

Exame neurológico, respiratório e ortopédico devem ser realizados em busca de sinais de complicações. Manifestações de alterações psicológicas e comportamentais requerem uma abordagem específica.

Prevenção e tratamento

O excesso de ganho de peso é resultado de um desequilíbrio entre a ingestão e o consumo de alimentos. Fisiologicamente, o organismo está preparado para poupar energia e o principal local de reserva é o tecido adiposo. Assim, os alimentos ingeridos e não consumidos serão armazenados como gordura, com consequente aumento do peso. Para cada 9,3 calorias ingeridas e não consumidas, 1 g de gordura é armazenada.

A abordagem preventiva e terapêutica do excesso de ganho de peso é complexa e envolve, como citado anteriormente, aspectos ligados ao genótipo e a fatores ambientais ligados à sua gênese multifatorial.

A atenção à obesidade infantil chega a ser paradoxal. Se de um lado dispomos de várias opções de abordagem profilática e terapêutica, por outro lado, não há um consenso claro sobre qual das intervenções, ou qual conjunto de opções é realmente efetivo, traduzindo-se pelo menos em reversão da tendência crescente da epidemia de obesidade em todo o mundo. O encontro de medidas profiláticas e terapêuticas no cuidado do excesso de peso da criança teria consequências que transbordariam a idade pediátrica, uma vez que se o controlado na idade pediátrica, teríamos:

- Menos adultos obesos.
- As mudanças de comportamento quanto à alimentação e a atividade física teriam aspecto "viralizante" junto às famílias, amigos e colegas das crianças cuidadas.
- A incidência das comorbidades associadas, ou do agravamento delas diminuiria, tanto para as crianças como para os adultos que se "contagiassem" com as transformações de hábitos.
- O sistema de saúde seria aliviado de uma grande carga de doença, permitindo que recursos financeiros e humanos pudessem ser desviados para atender outros males que agridem a sociedade.
- O alívio da disfunção associada às doenças permitiria redução do absenteísmo e aumento da capacidade laboral, o que fortaleceria a economia e consequentemente a qualidade de vida das populações.

As recomendações sobre obesidade na idade pediátrica incluem as orientações sobre sedentarismo, alimentação saudável e outros comportamentos positivos no que se refere à saúde e devem ser endereçadas a toda a família, desde o período periconcepcional, passando pela gestação e seguindo por toda a vida da pessoa.

O grande objetivo parece estar nas mudanças de hábitos, de comportamentos, de estilos de vida, alguns deles promovidos pela mídia como sinônimos de "felicidade". O resultado precisa ser duradouro para que os benefícios sejam atingidos no curto prazo e persistam ao longo do tempo.

Precocidade das ações

As ações de prevenção devem ser precoces. Estudos clínicos confirmam que o excesso de peso no início da vida é um fator de risco para obesidade tardia. Crianças já obesas no período pré-escolar tiveram 47% de risco de tornarem-se obesas ao longo do tempo. Estudos prospectivos de longo prazo demonstraram que a obesidade na infância, especialmente se associada a obesidade parental, aumenta o risco de obesidade na idade adulta, risco este que é ainda maior se a obesidade infantil for grave.

A Figura 4.2.6 ilustra o porquê da necessidade das ações já no período concepcional. O início de vida saudável, é vital e intervenções no início da vida, ou ainda na adolescência podem modificar de modo significativo os desfechos associados com o avançar da idade. Um bom início prepara o indivíduo para responder ao ambiente "obesogênico" que ele virá enfrentar ao longo de sua vida.

As influências passam pela composição corpórea; pelo número de células adiposas; pelo desenvolvimento da adequada fisiologia do controle do apetite e da saciedade; pela regulação fina da secreção e da ação da insulina sobre as células. Na ausência de um bom início e sem intervenções precoces, as ações de rastreamento e tratamento na idade adulta não conseguirão a efetividade que se esperaria delas.

Os riscos do não cuidado em períodos da vida nos quais o organismo pode reagir de modo satisfatório pioram o prognóstico para idade adulta, comprometendo as ações preventivas e terapêuticas, sejam elas dirigidas ao excesso de peso e obesidade, sejam às doenças que estão associadas a elas, está diretamente ligada à obesidade infantil. Os danos causados em idades precoces comprometem a função e a qualidade de vida de crianças e adolescentes e encurtam o período de uma vida saudável para o indivíduo.

Dentre esses períodos, destacamos os cuidados no período gestacional, quando as mulheres:

- Não devam perder peso, mas devem iniciar a gravidez já com IMC normal.
- Devem seguir as metas do IOM para o ganho de peso durante a gestação.
- Não devem fumar.
- Devem fazer ou manter-se fazendo exercícios físicos dentro do que é por elas tolerado.
- Precisam ser rastreadas e tratadas (se indicado) para diabetes tipo 2.

Além disso, contribuem para a obesidade fatores étnicos, socioeconômicos, culturais, ambientais, comportamentais, biológicos e genéticos. O Quadro 4.2.1 apresenta alguns fatores de risco para excesso de peso no inpicio da vida.

QUADRO 4.2.1	Fatores de risco para excesso de peso no período gestacional e no início da vida do lactente

- Estado nutricional materno no período gestacional (carência ou excesso alimentar)
- Presença de diabetes gestacional
- Ausência do aleitamento materno, ou sua interrupção precoce
- Introdução inadequada dos complementos alimentares
- Estabelecimento de hábitos alimentares não saudáveis
- Fixação de paladares que desviarão a criança do que seria mais saudável

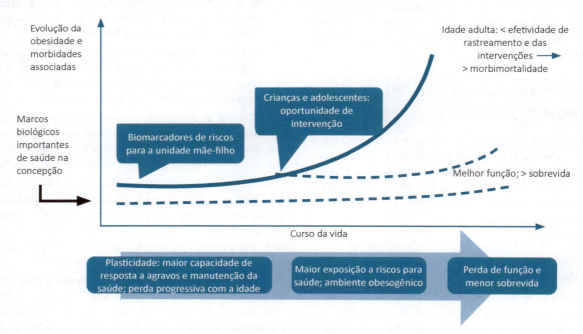

FIGURA 4.2.6. Cuidados com a saúde da infância à idade adulta. Fonte: Modificada de WHO Meeting Report: Nurturing human capital along life course.

A todos esses associam-se os riscos dependentes da genética; das carências de oportunidades sociais e financeiras; da falta de educação básica (Figura 4.2.7).

Atividade física

Uma revisão sistemática teve como objetivo determinar os efeitos da atividade física sobre o IMC de crianças e adolescentes obesos. Vinte estudos, representando 971 sujeitos de pesquisa demonstraram que cerca de 2,5 milhões de crianças e adolescentes nos Estados Unidos e aproximadamente 22 milhões em todo o mundo poderiam se beneficiar da atividade física para reduzir IMC.

Ações e orientações que contribuiriam favoravelmente para o incentivo da atividade física para as crianças são apresentadas no Quadro 4.2.2.

Alimentação

Merece destaque especial a necessidade de aleitamento materno exclusivo nos seis primeiros meses de vida da criança.

Padrões culturais que valorizam exageradamente a alimentação como sinônimo de saúde; refeições fartas com pratos cheios como demonstração de reconhecimento social; demasiada solicitude paterna (ou de outros cuidadores) na insistência de maior ingestão alimentar como espelho de afeto, são exemplos de comportamentos que levam a ganho excessivo de peso e que, uma vez aprendidos pela criança, podem se perpetuar pelo resto de suas vidas.

Alimentos não devem ser usados como premiação e crianças não devem ser punidas em virtude do que estão comendo ou não, nos horários das refeições.

É bastante importante o envolvimento da família em todo o processo da reeducação alimentar, que inclui limitar:

- A ingestão de alimentos e bebidas contendo açúcar.
- O consumo de sucos contendo 100% de frutas:
  – Nada antes dos seis meses.
  – 130-170 g por dia de 1 a 6 anos.
  – 220-340 de 7 a 18 anos.

É recomendada a implantação de políticas de promoção e disponibilização de alimentos e bebidas saudáveis, tornando-as acessíveis, tanto quanto à distribuição, como no que se refere a preços, desincentivando as não saudáveis, tanto nas escolas como em academias esportivas, implantando também controle e restrição de publicidade. Crianças devem ser expostas a alimentos diferentes, variados quanto a textura, cor e sabor.

O apoio de nutricionistas sempre que se julgar necessário é efetivo, especialmente nos casos de dificuldade de construção e migração de cardápios, nos casos mais graves e na presença de comorbidades.

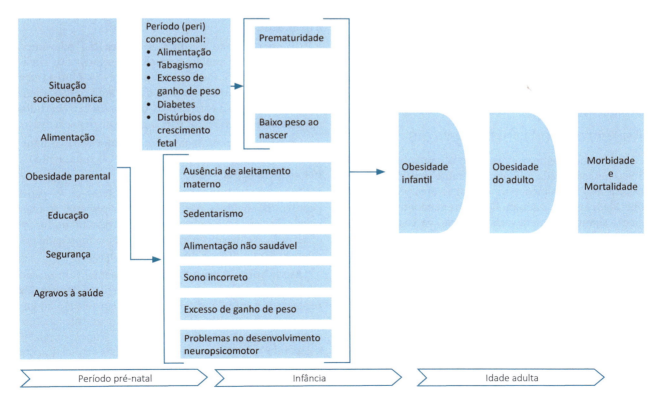

FIGURA 4.2.7. Fatores de risco da infância à idade adulta. Fonte: Modificada de *Early Markers of Adult Obesity*.

76 SEÇÃO 1 ■ PEDIATRIA PREVENTIVA E PROMOÇÃO DA SAÚDE

QUADRO 4.2.2	Ações para incentivo da atividade física para crianças

- Estabelecer políticas por parte de autoridades, professores e lideranças, com a adesão das famílias, que favoreçam e estimulem:
  - caminhar;
  - praticar esportes;
  - pedalar;
  - outras atividades que solicitem o sistema muscular e o consumo de energia.

- Isso pode ser feito por meio da criação de espaços e oportunidades que tornem estes momentos mais atraentes e ofereçam orientações sobre a repercussão positiva sobre a saúde.
  - Realizar pelo menos 60 minutos diários de atividade moderada.
  - Atentar para o fato de que as alterações físicas da obesidade diminuem por si só o estímulo da criança para os exercícios físicos, o que resulta no círculo vicioso da inatividade, levando à obesidade e esta agravando o sedentarismo.
  - Considerar como exercício físico ativo a presença de sudorese e alteração do ritmo respiratório.
  - Observar o tempo de "atividades paradas".

- O número de horas dedicadas a assistir TV, jogar *videogame*, usar computadores e telefones móveis está positivamente associado com a prevalência de obesidade de crianças e adolescentes e esta associação persiste até a idade adulta. Dentre os mecanismos que explicam esta associação estão:
  - desvio do tempo usado em atividade física;
  - diminuição da taxa metabólica;
  - influência negativa sobre a qualidade da alimentação, com aumento da ingestão calórica (talvez o fator mais importante);
  - efeito sobre a qualidade do sono.

- Os *videogames* criados para proporcionar interatividade e estímulo da movimentação de grupos musculares (*exergames*), embora proporcionem maior gasto de energia, nem sempre cumprem o objetivo de redução sustentada de peso, embora em alguns casos, para adolescentes, quando usados de modo sistemático, em grupos e com estímulo competitivo, tenham se mostrado efetivos. A Academia Americana de Pediatria recomenda que até os 2 anos de idade as crianças não assistam TV e a partir de então, não o façam por mais de 2 horas por dia.

■ Ingestão calórica recomendada por idade e gênero

- Uma tabela completa, segmentada por idade, gênero e intensidade de atividade física (Estimated Calorie Needs per Day, by Age, Sex, and Physical Activity Level) pode ser livremente consultada no site: https://health.gov/dietaryguidelines/2015/guidelines/appendix-2/

Para os demais ítens de alimentação, ver o Capítulo 4 deste livro.

Aspectos comportamentais

Um estudo de coorte britânico acompanhou mais de 5.900 pessoas desde a infância durante períodos que variaram de 7 a 50 anos, para avaliar fatores preditores de obesidade na idade adulta. Os autores encontraram associação significante para variáveis como baixo desenvolvimento neurológico em crianças, resultando em problemas educacionais e comportamentais ligados ao excesso de ingestão de alimentos e à menor atividade física.

Mesmo quando a condição socioeconômica das famílias era desfavorável, o estudo mostrou papel protetor para o traço de personalidade conhecido como conscienciosidade, que permite que os indivíduos sejam mais cuidadosos, menos autoindulgentes, mais preocupados com o "fazer corretamente" e mais eficientes no seguir orientações que as devolvam a um estado de equilíbrio.

Uma boa educação que permitia a adoção de normas e valores culturais e sociais (autoestima, imagem corporal, papel social da alimentação, estilo de vida), além de favorecer o reconhecimento das diferenças entre os alimentos do ponto de vista nutricional e obesogênico, dando um olhar mais crítico às divulgações da mídia sobre alimentos, também mostrou papel protetor em relação à obesidade.

Comportamento e educação foram tão relevantes, que praticamente anularam os efeitos negativos de situações econômicas e familiares desfavoráveis. Outro traço de personalidade que se mostrou associado positivamente à obesidade foi a extroversão, ou seja, os extrovertidos apresentaram risco maior para o ganho de peso excessivo.

Obesidade parental é também um fator de risco significativo a ser abordado na prevenção e no tratamento da obesidade infantil.

Esse mesmo estudo demonstrou também o papel positivo da atividade física como fator protetor de obesidade. Esta associação importante do trabalho motor foi observada até mesmo para a fisioterapia empregada em crianças portadoras de doenças neurológicas.

Ainda sobre o aspecto comportamental, um ensaio clínico foi idealizado para comprovar o papel danoso dos refrigerantes ingeridos pelas crianças em relação ao ganho de peso. Uma amostra de 641 crianças, inicialmente com peso normal, foi dividida em dois grupos, um deles recebendo refrigerantes sem açúcar, mas artificialmente adoçados, e um segundo grupo com bebidas normalmente adoçadas. Após 18 meses os resultados demonstraram IMC, espessura de pregas cutâneas e razão cintura/estatura significantemente maiores para o grupo que ingeriu as bebidas contendo açúcar.

- Atenção personalizada aos portadores de excesso de peso

O convívio familiar e social deve ser favorável e apoiar as iniciativas de controle de peso, oferecendo suporte e incentivo às conquistas de redução conseguidas.

Devem ser criados programas interativos de controle de peso e facilitado o acesso ao apoio psicológico daqueles que manfestarem sinais de ansiedade e/ou depressão ligados ao peso corporal. É recomendado também o monitoramento de possíveis desigualdades no tratamento social entre colegas e amigos.

Sono

Dormir menos que o recomendado para a idade parece estar associado a obesidade. Os efeitos parecem ser mais intensos nas crianças com obesidade mais grave. As razões para esta associação ainda não estão claras, mas parecem ligadas a alterações nos níveis de leptina e grelina, ambas associadas ao controle da fome e da saciedade. A hipoxemia que acontece com os distúrbios de sono no obeso parece estar associada à resistência à insulina. Para o sono diário, recomenda-se:

- De 0-5 anos, pelo menos 11 horas.
- 5-10 anos, pelo menos 10 horas.
- ≥ 10 anos, pelo menos 9 horas.

Medicamentos

Medicações com mecanismos de ação diversos já foram e são empregados na redução de peso, incluindo:

- Aqueles com ação anorexígena sobre o sistema nervoso central.
- Os que diminuem a disponibilidade do alimento alterando a reabsorção intestinal ou renal.
- Outros que interferem no metabolismo corpóreo.

Não há, especialmente na idade pediátrica, drogas consideradas efetivas e seguras. As disponíveis conseguem redução de peso, desde que associadas a outros procedimentos que buscam alterações comportamentais e os demais cuidados citados anteriormente. A única droga aprovada pelo Food and Drug Administration (FDA) para ser usada antes dos 16 anos é o Orlistat, que diminui a absorção intestonal de gordura.

Cirurgia

Em alguns casos bastante especiais, o emprego de procedimentos cirúrgicos para redução de peso deve ser considerado para adolescentes. A cirurgia deve aguardar que o jovem tenha maturidade esquelética completa ou quase. Antes dos 13 anos de vida de modo geral não estaria indicado o seu emprego.

Prognóstico das leucemias

Alguns estudos prospectivos demonstraram pior prognóstico em pacientes adultos leucêmicos obesos. Autores realizaram então uma revisão sistemática da literatura com o objetivo de avaliar se o mesmo seria observado na idade pediátrica. Mais de uma centena de publicações foram selecionadas e avaliadas, mostrando que para leucemia linfoide aguda (LLA), maiores valores de IMC aumentavam em cerca de 30% o risco de morte e para a leucemia mieloide aguda (LMC), o aumento da mortalidade chegava a 80%.

Complicações e morbidades associadas à obesidade

Conforme já descrito, o impacto do aumento da obesidade infantil sobre a morbimortalidade é bastante preocupante. Um estudo avaliou do ponto de vista quantitativo a associação entre obesidade na adolescência e a ocorrência de morte por doença cardiovascular. Dados coletados no período de 1967 a 2010 foram estudados.

A mortalidade por infarto agudo do miocárdio foi cerca de cinco vezes maior no grupo dos adolescentes obesos, em relação aos não obesos; duas vezes e meia maior para acidente vascular cerebral; duas vezes maior para morte súbita e 3,5 vezes maior se consideradas todas as causas cardiovasculares. A Tabela 4.2.3 lista as principais complicações associadas à obesidade, sem a pretensão de esgotá-las.

Tabela 4.2.3. Comorbidades associadas à obesidade

Tipos	Exemplos
Respiratórias	- Apneia obstrutiva do sono; síndrome da hipoventilação central; intolerância ao exercício; agravamento da asma
Cardiovasculares	- Hipertensão arterial sistêmica; aumento das concentração de triglicerídeos e LDL e diminuição dos níveis de HDL
Endócrinas	- Diabetes tipo 2; síndrome do ovário policístico
gastrointestinais e hepáticas	- Doença hepática não alcoólica; colelitíase; refluxo gastroesofágico; obstipação intestinal
Genitourinárias	- Cálculos renais
Ortopédicas	- Deslizamento da epífise da cabeça femoral; doença de Blount (tíbia vara)
Cutâneas	- Acantose *nigrans*; intertrigo; infecção fúngica
Psiquiátricas e comportamentais	- Depressão; ansiedade; distúrbios alimentares

Conceitos-Chave

- Um dos problemas reconhecidos por profissionais de saúde e por muitos dos pacientes é que o tratamento da obesidade exige persistência pois é de longa duração e implica em mudanças comportamentais permanentes, não respondendo a alterações de dieta de curta duração.

- Em adultos, uma redução considerada moderada no peso, algo como como 5-10%, já se traduz por respostas metabólicas, inclusive uma melhora na resistência à insulina. No entanto, as respostas clínicas nem sempre acontecem para todas as comorbidades.

- O tratamento da obesidade com o objetivo de redução da ingestão e aumento do gasto energético, em poucos meses, observa-se perda de peso em pacientes que seguem o tratamento, mas a seguir, o ganho de peso costuma voltar a acontecer, especialmente em virtude da queda da aderência, tanto para a alimentação restrita, quanto para o aumento da atividade física, além do papel desempenhado por mecanismos compensatórios endógenos.

Questões

1. Quais as diferenças conceituais para a caracterização do excesso de peso em adultos e crianças?

2. Cite 3 possíveis causas para a "epidemia da obesidade infantil".

3. Enumere pelo menos 5 fatores de risco ara a obesidade infantil.

4. Por que a obesidade infantil merece uma atenção especial dos sistemas de saúde?

5. Descreva sucintamente quais recomendações você daria a uma família que o procurasse com uma criança com excesso de peso.

BIBLIOGRAFIA CONSULTADA

- Brisbois TD, Farmer AP, McCargar LJ. Early markers of adult obesity: a review. Obes Rev. 2012 Apr;13(4):347-67. doi: 10.1111/j.1467-789X.2011.00965.x. Epub 2011 Dec 16. Review. PubMed PMID: 22171945; PubMed Central PMCID: PMC3531624.
- Center for Disease and Control and Prevention. Prevalence of Childhood Obesity in the United States, 2011-2014. https://www.cdc.gov/obesity/data/childhood.html. Acesso em 10/04/3017.
- Consideration of the evidence on childhood obesity for the Commission on Ending Childhood Obesity: report of the ad hoc working group on science and evidence for ending childhood obesity, Geneva, Switzerland. World Health Organization 2016. http://apps.who.int/iris/bitstream/10665/206549/1/9789241565332_eng.pdf?ua=1. Acesso 10/04/2017.
- Departamento de Nutrologia Obesidade na infância e adolescência da Sociedade Brasileira de Pediatria. Manual de Orien-tação. São Paulo; Sociedade Brasileira de Pediatria. Departamento de Nutrologia, 2008.
- Drexler M. Obesity, Can we stop the epidemic? Special Report— Spring 2017. Editor, Harvard Public Health; 2017. Disponí-vel em https://www.hsph.harvard.edu/magazine/magazine_article/obesity/
- Fitch A, Fox C, Bauerly K, Gross A, Heim C, Judge-Dietz J, Kaufman T, Krych E, Kumar S, Landin D, Larson J, Leslie D, Martens N, Monaghan-Beery N, Newell T, O'Connor P, Spaniol A, Thomas A, Webb B. Institute for Clinical Systems Improvement. Prevention and Management of Obesity for Children and Adolescents. Published July 2013.
- Klish William J. Definition; epidemiology; and etiology of obesity in children and adolescents. www.uptodate.com. Jan 2017.

- Ministério da Saúde do Brasil. Brasil alerta sobre consequências da má-nutrição e obesidade infantil. http://portalsaude.saude.gov.br/index.php/cidadao/principal/agencia-saude/24993-brasil-alerta-sobre-consequencias-da-ma-nutricao-e-obesidade-infantil. Acesso em 10/04/17.
- Ministério da Saúde, SUS. Encontro regional para o enfrentamento da obesidade infantil. http://www4.planalto.gov.br/consea/eventos/plenarias/apresentacoes/apresentacoes-1/10-03-2016_encontro_internacional_obesidade_infantil_final-area.pdf/view. Brasília, 14-16 março 2017. Acesso junho 2017.
- NICE. Health and social care direstorate quality standard consultation summary report. Obesity: prevention and lifestyle weight management in children and young people. September 2014.
- Ponterio, E.; Gnessi, L. Adenovirus 36 and Obesity: An Overview. Viruses 2015, 7, 3719-3740.
- Robbins JM, Mallya G, Wagner A, Buehler JW. Prevalence, Disparities, and Trends in Obesity and Severe Obesity Among Students in the School District of Philadelphia, Pennsylvania, 2006–2013. Prev Chronic Dis 2015;12:150185. DOI: http://dx.doi.org/10.5888/pcd12.150185 (http://dx.doi.org/10.5888/pcd12.150185)
- Skinner AC, Skelton JA. Prevalence and trends in obesity and severe obesity among children in the United States, 1999-2012. JAMA Pediatr. 2014;168(6):561.
- Who Becomes Obese during Childhood — Clues to Prevention Steven L. Gortmaker, Ph.D., and Elsie M. Taveras, M.D., M.P.H. N Engl J Med 2014; 370:475-476January 30, 2014DOI: 10.1056/NEJMe1315169
- WHO Meeting report: nurturing human capital along the life course: investing in early child development, World Health Organization, Geneva, Switzerland, 10-11 January 2013.
- WHO. Obesity. http://www.who.int/topics/obesity/en/. Acesso 10/04/2017.

Respostas

1. Em adultos, consideram-se como portadoras de sobrepeso pessoas com IMC > 25 < 30 kg/m² e como obesas, aquelas com IMC > 30 kg/m². Embora seja a medida mais útil na caracterização de excesso de peso em adultos de ambos os sexos e todas as idades, é importante lembrar que o IMC pode não espelhar o mesmo grau de conteúdo de gordura para indivíduos diferentes. Para crianças e adolescentes, é necessário considerar a idade e, portanto, devem ser usadas as curvas de IMC para idade e sexo (OMS) na caracterização de sobrepeso e obesidade.

   • Baixo peso: IMC < 5º percentil.

   • Peso normal: IMC > 5º < 85º.

   • Sobrepeso IMC > 85º < 95º.

   • Obesidade IMC > 95º.

   • Obesidade grave ou extrema IMC > 120% do 99º percentil da curva de IMC para a idade e sexo.

2. Informação inadequada (inclusive pela mídia) sobre qualidade dos alimentos que devem ser ingeridos; sedentarismo; excesso de ingestão de alimentos calóricos.

3. Sobrepeso e obesidade são preocupações dos órgãos voltados à saúde em todo o mundo, de um lado por serem reconhecidos como fatores de risco para: as doenças cardiovasculares, diabetes, apneia do sono, doenças da vesícula biliar, problemas ortopédicos e alguns tipos de câncer.

4. Menor prevalência de adultos obesos; as mudanças de comportamento quanto à alimentação e a atividade física teriam aspecto "viralizante" junto a famílias, amigos e colegas das crianças cuidadas, diminuindo a ocorrência de excesso de peso na infância e consequentemente em adultos; a incidência das comorbidades associadas, ou do agravamento delas, diminuiria tanto para as crianças como para os adultos que se "contagiassem" com as transformações de hábitos; o sistema de saúde seria aliviado de uma grande carga de doença, permitindo que recursos financeiros e humanos pudessem ser desviados para atender outros males que agridem a sociedade; o alívio da disfunção associada às doenças permitiria redução do absenteísmo e aumento da capacidade laboral, o que fortaleceria a economia e consequentemente a qualidade de vida das populações.

5. As recomendações sobre obesidade na idade pediátrica incluem as orientações sobre sedentarismo, alimentação saudável e outros comportamentos positivos no que se refere à saúde e devem ser endereçadas a toda a família, desde o período periconcepcional, passando pela gestação e seguindo por toda a vida da pessoa. O grande objetivo parece estar nas mudanças de hábitos, comportamentos, estilos de vida, alguns deles promovidos pela mídia como sinônimos de "felicidade". O resultado precisa ser duradouro para que os benefícios sejam atingidos no curto prazo e persistam ao longo do tempo.

4.3 Anemia Ferropriva

- Carlos Augusto Cardim de Oliveira
- Adriana Pasmanik Eisencraft

Conceito

Anemia pode ser definida como concentrações de hemoglobina (Hb) inferiores a 2 desvios-padrão da média de uma população saudável para a mesma idade e gênero. A Organização Mundial da Saúde considera anemia a condição na qual o número de hemácias ou sua capacidade de transportar oxigênio é insuficiente para contemplar as necessidades fisiológicas, que variam com idade, gênero, altitude, presença de tabagismo e gestação.[1] Nathan e Oski definem anemia como sendo a redução da quantidade total de hemácias ou da concentração de hemoglobina.[2] Considera-se então anemia como a redução em uma ou mais das medidas relacionadas às hemácias:

- [Hb]: valor expresso em g de Hb/100 mL de sangue (g/dL) ou em g/L (Tabela 4.3.1).
- contagem de hemácias: número de hemácias por volume de sangue (milhões de hemácias/mm³ de sangue).

Fisiologia

Eritropoese e síntese de hemoglobina

A eritropoese, o papel fisiológico da Hb e o metabolismo do Fe são descritos em detalhe em publicações de reconhecida importância.[2,5] Neste capítulo, procuramos trazer de modo sintético os tópicos mais relevantes ao aluno na fase de graduação.

Os pulmões permitem a entrada do oxigênio e sua difusão dos alvéolos para os capilares sanguíneos. O coração bomba o sangue, através dos vasos sanguíneos para as células de todo o corpo. Mas quem transporta o oxigênio para que ele atinja cada um dos tecidos é a hemoglobina presente nas hemácias.

A hemoglobina é fundamental para a adequada oxigenação tecidual. Praticamente todo o O_2 transportado no sangue está ligado a Hb). Dos cerca de 19,2 mL de O_2 presentes em 1 litro de sangue, 18,6 mL (~97%) estão ligados a Hb e apenas 0,29 mL estão dissolvidos no plasma

Os eritrócitos, as células vermelhas maduras, são o tipo mais numeroso de células do sangue, 500 a 1.000 vezes mais que as demais células sanguíneas (aproximadamente 5 milhões de hemácias; 6 mil leucócitos; e 150 mil plaquetas por mm³ de sangue). São células finas, arredondadas, anucleadas e bicôncavas. As paredes finas favorecem a difusão rápida do oxigênio; a forma bicôncava aumenta a superfície da membrana celular e favorece a troca de O_2 e CO_2 com os tecidos corpóreos e alvéolos pulmonares; a estrutura da membrana celular dá a eles flexibilidade necessária para atravessar espaços estreitos do sistema vascular sem que se rompam (sem que haja hemólise). A sequência das etapas envolvidas na eritropoese pode ser resumida como na Figura 4.3.1.

A síntese de Hb começa nas fases jovens dos eritrócitos (pró-eritroblastos) e continua até o estágio de reticulócitos. Cada molécula de Hb é composta de duas cadeias polipeptídicas, 2 alfa e 2 beta na HbA (hemoglobina do adulto) e 2 alfa e 2 gama na Hb F (hemoglobina fetal); e

Tabela 4.3.1. Níveis de Hb para o diagnóstico de anemia ao nível do mar

Idade	Hb g/dL			
	Ausência de anemia	Anemia		
		Leve*	Moderada	Grave
6 a 59 meses	≥ 11,0	10,0-10,9	7,0-9,9	< 7,0
5 a 11 anos	> 11,5	11,0-11,4	8,0-10,9	< 8,0
12 a 14 anos	> 12,0	11,0-11,9	8,0-10,9	< 8,0
Meninas não gestantes ≥ 15 anos	> 12,0	11,0-11,9	8,0-10,9	< 8,0
Gestantes ≥ 15 anos	> 11,0	10,0-10,9	7,0-9,9	< 7,0
Homens ≥ 15 anos	> 13,0	11,0-12,9	8,0-10,9	< 8,0

*De acordo com a OMS, a denominação "leve" empregada é um tanto inapropriada ou imprecisa, uma vez que a deficiência de Fe já está avançada quando a anemia é detectada e, mesmo antes de a anemia ser clinicamente aparente, a deficiência de ferro já traz repercussões ao organismo. Modificada de: refs. 3, 4.

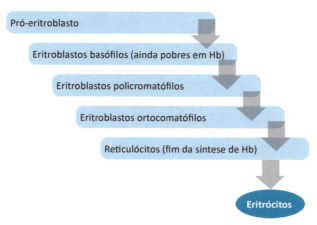

FIGURA 4.3.1. Etapas da eritropoiese. Fonte: adaptada das refs. 2,5.

4 núcleos heme, cada um deles com 1 átomo de Fe e capaz de se ligar a 1 molécula de O_2. Assim, cada molécula de Hb é capaz de transportar até 4 moléculas de O_2, momento em que a molécula estaria 100% saturada de oxigênio.

Quanto maior for a oferta de oxigênio aos capilares que chegam aos pulmões, mais as moléculas de Hb terão todas as suas ligações heme ocupadas, maior será a saturação total de O_2, maior será a conteúdo de oxigênio transportado aos tecidos (Figura 4.3.2).

Para que haja produção de hemácias (eritropoese) é necessária a presença da eritropoetina (*Erythroid specific growth factor*), hormônio glicoproteico cuja síntese acontece principalmente no rim e é regulada pelas necessidades teciduais de oxigênio.

A falta, ou oferta insuficiente de oxigênio aos tecidos estimula a síntese de eritropoetina

A presença da eritropoetina é fundamental para o aumento da produção e aceleração da maturação dos pró-eritroblastos e, consequentemente, para a liberação maior e mais rápida de hemácias no sangue periférico. Mas só a eritropoetina não basta. O bom estado nutricional, a presença de quantidades adequadas de Fe, ácido fólico, vitamina B12 e outros nutrientes que serão tratados em outros capítulos, é fundamental para que haja resposta eritropoética e não ocorra anemia.

A eritropoetina pode aumentar a velocidade da eritropoese em dez ou mais vezes, desde que todos os nutrientes necessários estejam presentes. Caso seja necessário, formas mais jovens das células vermelhas, principalmente os reticulócitos, são liberadas pela medula na circulação periférica para atender as demandas de transporte de O_2.

As altas taxas de multiplicação celular e a maior atividade física presentes na idade pediátrica, aumentam a demanda tecidual por oxigênio, estimulam a síntese de eriptopoetina (Figura 4.3.3) e tornam obrigatória a presença de quantidades adequadas dos nutrientes, sob o risco de a falta ou a oferta insuficiente levarem a distúrbios como as anemias carenciais, dentre elas a ferropriva.

Desencadeada, a eritropoese continua se a oferta de O_2 continuar insuficiente, ou enquanto as quantidades de hemácias e hemoglobina não forem capazes de transportar todo o oxigênio necessário para atender a demanda metabólica.[2,5,6]

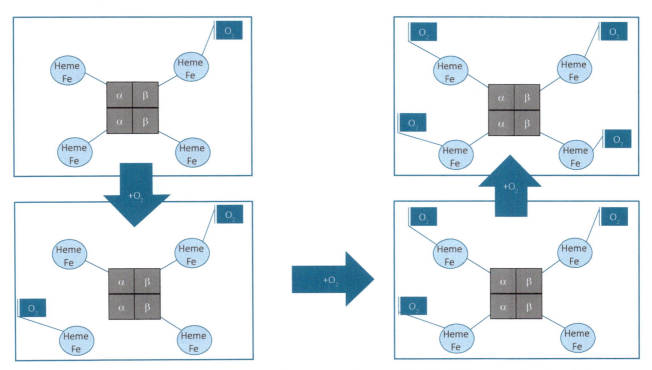

FIGURA 4.3.2. Representação esquemática da saturação progressiva de uma molécula de Hb A com a maior oferta de O_2.

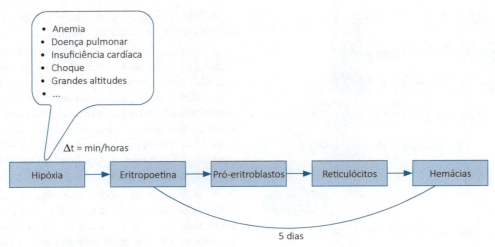

FIGURA 4.3.3. Estímulo à eritropoese.

As etapas da síntese da hemoglobina, descritas esquematicamente na Figura 4.3.4, demonstram a necessidade do aporte adequado de nutrientes.

Transporte e metabolismo do Fe

Além de ser essencial na composição da Hb, o Fe é necessário também para a formação da mioglobina, citocromos, citocromo-oxidase, peroxidase e catalase (ver Figura 4.3.5).

A quantidade de Fe corpóreo aumenta com a idade. Ao nascer, um recém-nascido de termo saudável tem cerca de 75 mg/kg, a maior parte ligada a Hb. Nesse momento da vida, os níveis de Hb estão entre 15-17 g/dL. A contar do nascimento, a criança deve absorver cerca de 1 mg de Fe por dia nos primeiros 15 anos de vida a fim de suprir suas necessidades deste mineral. Para que seja possível essa incorporação, em média, 10 mg de Fe devem ser ingeridos por dia na idade pediátrica, uma vez que apenas cerca de 10% do Fe da dieta é absorvido. Aqui

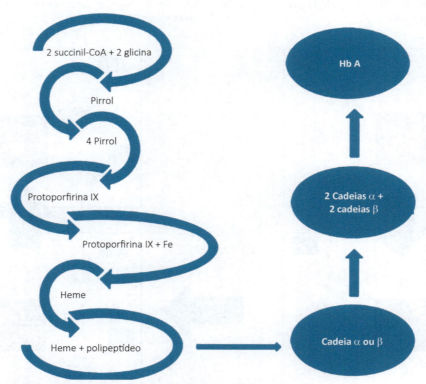

FIGURA 4.3.4. Representação esquemática da síntese da molécula de hemoglobina A.
FONTE: adaptada da ref. 5.

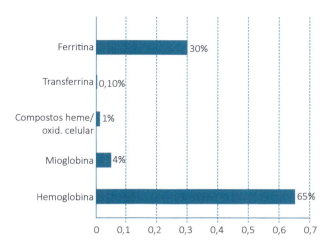

FIGURA 4.3.5. Distribuição aproximada das 4-5 g de Fe corpóreo.
FONTE: adaptada da ref. 5.

merece destaque o aleitamento materno, uma vez que a absorção do Fe do leite humano chega a ser 2 a 3 vezes maior que a do leite de vaca.

A quantidade total de Fe presente no organismo de um recém nascido será tanto maior quando mais sua idade gestacional se aproximar das 40 semanas, o que significa uma massa de Fe menor no pré-termo que na criança de termo. Com a queda dos níveis de Hb que ocorre nos 3 primeiros meses de vida na transição da composição eritrocitária de Hb F, presente majoritariamente nos eritrócitos fetais, para a HbA que a substituirá pelo resto da vida, uma quantidade grande de Fe é reciclada, quantidade esta suficiente para a eritropoese do 6º ao 9º mês de vida em crianças de termo.[6,7] A Figura 4.3.5 apresenta a distribuição aproximada das 4-5 g de Fe no corpo.

O íon Fe é absorvido em várias partes do intestino delgado, principalmente no duodeno, na forma ferrosa (Fe^{+2}) e imediatamente liga-se à β-globulina apotransferrina, presente na bile e lançada no duodeno através do duto biliar. Está formado o complexo protéico transferrina. A apotransferrina liga-se também a compostos que contêm ferro, como a hemoglobina e a mioglobina presentes na alimentação. A transferrina é então absorvida pelo epitélio intestinal e liberada nos capilares sanguíneos. Ligado a ela, o Fe é transportado na circulação para onde é necessário. A reversibilidade da ligação do Fe com a transferrina permite sua liberação nos tecidos que necessitam dele, assim como a ligação do excesso de Fe à proteína apoferritina formando a ferritina, complexo no qual é armazenado no fígado (principalmente) e no sistema retículo endotelial medular.[5]

A estrutura molecular da ferritina permite o armazenamento de quantidades variáveis de Fe. A dosagem de ferritina indica se as reservas de Fe corpóreo estão baixas (se há carência) ou normais.

Quando as quantidades de Fe ultrapassam a capacidade de utilização tecidual e de armazenamento como ferritina, o ferro excedente acaba sendo depositado nos tecidos em uma forma insolúvel, a hemossiderina.[5]

De modo geral, a absorção intestinal do ferro é lenta e poucos miligramas por dia são absorvidos, mesmo que a dieta seja rica em ferro. Quando a apoferritina está saturada, indicando que as reservas estão completas, a absorção intestinal de Fe diminui. O oposto acontece quando há carência, período no qual a absorção chega a aumentar cinco ou mais vezes.

A disponibilidade da apotransferrina sintetizada no fígado é um fator limitante para a absorção do ferro da dieta. A absorção depende, portanto, da quantidade armazenada, da disponibilidade na dieta e da demanda aumentada quando há estímulo eritropoético.

Hepcidina, hormônio sintetizado no fígado e secretado no sangue, tem papel importante na absorção intestinal de Fe e na mobilização das reservas. Sua presença reduz a absorção intestinal de Fe, assim como a mobilização do Fe armazenado. A síntese de hepcidina costuma estar aumentada em processos inflamatórios, o que seria uma possível explicação para a anemia associada às doenças crônicas.[13]

No caso de a quantidade de Fe plasmático estar diminuída, parte do ferro armazenado como ferritina liga-se à transferrina e é disponibilizado para ser utilizado. Na medula, a transferrina liga-se fortemente aos receptores dos eritroblastos, é ingerida por endocitose e o Fe, no interior da mitocôndria, estará disponível para a síntese de heme.

Na carência de Fe, haverá menor síntese de Hb, as hemácias terão menor conteúdo de Hb e serão menos pigmentadas: a anemia ferropriva é hipocrômica.

O tempo médio de vida das hemácias é de 120 dias. À medida que elas envelhecem, suas paredes tornam-se mais frágeis e acabam rompendo durante a passagem por espaços circulatórios mais estreitos, especialmente no baço. Após a destruição, são ingeridas por macrófagos em várias partes do corpo, especialmente pelas células de Kupfer no fígado e pelos macrófagos do baço e da medula. Em horas ou dias, Fe será liberado por estas células para transporte como transferrina, ou armazenamento como ferritina. De modo geral, apenas 5% das necessidades de Fe são supridas pela dieta. Os 95% restantes têm origem na degradação das hemácias. Para lactentes e crianças esta proporção difere: a dieta precisa oferecer em torno de 30% do ferro em razão da maior demanda decorrente do crescimento.

A perda diária de Fe para uma pessoa do sexo masculino é de cerca de 0,6 mg por dia e se dá principalmente pelas fezes. Para as mulheres que já menstruam, aproximadamente 1,3 mg de Fe são perdidos diariamente. Perdas sanguíneas maiores podem resultar em carência de Fe.[5]

Causas e fatores de risco

Entre as causas de anemia, estão incluídas: inflamação crônica, infestações parasitárias, tuberculose, malária, HIV, além das doenças herdadas, como as hemoglobinopatias. A deficiência de ferro pode resultar de:

- Ingestão insuficiente.
- Menor absorção intestinal.
- Aumento de perdas.

Identificar as causas é de extrema importância para o tratamento e para as orientações que possam prevenir agravamento do quadro ou recidivas da carência. Alguns fatores de risco que merecem destaque são apresentados no Quadro 4.3.1.

QUADRO 4.3.1 — Fatores de risco para anemia

- No período perinatal:
  - prematuridade (menor conteúdo corpóreo de Fe)
  - perdas em flebotomias
  - menor absorção intestinal)
  - baixo peso ao nascer
  - clampeamento precoce de cordão (< 30 s)
  - deficiência materna de ferro
  - emprego de eritropoetina no tratamento da anemia da prematuridade
  - hemorragia feto-materna
  - síndrome da transfusão entre gêmeos
  - hemorragias no período perinatal decorrentes de outras causas[2]
- Ausência de aleitamento materno
- Introdução precoce e consumo excessivo de leite de vaca
- Má nutrição: ingestão insuficiente de ferro na infância precoce
- Baixa ingestão de alimentos com alta biodisponibilidade de Fe (carnes, aves, peixes)
- Doenças gastrintestinais com perda de sangue pelas fezes (oculto ou não):
  - doenças inflamatórias intestinais (p. ex., a associada à proteína do leite de vaca)
  - úlcera péptica; infecção pelo *Helicobcter pylori*
  - divertículo de Meckel
  - doença de Crohn
  - pólipos
  - hemangiomas
  - diarreia crônica
- Ancilostomíase, tricuríase e giardíase
- Adolescência para o gênero feminino:
  - menstruações
  - gravidez
- Ingestão excessiva de tanatos, fosfatos e fitatos

Fonte: Referências: 6 e 7.

Epidemiologia

Segundo a Organização Mundial da Saúde (OMS), deficiência de ferro é a carência nutricional mais disseminada em todo o mundo. Atinge principalmente crianças e gestantes, mas pode estar presente em todas as idades. O número de pessoas anêmicas podem chegar a 2 bilhões, ou seja, aproximadamente 30% da população mundial, a maior parte por deficiência de ferro. Embora em regiões mais pobres a presença de doenças como HIV/AIDS, parasitoses intestinais, tuberculose agravem a doença, a anemia parece ser a única deficiência nutricional presente também em países industrializados. A concentração média de Hb e a prevalência de anemia variam entre países e regiões. Um levantamento realizado pela OMS entre 1990 e 2012 em cerca de 185 países, encontrou, para crianças de 6 a 59 meses os resultados que variavam de uma região para outra, conforme expresso nos gráficos das Figuras 4.3.6 a 4.3.9.

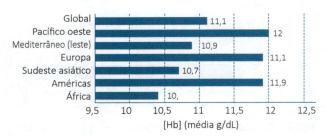

FIGURA 4.3.6. Níveis médios de Hb para crianças de 6-59 meses por região da OMS. Fonte: adaptada da ref. 8.

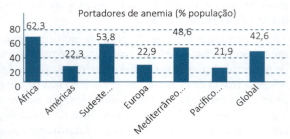

FIGURA 4.3.7. Porcentagem da população de crianças de 6-59 meses portadoras de anemia por região da OMS. Fonte: adaptada da ref. 8.

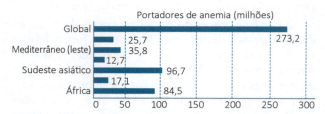

FIGURA 4.3.8. Número absoluto de crianças de 6-59 meses (em milhões) portadoras de anemia por região da OMS. Fonte: adaptada da ref. 8.

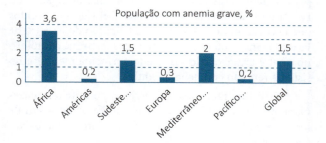

FIGURA 4.3.9. Porcentagem da população de crianças de 6-59 meses portadoras de anemia grave por região da OMS. Fonte: adaptada da ref. 8.

Manifestações clínicas: história e exame físico

Da investigação de um paciente pediátrico com suspeita de anemia deve fazer parte obrigatoriamente uma anamnese cuidadosa e um exame físico que enfatise as possíveis repercussões da anemia. No diálogo com a criança e seus acompanhantes, devem ser levantados os hábitos alimentares, os antecedentes famiiares, informações sobre o uso de medicações, viagens e a existência de outras enfermidades.

A redução do número de hemácias repercute diretamente sobre a oferta de oxigênio aos tecidos e também sobre a viscosidade sanguínea. A hipoxemia leva à vasodilatação periférica; a menor viscosidade diminui a resistência e o fluxo sanguíneo aumenta. O débito cardíaco cardíaco e a extração de oxigênio (expressa pelo aumento da diferença artério-venosa de O_2) aumentam e há redirecionamento circulatório para órgãos mais vitais. Estes eventos acabam resultando em sobrecarga cardíaca para um miocárdio já carente em O_2 (Figura 4.3.10).

Grande parte das crianças com anemia ferropriva são assintomáticas e o diagnóstico acaba sendo feito seja por uma contagem de células sanguíneas solicitada como rastreamento, seja pela suspeita levantada em uma história clínica da qual façam parte fatores de risco como os já citados.

Manifestações clínicas associadas aos eventos descritos na Figura 4.3.10 podem ser detectadas, entre elas: palidez cutânea e de mucosas, habitualmente presente com níveis de Hb de 7-8 g/d/L (língua, leito ungueal, palmas das mãos); taquisfigmia; sopro cardíaco; menor tolerância a exercícios.

Algumas destes sinais e sintomas ficam ainda mais evidentes durante exercícios físicos, quando a necessidade tecidual por O_2 aumenta, exigindo ainda mais trabalho cardíaco. Nos casos mais graves, especialmente em se tratando de gestantes e criança, a anemia está associada com fadiga, fraqueza, tonturas e sensação de obnubilação.

Nos casos de concentrações de Hb < 5 g/dL, manifestações ainda mais graves costumam aparecer, tais como:

- Irritabilidade.
- Anorexia.
- Letargia.
- Sopro cardíaco sistólico mais audível.
- Insuficiência cardíaca de alto débito com dispnéia, especialmente aos esforços e demais sinais e sintomas que acompanham esta situação clínica.

Alem das manifestações hematológicas e cardiovasculares, crianças portadoras de anemia ferropriva podem apresentar alterações de comportamento alimentar, como pica e pagofagia. Pica é conceituada como o desejo de ingerir substâncias não nutritivas (p. ex., terra, tijolo). Na pagofagia, o impulso está direcionado para a ingestão de gelo. Entre outros problemas, pica pode levar à ingestão de produtos potencialmente tóxicos, como por exemplo o chumbo, com o risco da ocorrência de plumbismo.[1,2,6,7]

Outra manifestação da anemia na infância (ferropriva ou não) de alta repercussão sobre pessoas e populações são dificuldades neurocognitivas, transitórias ou definitivas. Um estudo longitudinal demonstrou, para anemia ferropriva, impactos negativos sobre o desenvolvimento neuropsicomotor, com alterações persistentes no sistema nervoso central e problemas comportamentais, a despeito do tratamento com ferro.[9]

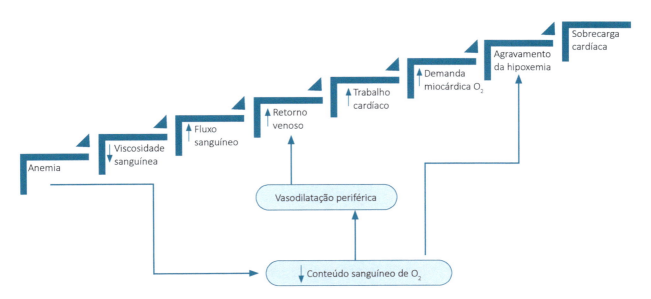

FIGURA 4.3.10. Repercussões cardiovasculares da anemia.[2,5,6]

Diagnóstico

A anemia ferropriva tem como características:
- Menor concentração de hemoglobina.
- Diminuição do hematócrito.
- Redução do ferro sérico e da ferritina.
- Menor número de hemácias por volume de sangue.
- Hemácias hipocrômicas e microcíticas.

A sequência de eventos que ocorrem com a deficiência de ferro e os consequentes achados laboratoriais estão resumidos na Figura 4.3.11.

Menor síntese de Hb em cada célula acaba levando as hemácias a se tornarem menores (microcíticas) e a ter tamanhos (anisocitose) e formas variadas (poiquilocitose). O número de eritrócitos por volume de sangue diminui e, mesmo com o estímulo eritropoético resultante destas alterações, a resposta medular pode não acontecer em virtude da falta de ferro, o que se traduz pela contagem de reticulócitos normal, ou menos elevada do que o esperado (Figura 4.3.12).

A carência de ferro faz com que os receptores da transferrina permaneçam mais livres e a capacidade de transporte de ferro aumente.

A função medular pode ser avaliada pela contagem das demais células sanguíneas, que deverá estar normal para leucócitos e plaquetas, ou às vezes, no caso das plaquetas, elevada e mais raramente diminuída.

Exames laboratoriais

Considera-se como deficiente em ferro, um organismo que não possui quantidades suficientes deste mineral para suprir as necessidades fisiológicas. O diagnóstico é feito com o achado de concentrações de ferritina < 12 µg/L em idades de 5 anos ou mais, desde que não haja outra condição clinica que interfira nos valores de ferritina.

Estados inflamatórios agudos podem elevar os níveis de ferritina, resultado que seria um falso negativo no caso

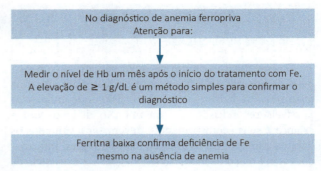

FIGURA 4.3.12. Diagnóstico de anemia ferropriva.

da existência de deficiência de ferro. Para diminuir a probabilifdade desta ocorrência, recomenda-se a dosagem de proteína C reativa (marcador de estado inflamatório) juntamente com a de ferritina.[11]

A medida do nível de ferritina é o teste com maior acurácia para o diagnóstico da anemia ferropriva.

A confirmação diagnóstica da anemia ferropriva requer a confirmação da presença de anemia, com a dosagem da concentração de hemoglobina e contagem de eritrócitos. Em pediatria, os valores da concentração de hemoglobina, [Hb] e hematócrito (Ht) variam de acordo com a idade e gênero, conforme expresso na Tabela 4.3.2.

Para o diagnóstico de microcitose, emprega-se a medida do volume corpuscular médio, cujos valores de reeferência em relação à idade encontram-se na Tabela 4.3.3.

A anemia ferropriva é caracteristicamente microcítica e hipocrômica, mas é possível encontrar pacientes anêmicos por deficiência de ferro com hemácias de tamanho normal.[13]

Diagnóstico diferencial

Não se recomenda Iniciar o tratamento com ferro baseando-se apenas em níveis baixos de hemoglobina e hematócrito, especialmente em países desenvolvidos. A contagem de leucócitos e plaquetas, além dos eritrócitos,

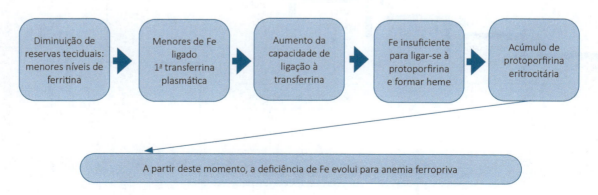

FIGURA 4.3.11. Deficiência de Fe e achados laboratoriais. Fonte: Refs. 2,6 e 7.

Tabela 4.3.2. Valores normais da concentração de hemoglobina e do hematócrito para várias idades pediátricas

Idade (anos)	Hemoglobina (g/dL)		Hematócrito (%)	
	Valor médio	Limite inferior	Valor médio	Limite inferior
0,5-1,9	12,5	11,0	37	33
2-4	12,5	11,0	38	34
5-7	13,0	11,5	39	35
8-11	13,5	12,0	40	36
12-14 (fem.)	13,5	12,0	41	36
12-14 (masc.)	14,0	12,5	43	37
15-17 (fem.)	14,0	12,0	41	36
15-17 (masc.)	15,0	13,0	46	38

Adaptada de: ref. 2.

Tabela 4.3.3. Valores de referência para Volume Corpuscular Médio (VCM)

Diagnóstico de Microcitose – VCM- μm^3 [fL]		
Idade	Média	Microcitose
3-6 meses	91	74
6 meses-2 anos	78	70
2-6 anos	81	75
6-12 anos	86	77
12-18 anos (fem.)	90	78
12-18 anos (masc.)	88	78

Adaptada de: ref. 12.

pode auxiliar no reconhecimento de outras causas de anemia que não sejam a causada por carência de Fe e que mereçam tratamento diverso.

A Tabela 4.3.4 orienta sobre o diagnóstico diferencial entre a anemia ferropriva e outras causas de anemias microcíticas.

Tratamento

O tratamento recomendado para a anemia ferropriva é o uso oral de ferro, em doses diárias totais de 3-6 mg ferro elementar por kg de peso corpóreo do paciente, fracionada em 3 tomadas entre as refeições principais, acompanhado de suco de frutas.

Lembre-se de empregar doses mais altas de Fe nos casos mais graves.

A dose diária máxima 150-200 mg de Fe elementar.

O composto mais usado é o sulfato ferroso (20% de Fe elementar), por ser efetivo, barato e bem tolerado, especialmente pelas crianças de mais baixa idade. Não há evidências para o uso associado de outras vitaminas ou substâncias hematínicas. As etapas a serem seguidas no tratamento e os controles recomendados no acompanhamento do paciente estão descritos na Figura 4.3.12.[10]

O tratamento com Fe pode estar associado ao agravamento de casos de infecções por bactérias Gram-negativas, particularmente em países em desenvolvimento. Superdosagem de Fe pode estar associada a um

Tabela 4.3.4. Achados laboratoriais úteis no diagnóstico diferencial das anemias microcíticas mais frequentes

Testes diagnóstico	Anemia ferropriva	Talassemia α ou β	Doença crônica
Hb	⇓	⇓	⇓
Volume corpuscular médio	⇓	⇓	Normal ou ⇓
Contagem de eritócitos	⇓	Normal ou ⇓	Normal ou ⇓
Ferritina	⇓	Normal	⇑
Capacidade total de ligação de Fe	⇑	Normal	⇓
Saturação de transferrina	⇓	Normal	⇓
Protoporfirina eritrocitária livre	⇑	Normal	⇑
Receptor de transferrina	⇑	Normal	⇑
Reticulócitos	⇓	Normal	Normal ou ⇓

Fonte: adaptada de ref. 12.

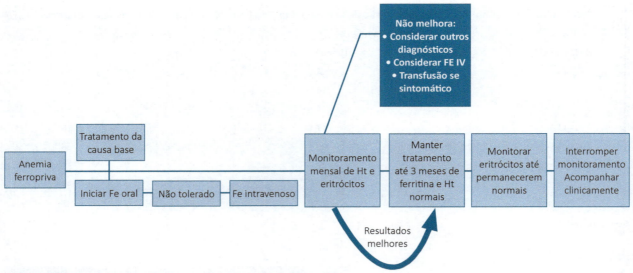

FIGURA 4.3.12. Tratamento e acompanhamento da anemia ferropriva.[10]

maior risco de infecçoes, como por exemplo pela bactéria *Yersinia*.

A atenção terapêutica para anemia ferropriva inclui obrigatoriamente o tratamento da causa base, incluindo as orientações dietéticas, entre o emprego de aleitamento materno nas idades indicadas e o não uso excessivo de leite de vaca.

Exames de fezes são importantes para afastar a presença de parasitas que estejam causando espoliação de Fe.

Para adolescentes do gênero feminino que já menstruem, a suplementação com Fe está indicada, assim como o tratamento hormonal, quando indicado, para os casos de menstruações com maiores perdas sanguíneas.[6,10] Na Tabela 4.3.5, apresentamos as respostas esperadas após início do tratamento com suplementação de ferro.

Após iniciado o tratamento, observar a evolução do paciente, que se dá conforme apresentado na Figura 4.3.14.

De acordo com a OMS, a anemia por deficiência de Fe pode ser classificada em:

- Leve a moderada se: [Hb] ≥ 7 e < 12 g/dL.
- Grave se: [Hb] < 7 g/dL.[6,10,14]

Tabela 4.3.5. Respostas esperadas para o tratamento com ferro

Tempo após início do tratamento com Fe	Resposta esperada
12-24 horas	Paciente sente-se melhor, com mais apetite e menor irritabilidade (subjetivo)
36-48 horas	Medula: hiperplasia eritroide
48-72 horas	Resposta dos reticulócitos (máxima em 1 semana)
4-30 dias	Aumento da [Hb]
1-3 meses	Ferritina normal

Fonte: ref. 6, 10, 14.

Transfusões são raramente necessárias, uma vez que a resposta terapêutica costuma ser rápida. As possíveis indicações de transfusão são: risco de insuficiencia cardíaca e anemia grave com perda sanguínea importante. Se for feita, deve ser lentamente, para evitar piora da insufincia cardiaca.[6]

Nos casos em que as respostas ao tratamento não acontecem como previsto, devem ser avaliadas as possíveis causas descritas na Figura 4.3.15.

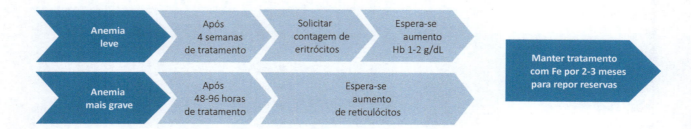

FIGURA 4.3.13. Monitoramento do tratamento com Fe nos casos de anemia ferropriva leve e grave. Fonte: refs. 6, 10 e 14.

CAPÍTULO 4 ■ NUTRIÇÃO   89

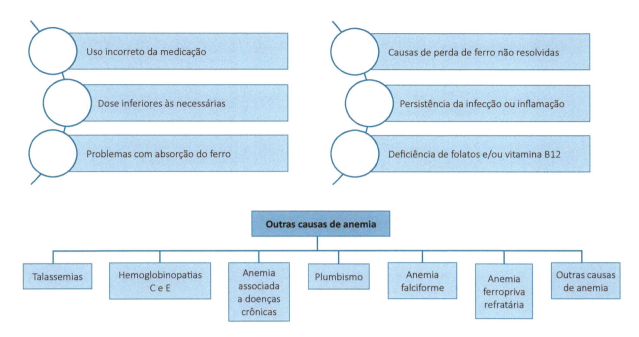

FIGURA 4.3.15. Condutas para os casos de não resposta ao tratamento com Fe. Fonte: Refs. 6, 10, 13 e 14.

Prognóstico e prevenção

As medidas preventivas a serem tomadas são aquelas diretamente associadas aos fatores de risco:
- Ingestão insuficiente.
- Absorção inadequada.
- Perdas além das fisiológicas.

No início da vida, o destaque preventivo fica para o aleitamento materno.

O rastreamento da anemia ferropriva estaria indicado para os casos em que as medidas de prevenção não puderem ser implantadas, e, nestes, a indicação é a coleta de sangue para a dosagem de hemoglobina ou hematócrito na idade de 12 meses, ou antes, no caso de maior risco de anemia por deficiência de ferro, conforme descrito anteriormente (fatores de risco).[2,6,10]

Muitos estudos têm sido realizados sobre a necessidade, as vantagens e os possíveis efeitos indesejáveis da suplementação de ferro na idade pediátrica.

Três metanálises avaliaram o papel da suplemantação de Fe na idade pediátrica.
- A primeira delas reuniu ensaios clínicos que totalizaram mais de 42 mil crianças de 4-23 meses. Os resultados dos estudos agregados na metanálise demonstraram que a suplementação reduziu a risco de ocorrência de anemia ferropriva nas crianças que receberam suplementação de Fe, quando comparadas às que não receberam. O risco relativo de anemia (suplementadas/não suplementadas) foi de 0,61 (IC 95% 0,50-0,74). Para deficiência de Fe, o risco relativo foi 0,30 (0,15-0,60). Nesta revisão não foram identificadas diferenças entre os suplementados e os não suplementados no que se referia a desenvolvimento mental e cognitivo e nem tampouco no que se refere a peso e estatura.[15]
- O segundo estudo avaliou crianças de 2-5 anos. O grupo que recebeu suplementação de Fe atingiu níveis de Hb e de ferritina mais altos. Nesta revisão, a suplementação esteve associada a melhores níveis de desenvolvimento neuropsicomotor, mas não de crescimento físico.[16]
- A terceira metanálise reuniu estudos sobre suplementação nas idades de 5-12 anos, totalizando pouco mais de 7 mil crianças. A suplementação de Fe teve efeito positivo sobre escores cognitivos e medidas de atenção e concentração; reduziu em 50% o risco de anemia e avoreceu o crescimento físico.[17]

Na Tabela 4.3.6, são apresentadas diretrizes da OMS publicadas em 2016 que recomendam a suplementação de Fe.[18]

Tabela 4.3.6. Recomendações da OMS para a suplementação de ferro	
I) Para a prevenção de deficiência de ferro e anemia ferropriva (recomendação forte):	
População-alvo	Idade de 6 a 23 meses
Composição do suplemento	10-12,5 mg de Fe elementar (equivalente a 50-62,5 mg de sulfato ferroso; 30-37,5 mg de fumarato ferroso; 83,5-104,2 mg de gluconato ferroso)
Apresentação	Gotas ou xarope
Frequência	Diariamente
Duração	Três meses consecutivos a cada ano
Regiões	Prevalência de anemia ferropriva > 40%
II) Para elevar os níveis de Hb e melhorar o conteúdo de Fe (recomendação forte):	
População-alvo	Idade de 24-59 meses
Composição do suplemento	30 mg de Fe elementar
Apresentação	Gotas ou xarope
Frequência	Diariamente
Duração	Três meses consecutivos a cada ano
Regiões	Prevalência de anemia ferropriva > 40%
III) Para a idade escolar	
População-alvo	Idade de 5-12 anos
Composição do suplemento	30-60 mg de Fe elementar
Apresentação	Comprimidos ou cápsulas
Frequência	Diariamente
Duração	Três meses consecutivos a cada ano
Regiões	Prevalência de anemia ferropriva > 40%

Conceitos-Chave

- Quanto mais precoce a aquisição do hábito alimentar correto, mais sadia será a população de adolescentes e adultos.
- Escolha alimentos e bebidas com calorias e suporte nutricional apropriados, que ajudem a manter o peso corpóreo e reduzir riscos de doenças crônicas.
- Fique atento para a variedade, a composição (vitaminas, sais minerais, fibras) e a quantidade de nutrientes. Escolha alim entos de todos os grupos mas tolere as recusas e preferências pessoais.
- Saiba dosar as permissões e restrições. Limite o acréscimo de açúcares, gorduras saturadas e sódio.
- A alimentação deve ser ofertada em ambiente tranquilo, sem fatores de distração.
- Valorize aspectos culturais, econômicos e preferências pessoais, o que facilitará a aceitação e a manutenção do hábito alimentar saudável.
- Todos os profissionais envolvidos em educação (médicos, professores, educadores físicos, nutricionistas, grupos comunitários, mídia, indústria alimentícia, etc.) têm papel relevante na informação e no suporte alimentar.

Questões

1. Considerando os itens descritos, qual é o fator de risco mais importante para anemia ferropriva?
   A) Prematuridade.
   B) Peso normal ao nascer.
   C) Recém-nascidos de termo.
   D) Uso de suplementação de ferro na gestação.

2. Qual a principal interferência da anemia sobre a homeostase?
   A) Diminuição da viscosidade sanguínea.
   B) Redução da quantidade total de oxigênio transportado aos tecidos.
   C) Maior retenção de líquido corpóreo.
   D) Distúrbios na resposta imunológica.

3. São fatores de risco para anemia ferropriva na criança todos, EXCETO:
   A) Ausência de aleitamento materno.
   B) Introdução precoce de leite de vaca na alimentação.
   C) Alimentação contendo carne e frango.
   D) Gravidez na adolescência.

4. Para o diagnóstico de deficiência de ferro na ausência de anemia, é importante o achado de:
   A) Menor concentração de hemoglobina.
   B) Níveis baixos de ferritina.
   C) Diminuição do hematócrito.
   D) Anisocitose.

5. O ferro é absorvido em maior intensidade no:
   A) Estômago.
   B) Duodeno.
   C) Jejuno.
   D) Íleo.

6. A duração recomendada para o tratamento com ferro da anemia ferropriva é:
   A) 48-96 horas.
   B) 4 semanas.
   C) 2-3 meses.
   D) 6-12 meses.

7. Em um paciente com anemia ferropriva, deve-se esperar para os níveis de ferritina e para a capacidade total de ligação de ferro (TIBIC), respectivamente:
   A) Aumentada e aumentada.
   B) Aumentada e diminuída.
   C) Diminuída e aumentada.
   D) Diminuída e diminuída.

8. São causas prováveis de não resposta ao tratamento de um caso de anemia ferropriva com Fe:
   A) Uso incorreto da medicação.
   B) Dose insuficiente de Fe.
   C) Causas de perda de ferro não resolvidas.
   D) Todas as respostas anteriores.

REFERÊNCIAS BIBLIOGRÁFICAS

1. WHO. Haemoglobin concentrations for the diagnosis of anaemia and assessment. Disponível em: <http://www.who.int/vmnis/indicators/haemoglobin/en/>. Acessado em: jan. 2017.

2. Brugnara C, Orkin FA, Nathan DG. Nathan and Oski's Hematology and Oncology of Infancy and Childhood. 8th ed. Philadelphia: Elsevier; 2015.

3. FAO, WHO. World Declaration and Plan of Action for Nutrition. International Conference on Nutrition. Rome, Food and Agriculture Organization of the United Nations, Dec. 1992.

4. WHO, UNICEF, UNU. Iron deficiency anaemia: assessment, prevention and control, a guide for programme managers. Geneva: World Health Organization; 2001.

5. Hall JE, Guyton AC. Guyton and Hall Textbook of Medical Physiology. 13th ed. Philadelphia: Elsevier; 2016.

6. Richard Sills. In Nelson Textbook of Pediatrics. 20th ed. Philadelphia: Elsivier; 2016. Cap 455.

7. Lerner NB. In Nelson Textbook of Pediatrics. 20th ed. Philadelphia: Elsivier; 2016. Cap 447.

8. WHO Library Cataloguing-in-Publication Data. The global prevalence of anaemia in 2011. World Health Organization; 2015.

9. Lukowski AF, Koss M, Burden MJ, Jonides J, Nelson CA, Kaciroti N, et al. Iron deficiency in infancy and neurocognitive functioning at 19 years: evidenceof long-term deficits in executive function and recognition memory. Nutr Neurosci. 2010 Apr;13(2):54-70.

10. Short MW, Domagalski JE. Iron deficiency anemia: evaluation and management. Am Fam Physician. 2013 Jan 15;87(2):98-104.

11. Mahoney DH Jr. World Health Organization. Serum ferritin concentrations for the assessment of iron status and iron deficiency in populations. Vitamin and Mineral Nutrition Information System. Geneva: World Health Organization; 2011. Publication No. WHO/NMH/NHD/MNM/11.2. Disponível em: <http://www.who.int/vmnis/indicators/serum_ferritin.pdf>.

12. Van Vranken M. Evaluation of microcytosis. Am Fam Physician. 2010 Nov 1;82(9):1117-22.

13. Johnson-Wimbley TD, Graham DY. Diagnosis and management of iron deficiency anemia in the 21st century. Therap Adv Gastroenterol. 2011 May;4(3):177-84.

14. World HO. Haemoglobin concentrations for the diagnosis of anaemia and assessment of severity. Vitamin and Mineral Nutrition Information System. Disponível em: <http://www.who.int/vmnis/indicators/haemoglobin.pdf>. Geneva, World Health Organization, 2011 (WHO/NMH/NHD/MNM/11.1); 2011.

15. Pasricha SR, Hayes E, Kalumba K, Biggs BA. Effect of daily iron supplementation on health in children aged 4-23 months: a systematic review and meta-analysis of randomised controlled trials. Lancet Glob Health. 2013 Aug;1(2):e77-86.

16. Thompson J, Biggs BA, Pasricha SR. Effects of daily iron supplementation in 2- to 5-year-old children: systematic review and meta-analysis. Pediatrics. 2013 Apr;131(4):739-53.

17. Low M, Farrell A, Biggs BA, Pasricha SR. Effects of daily iron supplementation in primary-school-aged children: systematic review and meta-analysis of randomized controlled trials. CMAJ. 2013 Nov 19;185(17):E791-802.

18. WHO. Guideline: daily iron supplementation in infants and children. WHO Library Cataloguing-in-Publication Data. 2016.

Respostas

1. A

2. B

3. C

4. B

5. B

6. C

7. C

8. D

Desenvolvimento Neuropsicomotor Normal

■ Luiz Guilherme Araujo Florence

Introdução

O primeiro passo para se avaliar o desenvolvimento neuropsicomotor (DNPM) de uma criança é conhecer o desenvolvimento normal e saber a sequência cronológica esperada das aquisições de suas capacidades neuropsicomotoras, os famosos marcos do desenvolvimento infantil. O pediatra tem que conhecer os aspectos psíquicos, neurobiológicos e ambientais que possam influenciar nas suas aquisições, seus fatores de risco e de proteção.

O segundo passo é saber ouvir e elucidar as queixas dos pais acerca do assunto. Isso permite uma maior precisão na identificação dos atrasos do desenvolvimento. Um pediatra que não tem tempo de escutar tais queixas ou sempre acha que "tudo é normal" não está exercendo uma adequada vigilância do desenvolvimento.

Vale salientar que o acompanhamento do desenvolvimento saudável de uma criança está inserido na prática pediátrica chamada "puericultura", ato singular da pediatria que visa a promoção da saúde da criança e de sua família.

Causas e fatores de risco

É importante reconhecermos as causas e os aspectos que podem influenciar o DNPM, a fim de reconhecermos e tratarmos precocemente. Na Tabela 5.1, apresentamos os principais fatores de risco.

Tabela 5.1. Fatores de risco do desenvolvimento infantil

Fatores pré-natais	• Etiologias genéticas • Infecções congênitas • Exposição a agentes tóxicos ou teratogênicos • Infertilidade • Nascimentos múltiplos • Complicações placentárias • Traumas abdominais
Fatores neonatais	• Peso nascimento < 1.500 gramas • Idade gestacional < 32 semanas • Asfixia (Apgar de primeiro minuto < 3) • Anormalidade ou insulto ao SNC • Hiperbilirrubinemia grave • Hipoglicemia • Déficit do crescimento/problemas nutricionais • Infecções congênitas perinatais • Erros inatos do metabolismo
Fatores pós-natais	• Infecções do SNC • Trauma cranioencefálico • Desordens metabólicas • Doenças crônicas • Pobreza e malnutrição • Psicopatologia parental, abuso de substâncias • Interação disfuncional entre pais e filhos

Acompanhamento

Vigilância do DNPM

Existem várias tabelas de desenvolvimento que permitem avaliar o progresso de uma criança. Elas podem ajudar o pediatra a se familiarizar com os marcos do desenvolvimento. Autores que criaram tais ferramentas e que são conhecidos do público são Arnold Gessel, Nancy Bayley e Jean Piaget. Atualmente contamos com alguns *sites* que oferecem *checklists* do desenvolvimento para cada idade da criança, um deles é o *site* do *Centers for Disease Control and Prevention* (CDC), o CDC *act early*, de fácil acesso e uso para pais e profissionais de saúde. Essas tabelas e *checklists* permitem mapear o desenvolvimento geral da criança. Os pediatras devem utilizar tais ferramentas de apoio durante todas as consultas de rotina das crianças para realizar a *vigilância do desenvolvimento*: uma observação e avaliação do DNPM normal e de seus possíveis atrasos. As tabelas, na sua maioria, abrangem as idades de 0 a 5 anos. Na Tabela 5.2, apresentamos as *red flags* (bandeiras vermelhas) para atraso de acordo com a idade.

Tabela 5.2. Alertas de atraso do DNPM (*red flags*)

Período	Características
2 meses	Não fica alerta a alguma voz, não ergue a cabeça quando deitado em decúbito ventral (de bruços), não fixa o olhar
4 meses	Não emite sons, não traz a mão à boca, não sorri
6 meses	Não direciona o olhar quando chamado, não passa objetos entre as mãos, não sorri ou gargalha
9 meses	Não balbucia consoantes, não senta ou rola, não chama o outro para interagir
12 meses	Não responde ao nome, não fica em pé ou sustenta o peso do corpo quando recebe ajuda, não olha para o lugar que o outro aponta
15 meses	Não fala "mama", "papa", não segura em movimento de pinça, não aponta para o objeto desejado
18 meses	Não anda, não fala e não entende, não anda sem ajuda, não compartilha interesses
24 meses	Não fala sentenças de duas palavras com significado e não entende comandos simples, não anda direito, não imita, contato visual pobre
36 meses	Não fala frases com três palavras, cai com frequência ou tem dificuldade com escada, não tem brincadeira de faz de conta

Screening do DNPM

Após realizar a vigilância do desenvolvimento em todas as consultas de rotina, faz-se valer a aplicação de ferramentas de triagem (*screening*) do desenvolvimento infantil, instrumentos validados e simples que servem para aumentar a acurácia na detecção de atrasos do desenvolvimento. Desde 2006, a Academia Americana de Pediatria recomenda a aplicação de tais ferramentas em algumas idades-chave. São elas: visita de rotina dos 9 meses, 18 meses e 24 ou 30 meses de vida ou sempre em que o pediatra tiver alguma dúvida em relação aos seus achados durante a vigilância do desenvolvimento. Existem alguns testes de *screening* do desenvolvimento infantil geral, os mais utilizados são o *Ages and Stages Questionnaires* 3 (ASQ-3) e o *Parental Evaluation of Developmental Status* (PEDS).

Para o *screening* de transtorno do espectro autista (TEA) o mais utilizado é o *Modified Checklist for Autism in Toddlers* (M-CHAT). Seu uso para triagem, mesmo sem queixas dos pais, é recomendado aos 18 e 24 meses, porém existe um debate sobre a real eficiência do uso desse teste nessas situações. Apesar disso, seu uso em situações de suspeita de TEA pode ajudar no diagnóstico e no direcionamento do paciente e sua família. Lembrando que sua faixa etária de aplicabilidade é de 16 a 30 meses.

Lembre-se de realizar vigilância do desenvolvimento em todas as consultas de rotina e de aplicar ferramentas de *screening* nas visitas de 9, 18, 24 ou 30 meses ou sempre que houver dúvida em relação ao desenvolvimento.

Encaminhamento

Se após a realização da vigilância e da triagem do desenvolvimento infantil os resultados forem positivos para possíveis atrasos, a criança deverá ser encaminhada para intervenção precoce específica (psicologia, terapia ocupacional, fonoaudiologia, fisioterapia, intervenção pedagógica, entre outras...) e para uma avaliação diagnóstica com um especialista em desenvolvimento infantil (pediatra do desenvolvimento, neurologista ou psiquiatra infantil). Nota-se que, mesmo antes de saber o diagnóstico exato, é muito importante que o encaminhamento a algum tipo de intervenção não seja postergado. Na Figura 5.1, está descrito um fluxograma com as etapas do encaminhamento.

Intervenção precoce

É importante que fique claro aos pais que a criança tem como se recuperar de muitos problemas do desenvolvimento motor, cognitivos ou emocionais. Quanto mais cedo eles forem identificados e descobrirem-se maneiras adequadas de oferecer apoio e compensação à criança, melhores serão os resultados.

Sem a ajuda de um profissional de saúde os pais podem ficar perdidos diante do problema de seu filho. Eles podem então superproteger a criança ou até mesmo forçá-la a sair do atraso. Nenhuma dessas abordagens funciona. Isso pode fazer com que a criança se sinta inferior diante de seus pares e de si mesma. As técnicas eficazes não vão pressionar a criança para desempenhos aos quais ela não está capacitada.

Todo pediatra precisa saber a sequência cronológica esperada para aquisição das capacidades neuropsicomotoras das crianças (marcos do desenvolvimento infantil).

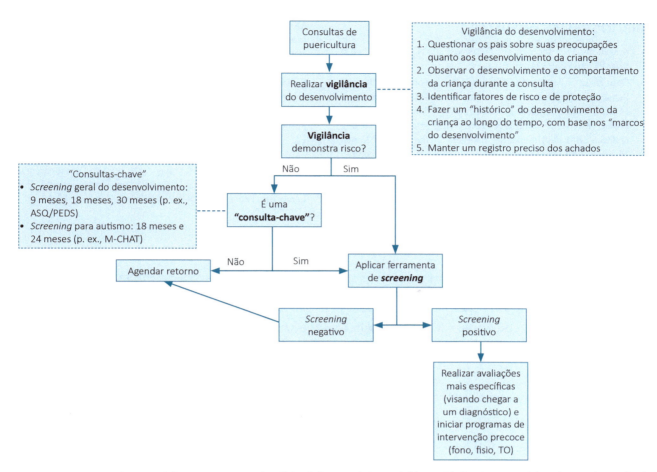

FIGURA 5.1. Etapas de encaminhamento. Fonte: *Identifying infants and Young children with developmental disorders in the medical home: an algorithm for developmental surveillance and screening*, Pediatrics. 2006;118(1):405-420.

Conceitos-Chave

- Todo pediatra precisa saber a sequência cronológica esperada para aquisição das capacidades neuropsicomotoras das crianças (marcos do desenvolvimento infantil).
- Em toda consulta de rotina é imprescindível realizar a vigilância do desenvolvimento. Usar tabelas e *checklists* se necessário.
- - Aplicar o *screening* nas idades-chave e quando houver dúvida na vigilância do desenvolvimento.
- - Precisamos ficar atentos às crianças de 18 meses de idade que não falam, não compreendem comandos simples e não andam.

Questões

1. Defina o que é vigilância e *screening* do desenvolvimento.
2. Quando se recomenda aplicar as ferramentas de *screening*. Quais idades e em quais situações?
3. Cite três ou mais fatores de risco do desenvolvimento infantil.
4. Você se preocuparia com uma criança de 18 meses de idade que não está falando, mas que compreende tudo e comunica-se muito bem de forma gestual?
5. Quais são os marcos do desenvolvimento esperados para uma criança de 1 ano de vida?

BIBLIOGRAFIA CONSULTADA

- Brazelton TB. Momentos Decisivos do Desenvolvimento Infantil. São Paulo: Martins Fontes; 1994.
- Council on Children with Disabilities; Section on Developmental Behavioral Pediatrics; Bright Futures Steering Committee; Medical Home Initiatives for Children With Special Needs Project Advisory Committee. Identifying infants and Young children with developmental disorders in the medical home: an algorithm for developmental surveillance and screening, Pediatrics. 2006;118(1):405-420.
- Halpern R, org. Manual de pediatria do desenvolvimento e comportamento. Barueri, SP: Manole; 2015.
- McQuiston S, Kloczko N. Speech and Language Development: Monitoring Proccess and Problems. Pediatrics in Review. 2011;32(6):230-239.
- Scharf RJ, Scharf GJ, Soustrup A. Developmental Milestones. Pediatrics in Review. 2016;37(1):25-38.
- Site CDC act early. https://www.cdc.gov/ncbddd/actearly/
- Site Healthy Children. https://healthychildren.org/English/Pages/default.aspx
- Site Radar da Primeira Infância: https://www.radardaprimeirainfancia.org.br/
- Voigt RG, Macias MM, Myers SM. AAP Developmental and Behavioral Pediatrics – Section on Developmental and Behavioral Pediatrics (SODBP), 2010-2011.

Respostas

1. Vigilância é a observação e investigação feitas pelo pediatra dos marcos do desenvolvimento, ela é realizada em todas as consultas de puericultura de rotina. *Screening* (triagem) do DNPM é o uso de ferramentas validadas e simples que ajudam a aumentar a acurácia dos possíveis atrasos do desenvolvimento infantil.

2. Sempre que houver dúvida na vigilância ou nas consultas de rotina aos 9, 18, 24 ou 30 meses.

3. Etiologias genéticas pré-natais, asfixia neonatal, pobreza e má nutrição, doenças crônicas.

4. Não, mas em breve ela tem que usar a linguagem expressiva para se comunicar, o prazo máximo de espera é ao redor dos 2 anos nesses casos.

5. A criança tem que estar se sentando e levantando-se sozinha, quase andando, entendendo algumas ordens simples, pode falar algumas palavras (mais comuns mama, papa, vovó, água, esse, auau, tchau...), segurando objetos e passando-os de uma mão a outra, apontando, sabendo o nome e compartilhando interesses.

Atividade Física – Avaliação Clínica de Crianças e Adolescentes

■ Liane Hulle Catani

Introdução

O esporte oferece bem-estar, ensina disciplina, trabalho em equipe, liderança, cooperação, assim como a habilidade de compartilhar, controlar o estresse e competir. Tem a capacidade de influir positivamente no desenvolvimento moral e social sempre que pais e treinadores oferecerem ânimo, crítica construtiva e instrução ética.

A participação esportiva também encoraja o hábito da atividade física, fundamental diante do aumento alarmante de sedentarismo, sobrepeso e obesidade já na infância.

Do ponto de vista de saúde pública, crianças e adolescentes aparentemente saudáveis podem participar de atividades de baixa e moderada intensidade, lúdicas e de lazer, sem a obrigação de uma avaliação pré-participação formal, embora atualmente, mesmo nas escolas, temos observado uma maior preocupação em exigir a liberação médica para a prática de atividades físicas. Entretanto, quando o objetivo for a participação competitiva ou em atividades de alta intensidade, a avaliação médica funcional ampla deve ser obtida, através de avaliação clínica completa.

Classificação dos esportes

Quando realizamos a avaliação clínica de uma criança ou adolescente para início de atividade esportiva, ou já engajados em competições, é fundamental analisar as características específicas do esporte em questão. Com esta finalidade, utilizamos a classificação dos esportes baseada nas intensidades de componente estático e dinâmico (Figura 6.1) e também a de probabilidade de contato e colisão. Estas classificações devem ser utilizadas pelo médico quando avalia as características de força, capacidade cardiopulmonar, massa corporal e achados ao exame físico, permitindo melhor orientação quanto à liberação para determinada atividade.

Classificação dos esportes quanto ao contato e risco de colisão:

- Alto risco de contato e colisão: basquetebol, boxe, futebol, rúgbi, handebol, lutas, artes marciais, polo aquático e ciclismo.
- Contato limitado: canoagem, ginástica, esgrima, handebol, voleibol, arco e flecha.
- Sem contato: corrida, vela, natação, tênis, dardo, disco e tiro esportivo.

Avaliação pré-participação

Objetivos

Os objetivos da avaliação clínica pré-participação (APP) são:

- Maximizar a participação segura de crianças e adolescentes.
- Identificar problemas médicos que coloquem em risco a vida durante a participação esportiva.
- Identificar condições que necessitem de tratamento antes ou durante a participação.
- Identificar e reabilitar lesões musculoesqueléticas.
- Identificar e tratar condições que interferem no desempenho esportivo.
- Impedir restrições desnecessárias.

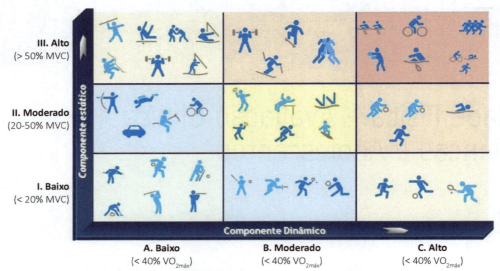

FIGURA 6.1. Classificação dos esportes quanto à intensidade de seus componentes (estático e dinâmico). Fonte: Modificada de: Mitchell JH, Haskell W, Snell P, Van Camp SP. Task Force 8: Classification of sports. JACC. 2005;45(8):1364-7.

- Permitir a orientação quanto aos esportes apropriados, conforme o resultado de sua avaliação.

Como objetivos secundários, a avaliação permite ainda estimar aspectos de saúde geral, aconselhamento sobre hábitos e estilo de vida saudáveis e o impacto da atividade em seu cotidiano.

Além disso, o contato do médico com os pais permite orientá-los quanto aos cuidados gerais de alimentação, sono, hidratação e questões de segurança na prática esportiva.

Características

A APP inclui:

- Dados antropométricos.
- Esporte praticado (detalhando a idade do início da prática e rotina de treinamento).
- Questionário do histórico médico.
- Exame físico completo com a avaliação da maturidade sexual.

Após esta etapa serão feitas orientações e liberação (ou não) para a prática esportiva.

A avaliação clínica pode ser realizada de diferentes maneiras, em sala fechada onde os atletas permanecem em fila e são avaliados individualmente, em sistema de estações dividindo as tarefas ou os sistemas com a avaliação de diferentes profissionais e o atendimento individual que apresenta maior benefício quanto a privacidade e estreitamento da relação médico-paciente.

A APP deve ser realizada anualmente e com antecedência suficiente para que crianças e adolescentes envolvidos em competição possam ser cuidadosamente avaliados e tratados, cerca de 4 a 6 semanas antes do início dos treinamentos.

A APP não substitui as consultas de rotina ao pediatra ou hebiatra, onde aspectos preventivos são englobados e, ao contrário, também as consultas de rotina não substituem a APP, a não ser que incluam aspectos específicos dos esportes.

Anamnese

Um histórico detalhado identifica a maioria dos problemas dos jovens atletas. A principal característica para avaliação dos diferentes sistemas está na utilização de questionário sistemático e dirigido a diagnosticar situações que causam problemas ou poderiam levar à morte súbita durante a prática esportiva, embora mesmo com uma avaliação cuidadosa alguns casos fatais possam ocorrer.

É fundamental que o questionário seja preenchido juntamente com os pais, para obtenção de histórico detalhado (Quadro 6.1).

Os principais aspectos que devem constar na anamnese dirigida são:

- Doenças e lesões prévias.
- Uso de drogas e medicamentos que possam interferir na prática esportiva.
- Alergias.
- Causas potenciais de morte súbita em decorrência de problemas cardiovasculares.

CAPÍTULO 6 ▪ ATIVIDADE FÍSICA – AVALIAÇÃO CLÍNICA DE CRIANÇAS E ADOLESCENTES

QUADRO 6.1	Questionário do histórico médico		
Avaliação médica pré-participação			
Nome: _____			
Sexo F ( ) M ( ) Idade_____anos Data nascimento ___/___/___			
Escolaridade _____			
Esporte a ser praticado _____ Frequência _____			
Duração/sessão _____			
Assinale sim ou não para as perguntas abaixo. Circule as que não entender:			
		SIM	NÃO
1	Você teve alguma doença ou lesão após o último *check-up* ou avaliação física?	( )	( )
2	Você já foi hospitalizado? Já fez cirurgia?	( )	( )
3	Você faz uso de medicações ou inalações regularmente?	( )	( )
4	Você já tomou remédio para ganhar ou perder peso ou aumentar o desempenho?	( )	( )
5	Você é alérgico a alguma coisa? (Exemplos: medicações, comida, picada de insetos)	( )	( )
6	Você já teve vermelhão no corpo durante ou após exercício?	( )	( )
7	Você já desmaiou durante ou depois dos exercícios?	( )	( )
8	Você já ficou tonto antes ou depois dos exercícios?	( )	( )
9	Você já teve dor no peito antes ou após os exercícios?	( )	( )
10	Você fica cansado mais rápido do que seus amigos durante os exercícios?	( )	( )
11	Você já sentiu palpitação?	( )	( )
12	Você tem pressão alta ou colesterol aumentado?	( )	( )
13	Já te disseram que você tem sopro?	( )	( )
14	Algum familiar morreu de doenças cardíacas ou morte súbita antes dos 50 anos?	( )	( )
15	Algum familiar tem cardiomiopatia hipertrófica?	( )	( )
16	Você teve alguma doença viral grave no último mês? (mononucleose, miocardite)	( )	( )
17	Algum médico já proibiu ou restringiu sua participação em esportes por problemas cardíacos?	( )	( )
18	Você tem algum problema de pele? (prurido, vermelhidão, acne, micose, verruga ou bolhas)	( )	( )
19	Você já bateu a cabeça ou desmaiou por isso?	( )	( )
20	Você já foi nocauteado, ficou inconsciente ou perdeu a memória?	( )	( )
21	Você já teve convulsão?	( )	( )
22	Você tem dores de cabeça fortes ou frequentes?	( )	( )
23	Você já teve formigamento ou dormência nos braços, mãos, pernas ou pés?	( )	( )
24	Você já teve "fisgada", queimação ou sensação de aperto em algum nervo?	( )	( )
25	Você já passou mal por fazer exercício no calor?	( )	( )
26	Você tosse, chia ou tem problemas respiratórios durante as atividades?	( )	( )
27	Você tem asma?	( )	( )
28	Você tem alergias temporárias que necessitam de medicação?	( )	( )
29	Você usa algum equipamento ou proteção que normalmente não é usado para seu esporte? (joelheira, colete cervical, prótese dentária, aparelho auditivo)	( )	( )
30	Você já teve algum problema com seus olhos ou visão?	( )	( )
31	Você usa óculos ou lentes de contato?	( )	( )
32	Você já teve distensão, lesão muscular ou inchaço em algum lugar do corpo?	( )	( )
33	Você já quebrou algum osso ou teve uma luxação?	( )	( )
34	Você já teve problemas com dores ou inchaço em músculos, tendões, ossos ou juntas?	( )	( )
35	Caso afirmativo, marque em que locais e explique abaixo ( ) Cabeça ( ) Cotovelo ( ) Quadril ( ) Pescoço ( ) Antebraços ( ) Peito ( ) Coxas ( ) Costas ( ) Mãos ( ) Canela/panturrilha ( ) Ombros ( ) Pés ( ) Dedos ( ) Tornozelo ( ) Braços		

Continua >>>

Continuação >>>

QUADRO 6.1	Questionário do histórico médico		
Avaliação médica pré-participação			
36	Você deseja perder ou ganhar peso?	( )	( )
37	Você tem o hábito de perder peso para atingir os objetivos do seu esporte?		
38	Você se sente estressado?		
39	Você tem casos na família de síndrome de Marfan?		
Apenas para o sexo feminino			
40	Você já menstruou? Caso afirmativo, desde quando? ___/___/___ ___/___/___ Qual o intervalo entre os ciclos? _____ _____ Qual o maior intervalo entre um ciclo e outro no último ano? _____	Qual a data da última menstruação? Quantos ciclos você teve no último ano?	
Detalhe as respostas afirmativas no espaço abaixo:			

Adaptado de: Physician and Sports medicine. Preparticipation Physical Evaluation. 3rd ed. Minneapolis, Minn.: McGraw-Hill; 2005. p. 19-23, 47-50.

- Alterações neurológicas.
- Tolerância ao calor ou frio.
- Sinais de asma induzida pelo esforço.
- Alterações oftalmológicas.
- Problemas musculoesqueléticos.
- Transtornos alimentares.
- Imunização.
- Distúrbios menstruais.

Uma vez que, do ponto de vista epidemiológico, as causas de eventos fatais não traumáticos relacionados aos esporte estão relacionadas ao sistema cardiovascular, devem receber atenção especial os dados de história clínica pessoal e familiar que podem alertar para a presença de patologias cardiovasculares, segundo a Academia Americana de Cardiologia:

- Queixa de dor ou desconforto torácico relacionados ao exercício.
- Síncopes sem causa aparente.
- Falta de ar ou fadiga exagerada ligadas à atividade física.
- História anterior de sopro cardíaco.
- Histórico de hipertensão.
- Morte súbita, inesperada e precoce (< 50 anos) em familiares.
- Doença cardíaca incapacitante em parente direto (< 50 anos).
- História familiar de algumas doenças específicas, como cardiomiopatia hipertrófica, síndrome de Marfan, arritmias.

Assim, as questões do Quadro 6.1 são colocadas com a finalidade de revelar se existem sinais das causas mais comuns de morte súbita ao exercício, sinais de asma induzida pelo esforço, a possibilidade de alterações neurológicas que predispõem a acidentes e concussões. A questão sobre lesões anteriores merece destaque diante da necessidade muitas vezes de reabilitação, bem como uma avaliação especializada frente a eventuais fatores anatômicos e de desequilíbrios musculares que devem ser diagnosticados. As questões sobre processos inflamatórios agudos, sobretudo febris, afastam temporariamente o paciente das atividades físicas.

Em atletas do sexo feminino, dados sobre a menarca e menstruação revelam a maturação sexual e apontam eventuais distúrbios como amenorreia ou oligomenorreia, que devem ser investigados.

Exame físico

A avaliação clínica de crianças e adolescentes envolvidos em atividades esportivas segue a semiologia tradicional, porém com maior ênfase aos pontos eventualmente salientados no histórico. Ao longo dos anos, as avaliações devem dar especial atenção aos sistemas cardiovascular e musculoesquelético, por suas alterações fisiológicas adaptativas ao esporte e maior risco de lesões.

O exame físico e a anamnese ao longo do tempo podem e devem ser direcionados ao esporte praticado, no intuito de se enfatizar áreas e problemas específicos relacionados a cada esporte.

Antropometria

Devem ser feitas: aferição do peso, da altura (tabelas NCHS) e o cálculo do índice de massa corporal (IMC). As curvas de peso e altura, bem como as de IMC, podem ser encontradas na página eletrônica: www.cdc.gov/growthcharts.

Índice de massa corporal (IMC) = Peso (kg)/altura²(m)

Crianças ou adolescentes extremamente magros ou obesos devem ser investigados quanto a variação rápida de peso, hábitos alimentares e imagem corporal.

Um aspecto de especial importância é o achado de baixo peso em mulheres atletas com alterações menstruais, osteopenia e transtornos alimentares (tríade da mulher atleta), que necessita de avaliação cuidadosa incluindo o cálculo do percentual de gordura corporal e restrição da atividade física, dependendo da intensidade da desnutrição.

O Colégio Americano de Medicina do Esporte recomenda que adolescentes menores de 16 anos com percentuais de gordura abaixo de 7%, naqueles maiores de 16 anos com percentual de gordura abaixo de 5% e meninas com percentual de gordura menor que 12% devem receber avaliação médica antes da liberação para atividades físicas e competição.

Maturação sexual

Do início da infância à maturação, o ser humano passa por vários estágios de desenvolvimento, que incluem a pré-puberdade, puberdade, pós-puberdade e maturação. Para cada uma destas etapas há uma fase correspondente de treinamento esportivo: iniciação (pré-puberdade), formação esportiva (puberdade), especialização (pós-puberdade) e alto desempenho (maturidade).

Embora cada etapa corresponda mais ou menos a determinada faixa etária, é importante entender que os programas de treinamento precisam ser elaborados segundo o estágio de maturação, e não à idade cronológica, porque as exigências e necessidades individuais variam bastante. Crianças de mesma idade cronológica podem diferir em vários anos quanto à sua maturação biológica. Além disso, embora a criança com maturação precoce possa mostrar melhoras acentuadas a princípio, quase sempre aquela com maturação tardia será melhor atleta em longo prazo.

Durante a fase de desenvolvimento puberal, segundo os critérios de Tanner (ver Capítulo 10 – Adolescência), classificação baseada no desenvolvimento mamário no sexo feminino e desenvolvimento genital no sexo masculino, além de pelos pubianos em ambos os sexos, o corpo do adolescente apresenta períodos de diminuição de tecido gorduroso e ganho de massa muscular. Reconhecer estas modificações relacionadas ao desenvolvimento puberal auxilia o médico na melhor orientação à prática esportiva e na prevenção de lesões.

No sexo feminino, o momento do seu pico na velocidade de crescimento, corresponde ao estádio M3 (critérios de Tanner – desenvolvimento mamário), neste período também existe um menor ganho de massa gordurosa, facilitando a adequação do peso mediante a prática de exercícios

físicos. Em meninos, o ganho de massa muscular corresponde ao pico de velocidade de crescimento (classificação G4 de Tanner – desenvolvimento genital), embora o ganho de força muscular só ocorra na etapa seguinte.

Assim, entre G4 e G5 o adolescente pode aparentar uma força muscular que na verdade ainda não tem, propiciando lesões por treinamento com

cargas de peso inadequadas. Antes do estádio 5 de Tanner o adolescente deve priorizar o número de repetições em exercícios com peso, após passará a um aumento de carga com a finalidade de aumento de força e massa muscular concomitante.

Cada adolescente tem seu crescimento de forma única. Não existe um padrão que tenha relação com a idade cronológica, para indicação da quantidade e qualidade das atividades físicas. O melhor critério de avaliação é o estádio puberal, alcançado em diferentes idades, mas que permitirá uma orientação segura.

A avaliação da maturidade física também pode ser utilizada como preditor de lesão. Este aspecto adquire especial importância quando avaliamos o tipo de esporte em que as crianças ou os adolescentes estão ou desejam estar envolvidos. Esportes de contato praticados por crianças ou adolescentes imaturos fisicamente ou no estirão de crescimento colocam-nos em risco de lesões como as de uso excessivo ou lesão epifisária.

Avaliação cardiovascular

O exame cardiovascular em crianças e adolescentes envolvidos na prática esportiva tem como principal objetivo detectar anormalidades, por vezes silenciosas, que possam colocar em risco a vida deste paciente ou necessitar de tratamento ou orientações para a prática segura, avaliar e analisar o impacto dos treinamentos intensivos e contínuos no aparelho cardiovascular e determinar a capacidade funcional do atleta.

Essa avaliação deve ser realizada na fase de pré-participação em todas as crianças e em atletas anualmente, uma vez que adaptações funcionais ocorrem ao longo dos anos e devem ser diferenciadas de alterações estruturais.

O exame cardiovascular deve incluir, mas não ser limitado a:

- Medida da pressão arterial (PA) e pulso em repouso.
- Ausculta cardíaca cuidadosa em diferentes posições.
- Palpação dos pulsos femorais e verificação de sua simetria em relação aos dos membros superiores.
- Palpação do *ictus cordis* e análise de sua localização.
- Reconhecimento de sinais físicos da síndrome de Marfan.

■ Avaliação da pressão arterial (PA)

A hipertensão arterial é a alteração cardiovascular mais comumente encontrada em atletas competitivos em diferentes idades. O diagnóstico de hipertensão se baseia na presença de níveis de PA persistentemente acima de certos limites, ao menos em duas ocasiões diferentes.

Em crianças e adolescentes a hipertensão é definida quando a pressão sistólica ou diastólica se encontra igual ou acima do percentil 95 por sexo, idade e altura.

Embora não esteja diretamente relacionada com a morte súbita durante a prática esportiva, a hipertensão pode estar relacionada à lesão de órgãos-alvo, e ser o gatilho para o desencadeamento de arritmias que podem resultar em morte.

A avaliação adequada da pressão arterial requer atenção à técnica e padronização dos procedimentos de medida. Deve-se aferir a pressão nos quatro membros quando existe assimetria ou ausência de pulsos, importante no diagnóstico de coarctação de aorta.

Em pacientes já conhecidos e para melhor comparação entre as medidas, habitualmente a PA é aferida no membro superior direito, na posição sentada, após repouso de cerca de 5 minutos. O braço deve estar apoiado e posicionado no nível do precórdio.

O manguito deverá ter largura que cubra cerca de 40-50% entre o olécrano e o acrômio e um comprimento entre 80-100% da circunferência do braço. Na prática, escolha o maior manguito, deixando livre pelo menos 2 cm acima da prega cubital e envolvendo o braço, sem superposição.

São fatores que interferem com a medida de pressão arterial:

- Escolha de manguito inadequado.
- Esfigmomanômetro descalibrado.
- Ambiente ruidoso.
- Falhas na técnica de medida.
- Hipertensão do avental branco.

A PA encontrada deve ser comparada com os valores de referência adotados, deve-se utilizar as tabelas da atualização de 2017 da Força-Tarefa de 2004, que definem os limites da pressão arterial segundo o sexo, a idade e estatura.

Os critérios diagnósticos de hipertensão encontram-se descritos na Tabela 21.12 no Capítulo 21 – Doenças Nefrológicas e Urológicas (Tabela 6.1).

As curvas de crescimento, a partir das quais se verifica o percentil de estatura, podem ser obtidas no *site*: www.cdc.gov/growthcharts.

A criança ou o adolescente que apresentar PA acima do percentil 90 deve submeter-se a reavaliação para confirmar a pré-hipertensão. Valores acima do percentil 95, devidamente confirmados (aferições repetidas em ocasiões diferentes), atestam o diagnóstico de hipertensão e a criança ou o adolescente deve ser encaminhado para investigação.

O diagnóstico e a conduta frente à hipertensão e a participação em atividades esportivas seguem descritos na Tabela 6.1.

■ Exame dos pulsos arteriais

A palpação sistemática dos pulsos arteriais nos quatro membros é fundamental, pois a diminuição da amplitude ou ausência em membros inferiores deve levantar a possibilidade de coarctação de aorta, assimetria ou amplitudes diferentes dos pulsos pode representar arterite.

■ Ausculta cardíaca

O paciente deve ser auscultado rotineiramente em ambiente silencioso e em diferentes decúbitos (deitado, sentado), quando ocorre alteração das características do sopro ou seu desaparecimento, deve-se pensar no sopro cardíaco fisiológico ou "inocente" (sem significado clínico).Atenção especial deve ser dada à ausculta no dorso, onde a presença de sopro é sempre patológica.

A ausculta da primeira bulha (fechamento das valvas atrioventriculares) deve ser avaliada nos focos do ápice (mitral e tricúspide) e a segunda, nos focos da base (pulmonar e aórtico).

A ausculta da segunda bulha é fundamental na avaliação de um paciente com sopro, uma vez que as alterações de hipo ou hiperfonese, segunda bulha única ou desdobramento amplo e fixo indicam anormalidades.

A grande maioria dos sopros encontrados na criança e/ou adolescente é sistólico e este pode ser fisiológico ou patológico.

O sopro diastólico isolado é bastante raro e sempre patológico. O achado de um sopro contínuo geralmente

Tabela 6.1. Diagnóstico de pressão arterial e conduta	
Diagnóstico	*Conduta*
Pressão arterial elevada: pressão sistólica e/ou diastólica ≥ p90 < p95	Modificar hábitos de vida – sem restrição à prática esportiva
Hipertensão arterial: pressão sistólica e/ou diastólica ≥ p95	ECO – hipertrofia de VE – limitar participação até a normalização da PA
• Estágio 1 (PA sistólica ou diastólica ≥ p95 e < percentil 95 + 12 mmHg – sem lesão de órgão-alvo	Paciente liberado
• Estágio 2 (PA sistólica ou diastólica ≥ percentil 95 + 12 mmHg ou lesão de órgão-alvo)	Restrição principalmente em esportes de alto componente estático, como: ginástica artística, fisiculturismo, levantamento de pesos, ciclismo, remo, lançamento de dardo (ver Figura 6.1), até normalização da pressão com tratamento

é patológico, como ocorre na presença de fístulas ou persistência de canal arterial, exceto na situação de "zumbido venoso" um sopro decorrente de turbilhonamento de sangue nos vasos do pescoço, que é um sopro fisiológico ou inocente e desaparece à compressão da vasculatura local ou lateralização do pescoço.

Os sopros cardíacos fisiológicos (inocentes) são de baixa intensidade (até 3+/6+) e sem a presença do frêmito à palpação. Habitualmente estes sopros são suaves e musicais.

Assim, sopros de maior intensidade, com ou sem a presença de frêmito, com timbre mais rude, irradiação para outras áreas e associação com sons cardíacos anormais (cliques e estalidos) devem ser considerados como patológicos e mais bem investigados.

Existem condições médicas que colocam a vida em risco durante a atividade esportiva. A morte súbita em jovens atletas apresenta prevalência de 1:100.000 e 1:300.000, sendo maior no sexo masculino e relacionada em grande parte a alterações cardiovasculares.

Condições cardiovasculares que podem estar relacionadas à morte súbita (MS) são:

- Cardiomiopatia hipertrófica (CMH).
- Anomalias de coronária.
- Miocardite.
- Ruptura aórtica (síndrome de Marfan).
- Displasia arritmogênica de ventrículo direito.
- Síndrome do QT longo.
- Síndrome de Wolff-Parkinson-White.
- Estenose aórtica.

Habitualmente, deve-se suspeitar diante do histórico familiar, pessoal, exame clínico e, algumas vezes, somente nos exames complementares. Outra situação relacionada à MS é a concussão cardíaca (*commotio cordis*), decorrente de trauma torácico fechado. A síndrome de Marfan (e doenças relacionadas) é uma doença autossômica dominante do tecido conectivo, com prevalência de 1:5.000 a 1:10.000 na população geral. Clinicamente, caracteriza-se por uma série de anormalidades, variando em gravidade e envolvendo os sistemas ocular, esquelético e cardiovascular. Alterações esqueléticas incluem aracnodactilia, estatura elevada, grande envergadura, frouxidão ligamentar, escoliose, deformidade torácica. Do ponto de vista cardiovascular pode ocorrer progressiva dilatação da aorta predispondo a dissecções e ruptura. O prolapso da valva mitral, por malformação no tecido valvar, pode levar a insuficiência valvar, disfunção ventricular e arritmias, conforme a gravidade.

Considerando que pacientes com síndrome de Marfan apresentam elevada estatura, frequentemente aqueles com fenótipo leve estão envolvidos em esportes que exigem este atributo. Na suspeita clínica da síndrome, é obrigatória a avaliação especializada antes da liberação para atividades físicas e participação esportiva (Figura 6.2).

Diante do diagnóstico de anormalidades cardiovasculares, a elegibilidade para participação em esportes deve seguir as diretrizes da 36th *Bethesda Conference* (publicadas na revista JACC em 2005 e revisadas em 2015).

Sistema musculoesquelético

É fundamental na avaliação clínica pré-participação, identificando repercussão de lesões antigas, bem como potenciais alterações que possam predispor a novas lesões.

Existem dados conflitantes sobre a habilidade de predizer o risco de lesões através da avaliação musculoesquelética. Uma vez que a maioria das lesões é reincidente,

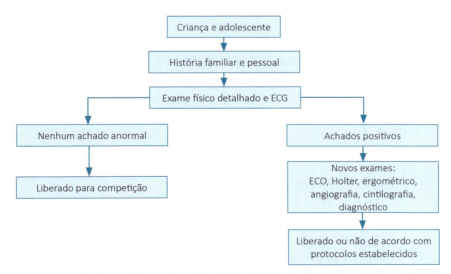

FIGURA 6.2. Fluxograma para avaliação cardiovascular pré-participação. Fonte: Eligibility and Disqualification Recommendations for Competitive Athletes With Cardiovascular Abnormalities: Task Force 2: Preparticipation Screening for Cardiovascular Disease in Competitive Athletes. A Scientific Statement From the American Heart Association and American College of Cardiology. <http://www.acc.org/~/media/fb92803045d249ae91b715650dd0ebe4.pdf>.

uma história de lesão anterior pode ser o melhor preditor de problemas futuros.

Diante de crianças ou adolescentes com histórico de lesões anteriores, a avaliação deverá ser direcionada e realizada por especialista.

Em indivíduos assintomáticos, o chamado "exame ortopédico de 2 minutos" é uma forma rápida de triagem na detecção de alterações musculoesqueléticas. Ele está apresentado no Quadro 6.2.

Outro aspecto importante a ser avaliado é a detecção de crianças ou adolescentes com síndrome de hipermobilidade articular familiar (SHMAF), que representa uma variação da mobilidade das articulações normais, sem a presença de doença do tecido conjuntivo, mais prevalente em meninas e que pode predispor a lesões musculoligamentares. A identificação de pacientes com a SHMAF, antes do início de atividades físicas e esportes competitivos, permite o preparo adequado desses atletas ou até mesmo a contraindicação de atividades de alto impacto articular, com a finalidade de reduzir a chance de lesões.

Olhos

Crianças ou adolescentes devem ser avaliados quanto à presença de anisocoria e eventual deficiência de acuidade visual.

Pele

Aqueles que apresentam doenças infecciosas em pele e que são contagiosas – impetigo, *Tinea corporis*, escabiose, molusco contagioso e herpes – deverão ser tratados antes da liberação para a prática esportiva que envolva contato físico próximo ou compartilhamento de equipamentos, como ocorre na ginástica artística.

Gânglios

O achado de linfonodomegalia não é um critério de desqualificação, mas deve ser prontamente investigada por potencial relação com doenças infecciosas ou processos malignos de base.

Aparelho respiratório

Tosse seca durante o exercício e chiados à ausculta pulmonar sugerem asma induzida pelo esforço. Sendo adequadamente tratada não deverá interferir na prática esportiva.

Abdome

Organomegalias são condições que devem ser bem investigadas antes de liberação. Da mesma forma, a presença de rim único deve ser bem avaliada com relação ao esporte a ser praticado e seu risco de contato e colisão.

QUADRO 6.2 — Etapas do exame ortopédico de 2 minutos

- Inspeção em pé, de frente para o médico observando a simetria do tronco e extremidades superiores
- Flexão à frente, extensão, rotação, flexão lateral do pescoço (mobilidade da coluna cervical)
- Levantar e abaixar os ombros sob resistência das mãos do examinador (força, trapézio)
- Rotação interna e externa dos ombros (mobilidade, articulação glenoumeral)
- Extensão e flexão dos cotovelos (amplitude de movimento)
- Pronação e supinação dos cotovelos (amplitude de movimento dos cotovelos e punhos)
- Fechar e abrir as mãos separando os dedos (amplitude do movimento, mãos e dedos)
- Andar agachado (mobilidade do quadril, dos joelhos e dos tornozelos; força e equilíbrio)
- Inspeção do paciente em pé, de costas para o observador (simetria do tronco, membros superiores)
- Inspeção com vista lateral, paciente com extensão do dorso, em pé (avaliar dor, sinais de espondilose ou espondilolistese
- Paciente em pé, joelhos estendidos, de frente e de costas para o médico, flexão das costas, movimento de tocar os pés (amplitude do movimento, coluna torácica e lombossacral; curvatura da coluna e flexibilidade dos músculos isquiotibiais)
- Paciente em pé: inspeção das extremidades inferiores, contração dos músculos do quadríceps (alinhamento e simetria)
- Paciente em pé, equilíbrio sobre a ponta dos pés e depois sobre os calcanhares (simetria das panturrilhas, força, equilíbrio)

Geniturinário

A presença de criptorquidia em crianças e adolescentes não desqualifica para a prática de esportes de contato e colisão, desde que seja utilizada proteção específica. Investigar a presença de hérnias.

Exames complementares

De modo geral, exames complementares não são obrigatórios na avaliação. Sua solicitação deve estar norteada pela avaliação clínica, embora em muitos serviços e nos atletas de alto rendimento o controle anual inclua coleta de: hemograma, funções renal, hepática e de tireoide, perfil hormonal, parasitológico de fezes e urina tipo I, bem como exames cardiológicos de controle.

Quanto aos exames complementares para a avaliação cardiovascular pré-participação, permanece tema controverso, embora exista uma tendência atual de que seja realizado pelo menos eletrocardiograma antes da participação em esportes competitivos. Outros exames estão condicionados aos achados de anamnese, exame físico e para avaliação das adaptações cardiovasculares ao esporte ao longo dos anos, em atletas de alto rendimento.

Considerações finais

- Alguns atletas podem ser desqualificados para a atividade após a avaliação clínica. O médico deve sempre avaliar, diante de seus achados, se o atleta está ou não qualificado para determinado esporte ou encaminhá-lo para novas avaliações.

- Muitas vezes a criança ou o adolescente necessita apenas ser reorientado para práticas compatíveis com seu desenvolvimento ou com as alterações encontradas, permitindo encontrar um esporte seguro para sua condição. Estes aspectos devem ser muito bem esclarecidos ao paciente e seu responsável.

- Ao término da avaliação, é importante que o médico forneça por escrito a sua autorização, ou se a participação deve ser com restrições, ou se aguarda outras avaliações para liberar ou não o paciente.

- Muitas crianças e adolescentes com alterações ou doenças crônicas podem ser liberados para participação esportiva após tratamento adequado ou orientações que reduzam o risco.

Conceitos-Chave

- O esporte oferece bem-estar, ensina disciplina, trabalho em equipe, liderança, cooperação, assim como a habilidade de compartilhar, controlar o estresse e competir.

- A participação esportiva encoraja o hábito da atividade física, fazendo contraponto ao sedentarismo, sobrepeso e obesidade na infância.

- O profissional médico avalia o esporte praticado, detalhando a idade do início da prática e a rotina de treinamento.

- A classificação dos esportes é baseada nas intensidades de componente estático e dinâmico, e também na probabilidade de contato e colisão.

- A avaliação clínica pré-participação tem como objetivos primários: maximizar a participação segura de crianças e adolescentes, identificar problemas médicos que coloquem em risco a vida durante a participação esportiva, identificar condições que necessitem de tratamento antes ou durante a participação, identificar e reabilitar lesões musculoesqueléticas, identificar e tratar condições que interferem no desempenho esportivo, impedir restrições desnecessárias e permitir a orientação quanto aos esportes apropriados, conforme o resultado de sua avaliação.

- A avaliação provê aspectos de saúde geral, dados antropométricos, histórico médico, exame físico completo e avaliação da maturidade sexual.

- E acaba sendo uma ótima oportunidade para aconselhamento sobre hábitos e estilo de vida saudáveis e o impacto da atividade no cotidiano da criança ou adolescente.

Questões

1. São objetivos da avaliação médica pré-participação, exceto:

    A) Afastar das atividades físicas, preventivamente, todas as crianças e adolescentes com asma, diabetes e hipertensão arterial.

    B) Identificar problemas médicos que ofereçam risco à vida.

    C) Permitir a orientação quanto à atividade física mais adequada.

    D) Identificar e tratar doenças que possam interferir no desempenho.

    E) Identificar e reabilitar lesões musculoesqueléticas.

2. Em adolescentes com síndrome de Marfan, o risco de morte súbita está relacionado a:
   A) Malformações esqueléticas que aumentam o risco de quedas e acidentes.
   B) Dilatação aórtica (ectasia) e, portanto, risco de rupturas e dissecções.
   C) Presença de malformações pulmonares.
   D) Presença de malformações das câmaras cardíacas.
   E) Falta de coordenação e equilíbrio.

3. Determinam investigação detalhada ou afastamento até o término do tratamento:
   A) Histórico familiar de morte sem causa aparente antes dos 50 anos.
   B) Síncope relacionada aos esforços.
   C) Doenças dermatológicas contagiosas.
   D) Presença de percentual de gordura corporal de 5% e alterações menstruais.
   E) Todas as anteriores.

4. A importância da avaliação do estádio puberal, e não apenas da idade cronológica para liberação de prática de atividades físicas e esportes, NÃO está relacionada a:
   A) A avaliação da maturidade física previne lesões.
   B) Quanto mais avançado o estádio puberal, menor o risco de participação em esportes de maior contato.
   C) Adolescentes devem priorizar na musculação o maior número de repetições, e não a carga máxima. À medida que a criança se desenvolve fisicamente ela adquire valências fisiológicas e aptidões motoras para diferentes atividades.
   D) Reconhecer nas meninas o estádio M3, que corresponde ao pico de velocidade de crescimento, é importante, pois nesta fase aumenta muito a porcentagem de gordura corporal.

Caso Clínico

ATGS, 13 anos, masculino, em acompanhamento na cardiologia pediátrica, seguimento tardio de pós-operatório de comunicação interatrial.

Exames cardiovasculares de controle normais. Assintomático.

Prática regular de atividades físicas, futebol de campo duas vezes por semana na escola, recreacional.

AF: sem antecedentes familiares de cardiopatia congênita, pai com hipertensão arterial em tratamento desde os 30 anos, nega mortes de causas cardiovasculares na família.

Ao exame físico: P = FC 110 bpm (taquicardia basal); Altura: 159 cm (p50); Peso: 49 kg (p50); IMC adequado para idade, PA 160 × 90 mmHg (repetido e confirmado).

Realizadas medidas em três ocasiões posteriores que confirmaram os níveis pressóricos: 150 × 70; 160 × 80; 160 × 90.

Avaliação da PA por sexo, idade e percentil de estatura:

- Estatura p50 para idade e sexo, PA 160 × 90 mmHg.
- PA sistólica e diastólica > p99 + 5 mmHg.

5. Qual a hipótese diagnóstica? Qual a conduta, baseada na hipótese diagnóstica? Quais os exames e avaliações complementares necessários?

BIBLIOGRAFIA CONSULTADA

- Behera SK, Pattnaik T, Luke A. Pratical recommendations and perspectives on cardiac screening for health pediatric athletes. Current Sports Medicine Reports. 2011;10(2):90-98.
- Bompa TO. Treinamento total para jovens campeões. São Paulo: Ed Manole; 2002.
- Corrado D, Pellicia A, Heidbuchel H, Sharma S, Link M Basso C, et al. Recommendations for interpretation of 12-lead electrocardiogram in the athlete. Eur Heart J. 2010;31:243-59.
- Goldenring J. Athletic preparation examinations for adolescents. Report of the board of trustees sports medicine. Arch Pediatr Adolesc Med. 1994;148:93-8.
- Kaplan NM, Gidding SS, Pickering TG, Wright JT. Task Force 5: Systemic Hypertension. J Am Coll Cardiol. 2005;45(8):1346-8.
- Lima MS. Exercícios físicos na adolescência. In: Françoso LA, Mauro ANMF. Manual de atenção à saúde do adolescente. São Paulo: CODEPPS, SMS; 2006. p. 65-68.
- Maron BJ, Doerer JJ, Tammy S, Hass RN, Tierney DM, Mueller FO. Sudden deaths in young competitive athletes: analysis of 1866 deaths in the United States 1980-2006. Circulation. 2009;119:1085-92.
- Mastrocinque TH. Hipertensão Arterial. In: Françoso LA, Mauro ANMF. Manual de atenção à saude do adolescente. São Paulo: CODEPPS, SMS; 2006. p. 189-200.
- Metzl JD. Preparticipation examination of the adolescent athlete Part 1. Pediatrics in Review. 2001;22:199-204.
- Metzl JD. Preparticipation examination of the adolescent athlete: Part 2. Pediatrics in Review. 2001;22(7):227-39.
- Mitchell JH, Kaskell W, Snell P, van Camp SP. Task Force 8: Classification of sports. J Am Coll Cardiol. 2005;45(8):1364-7.
- Monte O, Longui CA, Calliari LEP, Kochi C. Endocrinologia para o pediatra. 3ª ed. São Paulo: Ed. Atheneu; 2008. apêndice p. 79-82.
- National High Blood Pressure Education Program Working Group on High Blood Pressure in Children and Adolescents. The fourth report on the diagnosis, evaluation, and treatment of high blood pressure in children and adolescents. Pediatrics. 2004;114(2 Suppl 4th Report):555-76.
- Rice SG; Council on Sports Medicine and Fitness. Medical conditions affecting sports participation. Pediatrics. 2008;121:841-8.

Respostas

1. A
2. B
3. E
4. E
5. Adolescente com HA primária Estágio 2 com lesão de órgão-alvo. Hipótese diagnóstica: hipertensão arterial (HA) Estágio 2. Conduta: orientado, diminuição do sal na alimentação, evitar exercícios com alto componente estático (pesos) e manter atividades aeróbicas recreativas. Iniciada investigação de etiologia e lesões de órgão-alvo. Investigação de Fase 1: revelou retinopatia hipertensiva leve, eletrocardiograma e ecocardiograma normais. Investigação de Fase 2: excluiu causas renais de hipertensão e feocromocitoma. Diante da confirmação de HA estágio 2 com lesão de órgão-alvo, foi iniciada medicação com propranolol e anlodipino. Alcançou bons resultados, com níveis pressóricos normalizados. Após 1 ano, convidado a integrar a equipe de futebol com finalidade competitiva e profissionalizante no futuro.

   Com PA controlada e avaliação cardiovascular com teste de esforço normal, foi liberado para prática competitiva sem restrições. Realizado ajuste de dose da medicação Anlodipino e retirado o Propranolol, sendo um betabloqueador, interfere na resposta cardiovascular e no rendimento aeróbico. Segundo as recomendações de elegibilidade para atletas competitivos com alterações cardiovasculares, da 36th Conferência de Bethesda, atletas com HA estágio 2, mesmo sem evidências de lesão de órgão-alvo, devem ser restritos quanto à prática de esportes, principalmente aqueles com elevado componente estático, até que tenham sua pressão controlada. Todas as drogas também devem ser informadas para evitar complicações, quando da avaliação de *dopping*. Embora o esporte em questão (futebol) não apresente elevado componente estático, a conduta mediante a intensidade dos treinamentos e competição obriga um controle da pressão mediante medicação, realização de exames complementares, incluindo a resposta da PA ao esforço (teste ergométrico) para liberação segura.

Imunização

- Alfredo Elias Gilio

Introdução

A imunização é uma das medidas mais eficazes para prevenção de doenças. Em muitos países, a implantação de programas de imunização tem contribuído para reduções significativas nas taxas de morbidade e mortalidade por várias doenças infecciosas. Neste capítulo constam detalhes de cada vacina, técnicas de aplicação, contraindicações, eventos adversos e calendários de vacinação para crianças e adultos.

Conceitos fundamentais

O conhecimento de alguns termos e conceitos é fundamental para a compreensão adequada das imunizações.

- Imunizar significa tornar não suscetível a uma determinada doença e, dessa forma, preveni-la. A imunização pode ser ativa ou passiva. Na imunização ativa o indivíduo é estimulado a desenvolver defesa imunológica contra futuras exposições à doença. Na imunização passiva o indivíduo exposto ou em vias de se expor recebe anticorpos pré-formados de origem humana ou animal.
- Imunobiológicos são produtos farmacológicos produzidos a partir de microrganismos vivos, seus subprodutos ou componentes capazes de imunizar de forma ativa ou passiva.
- Vacinas são produtos farmacológicos que contêm agentes imunizantes capazes de induzir imunização ativa. A resposta protetora pode ser celular ou humoral. Os agentes imunizantes que compõem as vacinas podem ser: vírus vivo atenuado, bactéria viva atenuada, vírus inativado, bactéria inativada, toxoides ou componentes da estrutura bacteriana ou viral.
- Líquidos de suspensão são utilizados para reconstituição das vacinas. Os mais comuns são água destilada ou soro fisiológico. Algumas vacinas contêm no seu líquido de suspensão antígenos derivados da produção da própria vacina, tais como antígenos de ovo ou gelatina.
- Preservativos são incluídos na preparação das vacinas para evitar o crescimento de bactérias e fungos. Algumas vacinas utilizam mercuriais como o timerosal e outras, antimicrobianos, como neomicina ou estreptomicina.
- Adjuvantes são substâncias utilizadas para aumentar e prolongar o poder imunogênico das vacinas. Os mais frequentemente utilizados são os sais de alumínio como o hidróxido de alumínio.
- Imunoglobulinas são produtos imunobiológicos obtidos a partir de fracionamento por álcool de pelo menos 1.000 plasmas de doadores. São soluções proteicas concentradas contendo anticorpos, principalmente da classe IgG. Existem imunoglobulinas para uso intramuscular e para uso endovenoso, dependendo do procedimento utilizado para sua produção. As imunoglobulinas hiperimunes, também chamadas imunoglobulinas específicas, contêm altos títulos de anticorpos para algumas doenças: hepatite B, tétano, raiva, varicela-zoster, citomegalovírus e vírus sincicial respiratório.
- Soro é o produto farmacológico constituído de anticorpos heterólogos obtidos a partir do plasma de animais imunizados.

Segurança e conservação das vacinas

A confiabilidade e segurança da vacinação dependem de vários fatores:

- Armazenamento adequado das vacinas e imunoglobulinas.
- Manipulação correta desses produtos.
- Conhecimento dos profissionais de saúde envolvidos na vacinação.

De maneira geral, os imunobiológicos são termolábeis. Portanto, a garantia de sua segurança e, especialmente da eficácia, dependem muito de uma produção, armazenamento, distribuição e conservação adequadas. O prazo de validade, de acordo com a especificação do fabricante, deve ser respeitado rigorosamente.

A maioria dos imunobiológicos deve ser conservada a uma temperatura entre 2 e 8 ºC. As vacinas de vírus vivos atenuados (pólio oral, sarampo, caxumba, rubéola, febre amarela e varicela) são mais sensíveis ao calor. As vacinas para sarampo, rubéola, caxumba, varicela, febre amarela e o BCG também são sensíveis à luz.

Para que uma vacina seja licenciada são necessários muitos estudos que garantam sua segurança e demonstrem sua eficácia. Por isso, as vacinas disponíveis atualmente são, de forma geral, bastante seguras e eficazes. Entretanto, em alguns pacientes uma resposta imune adequada poderá não ocorrer e em outros podem surgir reações adversas.

A imensa maioria das reações adversas é leve. Dentre as reações mais frequentes encontramos a dor no local da aplicação e febre. Estas reações ocorrem geralmente nas primeiras 48 horas após a vacinação e resolvem-se espontaneamente ou com tratamento sintomático. Abscessos estéreis são mais raros e geralmente estão associados à aplicação intramuscular de vacina que deveria ser aplicada por via subcutânea.

As reações adversas graves são muito mais raras. Alguns procedimentos rotineiros podem reduzir o risco de seu aparecimento. Neste sentido, é importante questionar os pais ou o paciente sobre reações graves em doses anteriores, além de avaliar história de alergias graves anteriores e relacioná-las com os componentes das vacinas, especialmente ovo e alguns antibióticos. De forma geral, sempre que possível, os pacientes devem ser observados por 15 minutos após a vacinação, porque o choque anafilático grave geralmente se manifesta neste período. Estima-se que o choque anafilático grave ocorra numa incidência de aproximadamente um caso para cada 200.000 vacinas aplicadas. Como o choque anafilático grave é uma emergência, todo serviço de imunização necessita de equipe treinada e habilitada para as manobras de reanimação, além de material e medicações disponíveis e facilmente acessíveis.

Técnicas de aplicação

As vacinas podem ser administradas por via oral, intramuscular, subcutânea, intradérmica ou percutânea, conforme detalhado a seguir.

Administração oral

A principal vacina aplicada por esta via é a vacina contra rotavírus (vírus vivo atenuado). A outra vacina aplicada por via oral é a vacina de vírus vivo atenuado contra a poliomielite (Sabin). Para a vacina Sabin, deve-se repetir a dose caso a criança regurgite ou apresente vômitos após 10 minutos da vacinação. Para a vacina contra rotavírus a dose não deve ser repetida se a criança regurgitar ou vomitar. Em ambas as vacinas a amamentação não interfere com a imunização.

Na hipótese de ser empregado o frasco com multidose (para a vacina Sabin), deve-se ter cuidado para não o contaminar através do contato com a saliva da criança.

Administração intramuscular

Em crianças menores de 2 anos de idade, o local mais adequado para aplicação é o vasto lateral da coxa, por ser mais desenvolvido, menos vascularizado e inervado. Após esta idade, pode-se utilizar o deltoide, glúteo ou, ainda, o vasto lateral da coxa.

Nas administrações intramusculares, a agulha utilizada deve ser longa o bastante para atingir o músculo. Cada caso deve ser avaliado individualmente, levando-se em conta a idade do paciente, sua massa muscular e espessura do tecido subcutâneo. Em adultos, geralmente se utiliza a agulha 25 × 6 para aplicações no deltoide ou vasto lateral da coxa e, no mínimo, 30 × 7 para aplicação no glúteo.

Nas crianças, geralmente se utiliza a agulha 25 × 6 para a maioria das injeções intramusculares. A agulha 20 × 5,5 pode ser usada no vasto lateral da coxa, lembrando-se de avaliar a idade e o aspecto corpóreo da criança.

Deve-se trocar a agulha utilizada para aspiração da vacina, a fim de evitar o contato do tecido subcutâneo com o produto quando da inserção da agulha. Caso seja necessário retirar o ar da seringa, tomar o cuidado para não extravasar o líquido pela parede externa da agulha.

Administração subcutânea

Para injeções subcutâneas os locais adequados devem ser pobres em terminações nervosas e pouco vascularizados. Dentre outros locais que podem ser usados estão as nádegas e a região superior e externa da coxa. Em crianças com fraldas, a região das nádegas não é recomendada devido à possível contaminação por eliminações fisiológicas.

A agulha mais adequada é a 13 × 4,5, que deve ser introduzida num ângulo de 90° em adultos e entre 45 e

60° em crianças. Para a aplicação, deve ser realizada uma "prega" do subcutâneo, com a utilização de apenas dois dedos, para evitar o levantamento da fáscia muscular.

Administração intradérmica

A única vacina atualmente administrada por via intradérmica é a BCG. O volume estabelecido é de 0,1 mL. Não se recomenda a assepsia com álcool a 70% para evitar a interação entre os líquidos. Se a região estiver muito exposta ou apresentar sujidade, lavar somente com água e sabão, secando após. O local padronizado para a aplicação do BCG é a inserção inferior do deltoide direito.

Administração percutânea

A vacina BCG pode ser utilizada por via percutânea, mas é importante lembrar que a Organização Mundial da Saúde recomenda apenas a aplicação da vacina BCG por via intradérmica porque a sua eficácia é maior.

Na aplicação percutânea, da mesma forma que na intradérmica, se realmente houver necessidade, deve-se proceder a limpeza da área do deltoide somente com água e sabão. Uma vez escolhida a área, espalhar 0,2 mL da vacina sobre a pele utilizando-se um perfurador específico, chamado de multipunctor, que será pressionado sobre o local por duas vezes, formando um 8. Após a perfuração, com o auxílio da lateral do multipunctor, deve-se espalhar novamente o líquido sobre as punções realizadas. O paciente ou os responsáveis devem ser orientados a cobrir a área somente após a secagem completa do líquido. Essa área não pode ser lavada, nem exposta ao sol por 24 horas.

A Tabela 7.1 apresenta as técnicas e os locais de aplicação de acordo com cada uma das principais vacinas.

Tabela 7.1. Técnica e local de aplicação das principais vacinas

Vacina	Via	Dose	Local de aplicação	Agulha
BCG	Intradérmica	0,1 mL	Inserção inferior do deltoide direito	13 × 4,5
	Percutânea	0,2 mL	Região do deltoide direito formando um "8"	multipunctor
Hepatite B	Intramuscular	0,5 mL ped. 1,0 mL ad.	< 2 anos: vasto lateral da coxa > 2 anos: deltoide ou vasto lateral	20 × 5,5 25 × 6,0
DPT ou DPaT	Intramuscular	0,5 mL	< 2 anos: vasto lateral da coxa > 2 anos: deltoide, glúteo ou vasto lateral	20 × 5,5 25 × 6,0
Dupla pediátrica	Intramuscular	0,5 mL	< 2 anos: vasto lateral da coxa > 2 anos: deltoide, glúteo ou vasto lateral	20 × 5,5 25 × 6,0
Dupla adulto	Intramuscular	0,5 mL	Deltoide, glúteo ou vasto lateral	25 × 6,0 30 × 7,0
Tétano	Intramuscular	0,5 mL	Deltoide, glúteo ou vasto lateral	25 × 6,0 30 × 7,0
Haemophilus	Intramuscular	0,5 mL	< 2 anos: vasto lateral da coxa > 2 anos: glúteo, deltoide ou vasto lateral	20 × 5,5 25 × 6,0
Sarampo	Subcutânea	0,5 mL	Região glútea[1], região posterior do antebraço ou anterolateral da coxa	13 × 4,5
Rubéola	Subcutânea	0,5 mL	Região glútea[1], região posterior do antebraço ou anterolateral da coxa	13 × 4,5
Caxumba	Subcutânea	0,5 mL	Região glútea[1], região posterior do antebraço ou anterolateral da coxa	13 × 4,5
Tríplice viral	Subcutâneo	0,5 mL	Região glútea[1], região posterior do antebraço ou anterolateral da coxa	13 × 4,5
Varicela	Subcutâneo	0,5 mL	Região glútea[1], região posterior do antebraço ou anterolateral da coxa	13 × 4,5
Hepatite A	Intramuscular	0,5 mL ped 1,0 mL ad	< 2 anos: vasto lateral da coxa > 2 anos: deltoide ou vasto lateral	20 × 5,5 25 × 6,0
Hepatite A + Hepatite B	Intramuscular	0,5 mL ped. 1,0 mL ad.	1 a 2 anos: vasto lateral da coxa > 2 anos: deltoide ou vasto lateral Deltoide ou vasto lateral	20 × 5,5 25 × 6,0 25 × 6,0
Pólio inativada	Intramuscular Subcutânea	0,5 mL 0,5 mL	< 2 anos: vasto lateral da coxa > 2 anos: glúteo, deltoide ou vasto lateral Região posterior do braço, anterolateral da coxa ou glútea[1]	20 × 5,5 25 × 6,0 13 × 4,5

Continua

(continuação)

Tabela 7.1. Técnica e local de aplicação das principais vacinas

Vacina	Via	Dose	Local de aplicação	Agulha
DPaT + Hib + IPV	Intramuscular	0,5 mL	< 2 anos: vasto lateral da coxa > 2 anos: glúteo, deltoide ou vasto lateral	20 × 5,5 25 × 6.0
Influenza	Intramuscular	0,5 mL > 3 anos 0,25 mL < 3 anos	< 2 anos: vasto lateral da coxa > 2 anos: glúteo, deltoide ou vasto lateral	20 × 5,5 25 × 6,0 30 × 7,0
Pneumocócica Polissacarídica	Subcutâneo Intramuscular	0,5 mL 0,5 mL	Região posterior do antebraço ou região glútea < 2 anos: vasto lateral da coxa > 2 anos: deltoide, glúteo ou vasto lateral da coxa	13 × 4,5 20 × 5,5 25 × 6,0 30 × 7,0
Pneumocócicca conjugada	Intramuscular	0,5 mL	< 2 anos: vasto lateral da coxa > 2 anos: deltoide ou vasto lateral	20 × 5,5 25 × 6,0
Meningococo A/C	Intramuscular	0,5 mL	< 2 anos: vasto lateral da coxa > 2 anos: deltoide, glúteo ou vasto lateral da coxa	20 × 5,5 25 × 6,0 30 × 7,0
Meningococo C conjugada	Intramuscular	0,5 mL	< 2 anos: vasto lateral da coxa > 2 anos: deltoide ou vasto lateral da coxa	20 × 5,5 25 × 6,0
Meningococo B/C	Intramuscular	0,5 mL	< 2 anos: vasto lateral da coxa > 2 anos: deltoide, glúteo ou vasto lateral da coxa	20 × 5,5 25 × 6,0 30 × 7,0
Raiva	Intramuscular	0,5 mL	< 2 anos: vasto lateral da coxa > 2 anos: deltoide ou vasto lateral da coxa	20 × 5,5 25 × 6,0 30 × 7,0

Vacinação simultânea e combinada

A vacinação simultânea consiste na administração de duas ou mais vacinas ao mesmo tempo, em diferentes locais ou vias. Todas as vacinas de uso rotineiro podem ser administradas simultaneamente, sem que isso interfira na resposta imunológica. A administração simultânea também não intensifica as reações adversas, sejam elas locais ou sistêmicas. As únicas exceções são: a administração simultânea das vacinas contra febre amarela e cólera, que reduz a resposta imunológica para ambas as vacinas; e a administração simultânea da vacina meningocócica B com a tríplice bacteriana, que aumenta as reações adversas para a vacina meningocócica B.

A vacinação combinada consiste na aplicação conjunta de várias vacinas diferentes. Algumas destas já vêm sendo usadas há muitos anos: DT (difteria e tétano), DPT (difteria, coqueluche e tétano), tríplice viral (sarampo, caxumba e rubéola), pólio oral (cepas de pólio 1, pólio 2 e pólio 3), meningocócica ACWY.

Com o surgimento de novas vacinas, que têm sido incorporadas aos calendários de vacinação, o número de injeções que a criança precisa receber tem aumentado. A combinação de vacinas é uma estratégia para reduzir o número de injeções e aumentar a aderência ao calendário vacinal.

Atualmente, estão disponíveis as seguintes vacinas combinadas:

- DPT + Hib (anti-*Haemophilus*).
- DPT acelular + Hib.
- Pólio inativada (Salk) + DPT acelular + Hib.
- Salk + DPT acelular + Hib + Hepatite B.
- Hepatite A+B.
- Sarampo-Caxumba-Rubéola-Varicela (tetra viral).

É importante ressaltar que a combinação de vacinas só pode ser realizada para vacinas previamente aprovadas para tal uso. É incorreto combinar numa mesma seringa vacinas que não foram previamente aprovadas para serem combinadas. Por outro lado, deve-se lembrar que o intervalo mínimo recomendado entre duas vacinas de vírus vivo atenuado é de pelo menos 2 semanas, no caso de não ser realizada vacinação simultânea ou combinada.

Contraindicações

As contraindicações à vacinação podem ser falsas ou verdadeiras. Entende-se por contraindicação verdadeira uma proibição à utilização de uma determinada vacina. Geralmente, a razão é um risco elevado de efeito adverso grave ou uma situação em que o risco das complicações supera o risco da doença para a qual a vacina protegeria.

Precaução, por outro lado, é uma situação em que não há proibição absoluta, mas devem-se avaliar criteriosamente os riscos e benefícios de uma determinada imunização.

Na prática clínica diária, entretanto, o que se verifica é que frequentemente crianças e adultos não são vacinados por uma série de razões levantadas por leigos ou profissionais de saúde, que não são contraindicações verdadeiras. São as chamadas falsas contraindicações, que muitas vezes representam oportunidades perdidas para a vacinação e são responsáveis por atrasos nos calendários de vacinação. As principais falsas contraindicações são apresentadas no Quadro 7.1.

QUADRO 7.1	Contraindicações falsas à vacinação

- Doenças leves com febre baixa, seja do trato respiratório ou digestório
- Prematuridade: as vacinas devem ser administradas na idade cronológica da criança, exceto para os prematuros com peso menor que 2 kg
- Reação local a uma dose anterior da vacina
- Uso de antimicrobiano: não interfere com a resposta imune às vacinas
- Desnutrição: a resposta às vacinas é adequada e não há aumento dos eventos adversos
- Convalescença de doenças agudas: especialmente para as doenças do trato respiratório superior, quando ainda houver tosse e/ou coriza
- Diagnóstico clínico prévio da doença: não há qualquer impedimento de se realizar a vacinação, especialmente quando o diagnóstico não foi confirmado. Não há aumento das reações adversas
- Alergias: exceto se houver história de alergia grave a algum componente da vacina
- Doença neurológica estável
- História familiar de convulsão
- História familiar de morte súbita
- Tratamento com corticosteroides em doses não imunodepressoras: geralmente quando o tempo de tratamento é inferior a 2 semanas ou tratamento em dose baixa
- Uso de corticosteróide por via inalatória
- Vacinação contra a raiva: não há interferência de outras vacinas com a vacina da raiva
- Contato domiciliar com gestantes: os vacinados não transmitem os vírus vacinais de sarampo, caxumba ou rubéola
- Internação hospitalar: a internação hospitalar é uma excelente oportunidade para vacinação, desde que não haja outras contraindicações. O único cuidado especial é com a vacina oral para a pólio e para rotavírus se houver comunicantes imunodeprimidos
- Aleitamento: as vacinas utilizadas atualmente não são contraindicadas para as mulheres que estão amamentando, exceto a vacina para febre amarela e a vacina para dengue

Existem, entretanto, contraindicações verdadeiras à vacinação e que devem ser respeitadas, conforme apresentado no Quadro 7.2.

QUADRO 7.2	Contraindicações verdadeiras à vacinação

- Imunodepressão: para todas as vacinas de vírus vivo atenuado ou bactéria viva atenuada: a situação mais comum é o uso de corticosteroides. Neste sentido, sempre que o tempo de tratamento for superior a 2 semanas e a dose maior ou igual a 2 mg/kg/dia de prednisona para crianças com peso menor que 10 kg ou acima de 20 mg/dia para crianças com peso acima de 10 kg e adultos, recomenda-se aguardar 1 mês após o término da corticoterapia para vacinar. Por outro lado, tratamentos inferiores a 2 semanas ou em dias alternados ou em doses baixas não são contraindicação à vacinação. Outra situação de imunodepressão é o uso de quimioterapia ou radioterapia
- Presença de doença febril moderada a grave: neste caso, deve-se postergar a vacinação para que os sinais e sintomas da doença não sejam confundidos com eventos adversos da vacinação
- Reação grave de hipersensibilidade a algum componente da vacina ou a alguma dose anterior: o componente das vacinas mais implicado nas reações graves é a proteína do ovo. As vacinas para sarampo, caxumba, febre amarela e influenza não devem ser utilizadas nos pacientes com história de reação anafilática após ingestão de ovo
- Gravidez: vacinas com vírus vivo atenuado ou bactéria viva atenuada (ver Capítulo Vacinação na Gestante)
- **Encefalopatia nos primeiros 7 dias após vacina *pertussis*: apesar de ser assunto ainda controverso, todas as vacinas que contenham o componente *pertussis* (de células inteiras ou acelular) estão contraindicadas quando ocorrer encefalopatia nos primeiros 7 dias após a vacina *pertussis***
- Crise convulsiva ou síndrome hipotônico-hiporresponsiva até 72 horas após a vacina tríplice convencional: embora não haja consenso absoluto, a maioria dos autores recomenda a aplicação em doses subsequentes da vacina dupla (difteria-tétano) ou a vacina tríplice acelular

Eventos adversos graves

As vacinas disponíveis atualmente são bastante seguras e eficazes. Entretanto, não há vacina que seja totalmente segura, assim como não há vacina totalmente eficaz.

É importante ressaltar que muitos eventos adversos graves são descritos sem que haja comprovação definitiva de sua relação causal com a vacinação. Neste grupo podem ser citados:

- Encefalopatia após a vacina tríplice.
- Encefalopatia após vacina para sarampo.
- Encefalopatia após vacina para rubéola.
- Encefalopatia após vacina para caxumba.
- Síndrome de Guillain-Barré após vacinação antitetânica ou após vacina para *Haemophilus influenzae*.

Na prática diária, as principais urgências relacionadas com a imunização são síncope e reação anafilática.

Síncope

Ocorre por estimulação do sistema nervoso autônomo. O paciente apresenta ansiedade, palidez, sudorese, extremidades frias e, às vezes, hipotensão. Está associada a fobia de injeções e reverte-se espontaneamente, desde que o paciente seja colocado em decúbito dorsal e se aguarde alguns minutos. Geralmente não é necessária qualquer intervenção ou medicação.

É importante que os pacientes que relatem previamente episódios anteriores de síncope ou fobia a injeções sejam identificados e permaneçam sob observação por 15 minutos após a vacinação, evitando-se dessa forma que a síncope ocorra em local inadequado e o paciente possa apresentar alguma lesão por queda.

É importante que a síncope seja adequadamente reconhecida também para diferenciá-la da reação anafilática, que é mais grave e merece tratamento.

Reação anafilática

Trata-se de uma reação imunológica multissistêmica mediada por IgE. Pode ser leve, moderada ou grave.

Na reação anafilática leve surge urticária leve, rinite, conjuntivite e broncospasmo leve. A identificação do quadro deve ser imediata e o tratamento é feito com adrenalina (1/1.000) 0,01 mL/kg por via intramuscular (máximo 0,3 mL) e difenidramina 1 mg/kg por via oral ou intramuscular. A adrenalina pode ser repetida a cada 15 minutos, se necessário. O broncoespasmo deve ser tratado com inalação com soro fisiológico 5 mL e fenoterol 0,05%, 1 gota para cada 3 kg (máximo 10 gotas). A inalação pode ser repetida a cada 20 minutos, se necessário.

Na reação anafilática moderada a urticária é generalizada e surge angioedema e estridor inspiratório. O início do tratamento deve ser feito imediatamente, com adrenalina (1/1.000), 0,01 mL/kg por via intramuscular (máximo 0,3 mL), que pode ser repetida a cada 15 minutos, se necessário. Está indicado também difenidramina 1 mg/kg por via endovenosa e metilprednisolona, 2 mg/kg por via endovenosa.

A reação anafilática grave caracteriza-se por estridor inspiratório, falência respiratória e choque. É uma emergência médica, que deve ser reconhecida e tratada imediatamente.

Utiliza-se adrenalina (1/10.000) 0,1 mL/kg por via endovenosa (máximo 10 mL). A adrenalina pode ser repetida a cada 5 minutos, se necessário. A reposição de volume é fundamental e é feita com soro fisiológico 20 mL/kg rápido. Além disso, estão indicadas difenidramina 2 mg/kg por via endovenosa e metilprednisolona 2 mg/kg por via endovenosa. Pode ser necessária intubação traqueal e a equipe deve estar preparada para executar adequadamente as manobras de ressuscitação cardiopulmonar. Todo serviço que aplica imunobiológicos deve dispor de alguns equipamentos mínimos para o atendimento adequado das reações anafiláticas graves. São eles: fonte de oxigênio, fonte para aspiração, máscaras faciais para oxigenação de diversos tamanhos, cânulas para intubação de vários tamanhos, laringoscópio com lâminas de vários tamanhos, escalpes de diversos tamanhos, seringas, soro fisiológico e as seguintes medicações: adrenalina, difenidramina e metilprednisolona.

Calendários de vacinação

O esquema de vacinação de rotina, com a sequência cronológica com que as vacinas são administradas, é denominado calendário de vacinação.

Para a elaboração dos calendários são levados em conta: a importância epidemiológica da doença a ser prevenida, a disponibilidade de uma vacina segura e eficaz, o melhor esquema para obter uma resposta imune adequada, os recursos disponíveis, a viabilidade do esquema e o número de aplicações.

No Brasil, os calendários oficiais são definidos pelo Ministério da Saúde. Outras entidades também propõe calendários, como a Sociedade Brasileira de Pediatria e a Sociedade Brasileira de Imunizações.

O atual calendário de vacinação do Ministério da Saúde para crianças e adolescentes é o apresentado na Tabela 7.2.

O calendário de vacinação para crianças e adolescentes, elaborado pela Sociedade Brasileira de Pediatria para o ano de 2017, acrescenta algumas vacinas ao calendário do Ministério da Saúde. Ele é apresentado na Tabela 7.3.

De acordo com a disponibilidade e levando-se em consideração as recomendações dos órgãos oficiais e sociedades de reconhecida competência, outros calendários podem ser adotados. Neste sentido e baseado nos calendários propostos pelo Ministério da Saúde, pela Sociedade Brasileira de Pediatria, pela Sociedade Brasileira de Imunizações e pela Academia Americana de Pediatria, a Clínica de Imunizações e o Departamento de Pediatria do Hospital Israelita Albert Einstein adotaram o seguinte calendário de vacinação para crianças e adolescentes, para o ano de 2018 (Tabela 7.4).

Calendário de vacinação para adultos

Para muitos profissionais de saúde ainda é frequente o conceito de que vacina é assunto exclusivo de criança. Entretanto, para os adultos e especialmente para os idosos, existem indicações bem definidas de vacinação e, que quando seguidas corretamente, apresentam significativo benefício em termos de morbidade e/ou mortalidade.

Adultos que não tiveram algumas doenças como sarampo, rubéola, varicela, hepatite A ou que não receberam vacinação adequada continuam expostos a essas doenças, que frequentemente têm manifestações mais graves nesta faixa etária.

Em geral, os adultos não têm registros adequados das vacinas recebidas, o que muitas vezes dificulta um planejamento para imunização. Nesse sentido, é fundamental

Tabela 7.2. Calendário de vacinação para crianças e adolescentes do Ministério da Saúde

Idade	BCG[A]	Hepatite B[B]	Penta/DPT[C]	VIP/VOP[D]	Pneumo-cócica 10V[E]	Rota-vírus[F]	Menin-gocócica C[E]	Febre Amarela[G]	Hepatite A[H]	Tríplice Viral[I]	Tetra Viral[J]	Varicela[K]	HPV[L]	Dupla Adulto[M]
Ao nascer	Dose única	Dose ao Nascer												
2 meses			1ª dose	1ª dose VIP	1ª dose	1ª dose								
3 meses							1ª dose							
4 meses			2ª dose	2ª dose VIP	2ª dose	2ª dose								
5 meses							2ª dose							
6 meses			3ª dose	3ª dose										
9 meses								Dose única						
12 meses					Reforço		Reforço			1ª dose				
15 meses			1º reforço DPT	1º reforço VOP					Uma dose		Uma dose			
4 anos			2º reforço DPT	2º reforço VOP								Uma dose		
9 anos													2 doses meninas	
10 a 19 anos		3 doses Verificar situação vacinal					Reforço 11 a 14 anos	Dose única (não vacinado)		2 doses Verificar situação vacinal			2 doses Meninas de 9 a 14 anos não vacinadas e meninos de 11 a 14 anos	Reforço a cada 10 anos

Observações:

A) Caso a vacina BCG não tenha sido aplicada na maternidade, aplicar na primeira visita ao serviço de saúde.

B) A vacina hepatite B deve ser administrada preferencialmente nas primeiras 12 horas de vida, ainda na maternidade. Caso não tenha sido administrada na maternidade, aplicar na primeira visita ao serviço de saúde. Se a primeira visita ocorrer após a sexta semana de vida, administrar a vacina pentavalente (DPT + Hib + Hepatite B).

C) A vacina Penta/DTP é composta por: difteria, tétano e coqueluche de células inteiras, Haemophilus influenzae tipo b e Hepatite B. A vacina DPT só pode ser utilizada até 7 anos incompletos. Acima de 7 anos usar a vacina dupla (DT – difteria + tétano)

D) VIP: vacina inativada para a pólio e VOP: vacina oral para a pólio com vírus vivos atenuados. A primeiras três doses da vacina para pólio são com a vacina de vírus inativado (VIP). O intervalo mínimo entre as doses da pólio é de 30 dias.

E) Administrar uma dose da vacina pneumocócica conjugada 10-valente e da vacina meningocócica conjugada C para crianças entre 2 e 4 anos de idade que não tenham recebido reforço ou que tenham perdido a oportunidade de se vacinar anteriormente.

F) A vacina para rotavírus é a vacina monovalente. A idade mínima da primeira dose é 1 mês e 15 dias e a máxima, 3 meses e 15 dias. A idade mínima para a segunda dose é 3 meses e 15 dias e a máxima, 7 meses e 29 dias.

G) Vacina Febre Amarela está indicada para todas as pessoas residentes ou que viajam para as áreas com recomendação da vacinação contra a febre amarela.

H) Administrar uma dose da vacina hepatite A para as crianças entre 2 e 4 anos de idade que não tenham se vacinado anteriormente.

I) Tríplice viral: vacina de vírus vivo atenuado para sarampo; caxumba e rubéola.

J) A vacina tetra viral corresponde à segunda dose da vacina tríplice viral e à dose da vacina varicela. Esta vacina está disponível para crianças até 4 anos, 11 meses e 29 dias de idade não anteriormente vacinadas.

K) Corresponde à segunda dose da vacina varicela. Esta vacina está disponível para crianças até 6 anos, 11 meses e 29 dias de idade.

L) A vacina HPV quadrivalente está disponível para meninas de 9 a 14 anos de idade e para meninos de 11 a 14 anos de idade. A vacina HPV também está disponível para mulheres e homens de 9 a 26 anos de idade com HIV/AIDS; transplantados de órgãos sólidos ou medula óssea e pacientes oncológicos. Nestes casos o esquema é de três doses: 0, 2 meses e 6 meses.

M) Vacina dupla (difteria e tétano). Reforços a cada 10 anos.

Tabela 7.3. Calendário de vacinação para crianças e adolescentes da Sociedade Brasileira de Pediatria

	Idade												
	Ao nascer	2 meses	3 meses	4 meses	5 meses	6 meses	7 meses	12 meses	15 meses	18 meses	4 a 6 anos	11 anos	14 anos
BCG ID	●												
Hepatite B	●	●		●		●							
DTP/DTPa		●		●		●			●		●		
dT/dTPa													●
Hib		●		●		●			●				
VIP/VOP		●											
Pneumologia conjugada		●		●		●		●			●		
Menicocócia C e A, C, W, Y conjugados			●		●			●	●			●	●
Meningocócia B recombinante			●		●								
Rotavírus		●		●		●							
Influenza						●	●						
SCR;Varicela/SCRV								●	●				
Hepatite A								●		●			
Febre amarela	A partir dos 9 meses de idade												
HPB	Meninos e meninas a partir dos 9 anos de idade												
Dengue	Para crianças e adolescentes a partir de 9 anos de idade com infecção prévia												

As notas explicativas da Sociedade Brasileira de Pediatria para este calendário são as seguintes:

- **BCG** – Tuberculose: deve ser aplicada em dose única. Uma segunda dose da vacina está recomendada quando, após 6 meses da primeira dose, não se observa cicatriz no local da aplicação. Hanseníase: em comunicantes domiciliares de hanseníase, independente da forma clínica, uma segunda dose pode ser aplicada com intervalo mínimo de 6 meses após a primeira dose. Em recém-nascidos filhos de mães que utilizaram imunossupressores na gestação pode estar indicado o adiamento da vacinação.
- **Hepatite B** – A primeira dose da vacina Hepatite B deve ser idealmente aplicada nas primeiras 12 horas de vida. A segunda dose está indicada com 1 ou 2 meses de idade e a terceira dose é realizada aos 6 meses. Desde 2012, no Programa Nacional de Imunizações (PNI), a vacina combinada DTP/Hib/HB (denominada pelo Ministério da Saúde de Penta) foi incorporada no calendário aos 2, 4 e 6 meses de vida. Dessa forma, os lactentes que fizerem uso desta vacina recebem quatro doses da vacina Hepatite B. Aqueles que forem vacinados em clínicas privadas podem manter o esquema de três doses, primeira ao nascimento e segunda e terceira doses aos 2 e 6 meses de idade. Nestas duas doses podem-se utilizar vacinas combinadas acelulares – DTPa/IPV/Hib/HB. Crianças com peso de nascimento igual ou inferior a 2 kg ou idade gestacional < 33 semanas devem receber, obrigatoriamente, além da dose de vacina ao nascer, mais três doses da vacina (total de quatro doses, 0, 2, 4 e 6 meses). Crianças maiores de 6 meses e adolescentes não vacinados devem receber três doses da vacina no esquema 0, 1 e 6 meses. A vacina combinada Hepatite A + B (apresentação adulto) pode ser utilizada na primovacinação de crianças de 1 a 15 anos de idade, em duas doses com intervalo de 6 meses. Acima de 16 anos o esquema deve ser com três doses (0, 1 e 6 meses). Em circunstâncias excepcionais, em que não exista tempo suficiente para completar o esquema de vacinação padrão de 0, 1 e 6 meses, pode ser utilizado um esquema de três doses aos 0, 7 e 21 dias (esquema acelerado). Nestes casos uma quarta dose deverá ser feita, 12 meses após a primeira, para garantir a indução de imunidade em longo prazo. Recém-nascidos filhos de mães portadoras do vírus da hepatite B (HbsAg positivas) devem receber, ao nascer, além da vacina, a imunoglobulina específica para hepatite B (HBIG), na dose de 0,5 mL no membro inferior contralateral.
- **DTP/DTPa** – Difteria, Tétano e *Pertussis* (tríplice bacteriana). A vacina DTPa (acelular), quando possível, deve substituir a DTP (células inteiras) pois tem eficácia similar e é menos reatogênica. O segundo reforço pode ser aplicado entre 4 e 6 anos de idade.
- **dT/dTpa** – Adolescentes com esquema primário de DTP ou DTPa completo devem receber um reforço com dT ou dTpa, preferencialmente com a formulação tríplice acelular. No caso de esquema primário para tétano incompleto, este deverá ser completado com uma ou duas doses da vacina contendo o componente tetânico, sendo uma delas preferencialmente com a vacina tríplice acelular. Crianças com 7 anos ou mais, nunca imunizadas ou com histórico vacinal desconhecido, devem receber três doses da vacina contendo o componente tetânico, sendo uma delas preferencialmente com a vacina acelular com intervalo de 2 meses entre elas (0, 2 e 4 meses – intervalo mínimo de 4 semanas). Gestantes devem receber, a cada gravidez, uma dose da vacina dTpa entre 26 e 37 semanas de idade gestacional.
- **Hib** – A Penta do MS é uma vacina combinada contra difteria, tétano, coqueluche, hepatite B e *Haemophilus influenzae* tipo B (conjugada). A vacina é recomendada em três doses, aos 2, 4 e 6 meses de idade. Quando utilizada pelo menos uma dose de vacina combinada com componente *pertussis* acelular (DTPa/Hib/IPV, DTPa/Hib, DTPa/Hib/IPV, HB, etc.), disponíveis em clínicas privadas, uma quarta dose da Hib deve ser aplicada aos 15 meses de vida. Essa quarta dose contribui para diminuir o risco de ressurgimento das doenças invasivas causadas pelo Hib em longo prazo.
- **VIP/VOP** – As três primeiras doses, aos 2, 4 e 6 meses, devem ser feitas obrigatoriamente com a vacina pólio inativada (VIP). A recomendação para as doses subsequentes é que sejam feitas preferencialmente também com a vacina inativada (VIP). Nesta fase de transição da vacina pólio oral atenuada (VOP) para a vacina pólio inativada (VIP) é aceitável o esquema atual recomendado pelo PNI, que oferece três doses iniciais de VIP (2, 4 e 6 meses de idade) seguidas de duas doses de VOP (15 meses e 4 anos de idade). As doses de VOP são feitas, desde 2016, com a vacina bivalente contendo os sorotipos 1 e 3, e podem ser administradas na rotina ou nos Dias Nacionais de Vacinação. Crianças podem receber doses adicionais de vacina VOP nas campanhas, desde que já tenham recebido pelo menos três doses de VIP anteriormente. Evitar VOP em todas as crianças imunocomprometidas e nos seus contatos domiciliares, nestas circunstâncias utilizar a VIP.

- **Pneumocócica conjugada** – Está indicada para todas as crianças até 5 anos de idade. Recomendam-se três doses da vacina Pneumocócica conjugada no primeiro ano de vida (2, 4, 6 meses), e uma dose de reforço entre 12 e 15 meses de vida. Crianças saudáveis com esquema completo com as vacinas 7 ou 10-valente podem receber uma dose adicional da vacina 13-valente até os 5 anos de idade. O Ministério da Saúde reduziu, em 2016, o esquema da vacina pneumocócica 10-valente para duas doses, administradas aos 2 e 4 meses, seguida de um reforço, preferencialmente aos 12 meses de idade, podendo ser aplicada até os 4 anos e 11 meses de idade. Essa recomendação foi tomada em virtude dos estudos mostrarem que o esquema de duas doses mais um reforço tem efetividade semelhante ao esquema de três doses mais reforço. Crianças com risco aumentado para doença pneumocócica invasiva devem receber também a vacina polissacarídica 23-valente, com intervalo de 2 meses entre elas (vide recomendações no manual do CRIE – Centro de Referência de Imunobiológicos Especiais), a partir dos 2 anos de idade. Nestes casos, aplicar preferencialmente uma dose da vacina 13-valente, 2 meses antes da vacina 23-valente.
- **Meningocócica conjugada** – Recomenda-se o uso rotineiro das vacinas meningocócicas conjugadas para lactentes maiores de 2 meses de idade, crianças e adolescentes. Sempre que possível, utilizar preferencialmente a vacina MenACWY, pelo maior espectro de proteção, inclusive para os reforços de crianças previamente vacinadas com MenC. Crianças com esquema vacinal completo com a vacina MenC podem se beneficiar com uma dose da vacina MenACWY a qualquer momento, respeitando-se o intervalo mínimo de 1 mês entre as doses. No Brasil estão licenciadas as vacinas: MenC e MenACWY-CRM a partir dos 2 meses de idade e a MenACWY-TT a partir de 1 ano de idade. O esquema de doses varia conforme a vacina utilizada. Men C: duas doses, aos 3 e 5 meses de idade e reforço entre 12-15 meses. Iniciando após 1 ano de idade: dose única. Men ACWYCRM: três doses aos 3, 5 e 7 meses de idade e reforço entre 12-15 meses. Iniciando entre 7 e 23 meses de idade: duas doses, sendo que a segunda dose deve ser obrigatoriamente aplicada após a idade de 1 ano (mínimo 2 meses de intervalo). Iniciando após os 24 meses de idade: dose única. MenACWY-TT: dose única a partir dos 12 meses de idade. A recomendação de doses de reforço 5 anos após (entre 5 e 6 anos de idade para os vacinados no primeiro ano de vida) e na adolescência (a partir dos 11 anos de idade) é baseada na rápida diminuição dos títulos de anticorpos associados à proteção, evidenciada com todas as vacinas meningocócicas conjugadas.
- **Meningocócica B recombinante** – Recomenda-se o uso da vacina meningocócica B recombinante para lactentes a partir de 2 meses de idade, crianças e adolescentes. Para os lactentes que iniciam a vacinação entre 2 e 5 meses de idade, são recomendadas três doses, com a primeira dose a partir dos 2 meses e com pelo menos 2 meses de intervalo entre elas e uma dose de reforço entre 12 e 23 meses de idade. Para os lactentes que iniciam a vacinação entre 6 e 11 meses, duas doses da vacina são recomendadas, com 2 meses de intervalo, e uma dose de reforço no segundo ano de vida. Para crianças que iniciam a vacinação entre 1 e 10 anos de idade, são indicadas duas doses, com 2 meses de intervalo entre elas. Finalmente, para os adolescentes e adultos são indicadas duas doses com 1 mês de intervalo. Não se conhece a duração da proteção conferida pela vacina e a eventual necessidade de doses de reforço.
- **Rotavírus** – Existem duas vacinas licenciadas. A vacina monovalente incluída no PNI, indicada em duas doses, seguindo os limites de faixa etária: primeira dose aos 2 meses (limites de 1 mês e 15 dias até, no máximo, 3 meses e 15 dias) e a segunda dose aos 4 meses (limites de 3 meses e 15 dias até no máximo 7 meses e 29 dias). A vacina pentavalente, disponível na rede privada, é recomendada em três doses, aos 2, 4 e 6 meses. A primeira dose deverá ser administrada no máximo até 3 meses e 15 dias e a terceira dose deverá ser administrada até 7 meses e 29 dias. O intervalo mínimo é de 4 semanas entre as doses. Se a criança regurgitar, cuspir ou vomitar durante a administração da vacina ou depois dela, a dose não deve ser repetida. Recomenda-se completar o esquema com a vacina do mesmo laboratório produtor.
- **Influenza** – Está indicada para todas as crianças e adolescentes a partir dos 6 meses de idade. A primovacinação de crianças com idade inferior a 9 anos deve ser feita com duas doses, com intervalo de 1 mês. A dose para aquelas com idade entre 6 a 35 meses é de 0,25 mL, e para crianças a partir de 3 anos a dose é de 0,5 mL. Existem disponíveis duas vacinas influenza: tri e quadrivalente, sendo que a segunda contempla uma segunda variante da cepa B. A vacina deve ser feita anualmente e, como a influenza é uma doença sazonal, a vacina deve ser aplicada antes do período de maior circulação do vírus. Sempre que possível utilizar preferencialmente vacinas quadrivalentes, pelo maior espectro de proteção.
- **Sarampo, Caxumba, Rubéola e Varicela (vacinas tríplice viral – SCR; tetraviral – SCRV; varicela)**. Aos 12 meses de idade: devem ser feitas, na mesma visita, as primeiras doses das vacinas tríplice viral (SCR) e varicela, em administrações separadas, ou a vacina tetraviral (SCRV). A vacina SCRV se mostrou associada a uma maior frequência de febre em lactentes que receberam a primeira dose com esta vacina, quando comparados com os que recebem as vacinas varicela e tríplice viral em injeções separadas. Aos 15 meses de idade deverá ser feita a segunda dose, preferencialmente com a vacina SCRV, com intervalo mínimo de 3 meses da última dose de varicela e SCR ou SCRV. Em situações de risco como, por exemplo, surtos ou exposição domiciliar ao sarampo, é possível vacinar crianças imunocompetentes de 6 a 12 meses com a vacina SCR. Em casos de surtos ou contato íntimo com caso de varicela, a vacina varicela pode ser utilizada a partir de 9 meses de vida. Nesses casos, doses aplicadas antes dos 12 meses de idade não são consideradas válidas, e a aplicação de mais duas doses após a idade de 1 ano é necessária. A vacina varicela pode ser indicada na profilaxia pós-exposição dentro de 5 dias após o contato, preferencialmente nas primeiras 72 horas.
- **Hepatite A** – A vacina deve ser administrada em duas doses, a partir dos 12 meses de idade. O intervalo mínimo entre as doses é de 6 meses.
- **Febre amarela** – Indicada para residentes ou viajantes para as áreas com recomendação da vacina (pelo menos 10 dias antes da data da viagem). Indicada também para pessoas que se deslocam para países em situação epidemiológica de risco. Em situações excepcionais (p. ex.: surtos) a vacina pode ser administrada a partir dos 6 meses de idade. A OMS recomenda atualmente apenas uma dose sem necessidade de reforço a cada 10 anos. Para viagens internacionais prevalecem as recomendações da OMS com comprovação de apenas uma dose. Em mulheres lactantes inadvertidamente vacinadas o aleitamento materno deve ser suspenso, preferencialmente por 28 dias após a vacinação e no mínimo por 15 dias.
  A vacina febre amarela não deve ser administrada no mesmo dia que a vacina tríplice viral (sarampo, caxumba e rubéola) em crianças menores de 2 anos, devido à possível interferência na resposta imune. Recomenda-se que estas vacinas sejam aplicadas com intervalo de 30 dias.
- **HPV** – Existem duas vacinas disponíveis no Brasil contra o HPV (papilomavírus humano). A vacina com as VLPs (partículas semelhantes aos vírus – *virus-like particle*) dos tipos 16 e 18, que está indicada para meninas maiores de 9 anos de idade, adolescentes e mulheres, em três doses. A segunda dose deve ser feita após 1 mês e a terceira dose, 6 meses após a primeira. A vacina com as VLPs dos tipos 6, 11, 16 e 18 está indicada para meninas e mulheres entre 9 e 45 anos e para meninos e homens entre 9 e 26 anos de idade, em três doses. A segunda dose deve ser administrada após 2 meses e a terceira dose, 6 meses após a primeira. Um esquema alternativo de vacinação é feito com duas doses, sendo a segunda dose 6 meses após a primeira. A vacina disponível no PNI (para meninas de 9 a 14 anos de idade e para meninos de 11 a 14 anos de idade) é a vacina com as VLP 6, 11, 16 e 18, que a partir de 2016 é oferecida no esquema de duas doses, sendo a segunda dose 6 meses após a primeira. Os estudos recentes mostram que o esquema com duas doses apresenta uma resposta de anticorpos não inferior quando comparada com a resposta imune de pacientes entre 16 e 26 anos que receberam três doses.
- **Dengue** – A vacina dengue foi recentemente licenciada em nosso Pís no esquema de três doses (0, 6 e 12 meses) e está recomendada rotineiramente para crianças e adolescentes a partir de 9 anos até no máximo 45 anos de idade, em regiões endêmicas. Está contra indicada para gestantes, mulheres que amamentam e portadores de imunodeficiências.
  Com relação à vacina para dengue, vale a pena ressaltar que estudos mais recentes identificaram um pequeno risco de internação por dengue nos pacientes com sorologia negativa, quando vacinados.
  Desta forma, a recomendação atual é que de preferência a vacina seja utilizada apenas nos pacientes com documentação anterior de dengue ou com sorologia positiva para dengue.
  A vacina do Instituto Butantã está em desenvolvimento, já em fase avançada de estudos e espera-se que em breve possa ser utilizada.

SEÇÃO 1 ▪ PEDIATRIA PREVENTIVA E PROMOÇÃO DA SAÚDE

Tabela 7.4. Calendário de vacinação para crianças e adolescentes do Hospital Israelita Albert Einstein

Idade	Tipo de vacina
A partir do nascimento	BCG-id e Hepatite B
2 meses	Pólio, Tríplice[A], *Haemophilus*, Hepatite B, Pneumococo, Rotavírus
3 meses	Meningococo ACWY, Meningococo B
4 meses	Pólio, Tríplice[A], *Haemophilus*, Pneumococo, Rotavírus
5 meses	Meningococo ACWY, Meningococo B
6 meses	Pólio, Tríplice[A], *Haemophilus*, Hepatite B, Pneumococo, Influenza[B], Rotavírus
7 meses	Influenza[B], Meningococo B, Meningococo ACWY
12 meses	Tríplice viral[C], Hepatite A, Varicela, Meningococo ACWY[D], Meningococo B
15 meses	Pólio, Tríplice[A], *Haemophilus*, Pneumococo
18 meses	Hepatite A
4 a 6 anos	Pólio, Tríplice[A], Tríplice Viral[C], Varicela, Meningococo ACWY[D]
11 a 12 anos	HPV (3 doses), Meningococo ACWY [D]
14 a 16 anos	Tríplice acelular tipo adulto

Legenda:
A) Tríplice: contra difteria, tétano e coqueluche.
B) Influenza: gripe.
C) Tríplice viral: contra sarampo, caxumba e rubéola.
D) Meningocócica conjugada para meningococo A, C, W135 e Y.

que sejam orientados a manter a carteira de vacinas atualizada e acessível.

O calendário de vacinação dos adultos é dividido em quatro faixas etárias: 19 a 49 anos; 50 a 60 anos; 60 a 64 anos e acima de 64 anos. A razão dessa divisão é a seguinte: os adultos com menos de 49 anos geralmente não tiveram algumas doenças e, se não forem vacinados, podem estar suscetíveis, como por exemplo para sarampo ou varicela. Por outro lado, acima de 50 anos o risco aumenta para algumas outras doenças, para as quais também existem vacinas seguras e eficazes.

O calendário de vacinação dos adultos que adotamos na Clínica de Imunizações do Hospital Israelita Albert Einstein atualmente é o apresentado na Tabela 7.5.

Tabela 7.5. Calendário de Vacinação para adultos do Hospital Israelita Albert Einstein

Tipo de vacina	19 a 49 anos	50 a 60 anos	60 a 64 anos	> 64 anos
Dupla (dT)[A]	1 dose cada 10 anos			
HPV[B]	3 doses			
Tríplice viral[C]	2 doses			
Varicela[D]	2 doses			
Hepatite A[E]	2 doses			
Hepatite B[F]	3 doses			
Herpes Zoster[G]			1 dose	
Influenza[H]			Dose anual	
Pneumocócica[I]			1 dose	1 dose
Meningocócica[J]	1 dose			

Legenda:
A) Vacina para Difteria-Tétano (dupla) ou difteria-coqueluche e tétano (dpaT).
B) Vacina para o HPV: vacina para o papilomavírus humano. Existem dois produtos: uma vacina com dois sorotipos do HPV (HPV2) e uma vacina com quatro sorotipos (HPV4). A vacina HPV2 está aprovada para meninas e mulheres a partir de 10 anos de idade. A vacina HPV4 está aprovada para meninos de 9 a 26 anos e meninas e mulheres de 9 a 45 anos de idade incompletos.
C) Vacina Tríplice Viral: vacina para sarampo-caxumba-rubéola. Intervalo entre as doses de 2 meses. Contraindicada na gestante e no imunodeprimido.
D) Vacina para Varicela. Intervalo entre as doses de 2 meses. Contraindicada na gestante ou no imunodeprimido.
E) Vacina para Hepatite A: Intervalo entre as doses de 6 meses.
F) Vacina para Hepatite B: A segunda dose 1 mês após a primeira e a terceira dose 6 meses após.
G) Vacina para Herpes Zoster. Contraindicada no imunodeprimido e na gestante.
H) Influenza: vacina para gripe: Adultos com idade inferior a 50 anos que queiram vacinação também podem receber a vacina.
I) Vacinas pneumocócicas: Indicada uma dose de vacina pneumocócica conjugada 13-valente a partir dos 60 anos de idade e com intervalo de 6 meses, uma dose da vacina polissacarídica 23-valente.
J) Vacina meningocócica. Para os adultos até 64 anos, pode-se utilizar a vacina meningocócica quadrivalente. Acima de 64 anos utilizar a vacina meningocócica tipo C.

É importante ressaltar que todos os calendários devem ser atualizados periodicamente.

Conceitos-chave

- Imunizar significa tornar não suscetível a uma determinada doença. A imunização ativa é feita através das vacinas.
- A vacinação é uma das melhores formas de reduzir morbidade e mortalidade das doenças infecciosas.
- As vacinas disponíveis atualmente são bastante seguras e eficazes, e os eventos adversos geralmente são leves.
- Doenças leves e a presença de tosse ou coriza não são contraindicações para vacinação de rotina.
- A vacinação simultânea e a vacinação combinada ajudam a aumentar a aderência aos calendários vacinais.
- Os calendários de vacinação devem ser atualizados periodicamente.

Questões

1. Qual a diferença entre imunização ativa e imunização passiva?

2. Qual o local adequado para a aplicação das vacinas por via intramuscular?

3. Cite as falsas contraindicações mais comuns para vacinação:

4. Qual a diferença entre vacinação simultânea e vacinação combinada?

5. Como caracterizar e como tratar a reação anafilática grave após uma imunização?

6. Quais vacinas devem ser aplicadas no recém-nascido e, de preferência, ainda na maternidade?

7. Os calendários de vacinação referem-se apenas às crianças?

BIBLIOGRAFIA CONSULTADA

- <http://portal.saude.sp.gov.br/resources/cve-centro-de-vigilancia-epidemiologica/areas-de-vigilancia/imunizacao/doc/vacinacao2017_calendario.pdf>.
- <http://portalms.saude.gov.br/acoes-e-programas/ vacinacao/calendario-nacional-de-vacinacao>.
- <http://www.sbp.com.br/fileadmin/user_upload/Imunizacao_-_Calendario_Vacinacao_-_atual_12dez17.pdf>.
- Farhat CL, Weckx LY, Carvalho LHFR, Succi RCM. Imunizações – Fundamentos e Prática. 5ª. ed. São Paulo: Atheneu; 2008.
- Gilio AE, coord. Manual de Imunizações. 4ª ed. São Paulo: Centro de Imunizações do Hospital Israelita Albert Einstein.
- Kimberlin DW, Brady MT, Jackson MA, Long SS. Committee on Infectious Diseases. American Academy of Pediatrics. Red Book; 2015.
- Manual dos Centros de Referência para Imunobiológicos Especiais/Ministério da Saúde, Secretaria de Vigilância em Saúde, Departamento de Vigilância das Doenças Transmissíveis. 4ª ed. Brasília: Ministério da Saúde; 2014.
- Tregnaghi MW, Ceballos A. Manual de Vacinas da América Latina. Edição Brasil; 2005.

120 SEÇÃO 1 ▪ PEDIATRIA PREVENTIVA E PROMOÇÃO DA SAÚDE

Respostas

1. Na imunização ativa o indivíduo é estimulado a desenvolver defesa imunológica contra futuras exposições à doença. Na imunização passiva o indivíduo exposto ou em vias de se expor recebe anticorpos pré-formados de origem humana ou animal.

2. Em crianças menores de 2 anos de idade, o local mais adequado para aplicação é o vasto lateral da coxa, por ser mais desenvolvido, menos vascularizado e inervado. Após esta idade, pode-se utilizar o deltoide, glúteo ou, ainda, o vasto lateral da coxa.

3. Doenças leves do trato respiratório ou digestivo; prematuridade, desnutrição, uso de antimicrobianos.

4. A vacinação simultânea consiste na administração de duas ou mais vacinas ao mesmo tempo, em diferentes locais ou vias. A vacinação combinada consiste na aplicação conjunta de várias vacinas diferentes. Algumas destas já vêm sendo usadas há muitos anos: DT (difteria e tétano), DPT (difteria, coqueluche e tétano), tríplice viral (sarampo, caxumba e rubéola), pólio oral (cepas de pólio 1, pólio 2 e pólio 3), meningo BC, meningo AC. Com o surgimento de novas vacinas, que têm sido incorporadas aos calendários de vacinação, o número de injeções que a criança precisa receber tem aumentado. A combinação de vacinas é uma estratégia para reduzir o número de injeções e aumentar a aderência ao calendário vacinal.

5. A reação anafilática grave caracteriza-se por estridor inspiratório, falência respiratória e choque. É uma emergência médica que deve ser reconhecida e tratada imediatamente. Utiliza-se adrenalina (1/10.000) 0,1 mL/kg por via endovenosa (máximo 10 mL). A adrenalina pode ser repetida a cada 5 minutos, se necessário. A reposição de volume é fundamental e é feita com soro fisiológico 20 mL/kg rápido. Além disso, está indicada difenidramina 2 mg/kg por via endovenosa e metilprednisolona 2 mg/kg por via endovenosa. Pode ser necessária intubação traqueal e a equipe deve estar preparada para executar adequadamente as manobras de reanimação cardiorrespiratória.

6. BCG intradérmica e vacina para Hepatite B.

7. Não, os calendários também abrangem os adolescentes e os adultos.

Segurança

- Danilo Blank
- Renata D. Waksman

Introdução

Um dos fatores preponderantes de mortalidade e morbidade de crianças e jovens, em qualquer lugar do mundo, são os traumas pelas chamadas causas externas: trânsito, afogamentos, agressões, queimaduras, quedas, asfixias, intoxicações.

No Brasil, os traumas por causas externas determinam a cada ano a morte de cerca de 23.000 menores de 19 anos (≈30/100.000 habitantes); enquanto um número dez vezes maior sofre traumas não fatais, mas com grande potencial de incapacitação permanente. Dependendo da faixa de idade, esses agravos causam mais mortes do que a soma de todas as outras principais causas – doenças infecciosas, respiratórias e neoplasias.

Na Tabela 8.1, é possível ver algumas das principais causas de mortalidade de crianças e adolescentes brasileiros no ano de 2015.

Tabela 8.1. Mortalidade de crianças e jovens brasileiros por causas selecionadas – período 2018

	< 1 ano		1 a 4 anos		5 a 9 anos		10 a 14 anos		15 a 19 anos		0 a 19 anos	
	Nº	*Nº/100.000*	*Nº*	*Nº/100.000*	*Nº*	*Nº/100.000*	*Nº*	*Nº/100.000*	*Nº*	*Nº/100.000*	*Nº*	*Nº/100.000*
Doenças infectoparasitária	1.380	48 (4%)	499	4 (8%)	200	1 (5%)	188	1 (4%)	341	2 (2%)	2.608	4 (4%)
Neoplasias	117	4 (< 1%)	567	5 (9%)	562	4 (15%)	587	3 (11%)	823	5 (4%)	2.656	4 (4%)
Doenças respiratórias	1.584	55 (4%)	988	8 (16%)	289	2 (8%)	264	2 (5%)	507	3 (2%)	3.632	6 (5%)
Afecções do período perinatal	20.738	720 (58%)	5	< 1 (< 1%)	1	< 1 (< 1%)	8	< 1 (< 1%)	7	< 1 (< 1%)	20.759	32 (29%)
Injúrias por causas externas	1.019	36 (3%)	1.203	10 (20%)	794	5 (26%)	1.741	10 (40%)	14.248	83 (75%)	19.005	29 (26%)
Transporte	89	3 (< 1%)	249	2 (4%)	251	2 (7%)	448	3 (8%)	2.255	13 (10%)	3.302	5 (5%)
Quedas	28	1 (< 1%)	50	< 1 (< 1%)	35	< 1 (< 1%)	40	< 1 (< 1%)	90	1 (< 1%)	243	< 1 (< 1%)
Afogamento	23	1 (< 1%)	383	3 (6%)	190	1 (5%)	270	2 (5%)	576	3 (3%)	1.442	2 (2%)
Queimaduras	15	1 (< 1%)	34	< 1 (< 1%)	19	< 1 (< 1%)	11	< 1 (< 1%)	29	< 1 (< 1%)	109	< 1 (< 1%)
Envenenamento	1	< 1 (< 1%)	12	< 1 (< 1%)	4	< 1 (< 1%)	11	< 1 (< 1%)	125	1 (1%)	153	< 1 (< 1%)
Suicídio	0	0 (0%)	0	0 (0%)	4	< 1 (< 1%)	163	1 (3%)	886	5 (4%)	1.053	2 (1%)
Agressões	103	4 (< 1%)	109	1 (2%)	73	< 1 (< 1%)	518	3 (10%)	8.696	51 (39%)	9.499	15 (13%)
TOTAL	**35.864**	**1.245 (100%)**	**5.869**	**49 (100%)**	**3.072**	**19 (100%)**	**4.363**	**26 (100%)**	**19.102**	**111 (100%)**	**68.270**	**106 (100%)**

Conceitos gerais e epidemiologia

Contexto e definições

Um estudo recente da iniciativa *Global Burden of Disease* (http://www.healthdata.org/gbd) mostrou que o mundo vem se tornando um lugar mais seguro para se viver, pois no último quarto de século houve um declínio marcante de cerca de 31% da sobrecarga à saúde devida às causas externas de morbimortalidade. Contudo, alerta para a variação muito ampla dos padrões dessa queda, levando em conta os diferentes compassos das ações preventivas e suas interações com os riscos nas regiões do mundo, mecanismos de trauma, faixas de idade, sexo e, sobretudo, níveis de desenvolvimento socioeconômico. Ressalta ainda que as injúrias/agravos por causas externas permanecem como um grave e subconsiderado problema de saúde pública, pois respondem por 10% da sobrecarga global à saúde, num total anual estimado de 3.460 DALY (anos perdidos, com ajuste para deficiência) por 100.000 habitantes, o que corresponde a cerca de 250 milhões de anos perdidos. A maior proporção desse prejuízo é causada por:

- Traumas no trânsito (29%).
- Autoagressões (14%).
- Quedas (12%).
- Afogamentos (9%).
- Violência (8%).

Estes são justamente os mecanismos cuja incidência tem demonstrado os menores índices de diminuição.

Do ponto de vista da segurança da criança e do adolescente brasileiros, é importante notar que, como mostra a Figura 8.1, o peso proporcional das causas externas de morbimortalidade na sobrecarga à saúde praticamente não tem se reduzido nas faixas de idade de 1 a 4 e 15 a 19 anos, o que reforça a necessidade de ações preventivas quanto aos riscos inerentes desses períodos etários: entre os adolescentes, trânsito e violência; entre as crianças pequenas, os chamados acidentes domésticos.

O controle efetivo de um problema de saúde pública cujos determinantes são multifacetados — múltiplos agentes, mecanismos patogênicos e interações socioeconômico-culturais — exige clareza de conceitos, terminologias e noções de epidemiologia.

Na língua inglesa, hegemônica no campo da saúde pública, a tendência é pela adoção da chamada "definição da energia", segundo a qual uma injúria/agravo (em inglês, *injury*) é um dano corporal produzido por trocas de energia entre um indivíduo (vítima) e seu sistema (ambiente), com efeitos relativamente súbitos, que pode se apresentar como uma lesão física (quando houver exposição à energia — cinética, química, térmica, elétrica ou radiação ionizante — em quantidades que excedam o limite de tolerância fisiológica) ou como um prejuízo de função (quando houver privação de um elemento vital, como o oxigênio). Hoje em dia esse conceito de injúria/agravo tem sido ampliado, incluindo o prejuízo psicológico e toda forma de privação e deficiência.

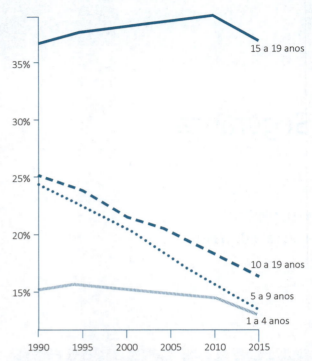

FIGURA 8.1. Peso proporcional dos DALY (anos perdidos, com ajuste para deficiência) por causas externas, em ambos os sexos, no Brasil. Fonte: Global Health Data Exchange. Disponível em: <http://ghdx.healthdata.org>.

A Figura 8.2 ilustra esse modelo conceitual da "doença injúria/agravo", que contempla as várias dimensões de dano.

Deste modo, sob a perspectiva acadêmica, o "acidente" dá lugar ao "evento potencialmente causador de injúria física", que não se distingue em termos práticos das agressões intencionais (violências). A Organização Mundial de Saúde (OMS), há alguns anos, decidiu ampliar a perspectiva de ação frente a essa séria questão de saúde pública, denominando o setor responsável *Department for Management of Noncommunicable Diseases, Disability, Violence and Injury Prevention* (http://www.who.int/violence_injury_prevention/en/).

Por outro lado, há muitas inconsistências linguísticas. Dicionários brasileiros registram os termos injúria, agravo e lesão como quase sinônimos, compatíveis tanto com a definição de dano físico quanto com a de ofensa moral, mas injúria tem uma associação mais forte com causas externas e seu uso é mais corrente na linguagem médica para significar traumatismo.

O termo lesão, adotado pelo Centro Brasileiro de Classificação de Doenças (o representante oficial no Brasil dos Centros Colaboradores da Organização Mundial de

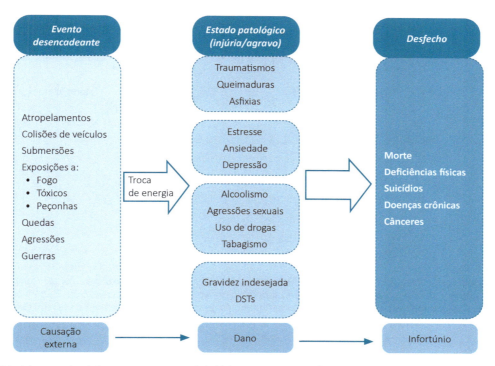

FIGURA 8.2. Modelo conceitual das causas externas de injúrias e suas consequências. Fonte: adaptada de: WHO. Injuries and violence: the facts — 2014. Geneva: World Health Organization; 2014. Disponível em: http://www.who.int/violence_injury_prevention/media/news/2015/injury_violence_facts_2014/en/

Saúde para a Família de Classificações Internacionais) como tradução de *injury*, dificilmente abrange o afogamento, a intoxicação e os danos emocionais.

O Ministério da Saúde, em portaria que define as terminologias adotadas em legislação nacional, estabeleceu o termo agravo como significando "qualquer dano à integridade física, mental e social dos indivíduos, provocado por circunstâncias nocivas, como acidentes, intoxicações, abuso de drogas e lesões auto ou heteroinfligidas".

Enfoque epidemiológico

O trauma não era objeto de um olhar epidemiológico até meados do século passado; os profissionais de saúde não diferiam dos leigos em enxergar os chamados acidentes como obra imprevisível do acaso e a violência não era vista como um problema de saúde pública. Do ponto de vista do pediatra, qualquer evento traumático era creditado à negligência ou à ignorância dos pais e todas as medidas preventivas concentravam-se na educação para a mudança de comportamento.

A partir dos anos 1960, a ciência do controle de injúrias — cujos pilares fundamentais são a epidemiologia, a biomecânica e a ciência do comportamento — trouxe uma visão apoiada em evidências científicas, segundo a qual as injúrias são passíveis de controle, seja impedindo que o evento traumático aconteça, seja bloqueando a transmissão de energia além do limite de tolerância da vítima, seja pela eficiência do atendimento de urgência e dos cuidados hospitalares, seja pela reabilitação mais efetiva.

O modelo epidemiológico mais utilizado para embasar estratégias de controle de agravos por causas externas é a matriz de fases e fatores de William Haddon Jr, que vê os acidentes e as violências da mesma forma que as doenças infecciosas:

- O hospedeiro é a vítima.
- O agente patogênico é a energia (mecânica, térmica, química, elétrica, radiação).
- Os vetores são todos os objetos (automóvel, moto, bicicleta, escada, mobília, faca, brinquedo, fios elétricos), elementos naturais (fogo, água), produtos químicos (medicamentos, produtos de limpeza) ou animais (cão, animais peçonhentos) que possibilitam a liberação — ou falta — de energia sobre a vítima.

Os vetores e o hospedeiro interagem dentro de um meio ambiente condicionado por determinantes socioculturais que podem tanto manter o equilíbrio quanto quebrá-lo. A Figura 8.3 integra esse modelo epidemiológico com o socioecológico clássico, mostrando como as trocas de energia entre o meio e a criança são mediadas pelos vários níveis de fatores contextuais.

A quebra do equilíbrio — perda de controle — leva ao evento potencialmente traumático, que pode ser um ato violento ou um acidente. O tipo e o grau de prejuízo físico ou emocional infligido à vítima dependem das carac-

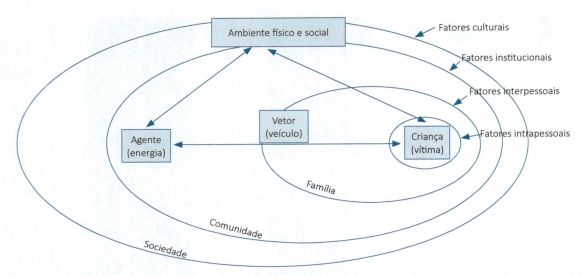

FIGURA 8.3. Modelo socioecológico integrado ao contexto das injúrias/agravos por causas externas. Fonte: Runyan CW. Introduction: back to the future – revisiting Haddon´s conceptualization of injury epidemiology and prevention. Epidemiol Rev. 2003;26-4. Saluja G et al. The role of supervision in child injury risk: definition, coneptual and measuerement issues. Inj Control Saf Promot. 2004/11:17-22.

terísticas do evento e das medidas de proteção adotadas previamente ou no período pós-evento.

Por exemplo: um motorista embriagado está transportando uma criança em um carro e causa uma colisão; se a criança estiver adequadamente segura em um assento de automóvel apropriado para o seu tamanho, há mais de 90% de chance de não ocorrer traumatismo físico; se estiver solta no banco do carro, o trauma dependerá de uma série de fatores (velocidade do veículo, características do impacto, projeção para fora do veículo ou não, etc.) e as consequências dependerão do tipo de socorro prestado. Portanto, o acidente pode causar traumatismo físico, danos materiais e psicológicos, em qualquer combinação possível.

A matriz de fases e fatores permite a análise de um determinado tipo de injúria em todas as suas dimensões epidemiológicas, o que facilita a opção por estratégias factíveis na comunidade em questão, levando em consideração seus critérios próprios de valores, tais como aceitação pelas pessoas, restrição da liberdade, equidade e custos econômicos.

Fatores de risco e resiliência

O fator de risco mais relevante para agravos por causas externas são as condições socioambientais adversas, particularmente a pobreza. As taxas de morbimortalidade são em média cinco vezes menores nas nações mais desenvolvidas. Num mesmo país também se verifica uma relação entre condições socioeconômicas e risco. Por exemplo, as taxas de homicídio no Rio de Janeiro são três vezes maiores em áreas pobres que nas ricas, enquanto no Reino Unido crianças de classes sociais inferiores têm 16 vezes mais probabilidade de morrer num incêndio que as de padrão socioeconômico mais alto.

O meio ambiente é desfavorável aos pobres por estarem mais expostos a vias de tráfego intenso e vizinhanças mais violentas, terem que trabalhar e deslocar-se em condições menos seguras, além de terem menor acesso aos meios de socorro. A urbanização também tem papel importante: há maior risco de morte por injúrias no campo que na cidade, com exceção daquelas resultantes de violência. Nas cidades, os índices de injúrias são maiores nas áreas centrais, mais populosas.

No âmbito domiciliar, os principais fatores de risco de trauma são:

- Mãe solteira e jovem.
- Baixo nível de educação materna.
- Desemprego.
- Habitações pobres.
- Famílias numerosas.
- Uso de álcool e drogas pelos pais.

Outro fator de risco pré-evento significativo (fatores de risco anteriores ao evento traumático) é a idade, que influencia tanto a gravidade da injúria (p. ex., traumatismos cranianos causam danos neurológicos maiores em lactentes abaixo de 2 anos) quanto o seu mecanismo. Agravos específicos ocorrem em idades definidas; representam janelas de vulnerabilidade em que a criança ou jovem encontra ameaças à sua integridade física, exigindo certas ações defensivas para as quais ela ainda não é suficientemente madura.

Nos primeiros meses de vida o bebê tem capacidades motoras limitadas e está sujeito a riscos impostos por terceiros; pode ser deixado cair no chão, colocado em um andador, colocado em um automóvel sem um dispositivo restritivo adequado, queimado por líquidos ferventes que sejam derramados sobre ele ou envenenado por substâncias que lhe sejam impropriamente administradas. Além disso, com o tempo, torna-se capaz de buscar objetos perigosos; porém, tem má coordenação motora e não reconhece riscos. Os principais mecanismos de trauma são quedas, aspiração de corpo estranho, queimaduras, desastres de trânsito, afogamentos e intoxicações.

O pré-escolar tem uma percepção ilógica do entorno, com um tipo de pensamento mágico que lhe compromete a capacidade de aprender noções de segurança. Tem dificuldade de fazer generalizações a partir de experiências concretas: por exemplo, um infortúnio como cair de uma cerca não implica ter medo de subir em árvores. Nessa fase, têm importância crescente as queimaduras, intoxicações, atropelamentos, quedas de lugares altos, ferimentos com brinquedos e lacerações.

O escolar é capaz de aprender noções de segurança, mas ainda não faz julgamentos acurados sobre velocidade e distância. Seu julgamento crítico está aquém de suas habilidades motoras, como acender fogo ou ligar um automóvel. Por outro lado, seu comportamento começa a ser fortemente influenciado por seus pares, gerando atitudes de desafio a regras. Além disso, ele pode começar a sair sem a supervisão de adultos, tendo que lidar com situações complexas como o trânsito. Os atropelamentos, quedas de bicicletas, quedas de lugares altos, ferimentos com armas de fogo e lacerações são riscos com importância crescente nesse período. Na escola, predominam as quedas, lacerações e traumatismos dentários por brincadeiras agressivas durante o recreio.

O adolescente já tem o pensamento organizado, mas as pressões sociais somadas a uma certa onipotência podem levar à tomada de riscos conscientes. Por outro lado, os jovens ganham mais liberdade e passam mais tempo sem supervisão de adultos. O uso de bebidas alcoólicas passa a ser um fator a mais como condicionante de situações de perda de controle. Os riscos principais nessa idade são desastres de automóvel e motocicleta, atropelamento, quedas de bicicleta e afogamento. Ademais, o homicídio e a intoxicação por abuso de drogas tornam-se uma realidade cada vez mais frequente. Na escola, predominam lacerações e fraturas associadas a práticas esportivas.

O sexo é também um dos fatores pré-evento de risco: a partir do final do primeiro ano de vida os meninos têm o dobro de chance de sofrer injúrias do que as meninas. Isso não parece dever-se a diferenças de desenvolvimento, coordenação ou força muscular, mas a variações na exposição. Rapazes adolescentes sofrem muito mais injúrias no trânsito que meninas, por uma combinação de uso de álcool e comportamento de risco.

A supervisão deficiente por parte de cuidadores é muito mencionada na literatura como fator de risco para eventos traumáticos, embora programas preventivos especificamente focados em melhorá-la sejam raros. Contudo, já existem evidências de que a ocorrência de injúrias pode ser reduzida por ações de educação dos pais, principalmente sensibilizando-os para assumir uma atitude mais comprometida com a segurança, com melhor controle de aspectos como continuidade do cuidado, proximidade das crianças — e também de adolescentes — e atenção aos perigos do ambiente.

A ingestão de bebidas alcoólicas é o principal fator associado aos agravos por causas externas em adolescentes, principalmente por trânsito, homicídios e suicídios, mas também pode estar implicada em afogamentos e quedas. A associação do álcool com bebidas energéticas cafeinadas tem sido descrita como fator adicional de risco.

A ideia de que algumas crianças têm maior propensão a sofrer traumatismos é um mito da cultura leiga, com escasso apoio de estudos científicos. Embora exista alguma relação entre ocorrência de injúrias e número de eventos traumáticos prévios, assim como em casos de crianças com temperamentos menos dóceis, a tentativa de reconhecer crianças potencialmente "repetidoras de acidentes" não é útil na prática e desvia o foco central dos cuidados com o ambiente.

Em termos de estratégias preventivas, muito pouco pode ser obtido com a busca de características que poderiam colocar certos indivíduos em situações de risco aumentado. De fato, há evidências de que a repetição de eventos traumáticos está associada com pelo menos um fator de risco socioambiental, como abuso de drogas, mãe adolescente, cuidador solteiro, cuidador com doença mental e história de violência intrafamiliar.

A literatura científica tem enfatizado a pesquisa e monitoração de outros fatores potenciais de risco para eventos traumáticos — tais como a globalização da economia, *bullying*, traumas em atividades de esporte e recreação e telefones celulares como elementos de distração no trânsito —, cujo impacto na morbimortalidade ainda está por ser mais bem definido, mas que certamente exigirão estratégias preventivas em contextos diversos.

Por outro lado, mais importante do que definir os riscos pré-evento é examinar quais são os fatores de risco passíveis de modificação. Esses podem ser fatores pré-evento, como a separação física de ciclistas do tráfego de automóveis; fatores próprios do evento, como o uso de capacetes para ciclistas; ou fatores pós-evento, como a eficiência dos serviços de emergência.

Outra faceta da aferição dos riscos diz respeito aos diferentes tipos de exposição. Por exemplo, o risco de afogamento claramente se relaciona com a exposição à água; entretanto varia consideravelmente se a vítima estiver nadando ou andando de barco, quantas vezes por ano e por quanto tempo se envolve em tais atividades. Assim, sempre que possível, a avaliação de riscos deve levar em conta medidas de exposição. Por exemplo, mortes no trânsito frequentemente são relatadas tanto sob a forma de casos por 100.000 habitantes quanto por quilômetros rodados. Infelizmente, na maioria das situações reais é muito difícil obter dados fidedignos sobre o grau de exposição a uma determinada atividade.

Controle de tipos específicos de injúrias

Segundo o Relatório Mundial de Prevenção de Injúrias com Crianças da Organização Mundial de Saúde (OMS), as cinco principais causas externas de morte não intencionais entre crianças e adolescentes, por ordem decrescente de frequência, são: acidentes de trânsito, afogamentos, queimaduras, quedas e intoxicações.

As principais estratégias de prevenção comprovadamente efetivas para esses cinco agravos estão relacionadas ao final de cada item.

Trânsito

Dados referentes ao trânsito no Brasil mostram que:

- As injúrias no trânsito representam a principal causa de morte por eventos não intencionais no mundo – em 2013 foram 1,25 milhões, sendo que milhões mais sofrem lesões graves e sobrevivem com suas consequências em longo prazo.
- Nas estradas e ruas brasileiras, mais de 41 mil pessoas perdem a vida a cada ano.
- O trânsito é a principal causa de morte em crianças a partir de 1 ano. No Brasil, em 2014, foram registradas 5.449 mortes de crianças e adolescentes em decorrência destes eventos (18,1% em menores de 10 anos e 81,9% entre 10 e 19 anos), sendo 15,7%, pedestres; 24,9% encontravam-se no interior de automóveis e 33,1% eram ocupantes de motocicleta.

■ Pedestres

Atropelamentos representam importante causa de morte por trauma em crianças e adolescentes nos países em desenvolvimento e de baixa renda, especialmente na faixa etária entre 5 e 14 anos. No Brasil, em 2014, foram 852 crianças e adolescentes.

Se, por um lado, tem havido grandes progressos na proteção de ocupantes de veículos, por meio da aplicação efetiva de leis que obrigam ao uso de dispositivos restritivos, como assentos infantis e cintos de segurança, o mesmo não ocorre com a segurança do pedestre.

Lesões incapacitantes e permanentes constituem um grande e grave problema. Nos EUA, resultam em 60.000 atendimentos nos serviços de emergência anualmente em crianças e adolescentes, sendo a maior causa de coma traumático e fraturas graves em membros inferiores, sobretudo nas crianças em idade escolar.

Sabe-se também que do ponto de vista epidemiológico:

- A maioria destes eventos ocorre durante o dia.
- Cerca de 30% acontecem enquanto os pedestres estão atravessando na faixa de segurança, o que reflete uma falsa percepção de segurança e supervisão insuficiente.
- O risco é maior em vias de circulação de muito trânsito, velocidades dos veículos superiores a 40 km/h.
- Falta de locais para as crianças brincarem perto de suas casas.
- Aglomerados familiares.
- Baixo nível socioeconômico. Importante fator de risco é o nível de desenvolvimento da criança — menores de 5 anos correm em direção à rua, crianças pequenas têm pouca habilidade para julgar a distância e velocidade dos veículos e distraem-se facilmente por seus pares ou com outros estímulos do ambiente.

Menores de 10 anos não possuem habilidades de desenvolvimento suficientes e adequadas para enfrentar o trânsito. Muitos pais e cuidadores não estão cientes desta incompatibilidade entre as habilidades de desenvolvimento da criança e as necessárias para atravessar as ruas de forma segura. O uso de celulares e outros dispositivos enquanto estão na rua pode aumentar o risco de serem atropelados por um veículo a motor.

■ Passageiros de veículos a motor

O transporte seguro de crianças em veículos a motor – quando assentos de segurança, dispositivos elevatórios (*boosters*) tenham sido usados e instalados de forma adequada – pode reduzir 71% das mortes e 67% de lesões graves.

O uso isolado do cinto de segurança de três pontos do veículo tem sido associado a um risco maior de lesões pelas faixas do cinto – fraturas da coluna lombar e lesões abdominais. Faixas dos ombros do cinto de segurança colocadas atrás da criança ou embaixo de seus braços não conferem proteção e podem aumentar o risco de lesões graves. O banco de trás do veículo é claramente muito mais seguro que o da frente; o risco de lesões graves numa colisão é 70% menor para menores de 15 anos sentados nesse banco e utilizando o cinto de três pontos do que se estivessem no banco ao lado do motorista. O local do veículo mais seguro para crianças é o meio do banco traseiro, desde que devidamente restritas em assento apropriado para suas idades e tamanhos.

Crianças colocadas no banco dianteiro, mesmo em assentos de costas para o painel, assim como crianças maiores, podem sofrer lesões graves e fatais causadas pelo acionamento do *airbag*. *Airbags* laterais no banco da frente também são perigosos para crianças encostadas na porta no momento da colisão.

Prematuros, recém-nascidos de baixo peso e crianças com necessidades especiais podem requerer assistência extra para que o seu transporte seja realizado de modo seguro.

Fortes evidências comprovam que motoristas que dirigem alcoolizados e adolescentes são os que causam mais acidentes de trânsito.

Existem leis em vários países determinando como o transporte de crianças e adolescentes deve ser realizado, com base na idade, no peso e altura, assim como restrições quanto a idade correta para a criança ou adolescente poder sentar no banco da frente dos veículos.

Médicos cumprem um importante papel, ao ensinar e reforçar os benefícios positivos dessa prática, e têm sido bem-sucedidos em aumentar a aceitação dos pais. Mas é muito importante que o médico saiba orientar com clareza as indicações dos vários assentos de segurança para cada faixa de idade. A utilização correta dos assentos deve ser enfatizada, incluindo-se a posição no banco traseiro, o afivelamento correto dos cintos de segurança do banco do veículo e do assento e assegurar-se que a criança está instalada corretamente. Com base em fortes evidências científicas, a segurança da criança como passageira pode ser analisada em quatro etapas, sendo que cada transição resulta em diminuição na proteção para o ocupante do veículo, conforme mostra a Tabela 8.2.

■ Ciclistas

A cada ano, nos EUA, cerca de 300.000 crianças e adolescentes são tratados nos serviços de emergência devido a lesões relacionadas a bicicletas; a maioria envolve traumatismo craniano grave e fatal.

Uma medida lógica de prevenção é o uso de capacete, que atua absorvendo e dissipando uma parte da energia gerada pelo trauma. O uso adequado do capacete reduz o risco de lesão craniana em até 85%, de traumatismo cerebral em até 88% e de lesões de face em até 65%.

Características do capacete:

- Deve ser confeccionado de espuma rígida e deformável, ter forro de poliestireno firme e coberto por uma fina camada plástica.
- Deve ser colocado diretamente no topo da cabeça, cobrindo a parte superior da região frontal (posicionamento considerado correto quando o capacete estiver paralelo ao chão).
- Deve se encaixar bem, não se mover ao redor da cabeça ou deslizar para baixo sobre os olhos, quando empurrado ou puxado.
- A criança deve experimentar vários capacetes para encontrar aquele com melhor ajuste. Pediatras devem orientar antecipadamente os pais e crianças para o uso de capacete, antes que a criança comece a andar de bicicleta, mesmo como passageira. Programas educativos devem ser estendidos para além dos consultórios e envolver e unir médicos, educadores, clubes de bicicletas e organizações comunitárias para promover o uso adequado de capacete, em todo o espectro socioeconômico.

Tabela 8.2 – Dispositivos de segurança para crianças passageiras de automóveis													
Idade (anos)													
0	*1*	*2*	*3*	*4*	*5*	*6*	*7*	*8*	*9*	*10*	*11*	*12*	*13+*
Bebê conforto voltado para trás[1]													
		Cadeirinha voltada para frente[2]											
						Assento elevador[3]							
								Cinto de segurança[4]					

1) **Bebê conforto voltado para trás:** do nascimento até que a criança tenha ultrapassado o limite máximo de peso ou altura permitido pelo fabricante do assento. Usa pelo menos até dois anos, preferencialmente até os três anos; mas não há limite superior de idade. O assento deve ser instalado de costas para o painel do veículo, preferentemente no meio do banco de trás, preso pelo cinto de segurança ou, se disponíveis, sistemas de ancoragem para assento infantil Isofix, i-Size ou LATCH, em conformidade com ECE R14, ECE R 44 ou FMVSS 225 (EUA).

2) **Cadeirinha voltada para frente:** criança com peso ou estatura acima do limite máximo permitido para o assento tipo bebê conforto deve usar a cadeirinha dotada de cintos de segurança próprios, pelo maio tempo possível, até atingir o limite máximo de peso ou altura permitido pelo fabricante. Vários modelos acomodam crianças até 22 kg, isto é, ao longo de toda a idade escolar. O menor limite máximo de peso nas cadeirinhas de segurança disponíveis é 18 kg, que as crianças podem atingir entre 3 a 7 anos.

3) **Assento elevador:** criança com peso ou estatura acima do limite máximo permitido para a cadeirinha de segurança deve usar um assento de elevação (*booster*), até que o cinto de segurança do veículo adapte-se com perfeição (a porção subabdominal passando pela pelve, a porção do ombro passando pelo meio do ombro e do tórax e os pés encostando no assoalho), tipicamente quando atingir a estatura de 1,45 m (o que pode ocorrer entre 9 e 13 anos). Se o carro somente tiver cintos subabdominais no banco traseiro, não deve ser usado um assento de elevação.

4) **Cinto de segurança:** o cinto de segurança só pode ser usado se as costa tocarem no encosto do assento, com os joelhos dobrados confortavelmente e os pés encostando firmemente no chão; o cinto de segurança passando pelo meio do ombro e do tórax e pela pelve. A estatura mínima para usar o cinto de segurança do carro, independentemente da idade da criança, é 1,35 m, segundo o padrão europeu, e 1,45 m, segundo o padrão estadunidense. Todas as crianças devem viajar no banco traseiro até os 13 anos de idade.

Fonte: Blank D, Departamento Científico de Segurança. O pediatra e a segurança dos ocupantes de veículos automotores. Documento Científico nº 3. Rio de Janeiro: Sociedade Brasileiria de Pediatria; 2019. http://bit.ly/sbpdocent-ocup. National Highway Traffic Safety Administration. Car Seats and Booster Seats. https://www.nhtsa.gov/euipment/car-seats-and-booster-seats. Durbin DR, HOffman BD, Council on Injury Violence Poison Prevention. Child Passenger Safety – Position Statement. Pediatrics. 2018;142(5):e20182460. https://pediatrics.aappublications.org/content/142/5/e20182461.

SEÇÃO 1 ▪ PEDIATRIA PREVENTIVA E PROMOÇÃO DA SAÚDE

Ciclovias representam também um método lógico para separar ciclistas dos veículos a motor.

Principais estratégias de prevenção comprovadamente efetivas para as injúrias no trânsito:

1. Leis sobre idade mínima para ingestão de álcool.

2. Tolerância zero e limites de velocidade menores para motoristas jovens.

3. Sistemas graduados de obtenção de carteira nacional de habilitação (CNH).

4. Uso obrigatório de capacetes para ciclistas e motociclistas.

5. Cinto de segurança e assentos infantis de segurança.

6. Medidas de redução da velocidade.

7. Separar usuários nas vias públicas.

8. Faróis acesos durante o dia para motocicletas.

Submersões

▪ Definição e epidemiologia

O afogamento — hoje tecnicamente denominado injúria por submersão — é a principal causa de morte de crianças por causas externas em muitos países.

De acordo com a OMS, 0,7% de todas as mortes no mundo — ou mais de 500 mil mortes a cada ano — devem-se ao afogamento e, para cada pessoa que morre por esta causa, outras quatro recebem atendimento nos serviços de emergência. Sabe-se, ainda, que 480 crianças morrem afogadas no mundo a cada dia.

No Brasil, é a segunda causa de morte entre 5 e 14 anos, entre meninos e rapazes, superada apenas pelo trânsito.Em crianças de 1 a 4 anos ocupa a segunda posição como principal causa de morte, mas em alguns anos — como em 2014 — foi a causa principal de morte (ver Tabela 8.1). De acordo com a definição adotada pela OMS (2002), "afogamento é o processo de experimentar comprometimento respiratório devido a submersão/imersão em líquido". O processo do afogamento começa com comprometimento respiratório quando as vias aéreas da vítima ficam abaixo da superfície líquida (submersão) ou quando a face é mergulhada n'água (imersão). Quando a pessoa é resgatada a tempo, o processo de afogamento é interrompido e é chamado de afogamento não fatal. Por outro lado, se a vítima falece em qualquer momento, como resultado do afogamento, o evento é chamado de afogamento fatal. Qualquer submersão ou imersão sem evidência de comprometimento respiratório deve ser considerada como "resgate na água". Termos como: "quase afogamento", "seco ou molhado", "secundário", "ativo ou passivo", e "atraso no início do distúrbio respiratório" não são mais utilizados.

Aspectos epidemiológicos:

• A maioria desses eventos ocorre dentro e perto de casa.

• Os locais de afogamento são: água doce em cerca de 75% das ocorrências, 15% no mar e em águas não naturais em menos de 10% (banheiras, caixas d'água, baldes, piscinas e poços).

• Crianças pequenas podem se afogar em 5 cm de água – quando caem com a face na água e não conseguem levantar a cabeça.

• Mais da metade dos afogamentos de lactentes ocorre em banheiras.

• Na medida em que a criança cresce, o local de ocorrência passa a ser em espaços abertos (mar, lagoas e rios).

• Em países de média e baixa renda os afogamentos ocorrem em espaços abertos de água, ao passo que nos de alta renda, em piscinas. Dentre os fatores de risco estão: sexo masculino, idade menor ou igual a 14 anos, uso de álcool, baixo nível de educação e renda familiar, zona rural, maior exposição a água, comportamentos de risco e falta de supervisão.

▪ Prevenção

Ao contrário do que se imagina, o afogamento ocorre de forma rápida e silenciosa: como o ato de respirar (por instinto) é prioritário, a vítima será incapaz de gritar por socorro, geralmente se encontra na posição vertical, com os braços estendidos nas laterais (parece estar "brincando na água"). Crianças geralmente resistem de 10 a 20 segundos, submergindo e emergindo a cabeça e lutando para se manter acima da superfície (adultos aguentam até 60 segundos antes da submersão). Um bebê deixado na banheira pode submergir em 10 segundos, estar inconsciente em 2 minutos e com 4 a 6 minutos ter dano cerebral irreversível.

Recomenda-se que crianças comecem com aulas de natação a partir dos 4 anos de idade. Evidências atuais não contraindicam o início de aulas de natação em qualquer idade específica, mas são insuficientes em recomendar que todas as crianças aprendam a nadar entre 1 e 4 anos de idade. Mesmo que a criança tenha aprendido a nadar, ainda assim precisa de supervisão constante.

As principais estratégias de prevenção comprovadamente efetivas para os afogamentos são:

1. Remover (ou cobrir) reservatórios de água.

2. Cercas de isolamento nos quatro lados ao redor de piscinas.

3. Uso de dispositivos individuais para flutuação.

4. Assegurar medidas de ressuscitação imediatas.

Queimaduras

As queimaduras causam diariamente 260 mortes de crianças, no âmbito global. Elas são os únicos eventos não intencionais que ocorrem mais em meninas do que em meninos. Sabe-se, também, que crianças pequenas correm maior risco. A escaldadura (queimadura por líquidos quentes) é a principal causa em menores de 5 anos.

A maioria (85%) das queimaduras na infância ocorre no ambiente doméstico e com predominância na cozinha.

Outras modalidades: queimaduras podem acontecer em incêndios, com ferros de passar roupa, secadores de cabelo, fogões, cigarros, isqueiros e superfícies quentes.

Queimaduras resultantes de exposição à eletricidade (contato com fios e aparelhos elétricos) acometem também menores de 5 anos e tendem a causar pequenas lesões, mas com a possibilidade de necrose de tecidos e comprometimento estético.

Adolescentes que entram em contato com fios de alta tensão (ao empinar ou retirar pipas da rede elétrica) representam uma pequena percentagem das admissões hospitalares, porém as lesões que apresentam são extremamente graves e muitas vezes resultam em amputação de braços e pernas e até mesmo na morte.

As queimaduras por chamas, contato com fogo e objetos quentes são mais graves e atingem maior extensão e profundidade da pele.

O álcool ainda é um importante agente causador em nosso meio.

Queimaduras causadas por fogos de artifício raramente causam a morte, porém provocam trauma, tanto por destruição como por queimaduras de regiões nobres do corpo, como olhos, face e mãos.

Além das mortes, as injúrias causadas pelo contato com chamas ou líquidos quentes podem resultar em longos períodos de tratamento e deixar sequelas físicas e psicológicas por toda a vida.

As estratégias de prevenção comprovadamente efetivas para as queimaduras são:

1. Estabelecer e reforçar leis de detectores de fumaça.
2. Desenvolver e implementar padrões de segurança para acendedores e isqueiros.
3. Educar, estabelecer e reforçar leis de controle de temperatura de água quente nas residências.
4. Tratamento de pacientes queimados em centros especializados.

Quedas

As quedas são as principais responsáveis por lesões não fatais em crianças.

Morrem por dia no mundo 130 crianças vítimas de quedas, e mais da metade das mortes ocorre em menores de 4 anos. As quedas são responsáveis por 2/3 dos atendimentos em serviços de emergência e cerca de 2% desses atendimentos geram internações. Esses eventos estão associados à curiosidade e ao desenvolvimento de habilidades da criança e adolescente, sendo que os meninos são duas vezes mais propensos que as meninas.

De todos os tipos de acidente, a queda é o que apresenta diferença mais marcante entre níveis socioeconômicos; crianças de países de baixa renda estão sujeitas a um risco muito maior.

Crianças começam a cair antes de completar 1 ano de vida, 60% das quedas acontecem de alguma altura: trocador (são comuns e ocorrem mesmo quando a criança ainda não consegue virar para os lados), andador, carrinho, berço, cama, beliche, janela, escada, equipamentos de parquinhos, árvores, laje e esportes.

Sua gravidade depende da altura e da superfície do impacto, o risco de lesões graves é quatro vezes maior se a criança cai de uma altura superior a 1,5 metro.

Estratégias de prevenção quedas dependem do contexto socioambiental em que ocorrem. Traumatismos mais graves podem ser prevenidos por algumas medidas, como trocar a criança no chão, instalar portões de segurança nas escadas, proteger as janelas, não utilizar andadores e deixar sempre a criança com cinto de segurança correta e adequadamente afivelado no bebê conforto, carrinho, cadeirão (cadeira alta) e assento no carro.

Uma peculiaridade das cidades brasileiras é a presença de edificações cobertas apenas por lajes. A laje não murada e não cercada constitui um local que pode resultar em quedas que geram lesões graves e mortalidade considerável.

As estratégias de prevenção de quedas que comprovadamente funcionam são:

1. Redesenhar móveis e outros produtos.
2. Estabelecer padrões para *playgrounds* (profundidade e altura dos equipamentos).
3. Manutenção adequada.
4. Legislação para grades em janelas.
5. Implementar programas comunitários, como o "Crianças não podem voar".

Intoxicações

Anualmente, no mundo, morrem 45.000 crianças e adolescentes devido a intoxicações e envenenamentos; são 125 a cada. As taxas de intoxicações fatais são quatro vezes mais altas em países em desenvolvimento do que nos desenvolvidos. Sabe-se que a maior letalidade está nos menores de 1 ano e ocorre outro pico aos 15 anos. Entre os menores de 1 ano, a ocorrência de intoxicações é baixa, mas indica sempre a responsabilidade de um adulto, por imprudência, negligência ou ignorância.

Dos 5 aos 14 anos, os eventos com animais peçonhentos ocupam o primeiro lugar em incidência e dos 10 aos 14 anos de idade as intoxicações por agrotóxicos ganham importância.

Adolescentes, por tentativa de suicídio, muitas vezes recorrem a envenenamentos. No Brasil, em 2014, a ingestão de medicamentos foi a causa mais frequente de suicídios — 814 casos com idades entre 10 e 14 anos. Mais de 90% das exposições acontecem em casa, os agentes mais comuns são os medicamentos e produtos químicos de uso domiciliar.

Intoxicações com produtos cáusticos ocorrem também, em sua maioria, nos domicílios (a ingestão de soda cáustica, amônia, ácido muriático ou de outros produtos corrosivos é considerada uma emergência, mesmo naqueles sem sintomas, 20% das vítimas sem lesões na orofaringe apresentam queimaduras no esôfago).

Os riscos são maiores quando substâncias tóxicas e perigosas, como as citadas acima, pesticidas e plantas são deixadas ao alcance de crianças pequenas.

As estratégias de prevenção comprovadamente efetivas para as intoxicações são:

1. Remover o agente tóxico.
2. Leis sobre embalagens à prova de crianças para medicamentos e venenos.
3. Embalar remédios em quantidades não letais.
4. Estabelecer centros de controle de intoxicações.

Asfixia

Apesar de não constar como sexto evento da lista das principais causas de morte relatadas anteriormente, a incidência da asfixia por corpos estranhos é grande nos primeiros 3 anos de vida, costuma ocorrer no domicílio e acomete principalmente crianças do sexo masculino.

Alimentos, moedas, balões e outros brinquedos são os principais agentes causadores de aspiração, asfixia e morte. No Brasil, a maior proporção das aspirações é de alimentos em grãos, como milho, feijão e amendoim. Por outro lado, o material mais relacionado a óbito imediato por asfixia é o sintético, como balões de borracha, estruturas esféricas, sólidas ou não, como bola de vidro e brinquedos.

Uma vez que a prevenção primária é a estratégia-chave para reduzir os riscos de morbimortalidade neste tipo de agravo, ações educativas antecipatórias exercidas pelo pediatra e demais profissionais de saúde são essenciais. As orientações principais envolvem a conscientização das famílias para não deixarem objetos com diâmetro inferior a 3,0 cm ao alcance de crianças pequenas e a proibição do oferecimento de alimentos duros antes dos 4 anos de idade.

Violência

As injúrias intencionais merecem atenção especial, em vista de seu impacto negativo crescente na saúde, principalmente a partir do início da adolescência, e serão abordadas no Capítulo 9. Um estudo recente abrangendo 96 países mostrou que mais da metade de todas as crianças entre 2 e 17 anos — estimando uma prevalência global de cerca de um bilhão de crianças — sofreram algum tipo de violência emocional, física ou social no ano precedente. Meninas são particularmente vulneráveis à violência sexual, enquanto meninos são mais frequentemente vítimas ou causadores de homicídios, comumente envolvendo armas de fogo.

A maior parte dos casos de violência de interesse pediátrico se enquadram em seis tipos: maus-tratos (incluindo punições violentas), violência sexual e psicológica (incluindo testemunhar agressões), que ocorrem em todas as idades; *bullying* (incluindo *cyberbullying*), que predomina na idade escolar e adolescência; e violência comunitária (incluindo brigas de gangues) e contra parceiros íntimos, que predominam entre adolescentes e adultos jovens.

O controle da violência requer ações multifacetadas e multissetoriais, com foco nos indivíduos e em todos os níveis de contexto ambiental mostrados no modelo socioecológico da Figura 8.3, em cada um dos quais coexistem riscos e oportunidades para a prevenção. Recentemente, a Organização Mundial de Saúde (OMS) liderou várias instituições, como CDC, UNICEF, USAID e Banco Mundial, na produção de um pacote de estratégias de prevenção da violência apoiadas em evidências científicas de exequibilidade e efetividade, batizada com o acrônimo "INSPIRE". A Tabela 8.3 ilustra esse modelo de ação, com os principais objetivos de cada uma das sete estratégias que o compõem. Duas delas são próprias do campo de atuação do pediatra: a que trata de promover relações positivas entre as famílias e a que fortalece normas e valores de relações não violentas na comunidade.

Fundamentos de prevenção

Agravos por causas externas não são doenças hereditárias ou congênitas. Como um agente externo ao indivíduo — a energia — está sempre envolvido, a prevenção é factível. Não tendo sido possível impedir uma injúria, a prioridade é minimizar suas consequências por meio de cuidados médicos adequados e em tempo oportuno.

Uma consideração primordial é que os progressos mais significativos no controle de acidentes e violências provêm da aplicação prática da epidemiologia, mais que dos conhecimentos de biomecânica ou de mudança de comportamento, por meio da concentração de recursos humanos e econômicos nas intervenções apoiadas em evidências científicas, deixando de lado aquelas que simplesmente parecem fazer sentido.

Em segundo lugar, é essencial considerar a já citada influência da pobreza e do contexto desfavorável na incidência dos eventos traumáticos. O foco na questão ambiental leva à concentração de esforços para a intervenção comunitária, mais factível e efetiva, deixando-se de enfatizar elementos de abordagem difícil, como a dinâmica familiar. Assim, a modificação ambiental deve receber toda a ênfase.

Por outro lado, o poder relativo de cada uma das abordagens para a promoção da segurança não deve ser esquecido. Tradicionalmente, o conceito de intervenções

Tabela 8.3. INSPIRE — Sete estratégias para combater a violência contra crianças

	Estratégia	Objetivos principais
I	Implementação de leis	• Assegurar a implementação e controle de leis para prevenir comportamentos violentos, reduzir o uso de álcool e limitar o acesso de jovens a armas de fogo
N	Normas e valores	• Fortalecer normas e valores de apoio a relações entre crianças e adolescentes que sejam não-violentas, de respeito, positivas e com equidade de gêneros
S	Segurança ambiental	• Criar e manter ruas e ambientes seguros onde crianças e jovens possam se reunir
P	Pais e cuidadores com apoio	• Reduzir práticas parentais ásperas e severas e criar relações positivas entre pais e filhos
I	Igualdade socioeconômica	• Promover a seguridade econômica e a estabilidade das famílias, reduzir os maus-tratos infantis e a violência de parceiros íntimos e de gênero
R	Resposta e apoio aos serviços de saúde e justiça	• Melhorar o acesso a serviços de qualidade de saúde, bem-estar social e justiça a todas as crianças – inclusive para denunciar situações de violência
E	Educação e habilidades para a vida	• Aumentar o acesso de todas as crianças à educação efetiva – incluindo aprendizagem social-emocional e treinamento em habilidades para a vida – em ambientes e escolas seguros e estimulantes

FONTE: WHO. INSPIRE: seven strategies for ending violence against children. 2016. Disponível em: http://who.int/violence_injury_prevention/violence/inspire/en/

preventivas se apoiava no conhecido tripé dos Es da língua inglesa — *education* (educação), *engineering* (modificação de produtos) e *enforcement* (aplicação da legislação). Hoje, tal conceito foi ampliado com mais três Es: além dos já citados *economy* (economia) e *environment* (ambiente), considera-se o não menos relevante *emergency* (emergência).

Uma vez que os fatores condicionantes dos eventos traumáticos e suas consequências tenham sido identificados, intervenções de controle apropriadas podem ser propostas para diferentes etapas.

As atividades em prevenção são tradicionalmente agrupadas em três diferentes níveis, definidos em relação ao estágio da história natural da doença (no caso, das injúrias não intencionais) e com base na forma como tentam mediar o risco de lesão. São eles:

- Primário: tenta evitar a ocorrência dos chamados acidentes e violências e eliminar suas circunstâncias, riscos e perigos que podem levar às lesões, inclui a educação em segurança e o uso de equipamentos, como portões de segurança nas escadas, que podem prevenir a queda de crianças, embalagens resistentes a crianças, que evitam as intoxicações

- Secundário: trata de bloquear a transferência de energia à vítima em quantidades que excedam seus limiares de tolerância e um sistema efetivo de atendimento de emergência e cuidados hospitalares não previne o evento de acontecer, mas visa reduzir a gravidade daqueles que podem ocorrer, como a indicação de uso de capacetes para ciclistas, assentos e cintos de segurança nos veículos a motor, superfícies que absorvem impacto em *playgrounds*

- Terciário: refere-se ao tratamento ideal e reabilitação da vítima para reduzir ou minimizar o impacto da lesão e suas consequências, como por exemplo a adoção de medidas imediatas de tratamento no lo-cal do acidente, evacuação rápida das vítimas para serviços especializados, cirurgia e UTI para vítimas de trauma podem reduzir o seu impacto de longo prazo, assim como a reabilitação pode ajudar a maximizar a atividade e qualidade de vida futuras após o acidente.

Intervenções preventivas são classicamente consideradas ativas ou passivas, dependendo do quanto se exige das pessoas em termos de mudança de comportamento.

Estratégias de proteção ativa (comportamentais) são aquelas que exigem uma determinada ação sempre que a vítima precisar de proteção, como o ato de afivelar o cinto de segurança ao andar de automóvel. Acabam sendo sujeitas a variações entre as pessoas e podem ser influenciadas por fatores adversos, como estresse, cansaço ou eventos inesperados. Seus resultados podem ser falhos, uma vez que dependem de atitudes socioculturais e de níveis de persistência, comprometimento e responsabilidade dos indivíduos ou dos responsáveis.

Estratégias de proteção passiva (estruturais) não dependem de mudanças de comportamento, pois protegem os indivíduos automaticamente. Operam de modo independente das ações dos indivíduos e promovem proteção em nível geral para toda a população – podem envolver mudanças nos produtos ou modificações ambientais. Um exemplo clássico de estratégia passiva efetiva é a comercialização de medicamentos embalados em recipientes com tampas de segurança e contendo quantidades não letais da droga. A proteção passiva costuma ser implementada por meio de leis que normatizem as condições de segurança dos produtos ou que obriguem as pessoas a modificarem certos tipos de comportamento, como, por exemplo, a obrigatoriedade legal do uso do cinto de segurança.

As intervenções ativas e passivas em alguns eventos podem não funcionar, como por exemplo: o afogamento de um bebê somente será prevenido com a supervisão de um adulto atento e testar a temperatura da água do banho ou do líquido na mamadeira dependem do comportamento seguro do adulto.

A prevenção de muitos tipos de injúrias exige a aplicação de estratégias preventivas que não se enquadram exatamente como ativas ou passivas – são as estratégias mistas de proteção. Por exemplo, as quedas de andares altos podem ser efetivamente prevenidas com a instalação de grades nas janelas; a grade instalada constitui proteção passiva, mas o ato e as despesas de instalação representam medidas ativas. O Quadro 8.1 apresenta as etapas no planejamento de intervenções para controle de injúrias.

QUADRO 8.1 — Etapas no planejamento de intervenções para controle das injúrias

1. Definição da **população-alvo**, que pode ser tanto o grupo mais suscetível a sofrer determinado tipo de trauma quanto aquele capaz de responder melhor à própria intervenção. Por exemplo, programas de promoção do uso de capacetes por ciclistas costumam ter mais sucesso entre escolares, um grupo em que o trauma craniano relacionado a quedas de bicicleta é frequente e que, ao mesmo tempo, é mais aberto a mudanças do que adolescentes.

2. **Implementação**, geralmente um processo multiprofissional e multifacetado. Estratégias de proteção passiva têm sua efetividade máxima quando implementadas na comunidade, por ação do governo, legislação ou entidades normatizadoras da própria sociedade, liberando a responsabilidade dos indivíduos e protegendo-os independentemente de suas ações.

3. **Avaliações.** A medida da redução do número de mortes ou mesmo de feridos pode não ser factível, sob o ponto de vista estatístico, em vista da baixa incidência da maioria dos eventos traumáticos. Uma avaliação indireta da efetividade de uma determinada intervenção pode ser feita pela observação das mudanças de conhecimentos e atitudes das vítimas em potencial, mas este é um recurso de menor valor, porque a correlação com a real ocorrência de injúrias costuma ser pobre. De qualquer modo, determinar a efetividade de uma intervenção é uma questão crítica para definir a aplicação de recursos geralmente escassos.

Um comentário adicional merece ser feito acerca da educação para a segurança no contexto clínico da atenção à saúde. Estratégias educativas para modificar o estilo de vida das pessoas, estimulando-as a assumirem comportamentos compatíveis com maior preocupação com a própria segurança, assumem papel relevante nas frequentes circunstâncias em que as medidas de proteção passiva, tradicionalmente tidas como mais efetivas, são insuficientes ou simplesmente não existem.

Há evidências de que a aplicação de teorias de mudança de comportamento nas ações de aconselhamento é efetiva na construção de estilos de vida mais seguros, desde que dentro de certos princípios, como a parceria médico-paciente, reconhecimento e seleção de riscos, soluções factíveis e monitoração conjunta de desfechos.

Assim, é consenso na literatura a recomendação de que o aconselhamento sobre segurança específico para cada faixa etária seja incluído como parte integrante dos cuidados de rotina de crianças e adolescentes saudáveis, preferentemente potencializado pelo fornecimento de material impresso ou indicação de material disponível na internet.

Há evidências de que materiais educativos transmitidos aos pacientes diretamente *online* parecem ser mais efetivos do que os impressos, provavelmente devido à grande disseminação de meios de acesso à internet, como *tablets* e *smartphones*, não restrita às classes de maior poder aquisitivo.

Também é de sua responsabilidade orientar sobre medidas gerais e específicas de proteção domiciliar. Só ocorre um impacto positivo no comportamento das pessoas quando se facilita o acesso a produtos — tais como proteção para janelas, assentos de segurança, trancas para armários e portas —, por meio de programas comunitários.

O consenso atual é de que medidas educativas isoladas são insuficientes e de que o engajamento dos pediatras em ações interdisciplinares e próprias da comunidade é essencial para o progresso no controle efetivo das injúrias.

Recomendações gerais para o pediatra

- Estar ciente da importância dos agravos por causas externas como um grave problema de saúde e dos riscos associados às desigualdades sociais.
- Conhecer as evidências sempre crescentes de sua prevenção.
- Contribuir para melhorar a qualidade e a quantidade de informação.
- Definir prioridades para pesquisa.
- Cumprir um papel na defesa das crianças e adolescentes.
- Integrar os agravos por causas externas numa abordagem abrangente à saúde e ao desenvolvimento de crianças e adolescentes.
- Incluir o aconselhamento em segurança como parte de sua rotina, fornecendo orientações antecipadas para lactentes, crianças e adolescentes;participar de alianças locais, de políticas de prevenção e plano de ação.
- Atuações específicas – adaptadas para a realidade regional.
- Contribuir para fortalecer os sistemas de saúde no atendimento de crianças e adolescentes vítimas de traumas.
- Promover a cultura da prevenção e melhorar os investimentos nesta área.

Conceitos-chave

- As injúrias por causas externas – intencionais e não intencionais – são um grande problema de saúde global, que resulta em alta mortalidade e morbidade de crianças e adolescentes.
- Ocorrem entre crianças e jovens de todas as idades e, dependendo da faixa de idade, causam mais mortes do que a soma de todas as outras principais causas.
- Esses agravos atingem desproporcionalmente as populações dos países de baixa e média rendas.
- Na infância e na adolescência, os mecanismos de trauma por causas externas que predominam são: acidentes de trânsito, afogamentos, agressões, queimaduras, quedas, asfixias, intoxicações e violências.
- Estratégias-chave para a prevenção desses eventos em países de média e baixa rendas de economias globalizadas incluem a existência de leis internacionais que protejam o mercado livre para assegurar e reforçar padrões de segurança, aumentar a vigilância, capacitação de recursos humanos, mais pesquisas e intervenções baseadas em evidências.

134 SEÇÃO 1 ▪ PEDIATRIA PREVENTIVA E PROMOÇÃO DA SAÚDE

Questões

1. Qual dos seguintes agravos por causas externas responde pelo maior número de atendimentos em pronto-socorros?
   A) Atropelamentos.
   B) Quedas.
   C) Queimaduras.
   D) Intoxicações.
   E) Injúrias por submersão.

2. Uma criança de 3 anos sofreu queimadura importante nas palmas das mãos ao tocar no forno quente. Os pais querem saber como atuar com o filho, diante do risco de novos acidentes. A melhor orientação é:
   A) Tranquilizar os pais, pois após um acidente dessa gravidade naturalmente a criança ficará mais cuidadosa.
   B) Intensificar os ensinamentos sobre acidentes, pois pela repetição a criança aprende a se proteger.
   C) Proteger a criança e reduzir as situações de risco, pois somente ao redor de 5-6 anos, ela será capaz de se proteger.
   D) Matricular a criança numa pré-escola, onde estará mais segura e sob constante vigilância.
   E) Encaminhar os pais para fazer curso de primeiros socorros.

3. A principal causa de morte na faixa etária de 5 a 14 anos no Brasil é:
   A) Acidente de trânsito.
   B) Queda.
   C) Afogamento.
   D) Obstrução de vias aéreas.
   E) Queimadura.

4. Qual das opções se aplica aos agravos por causas externas, à luz do conhecimento atual?
   A) São eventos fortuitos e independentes da vontade do sujeito.
   B) São passíveis de prevenção, como qualquer doença.
   C) Não merecem atenção, pois não são causa importante de mortalidade.
   D) Cursos de primeiros socorros são a principal forma de prevenção.
   E) Não costumam deixar sequelas, com uma reabilitação bem feita.

5. Qual das alternativas abaixo representa o melhor exemplo de proteção passiva contra as injúrias não intencionais (acidentes)?
   A) Evitar tomar líquidos quentes com um bebê no colo.
   B) Vigiar atentamente as crianças no *playground*.
   C) Instalar redes de proteção nas janelas de andares altos.
   D) Jamais permitir que as crianças saiam do automóvel pelo lado do motorista.
   E) Guardar produtos de limpeza em armários altos.

6. Assinale a alternativa FALSA, com relação às ações de prevenção de acidentes:
   A) Reduzir a quantidade do agente lesivo.
   B) Separar o agente da vítima com barreiras físicas.
   C) Reduzir a lesão física causada por meio do atendimento adequado.
   D) Educar crianças desde tenra idade, para diminuir a supervisão.
   E) Modificar a liberação do agente ou da energia por ele produzida.

7. A principal causa de morte, dentre os acidentes, no primeiro ano de vida é:

A) Afogamento.

B) Queda.

C) Obstrução de vias aéreas.

D) Acidente de trânsito.

E) Queimadura.

8. De acordo com a matriz de fases e fatores de William Haddon, qual das seguintes medidas de controle de trauma por arma de fogo diz respeito ao veículo do acidente?

A) Dotar as armas de dispositivos de segurança.

B) Educar os jovens sobre o perigo de levar armas à escola.

C) Instalar detectores de metal na entrada da escola.

D) Manter policiais de plantão na escola para intervirem em caso de briga.

E) Ensinar os jovens a se proteger ao ver um revólver ou ouvir tiros.

9. Assinale a alternativa incorreta:

A) No que tange à prevenção de queimaduras, o álcool gel é um substituto interessante do álcool líquido.

B) Soltar pipa (papagaio) é uma diversão saudável e deve ser incentivada em qualquer ambiente urbano.

C) Velas e lamparinas acesas representam grande risco de incêndios em domicílios e podem causar queimaduras muito graves.

D) No preparo do banho do bebê, deve-se colocar primeiro a água fria.

E) Não estar com a criança no colo enquanto cozinha.

10. Durante a consulta de um lactente de 1 ano e 6 meses, o pediatra transmite orientações à mãe em relação à segurança do filho. A orientação adequada é:

A) No preparo da água do banho, deve-se colocar primeiro a água fria e depois temperá-la com água quente.

B) A criança poderá usar o andador, desde que naquele ambiente não haja medicamentos a seu alcance.

C) A mãe poderá oferecer ao filho bala, pipoca e fruta com semente, desde que esteja próxima a ele.

D) A piscina portátil não representa risco para a criança, desde que a altura da água seja de, no máximo, 30 cm.

E) O assento de segurança recomendado é o elevatório, com encosto, colocado no centro do banco traseiro.

BIBLIOGRAFIA CONSULTADA

- Alonge O, Khan UR, Hyder AA. Our shrinking globe: Implications for child unintentional injuries. Pediatr Clin North Am. 2016;63(1):167-81. Disponível em: <http://dx.doi.org/10.1016/j.pcl.2015.08.009>.
- European Child Safety Alliance. Child Safety Good Practice Guide: Good investments in unintentional child injury prevention and safety promotion. Addendum 2010. [Internet]. Amsterdam: EuroSafe; 2006/2010 [capturado em 2016 Out 02]. Disponível em: <http://bit.ly/cse_goodpracticeguide1/http://bit.ly/cse_goodpracticeguide2>.
- Hagan Jr JF, Shaw JS, Duncan PM, eds. Promoting Safety and Injury Prevention. In: Id. Bright futures: Guidelines for health supervision of infants, children and adolescents. 3ª ed. Elk Grove Village, IL: American Academy of Pediatrics; 2008. p. 177-91. Disponível em: <http://bit.ly/BF_injprev>.
- Haagsma JA, Graetz N, Bolliger I, et al. The global burden of injury: incidence, mortality, disability-adjusted life years and time trends from the Global Burden of Disease study 2013. Inj Prev. 2016;22:1:3-18. Disponível em: <http://dx.doi.org/10.1136/injuryprev- 2015-041616>.
- Hillis S, Mercy J, Amobi A, et al. Global prevalence of past-year violence against children: a systematic review and minimum estimates. Pediatrics. 2016;137(3):e20154079. Disponível em: <http://dx.doi.org/10.1542/peds.2015-4079>.
- Hodges NL, Smith GA. Car Safety. Pediatr Rev. 2014;35(4):155-61. Disponível em: <http://dx.doi.org/10.1542/pir.35-4-155>.
- Peden M, Oyegbite K, Ozanne-Smith J, Hyder AA, Branche C, Rahman AF, et al., eds. World report on child injury prevention [Internet]. Geneva: WHO; 2008. Disponível em: <http://whqlibdoc.who.int/publications/2008/9789241563574_eng.pdf>.
- Rivara FP, Grossman D. Injury control. In: Kliegman RM, Stanton BF, St-Geme-III JW, Schor NF, eds. Nelson Textbook of Pediatrics. 20th ed. Philadelphia, PA: Elsevier; 2016. p. 40-7. Disponível em: <http://bit.ly/Rivara_Nelson_2016>.

- Sanders JE, Mogilner L. Child safety and injury prevention. Pediatr Rev. 2015;36(6):268-9. Disponível em: <http://dx.doi.org/10.1542/pir.36-6-268>.
- Scholtes B, Schröder-Bäck P, Mackay M, Vincenten J, Brand H. A practical and applied approach to assessing the cross cutting nature of child injury prevention as a basis for policy making at the local level. South East Eur J Public Health. 2014;1(1). Disponível em: <http://dx.doi.org/10.4119/UNIBI/SEEJPH-2014-29>.
- Shook JE, Chun TH, Conners GP, Conway EE, Dudley NC, Fuchs SM, et al. Management of pediatric trauma. Pediatrics. 2016;138(2). Disponível em: <http://dx.doi.org/10.1542/peds.2016-1569>.
- Stone DH, Pearson J. Unintentional injury prevention: what can paediatricians do? Arch Dis Child Educ Pract Ed. 2009 Aug;94(4):102-107. Disponível em: <http://dx.doi.org/10.1136/adc.2008.145649>.
- Stone DH. Divided they fall: time to resolve sterile academic disputes that jeopardise child safety efforts. Perspect Public Health. 2014;134(2):74-5. Disponível em: <http://dx.doi.org/10.1177/1757913914521934>.
- Szpilman D, Bierens, Handley AJ, Orlowski JP. Drowning. Current Concepts. N Engl J Med. 2012;366:2102-10. Disponível em: <http://dx.doi.org/10.1056/NEJMra1013317>.
- Waksman RD, Blank D. Prevenção de acidentes: um componente essencial da consulta pediátrica. Resid Pediatr. 2014;4(3 Supl. 1):S36-S44. Disponível em: <http://bit.ly/rp_2014-4-3>.
- Watson MC, Errington G. Preventing unintentional injuries in children: successful approaches. Paediatr Child Health. 2016;26(5):194-9. Disponível em: <http://dx.doi.org/10.1016/j.paed.2015.12.006>.

Respostas

1. B
2. C
3. A
4. B
5. C
6. D
7. C
8. A
9. A
10. A

Violência contra Crianças e Adolescentes – do Diagnóstico ao Tratamento e Medidas de Proteção

- Luci Pfeiffer
- Renata D. Waksman
- Mário Roberto Hirschheimer

Conceitos gerais

Definição

A Organização Mundial de Saúde (OMS) define violência como "o uso de força física ou poder, em ameaça ou na prática, contra si próprio, outra pessoa ou contra um grupo ou comunidade que resulte ou possa resultar em sofrimento, morte, dano psicológico, desenvolvimento prejudicado ou privação".

Violência na infância e adolescência consiste na prática de atos ou atitudes, cometidos por pessoa com grau de maturidade física, psíquica e/ou sexual mais adiantada, contra uma criança ou adolescente, que lhe cause dor, seja ela física, psíquica ou sexual. É considerada como doença pelo Ministério da Saúde. Como tal, na maioria dos casos é crônica, progressiva, contagiosa, e, especialmente intrafamiliar ou doméstica, passada de pais para filhos.

Nesses casos, da violência intrafamiliar, tem-se o crime de Maus-Tratos (Brasil. Artigo 136 Código Penal Brasileiro. Brasília, 1940 - https://www.jusbrasil.com.br/topicos/10623140/artigo-136-do-decreto-lei-n-2848-de--07-de-dezembro-de-1940 Acesso em 29/11/2020)

A violência continua a ser parte muito real da vida de crianças e adolescentes ao redor do mundo, independentemente de suas condições econômicas, sociais, culturais, religião ou etnia.

Epidemiologia

As causas externas de morbimortalidade compreendem os traumas auto ou heteroinfligidos, com caráter de intencionalidade (violências) ou não (acidentes) – que determinam danos à integridade física, mental e social das pessoas.

Ao se analisar as taxas de mortalidade por causas externas no Brasil (Capítulo 8 – Tabela 8.1 – na mesma seção), a violência não fica evidente na sua totalidade. Muitas das situações de violência, especialmente na infância e adolescência, não são notificadas e, mesmo nos traumas ditos acidentais, tem-se uma grande parcela de negligência ou intencionalidade direta do dano por parte dos cuidadores.

Um olhar especial também precisa ser dado aos casos de tentativas de suicídio e o suicídio levado a êxito, que nesta faixa etária podem representar colocações em ato do desejo dos responsáveis ou agressores ou ser desencadeados por outras formas graves de violências intrafamiliares crônicas, ou extrafamiliares,

Estatísticas sobre a incidência da violência na infância e adolescência ainda são bastante falhas, especialmente pela falta de reconhecimento do que é violência, do seu diagnóstico e da notificação. Têm-se dados gerais de que, em média, seis a cada 10 crianças e adolescentes no mundo todo (quase 1 bilhão) com idades entre 2 e 14 anos são submetidos regularmente à punição física por seus cuidadores e punições físicas graves ainda ocorrem em muitos países, afetando uma em cada cinco crianças.

No Brasil, ao consultar os dados do DATASUS, 2018, tem-se registrados 350.354 casos de violência, sendo que 140.373 deles, ou seja, mais de 40 %, aconteceram em crianças e adolescentes de 0 a 19 anos de idade. (Datasus. Dados sobre violência. MS, Brasília, 2018. http://tabnet.datasus.gov.br/cgi/tabcgi.exe?sinannet/cnv/violebr.def acessado em 29/11/2020).

Formas de apresentação da violência contra a criança e o adolescente

Classificam-se as apresentações da violência contra crianças e adolescentes para fins de diagnóstico, tratamento, determinação de nível de gravidade e risco, bem como para o desencadeamento de medidas de proteção, de acordo com o tipo de violência, agente agressor e seu vínculo com a vítima. Assim, têm-se, como grandes grupos as violências Extrafamiliar, Doméstica ou Intrafamiliar, Autoagressão e Cibernética, como exposto no Quadro 9.1.

QUADRO 9.1	Formas de apresentação da violência

1. Violência extrafamiliar
   1.1. Violência institucional
   1.2. Violência social
   1.3. Violência urbana
   1.4. Macroviolência
   1.5. Formas específicas: *bullying*, violência virtual

2. Violência Doméstica ou Intrafamiliar
   2.1. Violência física
   2.2. Violência sexual
   2.3. Violência psicológica
   2.4. Negligência ou omissão do cuidar
   2.5. Formas específicas: síndrome de Munchausen por procuração, violência química, intoxicações e envenenamentos, e filicídio

3. Autoagressão, atividades ou comportamento de risco, lesões factícias, suicídio.

4.. Violência cibernética

Adaptado de: Pfeiffer L. Classificação dos níveis de gravidade da violência contra crianças e adolescentes. Tese de Doutorado. UFPR, 2011. Disponível em: https://acervodigital.ufpr.br/handle/1884/34918. Acesso em: 20/11/2020.

Este capítulo trata da Violência Doméstica contra crianças e adolescentes, que se encontra muitas vezes oculta pelas famílias, mas que deve ser considerada uma das doenças mais destrutivas, por atingir seres humanos em peculiar fase de desenvolvimento. A violência cometida por aqueles que deveriam cuidar e proteger vai desestruturar a personalidade em desenvolvimento da criança e adolescente, impedindo a formação ou destruindo os valores morais positivos, fazendo com que o respeito a si mesmo e ao outro possa nunca ser aprendido.

Violência doméstica ou intrafamiliar

A violência doméstica ou intrafamiliar caracteriza-se como toda ação ou omissão por parte do adulto responsável ou cuidador, permanente ou temporário, que possa resultar em agravo ou prejuízo ao seu desenvolvimento físico, psicológico, moral, intelectual ou social à criança ou ao adolescente, com o risco de deixar marcas definitivas em seu desenvolvimento.

Os casos graves de violência doméstica, que deixam sequelas ou provocam a morte são, em sua maioria, resultado de agressões rotineiras, com várias ocorrências e relatos de atendimentos anteriores em serviços de emergência, portanto evitáveis se reconhecidos e tratados em tempo hábil.

Considera-se que, ao mínimo, 10% dos atendimentos tidos como "acidentes" em serviços de emergência são, na verdade, casos de traumas intencionais. Nestas situações, pode-se identificar uma série de sinais e sintomas, comuns tanto nas vítimas como nos agressores, que permitirão o diagnóstico dos Maus-tratos, a notificação aos órgãos legalmente responsáveis e o desencadeamento das ações de tratamento e proteção para crianças e adolescentes.

A violência intrafamiliar contra a infância e adolescência deve ser considerada como a fonte de todas as formas de violência. Pode transformar estes agredidos nos futuros pais que maltratarão seus futuros filhos, ou nos agressores de seus pares, de seus pais quando idosos ou fragilizados, amigos, desconhecidos, pequenos grupos ou grandes populações, num jogo do poder do mais forte contra o mais fraco, do dominador sobre o dominado. Na maioria das vezes, têm-se associações das apresentações da violência, sendo que a psicológica acompanha todas elas.

Classicamente, a violência doméstica é dividida em quatro diferentes tipos, mas outras formas específicas e complexas devem ser do conhecimento médico e serão descritas em sequência.

Violência física

A violência física caracteriza-se pelo uso da força física contra a criança ou adolescente, de forma intencional, por parte do adulto cuidador ou adolescente mais desenvolvido física e psiquicamente, com o objetivo de demonstração de poder e domínio do mais forte sobre o mais fraco, podendo provocar agravos de até a morte, deixando ou não marcas evidentes.

■ Aspectos gerais

Algumas características das lesões deixadas pelo trauma podem levar à forte suspeita de maus-tratos e até mesmo ao diagnóstico, que é de responsabilidade médica. Em qualquer avaliação de um trauma é preciso uma anamnese cuidadosa que inclua o detalhamento da causa e do mecanismo que provocou a lesão. O histórico evolutivo da criança, tanto físico como neuropsicomotor, histórico gestacional, da aprendizagem e dos meios utilizados pela família para ensino, cuidados e controle da criança podem evidenciar o risco para a violência.

Faz-se necessário o diagnóstico diferencial com doenças ou deficiências que possam estar favorecendo os acidentes ou lesões, como déficits visuais, auditivos, descoordenação motora e outros. O exame físico detalhado e, quando indicados, exames laboratoriais e de imagem, levam ao diagnóstico.

É preciso lembrar que o comportamento humano é definido pela atividade frontal (parte anterior do corpo) e assim, as quedas provocadas por traumas não intencionais costumam se dar para a frente, sendo as áreas mais frequentemente atingidas as de extensão e extremidades, como: região frontal, mento, cotovelos, palmas das mãos, parte anterior de coxas e pernas.

Quando a história do trauma é duvidosa ou conflitante entre criança e responsáveis, deve ser avaliada a possibilidade de maus-tratos. Os dados da anamnese que sugerem vitimização física intencional e os sinais e sintomas gerais às várias formas de maus-tratos encontram-se descritos nos Quadros 9.2 e 9.3.

QUADRO 9.2 — Dados de anamnese sugestivos de maus-tratos

- Demora inexplicável na procura de recursos médicos na presença evidente de trauma
- Omissão total ou parcial da história do trauma
- Incompatibilidade entre dados da história e os achados clínicos
- Diferenças nos relatos sobre o mecanismo do trauma, quando paciente e responsáveis são questionados em separado
- Dificuldades em crianças que teriam capacidade em relatar o que lhes aconteceu, demonstrando medo de represálias, fato bastante frequente quando os agressores são os pais ou estão presentes na avaliação
- Família desestruturada ou em situação de conflito constante
- Responsáveis alcoólatras ou usuários de outras substâncias psicoativas
- Violência contra outras pessoas da família (outra criança, mulher ou idosos)

QUADRO 9.3 — Sinais e sintomas gerais de trauma intencional – violência física

- Lesões em estágios diferentes de cicatrização ou cura
- Lesões que não são compatíveis com a idade ou com o desenvolvimento neuropsicomotor da criança
- Lesões que não se justificam pelo acidente ou mecanismo do trauma relatado
- Lesões em várias partes do corpo, simétricas ou bilaterais
- Lesões que envolvem partes usualmente cobertas ou protegidas do corpo, como: laterais, grandes extensões de dorso, pescoço, região interna de coxa, genitália

Adaptado de: (1) Pfeiffer L, Waksman RD. Diagnóstico das apresentações da violência na infância e adolescência. In: Burns DAR, Campos Júnior D, Silva LR, Borges WG, orgs. Tratado de Pediatria. 4ª ed. Barueri: Manole; 2017. Seção 3; p. 92-9. (2) Manual de Atendimento às Crianças e Adolescentes vítimas de Violência. Coordenadores: Waksman RD, Hirschheimer MR, Pfeiffer L. CFM, SPSP, SBP, 2018. (3) Campos JA, Paes CEN, Blank D, Costa DM, Pfeiffer L, Waksman RD. Manual de Segurança da Criança e do Adolescente. Sociedade Brasileira de Pediatria/Nestlé Nutrição, 2004.

■ Manifestações clínicas

Manifestações podem ocorrer em qualquer área do corpo e ao exame clínico detalhado, uma variedade de sinais poderá ser detectada, sendo a ordem de frequência na pele, nos ossos, na cabeça, no tórax e no abdome.

– Lesões de pele

A localização dos traumatismos considerados não intencionais obedece à atividade preferencialmente frontal do ser humano e a distribuição das lesões dá o diagnóstico, pois acontecem em áreas mais expostas e proeminentes, como em fronte, queixo, cotovelos, joelhos e região anterior da tíbia.

Na violência física, a distribuição das lesões pode indicar a intencionalidade, pois acontece em qualquer região do corpo, mesmo as mais protegidas anatomicamente, tais como pescoço, dorso, peito, nádegas, parte interna de braços e pernas, couro cabeludo, orelhas.

As lesões de pele mais frequentes são:

- Contusões ou equimoses, que são manchas avermelhadas na pele que aparecem após um trauma mecânico de intensidade leve a moderada.
- Hematomas, que são coleções sanguíneas, resultado de ruptura de veias e artérias abaixo da pele, em traumas mais intensos.
- Escoriações ou arranhões.
- Lacerações ou cortes.
- Perfurações.

Todas podem ter características diferenciadas quando intencionais e não intencionais (acidentais), sendo possível muitas vezes, sob olhar mais atento, identificar o instrumento agressor.

As lesões múltiplas, ou simétricas ou em fases diferentes de evolução, como o encontro de hematomas na pele em locais e de cores diferentes, significam traumas em tempos diversos, deve levar a pensar em traumas repetitivos e demandam melhor avaliação com grande chance de serem resultado de atos violentos de repetição.

As lesões em região de ambos os olhos, ou periorbitárias bilaterais, devem ser investigadas como intencionais e resultantes de dois traumas sucessivos, pois os acidentes comuns, com maior probabilidade, afetariam apenas um dos lados da face ou incluiriam gravemente o nariz.

As lesões, marcas ou cicatrizes com formas de objetos são típicas de violência física, não deixando nenhuma dúvida quanto à intencionalidade, indicando o instrumento agressor. São marcas específicas como a de corda ou fio de luz, cinto, fivela, dedos, sinais do polegar e das mãos, chinelos, frigideiras, escovas.

Já as lesões circulares em colar, pulseira ou tornozeleira são provocadas por amarradura com corda ou fios, que resultam em queimaduras pelo atrito, lacerações ou áreas de necrose tecidual.

A alopecia por arrancamento de cabelo é provocada por puxões de alta intensidade ou sacudidas da criança segurada pelos cabelos, o que provoca áreas de rarefação dos pelos com micro-hemorragias nessa região quando a agressão foi recente.

Mordidas deixam marcas da arcada dentária, que pelo tamanho e número de dentes são diferenciadas das mordidas de outras crianças ou cometidas por adultos Podem apresentar um hematoma central, bilobulado, consequente a um ato de sucção violenta, para manter a dor por mais tempo. É utilizada como forma de tortura e em rituais satânicos e, nas crianças maiores e adolescentes, pode estar associada à violência sexual.

Queimaduras, infelizmente também frequentes, podem ser provocadas de várias maneiras e por diversos instrumentos, como por imersão ou derrame de líquido quente ou contato com objetos quentes (pratos ou talheres, lâmpada, ferro de passar, aquecedor, acendedor de cigarros de automóvel, cigarro, etc.).

Os padrões típicos de Maus-tratos incluem queimaduras de contornos mais nítidos, quase sempre homogêneas em sua extensão, que não obedecem a força da gravidade, sendo patognomônicas de violência as queimaduras em luvas, em meia e em região de períneo.

As queimaduras com cigarros podem ocorrer por descuido ou negligência, mas estas habitualmente são superficiais e lineares, distinguindo-se das intencionais, que são mais profundas, circulares e com diâmetro aproximado de -10 mm, mais intensas ao centro.

– Lesões ósseas ou esqueléticas

As lesões ósseas podem acontecer de formas variadas, porém algumas delas caracterizam o trauma intencional. A presença de lesão em esqueleto de crianças abaixo de 3 anos exige uma história detalhada e exame físico minucioso por parte do médico, para afastar a omissão do cuidar (negligência) ou a violência física.

Um traumatismo grave ou fatal como consequência de uma queda dita como "acidental" do berço, da cama, do sofá ou da escada que não é compatível com o desenvolvimento psicomotor da criança é altamente indicativo de lesão intencional.

Desta forma, sempre que se suspeita de maus-tratos, a criança deve ser levada a um serviço de saúde de referência para ser avaliada e suas lesões investigadas por profissional habilitado.

Alguns tipos de fraturas devem gerar a suspeita ou mesmo fechar o diagnóstico de causa intencional, conforme o Quadro 9.4.

Em crianças menores de 3 anos com suspeita de maus-tratos, a investigação radiológica completa de esqueleto deve ser obrigatória para busca de fraturas antigas e associadas. Acima desta faixa etária estão indicadas as radiografias seletivas, de acordo com a informação pela criança, adolescente ou família, de traumas anteriores.

É importante conhecer as fases de formação do calo ósseo, no sentido de datar a fratura conforme sua evolução em semanas: presença de edema e dor até 10 dias, formação periostal de 1 a 2 semanas, formação de calo mole em 2 a 3 semanas e de calo duro, em 3 a 6 semanas.

QUADRO 9.4	Sinais de fraturas intencionais

- Não compatíveis com o desenvolvimento psicomotor
- Múltiplas, bilaterais ou em diferentes estágios de consolidação ou cura
- De arcos costais em menores de 2 anos, especialmente posteriores, ou em maiores, sem relato de trauma não intencional de alto impacto, como atropelamentos
- De crânio: abaixo de 2 anos, ou múltiplas, complexas, bilaterais, que cruzam a linha média ou em "bola de pingue-pongue",
- Espiraladas em ossos longos (por torção forçada do membro)
- Metafisárias ou em alça de balde, por puxões com arrancamento da cartilagem
- De apófises espinhosas
- Do extremo distal da clavícula e da escápula
- Metacarpais e metatarsais (por pisoteamento), especialmente se acompanhadas de outras lesões
- De vértebras, sem história de trauma acidental de alto impacto
- De mandíbula sem outras lesões que a justifiquem

Fonte: Adaptado de Pfeiffer L, Waksman RD. Diagnóstico das apresentações da violência na infância e adolescência. In: Burns DAR, Campos Júnior D, Silva LR, Borges WG, orgs. Tratado de Pediatria. 4ª ed. Barueri: Manole; 2017. Seção 3; p. 92-9.

– Lesões na cabeça

O traumatismo craniano é a principal causa de morbimortalidade em crianças vítimas de violência, sobretudo quando menores de 2 anos.

A frequência de traumas acidentais superficiais na cabeça em crianças até o segundo e terceiro ano de vida é relativamente alta e há que se pensar em negligência. No entanto, traumas ditos como quedas de lactentes que ainda não rolam ou não tem domínio de seus movimentos, não podem ser aceitos como acidentais.

Quedas da própria altura de crianças com menos de 120 cm de altura, podem levar a lacerações e hematomas, até mesmo fraturas de ossos do crânio, mas, muito raramente, são de alto impacto para causar dano neurológico.

Os traumatismos cranianos intencionais podem levar a hemorragias de diferentes intensidades e localizações, desencadeando sintomatologia de hipertensão endocraniana e até mesmo dano cerebral, que incluem:

- Irritabilidade constante.
- Vômitos em jato.
- Alteração do nível de consciência até o coma.
- Convulsões.
- Paresias ou paralisias.
- Postura em opistótono.
- Alteração da respiração, apneia.

Síndrome do bebê sacudido

O encontro de hemorragia intracraniana obriga a realização do exame de fundo de olho que, se mostrar hemorragia retiniana, sem outras lesões justificadas por mecanismo de trauma generalizado, que inclua de face, como nos atropelamentos, dá o diagnóstico da Síndrome do Bebê Sacudido.

Esta é uma das principais causas de lesão encefálica e morte em bebês e crianças abaixo de 2 anos de idade e acontece quando esta criança é sacudida de forma violenta, fazendo com que sua cabeça se movimente bruscamente, deslocando sua massa encefálica em velocidades diferentes e também de encontro com a calota craniana. Desencadeia lesões por cisalhamento, com ruptura de neurônios e de vasos sanguíneos. Com esses rompimentos ocorrerão sangramentos de intensidades variadas e quebras neuronais que poderão provocar desde pequenos déficits neurológicos até as grandes hemorragias e morte.

O ato de sacudir não precisa ser prolongado e pode ocorrer apenas uma ou repetidas vezes.

A hemorragia retiniana pode ser uni ou bilateral e lesões esqueléticas podem estar presentes em até 50% dos casos, como as fraturas em arcos posteriores de costelas, que reforçam o diagnóstico da síndrome.

Entre as consequências, encontram-se: hemorragias oculares, e outras lesões oftalmológicas que podem levar à cegueira; lesões encefálicas em variados níveis, desencadeando quadros convulsivos, regressão do Desenvolvimento Neuropsicomotor, paralisias, encefalopatias crônicas não progressivas, compatíveis com Paralisia Cerebral, até à morte.

– Lesões no tórax e no abdome

Os traumas de tórax e abdome podem ocorrer em todas as idades, mas são de gravidade maior em crianças menores de 6 anos de idade, que já ficam em pé e tentam fugir da agressão – o mecanismo intencional decorre por agressão direta ou por desaceleração brusca após a criança ser empurrada.

As lesões torácicas intencionais incluem contusões e lacerações pulmonares e cardíacas, hemorragias do timo ou subpleurais, hemotórax ou pneumotórax secundários às fraturas de costelas.

O trauma abdominal é uma forma grave de violência, mais frequentes contra crianças maiores, constituindo-se na segunda causa de morte da criança vitimizada. O diagnóstico é difícil, pois com frequência as crianças não apresentam sinais externos e a sintomatologia é variada, desde clínica de obstrução intestinal, provocada por hematomas de parede do intestino, até quadros exuberantes de hemorragia de vísceras maciças.

A suspeita de trauma abdominal intencional deve ser feita sempre que uma criança apresentar dor abdominal intensa, especialmente se piorar com a palpação (maior nas lacerações de vísceras maciças) ou houver anemia ou ainda vômitos biliares (nas obstruções intestinais causadas por hematomas de parede de intestino), sem outra causa estabelecida. Sinais de peritonite sem origem aparente devem ser amplamente investigados, pela possibilidade de ser consequência, não rara, de DST, especialmente gonocócica. Característicamente, essas lesões resultam de traumas fechados – socos e pontapés violentos ou do choque contra objetos fixos ou de abuso sexual crônico.

Violência sexual

Define-se violência ou abuso sexual na infância e adolescência como o uso da criança ou do adolescente para qualquer tipo de gratificação sexual de adulto ou adolescente com maturidade física, psíquica e sexual mais adiantada, manifestando-se através de carícias, manipulação de genitália, mama ou ânus, voyerismo, pornografia, exibicionismo, até o ato sexual completo com penetração anal ou vaginal, muitas vezes sendo acompanhada ou tendo, na sequência, também a exploração sexual.

Quando essa violência é praticada por ascendentes, tem-se o crime de Incesto. A apresentação mais comum da violência sexual contra crianças e adolescentes é a intrafamiliar ou doméstica, tendo como agressores, homens e mulheres, pessoas da família ou que mantêm com a vítima algum laço de convivência ou confiança.

Qualquer ato sexual em menores de 14 anos é considerado Crime de Estupro – Lei 12.015, de 2009, Código Penal Brasileiro, independente da manifestação de sua vontade (Art. 217-A). A violência sexual na infância e adolescência se apresenta de quatro formas principais:

- Violência doméstica.
- Violência urbana ou extrafamiliar por desconhecido da vítima.
- Exploração sexual comercial.
- Tráfico de pessoas para exploração sexual.

As vítimas de violência sexual podem ser de qualquer idade ou sexo, porém as meninas parecem ser as mais atingidas (75 % dos casos), mas o abuso de meninos nem sempre é avaliado como tal e é menos denunciado. Nem sempre a violência física está associada à violência sexual, mas a psíquica ou psicológica acontece em todos os casos.

Os agressores masculinos são os mais comuns, mas as mulheres têm sido responsabilizadas pelo abuso sexual com uma frequência cada vez maior.

Mais de 90% dos agressores são pessoas do relacionamento direto da criança ou adolescentes, com as quais mantêm uma relação de parentesco, de confiança ou dependência, como os pais, companheiros da mãe, padrastos, avôs, tios, primos, padrinhos e irmãos, mães, avós, tias... Também aparecem como abusadores conhecidos da família, vizinhos, babás e professores, de ambos os sexos.

Em casos de violência sexual intrafamiliar, muitas vezes o responsável não agressor se vê impotente frente ao domínio, poder e violência do abusador, mas há que se investigar a possibilidade de conivência e até participação deste na agressão e no encobrimento desta. Estatísticas mostram que muitas mães de crianças vítimas de violência sexual também o foram na sua infância, ou de outras formas de violência, com o domínio total do sexo oposto, domínio este que se sobrepõe à função materna e as torna incapazes de proteger seus filhos.

De maneira geral, podemos classificar em duas situações:

- Abuso sexual agudo (episódio recente, habitualmente único).
- Abuso sexual crônico (episódios repetitivos).

O primeiro apresenta, na maioria das vezes, uma demanda de atendimento médico imediato, em caráter de urgência, enquanto o segundo tende a exigir uma intervenção emergencial, mas a continuidade de tratamento e avaliação mais aprofundada por parte da equipe multidisciplinar, em caráter ambulatorial.

As situações de violência sexual crônica são as mais frequentes e representam um diagnóstico tardio pelo médico e rede de proteção Costumam ocorrer por longos períodos de tempo, de maneira progressiva, cometidas, principalmente, contra crianças de ambos os sexos, por familiares ou pessoas próximas, que contam com a confiança das vítimas.

É preciso lembrar que a violência sexual crônica de crianças pode implicar numa parafilia do agressor ou agressora, com comportamento compulsivo e incontrolável, tendo certa preferência por idade, sexo e tipo físico. Mais frequentemente estão associadas à sedução, estupro e depois ameaças para manutenção da violência, gerando na criança sentimento de culpa, tanto por não conseguir fugir ao abuso, como por não denunciar.

Em outros casos, especialmente do estupro por estranhos, é possível se ter um quadro psicótico ou de sadismo do agressor , onde a criança e o adolescente são escolhidos habitualmente ao acaso e pela oportunidade.

Deve-se suspeitar de violência sexual quando a criança ou adolescente apresentarem, além dos sinais gerais de sofrimento psíquico, como regressão no desenvolvimento, tristeza constante, dificuldades de sono e de aprendizagem, os seguintes sintomas, conforme o Quadro 9.5.

No caso de estupro recente, a avaliação e o tratamento devem ser feitos imediatamente, sempre antes de 72 horas, para possibilitar a prevenção e/ou tratamento das doenças sexualmente transmissíveis, incluindo AIDS e da gravidez nas adolescentes.

■ Aborto legal

Caso seja constatada gestação em decorrência de violência sexual, a legislação brasileira permite a realização de aborto legal, com normas estabelecidas pelo Ministério da Saúde para o atendimento ao abortamento em gravidez por violência sexual.

Na infância e adolescência, toda situação de violência sexual deve ser comunicada às autoridades competentes, com Boletim de Ocorrência e notificação ao Conselho Tutelar e, preferencialmente, também ao Ministério Público. É preciso lembrar que as DST, o aborto e a gra-

QUADRO 9.5	Sinais e sintomas que levam à suspeita de violência sexual

- Sinais indiretos
- Distúrbios repetitivos de comportamento, como agressividade generalizada ou dirigida, apatia, desinteresse por si mesmo
- Uso de roupas inadequadas por exporem demais o corpo, ou o contrário, impossibilidade ou ansiedade extrema em mostrar qualquer parte do corpo
- Comportamento sexual adiantado para a idade ou exacerbado, masturbação frequente e excessiva, uso de sedução com seus pares ou conviventes
- Sinais diretos
- Sangramento vaginal em crianças pré-púberes (afastadas infecções, corpo estranho ou puberdade precoce)
- Dilatação anal (sem problema orgânico, como obstipação severa) e/ou vaginal
- Rompimento de hímen
- Doença sexualmente transmissível (DST)
- Aborto
- Gravidez

Fonte: Adaptado de Pfeiffer L, Waksman RD. Diagnóstico das apresentações da violência na infância e adolescência. In: Burns DAR, Campos Júnior D, Silva LR, Borges WG, orgs. Tratado de Pediatria. 4ª ed. Barueri: Manole; 2017. Seção 3; p. 92-9.

videz confirmam a violência, sendo que nas duas últimas existe a possibilidade de identificação segura do agressor.

A vítima e seus responsáveis devem ser orientados a tomar as providências policiais e judiciais cabíveis, e a notificação do crime (Boletim de Ocorrência – BO). Quando o agressor ou agressora possui o poder familiar sobre a vítima, o BO deve ser providenciado pela equipe de saúde e o Conselho Tutelar, de acordo com os Artigos 13 e 245 do Estatuto da Criança e do Adolescente.

- Art. 13. Os casos de suspeita ou confirmação de castigo físico, de tratamento cruel ou degradante e de maus-tratos contra criança ou adolescente serão obrigatoriamente comunicados ao Conselho Tutelar da respectiva localidade, sem prejuízo de outras providências legais. (Redação dada pela Lei nº 13.010, de 2014)
- Art. 245. Deixar o médico, professor ou responsável por estabelecimento de atenção à saúde e de ensino fundamental, pré-escola ou creche, de comunicar à autoridade competente os casos de que tenha conhecimento, envolvendo suspeita ou confirmação de maus-tratos contra criança ou adolescente:

A denúncia de qualquer tipo de violência, inclusive o crime de Estupro, é obrigatória na infância e adolescência e o processo criminal irá se dar de forma incondicionada, isto é, independente da manifestação da vontade da vítima em promovê-lo, ou mesmo de seus responsáveis. Somente acima de 18 anos a vítima pode decidir sobre registrar o BO contra seu agressor(a) ou não, mas, no caso da violência sexual, mesmo sem o registro da queixa em delegacia, não lhe pode ser negado o direito do abortamento.

Violência psicológica

A violência psicológica intrafamiliar na infância e adolescência consiste, na sua forma pura ou isolada, na submissão da criança ou adolescente, por parte dos pais ou responsáveis, definitivos ou temporários, a agressões verbais, atos de humilhação, desqualificação, tratamento como de minus valia, responsabilização acima de sua capacidade, culpabilização, indiferença ou rejeição, como instrumentos de provocar sofrimento e/ou manutenção de seu poder e domínio sobre a vítima.

Estes atos de ação ou de omissão agressivos costumam ser de caráter repetitivo, extensivo e deliberado, deixando marcas ou danos muitas vezes irreversíveis, ao desenvolvimento global da vítima. Sempre que o impacto emocional da violência praticada ultrapassar a capacidade de elaboração da criança/adolescente, vai resultar em sérios prejuízos ao seu desenvolvimento psíquico, afetivo, relacional e social.

Ação: ocorre através da rejeição afetiva, por depreciação ativa, ataque direto à sua autoestima, desencorajamento das expressões de apego, tratamento negativo diferenciado, ameaças de abandono, agressividade verbal, depreciação da imagem, humilhações verbais ou não verbais públicas, utilização de apelidos ou adjetivos que ridicularizam e inferiorizam, comparações maldosas, degradantes. Outras atitudes de violência psicológica são: alto grau de expectativa e de exigência, ameaçar, aterrorizar, isolar ou confinar, corromper/explorar, entre outros.

Omissão: caracteriza-se pela omissão, moderada ou severa, em prover as necessidades físicas e, especialmente emocionais das crianças e adolescentes. Sua forma extrema é o abandono total. Aparece como falta de responsabilidade, de afeto, de sensibilidade e de interesse para com as necessidades da criança ou do adolescente; indiferença face às demandas afetivas; atitudes de desprezo, interações limitadas e desinteressadas, frias, ausência de escuta, de atenção, de manifestações de bom apego.

A violência psicológica pode ser encontrada de forma isolada, mas também acompanha as outras formas de violência, devendo, portanto, ser considerada a forma de violência mais frequente na infância e adolescência.

Nem sempre os pais se dão conta das consequências de suas falas e de seus atos violentos e acabam, de forma não propriamente consciente, causando sérios danos à evolução daquela criança. Outras vezes, esta agressão é usada de forma direta, dirigida e intencional à criança ou ao adolescente, para provocar-lhe sofrimento e danos.

Os principais sinais de alerta para a violência psicológica estão listados no Quadro 9.6.

▪ Alienação parental

A alienação parental é crime previsto por lei, considerada como a interferência na formação psicológica da criança ou do adolescente e promovida ou induzida por um dos genitores, pelos avós ou pelos que tenham a

QUADRO 9.6	Sinais de alerta para violência psicológica, do lactente ao adolescente

- Comportamentos extremos, de apatia ou agressividade; isolamento; irritabilidade ou choro frequente, sem causa aparente
- Sinais de ansiedade ou medo constantes
- Tristeza constante, com falta de interesse por brinquedos ou por outra estimulação
- Hipermovimentação e agitação
- Distúrbios do sono, da alimentação e esfincterianos
- Baixa autoestima
- Dificuldades na fala, gagueira
- Tiques ou manias
- Enurese; encoprese
- Distúrbios alimentares como inapetência persistente, obesidade, anorexia, bulimia
- Aumento injustificável da incidência de infecções de repetição
- Manifestações alérgicas de difícil controle
- Grande inibição e passividade ou, hiperatividade
- Instabilidade psicomotora associada a agressividade contra os outros e à ela própria
- Destrutividade
- Autodestrutividade; uso de drogas; dependência química; comportamento delinquente; fugas; rebeldia, dificuldades escolares
- Tentativas de suicídio e suicídio

Fonte: Brasil. Ministério da Saúde. Secretaria de Atenção à Saúde. Departamento de Ações Programáticas Estratégicas. Linha de cuidado para a atenção integral à saúde de crianças, adolescentes e suas famílias em situação de violências: orientação para gestores e profissionais de saúde / Ministério da Saúde. Secretaria de Atenção à Saúde. Departamento de Ações Programáticas Estratégicas. – Brasília: Ministério da Saúde, 2010. Disponível em: https://bvsms.saude.gov.br/bvs/publicacoes/linha_cuidado_criancas_familias_violencias.pdf

criança ou adolescente sob a sua autoridade, guarda ou vigilância para que repudie o outro genitor ou que cause prejuízo ao estabelecimento ou à manutenção de vínculos com este.

Cabe, nesses casos, processo judicial, no qual o juiz poderá determinar as medidas provisórias necessárias para preservação da integridade psicológica da criança ou do adolescente, inclusive para assegurar sua convivência com o genitor alienado ou viabilizar a efetiva reaproximação entre ambos, se julgar apropriado.

Exemplos de alienação parental:

- Desqualificar a conduta do genitor no exercício da paternidade ou maternidade.
- Dificultar o exercício da autoridade parental.
- Dificultar contato da criança ou adolescente com o outro genitor.
- Dificultar o exercício do direito regulamentado de convivência familiar.
- Omitir deliberadamente informações pessoais relevantes sobre a criança ou adolescente (escolares, médicas, alterações de endereço).
- Apresentar falsa denúncia contra o outro genitor, contra familiares deste ou contra avós, para dificultar a convivência deles com a criança ou o adolescente.

- Mudar o domicílio para local distante, sem justificativa, visando dificultar a convivência com o outro genitor e familiares deste.

A prática de ato de alienação parental fere o direito fundamental da criança ou do adolescente de convivência familiar saudável, prejudica as relações de afeto com o outro genitor e com o grupo familiar, constitui abuso moral contra a criança ou o adolescente e descumprimento dos deveres inerentes à autoridade parental ou decorrentes de tutela ou guarda.

Negligência ou omissão do cuidar

A negligência caracteriza-se pela omissão, de forma crônica, pelos pais ou responsáveis, em prover os cuidados básicos essenciais ao desenvolvimento global da criança e do adolescente, quanto a higiene, nutrição, saúde, educação, proteção e afeto, apresentando-se em vários aspectos e níveis de gravidade, sendo o abandono o grau máximo.

Como uma agressão crônica, a negligência traz a todo tempo para a vítima a percepção de sua desvalorização total, tanto como filho, ou dependente, quanto como pessoa. Sem lugar ou importância para a família, a criança e o adolescente não conseguem desenvolver autoconfiança, nem o respeito a si próprio e muito menos aos outros.

O Código Penal Brasileiro caracteriza o "abandono de incapaz" e a "exposição ou abandono de recém-nascido" nos seus Art. 133 e 134. Na caracterização de "Maus-tratos" do Art. 136 está clara a visão da época e a fragilidade da defesa das crianças e dos adolescentes quanto ao Código Penal em vigor (artigo do CP promulgado em 1940). Ele determina como crime apenas quando se submete a criança e o adolescente "a privação de alimentação ou cuidados indispensáveis, a trabalho excessivo ou inadequado, ao abuso de meios de correção ou disciplina". BRASIL. Artigos 133, 134, 136. Código Penal Brasileiro. 1940.

A negligência é responsável por quase metade dos casos de maus-tratos na infância notificados, tida infelizmente como um dano de menor impacto à saúde da criança e do adolescente. No entanto, comparada às outras formas de violência, é a que apresenta maior índice de mortalidade.

■ Classificação

O termo "Omissão do Cuidar", adotado pela autora para fazer diferenciação da definição de Negligência para a área do Direito, na qual seria um crime sem intenção de dolo, engloba tanto a forma sociocultural, como a forma intencional de descuido, desproteção e ou desafeto. Esta última ocorre em todas as classes socioculturais, etnias e credos As duas apresentações da Omissão do Cuidar merecem abordagens completamente diferenciadas.

Forma Sociocultural (não intencional) – acontece nas classes sociais menos favorecidas, pela ausência de recursos financeiros mínimos para manter condições de vida digna, ou por falta de educação quanto às necessidades da infância e adolescência e atingindo de forma igualitária todos os membros da família.

Forma Intencional (consciente ou não) – nessa apresentação a omissão do cuidar tem um caráter perverso, pois não pode ser justificada pela ignorância, pelo desconhecimento ou pela falta de condições sociais para suprir as necessidades da infância e adolescência. Nela, os vínculos dos responsáveis com a criança ou adolescente são frágeis ou nulos, e, o bem estar e desenvolvimento não são prioridades para seus cuidadores.

A negligência pode ser física e ou psicológica em suas variáveis quanto à saúde, educação, desenvolvimento e afeto. O Quadro 9.7 apresenta sinais de alerta relacionados às formas de negligência.

QUADRO 9.7	Sinais de alerta relacionados à negligência

Negligência Física

- Descaso com doenças, demora inexplicável na procura de recursos médicos, tratamentos inadequados, não seguimento de recomendações e acompanhamento irregular de portador de patologia crônica
- Doenças parasitárias ou infecciosas frequentes
- Prejuízo à saúde por falta ou irregularidade no acompanhamento às normas de prevenção, como calendário vacinal
- Lesões de pele ou dermatite de fraldas de repetição (sem tratamento)
- Cáries dentárias (sem tratamento)
- Déficits de crescimento e desenvolvimento sem problema de saúde que os justifique
- Descuido na guarda, no preparo ou na oferta dos alimentos
- Obesidade por má oferta de alimentação ou imposição nutricional
- Higiene inadequada, levando a prejuízos da saúde, mantida mesmo depois de orientação
- Ausência de proteção contra acidentes e violência praticada por outros
- Falta de proteção contra intempéries climáticas
- Uso de vestimentas muito inferiores ou contrastantes com o padrão apresentado pelos pais ou oferecido aos outros irmãos

Negligência Educacional

- Falta de acompanhamento à escolaridade
- Permissão ou estímulo ao absenteísmo escolar ou omissão frente a ele
- Não matrícula da criança na escola na idade oportuna
- Indiferença quanto às dificuldades de aprendizagem, de comportamento ou de relacionamento com seus pares

Negligência Psicológica

- Desatenção às necessidades de atenção, afeto, amor e proteção
- Permissão, estímulo ou omissão frente ao uso do álcool ou outras drogas
- Permissão, estímulo ou omissão frente ao uso excessivo das mídia virtuais e jogos eletrônicos
- Indução ao sedentarismo, inatividade,
- Criança ou adolescente deixado sob guarda ou cuidados de terceiros, sem acompanhamento dos responsáveis ou supervisão
- Recusa ou expulsão de moradia (lar), abrangendo a não procura de menor foragido e recusa em acolhê-lo no seu retorno

Fonte: Adaptado de: Pfeiffer L, Hirschheimer MR, Ferreira AL. Negligência ou omissão do cuidar. Manual de Atendimento às Crianças e Adolescentes vítimas de Violência. Coordenadores: Waksman RD, Hirschheimer MR, Pfeiffer L. CFM, SPSP, SBP, 2018. P 81-101.

Diagnóstico

É enorme o número de crianças portadoras de enfermidades crônicas ou recidivantes, vítimas de negligência que frequentam os pronto-socorros e não são reconhecidas como tal, fazendo com que os atendimentos se multipliquem sem resolutividade por falta de acompanhamento ambulatorial adequado. É o caso, por exemplo, do paciente asmático que só é trazido para atendimento na exacerbação das crises, sem receber tratamento para controle da doença.

A negligência física pode ser a responsável por inúmeras internações, particularmente as relacionadas às omissões quanto às vacinas, alimentação, prevenção de doenças e no tratamento de doenças de evolução crônica. Nos serviços de saúde, devem chamar atenção:

- Internações frequentes.
- Eventos e traumas não intencionais repetitivos (com frequência acima do esperado).
- Acometimento de enfermidades passíveis de prevenção.

Por ocasião do atendimento médico, alguns padrões de comportamento podem ser indicativos de crianças negligenciadas, como: pais e criança raramente se tocam; apreensão, desconfiança, apatia ou sonolência; dores e queixas psicossomáticas; comportamentos extremos: tímidos, passivos, agressivos, destrutivos, submissos, retraídos, choro excessivo.

O acompanhamento dos pacientes submetidos à negligência por longo tempo pode ser bastante frustrante, com limitadas possibilidades de recuperação satisfatória. Esse processo terá maior probabilidade de ocorrer com o atendimento precoce e adequado, pelo tratamento interdisciplinar dos agravos físicos e emocionais, como também a assistência familiar, apoiados pelos meios de proteção legal.

Síndrome de Münchausen por procuração (SMPP)

O nome desta síndrome é uma referência ao Barão Karl Friedrich Hieronymus von Münchhausen (1720-1797), militar e senhor rural alemão que costumava contar estórias elaboradas sobre batalhas, sempre com um tom bastante fantasioso e exagerado, conseguindo inicialmente uma evolução social notável, mas acabou por ser conhecido como símbolo da mentira.

A Síndrome de Münchausen M foi descrita pela primeira vez pelo médico inglês Richard Asher, em 1951, através de sua observação em pacientes que procuravam hospitais de Londres, apresentando histórias fantasiosas, que insistiam em sinais e sintomas não habituais, resistentes às terapias comuns e que tinham como objetivo estar em contato com o sistema de saúde.

A SMPP foi descrita em 1977 pelo pediatra Roy Meadow, caracterizando-a por doenças produzidas em crianças por suas mães ou cuidadoras, de modo que estas se beneficiavam da atenção dispensada por equipes médicas para a "suposta doença" de seus filhos.

Assim ele iniciou um alerta aos profissionais de saúde sobre a existência de responsáveis ou cuidadores, com grande frequência as mães, que diziam de sinais e sintomas de uma criança que desafiavam o saber médico por não responderem às terapêuticas indicadas. Foi, então, acrescentado o termo "por transferência" (ou "por procuração", ou by proxy) ao nome da síndrome, por serem os sinais e sintomas ditos ou criados em um outro, frágil e indefeso, habitualmente uma criança ou adolescente.

O comportamento é compulsivo, a pessoa é incapaz de abster-se, mesmo sabendo dos riscos de ser descoberta a violência e dos danos que causa à vítima, podendo chegar à morte, tendo conhecimento pleno do que faz.

Deve ser considerada uma grave perturbação psíquica, de tratamento difícil e prognóstico reservado. Esses atos são descritos nos tratados de psiquiatria como transtorno factício e classificados no Código Internacional de Doenças como F68.1 – Produção deliberada ou simulação de sintomas ou de incapacidades físicas ou psicológicas.

Na visão atual da SMPP, não apenas se criam histórias, mas, na maioria dos casos, os sinais e sintomas são provocados, criados, bem como exames e procedimentos invasivos são solicitados e tratamentos desnecessários acabam por ser indicados pelo médico, numa violência planejada e dirigida.

A SMPP compõe um misto de violência física (pela simulação ou produção dos sintomas e imposição das avaliações e tratamentos médicos invasivos) e de negligência (pela desconsideração das necessidades reais da criança), associada à violência psíquica grave (pelo sofrimento e angústias que provoca). Sua continuidade depende da participação do médico menos atento, que, mesmo de forma não intencional, coloca em ato os danos desejados pelo agressor, tanto pelos exames invasivos e tratamentos desnecessários, como pela não interrupção da violência.

A SMPP pode expressar-se de três formas, de acordo com a gravidade da condição clínica que provoca, conforme mostramos na Tabela 9.1.

Frequentemente, quando é levantada a suspeita da SMPP, descobre-se que havia uma história com anos de evolução e os eventos, apesar de grosseiros, não foram considerados quanto a essa possibilidade. Em mais de 40% dos casos outros filhos também já sofreram essa forma de abuso.

SEÇÃO 1 ▪ PEDIATRIA PREVENTIVA E PROMOÇÃO DA SAÚDE

Tabela 9.1. Formas de expressão da SMPP

Forma de expressão	Características
Mentira	• Quando o agressor relata o que não ocorreu como, por exemplo, convulsão, vômitos, febre, que a criança não aceita determinado leite ou que apresenta alergias, o que pode privar a criança de alimentos ou medicamentos dos quais necessita sem motivo real
Simulação	• Não ocorre agressão direta à criança, mas, por exemplo, aquecer o termômetro para simular febre, acrescentar sangue (geralmente do próprio agressor) à urina ou fezes para simular hemorragia, fraudar anotações de enfermagem ou resultados de exames. É estimado que em aproximadamente 25% das ocorrências da síndrome há essa forma de apresentação
Indução de sintomas ou sinais	Ocorre em cerca de 50% dos episódios, com agressão direta à criança, por exemplo: dar catárticos para provocar diarreia, atritar a pele para provocar erupções ou aquecer a criança para elevar sua temperatura. Essa forma de agressão pode produzir uma doença com risco de morte como, por exemplo, induzir vômitos e diarreia provocando desidratação, intoxicar o paciente com anticoagulante provocando uma síndrome hemorrágica, dar sedativo provocando coma, asfixiar a criança quase até a morte

Fonte: adaptada de: Cardoso ACA, Hirschheimer MR, Pfeiffer L. Síndrome de Munchausen por transferência ou procuração (causada por terceiro) Manual de Atendimento às Crianças e Adolescentes vítimas de Violência. Coordenadores: Waksman RD, Hirschheimer MR, Pfeiffer L. CFM, SPSP, SBP, 2018. P 115-30.

▪ Características gerais

As características gerais da SMPP encontram-se descritas no Quadro 9.8 e as manifestações clínicas, os sinais e sintomas encontram-se descritos na Tabela 9.2.

▪ Sinais de alerta

Frequentemente, o responsável pela criança procura o sistema de saúde com múltiplas queixas, já avaliadas em vários outros serviços e, na história, há referências sobre

---

QUADRO 9.8 — Características gerais da SMPP

- Queixas constantes pelos responsáveis (agressor) de sinais e sintomas de doenças, de várias localizações, não compatíveis com patologias habituais ou sem resposta aos tratamentos indicados
- Descrições de situações repetitivas de sinais gerais e inespecíficos, como febre, irritabilidade, cefaleia, recusa alimentar
- Solicitação de exames laboratoriais, novas consultas, especialidades, procedimentos invasivos, sem demonstrações de preocupação com o sofrimento que irão causar na criança
- Não concordância entre os achados de exame físico e as queixas do responsável cuidador
- Falta de coerência entre os sinais e sintomas relatados com a investigação laboratorial, negativa ou inconclusiva para a doença indicada
- Questionamentos constantes dos diagnósticos e tratamentos propostos
- Limitação de várias atividades próprias da idade da vítima, como escolares, sociais e de lazer, com a desculpa de protegê-la do agravamento ou o surgimento de nova "doença"
- Do agressor
  - Busca de atendimento médico frequente, por queixa de sintomas fixos e sem resposta aos tratamentos convencionais, ou com sintomas variados e procura de consultas em especialistas de diversas áreas, sem descrição de obtenção de melhora
  - Demonstração de certo orgulho ou satisfação em contar, em detalhes e com uso de termos médicos, os sintomas e o sofrimento da criança ou adolescente, sem sinais de emoção, como dor, pena ou revolta
  - Uso da linguagem médica ou que se assemelha a ela, mesmo em pessoas de baixa escolaridade, demonstrando um saber além do esperado para sua cultura e profissão, com necessidade de mostrar um saber para questionar o médico e sua equipe
  - Insatisfação constante com os diagnósticos e tratamentos propostos, na busca de novas investigações
  - Críticas e humilhações da equipe, especialmente aos mais simples na hierarquia do atendimento e para qualquer um, quando algum questionamento é feito sobre as incoerências percebidas
  - Tentativas de evidenciar a incapacidade e impotência dos profissionais que não acreditam nos sintomas apresentados
  - Uso de meios e manobras de sedução para alguns escolhidos da equipe médica, seja com elogios ou presentes, procurando um reconhecimento constante de sua atuação como cuidador de uma dedicação exclusiva e abnegação absoluta para a busca do diagnóstico e tratamento da criança
  - Em agressores de maior cultura, busca de informações da medicina de maneira obsessiva, para tentar manter o domínio da equipe e direcionamento da violência a ser imposta à vítima
- Da vítima
  - Da parte da criança, uma colagem no discurso do agressor, muitas vezes repetindo com as mesmas palavras, a queixa de ter sintomas dos quais, muitas vezes, não sabe nem o significado
  - Possibilidade de reprodução das queixas, como sinais e sintomas, pelo convencimento do agressor de sua existência ou por assumir o papel desejado por ele, como preço de seu amor
  - Forte ligação ou dependência absoluta com o agressor
  - Comportamento conformado ou até mesmo apático da criança frente às investigações e limitações impostas, assumindo o papel de "doente difícil", quando não incurável e em risco de vida constante
  - Sinais e sintomas próprios da negligência e violência psicológica impostas pelo agressor

Fonte: Pfeiffer L. Síndrome de Münchausen por Procuração. PRONAP. Volume 17. Sociedade Brasileira de Pediatria. 2014. p. 42-61.

Tabela 9.2. Queixas mais comuns na SMPP

Tipo	Características
Queixas neurológicas	• São comuns e incluem relatos de crises convulsivas, apneia, depressão, delírios e alucinações, trazidos apenas pelo responsável, que não se verificam no discurso da criança ou nos resultados de seu desempenho em outro meio que não o doméstico. Outras queixas ocorrem, como hiper ou hipossonia, agressividade, irritabilidade, hiperatividade e déficit de atenção
Queixas gastrointestinais	• Vômitos induzidos mecanicamente ou com o auxílio de drogas, diarreias pela administração de laxativos, dores abdominais intratáveis, obstipação severa, buscando a prescrição de medicamentos que aumentem o peristaltismo – para provocar as cólicas abdominais ou lavagens intestinais
Quadros cutâneos e alérgicos	• Rashes cutâneos, que podem ser induzidos pela aplicação de substâncias cáusticas, tinturas na pele, por meio de atrito e escoriações, doença atópica não responsiva aos tratamentos habituais ou com frequência superior ao aceitável, sintomas alérgicos exuberantes, repetitivos, com dificuldades em detectar o agente causal pela ausência de esforços do responsável para minimizar o quadro
Febre	• Pode ser por aquecimento do termômetro, aquecimento da própria criança ou por injeção de substâncias pirógenas. Estima-se que quase 10% das queixas de febre investigadas como sendo sem sinais de localização ou de etiologia indeterminada são por essa síndrome
Sangramentos simulados ou provocados	• Hematúria é a mais frequente, melena, hematêmese e sangramentos orificiais, com sangue de outra pessoa, por administração de medicamentos anticoagulantes ou substâncias coloridas que aparentem ser sangue
Distúrbios nutricionais	• Desnutrição, má nutrição, obesidade, erros alimentares mantidos, apesar de orientação terapêutica detalhada, culpabilização da criança pelas escolhas alimentares
Infecções urinárias de repetição	• Sem razões orgânicas aparentes
Intoxicações alimentares ou medicamentosas inexplicáveis	• Com pouca demonstração de preocupação em encontrar o agente causal
Evento Aparente de Risco de Morte (ALTE – *apparent life-threatening event*), até Síndrome da Morte Súbita	
Acréscimo de sintomas ou aumento da frequência de eventos relacionados a uma doença preexistente	

Fonte: adaptada de: (1) Cardoso ACA, Hirschheimer MR, Pfeiffer L. Síndrome de Munchausen por transferência ou procuração (causada por terceiro) Manual de Atendimento às Crianças e Adolescentes vítimas de Violência. Coordenadores: Waksman RD, Hirschheimer MR, Pfeiffer L. CFM, SPSP, SBP, 2018. P 115-30. (2) Pfeiffer L. Síndrome de Münchausen por Procuração. PRONAP. Vol. 17. Sociedade Brasileira de Pediatria; 2014. p. 42-61.

falta de resposta aos diversos tratamentos instituídos e da insatisfação relacionada aos atendimentos anteriores.

Algumas características da mãe e da família devem levantar a suspeita, como: mãe ou cuidador(a) inteligente, articulado, simpático, comunicativo, parecendo ser muito dedicado e atencioso com a criança. Não se afastam da cabeceira do leito e têm grande aptidão teatral. Utilizam vocabulário médico de forma exagerada e exibicionista e fazem perguntas a todos sobre as causas, planos de investigação e de tratamento, sem, no entanto, preocuparem-se realmente com a evolução e o prognóstico. De forma aberta ou dissimulada sugerem condutas, manifestando entusiasmo com novos exames diagnósticos e esquemas terapêuticos. Quando confrontados abertamente com a hipótese, tornam-se agressivos e arrogantes.

■ Diagnóstico e conduta

O diagnóstico geralmente é difícil, necessitando de uma equipe experiente composta por médicos, enfermeiros, psicólogos e assistentes sociais; o intervalo de tempo que transcorre para a realização do diagnóstico pode variar de 3 a 6 meses. Os sinais e sintomas podem persistir, mesmo com a criança internada, em 75 a 95% das vezes, já que o responsável permanece ao lado dela; chama a atenção é que desaparecem ou melhoram quando se afasta da criança.

Deve-se buscar a sequência das queixas e dos atendimentos anteriores, mesmo em outros serviços. É indicada a internação e o posterior afastamento do suspeito de ser o(a) agressor(a), para observação da existência ou não dos sintomas e investigação laboratorial de possíveis intoxicações, medicalização ou envenenamentos. Deve ser observado o comportamento da mãe ou do outro agressor(a), a indiferença quanto ao bem-estar da criança e a evolução do quadro da doença, bem como a preocupação desviada para a confirmação do diagnóstico, que devem levar à suspeita, assim como a existência de situações semelhantes com outros filhos ou crianças sob sua responsabilidade.

Violência química

Caracteriza-se pela imposição para a criança ou adolescente, por parte do cuidador, seja ele o responsável ou não, de substâncias psicoativas, seja as drogas lícitas e ilícitas, seja através de medicação obtida do médico através de falsas queixas, com efeito em sistema nervoso central, om o intuito de conter, controlar, inibir, dominar, subjugar, menosprezar ou culpabilizar a vítima pelos seus próprios atos contra ela (Pfeiffer L. Classificação dos níveis de gravidade da violência na infância e adolescência. Tese de Doutorado. UFPR, 2011).

Pode advir da intolerância do agressor às características normais da criança e adolescente de acordo com a sua faixa etária, ou dos comportamentos distorcidos que a criança apresenta, secundários a outras formas de violência que lhe são infligidas, ou ainda, a seu desejo perverso de maltratar usando amarras químicas como forma de contenção.

A violência química pode se apresentar nas formas primária e secundária.

Na forma primária há o uso de psicofármacos justificado pela exacerbação de atitudes normais da infância, pela fabulação de sinais e sintomas, ou ainda pela criação destes para justificar a obtenção da medicação psicoativa, criando-se assim um laço com o profissional de saúde, que não consegue enxergar o engodo. A utilização do psicofármaco caracteriza-se como violência direta, tendo como objetivos: anular a presença da criança (aumentando os períodos de sono), inibir as reações e atitudes próprias da infância, anestesiar uma vida de sofrimento, encobrir falhas e faltas em relação ao amar e cuidar, ou até mesmo para bloquear o desenvolvimento neuropsicomotor normal.

Já na forma secundária há a administração de medicação psicoativa a crianças e adolescentes, indicados por profissional de saúde, consequente a queixas de sintomas inexistentes, distorcidos ou provocados pelo adulto cuidador.

É uma forma de violência que necessita da participação direta do médico, que pode se satisfazer com diagnósticos superficiais, trazidos de forma indireta, através de queixas que não são da criança ou adolescente ou ainda pelo preenchimento, pelos pais, de questionários inadequados, que acabam homogeneizando os comportamentos.

Intoxicações e envenenamentos

Habitualmente, nos casos de ingestão acidental de substâncias tóxicas, os responsáveis ou estão presentes no momento do acidente ou descobrem o fato logo após, procurando atendimento médico imediatamente e identificando o agente causal. A criança, com frequência, mostra o que tomou aos responsáveis, especialmente se o gosto não for agradável, solicitando ajuda. A quantidade ingerida voluntariamente costuma ser pequena, sendo bastante raros os casos de morte em ingestão acidental de produtos tóxicos.

Em graus extremos – e raros – de maus-tratos, os agressores podem lançar mão de intoxicações ou envenenamentos como forma de manter a submissão, causar dor ou até mesmo levar à morte da criança ou adolescente. Em situações mais veladas – mais frequentes – muitos bebês e crianças pequenas são expostos a diversos tipos de medicações e até mesmo ao álcool, dado em suas mamadeiras ou misturado a outros alimentos, com o propósito de mantê-los quietos ou fazê-los adormecer, anulando as suas presenças.

Levados pela falsa ideia da inocuidade de muitos medicamentos, alguns adultos administram analgésicos ou calmantes sem nenhum critério ou saber quanto aos efeitos destas drogas sobre a criança que, na dependência da dosagem, pode causar depressão neurológica – torpor ou sonolência – e/ou respiratória, respiração superficial até parada cardiorrespiratória e morte.

Quanto aos envenenamentos, os agentes utilizados são os mais variados, desde produtos químicos de uso domiciliar (inseticidas, produtos de limpeza, querosene, diluidores de tinta, cáusticos), venenos, como os para matar ratos (facilmente adquiridos), sal, drogas psicoativas tidas como lícitas e ilícitas, como álcool e cocaína e medicamentos.

São sinais de alerta para a possibilidade de violência química, por envenenamento, uso de medicação ou intoxicações intencionais, quando a criança apresentar os sintomas descritos no Quadro 9.9.

QUADRO 9.9 — Sinais de alerta para envenenamentos ou intoxicações intencionais

1. Doença de origem não definida e com sintomas complexos, com comprometimento de sistema nervoso central, dos mecanismos de coagulação, quadro exuberante de sistema digestório, sinais de depressão respiratória, sem que se possa enquadrá-los em patologia conhecida

2. Criança com histórico de envenenamento acidental, mas com relato confuso e discordante entre os que a tinham sob seus cuidados, habitualmente associado à ausência de preocupação pela identificação do agente tóxico, habitualmente ingerido em grandes quantidades, independentemente de ter gosto desagradável

3. Demora na procura do atendimento após envenenamento dito como "acidental", sem demonstração de preocupação dos responsáveis pelo tempo perdido para seu tratamento, nem de suas consequências para a criança

4. Criança com sintomas crônicos de "doença desconhecida", repetitivos, sem diagnóstico, podendo caracterizar a Síndrome de Münchausen por procuração, provocada por envenenamento ou intoxicação crônicos

5. Associação a sinais de negligência ou outras formas de maus-tratos

6. Busca frequente ou constante de médicos diversos, que aceitem as queixas dos responsáveis agressores, de que a criança ou adolescente tem comportamentos ou transtornos mentais para obtenção da medicação psicoativa, para usá-la como amarras químicas no controle da vítima

Fonte: Pfeiffer L. Classificação dos níveis de gravidade da violência contra crianças e adolescentes. Tese de Doutorado. UFPR, 2011. Disponível em: https://acervodigital.ufpr.br/handle/1884/34918. Acesso em: 20/11/2020.

Nesses casos, os exames laboratoriais e toxicológicos levarão ao agente causal e se faz sempre necessário considerar a possibilidade de negligência que favoreceu a ingestão da substância tóxica pela criança, ou intoxicação ou envenenamento intencionais, ou ainda a presença de sintomas compatíveis com a administração crônica de medicação psicoativa.

Filicídio

O filicídio refere-se ao ato de provocar a morte cometido por um ou ambos os pais, independentemente da idade da vítima.

Nas psicoses puerperais ou outras psicoses, o filho pode representar um risco para a mãe, que vê na morte sua proteção. Mas, nem sempre se encontrará doença psíquica nos genitores, mas muitas vezes um quadro de violência intrafamiliar crônica e a falta de laços de afeto e valor com o filho morto. Deve-se tomar cuidado especial nos casos de filicídio de lactentes pois, muitas vezes, o diagnóstico de psicose puerperal pode ser "arranjado" para inocentar a mãe homicida. Outros sinais de violência anterior devem ser buscados e o exame pericial é obrigatório.

Não existe consenso na literatura relativamente à proporção entre filicidas do sexo masculino e feminino.

Quando o pai, é o agressor, com maior frequência compartilha de muitas características dos pais abusadores, como homens extremamente violentos, onde a morte do filho é consequência de mais um ato de agressividade descontrolada, tendo a criança como objeto de sua propriedade. Pais que tiveram infância pautada pela violência e discórdia tendem a relacionar-se com seus filhos através da violência.

No entanto, a frequência de mães filicidas não é pequena e a investigação do crime cabe à polícia, que deve sempre ser chamada em casos de morte sem causa evidente.

Quanto a idade e gênero das crianças, os primeiros 6 meses de vida são o período de maior risco, uma vez que este período é mais propício à psicose puerperal, mas também de maior fragilidade da criança, independentemente de presença de doença mental materna. Embora a proporção de crianças do sexo masculino e feminino menores de 5 anos assassinadas por seus pais seja equivalente, a porcentagem de meninas aumenta a partir desta idade.

Especial atenção deve ser dada a quadros que sejam trazidos como a Síndrome da Morte Súbita, pois pode esconder um filicídio. Todos os óbitos não acompanhados pelo médico e que não tenham justificativa clínica reconhecida devem ser encaminhados ao Instituto Médico Legal para investigação da causa da morte, mesmo na infância e adolescência e independente das manifestações de tristeza, negação ou desespero dos pais. Os homicidas costumam se proteger da denúncia com essas atitudes.

Violência cibernética

A violência cibernética é um problema que vem crescendo no Brasil e no mundo, à medida que meninas e meninos, particularmente adolescentes, passam cada vez mais tempo on-line, em especial na Internet e nas redes sociais.

Tal acesso pode trazer benefícios como o estímulo à criatividade e à informação, mas tem trazido também prejuízos, como a exposição à violência ou a indução à sua prática, seja em si mesmo, seja contra um outro. Embora garotas e meninos sejam ambos vulneráveis aos diferentes riscos e danos relacionados ao uso indevido das tecnologias de comunicação e informação, as meninas são hoje uma grande parte das vítimas de abuso e exploração sexual na internet/redes sociais.

Estudos apontam que 80% dos materiais que contém abuso sexual de crianças retratam meninas, que têm a transmissão indevida de suas imagens e são ainda vítimas de crimes sexuais por meio cibernético, embora também ocorram com os meninos, em números que não se tem notícia.

A Lei nº 11.829/2008 altera o Estatuto da Criança e do Adolescente (Lei nº 8.069, de 13 de julho de 1990), para aprimorar seus artigos 240 e 241 no combate à produção, venda e distribuição de pornografia infantil, bem como criminalizar a aquisição e a posse de tal material e outras condutas relacionadas à pedofilia na internet. Essa lei estendeu a tipificação para abarcar crimes cometidos via internet, como: captação de imagens com conteúdo sexual; venda, troca, disponibilização, divulgação; aquisição, posse ou armazenamento; adulteração e montagem e aliciamento por qualquer meio de comunicação.

Além dos crimes ligados à sexualidade, os desafios mortais, apresentados como "jogos", tem levado crianças e adolescentes a várias formas de auto agressão, chegando ao suicídio. Como exemplo, o chamado "jogo da sufocação", onde as vítimas são estimuladas a colocar sacos plásticos em suas cabeças, como se a provar sua resistência, é um comportamento de risco que se espalhou rapidamente entre crianças e jovens, causando dependência, sequelas neurológicas e até morte em todos os países do mundo, inclusive no Brasil.

Essas atividades são realizadas com a proposta de vivenciar sensações fugazes de euforia, atraindo inúmeros participantes por meio dos milhares de vídeos postados em redes sociais que não protegem a infância e a adolescência. São conteúdos veiculados através de empresas que comercializam o uso da internet, que deveriam ser responsabilizada pela sua divulgação e danos que causam.

O problema destes desafios que podem ser mortais, segundo o Instituto DimiCuida, e não tidos como simples jogos, é que estão sendo sempre atualizados, num crescente em absurdo e perversidade, com muito poucas ações de alerta e coibição dos meios digitais e da Lei, como pode ser observado na mídia digital brasileira, embora haja poucos estudos científicos a respeito deste tema.

O incentivo à prática dos desafios mortais é disseminado como inofensivo e desperta a curiosidade dos adolescentes por meio da venda falsa de uma nova e forte emoção.

As crianças e adolescentes que procuram praticar os desafios mortais, como o do sufocamento ou enforcamento sozinhos, correm maior risco de morrer. Os principais motivos são: tornar-se parte de um grupo; aceitar desafios feitos pela pressão dos colegas ou dos "amigos virtuais"; personalidade de busca de curiosidade e emoção orientações obtidas em locais comuns da internet sobre os passos de cada desafio, o escore de outros supostos usuários das práticas perversas de auto agressão, e até de como evitar o monitoramento dos pais de atividades e pesquisas online; o desconhecimento dos riscos e a ideia equivocada de que se trata de um jogo; a falta de ética e proteção do meio virtual, que oferece aos perversos do mundo real uma forma de captar suas vítimas em larga escala e sem riscos; a impunidade dos meios virtuais quanto à divulgação e propagação das formas de auto agressão e de todas as outras violências.

Sinais de que uma criança ou um adolescente está envolvido com a prática de autoagressão está descrito na Tabela 9.3, como as lesões factícias ou com os desafios mortais, como os de asfixia:

O Marco Civil da Internet (Lei nº 12.965/2014), que estabelece princípios, garantias, direitos e deveres para o uso da Internet no Brasil, explicita que:

- "Art. 29: o usuário terá a opção de livre escolha na utilização de programa de computador em seu terminal para exercício do controle parental de conteúdo entendido por ele como impróprio a seus filhos menores, desde que respeitados os princípios desta Lei e do Estatuto da Criança e do Adolescente.

  Parágrafo único. Cabe ao poder público, em conjunto com os provedores de conexão e de aplicações de internet e a sociedade civil, promover a educação e fornecer informações sobre o uso dos programas de computador previstos no caput, bem como para a definição de boas práticas para a inclusão digital de crianças e adolescentes."

Frente a essa forma contemporânea de violência, é fundamental que no atendimento rotineiro se inclua na anamnese e nas orientações tanto a pais como às crianças e aos adolescentes:

Avaliação sobre o tipo de uso dos meios virtuais na família e, em especial da criança e do adolescente, como horário, limites, controle parental, participação dos pais na escolha dos conteúdos a serem acessados, e, dos já navegados.

Alerta sobre os possíveis danos à saúde física e psíquica de crianças e adolescentes pelo mal uso ou uso abusivo e não supervisionado dos meios virtuais.

Orientação sobre as condições do bom uso das telas e dos outros meios virtuais contraindicados como forma de ocupação ou lazer abaixo de dois anos de idade, limitado a uma hora por dia dos 3 aos 5 anos e até duas horas ao dia acima dos 6 anos de idade, sempre com supervisão de adulto responsável.

Fonte: Manual de Orientação. Grupo de Trabalho Saúde na Era Digital da Sociedade Brasileira de Pediatria (2019-2021). Documento científico: #MENOS TELAS #MAIS SAÚDE. Dez 2019. Acesso em 20/11/2020. Disponível em: https://www.sbp.com.br/fileadmin/user_upload/_22246c-ManOrient_-__MenosTelas__MaisSaude.pdf

Promover ações para subsidiar, elaborar e ou participar de medidas governamentais, incluindo as legais que determinem a responsabilização dos meios de divulgação *online* que mantém conteúdos sobre práticas de auto agressão até a indução ao suicídio, bem como de conteúdos que contenham violência psíquica e sexual.

Tabela 9.3. Sinais de que uma criança ou um adolescente está envolvido com a prática de autoagressão	
Comportamento	• Manter-se isolado com portas trancadas • Encontro de nós nos espaços do adolescente • Marcas de desgaste nas colunas da cama, barras do armário etc, pela colocação das cordas ou outras amarras • Qualquer tipo de alça, corda ou cinto colocado em locais mais altos, sem motivo/explicação • Sons de "baque", como quedas • Histórico de uso da *internet* por tempos prolongados, especialmente em horários que dificultam a supervisão dos responsáveis • Uso de roupas de golas altas, mangas compridas ou capuz, a esconder o corpo, independentemente da temperatura ambiente • Isolamento da família e de seus pares saudáveis • Mudanças no comportamento habitual, com períodos de agressividade ou hiperatividade
Sinais físicos	• Olhos avermelhados • Dores de cabeça sem origem clara, após o uso prolongado da internet ou nos dias seguintes • Marcas lineares no pescoço, sugerindo tentativas de sufocação ou enforcamento; • Desorientação depois de passar um tempo isolado com acesso à internet; • Lesões de pele inexplicáveis, como as consequentes a se cortar, se queimar ou se espancar.

Fonte: Adaptada de: Guilheri J, Andronikof A, Yazigi L. The "choking game": a new craze among Brazilian children and young people. Psychophysiological, behavioral and epidemiological characteristics of 'asphyxial games'. Ciênc. Saúde Coletiva 22 (3), Rio de Janeiro, Mar 2017. Acesso em 10/11/2020. Disponível em: https://www.scielo.br/scielo.php?pid=S1413-81232017002300867&script=sci_arttext&tlng=en.

Consequências da violência na infância e adolescência

A exposição à violência na infância ou juventude, em qualquer estágio do desenvolvimento, pode ter consequências duradouras e está associada a aumento do risco de distúrbios neuropsiquiátricos. Estes tendem a apresentar baixa resposta ao tratamento e outras doenças crônicas, quando a violência não é interrompida precocemente e suas consequências físicas e psíquicas não tratadas com a especificidade e tempo necessários a cada caso.

Podem estar presentes associações neurobiológicas que medeiam tal vulnerabilidade: fatores genéticos; fatores ambientais (como uso de substâncias psicoativas); alterações no eixo hipotálamo-hipófise-adrenal e produção de citocinas inflamatórias (estresse tóxico).

A violência na infância e juventude não interrompida e não tratada está associada a:

- Aumento do risco de transtorno de humor
  - F30- Episódio maníaco
  - F31- Transtorno afetivo bipolar
  - F32- Episódio depressivo
  - F33- Transtorno depressivo recorrente
  - F34- Transtornos persistentes do humor:
  - F34.0- Ciclotimia
  - F34.1 – Distimia
  - F43.1- Estado de estresse pós-traumático
- Recorrência de tais episódios
- Aumento do risco de ideação suicida
- Maiores comorbidades com menor expectativa de vida.

Fonte: Lippard ETC, Nemeroff CB. The Devastating Clinical Consequences of Child Abuse and Neglect: Increased Disease Vulnerability and Poor Treatment Response in Mood Disorders. Am J Psychiatry. 2020 Jan 1;177(1):20-36. Disponível em: https://ajp.psychiatryonline.org/doi/10.1176/appi.ajp.2019.19010020.

A violência é o principal fator de risco de quadros de alterações de comportamento que se assemelham a transtornos mentais ainda na infância e na adolescência, que podem se cristalizar na idade adulta.

Diferentes tipos de violência, incluindo a omissão do cuidar, tem a possibilidade de resultar em diferentes alterações na estruturação da personalidade da criança e do adolescente, bem como na formação cerebral, dependendo da idade do início da violência (quanto mais precoce, maior o dano), duração e vínculo de dependência física e psíquica da vítima com os agressores.

Segundo Mello e cols., 46% dos pacientes com depressão sofreram maus-tratos na infância e que 57% dos pacientes com transtorno bipolar referiram abuso ou negligência na infância.

Os maus-tratos que começam no início da infância e se estendem por um período mais longo estão associados a piores desfechos. Aumentam o risco de transtornos do humor e de progressão da doença via inflamação, como indicado por medidas como Proteína C – reativa (PCR) e citocinas inflamatórias, incluindo fator de necrose tumoral alfa e interleucina 6.

Foi aventada, por Anderson P, a transmissão intergeracional de trauma e psicopatologia – um fenômeno estudado em vítimas do Holocausto.

É importante conhecer os mecanismos de toxicidade e de prevenção para promover saúde, bem-estar e qualidade de vida das crianças durante as etapas de curto, médio e longo prazo do crescimento e desenvolvimento neuropsicomotor da criança.

O estresse provocado pela violência é classificado como tóxico, ou seja, as adversidades superam a capacidade da pessoa em lidar com desafios impostos por fatores estressantes de longa duração, frequentes e de forte intensidade.

São fatores de risco para o estresse tóxico características familiares desfavoráveis e eventos passíveis de prevenção, tais como os acidentes e as diversas formas de violência.

O estresse tóxico, ou os danos gerais causados pela violência vão interferir no desenvolvimento cerebral, podendo reduzir a formação de estruturas fundamentais para as reações de defesa e de controle de humor, causando disfunção dos sistemas neuroendócrino e límbico e afetando a neuroplasticidade estrutural e funcional.

De forma direta, a violência e suas consequências vão impedir a disponibilidade neuronal e psíquica da criança e do adolescente para outras realidades que não a violência sofrida e, em conjunto, a médio e longo prazo, se terá probabilidade maior de apresentar : distúrbios do sono, terror noturno, déficits do desenvolvimento neuropsicomotor, dificuldades de aprendizado; comportamento impulsivo; transtorno compulsivo, transtorno de hiperatividade; transtornos da conduta; abuso de substâncias psicoativas, outras formas de autoagressão, até o suicídio.

As consequências do estresse tóxico na vida adulta aumentam a vulnerabilidade de doenças crônicas, como: obesidade; hipertensão arterial sistêmica; Diabetes melito; cardiopatias isquêmicas; acidentes vasculares encefálicos; doenças autoimunes.

Adaptado de: Departamento Científico de Pediatria do Desenvolvimento e Comportamento da Sociedade Brasileira de Pediatria. O papel do pediatra na prevenção do estresse tóxico na infância. Manual de Orientação da SBP 3;2017 Jun:1-24. Acesso em 20/11/2020 pela Internet: https://www.sbp.com.br/fileadmin/user_upload/2017/06/Ped.-Desenv.-Comp.-MOrient-Papel-pediatra-prev-estresse.pdf

Roteiro de atendimento

Todas as formas de violência doméstica devem ser reconhecidas como enfermidades, pois são assim definidas pelo Ministério da Saúde e identificadas no Código Internacional de Doenças (CID-10), como mostra o Quadro 9.10.

152 SEÇÃO 1 ▪ PEDIATRIA PREVENTIVA E PROMOÇÃO DA SAÚDE

QUADRO 9.10	Código Internacional de Doenças (CID-10*) relativas a maus-tratos, abuso ou violência doméstica		

	Diagnóstico principal		
T74	Síndromes de maus-tratos		
	.0	Abandono	
	.1	Sevícias físicas e síndrome da criança espancada	
	.2	Abuso sexual	
	.3	Abuso psicológico	
	.8	Outras síndromes especificadas de maus-tratos	
	.9	Síndrome não especificada de maus-tratos	
F68	.1	Produção deliberada ou simulação de sintomas ou de incapacidades, físicas ou psicológicas.	
Z61	Problemas relacionados com eventos negativos de vida na infância		
	.0	Perda de relação afetiva na infância	
	.1	Remoção do lar na infância	
	.2	Padrão alterado de relações familiares na infância	
	.3	Eventos que originam a perda de autoestima na infância	
	.4	Problemas relacionados com abuso sexual alegado de uma criança por uma pessoa de dentro de seu grupo	
	.5	Problemas relacionados com abuso sexual alegado de uma criança por pessoa de fora de seu grupo	
	.6	Problemas relacionados com abuso físico alegado da criança	
	.7	Experiência pessoal amedrontadora na infância	
	.8	Outros eventos da vida pessoal negativos na infância	
	.9	Evento pessoal negativo não especificado na infância	
Z71	.1	Pessoa com medo de uma queixa para a qual não foi feito diagnóstico. Afecção não provada; "O problema era estar normal"; "Sadio problemático"	

Diagnósticos associados			
A vítima de maus-tratos ou abuso pode apresentar múltiplos diagnósticos de traumas físicos, lesões de pele, lesões e sequelas neurológicas, além de sequelas psíquicas (cada um com codificação própria).			
Se conhecida, associar com a forma da agressão			
Y05	Agressão sexual por meio de força física (inclui tentativa de estupro e de sodomia)		
Y06	Negligência e abandono pelos pais		
Y07	Outras síndromes de maus-tratos (inclui: abuso sexual, crueldade mental, sevícias físicas e tortura).		

Completar a codificação conforme o suposto agressor:		
.0	pelo esposo ou companheiro	
.1	pelos pais	
.2	por conhecido ou amigo	
.3	por autoridades oficiais	
.8	por outra pessoa especificada	
.9	por pessoa não especificada	
X90	Agressão por meio de produtos químicos e substâncias nocivas não especificados	
X91	Agressão por meio de enforcamento, estrangulamento e sufocação	
X92	Agressão por meio de afogamento e submersão	
X93	Agressão por meio de disparo de arma de fogo de mão	
X94	Agressão por meio de disparo de espingarda, carabina ou arma de fogo de maior calibre	
X95	Agressão por meio de disparo de outra arma de fogo ou de arma não especificada	
X96	Agressão por meio de material explosivo	
X97	Agressão por meio de fumaça, fogo e chamas	
X98	Agressão por meio de vapor de água, gases ou objetos quentes	
X99	Agressão por meio de objeto cortante ou penetrante	
Y00	Agressão por meio de um objeto contundente	
Y01	Agressão por meio de projeção de um lugar elevado	
Y02	Agressão por meio de projeção ou colocação da vítima diante de um objeto em movimento	
Y03	Agressão por meio de impacto de um veículo a motor	
Y04	Agressão por meio de força corporal	
Y08	Agressão por outros meios especificados	
Y09	Agressão por meios não especificados (Inclui: tentativa de assassinato SOE ou tentativa de homicídio SOE e homicídio não premeditado	

Complementar a codificação conforme o local da ocorrência	
.0	Residência
.1	habitação coletiva
.2	escolas, outras instituições e áreas de administração pública
.3	área para a prática de esportes e atletismo
.4	rua e estrada
.5	áreas de comércio e de serviços
.6	áreas industriais e em construção
.7	Fazenda
.8	outros locais especificados
.9	local não especificado

* CID-11, apresentado para adoção dos Estados Membros em maio de 2019, durante a Assembleia Mundial da Saúde, entrará em vigor em 1º de janeiro de 2022. Disponível em https://pebmed.com.br/oms-lanca-a-cid-11-veja-o-que-muda-na-nova-classificacao-internacional-de-doencas/.

O reconhecimento das várias formas de violência contra crianças e adolescentes deve, portanto, fazer parte da rotina dos profissionais da saúde, assim como a abordagem dessas situações que muitas vezes é de extrema complexidade. Estar atento para suspeitar ou comprovar a existência de maus-tratos requer, além de conhecimento, habilidade, sensibilidade e compromisso com a função médica.

Os profissionais da saúde desempenham papel fundamental no levantamento da suspeita, na confirmação diagnóstica, no tratamento das lesões e possíveis sequelas, no acompanhamento e no desencadeamento das medidas legais de proteção cabíveis a cada caso.

Abrangência do atendimento

Deve-se ter em mente que há sempre quatro componentes na situação de maus-tratos que devem ser avaliados: o estado geral da vítima, o tipo de agressão, as características do agressor e a família (se é protetora, impotente ou conivente com a violência). Pfeiffer L. Classificação dos Níveis de Gravidade da Violência contra Crianças e Adolescentes. Tese de Doutorado. UFPR, 2011.

É importante definir qual a forma de abordagem que melhor se adapta a cada situação para elaborar um plano de trabalho da equipe que participará das intervenções.

O atendimento de situações com suspeita de violências a crianças e adolescentes deve ser realizado, preferencialmente, por equipe multiprofissional com as seguintes características: capacitada, integrada, institucionalizada, ciente de suas atribuições e capaz de interagir com outras instituições.

O papel do médico diante de um caso de suspeita de violência doméstica envolve diversas atribuições, entre elas:

- Identificar ou levantar suspeita sobre os casos trazidos a seu conhecimento através da anamnese e do exame físico.
- Prestar o atendimento emergencial necessário, independentemente da situação da investigação policial.
- Dar continuidade ao atendimento em nível ambulatorial, interagindo com os demais membros da equipe multiprofissional.

Nos casos de suspeita de violência sexual:

- Coletar as provas forenses se estas tiverem de ser realizadas durante o atendimento emergencial e não houver tempo hábil para tal coleta em serviço especializado (IML) por risco à saúde da vítima.
- Prescrever a profilaxia para doenças sexualmente transmissíveis e, se for o caso, a contracepção de emergência.
- Propor o encaminhamento para serviços que ofereçem abortamento legal, nos casos que resultem em gestação e esse seja o desejo da vítima.
- Encaminhar para atendimento psicológico.

Não existe impedimento legal ou ético para o atendimento imediato de vítimas de violência, priorizando a emergência ou urgência médica. Questões policiais e judiciais devem ser abordadas após o atendimento das necessidades emergenciais médicas da vítima.

A recusa infundada do atendimento médico caracteriza, ética e legalmente, imperícia e omissão de socorro, com todas as suas consequências. Nesse caso, de acordo com o Art. 13, § 2º do Código Penal, o médico pode ser responsabilizado civil e criminalmente pelos danos físicos e mentais ou eventual morte do paciente.

Encaminhamentos

Quando a suposta vítima de violência apresentar lesões leves e não for detectado risco de revitimização com o seu retorno para a sua família deve-se notificar o Conselho Tutelar (CT) da região de moradia do paciente, mediante relatório institucional elaborado pelos membros da equipe multiprofissional.

Considera-se como risco de revitimização o fato de o/a agressor/anão ser controlável ou a família do paciente não demonstrar ser competente e capaz de proteger a criança ou adolescente (nos casos de histórico anterior de violência, família impotente, conivente ou partícipe da violência).

Essa notificação pode ser encaminhada imediatamente, esse é apenas um dos meios de desencadear parte das medidas de proteção necessárias a cada caso de suspeita de violência contra criança ou adolescente. O médico é sempre responsável pelo diagnóstico, definição dos tratamentos necessários, acompanhamento e desencadeamento das medidas de proteção legal.

Na presença de lesões graves ou quando o retorno da criança ou adolescente para sua moradia puder resultar em revitimização, ela deve ser internada, permanecendo sob a proteção da instituição hospitalar. A notificação ao Conselho Tutelar precisa ter o caráter emergencial e encaminhada também o Ministério Público (MP) e/ou a Vara da Infância e Juventude (VIJ) da região de moradia do paciente, mediante ofício contendo relatório médico detalhado, e, de preferência, acompanhado do elaborado pela equipe multiprofissional.

Sem este diagnóstico, os meios legais não terão instrumentos para promover os processos necessários para a proteção da vítima nem de julgamento do crime.

Na suspeita de ato criminoso de maior potencial ofensivo, como a violência em geral grave e a sexual extrafamiliar, a vítima e seus responsáveis devem ser orientados a tomar as providências policiais e judiciais cabíveis, iniciando com a notificação criminal por meio de Boletim de Ocorrência (BO). Quando o agressor possui o poder familiar sobre a vítima, o BO deve ser providenciado pela equipe de saúde ou Conselho Tutelar, de acordo com o Art. 245 do Estatuto da Criança e do Adolescente.

A denúncia de qualquer tipo de violência, incluindo o crime de estupro é obrigatória na infância e adolescência. Somente acima de 18 anos a vítima pode decidir sobre registrar o BO ou não, não lhe podendo ser negado o encaminhamento para abortamento, se assim ela o desejar.

Ao juiz da Vara da Infância e Juventude cabe decidir o encaminhamento legal a ser dado ao caso. A alta hospitalar dependerá de critérios clínicos e da decisão judicial.

É importante ressaltar a importância da proteção e preservação física de quem notifica. Por isto, a notificação deve ser realizada preferencialmente pela instituição onde a suposta vítima está sendo atendida, pois convém evitar envolvimentos pessoais. Os enfrentamentos diretos com a família e agressor(a) não são procedimentos éticos e, em caso de agressividade por parte desses, a polícia deve ser chamada, bem como o CT.

O ideal de uma notificação é, portanto, que ela seja codificada e emitida em nome da instituição, que tem o dever legal de garantir esta denúncia (artigo 245 do ECA). A codificação evita que o agressor venha intimidar ou ameaçar o profissional responsável pela notificação, mas permite que um juiz solicite maiores esclarecimentos sobre o caso denunciado, garantindo a proteção da vítima, caso necessário.

Somente em casos excepcionais, de risco e sem o apoio da instituição (esta também deverá ser denunciada), o médico poderá lançar mão de denúncia anônima, por telefone (em São Paulo e outros estados, pelo Disque Denúncia – telefone 181, ou, em âmbito nacional, à Secretaria de Direitos Humanos do Governo Federal – telefone 100).

A Ficha de Notificação/Investigação Individual de Violência Doméstica, Sexual e Outras Violências foi instituída pela Portaria GM/MS 104/2011, incluindo os casos suspeitos ou confirmados de violência como doença de notificação compulsória a ser encaminhada também à Vigilância Epidemiológica.

A notificação pode ser definida como a informação emitida pelo setor da saúde ou por qualquer outro órgão ou pessoa para o CT, MP ou VIJ, com a finalidade de promover avaliação ampla da situação de violência, seu nível de gravidade e a definição das medidas de proteção legal necessárias a cada caso. A definição do tratamento à saúde física e psíquica das vítimas é de competência do médico.

A notificação deve desencadear um processo que visa interromper as atitudes e comportamentos violentos contra a vítima, sejam eles por parte da família ou de qualquer agressor. Não tem poder de denúncia policial, mas tem a finalidade de chamar o Poder Público à sua responsabilidade e assim, em caso de crime, tem-se também a obrigação de garantir a realização do Boletim de Ocorrência, seja pelos responsáveis, seja pelo Conselho Tutelar, ou pela própria instituição de saúde.

A notificação de suspeita ou confirmação de Maus-tratos é um dever do médico, previsto também no Art. 28 do Código de Ética Médica 2010.

Após a alta hospitalar a criança ou adolescente, assim como suas famílias, deverão ser encaminhadas para acompanhamento ambulatorial por equipe multiprofissional.

É muito importante o acompanhamento de perto da criança ou adolescente, para assegurar que não haja piora do quadro de violência, enquanto as medidas de proteção não são efetivadas.

Providências policiais e judiciais

Nos casos de violência extrafamiliar grave, após o atendimento médico, os responsáveis legais pela criança ou adolescente deverão ser orientados a lavrar um Boletim de Ocorrência Policial em uma delegacia, de preferência especializada no atendimento a crianças e adolescentes, ou, na sua falta, de mulheres, que deverá encaminhar o paciente para exames e coleta de provas forenses pelos peritos do IML.

O preenchimento adequado do prontuário é imprescindível, com o registro detalhado da anamnese e do encontrado no exame físico completo da vítima

Nos casos de suspeita ou diagnóstico de violência sexual é necessária, para fins judiciais, a coleta de material para provas forenses pelo perito do IML. O ideal, quando não há risco para o paciente, é que o médico perito do IML faça a avaliação e coleta desse material antes de qualquer outro procedimento.

Nos casos em que as provas forenses tiverem de ser colhidas na emergência, deve-se arquivá-las em condições adequadas à disposição do Poder Judiciário e seu local de guarda deve estar precisamente anotado no Prontuário do Paciente.

É importante lembrar que o prontuário pertence ao paciente, portanto está sujeito a sigilo profissional, que só pode ser revelado com autorização expressa do paciente ou seus responsáveis legais, ou justa causa ou dever legal (Art. 73 do Código de Ética Médica, 2010).

■ **Possíveis destinos de crianças e adolescentes vítimas de maus-tratos**

– Adoção

É uma das formas de colocação da criança em família substituta no sentido de garantir seu direito à convivência familiar e comunitária, como está previsto no Estatuto da Criança e do Adolescente (ECA).

A adoção só é escolhida como solução depois de esgotadas todas as tentativas de se reintegrar a criança a sua família de origem, incluindo a família estendida (tios, avós, etc.), desde que esses tenham condições para impedir a continuidade da violência e possuam bons e consistentes vínculos com a criança. Não é o laço de sangue que determina o laço de amor, por isso a necessidade de avaliação dos membros da família que são indicados para a guarda da criança.

Esse trabalho de reintegração envolve toda a rede pública de serviços municipais e estaduais, pois a garantia desse direito é dever não somente do Poder Judiciário, mas também do poder executivo, sem o qual as famílias socioeconomicamente desfavorecidas e com poucas oportunidades não conseguem prover seus filhos do básico necessário para permanecer com eles e promover seu desenvolvimento e proteção integral, caso essa seja a real causa dos Maus Tratos.

A adoção acaba funcionando como uma das medidas de proteção jurídica para dar uma família a uma criança ou adolescente que a perdeu, por alguma razão muito forte, ou cujos pais foram destituídos do poder familiar por falhar em seus deveres de guarda, proteção, respeito, amor... transforma esse filho que nasceu em certa família, em filho da outra família, de outros pais, o que, entretanto, não apaga sua herança genética.

A criança e o adolescente têm o direito inalienável de conhecer sua ascendência genética. O ECA (art. 27) estabelece que o reconhecimento do estado de filiação é direito personalíssimo, indisponível e imprescritível, observado o segredo de justiça.

Deste modo, se, por motivos médicos, for imperativo encontrar essas origens, deve-se orientar a família a buscar os dados relativos aos pais biológicos nos autos do processo da criança na VIJ onde foi feita a adoção. Quando ela atinge a maioridade, pode sozinha recuperar esse histórico, enquanto ainda é menor, depende dos pais ou responsáveis legais.

Atualmente os processos são arquivados após 2 anos da sentença de adoção, por existir período de acompanhamento pós-adoção que é obrigatório. Por isso, é importante orientar os pais por adoção a solicitar cópias dos autos do processo e do histórico da criança assim que a sentença sair, pois é importante que esta história, que pertence à criança, fique guardada com ela.

Se a criança não foi comunicada que foi adotada, deve-se orientar a família quanto à importância de se contar a verdade à medida que a criança cresce, conforme faz perguntas e de um modo que ela possa entender, a fim de não criar prejuízos ao seu desenvolvimento psicoemocional, pois mentiras e falsas histórias estão na base de muitos conflitos e psicopatologias.

No Brasil a adoção é regida pelas diretrizes trazidas pela Lei 12.010, de 29 de julho de 2009, a chamada Lei Nacional de Adoção.

– Institucionalização

As primeiras iniciativas de atendimento à criança abandonada no Brasil se deram por volta do século XVIII, quando as autoridades, preocupadas com o crescente fenômeno do abandono de bebês, reivindicaram à coroa portuguesa a permissão de se estabelecer uma primeira "Roda de Expostos", que começou na cidade de Salvador, em 1726.

O Brasil, apesar de ter sido o último país a acabar com a escravidão e com a Roda dos Expostos, foi o primeiro país a criar uma lei específica para crianças e adolescentes, após a Convenção Internacional sobre os Direitos da Criança, em 1989.

Em 1990 foi promulgado o ECA, um dos mecanismos mais avançados do mundo de proteção à infância, fruto de uma grande mobilização da sociedade civil. No entanto, ainda muitas crianças e adolescentes permanecem em famílias violentas, reféns de seus agressores.

As situações de violência doméstica, em que a criança ou adolescente são vítimas daqueles que teriam o dever e também o prazer do cuidar, quando notificadas, demandam medidas de proteção, que nas formas mais graves seriam de acolhimento institucional e posterior destituição do poder familiar. Muitas vezes a documentação médica com o diagnóstico claro da violência sofrida pela criança vai acelerar o processo judicial de proteção e julgamento, para depois se decidir pelo retorno da criança a seus responsáveis ou a perda do poder familiar.

No Brasil, no caso de genitores que entregam sua criança para um Juizado de proteção à infância e adolescência, não é considerado crime de abandono. É aceito que um casal se diga incapaz de cuidar de seu filho e, mediante a oficialização deste desejo, podem assinar a sua desistência da paternidade.

O abandono, sim, é considerado crime pelo Código Penal Brasileiro, Art. 133: Abandonar pessoa que está sob seu cuidado, guarda, vigilância ou autoridade e, por qualquer motivo, incapaz de defender-se dos riscos resultantes do abandono: Pena – detenção, de 6 meses a 3 anos.

O poder familiar, nomenclatura atual para a função da maternidade e paternidade, é o exercício através da autoridade dos pais sobre os filhos, no melhor interesse destes, bem como do dever dos genitores de cuidar e proteger seus filhos, para os quais se configura uma autoridade temporária, exercida até a maioridade ou emancipação dos filhos.

A perda do poder familiar se dá como medida de proteção à criança e ao adolescente, frente a situações de violências graves e gravíssimas intrafamiliares, em todas as suas apresentações, seja por violência física, psíquica, sexual ou negligência, sendo o abandono o grau máximo da última.

É dever do Estado ingressar na esfera privada da família para fiscalizar se os deveres dos pais no cuidado com sua prole estão sendo cumpridos, tornando claro que a autonomia da família não é absoluta.

As sanções aplicáveis para a preservação da saúde física e psíquica das crianças e dos adolescentes vão desde a suspensão temporária do poder familiar até a definitiva, com a consequente necessidade de acolhimento institucional.

As hipóteses de suspensão e perda do Poder Familiar estão contidas nos artigos 1.637 e 1.638 do Código Civil Brasileiro de 2002 (Com a suspensão do poder familiar, a criança será levada a uma instituição de acolhimento, que deverá reavaliar a sua situação a cada 6 meses). Do ECA, nos artigos 19 ("A sua permanência neste programa de acolhimento não poderá se prolongar por mais de 2 anos") e 98 ("Medidas de proteção devem ser aplicadas sempre que houver situações de violações dos direitos da criança e do adolescente").

Haverá indicação de acolhimento institucional de proteção a uma criança ou adolescente quando ocorrer:

- Morte, desaparecimento ou abandono dos genitores.
- Situações de violências intrafamiliares como a negligência, violência física, sexual e psíquica graves ou gravíssimas.
- Quando são necessárias medidas socioeducativas, nos casos de adolescentes em conflito com a lei. São situações diversas pelas causas, mas o que todos têm em comum são histórias de abandonos e muita violência.

Acompanhamento de saúde da criança ou do adolescente institucionalizado

Especial atenção deve ser dada a eles que, com seus laços de filiação rompidos, trazem para o sistema de proteção (acolhimento institucional) ou de punição (medidas socioeducativas), os danos físicos e psíquicos desta condição.

As razões do acolhimento e o histórico de vida destas crianças e de suas famílias devem ser avaliados, bem como dos atendimentos a que foram e ainda são levados.

Nas situações de omissão do cuidar, ou negligência, sempre extrema para chegar ao acolhimento, muitos danos à saúde podem ter acontecido e devem ser avaliados e tratados adequadamente, como: desnutrição crônica, erros nutricionais, falhas no calendário vacinal, atraso no desenvolvimento psicomotor, distúrbios da aprendizagem e baixa autoestima.

Nos casos de violência física, os danos possíveis devem ser avaliados, bem como a busca de sequelas, como: fraturas e desvios de consolidação, lesões específicas de órgãos ou aparelhos, como oculares, visuais e auditivas e lesões cerebrais.

Nas vítimas de violência sexual, meninos ou meninas, a possibilidade de doenças deve ser investigada, tais como: DST, infecções urinárias, lesões físicas consequentes ao abuso, manifestações físicas de somatização do sofrimento e, na adolescente, a possibilidade de gravidez.

Quanto à violência psíquica, deve ser avaliada em todos os tipos de violência como também de forma isolada, devendo as crianças e adolescentes serem encaminhados para tratamento psicológico ou psicanalítico quando apresentam sinais de sofrimento psíquico, como atraso de desenvolvimento, dificuldades de aprendizagem, alterações comportamentais, transtornos conversivos, sociopatias e sinais de autoagressão, entre outros.

A sensação de culpa pela violência sofrida e o consequente afastamento do núcleo familiar, mesmo que seja doente, costuma acompanhar toda criança institucionalizada, seja porque foi convencida que merecia a violência de seus agressores, seja porque foi descoberta a violência, ou porque a denunciou.

A explicação de que existem adultos que são incapazes de cuidar de sua prole e outros que têm desequilíbrio mental e acabam por maltratar os mais fracos e indefesos – crianças e adolescentes – é fundamental para que se retire das vítimas a culpa de seus sofrimentos e as s liberte da culpabilização dos agressores.

Comentários finais

- Muitas crianças e adolescentes trazem suas histórias de violências e sofrimentos que se sobrepõem a todas as suas potencialidades, determinando para elas uma vida de menor valor, de fracassos e de insatisfações.
- É fundamental que, frente a um diagnóstico de violência na infância e adolescência, busquem-se os danos e sejam avaliados os sinais e sintomas e as consequências destas agressões.
- O acompanhamento médico e psicológico das vítimas e suas famílias deve ser uma rotina, mas especialmente o diagnóstico precoce e o desencadeamento das medidas de proteção necessárias.
- Ficam algumas questões fundamentais para médicos:
- Qual é o nosso compromisso profissional de se capacitar para diagnosticar a doença violência e de poder realmente olhar e saber do sofrimento da criança?
- Como ninguém foi capaz de perceber ou suspeitar anteriormente
- Será que é omissão, imperícia, receio de represálias e/ou ameaças?
- A notificação é considerada ainda como invasão de privacidade familiar?
- Não se pode esquecer dos deveres moral, legal e ético, de fazer o diagnóstico da violência, tratar e proteger nossas crianças e adolescentes.
- Apesar de termos conseguido avançar significativamente na identificação do fenômeno e ter uma legislação protetora, por que ainda temos tanta violência contra a criança e o adolescente, não diagnosticada e tratada?

Conceitos-chave

- A violência doméstica ou intrafamiliar caracteriza-se como toda ação (violência física, sexual, psicológica) ou omissão (negligência, violência psicológica) por parte do adulto responsável ou cuidador, permanente ou temporário, que possa resultar em agravo ou prejuízo ao desenvolvimento físico, psicológico, moral, intelectual ou social da criança ou do adolescente.
- São abordados também:
  - na violência física – síndrome do bebê sacudido;
  - na violência sexual – aborto legal;
  - na violência psicológica – alienação parental;
  - formas específicas: síndrome de Munchausen por procuração, violência química, intoxicações e envenenamentos e filicídio;
  - na violência cibernética - seus sinais e o que fazer;
  - consequências da violência sofrida.
- Roteiro de Atendimento – os profissionais da saúde devem estar treinados e capacitados para reconhecer, suspeitar e abordar as várias formas de violência contra crianças e adolescentes, muitas vezes situações complexas que requerem conhecimento, habilidade, sensibilidade e compromisso.
- Encaminhamentos e Providências Policiais e Judiciárias – é fundamental saber levantar a suspeita, confirmar o diagnóstico, tratar as lesões e sequelas, acompanhar e garantir o desencadeamento das medidas legais de assistência e proteção.
- Outros temas abordados:
  - Adoção – solução escolhida depois de esgotadas todas as tentativas possíveis e não de risco para se reintegrar a criança a sua família de origem, acaba funcionando como uma das medidas de proteção jurídica para dar uma família a uma criança ou adolescente cujos pais foram destituídos do poder familiar;
  - Criança ou Adolescente institucionalizados – terão acolhimento institucional de proteção nas situações de: morte, desaparecimento ou abandono dos genitores; situações de violências intrafamiliares (negligência, violência física, sexual e psíquica graves) ou nas medidas socioeducativas, nos casos em conflito com a lei. Apesar de histórias diferentes, têm em comum o abandono e a violência. Nas formas mais graves, pode ser necessário o acolhimento institucional e posterior destituição do poder familiar.

Questões

1. Em relação à violência doméstica ou intrafamiliar contra crianças e adolescentes, é possível afirmar:
   - A) Violência cometida por ação ou omissão da parte do adulto responsável, permanente ou temporário.
   - B) Agressões cometidas na casa da criança ou adolescente, que desafiam a autoridade materna ou paterna.
   - C) Violência cometida habitualmente pelas famílias carentes e culturalmente desfavorecidas a seus dependentes.
   - D) Está relacionada ao uso de drogas lícitas e ilícitas por parte do agressor.
   - E) Os agressores mais comuns são os padrastos ou companheiros da mãe, sem vínculos de sangue com a vítima.

2. Na avaliação de lesões por trauma físico, sempre é necessário o diagnóstico diferencial entre trauma não intencional e intencional. O que não seria um dado para que, na anamnese, levante-se a suspeita de que uma criança é vítima de trauma por ato intencional (violência)?
   - A) Demora inexplicável na procura de recursos médicos na presença evidente de trauma.
   - B) Família desestruturada, mães solteiras, muito jovens, pais separados.
   - C) Incompatibilidade entre dados da história e os achados clínicos.
   - D) Descrição do trauma de formas diferentes pelos responsáveis e criança.
   - E) Situação de risco intrafamiliar, como histórico de violência a outros membros da família, drogadição, responsáveis com transtornos mentais.

SEÇÃO 1 ▪ PEDIATRIA PREVENTIVA E PROMOÇÃO DA SAÚDE

3. No atendimento de uma criança com fratura óssea, existem apresentações típicas de trauma intencional. Assinale o que não indicaria violência:

A) Fratura de Pouteau-Colins.

B) Fraturas bilaterais, ou em diferentes estágios de consolidação, fratura de costelas abaixo de 2 anos.

C) Fraturas não compatíveis com a atividade motora da criança, como fraturas de crânio em lactentes abaixo de 5 meses ou que ainda não rolam.

D) Fratura de ossos longos em espiral.

E) Fratura metafisária – "em alça de balde".

4. Quais são os sinais típicos que levam ao diagnóstico da síndrome do bebê sacudido (*shaken baby syndrome*)?

A) Irritabilidade, vômitos e febre há 48 horas.

B) Crise convulsiva tônico-clônica em criança maior de 5 anos.

C) Hemorragia retiniana com níveis variados de hemorragia intracraniana, sem histórico comprovado de trauma craniano grave não intencional, em lactente de menos de 3 anos de idade.

D) Fratura de crânio em criança de 7 anos, segundo os pais, bastante ansiosos, por queda de bicicleta.

E) Hematomas em região de fronte, com histórico de irritabilidade e sonolência, com relato de queda de trocador em lactente de 9 meses de idade.

5. A negligência é responsável por quase a metade dos casos notificados de maus-tratos na infância. Apesar de frequente, é a forma de violência doméstica que apresenta maior dificuldade para ser definida e identificada. Seriam sinais de alerta para suspeita de vítimas de negligência física, exceto:

A) Descaso com doenças, como demora inexplicável na procura de recursos médicos, tratamentos inadequados, não seguimento de recomendações e acompanhamento irregular de portador de patologia crônica.

B) Prejuízo à saúde por irregularidade no acompanhamento às normas de prevenção, como calendário vacinal, alimentação e estimulação.

C) Encontro de lesões de pele ou dermatite de fraldas de repetição (sem tratamento).

D) Infecções de repetição em criança de 1 ano de idade, que frequenta unidade de educação infantil.

E) Dentes em mau estado de conservação, cáries dentárias (sem tratamento), falta de proteção contra acidentes e violência praticada por outros.

6. Assinale quais são os sinais de alerta que identificam que a criança ou o adolescente está sendo vítima de violência psicológica isolada ou secundária a outras violências:

A) ( ) Comportamentos extremos de apatia, isolamento ou agressividade.

B) ( ) Alteração do ritmo do sono, ligada ao uso dos aparelhos eletrônicos.

C) ( ) Irritabilidade ou choro frequente, sem causa orgânica real.

D) ( ) Sinais de ansiedade ou medo constantes.

E) ( ) Dificuldades na fala, gagueira.

F) ( ) Tiques, manias, fobias.

G) ( ) Destrutividade, comportamento delinquente.

H) ( ) Enurese e/ou encoprese.

7. Na infância e início de adolescência a maioria dos casos de violência sexual acontece dentro de suas casas, tendo como agressor pessoa, homem ou mulher, responsável por ela ou que com ela mantém algum vínculo familiar, de convivência ou confiança. Assinale os comportamentos possíveis de acontecer entre as vítimas:

A) ( ) Dificuldades para evacuar.

B) ( ) Alterações do sono.

C) ( ) Alterações progressivas de comportamento, rendimento escolar e/ou de interesse por si mesmo.

D) ( ) Sinais de erotização precoce, como demonstrações de saber ou de comportamento sexual adiantado para a idade.

E) ( ) Masturbação frequente e sem controle social.

F) ( ) Sinais de autoagressão.

CAPÍTULO 9 ▪ VIOLÊNCIA CONTRA CRIANÇAS E ADOLESCENTES.... **159**

8. A síndrome de Munchausen é denominada "por procuração ou transferência" quando os sinais e sintomas são produzidos na criança ou adolescente ou vulnerável, por um outro, na maioria dos casos, a mãe ou cuidador(a). Este(a) agressor(a) inventa, simula ou produz sintomas em seu dependente, usando-o como meio de busca da atenção e de desafio do meio da saúde. Assinale as formas pelas quais ela pode se expressar:

    A) ( ) Invenção, por parte dos responsáveis, de sinais e sintomas com objetivos de ganhos materiais ou favorecimentos de outros, como obtenção de salários ou benefícios sociais.

    B) ( ) Simulação, sem agressão direta à criança, como aquecer o termômetro, pintar manchas na pele, acrescentar tinta ou sangue a urina ou fezes, fraudar anotações de enfermagem ou resultados de exames.

    C) ( ) Mentira, quando é relatado o que não ocorreu, como febre, convulsão, vômitos, não aceitação alimentar, alergias (pode privar a criança de alimentos ou medicamentos sem motivo real).

    D) ( ) Responsável com impossibilidade de manter os cuidados rotineiros da criança, que se queixa em demasiado.

    E) ( ) Produção de sintomas ou sinais, desde os mais simples, como dar catárticos para provocar diarreia; atritar a pele para provocar erupções; aquecer a criança para elevar sua temperatura, até as formas graves, como intoxicações e envenenamentos a produzir danos diretos à vítima, com risco de morte.

9. No atendimento a crianças e adolescentes supostos de serem vítimas de violência, a notificação é um dever legal e de extrema importância para desencadear medidas de proteção necessárias para cada caso, independentemente dos tratamentos indicados. Assinale as respostas corretas:

    A) ( ) A notificação deve ser feita pelo Serviço Social do estabelecimento hospitalar ou ambulatorial, que determinará os encaminhamentos necessários.

    B) ( ) O dever do médico termina no diagnóstico, sendo as outras ações puramente legais, não dependentes do profissional. A notificação só deve ser feita em situação de certeza do diagnóstico da violência.

    C) ( ) O Relatório do atendimento deve ser enviado ao Conselho Tutelar sempre e, nas situações graves e nas em que há risco de revitimização caso a vítima volte ao ambiente familiar, também à Vara da Infância e Juventude ou Ministério Público da região de moradia do paciente.

    D) ( ) O ideal é que tal notificação seja codificada e emitida pela instituição, que tem o dever legal de garantir essa denúncia (artigo 245 do ECA).

    E) ( ) Além da notificação ao Conselho Tutelar, Ministério Público e/ou à Vara da Infância e Juventude, a Ficha de Notificação/Investigação Individual de Violência Doméstica, Sexual e Outras Violências, instituída pela Portaria GM/MS 104/2011, incluindo os casos suspeitos ou confirmados de violência como doença de notificação compulsória, deve ser encaminhada também à Vigilância Epidemiológica.

10. Quais as razões para institucionalização de uma criança ou adolescente?

    A) ( ) Entrega do filho ao juizado, por pais que se negam ou dizem incapazes do cuidar.

    B) ( ) Crianças e adolescentes com dificuldades de aprendizagem severas.

    C) ( ) Morte, desaparecimento ou abandono dos pais.

    D) ( ) Situações de pobreza, com impossibilidade do sustento da prole.

    E) ( ) Violências intrafamiliares como a negligência, violência física, sexual e psíquica graves ou gravíssimas.

11. A adoção é uma das medidas de proteção jurídica para dar uma família a uma criança ou adolescente cujos pais foram destituídos do poder familiar por morte, por desejo declarado de abandono ou por terem falhado em seus deveres de guarda, proteção, respeito, amor. Após a adoção, como fica legalmente o vínculo da criança com sua ascendência genética?

    A) ( ) É importante orientar os pais por adoção a solicitar cópias dos autos do processo e do histórico da criança, assim que as sentenças de destituição do poder familiar e da determinação da adoção sejam concretizadas, para que esta história, que pertence à criança, fique guardada com ela.

    B) ( ) A criança e o adolescente têm o direito inalienável de conhecer sua ascendência genética. O artigo 27 do ECA estabelece que o reconhecimento do estado de filiação é direito personalíssimo, indisponível e imprescritível, observado o segredo de justiça.

    C) ( ) A família que foi destituída do poder familiar tem o direito de requerer seus laços familiares com a criança ou adolescente.

    D) ( ) São direitos legais da criança adotada o conhecimento das origens, do estado de filiação, da ascendência genética ou até da identidade genética.

    E) ( ) A família adotiva tem o direito de decidir sobre a revelação da adoção e das razões da destituição do poder familiar dos pais biológicos.

BIBLIOGRAFIA CONSULTADA

- Anderson P. Abuso na infância é, "de longe", o principal fator de risco de transtorno mental. Acesso pela Internet: https://portugues.medscape.com/verartigo/6504444#vp_1. Notificação em 13 de fevereiro de 2020.
- Brasil. Artigo 136 Código Penal Brasileiro. Brasília, 1940 - https://www.jusbrasil.com.br/topicos/10623140/artigo-136-do-decreto-lei-n-2848-de-07-de-dezembro-de-1940 Acesso em 29/11/2020.
- Brasil. Código Penal - Decreto-lei 2.848/40 | Decreto-lei nº 2.848, de 7 de dezembro de 1940. Disponível em: <http://presrepublica.jusbrasil.com.br/legislacao/91614/codigo-penal-decreto-lei-2848-40#art-133>. Acessado em: 29/11/2020.
- Brasil. Lei nº 8.069 de 13 de julho de 1990. Estatuto da Criança e do Adolescente (ECA). Disponível em: <https://www.planalto.gov.br/ccivil_03/leis/L8069.htm>. Acessado em: 10/01/2021.
- Brasil. Ministério da Saúde. Política nacional de redução da morbimortalidade por acidentes e violências. Portaria MS/GM nº 737 de 16/5/01 publicada no DOU de 18 de maio de 2001. Brasília: Ministério da Saúde; 2001. Disponível em: < http://bvsms.saude.gov.br/bvs/publicacoes/politica_reducao_morbimortalidade_acidentes_2ed.pdf>. Acessado em: 10/01/2021.
- Brasil. Presidência da República. Casa Civil. Subchefia para Assuntos Jurídicos. Código Civil. Lei no 10.406, de 10 de janeiro de 2002. Disponível em: <http://www.planalto.gov.br/ccivil_03/leis/2002/L10406.htm>. Acessado em: 10/01/2021.
- Brasil. Presidência da República. Casa Civil. Subchefia para Assuntos Jurídicos. Lei nº 12.010, de 3 de agosto de 2009. Dispõe sobre adoção. Disponível em: <http://www.planalto.gov.br/ccivil_03/_ato2007-2010/2009/lei/l12010.htm>. Acessado em: 10/01/2021.
- Brasil. Presidência da República. Casa Civil, Subchefia para Assuntos Jurídicos. Lei nº 12.318, de 26 de agosto de 2010. Dispõe sobre a alienação parental e altera o art. 236 da Lei nº 8.069, de 13 de julho de 1990. Disponível em: <http://www.planalto.gov.br/ccivil_03/_Ato2007-2010/2010/Lei/L12318.htm>. Acessado em: 10/01/2021.
- Brasil. Ministério da Saúde. Secretaria de Atenção à Saúde. Departamento de Ações Programáticas Estratégicas. Linha de cuidado para a atenção integral à saúde de crianças, adolescentes e suas famílias em situação de violências: orientação para gestores e profissionais de saúde / Ministério da Saúde. Secretaria de Atenção à Saúde. Departamento de Ações Programáticas Estratégicas. – Brasília: Ministério da Saúde, 2010. Disponível em: https://bvsms.saude.gov.br/bvs/publicacoes/linha_cuidado_criancas_familias_violencias.pdf
- Brasil. Ministério da Saúde. Secretaria de Atenção à Saúde. Departamento de Ações Programáticas Estratégicas. Atenção Humanizada ao Abortamento: Norma Técnica, Série A. Normas e Manuais Técnicos. Série Direitos Sexuais e Direitos Reprodutivos – Caderno nº 4, 2ª ed. atualizada e ampliada. Brasília: Ministério da Saúde; 2011. Disponível em: <http://bvsms.saude.gov.br/bvs/publicacoes/atencao_humanizada_abortamento_norma_tecnica_2ed.pdf>. Acessado em: 10/01/2021.
- Brasil. Ministério da Saúde. Secretaria de Atenção à Saúde. Departamento de Ações Programáticas Estratégicas. Prevenção e tratamento dos agravos resultantes da violência sexual contra mulheres e adolescentes: Norma técnica – 3ª edição atualizada e ampliada, Série A. Normas e Manuais Técnicos, Série Direitos Sexuais e Direitos Reprodutivos – Caderno nº 6. Brasília: Ministério da Saúde; 2012. Disponível em:<http://bvsms.saude.gov.br/bvs/publicacoes/prevencao_agravo_violencia_sexual_mulheres_3ed.pdf>. Acessado em: 10/01/2021.
- Brasil. Ministério da Saúde, Ministério da Justiça, Secretaria de Políticas para as Mulheres. Norma Técnica - Atenção Humanizada às Pessoas em Situação de Violência Sexual com Registro de Informações e Coleta de Vestígios. 1ª ed. Brasília – DF: Ministério da Saúde; 2015. Disponível em: <https://bvsms.saude.gov.br/bvs/publicacoes/atencao_humanizada_pessoas_violencia_sexual_norma_tecnica.pdf>. Acessado em: 10/01/2021.
- Brasil. Ministério da Saúde. Secretaria de Vigilância em Saúde. Departamento de DST, Aids e Hepatites Virais. Protocolo Clínico e Diretrizes Terapêuticas para Profilaxia Antirretroviral Pós-Exposição de Risco à Infecção pelo HIV. – Brasília: Ministério da Saúde, 2018. 98p.:il.Disponível em: <https://bvsms.saude.gov.br/bvs/publicacoes/protocolo_clinico_diretrizes_terapeuticas_profilaxia_pre_exposicao_risco_infeccao_hiv.pdf> Acessado em: 10/01/2021.
- Brasil. Secretaria de Direitos Humanos. Coordenação-Geral de Enfrentamento da Violência Sexual contra Crianças e Adolescentes - Secretaria de Promoção dos Direitos da Criança e do Adolescente. Direitos Humanos de Crianças e Adolescentes na Internet. Disponível em: https://www2.camara.leg.br/atividade-legislativa/comissoes/comissoes-temporarias/parlamentar-de-inquerito/55a-legislatura/cpi-crimes-ciberneticos/documentos/audiencias-publicas/audiencia-publica-08-09.15/apresentacao-heloiza-de-almeida-prado-botelho-egas. Acesso em 10/11/2020.
- Campos JA, Paes CEN, Blank D, Costa DM, Pfeiffer L, Waksman RD. Manual de Segurança da Criança e do Adolescente. Sociedade Brasileira de Pediatria/Nestlé Nutrição, 2004.
- Cartilha Política de Atenção à Gestante – Apoio Profissional para uma Decisão Amadurecida sobre Permanecer ou Não com a Criança. Disponível em: <http://www.saude.sp.gov.br/resources/ses/perfil/gestor/homepage/politica-de-atencao-a-gestante/cartilha_gestante_01_12_15.pdf>. Acessado em: 10/01/2021.
- Centro de Bioética do CREMESP. Destaques – Ministério lança norma técnica sobre aborto legal sem BO. [cited 2012 Jan]. Disponível em: <http://www.bioetica.org.br/?siteAcao=Destaques&id=27>. Acessado em: 10/01/2021.
- Grupo de Trabalho Saúde na Era Digital da Sociedade Brasileira de Pediatria. Manual de Orientação #Menos telas #mais saúde. SBP, dezembro de 2019. Disponível em: https://www.sbp.com.br/fileadmin/user_upload/_22246c-ManOrient_-__MenosTelas__MaisSaude.pdf. Acesso em 20/11/2020.
- Datasus. Dados sobre violência. MS, Brasília, 2018.
- http://tabnet.datasus.gov.br/cgi/tabcgi.exe?sinannet/cnv/viole-br.def. Acessado em 29/11/2020
- Manual de Atendimento às Crianças e Adolescentes vítimas de Violência. Coordenadores: Waksman RD, Hirschheimer MR, Pfeiffer L. CFM, SPSP, SBP, 2018. Disponível em: <https://www.spsp.org.br/downloads/Manual_Atendimento_Crian%C3%A7as_Adolescentes_V%C3%ADtimas_Viol%C3%AAncia_2018.pdf>. Acessado em: 10/01/2021.
- Mello M, Faria AA, Mello AF, Carpenter LL, Tyrka AR, Price LH. Maus-tratos na infância e psicopatologia no adulto: caminhos para a disfunção do eixo hipotálamo-pituitária-adrenal. Rev Bras Psiquiatr. 2009;31(Supl II):S41-8.
- ONU Mulheres. No Dia Laranja, ONU debate a violência cibernética contra meninas no contexto educacional. 28.07.2017. Disponível em: http://www.onumulheres.org.br/noticias/no-

-dia-laranja-onu-debate-a-violencia-cibernetica-contra-meninas-no-contexto-educacional/. Acesso em 10/11/2020.

- Palatnik D, Felzenszwalb I. Tem perigo no ar! Fortaleza/Ceará, Instituto DimiCuida. 2016, 40p.Disponível em: http://www.institutodimicuida.org.br/brincadeiras-perigosas/. Acesso em 10/11/2020.
- Pfeiffer L. Classificação dos níveis de gravidade da violência contra crianças e adolescentes. Tese de Doutorado. UFPR, 2011. Disponível em: https://acervodigital.ufpr.br/handle/1884/34918. Acesso em: 20/11/2020.
- Pfeiffer L. Síndrome de Münchausen por Procuração. PRONAP. Vol. 17. Sociedade Brasileira de Pediatria; 2014. p. 42-61.
- Pfeiffer L, Waksman RD. Diagnóstico das apresentações da violência na infância e adolescência. In: Burns DAR, Campos Júnior D, Silva LR, Borges WG, orgs. Tratado de Pediatria. 4ª ed. Barueri: Manole; 2017. Seção 3; p. 92-9.
- Pfeiffer L. Síndrome de Munchausen por Procuração. PRONAP. Vol. 17. Sociedade Brasileira de Pediatria. 2014;42-61.
- Procedimento de entrega voluntária de infante pela genitora no âmbito das Varas da Infância e da Juventude. Disponível em: <https://aasp.jusbrasil.com.br/noticias/244250240/tjsp-novo-provimento-regulamenta-o-procedimento-de-entrega-voluntaria-de-infante-pela-genitora.Acessado em: 10/01/2021.
- World Health Organization. Injuries and violence: the facts. Geneva: World Health Organization; 2010. Disponível em: <http://www.who.int/violence_injury_prevention/key_facts/en/index.html>. Acessado em: 10/01/2021.
- UNICEF. Hidden in Plain Sight. United Nations Children's Fund (UNICEF). Division of Data, Research and Policy, September 2014. ISBN: 978-92-806-4767-9. Disponível em: <https://www.unicef.org/publications/index_74865.html>. Acessado em: 10/01/2021.
- UNICEF. Ending Violence Against Children: Six Strategies for Action. © United Nations Children's Fund (UNICEF). September 2014. Disponível em: <https://www.unicef.org/publications/index_74866.html>. Acessado em: 10/01/2021.
- WHO. Preventing child maltreatment in Europe: a public health approach. EUR/07/50631214 Policy briefing. Violence and Injury Prevention Programme. WHO Regional Office for Europe. Disponível em: <http://www.euro.who.int/__data/assets/pdf_file/0012/98778/E90618.pdf>. Acessado em: 10/01/2021.

Respostas

1. (A)
2. (B)
3. (A)
4. (C)
5. (D)
6. (A), (C), (D), (E), (F), (G) E (H)
7. (C), (D), (E) E (F)
8. (B), (C) E (E)
9. (C), (D) E (E)
10. (A), (C) E (E)
11. (A), (B) E (D)

Adolescência

- Andrea Hercowitz
- Tania Maria Russo Zamataro

Definição

Adolescência é, segundo definição da Organização Mundial da Saúde (OMS), o período da vida que engloba indivíduos entre 10 e 19 anos. No Brasil, o Estatuto da Criança e do Adolescente (ECA) considera adolescentes indivíduos entre 12 e 18 anos. Quando estudamos a Medicina do Adolescente, também conhecida como Hebiatria, consideramos a primeira classificação, a da OMS.

Adolescência é a fase de transição da infância à idade adulta. Adolescentes não podem ser vistos como crianças grandes e nem como adultos pequenos, mas como pessoas que estão em busca da sua identidade e da independência, que estão descobrindo um mundo que até então desconheciam, tendo que aprender a lidar com liberdades e riscos. Além disso, têm que entender todas as mudanças do corpo, que insiste em dar sinais de que uma fase da vida está ficando para trás e que outra, totalmente desconhecida, está se iniciando.

É um momento de vida turbulento, marcado por mudanças físicas, psíquicas e sociais, e que, se não compreendido, passa a ser rotulado de problemático. Aqueles que pretendem lidar com adolescentes devem fazê-lo sem preconceitos, acolhendo esses jovens e apoiando-os neste período da vida que muitas vezes os assusta. A agressividade e a relutância mostradas inicialmente nada mais são do que máscaras escondendo a insegurança diante de tantas mudanças, que acontecem sem autorização de ninguém, sem que se possa voltar atrás.

Apesar de aparentemente esbanjarem saúde, muitos adolescentes morrem vítimas da violência, com altos índices de mortes por acidentes de trânsito, por armas (de fogo ou não), depressão e suicídio. O envolvimento precoce aumenta os riscos relacionados ao uso de drogas, gravidez não planejada e suas complicações, doenças sexualmente transmissíveis e HIV, além de outras doenças passíveis de prevenção. Depressão, transtornos alimentares e obesidade são também bastante incidentes nessa faixa etária.

Adolescência normal

Desenvolvimento físico

- Puberdade

Entende-se por puberdade as mudanças do corpo consequentes às alterações biológicas que ocorrem no final da infância e início da adolescência e que resultam na maturidade física e capacidade de procriação.

– Critérios de Tanner

Em 1970, Marshall e Tanner estabeleceram critérios para a avaliação do desenvolvimento puberal dos adolescentes segundo os caracteres sexuais secundários, relacionando-os com o crescimento estatural e a maturidade sexual. As Figuras 10.1 e 10.2 apresentam, respectivamente, os critérios de Tanner para os sexos feminino e masculino.

– Puberdade feminina

O primeiro sinal da puberdade feminina é o aparecimento do broto mamário, que pode ocorrer entre os 8 e os 13 anos de idade (M2). No início nota-se uma nodulação pequena atrás da aréola mamária, muitas vezes unilateral, com o surgimento do broto contralateral pouco tempo depois. Algumas meninas se queixam de dor de

Estágios de desenvolvimento das mamas

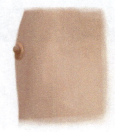

Estágio 1
- Mamas infantis (M1)

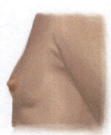

Estágio 2
- O broto mamário forma-se com uma pequena saliência com elevação da mama e da papila e ocorre aumento do diâmetro areolar. Melhor visualizar lateralmente (M2)

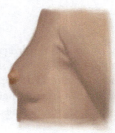

Estágio 3
- Maior aumento da aréola e da papila sem separação do contorno da mama (M3)

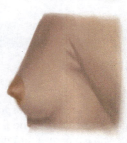

Estágio 4
- Aumento continuado e projeção da aréola e da papila formando uma segunda saliência acima do nível da mama (M4)

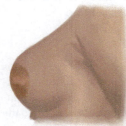

Estágio 5
- Mama com aspecto adulto, com retração da aréola para o contorno da mama e projeção da papila (M5)

Estágios de desenvolvimento dos pelos pubianos

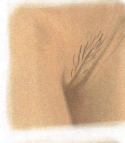

Estágio 1
- Ausência de pelos, ou pelugem natural (P1)

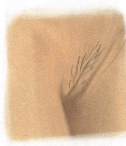

Estágio 2
- Pelos iniciam-se com uma pelugem fina, longa, um pouco mais escura, na linha centeral da região pubiana (P2)

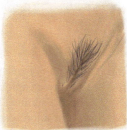

Estágio 3
- Pelos em maior quantidade, mais escuros e mais espessos, e discretamente encaracolados, com distribuição em toda a região pubiana (P3)

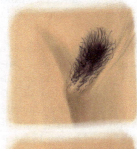

Estágio 4
- Pelos do tipo adulto, encaracolados, mais distribuídos, e ainda em pouca quantidade (P4)

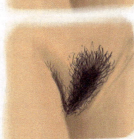

Estágio 5
- Pelos tipo adulto, com maios distribuição na região pubiana e na raiz da coxa (P5)

FIGURA 10.1. Tabela de Tanner feminina. Fonte: Caderneta de Saúde da Adolescente/MS.

Estágios de desenvolvimento da genitália

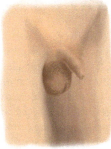

Estágio 1
- Genitália pré-puberal ou infantil (G1)

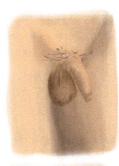

Estágio 2
- Aparece um afinamento e hipervascularização da bolsa escrotal, e aumento do volume testicular sem aumento do tamanho do pênis (G2)

Estágio 3
- Ocorre aumento da bolsa escrotal e do volume testicular, com aumento do comprimento do pênis (G3)

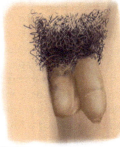

Estágio 4
- Maior aumento e hiperpigmentação da bolsa escrotal, maior volume testicular com aumento do pênis em comprimento e diâmetro, e desenvolvimento da glande (G4)

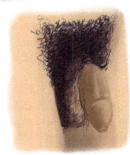

Estágio 5
- Genitália adulta em tamanho e forma e volume testicular (G5)

Estágios de desenvolvimento dos pelos pubianos

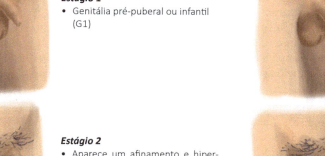

Estágio 1
- Pelugem pré-puberal ou infantil, nenhum pelo pubiano (P1)

Estágio 2
- Ocorre o início do crescimento de alguns pelos finos, longos, escuros e lisos na linha medial ou na base do pênis (P2)

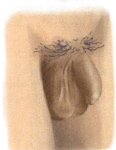

Estágio 3
- Aparecimento de maior quantidade de pelos, mais escuros e mais espessos, e discretamente encaracolados, com distribuição em toda a região pubiana (P3)

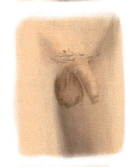

Estágio 4
- Pelos escuros, espessos, encaracolados, do tipo adulto, mas ainda em menor quantidade na sua distribuição na região pubiana (P4)

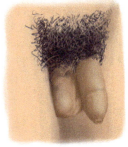

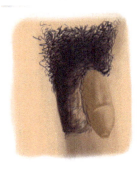

Estágio 5
- Pelos do tipo adulto, em maior quantidade, cobrindo toda a região pubiana, e estendendo-se até a superfície interna das coxas (P5)

FIGURA 10.2. Tabela de Tanner masculina. Fonte: Caderneta de Saúde do Adolescente/MS.

fraca intensidade à manipulação e aos traumas na região, que desaparece após alguns meses. As mamas lentamente ganham volume e modificam sua forma, inicialmente sem a separação dos seus contornos (M3) e posteriormente com a projeção da aréola e das papilas em relação ao restante das mamas (M4) até adquirirem características adultas (M5), no final da adolescência. A menarca costuma ocorrer em M4, quando as mamas apresentam um volume considerável, mas ainda não completaram o seu desenvolvimento, em média 2 anos e meio após o aparecimento do broto mamário.

Cerca de 6 meses após o início da puberdade aparecem os pelos pubianos, inicialmente lisos, finos e pouco pigmentados na região dos grandes lábios (P2). Gradativamente sua distribuição vai se espalhando, os fios se tornam mais pigmentados e espessos (P3), até que ocupam toda a região pubiana, inicialmente sem atingir as virilhas (P4) e posteriormente ocupando também essa região (P5). Os pelos axilares surgem cerca de 1 ano após o início da puberdade.

Em função da elevação dos hormônios sexuais, principalmente do estrogênio, é frequente o surgimento de um corrimento incolor que se torna amarelado no contato com a roupa íntima, e que não é acompanhado de nenhum sintoma associado, como ardor, coceira ou odor. Isso pode acontecer de 1 ano a 6 meses antes da menarca, sendo considerado normal. Também em decorrência dessa variação hormonal, as glândulas apócrinas começam a se manifestar, aumentando a sudorese e os odores corporais.

Conhecido como estirão do crescimento, a aceleração do crescimento no sexo feminino acontece no início da puberdade, após o aparecimento do broto mamário, e tem duração de 2 anos. No momento da menarca em geral o ritmo já está diminuindo, mas continua em velocidade mais lenta por 2 anos, até o fechamento completo das cartilagens de crescimento.

– Puberdade masculina

A puberdade masculina é tão intensa quanto a feminina, mas seu início é menos marcante. O primeiro sinal da entrada na puberdade apresentado pelos meninos é o aumento do volume testicular, que adquire uma medida maior do que 3 cm³ e a bolsa escrotal fica com a pele mais fina e às vezes com uma coloração mais avermelhada (G2). Este é o início de todas as mudanças que acontecerão no corpo do menino, considerando-se normal que ocorra entre os 9 e os 14 anos de idade. Lentamente os testículos e o escroto aumentam de volume e o pênis cresce em comprimento (G3) e posteriormente em diâmetro (G4). Com o desenvolvimento da glande, o pênis adquire as características do adulto (G5), em média 3 a 4 anos após o início das mudanças. A espermarca, ou seja, a primeira ejaculação, ocorre em G3. Também é em G3 que pode aparecer um aumento do tecido mamário, conhecido como ginecomastia puberal, uma situação benigna

e frequente, que pode acometer até 60% dos adolescentes do sexo masculino, e que costuma regredir espontaneamente em até 2 anos.

Cerca de 6 a 12 meses após o início do aumento do volume testicular começam a aparecer os pelos pubianos, lisos e finos na base do pênis (P2). Aos poucos eles vão aumentando em quantidade, distribuição e espessura (P3), até ocuparem toda a região pubiana, inicialmente poupando as virilhas (P4) e posteriormente recobrindo-as (P5). Mudam também as características dos pelos no resto do corpo, como braços e pernas, que escurecem e tornam-se mais espessos. Os pelos axilares e faciais surgem cerca de 2 anos após os pubianos. Assim como nas meninas, a variação hormonal e o início da ação das glândulas apócrinas fazem com que surja a sudorese e os odores corporais.

O fato de a puberdade poder se iniciar a qualquer momento entre os 9 e os 14 anos faz com que garotos da mesma idade possam ter corpos completamente diferentes, o que gera, frequentemente, angústia naqueles que ainda apresentam corpos infantis, principalmente no que diz respeito ao tamanho do pênis.

Com o conhecimento da evolução normal da puberdade, os profissionais que lidam com adolescentes podem dar suporte e ajudá-los a enfrentar essa fase com mais tranquilidade.

■ Crescimento

– Estirão do crescimento

Entende-se por estirão do crescimento a aceleração do crescimento que acontece na adolescência, com duração de cerca de 2 anos, e que pode atingir até 20% do total da estatura final do indivíduo. O termo velocidade de crescimento diz respeito à quantidade de centímetros adquiridos em um período de 12 meses. A média de velocidade de crescimento durante a infância é de 5 cm ao ano, enquanto no estirão feminino ela passa a ser em torno de 8 cm/ano e no masculino, de 10 cm/ano. Após os 2 anos de crescimento rápido os adolescentes de ambos os sexos ganham entre 5 e 7 cm até atingirem suas estaturas finais.

Nas meninas o estirão acontece, segundo os Critérios de Tanner, em M2 e M3, ocorrendo a desaceleração em M4. No momento da menarca em geral o ritmo já está diminuindo, mas continua em velocidade mais lenta por 2 anos, até o fechamento completo das cartilagens de crescimento.

Já no sexo masculino ele acontece em G3 e G4, desacelerando em G5. Durante o estirão masculino, devido ao crescimento das cordas vocais, nota-se a mudança da voz, com uma fase inicial de oscilação entre a voz infantil e adulta até atingirem a maturidade e estabilidade vocal.

– Ganho ponderal

Com relação ao ganho ponderal, observa-se, nessa fase, um incremento de peso de até 50% do peso final do indivíduo, decorrente do aumento de massa gorda, de massa magra (músculos) e do desenvolvimento interno. Além do aumento do tamanho de todos os órgãos, há um incremento significativo das capacidades dos sistemas cardiovascular e respiratório. Força e resistência aumentam.

Comportamento adolescente

O comportamento de cada ser humano é individual e causado pelo somatório de suas experiências da vida, seus relacionamentos com a família e amigos, o ambiente de criação e a hereditariedade mas, somadas a essas vivências existem explicações comuns a todos. As atitudes típicas da adolescência estão relacionadas com alterações psicossociais, oscilações hormonais e mudanças cerebrais que ocorrem nesse período da vida.

Também aqui os Critérios de Tanner têm sua importância, uma vez que o comportamento dos adolescentes está muito mais ligado ao estágio puberal do que à idade cronológica (peguemos como exemplo duas meninas de 13 anos, uma sem caracteres sexuais secundários e a outra em M5P5, pós-menarca: provavelmente a primeira terá um relacionamento mais infantil com sua família e amigos, enquanto a outra será muito mais "adolescente").

Desenvolvimento psicossocial

Os principais objetivos da adolescência são a busca da identidade adulta e da independência e pode-se dizer que a sua principal característica é a experimentação. Experimentam atitudes diferentes, mudam o estilo de se vestir, de comer e até as relações com amigos e parentes, de modo a reformularem os conceitos que têm a respeito de si mesmos e do mundo.

Ao tornar-se adolescente, todos vivenciamos, ainda que inconscientemente, três grandes perdas:

- Perda do corpo infantil: o corpo se modifica, independentemente de sua vontade, o que causa grande desconforto, mais facilmente percebido nas fases iniciais da adolescência.
- Perda da identidade infantil: a sociedade e o próprio indivíduo passam a exigir um comportamento diferente daquele mostrado até o momento, com responsabilidades e deveres.
- Perda dos pais da infância: os pais deixam de ser vistos como ídolos infalíveis e passam a ser vistos como humanos, tão frágeis e capazes de errar como qualquer outro.

Para elaborar essas perdas, os jovens apresentam uma série de manifestações emocionais e alterações comportamentais que fazem parte do processo de crescimento físico e psíquico. Cada uma dessas manifestações pode ou não estar presente em cada adolescente, com maior ou menor intensidade e com características individuais,

de acordo com o contexto sociocultural e até genético de cada um.

Em 1981, Aberastury e Knobel chamaram o somatório dessas características de Síndrome da Adolescência Normal, no intuito de explicar didaticamente o comportamento do adolescente e suas motivações. Essas características são:

- Busca de si mesmo e da identidade.
- Separação progressiva dos pais.
- Tendência grupal.
- Necessidade de intelectualizar e fantasiar.
- Crises religiosas.
- Distorção temporal.
- Contradições sucessivas na manifestação de conduta.
- Atitude social reivindicatória.
- Constantes flutuações de humor.
- Evolução sexual.

A seguir, detalharemos cada uma delas.

- *Busca de si mesmo e da identidade:* para descobrir quem é e do que gosta, o indivíduo passa por uma reformulação da autoimagem, apresentando padrões transitórios de comportamento, incluindo encontros fortuitos e paixões repentinas. É uma fase de experimentação, na qual analisa a reação do meio frente as suas atitudes com o objetivo de formar sua personalidade. Costuma nesta fase ser erroneamente acusado de vulnerável ou até mesmo de promíscuo pelos adultos.
- *Separação progressiva dos pais:* as relações interfamiliares se modificam, surgindo uma ambiguidade de sentimentos tanto nos jovens como em seus pais, que desejam o seu crescimento e sua maturidade, porém temem os riscos aos quais seus filhos estão expostos. Iniciam-se então as divergências e discussões, tão comuns nessa fase, com os filhos de um lado, querendo mais liberdades, e pais receosos do outro. É preciso que fique claro aos pais angustiados que o conflito de gerações é necessário para que se atinja a independência e individualidade esperadas de um adulto saudável.
- *Tendência grupal:* enquanto se afastam ideologicamente dos pais, que deixam de ser vistos como heróis, os adolescentes procuram um grupo com o qual se identificar. Usam as mesmas roupas, falam e agem do mesmo modo. A opinião dos amigos passa a ser mais importante do que a dos adultos, muitas vezes vistos como ultrapassados pelos jovens. É mais um passo a caminho da independência. Mas, como já foi dito, trata-se de uma fase de experimentação, e por isso a escolha do grupo também não é estática, pode mudar várias vezes.
- *Necessidade de intelectualizar e fantasiar:* o pensamento concreto da infância torna-se abstrato, podendo o jovem formular hipóteses a partir de suas vivências. É ao mesmo tempo uma fuga para o seu interior, diante das mudanças que estão acontecendo em seu corpo, as quais assiste passivamente sem poder modificar. É

comum adolescentes passarem horas deitados em suas camas, fechados em seus quartos e mais uma vez os desentendidos tendem a criticá-los, taxando-os de desatentos ou preguiçosos, quando estão, na realidade, exercitando as suas novas capacidades mentais e ao mesmo tempo tentando compreender tudo o que está acontecendo com ele mesmo, tanto externa quanto internamente.

- *Crises religiosas:* a experimentação da identidade passa também pela esfera da religião. Com maior capacidade de observar, formular hipóteses e questionar, o adolescente pode se interessar pelas mais diversas manifestações religiosas, podendo variar do ateísmo a crenças ortodoxas, sem se prender no credo de suas famílias. Assim como as outras, essa identificação não é estática, podendo ser modificada no decorrer dos anos e tendendo, muitas vezes, a se definir no início da vida adulta, com os padrões de seus pais, aprendidos desde a infância.

- *Distorção temporal:* as prioridades divergem das de seus pais, consideram urgentes situações não tão urgentes assim, em geral relacionadas a eventos sociais com amigos, e postergam atitudes que para os adultos parecem mais urgentes, muitas vezes relacionadas com questões de responsabilidades, seja na escola, seja com assuntos de saúde. Adolescentes são imediatistas, vivem para o aqui e o agora, percebendo o presente como eterno e distanciando-se do passado e do futuro. Esperar atitudes preventivas espontâneas nesta fase da vida é um engano, pois para eles o futuro é muito distante.

- *Contradições sucessivas na manifestação de conduta:* o adolescente está à procura de seu papel na sociedade e é através da experimentação que deverá encontrá-lo. Não é esperado que apresente uma linha de conduta rígida, pois sua personalidade ainda é maleável, sendo moldada através das vivências de cada um.

- *Atitude social reivindicatória:* o processo do amadurecimento envolve uma necessidade de autoafirmação, com a contestação dos padrões vigentes. Associada à capacidade de fantasiar um mundo ideal, o jovem vai à luta por suas crenças, sejam elas políticas, sociais ou religiosas, procurando um universo melhor e, quando não encontra espaço para sua busca, pode agir com agressividade. Diferente dos adultos, o adolescente ainda não se decepcionou muitas vezes e, portanto, acredita poder transformar a humanidade.

- *Constantes flutuações de humor:* diante de tantas modificações, conquistas e impedimentos, percebem-se sentimentos de exaltação e euforia intercalados com depressão e solidão. São muitas as experiências vividas a cada dia e a reação a cada uma delas é muito variada. É assim que o jovem vai aprendendo a ter sentimentos próprios e a elaborar as suas dificuldades.

- *Evolução sexual:* didaticamente, divide-se adolescência em três fases — inicial, média e tardia, quando se fala de sexualidade.

  - Na fase inicial, entre 10 e 13 anos e coincidindo com as primeiras mudanças puberais, observa-se uma curiosidade intensa com o próprio corpo e início da genitalidade, baseada principalmente no autoerotismo.

  - Na adolescência média, entre 14 e 16 anos, quando os corpos já estão praticamente maduros e a menarca e a espermarca já aconteceram, os jovens passam a olhar para o outro e a se relacionarem, mas ainda com um caráter exploratório e descompromissado. Nesse momento, muitos iniciam a atividade sexual (a média de idade de iniciação sexual no Brasil é, segundo o IBGE, de 15 anos). Experiências homossexuais podem acontecer nessa fase, independente da orientação sexual e do gênero.

  - Na adolescência final, entre 17 e 19 anos, com uma maior estabilidade emocional e identidade sexual definida, os jovens procuram por relações estáveis e de maior envolvimento afetivo.

Alterações hormonais

As alterações hormonais que ocorrem no período da adolescência também são responsáveis pelas mudanças de comportamento e oscilações de humor. A elevação dos níveis dos hormônios sexuais não provoca apenas as mudanças nos caracteres sexuais secundários, mas também no comportamento social. Além disso, o sistema hormonal envolvido na resposta cerebral ao estresse, assim como os hormônios sexuais, provoca importantes efeitos no cérebro dos jovens.

Desenvolvimento cerebral

O cérebro dos seres humanos ainda está em estudo, mas sabe-se que o seu desenvolvimento completo ocorre em torno dos 24 anos de idade e muito do comportamento típico do adolescente é consequente ao grau de maturidade cerebral.

Exames de imagem sugerem que a maturidade do córtex não ocorre simultaneamente, sendo que as áreas relacionadas com as funções básicas amadurecem antes e o córtex pré-frontal, envolvido no controle de impulsos, na tomada de decisões e no planejamento para o futuro atinge seu desenvolvimento completo mais tardiamente, após os 20 anos de idade.

Além disso, o sistema de recompensa também não está maduro, tendo o adolescente 1/3 dos receptores de dopamina (neurotransmissor associado à sensação de bem-estar) em relação ao adulto, o que faz com que eles necessitem de atividades muito mais intensas para sentirem prazer.

É esse desequilíbrio entre as funções do córtex pré-frontal imaturo e a busca intensa pelo prazer e pela recompensa que predispõe os adolescentes a se colocarem em situações de risco, mesmo que tenham a consciência da existência desse risco.

> O comportamento adolescente depende das variações psicossociais, hormonais e da maturidade cerebral.

Comportamentos de risco

O comportamento e o estilo de vida adotados na adolescência terão um impacto crítico na cronologia de sua saúde, uma vez que suas consequências, positivas ou negativas, perdurarão por muito tempo. Estima-se que milhões de adolescentes morram todo ano por causas evitáveis e tratáveis. Dentre os comportamentos que os colocam em risco encontramos:

- Sexo desprotegido, com gravidez e doenças sexualmente transmissíveis.
- Consumo de substâncias lícitas e ilícitas (álcool, tabaco, drogas, medicamentos).
- Violência e suicídio.
- Distúrbios alimentares.

Segundo a OMS, há uma alta prevalência de transtornos mentais entre adolescentes (16,5% no mundo e de 7-12,7% no Brasil), principalmente depressão, transtornos de ansiedade, TDAH, transtornos de conduta e decorrentes do uso de substâncias. A depressão é considerada a principal causa de incapacidade entre adolescentes. Deve-se diferenciar esses diagnósticos dos sintomas encontrados na Síndrome da Adolescência Normal, visando diminuir algum comportamento de risco que advenha deles.

Sexo desprotegido e suas consequências

A anticoncepção é um tema de importância na adolescência, considerando as consequências clínicas e psicossociais da ocorrência de gravidez nessa faixa etária e de exposição às doenças sexualmente transmissíveis (DST), incluindo a AIDS. Estudos realizados na América Latina têm demonstrado que menos de 20% dos homens e de 15% das mulheres usam algum método anticoncepcional na primeira relação sexual.

■ Gravidez na adolescência

O início cada vez mais precoce das relações sexuais, a crescente "erotização" dos meios de comunicação e da sociedade, a insuficiência na educação sexual e em políticas públicas de saúde sexual voltadas para esta faixa etária, assim como o abuso sexual, são fatores que predispõem à ocorrência de gravidez na adolescência. Sua prevalência vem aumentando significativamente em todo o mundo, com 49 nascimentos por 1.000 meninas com idades entre 15 a 19 por ano.

A gravidez é considerada um problema de saúde pública, pelas frequentes complicações clínicas tanto para a mãe quanto para o recém-nascido, bem como problemas psicossociais e econômicos advindos dela. Imaturidade fisiológica e desenvolvimento incompleto uterino e da ossatura da pelve feminina são algumas das causas associadas à maior incidência de complicações, como anemia materna, toxemia gravídica, desproporção cefalopélvica, infecção urinária, prematuridade, placenta prévia, baixo peso ao nascer, sofrimento fetal, hemorragias e infecções, tornando a gravidez a segunda causa de morte mundial em jovens de 15 a 19 anos.

Essas complicações poderiam ser amenizadas se a adolescente procurasse o serviço de saúde precocemente, mas o que se observa é que a maioria posterga até o momento que não conseguem mais esconder a gravidez. Além disso, quanto mais jovem, mais tardiamente as adolescentes identificam a gravidez e, portanto, mais tardiamente procuram os serviços de saúde para um acompanhamento pré-natal adequado.

Grande parte dessas adolescentes abandona os estudos durante a gravidez por constrangimento e pressões sociais. Após o nascimento, a evasão escolar ocorre como saída que se impõe às mães e aos pais jovens para trabalhar e subsistir. A interrupção dos estudos significará menor qualificação e consequente submissão ao trabalho informal e mal remunerado.

Fertilidade, enfim, apresenta uma relação inversa com o nível educacional das mulheres: mulheres sem educação formal têm, em média, o dobro do número de filhos em relação àquelas com 7 ou mais anos de escolaridade. Para quatro entre dez mães adolescentes, o segundo filho virá antes do primeiro fazer 3 anos de vida. Muitas recorrem ao aborto provocado, o qual representa a terceira causa de mortalidade materna, infertilidade, hemorragias e infecções, além de ser crime no Brasil.

■ Doenças sexualmente transmissíveis (DST)

As DST representam sério impacto na saúde reprodutiva das adolescentes, pois podem causar esterilidade, doença inflamatória pélvica, câncer de colo uterino, gravidez ectópica, infecções puerperais e recém-nascidos com baixo peso ou malformados, além de interferir negativamente na autoestima. Sua presença é um fator de risco para a infecção pelo vírus da imunodeficiência humana.

Fatores biológicos, psíquicos e sociais podem aumentar a vulnerabilidade dos adolescentes às DST. O epitélio cilíndrico do colo do útero na adolescência, por ser mais exposto, torna-se mais suscetível às infecções por clamídia e gonococo. O início precoce da atividade sexual com uma maior variabilidade de parceiros e a sensação de invulnerabilidade do adolescente predispõe à contaminação.

O uso de preservativo em todas as relações sexuais, a manutenção de boa higiene, não compartilhar roupas íntimas, seringas ou agulhas e realizar acompanhamento médico especializado reduzem o risco de se contrair DST. Substâncias que alteram o comportamento (drogas, álcool) podem predispor a pessoa ao descuido e à não utilização do preservativo na relação, entre outros riscos.

Mais de dois milhões de adolescentes são portadores de HIV no mundo. Apesar de o número de mortes relacionadas a essa doença ter diminuído de forma global, entre adolescentes ele tem aumentado, fato provavelmente relacionado à baixa procura de serviços de saúde tanto para diagnóstico como para tratamento adequados.

Obesidade e distúrbios alimentares

Aproximadamente 50% das adolescentes do sexo feminino e 25% dos adolescentes masculinos referem insatisfação com seus corpos, sendo esses números maiores em obesos. Essa insatisfação constitui fator de risco para os distúrbios alimentares.

Para um desenvolvimento e crescimento adequados, adolescentes com moderada atividade física requerem aproximadamente 2.200 kcal/d (sexo feminino) e 2.800 kcal/d (sexo masculino). Dietas com aporte maior ou menor podem trazer diferentes problemas de saúde.

■ Obesidade e sobrepeso

A prevalência de obesidade e sobrepeso na infância e adolescência tem aumentado mundialmente, e junto a ela os diversos riscos associados a doenças crônicas: um alto IMC na adolescência aumenta em três vezes o risco de diabetes tipo 2 no adulto e em aproximadamente cinco vezes o de doenças coronarianas. O mesmo ocorre com outras doenças, como:

- Hipertensão arterial.
- Dislipidemia.
- Esteatose hepática não alcoólica.
- Calculose biliar.
- Refluxo gastroesofágico.
- Síndrome do ovário policístico.
- Apneia obstrutiva.
- Asma.
- Problemas ósseos e articulares.
- Além dos fatores psicossociais associados, como depressão e baixa autoestima.

A obesidade prevalece nas classes econômicas mais baixas de países desenvolvidos e nas classes mais altas de países em desenvolvimento. Fatores comportamentais, como sedentarismo e ingestão de alimentos inadequados e/ou em grande quantidade têm um papel importante em sua gênese.

■ Distúrbios alimentares

Os distúrbios alimentares são fenômenos complexos e multifatoriais caracterizados por alterações em relação à percepção corporal, hábitos alimentares, regulação do peso e autoavaliação que prejudicam a saúde e o funcionamento psicossocial do indivíduo. Tornaram-se, nos últimos 15 anos, alvo de intensas pesquisas pelo grande aumento de sua incidência na população jovem.

Acredita-se atualmente que características biológicas, psicológicas, familiares e socioculturais são fatores que interagem na determinação da manifestação desses distúrbios. Dentre eles, destacam-se a anorexia nervosa, o distúrbio alimentar compulsivo (*binge eating disorder*) e a bulimia nervosa, por sua maior prevalência.

– Anorexia nervosa

Distúrbio alimentar em que há restrição do consumo de energia que leva a um baixo peso corporal, considerando a idade, o sexo, a fase de desenvolvimento e saúde física do paciente; medo intenso de ganhar peso ou engordar ou comportamento persistente que previne o ganho de peso, apesar de estar abaixo do peso; percepção distorcida do peso e da forma do corpo, influência indevida do peso e da forma na autoestima ou negação da gravidade médica do baixo peso corporal.

– Bulimia nervosa

Episódios de ingestão excessiva de alimentos com sensação de perda de controle, associados a métodos compensatórios como vômitos autoinduzidos, abuso de laxantes, períodos alternados de inanição, uso de drogas como anorexígenos, preparados tireoidianos ou diuréticos. Ocorrem pelo menos uma vez por semana por 3 meses consecutivos e estão associados à insatisfação com a forma do corpo e peso.

– Binge eating

Episódios de compulsão alimentar, definidos como o consumo de grande quantidade de alimento em um período de tempo curto, sem que o indivíduo tenha controle. Os episódios de compulsão ocorrem, em média, pelo menos uma vez por semana durante 3 meses. Se ocorrerem de um a três episódios é considerado leve; moderado, de quatro a sete; sever,o de oito a 13; e extremo, acima de 14 episódios por semana. Não há o uso regular de comportamentos compensatórios como a purgação, o jejum ou exercício excessivo, como é visto na bulimia nervosa. Trata-se de transtorno de difícil detecção, uma vez que os pacientes escondem a situação por vergonha. A doença é sugerida quando se detecta uma grande insatisfação com o corpo, associada a grandes flutuações de peso e sintomas depressivos.

– Consequências

As consequências dos transtornos alimentares são muitas: jovens que perdem muito peso ou o fazem rapidamente podem apresentar hipotermia, bradicardia e hipotensão. A rápida perda de peso também está associada a pancreatite e formação de cálculos biliares. Distúrbios eletrolíticos podem ocorrer secundariamente ao vômito induzido ou ao uso de laxativos e diuréticos, ou após a reintrodução alimentar (síndrome de realimentação).

A restrição dietética pode levar à amenorreia como resultado da supressão do eixo hipotálamo-pituitário-ovariano, que por sua vez, por manter um nível de estrógeno baixo, pode levar à osteoporose. Vômitos persistentes também podem levar a desidratação, hipocalemia, síndrome de Mallory-Weiss e erosão do esmalte dental.

Complicações como atrofia miocárdica, prolapso da válvula mitral, derrame pericárdico, problemas pré-natais e pós-parto, gastroparesia e constipação são principalmente vistas na anorexia nervosa. Além disso, distúrbio do crescimento pode ocorrer em adolescentes.

Um primeiro passo no tratamento agudo é a reabilitação nutricional e o restabelecimento de um peso corporal saudável. A normalização do peso reverte quase todas as sequelas, com exceção da saúde óssea.

A síndrome de realimentação é uma complicação rara que ocorre durante uma reabilitação alimentar agressiva, como resultado de deslocamentos de fluidos e eletrólitos em pacientes desnutridos. Caracteriza-se por hipofosfatemia, hipocalemia, deficiência vitamínica, insuficiência cardíaca congestiva, edema periférico, rabdomiólise e convulsões, sendo muitas vezes fatal.

O "*refeeding* edema" é comum durante o processo de realimentação do desnutrido, sem consequências clínicas, a não ser desconforto local. Ocorre mais frequentemente em indivíduos que induzem vômito e/ou usam laxativos. Sua presença, porém, pode servir como precursor da síndrome de realimentação, como resultado do aumento da liberação de insulina e retenção de sódio através do aumento da reabsorção deste no túbulo renal distal.

A constipação e a distensão abdominal que ocorrem durante ganho de peso devido a motilidade gástrica retardada e prolongado tempo de trânsito do cólon, desaparecem com a ingestão contínua do alimento.

Abuso de substâncias lícitas e ilícitas

Segundo a OMS, drogas são produtos lícitos ou ilícitos, que afetam o funcionamento mental ou corporal do indivíduo e que podem causar intoxicação ou dependência. O uso dessas substâncias é endêmico entre adolescentes em todo o mundo: nos EUA, aproximadamente 50% da população experimentaram pelo menos uma droga ilícita durante a adolescência e 80% usaram álcool. No Brasil, a PenSe 2015, pesquisa realizada pelo IBGE, mostra que 55,5% dos alunos do 9º ano (em torno de 13 a 14 anos de idade) já experimentaram bebida alcoólica e 9% já tiveram contato com drogas ilícitas. Vários fatores estão envolvidos no uso, conforme a Tabela 10.1.

O estímulo dos meios de comunicação ao consumo de drogas lícitas, como álcool e tabaco, assim como a aceitação social e condescendência familiar para o consumo destas, parecem dar ao adolescente a ideia de "rito de passagem para a vida adulta". O início precoce de consumo, todavia, aumenta enormemente o risco de desenvolver abuso e dependência.

Adolescentes que iniciaram o consumo de bebidas alcoólicas aos 14 anos ou menos apresentaram aproximadamente cinco vezes mais chances de desenvolver problemas de abuso do que aqueles que iniciaram após os 19 anos. Além da dependência, o uso dessas drogas predispõe às situações de vulnerabilidade na adolescência, como acidentes, suicídios, violência, gravidez não planejada e a transmissão de doenças por via sexual e endovenosa, nos casos das drogas injetáveis.

Dados do *World Drug Report* – 2015 mostram que o consumo de cocaína vem diminuindo globalmente, apresentando, entretanto, relevância na América Latina e no Caribe. Apesar do grande aumento do consumo mundial de maconha e drogas sintéticas (metanfetamina, por exemplo), os opiáceos ainda constituem a grande problemática por sua relação com uso injetável, AIDS e morte por *overdose*.

Entre os adolescentes prevalece o uso de álcool, tabaco, inalantes e maconha.

Tabela 10.1. Fatores envolvidos no uso de substâncias psicoativas entre adolescentes	
Uso de outras drogas	*Comportamento antissocial precoce*
• Alcoolismo paterno, materno ou entre irmãos • História familiar de alcoolismo • Uso de álcool, tabaco ou drogas pelos pais • História familiar de comportamento antissocial • Crianças vítimas de abuso ou maus-tratos • Pais com pouca "paternagem" • Relacionamento pobre com os pais • Uso de droga pelo irmão, melhor amigo ou colegas • Mau rendimento escolar, pouco interesse pela escola • Rebeldia e alienação • Autoestima baixa	• Psicopatologias, depressão em particular, traços característicos negativos (falta de empatia, mentiras) para com os outros, favorecendo gratificação imediata • Necessidade de procurar sensações, insensibilidade a castigos • Experiência precoce de tabaco e álcool • Dependência prévia a álcool ou outras drogas • Desorganização comunitária • Comportamento delinquente • Baixa religiosidade • Atividade sexual precoce

Álcool

O álcool, segundo a OMS, é a substância psicoativa mais consumida no mundo e a droga mais utilizada por crianças e adolescentes. Os prejuízos decorrentes de seu uso nesse grupo são diferentes daqueles evidenciados em adultos, seja por especificidades existenciais desta etapa da vida, seja por questões neuroquímicas deste momento do amadurecimento cerebral. Não se sabe exatamente quais são as repercussões do abuso de álcool em cérebros em desenvolvimento. A Tabela 10.2 apresenta os sintomas relacionados ao nível de álcool no sangue.

Tabela 10.2. Níveis plasmáticos de álcool (mg%) e sintomatologia relacionada

Alcoolemia (mg%)	Quadro clínico
30	Euforia e excitação, alterações leves da atenção
50	Incoordenação motora discreta; alteralção do humor, personalidade e comportamento
100	Incoordenação motora pronunciada com ataxia; diminuição da concentração; piora dos reflexos e do humor
200	Piora da ataxia, náuseas e vômitos
300	Disartria amnésica, hipotermia, anestesia
400	Bloqueio respiratório central, morte

Alterações sutis no cérebro podem ser difíceis de detectar, mas ainda têm um impacto significativo sobre o pensamento em longo prazo e habilidades de memória. Estudos animais têm demonstrado que essas alterações perduram para a vida adulta. Modelos animais também mostram que o consumo durante a puberdade afeta negativamente a maturação do sistema reprodutivo. Além dos prejuízos à saúde física, o álcool expõe os adolescentes às mais variadas situações de risco, pelo efeito na diminuição do "limiar de censura" que se soma à onipotência, ao sentimento de indestrutibilidade e invulnerabilidade dessa fase.

A intoxicação por álcool pode ocorrer, principalmente com a pratica do *binge drinking*, que consiste no consumo de grandes quantidades de álcool em uma única sessão, cinco ou mais bebidas ao mesmo tempo para o sexo masculino, ou quatro ou mais bebidas ao mesmo tempo para o sexo feminino.

O consumo de álcool entre meninos e meninas é semelhante nos grupos etários mais jovens; entre os adolescentes mais velhos, meninos bebem mais frequentemente e de forma mais pesada.

Tabaco

O tabagismo é a principal causa global prevenível de mortalidade, responsável por cerca de 6 milhões de mortes ao ano e uma relação de causalidade com cerca de 50 doenças, das quais se destacam as cardiovasculares, respiratórias e cânceres. A dependência da nicotina se estabelece rapidamente e a probabilidade de jovens usuários de tabaco continuarem fumando na fase adulta é elevada.

Os fatores de risco para tabagismo na adolescência citados na literatura são: sexo e idade; nível socioeconômico; fumo dos pais, irmãos e amigos; rendimento escolar; trabalho remunerado e separação dos pais. O Quadro 10.1 apresenta as principais doenças relacionadas ao tabagismo.

QUADRO 10.1 — Principais doenças relacionadas ao tabagismo

- Doenças cardíacas isquêmicas
- Angina instável
- Outras doenças cardíacas
- DPOC (consideradas a bronquite crônica e o enfisema pulmonar)
- Pneumonia e influenza
- Acidente vascular cerebral (AVC)
- Os seguintes tipos de câncer: pulmão, boca e faringe, esôfago, estômago, pâncreas, rins e pelve renal, laringe, bexiga, colo do útero e leucemia mieloide

Homens adultos fumam mais que mulheres adultas. Na adolescência, percentuais mais elevados no sexo masculino são mais frequentes, porém em regiões e países com elevado nível de desenvolvimento econômico, como a maior parte dos países da Europa e os Estados Unidos, a prevalência é mais alta no sexo feminino.

Entre os jovens, as consequências do tabagismo em curto prazo incluem prejuízo no desempenho e na resistência respiratórios, dependência da nicotina e o risco associado ao consumo de outras drogas: três vezes mais para o uso de álcool, oito vezes mais para o uso de maconha e 22 vezes mais propensos a usar cocaína.

Inalantes

A maioria dos inalantes deprime o sistema nervoso central, com efeitos agudos muito semelhantes aos do álcool, sendo muitas vezes usados simultaneamente. O Quadro 10.2 apresenta as principais substâncias químicas encontradas nos "inalantes" mais comuns.

QUADRO 10.2 — Principais substâncias químicas encontradas nos "inalantes" mais comuns

- Solventes voláteis
- Tolueno, hexano, acetato de etila, benzeno, tricloroetileno, diclorometano
- Colas, vernizes, esmaltes, tintas, removedores, líquidos corretivos, gasolina, tinta *spray*, fixador de cabelos, desodorante
- Gases
  Butano, propano, freon
- Gás de isqueiro, cozinha, geladeira
- Éter, clorofórmio, óxido nitroso
- Anestésicos
- Éter, clorofórmio, acetato de etila
- Lança-perfume, "cheirinho de loló"

Os sintomas de intoxicação começam com a desinibição e excitação, seguidas de falta de coordenação, vertigem e desorientação, evoluindo com fraqueza muscular, alucinações, coma e morte, principalmente com os inalantes que causam distúrbios no ritmo cardíaco. Isto é chamado de síndrome da morte súbita por inalação (SSD). Os efeitos cardíacos são potencializados com níveis de adrenalina mais altos (após corrida, excitação, medo).

Já com os fluorocarbonos disponíveis hoje em dia, caso o usuário sobreviva, podem ocorrer danos cerebrais permanentes. Várias síndromes neurológicas persistentes podem ocorrer com o seu uso crônico, principalmente neuropatia periférica, ototoxicidade e encefalopatia. Nitritos, como o amilnitrito, são exceções entre os inalantes, pois não deprimem o sistema nervoso central: ocorre vasodilatação, com queda da pressão sanguínea, causando leves tonturas e vertigens, sentidas como um "barato". O principal atrativo para seu uso ocorre em razão de uma pretensa capacidade de aumentar o prazer sexual.

Maconha

A maconha é a substância psicoativa ilegal mais comumente usada no mundo. Seu uso entre adolescentes vem aumentando significativamente nas últimas décadas, por considerarem-na uma "droga leve", sem muitas consequências para a saúde em comparação com outras drogas ilícitas. Na sua utilização mais comum, são fumadas as folhas e flores secas (algumas vezes também sementes), com um teor aproximado de 2% de canabinoides. Quando ingerida, torna-se ainda mais perigosa, pois a demora do início dos sintomas pode levar à *overdose* acidental. Em doses pequenas, a maconha distorce os sentidos e a percepção. As pessoas podem relatar as cores mais vivas, cheiro, gosto e tato mais aguçados. A percepção de tempo e distância também fica alterada e a consciência corporal aumentada.

Todas as substâncias psicoativas usadas de forma abusiva produzem aumento do risco de acidentes e da violência, por tornarem mais frágeis os cuidados de autopreservação, já enfraquecidos entre adolescentes.

Intervir no campo da dependência química do adolescente requer atuação multiprofissional. A escolha do melhor tratamento ainda é assunto bastante complexo e alvo de muitas discussões.

Outras drogas

Na Tabela 10.3, apresentamos outras drogas comumente utilizadas por adolescentes.

Tabela 10.3. Principais drogas, uso e efeitos deletérios			
Drogas	**Outros nomes**	**Como é consumida**	**Efeitos negativos**
Depressores			
Álcool	Cerveja, vinho, cachaça, uísque, coquetéis, licores, conhaque etc.	Por via oral	Consumido em excesso, causa tonturas, distúrbio do sono, náusea, vômito e ressaca. O comportamento de quem bebe pode ser tornar agressivo e violento; com a fala confusa ou incompreensível. Quem dirige depois de beber corre sérios riscos de sofrer e provocar acidentes, porque o álcool deixa a pessoa com os reflexos comprometidos. O álcool também causa dependência física, depressão respiratória e morte por *overdose*
Inalantes/solventes	Cola de sapateiro, cheirinho da Loló, éter; lança perfume, removedores, buzina, isqueiro, B-25 (cloreto de metileno)	Inalada, aspirada, substitui o oxigênio por alguns segundos, dando a sensação de euforia e tontura	Inalação profunda ou repetida pode causar, desorientação, perda de controle e, às vezes, queda de pressão, convulsões, desmaios e coma. É possível ocorrer o sangramento e feridas no nariz, perda de coordenação muscular, olhos congestionados. O uso simultâneo do álcool pode levar à arritmia cardíaca e provocar a morte. É comum a dependência física e psicológica
Benzodiazepínicos	Ansiolíticos, tranquilizantes, remédios para dormir	Por via oral, em forma de pílulas ou dissolvidos em bebidas	Dependência; apagamentos com perda completa de memória; risco de coma e parada respiratória; tonturas e desorientação; náuseas, dificuldades com movimentos e com a fala
Estimulantes			
Cocaína	Coca, pó, branquinha, farinha	Cheirada; dissolvida em água e injetada; misturada na bebida	A cocaína aumenta a pressão arterial e o batimento cardíaco. Altera o ritmo respiratório; faz as pupilas dilatarem e aumenta a temperatura do corpo. Causa irritabilidade e ansiedade, perda de apetite e apoplexia. Gera dependência e pode levar à morte por *overdose*. Riscos de HIV, hepatite e outras moléstias infectocontagiosas por uso de seringas
Crack e Merla	Pedra	Aquecidos e fumados com cachimbos ou artefatos que possibilitam a queima	O efeito da droga leva 15 segundos para atingir o cérebro e causar a fissura. As consequências são as mesmas da cocaína

Continua...

174 SEÇÃO 1 ▪ PEDIATRIA PREVENTIVA E PROMOÇÃO DA SAÚDE

Continuação...

Tabela 10.3. Principais drogas, uso e efeitos deletérios			
Drogas	**Outros nomes**	**Como é consumida**	**Efeitos negativos**
Ecstasy (metileno-dioximetanfelamine)	Êxtase; droga do amor; MDMA	Por via oral	Desencadeia distúrbios psiquiátricos incluindo pânico, ansiedade, alucinações, depressão e paranoia. Causa tensão muscular, náuseas, visão embaçada, tremores, suor, calafrios; desidratação, possivelmente desmaios e falência renal. Aumenta a pressão arterial e o batimento cardíaco. Perturba o apetite e o sono
Ecstasy líquido	GHB (ácido gama-hidroxibutírico)	Pó incolor, inodoro e levemente amargo diluído em água ou álcool para beber	Dificuldade de concentração, perda de memória e consciência, parada cardiorrespiratória, diminuição dos reflexos e disfunção renal
Sextasy	*Ecstasy*-T	Mistura de *Ecstasy* e Viagra	Os mesmos de *Ecstasy*
Chá de chumbo	Chá de fita	Chá preparado com materiais extraídos de pilhas ou fitas de vídeo	Os metais pesados, como o manganês, causam problemas neurológicos, febre e pneumonia; o mercúrio provoca lesão nos rins, tremores e paralisia; o chumbo destrói neurônios e causa perda de memória e convulsões, anemia, dores ósseas e abdominais
Anfetaminas	Benzedrina, dexedrina, remédios para emagrecer e "bolas"	Por via oral, em tabletes ou cápsulas, inaladas, fumada ou injetada na veia	Em doses pequenas, os efeitos incluem diminuição do apetite, dilatação das pupilas, aumento dos batimentos cardíacos, da frequência respiratória e da pressão sanguínea. Em doses maiores, pode causar secura na boca, febre, transpiração, dor de cabeça, visão desfocada, tontura, perda do sono e do apetite (o que pode levar à desnutrição). Doses maiores ainda provocam palidez, batimentos cardíacos ultra acelerados ou irregulares, tremores, perda de coordenação, irritação, ansiedade, paranoia, depressão, agressão, convulsões e até morte. As anfetaminas provocam dependência física
Herbal/Efedrina	Elementos presentes em remédios para gripe, descongestionantes	Por via oral	Auementa ritmo cardíaco e a pressão arterial; pode levar à apoplexia; ataque cardíaco; convulsões e morte
Alucinógenos e outras drogas			
Maconha/Haxixe	Erva, baseado, *beck*, *marijuana*	Pode ser fumada ou ingerida	Aumenta os batimentos cardíacos, deixa os olhos vermelhos e a boca seca; prejudica a noção de tempo e espaço; afeta temporariamente a visão, prejudicando o mecanismo de rastreamento; prejudica a memória e a habilidade matemática. Pode causar ansiedade intensa, paranoia ou ataques de pânico, e desencadear processos psicóticos. Afeta a capacidade imunológica do organismo e, nos homens, diminui a produção de espermatozoides. Causa dependência psíquica
Tabaco	Fumo	Cigarro, charuto, cachimbo, cigarrilhas e toda a forma de fumar e inalar o tabaco. Pode ser cheirado (rapé)	Dependência (vício); moléstias cardíacas e cardiovasculares. Câncer de boca, laringe, farine, estômago, pâncreas e rins; enfisema e bronquite crônica
LSD	Ácido lisérgico diethylamídico	Tabletes tomados oralmente, ou em forma líquida (gelatinosa) colocado sobre os olhos	Causa elevação da temperatura do corpo e pressão do sangue; perda de apetite; sonolência e tremores. Pode provocar alucinações crônicas e desencadear processos psicóticos
Heroína	Cavalo, açúcar mascavo, dopa	Injetada, fumada ou inalada	Deixa o usuário com a fala arrastada e as pupilas contraídas. Prejudica a visão noturna e pode causar vômitos (após o primeiro uso ou quando consumida em altas doses). Piora o desempenho sexual e diminui o interesse por sexo. Deixa a respiração difícil e arfante; a pele fica inchada e seca. Em altas doses, a heroína provoca a perda dos sentidos e morte por *overdose*. Causa dependência de forma extremamente rápida

Continua...

Continuação...

Tabela 10.3. Principais drogas, uso e efeitos deletérios

Drogas	Outros nomes	Como é consumida	Efeitos negativos
PCP (fenciclidina)	Pó de anjo, ozônio, combustível de foguete, pílula da paz, tranquilizador de elefantes	Por via oral, inalado, fumado ou injetado	Causa alucinações e atrapalha a coordenação motora. O usuário perde temporariamente a capacidade de sentir dor física; pode sofrer depressão, ansiedade, desorientação, medo, pânico e paranoia. Fica com o comportamento agressivo e violento. A droga pode causar ataques respiratórios
Cogumelos	Psilocibina	Comidos, bebidos dissolvidos em chás	Causa aumento da pressão arterial, perda de líquido no corpo, náuseas e alucinações
Ketamina	Special K (anestésico para cavalos)	Bebida	Causa sonolência, taquicardia, confusão mental, perda de contato com a realidade e alucinações. Afeta as funções vitais do cérebro, sistemas respiratório e cardíaco. Associados ao álcool pode levar a parada respiratória e morte
Anticolinérgicos	Chá de lírio, trombeteno, saia branca, medicamentos para doença de Parkinson (Arineton, Artane...)	Por via oral, chás ou engolindo vários comprimidos	Causam confusão mental; delírios; alucinações que podem durar várias horas ou até dias; febre; ruptura da pele; aceleração dos batimentos cardíacos

Fonte: Associação Parceria Contra Droga. As Drogas. Acessado em: 11 nov. 2011. Disponível em: <http://www.contradrogas.org.br/v3/paginas/as_drogas_2.aspx?cd_menu=5&cd_menulateral=2>.

Causas externas (violências e acidentes) entre adolescentes

A violência interpessoal é a principal causa de mortalidade nas Américas e está entre as cinco principais causas de morte de homens adolescentes em todo o mundo, inclusive nos países de alta renda. No ano de 2013, os homicídios no Brasil representaram 13,9% das causas de mortalidade na faixa etária de 0 a 19 anos de idade, provocando a morte de 28 crianças e adolescentes por dia.

O suicídio constitui a terceira maior causa de morte de rapazes adolescentes e a quarta maior causa de moças adolescentes. No Brasil, em 2013, vitimou 788 adolescentes, com uma média de dois casos por dia. As autolesões e intoxicações são os métodos aplicados, sendo alguns episódios diretos (*overdose* de medicação, ferida por arma de fogo autoinfligida); outras são menos óbvias (colisão de automóveis com um único passageiro, muitas das quais são consideradas tentativas de suicídio).

Lesões não intencionais (acidentes) constituem uma das principais causas de morte e incapacidade entre os adolescentes. Os principais acidentes são automobilísticos (como motoristas ou passageiros), atropelamentos, acidentes como ciclistas e motociclistas, fraturas associadas à prática esportiva, afogamentos e intoxicações por abuso de drogas.

Os acidentes de trânsito são os mais prevalentes, sendo os motoristas adolescentes quatro vezes mais propensos a se envolverem em acidentes fatais do que os adultos. A baixa idade, a inexperiência, o álcool, a tendência à transgressão das leis (dirigir sem habilitação), a não utilização de equipamento de segurança (cinto de segurança, capacetes, roupas adequadas), a paixão pela velocidade (realizar "rachas" e "pegas") são fatores predisponentes. Adolescentes do sexo masculino apresentam risco três vezes maior que do feminino. Segundo a OMS, a mortalidade de motociclistas é a principal causa de morte por acidentes de transporte nessa faixa etária, e aumentou 1.378,8% entre 1996 e 2013.

Para obter mais informações, consultar os Capítulos: 8 – Segurança e 9 – Violência contra Crianças e Adolescentes.

Apesar de a adolescência ser vista como um momento de vida com poucos problemas de saúde, quando comparada à infância e à vida adulta, os jovens apresentam problemas específicos relacionados principalmente ao seu comportamento.

Segundo a OMS, as cinco principais causas de morbidade entre os jovens são, por ordem de incidência:

- Depressão.
- Ferimentos por acidentes de trânsito.
- Anemia.
- HIV.
- Automutilação.

Já as cinco principais causas de mortalidade são:

- Acidentes de trânsito.
- HIV.
- Suicídio.

SEÇÃO 1 ▪ PEDIATRIA PREVENTIVA E PROMOÇÃO DA SAÚDE

- Pneumonias.
- Violência.

Diante desses dados, observa-se que, com um bom suporte e orientação adequada, grande parte das injúrias que acometem os adolescentes poderia ser evitada, o que só é possível com o conhecimento das características próprias dessa faixa etária.

O adolescente visto como um problema será problemático, mas o adolescente compreendido como um indivíduo em transformação, em busca de sua identidade, que receba o apoio de sua família, de profissionais da saúde e da educação, terá recursos para atravessar essa fase e tornar-se um adulto saudável, capaz de transmitir às futuras gerações o que aprendeu com a sua própria adolescência.

Conceitos-chave

- A adolescência abrange indivíduos dos 10 aos 19 anos (OMS).
- É o período entre a infância e idade adulta, com muitas transformações biopsicossociais.
- O comportamento do adolescente está relacionado com sua maturação física, suas vivências pessoais, variações hormonais e maturidade cerebral.
- Apesar de bastante saudáveis, adolescentes estão mais expostos a certos riscos, muitas vezes evitáveis.
- O sexo desprotegido leva à gravidez não planejada e suas consequências, além de abortos e DST.
- A obesidade e os transtornos alimentares são bastante incidentes na adolescência, com elevados índices de morbimortalidade.
- Os principais transtornos alimentares incidentes entre adolescentes são a anorexia nervosa, a bulimia e o *binge eating*.
- O álcool é a droga mais utilizada na adolescência, sendo seguida pelo tabaco, inalantes e maconha.
- O uso precoce de drogas eleva o risco de uso abusivo e dependência.
- No Brasil, mais de 25% das mortes de adolescentes estão relacionadas a violência e acidentes.

Questões

1. (TEP 2015) Adolescente de 14 anos e 4 meses, sexo masculino, procura ambulatório porque acha que não está crescendo igual aos seus colegas. Nada sabe informar sobre o pai biológico. Ao exame físico apresenta peso e altura no percentil 15; Tanner G1P1. O achado físico que configura puberdade atrasada é ausência de:

   A) Pelos pubianos aos 13 anos.

   B) Aumento do pênis aos 14 anos.

   C) Aumento testicular aos 14 anos.

   D) Aumento testicular aos 13 anos.

2. (TEP 2014) Escolar, sexo masculino, 10 anos, vem à consulta com o pediatra por dificuldades de relacionamento social na família e na escola. Mostra um desempenho escolar errático com alguns bons resultados mesclados com resultados ruins. A família recebe bilhetes da escola, quase diariamente, com queixas de que o paciente atrapalha o andamento da aula com piadas, conversas ou discussões. Segundo a mãe, o filho é bastante inteligente, mas vem deteriorando o seu desempenho ao longo dos anos, com piora acentuada nas últimas séries do ensino fundamental. Não consegue se concentrar nos trabalhos e termina as tarefas muito rápido, com uma qualidade baixa. Frequentemente, perde o material necessário para fazer as lições de casa. De acordo com a família, isso sempre aconteceu, mas nos últimos anos os sintomas têm ficado mais significativos. Com base nessa história, o diagnóstico mais provável é:

   A) Distimia.

   B) Distúrbio de conduta.

   C) Transtorno de humor bipolar.

   D) Transtorno oposicional desafiador.

   E) Transtorno do déficit de atenção e hiperatividade.

CAPÍTULO 10 ■ ADOLESCÊNCIA   **177**

3. (TEP 2014) Adolescente, sexo masculino, 15 anos, é referido a uma junta médica pediátrica após ter sido suspenso na escola pela segunda vez, em 10 dias. Pai relata uso de metilfenidato para tratamento de TDAH e que, mesmo assim, está indo muito mal nos estudos, mas parece não perceber a gravidade desse fracasso. Recentemente, urinou em público e quebrou as janelas de uma loja na vizinhança e, ao ser questionado sobre essas ações, não pareceu entender que seu comportamento estava prejudicando outras pessoas. A hipótese diagnóstica é:

A) distúrbio bipolar.

B) depressão menor.

C) distúrbio de conduta.

D) distúrbio pós-trauma de estresse.

E) síndrome da adolescência normal.

4. (TEP 2014) Escolar, 10 anos, filho único, estudante do quinto ano do ensino fundamental, é um garoto inteligente, educado, estudioso e gosta muito de dança e música. Seus pais foram chamados à escola porque o menino beijou um colega durante o recreio. A mãe o levou, imediatamente, ao pediatra que fez alguns esclarecimentos sobre o tema:

I. A sexualidade resulta de manifestações biológicas, psicológicas e sociais, determinadas pela cultura, ambiente e sociedade, que variam de acordo com o grupo social.

II. É fundamental que a sexualidade seja construída com equilíbrio, em uma perfeita interação entre o ser humano e as estruturas sociais, a fim de que haja bem-estar em qualquer fase da vida.

III. Alguns comportamentos sexuais, vivenciados por meninos e meninas, como as comparações das genitálias, os toques masturbatórios, as pequenas ereções e outros, são curiosidades inerentes ao processo de desenvolvimento e consistem em um direito sexual.

IV. Atualmente, evidencia-se o preparo dos professores para enfrentarem as exigências sociais no campo da educação para a sexualidade e está definido onde tratar do tema nas disciplinas escolares.

V. A sexualidade se expressa nos gritos, nos gestos de carinho, no andar de mãos dadas das meninas, nas lutas corporais dos meninos, nas brincadeiras com os órgãos genitais e até em atitudes precoces de experiências homossexuais.

• A alternativa que contém todos os esclarecimentos corretos é:

A) I, II e V.

B) I, III e IV.

C) I, II, III e V.

D) III, IV e V.

E) II, III, IV e V.

5. Sobre drogas na adolescência, é correto afirmar que:

I. A dependência de nicotina se estabelece rapidamente.

II. O uso de inalantes para ter "barato" é comum, mas podem causar a síndrome da morte súbita por inalação.

III. Não se sabe exatamente quais são as repercussões do abuso de álcool em cérebros em desenvolvimento.

A) Somente a alternativa I é correta.

B) As alternativas I e II são corretas e a III é errada.

C) Todas as alternativas estão corretas.

D) Todas as alternativas estão incorretas.

SEÇÃO 1 ▪ PEDIATRIA PREVENTIVA E PROMOÇÃO DA SAÚDE

6. Adolescente de 15 anos, sexo feminino, é levada ao ambulatório por seus pais, preocupados com sua magreza. Relatam que a filha apresenta medo intenso de ganhar peso, analisa todas as calorias dos alimentos que vai ingerir, está sempre procurando *sites* de alimentação na internet com objetivo de se manter abaixo de 40 kg. Exame físico: emagrecida, palidez cutaneomucosa, P: 39,5 kg (abaixo de p3), altura: 1,58 m (p50), IMC: 15,8, FC: 48 bpm, t_{ax}: 36°C, PA: 100 × 65 mmHg. Estadiamento de Tanner: M4P4. A hipótese diagnóstica mais provável é:

A) Bulimia.

B) Neofobia.

C) Ortorexia.

D) Anorexia nervosa.

E) Adolescência normal.

7. Adolescente de 16 anos, masculino, dá entrada no PS com quadro de agitação psicomotora, midríase, sudorese. Estava em uma festa e os colegas disseram que ele apenas tinha bebido "umas cervejas".

   PA 170 × 95; FC = 110; Sat 90%; Dextro 160; T = 37,8°C. Qual das seguintes drogas podem ser responsáveis pelo quadro:

A) Cocaína, anfetamínicos, derivados e análogos, descongestionantes nasais, cafeína, teofilina.

B) Opiáceos, heroína, elixir paregórico.

C) Barbitúricos, benzodiazepínicos, etanol.

D) Nenhuma das drogas acima.

8. Adolescente do sexo masculino, 13 anos, procura o ambulatório preocupado com sua estatura, pois é bem menor que os seus colegas. Ao exame físico encontra-se em P1G1. É possível tranquilizar esse paciente? Como? É necessário fazer algum exame laboratorial?

9. Adolescente

BIBLIOGRAFIA CONSULTADA

- <http://biblioteca.ibge.gov.br/visualizacao/livros/liv97870.pdf>.
- <http://documentslide.com/documents/as-drogas-atuam-no--cerebro-afetando-a-atividade-mental.html>.
- <http://erica.ufrj.br/apresentacao>.
- <http://inpad.org.br/wp-content/uploads/2013/12/PressLENAD_Tabaco1.pdf>.
- <http://www.mapadaviolencia.org.br/pdf2015/mapaViolencia2015_adolescentes.pdf>.
- <http://www.spsp.org.br/downloads/ATENDIMENTODOLESCENTES.pdf>.
- <http://www.who.int/maternal_child_adolescent/topics/adolescence/en/>.
- <https://www.drugabuse.gov/publications>.
- <https://www.unodc.org/documents/wdr2015/World_Drug_Report_2015.pdf>.

- <www.pediatrics.org/cgi/doi/10.1542/peds.2010-1635>.
- Figueiredo VC, Szklo AS, Costa LC, Kuschnir MCC, Silva TLN, Bloch KV, et al. ERICA: prevalência de tabagismo em adolescentes brasileiros. Rev Saúde Pública. 2016;50(supl 1):12.
- http://www.moreirajr.com.br/revistas.asp?id_materia=6156&fase=imprime
- National Institute of Mental Health (NIMH). Disponível em: <https://www.nimh.nih.gov>.
- Saito MI, Vitalle MSS, Landi CA, et al. Adolescência e sexualidade: visão atual. São Paulo: Editora Atheneu; 2016. Série atualizações pediátricas.
- Silveira DX, Doering-Silveira E. Cap. 3 – Classificação das substâncias psicoativas e seus efeitos. In: Curso de Prevenção dos Problemas Relacionados ao Uso de Drogas. 6ª ed. UFSC.

Respostas

1. C
2. E
3. C
4. C
5. C
6. D
7. A

8. Sim, podemos tranquilizar o paciente explicando para ele que o estirão do crescimento acontece depois do início da puberdade e que a dele ainda não começou. Após iniciada a puberdade ele vai começar a crescer e vai alcançar os amigos em termos de estatura. Não é necessário fazer nenhum exame laboratorial, pois não há nada a se preocupar, uma vez que a puberdade dos meninos pode começar entre 9 e 14 anos de idade.

9. Não, essa paciente não apresenta um quadro patológico, sua mudança de comportamento é típica da adolescência. As características da Síndrome da Adolescência Normal que podem ser aqui identificadas são:
   - busca da identidade adulta;
   - desenvolvimento do pensamento abstrato e necessidade de intelectualizar;
   - afastamento progressivo dos pais;
   - distorção temporal;
   - flutuações de humor;
   - manifestações contraditórias de conduta.

Fatores na Gestação, Infância e Adolescência que Afetam a Saúde do Adulto e do Idoso

- Ana Maria de Ulhôa Escobar
- Filumena Maria da Silva Gomes
- Maria Helena Valente
- Sandra Josefina Ferraz Ellero Grisi

Introdução

O *Big Bang* humano tem início quando uma célula masculina, o espermatozoide, junta-se com outra feminina, o óvulo. A partir deste momento "mágico" tem início um dos mais fantásticos processos de multiplicação e diferenciação celular. Estas duas células darão origem a milhões de outras células com formas e funções totalmente diversas: neurônio, enterócito, osteoblasto, hepatócito, néfron, miócito e tantas outras mais. Juntas, todas funcionarão numa harmonia única, permitindo que a luz da vida aconteça.

A vida intrauterina, portanto, é absolutamente essencial para o ser humano que lá está em intenso processo de formação. Após o nascimento, os 2 primeiros anos de vida são estruturantes do desenvolvimento neuropsicomotor das pessoas.

Durante o período que chamamos de primeira infância, formar-se-ão as bases da capacidade humana de cognição e aprendizado. O processo de desenvolvimento tem como fundamentação neurofisiológica o imenso número de sinapses cerebrais que, junto com a mielinização dos axônios, estruturam a neuroplasticidade intensa que acontece nos primeiros 2 anos de vida.

Este período chamado "de ouro" compõe os essenciais "primeiros 1.000 dias de vida". Fazendo as contas, somamos os 270 dias de vida intrauterina (9 × 30) + 365 dias do primeiro ano de vida + 365 dias do segundo ano de vida.

> Primeiros 1.000 dias de vida = 270 (intraútero) + 365 (1º ano de vida) + 365 (2º ano de vida)

A adolescência também se caracteriza por um período de intensa transformação física e de estruturação cognitiva e intelectual. Sabe-se hoje que a maturação completa do sistema nervoso central termina ao redor dos 24 anos de idade.

Portanto, os períodos da gestação, infância e adolescência são determinantes da qualidade de vida que o futuro adulto e o idoso terão. Estruturar bem as bases significa estar o mais apto possível para enfrentar as adversidades que certamente ocorrerão em todos os fantásticos ciclos da vida.

Origens fetais das doenças do adulto e do idoso

As origens fetais das doenças do adulto e do idoso referem-se a um conceito em que a exposição às condições ambientais vividas precocemente pelo indivíduo (no momento da pré-concepção, concepção, implantação, placentação, embrio e organogênese, e durante a vida fetal, infância e primeira infância), relacionadas com a nutrição materna, composição corporal e níveis de hormônio de estresse teriam a capacidade de programar o fenótipo do indivíduo, influenciando a suscetibilidade às doenças crônicas do adulto como as doenças cardiovasculares, diabetes *mellitus*, neuropsiquiátricas, osteoarticulares, hepatorrenais, obesidade, hipertensão (Figura 11.1).

O impacto de um estímulo ou insulto durante um período crítico do desenvolvimento fetal, período de altíssima plasticidade, traz consequências de ordem organizacional, com alterações permanentes na estrutura de tecidos e órgãos, o que pode se relacionar com as doenças crônicas não transmissíveis da vida adulta.

As "exposições precoces" na vida fetal podem se referir ao estilo de vida dos pais e ser relacionadas com a

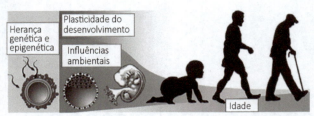

FIGURA 11.1. Origens fetais da saúde e da doença. Fonte: Waterland RA, Michels KB. Epigenetic Epidemiology of the Deelopmental Origins Hypothesis. Annu. Rev. Nutr. 2007; 27:363-88.

dieta materna, o hábito tabágico, a presença de obesidade materna, a exposição a produtos químicos/disruptores endócrinos/toxinas, e a sazonalidade da concepção (Figura 11.2).

Restrição fetal de nutrientes

A exposição fetal à fome foi bem documentada na Holanda por Ravelli, em 1976, numa população de 300.000 homens, filhos de mulheres expostas à fome holandesa durante o cerco nazista na Segunda Guerra Mundial, demonstrando que a desnutrição materna no primeiro trimestre de gestação levou ao aumento significativo de incidência de obesidade na sua prole. Esse estudo também observou que a exposição fetal à fome, quando ocorria no final da gestação, levava ao nascimento de recém-nascidos de mais baixo peso. A restrição fetal de nutrientes no início da gestação não se relacionou com baixo peso ao nascer, mas com a presença da síndrome metabólica quando os indivíduos se tornavam adultos.

Outras exposições como indivíduos nascidos na estação da seca, recém-nascidos de baixo peso ou com restrição do crescimento intrauterino, indivíduos com baixo índice de massa corporal com 1 ano de idade também foram correlacionados com a maior incidência de doenças crônicas não transmissíveis na vida adulta.

Ao ser exposto à desnutrição intrauterina, quer por menor aporte de substrato, quer por insuficiência placentária, o feto altera o seu metabolismo de modo a precaver-se desta carência, aumentando a resistência periférica à insulina e secretando, relativamente, menores quantidades deste hormônio, visando manter a glicemia estável. Alterando, desta forma, seu metabolismo, o feto ficaria protegido das consequências da hipoglicemia e pouparia a glicose, para ele escassa.

O feto é capaz de se adaptar a um ambiente intrauterino adverso, otimizando o uso de suprimentos energéticos reduzidos, no sentido de garantir sua sobrevivência. A consequência deste fenótipo poupador seria a diminuição do tamanho fetal e um menor peso no momento do parto. O peso de nascimento da criança é uma variável que nos permite inferir, retrospectivamente, as condições intrauterinas às quais o feto esteve exposto.

A redução do crescimento fetal, do peso de nascimento, não é a causa das doenças do adulto e suas consequên-

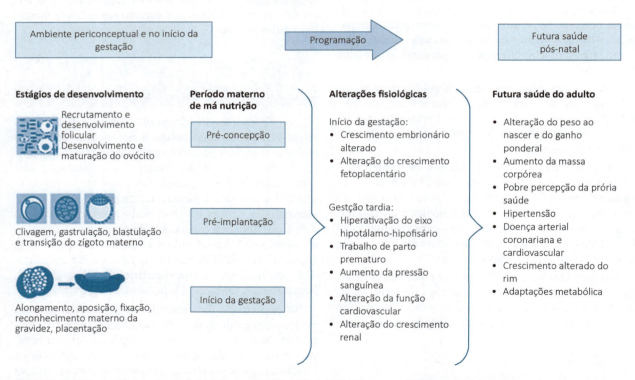

FIGURA 11.2. Exposições materno-fetais. Fonte: McMillen IC et al. Developmental Origins of Adult Health and Disease: The Role of Periconceptional and Fetal Nutrition, Basic & Clinical Pharmacology & Toxicology 2008; 103:82-9.

cias em longo prazo, mas é um marcador da resposta fetal a um ambiente intrauterino limitado, que resultaria em alterações teciduais e de desenvolvimento de órgãos, que podem não estar presentes ao nascimento, mas podem implicar em alterações na vida adulta (Figura 11.3).

Alterações na programação fetal

Durante os primeiros 1.000 dias de vida, período de alta plasticidade, o organismo é capaz de ajustar seu desenvolvimento fenotípico em resposta a estímulos ambientais. Esse fenômeno é denominado programação fetal, entendido como uma estratégia para melhor adequar-se aos ambientes mutáveis, sendo mediado por processos epigenéticos tais como a metilação do DNA, a modificação da covalência das histonas e a expressão do micro-RNA.

A epigenética se refere às alterações na expressão de um gene, que pode passar para outras gerações de células, sem a ocorrência de mudanças na estrutura do DNA (Figura 11.4).

A má nutrição materna induz à redução da expressão da 11-β hidroxiesteroide desidrogenase tipo 2 (enzima placentária que garante o gradiente de glicocorticoide materno-fetal, protegendo o feto), levando a um aumento da expressão de receptores para glicocorticoides no fígado, nos rins e cérebro da prole durante a vida fetal, neonatal e adulta, pela ativação do eixo hipotálamo-hipófise, estimula efeitos epigenéticos, aumentando a capacidade da neoglicogênese, aumentando a homeostase lipídica, completando prematuramente a nefrogênese com a consequente diminuição de néfrons.

As consequências da alteração na programação fetal durante o período de alta plasticidade podem levar a:

- Obesidade.
- Redução da massa esquelética.
- Alterações da sensibilidade à insulina, do metabolismo hepático, da composição do miócito cardíaco, função endotelial, do nível de atividade física.
- Desregulação do apetite.
- Redução do número de néfrons.
- Hipertensão arterial.
- Alterações e controle neuroendócrino e funções cognitivas do adulto.

Essas exposições precoces podem se manifestar somente na vida adulta, especialmente se os genes afetados têm sua resposta modulada a alterações na vida.

Na gestação, além da desnutrição, o feto pode sofrer consequências da hiperglicemia em mães diabéticas, obesidade materna, dietas com alta concentração de ácidos graxos saturados, depleção de ácido fólico e níveis inadequados de ferro e complexo B.

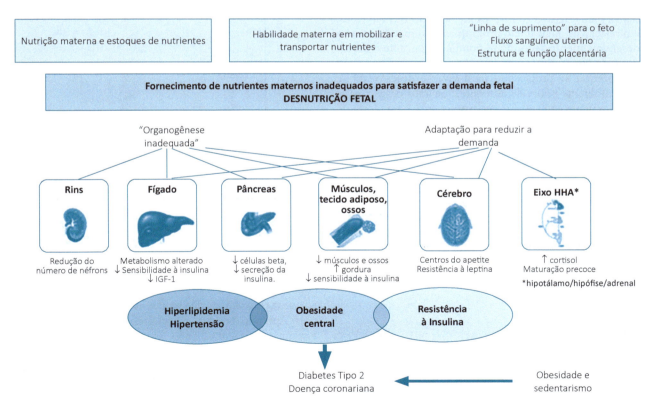

FIGURA 11.3. Hipótese da programação fetal. Fonte: Disponível em: <https://www.ncbi.nlm.nih.gov/pmc/articles/PMC3793300/>

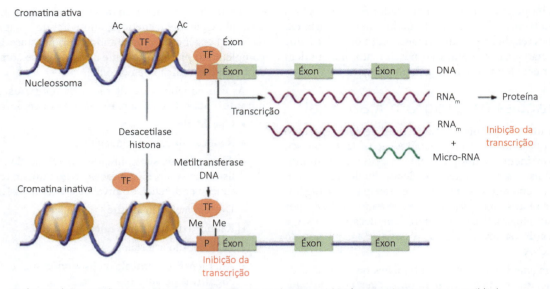

TF: fatores de transcrição; RNAm: RNA mensageiro; Top: cromatina transcricionalmente ativa; Ac: grupos acetil (Ac)
CpG: sequência citidina-guanosina; P: regiões promotoras; micro-RNA: sequência de 19-22 nucleotídeos.

FIGURA 11.4. Regulação da expressão do gene através do processo epigenético. Alterações epigenéticas. Metilação do DNA. Fonte: Gluckman et al., 2008.

A incompatibilidade entre as condições ecológicas do passado e do presente no homem introduz uma complexidade na predição do desenvolvimento e na saúde futura da criança e do adulto. Durante a gestação, a placenta sinaliza para o feto as condições metabólicas intrauterinas, em relação às quais o feto programa o seu metabolismo e desenvolvimento segundo as condições durante o período gestacional. Por exemplo, o feto que sofreu restrição intrauterina se programou para viver e desenvolver-se num ambiente pobre de alimentos. Se após o nascimento o ambiente externo é excessivamente rico na oferta de alimentos, ocorrerá uma incompatibilidade entre os ambientes intrauterino programado e o externo atual, como mostra a Figura 11.5.

Sabe-se hoje que aspectos importantes do fenótipo do indivíduo podem ser transmitidos para as gerações seguintes através de mecanismos epigenéticos. Um fenótipo é dito intergeracional quando os efeitos decorrentes da exposição ambiental são transmitidos para pelo menos as duas ou três próximas gerações. Existem hoje vários fatores maternos e paternos descritos, como a influência do tabaco e obesidade das avós na prole dos netos (Figura 11.6).

Desenvolvimento nos primeiros anos de vida

Após o nascimento, o bebê inicia um intenso processo de aprendizado. Nos 2 primeiros anos de vida vai aprender a firmar a cabeça, a virar-se, sentar-se sozinho, engatinhar, andar e correr.

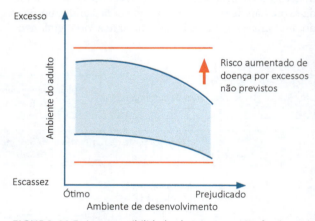

FIGURA 11.5. Incompatibilidade da programação fetal e vida pós-natal. Fonte: adaptada de Gluchman PD, Hanson MA. Living with the Past: Evolution, Development, and Paterrns of Disease. Science 2004; 305:1733-6.

O choro é sua primeira forma de comunicação. Aos poucos, aprender a falar uma sílaba, duas, três, uma palavra, uma frase e mais que isso: seus significados e correlações. Aprende, por fim, a argumentar e, principalmente, a contra-argumentar. Tudo isso no idioma materno, ou até em outros.

Mais que tudo, o pequeno bebê aprende o significado das emoções. E aprende também COM as emoções dos pais ou cuidadores. Sabe-se hoje que o vínculo afetivo que o bebê estabelece com pais ou cuidadores nos primeiros 2 anos de vida é essencial para que todo este

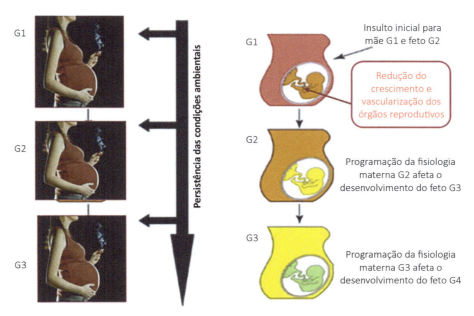

FIGURA 11.6. Efeitos intergeracionais do tabagismo materno. Fonte: Drake e Liu. Review. 2010, & Dwyer et al. Int. J. Epidemiol; 2010:39(5):1276-8.

processo de desenvolvimento aconteça da forma mais harmônica possível.

Para tanto, é fundamental compreender as bases da neuroplasticidade, especificamente focadas em três fatores importantes: formação de sinapses, mielinização e poda neuronal.

Formação das sinapses

Sabemos hoje que mais de 100 bilhões de células nervosas se encarregam de nossa existência. O que fazemos, falamos, pensamos, agimos e o que somos, enfim, depende deste conjunto de células. Nascemos com estas células. No entanto, para que possam funcionar em harmonia estes neurônios precisam "conversar" entre si. Para tal existem as sinapses.

As células nervosas transmitem a informação de uma para outra sob a forma de impulsos elétricos que se difundem pelos axônios neuronais que, por sua vez, terminam em saliências em forma de botão, que são as sinapses. Quando o impulso elétrico chega na região pré-sináptica, vesículas contendo neurotransmissores são liberadas na fenda sináptica. O neurônio pós-sináptico possui uma membrana com receptores específicos para tais neurotransmissores, que são captados, dando origem a novo potencial de ação.

Cada neurônio pode-se conectar a outros tantos neurônios, compondo uma rede com mais de 10.000 sinapses. Imaginar essa rede multiplicada pelos bilhões de células nervosas é quase impossível. Mas é assim que funciona. E graças a essa rede, que chamamos de neuroplasticidade, existimos tal como somos (Figura 11.7).

Não nascemos com todas nossas sinapses formadas. Essa incrível rede de comunicação neuronal vai-se formando após o nascimento, especialmente nos 2 primeiros anos de vida. Um bebê é capaz de fazer 700 sinapses por segundo!

- Estímulo para a formação das sinapses

O vínculo afetivo que o pequeno bebê forma com um adulto, que pode ser a mãe, o pai ou cuidadores, é o estímulo para a formação dessas sinapses. Este conhecimento é essencial e norteia, atualmente, as bases do desenvolvimento na primeira infância.

Vínculos afetivos fortes fortalecem também as conexões neuronais. Na Figura 11.8, podemos ver a densificação da rede de conexões formadas ao longo dos 2 primeiros anos de vida.

Mielinização

A transmissão do impulso nervoso ao longo do axônio neuronal se faz por meio de um impulso elétrico, o potencial de ação. Para que tal impulso possa ser eficientemente transmitido, é necessário que este axônio seja envolto por uma bainha de gordura, ou bainha de mielina, formada essencialmente por dois ácidos graxos: ácido docosa-hexaenoico (DHA) e ácido araquidônico (ARA) (Figura 11.9).

Neurocientistas verificaram que, sem a mielinização, a velocidade de transmissão do impulso nervoso acontece em aproximadamente 4 km/hora. Um axônio devidamente mielinizado, porém, é capaz de transmitir seu impulso em 400 km/hora.

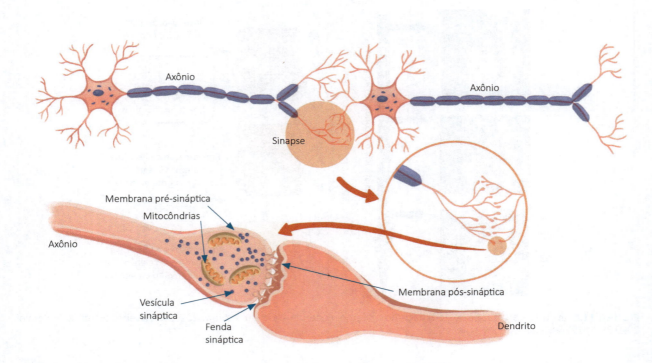

FIGURA 11.7. Sinapses. Fonte: Disponível em: <http://www2.dq.fct.unl.pt/cadeiras/qpn1/proj/acetilcolina/sinapse1.gif>.

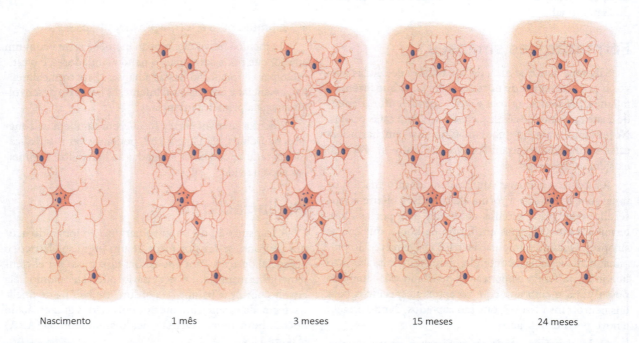

FIGURA 11.8. Rede de conexões neuronais ao longo dos 2 primeiros anos de vida. Fonte: Institute of Medicine. 2000. From Neurons to Neighborhoods: The Science of Early Childhood Development. Washington, DC: The National Academies Press. Disponível em: <https://doi.org/10.17226/9824>.

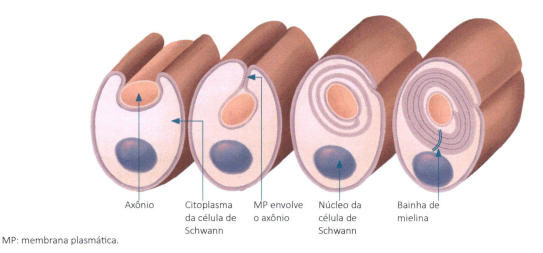

FIGURA 11.9. Mielinização. Fonte: Disponível em: <http://www.sobiologia.com.br/figuras/Fisiologiaanimal/nervoso13.jpg>

A mielinização acontece ao longo dos primeiros anos de vida. O leite materno é fundamental nesse processo, uma vez que é rico em DHA e ARA.

Poda neuronal

A poda neuronal é um processo em que conexões neuronais que não são usadas são desfeitas. O cérebro infantil, portanto, tem muito mais conexões que o cérebro adulto.

À medida em que a criança vai crescendo e se desenvolvendo, portanto, algumas conexões se fortalecem pelo uso e pelas experiências vividas. Outras tantas se enfraquecem pelo desuso. Por isso são "podadas". Este é um processo de "especialização" do cérebro em crescimento.

Experiências positivas, portanto, contribuem para a formação de uma sólida estrutura neuronal.

A Figura 11.10 aponta a potencialidade de formação de novas sinapses, especialmente ao longo do primeiro ano de vida. Importante observar a intensa capacidade da criança, neste período, para adquirir habilidades essenciais à vida e ao desenvolvimento humano. É um período, portanto, crucial e determinante do futuro da pessoa adulta e idosa.

A importância do processo de neuroplasticidade, essencialmente da formação da rede neuronal constituída pelas sinapses e mielinização, estimulada e reforçada por experiências positivas de vida, pode ser demonstrada em um estudo publicado pelo Prof. Charles Nelson, da Universidade de Harvard. Durante a ditadura de Nicolau Ceaucescu na Romênia, de 1965 a 1989, as mulheres em idade fértil foram obrigatoriamente estimuladas a ter filhos. Houve um excesso de nascimentos e muitas famílias não tinham condições de criar seus filhos, que foram

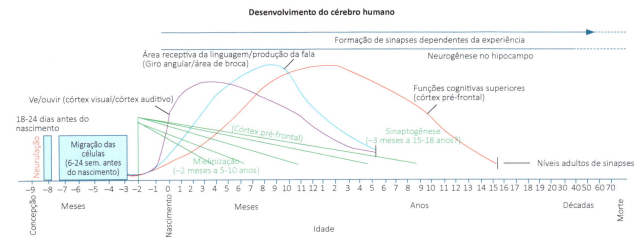

FIGURA 11.10. Evolução de aspectos fundamentais do desenvolvimento do cérebro ao longo do tempo. Fonte: Thompson e Nelson, 2001 (reproduzido com permissão do American Psicólogist).

colocados em abrigos quando ainda bebês. Assim, um número grande de crianças cresceu nesses abrigos com precaríssimas condições de higiene e nenhuma condição de envolvimento afetivo. As crianças eram tão somente alimentadas.

O prof. Nelson estudou a neuroimagem destas crianças, como podemos ver na Figura 11.11. Observou que crianças institucionalizadas apresentavam imagem cerebral pobre em impulsos elétricos, especialmente quando comparadas às crianças da mesma idade não institucionalizadas.

Demonstrou-se, com esta constatação, que crianças submetidas à negligência afetiva desenvolveram o que se chama de estresse tóxico, isto é, um nível constante de estresse que afeta diretamente a formação de conexões sinápticas em uma fase crucial como a primeira infância. Em vez de sinapses, há preponderância da poda neuronal.

O estudo demonstrou também que crianças adotadas por famílias antes dos 2 anos de vida conseguiram recuperar suas conexões e restabelecer sua neuroimagem, tal como as das crianças nunca institucionalizadas. No entanto, crianças que foram adotadas depois de 2 anos de vida não conseguiram recuperar suas sinapses.

Eis a conclusão transcrita deste importante estudo: "Os resultados demonstram claramente o impacto devastador sobre cérebro e mente. As crianças romenas vivendo em instituições fornecem a melhor evidência já obtida até agora de que os primeiros 2 anos de vida constituem um período sensível, no qual uma criança precisa receber contato íntimo emocional e físico, caso contrário terá o seu desenvolvimento pessoal bloqueado».

Entende-se, desta forma, que os primeiros anos de vida são essenciais para a construção do adulto e do idoso. O desenvolvimento infantil, portanto, tem como base estruturante os vínculos afetivos que o bebê forma com adultos, sejam pais ou cuidadores, desde os primeiros meses de vida. A rede de sinapses, o processo de mielinização e a poda neuronal constituem o que chamamos de neuroplasticidade, que será determinante da potencialidade cognitiva e emocional do futuro adulto.

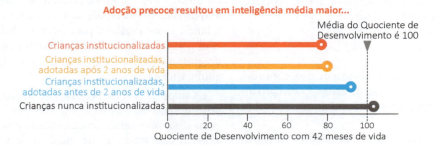

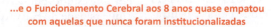

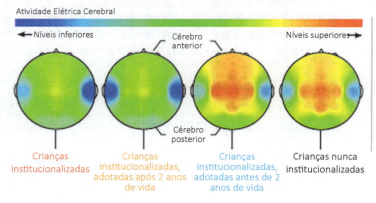

FIGURA 11.11. Atividade elétrica cerebral de crianças institucionalizadas e não institucionalizadas. Fonte: Charles A. Nelson (dados de DQ). Timing of intervention affects brain electrical activity in children exposed to severe psychosocial neglect. Vanderwert RE, Marshall PJ, Nelson III CA, Zeanah CH, Fox NA. Plos One. 1 jul. 2010;5(7) (EEGS).

Conceitos-chave

- *Origens fetais da saúde e da doença do adulto:* são as exposições às condições ambientais vividas precocemente pelo indivíduo (no momento da pré-concepção, concepção, implantação, placentação e embrio e organogênese, durante a vida fetal, infância e primeira infância) relacionadas com a nutrição materna, composição corporal e níveis de hormônio de estresse, que teriam a capacidade de programar o fenótipo do indivíduo, influenciando a suscetibilidade às doenças crônicas do adulto.

- *Plasticidade do desenvolvimento:* capacidade do feto e da criança nos 2 primeiros anos de vida de ajustar seu desenvolvimento fenotípico em resposta a estímulos ambientais, enquanto estratégia para melhor adequar-se aos ambientes mutáveis.

- *Programação fetal:* é a adaptação do feto às ameaças de sobrevivência. O feto faz adaptações para limitar o seu crescimento priorizando o desenvolvimento de tecidos e órgãos essenciais e acelerando a sua maturação. A programação fetal ocorre no período de alta plasticidade de desenvolvimento, em que um estímulo ou insulto tem a capacidade de gerar um efeito duradouro ou permanente na estrutura ou no funcionamento de um órgão, tecido ou sistema.

- *Fenótipo poupador:* frente às condições adversas intrauterinas, o feto, como forma de assegurar sua sobrevivência, reformula o seu metabolismo no sentido de otimizar ou poupar seus suprimentos energéticos reduzidos.

- *Epigenética em pediatria:* alterações na expressão de um gene, que podem passar para outras gerações de células, sem a ocorrência de mudanças no DNA.

- *Incompatibilidade:* a incompatibilidade ocorre quando, durante a gestação, a placenta sinaliza para o feto as condições metabólicas intrauterinas de escassez nutricional, em relação às quais o feto programa o seu metabolismo e desenvolvimento, e após o nascimento, o ambiente externo é excessivamente rico na oferta de alimentos. Ocorrerá uma incompatibilidade entre a escassez do ambiente intrauterino programado e a abundância do ambiente externo na vida, aumentando o risco de doença.

- *Intergeracionalidade – transmissão do fenótipo intergeracional:* sabe-se hoje que aspectos importantes do fenótipo do indivíduo podem ser transmitidos para as gerações seguintes através de mecanismos epigenéticos. Um fenótipo é dito intergeracional quando os efeitos decorrentes da exposição ambiental são transmitidos para pelo menos as duas ou três próximas gerações.

- *Desenvolvimento nos primeiros 2 anos de vida:* durante o período que chamamos de Primeira Infância (primeiros 2 anos de vida), formar-se-ão as bases da capacidade humana de cognição e aprendizado. O processo de desenvolvimento tem como fundamentação neurofisiológica o imenso número de sinapses cerebrais que, junto com a mielinização dos axônios, estruturam a neuroplasticidade intensa que acontece nos primeiros 2 anos de vida.

Questões

1. Diante da importância dos cuidados no período pré-natal precoce e da nutrição apropriada durante os primeiros 1.000 dias de vida, sabe-se que, na interação entre genética e ambiente, vários fatores dietéticos, incluindo ácido fólico e vitamina B_{12}, são importantes na facilitação de:

   a) Apoptose.

   b) Variação do número de cópias.

   c) Metilação do DNA.

   d) Modificação das histonas.

   e) Silenciamento do gene RNA não codificante.

2. Numerosos fatores de risco ambientais, incluindo a idade materna, peso ao nascer elevado e uso materno de álcool durante a gravidez, têm sido associados a mudanças epigenéticas. Estas alterações:

   a) São hereditárias.

   b) São permanentes.

   c) Mudam a estrutura do DNA.

   d) Atingem todos os tecidos com a mesma intensidade.

   e) Ocorrem apenas durante o desenvolvimento fetal.

3. Uma estudante de 19 anos está grávida, refere não ingerir bebida alcoólica, mas não vê razões para cessar o fumo durante a gravidez. Ela gostaria de saber como o fumo pode afetar o feto. Você explica que há fortes evidências de que os fetos de mães que fumam durante a gravidez venham a apresentar um alto risco de desenvolvimento de:
   a) Asma.
   b) Depressão.
   c) Diabetes *mellitus*.
   d) Distúrbios de aprendizado.
   e) Obesidade.

4. Quando um pai lê um livro para o seu filho de 1 ano de idade, o cérebro do bebê está passando por muitas transformações, fundamentais para o seu desenvolvimento. Essas transformações ocorrem devido à neuroplasticidade neuronal e, nesse caso, são determinadas pelo fenômeno conhecido por:
   a) Neurulação primária.
   b) Proliferação neuronal.
   c) Migração neuronal.
   d) Formação das redes neurais.
   e) Mielinização.

5. Analise o seguinte gráfico para responder à questão:

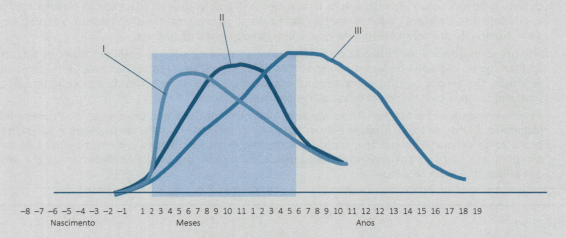

O desenvolvimento cerebral ocorre de forma hierárquica, dessa forma, assinale a alternativa que representa o domínio de desenvolvimento representado pelos números I, II e III:
   a) I – linguagem, II – funções sensoriais, III – funções cognitivas.
   b) I – linguagem, II – funções cognitivas, III – funções sensoriais.
   c) I – funções sensoriais, II – linguagem, III – funções cognitivas.
   d) I – funções sensoriais, II – funções cognitivas, III – linguagem.
   e) I – funções cognitivas, II – funções sensoriais, III – linguagem.

BIBLIOGRAFIA CONSULTADA

- Adair LS, Fall CHD, Osmond C, Stein AD, Martorell R, Ramirez-Zea M, et al., for the COHORTS group. Associations of linear growth and relative weight gain during early life with adult health and human capital in countries of low and middle income: findings from five birth cohort studies. Lancet. 2013;382:525-4.
- Bateson P, Gluckman P, Hanson M. The biology of developmental plasticity and the Predictive Adaptive Response hypothesis. J Physiol. 2014;592(Pt 11):2357-68.
- Fall CHD. Fetal programming and the risk of non-communicable disease. Indian J Pediatr. 2013;80(1):S13-20.
- Gluckman PD, Hanson MA, Low FM. Evolutionary and developmental mismatches are consequences of adaptive developmental plasticity in humans and have implications for later disease risk. Philosophical Transactions of the Royal Society B: Biological Sciences. 2019;374:1740. Disponível em: <http://doi.org/10.1098/rstb.2018.0109>.
- Hallows SE, Regnault TRH, Betts DH. The Long and Short of It: the role of telomeres in fetal origins of adult disease. J Pregnancy. 2012;2012:638476.
- Martorell R, Zongrone A. Intergenerational influences on child growth and undernutrition. Paediatr Perinat Epidemiol. 2012;26(Suppl 1):302-14.
- National Scientific Council on the Developing Child (2007). The Timing and Quality of Early Experiences Combine to Shape Brain Architecture: Working Paper No. 5. Disponível em: <www.developingchild.harvard.edu>.
- Nelson III CA, Fox NA, Zeanah, Jr CH. Anguish of the Abandoned Child. Scientific American, April 2013; 62-67.
- Patti M-E. Intergenerational programming of metabolic disease: evidence from human populations and experimental animal models. Cell Mol Life Sci. 2013;70:1597-608.
- Puumala SE, Hoyme HE. Epigenetics in Pediatrics. Pediatr Rev. 2015;36(1):14-21.
- Silva LIMC, Gomes FMS, Valente MH, Escobar AMU, Brentani AVM, Grisi SJFE. Intergenerational Effects on Birth Weight and Its Relations to Maternal Conditions, São Paulo, Brazil. Biomed Res Int. 2015;2015:615034.
- Vickers MH, Sloboda DM. Strategies for reversing the effects of metabolic disorders induced as a consequence of developmental. Front Physiol. 2012;3:242.

Respostas

1. c
2. a
3. a
4. d
5. c

Sofrimento – como Conduzir a Consulta – Avaliação da Dor

■ Milton Hanashiro

Introdução

Trazer alívio ao sofrimento da criança enferma é a missão fundamental da Pediatria. Neste contexto, o sofrimento compreende não só a experiência da dor física, sua expressão mais evidente, mas também manifestações e repercussões da doença nas esferas psíquica e social.

Na prática pediátrica, o sofrimento que a princípio se procura aliviar é aquele causado pela doença. No entanto, muitas vezes a circunstância do tratamento pode trazer tanto sofrimento à criança quanto a própria doença. Nesta situação, é necessário que o profissional auxilie seu paciente a enfrentar e percorrer da melhor forma possível o seu percurso terapêutico. Para isso, é imprescindível que o sofrimento de modo amplo seja devidamente contemplado e mitigado, de maneira eficaz e humana.

Conceito de sofrimento

O sofrimento, segundo Cassel, pode ser descrito como "um estado de desconforto grave vivido por uma pessoa, em decorrência de eventos que ameaçam a sua integridade". Segundo este autor, a experiência do sofrimento é vivida pela pessoa como um todo: além do aspecto físico, também devem ser considerados os aspectos psicossociais como, por exemplo, sua personalidade, sua história de vida, seus laços familiares, seus valores culturais, seu papel social, seus relacionamentos, suas atividades e seu comportamento habitual. Uma criança pequena certamente ainda não tem desenvolvidos todos estes aspectos, porém ao longo de seu amadurecimento pessoal eles adquirem um papel cada vez mais importante. O aspecto físico, por sua vez, se faz presente desde o início da vida, como fonte de prazer, dor e outras sensações.

A experiência de sofrimento, segundo Krikorian e Limonero, decorre do desequilíbrio entre a percepção de ameaça à integridade da pessoa e os seus recursos de enfrentamento (que incluem respostas físicas, psicológicas, sociais e espirituais). A percepção de ameaça pode se dar na forma de sintomas físicos, como a dor, ou psíquicos, como o medo e a ansiedade. Enquanto os recursos de enfrentamento da pessoa forem suficientes para lidar com a percepção de ameaça, ela consegue conviver com a situação, tolerando-a. No entanto, à medida que estes recursos de enfrentamento se tornam insuficientes diante da percepção de ameaça, a pessoa pode entrar em exaustão emocional, e passa a ter a experiência do sofrimento.

No caso da criança e do adolescente, que se caracterizam pela imaturidade nos aspectos biológicos, psíquico e social, muitos dos recursos mentais e físicos de enfrentamento que se desenvolverão até a fase adulta apresentam-se ainda incipientes. Assim, a vulnerabilidade e a reduzida autonomia da criança justificam a preocupação com o sofrimento, sendo fundamental que familiares e profissionais estejam atentos à sua manifestação, e lhes deem todo o apoio necessário.

A hospitalização devida à doença constitui-se numa das situações em que a criança se encontra em estado de maior vulnerabilidade, considerando-se não apenas seu quadro clínico, mas também a inserção em um ambiente estranho, em que está sujeita a procedimentos por vezes dolorosos.

Neste capítulo, iremos abordar a questão do sofrimento na criança enferma em dois de seus aspectos mais importantes: a dor, seu aspecto mais evidente e frequente, e o aspecto psicossocial.

Dor

A dor foi definida pela Associação Internacional para o Estudo da Dor como "uma experiência sensorial e emocional desagradável, associada a um dano tecidual real ou potencial, ou descrita em termos deste dano".

Embora a dor não seja o único sintoma físico capaz de causar sofrimento, é o mais importante pela intensidade e frequência com que ocorre. A maneira de sentir a dor e reagir a ela varia de uma pessoa para outra, pois estas experiências são influenciadas por características individuais. Estas características são expressas pelas dimensões cognitiva, afetiva e comportamental, segundo proposto pela a Organização Mundial da Saúde:

- A dimensão cognitiva diz respeito à influência da cultura na qual a pessoa se insere, que abrange suas crenças, atitudes e valores espirituais sobre a experiência da dor.
- A dimensão afetiva refere-se à capacidade de modulação que as emoções exercem sobre a sensação dolorosa.
- A dimensão comportamental reporta-se à maneira pessoal e específica como cada pessoa reage diante da dor.

Estes fatores são permeados pela história de vida da criança, suas experiências passadas com a dor e a influência de sua família. Embora ainda incipientes nas fases iniciais da vida, estes aspectos adquirem importância crescente à medida que a criança se desenvolve (Figura 12.1).

Classificação da dor

A dor pode ser classificada segundo critérios fisiopatológicos, de tempo de duração, etiológicos e anatômicos. Neste capítulo vamos nos ater às duas primeiras classificações, mais frequentemente utilizadas.

■ Fisiopatologia

Dor nociceptiva é aquela que se origina de uma lesão tecidual que ativa receptores específicos de dor, os nociceptores, que são sensíveis a estímulos nocivos. Os nociceptores podem ser estimulados por temperaturas extremas (como frio e calor), vibração, estiramento e substâncias químicas liberadas em traumas teciduais. A dor nociceptiva pode ser subclassificada em:

- Somática: causada por estímulos nociceptivos originados em tecidos superficiais (como pele e mucosas) ou tecidos de localização mais profunda (como ossos, músculos e tecido conjuntivo); exemplos de dor somática são as causadas por queimaduras, ferimentos e fraturas de ossos.
- Visceral: causada por estímulos nociceptivos provenientes das vísceras, os órgãos internos; exemplos de dor visceral são as causadas por tumores, distensão de gases e acúmulo de líquidos internamente.

Dor neuropática é aquela causada pelo dano estrutural e disfunção das células nervosas no sistema nervoso central ou periférico. Podem causar este tipo de dor os danos a tecidos neurais originados de infecções, traumas, isquemias e alterações metabólicas, por exemplo.

O paciente pode sentir dor originada por estímulos nociceptivos e neuropáticos ao mesmo tempo, ou em tempos diferentes, como em traumas e doenças oncológicas.

■ Duração

A dor aguda é aquela de início repentino, sentida logo após a lesão, de intensidade grave e de curta duração.

A dor crônica é caracterizada como contínua ou recorrente, e que persiste além do tempo normal de cura. Ela pode começar como dor aguda e persistir prolongadamente; também pode ser recorrente devida à manutenção da causa do estímulo doloroso ou repetição de uma lesão.

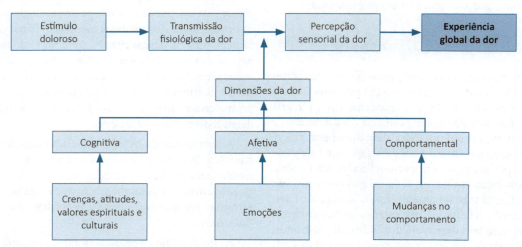

FIGURA 12.1. Diagrama apresentando as muitas dimensões da dor modificando a transmissão dos estímulos dolorosos ao cérebro. Fonte: Adaptada de Classification of pain in children, in WHO guidelines on the pharmacological treatment of persisting pain in children with medical illnesses. World Health Organization. 2012. p. 21.

Avaliação da dor

A dor é um dos sintomas mais comuns na criança enferma, e de grande importância na criança hospitalizada. A avaliação sistemática da dor é importante, pois permite estabelecer as medidas de alívio adequadas e que se conheça sua eficácia ao longo do tempo. Esta avaliação compreende o conhecimento da história clínica, dos antecedentes pessoais e o exame físico.

Ao perguntar à criança sobre a dor, esteja atento:

- Use a linguagem dela.
- Respeite o seu estágio de desenvolvimento cognitivo.
- Considere a utilização de brinquedos como meio.
- Crianças não verbais são vulneráveis a terem sua dor subestimada.

■ História clínica

A história clínica deve ser obtida da própria criança e dos seus pais ou responsáveis. Deve-se considerar o nível de desenvolvimento cognitivo da criança. Este relato compreende a história dos episódios de dor, os tratamentos que já tenha recebido e as doenças pregressas.

A história da dor deve incluir:

- Histórico da dor: quando iniciou, em que circunstâncias, a evolução, fatores de melhora e piora, se afeta outras atividades como brincar, o sono.
- Localização: local da dor, irradiação para outras partes.
- Periodicidade: tempo entre os episódios, duração, se contínua, se intermitente, em quais circunstâncias volta a doer.
- Intensidade: o quanto é acentuada ou forte.
- Qualidade: descrição do tipo de dor.
- Fatores psicológicos e sociais: estado emocional, aspectos familiares.

Também devem ser abordadas as doenças pregressas do paciente, bem como os tratamentos a que foram submetidos. Deve-se dar especial atenção aos medicamentos relacionados ao tratamento da dor, tanto os anteriormente utilizados como os atuais, como os analgésicos, anti-inflamatórios, sedativos e anticonvulsivantes, por exemplo.

Outras questões que podem auxiliar durante a avaliação clínica:

- Quais palavras a criança utiliza para expressar a dor?
- Qual o comportamento da criança quando sente dor?
- O que os pais ou cuidadores fazem quando a criança sente dor?
- O que funciona melhor para aliviar a dor?

■ Exame físico

Cada localização da dor ou de suspeita de dor deve ser cuidadosamente examinada. Deve-se estar atento para as reações da criança durante o exame, como expressões faciais, rigidez abdominal, flexões involuntárias e vocalizações. Também é importante se avaliar anormalidades nas funções do organismo que possam ser decorrentes da dor.

■ Diagnóstico de causas

Os dados da história e do exame físico fornecem subsídios para que se estabeleçam os prováveis diagnósticos de causa da dor. A partir destes diagnósticos, pode-se estabelecer o curso do tratamento. Se os diagnósticos não foram estabelecidos, pode-se solicitar exames suplementares que auxiliem nesta tarefa.

■ Avaliação da gravidade com instrumento de mensuração

A avaliação da gravidade da dor deve ser feita utilizando um instrumento de mensuração apropriado para a idade e o grau de desenvolvimento.

Esta avaliação deverá ser realizada em intervalos regulares ao longo do tratamento da dor, a fim de se detectar alterações na sua intensidade, analisar a eficácia e adequação das medidas tomadas. Esta avaliação possibilitará que se realizem ajustes da dose das medicações, se necessário. A Organização Mundial da Saúde preconiza que se utilize o algoritmo de avaliação da dor apresentado na Figura 12.2.

Segundo Bioy e Wood, a experiência da dor depende da idade e do desenvolvimento cognitivo da criança, conforme especificado a seguir.

- De 0 a 2 anos: a criança ainda não dispõe de recursos psicológicos para lidar com a dor. A partir dos 6 meses começa a manifestar medo de situações associadas à dor, também podendo expressar tristeza e raiva nestas ocasiões. A partir dos 18 meses, torna-se capaz de localizar a dor.

  Nessa fase, a observação do comportamento é a maneira mais adequada de avaliar a dor; as escalas para avaliação da intensidade da dor segundo o comportamento são indicadas.

- De 3 a 5 anos: a criança desenvolve a capacidade de expressar-se sobre a dor. Ela torna-se capaz de distinguir entre níveis de dor, como pouca, alguma e muita dor. Ela a sente como se fosse um fenômeno externo. No início dessa fase, é comum que a criança não consiga fazer clara distinção entre causa e consequências da dor. Isto faz com que, por vezes, ela tenha dificuldade em colaborar no tratamento, pois não compreende que o tratamento trará o alívio da dor. A atitude da criança pode ser agressiva e hostil, pois em sua percepção os outros são responsáveis pela situação que ela está atravessando.

- De 6 a 10 anos: a criança adquire a capacidade de reconhecer a dor como uma experiência em seu próprio corpo, sendo capaz não só de localizá-la,

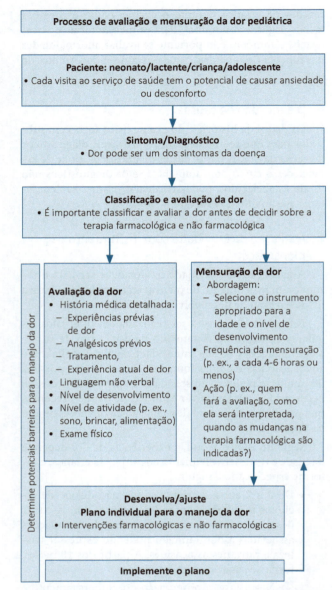

FIGURA 12.2. Algoritmo de avaliação da dor em populações pediátricas. Fonte: Adaptada de Evaluation of persisting pain in children, in WHO guidelines on the pharmacological treatment of persisting pain in children with medical illnesses. World Health Organization; 2012. p. 28.

como também de descrevê-la e dizer sua intensidade. Ela consegue atribuir a dor a uma causa. Ela sente-se responsável pela dor, entendendo-a, por vezes, como uma punição. Isto faz com que ela se sinta isolada, retraindo-se do mundo externo. Esta situação pode ocasionar dificuldades de comunicação. Deve-se estar atento a outras manifestações, como alterações do sono, pesadelos e angústia.

- Adolescentes: o adolescente é capaz de discernir com clareza os aspectos físicos relacionados à dor. O impacto psicológico é importante: ele pode sentir-se injustiçado e excluído pela circunstância que vive. A sensação de abandono pode levá-lo a um quadro depressivo. Bioy e Chantal descrevem outros fatores que podem influenciar na percepção da dor:
  – Fatores cognitivos: nível de entendimento da doença, do prognóstico e tratamento; percepção da eficiência do tratamento, crenças sobre a doença, a dor e o futuro.
  – Fatores emocionais: sintomas de ansiedade e depressão, medo do desconhecido e da morte, emoções como frustração, raiva e tristeza.
  – Fatores pessoais: sua cultura, personalidade, experiências passadas relacionadas à dor, sejam suas ou de pessoas próximas.
  – Fatores ambientais: atitudes de seu círculo social, qualidade da relação com a família, adaptação a seus cuidadores.

Os adolescentes são capazes de pensar em termos abstratos, quantificar e qualificar situações. Eles conseguem descrever a intensidade de sua dor através de escalas numéricas, sem que para isso necessitem de qualquer instrumento. Por exemplo, é possível pedir-lhes que digam, dentro de uma escala de 0 a 10, onde 0 é dor nenhuma e 10 é a pior dor, em que nível está sua dor. Também podem utilizar a escala visual analógica, descrita a seguir.

– *Crianças que não se expressam pela fala*

Em crianças que não se expressam verbalmente, a avaliação da dor depende do relato de pais e cuidadores, assim como da observação do seu comportamento. Os pais estão familiarizados com o comportamento da criança nos episódios de dor, e esta informação é importante na avaliação. Tanto em crianças pequenas quanto naquelas com deficiência cognitiva a observação do comportamento constitui-se num importante instrumento para avaliação da dor. Os sinais mais importantes que manifestam dor aguda em crianças são: a expressão facial, movimentos corporais, postura, dificuldade de ser consolada, choro e gemência.

Na dor crônica os sinais mais relevantes são: postura anormal, medo de ser movimentado, face inexpressiva, falta de interesse pelo que está ao seu redor, quietude excessiva, irritabilidade, desânimo, distúrbios do sono, raiva, mudança de apetite e desempenho escolar ruim.

Eventualmente, a criança pode não apresentar esses sinais, o que não significa que não sinta dor.

Instrumentos para mensuração da dor

Ao se escolher um instrumento para a avaliação da dor de uma criança, deve-se selecionar aquele que seja mais adequado à sua faixa etária, ao seu grau de desenvolvimento cognitivo, à cultura na qual se insere e à sua condição clínica, pois estes fatores exercem influência sobre a capacidade de percepção e reação à dor. A partir desta escolha, é interessante que o instrumento selecionado passe a ser utilizado rotineiramente, a fim de que a criança e seus cuidadores se familiarizem com ele. A seguir, apresentamos alguns instrumentos para avaliação da intensidade da dor segundo a faixa etária do paciente.

■ Escala de avaliação da dor no recém-nascido nips (*Neonatal Infant Pain Scale*)

Essa escala utiliza-se de parâmetros comportamentais e fisiológicos para avaliar a dor. A cada parâmetro atribui-se uma pontuação entre 0 a 2. Considera-se que a criança sente dor quando a pontuação for igual ou maior que 4. Em pacientes intubados, dada a dificuldade em se avaliar o choro, não se pontua este parâmetro; ao invés, dobra-se a pontuação da mímica facial (Tabela 12.1).

Tabela 12.1. Escala comportamental NIPS (0-2 anos)

Indicador	0	1	2
Expressão facial	Relaxada	Contraída	–
Choro	Ausente	Resmungos	Vigoroso
Respiração	Relaxada	Alterada	–
Braços	Relaxados	Fletidos/Estendidos	–
Pernas	Relaxadas	Fletidas/Estendidas	–
Estado de consciência	Dormindo/Calmo	Desconfortável	–

Fonte: Guinsburg R, Cuenca MCA. linguagem da dor no recém-nascido. Sociedade Brasileira de Pediatria: Documento Científico de Departamento de Neonatologia; 2010. Disponível em: <http://www.sbp.com.br/pdfs/doc_linguagem-da-dor-out2010.pdf>.

■ Escore para avaliação da dor pós-operatória do recém-nascido (CRIES)

Este escore combina parâmetros comportamentais e fisiológicos (Tabela 12.2).

Tabela 12.2. Escore para avaliação da dor pós-operatória do recém-nascido (CRIES)

Avaliar	0 ponto	1 ponto	2 pontos
Choro	Ausente	Alta tonalidade	Inconsolável
$SpO_2 > 95\%$	0,21	0,21 a 0,30	> 0,30
FC e/ou PA (comparar com o pré-operatório)	Sem aumento	Aumento de até 20%	≥ 20%
Expressão facial	Relaxados	Careta esporádica	Contraída
Sono	Normal	Intervalos curtos	Ausente

Se a pontuação for igual ou maior que 5 deve ser administrada medicação para alívio da dor. A escala deve ser aplicada a cada 2 horas nas primeiras 24 horas após o procedimento e depois a cada 4 horas por pelo menos 48 horas.
SpO_2: Saturação parcial de oxigênio (esta linha refere-se à fração inspirada de oxigênio necessária para manter uma $SpO_2 > 95\%$); FC: frequência cardíaca; PA: pressão arterial.
Fonte: Silva YP, Gomez RS, Maximo TA, Silva ACS. Avaliação da dor em neonatologia. Rev Bras Anestesiol. 2007;57(5):565-574.

■ Escala *Face, Legs, Activity, Cry, Consolability* (FLACC)

Para crianças com idade entre 2 meses e 7 anos, foi desenvolvida uma escala que avalia os padrões de face, pernas, atividade, choro e consolabilidade (Tabela 12.3).

Tabela 12.3. Escala FLACC

Categorias	Pontuação		
	0	1	2
Face	Nenhuma expressão especial ou sorriso	Caretas ou sobrancelhas franzidas de vez em quando, introversão, desinteresse	Tremor frequente do queixo, mandíbulas cerradas
Pernas	Normais ou relaxadas	Inquietas, agitadas, tensas	Chutando ou esticadas
Atividade	Quieta, na posição normal, movendo-se facilmente	Contorcendo-se, movendo para frente e para trás, tensa	Curvada, rígida ou com movimentos bruscos
Choro	Sem choro, acordada ou dormindo	Gemidos ou choramingos; queixa ocasional	Choro continuado, grito ou soluço; queixa com frequência
Consolabilidade	Satisfeita, relaxada	Tranquilizada por toques, abraços ou conversas, ocasionais, pode ser distraída	Difícil de consolar ou confrontar

Fonte: Silva FC, Thuler LCS. Tradução e adaptação transcultural de duas escalas para avaliação da dor em crianças e adolescentes. Jornal de Pediatria. 2008;84(4):344-349.

A utilização da FLACC consiste em:

1. Atribuir pontuação entre 0 e 2 para cada um dos quesitos.
2. Somar a pontuação.
3. Documentar o escore total.

A partir da pontuação obtida realiza-se a interpretação do escore:

0 = Relaxada e confortável.

1-3 = Desconforto leve.

4-6 = Dor moderada.

7-10 = Dor severa.

■ Escala Wong-Baker

Esta escala é indicada para crianças que tenham compreensão dos conceitos de pequeno e grande (crianças a partir de 3 anos), e assim começam a ter alguma noção de ordem crescente (Figura 12.3).

FIGURA 12.3. Escala de dor de faces, de Wong-Baker. Fonte: adaptada de Oxford Textbook of Palliative Care for Children. 2nd ed. 2012. Goldman A, Hain R, Liben S. Oxford: Oxford University Press. Cap. 18 – Introduction to pain. Bioy A, Wood C. Cap. 19. Pain Assessment. Hunt A. p. 210.

– *Instruções para o uso*

Explique à pessoa que cada rosto representa a pessoa que não tem dor, ou tem um pouco, ou tem muita dor.

O rosto 0 não sente dor alguma. O rosto 2 dói só um pouco. O rosto 4 dói um pouco mais. O rosto 6 dói ainda mais. O rosto 8 dói muito. O rosto 10 dói tanto quanto você possa imaginar, ainda que você não tenha que chorar por sentir esta dor pior de todas.

■ Escala de faces revisada (FPS-R)

É indicada para crianças a partir de 5 anos, que tenham a noção de comparação, como "maior", "mais comprido" e "mais alto", por exemplo. Crianças a partir de 7 anos tornam-se capazes de aplicar lógica elementar, e conseguem utilizar escalas de quantificação como esta (Figura 12.4).

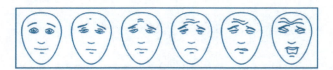

Instruções: essas faces mostram o quanto algo pode provocar a dor. Esta face (aponte para a face mais à esquerda) não expressa dor alguma. As faces mostram cada vez mais dor (aponte para cada uma da esquerda para a direita) até esta (face mais à esquerda) – esta expressa muita dor. Aponte para a face que expressa quanta dor você sente (neste momento)".

FIGURA 12.4. Escala de faces revisada (FPS-R). Fonte: Silva FC, Thuler LCS. Tradução e adaptação transcultural de duas escalas para avaliação da dor em crianças e adolescentes. Jornal de Pediatria. 2008;84(4):344-349.

■ Escala visual analógica

Esta escala também pode ser utilizada por crianças a partir dos 7 anos, capazes de elaborar séries em ordem crescente, como escadas, em que se começa por blocos menores, aos quais se vão acrescentando outros maiores. Adolescentes também podem utilizar esta escala, se necessário. Para utilizá-la, deve-se solicitar que digam, mostrando a escala, onde 0 significa ausência de dor e 10 é a pior dor possível, onde está sua dor (Figura 12.5).

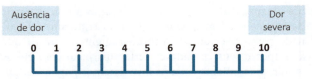

FIGURA 12.5. Escala visual analógica. Fonte: adaptada de Torritesi P, Vendrúsculo DMS. A dor na criança com câncer: modelos de avaliação. Revista Latino-Americana de Enfermagem, Ribeirão Preto. 1998;6(4):49-55.

Após a mensuração da intensidade da dor através destas escalas, é necessário que o médico ou outro profissional que a realizou tome medidas para o alívio desta dor, e que se realizem novas avaliações sistematicamente, a fim de se monitorar a eficácia das medidas e detectar eventuais novos episódios.

Sofrimento psicossocial

A criança enferma, segundo Vasques e cols., e especialmente a que sofre de doenças graves, passa por perdas que começam a ocorrer com o início da doença, e que compõem o quadro do seu sofrimento:

- Ao adoecer ocorre a *perda da saúde*, com repercussões físicas, sociais e emocionais; esta situação se manifesta através da debilidade física, da incapacidade de realizar suas atividades normais e perda da mobilidade.
- Em situações nas quais a criança necessita de internação hospitalar, ela sofre a *perda da privacidade, de seu cotidiano domiciliar e de sua autonomia*, tendo que se submeter à rotina estruturada da instituição.
- A *perda da condição de "estar livre de dor"*, ou seja, da condição de vida na qual a criança não se sentia ameaçada pela dor; esta situação traz incerteza sobre quando a dor ocorrerá, e se será suportável.
- A perda do convívio familiar e social a que ela está habituada, determinada pela internação hospitalar, diminui a possibilidade de receber o conforto e a segurança de que necessita.

A partir dessas perdas, dependendo da sua idade, do seu grau de desenvolvimento, do apoio de familiares e da atuação da equipe, a criança pode apresentar várias reações decorrentes do seu sofrimento, aos quais todos ao seu redor precisam estar atentos. Segundo Pelizzo e cols., os aspectos emocionais envolvidos no sofrimento da criança enferma são os apresentados no Tabela 12.4.

Ao abordar a criança em sofrimento, segundo Pelizzo e cols., é importante que o médico adote atitudes que desenvolvam no paciente a confiança e a segurança para prosseguir no percurso terapêutico, como acolhimento, escuta e comunicação.

Tabela 12.4. Aspectos emocionais envolvidos no sofrimento da criança enferma

Aspecto	Descrição
Raiva	Esta emoção sentida pela criança está baseada na crença de que ela sofreu uma injustiça, ou que está sendo desrespeitada. Devido à raiva, a criança pode recusar-se a receber tratamento ou mesmo ser examinada. As relações com a família e a equipe médica podem ser bastante afetadas por ela
Medo	O medo pode significar ameaça à sua própria identidade, provocando alterações na imagem que a criança tem de si própria
Dificuldade de expressar emoções em palavras	Torna complexo o trabalho com o paciente, pela dificuldade em se ter acesso ao seu estado emocional
Depressão	A dor torna a pessoa propensa a desenvolver sintomas de depressão. As consequências para os pacientes podem ser, entre outras, piora de sua qualidade de vida e de sua família, mudanças na relação médico-paciente e, em casos mais graves, aumento do risco de suicídio
Ansiedade	Esta pode assumir a forma de medo da morte, da dor e preocupações relacionadas à família

Fonte: adaptada de Pelizzo G, Calcaterra V, Ostuni S, Ferraresi M, Parsi MR. Child's suffering: proposals to support and manage the illness. J Med Pers. 2014;12:84-90.

Acolhimento

A criança deve ser recebida em um ambiente acolhedor e seguro, no qual seja dada atenção às suas necessidades. É essencial que tenha um espaço lúdico onde possa brincar, pois através desta atividade a criança pode ter o controle simbólico da situação. É importante ressaltar que, através do brincar, ela pode também se expressar sobre sua situação e suas preocupações. Este momento constitui-se numa oportunidade de entrar em contato com a subjetividade da criança e propiciar-lhe apoio, fortalecendo os vínculos com a família e a equipe.

Nesse ambiente, é importante que a família permaneça próxima à criança, pois seu envolvimento faz parte do tratamento.

Escuta

A criança e seus pais devem ser encorajados a compartilhar suas preocupações e a trazer aos profissionais as suas dúvidas e seus questionamentos. A possibilidade de expressar-se ajuda o paciente a suportar os desafios do tratamento. É importante que o médico ajude o paciente a recuperar sua autoestima.

Comunicação

É importante que o paciente e sua família recebam a informação necessária em linguagem adequada. Informações incompletas podem fazer com que pacientes e familiares não compreendam de maneira apropriada o que lhes está sendo transmitido. Também é importante estar atento aos sinais não verbais, como posturas, gestos, expressão facial e o tom de voz, de maneira que transmitam confiança ao paciente.

É fundamental que o pediatra tenha uma visão ampla do bem-estar da criança sob seus cuidados, e que, estando atento aos aspectos técnicos da assistência, não deixe de reconhecer e tratar o sofrimento de seu paciente.

Conceitos-chave

- **Conceito de sofrimento**
  - Um estado de desconforto grave vivido por uma pessoa, em decorrência de eventos que ameaçam a sua integridade.
  - O sofrimento abrange aspectos físicos e psicosociais.
- **Dor**
  - Avaliação da dor:
  - 1 – história clínica;
  - 2 – exame físico;
  - 3 – diagnóstico de causas;
  - 4 – avaliação da gravidade através de instrumentos de mensuração.
  - Selecionar o instrumento apropriado para a idade e o grau de desenvolvimento.
  - Reavaliação periódica.
- **Sofrimento psicossocial**
  - Aspectos emocionais do paciente:
  - 1 – raiva;
  - 2 – medo;
  - 3 – dificuldade de expressar as emoções;
  - 4 – depressão;
  - 5 – ansiedade.
- **Atitude da equipe médica**
  - 1 – Acolhimento.
  - 2 – Escuta.
  - 3 – Comunicação.

Questões

1. Além do estímulo neurológico, quais as outras dimensões do indivíduo que influenciam na percepção da dor?
2. Quais as etapas mais importantes na avaliação da dor?
3. Na história clínica da dor, quais são os fatores mais relevantes a se conhecer?
4. Nas crianças que não se expressam pela fala, quais os sinais de dor mais importantes?
5. Quais os cuidados mais importantes que a equipe médica deve tomar durante a consulta da criança e familiares?

BIBLIOGRAFIA CONSULTADA

- Bioy A, Wood C. Introduction to pain. In: Goldmann A, Hain R, Liben S. Oxford Book of Palliative Care for Childen. 2nd ed. Oxford. Oxford University Press; 2012. p. 192-203.
- Cassel E. The nature of suffering and the goals of medicine. New England Journal of Medicine. 1982;306(11):639-645.
- Guinsburg R, Cuenca MCA. linguagem da dor no recém-nascido. Sociedade Brasileira de Pediatria: Documento Científico de Departamento de Neonatologia; 2010. Disponível em: http://www.sbp.com.br/pdfs/doc_linguagem-da-dor-out2010.pdf.
- Hicks CL, Von Bayer CL, Spafford PA, Van Korlaar I, Goodenough B. The Faces Pain Scale – Revised: toward a common metric in pediatric pain measurement. Pain. 2001;93:173-83.
- Hunt A. Pain Assessment. In: Goldman A, Hain R, Liben S. Oxford Textbook of Palliative Care for Children. 2nd ed. Oxford: Oxford University Press; 2012.
- IASP. International Association for the Study of Pain. Disponível em: <http://www.iasp-pain.org>.
- Krikorian A, Limonero JT. An integrated view of suffering in palliative care. Journal of Palliative Care. 2012;28:41-49.
- Merskey H, Bogduk N, eds. Classification of Chronic Pain. 2nd ed. IASP Task Force on Taxonomy. Pain Terms, A Current List with Definitions and Notes on Usage. Seattle: IASP Press; 1994. Part III: p. 209-214.
- Pelizzo G, Calcaterra V, Ostuni S, Ferraresi M, Parsi MR. Child's suffering: proposals to support and manage the illness. J Med Pers. 2014;12:84-90.
- Silva FC, Thuler LCS. Tradução e adaptação transcultural de duas escalas para avaliação da dor em crianças e adolescentes. Jornal de Pediatria. 2008;84(4):344-349.
- Silva YP, Gomez RS, Maximo TA, Silva ACS. Avaliação da dor em neonatologia. Rev Bras Anestesiol. 2007;57(5):565-574.
- Torritesi P, Vendrúsculo DMS. A dor na criança com câncer: modelos de avaliação. Revista Latino-Americana de Enfermagem, Ribeirão Preto. 1998;6(4):49-55.
- Vasques RCY, Bousso RS, Mendes-Castillo AMC. A experiência de sofrimento: histórias narradas pela criança hospitalizada. Rev Esc Enferm USP. 2011;45(1):122-129.
- Vlainich R. Avaliação do paciente com dor. In Sakata RK, Issy AM. Dor. São Paulo: Editora Manole; 2004. p. 17-26.
- WHO guidelines on the pharmacological treatment of persisting pain in children with medical illnesses. World Health Organization – 2012. Cap. 1 – Classification of pain in children Cap. 2 – Evaluation pf persisting pain in the paediatric population. Disponível em: <http://apps.who.int/iris/bitstream/10665/44540/1/9789241548120_Guidelines.pdf>.
- WHO guidelines on the pharmacological treatment of persisting pain in children with medical illnesses. World Health Organization; 2012. Disponível em: <http://apps.who.int/iris/bitstream/10665/44540/1/9789241548120_Guidelines.pdf>.

Respostas

1) As dimensões cognitiva, afetiva e comportamental.

2) São etapas mais importantes: a história clínica detalhada, o exame físico, o diagnóstico das causas e a mensuração da intensidade da dor com o instrumento apropriado para a idade e o grau de desenvolvimento da criança ou adolescente.

3) O histórico, a localização, a periodicidade, a descrição do tipo de dor (quando possível) e fatores psicológicos e sociais. Deve-se também perguntar sobre tratamentos anteriores.

4) Na dor aguda: expressão facial, movimentos corporais, postura, dificuldade em ser consolada, choro e gemência. Na dor crônica: postura anormal, medo de ser movimentado, face inexprbessiva, falta de interesse pelo que está ao redor, quietude excessiva, irritabilidade, desânimo, distúrbios do sono, raiva, mudança do apetite e desempenho escolar ruim.

5) A equipe deve propiciar um acolhimento adequado ao paciente e à sua família, se possível dotado de um espaço lúdico. A criança e os familiares devem ter a oportunidade de serem escutados, externando suas dúvidas e preocupações. Também durante a consulta, os profissionais devem fornecer-lhes todas as informações de maneira clara e completa, a fim de não deixar dúvidas e evitar a insegurança no tratamento.

Seção 2

Pediatria Clínica
(ou Principais Afecções Pediátricas)

Coordenadores da seção:

- Durval Anibal Daniel Filho
- Elda Maria Stafuzza Gonçalves Pires
- Mariana Facchini Granato

Distúrbios Alérgicos e Imunológicos

- Elda Maria Stafuzza Gonçalves Pires
- Marcela Asanuma Odaira
- Renata Rodrigues Cocco
- Victor Nudelman

Introdução

Neste capítulo, iremos abordar aspectos diagnósticos e o tratamento inicial dos principais distúrbios alérgicos na infância, como Urticária e Angioedema, Anafilaxia, Rinite, Dermatite Atópica e Alergia Alimentar. Além disso, abordaremos quando e como fazer a investigação de uma criança com suspeita de Imunodeficiência Primária.

Urticária aguda e angioedema

Define-se a urticária por pápulas ou placas eritematosas e elevadas, sempre pruriginosas, isoladas ou coalescentes, com tamanhos variados (milímetros a alguns centímetros), de duração fugaz e que desaparecem sem deixar alterações na pele. O angioedema ou edema angioneurótico é caracterizado por edema da derme profunda, tecido subcutâneo e submucosa, acometendo frequentemente pálpebras, lábios, mãos, pés, genitálias e laringe. Em até 50% dos casos o angioedema acompanha a urticária aguda.

A urticária pode ser classificada em aguda (duração de até 6 semanas) e crônica (duração maior que 6 semanas).

Epidemiologia

A urticária aguda afeta pouco mais de 20% das pessoas, em alguma fase da vida. Durante a infância, a prevalência entre os sexos é a mesma, e na fase adulta, o sexo feminino predomina. Um fator desencadeante presuntivo geralmente é identificado nas formas agudas (como infecção, medicamento, alimento, picada de inseto), porém, nos casos de urticária crônica, cerca de 80% podem ser considerados idiopáticos.

A causa mais frequente de urticária aguda em crianças e adultos jovens é a infecção (até 80% dos casos), possivelmente por formação de imunocomplexos e ativação do sistema complemento, seguido por alergia alimentar (p. ex.: leite de vaca, ovo) e medicamentos (antibióticos betalactâmicos e sulfas, anti-inflamatórios não hormonais).

Fisiopatologia

A urticária aguda e o angioedema são resultado da degranulação de mastócitos e basófilos presentes na pele e liberação de mediadores pré-formados, como a histamina. Essa leva à vasodilatação, edema localizado e ao prurido.

Possíveis mecanismos diretos e indiretos pelos quais a degranulação é induzida, levando à urticária aguda e angioedema, incluem:

- Alergia IgE mediada (Figura 13.1): leite, ovo, amendoim, castanhas, soja, trigo, peixe e crustáceos, antibióticos betalactâmicos, veneno de abelha, vespa, formiga.
- Ativação do sistema complemento.
- Infecções: p. ex., CMV, coxsackievírus, HIV, vírus respiratórios, *H. pylori,* estreptococo, *Mycoplasma pneumoniae*, parasitas.
- Modulação do ácido araquidônico, com inibição da produção de prostaglandina E.
- Produção do leucotrieno D4: AINH, AAS, dipirona.

A urticária e o angioedema mediados por IgE acontecem somente após uma exposição prévia ao alérgeno. A IgE pré-formada deve estar na membrana do mastó-

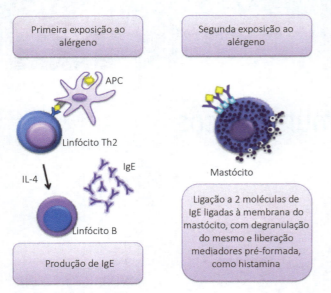

FIGURA 13.1. Fisiopatologia da urticária e do angioedema – reação de hipersensibilidade imediata (tipo I de Gell & Coombs).

cito para que esse seja degranulado na reexposição ao antígeno.

Diagnóstico

O diagnóstico de urticária é clínico, baseado na característica das lesões: erupção de início agudo caracterizada por pápulas e placas eritematoedematosas muito pruriginosas, não fixas ao longo de um período de 24 horas, com resolução sem deixar manchas na pele. Uma história clínica minuciosa e completa é o elemento-chave para a avaliação etiológica.

É importante pesquisar o uso de medicações, ingestão de alimentos nas 2 horas que antecederam o início das lesões e picadas de insetos.

O diagnóstico diferencial da urticária em crianças inclui os exantemas virais e doença de Kawasaki. Em casos de angioedema isolado, considerar ingestão de inibidores da ECA e angioedema hereditário. Em pacientes com lesões urticariformes fixas, com duração acima de 24 horas, considerar o diagnóstico de vasculites, eritema multiforme, doença do soro *like* e erupções morbiliformes por drogas.

Exames complementares geralmente não são necessários para a investigação da urticária aguda. Em casos suspeitos de desencadeantes alérgicos, a pesquisa de IgE específica sérica (ImmunoCap) ou através de testes de puntura (*prick test*) pode ser realizada após a resolução do quadro.

Tratamento

A grande maioria dos pacientes (cerca de 2/3) com urticária aguda terá um quadro autolimitado, com resolução espontânea dos sintomas. O foco do tratamento é a diminuição do prurido. Os anti-histamínicos H1 de segunda geração são as drogas de escolha recomendadas. Comparando-os com os de primeira geração, não são sedantes, têm um início de ação mais rápido (entre 30 minutos e 1 h), e podem ser dados em menor número de doses ao dia (uma a duas). Os mais utilizados são a desloratadina, fexofenadina, cetirizina, loratadina e levocetirizina. A recomendação é usá-los até a resolução completa dos sintomas.

Pacientes com menos de 6 meses ainda devem receber anti-histamínicos de primeira geração, como o hidroxizine, pois não há liberação do uso de anti-histamínicos de segunda geração nessa idade.

Os corticosteroides (prednisolona, prednisona) não devem ser usados por todos os pacientes, e sim reservados aos que apresentaram sintomas iniciais importantes, como um acometimento extenso da pele, ou angioedema de face associado. Um curso de 3 dias de corticosteroides também pode ser adicionado a pacientes que não obtiveram nenhuma melhora clínica após 2 dias de uso de anti-histamínicos. Se o fator desencadeante foi identificado, deve ser evitado.

Prognóstico

A urticária aguda costuma ser autolimitada e raramente evolui para forma crônica na criança. Em adultos, cerca de 30% das urticárias persistirão após 6 semanas, e estes deverão fazer investigação diagnóstica com um alergista. Também devem ser encaminhados ao alergista pacientes com suspeita de alergia alimentar ou a medicamentos.

Anafilaxia

Anafilaxia é uma reação alérgica sistêmica grave, de início súbito e evolução rápida, que é potencialmente fatal. A incidência exata de anafilaxia é desconhecida. Estima-se uma incidência de 50 a 2.000 episódios por 100.000 habitantes/ano, com uma possível prevalência ao longo da vida de 0,05-2%.

Etiologia

Os principais desencadeantes de anafilaxia são alimentos (crianças: leite de vaca, ovo, amendoim; adolescentes e adultos: crustáceos e moluscos, peixe, amendoim, castanhas), medicamentos (principalmente antibióticos betalactâmicos e sulfonamidas, anti-inflamatório não hormonal, bloqueadores neuromusculares, opiáceos), veneno de insetos (*Hymenoptera*: abelhas, vespas, marimbondos e formigas) e látex.

A presença de cofatores é essencial em algumas situações, diminuindo a dose de alérgeno necessária para desencadear anafilaxia. Assim, a anafilaxia só ocorre quando há exposição ao alérgeno na presença do cofator. Os cofatores mais frequentes são o exercício físico (anafilaxia mediada por exercício dependente de alimento), álcool, AINH, infecções (principalmente na anafilaxia induzida pela imunoterapia), estresse e período pré-menstrual.

Fisiopatologia

A reação anafilática pode ser classificada em imunológica, não imunológica e idiopática segundo seu mecanismo fisiopatológico (Figura 13.2).

Assim como visto na urticária aguda, a maioria das reações anafiláticas envolve um mecanismo imunológico IgE dependente, onde a agregação de moléculas de IgE ligadas a receptores (FcεR1) na membrana dos mastócitos ocorre na reexposição ao alérgeno e resulta na ativação celular e liberação de mediadores pré-formados como a histamina, triptase, carboxipeptidase A e proteoglicanas. São também liberados mediadores recém-formados como leucotrienos, prostaglandinas, fator ativador de plaquetas (PAF) e citocinas como IL-6, IL-33 e TNF-α.

A liberação dos mediadores pelos mastócitos e basófilos leva ao espasmo de musculatura lisa (especialmente em brônquios, artérias coronárias e trato gastrointestinal), aumento na permeabilidade vascular, vasodilatação e depressão miocárdica. Isso resulta nos sintomas clássicos de anafilaxia como urticária e angioedema, sibilos, hipotensão e choque, náusea, vômitos e diarreia, além de isquemia miocárdica.

Diagnóstico

A reação anafilática costuma ocorrer dentro de alguns segundos a minutos após a exposição ao agente causal. Os órgãos envolvidos incluem a pele e mucosas (80 a 90% dos episódios), o aparelho respiratório (70% dos episódios), trato gastrointestinal (30 a 40%), sistema cardiovascular (10 a 45%) e sistema nervoso central em 10 a 15% dos episódios.

O diagnóstico de anafilaxia é clínico, baseado na história e no exame físico do paciente. A anafilaxia é altamente provável quando um dos três critérios descritos no Quadro 13.1 é preenchido. Oitenta a 90% das crianças apresentam urticária/angioedema, ou seja, preencherão o primeiro critério clínico de anafilaxia.

O diagnóstico diferencial em crianças inclui reação vasovagal, angioedema hereditário, ataque de pânico, urticária pigmentosa, convulsão, mastocitose sistêmica, mal asmático, traqueíte, supraglotite, feocromocitoma, aspiração de corpo estranho.

As dosagens de histamina e triptase podem ser realizadas quando há dúvida diagnóstica, porém não são específicas para anafilaxia, não devem ser solicitadas rotineiramente e o tratamento não deve ser retardado enquanto se aguarda o resultado dos exames.

É imprescindível medir a pressão arterial (PA) de todos os pacientes com urticária aguda ou com broncoespasmo súbito após exposição a um alérgeno! Pode ser anafilaxia!

Tratamento

A adrenalina é a medicação de escolha para o tratamento da anafilaxia, e seus efeitos são:

- α-adrenérgico: aumenta a resistência vascular periférica, a pressão arterial e a perfusão das artérias coronarianas, além de reduzir o edema de mucosa, aliviando a obstrução alta de via aérea.
- β1-adrenérgico: aumenta a frequência e a força da contração cardíaca.
- β2-adrenérgico: gera broncodilatação e inibe a liberação de mediadores inflamatórios, como a histamina e triptase, pelos mastócitos e basófilos.

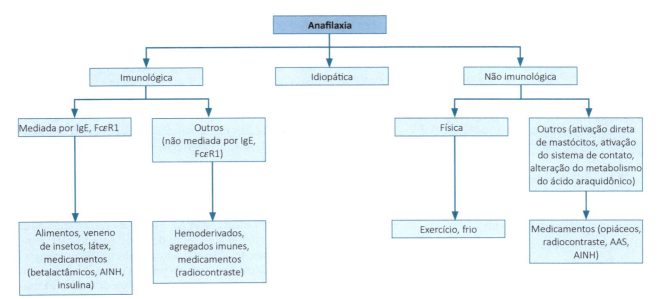

FIGURA 13.2. Classificação fisiopatológica da anafilaxia.

SEÇÃO 2 ▪ PEDIATRIA CLÍNICA (OU PRINCIPAIS AFECÇÕES PEDIÁTRICAS)

QUADRO 13.1 — **Critérios clínicos para o diagnóstico de anafilaxia**

Anafilaxia é altamente provável quando 1 dos 3 critérios abaixo é preenchido após a exposição a um alérgeno

1. Início agudo de doença (minutos a horas) com envolvimento de pele, mucosa ou ambos (p. ex., urticária generalizada, prurido ou eritema facial, edema de lábios-língua-úvula) e pelo menos 1 dos seguintes:
   a) Comprometimento respiratório (dispneia, sibilos, estridor, pico de fluxo expiratório [PFE] reduzido, hipoxemia)
   b) PA reduzida ou sintomas associados a disfunção orgânica (hipotonia/colapso, síncope, incontinência)

2. Dois ou mais dos seguintes sintomas ocorrendo rapidamente após a exposição a um alérgeno provável para o paciente (minutos a horas):
   a) Envolvimento de pele-mucosa (urticária generalizada, prurido ou eritema facial, edema de lábios-língua-úvula)
   b) Comprometimento respiratório (dispneia, sibilos, estridor, PFE reduzido, hipoxemia)
   c) PA reduzida ou sintomas associados a disfunção orgânica (hipotonia/colapso, síncope, incontinência)
   d) Sintomas gastrointestinais persistentes (cólica abdominal persistente, vômitos)

3. Queda da PA após exposição a um alérgeno conhecido para o paciente (minutos a horas)
   a) Lactentes de 1 mês a 1 ano: PA sistólica < 70 mmHg
   b) Crianças de 1 a 10 anos: PA sistólica < 70 mmHg + (2 × idade em anos)
   c) Crianças maiores de 11 anos e adultos: PA sistólica < 90 mmHg

---

O Quadro 13.2 apresenta como se deve utilizar a adrenalina.

QUADRO 13.2 — **Utilização da adrenalina**

- Via intramuscular (IM), que proporciona uma absorção mais rápida (quando comparada à via subcutânea) e minimiza efeitos adversos (quando comparada a via endovenosa)
- No terço médio da face anterolateral da coxa (músculo vasto lateral), que parece ser mais adequado que o deltoide
- A dose em crianças é de 0,01 mg/kg da solução 1:1.000, com dose máxima de 0,5 mg. Pode ser repetida 2 a 3 vezes, se necessário, com intervalos de 5 a 15 minutos
- Reserva-se a via endovenosa para pacientes com hipotensão persistente. Neste caso a solução a ser usada é a diluída 1:10.000, na dose de 0,01 mg/kg, com dose máxima de 0,3 mg em crianças e 0,5 mg em adultos

---

Pelo risco de arritmias, a infusão IV contínua é mais recomendada que o *bolus* IV, já que pode ser ajustada conforme a necessidade. A monitoração cardíaca contínua é essencial nestes pacientes.

Outras medidas a serem tomadas:

- Remoção do desencadeante (p. ex., parar medicação IV).
- Avaliação de via aérea, respiração e circulação (ABC).
- Administração de oxigênio em alto fluxo com máscara com reservatório/intubação orotraqueal (IOT) se necessário.
- Monitoração cardíaca e obtenção de acesso venoso para iniciar a expansão com soro fisiológico (SF) 20 mL/kg.
- Elevação membros inferiores, a não ser que o paciente esteja vomitando ou com broncoespasmo.
- Medicações de segunda linha:
  - Anti-histamínicos: reduzem o prurido, a urticária, angioedema e sintomas nasais.
  - Corticosteroide (metilprednisolona ou hidrocortisona): recomendado pelos especialistas devido ao possível benefício na prevenção da reação bifásica.
  - Broncodilatador (salbutamol): para pacientes com broncoespasmo apesar da utilização da adrenalina.

Após o tratamento inicial da anafilaxia, um período de observação é recomendado para todos os pacientes, *já que os sintomas podem reaparecer após o efeito da adrenalina e devido à* possibilidade de reação bifásica (recrudescimento dos sintomas após 8-72 h, presente em 1 a 20% dos pacientes). Em média 4 a 6 horas de observação são o suficiente para a maioria dos pacientes que ficaram assintomáticos após uma dose de adrenalina. Pacientes mais graves, com sintomas refratários ou dificuldade de retorno ao serviço médico, devem ficar em observação mais tempo. Pacientes que necessitaram de duas ou mais doses de adrenalina devem ser encaminhados à UTI.

Prognóstico

Todos os pacientes com diagnóstico de anafilaxia devem receber alta com orientações sobre a possibilidade de reação bifásica, como reconhecer os sintomas e quando retornar ao hospital. Além disso, os pacientes e parentes/cuidadores devem ser orientados quanto ao uso de adrenalina autoinjetável (EpiPen®, EpiPen Jr®), devem ter um plano de ação no caso de novo episódio e portar um cartão de identificação (com dados pessoais, dos familiares, e o diagnóstico).

Além da adrenalina autoinjetável, podem ser prescritos 3 dias de anti-histamínicos e corticosteroides. Muitos especialistas recomendam esse tratamento, apesar da pouca evidência de que essas medicações previnem o recrudescimento dos sintomas.

Todos os pacientes devem ser encaminhados para o alergista, que além investigar a causa da reação anafilática e orientar quanto à exclusão desse desencadeante, reforçará o plano de ação e o uso da adrenalina autoinjetável. Outras terapias também podem ser indicadas, como a imunoterapia a veneno de insetos ou dessensibilização para alguns medicamentos.

Rinite

Rinite é definida como uma inflamação da mucosa nasal, caracterizada por dois ou mais dos seguintes sintomas: obstrução nasal, rinorreia, espirros e prurido. É um problema comum em crianças e adolescentes e apresenta grande impacto no bem-estar físico e psicossocial, podendo gerar repercussão na qualidade de vida.

Afeta cerca de 10 a 20% da população mundial. Segundo o estudo ISAAC (*International Study of Asthma and Allergies in Childhood*) fase 3, que avaliou a epidemiologia global de sintomas de rinite, no Brasil a prevalência é de 25,6% em crianças de 6 a 7 anos, e de 28,7% em adolescentes de 13 a 14 anos.

A forma mais comum é a rinite alérgica (RA), na qual os sintomas são desencadeados pela exposição a alérgenos ambientais. Estes variam em diferentes partes do mundo, sendo os ácaros da poeira doméstica, pólens de árvores e de gramíneas, epitélio de gatos e cães, baratas e fungos os mais relevantes.

A rinite alérgica está geralmente associada com outras atopias, como asma e dermatite atópica, sendo um dos fatores de risco para o desenvolvimento de asma.

Anteriormente a rinite alérgica era classificada em sazonal ou perene, com base nos padrões temporais dos sintomas e alérgenos implicados. O estudo ARIA – *Allergic Rhinitis and its Impact on Asthma*, em 2001, revisou a classificação da rinite de acordo com a duração dos sintomas (intermitente ou persistente) e gravidade (leve ou moderada-grave) (Tabela 13.1).

Tabela 13.1. Classificação da rinite alérgica segundo ARIA, 2001

Quanto à duração dos sintomas	
Intermitente	**Persistente**
• < 4 dias por semana ou < 4 semanas	• ≥ 4 dias por semana e ≥ 4 semanas
Quanto à gravidade dos sintomas	
Leve	**Moderada-grave (um ou mais dos itens)**

• Sono normal
• Atividades normais:
  – esporte, lazer
  – escola, trabalho
• Sintomas não incomodam
	• Sono comprometido
	• Interferência com atividades:
	  – esporte, lazer
	  – escola, trabalho
	• Sintomas incomodam

Adaptada de J Allergy Clin Immunol. 2001; 108(5 Suppl):S147-334.

Etiologia/fisiopatologia

A rinite alérgica é uma doença inflamatória mediada por imunoglobulina E (IgE), causada pela exposição a alérgenos ambientais em indivíduos predispostos geneticamente. A resposta inflamatória envolve uma fase de sensibilização e uma fase efetora, que é dividida em imediata e tardia.

No processo inicial de sensibilização, os aeroalérgenos têm contato com as células apresentadoras de antígenos (CAP). Estas células ativam os linfócitos Th2 que secretam interleucina 4 (IL-4), estimulando o linfócito B a produzir IgE específica.

Os anticorpos IgE se ligam aos receptores na superfície dos mastócitos e basófilos. Na reexposição, a interação entre antígeno e IgE estimula a liberação de mediadores inflamatórios, como histamina, prostaglandinas e leucotrienos, que levam aos sintomas de fase imediata em minutos: espirros paroxísticos, prurido nasal, obstrução e rinorreia.

A fase tardia inicia-se em torno de 4 a 8 horas e é caracterizada pela infiltração de eosinófilos na mucosa nasal induzida pelas citocinas liberadas na fase imediata, particularmente a interleucina 5 (IL-5). Os eosinófilos produzem proteína básica principal e proteína catiônica, que induzem dano tecidual e hiperplasia da membrana basal, contribuindo para a obstrução nasal e rinorreia (Figura 13.3).

Diagnóstico

O diagnóstico deve ser baseado na história e no exame físico. Na história, é importante questionar o início dos sintomas, frequência e duração, fatores desencadeantes, impacto nas atividades diárias, ambiente domiciliar, presença de animais de pelo, exposição ao tabagismo e poluição, uso de medicamentos e tratamentos anteriores.

Nos antecedentes pessoais, pesquisar doenças alérgicas relacionadas, como asma e dermatite atópica, cirurgias, traumatismos e comorbidades associadas, como sinusites e otites de repetição. Antecedente familiar de atopia é um fator de risco importante para alergias respiratórias. Avaliar o impacto na qualidade de vida, como prejuízo do sono, rendimento escolar e limitação nas atividades diárias.

No exame físico, observar algumas características como olheiras, linhas de Dennie-Morgan (infraorbitárias), prega nasal horizontal (pelo hábito de coçar o nariz "saudação do alérgico"). A rinoscopia anterior possibilita avaliar a coloração e o aspecto da mucosa nasal, presença de rinorreia e suas características (aquosa, mucosa, purulenta, sanguinolenta), tamanho das conchas nasais e grau de obstrução. Na rinite alérgica, em geral a mucosa está pálida, edemaciada e com secreção clara abundante.

Para estabelecer a etiologia da rinite alérgica é importante detectar a sensibilização, isto é, a presença de anticorpos IgE específicos (ImmunoCap). Esta avaliação pode ser realizada *in vitro*, por meio de dosagem sérica, ou *in vivo*, através de testes cutâneos de leitura imediata (*Prick test*).

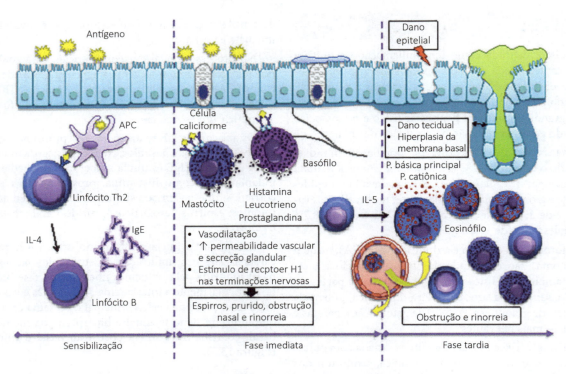

FIGURA 13.3. Mecanismos da resposta inflamatória da fase imediata e tardia na rinite alérgica.

Tratamento

O tratamento da rinite alérgica consiste em:

1. evitar a exposição a alérgenos;
2. tratamento farmacológico; e
3. imunoterapia específica.

A higiene ambiental é importante para redução dos alérgenos mais comuns como ácaros, pólens, fungos, baratas e epitélio de animais domésticos. Além disso, deve-se evitar contato com irritantes como produtos de limpeza, produtos químicos, tabaco e poluentes.

Para o controle ambiental, medidas como limpeza frequente do ambiente, controle de umidade, uso de protetores de colchões e travesseiros, trocas frequentes de lençóis e lavagem a temperatura de 60ºC, evitar carpetes e cortinas, filtros HEPA (*high efficiency particulate air*) e uso de acaricidas podem contribuir para a diminuição dos sintomas.

A soluções salinas fisiológicas intranasais podem auxiliar na limpeza das secreções e diminuir a viscosidade do muco nasal. O tratamento farmacológico deve ser escalonado de acordo com a classificação da rinite e o controle dos sintomas (Quadro 13.3).

As classes de drogas disponíveis são: anti-histamínicos, corticoides intranasais, descongestionantes, estabilizadores de mastócitos (cromonas) e antagonistas de receptor de leucotrienos (Tabelas 13.2 e 13.3).

Os anti-histamínicos clássicos ou de 1ª geração devem ser evitados devido seus efeitos colaterais, como sedação e impacto na função cognitiva.

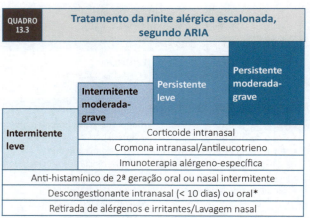

QUADRO 13.3 Tratamento da rinite alérgica escalonada, segundo ARIA

*Considerar os efeitos colaterais, especialmente em crianças.
Adaptada de J Allergy Clin Immunol. 2001;108(5 Suppl):S147-334.

Imunoterapia alérgeno-específica é o tratamento específico para doença alérgica mediada por IgE e pode ser utilizada por via subcutânea ou sublingual. Deve ser realizada com extratos alergênicos padronizados em ambiente adequado devido ao risco de reações adversas em potencial. As indicações e contraindicações precisam ser consideradas pelo médico especialista.

Tabela 13.2. Principais fármacos utilizados no tratamento da rinite alérgica

Características	Espirros	Rinorreia	Prurido	Obstrução	Sintomas oculares
Anti-histamínico					
• Oral	++	++	+++	+	++
• Nasal	++	++	++	+	
• Ocular					+++
Corticoide					
• Nasal	+++	+++	++	+++	++
Cromonas					
• Nasal	+	+	+	+	
• Ocular					++
Descongestionantes					
• Nasal				++++	
• Oral				+++	
Antileucotrieno	+	+		++	++

Modificada de van Cauwenberge et al., 2000.

Tabela 13.3. Fármacos utilizados no tratamento da rinite alérgica

	Medicamento	Mecanismo de ação	Efeitos colaterais	Comentários
Anti-histamínicos orais	2ª geração Cetirizina Ebastina Epinastina Fexofenadina Loratadina Desloratadina Levocetirizina Rupatadina	Bloqueio do receptor H1	2ª geração ausência de sedação para a maioria das drogas	Primeira linha de tratamento, exceto na RA persistente moderada-grave
Anti-histamínicos tópicos (nasal e ocular)	Azelastina Bilastina Epinastina Olopatadina Emedastina	Bloqueio do receptor H1	Efeitos colaterais mínimos	Efeito rápido (< 30 min)
Corticosteroides intranasais	Dipropionato de beclometasona Budesonida Ciclesonida Propionato de fluticasona Furoato de fluticasona Furoato de mometasona Acetato de triancinolona	Reduz a inflamação nasal e hiper-reatividade nasal	Efeitos colaterais mínimos. Ampla margem para efeitos colaterais sistêmicos. Problemas com crescimento apenas com beclometasona	Efeito farmacológico mais eficaz no tratamento da RA; primeira escolha para o tratamento da RA persistente moderada-grave. Efeito observado em 6-12 h, com eficácia máxima após alguns dias
Cromonas (nasal e ocular)	Cromoglicato dissódico	Mecanismo de ação pouco conhecido. Estabilizador de membrana de mastócitos	Efeitos colaterais mínimos	Cromonas oculares são muito efetivas. Cromonas nasais são menos efetivas e seu efeito tem curta duração
Descongestionantes orais	Efedrina Fenilefrina Pseudoefedrina Associação com anti-histamínicos orais	Mecanismo simpatomimético Alivia os sintomas de congestão nasal	Hipertensão, taquicardia, agitação, tremor, insônia, cefaleia, ressecamento de mucosas, retenção urinária, exacerbação de glaucoma ou tireotoxicose	Uso com cautela em pacientes com cardiopatias. Associação com anti-histamínicos orais pode ser mais efetiva que o uso isolado, mas efeitos colaterais podem ser combinados
Descongestionantes nasais	Fenilefrina Oximetazolina Nafazolina Xilometazolina Fenoxazolina	Mecanismo simpatomimético. Alivia os sintomas de congestão nasal	Efeitos colaterais semelhantes aos dos descongestionantes orais, menos intensos. Rinite medicamentosa é um fenômeno rebote com uso prolongado (> 10 dias)	Age mais rapidamente e mais eficaz que os descongestionantes orais
Antileucotrienos	Montelucaste Zafirlucaste	Bloqueio dos receptores cisteínicos	Boa tolerância	Efetivos na rinite e na asma. Efetivos nos sintomas oculares

Adaptada de Allergy. 2008;63(8):990-6.

Dermatite atópica

A dermatite atópica (DA) é uma doença cutânea inflamatória crônica, caracterizada por prurido intenso e lesões eczematosas. Acomete 10 a 20% das crianças e 1 a 3% dos adultos em países desenvolvidos. No Brasil, a primeira fase do estudo ISAAC revelou uma prevalência de eczema atópico de 12,4 a 17,7% em crianças e 10 a 14% em adolescentes.

Em 60% dos casos a doença se inicia antes do primeiro ano de vida, sendo a primeira manifestação de atopia na maioria dos pacientes que mais tarde poderão evoluir com rinite alérgica e/ou asma, fenômeno descrito como "marcha atópica".

A doença é leve em 80% das crianças afetadas. Em até 70% dos casos a doença melhora significativamente ou resolve durante a infância. Porém, início precoce da doença, gravidade, história familiar de dermatite atópica e sensibilização alérgica precoce são fatores de risco para doença duradoura.

Na fase aguda, o eczema é caracterizado por pápulas e vesículas pruriginosas com eritema, escoriações e exsudato seroso. As lesões subagudas são secas, eritematosas e descamativas. Na fase crônica observam-se placas descamativas com áreas de liquenificação e escoriações (Figura 13.4).

As lesões apresentam distribuição peculiar de acordo com a faixa etária. Em lactentes há envolvimento principalmente da face, regiões extensoras dos membros e tronco. Depois de 1 a 2 anos de idade há acometimento das regiões flexurais, de joelhos, cotovelos e pescoço, com lesões em diferentes fases. Adolescentes e adultos comumente apresentam placas liquenificadas com escoriações em flexuras de braços, pernas, pescoço e mãos (Figura 13.5).

A DA apresenta um grande impacto na qualidade de vida, semelhante às crianças com asma e diabetes. A doença acarreta distúrbios do sono, compromete o desempenho escolar, as atividades de trabalho e de lazer, o convívio social e a estrutura familiar.

Etiologia/fisiopatologia

A fisiopatologia da DA é multifatorial e inclui defeitos da barreira cutânea, exposição a fatores ambientais e desregulação imune, levando à inflamação da pele em indivíduos predispostos geneticamente.

A renovação celular reduzida na epiderme com menor produção de filagrinas e a composição lipídica com redução de ceramidas no estrato córneo contribuem para a quebra da homeostase entre a pele e o meio externo, levando a perda de água e aumento da permeabilidade a alérgenos e irritantes.

A escarificação pela coçadura da pele hiper-reativa e com baixo limiar para o prurido estimula a liberação de citocinas pelos queratinócitos (Figura 13.6). Com isso,

inicia-se o processo inflamatório que envolve a penetração de alérgenos na epiderme, sendo capturados pela IgE e apresentados às células de Langerhans. Estas, por sua vez, apresentam o antígeno (Ag) para os linfócitos Th2, que migram para os linfonodos e o apresentam para o linfócito Th0, que será ativado e desencadeará uma expansão clonal. Este linfócito migra para a pele e, em um segundo contato com o Ag, passará a sintetizar citocinas de padrão Th2 (IL-4, IL-5, IL-13). A IL-4 estimulará os linfócitos B a produzirem IgE e a IL-5 induzirá a maturação de eosinófilos. A IgE ligada aos mastócitos provoca degranulação com liberação de mediadores inflamatórios, como a histamina, causando prurido e eritema, observados na fase aguda da DA. Outras células pró-inflamatórias são recrutadas e promovem a mudança do padrão de citocinas Th2 para Th1, caracterizada pela presença de IL-12 e interferon-γ, na fase crônica da DA.

A Tabela 13.4 apresenta os fatores desencadeantes que favorecem a manutenção do processo inflamatório.

Ainda podemos citar os extremos de temperatura, baixa umidade do ar, poluição ambiental, uso de tecidos como a lã, sudorese, ansiedade e infecções como fatores agravantes da DA.

Diagnóstico

O diagnóstico é baseado na morfologia das lesões, distribuição, história clínica, exame físico e achados clínicos. A Academia Americana de Dermatologia e o grupo do Reino Unido propuseram em consenso critérios diagnósticos descritos no Quadro 13.4.

A detecção da presença de IgE específica *in vivo* ou *in vitro* para alérgenos é um método sensível para identificar possíveis fatores desencadeantes. Deve ser realizada a partir de uma história clínica direcionada e limitada aos antígenos relevantes. Apresenta alto valor preditivo negativo (> 95%) e baixo valor preditivo positivo (40 a 60%). Portanto, testes positivos podem demonstrar apenas sensibilização, sem correlação clínica com alergia verdadeira.

Tratamento

O tratamento da DA deve focar nos seguintes pontos:

1. educação do paciente e familiares;
2. restauração da barreira cutânea;
3. diminuição da inflamação;
4. controle do prurido;
5. detecção e manejo dos fatores desencadeantes;
6. tratamento de infecções.

A educação do paciente e familiares sobre a DA é muito importante para orientar sobre a doença e sua natureza crônica, evitar fatores agravantes, explicar as opções terapêuticas, melhorar a aderência ao tratamento e ensinar sobre cuidados com a pele.

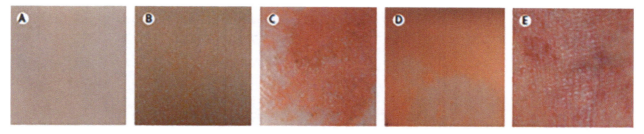

FIGURA 13.4. A: Pele normal; B: xerose; C: lesão aguda; D: lesão subaguda; E: lesão crônica. Fonte: Lancet. 2016;387(10023):1109-22.

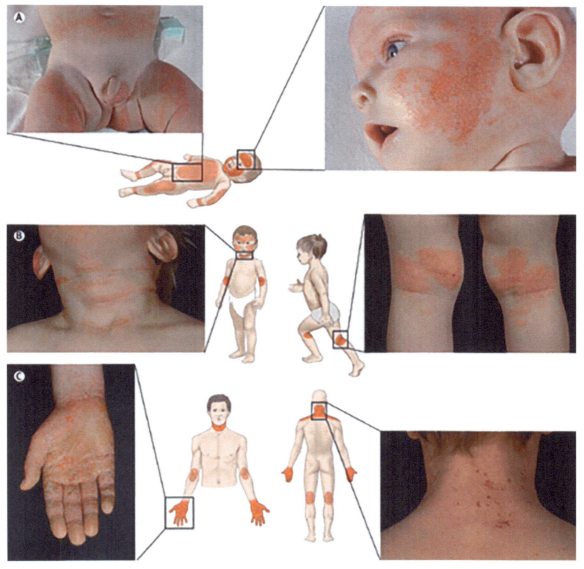

A. Lactentes: lesões agudas em face e regiões extensoras de membros.
B. Depois de 1 a 2 anos: manifestações polimórficas, particularmente nas regiões de flexuras.
C. Adolescentes e adultos: placas liquenificadas e escoriadas em flexuras, pescoço e mãos.

FIGURA 13.5. Distribuição das lesões de acordo com a faixa etária. Fonte: Lancet. 2016;387(10023):1109-22.

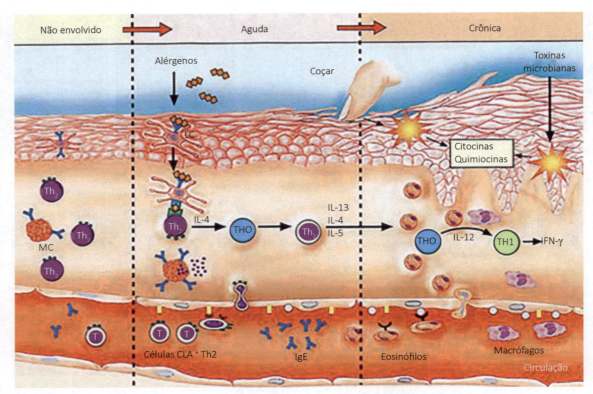

FIGURA 13.6. Fisiopatologia da dermatite atópica. Fonte: adaptada de J Allergy Clin Immunol. 2000;105(5):860-76.

Tabela 13.4. Fatores que favorecem a manutenção do processo inflamatório	
Agentes infecciosos	a. *Staphylococcus aureus*: pode colonizar a pele de até 90% dos pacientes com DA. As toxinas desta bactéria agem como superantígenos, estimulando os linfócitos e a liberação de toxinas. Atuam também como alérgenos e podem desencadear uma resposta IgE específica b. Fungos, principalmente do gênero *Malassezia*: IgE específica é encontrada em até 93% dos pacientes atópicos com mais de 12 anos e em até 39% dos mais novos. Está associada à DA de difícil tratamento, principalmente em lesões na face e região cervical
Alérgenos alimentares	A alergia alimentar pode estar presente em até 30% dos casos de DA moderada e grave na infância. Os principais alérgenos envolvidos são ovo, leite, trigo, soja e amendoim
Aeroalérgenos	Destacam-se os ácaros da poeira domiciliar, os animais domésticos, as baratas e os fungos. Os ácaros são os mais envolvidos, especialmente o *Dermatophagoides pteronyssinus*, sendo também implicados na expressão de outras doenças atópicas, como asma e rinite alérgica
Fatores emocionais	O estresse emocional pode exacerbar a DA, sendo citado por 40 a 70% dos pacientes como fator desencadeante de crises

QUADRO 13.4 — Critérios diagnósticos para dermatite atópica da Academia Americana de Dermatologia

A. **Critérios essenciais** (devem estar presentes)
1. Prurido
2. Eczema (agudo, subagudo, crônico)
    a. Morfologia típica e padrões específicos para a idade
      • Acometimento de flexuras em adultos
      • Envolvimento facial e extensor em crianças
    b. Curso crônico e recorrente

B. **Critérios importantes** (observados na maioria dos casos, corroborando o diagnóstico)
1. Início em idade precoce
2. Atopia
    a. História pessoal e/ou familiar
    b. Aumento de IgE
3. Xerose

C. **Critérios associados** (ajudam a sugerir o diagnóstico de DA, mas são muito inespecíficos para definir ou detectar DA em estudos de pesquisas ou epidemiológicos)
1. Resposta vascular atípica (p. ex., palidez facial, dermografismo branco, hipocromia tardia)
2. Queratose pilar/hiperlinearidade palmar/ictiose
3. Alterações oculares/perioculares
4. Outros achados regionais (p. ex.: alterações periorais, lesões periauriculares)
5. Acentuação perifolicular/liquenificação/prurigo

Exclusão de outras condições: escabiose, dermatite seborreica, dermatite de contato, ictioses, linfoma cutâneo, psoríase e imunodeficiências

A hidratação é fundamental para restauração da barreira cutânea. Os principais fatores que contribuem para a xerodermia no atópico são banhos quentes e prolongados, uso excessivo de sabonetes, banhos em piscina clorada, emolientes inadequados, ar condicionado, poluição, baixa umidade do ar, fricção, medicações (p. ex.: retinoides) e estresse.

O uso de emolientes adequados é mandatório, pois são fundamentais para a reparação da barreira cutânea e diminuição do prurido. A aplicação deve ser realizada logo após o banho, com a pele ainda úmida.

Os corticosteroides tópicos são o tratamento de primeira escolha. Atuam como importantes agentes anti-inflamatórios, pois inibem a atividade das células dendríticas e dos linfócitos, e impedem a síntese de interleucinas. São classificados segundo sua potência (Tabela 13.5) e devem ser escolhidos individualmente de acordo com a gravidade da dermatite, região e superfície acometida, e idade do paciente. Como regra geral, na face e em áreas onde a pele é mais fina (genitais e mucosas) são preferíveis corticoides de baixa potência. Para o tratamento de crises graves podem ser necessários corticoides de alta potência. A aplicação pode ser uma a duas vezes ao dia nas áreas afetadas. Atentar para os efeitos colaterais do uso inadequado da corticoterapia tópica: atrofia da pele, estrias, alterações da pigmentação, fragilidade vascular e acne. Efeitos sistêmicos, como a supressão do eixo hipotálamo-hipofisário, são raros, mas podem ser observados quando se utilizam corticoides tópicos em áreas extensas por períodos prolongados.

Os inibidores da calcineurina diminuem a produção de interleucinas inflamatórias como IL-2, IL-3, IL-4 e TFN-α, interrompendo a ativação de linfócitos. Estão disponíveis para uso tópico o tacrolimo e o pimecrolimo, sendo o segundo liberado para uso a partir dos 3 meses de idade na concentração de 1%. O tacrolimo é indicado a partir dos 2 anos, na apresentação 0,03% e 0,1% em maiores de 15 anos. Podem ser utilizados na face e em locais com alta absorção de corticosteroides (genitais e mucosas), pois não apresentam os mesmos efeitos colaterais dos corticoides tópicos.

A identificação dos fatores desencadeantes deve ser individualizada de acordo com a história clínica cuidadosa. Os testes de detecção de IgE específica devem ser realizados conforme esta avaliação, ressaltando que pacientes com DA frequentemente apresentam altos níveis de IgE total e também de IgE específica, muitas vezes denotando sensibilização e não necessariamente alergia clínica.

O reconhecimento dos fatores desencadeantes é importante para evitar o contato com os mesmos e impedir as exacerbações.

O prurido é o sintoma mais angustiante na DA. Apresenta grande repercussão na qualidade de vida dos pacientes, levando a distúrbios do sono, impacto negativo no desempenho escolar e atividades diárias. Além disso, a escoriação da pele causada pelo prurido contribui para a progressão das lesões e promove superinfecção. Os anti-histamínicos apresentam pouca eficácia no controle deste sintoma, pois a histamina não parece ser um mediador significativo do prurido na DA. Os anti-histamínicos de primeira geração, por seu efeito sedativo, são mais efetivos e podem ser utilizados à noite em conjunto com anti-inflamatórios tópicos e emolientes. O uso de anti-histamínicos não sedantes não demonstrou melhora significativa do prurido.

A pele de pacientes com DA é mais suscetível a infecções secundárias, sendo o *Staphylococcus aureus* a principal causa. O *S. aureus* coloniza a pele dos pacientes com DA e frequentemente provoca impetiginação das lesões, associada à piora da doença. A mupirocina e o ácido fusídico podem ser utilizados para tratamento tópico, mas há dúvidas quanto à eficácia. Nas infecções disseminadas, a oxacilina é o tratamento de primeira linha, mas cefalosporinas também podem ser utilizadas. Na suspeita de *S. aureus* meticilino-resistente, colher culturas com antibiograma e iniciar o tratamento com clindamicina, doxiciclina ou sulfametoxazol-trimetoprim.

O eczema herpético é uma infecção disseminada grave pelo vírus herpes simples que ocorre em até 3% dos pacientes, particularmente nos que apresentam DA grave. Na presença de erosões, vesículas e/ou lesões de pele infectadas que não respondem ao tratamento com antibióticos, investigar infecção pelo herpes simples e iniciar aciclovir intravenoso.

As dermatofitoses podem contribuir para a exacerbação da DA. Há colonização e sensibilização alérgica au-

Tabela 13.5. Potência dos corticoides tópicos

Grupo	Corticoide
Grupo I (superpotentes)	Propionato de clobetasol 0,05% (pomada/creme)
	Dipropionato de betametasona 0,05% (pomada)
Grupo II (alta potência)	Furoato de mometasona 0,1% (pomada)
	Desoximetasona 0,25% (pomada)
Grupo III (média potência)	Dipropionato de betametasona 0,05% (creme)
	Valerato de betametasona 0,1% (pomada)
Grupo IV (média potência)	Valerato de hidrocortisona 0,2% (pomada)
	Furoato de mometasona 0,1% (creme)
Grupo V (baixa-média potência)	Valerato de betametasona 0,1% (creme)
	Propionato de fluticasona 0,05% (creme)
Grupo VI (baixa potência)	Desonida 0,05% (creme)
	Acetonida de fluocinolona 0,01% (creme)
Grupo VII (muito baixa potência)	Metilprednisolona 1% (creme/loção)
	Acetato de hidrocortisona 1% e 2,5% (creme/pomada)

mentadas ao fungo do gênero *Malassezia*. Este fungo tem predileção por áreas seborreicas, podendo ser encontrado principalmente no pescoço e na cabeça de pacientes com DA. O tratamento com ciclopirox olamina ou cetoconazol mostrou bons resultados.

Há uma variedade de outros tratamentos para pacientes com DA grave ou refratária, incluindo *wet wraps* (compressas molhadas), fototerapia e imunossupressores sistêmicos, como ciclosporina, azatioprina, metotrexato e micofenolato. Em alguns casos, pode ser necessária internação hospitalar para reduzir temporariamente a exposição ambiental e desencadeantes emocionais, enquanto se inicia a educação do paciente, testes diagnósticos, antibiótico intravenoso (se indicado), tratamento tópico e uso de emolientes.

Alergia alimentar

Alergia alimentar (AA) é uma resposta anormal do sistema imunológico frente a proteínas presentes em alguns alimentos. Indivíduos geneticamente predispostos reconhecem alguns componentes proteicos como corpos estranhos, o que acarreta a produção de uma série de mediadores inflamatórios responsáveis pelas reações clínicas. Os principais mecanismos imunológicos incluem a presença de imunoglobulinas específicas do tipo E (IgE), relacionadas a sintomas imediatos, e os linfócitos T, envolvidos nas manifestações mais tardias da alergia.

Uma vez que os sintomas das AA são encontrados em outras condições, frequentemente existe confusão na etiologia das reações adversas a alimentos. Reações tóxicas, por exemplo, desencadeadas por toxinas bacterianas ou intolerâncias alimentares podem mimetizar os mesmos sintomas, apesar de não envolverem mecanismos imunológicos. A intolerância à lactose é um exemplo comum: um defeito na digestão da lactose (principal açúcar do leite) culmina em sintomas gastrointestinais como distensão abdominal, flatulência e diarreia, de intensidade variável. Seu tratamento e prognóstico, no entanto, diferem totalmente da alergia ao leite de vaca.

Nem todas as reações adversas causadas por alimentos são alergias!

Etiologia

Existe um grupo de oito alimentos responsáveis por até 90% das alergias alimentares: leite, ovo, soja, trigo, amendoim, castanhas, peixes e frutos do mar. No entanto, esta lista pode ser acrescida por outros alimentos consumidos em diferentes regiões geográficas e de acordo com os hábitos inerentes a cada população. No Brasil, o milho aparece como uma importante fonte de sensibilização, devido ao seu alto consumo. Da mesma forma, frutas como banana, mamão e kiwi respondem por alguns casos de alergias na infância. Em tese, qualquer alimento pode ser potencialmente alergênico, mas as características estruturais das proteínas, sua estabilidade em altas temperaturas e processos digestivos e a forma como são processados para o consumo são alguns dos fatores que permitem que alguns alimentos sejam mais alergênicos do que outros.

Fisiopatologia

A maioria das AA envolvem reações de hipersensibilidade imediata (tipo I de Gell & Coombs), dependentes de mastócitos e mediadas pela IgE. Na presença do alérgeno específico, a degranulação de mastócitos, com liberação de mediadores químicos, provoca aumento da permeabilidade vascular, produção de muco, contração da musculatura lisa e recrutamento de células inflamatórias ao local da reação. Pode ocorrer, ainda, aumento da permeabilidade da mucosa, levando à maior absorção de antígenos, com consequente ativação de mastócitos em sítios distantes da reação inicial.

Vários fatores participam no desenvolvimento da AA, entre os quais as características próprias do alérgeno, as características da barreira do trato gastrointestinal e a predisposição individual.

Quadro clínico

As manifestações das alergias alimentares são individuais e variáveis e não é possível predizer qual será o órgão acometido ou a intensidade das reações. Reações mediadas pela IgE são tipicamente imediatas (segundos a poucas horas após a ingestão do alimento) e conferem um caráter mais grave, especialmente quando os tratos respiratório e/ou cardiovascular são acometidos. Outras manifestações desta natureza envolvem a pele (urticária, angioedema) e o trato gastrointestinal (vômitos e diarreia imediatos). Os linfócitos T estimulam reações tardias, horas ou até dias após a ingestão dos alimentos responsáveis (geralmente mais de um) e compreendem principalmente o trato gastrointestinal (diarreia com ou sem sangue e muco, diminuição da velocidade de ganho ponderoestatural, vômitos).

Leite, ovo, soja e trigo são alérgenos mais comumente observados na infância, ao passo que alergia a amendoim, castanhas, peixes e frutos do mar pode aparecer também na idade adulta. Enquanto as alergias iniciadas na infância apresentam caráter transitório, com remissão ainda na primeira década de vida, alergias de início mais tardio são tipicamente persistentes.

O leite de vaca é o alimento mais relacionado com alergias entre lactentes. De modo geral, os sintomas aparecem por volta dos 6 meses de vida, quando muitas vezes o leite materno é complementado ou substituído por fórmulas infantis. A depender da predisposição genética, a criança poderá apresentar sintomas imediatos ou tardios. Neste último caso, a depender do local mais acometido pela inflamação, a alergia pode ser avaliada pela presença de vômitos (esôfago), queda no ganho de peso e estatura (duodeno) ou sangue nas fezes (cólon). Existem alguns casos em que os sintomas ocorrem ainda quando o lactente se encontra em aleitamento materno exclusivo, justificando a restrição de alguns alimentos pela mãe nutriz.

Alergia ao leite de vaca e intolerância à lactose são doenças distintas e requerem diferentes abordagens diagnósticas e terapêuticas.

Diagnóstico

A detalhada anamnese e um minucioso exame físico são imprescindíveis para se estabelecer corretamente o diagnóstico de AA. Ao exame físico, deve-se atentar para outros sinais de atopia (rinite, dermatite) e para o estado nutricional do paciente como fator de repercussão sistêmica da doença.

Existem alguns testes laboratoriais que podem corroborar (nunca substituir) com a história clínica. Nos casos de alergias mediadas por IgE, a mensuração da IgE específica para o alimento suspeito pode ser realizada de duas maneiras:

- Teste cutâneo de hipersensibilidade imediata (*prick test*): extratos do alimento são depositados no antebraço do paciente. A escarificação da epiderme, com a utilização de um puntor, faz com que os mastócitos teciduais entrem em contato com o antígeno.
- Em indivíduos predispostos há a formação de uma pápula, traduzida pela liberação de histamina dessas células. Pápulas maiores que 3 mm de diâmetro são consideradas positivas.
- Determinação de IgE sérica específica: direcionada especialmente a lactentes com baixa reatividade cutânea, pacientes em uso de anti-histamínicos ou com lesões cutâneas extensas. A avaliação sérica também permite o acompanhamento dos valores absolutos, que servem como parâmetro de persistência e tolerância da alergia.

O conhecimento das diferentes proteínas alergênicas (CRD ou componentes para diagnóstico) e a possibilidade de mensuração das respectivas IgE específicas aumentam a acurácia do diagnóstico e fornecem informações sobre prognóstico, história natural da doença e chance de reações cruzadas.

Alergias não mediadas por IgE não contam com qualquer método laboratorial fidedigno para o diagnóstico.

O teste de provocação oral (TPO), especialmente o tipo duplo-cego e controlado por placebo, representa o padrão ouro no diagnóstico das alergias alimentares. O teste consiste na oferta do alimento suspeito e/ou placebo, em doses crescentes e intervalos regulares, sempre sob supervisão do médico, que avaliará a relação causa *vs.* efeito da ingestão do alimento e o aparecimento dos sintomas. Os riscos envolvidos no procedimento dificultam sua realização na prática clínica diária.

Testes laboratoriais positivos (mensuração de IgE específica) isoladamente não são capazes de diagnosticar alergia alimentar e sempre devem ser correlacionados com a história clínica.

Tratamento

O único tratamento definitivo até o momento é a restrição dos alimentos responsáveis da dieta do paciente alérgico. A eliminação correta dos alérgenos envolve leitura de rótulos dos produtos industrializados e cuidados com produtos de estabelecimentos comerciais, restaurantes, escolas e refeições cujos ingredientes não sejam conhecidos.

Tão importante quanto a restrição dos alérgenos é sua substituição por opções nutricionalmente adequadas, a fim de que não haja prejuízos no crescimento e desenvolvimento da criança. Fórmulas de proteínas extensamente hidrolisadas e de aminoácidos livres são as únicas hipoalergênicas, passíveis de serem utilizadas no primeiro semestre de vida e adequadas até os 2 anos, quando houver necessidade. Fórmulas de soja podem ser uma opção plausível a partir dos 6 meses, desde que não haja comprometimento gastrointestinal.

Leites vegetais (arroz, aveia, amêndoas e outras castanhas) apresentam pobre valor nutricional; além disso, a presença de micronutrientes inadequados para lactentes pode ocasionar toxicidade quando utilizados como substitutos únicos do leite de vaca. Não devem ser utilizadas no primeiro ano de vida; após esta idade, quantidades moderadas ou em preparações culinárias são aceitas.

É imprescindível o monitoramento adequado de micronutrientes em qualquer dieta de restrição. Suplementação exógena de polivitamínicos e cálcio pode ser necessária nos casos em que a dieta não supra as necessidades nutricionais.

Existem diversas linhas de pesquisa em andamento envolvendo imunoterapias e dessensibilização que poderão auxiliar no tratamento das alergias alimentares. Até o momento, no entanto, não há qualquer manejo clínico além das dietas de restrição que possa ser utilizado na prática clínica.

Prevenção

Não existe ainda um consenso sobre a prevenção das doenças alérgicas, entre elas as alergias alimentares. No entanto, existem algumas evidências sobre orientações gerais:

1. alimentação na gestante/nutriz: não existe qualquer benefício em se retirar alimentos da dieta da gestante ou nutriz como forma de prevenir alergias na criança. O que se deve fazer é estimular uma alimentação balanceada e nutritiva, rica em ômega-3 (peixes), frutas e legumes;

2. aleitamento materno: de acordo com a Organização Mundial de Saúde, preconizado de forma exclusiva até os 6 meses e complementado com alimentos sólidos até 2 anos;

3. na impossibilidade de aleitamento materno, existem parcas evidências de que fórmulas extensa ou parcialmente hidrolisadas são preferíveis às poliméricas no primeiro semestre de vida;

4. alimentos sólidos devem ser introduzidos da forma convencional, seguindo os protocolos regionais de puericultura.

Imunodeficiências prímárias: como e quando investigar?

É frequente a referência que o sistema imune tem a função de defender-nos de microrganismos que penetram em nosso corpo para causar infecções. A função do sistema imune no entanto é bem mais ampla e está fundamentada no conceito de que ele é responsável pela preservação de nossa identidade biológica, única para cada ser humano e expressa em nossa constituição genética pelos antígenos do complexo maior de histocompatilidade classes I e II. Uma vez que temos uma identidade própria podemos distinguir aquilo que é próprio a cada um de nós daquilo que não é próprio a nós, e assim podemos eliminar elementos estranhos ao nosso organismo, células ou tecidos de outros seres vivos, como vírus, bactérias, fungos, células de transfusões (p. ex.: hemácias, leucócitos ou plaquetas) ou tecidos transplantados (medula óssea, fígado, coração, pulmão e outros). Para isso o sistema imune faz uma vigilância constante de nosso organismo para identificar se antígenos não próprios eventualmente penetraram e expõem-se na superfície de células (*reconhecimento*); se presente, monta uma resposta de *eliminação*, mesmo que para isso tenha que sacrificar células do hospedeiro; ao mesmo tempo, produz uma resposta de *memorização* que facilitará a eliminação num próximo encontro com esses antígenos.

Desvios patológicos do sistema imunológico podem ser para mais, como a autoimunidade e os mecanismos de hipersensibilidade (exagero da resposta imune) já descritos há muito tempo por Gell e Coombs, que englobam as alergias, certas reações a drogas e vacinas, várias inflamações e dermatite de contato. Desvios patológicos que comprometem para menos as funções de reconhecimento, eliminação e memorização são chamados de imunodeficiências. Estas podem ter origem genética ou congênita e são chamadas de imunodeficiências primárias (IDP), enquanto aquelas advindas de fatores externos ao sistema imune (HIV, drogas imunossupressoras, desnutrição, perda proteica significativa, etc.) são chamadas de imunodeficiências secundárias e são as mais comuns. A incidência de IDP é calculada em 1:10.000 pessoas, sendo as mais graves bem menos frequentes.

Quando reconhecer uma imunodeficiência primária

Pelo exposto nas considerações acima podemos inferir que a grande maioria das imunodeficiências primárias se expressa mais em crianças que em adultos e o quadro clínico é decorrente da incapacidade do sistema imune de manter o indivíduo adaptado a seu ambiente, levando-o a ter maior suscetibilidade a infecções e por vezes a tumores. Podem se manifestar por infecções recorrentes (p. ex.: mais de quatro otites em 1 ano, duas ou mais pneumonias, etc.), infecções incomuns (pneumonite por *Pneumocystis jiroveci*, abscesso hepático, etc.), infecções graves (sepse, meningite, etc.), e/ou infecções prolongadas por microrganismos de baixa virulência (p. ex.: moníliase oral em lactentes por mais de 2 meses, complicação pela vacina BCG-ID). Um acrônimo para esse quadro seria GRIP (grave, recorrente, incomum e prolongada). Algumas IDP estão associadas a autoimunidade (p. ex.: plaquetopenia imune, anemia autoimune, lúpus sistêmico) e outras a padrões fenotípicos como a síndrome de DiGeorge (malformação dos 3º e 4º arcos branquiais que leva a hipoparatireoidismo, micrognatia, associada a graus variados de hipoplasia tímica e malformação de arco aórtico). A maioria das IDP é causada por uma alteração monogênica, poligênica ou por polimorfismo gênico; assim a busca por antecedente familiar de consanguinidade, casos clínicos semelhantes ou óbito precoce é dado valioso de anamnese.

Como em todas as áreas da medicina que lida com patologias menos comuns, o diagnóstico clinico de IDP depende da suspeição clínica (aquela lembrança que aparece quando usamos o raciocínio analítico – pensar fora de padrões ancorados) e o conhecimento básico que temos para a existência dessas doenças. Várias iniciativas já foram estudadas para chamar a atenção do médico para quando investigar uma IDP e a que temos utilizado é a dos Dez Sinais de Alerta da Fundação Jeffrey Modell, adaptada para o nosso meio (Quadro 13.5).

QUADRO 13.5	Os dez sinais de alerta para imunodeficiência primária na criança
1.	Duas ou mais pneumonias no último ano
2.	Quatro ou mais otites novas no último ano
3.	Estomatites de repetição ou moníliase oral por mais de 2 meses
4.	Abscessos de repetição ou ectima
5.	Um episódio de infecção sistêmica grave (p. ex.: meningite, osteoartrite, sepse)
6.	Infecções intestinais de repetição/diarreia crônica
7.	Asma grave, doença do colágeno ou doença autoimune
8.	Efeito adverso do BCG e/ou infecção por micobactéria
9.	Fenótipo clínico sugestivo de síndrome associada a imunodeficiência
10.	História familiar de imunodeficiência

Pacientes com um ou mais sinais de alerta para IDP devem ser investigados.

Como abordar um paciente com suspeita de imunodeficiência primária?

Para prosseguir na investigação de uma criança com suspeita de IDP devemos considerar agora quais doenças iremos investigar. Uma classificação simplificada e funcional das IDP pode ajudar a entender as características dessas doenças, lembrando que a grande maioria delas já possui a identificação genética relacionada à doença e seu padrão de hereditariedade (Quadro 13.6).

O próximo passo é buscar quais as principais funções imunológicas comprometidas e isso muitas vezes pode ser obtido pela correlação da doença com o tipo de agente infeccioso envolvido na suscetibilidade do paciente às infecções (Figura 13.8 e Tabela 13.6).

QUADRO 13.6 — Classificação das Imunodeficiências Primárias – International Union of Immunological Societies – 2015

- **Imunodeficiências que afetam a imunidade celular e humoral:** imunodeficiência combinada grave, síndrome de hiper-IgM ligada ao X, deficiência de CD40, deficiência de ADA ou PNP, síndrome de DiGeorge completa, deficiência de DOCK8, etc.
- **Imunodeficiências combinadas com características sindrômicas ou associadas:** síndrome de Wiskott-Aldrich, defeitos de reparação do DNA como ataxia-telangiectasia, anomalia de DiGeorge, síndrome de hiper-IgE, etc.
- **Deficiências predominantes de anticorpos:** agamaglobulinemia ligada ao X ou deficiência de BTK, imunodeficiência comum variável, deficiência de anticorpo específica, hipogamaglobulinemia transitória da infância, as síndromes de hiper-IgM ligada ao X ou as autossômicas recessivas repetem-se nesta categoria, etc.
- **Doenças de desregulação imune:** síndrome de Chediak Higashi, síndromes de linfo-histiocitose hemofagocítica familiar como a deficiência de perfurina, síndromes linfoproliferativas como a ligada ao X, síndromes com autoimunidade – ALPS, APECED e IPEX.
- **Defeitos congênitos de fagócitos (número, função ou ambos):** neutropenia congênita grave de Kostmann, neutropenia cíclica, deficiência de adesão leucocitária tipos I, II ou III, doença granulomatosa crônica, deficiência de IL-12p40, deficiência do receptor 1 de INF-gama, deficiência de STAT1, etc.
- **Defeitos na imunidade inata e intrínseca:** displasia ectodérmica anidrótica com imunodeficiência, deficiência da quinase 4 associada ao receptor de interleucina 1 – IRAK4, encefalite por herpes simples como a deficiência de TLR3, candidíase mucocutânea crônica como a deficiência de IL-17RA e ganho de função de STAT1, etc.
- **Doenças autoinflamatórias:** febre familiar do Mediterrâneo, síndrome periódica associada ao receptor de TNF, síndrome de hiper-IgD, doença inflamatória multissistêmica de início neonatal – NOMID, etc.
- **Deficiências de complemento:** deficiência de C4, deficiência de C2, deficiência de fator H, deficiência de inibidor de C1, deficiência da protease 2 da serina associada à proteína ligante de manose – MASP2, etc.
- **Fenocópias de imunodeficiências primárias:** síndrome linfoproliferativa autoimune ALPS por mutações somáticas em FAS, candidíase mucocutânea crônica isolada ou com síndrome APECED por autoanticorpos contra IL-17 ou IL-22, etc.

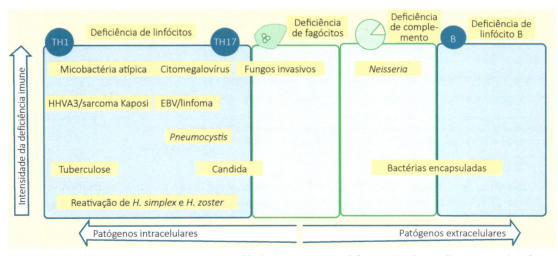

EBV: Epstein-Barr vírus; HHV: *human herpesvirus*. Extraído de: Primary Immunodeficiency. Matthew Helbert. Immunology for Medical Students, Chapter 32, 252-261.Third Edition Copyright © 2017 by Elsevier Limited.

FIGURA 13.8. Infecções podem dar pistas do tipo da IDP. O tipo de infecção oportunista também pode dar evidência do grau e da causa da IDP. Por exemplo: infecção por microbactéria indica defeitos na imunidade mediada por linfócitos T, enquanto por bactéria encapsulada extracelular indica defeitos de anticorpos ou complemento. Note que a gravidade da imunodeficiência também é refletida no tipo de infecção. Cândida pode causar infecção num estado de imunodeficiência bem leve e algumas vezes em pessoas saudáveis, enquanto infecções fúngicas invasivas quase sempre indicam uma imunodeficiência mais grave. Herpes simples e citomegalovírus pertencem ambos à família de herpesvírus, mas somente a infecção por citomegalovírus indica deficiência imune mais grave.

Tabela 13.6. Correlação entre suscetibilidade ao agente infeccioso, tipo de IDP e investigação laboratorial

Agente infeccioso isolado ou características	IDP	Testes laboratoriais de triagem
Infecções por bactéria extracelular	Deficiência de anticorpos	IMA
	Deficiência de complemento	C, FAN
	Neutropenias	F
	IRAK-4, MyD88	II, PCR
Infecções por *Neisseria meningitidis*	Deficiência de complemento componentes terminais (complexo ataque membrana)	C + AP50
Infecções por *S. aureus*, e bactérias gram-negativas: *Serratia marcescens*, *Burkholderia cepacia* e *gladioli*, *Nocardia spp*, *Chromobacterium violaceum*, *Granulobacter bethesdensis*	Doença granulomatosa crônica (DGC)	F
	síndrome hiper-IgE (HIES) características: pneumonia por *S. aureus*, eczema, infecção fúngica, hipermobilidade articular, fácies grosseira	IgE sérica, eosinofilia Escore específico[a]
Infecções por fungos: *Pneumocystis jiroveci*; *Aspergillus* e *Candida albicans*	Defeitos de linfócito T	IMC
	Deficiência ligante-CD40 (L)	IMA
	HIES	IgE sérica, eosinofilia Escore específico[a]
	DGC	F
Infecção por *Candida albicans*	Candidíase mucocutânea crônica	IMC + proliferação de linfócitos T por *Candida*
Infecção por *Mycobacteria* atípica/*Salmonella* e/ou efeito colateral de *Bacillus* Calmette-Guérin; *Paracoccidioides sp*, *Leishmania*, *Cryptococcus*	Deficiência de linfócitos T	IMC
	Imunodeficiência combinada grave (SCID)	IMA + IMC
	Suscetibilidade mendeliana a doença por micobactérias	F e/ou II
Infecção por *Herpes*	Deficiência de linfócito T e células NK	IMC
Infecção crônica ou fulminante por vírus Epstein-Barr	Síndrome de linfo-histiocitose hemofagocítica familiar (FHL) Síndromes linfoproliferativas ligadas ao X (XLP), tipo 1 ou 2	HG, triglicérides, ferritina, sorologia EBNA
Cryptosporidium, *Isospora* recorrente ou persistente	Deficiência de CD40L	IMA
	Imunodeficiência comum variável (IDCV)	IMA
Giardíase	Deficiência de anticorpos	IMA
Complicações de vacina BCG, rotavírus ou varicela	SCID, DGC	IMC e/ou II e/ou F
Complicações de vacina pólio oral	Deficiência de anticorpos	IMA
Febre persistente ou de origem indeterminada	Doenças autoinflamatórias	FAN, PCR, esfregaço de sangue

Abreviações: IMA: Imunidade mediada por anticorpos, FAN: anticorpo antinúcleo, HG: hemograma completo, IMC: imunidade mediada por células, EBNA: antígeno nuclear de Epstein-Barr, II: imunidade inata, DGC: doença granulomatosa crônica, F: fagocitose, PCR: proteína C reativa.
[a] Escore para o diagnóstico de hiper-IgE clássica (J Allergy Clin Immunol. 2010;125(2):424-32).

Já o detalhamento dessa triagem laboratorial pode ser visto na Tabela 13.7. O teste para HIV deverá ser uma rotina para excluir SIDA.

A interpretação dos resultados dessa triagem deve ser feita frente aos valores de referência esperados para indivíduos sadios da mesma faixa etária e preferencialmente de uma população local representativa.

Convém lembrar que o número mínimo de linfócitos esperados para um recém-nascido é de 2.200 células/mm^3 e para um lactente de 9 meses, 4.500 células/mm^3.

Resultados alterados indicam o encaminhamento do paciente o mais precocemente possível a um imunopediatra ou a um centro de referência em IDP. Quanto mais precoce for feito o diagnóstico de uma imunodeficiência combinada grave (SCID), maiores as chances de sobrevida através do transplante de medula óssea. Em algumas instituições no País já se aplica a triagem neonatal para IDP através do teste de TREC e KREC para detecção de SCID e agamaglobulinemia (AG-X), respectivamente. O teste se baseia na contagem de restos de estruturas circulares de DNA que sobram nos linfócitos T ou B no processo de rearranjo gênico para a síntese de receptores de linfócitos; baixo número de TREC no teste do pezinho indica número baixo de linfócitos T e suspeita de SCID, enquanto o baixo número de KREC indica baixo número de linfócitos B e suspeita de AG-X.

Tabela 13.7. Triagem laboratorial para o médico não imunologista para a detecção de paciente com possível IDP

IDP possível	Testes de triagem
Imunidade mediada por anticorpos (IMA)	• Hemograma completo • IgG, IgA, IgM séricas • Títulos de anticorpos contra antígenos proteicos e polissacarídeos de vacinas
Imunidade mediada por células (IMC)	• Hemograma completo • Linfócitos: CD3, CD4 e CD8; CD19; CD16/56 • Rx de tórax para caracterizar a sombra tímica
Complemento (C)	• C4 (se angioedema sem urticária) • CH50
Neutropenia	• Contagens de neutrófilos
Função neutrofílica	• Explosão oxidativa por DHR ou NBT
Autoimunidade	• FAN, PCR
Imunidade inata (II)	• Testes especializados (consultar um imunologista)

Abreviações: FAN: anticorpo antinúcleo, DHR: di-hidrorrodamina, NBT: nitroblue tetrazolium, PCR: proteína C reativa.

Tratamento

Baseia-se em dois pontos: controle de infecções e correção do defeito imunológico. Esta última pode ser feita através da reposição de constituintes imunes faltantes (p. ex.: infusão de imunoglobulinas proveniente de um *pool* de doadores sadios – IgG, utilizada em agamaglobulinemia, IDCV, hiper-IgM e algumas deficiências de anticorpos), reconstituição de células da medula óssea geradora de todas linhagens hematopoiéticas (transplante de medula óssea de doador HLA compatível ou haploidêntico – utilizada em SCID, hiper-IgM ligada ao X, DGC, Wiskott-Aldrich, p. ex.) ou correção do defeito genético por inserção de gene sem mutação em células-tronco he-matopoiéticas do próprio paciente por um vetor lentiviral (terapia gênica – utilizada em alguns casos de SCID ligada ao X e SCID-ADA).

Cuidados gerais devem ser instituídos até a confirmação ou exclusão diagnóstica, como profilaxia para *Pneumocystis jiroveci* com sulfametoxazol em pacientes suscetíveis (imunodeficiências que afetam a imunidade celular e humoral), suspender vacinações com microrganismos vivos no paciente e seus contactantes, evitar a transfusão de hemoderivados que não irradiados (para evitar a doença do enxerto contra hospedeiro) e CMV negativos, controle rigoroso de higiene pessoal, dos alimentos e água.

Caso Clínico 1

Lactente feminina de 6 meses com história de exantema e otite média de repetição desde os 2 meses, mostra-se com baixo ganho ponderal, episódios de vômitos, crises de tosse e diarreia persistente. Mãe com sorologia HIV não reagente. Ao exame físico, lactente edemaciada, sem linfonodos palpáveis e com intensa monilíase oral. Exames anteriores descartaram fibrose cística e exames de fezes com rotavírus persistente. O hemograma mostrou linfopenia intensa e neutropenia absoluta. A investigação de imunidade humoral mostrou níveis de imunoglobulinas séricas no limite inferior do normal, iso-hemaglutininas não foram testadas (pela idade menor que 1 ano), como também os anticorpos contra antígenos vacinais por não ter sido vacinada. A sombra tímica não estava presente na radiografia de tórax. Testes cutâneos de hipersensibilidade tardia não foram feitos pela resposta incerta nesta idade. A contagem de subpopulações de linfócitos por citometria de fluxo revelou linfócitos B e linfócitos T (CD4, CD8) muito diminuídos. A cultura desses linfócitos não mostrava resposta proliferativa a fito-hemaglutinina. Frente a esses dados o diagnóstico clinico e laboratorial é SCID não ligada ao cromossoma X. Uma investigação subsequente mostrou tratar-se de deficiência de adenosina desaminase (ADA) onde o acúmulo de metabólitos tóxicos da adenosina causa a lise de linfócitos. O tratamento foi com reposição enzimática com PEG-ADA e reposição de imunoglobulinas.

SEÇÃO 2 ▪ PEDIATRIA CLÍNICA (OU PRINCIPAIS AFECÇÕES PEDIÁTRICAS)

Caso Clínico 2

Um menino de 12 anos com queixa de fraqueza em hemiface esquerda e paralisia do VI nervo craniano esquerdo. Sem morbidade nos primeiros 6 meses de vida. Sem história familiar para IDP. Havia recebido as vacinas da infância inclusive poliomielite oral (vírus vivo atenuado). Ao exame físico mostrava ausência de tonsilas e de linfonodos palpáveis. O quadro neurológico referido havia regredido mas em seguida ele desenvolveu paralisia flácida e persistente de membros inferiores. Foi suspeitada IDP pela cronicidade da doença, ausência de tecido linfoide ao exame físico e o achado de infecção por agente incomum e causador de sequela grave. A idade de apresentação é comum para pacientes com deficiência na imunidade humoral. A investigação laboratorial mostrou número normal de neutrófilos e baixo número de linfócitos. CH50 estava pouco elevado, o que afastava uma deficiência de complemento. O nível de imunoglobulinas encontrava-se baixo e anticorpos antitétano e antidifteria eram muito baixos. O timo era visível aos raios X de tórax. A enumeração de subpopulações de linfócitos mostrou número e porcentagens normais de linfócitos T, porém ausência de linfócitos B. A resposta proliferativa dos linfócitos era normal. Testes moleculares revelaram uma mutação no gene que codifica a tirosina quinase de Bruton. No liquor, havia pleocitose de linfócitos com proteinorraquia e glicorraquia normais. Culturas de fezes e de orofaringe isolaram vírus poliovírus vacinal. O paciente foi diagnosticado com infecção por poliovírus adquirido da vacina e com agamaglobulinemia ligada ao cromossoma X. Ele recebe reposições a cada 21 dias de imunoglobulinas e passou a evoluir sem novas infecções.

Conceitos-chave

- O diagnóstico da urticária aguda é clínico e na criança o maior fator desencadeante é infecção. Já seu tratamento é basicamente realizado com anti-histamínicos de segunda geração.

- O diagnóstico da anafilaxia é clínico, baseado no acometimento dos diversos *órgãos envolvidos*, como pele e mucosas, o aparelho respiratório, trato gastrointestinal e sistema cardiovascular. Seu tratamento é realizado com adrenalina intramuscular, no vasto lateral da coxa.

- A rinite pode ser classificada em intermitente ou perene, leve ou moderada a grave. Corticoides nasais e anti-histamínicos de segunda geração são os tratamentos mais utilizados em crianças.

- As lesões da dermatite atópica apresentam distribuições diferentes de acordo com a faixa etária, e os principais critérios clínicos utilizados para a realização do diagnóstico são a presença de prurido, eczema, atopia, xerose e início precoce dos sintomas. Seu tratamento envolve educação do paciente e familiares; restauração da barreira cutânea; diminuição da inflamação; controle do prurido; detecção e manejo dos fatores desencadeantes; tratamento de infecções.

- A alergia alimentar é uma resposta anômala do sistema imunológico contra proteínas alimentares (antígenos). Os principais alérgenos são leite, ovo, soja, trigo, amendoim, castanhas, peixes, frutos do mar. O diagnóstico é feito por anamnese, exame físico, exames laboratoriais (adjuvantes apenas nas alergias mediadas por IgE), teste de provocação oral; e seu tratamento é dieta restrita do(s) alimento(s) causal(is).

- Pacientes com um ou mais sinais de alerta para IDP devem ser investigados. A investigação de IDP requer exames que avaliam número e função dos componentes do sistema imune. Imunodeficiências humorais são as mais frequentes.

Questões

1. Quais os principais desencadeantes de urticária aguda em crianças?

2. Qual o tratamento de escolha da urticária aguda nas crianças? Por quê?

3. Adolescente masculino de 14 anos é trazido ao pronto atendimento pela mãe após apresentar falta de ar, dor abdominal e um episódio de vômitos no restaurante. Estava comendo um macarrão com frutos do mar, sem camarão, pois tem alergia a camarão.

   Ao exame físico: regular estado geral, dispneico, FR 30 ipm, $SatO_2$: 89% em ar ambiente, FC 140 bpm, PA 100 × 60 mmHg. Apresenta tiragem de fúrcula com sibilos em ambos hemitórax à ausculta, pulsos cheios. Peso 60 kg.

   i. Qual(is) o(s) diagnóstico(s) mais provável(is)?

   ii. Quais testes diagnósticos devem ser indicados?

   iii. Qual a abordagem terapêutica?

   iv. Quais devem ser as orientações/recomendações na alta desse paciente?

4. Qual a classificação da rinite?

5. Quais são as principais classes de medicamentos para a rinite, e em que sintomas eles atuam?

6. Quais as diferentes distribuições das lesões da dermatite atópica nas diferentes faixas etárias?

7. Quais os critérios que se leva em conta para a realização do diagnóstico da DA?

8. Quais os principais pontos em que se deve focar ao tratar um paciente com dermatite atópica?

9. Qual a diferença entre a alergia ao leite de vaca e a intolerância à lactose?

10. Quais os principais sintomas encontrados nas alergias alimentares?

11. Mãe gestante vem para consulta médica para esclarecimentos de possíveis métodos de prevenção de alergias ao leite de seu bebê, uma vez que sua filha mais velha apresenta alergia a ovo e castanhas. Qual seriam suas recomendações?

12. Quais os dez sinais de alerta para IDP?

13. Quais os exames de triagem quando se suspeita de uma imunodeficiência humoral?

BIBLIOGRAFIA CONSULTADA

- Associação Brasileira de Alergia e Imunopatologia, Sociedade Brasileira de Anestesiologia. Anafilaxia: Diagnóstico. Proje-tos Diretrizes, 2011. Disponível em <http://www.projetodiretrizes. org.br/diretrizes11/anafilaxia_diagnostico.pdf>.

- Bousquet J, Van Cauwenberge P, Khaltaev N, Group AW, Organization WH. Allergic rhinitis and its impact on asthma. J Allergy Clin Immunol. 2001;108(5 Suppl):S147-334.

- Brozek JL, Bousquet J, Baena-Cagnani CE, Bonini S, Canonica GW, Casale TB, et al. Allergic Rhinitis and its Impact on Asthma (ARIA) guidelines: 2010 revision. J Allergy Clin Immunol. 2010;126(3):466-76.

- Chinen J, Paul ME, Shearer WT. Approach to the evaluation of the immunodeficient patient. In: Clinical Immunology: Principles and Practice. Rich R, et al. ed. 4th ed. Philadelphia: Elsevier Limited; 2013.

- Costa-Carvalho BT, et al. Attending to Warning Signs of Primary Immunodeficiency Diseases Across the Range of Clinical Practice. J Clin Immunol. 2014;34(1):10-22.

- Diagnosis and management of food allergy. Abrams EM, Sicherer SH. CMAJ. 2016 Oct 18;188(15):1087-1093.

- Eichenfield LF, Hanifin JM, Luger TA, Stevens SR, Pride HB. Consensus conference on pediatric atopic dermatitis. J Am Acad Dermatol. 2003;49(6):1088-95.

- Epigenetic modifications: mechanisms of disease and biomarkers of food allergy. Curr Opin Immunol. 2016 Oct;42:9-15.

- Grattan C, Powell S, Humphreys F. Management and diagnostic guidelines for urticaria and angio-oedema. Br J Dermatol. 2001;144:708.

- Helbert M. Primary Immunodeficiency. In: Immunology for Medical Students. 3rd ed. Philadelphia: ; 2017.

- Lyons JJ, Milner JD, Stone KD. Atopic dermatitis in children: clinical features, pathophysiology, and treatment. Immunol Allergy Clin North Am. 2015;35(1):161-83.

- Nudelman V, Costa-Carvalho BT, Ejzenberg B, Roxo, P. A criança com infecção de repetição das vias aéreas superiores. In: Alergia, imunologia e pneumologia. Vilela MMS, Lotufo JP, coord. São Paulo: Atheneu; 2004.

- Roberts G, Xatzipsalti M, Borrego LM, Custovic A, Halken S, Hellings PW, et al. Paediatric rhinitis: position paper of the European Academy of Allergy and Clinical Immunology. Allergy. 2013;68(9):1102-16.

- Sampson HA, Muñoz-Furlong A, Campbell RL, Adkinson NF, Bock SA, Branum A, et al. Second symposium on the defini-tion and management of anaphylaxis: Summary report – Second National Institute of Allergy and Infectious Disea-se/Food Allergy and Anaphylaxis Network symposium. J Allergy Clin Immunol. 2006;117:391-7.

- Schneider L, Tilles S, Lio P, Boguniewicz M, Beck L, LeBovidge J, et al. Atopic dermatitis: a practice parameter update 2012. J Allergy Clin Immunol. 2013;131(2):295-9.e1-27.
- Simons FER, Ardusso LRF, Bilo MB, El-Gamal YM, Ledford DK, Ring J, et al. World Allergy Organization Guidelines for the Assessment and Management of Anaphylaxis. WAO Journal. 2011;4:13-37.

- Solé D, Sakano E. III Consenso Brasileiro sobre Rinites. Brazilian Journal of Otorhinolaryngology. 2012;75(6):52.
- Wedi B, Raap U, Wieczorek D, Kapp A. Urticaria and infections. Allergy, Asthma & Clin Immunology. 2009;5:10.
- Weidinger S, Novak N. Atopic dermatitis. Lancet. 2016; 387(10023):1109-22.
- Zuberbier T, Asero R, Bindslev-Jensen C, et al. EAACI/GA(2) LEN/EDF/WAO guideline: management of urticaria. Aller-gy. 2009; 64:1427.

Respostas

1. A causa mais frequente de urticária aguda em crianças e adultos jovens é a infecção, seguida por alergia alimentar (p. ex., leite de vaca, ovo) e medicamentos (antibióticos betalactâmicos e sulfas, anti-inflamatórios não hormonais).

2. O tratamento de escolha da urticária aguda é o anti-histamínico de segunda geração, por ter início ação rápido, boa posologia (uma ou duas vezes ao dia), sem os efeitos sedativos dos anti-histamínicos de segunda geração. Corticoides são utilizados quando a urticária é extensa, quando o angioedema está associado, ou se não houver melhora com o uso de anti-histamínicos de segunda geração.

3. i. Anafilaxia com preenchimento do segundo critério: sintomas respiratórios e trato gastrointestinal, após exposição a alérgeno (prato com frutos do mar) houve reação cruzada entre o alérgeno presente no prato e o camarão, ou contaminação do prato com traços de camarão.

   ii. Nenhum teste é necessário para o diagnóstico de anafilaxia. Como o paciente é sabidamente alérgico a camarão, já deve ter realizado a pesquisa de IgE específica ao camarão, para confirmação diagnóstica.

   iii. A adrenalina é a droga de escolha no tratamento da anafilaxia e deve ser usada prontamente. A dose para esse paciente de 60 kg será de 0,5 mg (dose máxima), IM, no vasto lateral da coxa. Outras medicações como anti-histamínico H1, corticosteroides e são consideradas terapias de segunda linha, nunca devendo ser administradas antes da adrenalina.

   iv. Deve ter alta com anti-histamínico e corticoide oral. Ser orientado a evitar peixe, camarão e demais frutos do mar pela possibilidade de contaminação em restaurante, e reação cruzada. Deve ser orientado a portar o *EpiPen* (adrenalina autoinjetável).

4. Rinite intermitente ou perene, leve ou moderada a grave.

5. Anti-histamínicos atuam principalmente no prurido, espirros e rinorreia; corticoides atuam na obstrução nasal, prurido, espirros e rinorreia.

6. Em lactentes, há envolvimento principalmente da face, regiões extensoras dos membros e tronco. Depois de 1 a 2 anos de idade há acometimento das regiões flexurais, de joelhos, cotovelos e pescoço, com lesões em diferentes fases. Adolescentes e adultos comumente apresentam placas liquenificadas com escoriações em flexuras de braços, pernas, pescoço e mãos.

7. Critérios essenciais: prurido, eczema; critérios importantes: início em idade precoce, atopia, xerose; critérios associados: resposta vascular atípica (p. ex.: palidez facial, dermografismo branco, hipocromia tardia), queratose pilar/hiperlinearidade palmar/ictiose, alterações oculares/perioculares, acentuação perifolicular/liquenificação/prurigo.

8. Deve-se focar na educação do paciente e familiares; restauração da barreira cutânea; diminuição da inflamação; controle do prurido; detecção e manejo dos fatores desencadeantes; tratamento de infecções.

9. Alergia à proteína do leite de vaca é uma resposta anormal do sistema imunológico frente às proteínas presentes no leite de vaca, enquanto a intolerância à lactose é um defeito na digestão da lactose (principal açúcar do leite).

10. A criança poderá apresentar sintomas imediatos ou tardios. Os imediatos podem ser urticária, angioedema e anafilaxia. Os tardios dependem do local mais acometido pela inflamação, podendo ser a presença de vômitos (esôfago), queda no ganho de peso e estatura (duodeno) ou sangue nas fezes (cólon).

CAPÍTULO 13 ▪ DISTÚRBIOS ALÉRGICOS E IMUNOLÓGICOS **225**

11. Não restringir dieta da gestante ou nutriz, estimulando uma alimentação balanceada e nutritiva, rica em ômega-3 (peixes), frutas e legumes. O aleitamento materno deve ser estimulado. Na impossibilidade deste, existem parcas evidências de que fórmulas extensamente ou parcialmente hidrolisadas são preferíveis às poliméricas no primeiro semestre de vida. Alimentos sólidos devem ser introduzidos da forma convencional, seguindo os protocolos regionais de puericultura.

12. Os dez sinais são:
    a) duas ou mais pneumonias no último ano;
    b) quatro ou mais otites novas no último ano;
    c) estomatites de repetição ou monilíase oral por mais de 2 meses;
    d) abscessos de repetição ou ectima;
    e) um episódio de infecção sistêmica grave (p.ex.: meningite, osteoartrite, sepse);
    f) infecções intestinais de repetição/diarreia crônica;
    g) asma grave, doença do colágeno ou doença autoimune;
    h) efeito adverso do BCG e/ou infecção por micobactéria;
    i) fenótipo clínico sugestivo de síndrome associada a imunodeficiência;
    j) história familiar de imunodeficiência.

13. Realização de hemograma completo, dosagem sérica de imunoglobulinas (IgG, IgA, IgM), dosagem de anticorpos vacinais para antígenos proteicos (p. ex.: sarampo, rubéola, tétano, hepatite B) e polissacárides (p. ex.: pneumococo).

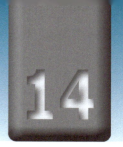

Doenças do Sistema Respiratório

- Joaquim Carlos Rodrigues
- Luiz Vicente Ribeiro Ferreira da Silva Filho
- Marina Buarque de Almeida

Introdução

Neste capítulo abordaremos questões relacionadas ao sistema respiratório. Incialmente trataremos de aspectos da fisiologia do sistema respiratório e as peculiaridades do exame físico na faixa etária pediátrica. Em seguida abordaremos as principais afecções respiratórias em crianças e adolescentes: malformações pulmonares, pneumonias adquiridas na comunidade, asma, bronquiolite viral aguda, fibrose cística e aspiração de corpo estranho.

Fisiologia do sistema respiratório

As principais funções do pulmão são:
- Promover a troca gasosa.
- Enriquecer o sangue com oxigênio.
- Eliminar o gás carbônico.

Para uma adequada troca gasosa é necessária uma ventilação adequada, que para ocorrer, depende dos músculos e caixa torácica e das propriedades das vias aéreas e das unidades que realizam as trocas gasosas.

Anatomia do sistema respiratório

Três características anatômicas da caixa torácica e do diafragma nas crianças podem determinar menor eficiência do diafragma e maior facilidade para a fadiga respiratória:

1. a caixa torácica é mais complacente nos primeiros anos de vida;
2. o diafragma é menos efetivo;
3. o posicionamento das costelas é mais horizontalizado.

Para entender isso, é importante reconhecer a anatomia do sistema respiratório, que consiste em caixa torácica, músculos respiratórios, músculos expiratórios, pleura e pulmões, conforme detalharemos a seguir.

- Caixa torácica

A distribuição e movimentação das costelas permite que ocorra a expansão da caixa torácica tanto anteroposterior como lateralmente durante as incursões respiratórias.

- Músculos respiratórios

1. Músculos inspiratórios

    a. Diafragma: é o principal músculo inspiratório. É como uma folha musculotendínea que separa o tórax do abdome. Sua contração faz com que ele se rebaixe e também ajuda na elevação das costelas inferiores.

    b. Músculos intercostais externos: quando contraídos, determinam aumento do diâmetro torácico anteroposterior e lateral.

    c. Músculos acessórios: músculos escalenos, elevam as duas primeiras costelas, o esternocleidomastóideo eleva o esterno. Têm uma função irrelevante na respiração normal, mas ganham importância em determinadas situações como exercício físico ou na presença de doença obstrutiva brônquica (p. ex.: asma). Músculos das asas nasais permitem um aumento no diâmetro das narinas e consequente queda da resistência nasal, outros pequenos músculos da cabeça e pescoço auxiliam a elevar a primeira costela e o peitoral maior pode ser usado para estabilizar a caixa torácica.

- **Músculos expiratórios**

A expiração é um fenômeno passivo, somente em situações de aumento de demanda ventilatória a expiração pode passar a ser um processo ativo. O aprisionamento aéreo é um fenômeno que vem com o custo do estresse da musculatura respiratória, determinando um aumento no trabalho respiratório.

a. Músculos anteriores da parede abdominal: músculo reto abdominal, oblíquos interno e externo e transverso abdominal elevam a pressão abdominal e permitem que a parede abdominal se mova para dentro, isso desloca o diafragma para cima e ajuda na expiração. Também se contraem durante tosse, vômito e evacuação.

b. Músculos intercostais internos: ajudam na expiração, por moverem as costelas para baixo e para dentro.

- **Pleura**

É a membrana serosa que recobre o pulmão, a parte mais próxima ao pulmão é a pleura visceral e a parte que recobre a caixa torácica, grande parte do diafragma e o mediastino é a pleura parietal. Entre essas duas camadas de pleura existe um espaço virtual conhecido como espaço pleural. O sistema linfático drena na pleura parietal.

- **Pulmões**

Vias aéreas: têm duas partes funcionais, a porção proximal que é a zona condutora e a zona respiratória distal, onde ocorrem as trocas gasosas. As vias aéreas se dividem em média em 23 gerações. A traqueia se divide em brônquios principais direito e esquerdo, que se divide em brônquios lobares depois, segmentares, subsegmentares, pequenos brônquios, bronquíolos, bronquíolos terminais, bronquíolos respiratórios, ductos alveolares e finalmente alvéolos. A cada divisão a área de secção da árvore brônquica aumenta. A região da traqueia até os bronquíolos terminais é denominada vias aéreas de condução, pois não tem alvéolos. As vias aéreas dos bronquíolos respiratórios e ductos alveolares tem numerosos alvéolos emergindo de suas paredes e são denominadas zona de transição ou respiratória. A porção distal do pulmão até o brônquio terminal forma uma unidade anatômica denominada ácino. A troca gasosa ocorre somente nos ácinos. O volume das vias aéreas de condução é conhecido por espaço morto anatômico. A ventilação alveolar é calculada pela razão entre espaço morto e volume corrente que, junto com a frequência respiratória, irá determinar a ventilação alveolar. A ventilação alveolar é importante para a troca gasosa (Figura 14.1).

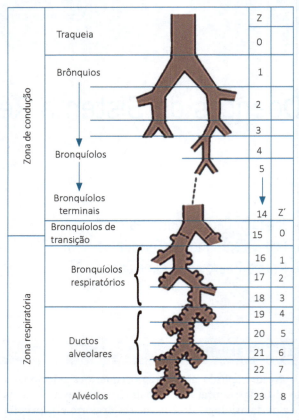

FIGURA 14.1. Anatomia das vias aéreas. Fonte: Adaptada de Kendig.

Funcionamento do sistema respiratório

- **Circulação pulmonar**

Após o nascimento, o débito do ventrículo direito entra nos pulmões pelas artérias pulmonares, e o sangue chega até as unidades de troca gasosa por um dos ramos do sistema arterial pulmonar. Os ramos arteriais pulmonares acompanham e dividem-se junto com a árvore brônquica. O leito do capilar pulmonar é o maior leito vascular do corpo e cobre uma superfície de 120 a 130 m². As veias pulmonares fazem o retorno do sangue ao átrio esquerdo. As artérias brônquicas (habitualmente são três e se originam direta ou indiretamente da aorta) alimentam o tecido pulmonar com sangue bem oxigenado.

- **Propriedades elásticas do sistema respiratório**

Os pulmões são estruturas elásticas que tendem a reduzir seu volume o tempo todo. A elasticidade do pulmão depende da sua estrutura, da geometria dos espaços aéreos e da presença de uma interface entre o ar e o líquido. A tensão superficial nas áreas de trocas gasosas tende a levar ao colapso dessas áreas. O surfactante é uma proteína fosfolipídica presente nos alvéolos que tem a capacidade de reduzir a tensão superficial em volumes pulmonares baixos, evitando que os alvéolos se colapsem.

– *Crescimento e desenvolvimento do pulmão*

O crescimento e o desenvolvimento do pulmão acontecem em estágios que representam a aparência histológica do pulmão em cada fase (Figura 14.2).

Após o nascimento o pulmão continua crescendo no decorrer da infância até a adolescência. Durante a infância o diâmetro da traqueia praticamente triplica e as vias aéreas aumentam seus diâmetros, alguns autores postulam que isso ocorra até os 5 anos de vida. Grande parte do crescimento pulmonar pós-natal envolve a área acinar. Novos septos surgem formando as paredes de novos alvéolos (alveolarização). Tanto as dimensões como o número de alvéolos aumentam em harmonia com o crescimento do pulmão e do corpo.

Volumes pulmonares

Os volumes e capacidades pulmonares são determinados por vários fatores. O traçado que corresponde a uma respiração normal é chamado de volume corrente (VC). O volume máximo que um indivíduo pode inspirar até o máximo que pode exalar é a capacidade vital (CV). O volume que resta no pulmão mesmo após uma expiração máxima é o volume residual (VR), enquanto o volume que sobra após uma expiração normal é a capacidade residual funcional (CRF). O volume total de ar que um indivíduo pode ter no pulmão é a capacidade pulmonar total (CPT). O volume pulmonar é ativamente mantido pela atividade muscular, fechamento da glote ou aumento da frequência respiratória na vigência de doença pulmonar (Figura 14.3).

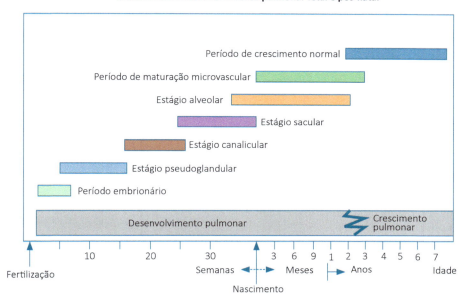

FIGURA 14.2. Crescimento e desenvolvimento pulmonar na fase fetal e após o nascimento. Fonte: Adaptada de Kendig and Chernick's Disorders of the Respiratory Tract in Children. 8th ed. Philadelphia: Elsevier Saunders; 2012.

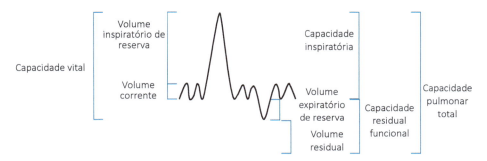

FIGURA 14.3. Espirograma. Volumes pulmonares estáticos e capacidades pulmonares. Fonte: Rodrigues JC, Cardieri JMA, Bussamra MHCF, Nakaie CMA, Almeida MB, Silva Filho LVF, et al. Provas de função pulmonar em crianças e adolescentes. J Pneumol. 2002; 28(Suppl 3) S207-S21.

Propedêutica do sistema respiratório — peculiaridades da avaliação pediátrica

A avaliação propedêutica do sistema respiratório da criança possui algumas particularidades, tanto no que diz respeito à anamnese, quanto ao exame físico.

Anamnese

Na anamnese, deve-se encorajar uma narrativa clara e cronológica. Sempre que possível, peça para que caracterizem bem o primeiro episódio de afecção do aparelho respiratório, quando ocorreu, se foi de início súbito ou insidioso. Além disso, peça para pontuar a frequência e gravidade de recorrência da queixa principal. Os sintomas devem ser caracterizados qualitativamente e quantitativamente. Dependendo da duração dos sintomas a doença será classificada em aguda, subaguda, crônica ou recorrente.

Lembre-se de caracterizar fatores como frequência, localização, fatores de agravo ou de melhora, desencadeantes e manifestações associadas, assim como documentar os tratamentos que foram usados e suas eficácias. Saber também se os sintomas são intermitentes e se nestes intervalos o paciente fica dias livre dos sintomas. O impacto da doença na vida do paciente e da família também deve ser verificado. Histórico médico e laboratorial referente a essa queixa atual também deve ser documentado.

Muitas vezes o paciente tem uma infecção, na maioria das vezes viral, e neste caso é importante saber se mais alguém na família ou no contato pessoal diário da criança apresenta sintomas semelhantes.

Verifique o estado vacinal, principalmente no que diz respeito às vacinas de pneumococo e influenza, e se há padrão de sazonalidade nos sintomas, se há exposição a poluição ambiental (incluindo aqui fogão à lenha, lareira, etc.).

Na infância, geralmente os antecedentes pessoais são de curta data, mas é importante averiguar condições pré-natais, prematuridade, displasia broncopulmonar, presença de outras doenças ou distúrbios já diagnosticados, como alergias alimentares e/ou medicamentosas, rinite, conjuntivite alérgica, dermatite atópica e doença do refluxo gastroesofágico e/ou disfagia.

Com relação a fatores ambientais, o médico também deve averiguar se houve exposição tabágica intraútero e/ou após o nascimento, lembrando que o tabaco é o principal fator de poluição intradomiciliar na infância. Também deve questionar sobre presença de animais, uso de travesseiros ou edredons de penas, uso de ar condicionado e umidificadores. Além disso, é importante verificar condições de moradia, infraestrutura, saneamento básico, aglomeração, etc., se é institucionalizado, se fica em creche, berçário, escola, e quais atividades extracurriculares costuma fazer. Indagar sobre os hábitos alimentares, incluindo quantidade, tipo e horários das ingestas, bem como questionar sobre qualidade do sono e presença dos sintomas respiratórios durante o sono também ajuda.

Do ponto de vista dos antecedentes familiares, o médico deve indagar sobre o histórico familiar nas duas últimas gerações dos dois lados parentais (materno e paterno). Deve questionar sobre histórico doenças como tuberculose, asma, atopia/alergias, bronquite, enfisema, fibrose cística, discinesia ciliar primária, deficiência de alfa$_1$-antitripsina, bronquiectasias, telangiectasias, doença de Marfan, dentre outras.

Exame físico

O exame físico é dividido em inspeção, palpação, percussão e ausculta.

■ Inspeção

A inspeção deve ser realizada com a criança calma, de preferência no colo da mãe e sem a influência da ansiedade de estar sendo examinada. Avalie padrão respiratório, frequência respiratória (FR), ritmo, esforço e configuração do tórax. A FR decresce com a idade, deve ser contada por 1 minuto (Tabela 14.1). A taquipneia (aumento da frequência respiratória) pode ser causada por acidose metabólica, febre, anemia, exercícios, intoxicação exógena, ansiedade e/ou ter origem psicogênica. Já a bradipneia (redução da frequência respiratória) pode ser decorrente de alcalose metabólica ou depressão do sistema nervoso central.

Tabela 14.1. Frequência respiratória considerada normal para cada faixa etária

Faixa etária	FR (ipm)
RN	30-60
1 mês a 1 ano	25-35
1 a 3 anos	24-40
Pré-escolar	22-34
Escolar	18-30
Adolescentes e adultos	12-16

Fonte: adaptada do PALS.

O esforço respiratório poderá ser avaliado pelo uso de musculatura acessória, batimento de asa de nariz, ortopneia e movimentos respiratórios paradoxais. Quanto mais negativa a pressão intrapleural durante a inspiração contra uma alta resistência das vias aéreas, maior a retração das porções mais maleáveis como região intercostal, subcostal, supraclavicular e supraesternal.

O tórax pode ter formato em barril, em funil, em peito de pombo (*Pectus carinatum*, Figura 14.4), em sapateiro (*Pectus excavatum*, Figura 14.5), pode ter cifoescoliose, pode apresentar abaulamentos e depressões ou ser assimétrico por outros motivos, como na síndrome de Poland, onde há hipoplasia ou até mesmo agenesia do músculo peitoral unilateral.

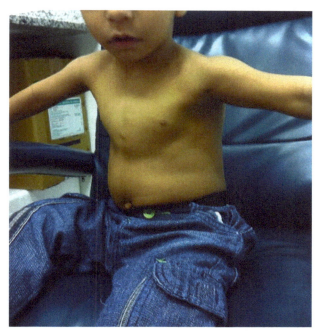

FIGURA 14.4. *Pectus carinatum*. Fonte: Arquivo pessoal Dra. Marina Buarque de Almeida.

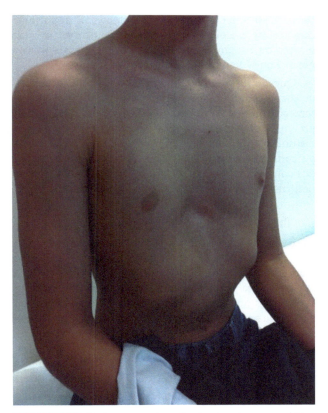

FIGURA 14.5. *Pectus excavatum*. Fonte: Arquivo pessoal Dra. Marina Buarque de Almeida.

■ Palpação

A palpação permite confirmar anormalidades observadas na inspeção, como deformidades, linfonodomegalias, posicionamento da traqueia (que o normal é ser sempre ligeiramente desviado para a direita), qualidade das excursões respiratórias amplitude e simetria) e detectar alterações na transmissão da voz pelo tórax.

A palpação deve ser ordenada, seguir a sequência craniocaudal iniciando pela cabeça seguida pelo pescoço. Avalie adenomegalia cervical, faça a palpação dos seios da face e a palpação do palato para afastar *clefts* submucosas.

Deve-se colocar as mãos espalmadas sobre o gradeado costal bilateralmente e com isso poderemos avaliar a expansão torácica, simetria das incursões ins e expiratórias. Também se verifica a existência de assimetria na transmissão da voz (frêmito), que pode estar reduzida se houver acúmulo de ar ou líquido no espaço pleural, assim como no caso de presença de atelectasias.

■ Percussão

Deve ser avaliada de forma simétrica, face anterior, lateral e posterior do tórax. A percussão não permite identificar lesões pulmonares pequenas, mas deve ser sempre associada aos achados das outras etapas do exame físico.

■ Ausculta

Esta é a principal etapa do exame físico na propedêutica do aparelho respiratório. Requer um ambiente calmo e silencioso. RN e bebês podem ser examinados em posição supina, lactentes e pré-escolares podem estar sentados no colo dos pais (assim ficam mais tranquilos e sentem-se seguros). Iniciar a ausculta pelo dorso pode gerar menos ansiedade na criança.

Escolares e adolescentes podem ser auscultados sentados ou em pé. Crianças maiores podem colaborar, ordenando-se que realizem respirações mais profundas com a boca entreaberta. Acessar a ventilação regional fica mais fácil quando comparamos os lados simultaneamente. Os sons respiratórios devem ser documentados de acordo com sua localização e característica (Tabela 14.2).

Tabela 14.2. Nomenclatura dos sons pulmonares

Descontínuos	
Finos (curta duração, baixa amplitude, agudo)	Estertores finos
Grossos (longa duração, alta amplitude, grave)	Estertores grossos
Contínuos	
Agudos	Sibilos
Graves	Roncos

Estertores finos lembram o som de separar fitas de velcro, e decorrem da abertura súbita de pequenas vias aéreas que se colabaram ao final da expiração prévia. Ocorrem mais no fim da inspiração. Já os estertores grossos representam a passagem de ar por vias aéreas que se abrem e fecham de forma intermitente.

O atrito pleural é o ruído decorrente do espessamento da pleura visceral que passa a produzir o ruído pelo atrito com a pleura parietal durante as incursões respiratórias (lembra o som de couro raspando), mais audível nas regiões basais e axilares.

Grasnido é um som misto musical e não musical, como se fosse a associação de sibilos de curta duração com crepitações finas, geralmente auscultado entre o meio e o final da inspiração, decorre da oscilação das vias aéreas periféricas (nas doenças intersticiais).

Gemência é um som expiratório, musical, onde há a adução das cordas vocais com o objetivo de gerar uma maior pressão expiratória final, permitindo a manutenção do volume expiratório final e evitando o fechamento das vias aéreas.

Durante todas as etapas do exame lançamos mão de todos nossos sentidos. Alguns dados, como a presença de odores característicos, também devem ser ressaltados. Mau odor no ar exalado pode estar presente nos casos de corpo estranho nasal, sinusite e abscesso dentário, por exemplo. Odor característico também pode ser notado em casos de abscesso pulmonar, bronquiectasias, colonização crônica por *Pseudomonas aeruginosa* em pacientes com fibrose cística e em pacientes com doença do refluxo gastroesofágico.

Os familiares de pacientes com fibrose cística podem comentar que o suor e a pele dessas crianças são estranhamente mais salgados que dos outros indivíduos.

Sinais e sintomas respiratórios

É importante, na avaliação, darmos atenção aos sinais e sintomas que a criança apresenta ou relata.

■ Tosse e escarro

Tosse não é um sintoma específico de acometimento de vias aéreas. Reflete uma expiração forçada e suas características são essenciais no exame do sistema respiratório. O ato da tosse é reflexo da remoção de muco ou outro material das vias aéreas e decorre do estímulo de receptores específicos. Esses receptores estão distribuídos ao longo da faringe até bronquíolos terminais, e enviam impulsos aferentes via nervos glossofaríngeo e vago até o centro da tosse no SNC, e deste centro saem os sinais eferentes via nervo vago, frênico e motor espinal até a laringe, diafragma, musculatura da caixa torácica, abdominal e assoalho pélvico. É importante lembrar que a influência cortical permite tanto deflagrar como suprimir a tosse.

As fases da tosse são, nesta sequência:

1. inspiração profunda;
2. fechamento da glote, relaxamento do diafragma e contração dos músculos expiratórios;
3. súbita abertura da glote.

O estímulo da tosse pode ser central (p. ex., tosse psicogênica) ou pulmonar, localizado em vias aéreas de maior calibre ou no parênquima pulmonar. Mas a tosse também pode ser provocada por outras causas não pulmonares, como irritação da pleura, do diafragma, do pericárdio e até mesmo por estímulo do nervo Arnold (ramo do nervo vago), pela presença de cerúmen ou corpo estranho em meato auditivo externo.

Na história deve-se caracterizar o tipo de tosse: sua frequência, se é seca ou úmida, tipo de som que produz (p. ex.: tosse ladrante da laringite, ou tosse com guincho na coqueluche), se há expectoração junto, qualidade (cor e odor), quantidade de muco e se tem presença de sangue (e quantidade). Outras características a serem indagadas são: horário da tosse e se tem relação com hábitos (p. ex., se a tosse ocorre durante ou após alimentação, sugerindo processo aspirativo).

Tosse noturna e na madrugada pode estar relacionada a asma ou gotejamento pós-nasal. Se a tosse é matinal e produtiva com expectoração pode sugerir presença de bronquiectasia. Tosse desencadeada por exercício e ar frio pode ser por hiper-reatividade das vias aéreas. Tosse com "sazonalidade" (p. ex.: primavera), ou com piora na exposição a alérgenos deve ser documentada e avaliar se existe sibilância nesses momentos. Não podemos esquecer de verificar se há tabagismo passivo e ativo.

■ Respiração ruidosa

Deve-se prestar atenção aos ruídos de origem extratorácica. O ruído mais comum é a obstrução nasofaríngea em lactentes e pré-escolares. Laringomalacia é outra causa relativamente comum em lactentes. É importante caracterizar em que fase da respiração ocorre (ins, expiração ou em ambas), se é só um esforço da respiração normal ou se tem características musicais.

Questione se houve algum sufocamento, aspiração de corpo estranho antecedendo o surgimento dessa respiração ruidosa. Verifique se esse som anormal é mais proeminente durante atividades como exercício (p. ex., disfunção corda vocal), se modifica de dia ou de noite, ou conforme a posição do corpo, se há fatores associados como tosse, escarro, dispneia, apneia do sono, ronco noturno e se há indícios de hipertrofia adenotonsiliarna.

■ Sibilância

É um sintoma comum, caracterizado por um som musical, normalmente percebido também pelo paciente e/ou familiares e auscultado pelo médico. O estridor é ainda mais evidente, também caracterizado como um som musical, monofônico, ruído inspiratório alto e originado nas vias aéreas extratorácicas. Na sibilância há um estreitamento das vias aéreas, na ausculta é um som polifônico. A obstrução de uma única via aérea pode produzir um sibilo monofônico. A presença de sibilos/sibilância implica na existência de uma limitação do fluxo aéreo expiratório.

Na asma, os sibilos são ins e expiratórios, mais nítidos na fase expiratória, que é mais prolongada. Convém notar que se o quadro obstrutivo é muito grave, o tórax pode ser "silencioso".

■ Cianose

Apresenta-se como coloração azulada da pele e mucosas, pelo excesso de hemoglobina reduzida no sangue capilar. São cinco mecanismos que causam essa dessaturação:

- Hipoventilação alveolar.
- Prejuízo na difusão.
- *Shunt* direita-esquerda.
- Desbalanço ventilação/perfusão.
- Transporte inadequado de oxigênio pela hemoglobina.

■ Baqueteamento digital

Pode ser idiopático, adquirido ou hereditário. Fibrose cística e bronquiectasias são as causas pulmonares mais comuns em pediatria (Figura 14.6A-D).

Malformações pulmonares

As malformações pulmonares representam um espectro de lesões originárias do período embrionário, com quadros anatômicos e histológicos distintos, porém com uma grande sobreposição de achados entre as lesões, o que sugere a presença de mecanismos patológicos congênitos comuns. As principais malformações pulmonares incluem:

- Malformações adenomatoides císticas (MAC).
- Sequestros pulmonares (SP).
- Enfisema lobar congênito (ELC).
- Cistos pulmonares broncogênicos (CB).

As malformações pulmonares congênitas são raras e sua incidência varia de 30 a 42 casos para cada 100.000 habitantes por ano ou de 0,06 a 2,2% dos pacientes internados em hospitais gerais. Estima-se que cerca de 10% dos casos de malformações pulmonares congênitas sejam reconhecidos ao nascimento e que 14% serão diagnosticados até os 15 anos de idade.

Existem muitas classificações das lesões congênitas pulmonares, atestando sua complexidade patológica e as sobreposições de achados. De modo geral, elas podem ser classificadas de acordo com a existência de lesão parenquimatosa, com o tipo de suprimento vascular (pulmonar ou sistêmica) e com a presença de obstrução da árvore traqueobrônquica ou comunicação com o trato digestivo alto (Tabela 14.3).

Malformações adenomatoides císticas

As MAC, atualmente denominadas malformações congênitas de vias aéreas (Figura 14.7), são anomalias raras, com incidência estimada de um em 10.000 a 35.000 casos, com base nas experiências australiana e canadense, respectivamente. Podem afetar um ou mais lobos pulmonares e ambos os pulmões. Em geral, são assintomáticas ao nascimento e têm prognóstico favorável; raramente estão associadas com hidropsia ou hipoplasia pulmonar.

Stocker e cols. descreveram classicamente três subtipos histológicos. Posteriormente, os próprios autores

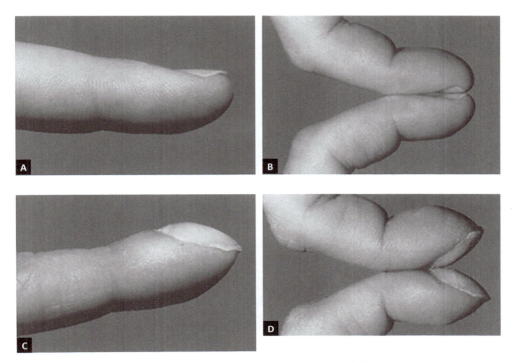

FIGURA 14.6A e **B.** Dedos normais. **C** e **D.** Baqueteamento digital. Fonte: Retirada do livro Taussig.

Tabela 14.3. Classificação geral das lesões congênitas pulmonares

	Irrigação pulmonar normal (artéria pulmonar)	Irrigação sistêmica (sem comunicação com a árvore traqueobrônquica)	Obstrução da árvore traqueobrônquica
Tecido pulmonar normal	Normal	Sequestro	ELC CB
Tecido pulmonar anormal	MAC	Sequestro + MAC	ELC ELC + MAC CB + MAC
Comunicação com esôfago ou estômago		Malformação broncopulmonar e esofagogástrica	

Fonte: Suzuki L, Rodrigues JC, Lotufo JPB, Lederman HM. Malformações congênitas pulmonares. In: Lotufo JPB, Lederman HM. Radiologia de tórax para o Pediatra. Clínica de tórax para o Radiologista. São Paulo: Atheneu; 2009. p. 113-22.

estenderam a classificação para cinco subtipos (Tabela 14.4), incluindo dois tipos adicionais, conforme o local de origem da malformação. No entanto, essa classificação não é apropriada para o uso pré-natal. Uma diferenciação antenatal mais apropriada pela ultrassonografia (USG) foi proposta por Adjick e cols., que classificaram as lesões em dois subtipos: macrocística e microcística.

Sequestros pulmonares

O SP é uma massa cística de parênquima pulmonar não funcionante, sem comunicação com a árvore traqueobrônquica e com suprimento sanguíneo sistêmico próprio e anômalo. Por essa razão, alguns pesquisadores preconizam que o SP deveria ser também classificado como uma anomalia vascular (Figura 14.8).

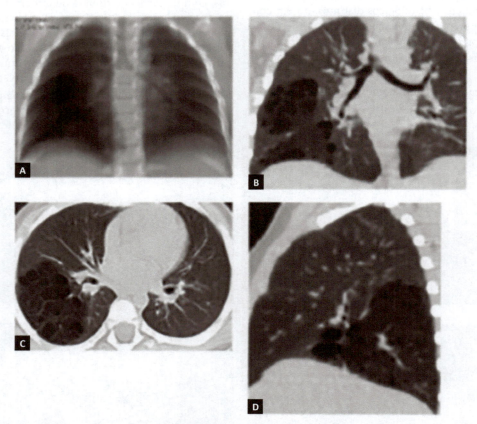

FIGURA 14.7A-D. Tomografia computadorizada com reconstrução 2D nos planos coronal e sagital. Malformação congênita de vias aéreas (denominação atual). Observar várias formações císticas aéreas de dimensões variadas localizadas no lobo inferior direito. Sinais de compressão extrínseca dos vasos arteriais adjacentes. Fonte: Rodrigues JC, Carvalho TC, Oliveira LAN. Doenças císticas congênitas pulmonares: diagnóstico diferencial e conduta. In: Sociedade Brasileira de Pediatria; Procianoy RS, Leone CR, organizadores. PRORN Programa de Atualização em Neonatologia: Ciclo 12. Porto Alegre: Artmed Pan-americana; 2014. p. 9-58. (Sistema de Educação Continuada a Distância, v. 1).

Tabela 14.4. Classificação das malformações adenomatoides císticas

Histológica (Stocker)

Tipo	Quadro histológico	Prevalência
0	Envolvimento de todos os lobos pulmonares; incompatível com a vida	< 2%
1	Cisto único ou múltiplos, tamanho > 2 cm, revestido por epitélio colunar pseudoestratificado, parede com tecido fibromuscular e cartilagem	60-70%
2	Cisto único ou múltiplos, tamanho > 2 cm; revestido por epitélio cuboide ou colunar	15-20%
3	Lesão predominantemente sólida com pequenos cistos (< 0,5 cm), revestidos por epitélio cuboide	42%
4	Cistos largos preenchidos por ar e revestidos por células epiteliais planas	< 10%

Ultrassonográfica (Adzick e cols.)

Tipo	Quadro ultrassonográfico	Prevalência
Macrocístico	Cisto único ou múltiplos > 5 mm	58%
Microcístico	Cisto pequeno < 5 mm	42%

Fonte: Rodrigues JC, Carvalho TC, Oliveira LAN. Doenças císticas congênitas pulmonares: diagnóstico diferencial e conduta. In: Sociedade Brasileira de Pediatria; Procianoy RS, Leone CR, orgs. PRORN Programa de Atualização em Neonatologia: Ciclo 12. Porto Alegre: Artmed Pan-americana; 2014. p. 9-58. (Sistema de Educação Continuada à Distância, v. 1).

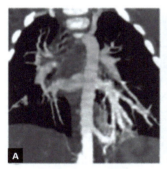
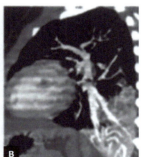
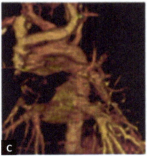

FIGURA 14.8A-C. Tomografia computadorizada *multislice* com contraste endovenoso e reconstruções 2D e 3D. Drenagem de vaso anômalo para aorta e drenagem venosa para veia pulmonar. Achado característico de SP intralobar associado à MAC. Fonte: Rodrigues JC, Carvalho TC, Oliveira LAN. Doenças císticas congênitas pulmonares: diagnóstico diferencial e conduta. In: Sociedade Brasileira de Pediatria; Procianoy RS, Leone CR, organizadores. PRORN Programa de Atualização em Neonatologia: Ciclo 12. Porto Alegre: Artmed Pan-americana; 2014. p. 9-58. (Sistema de Educação Continuada à Distância, v. 1).

Os SP ocorrem em 1 a 6,45% de todas as malformações pulmonares e são responsáveis por 1,1 a 1,8% de todas as ressecções pulmonares, representando uma proporção significativa (14 a 30%) de casos de lesões císticas pulmonares identificadas no período pré-natal.

Os SP podem ser classificados basicamente em dois tipos, de acordo com a sua localização em relação ao pulmão normal adjacente e de seu revestimento de pleura visceral: intralobar e extralobar.

- **Intralobar:** é o tipo de sequestro mais frequente, ocorrendo em cerca de 75% dos casos de SP com distribuição igual entre os sexos. A lesão é revestida pelos mesmos folhetos pleurais, como o pulmão normal, os quais estão localizados nos segmentos basilares dos lobos inferiores e, mais frequentemente, no hemitórax esquerdo no segmento basal posterior do lobo inferior esquerdo. A drenagem venosa ocorre para as veias pulmonares.

- **Extralobar:** a malformação está localizada fora do revestimento da pleura parietal. Comumente, pode estar situada na parte inferior dos hemitórax, principalmente nos lobos inferiores do pulmão esquerdo em cerca de 80% dos casos. Também é encontrada na parte superior do tórax, na região do abdome superior logo abaixo do diafragma, no mediastino e no pericárdio. Em 50 a 65% dos casos, há associação com outras anomalias, como hérnia diafragmática congênita, MAC, eventração diafragmática, duplicação esofágica e fístula traqueoesofágica. A drenagem venosa ocorre para o sistema venoso sistêmico – veia ázigo ou veia porta. Há maior prevalência no sexo masculino (cerca de 80% dos casos).

Enfisema lobar congênito

O termo enfisema lobar congênito (ELC) talvez não seja a melhor definição para essa lesão, caracterizada por hiperinsuflação progressiva dos espaços aéreos, sem evidência de destruição das paredes alveolares, que caracteriza o enfisema. Vários autores têm sugerido o termo hiperinsuflação lobar congênita (HLC) (Figura 14.9).

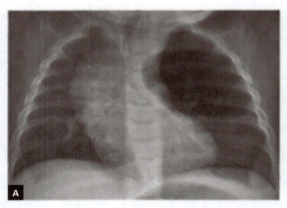 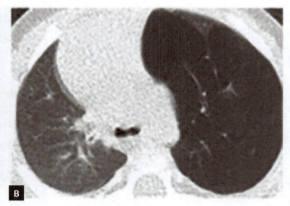

FIGURA 14.9A e B. Radiografia de tórax anteroposterior e corte tomográfico fino de alta resolução. Imagem hiperlucente na radiografia e hipoatenuante na tomografia, ocupando espaço. Apresenta escassez broncovascular de permeio. Desvio contralateral e deslocamento do parênquima adjacente (HLC). Fonte: Rodrigues JC, Carvalho TC, Oliveira LAN. Doenças císticas congênitas pulmonares: diagnóstico diferencial e conduta. In: Sociedade Brasileira de Pediatria; Procianoy RS, Leone CR, organizadores. PRORN Programa de Atualização em Neonatologia: Ciclo 12. Porto Alegre: Artmed Pan-americana; 2014. p. 9-58. (Sistema de Educação Continuada à Distância, v. 1).

No enfisema lobar congênito, o parênquima pulmonar histologicamente é normal, com alargamento dos espaços aéreos sem malformação ou destruição dos septos alveolares. A localização mais comum é nos lobos superiores, mais frequentemente no lobo superior esquerdo (40 a 50% dos casos), seguido do lobo médio (30-40%) e do lobo superior direito (20%).

A maioria dos pacientes é assintomática logo após o nascimento, mas se torna sintomática nos primeiros meses de vida (50% serão diagnosticados no primeiro mês de vida). Alguns, porém, podem permanecer assintomáticos por muitos anos. O aumento da hiperinsuflação pulmonar pode causar insuficiência respiratória progressiva, hipoxemia e falência respiratória.

Cistos broncogênicos

Os cistos broncogênicos (CB) são mais frequentemente localizados no mediastino e são cistos solitários, uniloculados, preenchidos por fluido ou secreção mucoide. Estão comumente próximos, mas não comunicantes com a árvore traqueobrônquica (Figura 14.10).

Os CB periféricos do parênquima pulmonar são menos frequentes; podem ser múltiplos e são ocasionalmente denominados cistos bronquiolares ou bronquiectasias císticas. Podem estar alargados e preenchidos por muco ou serem vistos como lesões periféricas infectadas, algumas vezes confundidas com pneumonia necrosante. Histologicamente, estão revestidos por epitélio pseudoes-

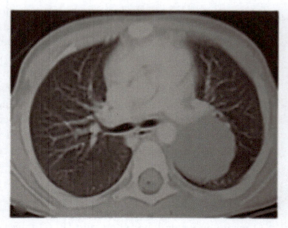 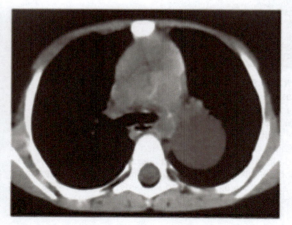

FIGURA 14.10. CB no hemitórax esquerdo. Fonte: Rodrigues JC, Carvalho TC, Oliveira LAN. Doenças císticas congênitas pulmonares: diagnóstico diferencial e conduta. In: Sociedade Brasileira de Pediatria; Procianoy RS, Leone CR, organizadores. PRORN Programa de Atualização em Neonatologia: Ciclo 12. Porto Alegre: Artmed Pan-americana; 2014. p. 9-58. (Sistema de Educação Continuada à Distância, v. 1).

tratificado colunar ciliado, com células glandulares e com lâminas cartilaginosas hialinas em suas paredes.

Manejo

Algumas lesões podem impedir o desenvolvimento normal pulmonar, causar hidropsia fetal e abortamento. Essas malformações podem ser abordadas no período pré-natal ou por ressecção neonatal, usando-se a estratégia intraparto extrauterina, se a duração da gestação for menor que 32 semanas. Todas as lesões sintomáticas deveriam ser ressecadas cirurgicamente. Os recém-nascidos com insuficiência respiratória aguda podem necessitar de ressecção de emergência. Alguns pacientes com malformações grandes e persistência de circulação fetal podem necessitar de ventilação de alta frequência, óxido nítrico ou ECMO para estabilização clínica antes da intervenção cirúrgica.

O manejo das lesões assintomáticas tem sido objeto de muitos debates na literatura, com argumentos favoráveis e contrários à intervenção cirúrgica. As MAC e os SP podem regredir e resolverem-se espontaneamente no período neonatal, o que é demonstrado por meio de seguimento ultrassonográfico. Porém, não há documentação da resolução pós-neonatal utilizando-se a TC como seguimento. Alguns investigadores mostraram que as malformações podem tornar-se indetectáveis nas USG pré-natais de controle, não são evidenciadas na radiografia de tórax pós-natal e são claramente visíveis na TC.

A maioria dos autores recomenda cirurgia das MAC, dos SP intralobares e CB entre 3-6 meses de idade, antes de se tornarem sintomáticas. Nesse período de mínima morbidade há um crescimento pulmonar compensatório favorável após a intervenção cirúrgica. O relato de caso de lesões neoplásicas relacionadas a essas malformações, como blastoma pleuropulmonar, carcinoma broncoalveolar, rabdomiossarcoma e mesotelioma, reforça o argumento favorável à cirurgia. Hancock e cols., em uma revisão de neoplasias na infância, mostraram que 8,6% dos tumores malignos estavam associados a malformações císticas documentadas previamente.

Pneumonias agudas adquiridas na comunidade

As infecções respiratórias agudas representam uma causa mundialmente importante de morbidade e mortalidade na infância, particularmente nos países em desenvolvimento. Dentre elas, as pneumonias agudas assumem grande importância pela alta prevalência e potencial de resultar em hospitalização e óbito.

Definição e epidemiologia

Pneumonias são infecções do trato respiratório inferior em que há preenchimento de unidades alveolares, re-
sultando em opacidades de graus variáveis à radiografia do tórax. Patologicamente, são definidas como alveolites exsudativas, podendo ser causadas por vários agentes etiológicos, incluindo vírus, bactérias, fungos e até parasitas.

A incidência anual de pneumonias em crianças menores de 5 anos é de 30 a 40 casos por 1.000 na Europa e na América do Norte.

No Brasil, as pneumonias agudas são responsáveis por 11% das mortes em crianças com idade inferior a 1 ano, e por 13% na faixa etária entre 1 e 4 anos.

Etiologia

Embora vários fatores como a idade, o estado nutricional, a doença de base e os fatores ambientais tenham uma grande influência na etiologia das pneumonias em crianças, os vírus respiratórios representam a principal causa, destacando-se o vírus sincicial respiratório (VSR) – principal agente da bronquiolite viral aguda.

Dentre as bactérias, o *Streptococcus pneumoniae* (pneumococo) continua sendo a principal bactéria envolvida, seguido por *Mycoplasma pneumoniae*, *Staphylococcus aureus* e *Streptococcus pyogenes*. Estratégias de vacinação para *Haemophilus influenzae* B e pneumococo modificaram parcialmente o cenário etiológico das pneumonias, mas este último segue como a principal etiologia bacteriana, frequentemente associada a casos complicados (empiemas, pneumonias necrosantes).

No período neonatal, por outro lado, a etiologia é intimamente associada à colonização do trato genital materno, e agentes como *Streptococcus agalactiae* e bacilos gram-negativos, além de *Chlamydia trachomatis,* são agentes frequentes.

Fisiopatologia e quadro clínico

As pneumonias costumam ocorrer quando há aspiração para as vias aéreas inferiores de patógenos que colonizam/infectam as vias aéreas superiores (nasofaringe). Existem ainda casos de disseminação hematogênica (bactérias) e, mais raramente, por contiguidade – especialmente em cirurgias abdominais. O processo inflamatório que se segue à entrada dos patógenos compromete a troca gasosa, resultando em *shunt*, alterações da complacência pulmonar e aumento do trabalho respiratório.

O quadro clínico pode ser muito inespecífico, geralmente sendo precedido de sintomas de infecção viral de vias aéreas superiores. Sintomas de tosse, febre alta, dor abdominal e torácica, prostração e dificuldade para se alimentar são comuns em pneumonias bacterianas.

Diagnóstico

O diagnóstico das pneumonias é clínico e radiológico. O diagnóstico deve ser considerado frente ao paciente com quadro clínico sugestivo: sinais de desconforto respiratório (taquipneia, tiragens intercostais e subdiafragmática e batimento de asa de nariz) e achados de ausculta pulmonar (crepitações finas, respiração soprosa). A taquipneia é um sinal importante para o diagnóstico, especialmente na ausência de sibilância.

Os valores de frequência respiratória (FR) considerados normais variam de acordo com a idade:

- Recém-nascido, FR = 30-60 ipm.
- 1 mês a 1 ano, FR = 25-35 ipm.
- 1 a 3 anos, FR = 24-40 ipm.
- Pré-escolar, FR = 22-34 ipm.
- Escolar, FR = 18-30 ipm.
- Adolescentes e adultos, FR = 12-15 ipm.

O murmúrio vesicular pode estar diminuído na presença de derrame pleural ou atelectasia. A radiografia de tórax serve para confirmar os achados clínicos, avaliar a extensão do processo pneumônico e verificar a presença de complicações: derrame pleural, pneumatoceles, pneumotórax e abscesso pulmonar. As opacidades alveolares podem ter extensão variável, acometendo um ou mais segmentos pulmonares ou resultar em consolidação lobar. Não existe padrão radiológico típico de uma determinada etiologia, mas condensações lobares habitualmente são decorrentes de infecção bacteriana.

A diferenciação entre quadros virais e bacterianos não é fácil; exames hematológicos e de reação inflamatória (proteína C reativa, pró-calcitonina) são inespecíficos – há muita sobreposição de valores, e hemoculturas são positivas em menos de 5% dos casos (Figura 14.11).

Tratamento

Devemos admitir para tratamento hospitalar pacientes com:

- Idade inferior a 2 meses.
- Sinais de toxemia ou quadro séptico.
- Hipoxemia ou insuficiência respiratória.
- Incapacidade de tolerar medicação via oral.
- Presença de doença de base significativa (anemia falciforme, síndrome nefrótica, imunodeficiências congênitas ou adquiridas).
- Presença de complicações (derrame pleural, abscesso pulmonar, pneumatoceles, pneumotórax).

Antibioticoterapia costuma ser empírica, mas deve ser revista frente a resultados positivos de culturas (p. ex., hemocultura).

As Tabelas 14.5 e 14.6 apresentam drogas e dosagens para tratamento intra-hospitalar e ambulatorial de pneumonias adquiridas na comunidade.

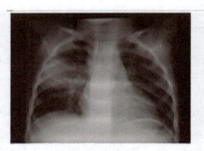
2 anos, *Streptococcus pneuminae*

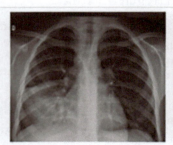
5 anos, *Mycoplasma pneumoniae*

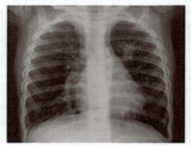
1 ano e 3 meses, Vírus sincicial respiratório (VSR)

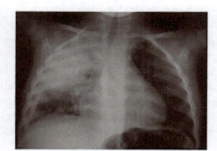
1 ano e 5 meses, *Staphyloccus aureus*

FIGURA 14.11. Exemplos de imagens radiológicas de pneumonias adquiridas na comunidade com sua respectiva idade e etiologia. Fonte: Imagens do arquivo pessoal Dr. Luiz Vicente Ribeiro Ferreira da Silva Filho.

Tabela 14.5. Drogas para tratamento intra-hospitalar

Faixa etária	Tratamento inicial	Tratamento opcional (para falha terapêutica)
< de 2 meses*	Ampicilina 200 mg/kg/dia IV 6/6 h + amicacina 15 mg/kg/dia IV 12/12 h ou gentamicina 3 a 7,5 mg/kg/dia IV 8/8 h	Cefotaxima 100 a 200 mg/kg/dia IV 6/6 ou 8/8 h ou ceftriaxone 100 mg/kg/dia IV 12/12 h
2 meses a 5 anos	Penicilina cristalina 100.000 UI/kg/dia IV 4/4/ h ou ampicilina 200 mg/kg/dia IV 6/6 h	Cefuroxima 100 a 150 mg/kg/dia IV 8/8 h ou ceftriaxone 100 mg/kg/dia IV 12/12 h
> de 5 anos	Penicilina cristalina 100.000 UI/kg/dia IV 4/4 h ou ampicilina 200 mg/kg/dia IV 6/6 h	Cefuroxima 100 a 150 mg/kg/dia IV 8/8 h ou ceftriaxone 100 mg/kg/dia IV 12/12 h + claritromicina 15 mg/kg/dia VO ou IV 12/12 h (ou azitromicina 10 mg/kg/dia 1 ×/dia VO – 5 dias)

*Aminoglicosídeos podem ser utilizados em administração única diária.

Tabela 14.6. Drogas para tratamento ambulatorial

Faixa etária	Tratamento inicial	Tratamento opcional (para falha terapêutica)
2 meses a 5 anos	Amoxicilina 50 mg/kg/dia VO 12/12 h	Amoxicilina + clavulanato 50 mg/kg/dia (amoxicilina) VO 12/12 h ou cefuroxima 30 mg/kg/dia VO 12/12 h
> de 5 anos *	Amoxicilina 50 mg/kg/dia VO 12/12 h ou Claritromicina 15 mg/kg/dia VO 12/12 h ou Azitromicina 10 mg/kg VO 5 dias	Amoxicilina + clavulanato 50 mg/kg/dia (amoxicilina) VO 12/12 h ou cefuroxima 30 mg/kg/dia VO 12/12 h

* Para os maiores de 5 anos tratados incialmente com amoxicilina a falha terapêutica deve ser abordada com macrolídeo (claritromicina ou azitromicina).

Asma

Definição

Asma é uma doença heterogênea, caracterizada por uma inflamação crônica das vias aéreas. É uma doença poligênica onde a expressão fenotípica vai depender não só da interação entre os genes, mas também de uma série de fatores ambientais (epigenética) que modificam sua suscetibilidade e sua gravidade. O termo asma deriva de uma palavra grega que significa "respiração ruidosa". É uma doença com preocupante morbimortalidade no mundo todo, porém sua prevalência oscila entre as diversas regiões do planeta, podendo variar de 1 a 18%.

Fisiopatologia

O processo inflamatório que ocorre nas vias aéreas do paciente asmático tem envolvimento de vários tipos celulares, como mastócitos, eosinófilos, linfócitos e neutrófilos, levando à lesão das células epiteliais. Nas diversas faixas etárias há diferentes padrões celulares envolvidos: nos pré-escolares há uma resposta imune generalizada com envolvimento de neutrófilos, linfócitos, macrófagos e células epiteliais, e nesta fase ainda raro o aumento de eosinófilos; nos escolares o processo é semelhante ao dos adultos, com aumento de eosinófilos, mastócitos, ativação dos linfócitos T, descamação epitelial e espessamento da membrana basal.

Nos pacientes com asma de difícil controle e/ou asma grave encontraremos o remodelamento das vias aéreas com hipertrofia da musculatura lisa, espessamento da membrana basal e hiperplasia das células em *goblet* e das glândulas submucosas.

Na infância, a asma atópica é o fenótipo mais comum, onde a imunoglobulina E (IgE) medeia a resposta aos alérgenos. Classicamente, há duas fases de resposta frente ao alérgeno: uma fase de resposta imediata (com pico 2 horas após o estímulo) na qual a degranulação de mastócitos e a liberação de mediadores pré-formados (histamina) e mediadores recém-formados (PAF, citocinas, prostaglandinas, leucotrienos, TXA2) levam a broncoconstrição imediata e edema da via aérea, seguidas por uma breve recuperação. Cerca de 70 a 85% das crianças apresentarão depois uma fase de resposta tardia (de 3 a 7 horas após), com nova broncoconstrição, que é mais prolongada e mais grave e está associada a hiper-responsividade brônquica e inflamação eosinofílica das vias aéreas (influxo e ativação de outras células inflamatórias da mucosa brônquica, principalmente linfócitos e eosinófilos).

As infecções respiratórias virais são as principais causas de exacerbação da asma e alguns estudiosos acreditam que possam também contribuir para o desenvolvimento da asma.

A interação entre as infecções virais e a sensibilização alérgica resulta num evento sinérgico que aumenta significantemente o risco de hospitalização por crise de asma. As exacerbações da asma predominam no outono, período da sazonalidade dos vírus respiratórios. Os asmáticos apresentam uma resposta imune inata alterada frente às infecções por rinovírus (IFN-α, IFN-β e IFN-γ). A resposta antiviral ineficaz contra rinovírus nos asmáticos está relacionada a exacerbações graves da doença.

São vários os fatores envolvidos na fase de incepção e progressão da doença (Figura 14.12). Nem todos os fatores são passíveis de controle, como por exemplo a carga genética e a exposição aos agentes viras. Em contrapartida, há fatores que podem reduzir as exacerbações e consequentemente a progressão da doença, como controle da poluição do ar e uso de vacinas visando a prevenção de infecções de vias aéreas, e estes fatores devem ser alvo de medidas de saúde pública.

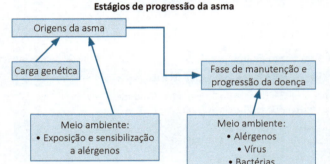

FIGURA 14.12. Origens, fatores de manutenção e progressão da asma. Fonte: Gelfand EW, Kraft M. JACI 2009;124:S84-7.

Quadro clínico

Os principais sintomas observados nos quadros de asma são sibilância, falta de ar, aperto no peito e tosse. Estes sintomas podem oscilar em intensidade e gravidade ao longo do tempo, e podem estar associados a uma limitação variável ao fluxo aéreo expiratório.

Diagnóstico

O diagnóstico de asma é basicamente clínico. Os sintomas da doença podem se apresentar isolados ou associados e são mais frequentes à noite. Os principais desencadeantes são:

- Infecções respiratórias virais.
- Exposição a alérgenos, fumaça de cigarro ou poluentes.
- Exercício.
- Ar frio.

É comum a ocorrência de atopia pessoal ou familiar (parentes de primeiro grau), com destaque para rinite alérgica, dermatite atópica e alergia alimentar. O exame físico pode ser normal fora das crises e os sibilos podem ser audíveis durante a crise ou em uma expiração forçada, mas também podem ser inaudíveis durante uma grave crise (na vigência de falência respiratória).

O diagnóstico da obstrução ao fluxo expiratório pode ser conseguido através da espirometria ou pela variabilidade maior que 20% na medida do pico de fluxo expiratório (*peak flow*) entre a manhã e noite (média de três medidas em cada momento) durante pelo menos 1 semana. Sempre que possível, crianças maiores que 6 anos devem realizar a prova de função pulmonar para verificar a presença e gravidade de obstrução brônquica e avaliar a presença de resposta positiva ao broncodilatador. É importante salientar que a maioria dos pacientes no período intercrítico apresenta prova de função pulmonar normal.

Nos pré-escolares, e especialmente no grupo de crianças menores de 3 anos, o diagnóstico da asma é mais desafiador. Nesta faixa etária existe um grande número de infecções respiratórias virais que podem cursar com sibilância e há impossibilidade de realização de exames que comprovem a obstrução brônquica.

Tratamento

Na presença do diagnóstico de asma, devemos iniciar o tratamento. Caso a hipótese diagnóstica não esteja confirmada, mas tenha-se descartado outros diagnósticos diferenciais, pode-se optar também por iniciar o tratamento empírico e verificar a resposta frente à terapêutica. Todos os pacientes devem ser orientados quanto às medidas de higiene ambiental e tratamento de resgate das crises, preferencialmente com broncodilatador beta-agonista de curta duração em aerossol dosimetrado. Para tanto, é essencial que a técnica inalatória seja orientada e verificada a cada nova consulta (Figura 14.13).

O pediatra terá condições de escolher a melhor opção de tratamento ao conhecer os sintomas da criança, aplicando um questionário padrão que varia com a idade (Figuras 14.14 e 14.15). Os medicamentos para controle da doença são corticosteroides inalatórios e antileucotrienos, entre outros.

Pacientes acima de 6 anos que apresentam sintomas menos que duas vezes no mês, com duração de poucas horas, sem despertar noturno e função pulmonar normal, não têm necessidade de medicação de controle. Nesse caso, apenas o broncodilatador de curta duração durante a sibilância será suficiente. Todavia, se os sintomas se tornarem mais frequentes, se houver exacerbação durante o sono ou diminuição na função pulmonar, recomenda-se um medicamento para o controle da doença.

Para o sucesso do tratamento é fundamental que exista a parceria entre o médico e o responsável pela criança, além do ajuste entre as estratégias farmacológicas e a resposta do paciente.

Os corticosteroides inalatórios (CI) são os principais fármacos para o controle da asma. Entretanto, observa-se que as crianças asmáticas, de grupos fenotípicos distintos, respondem de maneira diferente a esse tratamento.

Para a administração do CI, em especial nos pré-escolares e escolares, recomenda-se o aerossol dosimetrado pressurizado acoplado a um espaçador valvulado. Nos adolescentes e crianças acima de 6 anos deve-se considerar a administração de CI por aspiração de pó, utilizando como dispositivos os *aerolizers*, *turbuhaler* ou *diskus*.

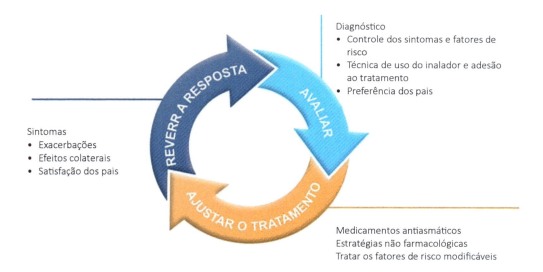

FIGURA 14.13. Ciclo de manejo da asma baseado no controle. Fonte: GINA, 2016. Disponível em: <http://www.ginanobrasil.org.br/guias/gina-portugues/>.

Avaliação de controle dos sintomas e risco futuro

Nível de controle dos sintomas de asma					
Nas últimas 4 semanas			Bem controlado	Parcial e controlado	Não controlado
Sintomas durante o dia < 2× semana?	( ) Sim	( ) Não	Nenhum desses	1 a 2 desses	3 a 4 desses
Algum despertar noturno?	( ) Sim	( ) Não			
Necessidade medicação de alívio > 2× semana?	( ) Sim	( ) Não			
Limitação de atividade por asma?	( ) Sim	( ) Não			

FIGURA 14.14. Avaliação do nível de controle da asma (≥ 6 anos). Fonte: GINA, 2016. Disponível em: <http://www.ginanobrasil.org.br/guias/gina-portugues/>.

Avaliação de controle dos sintomas e risco futuro

Nível de controle dos sintomas de asma					
Nas últimas 4 semanas			Bem controlado	Parcial e controlado	Não controlado
Sintomas + 1 minuto > 1× semana?	( ) Sim	( ) Não	Nenhum desses	1 a 2 desses	3 a 4 desses
Algum despertar noturno ou tosse?	( ) Sim	( ) Não			
Necessidade medicação de alívio > 1× semana?	( ) Sim	( ) Não			
Limitação de atividade por asma?	( ) Sim	( ) Não			

FIGURA 14.15. Avaliação do nível de controle da asma (≤ 5 anos). Fonte: GINA, 2016. Disponível em: <http://www.ginanobrasil.org.br/guias/gina-portugues/>.

O paciente deve ser reavaliado a cada 3 meses para ajustes no tratamento, já que é esperado que ocorram oscilações da gravidade no seguimento. O médico deve rever a técnica inalatória e a adesão ao tratamento antes de qualquer incremento no tratamento de manutenção. As etapas do tratamento preventivo estão demonstradas nas Figuras 14.16 e 14.17. Deve-se considerar o aumento de um degrau no tratamento quando o paciente não estiver bem controlado.

Outra orientação importante que deve ser dada quando a criança/adolescente estiver em uso de corticoide inalatório é que realize a higiene oral sempre após utilizar a medicação, a fim de evitar infecções de cavidade oral, como moniliase.

No Quadro 14.1, apresentamos algumas das técnicas de utilização dos dispositivos inalatórios.

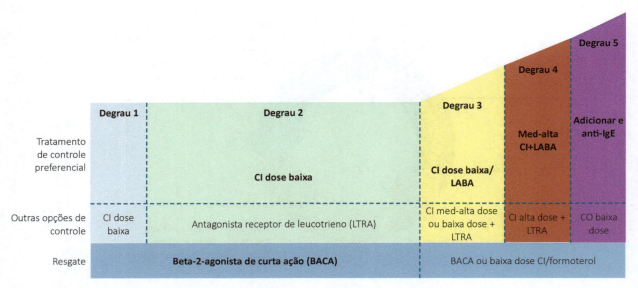

CI: Corticoide inalatório; LTRA: antileucotrienos; BACA: β_2-agonista de curta ação; LABA: β_2-agonista de longa duração; CO: corticoide oral.

FIGURA 14.16. Etapas de tratamento da asma (≥ 6 anos). Fonte: GINA, 2016. Disponível em: <http://www.ginanobrasil.org.br/guias/gina-portugues/>.

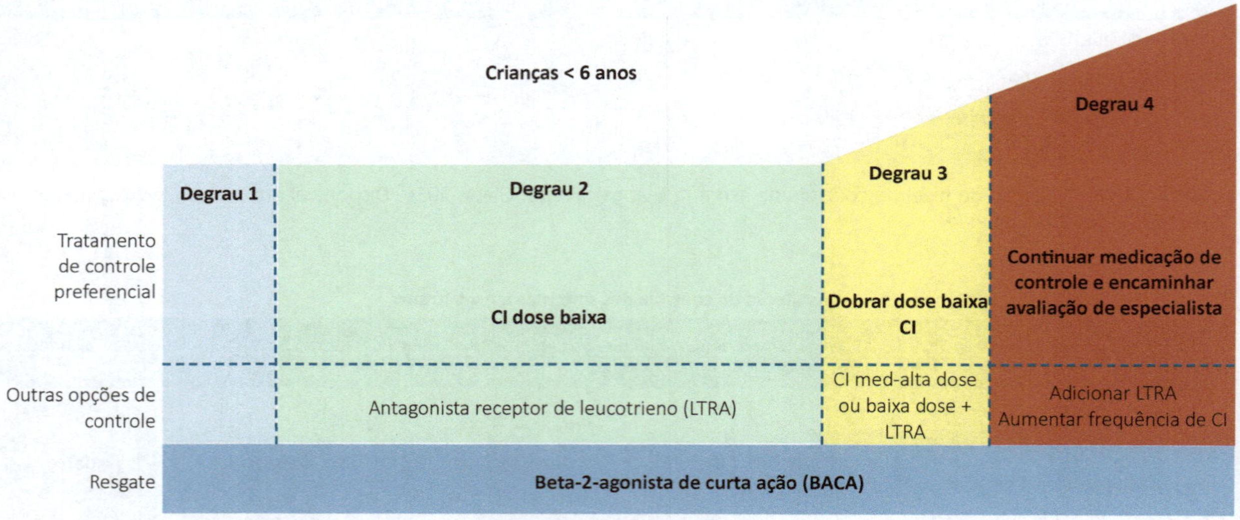

CI: Corticoide inalatório; LTRA: antileucotrienos; BACA: β_2-agonista de curta ação.

FIGURA 14.17. Etapas de tratamento da asma (< 6 anos). Fonte: GINA, 2016. Disponível em: <http://www.ginanobrasil.org.br/guias/gina-portugues/>.

QUADRO 14.1	Descrição das técnicas de utilização dos dispositivos inalatórios
	**Técnica de uso do aerossol dosimetrado com espaçador**

1. Prepare o *spray* removendo a tampa e agitando bem o frasco, colocando-o na abertura de borracha do espaçador
2. Expire completamente, "esvaziando" os pulmões
3. Coloque o bocal do espaçador entre os dentes, fechando os lábios em volta deste bocal
4. Pressione a parte metálica para liberar um jato da medicação
5. Faça uma inspiração lenta e profunda, prendendo o ar por 10 segundos
6. Expire lentamente
7. Se for necessário um segundo jato, aguarde 30 segundos, agite novamente o *spray* e repita as etapas 1 a 6. Não aplique mais de um jato de cada vez dentro do espaçador
8. Enxágue a boca

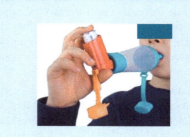

Técnica de uso do aerossol dosimetrado com espaçador e máscara (lactentes e pré-escolares)

As etapas são semelhantes. O espaçador deve ser adaptado ao rosto cobrindo nariz e boca, manter a boca aberta se possível, após liberar o jato de medicação aguardar seis inspirações a volume corrente

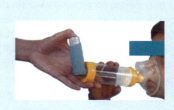

Técnica de uso dos dispositivos de pó

1. Libere a dose de medicamento (a técnica varia conforme o dispositivo, *diskus, aerolizer, turbuhaler*)
2. Mantenha o inalador distante da boca. Expire suavemente todo o ar que existe nos pulmões
3. Coloque o dispositivo na boca
4. Inspire pela boca com o máximo fluxo
5. Prenda a respiração por 10 segundos
6. Retire o inalador da boca e expire lentamente
7. Enxágue a boca

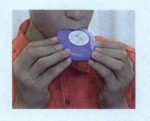

Fonte: GINA. Disponível em: <http://ginasthma.org/>.

Bronquiolite viral aguda

Definição, fisiopatologia e epidemiologia

Bronquiolite viral aguda é uma doença resultante de infecção viral das vias aéreas inferiores, que cursa com inflamação bronquiolar e recrutamento de células inflamatórias, aumento da secreção de muco, descamação epitelial e edema da mucosa. Este processo resulta em obstrução à passagem do ar de graus variáveis, com repercussões mais evidentes em lactentes jovens. Fisiologicamente, observa-se aumento do trabalho respiratório decorrente de resistência aumentada à passagem do ar e aprisionamento de ar, associados ou não a fenômenos de atelectasia.

A bronquiolite viral aguda é uma das principais causas de hospitalização na infância, com incidência crescente nas últimas décadas. A taxa de mortalidade da doença é relativamente baixa, mas com grande significado, dada a elevada incidência. Antecedentes de prematuridade ou doenças crônicas como cardiopatias, síndrome de Down, doenças pulmonares crônicas e doenças neuromusculares estão associados a maior risco de internação e óbito.

Etiologia

O principal agente etiológico é o vírus sincicial respiratório (VSR), mas diversos outros vírus, como rinovírus, influenza, parainfluenza, adenovírus e metapneumovírus são identificados nestes pacientes. A importância do VSR está relacionada à baixa imunidade transmitida pela mãe ao recém-nascido, sendo ele o principal agente envolvido em casos graves e com necessidade de internação.

Diagnóstico e classificação

O diagnóstico da bronquiolite é eminentemente clínico. O quadro típico é o de lactentes com história de sintomas de infecção respiratória viral aguda, como coriza, tosse, febre – que desenvolvem sinais de acometimento das vias aéreas inferiores, como taquipneia, retrações torácicas subcostais, intercostais e tiragem de fúrcula ou batimentos de aletas nasais.

A ausculta pulmonar evidencia crepitações, roncos, tempo expiratório aumentado e sibilância de graus variados. Lactentes mais jovens (< 2 meses) podem apresentar irregularidade respiratória ou apneias.

A avaliação da gravidade da bronquiolite baseia-se na história clínica, no exame físico e na oximetria de pulso. Exames laboratoriais e radiografia do tórax (Figura 14.18) não devem ser realizados na rotina, pois não têm impacto no tratamento da bronquiolite. Testes diagnósticos para identificação viral, entretanto, podem contribuir para evitar o uso desnecessário de antibióticos e minimizar riscos de infecção cruzada entre pacientes hospitalizados. Existem escores para determinar a gravidade clínica, mas seu uso é mais comum em pesquisas.

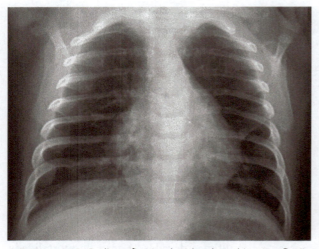

FIGURA 14.18. Radiografia simples do tórax: hiperinsuflação e espessamento brônquico difuso. Fonte: Imagens do arquivo pessoal Dr. Luiz Vicente Ribeiro Ferreira da Silva Filho.

Tratamento

O tratamento da bronquiolite é basicamente de suporte, incluindo oferta de oxigênio para pacientes com hipoxemia, medidas de fluidificação das secreções de vias aéreas (lavagens nasais, nebulizações com solução fisiológica). O uso de drogas broncodilatadoras (agonistas beta$_2$-adrenérgicos ou epinefrina) é controverso e habitualmente ineficaz, e corticosteroides sistêmicos são contraindicados.

Apesar de recentemente mais utilizadas, ainda há dúvidas quanto à efetividade de nebulizações com solução salina hipertônica a 3%, e não há evidências favoráveis à realização de fisioterapia nestes casos.

Cerca de 1 a 5% dos lactentes com bronquiolite viral aguda necessitam de suporte ventilatório invasivo ou não invasivo, visando diminuir o trabalho respiratório, garantindo uma ventilação adequada e reduzindo a hipoxemia.

A ventilação não invasiva (CPAP, BIPAP) deve ser sempre tentada antes da intubação orotraqueal, exceto nos casos de apneia refratária e comprometimento hemodinâmico significativo.

Quando há necessidade de intubação, devem-se utilizar baixas frequências respiratórias, permitindo tempos inspiratórios prolongados (para que o ar atinja áreas com maiores graus de obstrução, com menores picos de pressão) e tempos expiratórios ainda maiores (permitindo esvaziamento pulmonar e evitando o aumento do aprisionamento aéreo). O uso de heliox (mistura de gases hélio e oxigênio) é uma alternativa terapêutica para casos graves de bronquiolite viral aguda que necessitam de suporte ventilatório.

Estratégias de prevenção

O uso da gamaglobulina específica anti-VSR (palivizumabe) é recomendado para pacientes de alto risco para formas graves de bronquiolite viral aguda, especialmente lactentes com antecedente de prematuridade (< 29 semanas) no primeiro ano de vida e pacientes com displasia broncopulmonar ou cardiopatias congênitas com repercussão hemodinâmica nos primeiros 2 anos de vida. A aplicação mensal de injeções intramusculares desta droga, na dose de 15 mg/kg, está recomendada para estes pacientes no período sazonal de maior circulação do VSR, com significante impacto na mortalidade e morbidade.

Fibrose cística

A fibrose cística (FC) é uma doença genética de herança autossômica recessiva caracterizada por defeitos no transporte de eletrólitos através de membranas celulares epiteliais do organismo, resultando em secreções mucosas muito espessas e viscosas, que causam obstrução de ductos e canalículos glandulares.

Epidemiologia e genética

A FC é uma doença monogênica, decorrente de mutações no gene CFTR (*Cystic Fibrosis Transmembrane Conductance Regulator*), localizado no braço longo do cromossomo 7 (7q31.2). O gene tem aproximadamente 250 quilobases distribuídas em 27 éxons, que codificam 1.480 aminoácidos. Seu produto é a proteína CFTR, que funciona como um canal epitelial de cloro e localiza-se nas superfícies apicais de células epiteliais, possuindo uma estrutura complexa.

A prevalência de portadores do gene CFTR em caucasianos é bastante elevada (até 1:20 nascidos vivos em alguns países europeus), com grande variação de acordo com a etnia e localização geográfica. No Brasil, estima-se uma incidência variável conforme a região geográfica e o grau de miscigenação das populações, variando de 1:1.000 nos Estados do Sul até 1:10.000 no Estado de São Paulo.

Existem mais de 2.000 mutações do CFTR, com repercussões e distribuição geográfica bastante distintas. A mutação mais comum, F508del, é uma deleção de três pares de base que leva a ausência de um resíduo de fenilalanina na posição 508 da proteína e está presente em aproximadamente 70% dos alelos mundialmente e 8,6 a 48,7% dos alelos em indivíduos brasileiros.

As mutações do CFTR podem ser divididas em:
- Mutações que causam FC.
- Mutações que causam uma doença associada ao CFTR, como azoospermia obstrutiva ou pancreatite de repetição.
- Mutações com relevância clínica desconhecida.
- Mutações com relevância clínica não provada ou incerta.

As mutações que causam FC podem ser classificadas em seis diferentes classes, de acordo com o modo em que se altera a síntese proteica (Figura 14.19). Quanto menor a quantidade de CFTR funcionante, maior a repercussão clínica.

Fisiopatologia

As alterações da proteína CFTR resultam em fluxo alterado de água e eletrólitos nos epitélios; no trato respiratório isso resulta em secreções brônquicas viscosas e interfere com o transporte mucociliar, facilitando a colonização pulmonar por microrganismos peculiares. Nas glândulas sudoríparas há redução na reabsorção de cloro e aumento dos níveis de cloro no suor. No pâncreas há inibição da secreção de cloro e água para a luz dos ductos pancreáticos e redução na secreção do bicarbonato, resultando em obstrução ductal e destruição do órgão ainda na vida intrauterina, em boa parte dos pacientes.

Há ainda obstrução de dutos deferentes (azoospermia obstrutiva) na maioria dos homens com FC. Parte dos pacientes pode ainda apresentar diabetes *mellitus* e/ou hepatopatia (cirrose biliar focal ou difusa).

Quadro clínico

O quadro clínico inclui íleo meconial e icterícia neonatal prolongada no período neonatal, diarreia crônica (esteatorreia), desnutrição, hipoproteinemia e síndromes de perda salina (desidratação hiponatrêmica) em lactentes. Manifestações respiratórias podem ser precoces, incluindo tosse crônica supurativa, pneumonias de repetição, infecções respiratórias por *S. aureus* e *P. aeruginosa*, resultando em bronquiectasias, deformidade torácica e baqueteamento digital (Figura 14.20).

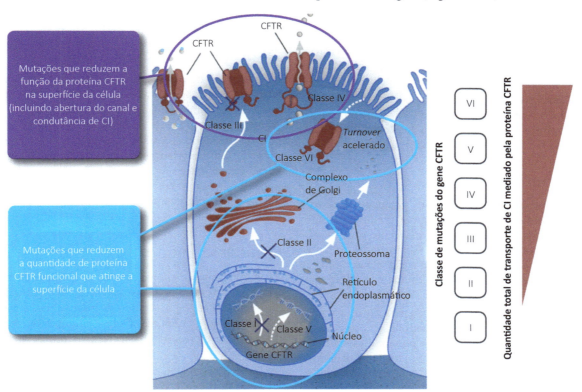

FIGURA 14.19. Modelo da estrutura da proteína CFTR. Fonte: Derichs N. Targeting a genetic defect: cystic fibrosis transmembrane conductance regulator modulators in cystic fibrosis. European Respiratory Review. 2013;22:58-65.

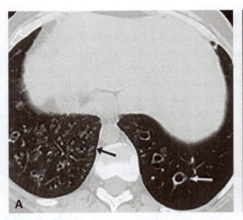 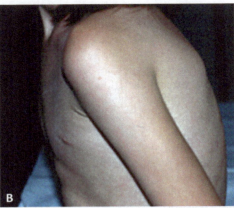 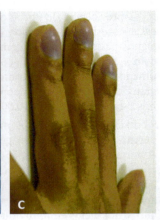

FIGURA 14.20. Manifestações da doença pulmonar na FC. A. Corte de tomografia computadorizada mostrando bronquiolectasias (seta escura) e bronquiectasias (seta branca) difusamente distribuídas. B. Foto lateral do tórax de paciente com FC, mostrando aumento do diâmetro anteroposterior do tórax, decorrente de aprisionamento de ar. C. Baqueteamento digital. Fonte: Imagens do arquivo pessoal Dr. Luiz Vicente Ribeiro Ferreira da Silva Filho.

Diagnóstico

O diagnóstico de FC deve ser considerado em qualquer criança ou adulto com sinais e sintomas compatíveis com a doença, em irmãos de pacientes com diagnóstico de FC e em recém-nascidos com triagem neonatal positiva.

A triagem neonatal no Brasil é feita pela dosagem do tripsinogênio imunorreativo (IRT), uma enzima pancreática. Recém-nascidos com a primeira medida de IRT positiva devem repetir o exame e se a segunda dosagem for positiva devem ser encaminhados para realização de exame diagnóstico. Por se tratar de um exame de triagem, um resultado negativo não afasta a doença em pacientes com sinais ou sintomas que levem à suspeita de FC.

O exame padrão-ouro para diagnóstico de FC é a dosagem de cloro no suor, mas a identificação de uma mutação patogênica em homozigose ou duas mutações em heterozigose também pode confirmar o diagnóstico de FC.

Tratamento

Pacientes com FC devem ser acompanhados por equipe multidisciplinar composta por médico, nutricionista, fisioterapeuta, enfermeira, assistente social e psicólogo, em consultas frequentes. Monitoração da saúde inclui ainda coleta de culturas de vigilância da secreção respiratória, provas de função pulmonar e controle rigoroso do estado nutricional.

O tratamento da FC envolve reposição de enzimas pancreáticas, suplementação nutricional e o tratamento precoce e agressivo das infecções pulmonares, com antibióticos sistêmicos e inalatórios. Drogas mucolíticas, como dornase alfa, e solução salina hipertônica são frequentemente empregadas. O tratamento das exacerbações pulmonares (aumento da tosse, secreção, piora da dispneia, mal-estar, perda de peso, anorexia, febre, mudança na radiografia ou queda da $VEF_1 > 10\%$) é fundamental, com antibioticoterapia sistêmica oral ou intravenosa, de acordo com resultados de cultura de secreção respiratória.

Novos tratamentos para fibrose cística estão sendo desenvolvidos, com foco na correção do defeito básico, utilizando drogas como potenciadores e corretores da proteína CFTR, ou drogas capazes de promover a leitura através de códons de parada em mutações *nonsense*.

Aspiração de corpo estranho

Definição e epidemiologia

Aspiração de corpo estranho é a penetração de material na área subglótica. Trata-se de uma causa importante de morbimortalidade em crianças, configurando a primeira causa de morte acidental em menores de 1 ano. Oitenta por cento dos casos de aspiração de corpo estranho ocorrem em crianças menores de 3 anos. Os agentes com maiores riscos de aspiração são objetos/alimentos pequenos, lisos, escorregadios e arredondados, como amendoim, sementes, tomate cereja, uva e pedaços de brinquedos.

Quadro clínico

A apresentação clínica clássica de quadros de aspiração de corpo estranho (CE) é a presença de quadro de início súbito de engasgo, seguido de tosse, sibilos e assimetria na ausculta pulmonar. Outros sintomas que podem acompanhar o caso são dispneia e hemoptise.

A morbidade e a mortalidade associadas à aspiração de corpo estranho é maior em casos de obstrução da laringe ou da traqueia. Nesses casos, as principais manifestações clínicas serão a presença de estridor e dispneia, e há necessidade de que o diagnóstico seja realizado rapidamente e que o tratamento seja imediato.

Caso a criança apresente tais sintomas, podem ser aplicadas manobras visando expelir o corpo estranho. Em crianças maiores de 1 ano pode ser utilizada a manobra de Heimlich (consiste na compressão abdominal) (Figura 14.21). Em lactentes a manobra de Heimlich está contraindicada pelo risco de lesão hepática, devendo ser aplicados tapas nas costas (cinco vezes), seguidos de compressão torácica (cinco vezes) (Figura 14.22).

Caso a criança esteja inconsciente, devem ser realizadas manobras de ressuscitação cardiopulmonar (RCP).

Entretanto, na maior parte dos casos o corpo estranho irá se alojar nos brônquios e, nestes casos, a sintomatologia pode ser bastante frustra. Devemos suspeitar de aspiração de corpo estranho em casos de sibilância persistente de difícil controle, pneumonias de difícil resolução radiológica ou pneumonias recorrentes sempre na mesma topografia pulmonar, ou ainda atelectasias persistentes localizadas. Em função da anatomia das vias aéreas, a maior parte dos eventos acomete o pulmão direito.

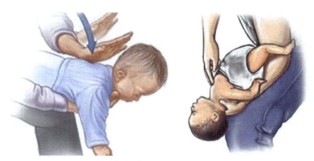

FIGURA 14.22. Manobra de desobstrução de vias aéreas em lactentes.

Diagnóstico e tratamento

Frente à suspeita de aspiração de CE, se o paciente estiver clinicamente estável é possível realizar uma radiografia de tórax. Os achados mais frequentes na radiografia de tórax são sinais de hiperinsuflação pulmonar, aprisionamento de ar, atelectasias e pneumonias. Vale lembrar, entretanto, que 25% das radiografias de tórax são normais em casos de aspiração de CE (Figura 14.23). Nessas situações, o paciente deve ser submetido a broncoscopia, que terá função tanto diagnóstica, como terapêutica (com a retirada do CE). Geralmente para remoção do CE é utilizada a broncoscopia rígida, mas com uso de instrumental adequado a broncoscopia flexível também pode ser utilizada para essa finalidade.

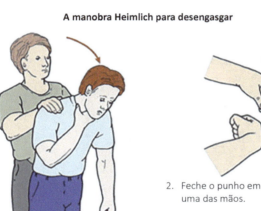
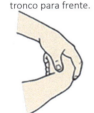
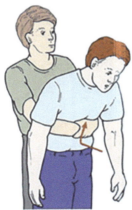

FIGURA 14.21. Manobra de Heimlich.

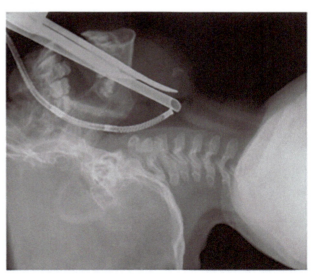

FIGURA 14.23. Imagem do broncoscópio rígido. Fonte: Kendig and Chernick's Disorders of the Respiratory Tract in Children. 8th ed. Philadelphia: Elsevier Saunders; 2012.

Caso Clínico 1

Criança de 1 ano de idade, engasgou-se com um pedaço de frango. Evoluiu com irritabilidade e febre, sendo levada ao pronto atendimento, onde chegou apresentando murmúrios vesiculares diminuídos à esquerda. A radiografia de tórax mostrou diminuição da entrada de ar à esquerda (Figura 14.24A). A broncoscopia revelou secreção purulenta no brônquio-fonte esquerdo (Figura 14.24B). Após aspiração da secreção purulenta foi identificada matéria alimentar na via aérea (Figura 14.24C). Após a remoção da matéria alimentar observou-se discreto edema da mucosa (Figura 14.24D).

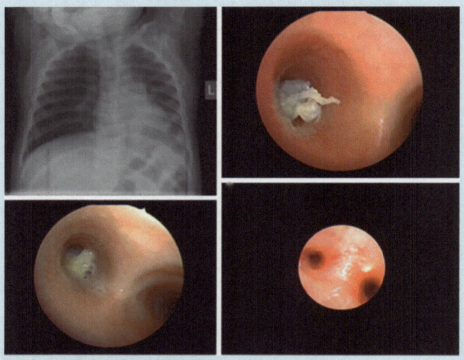

FIGURA 14.24. Imagens de aspiração de CE. Fonte: Zur KB, Litman RS. Pediatric airway foreign body retrieval: surgical and anesthetic perspectives. Paediatr Anaesth. 2009 Jul;19(Suppl 1):109-17. doi: 10.1111/j.1460-9592.2009.03006.x.

Caso Clínico 2

Lactente de 2 anos e 4 meses, com antecedente de sibilância, estava em tratamento de crise sem melhora do quadro.

Realizada radiografia de tórax que não identificou achados significativos (Figura 14.25A). Realizada tomografia de tórax que sugeriu presença de corpo estranho em brônquio-fonte direito (Figura 14.25B).

O paciente foi submetido à broncoscopia que confirmou o diagnóstico e realizou o tratamento, através da retirada de fragmento de amendoim da via aérea da criança (Figura 14.25C).

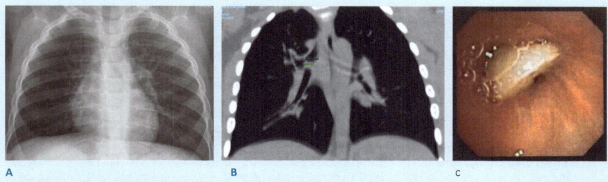

FIGURA 14.25. Imagens observadas em quadro de aspiração de corpo estranho em brônquio-fonte direito: **A.** Radiografia de tórax; **B.** Tomografia computadorizada de tórax e **C.** broncoscopia.

Caso Clínico 3

Lactente engasgou-se enquanto comia amendoins. A radiografia de tórax posteroanterior revelou hiperinsuflação à direita e volumes diminuídos à esquerda, o que sugere mecanismo de obstrução de válvula (Figura 14.26A). A radiografia em decúbito lateral esquerdo demonstrou persistência da hiperinsuflação do campo pulmonar direito e volume diminuído à esquerda (Figura 14.26B). A radiografia em decúbito lateral direito demonstrou ausência de desvio mediastinal para a direita, sugerindo presença de corpo estranho no brônquio principal direito (Figura 14.26C). Realizada broncoscopia que confirmou presença de corpo estranho (amendoim) neste local.

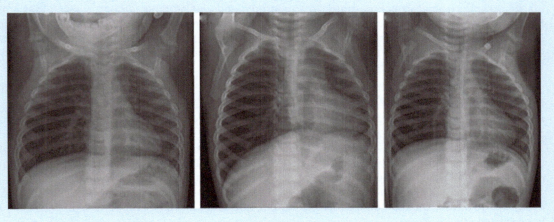

FIGURA 14.26. Imagens de radiografias em quadro de aspiração de CE. Fonte: Zur KB, Litman RS. Pediatric airway foreign body retrieval: surgical and anesthetic perspectives. Paediatr Anaesth. 2009 Jul;19(Suppl 1):109-17. doi: 10.1111/j.1460-9592.2009.03006.x.

Conceitos-chave

- Características anatômicas da caixa torácica e do diafragma das crianças conferem maior facilidade para a fadiga respiratória.

- O exame físico do aparelho respiratório em crianças, assim como no adulto, é baseado na inspeção, palpação, percussão e ausculta. Algumas peculiaridades da propedêutica do sistema respiratório em crianças incluem: frequência respiratória mais alta em relação ao adulto e variando em função da faixa etária; uso de musculatura acessória em situações de esforço respiratório; o exame físico exige algumas adaptações, como ser efetuado no colo dos cuidadores, permitindo que a criança fique mais tranquila e colabore com o exame.

- As malformações pulmonares representam um espectro de lesões originárias do período embrionário. As principais malformações pulmonares incluem: malformações adenomatoides císticas (MAC), sequestros pulmonares (SP), enfisema lobar congênito (ELC) e cistos pulmonares broncogênicos (CB).

- Pneumonias adquiridas na comunidade podem ser causadas por vírus (com destaque para o VRS) ou bactérias (com destaque para o *Streptococcus pneumoniae,* seguido por *Mycoplasma pneumoniae*, *Staphylococcus aureus* e *Streptococcus pyogenes*). Sintomas de tosse, febre alta, dor abdominal e torácica, prostração, taquidispneia e dificuldade para se alimentar são comuns em pneumonias bacterianas. O diagnóstico é clínico e radiológico. O tratamento das pneumonias bacterianas é feito com antibióticos. A escolha da droga se dá de acordo com a gravidade do quadro (oral ou endovenosa) e com a faixa etária (em função dos principais agentes responsáveis por infecção em cada idade).

- Asma é uma doença heterogênea, caracterizada por uma inflamação crônica das vias aéreas, causando sintomas recorrentes como sibilância, falta de ar, aperto no peito e tosse. O diagnóstico é clínico e pode contar com o auxílio de exames complementares, como a prova de função pulmonar. O tratamento das crises é baseado no uso de broncodilatador beta-agonista de curta duração em aerossol dosimetrado. O tratamento de controle é realizado com uso de corticosteroides inalatórios, beta-agonistas de longa duração e antileucotrienos, entre outros.

- Bronquiolite viral aguda é uma doença resultante de infecção viral das vias aéreas inferiores, que cursa com inflamação bronquiolar e recrutamento de células inflamatórias, aumento da secreção de muco, descamação epitelial e edema da mucosa. O principal agente associado à bronquiolite é o vírus sincicial respiratório (VRS). O diagnóstico da bronquiolite é eminentemente clínico e o tratamento é basicamente de suporte, incluindo oferta de oxigênio para pacientes com hipoxemia e medidas de fluidificação das secreções de vias aéreas (lavagens nasais, nebulizações com solução fisiológica).

- A fibrose cística é uma doença genética de herança autossômica recessiva caracterizada por defeitos no transporte de eletrólitos através de membranas celulares epiteliais do organismo, resultando em secreções mucosas muito espessas e viscosas, que causam obstrução de ductos e canalículos glandulares.

- O quadro clínico da fibrose cística inclui íleo meconial e icterícia neonatal prolongada no período neonatal, diarreia crônica (esteatorreia), desnutrição, hipoproteinemia e síndromes de perda salina (desidratação hiponatrêmica) em lactentes. Manifestações respiratórias podem ser precoces, incluindo tosse crônica supurativa, pneumonias de repetição, infecções respiratórias por *S. aureus* e *P. aeruginosa*, resultando em bronquiectasias, deformidade torácica e baqueteamento digital. O exame padrão-ouro para diagnóstico de FC é a dosagem de cloro no suor.

- O tratamento da FC envolve reposição de enzimas pancreáticas, suplementação nutricional e o tratamento precoce e agressivo das infecções pulmonares, com antibióticos sistêmicos e inalatórios.

- A apresentação clínica clássica de quadros de aspiração de corpo estranho (CE) é a presença de quadro de início súbito de engasgo, seguido de tosse, sibilos e assimetria na ausculta pulmonar. Entretanto, a maior parte dos casos pode ser pouco sintomática e apresentar sintomas como sibilância persistente de difícil controle, pneumonias de difícil resolução radiológica ou pneumonias recorrentes sempre na mesma topografia pulmonar ou ainda atelectasias persistentes localizadas. A radiografia de tórax pode auxiliar no diagnóstico, mas pode ser normal em 25% dos casos de aspiração de CE. Casos suspeitos de aspiração CE devem ser submetidos à broncoscopia, que terá função de confirmar o diagnóstico e efetivar a retirada do CE.

CAPÍTULO 14 ■ DOENÇAS DO SISTEMA RESPIRATÓRIO

Questões

■ Cenário clínico 1

- Lactente de 4 meses iniciou tosse, obstrução nasal e respiração ofegante há 3 dias. A mãe relata ainda febre até 38°C no primeiro dia do quadro. Decidiu trazer ao PS porque o bebê tossiu muito, não dormiu direito à noite e aceitou muito pouco o leite oferecido. Ao exame físico inicial observa-se lactente em bom estado geral, levemente descorado, ativo e com boa perfusão periférica; taquidispneia com frequência respiratória de 60 irpm, retrações subcostais e discreto batimento de asas nasais; à ausculta pulmonar notam-se sibilos audíveis nas fases ins e expiratória e crepitações finas difusas. A oximetria de pulso à admissão indica valor de 89% em ar ambiente.

  1. Qual(is) o(s) diagnóstico(s) mais provável(is)?
  2. Qual a conduta inicial para o caso?
  3. Quais as complicações e/ou comorbidades mais frequentes/relevantes que devem ser consideradas e que podem alterar o manejo do paciente?
  4. Quais testes diagnósticos devem ser indicados?

■ Cenário clínico 2

- Paciente de 2 anos de idade apresenta febre há 3 dias, tosse e respiração ofegante. Ao exame físico o médico nota taquidispneia com retrações, ausculta de crepitações finas à esquerda, com submacicez à percussão do hemitórax esquerdo. Oximetria de pulso indica saturação de O_2: 89%.

  5. Qual o diagnóstico mais provável?
  6. Qual a conduta inicial para o caso?
  7. Radiografia de tórax mostra velamento homogêneo de todo o lobo superior direito e uma linha de derrame pleural. Diante disso, qual a conduta mais apropriada?

■ Cenário clínico 3

- Paciente de 7 meses de idade apresenta febre há 3 dias, tosse e respiração ofegante. Ao exame físico, o médico nota taquidispneia com retrações, ausculta de crepitações finas bilateralmente, sibilos difusos à ausculta. Oximetria de pulso indica saturação de O_2: 89%.

  8. Qual(is) o(s) diagnóstico(s) mais provável(is)?
  9. Qual a conduta inicial para o caso?

■ Cenário clínico 4

- Lactente de 1 ano e 2 meses, nascido a termo sem intercorrências. Teste do pezinho normal (SIC). Mãe relata dificuldade de ganho ponderal, evacuações frequentes e malcheirosas desde os 8 meses de vida, com parada no ganho ponderal. Tosse secretiva diária, principalmente pela manhã. Nos últimos 2 meses, teve duas internações por desidratação em dias de muito calor – ficou prostrado e vômitou duas vezes – e chega novamente ao hospital bem desidratado.

  10. Qual diagnóstico mais provável?
  11. Qual conduta na urgência?

■ Cenário clínico 5

- Pré-escolar de 5 anos, mãe refere que "sempre tem crises de bronquite" acompanhando as infecções virais, tem tosse seca quando corre muito ou quando dá risada. Várias vezes foi ao pronto-socorro durante as crises e com frequência faz nebulização com β_2-agonista e toma corticoide oral. No último mês, foi duas vezes ao pronto-socorro por crise, mãe pediu afastamento das atividades físicas na escola e quase semanalmente tem despertar noturno e tosse na madrugada, que necessita medicação de alívio.

  12. Qual diagnóstico para o quadro?
  13. Qual deve ser a orientação terapêutica ambulatorialmente? Com que frequência esse paciente deve ser acompanhado? O que é imprescindível checar em cada nova consulta ou retorno?
  14. Nas crises no pronto-socorro o pediatra ausculta sibilos e em algumas circunstâncias esse paciente chega a ter o tórax silencioso. Explique a fisiopatologia desse achado clínico.

SEÇÃO 2 ▪ PEDIATRIA CLÍNICA (OU PRINCIPAIS AFECÇÕES PEDIÁTRICAS)

▪ Cenário clínico 6

- Escolar de 10 anos, tem asma desde os 3 anos de vida. Atualmente, com crises mais controladas sob uso de corticoide inalatório contínuo. Nas últimas 4 semanas não tem tido sintomas diurnos, nem despertares noturnos, também sem uso da medicação de alívio, mas professor de educação física conversou com a mãe que estava preocupado, pois tem notado limitação da atividade do paciente durante as aulas no último mês, ele tem se cansado antes que os colegas, precisando de mais pausas durante as atividades, com maior demanda cardíaca e ventilatória.

  15. Qual o diagnóstico?
  16. Qual estratégia terapêutica deve ser tomada?

▪ Cenário clínico 7

- Pré-escolar de 3 anos, previamente hígido. Há 1 mês, teve engasgo enquanto comia, seguido de crise de tosse. No dia seguinte iniciou febre e persistência da tosse, mãe levou a criança ao pronto-socorro. Realizada radiografia com opacidade para-hilar à direita (topografia de lobo médio). Pediatra diagnosticou pneumonia, orientou antibioticoterapia, broncodilatador e corticoide sistêmico. Paciente evoluiu bem, mas depois de 30 dias passa a ter febre novamente e piora da tosse, volta ao pronto-socorro e uma nova radiografia mostra imagem praticamente igual à radiografia prévia.

  17. Qual a principal hipótese diagnóstica?
  18. Qual conduta?

BIBLIOGRAFIA CONSULTADA

- Andrade CF, Ferreira HP, Fischer GB. Congenital lung malformations. J Bras Pneumol. 2011;37:259-71.
- Bohadana A, Izbicki G, Kraman S. Fundamentals of Lung Auscultation New England Journal of Medicine. 2014;370:744-751.
- Brown MA, von Mutius E, Morgan WJ. Clinical Assessment and diagnostic Approach to Common Problems. In: Taussig LM, Landau LI. Pediatric Respiratory Medicine. 2nd ed. Mosby: Elsevier. 2008. p. 107-133.
- Bush A. Prenatal presentation and postnatal management of congenital thoracic malformations. Early Hum Dev. 2009;85:679-84.
- GINA. Disponível em: <http://ginasthma.org/>.
- Kotecha S, Barbato A, Bush A, Claus F, Davenport M, Delacourt C, et al. Antenatal and postnatal management of congenital cystic adenomatoid malformation. Paediatr Respir Rev. 2012;13:162-70.
- Ochs M, O'Brodovich H. The Structural and Physiologic Basis of Respiratory Disease. In: Kendig and Chernick's Disorders of the Respiratory Tract in Children. 8th ed. Philadelphia: Elsevier Saunders; 2012. p. 36-74.
- Pasterkamp H. The History and Physical Examination. In: Kendig and Chernick's Disorders of the Respiratory Tract in Children. 8th ed. Philadelphia: Elsevier Saunders; 2012. p. 110-130.
- Ralston SL, Lieberthal AS, Meissner HC, et al. Clinical Practice Guideline: The Diagnosis, Management, and Prevention of Bronchiolitis. Pediatrics. 2014;134(5):e1474-502. doi: 10.1542/peds.2014-2742.
- Rodrigues JC, Carvalho TC, Oliveira LAN. Doenças císticas congênitas pulmonares: diagnóstico diferencial e conduta. In: Sociedade Brasileira de Pediatria; Procianoy RS, Leone CR, organizadores. PRORN Programa de Atualização em Neonatologia: Ciclo 12. Porto Alegre: Artmed Panamericana; 2014. p. 9-58. (Sistema de Educação Continuada à Distância, v. 1).
- Ruchonnet-Metrailler I, Leroy-Terquem E, Stirnemann J, Cros P, Ducoin H, Hadchouel A, et al. Neonatal outcomes of prenatally diagnosed congenital pulmonary malformations. Pediatrics. 2014;133:e1285-91.
- Site do Grupo Brasileiro de Estudos de Fibrose Cística (GBEFC). Disponível em: <www.gbefc.org.br>.
- Sly PD, Collins RA. Applied Clinical Respiratory Physiology. In: Taussig LM, Landau LI. Pediatric Respiratory Medicine. 2nd ed. Mosby: Elsevier. 2008. p. 73-8.
- Stanton M, Davenport M. Management of congenital lung lesions. Early Hum Dev. 2006;82:289-95.
- Suzuki L, Rodrigues JC, Lotufo JPB, Lederman HM. Malformações congênitas pulmonares. In: Lotufo JPB, Lederman HM. Radiologia de tórax para o Pediatra. Clínica de tórax para o Radiologista. São Paulo: 2009. p. 113-22.
- Taussig LM, Landau LI. Pediatric Respiratory Medicine. 2nd ed. Mosby: Elsevier; 2008.
- Wilmott R, Bush A, Boat T. Kendig and Chernick's Disorders of the Respiratory Tract in Children. 8th ed. Philadelphia: Elsevier Saunders; 2012.

Respostas

- Caso clínico 1:

  1)
  - Bronquiolite viral aguda.
  - Insuficiência respiratória aguda.

  2)
  - Oferecer oxigênio.
  - Realizar nebulizações com solução salina ou NaCl a 3%, lavagens nasais e monitorar oximetria de pulso.

  3)
  - Antecedentes de prematuridade, cardiopatias, displasia broncopulmonar, síndrome de Down, pneumopatias crônicas de outra origem ou doenças neuromusculares são fatores de risco significativos para quadros mais graves, necessidade de admissão em UTI e possível ventilação mecânica.
  - Complicações infecciosas bacterianas não são frequentes em lactentes com bronquiolite por VSR.

  4)
  - O diagnóstico da bronquiolite viral aguda é eminentemente clínico e não há necessidade de se realizar testes hematológicos ou mesmo radiografias do tórax de rotina.
  - Testes diagnósticos para identificação viral podem contribuir para evitar o uso desnecessário de antibióticos e para evitar riscos de infecção cruzada em pacientes hospitalizados.
  - Radiografias do tórax e avaliação de gases sanguíneos podem ser indicadas na avaliação de pacientes com quadros graves de bronquiolite, com insuficiência respiratória aguda grave ou iminência de necessidade de ventilação mecânica.

- Caso clínico 2

  5)
  - Pneumonia aguda.

  6)
  - Oferecer oxigênio.
  - Solicitar uma radiografia do tórax.
  - Considerar internação hospitalar (hipoxemia).

  7)
  - Solicitar internação hospitalar.
  - Colher exames (hemograma, proteína C reativa, hemocultura).
  - Iniciar antibioticoterapia intravenosa.

- Caso clínico 3

  8)
  - Bronquiolite viral aguda – podendo ou não estar associada a uma pneumonia.
  - Insuficiência respiratória aguda.

  9)
  - Oferecer oxigênio.
  - Realizar nebulizações com solução salina ou NaCl a 3%, lavagens nasais e monitorar oximetria de pulso.
  - Ponderar a realização de radiografia do tórax e internação hospitalar, dependendo da resposta ao tratamento.
  - **Observações: este cenário mostra que há muitas vezes sobreposição de quadros de infecção respiratória aguda viral e bacteriana – e ainda dos termos diagnósticos (bronquiolite, pneumonia). Lembrar que pneumonia implica em preenchimento alveolar/consolidações – mas que podem ocorrer no contexto de infecções virais também.**

SEÇÃO 2 ▪ PEDIATRIA CLÍNICA (OU PRINCIPAIS AFECÇÕES PEDIÁTRICAS)

■ Caso clínico 4

10)

- Fibrose cística.
- Desidratação hiponatrêmica.

11)

- Hidratação e correção de provável hiponatremia.
- Solicitar exame do suor e encaminhar o paciente para um centro de referência em fibrose cística.

■ Caso clínico 5

12)

- Asma não controlada.

13)

- Iniciar tratamento preventivo, preferencialmente com corticoide inalatório em aerossol dosimetrado com espaçador ou com antileucotrieno.
- Orientar uso adequado de broncodilatador de curta duração em aerossol dosimetrado com espaçador nas crises, ensinar a técnica inalatória, orientar medidas de higiene ambiental.

14)

- Esse paciente deve ser reavaliado pelo menos a cada 3 meses, até que a asma esteja bem controlada. É imprescindível verificar a adesão ao tratamento, assim como checar a técnica inalatória a cada consulta.
- A redução do fluxo aéreo por diminuição do diâmetro da via aérea vai tornar o fluxo aéreo mais turbulento, gerando a ausculta dos sibilos/sibilância. Se a obstrução brônquica for mais intensa, pode ficar extremamente dificultosa a expiração e podemos chegar a ter o murmúrio vesicular pouco ou nada audível, o chamado tórax silencioso.

■ Caso clínico 6

15)

- Asma parcialmente controlada.

16)

- Progredir no nível de controle, para tanto aumentar a dose do corticoide inalatório ou associar outro medicamento, como orientar associação de broncodilatador de longa duração com corticoide inalatório ou adicionar montelucaste (antileucotrieno) via oral ao corticoide inalatório.

■ Caso clínico 7

17)

- Aspiração de corpo estranho.

18)

- Broncoscopia diagnóstica e terapêutica para retirada do corpo estranho.

Doenças Infecciosas

15.1 Síndromes Febris

- Débora Ariela Kalman
- Márcio Caldeira Alves Moreira

Febre sem sinais localizatórios

A febre é umas das principais queixas na infância. Dos pacientes com essa queixa, 20% apresentam quadro de febre sem sinais localizatórios (FSSL). Nestes casos, o grande desafio do pediatra é diferenciar entre as crianças que irão apresentar um quadro autolimitado viral e a pequena parcela que pode evoluir com um quadro de doença bacteriana grave (DBG).

Definições

Neste texto febre será definida como temperatura axilar > 38 °C, por ser amplamente usada em nosso meio. No entanto, a maior parte dos protocolos utiliza a medida retal da temperatura. Outras definições importantes são:

- Febre sem sinais localizatórios (FSSL): febre sem sintomas respiratórios e sem diarreia, com exame físico normal, em criança hígida e em bom estado geral.
- Doença bacteriana grave (DBG): doenças como a meningite, pneumonia, bacteremia, infecção do trato urinário, artrite séptica, osteomielite e enterites.
- Bacteremia oculta (BO): presença de bactéria patogênica em hemocultura de criança em bom estado geral, sem outro foco aparente.

Epidemiologia

Os principais agentes bacterianos causadores de FSSL eram o *Haemophilus* e o pneumococo, mas como resultado da disseminação da vacinação, estes agentes perderam representatividade. Atualmente praticamente não se encontra DBG por *Haemophilus influenzae* tipo B, e, em populações em que a cobertura vacinal pneumocócica é maior que 80%, menos de 0,5% das crianças acima de 3 meses que apresentam FSSL tem DBG por pneumococo. Nestas populações, as bactérias isoladas são:

- *Streptococcus pyogenes.*
- *Enterococcus spp.*
- *N. meningitidis.*
- *H influenza* não tipável.
- *Escherichia coli.*
- *Moraxella catarrhalis.*
- *Salmonella spp.*
- *Staphylococcus aureus.*

Nos pacientes com menos de 3 meses de idade, os agentes mais comuns de DBG nos EUA são:

- *E. coli* (56%).
- *Streptococcus* grupo B (21%).
- *S. aureus* (8%).
- *Streptococcus viridans* (3%).
- *S. pneumoniae* (3%).
- *Klebsiella* (2%).
- *Salmonella* (2%).

A importância dos vírus nos quadros de FSSL fica mais evidente a cada dia, no entanto, a identificação de vírus deve ser analisada com cautela nos menores de 60 dias e principalmente nos recém-nascidos, pois pode ocorrer coinfecção com DBG.

Dentre as infecções bacterianas, destacam-se nos quadros de FSSL os quadros de infecções do trato urinário (ITU). Em crianças febris, a prevalência de ITU é de 5 a 7%.

Manejo

A avaliação atual do risco de o paciente apresentar um quadro de FSSL com DBG leva em consideração o estado geral do paciente, a faixa etária, a temperatura aferida, o estado vacinal individual e populacional e a alteração dos exames complementares.

■ De acordo com a faixa etária

– Menor que 28 dias

Nesta idade está indicada a coleta de exames, internação e antibioticoterapia endovenosa até os resultados finais de culturas. Além disso, deve-se buscar ativamente na anamnese, dados do período perinatal para avaliação de risco de doença herpética.

Os exames indicados são apresentados no Quadro 15.1.1, e o resumo do manejo, na Figura 15.1.1.

QUADRO 15.1.1	Exames indicados para diagnóstico e manejo da febre
• Hemograma completo
• Hemocultura
• Rx de tórax
• Urina I e urocultura por sondagem vesical de alívio ou punção suprapúbica
• Coleta de líquor com quimiocitológico
• Cultura
• Látex
• PCR para herpes e enterovírus se quimiocitológico alterado

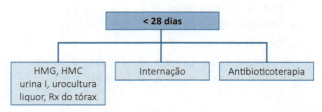

FIGURA 15.1.1. Manejo da FSSL em paciente com menos de 28 dias de vida.

Deve-se procurar ativamente a presença de algum fator de risco para herpes, dentre eles, alteração liquórica com pleocitose, infecção herpética materna, convulsões ou lesões de pele. Nesta faixa etária a coleta de líquor é mandatória, mesmo que os demais exames estejam dentro da faixa de normalidade.

– Vinte e oito dias a 3 meses

Alguns autores estudaram os critérios de estratificação de risco nesta faixa etária. Em nosso serviço, o critério mais utilizado é o de Rochester, que orienta a coleta dos seguintes exames: hemograma, urina I e pesquisa de leucócitos nas fezes. Na presença de alguma alteração, o paciente é avaliado como de alto risco e a abordagem do caso deve seguir a abordagem dos pacientes com menos de 28 dias.

São consideradas alterações dos exames laboratoriais:

- Leucócitos > 15.000/mm^3 ou < 5.000/mm^3.
- Urina I com mais de dez leucócitos por campo ou mais que 10.000 leucócitos/mL.
- Pesquisa de leucócitos nas fezes com mais de cinco leucócitos/campo.

A literatura atual, no entanto, sugere condutas diferentes nos pacientes de 1-2 e 2-3 meses, pelo maior risco de meningite.

Nos pacientes com menos de 2 meses recomenda-se coleta do hemograma, hemocultura, radiografia de tórax, urina I, urocultura e líquor com quimiocitológico, látex e cultura. Caso os exames estejam alterados, são mandatórias a internação e antibioticoterapia. Com resultados de exames normais a literatura corrobora diversas condutas: internação com antibioticoterapia e alta com ou sem antibioticoterapia e reavaliação em 24 h (Figura 15.1.2).

A coleta do líquor está indicada rotineiramente, pois a taxa de meningite nesta faixa etária é elevada, mesmo com exames normais. Não deve ser administrado antibiótico em pacientes que não realizaram a coleta de líquor.

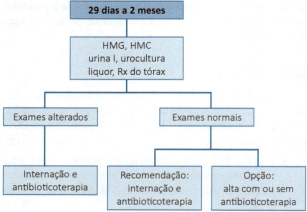

FIGURA 15.1.2. Manejo da FSSL no paciente com menos de 2 meses.

Já nos pacientes entre 2 e 3 meses, orienta-se a coleta de hemograma, hemocultura, urina I, urocultura. Caso o hemograma apresente algumas das alterações citadas anteriormente, está indicada a realização da radiografia de tórax, a coleta do líquor, internação e a antibioticoterapia. Nos pacientes que apresentarem quadro de infecção do trato urinário (ITU) está indicado o tratamento conforme o protocolo de ITU, sem que se prossiga com a coleta de líquor. Nos pacientes que apresentem exames normais está indicada alta sem antibioticoterapia, com orientação dos sinais de alerta e reavaliação em 24 h (Figura 15.1.3).

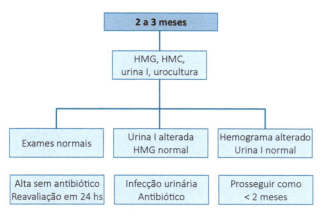

FIGURA 15.1.3. Manejo da FSSL no paciente de 2 a 3 meses.

Em 2016, uma nova abordagem foi descrita, chamada de *step by step*, que inclui avaliação passo a passo, baseada no estado geral, urina, procalcitonina, proteína C reativa e número de leucócitos para estratificar o risco. É uma abordagem possível, mas que ainda não vigora em nossa prática clínica, pelo custo da procalcitonina.

- *Três meses a 3 anos*

Em crianças maiores de 3 meses, previamente hígidas, com ao menos três doses da vacina pneumocócica e em bom estado geral, a coleta de exames séricos e radiografia de tórax não estão indicadas de rotina (Figura 15.1.4).

É necessário avaliar o risco de infecção urinária para indicar a coleta de urina I e urocultura. Em meninas com FSSL, a coleta de urina está indicada se um dos seguintes fatores estiver presente:

- Temperatura > 39ºC.
- Raça branca.
- Febre > 2 dias.
- Idade menor que 12 meses.

Nos meninos com FSSL que tenham menos de 6 meses e naqueles com menos de 12 meses que não tenham realizado postectomia, a coleta de urina também está indicada.

Nos pacientes que não tiverem recebido três doses da vacina pneumocócica (< 6 meses) e apresentarem temperatura > 39ºC, deve-se coletar urina I, urocultura, hemograma e hemocultura. Caso o hemograma apresente mais de 20.000 leucócitos, realizar a radiografia de tórax. Neste mesmo grupo, se a temperatura for menor que 39ºC, deve-se apenas avaliar os critérios para ITU e colher urina conforme os critérios.

A Tabela 15.1.1 apresenta as indicações de antibioticoterapia de acordo com a idade.

Febre de origem indeterminada

Febre de origem indeterminada (FOI) é uma condição complexa, e por isso de difícil análise do seu aspecto epidemiológico, na sua definição e etiologia.

Definição e etiologia

Caracteriza-se por febre acima de 38ºC com duração de no mínimo 8 dias, sem causa definida após anamnese e exame físico.

As possíveis etiologias de FOI são amplas, e podem ser divididas em infecciosas, autoimunes, oncológicas, neurológicas, genéticas, factoides e iatrogênicas.

Nos EUA, aproximadamente 90% das causas de FOI são identificadas, sendo aproximadamente 50% infecciosas, 10 a 20% vasculocolagenoses e 10%, oncológicas.

Em países em desenvolvimento o componente infeccioso apresenta-se como grupo predominante, especialmente por agentes como HIV, tuberculose, malária e leishmaniose.

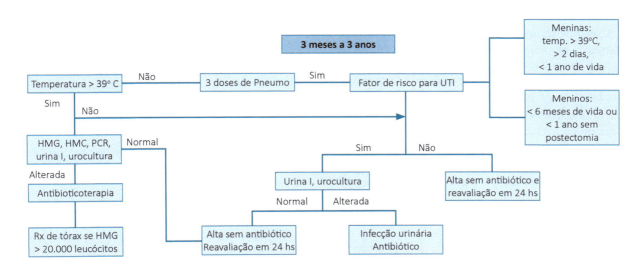

FIGURA 15.1.4. Manejo no paciente de 3 meses a 3 anos.

Tabela 15.1.1. Antibioticoterapia de acordo com a faixa etária		
Idade	**Indicação Antibiótico**	**Antibioticoterapia**
Menores que 28 dias	Exames séricos e urinários normais ou alterados Líquor normal	Cefotaxima 150 mg/kg/dia (8/8 h)
28 dias a 2 meses	Exames séricos e urinários normais ou alterados Líquor normal	Ceftriaxone 50 mg/kg/dia (12/12 h)
Menores que 2 meses	Exames séricos e urinários normais ou alterados Líquor alterado	Associar Ampicilina 200 mg/kg/dia (6/6 h) e aumentar Ceftriaxone para 100 mg/kg/dia (12/12 h)
Menores que 2 meses	Fator de Risco para herpes	Associar Aciclovir 30 mg/kg/dia (8/8 h)
2 a 3 meses	Exames séricos e urinários normais	Sem antibioticoterapia
2 a 3 meses	Exames séricos alterados, líquor normal	Ceftriaxone 50 mg/kg/dia
2 a 3 meses	Exames séricos ou urinários alterados, líquor alterado	Ceftriaxone 100 mg/kg/dia (12/12 h)
2 a 3 meses	Exames séricos normais e urinários alterados	Oral: Acetil-cefuroxima 30 mg/kg/dia (12/12 h) ou amoxicilina com clavulanato 50 mg/kg/dia (12/12 h) Parenteral: Ceftriaxone 50 mg/kg/dia
Maiores que 3 meses	Exames normais	Sem antibioticoterapia
Maiores que 3 meses	Exames urinários alterados	Oral: Acetil-cefuroxima 30 mg/kg/dia (12/12 h) ou amoxicilina com clavulanato 50 mg/kg/dia (12/12 h) Parenteral: Ceftriaxone 50 mg/kg/dia
Maiores que 3 meses	Exames urinários normais, hemograma alterado	Oral: Amoxicilina 100 mg/kg/dia (12/12 h) Parenteral: Ceftriaxone 50 mg/kg/dia

A maioria dos quadros de FOI sem causa identificável tem evolução benigna, especialmente nos pacientes que se apresentam em bom estado geral na avaliação médica.

Diagnóstico

O manejo inicial dos pacientes com FOI tem como objetivo diferenciar entre quadros infecciosos, autoimunes, oncológicos, entre outros. As principais etapas são anamnese completa, exame físico minucioso e exames laboratoriais iniciais.

■ Anamnese

A anamnese inicial é fundamental para que sejam levantadas hipóteses diagnósticas, para definir a velocidade em que a investigação deve ocorrer, e se a investigação deve ser realizada em ambiente hospitalar ou ambulatorial.

É importante avaliar se a febre foi documentada ou se foi inferida pelos pais através de sensação tátil.

Ainda na anamnese, é necessário diferenciar FOI de pseudo-FOI, quando repetidos quadros virais se somam em curto período de tempo, dando a impressão aos pais que a criança permaneceu febril continuamente. Os quadros de pseudo-FOI costumam ocorrer principalmente na introdução escolar das crianças.

Após definir-se que o paciente de fato apresenta um quadro de FOI, o passo seguinte da anamnese é definir o padrão da febre, se ela é:

- Intermitente (tuberculose).
- Recorrente (febre periódicas).
- Remitente (endocardite, artrite idiopática juvenil).
- Sustentada (abscessos).

A realização de curva térmica auxilia na classificação do padrão, assim como oferece a possibilidade de observar a defervescência do processo, e o padrão de recorrência, como na síndrome PFAPA (febre periódica, aftas, faringite e adenopatia).

História prévia de infecções recorrentes direciona a investigação para imunodeficiências, antecedentes de atopia e doenças autoimunes, sugere etiologia autoimune ou reumatológica para o quadro de FOI.

Os antecedentes familiares, assim como dados étnico-raciais, podem ser úteis nos quadros de febres periódicas. Disautonomia familiar é mais comum em judeus *ashkenazi*, assim como a febre do Mediterrâneo aparece mais comumente em descendentes de árabes, judeus, armênios e turcos.

Ainda na anamnese, é importante:

- Avaliar a prevalência de doenças que podem se apresentar como FOI nos locais que o paciente vive, visita ou trabalha.
- Questionar ativamente sobre viagens, contato com animais e insetos.

Sintomas sistêmicos e sua relação com os episódios febris podem ajudar a guiar o diagnóstico. Além disso, se o paciente estiver recebendo algum tratamento, é necessário relacionar bem a resposta da febre à terapêutica, pois em alguns casos a própria medicação pode ser causadora da febre.

■ Exame físico

O exame físico deve ser detalhado, com aferição dos sinais vitais e do peso. O exame deve ser realizado de forma seriada, e eventualmente com o paciente internado, pois em 25% dos casos, alterações significativas estão ausentes nas primeiras avaliações.

Por outro lado, exame físico normal é altamente indicativo de quadro benigno nos casos de FOI.

■ Exames laboratoriais e de imagem

Dos exames iniciais, hemograma completo com esfregaço pode auxiliar no diagnóstico de doenças infecciosas e oncológicas. Hemocultura e cultura de urina devem ser colhidas, preferencialmente antes de introdução de antibioticoterapia. Na evolução, a coleta seriada de culturas pode auxiliar no isolamento de agentes.

Avaliação liquórica deve ser realizada em pacientes com sintomas neurológicos. Alterações de enzimas hepáticas e/ou alterações eletrolíticas sugerem infecções virais, infecções bacterianas atípicas ou doenças hematológicas. Nestes casos, a coleta de sorologias para mononucleose, citomegalovirose e pesquisa de tuberculose pode auxiliar no diagnóstico.

O uso de marcadores inflamatórios, como a velocidade de hemossedimentação (VHS), proteína C reativa (PCR) e ferritina, auxilia no monitoramento da evolução do quadro à terapêutica. Provas inflamatórias normais não excluem causas graves de FOI, mas em pacientes com provas inflamatórias alteradas sugere-se fortemente a progressão da investigação.

- A PCR tem elevação mais rápida, e valores expressivamente elevados sugerem quadros bacterianos.
- A VHS tem elevação mais lenta e está associada a inflamações e infecções subagudas e crônicas.
- O uso da ferritina tem particular interesse nos quadros de linfo-histiocitose hemofagocítica (LH), em que aumentos acima de 10.000 mcg/mL apresentam sensibilidade de 90% e especificidade de 96% para LH.

Exames de imagem devem ser realizados de forma guiada pelo quadro clínico. Radiografia de tórax deve ser solicitada em pacientes com sintomas respiratórios, suspeita de tuberculose e de doenças oncológicas. O uso de ressonância magnética e tomografia computadorizada deve ser guiado por sintomas e hipóteses específicas, em especial no âmbito pediátrico, em que o risco da radiação e a necessidade de sedação são maiores.

Em todos os pacientes que serão submetidos à sedação para algum procedimento e tenham como hipótese doenças oncológicas, é necessário realizar uma radiografia de tórax, para excluir massa mediastinal e suas complicações durante o procedimento.

O uso de ultrassonografia de abdome pode auxiliar na investigação de abscessos hepáticos e de massas abdominais, assim como a ecodopplercardiografia pode auxiliar na investigação dos quadros de endocardite.

Tratamento

O tratamento inicial dos quadros de FOI deve ser parcimonioso, uma vez que a maioria dos quadros é benigna e autolimitada, e a introdução precoce de antibioticoterapia e corticosteroides pode dificultar a investigação e a evolução do quadro.

Inicialmente, deve-se suspender todas as medicações não essenciais utilizadas, incluindo os antitérmicos. Febre medicamentosa pode se manifestar em qualquer momento após o início do uso da medicação, com uma incidência de até 5%.

Em pacientes em bom estado geral e com boa evolução, o uso de anti-inflamatórios e antibióticos não está indicado.

O uso de antimicrobianos está indicado nos pacientes que estão em regular ou mau estado geral, ou em pacientes com focos infecciosos definidos.

Os anti-inflamatórios, em especial os corticosteroides, apresentam excelente potencial para tratar as doenças autoimunes, grupo expressivo dentro dos quadros de FOI. No entanto, seu uso precoce antes de um diagnóstico estabelecido pode atrapalhar a definição do quadro, além de prejudicar a evolução dos quadros infecciosos e atrasar o diagnóstico de doenças oncológicas. Por isso, o uso de corticosteroides está indicado apenas nos pacientes com alto grau de suspeição para lúpus eritematoso sistêmico e artrite reumatoide juvenil, e em que já tenha sido excluído o risco de doença oncológica.

Mononucleose e síndrome mono-*like*

A síndrome da mononucleose infecciosa inclui todas as adenomegalias febris, acompanhadas ou não de hepatosplenomegalia, que podem cursar com *rash* cutâneo inicial ou tardio, em cuja investigação encontramos hemograma com linfocitose, geralmente com atipia linfocitária significativa. Além da infecção pelo vírus Epstein-Barr propriamente dita, infecção pelo citomegalovírus, toxoplasmose aguda, rubéola, infecção pelo herpes-vírus 6, hepatite A e infecção aguda pelo HIV podem ter apresentação inicial semelhante, caracterizando o que chamamos de síndrome mono-*like*.

Mononucleose infecciosa

Esta é a apresentação mais comum da infecção pelo vírus Epstein-Barr (EBV). O EBV é um DNA-vírus da família herpes, descrito em biópsia de pacientes com linfoma de Burkitt há mais de 50 anos, identificado como agente da mononucleose a partir de anticorpos específicos, IgG e IgM, produzidos por pacientes acometidos.

A manifestação típica é febre, intenso mal-estar, dor de garganta com petéquias ou exsudato, adenomegalia cervical e hepatosplenomegalia. Pode cursar de uma forma oligo ou assintomática e até com quadros muito graves, eventualmente fatais. Costuma passar despercebida ou sem diagnóstico nos lactentes e crianças pequenas.

■ Quadro clínico

Após um período de incubação que varia entre 30 e 50 dias, surgem queixas de mal-estar e cansaço, que após 4 ou 5 dias se acompanham de dor de garganta, febre e adenomegalia cervical dolorosa; o exame da orofaringe costuma evidenciar tonsilas hiperemiadas e hipertróficas, presença de exsudato em até metade dos pacientes e petéquias em palato em até 1/3 dos casos. Além do aumento das cadeias ganglionares, o baço também costuma estar aumentado, atingindo seu pico na segunda e terceira semanas de doença.

A hepatomegalia é menos evidente, apesar do aumento de transaminases ser muito comum e ocorrer precocemente. O exantema maculopapular em tronco e raízes de membros é incomum na apresentação inicial, por vezes tão discreto que não chega a ser notado, podendo aparecer na evolução e, com maior frequência, na eventualidade da introdução de ampicilina ou amoxicilina, para tratamento de suposta amigdalite estreptocócica.

As complicações graves são incomuns, mas a infecção pode acometer praticamente todos os órgãos ou sistemas: miocardite, pneumonite, pleurite, meningite asséptica, encefalite, mielite transversa, trombocitopenia, anemia hemolítica, agranulocitose e até síndrome hemofagocítica e linfomas. Infecção fatal disseminada pode ocorrer em pacientes com deficiência congênita ou adquirida da imunidade celular, mas também em crianças sem qualquer alteração imune conhecida.

A transmissão é interpessoal e o vírus permanece viável na saliva por muitas horas após ser aspergido, mas ainda não se confirmou o papel dos fômites na transmissão. Transfusão sanguínea e transplante são outras formas possíveis de transmissão.

■ Diagnóstico

O diagnóstico laboratorial é feito através de sorologia, pela detecção de anticorpos anticápside viral (VCA), mas o hemograma inicial ou durante a evolução da doença pode auxiliar quando apresenta alterações típicas da doença, como linfocitose acima de 50% e atipia acima de 10% ou além de 1.000/mm³.

A presença de IgM anti-VCA pode ser identificada já a partir da segunda semana de doença, mas desaparece após 4 a 6 meses, enquanto o IgG anti-VCA persiste por toda a vida.

■ Tratamento

O tratamento deve ser apenas sintomático, apesar de o uso de prednisona ser aceito se houver risco de obstrução de vias aéreas superiores pela inflamação tonsiliana, esplenomegalia volumosa, miocardite, anemia hemolítica ou síndrome hemofagocítica. Drogas antivirais apenas se houver replicação viral ativa em pacientes transplantados. Esportes de contato devem ser evitados por 3 ou 4 semanas após o quadro agudo, pelo risco aumentado de ruptura esplênica, proporcional ao aumento do baço durante a doença.

Citomegalovírus

■ Quadro clínico

A infecção pelo citomegalovírus (CMV) é quase sempre assintomática, principalmente em crianças. As manifestações clinicas dependem da idade e da imunocompetência do paciente. Pode ter apresentação clínica que cursa com febre prolongada e hepatite leve, principalmente em adolescentes e adultos jovens, quando entra no diagnóstico diferencial de mononucleose infecciosa. Pacientes com imunodepressão, congênita ou adquirida, podem apresentar pneumonite, colite ou retinite por CMV, acompanhadas de febre, trombocitopenia e leucopenia.

O cenário em que a infecção pelo CMV é mais preocupante é na gestação, posto que a infecção congênita, infelizmente ainda muito comum em nosso meio, além de potencialmente letal, pode causar graves danos ao concepto, como déficit auditivo e atraso no desenvolvimento neuropsicomotor.

O vírus também pertence à família herpes-vírus, contém DNA de fita dupla e o maior genoma da família, com pelo menos 166 proteínas; pode apresentar reativação em caso de imunodepressão, como todos os vírus herpes, e tem cepas com extensa variabilidade genética, o que explica os casos de reinfecção em imunodeprimidos, porém tem alta especificidade pela espécie, causando doença apenas em humanos. Pode ser transmitido por:

- Secreções (saliva ou secreções genitais).
- Via vertical durante a gestação ou no parto.
- Transfusão de sangue ou hemoderivados.
- Transplante de órgãos ou de medula.

O paciente infectado pode eliminar o vírus através de suas secreções por meses depois da doença.

O período de incubação é desconhecido e parece estar relacionado ao tamanho do inóculo, à via de contaminação e ao estado imune do exposto; no transplante geralmente se manifesta entre 1 e 4 meses após a exposição e na contaminação por transfusão, entre 3 e 12 semanas.

■ Diagnóstico

A confirmação diagnóstica se faz através da sorologia, com a detecção de anticorpos específicos IgM, ou da pesquisa de corpúsculos de inclusão citomegálica em material de biópsia, lavados gástrico e bronquioalveolar ou sedimento urinário; a detecção de tais corpúsculos indica o diagnóstico, mas sua ausência não descarta a possibilidade.

A pesquisa de antígenos virais por reação em cadeia de polimerase (PCR) já está disponível em vários centros e, além de rápida, é extremamente sensível. Cultura de vírus também pode ser utilizada, mas tem grande limitação prática pelo longo período necessário para obtermos o resultado.

▪ Tratamento

Nas formas adquiridas da doença, em pacientes previamente hígidos, o tratamento deve ser apenas sintomático, posto que o prognóstico é sempre bom; nos casos graves, entre os pacientes imunodeprimidos, ganciclovir e foscarnet já têm sido usados por vários anos, com bons resultados especialmente no tratamento das retinites, colites e meningoencefalites.

Infecção pelo *Toxoplasma gondii*

O *Toxoplasma gondii* é um protozoário intracelular obrigatório, que acomete vários animais de sangue quente, inclusive o homem. Os felinos são hospedeiros definitivos, pois eliminam o parasita pelas fezes na forma de oocistos contendo esporozoítas, que se encontram em seu intestino; a ingestão destes oocistos em alimentos contaminados, ou mesmo do solo ou da água em que se encontram, pode transmitir o agente.

A forma bradizoíta do parasita costuma formar cistos nos tecidos que atinge, como o cérebro, músculo esquelético, miocárdio e retina, sendo capaz também de transmitir o agente, no caso de ingestão de carne contaminada crua ou malcozida. Já a forma taquizoíta do *Toxoplasma* é a responsável pela infecção congênita e pela reativação de uma infecção latente na eventualidade de uma imunossupressão.

A transmissão entre humanos se dá somente por via transplacentária, transfusão de sangue ou hemoderivados contaminados ou por transplante de órgãos. O período de incubação é de aproximadamente 7 dias, variando entre 4 e 21 dias.

A toxoplasmose congênita pode causar doença muito grave no concepto, inclusive sua inviabilidade, dependendo do momento da gestação em que ocorra; deve ser acompanhada por especialista após o nascimento, posto que precisa de tratamento específico por todo o primeiro ano de vida, além de poder evoluir com sintomas visuais, oculares ou déficits cognitivos, mesmo que não detectados inicialmente, até os primeiros anos de escolarização, como dificuldades de aprendizagem.

▪ Quadro clínico

Abordaremos, portanto, apenas a forma aguda da doença adquirida, já que pode se apresentar de forma semelhante à mononucleose infecciosa. Apesar de ocorrer de forma assintomática na maioria das vezes, sendo detectada fortuitamente em sorologias ou avaliações oftalmológicas de rotina, pode se manifestar com adenomegalia cervical ou generalizada, acompanhada de febre prolongada, cefaleia, mal-estar, mialgia, dor de garganta, hepatosplenomegalia e eventualmente exantema maculopapular no tronco.

Nos pacientes hígidos, a ação conjunta da imunidade celular e da humoral é capaz de bloquear a infecção, restando apenas os cistos teciduais, que podem se reativar em caso de imunodepressão.

▪ Diagnóstico

O diagnóstico aqui também se faz principalmente através de sorologia, sendo o método ELISA o mais utilizado, capaz de detectar IgM e IgG e, se necessário, também a avidez dos anticorpos IgG, para definir se a infecção é recente ou tardia. A detecção de antígenos do parasita no sangue ou em outros tecidos do paciente suspeito, pela técnica de PCR, confirma o diagnóstico.

▪ Tratamento

O tratamento específico não está indicado nas formas agudas da toxoplasmose, exceto em grávidas, nas quais o objetivo é diminuir o risco para o concepto, e nos pacientes imunodeprimidos.

Hepatite aguda pelo vírus da hepatite A

Como a prevalência desta patologia ainda é muito significativa em países subdesenvolvidos e também nos ditos em desenvolvimento, nosso caso permanente, precisamos lembrar das formas anictéricas de hepatite, já que febre, inapetência, adenomegalia, adinamia, hepatomegalia dolorosa, acompanhada ou não de esplenomegalia, são características comuns a todas as doenças estudadas aqui. A coleta de exames iniciais, nas formas anictéricas, não vai ser capaz de identificar a patologia.

A transmissão do vírus A é por via fecal-oral, ou seja, ingesta de água ou alimentos contaminados, e o período de incubação varia entre 2 e 6 semanas. Após uma rápida viremia, os vírus atingem o fígado, onde passam a se multiplicar nos hepatócitos, sendo eliminados pelas vias biliares, e atingem o meio ambiente através das evacuações.

Os doentes devem ficar sob precauções entéricas por 2 semanas após o início da icterícia. Não há tratamento específico, mas recomenda-se a vacinação contra a hepatite A em duas doses com intervalo de 6 meses, a partir de 1 ano de idade. Também deve ser feita profilaxia para os contactantes íntimos suscetíveis com imunoglobulina específica, na dose de 0,02 mL/kg de peso, além da vacinação.

Infecção pelo HIV

A infecção aguda pelo HIV, por também poder se apresentar com os sintomas já referidos, deve ser lembrada em adolescentes com vida sexual ativa, usuários de drogas ou em crianças vítimas de abuso sexual.

O diagnóstico pode ser confirmado por detecção de antígenos virais no sangue do paciente, por técnica de PCR, já que este tipo de apresentação ocorre geralmente 1 mês após a exposição, quando os anticorpos podem ainda não ser detectados, na conhecida janela imunológica, em que mesmo contaminado, a sorologia do paciente ainda é negativa.

O tratamento do paciente HIV-positivo deve ser feito por especialista.

Doenças exantemáticas

Doenças exantemáticas se caracterizam pela presença de quadro cutâneo ou cutaneomucoso, em alguns casos extremamente específico e frequente, como a varicela e o sarampo, em outros variando quanto à apresentação e prevalência, como a rubéola e a doença de Kawasaki. As doenças exantemáticas são comumente associadas ao estudo da pediatria, pois várias delas são doenças próprias da infância, mas não são exclusivas das crianças.

As lesões de pele dos exantemas são descritas como:

- Máculas: lesões planas.
- Pápulas: lesões pequenas, porém perceptíveis ao tato.
- Vesículas: que são pequenas lesões com conteúdo líquido.
- Purpúricas: quando há extravasamento do sangue do leito vascular.
- Morbiliformes — quando há áreas de pele sã entre as lesões.
- Escarlatiniformes: quando o acometimento cutâneo é universal ou difuso.

Pápulas que coalescem ou lesões papulares maiores são ditas placas, chamadas de urticariformes quando acompanhadas de prurido; vesículas maiores são descritas como bolhas ou pústulas, quando apresentam conteúdo purulento; lesões vasculares pequenas são chamadas petéquias e as maiores, de equimoses. As lesões superficiais com cor avermelhada são chamadas eritematosas.

A avaliação detalhada do quadro cutâneo, assim como os sintomas concomitantes e a epidemiologia, facilitam o diagnóstico. A reavaliação precoce dos pacientes em que resta alguma dúvida pode estabelecer a etiologia sem que seja necessária investigação laboratorial.

É indispensável uma história clínica detalhada e um exame físico minucioso para a abordagem de um paciente com doença exantemática. Atenção especial deve ser dada no exame físico aos sinais vitais e à aparência da criança, posto que situações associadas a risco de vida, como meningococcemias, podem ter apresentação inicial cutânea ainda sem sinais clínicos evidentes de sua gravidade. Sempre que possível, a caderneta de vacinação deve ser checada.

A etiologia viral é a mais comum: varicela, sarampo, eritema infeccioso, rubéola, roséola (exantema súbito), citomegalovírus (CMV), coxsackioses e outras enteroviroses, adenoviroses, mononucleose infecciosa, dengue e outras arboviroses costumam cursar com acometimento cutâneo ou cutaneomucoso.

A etiologia bacteriana é menos frequente: escarlatina e infecção pelo *Mycoplasma pneumoniae* são as mais comuns, mas quadros graves como o choque tóxico estafilocócico ou o choque tóxico estreptocócico e as meningococcemias não podem ser esquecidos. Doenças causadas por *Rickettsias*, toxoplasmose e a doença de Kawasaki também são causas importantes no grupo das doenças exantemáticas. Além das doenças infectocontagiosas, no diagnóstico diferencial não podemos nos esquecer das intoxicações, reações alérgicas a medicamentos e das reações vacinais.

Vamos detalhar particularmente apenas as doenças que não serão abordadas em outras partes deste livro.

Varicela

O vírus varicela zoster (VVZ), pertencente ao grupo herpes, causa a varicela ou catapora, assim como o herpes zoster. É doença extremamente contagiosa e sua transmissão se dá tanto por perdigotos quanto por contato com a secreção das vesículas, rica em vírus; a contagiosidade vai desde 1 a 2 dias antes do aparecimento do *rash*, até que a última vesícula se torne crosta; não se vê varicela subclínica em paciente suscetível exposto.

São recomendadas duas doses da vacina contra esse vírus, aos 12 meses e entre 4 e 6 anos, apesar de o Programa Nacional de Imunizações disponibilizar apenas uma dose.

Pacientes hospitalizados por complicações bacterianas ou que desenvolvam a doença depois de internados devem ser submetidos a isolamento de contato e respiratório. O período de incubação varia entre 10 e 21 dias, podendo ser mais curto em imunodeprimidos.

■ Quadro clínico

O exantema pruriginoso é tipicamente centrífugo, iniciando-se habitualmente pelo tronco, mas as lesões se espalham rapidamente; como cada lesão evolui rapidamente (48-72 h) de mácula eritematosa para pápula, vesícula, vesícula umbilicada, pústula e crosta, a característica mais marcante do exantema é o polimorfismo regional das lesões. Lesões em mucosas (oral, nasal, genital) e em couro cabeludo são comuns.

Pacientes imunizados com apenas uma dose da vacina costumam apresentar quadro bastante atenuado da doença, podendo eventualmente dificultar o diagnóstico, que é sempre clínico; a reavaliação precoce deve bastar para a definição. Novas lesões surgem por 3 a 5 dias e as crostas costumam persistir por outros 3 a 5 dias até caírem.

Há uma crença popular incorreta de que a contagiosidade é maior na fase de crostas, provavelmente porque logo após a fase de crostas é que aparece o segundo caso da família, já que exposto normalmente a um inóculo maior, pela intimidade.

Contactantes suscetíveis devem ser vacinados o mais rapidamente possível, caso não tenham recebido as duas doses recomendadas. Imunoglobulina humana específica (VZIG) está indicada apenas no caso de crianças imunocomprometidas ou gestantes, desde que suscetíveis, recém-nascidos de mãe diagnosticada com varicela entre 5 dias pré-parto e 48 h após o parto e recém-nascidos prematuros; a dose recomendada é de 125 UI para cada 10 kg de peso, devendo ser aplicada no máximo até 96 h da exposição.

A descrição da lesão inicial típica do exantema da varicela é a mais perfeita e poética, pelo menos de toda a infectologia pediátrica: "gota de orvalho em pétala de rosa".

■ Tratamento

O uso de salicilatos é proscrito para pacientes com o diagnóstico de varicela, pois implica no risco aumentado de síndrome de Reye, hepatopatia desencadeada pelo uso de salicilatos na vigência de varicela e outras infecções virais.

É importante o acompanhamento clínico do paciente com varicela porque as infecções bacterianas secundárias, além de muito comuns devido às portas de entrada cutâneas, podem cursar com extrema gravidade devido à imunodepressão transitória causada pelo VVZ. Os agentes mais comuns são os estafilococos e estreptococos da pele e as complicações podem variar desde uma simples piodermite, impetigo ou otite, até celulites, osteoartrites e pneumonias.

A reativação do vírus, que fica latente na raiz nervosa após a cura da infecção aguda, é o que corresponde ao herpes zoster; o quadro cutâneo é muito típico, com lesões crostosas em área correspondente à inervação específica (dermátomo), acompanhadas de dor local. Incomum em crianças e adolescentes, é mais frequente em adultos e idosos ou imunodeprimidos.

Rubéola

O vírus da rubéola é um Togavírus, transmitido por perdigotos, entre 1 e 2 dias antes até 7 dias depois da erupção cutânea. O período de incubação varia entre 14 e 21 dias.

■ Quadro clínico e diagnóstico

O exantema maculopapular se inicia na face e progride caudalmente, atingindo os membros em 24 horas, desaparecendo em até 3 dias. Não costuma apresentar outros sintomas significativos, mas pode apresentar adenomegalia cervical antes do quadro cutâneo e cursar com artralgia em mulheres jovens.

Sua evolução é sempre benigna e muitos casos acabam ficando sem confirmação diagnóstica justamente pela apresentação oligossintomática. A sorologia é indispensável em todas as mulheres em fase reprodutiva e ao longo do seguimento pré-natal, posto que a infecção da gestante é a única e grande preocupação relacionada a esta doença. Os bebês acometidos por via transplacentária são considerados infectantes até 1 ano, a menos que a pesquisa de vírus na urina se torne negativa antes disso.

Vacinação é a única forma de prevenção, sendo recomendadas duas doses, aos 12 meses e entre 4 e 6 anos.

Sarampo

O vírus é um Paramyxovírus, também transmitido por perdigotos, desde 2 dias antes do pródromo até 4 dias após o aparecimento do exantema.

Em razão da vacinação universal em crianças, o sarampo é uma doença bastante rara atualmente, apesar de altamente contagiosa.

■ Quadro clínico

O período de incubação varia entre 8 e 12 dias e o período de contágio desde 2 dias antes do pródromo até 4 dias após o aparecimento do exantema. A doença cursa com pródromo febril acompanhado de tosse, cefaleia e prostração intensa; a febre costuma ser alta até o terceiro dia do aparecimento do *rash*, a tosse é seca, porém intensa, e a coriza, abundante, hialina no início do quadro mas que evolui em poucos dias para purulenta. O enantema aparece precocemente e as manchas de Koplik são patognomônicas (pequenas manchas branco-azuladas na mucosa oral hiperemiada, na altura dos primeiros molares inferiores).

O quadro cutâneo aparece inicialmente atrás das orelhas, disseminando-se rapidamente para a face e, em 3 dias, para o corpo inteiro; costuma ser maculopapular eritematoso e morbiliforme. Começa a desaparecer a partir do quarto dia, na mesma ordem em que apareceu, deixando manchas acastanhadas residuais.

A doença pode apresentar complicações como:

- Laringite.
- Traqueobronquite.
- Miocardite.
- A temida pan-encefalite esclerosante subaguda.
- Complicações bacterianas das vias aéreas superiores.
- Pneumonia, que pode ocorrer pela imunodepressão da doença.

Costuma ser mais grave em adolescentes e adultos jovens, mas é causa significativa de óbito em lactentes subnutridos.

■ Diagnóstico

Confirmação diagnóstica pode ser feita pela detecção de anticorpos IgM específicos ou pelo aumento significativo de IgG em amostras pareadas (fase aguda e de convalescença) com pelo menos 10 dias de intervalo, além da identificação do RNA viral pela reação em cadeia da polimerase (PCR) em secreção de vias aéreas, sangue ou urina.

A doença estava praticamente eliminada no Brasil. Em 2018, pacientes infectados chegaram ao norte do país durante onda imigratória vinda da Venezuela, encontrando uma região com menor cobertura vacinal, o que provocou um surto com quase 2.000 casos confirmados em estados da região.

Roséola

Corresponde a cerca de 20% dos casos de primoinfecção pelo vírus herpes 6 (HHV-6); os 80% restantes costumam apresentar um quadro febril inespecífico discreto.

■ Quadro clínico

A apresentação típica é febre acima de 39ºC por 3 a 7 dias, micropoliadenopatia cervical, hiperemia de membranas timpânicas bilateralmente, sintomas respiratórios ou gastrointestinais leves e um *rash* maculopapular que aparece assim que desaparece a febre e dura algumas horas ou pouco mais de 1 dia, daí a alcunha de exantema súbito.

Aproximadamente 10% dos casos apresentam convulsão febril, que não altera o ótimo prognóstico da doença. Eventualmente é confundida com mononucleose infecciosa, pois além do quadro cutâneo e dos gânglios cervicais, pode cursar com hepatite e apresentar hemograma com linfocitose e atipia.

Transmitida por perdigotos, tem período de incubação de 10 dias e alta contagiosidade na fase febril, que corresponde à viremia; já houve descrição de surtos de roséola em berçário e até os 4 anos a prevalência de conversão sorológica é quase universal. Assim, se justifica o pico de incidência entre os 6 meses e os 2 anos de vida, pela proteção transmitida por via transplacentária.

■ Diagnóstico

O diagnóstico costuma ser clínico, mesmo que impreciso, posto que habitualmente cursa sem complicações e a confirmação sorológica não é simples, já que os vírus do grupo herpes podem apresentar reativações.

A roséola ou exantema súbito é doença pediátrica extremamente comum e benigna, mas pode gerar bastante ansiedade nos pais, já que com frequência corresponde ao primeiro quadro de febre alta do bebê e muitas vezes apresenta-se como convulsão febril. Saber ouvi-los e tranquilizá-los é papel importante do pediatra.

Eritema infeccioso

Causado pelo parvovírus B19, transmitido por via aérea através de perdigotos, tem período de contágio desconhecido e período de incubação variando entre 4 e 14 dias.

■ Quadro clínico

Na maioria das vezes, o primeiro sinal da doença é o aparecimento de seu exantema típico, descrito como face esbofeteada, em que uma placa eritematosa intensa cobre cada uma das bochechas, poupando a testa, o nariz e a região perioral; costuma evoluir para os quatro membros, inicialmente nas faces extensoras e depois nas flexoras, e o tronco. Piora na exposição ao calor, e outra característica marcante deste exantema é sua recorrência por muitas semanas depois do quadro agudo.

A criança sempre tem aparência boa, febre aparece em apenas 1/3 dos casos e a evolução quase sempre é benigna, eventualmente cursando com artralgia ou artrite. Por seu eritrotropismo, pode causar anemias graves em pacientes com hemoglobinopatias e até morte fetal no caso de infecção aguda em gestantes.

■ Diagnóstico

O hemograma pode apresentar leucocitose discreta ou eosinofilia, mas o exame confirmatório é a detecção de anticorpos IgM.

Enteroviroses

Vírus Coxsackie do grupo A, numerados de 1 a 24, com exceção do 23 que passou a ser do grupo B; Coxsackie do grupo B, numerados de 1 a 6; Echovírus, numerados de 1 a 33, e quatro enterovírus propriamente ditos são os enterovírus não pólio. São RNA-vírus transmissíveis por via fecal-oral, com período de incubação entre 3 e 6 dias e período de contágio variável.

Pacientes internados precisam de precauções entéricas. Agentes frequentes de exantemas podem cursar com quadros cutâneos dos mais variados tipos, sendo apenas os Coxsackies causadores da doença mão-pé-boca associados a um quadro cutâneo mais típico, em que após um pródromo de anorexia, irritabilidade e febre baixa, lesões vesiculares na mucosa oral evoluem para úlceras dolorosas que limitam ou até impedem a aceitação oral, e pápulas ou pequenas vesículas acometem os dedos e palmas das mãos e plantas dos pés.

As enteroviroses têm evolução espontânea para cura em 7 a 14 dias. O diagnóstico pode ser confirmado por aumento no título de anticorpos em exames com 3 a 4 semanas de intervalo ou pelo isolamento do vírus nas fezes.

Adenoviroses

São DNA-vírus e pelo menos 47 sorotipos podem causar infecção humana, transmitidos através de perdigotos, período de incubação entre 2 e 14 dias e período de contágio variável. Pacientes internados precisam de isolamento de contato. Raramente cursam com quadro cutâneo evidente, mas como são muito frequentes nos períodos de primavera e verão e podem causar pequenos surtos em todas as épocas do ano, acabam assumindo papel mais relevante entre os exantemas.

A presença de infecção de vias aéreas superiores, conjuntivite mucopurulenta e a epidemiologia são mais importantes que o *rash* na suspeita diagnóstica, mas este é maculopapular na maioria dos casos. O diagnóstico é feito através do isolamento do vírus na secreção de nasofaringe ou pela detecção do antígeno por imunofluorescência e também pela elevação do título de anticorpos em duas amostras de sangue colhidas com pelo menos 2 semanas de intervalo.

Estreptococcias

A escarlatina é uma doença exantemática clássica, com quadro cutâneo maculopapular universal, que evolui para áspero com descamação farinácea, causado pela toxina eritrogênica do *S. pyogenes* do grupo A de Lancefield, tipicamente acompanhado de febre muito alta, vômitos e mal-estar, acometimento de mucosa (enantema) também típico, inicialmente com a língua esbranquiçada apesar das papilas inflamadas, evoluindo para uma língua toda inflamada (língua em framboesa).

Também típicos são os sinais de Pastia, exantema mais intenso nas dobras dos braços, e de Filatov, palidez perioral. O diagnóstico é clínico, entretanto o teste rápido estreptocócico tem sido cada vez mais utilizado no diagnóstico diferencial das dores de garganta. O estreptococo também pode causar um quadro sistêmico muito grave chamado síndrome do choque tóxico estreptocócico, relacionado à ação da exotoxina A, que cursa com hipotensão e mais dois dos sinais: alteração da função renal, coagulopatia, alteração da função hepática, necrose de partes moles, síndrome da angústia respiratória do tipo adulto.

Estafilococcias

Os estafilococos causam muito frequentemente vesículas ou bolhas, devendo ser sempre lembrados como possível etiologia na sua presença. A síndrome da pele escaldada é causada por uma toxina esfoliativa de algumas cepas do *S. aureus*, ocorrendo mais comumente em recém-nascidos e bebês, inicia-se com febre, irritabilidade e eritrodermia que evolui rapidamente para bolhas.

A gravidade do quadro é diretamente proporcional à extensão das bolhas e o sinal de Nikolsky é sempre positivo (descolamento da pele por pressão).

■ Diagnóstico

O diagnóstico é feito por biópsia de pele e o tratamento, como o de um grande queimado: cuidados cutâneos, controle hidroeletrolítico intenso e drogas antiestafilocócicas.

A síndrome do choque tóxico estafilocócico é um quadro gravíssimo também causado por toxina (TSST1), definido por critérios clínicos:

- Febre acima de 38,9ºC.
- Eritrodermia difusa.
- Hipotensão.
- Envolvimento de três ou mais dos seguintes órgãos ou sistemas: trato gastrointestinal, rins, fígado, mucosas, sistema muscular, sistema nervoso central, sistema hematológico.
- Descamação das mãos e pés, 1 a 2 semanas depois do início do quadro.

A hipótese diagnóstica se confirma na presença de quatro dos cinco critérios listados, mesmo sem a identificação do estafilococo. Tem alta letalidade e a suspeita e internação precoces são fundamentais para um melhor prognóstico.

Meningococcemias

Caracterizam-se por febre, toxemia e lesões cutâneas, tipicamente petequiais ou purpúricas, mais exuberantes no tronco e nas extremidades, com evolução em horas para equimoses e necrose, choque e óbito. O paciente apresenta-se inicialmente já toxemiado, queixando-se de cefaleia e artralgia, e a abordagem terapêutica agressiva para o choque e antibioticoterapia não costumam ser suficientes para controlar a dramática evolução. Quase sempre correspondem a quadros de extrema gravidade, onde não se encaixam outras doenças exantemáticas.

Dengue

A dengue é a arbovirose mais prevalente no mundo. Transmitida entre humanos por mosquitos, tornou-se endêmica por estas plagas desde o final do século passado, tendo sido descrita clinicamente há mais de 200 anos.

Sua manifestação clínica pode variar bastante, mas pelo seu potencial de gravidade é mister sabermos suspeitar, diagnosticar e tratar o paciente com dengue. O vírus da dengue, flavivírus isolado apenas em 1944, é um RNA-vírus de fita simples que tem quatro sorotipos denominados DEN-1, 2, 3 e 4; apesar de poderem apresentar reação cruzada nos testes sorológicos, não existe proteção por imunidade cruzada, ou seja, cada infecção aguda confere imunidade apenas para aquele sorotipo específico.

Epidemiologia

A dengue é endêmica no Sul e Sudeste Asiáticos, América Central, América do Sul e no cinturão intertropical africano, envolvendo mais de cem países cujas populações atingem quase três bilhões de pessoas, com 300 a 400 milhões de casos por ano no mundo, segundo estimativa da Organização Mundial da Saúde (Figuras 15.1.5 e 15.1.6).

No Brasil, relatos de dengue existem desde o século XIX, sendo a menção mais antiga uma epidemia no Rio de Janeiro em 1846. O sucesso das campanhas de erradicação do *Aedes aegypti* no século passado ajuda a explicar a ausência de casos registrados no país entre 1923 e 1981; com a reintrodução do vetor em 1967, a partir de Belém, foi possível um novo surto, iniciado em Boa Vista, Roraima, acompanhando as epidemias que ocorreram na América Central e no Caribe. As epidemias anuais no Brasil vêm ocorrendo desde 1986, já tendo causado mais de três milhões de casos.

O vírus é transmitido pela fêmea infectada do mosquito *Aedes aegypti* (*albopictus* ou *polynesiensis* também podem transmitir), vetor extremamente eficaz devido à sua capacidade de adaptação às transformações ambientais. Como têm pouca autonomia de voo, procriam-se perto ou mesmo dentro das casas, colocando seus ovos

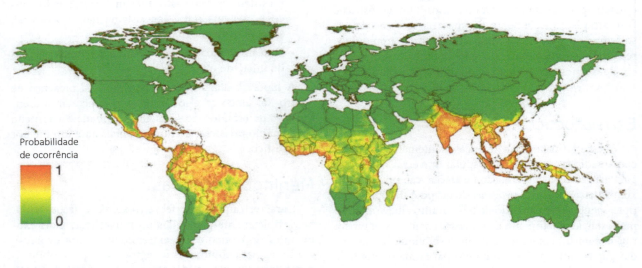

FIGURA 15.1.5. Países sob risco de dengue. Fonte: Nature 496, Apr 2013.

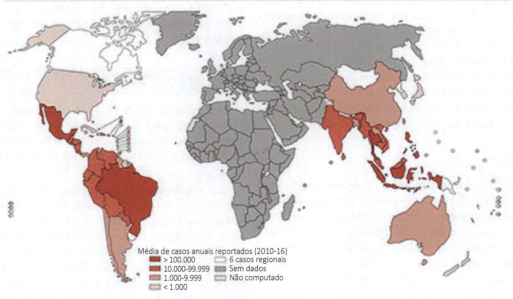

FIGURA 15.1.6. Distribuição mundial da dengue. Fonte: OMS, 2016.

em qualquer recipiente que contenha água parada; as fêmeas são hematófagas, alimentam-se durante o dia e antropófilas, razão pela qual as crianças pequenas e mulheres que ficam em casa durante o dia costumam ser os alvos preferenciais dos insetos.

Logo após o início do período das chuvas, as altas temperaturas tornam o ambiente mais propício para a reprodução do mosquito e aparecem os primeiros casos de dengue. Condições inadequadas de saneamento e higiene tornam ideal o cenário para o surgimento das epidemias.

Para se contaminar, o mosquito precisa picar um paciente nos primeiros 5 dias de doença (na fase de viremia) e, após período de incubação (8 a 12 dias), a fêmea se torna transmissora do vírus até o fim da sua vida (3 semanas).

Quadro clínico

A infecção pode ser assintomática, apresentar-se como dengue clássica ou evoluir para uma forma mais grave, seja a febre hemorrágica ou o choque. Entre 50 e 75% dos casos são assintomáticos e somente uma muito pequena parte dos doentes vai apresentar dengue grave.

Podemos dividir a história natural da doença em três fases: febril, crítica e de recuperação.

■ Fase febril

A fase febril é caracterizada por:

- Febre alta de início súbito.
- Cefaleia.
- Mialgia.
- Adinamia.
- Artralgia.
- Dor retro-orbitária.
- *Rash* maculopapular que acomete face, tronco e membros, não poupando palmas ou plantas.

Anorexia, náusea, vômitos, diarreia e intensa dor abdominal também podem estar presentes. As crianças costumam ter febre mais alta, mas menos sintomas que os adultos; entretanto, lactentes podem apresentar somente choro persistente e irritabilidade e crianças até os 2 anos apenas intensa recusa alimentar e adinamia, sendo destarte necessário um índice de suspeição mais alto para a identificação dos doentes. Após até 7 dias de febre, a grande maioria dos pacientes se recupera gradativamente.

■ Fase crítica

A fase crítica, caracterizada pela defervescência da febre, é a fase em que ocorrem os fenômenos decorrentes da alteração da permeabilidade vascular própria da doença, sendo necessária especial atenção aos sinais de alarme (Quadro 15.1.2), que podem identificar precocemente os pacientes com maior risco de evoluir para a forma grave da doença. Importante frisar que os sinais de alarme costumam ser mais difíceis de detectar na criança pequena.

QUADRO 15.1.2	Sinais de alarme para dengue
• Dor abdominal intensa e contínua	
• Vômitos persistentes	
• Acúmulo de líquidos (derrame pleural, ascite, derrame pericárdico)	
• Hipotensão postural	
• Sangramento de mucosa	
• Hepatomegalia palpável além de 2 cm do rebordo costal	
• Letargia e/ou irritabilidade	
• Aumento progressivo do hematócrito	

Pacientes com sinais de alarme devem ser acompanhados mais de perto, preferencialmente em regime de internação hospitalar, para que se façam imediatamente as intervenções necessárias no sentido de manter a volemia (Tabela 15.1.2). O choque ocorre quando um volume crítico de plasma é perdido através do extravasamento vascular, e sua instalação é muito rápida, apesar de curta duração, podendo levar o paciente ao óbito em menos de 24 horas ou ser revertido também rapidamente se as intervenções forem adequadas e no devido tempo.

O choque prolongado e a consequente hipoperfusão de órgãos resultam no comprometimento progressivo destes, acidose metabólica e coagulação intravascular disseminada, aumentando sobremaneira o risco de morte.

A mortalidade da dengue, desde que haja identificação precoce dos doentes e, principalmente, acompanhamento clínico adequado para reconhecimento dos pacientes graves e intervenções precoces e efetivas na abordagem dos agravamentos, não deve chegar a 1% dos casos.

Diagnóstico

O exame confirmatório do diagnóstico é a detecção do antígeno viral NS1 no soro do paciente ou a detecção de anticorpos específicos pela sorologia (IgM e IgG), provas rápidas, mas nem sempre de fácil obtenção, inclusive pelo custo. A sensibilidade do teste de ELISA para a detecção da proteína NS1 é acima de 90%, podendo diminuir sensivelmente em reinfecções, sobretudo quando muito próximas.

O diagnóstico diferencial inclui:

- Infecções virais agudas como gripe, sarampo, rubéola, enteroviroses, outras arboviroses como Zika e Chikungunya, hantaviroses e riquetsioses (todas doenças febris que cursam com exantema, com exceção da gripe).
- Doenças febris que dependem de exposição a agentes específicos tais como malária, febre amarela, leptospirose e febre tifoide, o que reforça a importância de sempre checarmos a epidemiologia, além de púrpura de Henoch-Schonlein, doença de Kawasaki e até farmacodermias.

Tabela 15.1.2. Sequência de alterações hemodinâmicas			
Parâmetros	Sem choque	Choque compensado	Choque descompensado
Frequência cardíaca	Normal	Taquicardia	Taquicardia intensa, com bradicardia no choque tardio
Extremidades	Temperatura normal e aspecto rosado	Distais frias	Frias, úmidas, pálidas ou cianóticas
Pulso periférico	Forte	Fraco e filiforme	Tênue ou ausente
Enchimento capilar	Normal (2 s)	Prolongado (> 2 s)	Muito prolongado, pele mosqueada
Pressão arterial	Normal para a idade	Normal ou hipotensão	Hipotensão ou PA não detectável
Ritmo respiratório	Normal	Taquipneia	Acidose metabólica, hiperpneia ou resp. Kussmaul
Diurese	Normal 1,5 a 4 mL/kg/h	Oligúria < 1,5 mL/kg/h	Oligúria persistente

Fonte: OPAS Dengue – Manual de atenção aos pacientes.

Tratamento

O tratamento da dengue é apenas suporte, posto que ainda não temos drogas terapêuticas disponíveis.

A intervenção mais importante é a reposição volêmica, que pode ser feita por via oral nos pacientes sem sinais de alarme; reavaliações seriadas devem ser feitas mesmo nos pacientes que são liberados para cuidados em casa, após orientação sobre os sinais de alerta, e nos pacientes com fatores de risco.

A partir da suspeita diagnóstica, que idealmente deve ser confirmada por exames laboratoriais, devemos classificar o doente segundo um grau crescente de gravidade, de A a D, para escalonar o manejo:

- O grupo A é composto pelos pacientes sem nenhum fator de risco, sem sinais de sangramento e sem nenhum sinal de alarme.
- No grupo B há sinais de sangramento ou algum fator de risco.
- Quando houver sinal de alarme ou de choque, respectivamente grupos C e D, recomenda-se a internação.

Os pacientes dos grupos A e B devem ser orientados a fazer hidratação por via oral, ser reavaliados diariamente e, sempre que possível, colher um hemograma, já que aumento do hematócrito, plaquetopenia ou leucopenia severa evidenciam risco de evolução para dengue severa.

Crianças abaixo de 2 anos ou com doenças crônicas (anemia falciforme, diabetes) ou imunodepressoras (síndrome nefrótica, leucoses ou doenças autoimunes) devem sempre ser observadas com maior atenção, pois têm maior risco de apresentarem complicações.

Os pacientes dos grupos C e D devem receber, sempre por via endovenosa, o mínimo volume capaz de manter a estabilidade cardiovascular, devido ao risco de sobrecarga, pelo aumento patológico da permeabilidade vascular. As reavaliações frequentes e seriadas devem garantir a hidratação necessária e suficiente para contornar o período de risco mais crítico (até 48 horas) e os suportes laboratorial e de exames de imagem permitem a detecção imediata de complicações. Pacientes com dengue grave podem precisar de drogas vasopressoras, transfusões de sangue ou hemoderivados e até diálise.

Prevenção

A entrada da vacina tetravalente contra a dengue no mercado abre uma nova perspectiva para o combate à doença, apesar de só poder ser utilizada entre 9 e 45 anos de idade, excluindo as faixas etárias mais sujeitas a evolução desfavorável. Brevemente deve chegar ao mercado outra vacina, desenvolvida aqui no Instituto Butantã, com melhor perspectiva de utilização em larga escala.

Entretanto, estudos de médio e longo prazos da eficácia da proteção vacinal e de seu impacto na disseminação da doença ainda vão demorar para nos ajudar. Mosquitos transgênicos produzidos no Brasil, modificados geneticamente para serem estéreis, já têm sido utilizados em projetos-piloto no Brasil e também no exterior, com resultados promissores na redução substancial da população do *Aedes aegypti*.

A educação da população e, principalmente, a melhoria das condições de saneamento básico e higiene são condições indispensáveis para a diminuição da importância da dengue.

Pelo seu enorme impacto, inúmeras pesquisas sobre a dengue têm sido incrementadas nos últimos anos, além dos esforços que possibilitaram a chegada da primeira vacina. Melhora na abordagem terapêutica, tanto na identificação dos pacientes de risco quanto na reposição volêmica, desenvolvimento de drogas antivirais efetivas, novas modalidades de prevenção na transmissão do vírus e ainda uma maior compreensão da epidemiologia da doença são campos que aguardam avanços para permitir um combate mais efetivo a esse sério problema de saúde pública mundial.

Conceitos-chave

- O grande desafio do pediatra nos casos de FSSL é diferenciar entre as crianças que irão apresentar um quadro autolimitado viral e a pequena parcela que pode evoluir com um quadro de doença bacteriana grave (DBG).
- FOI é um quadro de amplo espectro e que pode ser causado por doenças autolimitadas ou quadros graves. Pacientes com FOI e bom estado geral e exame físico normal têm, na sua maioria, quadros benignos e autolimitados. A mononucleose pode se apresentar de muitas formas diferentes e sempre está entre os diferenciais da FOI.

Questões

Paciente de 8 anos, apresenta quadro de febre até 39°C há 9 dias, associado a mialgia e inapetência. Nega viagens, contato com animais ou familiares doentes. Nega alterações respiratórias e quadro gastrointestinal. Exame clinico: Bom estado geral, corado, hidratado, eupneico. BRNF sem sopros, MV+ sem RA, abdome flácido, RHA+, com fígado a 4 cm RCD e baço a 4 cm RCE. Pele sem lesões. Linfonodos cervicais e inguinais com 1,5 cm, móveis, fibroelásticos.

1. Quais os exames complementares que devem ser solicitados?

    A) Hemograma, hemocultura.

    B) TGO, TGP, GGT, FA.

    C) Ureia, creatinina, sódio, potássio, cálcio, fósforo, ácido úrico e DHL.

    D) Sorologias para mononucleose (Epstein-Barr), citomegalovírus.

2. Quais suas hipóteses diagnósticas?

    A) Síndrome mono-*like*.

    B) Leucemias.

3. Paciente de 18 dias com quadro de febre até 38,3°C há 6 horas, associado a espirros desde o nascimento. Exame clínico completo sem alterações. Qual a melhor conduta:

    A) Coleta de hemograma, hemocultura, proteína C reativa e administração de cefalosporina de 3ª geração.

    B) Internação, coleta de hemograma, hemocultura, proteína C reativa, urina I, urocultura e administração de cefalosporina de 3ª geração.

    C) Internação, coleta de hemograma, hemocultura, proteína C reativa, urina I, urocultura, líquor com quimiocitológico e cultura, radiografia de tórax e administração de cefalosporina de 3ª geração.

    D) Reavaliação em 24 horas, com orientações de retorno e sinais de alerta.

    E) Coleta de hemograma, hemocultura, proteína C reativa e pesquisa de influenza.

4. Os pacientes com síndrome mono-*like* devem sempre ser submetidos à coleta de exames para definição diagnóstica?

5. Como definir a etiologia de uma doença exantemática sem exames laboratoriais?

6. Qual a importância do estadiamento clínico do paciente com dengue e como fazê-lo?

BIBLIOGRAFIA CONSULTADA

- Allmon A, Deane K, Martin K. Common skin rashes in children. American Family Physician. 2015;92(3):211-6.
- APA. Red Book – Report of the Committee on Infectious Diseases. American Academy of Pediatrics; 2015.
- Bryant P, Lester C. Acute childhood exanthems. Medicine. 2014;42:(1):52-6.
- Cherry F, Demmler-Harrison G, Kaplan S. Feigin and Cherry's Textbook of Pediatric Infectious Diseases. 7th ed. Philadelphia: Elsevier; 2013.
- Chusid MJ. Fever of Unknown Origin in Childhood. Pediatric clinics of North America. 2017;64(1):205-30.
- Corti M, Gilardi L. An unusual case of primary Human Immunodeficiency Virus infection presenting as Mononucleosis-like Syndrome and acute aseptic meningoencephalitis. Report of a case and review of the literature. J Family Med Prim Care. 2014;3:279-80.
- Dengue: diagnóstico e manejo clínico. 5ª ed. 2016. Disponível em: <www.portalarquivos.saude.gov.br/images/pdf/2016/janeiro/14/dengue-manejo-adulto-crianca-5d.pdf>.
- Disponível em: <www.who.int/denguecontrol/en/>.
- Disponível em: <www.cdc.gov/dengue/index.html>.
- Greenhow TL, Hung YY, Herz AM. Changing epidemiology of bacteremia in infants aged 1 week to 3 months. Pediatrics. 2012;129(3):e590-6.
- Hurt C, Tammaro D. Diagnostic evaluation of Mononucleosis-like Illnesses. The American Journal of Medicine. 2007;120: 911e1-8.
- Ishimine P. Fever without source in children 0 to 36 months of age. Pediatric clinics of North America. 2006;53(2):167-94.
- Mota M, Terzian A, Silva ML. Mosquito-transmitted viruses – the great Brazilian challenge. Braz J Microbiol. 2016 Dec;47(Suppl 1):38-50 Published online 2016 Oct 27 doi: 10.1016/j.bmj.2016.10.008.
- Simmons C, Farrar J, Nguyen VC, Wills B. Dengue: Current concepts. N Engl J Med. 2012;366:1423-32.
- Tagawa C, Speakman M. Papular rash in a child after a fever. American Family Physician. 2013;87(1):59-60.
- Vishnani R, Malkani R, Topal A, Desai H. Mononucleosis-like drug rash: An interesting case presentation. J Family Med Prim Care. 2014;3:74-6.

Respostas

1) D

2) A

3) C

4) Por se tratarem de doenças com apresentação clínica superponível, ao cuidarmos de pacientes que se enquadrem na "síndrome mono-*like*" devemos sempre buscar definir com certeza o diagnóstico etiológico, mesmo quando não haja muita dúvida, para documentar e encerrar o assunto.

5) Costuma-se dizer que se você não teve certeza do diagnóstico de um exantema na primeira avaliação, reavalie no dia seguinte que suas dúvidas irão se dirimir. Entretanto, a definição etiológica de uma doença exantemática, com exceção da maioria dos quadros de varicela, meningococcemia e escarlatina, deve ser feita com a ajuda de sorologias ou da identificação de antígenos do agente em material biológico, pela técnica de reação em cadeia da polimerase. Esta definição costuma ter impactos positivos no seguimento clínico, principalmente para meninas que porventura venham a engravidar anos mais tarde.

6) A importância do estadiamento clínico do paciente consiste em permitir que a abordagem inicial do paciente seja a mais adequada para sua condição, otimizando os recursos e o pessoal disponível, principalmente em epidemias. A partir dos dados de história, antecedentes pessoais e pesquisa dos sinais de alarme, classificamos o paciente nos grupos A, B, C ou D, sendo o último a dengue grave. A abordagem de cada um dos grupos já está sistematizada e bem estabelecida, de forma a evitar a evolução para a dengue grave ou a letalidade, nos pacientes do grupo D.

15.2 Infecções de Vias Aéreas

- José Gabel
- Luiz Bellizia Neto
- Roberto Bittar

Introdução

Este capítulo trata das principais infecções de vias aéreas que acometem crianças e adolescentes. Serão abordados quadros virais e bacterianos, entre eles: resfriado comum, síndrome gripal, rinossinusite aguda, otite média aguda, otite externa, laringite, coqueluche, amigdalite e conjuntivite.

Resfriado comum

Definição

Resfriado é uma infecção respiratória de vias aéreas superiores, causada, em sua maioria, por rinovírus (RV) e caracterizada por manifestações como coriza, espirros e congestão nasal. Costuma evoluir com tosse pouco produtiva, febre baixa ou moderada (em geral), dores musculares, astenia e anorexia.

É um dos problemas de saúde mais comuns nos ambulatórios e consultórios de pediatria, especialmente nos períodos de outono e inverno, embora geralmente seja autolimitado e desapareça espontaneamente. Crianças pequenas que frequentam creches, berçários e escolas estão sujeitas a contrair de seis a dez resfriados por ano.

Os sintomas do resfriado comum em lactentes e crianças pequenas apresentam pico entre o segundo e terceiro dia da doença e em seguida, melhoram gradualmente em 7 a 10 dias. A tosse pode perdurar por 3 a 4 semanas. Em crianças mais velhas e adolescentes, os sintomas geralmente desaparecem entre 5 e 7 dias.

Etiologia e fisiopatologia

A alternância cíclica e rítmica da congestão e descongestão das fossas nasais é um fenômeno fisiológico que pode variar principalmente em crianças pequenas devido à imaturidade da reação vasomotora da mucosa nasal, levando a períodos longos de obstrução nasal. A obstrução nasal observada entre crianças pode ser causada por alterações da função e fisiologia normais do nariz.

Os principais agentes etiológicos do resfriado comum são os rinovírus (RV), que pertencem à família dos picornavírus e são divididos em três espécies: RV A, B e C e possuem mais de 100 sorotipos descritos. Outros agentes associados ao resfriado são vírus sincicial respiratório (VRS), influenza, parainfluenza, adenovírus e metapneumovírus.

O muco nasal abriga altas concentrações de rinovírus, e sua transmissibilidade se dá por contato através de fala, tosse, gotículas de saliva e espirros. Os vírus podem persistir por horas e até dias em mãos, maçanetas, telefones, tomadas de ligar e desligar, estetoscópios e outros objetos.

A maioria dos RV infecta as células epiteliais por aderência intracelular, mas alguns infectam via receptores de lipoproteína de baixa densidade. IgA específica do rinovírus pode ser detectada após o terceiro dia de infecção, e IgG e IgM, após 7 a 8 dias.

A infecção primária pelo VSR pode ocorrer como um resfriado comum, porém, aproximadamente 25% das crianças menores de 2 anos podem apresentar, em seu primeiro episódio, infecção de vias aéreas inferiores, a chamada bronquiolite, com possibilidade de evoluir para insuficiência respiratória grave, necessitando de assistência ventilatória.

Revisões e metanálises publicadas na revista Lancet, em 2010, estimam que ocorram anualmente em menores de 5 anos no mundo 33,8 milhões de novos episódios de infecções agudas do trato respiratório inferior por VSR e destes, cerca de 10% (3,4 milhões) necessitam de internação hospitalar. Entre 3 e 5% (66 mil a 199 mil crianças) evoluem para óbito, dos quais 99% ocorrem em países em desenvolvimento.

Durante o processo infeccioso viral, bactérias oportunistas podem se instalar nas vias aéreas e causar problemas mais graves em seios da face, tonsilas, faringe, laringe e ouvido médio. É rara a complicação de resfriados com pneumonias, mas é importante estar atento a sintomas como febre alta, dor no peito, cansaço, falta de ar e dificuldade respiratória.

As principais formas de evitar e prevenir resfriados são a higiene ambiental, a higiene das mãos e o uso de máscaras.

Quadro clínico e diagnóstico

Além dos resfriados, a coriza é um sintoma comum em quadros de diferentes etiologias, como rinites, sinusites e síndromes gripais. Diagnósticos equivocados podem levar ao tratamento inadequado e à prescrição desnecessária de antibióticos.

O resfriado comum pode se apresentar com diferentes processos clínicos, entre os sintomas mais comuns temos coriza, espirros e congestão ou secreção nasal e evolui com tosse pouco produtiva e febre (em geral baixa ou moderada). A obstrução nasal é uma reação vasomotora a um estímulo externo, e serve de interface entre o corpo e o meio ambiente.

O diagnóstico é clínico e uma boa anamnese com dados sobre época do ano, frequência de infecções, história familiar de alergia e fatores desencadeantes de sintomas são importantes na avaliação e conduta desses processos.

Tratamento

O tratamento do resfriado comum visa principalmente aliviar os sintomas que incomodam a criança, tais como dificuldade respiratória, tosse intensa, febre, mal-estar e dor.

Entre as terapias sintomáticas deve-se orientar a hidratação adequada com líquidos apropriados para a idade da criança. Líquidos mornos ou quentes auxiliam no relaxamento na mucosa das vias respiratórias, facilitando o fluxo do muco, além de diminuir a viscosidade, tornando mais fácil sua remoção e aliviando a mucosa respiratória.

Além da hidratação, o uso frequente de solução salina na cavidade nasal ajuda no descongestionamento e aumenta o movimento mucociliar, levando à melhora dos sintomas de congestão nasal.

O posicionamento da criança com decúbito elevado a 30° ajuda na expansibilidade pulmonar e nos sintomas de congestão nasal.

Para o desconforto provocado devido à febre nos primeiros dias, podem ser prescritos analgésicos e antitérmicos como paracetamol, dipirona e ibuprofeno.

Medicamentos com venda livre em farmácias, para o combate ao resfriado comum, compostos por associações e combinações de descongestionantes, mucolíticos, expectorantes, anti-histamínicos, antitussígenos, são desaconselhados, porque além de não apresentarem eficácia significativa na evolução natural do quadro, podem cursar com efeitos colaterais indesejáveis.

Síndrome gripal

Definição e histórico

A síndrome gripal, causada pelo vírus Influenza, é motivo de grande preocupação em termos de saúde pública, em função da sua elevada morbimortalidade, seja em crianças, idosos, imunodeprimidos ou portadores de doenças crônicas.

A primeira grande pandemia de gripe ocorreu em 1918, a chamada Gripe Espanhola. Foi a pandemia mais grave na história, ocorreu próximo ao fim da Primeira Guerra Mundial, e matou três vezes mais pessoas que a própria guerra, infectando 20% da população mundial. Morreram cerca de 50 milhões de pessoas entre 1918 e 1920, e estima-se que no Brasil 35 mil pessoas foram a óbito.

O vírus influenza A é responsável por grandes pandemias, acometendo entre 10 e 15% da população no mundo e provocando casos graves em 3 a 5 milhões de pessoas, com mais de 350 mil mortes por ano.

Em 1997 uma cepa virulenta, a chamada "gripe aviária" (influenza A H5N1), causou mais de 600 casos documentados em 15 países, com uma taxa de mortalidade de 60%. Esta cepa compromete tanto as vias respiratórias quanto nervosas e mostrou-se altamente patogênica para os seres humanos. A infecção se dá por contato com aves vivas infectadas e pelas fezes dessas aves, que secam e se transformam em pó, e ao ser inalado provoca a contaminação.

A pandemia de 2009 provocada por vírus da gripe A H1N1, a chamada "gripe suína", causou pânico na comunidade mundial e decorreu da reorganização de genes de vírus suínos, aviários e humanos.

Em 2013, na China, um novo surto de gripe aviária A (H7N9) causou uma série de infecções humanas que foram fatais em mais de 1/3 dos casos e em 2014 houve outro surto altamente virulento de grandes proporções.

Etiologia

O vírus influenza pertence à família *Orthomyxoviridae* e contém um genoma constituído por oito segmentos de cadeia simples de RNA. Existem quatro subtipos — A, B, C e D — sendo que os vírus influenza A e B são responsáveis por epidemias sazonais, principalmente no inverno. O vírus C provoca apenas infecções respiratórias brandas e não se relaciona com epidemias e os vírus da gripe D afetam principalmente o gado e não causam doenças em humanos.

A classificação do vírus influenza A está relacionada com a caracterização de antígenos divididos em subtipos baseados em duas proteínas de superfície que se projetam como picos do envelope lipídico do vírus:

- Hemaglutinina (H), associada ao reconhecimento e à infecção das células do trato respiratório.
- Neuraminidase (N), envolvida na liberação das partículas virais da superfície das células infectadas.

As variantes das cepas virais de influenza A são identificadas por diferenças antigênicas nas suas hemaglutininas (H) e nas neuraminidases (N), enquanto as de influenza B são designadas pela área geográfica onde foram originalmente isoladas. Os subtipos de influenza A H1N1 e H3N2 e de influenza B Yamagata e Victoria, são as principais cepas que circulam na espécie humana e os principais causadores da doença. Subtipos do vírus influenza A de origem aviária, H5N1 e H7N9, podem infectar humanos e causar infecções extremamente graves.

Epidemiologia

A gripe é transmitida através de gotículas respiratórias, perdigotos, contato com secreções e pequenas partículas, que podem percorrer até 2 metros de distância, além de mãos e objetos contaminados por partículas virais.

Os vírus se mantêm ativos em superfícies lisas por até 24 horas após sua eliminação e por meses em água doce e limpa, dependendo da temperatura. O período de incubação varia de 12 a 72 horas e os vírus já circulam nas secreções nasais após 24 horas da infecção. Crianças podem excretar o vírus por até 2 semanas e os imunodeprimidos, por meses.

Crianças de 1 a 5 anos são as principais fontes de contaminação do vírus influenza, e costumam ter cargas virais mais elevadas e eliminação viral mais prolongada do que os adultos, tornando-se transmissores de infecção extremamente eficazes entre familiares e na comunidade. O vírus circula principalmente nos meses mais frios, outono e inverno, e sua transmissão na comunidade é rápida, principalmente em ambientes domiciliares, berçários, creches, escolas e ambientes com baixa circulação de ar.

Estima-se que 20.000 crianças menores de 5 anos de idade, principalmente lactentes, são hospitalizadas anualmente nos Estados Unidos como resultado das complicações da gripe.

O número de mortes associadas à gripe é atualizado a cada semana e pode ser encontrado em www.cdc.gov/flu/weekly.

■ Patogênese

Os vírus da gripe infectam o epitélio do trato respiratório, diminuindo a produção de muco e aumentando a descamação da camada epitelial, principalmente das células epiteliais colunares ciliadas, usando hemaglutininas para se ligar aos resíduos de ácido siálico, e em 4 a 6 horas se replicam e infectam as células vizinhas.

O sistema imunológico participa na proteção contra reinfecções com reações das células de defesas de anticorpos locais e humorais, liberação de citocinas, interferon e fator de necrose tumoral visando inibir a replicação viral e após 10 a 14 dias da infecção, altos títulos de anticorpos séricos podem ser detectados, assim como após a vacinação.

Manifestações clínicas

Os sintomas mais comuns em quadros de síndrome gripal são: febre alta, tosse, coriza, mialgia, cefaleia, dor de garganta, cansaço e astenia.

Pode ocorrer comprometimento de vias aéreas, por exemplo com bronquiolites ou pneumonias bacterianas secundárias, e nos casos mais graves, levar à insuficiência respiratória. Outras complicações que podem decorrer de quadros de gripe são otite, miosite, miocardite, encefalite, mielite e síndrome de Guillain-Barré.

Embora indivíduos adultos jovens sem comorbidades possam desenvolver formas mais graves da doença, os grupos de maior risco de apresentarem formas graves são:

- Gestantes e puérperas (até 14 dias após o parto).
- Idosos acima de 60 anos.
- Crianças abaixo de 2 anos.
- População indígena.
- Indivíduos abaixo de 19 anos, em uso prolongado de ácido acetilsalicílico.
- Obesos com IMC > 40.
- Imunossuprimidos.
- Pacientes portadores de doenças respiratórias crônicas, incluindo a asma.
- Pacientes portadores de doenças sistêmicas com repercussão clínica significativa (p. ex., cardiopatias, doenças hematológicas, nefropatias, etc.).
- Pacientes portadores de doenças neuromusculares (com risco elevado de aspiração).

Diagnóstico

O diagnóstico de influenza depende de evidências clínicas, epidemiológicas e laboratoriais.

A apresentação clínica é muitas vezes indistinguível de outros vírus respiratórios, como vírus sincicial respiratório, parainfluenza, rinovírus, adenovírus e metapneumovírus humano.

Testes rápidos, baseados em técnicas de reação em cadeia de polimerase (PCR), imunocromatografia ou imunofluorescência, podem auxiliar no diagnóstico, embora não sejam obrigatórios para a decisão clínica de se prescrever medicamentos antivirais.

As alterações laboratoriais associadas à gripe não são específicas, sendo que a leucopenia relativa é frequente e radiografias do tórax podem mostrar infiltrados, pneumonias e atelectasias.

Tratamento

A atenção voltada para a educação e o uso de medidas de higiene e barreiras físicas simples, como lavar as mãos, uso máscaras e luvas, não são suficientes para a interrupção no processo de propagação do vírus e a associação com vacinas e medicamentos antivirais melhora a efetividade na redução da proliferação do vírus influenza e outros vírus respiratórios.

Duas classes de drogas antivirais são licenciadas para o tratamento da gripe em crianças: oseltamivir e zanamivir (este contraindicado em crianças menores de 5 anos).

O benefício clínico do tratamento antiviral é maior quando é administrado precocemente, sobretudo nas primeiras 48 horas do início da doença. Os medicamentos reduzem a duração dos sintomas e o risco de complicações (Figura 15.2.1).

Pacientes com fatores de risco para evoluções mais graves (descritos acima) devem iniciar o tratamento o mais breve possível, independentemente de terem sido vacinados e ainda que não se tenha uma confirmação do diagnóstico. Em pacientes sem fatores de risco o tratamento deve ser considerado com base no julgamento clínico e tempo de início dos sintomas.

Vacinas

A vacina utilizada no Brasil é composta por vírus mortos inativados e fragmentados e, por isso, não provoca gripe ou qualquer outra doença.

A imunidade contra gripe começa cerca de 15 dias após a aplicação da vacina. O sistema público de saúde oferece a vacina trivalente, composta por dois tipos de influenza A e um tipo de influenza B. Nas clínicas privadas há dois tipos de vacinas: a trivalente (que é a mesma da rede pública) e a tetravalente (composta por dois tipos de influenza A e dois tipos de influenza B).

As vacinas contra a gripe têm um excelente perfil de segurança. Os efeitos adversos mais comuns são dor e vermelhidão no local da aplicação.

A vacinação é muito importante, principalmente para os grupos de risco. A idade mínima para se vacinar é de 6 meses. Em crianças de até 8 anos de idade a primeira aplicação deve ser realizada em duas doses (com mínimo de 4 semanas de intervalo entre elas) e, a partir daí, deve ser realizada uma dose, anualmente, conforme a Tabela 15.2.1.

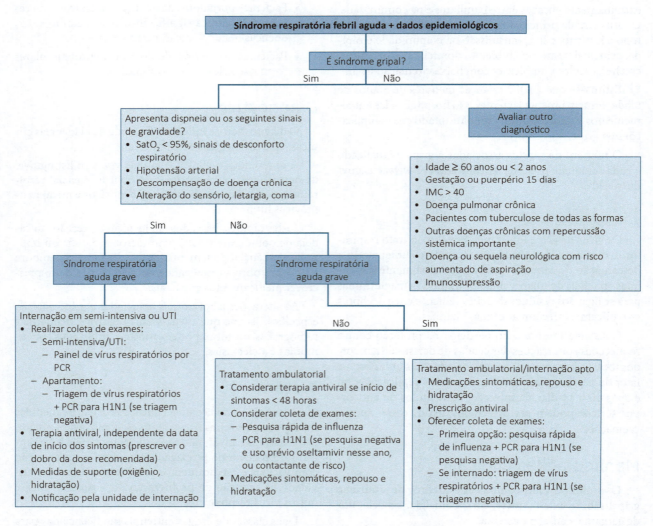

FIGURA 15.2.1. Fluxograma para condução de casos de síndrome gripal. Fonte: Diretrizes assistenciais – Hospital Israelita Albert Einstein (disponível em: <https://medicalsuite.einstein.br/pratica-medica/Paginas/diretrizes-assistenciais.aspx>.)

Tabela 15.2.1. Demonstrativo do esquema vacinal para influenza (sem vacina anterior) por idade, número de doses, volume por dose e intervalo entre as doses

Idade	Nº de doses	Volume	Intervalo
Crianças de 6 meses a 2 anos de idade	2	0,25 mL	Intervalo mínimo de 4 semanas 30 dias após receber a 1ª dose
Crianças de 3 a 8 anos de idade	2	0,5 mL	Intervalo mínimo de 4 semanas 30 dias após receber a 1ª dose
Crianças a partir de 9 anos de idade e adultos	1	0,5 mL	

Fonte: CGPNI/DEVEP/SVS/MS.

Rinossinusite aguda

Definição, epidemiologia e etiologia

A rinossinusite é o processo inflamatório que acomete as estruturas do nariz e as cavidades paranasais. Chamamos de rinossinusite aguda (RSA) quando a duração dos sintomas é de até 4 semanas.

Estima-se que aproximadamente 5 a 10% das infecções de vias aéreas superiores (IVAS) na infância cursam com rinossinusites e 0,5 a 2% podem complicar-se com RSA bacteriana. Como em média as crianças apresentam seis a oito episódios de infecções respiratórias virais ao ano, conclui-se que a RSA bacteriana é bem frequente.

Os principais fatores de risco para a infecção de seios paranasais são a poluição ambiental e o tabagismo passivo (por alterarem os mecanismos de defesa da mucosa respiratória), além de frequentar a creche (pela maior exposição aos vírus respiratórios).

As bactérias mais frequentemente envolvidas nos casos de RSA são o *Streptococcus pneumoniae*, *Haemophilus influenzae* não tipável e a *Moraxella catarrhalis*.

Quadro clínico e diagnóstico

O diagnóstico da RSA bacteriana na criança é essencialmente clínico, baseado na história e no exame físico. Sinais e sintomas de RSA bacteriana são secreção mucopurulenta nasal, dor local e intensa, febre maior que 38°C e doença bifásica (piora após uma recuperação inicial). Além disso, as provas de fase aguda podem estar elevadas (VHS e PCR).

Segundo as diretrizes da Academia Americana de Pediatria, devemos suspeitar de RSA após um quadro de IVAS, em três situações:

1. doença persistente: os sintomas típicos de um resfriado comum não se resolvem em 10 dias e persistem;

2. curso com agravamento: após o resfriado comum o paciente apresenta uma melhora do quadro clínico seguida de um agravamento dos sintomas após o quinto ou sexto dia de doença;

3. sintomas graves desde o início do quadro com febre alta, tosse significativa, secreção nasal mucopurulenta e cefaleia por pelo menos 3 dias consecutivos.

Os exames de imagem como radiografia de seios da face, tomografia computadorizada e ressonância nuclear magnética não estão indicados, pois as mesmas alterações podem estar presentes no resfriado comum. Estes exames, além de encarecer o diagnóstico, podem expor as crianças a radiações ionizantes desnecessárias (no caso da tomografia). Devem ser indicados somente nos casos que apresentarem má evolução e na suspeita de complicações.

Tratamento

Os antibióticos são os agentes terapêuticos mais utilizados no tratamento das RSA. O tratamento de uma criança com RSA não complicada, que não recebeu múltiplos esquemas de antibióticos, pode ser iniciado com amoxicilina 50 mg/kg/dia, em duas doses diárias.

Nos frequentadores de creche e que já receberam outros esquemas de antibiótico indica-se iniciar o tratamento com amoxicilina + ácido clavulânico ou axetil-cefuroxima, que dão boa cobertura aos microrganismos produtores de betalactamase, e maiores doses de amoxicilina (80-100 mg/kg/dia) para a cobertura de pneumococos tolerantes ou resistentes às penicilinas, mais frequentes nessa população.

Caso haja suspeita de hipersensibilidade a estes antimicrobianos, as alternativas de tratamento incluem a azitromicina, claritromicina e clindamicina.

Diversos estudos demonstraram benefícios do uso de corticoide nasal quando usados em conjunto com a antibioticoterapia, particularmente nas crianças maiores, com melhora nos escores de tosse e secreção nasal no final da segunda semana de tratamento. A irrigação nasal com solução salina também é benéfica no tratamento da RSA.

O uso de descongestionantes oral e intranasal e anti-histamínicos não se mostrou efetivo no tratamento da RSA, não existindo evidência para indicar seu uso na prática.

Otite média aguda

Definição e epidemiologia

A otite média aguda (OMA) é uma inflamação da orelha média que cursa com moderado a grave abaulamento da membrana timpânica ou novo episódio de otorreia pós-rompimento da membrana timpânica.

A OMA é uma das causas mais frequentes de visita ao pediatra e a razão mais comum de prescrição de antibiótico nas crianças. A OMA ocorre em todas as faixas etárias, mas é mais prevalente entre 6 a 24 meses de vida.

Após a introdução da vacina pneumocócica conjugada houve uma diminuição da incidência de OMA e de suas complicações.

São fatores de risco para OMA:

- Idade: pico de incidência entre 6 a 18 meses. Quanto mais precoce o primeiro episódio de OMA, maior a chance de a criança apresentar OMA de repetição.
- História familiar de OMA.
- Frequentar creche.
- Aleitamento materno por pouco tempo ou ausente.
- Exposição ao tabaco ou poluição ambiental.
- Uso de chupeta.
- Más condições socioeconômicas.
- Aumento de incidência no outono e inverno.
- Doença de base ou alterações do estado imunológico como síndrome de Down, fenda palatina, rinite alérgica, etc.

Fisiopatologia

A OMA é resultado de interações complexas entre vários fatores. Normalmente o paciente apresenta uma infecção viral precedente que resulta em inflamação da mucosa do nariz, nasofaringe e tuba auditiva. Isso ocasiona a obstrução da trompa de Eustáquio e do istmo, resultando em hipoventilação e pressão negativa, levando ao acúmulo de secreção produzida na orelha média (Figura 15.2.2).

Vírus e bactérias que colonizam o trato respiratório superior entram na orelha média por meio de aspiração, refluxo ou insuflação. O crescimento bacteriano nas secreções da orelha média progride para a supuração, resultando no aparecimento dos sinais clínicos de OMA, como opacificação, hiperemia e abaulamento da membrana timpânica (Figura 15.2.3).

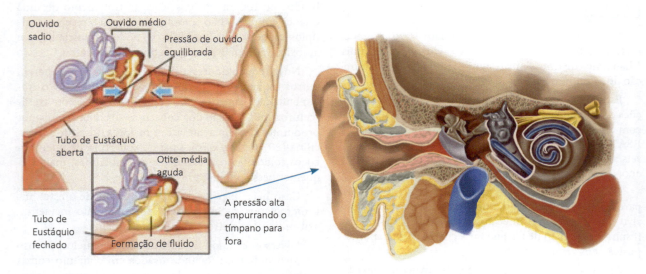

FIGURA 15.2.2. Anatomia do ouvido e fisiopatologia da otite média aguda. Fontes: <http://www.kiblatmuslimah.com/mewaspadai-otitis-media-akut-pada-anak/> e <https://www.aarontrinidade.com/aom>.

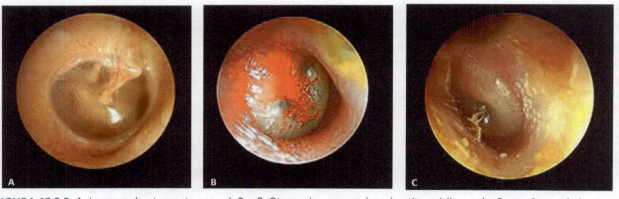

FIGURA 15.2.3. A. Imagem de otoscopia normal. B e C. Otoscopias em quadros de otite média aguda. Fonte: Banco de imagens <https://www.medicalimages.com/>.- imagens RM 01APAX0F / RM 01APAX0H / RM 01B0W607)

Etiologia

Três espécies de bactérias são responsáveis pela maioria dos isolados do fluido aspirado da orelha média: *Streptococcus pneumoniae*, *Haemophilus influenzae* não tipáveis e *Moraxella catarrhalis*. Outras bactérias isoladas menos frequentemente incluem o *Streptococcus* do grupo A, *Staphylococcus aureus*, anaeróbios e bacilos entéricos gram-negativos.

Dados microbiológicos e epidemiológicos sugerem que as infecções virais são frequentemente associadas aos casos de OMA. Com novas técnicas microbiológicas, os vírus têm sido detectados de maneira crescente no fluido da orelha média. Os mais frequentemente isolados são o vírus sincicial respiratório (VSR), picornavírus, coronavírus, influenza, adenovírus e metapneumovírus. É comum a associação de patógenos como o *Streptococcus pneumoniae*, *Haemophilus influenzae* e vírus, como agentes causais de OMA.

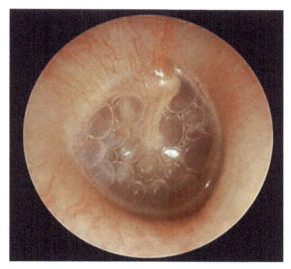

FIGURA 15.2.4. Miringite bolhosa. Fonte: <http://www.portal-ped.com.br/blog/outras-especialidades/otorrinolaringologia/otite-media-com-efusao-recomendacoes-atuais/attachment/otite-media-aguda-com-efusao-imagem-01/>.

Quadro clínico e diagnóstico

A criança com OMA, particularmente os lactentes, podem apresentar sintomas inespecíficos como febre, irritabilidade, apatia, distúrbios do sono, diminuição da aceitação alimentar, vômitos e diarreia.

Febre ocorre em até 2/3 dos casos e temperaturas elevadas maiores que 40°C não são usuais, a menos que acompanhadas de bacteremia ou outro foco de infecção. A otalgia é a queixa mais comum, particularmente nas crianças maiores, sendo o melhor preditor de OMA.

O diagnóstico pode ser confirmado através da realização da otoscopia, com achados de membrana timpânica (MT) hiperemiada, opacificada e abaulada. A presença de nível líquido e diminuição da mobilidade da membrana pode ser avaliada pela realização da otoscopia pneumática, pouco realizada em nosso meio. Também pode ocorrer otorreia, com a saída de secreção mucopurulenta por rompimento da membrana timpânica.

Outros sinais e sintomas que podem ser observados em quadros de OMA são:

- *Otite-conjuntivite*: essa associação é muito frequente, particularmente nos menores de 2 anos de idade. O paciente apresenta conjuntivite purulenta acompanhada de otite média, causada na maioria das vezes por *Haemophilus influenzae* não tipável.
- *Miringite bolhosa (Figura 15.2.4)*: é a inflamação da membrana timpânica que se apresenta com bolhas. A otalgia nesses casos é muito intensa. A etiologia da miringite bolhosa é a mesma da OMA sem bolhas.

Complicações

Complicações da OMA incluem a perda auditiva condutiva, disfunção vestibular, perfuração da MT, mastoidite, petrosite e labirintite.

Complicações intracranianas são raras nos países desenvolvidos e incluem meningite, abscesso epidural, abscesso cerebral, trombose do seio cavernoso, empiema subdural e trombose de artéria carótida.

Tratamento

A dor é um sintoma frequente na OMA e pode ser grave. A analgesia deve ser prescrita para todos os pacientes e, em alguns casos, será a única medida terapêutica adotada. São indicados paracetamol, dipirona ou ibuprofeno.

Descongestionantes e anti-histamínicos não são recomendados, pois os estudos sugerem ausência de benefícios e podem prejudicar a resolução da secreção na orelha média.

Em adição ao controle da dor, existem duas estratégias iniciais recomendadas para uma criança com OMA: o tratamento imediato com antibiótico ou observação por 48-72 h e introdução de antibioticoterapia se os sintomas e sinais piorarem após esse período, pois a maioria dos casos apresenta resolução espontânea. A escolha entre as estratégias depende da idade do paciente e da gravidade da doença (Tabela 15.2.2).

Nos menores de 6 meses a antibioticoterapia deve ser iniciada imediatamente após o diagnóstico. Nos menores de 60 dias de vida diagnosticados com OMA indica-se avaliação laboratorial adicional para se afastar uma infecção bacteriana invasiva.

Crianças com idade entre 6 meses e 2 anos com OMA bilateral ou otite supurada devem ser tratadas com antimicrobiano adequado. Para aqueles com OMA unilateral e sintomas leves indica-se analgesia e observação clínica.

Tabela 15.2.2. Recomendação de tratamento de OMA segundo a idade e o quadro clínico

Idade	Com otorreia	Unilateral ou bilateral com sintomas intensos	Bilateral sem sintomas intensos	Unilateral sem sintomas intensos
< 6 meses	Antibiótico	Antibiótico	Antibiótico	Antibiótico
6 meses-2 anos	Antibiótico	Antibiótico	Antibiótico	Antibiótico ou observação
> 2 anos	Antibiótico	Antibiótico	Antibiótico ou observação	Antibiótico ou observação

Os maiores de 2 anos com resposta imunológica normal, com sintomas leves e sem otorreia, podem ser tratados inicialmente só com analgesia. Os maiores de 2 anos com toxemia, otalgia persistente ou temperaturas maiores que 39ºC nas últimas 48 h, com OMA bilateral ou com otorreia devem receber antibioticoterapia. Para os pacientes com incerteza quanto ao acompanhamento também deve ser instituída a antibioticoterapia.

Nos pacientes que não receberam antibioticoterapia com betalactâmicos recentemente e sem conjuntivite purulenta recomenda-se amoxicilina 50-90 mg/kg/dia, em duas doses diárias, por 10 dias (máximo de 3 g/dia).

Pacientes que receberam betalactâmicos recentemente, com conjuntivite purulenta ou com história de OMA de repetição, devem receber amoxicilina + ácido clavulânico 90 mg/kg/dia (de amoxicilina) em duas doses diárias, por 10 dias.

Se houver falha terapêutica recomenda-se axetil-cefuroxime 30 mg/kg/dia, em duas doses diárias, por 10 dias ou ceftriaxone 50 mg/kg (máximo 1 g) intramuscular, uma vez ao dia, por 3 dias.

Pacientes com história de reação de hipersensibilidade imediata (tipo I) a penicilina (anafilaxia, angioedema, urticária, broncoespasmo) podem receber azitromicina, claritromicina ou clindamicina. Um resumo do tratamento é apresentado na Figura 15.2.5.

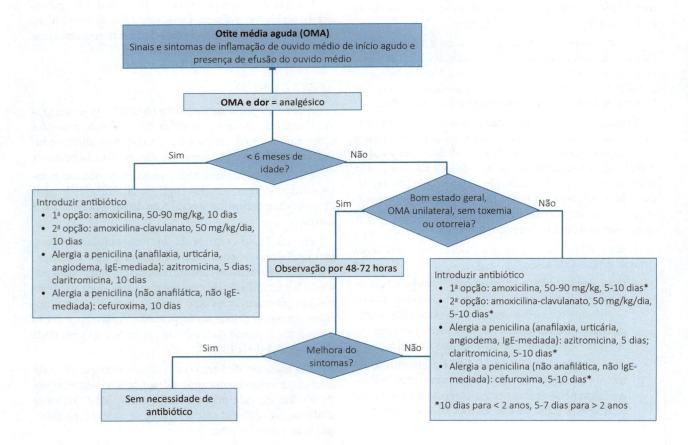

FIGURA 15.2.5. Fluxograma de tratamento da OMA. Fonte: Diretrizes assistenciais – Hospital Israelita Albert Einstein (disponível em: <https://medicalsuite.einstein.br/pratica-medica/Paginas/diretrizes-assistenciais.aspx>.)

Otite externa

Definição, epidemiologia e etiologia

A otite externa (OE) é um processo inflamatório ou infeccioso do conduto auditivo externo. Como esta área é revestida por pele, as inflamações que nela se situam podem ser consideradas como infecções dermatológicas com localização otológica (Figura 15.2.6).

São extremamente frequentes, acometem 3 a 10% dos pacientes com queixas otológicas, sendo que 80% ocorrem nos meses de verão.

Os principais fatores predisponentes são calor, umidade, uso de aparelhos de ampliação sonora ou próteses auditivas, trauma (uso de cotonete ou objetos pontiagudos para a retirada de cera) e prática de natação (ou outras atividades aquáticas).

As bactérias mais frequentemente encontradas são o *Staphylococcus aureus* e a *Pseudomonas aeruginosa*.

Quadro clínico

O paciente apresenta-se com otalgia intensa, intensificada pela compressão do trágus e pela mastigação. Ao exame, o conduto apresenta-se hiperemiado e edemaciado, sendo muitas vezes impossível a introdução do otoscópio. É importante pesquisar na história a presença de fatores predisponentes.

Tratamento

A principal queixa costuma ser a dor e deve ser imediatamente tratada com analgésicos sistêmicos como dipirona, paracetamol ou ibuprofeno.

Normalmente a associação de antimicrobianos e corticosteroides tópicos (gotas otológicas) é utilizada, visando diminuir o processo inflamatório, caso a infecção esteja localizada no ouvido externo, sem extensão para áreas vizinhas.

Os antimicrobianos presentes nas gotas otológicas são aminoglicosídeos (neomicina, gentamicina, tobramicina) ou quinolonas (cirprofloxacina ou ofloxacina).

Caso a infecção se estenda para áreas vizinhas ou haja presença de sintomas sistêmicos, deve ser instituído tratamento com antibióticos sistêmicos, considerando a cobertura dos principais agentes infecciosos (*Staphylococcus aureus* e *Pseudomonas aeruginosa*).

Laringite

É uma doença comum na infância e, por causar inflamação na laringe, provoca estreitamento da região subglótica. O principal sintoma é a rouquidão, que pode ser precedida por infecção no trato respiratório. As alterações na voz natural podem ser provocadas pelas dificuldades decorrentes da passagem de ar pelas vias respiratórias, interferindo na vibração das cordas vocais.

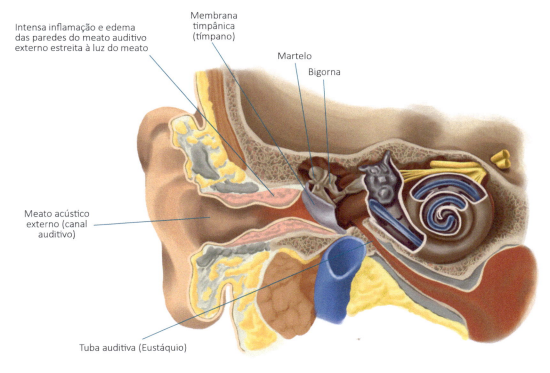

FIGURA 15.2.6. Anatomia do ouvido no quadro de otite externa. Fonte: <https://www.resumoescolar.com.br/biologia/otite-causas-sintomas-e-tratamento/>.

A laringe tem na sua formação anatômica as cartilagens epiglóticas, aritenoides, da tireoide e cricoide, além de músculos e tecidos moles que a revestem (Figura 15.2.7).

Essas estruturas são mais frouxas e mais elevadas nas crianças em relação aos adultos, o que propicia a respiração nasal e gera maior facilidade para processos inflamatórios e infecciosos.

É importante saber que:

- Chamamos de laringite quando a inflamação acomete as pregas vocais e as estruturas inferiores aos ligamentos, ou as estruturas supraglóticas, que vão das pregas vocais à traqueia.
- Chamamos de epiglotite quando a inflamação acomete as estruturas superiores às pregas vocais (pregas aritenoides, aritenoepiglóticas e epiglote).

Crupe é o nome dado ao conjunto de doenças e processos agudos e infecciosos caracterizados por tosse ladrante, rouquidão, estridor inspiratório e dificuldade respiratória. Quando a etiologia desta síndrome é viral, denomina-se crupe viral e a maioria das crianças com laringotraqueíte tem sintomas leves, sem obstrução das vias aéreas. Outras etiologias para síndrome do crupe incluem traqueíte bacteriana e diftérica.

O crupe acomete principalmente crianças na idade de 3 meses a 5 anos, pode ser recorrente e tem história familiar referida em aproximadamente 15% dos casos.

Quando a criança com crupe tem quadros recorrentes da doença, outras etiologias devem ser afastadas, como refluxo gastroesofágico, papilomatose recorrente de laringe, estenose laringotraqueal e anormalidades congênitas.

Etiologia

Os agentes etiológicos mais associados às laringites são os vírus parainfluenza 1, 2 e 3 (responsáveis por 75% das laringites), seguidos por adenovírus, coronavírus, rinovírus, vírus sincicial respiratório e influenza A e B. Em crianças maiores de 5 anos, *Mycoplasma pneumoniae* também é um agente importante.

Outras causas não infecciosas associadas à rouquidão e que devem ser consideradas entre os diagnósticos diferenciais, são:

- Epiglotite.
- Aspiração de corpo estranho.
- Inflamação ou lesões benignas das pregas vocais (p. ex., calos, nódulos, pólipos, hematomas).
- Anomalias congênitas (como traqueomalacia, comum em lactentes de 0 a 3 meses).
- Causas psicogênicas.

Pacientes que apresentam episódios de laringite de repetição devem ser avaliados quanto à possibilidade de causas anatômicas, como papilomatose, anel vascular e cistos laríngeos.

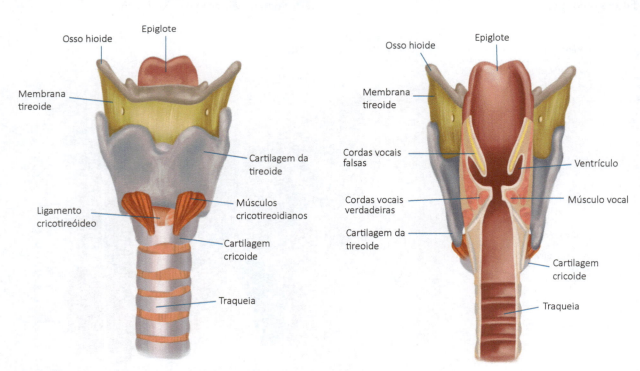

FIGURA 15.2.7. Anatomia da laringe. Fonte: <http://anatomiaonline.com/laringe/>.

Quadro clínico

Crianças são mais acometidas, principalmente na idade de 3 meses a 6 anos, com uma incidência maior entre 2 e 3 anos, preferencialmente em meninos. O quadro clínico se manifesta de forma aguda, podendo evoluir rapidamente e levar à insuficiência respiratória devido ao tamanho reduzido da via aérea nesta faixa etária. Dor (odinofagia), tosse, estridor, febre, dispneia e afonia podem estar associados ao processo inflamatório.

No início, a criança apresenta sintomas leves de resfriado, tosse seca, coriza, febre. A evolução, após 36 a 48 horas, leva à elevação de temperatura, tosse ladrante, rouquidão, além de sinais de insuficiência respiratória (como taquipneia, batimento de asas de nariz, tiragem intercostal, subdiafragmática, de fúrcula, etc.).

Diagnóstico

O diagnóstico é fundamentado no quadro clínico, com base nos seguintes sintomas: tosse estridulosa (acompanhada ou não de rouquidão), estridor inspiratório, dispneia, salivação e guinchos inspiratórios.

Com o processo inflamatório há modificação na mobilidade das cordas vocais devido ao edema e à diminuição do lúmen laringotraqueal, reduzindo o fluxo de ar e provocando estridor.

Para uma melhor avaliação do paciente com suspeita de laringite podemos utilizar um escore para estabelecer a gravidade e nortear a conduta clínica (Tabela 15.2.3).

- Diagnóstico Diferencial

Ainda com base nos sintomas apresentados pela criança, é possível diagnosticar outras condições, conforme a Tabela 15.2.4.

Tratamento

O tratamento da laringite visa a redução dos sintomas e é baseado no uso de corticosteroides e inalação com adrenalina.

Com relação aos corticosteroides, a primeira escolha é a dexametasona, na dose de 0,6 mg/kg (máx. 10 mg), que deve ser utilizada em dose única, considerando seu efeito por tempo prolongado. A administração pode ser

Tabela 15.2.4. Diagnósticos diferenciais

Condição	Características
Laringomalacia	Ocorre em lactentes, em geral é autolimitada, com resolução até os 18 meses de idade. O estridor pode ocorrer tanto em repouso quanto aos esforços, como chorar e mamar. Pode estar associada a distúrbios de sono
Estenose subglótica	Pode ser congênita (decorrente de falha na embriogênese) ou ocorrer em decorrência de intubação orotraqueal. O tratamento pode ser expectante ou através de cirurgia descompressiva da cartilagem cricoide, dilatação com balão e em casos mais graves, traqueostomia
Paralisia de pregas vocais	Pode ser uni ou bilateral, e pode ser causada por anomalias congênitas, malformações ou trauma. O tratamento depende da intensidade das lesões e pode variar desde conduta expectante até procedimentos cirúrgicos (como traqueostomia e reconstrução da laringe)
Tumores na região laríngea	Os mais comuns são os hemangiomas subglóticos e a papilomatose laríngea, provocada pelos HPV 6 e 11. O diagnóstico é feito através de endoscopia. O tratamento no caso dos hemangiomas pode ser expectante, pode-se fazer uso de propranolol e pode ser necessária abordagem cirúrgica, a depender da gravidade. No caso da papilomatose pode ser realizada a ablação das lesões através de técnicas de *laser*
Aspiração de corpo estranho	Pode ser causa de estridor, em geral com início súbito. A confirmação do diagnóstico e o tratamento (retirada do corpo estranho) são realizados por meio da broncoscopia
Epiglotite	Infecção causada por *Haemophilus influenzae* tipo B, que cursa com febre, toxemia, salivação e dispneia. Quadro de elevada morbidade, entretanto a prevalência de epiglotite caiu drasticamente após a implementação da vacinação contra *Haemophilus influenzae* tipo B
Difteria	Causada pelo bacilo toxigênico *Corynebacterium diphtheriae*, é uma doença aguda e grave, cuja transmissão corre por perdigotos. Acomete pessoas de qualquer idade e tem como sintomas dor de garganta, febre, cansaço e palidez. O diagnóstico é feito pela suspeita clínica, cujas lesões são caracterizadas por placas pseudomembranosas branco-acinzentadas, com implantações em tonsilas, retrofaringe, laringe e nariz. A confirmação diagnóstica é feita através de cultura em meios adequados para isolamento do bacilo. O tratamento específico é feito com soro antidiftérico e penicilina. A prevalência de difteria caiu drasticamente após a implementação da vacina DPT

Tabela 15.2.3. Escore clínico adaptado para abordagem da laringite

Sinal	0	1	2	3
Estridor	Ausente	Com agitação	Leve em repouso	Grave em repouso
Retração de fúrcula	Ausente	Leve	Moderada	Grave
Entrada de ar	Normal	Normal	Diminuída	Muito diminuída
Cor	Normal	Normal	Cianótico com agitação	Cianótico em repouso
Nível de consciência	Normal	Agitação sob estímulo	Agitação	Letárgico

Escore total: < 6: leve; 7-8: moderada; > 8: grave.

Fonte: Rothrock SG, Perkin R. Stridor in Children: A review, Update, and Current Management Recommendations. Emerg Med Rep. 1997;18(12):113-124.

realizada por via oral (o comprimido pode ser diluído em água), intravenosa (caso a criança já tenha um acesso venoso) ou intramuscular (se estiver vomitando e sem acesso venoso).

Uma alternativa ao uso da dexametasona, com semelhante eficácia, é a utilização de prednisolona (1-2 mg/kg/dia) por 3 dias.

A inalação com adrenalina é um recurso restrito ao ambiente hospitalar e está indicada nos casos de laringite grave. Seu efeito é imediato e persiste por até 2 h. Recomenda-se o uso de adrenalina na diluição 1:1.000 (0,5 mL/kg, máximo 5 mL), no máximo duas doses na primeira hora.

Outras alternativas que podem ser utilizadas em pacientes com quadro de laringite são:
- Budesonida inalatória.
- Oxigênio umidificado (se $SatO_2 < 92\%$).
- Inalação com heliox (mistura de oxigênio e gás hélio).

Em casos de laringite moderada e grave sem melhora clínica com a medicação após 4 horas de observação, deve ser considerada a internação hospitalar e se necessário a intubação endotraqueal e assistência em unidade de terapia intensiva. A Figura 15.2.8 apresenta um esquema resumindo o tratamento da laringite.

Coqueluche

Definição

Coqueluche é uma infecção bacteriana aguda do trato respiratório, altamente contagiosa, causada pela *Bordetella pertussis*, um cocobacilo gram-negativo e aeróbio.

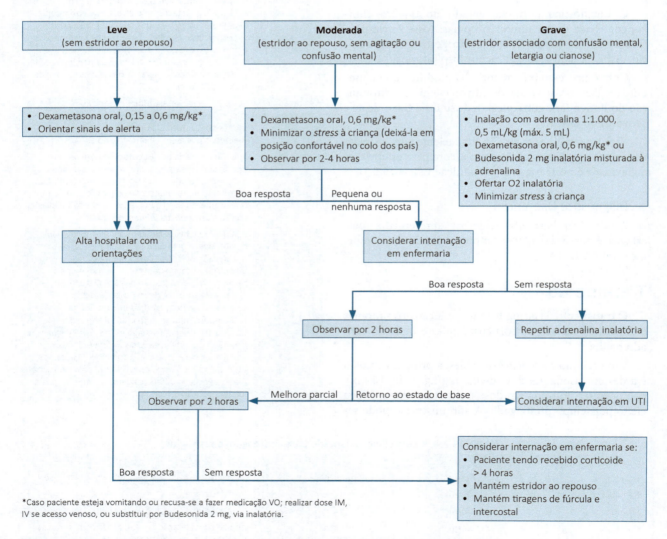

FIGURA 15.2.8. Fluxograma de condução da laringite. Fonte: Diretrizes assistenciais – Hospital Israelita Albert Einstein. Disponível em: <file:///C:/Users/marig/Downloads/Laringite%20em%20crian%C3%A7as%20e%20adolescentes%20(2).pdf>.

A transmissão ocorre principalmente pelo contato direto da pessoa doente com um indivíduo suscetível, por meio de gotículas de secreção de orofaringe eliminadas ao tossir, falar ou espirrar e contato em curta distância, através da via respiratória, predominantemente na fase catarral.

As crianças são o principal reservatório dessa bactéria, sobretudo em áreas de baixa cobertura vacinal, mas em regiões com alta cobertura vacinal os adolescentes e adultos jovens são as principais fontes de transmissão da doença. A coqueluche acomete pessoas de qualquer faixa etária, porém, nos menores de 1 ano de idade não vacinados, ou com calendário vacinal incompleto, ela tende a se apresentar com quadros de maior gravidade e maior risco de complicações.

Epidemiologia

De acordo com estudos da Organização Mundial de Saúde, em 2008 houve aproximadamente 16 milhões de casos de coqueluche e 195.000 mortes infantis. Estima-se que 82% dos bebês em todo o mundo receberam três doses de vacina contra coqueluche, o que evitou 687.000 mortes.

Trata-se de uma doença prevenível por meio da vacinação, e desde 1973 está contemplada no Programa Nacional de Imunizações do Brasil. Entretanto, está sendo considerada uma doença reemergente, já que alguns estudos mostram aumento no número de casos de coqueluche independentemente da faixa etária, justificado pela diminuição da imunidade induzida pela vacina, por mutações e adaptação do patógeno em seu DNA.

A mudança de vacinas de células inteiras (WCV) por vacinas acelulares (ACV) mostra que essas vacinas, em comparação com as vacinas de células inteiras, provocam uma resposta imunológica de menor duração, embora países que mantiveram as WCV também venham apresentando aumento de casos de coqueluche.

O período de incubação da coqueluche em geral é em torno de 7 a 10 dias, podendo variar de 1 a 3 semanas. Já o período de transmissão se inicia de 5 a 10 dias após o contágio e dura até 3 semanas após o início dos sintomas, se não houver utilização de antibioticoterapia.

Patogênese

A doença, causada por toxinas ativas e antígenos da bactéria, pode ser dividida em três fases sucessivas:

a) Fase catarral: com duração de 1 a 2 semanas, é a fase mais infectante e o início é insidioso, semelhante a uma infecção inespecífica do trato respiratório superior, podendo apresentar febre, mal-estar geral, coriza, tosse seca e vômitos.

b) Fase paroxística: com duração de 2 a 6 semanas, apresenta um quadro mais típico, com a tosse se tornando mais intensa, podendo cursar com cinco a dez episódios de tosse durante uma expiração, chegando a 10 a 30 crises em 24 h, principalmente à noite. As crises podem ser desencadeadas por espirros, bocejos, esforços físicos e durante a alimentação. Nesse período, observa-se esforço inspiratório intenso provocando um ruído inspiratório chamado "guincho", resultante da inalação com glote estreitada; pode ocorrer cianose, olhos salientes, salivação, lacrimejamento e estase jugular, salivação, cansaço, lacrimejamento, hemorragia de conjuntivas, petéquias de esforço em face e pescoço, cianose e protrusão da língua; à ausculta, roncos e sibilos. Normalmente, a criança fica assintomática entre os episódios de tosse.

Formas atípicas de manifestação da doença podem ocorrer em bebês. A tosse pode não apresentar as características paroxísticas e não apresentar guincho, podendo ocorrer crises de apneia, insuficiência respiratória, cianose e hipóxia.

c) Fase de convalescência: pode durar semanas até 3 meses, persistindo com diminuição da frequência da tosse e dos paroxismos, mas podem ocorrer paroxismos novamente se o paciente apresentar nova infecção respiratória.

Quadro clínico e diagnóstico

A coqueluche afeta em maior proporção e com maior gravidade lactentes e crianças menores de 6 meses de idade. Em lactentes menores que 3 meses de idade a coqueluche deve ser suspeitada na vigência de tosse, paroxística ou não, respiração ofegante, apneia e cianose. Em crianças mais velhas, sempre considerar casos suspeitos a presença de tosse com 14 dias ou mais dias de duração associada a pelo menos um sintoma de paroxismos ou vômito pós-tosse.

O diagnóstico clínico epidemiológico é presumido, mas pode ser complementado por achados laboratoriais como leucocitose, que se inicia por volta do final da fase catarral e atinge seu pico na terceira semana, com aumento relativo de neutrófilos e aumento relativo e absoluto de linfócitos típicos (em geral 20.000 a 50.000/mm^3 linfócitos, entre a fase catarral e a paroxística).

A radiografia de tórax em geral é ligeiramente anormal na maioria dos recém-nascidos hospitalizados, podendo apresentar infiltrado peri-hilar, consolidações e atelectasias.

Os métodos atuais para confirmação da infecção por *B. pertussis* têm limitações de sensibilidade, especificidade ou praticidade, e o valor relativo depende do cenário, da fase da doença.

Os testes sorológicos para a detecção de alterações nos anticorpos contra antígenos de *B. pertussis* em amostras agudas e convalescentes são os testes mais sensíveis em indivíduos imunizados e são úteis epidemiologicamente.

O padrão-ouro para confirmação do diagnóstico da coqueluche é feito através da cultura bacteriana ou pelo seu isolamento por reação em cadeia de polimerase (PCR) de secreção da orofaringe coletada preferencialmente na fase catarral da doença e antes da introdução de antibióticos.

São sinais de alerta para complicações e gravidade:

- Taquipneia com frequência respiratória acima de 60 movimentos respiratórios por minuto.
- Bradicardia abaixo de 50 batimentos por minuto.
- Contagem de leucócitos superior a 50.000 células/mm^3.
- Hipóxia persistente após os paroxismos.

As complicações da coqueluche são mais comuns entre lactentes, e incluem hipóxia, apneia, pneumonia, hipertensão pulmonar, choque, convulsões pneumotórax, pneumomediastino e enfisema pulmonar.

■ Diagnóstico diferencial

Outros agentes podem provocar sintomas semelhantes aos da coqueluche, a que chamamos de síndrome coqueluchoide. Os principais agentes que devemos considerar no diagnóstico diferencial são:

- *Bordetella parapertussis*.
- *Mycoplasma*.
- *Chlamydia trachomatis*.
- *Haemophilus influenzae*.
- Vírus parainfluenza.
- Vírus influenza.
- Enterovírus.
- VSR (vírus sincicial respiratório).
- Adenovírus.

Além disso, outro diagnóstico diferencial que deve ser considerado nos quadros de tosse persistente é a aspiração de corpo estranho.

Prevenção

As vacinas para a imunização contra a coqueluche estão disponíveis nos postos de vacinação públicos e privados, com vacinas combinadas do tipo tríplice bacteriana DPT (difteria, tétano e coqueluche), de células inteiras e DPTa, acelulares.

Aconselha-se a vacinação de gestantes entre 28 e 32 semanas de gestação com a DPTa, visando a passagem de anticorpos para o feto.

Em casos de exposição em assintomáticos, a vacina também pode ser utilizada como bloqueio para familiares, aqueles que tiveram contatos íntimos, escolares menores de 7 anos não vacinados ou inadequadamente vacinados ou com situação vacinal desconhecida. A ocorrência de eventos adversos após a aplicação, como febre, mal-estar geral, irritabilidade, dor, eritema, enduração local, reações vasovagais com hipotensão e hipotonia, sudorese e convulsões, é relatada.

A contraindicação para a vacina é orientada em casos de anafilaxia após vacinação e em casos de encefalite, após 1 semana de se ter tomado a vacina.

A quimioprofilaxia após o contato com um caso suspeito ou confirmado de coqueluche é considerada uma estratégia de baixo impacto.

Tratamento

Os lactentes com menos de 3 meses de idade com suspeita de coqueluche geralmente são admitidos no hospital, assim como muitos entre 3 e 6 meses de idade, a menos que os paroxismos observados não sejam graves.

Também deve ser considerada a internação nos casos de prematuros, crianças com transtornos cardíacos, pulmonares, musculares ou neurológicos subjacentes, uma vez que estes pacientes têm alto risco de doença grave e potencialmente fatal.

A Tabela 15.2.5 apresenta as opções de antibioticoterapia de acordo com a faixa etária da criança.

Tabela 15.2.5. Orientações de antibióticos para o tratamento clínico da coqueluche				
Idade	**Drogas recomendadas**			**Droga alternativa**
	Azitromicina	**Claritromicina**	**Eritromicina**	**SMX-TMP**
< 1 mês	10 mg/kg/dia 1 ×/dia por 5 dias	7,5 mg/kg/d 2 ×/dia por 7 dias	Não recomendada	Contraindicada em menores de 2 meses
De 1 a 5 meses	10 mg/kg/dia 1 ×/dia por 5 dias	7,5 mg/kg/d 4 ×/dia por 7 dias	40 mg/kg/dia 4 doses, durante 14 dias	> 2 meses: TMP 8 mg/kg/dia e SMX 40 mg/kg 2 ×/dia por 14 dias
> 6 meses	10 mg/kg/dia 1 ×/dia por 5 dias	7,5 mg/kg/d 4 ×/dia por 14 dias	40 mg/kg/dia 4 doses, durante 14 dias	> 2 meses: TMP 8 mg/kg/dia e SMX 40 mg/kg 2 ×/dia por 14 dias
Adolescentes e adultos	500 mg 1 ×/dia por 5 dias	500 mg 1 ×/dia por 7 a 14 dias	2 g/dia em 4 doses por 7 a 14 dias	TMP 320 mg e SMX 1.600 mg 2 ×/dia por 14 dias

A imunoglobulina humana ou imunoglobulina humana antipertussis não tem valor terapêutico.

■ Complicações

As principais complicações de coqueluche são: anorexia, epistaxe, petéquias, hematoma subdural, epidural ou espinal, melena, aparecimento de hérnia umbilical ou inguinal, prolapso retal, pneumotórax, enfisema, atelectasias, bronquiectasias, pneumonia, otite média e convulsões.

Tonsilites

As tonsilites estão entre as causas mais frequentes das consultas médicas da infância e adolescência. Seu diagnóstico e tratamento corretos têm importante implicação na prevenção das complicações, no uso adequado de exames e antibióticos, bem como podem evitar absenteísmo desnecessário na escola e no trabalho.

Etiologia

O *Streptococcus pyogenes*, ou estreptococo beta-hemolítico do grupo A de Lancifield, é a causa mais importante das faringo-tonsilites bacterianas em crianças e adultos, sendo raro até os 2 anos de vida, infrequente até os 3 anos e com pico de incidência entre 5 e 6 anos.

É uma bactéria gram-positiva esférica, beta-hemolítica, que se transmite por inalação ou contato com secreção respiratória.

Quadro clínico

Os sintomas são súbitos, e em geral cursam com febre, dor de garganta, cefaleia, náuseas, vômitos e dor abdominal. Nestes casos, na ausência de coriza e tosse, o *Streptococcus pyogenes* (GAS) é o principal suspeito. Quando ocorrem sintomas como tosse, coriza, estridor laríngeo, conjuntivite ou diarreia, a etiologia viral é quase certa.

No exame físico em geral se observa hiperemia da orofaringe, com ou sem exsudato, presença de petéquias no palato e linfadenopatia cervical. A presença de petéquias no palato é um sinal que tem alto valor preditivo para infecção pelo *Streptococcus pyogenes*.

Quando o quadro de amigdalite é acompanhado de exantema difuso, trata-se da escarlatina. A escarlatina é causada por algumas espécies de estreptococos do grupo A que produzem uma toxina eritrogênica. O exantema desaparece à digitopressão e localiza-se ao longo das dobras flexoras (axila, região inguinal e antecubital). Uma descamação pode ocorrer após alguns dias, principalmente quando se demora para iniciar-se a antibioticoterapia.

Diagnóstico

O objetivo principal do diagnóstico é diferenciar quais pacientes têm estreptococos do grupo A. Em pacientes com sintomas virais evidentes como tosse, coriza, os testes diagnósticos não são necessários, bem como o uso de antibióticos.

Somente o julgamento clínico em geral não é acurado suficientemente para diagnosticar a infecção por estreptococos do grupo A e geralmente leva a um uso excessivo de antibióticos. O padrão-ouro para a detecção do estreptococo é a cultura da orofaringe, com sensibilidade de 90%. A cultura pode detectar também o gonococo, dependendo da coleta e técnica de inoculação. Por outro lado, o exame não distingue entre colonização e infecção e demora alguns dias para que se obtenha o resultado.

Outra ferramenta bastante útil para a confirmação do diagnóstico é o teste rápido de estreptococo em orofaringe, um imunoensaio capaz de detectar em poucos minutos a presença de antígenos do GAS na orofaringe, com especificidade de 95 a 99% e sensibilidade de 70 a 90%. Este teste tem a vantagem de ser pouco invasivo (coletado através de *swab* de secreção da orofaringe) e de rápido resultado, mas também não diferencia entre colonização e infecção, além de ter uma sensibilidade menor que a da cultura de orofaringe.

Testes rápidos para vírus, como vírus sincicial respiratório, influenza A e B e vírus Epstein-Barr estão disponíveis, mas não devem ser indicados rotineiramente. Podem ser utilizados caso a caso, a depender do quadro clínico.

■ Diagnóstico diferencial

Além dos agentes infecciosos, condições inflamatórias não infecciosas, destacando-se, entre estas a PFAFA (febre periódica associada à estomatite aftosa, faringite e adenite cervical), são cada mais vez mais diagnosticadas atualmente. Para maiores informações sobre PFAPA, consulte o Capítulo 19 (Doenças Reumatológicas).

As faringites também podem ocorrer por agentes irritantes. Entre os vírus destacam-se o adenovírus, o enterovírus, o herpes simples e o vírus Epstein-Barr.

– Adenovírus

O adenovírus é um vírus DNA transmitido pelas gotículas do trato respiratório, pelos olhos e pelas fezes. Ele pode permanecer infectante por até 2 semanas em temperatura ambiente, podendo infectar indiretamente através de objetos ou superfícies contaminadas.

Em geral os sintomas são de um resfriado ou infecção das vias aéreas superiores com febre, coriza e tosse, faringite exsudativa e conjuntivite.

– Enterovírus

O enterovírus é um vírus RNA cuja transmissão se dá por via fecal, oral ou por vias respiratórias, mais comum em meses quentes. Em geral os sintomas são de febre, coriza, tosse e dor de garganta. Muitos apresentam diarreia e pode ocorrer um *rash* cutâneo.

Alguns enterovírus podem causar a herpangina (aftas em cavidade oral) ou a doença de mão, pé e boca. O exsudato amigdaliano é raro.

– Herpes-vírus

O herpes-vírus é um vírus DNA cuja transmissão se dá por fluidos corporais infectados, feridas orais ou do trato genital. Entre os herpes-vírus, o HSV 1 é o que mais comumente causa infecção oral. O HSV 2 se transmite principalmente por contato sexual, mas pode ser causa de faringite após contato orogenital.

Em geral, os sintomas são de febre, linfadenopatia cervical, hiperemia da orofaringe, gengivoestomatite caracterizada por lesões ulceradas e vesiculares, envolvendo a mucosa bucal e lábios, poupando a faringe posterior. Adolescentes e adultos com HSV podem ter faringite leve sem as lesões típicas.

– Vírus Epstein-Barr

É um herpes-vírus que causa a mononucleose. A transmissão se dá por contato com fluidos corporais, mais comumente pela via oral. O período de incubação é longo, de 4 a 7 semanas, e os sintomas podem durar de 1 a 3 semanas, com febre, fadiga, faringite, linfadenopatia e hepatosplenomegalia. No hemograma se nota linfocitose atípica evidente.

Pode ocorrer um *rash* de morfologia variável, especialmente se for iniciada antibioticoterapia com amoxicilina.

– Neisseria gonorrhoeae

Outra bactéria que deve ser lembrada é a *Neisseria gonorrhoeae*, que é um diplococo gram-negativo transmitido por contato sexual e sexo urogenital, e pode causar infecção assintomática ou com os sinais clássicos de febre, dor, hiperemia e linfadenopatia.

Tratamento

O tratamento visa a redução da duração dos sintomas, a redução do período de transmissão, a diminuição das complicações e a prevenção da febre reumática, desde que o antibiótico seja iniciado com menos de 9 dias do início dos sintomas.

O tratamento clássico se faz com penicilina benzatina 600.000 unidades para crianças com peso inferior a 27 kg e de 1.200.000 unidades para crianças com peso acima de 27 kg. Outras penicilinas são indicadas, e a droga de escolha é a amoxicilina na dose habitual de 50 mg por kg por dia, por 10 dias. As cefalosporinas e a clindamicina também podem ser usadas, sendo que a clindamicina é efetiva na erradicação do GAS daqueles pacientes que continuam positivos mesmo após o uso da penicilina.

O risco de contágio é praticamente ausente 12 horas após início do tratamento, podendo-se retornar às aulas ou ao trabalho, desde que esteja clinicamente apto.

Complicações

As complicações agudas mais comuns são o abscesso retrofaríngeo e o abscesso peritonsilar. As complicações tardias são a febre reumática e a glomerulonefrite aguda. O abscesso retrofaríngeo e o abscesso peritonsilar acontecem mais frequentemente em crianças do que em adultos, pelas condições anatômicas como pescoço mais largo, músculos cervicais mais frouxos, língua proporcionalmente maior, orofaringe menor e região subglótica estreita.

■ Abscesso retrofaríngeo

É secundário à disseminação linfática, eventualmente decorrente de um trauma, corpo estranho ou instrumentação cirúrgica. É mais comum em crianças abaixo de 6 anos com sintomas não específicos.

Pode ocorrer dor cervical e rigidez de nuca, taquipneia e estridor, e em casos mais severos, hipoxemia e cianose. Durante o exame clínico não se deve tentar forçar a visualização com o abaixador de língua por risco de ruptura do abscesso e aspiração secundária.

O diagnóstico deve ser feito através de radiografia lateral cervical em inspiração e em extensão completa; um alargamento anormal do tecido mole pré-vertebral faz o diagnóstico. A presença de gás e um nível líquido, bem como corpos estranhos, assim como a perda da lordose cervical são outros sinais sugestivos.

A tomografia com contraste é necessária para informar a localização precisa e diferenciar um abscesso verdadeiro de uma celulite retrofaríngea. Se a drenagem for realizada, culturas geralmente revelam flora polimicrobiana incluindo *Staphylococus aureus*, várias espécies de estreptococos e anaeróbios. Portanto, deve-se iniciar antibiótico com terapia empírica incluindo a cobertura para estafilococos.

Em 25% dos casos o tratamento clínico é suficiente. A drenagem é indicada nos casos refratários, quando há um abscesso maduro. Nestas situações a intubação orotraqueal deve ser cuidadosa, seguida da drenagem intraoral cirúrgica. Uma alternativa é a aspiração com agulha guiada pela tomografia, que é menos traumática para os tecidos vizinhos e evita uma anestesia geral. Ao se realizar a drenagem deve-se ter muito cuidado para evitar aspiração pulmonar do material purulento.

■ Abscesso peritonsilar

O abscesso se forma entre a tonsila e a sua cápsula, e é a infecção profunda mais comum em cabeça e pescoço em adultos (mais comum do que em crianças). A tonsilite crônica é um fator predisponente para formação de abcessos peritonsilares.

A etiologia em geral revela *Streptococcus pyogenes*, *Staphylococcus aureus*, *Haemophilus influenzae* B, *Neisseria gonorrhoeae* e os anaeróbios como *Fusobacterium*, *Peptostreptococcus*, *Prevotella* e *Bacteroides*, que são bacilos gram-negativos, e parte da flora normal da boca e do trato genitourinário feminino.

Os sintomas em geral são febre, dor, alteração da voz ("voz de batata quente"), trismo, otalgia e odinofagia. Ao exame clínico pode-se notar um edema ipsolateral com deslocamento inferomedial da tonsila infectada e desvio da úvula.

Um ultrassom intraoral ou cervical ajuda no diagnóstico, e a tomografia com contraste ou ressonância magnética por vezes é indicada quando há suspeita de disseminação para tecidos vizinhos ou mais profundos.

O tratamento se dá através de aspiração ou drenagem cirúrgica e terapia com antibiótico por 14 dias. A antibioticoterapia deve cobrir aeróbios e anaeróbios, sendo a clindamicina uma boa opção. O risco de recorrência é de 15%.

A drenagem cirúrgica feita pelo otorrinolaringologista é considerada o tratamento padrão-ouro, mas estudos não mostram diferenças entre a punção e a drenagem. A amigdalectomia não é indicada na fase aguda, porém se os abscessos são recorrentes indica-se 3 a 6 meses após a infecção.

Conjuntivites

O olho vermelho é o sintoma mais comum a algumas afecções da conjuntiva ocular. O diagnóstico diferencial é importante para determinar um tratamento específico e se o encaminhamento ao oftalmologista é necessário.

Definição

A inflamação da conjuntiva se manifesta com hiperemia e edema da mesma, resultando no "olho vermelho ou rosa". Várias causas infecciosas e não infecciosas causam a hiperemia conjuntival.

As pálpebras são muito importantes na defesa dos olhos, e sua posição e função previnem o ressecamento da superfície ocular e promovem a reposição da lágrima pelo piscar. A lágrima dilui e remove as impurezas e os micróbios da superfície ocular e possui vários componentes de defesa como lisozima, lactoferrina, IgA e citocinas. As células de Goblet produzem mucina, que inibe a aderência de micróbios no epitélio. Os lípides das glândulas meibomianas, localizadas ao longo da margem palpebral, podem reduzir a evaporação e prevenir o ressecamento do olho. Além disso, a conjuntiva contém um espectro completo de células imunocompetentes.

Quadro clínico

Os sinais de conjuntivite são diversos, incluindo sensação de corpo estranho, prurido, queimação e fotofobia.

Sinais associados incluem hiperemia, epífora, exsudação aquosa ou purulenta, quemose e presença de papilas, folículos ou granulomas, membranas ou pseu-domembranas, além de linfadenopatia pré-auricular ou submandibular.

Classificação

A conjuntivite tipicamente é classificada pela sua aparência microscópica na formação de folículos ou papilas na conjuntiva. Os folículos são pequenos acúmulos translúcidos, avasculares de células plasmáticas e linfócitos. Eles são essencialmente focos bem circunscritos de hipertrofia linfoide. A conjuntivite folicular usualmente indica infecção viral ou um microrganismo intracelular (p. ex., *Chlamydia trachomatis*) ou menos comumente uma reação medicamentosa.

As papilas são acúmulos fibrovasculares que têm um tufo vascular central. Inicialmente são pequenos, mas podem coalescer em inflamações severas e erosivas, criando papilas gigantes. A reação papilar da conjuntiva geralmente indica uma infecção bacteriana extracelular.

As papilas têm uma predileção pela conjuntiva palpebral superior, e os folículos podem ser vistos normalmente na localização do fórnix interior, e são chamados de foliculite linfoide benigna.

■ Conjuntivite bacteriana hiperaguda

Corresponde a uma conjuntivite aguda de início rápido. A conjuntivite por *Neisseria gonorrhoeae* ou *Neisseria meningitidis* é rara, mas grave, e caracteriza-se por uma secreção hiperpurulenta com formação de pseudomembrana, inflamação intensa da conjuntiva, hemorragia subconjuntival frequente, quemose, edema palpebral e linfadenopatia pré-auricular. Se há suspeita de infecção por *Neisseria*, devem-se colher cultura e bacterioscopia imediatamente. Se for identificado um diplococo gram--negativo intracelular, deve-se encaminhar com urgência para o oftalmologista, pois a *Neisseria* pode infiltrar-se no epitélio da córnea e em 24-48 horas pode haver perfuração da mesma, levando a perda visual permanente.

Tanto a conjuntivite por *Neisseria gonorrhoeae* como a por *Neisseria meningitidis* devem ser tratadas com antibiótico parenteral como ceftriaxona intramuscular ou endovenoso. A hospitalização é geralmente recomendada e a antibioticoterapia tópica pode ser feita com fluoroquinolonas. Recomenda-se a lavagem frequente da conjuntiva com soluções salinas balanceadas para remover o exsudato e células inflamatórias e melhorar a penetração dos antibióticos tópicos.

A infecção concomitante por *Chlamydia trachomatis* deve ser considerada, pois a associação é frequente devido à transmissão sexual.

Conjuntivite causada por gonococo ou *Chlamydia* fora do período neonatal sugere abuso sexual infantil e deve ser reportada.

Em paciente que tem doença por *Neisseria gonorrhoeae* os parceiros sexuais devem ser avaliados e tratados para *Neisseria gonorrhoeae* e *Chlamydia trachomatis*.

Pacientes que têm conjuntivite por *Neisseria meningitidis* devem ser avaliados para doença meningocócica ou meningite e tratados de acordo.

■ Conjuntivite bacteriana aguda

A conjuntivite bacteriana aguda pode ser causada por vários patógenos, incluindo *Staphylococcus aureus*, *Streptococcus epidermidis*, *Streptococcus pneumoniae*, *Moraxella catarrhalis* e *Pseudomonas*. Antes da imunização de rotina, o *Haemophilus influenzae* tipo B também era causa frequente.

A apresentação clínica pode variar de uma leve hiperemia com pouca secreção purulenta até inflamação conjuntival significativa com descarga purulenta moderada. Geralmente é benigna e autolimitada. A antibioticoterapia empírica com antibióticos tópicos como fluoroquinolonas ou polimixina/trimetoprim pode ser indicada para se abreviar a duração e reduzir o tempo de contágio. Na maioria das vezes não se indica a realização de cultura ou bacterioscopia antes do início do tratamento, a não ser que a infecção ocorra durante o período neonatal. Para casos graves, recorrentes ou refratários se indica cultura e bacterioscopia.

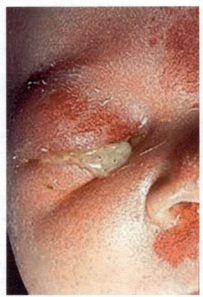

FIGURA 15.2.9. Conjuntivite neonatal. Fonte: <https://www.medicalimages.com/imageSearcher.do?keywords=conjunctivitis%20newborn&isMedical=1&logKeywords=1>.

■ Conjuntivite bacteriana crônica

A conjuntivite bacteriana crônica define-se como a persistência dos sintomas por mais de 4 semanas. Os microrganismos mais frequentemente isolados incluem o *Staphylococcus aureus*, a *Moraxella catarrhalis* e mais frequentemente a *Chlamydia* (tracoma ou conjuntivite de inclusão). Pode ocorrer com mais frequência nos pacientes que têm patologias crônicas como obstrução do canal lacrimal, dacriocistite, blefarite, síndrome da pálpebra caída e epibléfaro. Estes diagnósticos devem ser afastados quando se avalia uma criança com conjuntivite crônica.

Além disso, tumores malignos da conjuntiva e pálpebra, mais vistos em adultos, devem ser considerados.

■ Conjuntivite neonatal

É definida como uma conjuntivite de início nas primeiras 4 semanas de vida (Figura 15.2.9) e as causas mais frequentes são o *Staphylococcus aureus*, *Streptococcus epidermidis*, *Streptococcus pneumoniae* e *Moraxella catarrhalis*. Também podem ser causadas por *Chlamydia trachomatis*, *Neisseria gonorrhoeae* e herpes *simplex* (HSV).

■ Por *Chlamydia*

Filhos cujas mães não tratam infecções por *Chlamydia* têm 30-40% de chance de ter conjuntivite e 10-20% de chance de ter pneumonite. A conjuntivite por *Chlamydia* se desenvolve de 5 a 14 dias após o parto e pode ser uni ou bilateral. Inicialmente os bebês têm uma secreção aquosa que progride para mucopurulenta. Outros sinais incluem edema palpebral, conjuntivite papilar e formação de pseudomembrana.

O risco de conjuntivite por *Chlamydia* nos EUA caiu muito pelo uso de eritromicina no RN, aplicada dentro de 1 hora após o nascimento. Antigamente o diagnóstico laboratorial era realizado identificando-se corpos de inclusão basofílicos intracelulares, através de um esfregaço conjuntival, com uso de Giemsa ou pelo isolamento em cultura. Ambos têm baixa sensibilidade, difícil execução e não estão disponíveis facilmente. Testes de amplificação de ácido nucleico como a PCR são mais sensíveis que a cultura e outros testes.

Com frequência a conjuntivite por *Chlamydia* é acompanhada de pneumonite. Mais de 50% dos bebês que têm conjuntivite por *Chlamydia* têm infecção concomitante em outros locais como nasofaringe, trato genital ou pulmões. Por esta razão todos estes bebês devem ser tratados sistemicamente com eritromicina por 14 dias. Não há necessidade de terapia tópica. Os pais devem ser avaliados e tratados, por ser uma infecção sexualmente transmissível.

– Por *Neisseria*

A *Neisseria gonorrhoeae* é uma bactéria muito mais virulenta que a *Chlamydia*, e é uma das poucas bactérias que podem penetrar no epitélio corneano. Felizmente a oftalmia gonocócica pode ser prevenida com a profilaxia logo após o nascimento. Para os RN, a solução aquosa tópica com nitrato de prata a 1% ainda é no nosso meio o método utilizado para prevenção. Embora eficaz para a *Neisseria*, não previne a infecção por *Chlamydia*, além de poder causar lesão às células epiteliais, tornando-as mais suscetíveis a outros patógenos.

As pomadas de tetraciclina ou eritromicina são utilizadas de rotina nos EUA para profilaxia. A iodopovidina a 2,5% é outro agente utilizado para prevenção da oftalmia neonatal, com resultados superiores ao nitrato de prata e à eritromicina, sendo efetiva para os patógenos bacterianos e virais. Algumas maternidades brasileiras já utilizam a iodopovidina de rotina, e há um Projeto de Lei Estadual de 2015 que propõe a substituição do nitrato de prata por ela em todas maternidades do estado de São Paulo.

Se o bebê nasce de uma mãe com gonorreia, o RN deve receber uma dose única de 125 mg de ceftriaxone (25-50 mg/kg para prematuros ou baixo peso), pois a medicação tópica isolada não é suficiente. Clinicamente a oftalmia gonocócica se manifesta por uma conjuntivite hiperaguda que ocorre 24 a 48 horas após o nascimento. Os bebês apresentam edema palpebral intenso, quemose intensa, e uma secreção purulenta copiosa. Nestes casos a antibioticoterapia sistêmica com ceftriaxone na mesma dose também está indicada, e a medicação tópica não é necessária, embora possa ser associada para se reduzir mais rapidamente a secreção conjuntival. Além disso a lavagem frequente com solução salina é recomendada e ajuda na inflamação conjuntival.

Os recém-nascidos com conjuntivite gonocócica devem ser avaliados para infecção sistêmica, com readmissão ao hospital caso tenham tido alta da maternidade.

– Por HSV

O HSV é outro patógeno importante na oftalmia neonatal. O diagnóstico com frequência é feito de forma tardia porque em geral se trata empiricamente de pensar em conjuntivite por *Chlamydia* ou gonococo. Pode ser a única manifestação da doença de pele, olho e boca pelo HSV neonatal, e tipicamente se manifesta de 6 a 14 dias após o parto. Entretanto a infecção herpética pode aparecer logo após o parto nos casos de ruptura prematura das membranas e demora ao nascer. Vesículas herpéticas clássicas podem estar presentes nas bordas das pálpebras, auxiliando num diagnóstico precoce, mas em geral estão ausentes.

A consulta oftalmológica é recomendada para se confirmar o diagnóstico e tratamento. Todos os recém-nascidos com HSV ocular necessitam ser readmitidos para avaliação completa de doença sistêmica e infecção do SNC. Mesmo quando se pode afastar uma infecção disseminada, recomenda-se o tratamento com aciclovir endovenoso na dose de 60 mg/kg/dia divididos em três doses por 2 semanas, e agentes antivirais tópicos como trifluridina são necessários.

■ Outras infecções oculares por *Chlamydia trachomatis*

Além da oftalmia neonatal, a *Chlamydia* também causa outras duas síndromes oculares, o tracoma e a conjuntivite de inclusão do adulto. Os sorotipos A, B e C causam tracomas que ainda são epidêmicos em partes da África, Ásia, Oriente Médio, América Latina e Austrália. É a maior causa de cegueira no mundo. A infecção inicial é chamada de tracoma ativo, caracterizada por tufos brancos na parte inferior da pálpebra superior. Também podem se formar na junção da córnea e esclera (*limbus*) que em sua resolução deixam pequenas ulcerações, chamadas de *Herbert pits*.

■ Síndrome oculoglandular de Parinaud

A síndrome oculoglandular é uma condição rara caraterizada por uma conjuntivite unilateral granulomatosa com notada linfadenopatia pré-auricular ou submandibular ipsolateral. A etiologia mais frequente é a infecção pela *Bartonella henselae* causa da doença da arranhadura do gato. Outra manifestação da mesma infecção é a neurorretinite, que envolve a cabeça do nervo óptico e a retina, causando perda parcial da visão. Outras causas incluem a *Chlamydia trachomatis*, *Franciella tularensis*, *Micobacterium tuberculosis*, entre outros.

A investigação sorológica pode ajudar incluindo a sorologia para *Bartonella henselae*. A cultura conjuntival, outras sorologias e a biópsia podem ser indicadas também. O tratamento é específico dependendo do agente etiológico identificado.

■ Conjuntivite viral

A causa mais comum é o adenovírus. As culturas usualmente não estão indicadas, a não ser que haja secreção purulenta abundante ou nos casos crônicos. O tratamento sintomático deve ser feito com compressas frias e lágrima artificial várias vezes ao dia. Se for usado colírio com lágrima artificial mais que quatro vezes ao dia é importante que seja sem preservativos, pois podem causar uma conjuntivite química.

O uso rotineiro de antibioticoterapia tópica deve ser desencorajado, e os corticosteroides, contraindicados. Se os sintomas pioram ou persistem, considerar o encaminhamento ao oftalmologista.

É importante aconselhar o paciente que a conjuntivite tipicamente piora nos primeiros 4 a 7 dias, e pode demorar até 2 semanas ou mais para se resolver completamente, se não houver envolvimento da córnea. Também é importante educar o paciente que a conjuntivite viral é extremamente contagiosa, aconselhando-o a não tocar nos olhos, cumprimentar com as mãos, compartilhar toalhas e outras fontes de contaminação viral. Devem ser aconselhados a lavar suas mãos frequentemente, minimizando a transmissão. É recomendado restringir as atividades no trabalho e na escola até que a secreção tenha se resolvido.

■ Febre faringoconjuntival

A febre faringoconjuntival é causada por adenovírus dos tipos 3, 4, 5 e 7. Ocorre normalmente em crianças pequenas e pode levar a epidemias comunitárias. Caracteriza-se por febre, faringite e conjuntivite folicular, podendo causar lesões pontilhadas no epitélio da córnea que necessitam de encaminhamento ao oftalmologista. O tratamento é de suporte, a conjuntivite é autolimitada, e usualmente não dura mais que 10 dias.

Herpes *simplex*

A conjuntivite por herpes *simplex* geralmente se apresenta em concomitância com a erupção cutânea vesicular herpetiforme em algum lugar na face. Caracteriza-se por uma conjuntivite folicular unilateral e nódulo pré-auricular palpável.

Se há suspeita clínica de HSV, deve-se encaminhar prontamente ao oftalmologista pelo risco de envolvimento corneano, que é frequente. Pode passar despercebida sem um exame mais detalhado com uso de fluoresceína e lâmpada de fenda.

O tratamento depende da ausência ou presença de envolvimento corneano e da sua extensão e profundidade, e inclui antivirais como aciclovir e corticosteroides tópicos como a trifluridina a 1%. O uso de esteroides tópicos isoladamente é contraindicado; as recidivas são frequentes. Em toda criança que tenha tido infecção por HSV no passado, e que se apresenta com um olho vermelho, deve-se pensar em recorrência.

Conjuntivite alérgica e imunomediada

A conjuntivite sazonal atópica é uma reação de hipersensibilidade imediata mediada por IgE. Geralmente desencadeada por aeroalérgenos como poeira, mofo, esporos, pólens e pelos de animais. A degranulação dos mastócitos libera histamina e outros mediadores inflamatórios que resulta em vasodilatação, edema e recrutamento de células inflamatórias como eosinófilos. Os sintomas são quemose conjuntival, que se manifesta como um edema pálido de aparência gelatinosa, edema palpebral e secreção aquosa ou mucoide. Ocorre tipicamente minutos após a exposição ao alérgeno.

O tratamento deve ser baseado na severidade dos sintomas e inclui compressas frias, lágrima artificial, anti-histamínicos tópicos, estabilizador de mastócitos, agentes anti-inflamatórios não esteroides e uso seletivo de corticosteroides tópicos para casos severos, estes em geral vistos pelo oftalmologista.

Outros sintomas de atopia, como rinite e asma, em geral estão presentes e devem ser tratados.

Conjuntivite química (drogas, toxinas, químicos)

O exemplo típico é a conjuntivite por nitrato de prata, usado na profilaxia da conjuntivite neonatal. Esta começa poucas horas após o colírio e dura de 24 a 36 horas. Cerca de 90% dos bebês que recebem o colírio de nitrato desenvolvem uma conjuntivite leve e transitória, com inflamação conjuntival e epífora. Este efeito, juntamente com a lesão do epitélio corneano, levou nos EUA à descontinuação do seu uso na profilaxia do pós-parto imediato.

Doença de Kawasaki

A doença de Kawasaki é uma doença sistêmica inflamatória de causa desconhecida, e está abordada em outro capítulo deste livro. A conjuntivite vista na doença de Kawasaki é bilateral e não purulenta (conjuntivite seca). Classicamente há ausência de inflamação perilímbica. Se há secreção purulenta associada ou crostas, material deve ser colhido para pesquisa de adenovírus.

Considerações práticas

Quando se examina o paciente com conjuntivite aguda, primeiro é importante diagnosticar se a infecção é viral ou bacteriana, ou alguma outra condição menos comum. Os patógenos bacterianos são mais comuns na conjuntivite aguda nas crianças. Nestes, alguns sinais sugerem a etiologia bacteriana, como ser bilateral, secreção ocular purulenta, e a concomitância com otite média aguda. Quando estes sintomas ocorrem, deve-se prescrever antibióticos para se abreviar o tempo de doença. Entretanto, como já mencionado, a maior parte destas é autolimitada. Obviamente, quando há concomitância com uma OMA, o tratamento sistêmico com antibióticos está indicado.

A conjuntivite viral é mais frequentemente unilateral no início, e a secreção ocular por ser serosa ou aquosa ("lacrimejamento excessivo"). Sintomas virais concomitantes como coriza, faringite e adenopatia cervical, são úteis para o diagnóstico. Nestes casos, somente sintomáticos estão indicados. Compressas frias podem aliviar os sintomas e diminuir a inflamação. Se houver secreção abundante, compressas mornas podem ajudar a remover as secreções. Limpar as secreções com um lenço fino e limpo, e lavá-los para evitar a transmissão para outras pessoas da casa. Lencinhos descartáveis são uma ótima opção.

Em todas situações, as crianças devem ser orientadas a ausentar-se dos berçários/escolas até que a secreção ocular tenha resolvido por completo (ou está presente somente ao despertar matinal) e o desconforto ocular também tenha se resolvido.

Conceitos-chave

- Resfriado é uma infecção respiratória de vias aéreas superiores caracterizada por manifestações como coriza, espirros e congestão nasal e que costuma evoluir com tosse pouco produtiva, febre baixa ou moderada (em geral), dores musculares, astenia e anorexia.

- O tratamento do resfriado comum visa principalmente aliviar os sintomas que incomodam a criança, tais como dificuldade respiratória, tosse intensa, febre, mal-estar e dor.

- A síndrome gripal, causada pelo vírus influenza, é motivo de grande preocupação em termos de saúde pública, em função da sua elevada morbimortalidade seja em crianças, idosos, imunodeprimidos ou portadores de doenças crônicas.

- O tratamento da síndrome gripal pode ser realizado com medicações como o oseltamivir. Pacientes considerados como grupos de risco (menores de 2 anos, imunossuprimidos, portadores de doenças crônicas) devem iniciar o tratamento frente à suspeita clínica.

- A rinossinusite aguda (RSA) é o processo inflamatório que acomete as estruturas do nariz e das cavidades paranasais.

- As bactérias mais frequentemente envolvidas nos casos de RSA são o *Streptococcus pneumoniae*, *Haemophilus influenzae* não tipável e a *Moraxella catarrhalis*.

- O diagnóstico da RSA bacteriana na criança é essencialmente clínico, baseado na história e no exame físico.

- A otite média aguda (OMA) é uma inflamação da orelha média que cursa com moderado a grave abaulamento da membrana timpânica.

- Os agentes etiológicos responsáveis pela maioria dos casos de OMA são *Streptococcus pneumoniae*, *Haemophilus influenzae* não tipáveis e a *Moraxella catarrhalis*.

- O tratamento da OMA deve ser baseado no controle da dor. Em alguns casos está indicada a introdução imediata de antibiótico, enquanto em outros há possibilidade de observação clínica e reavaliação em 48-72h. A escolha entre as estratégias depende da idade do paciente e da gravidade da doença.

- A otite externa (OE) é um processo inflamatório ou infeccioso do conduto auditivo externo. Os principais agentes etiológicos são o *Staphylococcus aureus* e a *Pseudomonas aeruginosa*.

- Os agentes etiológicos que estão mais associados às laringites são os vírus parainfluenza 1, 2 e 3, seguidos por adenovírus, coronavírus, rinovírus, vírus sincicial respiratório e influenza A e B. Em crianças maiores de 5 anos, *Mycoplasma pneumoniae* também é um agente importante.

- O diagnóstico de laringite é fundamentado no quadro clínico, com base nos seguintes sintomas: tosse estridulosa, estridor inspiratório, dispneia, salivação e guinchos inspiratórios.

- O tratamento da laringite visa a redução dos sintomas e é baseado no uso de corticosteroides e inalação com adrenalina.

- Coqueluche é uma infecção bacteriana aguda do trato respiratório, altamente contagiosa, causada pela *Bordetella pertussis*, um cocobacilo gram-negativo e aeróbio.

- O padrão-ouro para confirmação do diagnóstico da coqueluche é feito através da cultura bacteriana ou pelo seu isolamento por PCR.

- O tratamento da coqueluche é feito com base em macrolídeos (azitromicina, claritromicina ou eritromicina) ou sulfametoxazol + trimetoprim.

- As tonsilites bacterianas são causadas pelo *Streptococcus pyogenes*. Trata-se de uma infecção rara até os 2 anos de vida, infrequente até os 3 anos, e com pico de incidência entre 5 e 6 anos.

- O padrão-ouro para a detecção do estreptococo é a cultura da orofaringe, com sensibilidade de 90%. Outra ferramenta bastante útil para a confirmação do diagnóstico é o teste rápido de estreptococo em orofaringe, com especificidade de 95 a 99% e sensibilidade de 70 a 90%.

- O tratamento de escolha da amigdalite é feito com penicilina benzatina ou amoxicilina.

- Alguns sinais sugerem conjuntivite de etiologia bacteriana, como ser bilateral, secreção ocular purulenta, e a concomitância com otite média aguda. Quando estes sintomas ocorrem, deve-se prescrever antibióticos para se abreviar o tempo de doença.

- A conjuntivite por *Neisseria gonorrhoeae* ou *Neisseria meningitidis* é rara mas grave, e caracteriza-se por uma secreção hiperpurulenta com formação de pseudomembrana, inflamação intensa da conjuntiva, hemorragia subconjuntival frequente, quemose, edema palpebral e linfadenopatia pré-auricular. Deve ser tratada com antibiótico parenteral (como ceftriaxona).
- A conjuntivite viral é mais frequentemente unilateral no início, e a secreção ocular pode ser serosa ou aquosa. Sintomas virais concomitantes como coriza, faringite e adenopatia cervical são úteis para o diagnóstico. Não há tratamento específico, mas sintomáticos, como colírios lubrificantes, que podem aliviar os sintomas.
- Não é recomendada a prescrição de antibióticos para conjuntivite não bacteriana.

Questões

1. Quais os grupos de risco para desenvolver formas graves e complicações na vigência de uma síndrome gripal?

2. Quais são as principais bactérias envolvidas na ocorrência de rinossinusites bacterianas?

3. Quais as diferenças no quadro clínico de OMA em lactentes e em crianças maiores?

4. Quais os principais agentes etiológicos associados às otites externas?

5. Quais os principais sintomas da laringite? Quais as principais drogas utilizadas no seu tratamento?

6. Qual o agente etiológico da coqueluche? Qual a principal classe de medicações utilizada no seu tratamento?

7. Qual a faixa etária mais frequente das tonsilites bacterianas?

8. Quais os principais achados no exame clínico que sugerem tonsilite bacteriana? O julgamento clínico é suficiente para o diagnóstico? Quais exames complementares podem auxiliar?

9. Com relação à profilaxia da oftalmia neonatal, podemos afirmar que:
   a) O nitrato de prata é efetivo para prevenção para *Chlamydia*.
   b) Não é preconizado seu uso rotineiro quando o pré-natal é realizado adequadamente.
   c) A eritromicina não é eficaz para prevenção da oftalmia gonocócica.
   d) A iodopovidina é eficaz contra os agentes habitualmente causais.
   e) A oftalmia por *Chlamydia* não é comum no nosso meio.

10. Sobre o tratamento das conjuntivites, assinale a alternativa correta:
    a) As conjuntivites bacterianas devem necessariamente ser tratadas com colírios contendo antibióticos.
    b) As crianças com conjuntivites virais podem continuar a frequentar normalmente a escola ou creche.
    c) As conjuntivites bacterianas em geral são unilaterais e há maior produção de secreção purulenta.
    d) O tratamento da conjuntivite neonatal gonocócica pode ser feito com colírio de nitrato de prata isoladamente.
    e) O tratamento dos recém-nascidos com conjuntivite por *Chlamydia* deve ser feito com eritromicina oral por 14 dias, não sendo necessário o uso de colírios.

BIBLIOGRAFIA CONSULTADA

- American Academy of Ophthalmology. Conjunctivitis. Preferred Practice Pattern. San Francisco, Calif: American Academy of Ophthalmology; 2003. Acessado em: fev. 2010. Disponível em: <http:// one.aao.org/CE/Practice Guidelines/PPP.aspx/>.
- American Academy of Pediatrics Subcommittee on Management of Acute Otitis Media. Diagnosis and management of acute otitis media. Pediatrics. 2004;113:1451.
- Avadhanula V, Rodriguez CA, Devincenzo JP, et al. Respiratory viruses augment the adhesion of bacterial pathogens to respiratory epithelium in a viral species- and cell type-dependent manner. J Virol. 2006;80(4):1629-36.
- Baker CJ, Long SS, Kimberlin DW, McMillan JA, eds. Red Book: Report of the Committee on Infectious Diseases. Elk Grove Village, IL: American Academy of Pediatrics; 2012. p. 553-566.
- Bass JB Jr., Turpin-Saunders SR. Coughing Up Answers: A Community's Response to Pertussis. N C Med J. 2013;74(5):420-424.
- Berezin EN. Coqueluche: Recomendações Atuais. Departamento de Infectologia da Sociedade Brasileira de Pediatria. Disponível em:< http://www.sbp.com.br/show_item.cfm?id_categoria=52&id_detalhe=4342&tipo_detalhe=s>.
- Bricks LF, Domingues CML, Carvalhanas TRMP, Pereira SF, Moraes JC. Influenza em crianças: o que há de novo. J Health Bio Sci. 2014 Jul-Set ;2[3]:125-134.
- Bricks LF. Coqueluche. In Amato Neto V. Atualizações, orientações e sugestões sobre imunizações. São Paulo: Editora Atheneu: 2011. p. 168-175.
- Bricks LF. Pertussis: novas estratégias de vacinação para prevenção de uma antiga doença. Journal of Health & Biological Sciences (Fortaleza). jun. 20131(2):73,. ISSN: 2317-3076. Disponível em: <http://201.20.109.36:2627/index.php/medicina/article/view/19/26>.
- CDC. Get smart: Know when antibiotics work. Otitis media: Physician information sheet (pediatrics) Disponível em: <http://www.cdc.gov/getsmart/campaign-materials/info-sheets/child--otitismedia.html>. Acessado em: 09 fev. 2011.
- Centers for Disease Control and Prevention (CDC). Information for parents: Tdap Vaccine for Preteens and Teens. [Internet] [Citado 13 Agosto 2014]. Disponível em: <http://www.cdc.gov/vaccines/teens>.
- Centers for Disease Control and Prevention. Pertussis (Whooping Cough). Diagnosis Confirmation. Disponível em: <http://www.cdc.gov/pertussis/clinical/diagnostic-testing/diagnosis-confirmation.html>.
- Cherry JD, Harrison R, Bradley JS, et al. Pertussis in young infants -- Guidance for clinicians. May 2010, updated June 2011. Disponível em: <www.cdph.ca.gov/HealthInfo/discond/Pages/Pertussis.aspx>.
- Chow AW, Benninger MS, Brook I, et al. IDSA clinical practice guideline for acute bacterial rhinosinusitis in children and adults. Clin Infect Dis. 2012;54:e72.
- Departamento de Vigilância Epidemiológica, Secretaria de Vigilância em Saúde, Ministério da Saúde. Influenza. In: Departamento de Vigilância Epidemiológica, Secretaria de Vigilância em Saúde, Ministério da Saúde, organizador. Guia de vigilância epidemiológica. 7ª ed. Brasília: Ministério da Saúde; 2009. p. 1-23.
- Ebell MH, Lundgren J, Youngpairoj S. How long does a cough last? Comparing patients' expectations with data from a syste-matic review of the literature. Ann Fam Med. 2013;11(1):5-13. [PMC free article] [PubMed].
- Gigliotti F, Williams W, Hayden F, et al. Etiology of acute conjunctivitis in children. J Pediatr. 1981;98:531-536.
- Governo do Estado de São Paulo; Secretaria de Estado da Saúde; Coordenadoria de Controle de Doenças; Instituto Adolfo Lutz; Centro de Bacteriologia. Protocolo: Diagnóstico Laboratorial da Coqueluche. Disponível em: <http://www.cve.saude.sp.gov.br/htm/resp/pdf/IF11_COQUELUCHE.pdf>.
- Guia Prático de Conduta SBP – Departamento de Emergências.
- Hay AD, Wilson AD. The natural history of acute cough in children aged 0 to 4 years in primary care: a systematic review. Br J Gen Pract. 2002;52:401.
- Hewlett EL, et al. Centers for Disease Control and Prevention. Morbidity and Mortality Weekly Report (MMWR). Jul. 20 2012;61(28);517-522.
- Higgs R, Higgins SC, Ross PJ, Mills KH. Immunity to the respiratory pathogen Bordetella pertussis. Mucosal Immunol. 2012;5:485-500.
- Influenza antiviral medications: summary for clinicians. Disponível em: <http://www.cdc.gov/flu/professionals/antivirals/summary-clinicians.htm>. For current details, consult annually updated recommendations at <http://www.cdc.gov/flu>.
- Informe Epidemiológico da Secretaria de Vigilância em Saúde do Ministério da Saúde Disponível em: <http://portalarquivos.saude.gov.br/images/pdf/2017/marco/08/Informe%20Epidemiolgico_Influenza-2017-SE-08.pdf>.
- Jefferson T, Del Mar CB, Dooley L, Ferroni E, Al-Ansary LA, Bawazeer GA, et al. Physical interventions to interrupt or reduce the spread of respiratory viruses. Cochrane Database Sys Rev. 2011;7:CD006207. [PubMed].
- Kenna MA. Consulta com o especialista. Rouquidão. Pediatr Rev. 1995;16:69.
- Kimberlin DW, Brady MT, Jackson MA, Long SS, eds. American Academy of Pediatrics. Pertussis (whooping cough). In: Red Book: 2015 Report of the Committee on Infectious Diseases. 30th ed. Elk Grove Village, IL: American Academy of Pediatrics; 2015. p. 609.
- Kimberlin DW, Brady MT, Jackson MA, Long SS, eds. Influenza. In: Red Book: 2015 Report of the Committee on Infectious Diseases. 30th ed. Elk Grove Village, IL: American Academy of Pediatrics; 2015. p. 476.
- Leach AJ, Wigger C, Andrews R, et al. Otitis media in children vaccinated during consecutive 7-valent or 10-valent pneumococcal conjugate vaccination schedules. BMC Pediatr. 2014;14:200.
- Lesnik M, Thierry B, Blanchard M, et al. Paralisia idiopática bilateral do cordão vocal em lactentes: série de casos e revisão da literatura. Laringoscópio. 2015;125:1724.
- Linfeld R, Schaffner W. Can We Conquer Coqueluche? The Journal of infectious Diseases. 2014;209(suppl 1):S1-S3. doi: 10.1093/infdis/jit487.
- Long SS. Pertussis (Bordetella pertussis and Bordetella parapertussis) In: Nelson. Cap. 197.
- McCormick DP, Jennings K, Ede LC, et al. Use of symptoms and risk factors to predict acute otitis media in infants. Int J Pediatr Otorhinolaryngol. 2016;81:55.
- Miller K, Williams JV. In: Rhinoviruses E. Nelson. Cap. 263.
- Munoz FM. Seasonal influenza in children: Clinical features and diagnosis. Section Editors: Mallory GB, Edwards MS,

Deputy Editor: Torchia MM.Disponível em: <www.uptodate.com©2017>. UpToDate®.

- Nair H, Nokes DJ, Gessner BD, Dherani M, Madhi SA, Singleton RJ, et al. Global burden of acute lower respiratory infections due to respiratory syncytial virus in young children: a systematic review and meta-analysis. Lancet. 2010;375:1545-55.

- Rev Bras Oftalmo. Jan/Fev. 2011;70(1)

- Pappas DE, Hendley JO, Hayden FG, Winther B. Symptom profile of common colds in school-aged children. Pediatr Infect Dis J. 2008;27:8.

- Pappas DE. The common cold in children: Management and prevention. JD Section Editor: Edwards MS, Torchia MM. Literature review current through: Mar 2017. This topic last updated: Jan 24, 2017. Disponível em: <www.uptodate.com©2017>. UpToDate®

- Patel PB, Diaz MCG, Bennett JE, Attia MW. Clinical features of bacterial conjunctivitis in children. Acad Emerg Med. 2007;14:1-5.

- Pfleger A, Eber E. Respiratory management of acute severe upper airway obstruction in children. Pediatr Rev. 2013;14:70-77.

- Pickering LK, Baker CJ, Kimberlin DW, Long SS, eds. American Academy of Pediatrics. Chlamydial infections and Prevention of neonatal ophthalmia. In: Red Book: 2009 Report of the Committee on Infectious Diseases. 28th ed. Elk Grove Village, Ill: American Academy of Pediatrics; 2009. p. 252-259, 827-829.

- Rapoza PA, Chandler JW. Neonatal conjunctivitis: diagnosis and treatment. In: Focal Points 1988: Clinical Modules for Ophthalmologists. San Francisco, Calif: American Academy of Ophthalmology; 1988. p. 5-6.

- Roosevelt GE. Acute Inflammatory Upper Airway Obstruction (Croup, Epiglottitis, Laryngitis, and Bacterial Tracheitis). Nelson, cap. 385.

- Rosenfeld RM, Schwartz SR, Cannon CR, et al. Clinical practice guideline: acute otitis externa. Otolaryngol Head Neck Surg. 2014;150:S1.

- Rothrock SG, Perkin R. Stridor in Children: A review, Update, and Current Management Recommendations. Emerg Med Rep. 1997;18(12):113-124.

- Ruuskanen O, Arola M, Heikkinen T, Ziegler T. Viruses in acute otitis media: increasing evidence for clinical significance. Pediatr Infect Dis J. 1991;10:425.

- São Paulo. Governo do Estado de SP. Protocolo: Diagnóstico Laboratorial da coqueluche. São Paulo: Instituto Adolfo Lutz. Disponível em: <ftp:// ftp.cve.saude.sp.gov.br/doc_tec/RESP/2014/coqueluche_protocolo_coleta_transporte.pdf>.

- Secretaria de Vigilância em Saúde, Ministério da Saúde. Capacitação sobre influenza para profissionais de vigilância em saúde. Brasília: Ministério da Saúde; 2012.

- Thompson M, Vodicka TA, Blair PS, Buckley DI, Heneghan C, Hay AD; TARGET Programme Team. Duration of symptoms of respiratory tract infections in children: systematic review. BMJ. 2013;347:f7027. [PMC free article] [PubMed].

- Tiwari T, Murphy TV, Moran J; National Immunization Program, CDC. Recommended antimicrobial agents for the treatment and postexposure prophylaxis of pertussis: 2005 CDC Guidelines. MMWR Recomm Rep. 2005 Dec 9;54(RR-14):1-16.

- Vieira SE, Stewien KE, Queiroz DA, Durigon EL, Török TJ, Anderson LA, et al. Clinical patterns and seasonal trends in respiratory syncytial virus hospitalizations in São Paulo, Brazil. Rev Inst Med Trop São Paulo. 2001;43:125-31.

- Wald ER, Applegate KE, Bordley C, et al. Clinical practice guideline for the diagnosis and management of acute bacterial sinusitis in children aged 1 to 18 years. Pediatrics. 2013;132:e262.

- Weckx LY, Sato HK. Vacinas do Calendário Básico do Programa Nacional de Imunizações e da Sociedade Brasileira de Pediatria. In: Sato HK, Marques SH. Atualidades em doenças Infecciosas-manejo e prevenção. São Paulo: Editora Atheneu; 2009.

- Word Health Organization. Weekly epidemiological record Relevé épidémiologique hebdomadaire. 85th Year. 1 out. 2010;85(40):385-400.

- Wright M, Piedimonte G. Respiratory syncytial virus prevention and therapy: past, present, and future. Pediatr Pulmonol. 2011;46:324-47.

- Yeh S. Pertussis infection in infants and children: Clinical features and diagnosis Literature review current through: Jun 2017. Pertussis infection in infants and children: Treatment and prevention. Section Editor Edwards MS, Deputy Editor Torchia MM. This topic last updated: Apr 25, 2017.

- Zalvan CH, Jones J, Isaacson GC, Armsby C. Common causes of hoarseness in children – Literature review current through: May 2017. UpToDate May 02, 2017.

CAPÍTULO 15 ▪ DOENÇAS INFECCIOSAS **295**

Respostas

1)

- Gestantes e puérperas (até 14 dias após o parto).
- Idosos acima de 60 anos.
- Crianças abaixo de 2 anos.
- População indígena.
- Indivíduos abaixo de 19 anos, em uso prolongado de ácido acetilsalicílico.
- Obesos com IMC > 40.
- Imunossuprimidos.
- Pacientes portadores de doenças respiratórias crônicas, incluindo a asma.
- Pacientes portadores de doenças sistêmicas com repercussão clínica significativa (p. ex., cardiopatias, doenças hematológicas, nefropatias, etc.).
- Pacientes portadores de doenças neuromusculares (com risco elevado de aspiração).

2) *Streptococcus pneumoniae, Haemophilus influenzae* não tipável e a *Moraxella catarrhalis.*

3) Nos lactentes os sintomas de OMA podem ser inespecíficos, como febre, irritabilidade, apatia, distúrbios do sono, diminuição da aceitação alimentar, vômitos e diarreia. A otalgia é a queixa mais comum entre as crianças maiores, sendo o melhor preditor de OMA.

4) A otite externa (OE) é um processo inflamatório ou infeccioso do conduto auditivo externo. Os principais agentes etiológicos são o *Staphylococcus aureus* e a *Pseudomonas aeruginosa.*

5) Os principais sintomas do quadro são rouquidão, tosse, odinofagia e febre. Dependendo da gravidade do quadro podemos observar estridor e sinais de dispneia.

O tratamento da laringite visa a redução dos sintomas e é baseado no uso de corticosteroides e inalação com adrenalina.

6) O agente etiológico é a *Bordetella pertussis.* O tratamento da coqueluche é feito com base em macrolídeos (azitromicina, claritromicina ou eritromicina).

7) Trata-se de uma infecção rara até os 2 anos de vida, infrequente até os 3 anos, e com pico de incidência entre 5 e 6 anos.

8) No exame físico em geral se observa hiperemia da orofaringe, com ou sem exsudato, presença de petéquias no palato e linfadenopatia cervical.

O julgamento clínico em geral não é acurado suficientemente para diagnosticar a infecção por estreptococos do grupo A e geralmente leva a um uso excessivo de antibióticos. O padrão-ouro para a detecção do estreptococo é a cultura da orofaringe, com sensibilidade de 90%. Outra ferramenta bastante útil para a confirmação do diagnóstico é o teste rápido de estreptococo em orofaringe, com especificidade de 95 a 99% e sensibilidade de 70 a 90%.

9) D

10) E

15.3 Outras Doenças Infecciosas

- Fernanda Viveiros Moreira de Sá
- Luciana Becker Mau
- Luiz Henrique Hercowitz

Doenças diarreicas

A Organização Mundial da Saúde define a diarreia como a ocorrência de três ou mais evacuações de fezes amolecidas ou líquidas por dia. Deve-se, entretanto, levar em consideração as variações do padrão normal para cada criança, por exemplo, se for amamentada ao seio pode evacuar cerca de dez vezes ao dia e, no extremo oposto, ficar até 1 semana sem eliminação fecal, sem que isto seja considerado anormal.

Epidemiologia

A doença diarreica representa uma das mais importantes causas de morbimortalidade infantil. Admite-se que ocorra, ao ano, cerca de 1,5 bilhão de episódios de diarreia no mundo, com cerca de três milhões de mortes por esta causa, sendo que 85% destes óbitos atingem crianças com menos de 1 ano de idade e que vivem em condições socioambientais precárias. Dados recentes mostram que, no Brasil, são registrados cerca de 1,5 milhão de casos de diarreia aguda ao ano (Ministério da Saúde).

A mortalidade infantil por diarreia tem diminuído consideravelmente nos últimos anos, certamente devido ao aumento do aleitamento materno, à terapia de reidratação oral (TRO) e à pratica de imunizações.

Dados recentes mostram redução do número de hospitalizações devidas à infecção por rotavírus. Na Austrália constatou-se diminuição de 87%; na Áustria, 74 a 79%; na Bélgica, 50 a 77%; na Bolívia cerca de 70% e nos Estados Unidos, 66 a 86%.

Classificação

As diarreias podem ser classificadas conforme os mecanismos fisiopatológicos que a determinam em: secretórias ativas, secretórias passivas, osmóticas, exsudativas e motoras. De acordo com critérios etiológicos, em infecciosas e não infecciosas, e conforme critérios clínicos topográficos e cronológicos.

■ Mecanismos fisiopatológicos

Na diarreia secretora ativa não há solução de continuidade na mucosa intestinal. O que ocorre é que estímulos como toxinas bacterianas (*E. coli* toxigênica, *Vibrio cholerae, Salmonella*), prostaglandinas, ácidos biliares, gastrina, peptídeo vasoativo intestinal ativam o mecanismo secretor no nível das criptas das vilosidades. A absorção permanece íntegra, o que facilita a reidratação oral. Nestes casos habitualmente a diarreia costuma ser abundante. A diarreia secretora passiva acontece nas inflamações da mucosa com congestão vascular e nas situações em que ocorre aumento da pressão linfática que promove maior passagem de água e eletrólitos para a luz (rotavírus, *Salmonella, Shigella, E. coli* enteroinvasora, *E. coli* êntero-hemorrágica, *Campylobacter* e *Yersinia*).

A diarreia osmótica ocorre quando existe a presença de solutos não absorvíveis na luz intestinal que provocam a saída de água e íons da mucosa para o interior desta luz intestinal, a fim de manter o gradiente osmótico. Os macronutrientes não absorvidos mais comumente responsáveis por este tipo de diarreia são os dissacarídeos como lactose, sorbitol (adoçantes) e lactulose (laxantes).

A diarreia exsudativa caracteriza-se pela secreção passiva de água pelos tecidos inflamados com congestão vascular, infiltrado de células inflamatórias e hiperpressão na rede linfática, levando à saída de líquidos para o interstício e depois para a luz intestinal. Podem ocorrer nestes casos a presença de erosões ou úlceras com perda de sangue, muco e proteínas, caracterizando as disenterias. Em geral ocorre também nestes casos um mecanismo secretor e osmótico. Como exemplos de doenças que apresentam este mecanismo temos as doenças inflamatórias intestinais, amebíase e diarreias bacterianas invasivas.

A diarreia motora pode ocorrer isolada ou combinada com outros mecanismos fisiopatológicos. Acontece quando existe aumento ou diminuição da motilidade intestinal. Em ambas as situações há alteração no contato entre os nutrientes e a mucosa. Esses distúrbios da motilidade criam condições para o supercrescimento bacteriano, que piora o quadro diarreico.

■ Critérios clínicos topográficos

Com relação aos critérios clínicos topográficos podemos classificá-la em diarreia alta, quando o comprometimento atinge o intestino delgado, caracterizando-se por fezes de grande volume e número de evacuações não obrigatoriamente muito elevado. Pode ocorrer desidratação e comprometimento nutricional. Já a diarreia baixa resulta do comprometimento do intestino grosso e caracteriza-se por grande número de evacuações, tenesmo, em geral com pouco volume fecal e presença de muco e ou sangue. Em geral o comprometimento nutricional não é importante.

■ Critérios cronológicos

Com relação aos critérios cronológicos a diarreia pode ser dividida em:

- Aguda: instala-se de modo súbito, dura até 14 dias e é em geral de etiologia infecciosa ou toxica.
- Persistente: de acordo com a OMS, caracteriza se por episódio diarreico provavelmente de causa infecciosa, que se inicia de forma aguda e prolonga-se de forma não usual por período maior que 14 dias.
- Crônica: é aquela que, após início insidioso, prolonga-se por mais de 30 dias.

A maioria dos casos de diarreia aguda tem etiologia infecciosa localizada no intestino (viral, bacteriana ou parasitária). Menos frequentemente pode ser um sintoma de infecção sistêmica como influenza e pneumonias ou alguma emergência cirúrgica intra-abdominal, como apendicite aguda.

— Etiologias mais importantes de diarreias agudas na infância

As etiologias mais importantes da diarreia aguda na infância são:

- Diarreia aguda aquosa: presença de fezes líquidas, que pode ocasionalmente conter muco e o paciente apresentar febre: rotavírus, *E. coli* enterotoxigênica (ETEC), *Vibrio cholerae*, *Cryptosporidium*, norovírus, *Giardia lamblia*.
- Diarreia invasiva ou sanguinolenta: presença de sangue, geralmente acompanhada de febre, vômitos e dor abdominal: *Shigella* spp, *Salmonella* entérica não tífica, *Campylobacter* spp, *E. coli* enteroinvasiva (EIEC), *E. coli* êntero-hemorrágica (EHEC), *Entamoeba hystolitica*.

Diagnóstico

O diagnóstico da diarreia aguda é predominantemente clínico e baseia-se na anamnese (dados epidemiológicos como característica da diarreia, início, aspecto das evacuações, febre, dor vômitos, etc.) e no exame físico, com ênfase na nutrição e no estado de hidratação.

A gastroenterite viral é de longe a etiologia mais comum em crianças do grupo etário de 2 meses a 2 anos. Caracteriza-se por evacuações não sanguinolentas, vômitos e febre. Não é frequente o encontro de sangue ou muco nas fezes, o que pode diferenciá-la das diarreias bacterianas que acometem, em geral, crianças maiores que 2 anos.

As crianças com diarreia bacteriana podem apresentar febre alta, tenesmo, dor abdominal intensa e nas infecções por *Shigella* sp. podem ocorrer convulsões. Ocasionalmente, necessita-se fazer o diagnóstico diferencial entre etiologia viral e bacteriana pela identificação do agente por cultura ou pela técnica imunoenzimática (Elisa).

Tratamento

A maioria dos episódios de diarreia aguda na infância é autolimitada e não necessita de tratamento específico além do dietético para prevenir a desnutrição e desidratação. Em alguns casos de disenteria pode ser necessário o emprego de antibióticos (Tabela 15.3.1) de acordo com o resultado da cultura e do antibiograma. Dependendo ou não da presença e da intensidade de desidratação, o tratamento se impõe com terapia de reidratação oral (TRO) ou com hidratação parenteral.

Tabela 15.3.1. Antibioticoterapia para diarreia aguda na infância de acordo com a bactéria causadora

Bactéria	Fármaco
Vibrio cholerae	Tetraciclina e ciprofloxacina
E. coli enteropatogênica e enterotoxigênica	Ecadre
E. coli enteroinvasiva	Ampicilina
E. coli êntero-hemorrágica e enteroaderente	Uso de antibióticos é controverso, podendo ocorrer síndrome hemolítico-urêmica em uso nos casos de EHEC
Shigella spp	Azitromicina, trimetroprim/ sulfametoxazol, fluoroquinolonas e ceftriaxona nos casos graves e com dificuldade de ingestão oral
Salmonella	Nos casos graves ou com disseminação sistêmica: fluoroquinolonas, trimetoprim/ sulfametoxazol, azitromicina, ceftriaxona ou cefotaxima endovenoso
Campylobacter spp	Fluoroquinolonas e macrolídeos
Yersinia enterocolitica	Trimetoprim/sulfametoxazol, aminoglicosídeos, tetraciclina, fluoroquinolonas, ceftazidime e cefepime

Quanto ao uso de outras medicações, podem ser usados:

- Racecadotril, que possui efeito antissecretor intestinal seletivo, diminuindo a secreção de água e eletrólitos por bloqueio da conversão de ATP em AMPc. (recomendação fraca, nível de evidência moderado).
- Zinco, que pode ter indicação em crianças com mais de 6 meses de idade em países em desenvolvimento (nível de evidência IA), pois diminui a duração da diarreia em 10 horas.
- Probióticos, em combinação com a TRO, são eficazes na redução da duração e intensidade dos sinto-

mas da diarreia aguda (nível IA para *Lactobacillus* GG e *Saccharomyces boulardii*).

Em crianças com diarreia aguda, recomenda-se que a hidratação seja dividida em duas fases, e a primeira seja caracterizada pela recuperação da hidratação e a segunda, por manutenção desse estado.

Na inicial, a oferta da solução de TRO é feita em quantidades pequenas, não mais que 5 mL por vez a cada 2 minutos, com colher ou seringa, até um total de 50 a 100 mL/kg. em 3 a 4 horas. Se o paciente é alimentado ao seio, deve-se manter a amamentação devido aos fatores de proteção presentes no leite materno. Outros alimentos devem ser suspensos nas primeiras 3 a 4 horas e reintroduzido tão logo a criança melhore.

A solução de reidratação oral foi padronizada pela OMS e apresenta uma osmolaridade de 245 mOsm/L e a seguinte composição:

- 75 mmol/L de sódio.
- 65 mmol/L de cloro.
- 75 mmol/L de glicose (13,5 g/L).
- 20 mmol/L de potássio.
- 10 mmol/L de citrato.

No Brasil, de acordo com o Ministério da Saúde, o pó para a solução oral tem a seguinte composição por litro, após o preparo:

- Cloreto de sódio: 2,6 g.
- Glicose anidra: 13,5 g.
- Cloreto de potássio: 1,5 g.
- Citrato de sódio di-hidratado: 2,9 g.

Esta composição eletrolítica é igual à recomendada pela OMS. No insucesso da TRO, a criança deve ser internada e hidratada por via endovenosa.

Parasitoses intestinais

O parasitismo é uma associação entre seres vivos com unilateralidade de benefícios, sendo o hospedeiro um dos associados e o prejudicado na associação, pois fornece alimento e abrigo ao parasita.

As parasitoses intestinais, causadas por helmintos e protozoários (Tabelas 15.3.2 e 15.3.3), são causa importante de morbidade em todo o mundo, levando a desnutrição, retardo no crescimento, anemia, atraso no desenvolvimento neuropsicomotor e aumento da suscetibilidade a outras infecções, entre outras complicações. Sua prevalência é um importante indicador socioeconômico, porém no Brasil é difícil quantificá-la, pela paucidade de estudos epidemiológicos e ausência de dados de abrangência nacional.

O mecanismo de transmissão das diferentes parasitoses varia de acordo com o ciclo biológico de cada parasita. De modo geral, o hospedeiro pode se infectar pela ingestão quando os cistos, ovos ou larvas estão presentes

Tabela 15.3.2. Parasitoses causadas por helmintos

Parasitose	Helminto
Ascaridíase	*Ascaris lumbricoides*
Enterobíase	*Enterobius vermicularis*
Tricuríase	*Thichuris trichiuria*
Ancilostomíase	*Ancylostoma duodenale* *Necator americanus*
Estrongiloidíase	*Strongyloides stercoralis*
Teníase	*Taenia solium* *Taenia saginata*
Himenolepíase	*Hymenolepis nana*
Esquistossomose	*Schistosoma mansoni*

Tabela 15.3.3. Parasitoses causadas por protozoários

Parasitose	Protozoário
Amebíase	*Entamoeba hystolitica*
Giardíase	*Giardia lamblia*
Dientamebíase	*Dientamoeba fragilis*
Balantidíase	*Balantidium coli*
Criptosporidíase	*Cryptosporidium parvum* *Cryptosporidium hominis*
Isosporíase	*Isospora belli*
Blastocistíase	*Blastocystis hominis*
Ciclosporíase	*Cyclospora cayetanensis*
Microsporidíase	*Microsporidium sp*

na água, em alimentos ou objetos contaminados, e pela pele, quando há penetração da larva na pele por contato direto com o solo ou água contaminada. As parasitoses mais comuns na infância são amebíase, ancilostomíase, ascaridíase, criptosporidíase, enterobíase, esquistossomose mansônica, estrongiloidíase, giardíase, teníase e toxocaríase, as quais serão detalhadas a seguir.

Amebíase

A amebíase é definida como a infecção por *Entamoeba histolytica*, independente da sintomatologia do hospedeiro. A infecção por *E. histolytica* é assintomática em 90% dos pacientes, mas deve ser tratada pelo potencial de se tornar invasiva.

A colite amebiana pode se manifestar em um período de 2 semanas ou até meses após as infecções. O início geralmente é gradual, com cólicas abdominais e aumento da frequência das evacuações, frequentemente acompanhadas de tenesmo e com fezes mucossanguinolentas.

O diagnóstico da infecção intestinal é realizado pela detecção do parasita nas fezes ou em biópsia da mucosa.

O abscesso amebiano hepático é a forma mais comum de amebíase extraintestinal, que se desenvolve com a migração dos trofozoítas através da veia mesentérica causando inflamação e necrose no fígado. Os achados clínicos mais comuns são febre e dor em hipocôndrio direito. Outras apresentações extraintestinais da amebíase são abscessos pulmonares e cerebrais.

Ancilostomíase

A infecção pelo *Ancylostoma duodenale* e pelo *Necator americanus* ocorrem por penetração das larvas pela pele ou por ingestão de água ou alimentos contaminados. Nos casos de infecção pela pele as larvas migram para os pulmões, são deglutidas e se tornam vermes adultos no intestino delgado, onde aderem à mucosa e à submucosa intestinal e sugam sangue do hospedeiro.

A penetração da larva na pele pode causar prurido e dermatite locais, porém a infecção intestinal é frequentemente assintomática, podendo, entretanto, levar a ferropenia e anemia ferropriva. O diagnóstico é feito pela identificação de ovos de *A. duodenale* e *N. americanus* nas fezes.

Ascaridíase

A ascaridíase é a helmintíase humana mais prevalente no mundo.

Após a ingestão pelo hospedeiro, os ovos de *Ascaris lumbricoides* liberam larvas na luz intestinal, que penetram na parede intestinal e migram para os pulmões pela circulação venosa, onde causam ascaridíase pulmonar, e migram até a faringe, onde são deglutidas e retornam ao delgado onde amadurecem e tornam-se parasitas adultos não invasivos.

O quadro clínico depende da intensidade da infecção e dos órgãos envolvidos, com grande parte dos pacientes assintomáticos. A infecção maciça pode causar oclusão intestinal por bolo de *Ascaris*, e a migração dos vermes para os ductos biliar e pancreático pode causar colecistite ou pancreatite.

Criptosporidíase

A criptosporidíase é adquirida pela ingestão de oocistos de *Cryptosporidium*, que liberam esporozoítos que invadem os enterócitos, principalmente no intestino delgado. É causa comum de diarreia em crianças e pode causar quadros graves em pacientes imunocomprometidos.

Hospedeiros imunocompetentes geralmente evoluem com diarreia autolimitada, mas que pode persistir por várias semanas. Em crianças, este quadro pode ser acompanhado de vômitos em mais de 80% dos casos. Pacientes imunocomprometidos tendem a evoluir com diarreia crônica grave, podendo levar a desnutrição e podem desenvolver colecistite, pancreatite, hepatite e, raramente, sintomas respiratórios como tosse, sibilância e dispneia.

O diagnóstico é feito por microscopia de fezes ou por métodos imunológicos com a detecção de anticorpos anti-*Cryptosporidium*.

Enterobíase

A enterobíase ou oxiuríase é causada pelo *Enterobius vermicularis*, pequeno nematoide que se assemelha a um fio branco e que habita o ceco, o apêndice e áreas adjacentes ao íleo e cólon ascendente. Durante a noite as fêmeas grávidas migram para a região perianal onde depositam seus ovos, causando o principal sintoma da doença, prurido anal, e favorecendo a autoinfecção do hospedeiro.

A identificação de ovos ou vermes adultos nas fezes é rara, de modo que o exame microscópico deve ser feito com fita adesiva, que deve ser pressionada contra a região perianal, preferencialmente pela manhã.

Esquistossomose mansônica

Causada pelo parasita *Schistosoma mansoni*, atinge cerca de 200 milhões de pessoas no mundo. A infecção se dá através de águas contaminadas com cercárias (forma infectante do parasita) após ter infestado seu hospedeiro intermediário, um caramujo do gênero *Biomphalaria*. Ao penetrarem na pele frequentemente determinam uma dermatite pruriginosa que dura alguns dias.

Os ovos que não são eliminados podem determinar granulomas e fibrose nos órgãos atingidos, como por exemplo o comprometimento hepático, com consequente hipertensão portal. A doença aguda pode manifestar-se por febre, urticária ou angioedema, mialgias, câimbras, artralgias, tosse seca, cefaleia, dor abdominal e diarreia.

A infecção crônica depende do número e da localização dos ovos, determinando granulomas, e da resposta imunitária do paciente. Pode comprometer intestino, pulmões, genitourinário e sistema nervoso. O diagnóstico é feito pelo exame das fezes (método de Hoffman e Kato-Katz).

Estrongiloidíase

Doença causada pela infecção pelo parasita *Strongyloides stercoralis*, manifesta-se desde uma eosinofilia assintomática em hospedeiros imunocompetentes até doença disseminada com choque séptico em pacientes com imunidade comprometida.

A contaminação ocorre através da pele no contato com solo com fezes humanas contaminadas. Após a entrada pela pele, a larva atinge a circulação e cai nos sacos alveolares pulmonares e depois por via ascendente pela árvore traqueobrônquica, chega à faringe para ser deglutida. Pode ocorrer também autoinfecção quando a larva cai novamente na corrente sanguínea através da penetração pela mucosa colônica ou pele perianal.

As manifestações mais comuns são:

- Cutâneas, com dermatite pruriginosa, migratória.
- Digestivas, como dor abdominal, anorexia, náuseas, vômitos, diarreias e distúrbios nutricionais.
- Pulmonares, como tosse seca, irritação na garganta, espirros, dispneia e às vezes hemoptise.

O diagnóstico é feito através da detecção de larvas no exame de fezes concentradas ou através de métodos sorológicos.

Giardíase

Causada pela infecção do duodeno e do intestino delgado pela *Giardia lamblia*, é a parasitose mais comum em grande parte do mundo. Sua transmissão é fecal-oral, geralmente relacionada ao consumo de água contaminada pelos cistos dos parasitas, mas podendo ser transmitida também por alimentos contaminados e disseminação pessoa a pessoa.

Os cistos ingeridos produzem trofozoítas no duodeno, que colonizam a luz do duodeno e do jejuno proximal, ligando-se à borda em escova das células epiteliais intestinais. O período de incubação geralmente é de 1-2 semanas e as manifestações clínicas variam de colonização assintomática até diarreia aguda ou crônica e má absorção.

A maioria dos pacientes sintomáticos apresenta dor abdominal e diarreia aguda e autolimitada, sem muco ou sangue nas fezes, mas a infecção pode evoluir para quadros de diarreia crônica acompanhados de fadiga e má absorção. Cerca de 20 a 40% dos pacientes evoluem com intolerância à lactose, que pode persistir por várias semanas após o tratamento e deve ser diferenciada da reinfecção por *Giardia*. O diagnóstico é feito pela identificação dos trofozoítas ou dos cistos do parasita na microscopia das fezes.

Teníase

Existem duas principais espécies de *Taenia* para as quais os humanos são os únicos hospedeiros definitivos, são a *Taenia saginata* e a *Taenia solium*, cujos hospedeiros intermediários são respectivamente o gado bovino e suíno. O homem infesta-se pela ingestão de carne contaminada com o cisticerco (larva madura) que no intestino se fixa à mucosa e se desenvolve. A infecção humana pelos vermes adultos é frequentemente assintomática, podendo ocorrer, entretanto, bulimia ou anorexia, náuseas, vômitos, dor abdominal, diarreia, perda de peso, obstipação, fadiga, irritabilidade, cefaleia, urticária e prurido anal.

A cisticercose ocorre devido à ingestão de ovos da *Taenia solium* e a complicação mais grave é a neurocisticercose, cuja manifestação mais comum é a convulsão. O diagnóstico é feito pelo encontro de ovos das tênias no exame parasitológico ou pela identificação dos proglotes.

Toxocaríase

Também conhecida por larva *migrans* visceral, é causada pelos parasitas *Toxocara canis* e *Toxocara cati*. Cães e gatos eliminam os ovos parasitários no ambiente e quando o ser humano ingere estes ovos, estes eclodem no intestino, dando origem às larvas que, caindo na circulação sanguínea podem localizar-se no pulmão, coração, músculos, cérebro e olhos. Clinicamente o paciente pode apresentar febre, tosse, hepatosplenomegalia, comprometimento da visão se este for o órgão comprometido.

O diagnóstico é feito pelo hemograma, que apresenta grande eosinofilia, sorologia especifica para toxocaríase e exame de fundo de olho.

A Tabela 15.3.4 apresenta um resumo das parasitoses intestinais e dos fármacos mais utilizados para tratamento.

Tabela 15.3.4. Resumo de sintomas e indicação de drogas mais usadas para parasitoses intestinais			
Sintomas		**Drogas mais utilizadas**	
Sintoma	*Ocorre em*	*Parasitose*	*Droga*
Dor abdominal	Epigástrica: giardíase, estrongiloidíase, teníase	Ascaridíase	Mebendazol, Albendazol e Nitazoxanida
	Periumbilical: ascaridíase	Ancilostomíase	Mebendazol, Albendazol
	Fossa ilíaca direita: tricocefalíase, oxiuríase	Estrongiloidíase	Ivermectina, Albendazol, Tiabendazol, Cambendazol
Disenteria	Amebíase, ancilostomíase, estrongiloidíase, tricuríase	Esquistossomose	Oxaminiquina, Praziquantel
Diarreia crônica	Giardíase, amebíase, tricuríase maciça	Enterobíase	Pamoato de Pirvínio, Mebendazol, Albendazol, Nitazoxanida
Síndrome de Loeffler	Ascaridíase, estrongiloidíase, ancilostomíase, toxocaríase	Teníase	Praziquantel, Niclosamida, Albendazol
		Tricocefalíase	Oxiprantel, Mebendazol, Albendazol, Nitazoxanida
		Toxocaríase	Albendazol, Mebendazol, Tiabendazol

Infecção de pele e partes moles

As infecções bacterianas da pele e de partes moles dividem-se de acordo com a porção da pele e dos anexos acometidos, como o tecido celular subcutâneo, a fáscia e o músculo.

A Figura 15.3.1 mostra esquematicamente as camadas da pele e seus anexos.

O diagnóstico das infecções de pele e partes moles, no geral, é clínico. O diagnóstico microbiológico fica reservado para os casos mais graves, infecções em imunodeprimidos ou quando há falha do tratamento inicial.

Impetigo

É uma infecção superficial que pode se desenvolver por invasão direta pela pele sadia (primária) ou como complicação de lesões de pele (secundária). Os principais agentes etiológicos são *Streptococcus epidermidis* e *Staphylococcus aureus*. É muito comum em crianças, envolvendo tipicamente face e extremidades, e é altamente contagioso. Existem duas formas:

- Impetigo bolhoso: geralmente causado por *Staphylococcus aureus*; apresenta-se como vesículas que evoluem para bolhas, algumas purulentas.
- Impetigo não bolhoso: apresenta-se com pápulas que evoluem para vesículas circundadas por hiperemia, depois para pústulas que se rompem formando crostas.

O tratamento, quando houver número pequeno de lesões localizadas, pode ser feito com antibiótico tópico (p. ex., mupirocina). Em casos mais extensos, com maior número de lesões, deve-se realizar antibioticoterapia sistêmica oral por 7 a 10 dias, com cefalosporinas de primeira geração (cefalexina ou cefadroxila), clindamicina ou amoxicilina-clavulanato.

Ectima

Atinge porções mais profundas da pele, derme média, derme profunda e até tecido subcutâneo. O principal agente etiológico é o *Streptococcus pyogenes*. A lesão inicial assemelha-se ao impetigo não bolhoso, mas torna-se mais profunda, evoluindo para crosta mais escura, aderente, com formação de úlcera com borda elevada e coloração violácea. O tratamento com antibiótico sistêmico está indicado, como descrito para o impetigo.

Foliculite, furúnculo e carbúnculo

Foliculite é a infecção do folículo piloso. Quando ocorre extensão da derme para o subcutâneo, formando abscesso, forma-se o furúnculo. Quando há envolvimento de vários folículos adjacentes que coalescem, drenando secreção purulenta por diversos orifícios, denomina-se carbúnculo. O principal agente etiológico é o *Staphylococcus aureus*.

A foliculite geralmente melhora espontaneamente com higiene; para o furúnculo pequeno, somente a drenagem deve ser feita; para furúnculo maior ou carbúnculo, a drenagem cirúrgica está indicada sempre, e a associação com antibioticoterapia sistêmica se houver celulite ou comprometimento sistêmico.

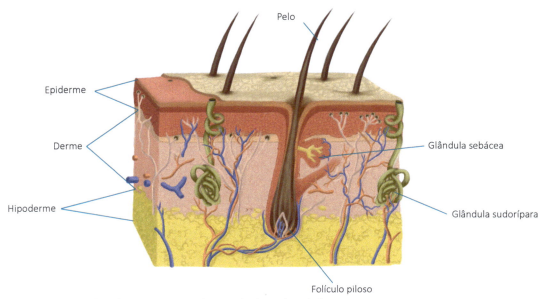

FIGURA 15.3.1. Camadas da pele. Fonte: <www.dermatologia.net/a-pele/>.

Celulites

A celulite manifesta-se como uma lesão cutânea caracterizada por edema, calor, eritema e endurecimento, sem margens bem definidas com a pele adjacente, uma vez que o processo infeccioso acomete camadas mais profundas da derme e o tecido celular subcutâneo. Podem ocorrer complicações locais como vesículas, bolhas ou necrose e, em alguns casos, pode haver sinais de comprometimento sistêmico, com febre e toxemia.

Como fatores predisponentes podemos citar a ruptura da barreira cutânea decorrente de trauma (picadas de inseto, abrasões ou injeções), inflamação (eczema) e doenças cutâneas preexistentes (tínea, impetigo, dermatite atópica ou varicela).

As possíveis complicações associadas à celulite são:

- Abscesso.
- Necrose.
- Pioartrite.
- Osteomielite.
- Fascite necrosante.
- Trombose venosa profunda.
- Sepse/choque séptico.

A coleta de material para cultura de secreção ou hemocultura permite a identificação do agente etiológico em cerca de 25% e 5% dos casos, respectivamente, devendo ficar reservadas aos casos mais graves e com necessidade de internação. A ultrassonografia pode ser útil na detecção de abscessos mais profundos, principalmente nas celulites mais extensas.

O tratamento baseia-se na antibioticoterapia sistêmica, em regime ambulatorial ou hospitalar, dependendo da localização, extensão e do estado geral do paciente. Para pacientes afebris, sem sinais de comprometimento sistêmico, o tratamento pode ser iniciado por via oral com acompanhamento ambulatorial, com cefalosporinas de primeira geração (cefalexina, cefadroxila), clindamicina ou eritromicina por 7-10 dias. Nos casos em que há piora clínica nas primeiras 24 horas de antibioticoterapia oral, está indicada a internação hospitalar e início de terapia intravenosa com oxacilina ou cefazolina. Outras indicações de internação são: pós-infecção por varicela, celulite com abscesso, celulite extensa, celulite periorbitária ou orbitária.

Celulite periorbitária (pré-septal)

Definida como infecção de partes moles, anterior ao septo orbital, sem envolvimento de órbita ou outras estruturas oculares (gordura e musculatura ocular), frequentemente causada por ruptura da barreira cutânea, sendo o *S. aureus* e o *Streptococcus*, os maiores responsáveis por esta infecção. Na presença de alterações sugestivas de acometimento posterior, a diferenciação com a celulite pós-septal deve ser feita através da TC de órbita e seios da face com contraste.

Pacientes acima de 1 ano, sem sinais de infecção sistêmica, podem ser tratados ambulatorialmente, com antibióticos via oral por 10 dias, porém devem ter reavaliação em 24 horas assegurada. As opções de tratamento são:

- Cefalexina ou cefadroxila amoxicilina-clavulanato ou clindamicina para o tratamento ambulatorial.
- Oxacilina ou cefazolina para o tratamento em regime de internação.

Celulite orbitária (pós-septal)

A celulite pós-septal é definida como infecção que acomete a gordura e/ou a musculatura orbital, geralmente causada por *S. aureus*, *Streptococcus* e *H. influenzae*. A celulite pós-septal pode ser diferenciada da celulite pré--septal através dos seus sintomas clínicos: oftalmoplegia, dor à movimentação ocular e proptose, além das alterações radiológicas presentes na tomografia.

As complicações podem ser graves e incluem: perda de visão, trombose do seio cavernoso e morte. A celulite pós-septal é mais frequente em crianças jovens, sendo que a rinossinusite está associada ao diagnóstico na grande maioria dos casos. Outros fatores de risco incluem: cirurgias oftalmológicas, anestesia peribulbar, trauma com fratura orbital, infecções dentárias ou de ouvido.

O tratamento deve ser realizado com antibioticoterapia intravenosa (ceftriaxone ou cefuroxima associados, ou não, a clindamicina ou vancomicina) e internação hospitalar até melhora clínica. A hemocultura pode estar positiva em até 33% dos casos, auxiliando a escolha do antibiótico durante o período de internação e a continuidade em regime ambulatorial.

Erisipela

A erisipela é uma infecção da derme mais superficial, com acometimento dos vasos linfáticos, que se caracteriza também por edema, calor, rubor, eritema e endurecimento da pele, mas com bordas elevadas e bem definidas. Geralmente apresenta porta de entrada e é mais frequente em membros inferiores. É causada quase exclusivamente pelo *Streptococcus pyogenes* e o diagnóstico é essencialmente clínico.

O tratamento ambulatorial está indicado nos casos mais leves; já nos casos em que a lesão é mais extensa ou há comprometimento sistêmico, está indicada a internação. O esquema terapêutico se assemelha ao tratamento da celulite.

Infecções por mordeduras de animais

Em pacientes com infecções de pele e tecidos moles decorrentes de mordedura de cães ou gatos, as bactérias da espécie *Pasteurella* (encontradas em cerca de 50 e 75% dos casos, respectivamente), podem estar envolvidas.

Nos pacientes vítimas de mordedura humana, além do *Streptococcus* e do *Staphylococcus* podem ocorrer infecção por *Haemophilus* e *Eikenella corrodens*.

Pacientes com infecções não complicadas podem iniciar tratamento ambulatorial com amoxicilina-clavulanato ou associação de sulfametoxazol/trimetoprim ou cefuroxima com clindamicina ou metronidazol. Em caso de piora clínica após 24 horas, está indicada internação hospitalar e antibioticoterapia intravenosa.

Abscesso cutâneo

São coleções purulentas dentro da derme. Apresentam-se como nódulos dolorosos e hiperemiados, geralmente flutuantes, com pústula central. O tratamento baseia-se na drenagem.

Infecções necrosantes de pele e dos tecidos moles

Na fase inicial, assemelha-se à celulite, mas pode ser diferenciada pela presença das seguintes características:

- Dor intensa.
- Presença de bolhas.
- Presença de gás nos tecidos moles.
- Equimose ou necrose da pele.
- Edema que se estende além da área hiperemiada.
- Anestesia da área da pele envolvida.
- Sinais de toxemia.
- Disseminação rápida da infecção.

A fascite necrosante é uma infecção grave que acomete o tecido subcutâneo e a fáscia muscular, causando necrose extensa. Um ou vários agentes ao mesmo tempo podem estar envolvidos na patogênese (*S. pyogenes*, gram-negativos, anaeróbios, *Clostridium*). Além das características descritas, o quadro clínico inclui febre, toxemia, letargia e outros sinais de comprometimento sistêmico; os exames de imagem, como tomografia computadorizada e ressonância magnética, podem mostrar alterações que sustentam o diagnóstico.

A intervenção cirúrgica é a principal terapêutica, com debridamento e coleta de material para cultura, que pode guiar a antibioticoterapia para cada caso. Inicialmente, recomenda-se a introdução de ceftriaxone + clindamicina ou metronidazol, ou ampicilina/sulbactam ou piperacilina/sulbactam ou meropenem.

MRSA (*Sthaphylococcus aureus* resistentes à meticilina)

Nos últimos anos houve aumento significativo de colonização por bactérias multirresistentes, elevando consequentemente o número de casos de infecções por *S. aureus* meticilinorresistentes adquiridos na comunidade (CA-MRSA *Community Aquired Methicillin-Resistant S. aureus*), que podem causar desde infecções de pele e tecidos moles até pneumonias e sepse grave. Na população pediátrica as taxas de colonização descritas na literatura podem chegar a 2,5%; no Brasil, a incidência e a prevalência ainda são baixas, mas a vigilância é fundamental. Para a cobertura desses agentes, a antibioticoterapia deve incluir clindamicina, sulfametoxazol/trimetoprim ou vancomicina.

Osteomielite

Etiologia e fisiopatologia

Osteomielite é uma infecção do tecido ósseo. A apresentação clínica mais característica ocorre na forma aguda com febre, dor e incapacidade de movimentar o membro afetado. As bactérias são os agentes etiológicos mais comuns, mas fungos e micobactérias também podem causar a infecção. Em crianças, a via de infecção mais comum é a hematogênica, sendo menos comuns as formas secundárias a traumas, cirurgias ou por contiguidade. Neste capítulo, falaremos da osteomielite aguda hematogênica (OAH).

A rica vascularização óssea das crianças pequenas favorece a ocorrência de OAH. O patógeno entra no osso através da artéria nutriz e é levado até os capilares sinusoidais da metáfise, onde acaba se depositando e iniciando reação inflamatória. O fluxo sanguíneo lento, a alta permeabilidade capilar e a ausência de fagócitos na região favorecem a infecção.

Os ossos longos, por terem maior vascularização, são os mais acometidos, com 75% dos casos, sendo 80% dos casos em membros inferiores. Como nas crianças pequenas a metáfise é intra-articular, pode ocorrer infecção articular por contiguidade de uma infecção da metáfise adjacente (15-50% dos casos).

O agente etiológico mais frequente na OAH é o *Staphylococcus aureus*, sendo responsável por cerca de 44% dos casos. Antes da existência de vacina específica, o *Haemophilus influenzae* era o segundo agente mais comum, mas após a vacinação tornou-se agente muito raro em populações com cobertura vacinal adequada.

O segundo agente mais frequente é *Kingella kingae*, embora estudos com investigação etiológica através de reação em cadeia de polimerase (PCR) descrevem como sendo responsável por 53% dos casos. Em terceiro lugar estão os *Streptococcus pyogenes, pneumoniae* e β-hemolíticos.

Algumas populações especificas podem ter suscetibilidade maior para outros agentes, como:

- Recém-nascidos e gram-negativos entéricos e *Streptococcus* do grupo B.
- Pacientes com anemia falciforme e *Salmonella* spp, doença granulomatosa crônica e *Aspergillus* spp.

SEÇÃO 2 ▪ PEDIATRIA CLÍNICA (OU PRINCIPAIS AFECÇÕES PEDIÁTRICAS)

- Moradores de locais com alta incidência de tuberculose – por exemplo, o Brasil – e *Mycobacterium tuberculosis*.
- Moradores de países com maior frequência *S. aureus* da comunidade resistente a oxacilina (CA-MRSA) – por exemplo os Estados Unidos.

A Tabela 15.3.5 apresenta as opções de tratamento de acordo com a faixa etária e o patógeno.

Tabela 15.3.5. Etiologia e terapêutica empírica inicial conforme a faixa etária para tratamento de osteomielite e pioartrite aguda hematogênica

Grupo Etário	Patógenos nais Comuns	Antibioticoterapia Empírica
Neonatos	*S. aureus* Estreptococos do grupo B Gram-negativos entéricos	Oxacilina ou vancomicina + Gentamicina ou cefotaxima
< 3 anos	*S. aureus* *H. influenzae* *K. kingae*	Oxacilina ou Cefalosporina de 1ª ou 2ª geração
> 3 anos	*S. aureus* *S. pyogenes*	Oxacilina

Diagnóstico

Caso clínico

João, 1 ano e 3 meses, acaba de aprender a andar. Sua mãe relata que há 1 semana apresentou queda de três degraus da escada, mas que não apresentou nenhuma limitação física após. Mas, há 2 dias apresenta febre de até 39°C, eritema, edema e dor à palpação da perna e recusa-se a andar e apoiar a perna direita.

O caso do João reflete uma apresentação clínica comum na osteomielite. A suspeita clínica de osteomielite deve ser feita na criança que apresenta febre, dor e incapacidade funcional no membro afetado. É muito comum a história de trauma leve nas semanas anteriores, embora o fato de este evento ser muito frequente em crianças tornar difícil o estabelecimento de relação causal. A investigação inicial deve contemplar coleta de hemograma completo, velocidade de hemossedimentação (VHS), proteína C reativa (PCR), culturas de sangue e tecidos quando possível e exame de imagem.

Cerca de 50-80% dos casos têm confirmação bacteriológica se considerados múltiplos espécimes como sangue, tecido ósseo e líquido sinovial. A VHS está elevada em até 90% dos casos, usualmente entre 40-60 mm/h, atingindo pico geralmente 3-5 dias após o início da terapia e retornando à normalidade após 3 semanas. A PCR tem pico no segundo dia (8,3 mg/dL) e retorna aos valores normais após 1 semana de tratamento.

Antigamente o diagnóstico radiológico era feito através da radiografia simples do membro acometido. As alterações evidenciavam a destruição óssea, mas só eram observadas após desmineralização de 50% do tecido. A cintilografia com tecnécio-99 identifica aumento da atividade osteoblástica, com sensibilidade de 80-100% e com as vantagens de ser mais precoce do que as alterações na radiografia simples, identificar múltiplos focos ao mesmo tempo, ser um exame de baixa radiação e sem necessidade de sedação para crianças menores. Por outro lado, não identifica detalhes da anatomia óssea às vezes necessários para a decisão de procedimentos cirúrgicos.

Hoje, o padrão-ouro é a ressonância nuclear magnética (RNM), com sensibilidade de 92-100%, com a vantagem de detalhar tecido ósseo e ao redor, possibilitando programação cirúrgica. Por outro lado, é um exame caro e demorado, que necessita de sedação na maioria das crianças pequenas.

Tratamento

O tratamento deve ser iniciado de forma empírica assim que for feita a hipótese diagnóstica. Exceto nos pacientes com instabilidade hemodinâmica, deve-se realizar coleta de culturas (sangue e tecido) antes da introdução da antibioticoterapia.

Deve-se escolher uma droga endovenosa com boa cobertura dos principais agentes etiológicos conforme a faixa etária e condições médicas associadas, com boa penetração óssea e possibilidade de equivalente via oral para prosseguir a terapia.

Os β-lactâmicos costumam ser a classe de escolha, sendo oxacilina e cefalosporinas de primeira ou segunda geração os mais utilizados. A clindamicina tem ótima penetração óssea, boa cobertura para CA-MRSA, mas não oferece cobertura para os gram-negativos entéricos e *K. kingae*, além de não estar disponível no Brasil formulação líquida, o que dificulta muito o uso em crianças pequenas. Em locais com mais de 10-15% de prevalência de CA-MRSA resistente a clindamicina, a terapêutica empírica inicial é feita com vancomicina.

O tempo de tratamento antimicrobiano depende do hospedeiro, da gravidade da infecção, da agressividade do agente infeccioso, mas principalmente da evolução clínico-laboratorial. Pacientes maiores de 1 mês de idade, que respondem bem a antibioticoterapia empírica com melhora do estado geral, melhora da dor local, afebril e com queda do PCR (< 3 mg/dL) são candidatos a troca por terapêutica via oral.

O antibiótico via oral deve ter o mesmo espectro de ação do que foi utilizado por via parenteral, respeitando os resultados dos exames microbiológicos. Após a troca, deve ser feita uma monitoração em 7-10 dias para acompanhar PCR e VHS.

> A osteomielite mais frequente na infância é a aguda hematogênica. O agente mais frequente é o *S. aureus* seguido da *K. kingae*. A pronta suspeita clínica e o início rápido da antibioticoterapia empírica, preferencialmente com β-lactâmicos, após coleta de espécimes para cultura, é determinante no prognóstico do paciente e do osso acometido. O tratamento deve durar de 3-6 semanas, sendo inicialmente endovenoso e após melhora clínica-laboratorial, por via oral.

Pioartrite

Etiologia e fisiopatologia

As artrites infecciosas em crianças podem ser causadas por bactérias, vírus e fungos. As causadas por bactérias serão abordadas nesta seção e são conhecidas como artrite séptica, pioartrites, entre outros sinônimos. As bactérias atingem o líquido sinovial mais comumente por via hematogênica ou por contiguidade de uma osteomielite adjacente. Por terem fisiopatologia semelhante à da osteomielite, compartilham dos mesmos fatores de risco e agentes etiológicos. Neste capítulo, concentraremos as particularidades da pioartrite.

> ### Caso clínico
>
> Felipe, 9 meses, acaba de aprender a engatinhar. Há 3 dias apresenta febre de até 39°C, choro quando troca a fralda e recusa-se a apoiar perna direita quando posicionado em pé.

Quadro clínico e diagnóstico

Como vimos pelo caso do Felipe, a apresentação clínica da pioartrite é bastante semelhante à da osteomielite. Chama atenção a pioartrite de quadril, em que a dor eventualmente aparenta ser localizada no joelho e os sinais flogísticos de eritema e edema são mais tardios. Nas demais articulações, dor calor e rubor costumam estar presentes associados sempre a bloqueio articular. Na maioria dos casos o acometimento é monoarticular, sendo joelhos e quadril, juntos, responsáveis por mais de 65% dos casos.

Inicialmente, deve-se coletar hemograma completo, PCR, VHS e culturas. Sempre que possível deve-se proceder a punção articular para coleta de cultura e avaliação de celularidade. A causa bacteriana costuma ser confirmada em 60-70% dos casos, sendo hemoculturas positivas em 40% dos casos e cultura de líquido sinovial em 50-60% dos casos.

Exames de imagens serão importantes para guiar punção diagnóstica – principalmente ultrassonografia no acometimento do quadril – definir necessidade de abordagem cirúrgica e detalhar acometimento ósseo e de partes moles ao redor.

Tratamento

Exceto nas crianças com instabilidade hemodinâmica, deve-se primeiramente proceder a coleta de material sinovial — por punção ou drenagem — para posteriormente iniciar antibioticoterapia empírica conforme os agentes mais frequentes na faixa etária determinada (vide tabela de osteomielite).

A drenagem cirúrgica é mandatória apenas no acometimento do quadril; outras articulações podem ser acessadas com punção. O objetivo inicial é a descompressão e esterilização do espaço articular, com remoção de debris inflamatórios. Essa abordagem rápida é determinante na prevenção de sequelas em longo prazo.

O tempo total de tratamento varia conforme o agente etiológico, mas usualmente entre 2-3 semanas de antibioticoterapia. Assim como na osteomielite, o tratamento é intravenoso inicialmente, podendo ser transicionado para via oral conforme os critérios clínicos e laboratoriais.

Tuberculose

A tuberculose (TB) continua sendo um importante problema de saúde em todo o mundo, exigindo o desenvolvimento de estratégias para o seu controle, considerando aspectos humanitários, econômicos e de saúde pública.

A tuberculose pode ser causada por qualquer uma das sete espécies que integram o complexo *Mycobacterium tuberculosis*:

- *M. tuberculosis.*
- *M. bovis.*
- *M. africanum.*
- *M. canetti.*
- *M. microti.*
- *M. pinnipedi.*
- *M. caprae.*

Entretanto, do ponto de vista sanitário, a espécie mais importante é a *M. tuberculosis*.

A infecção ocorre a partir da inalação de núcleos secos de gotículas contendo bacilos expelidos pela tosse, fala ou espirro de doente com tuberculose ativa de vias respiratórias (pulmonar ou laríngea). Os doentes bacilíferos, isto é, aqueles cuja baciloscopia de escarro é positiva, são a principal fonte de infecção. As formas exclusivamente extrapulmonares não transmitem a doença.

Definições/considerações para o diagnóstico

A TB na criança, principalmente nos menores de 10 anos, apresenta especificidades que devem ser consideradas durante sua investigação diagnóstica. A forma pulmonar difere da forma do adulto, pois costuma ser abacilífera (negativa ao exame bacteriológico) pelo reduzido número de bacilos nas lesões. Além disso, crianças, em geral, não são capazes de expectorar.

Ao término da infância e ao início da adolescência aparecem formas semelhantes às encontradas em adultos. As lesões passam a ser mais extensas, nos terços superiores dos pulmões, escavadas, disseminadas bilateralmente. Os pacientes quase sempre têm sintomas respiratórios e são mais frequentes resultados positivos à baciloscopia. Nesta faixa de idade é fácil realizar o exame de escarro e o diagnóstico pode ser comprovado pelos métodos bacteriológicos convencionais (baciloscopia e cultura).

Tb pulmonar na criança

As manifestações clínicas podem ser variadas. O diagnóstico de tuberculose pulmonar, na prática, segundo o sistema de escore validado em nosso meio, está resumido na Tabela 15.3.6. O lavado gástrico somente é indicado quando for possível a realização de cultura para *M. tuberculosis*. O exame de escarro (baciloscopia e cultura), em geral, somente é possível a partir dos 5 ou 6 anos de idade.

■ Tuberculose extrapulmonar na criança

Cerca de 20% dos casos de TB em crianças têm apresentação extrapulmonar. As formas mais frequentes são: ganglionar periférica, pleural, óssea e meningoencefálica.

– Tuberculose ganglionar periférica

É a forma mais frequente de TB extrapulmonar em crianças e pacientes HIV soropositivos, sendo mais comum abaixo dos 40 anos. Cursa com aumento subagudo, indolor e assimétrico das cadeias ganglionares cervical anterior e posterior, e supraclavicular. Ao exame físico os gânglios podem apresentar-se endurecidos ou amolecidos, aderentes entre si e aos planos profundos, podendo evoluir para flutuação e/ou fistulização espontânea, com a inflamação da pele adjacente.

O diagnóstico é obtido por meio de aspirado por agulha e/ou biópsia ganglionar, para realização de exames bacteriológicos e histopatológicos.

– Tuberculose óssea

É mais comum em crianças (10 a 20% das lesões extrapulmonares na infância) ou em pessoas entre as quarta e quinta décadas. Atinge mais a coluna vertebral e as articulações coxofemoral e do joelho, embora possa ocorrer em outros locais. A TB de coluna (mal de Pott) é responsável por cerca de 1% de todos os casos de TB e por até 50% de todos os casos de TB óssea. O quadro clínico é a tríade dor lombar, dor à palpação e sudorese noturna, e afeta mais comumente a coluna torácica baixa e a lombar.

– Tuberculose pleural

É a mais comum forma de TB extrapulmonar em indivíduos HIV soronegativos. Ocorre mais em jovens e

Tabela 15.3.6. Diagnóstico da TB segundo o sistema de escore

Escore para diagnóstico de TB pulmonar	Pontuação
Critérios clínicos	
Febre ou sintomas como: tosse, adinamia, expectoração, emagrecimento, sudorese > 2 semanas	15 pontos
Assintomático ou com sintomas < 2 semanas	0 ponto
Infecção respiratória com melhora após uso de antibióticos para germes comuns ou sem antibióticos	–10 pontos
Critérios radiológicos	
- Adenomegalia hilar ou padrão miliar - Condensação ou infiltrado (com ou sem escavação) inalterado > 2 semanas - Condensação ou infiltrado (com ou sem escavação) > 2 semanas, evoluindo com piora ou sem melhora com antibióticos para germes comuns	15 pontos
Condensação ou infiltrado de qualquer tipo < 2 semanas	5 pontos
Radiografia normal	–5 pontos
Contato com adulto tuberculoso	
Próximo, nos últimos 2 anos	10 pontos
Ocasional ou negativo	0 pontos
Teste tuberculínico	
≥ 5 mm em não vacinados com BCG; vacinados ≥ 2 anos; imunossuprimidos ou ≥ 10 mm em vacinados < 2 anos	15 pontos
0-4 mm	0 pontos
Estado nutricional	
Desnutrição grave	5 pontos

Obs.: Esta interpretação não se aplica a revacinados em BCG.
Interpretação:
- ≥ 40 pontos (diagnóstico muito provável): iniciar o tratamento.
- 30 a 35 pontos (diagnóstico possível): início de tratamento a critério clínico.
- ≤ 30 pontos (diagnóstico pouco provável): a criança deverá continuar a ser investigada.

cursa com dor torácica do tipo pleurítica. A tríade astenia, emagrecimento e anorexia ocorre em 70% dos pacientes, e febre com tosse seca em 60%. Eventualmente, apresenta-se clinicamente simulando pneumonia bacteriana aguda, e a dispneia pode aparecer apenas nos casos com maior tempo de evolução dos sintomas.

A cultura, associada ao exame histopatológico do fragmento pleural, permite o diagnóstico em até 90% casos. Os rendimentos da baciloscopia e da cultura do líquido pleural são, respectivamente, menores que 5% e 40%.

– Empiema pleural tuberculoso

É consequência da ruptura de uma cavidade tuberculosa para o espaço pleural e, por isso, além de líquido no espaço pleural, muitas vezes ocorre também pneumotórax secundário à fístula broncopleural pela cavidade tuberculosa aberta para o espaço pleural. Clinicamente, é indistinguível de um empiema pleural por bactéria comum.

– Tuberculose pericárdica

Tem apresentação clínica subaguda e geralmente não se associa à TB pulmonar, embora possa ocorrer simultaneamente à TB pleural. Os principais sintomas são dor torácica, tosse seca e dispneia. Muitas vezes, a dor não se manifesta como a dor pericárdica clássica. Pode haver febre, emagrecimento, astenia, tontura, edema de membros inferiores, dor no hipocôndrio direito (congestão hepática) e aumento do volume abdominal (ascite). Raramente provoca clínica de tamponamento cardíaco.

– TB meningoencefálica

É responsável por 3% dos casos de TB em pacientes HIV soronegativos, e em até 10% dos casos em pacientes HIV soropositivos. A meningite exsudativa é a apresentação clínica mais comum e é mais frequente em crianças < 6 anos de idade.

Clinicamente, pode ser subaguda ou crônica (sinais e sintomas com duração superior a 4 semanas).

- Na forma subaguda, cursa com cefaleia holocraniana, irritabilidade, alterações de comportamento, sonolência, anorexia, vômitos e dor abdominal associados a febre, fotofobia, vômitos e rigidez de nuca por tempo superior a 2 semanas. Eventualmente, apresenta sinais focais relacionados a síndromes isquêmicas locais ou ao envolvimento de pares cranianos. Pode haver hipertensão intracraniana (edema de papila).
- Na forma crônica, o paciente evolui várias semanas com cefaleia, até que o acometimento de pares cranianos faz o médico suspeitar de meningite crônica. Ocorre doença pulmonar concomitante em até 59% dos casos.

Outra forma de TB do sistema nervoso central é a forma localizada (tuberculomas). Nesta apresentação, o quadro clínico é o de um processo expansivo intracraniano de crescimento lento, com sinais e sintomas de hipertensão intracraniana. A febre pode não estar presente.

Tratamento

O tratamento deve ser desenvolvido sob regime ambulatorial, diretamente observado (TDO), conforme preconizado pela OMS e pelo Ministério da Saúde.

A hospitalização é recomendada em casos especiais, como na meningoencefalite tuberculosa, pelo menor tempo possível. No Quadro 15.3.1, apresentamos a farmacoterapia recomendada.

- **Infecção latente (ILTB)**

A suscetibilidade à infecção é universal. A maioria das pessoas resiste ao adoecimento após a infecção e desenvolve imunidade parcial à doença; no entanto alguns bacilos permanecem vivos, embora bloqueados pela reação inflamatória do organismo.

Fatores relacionados à competência do sistema imunológico podem aumentar o risco de adoecimento. Entre estes, destaca-se a infecção pelo HIV. Outros fatores de risco: doenças ou tratamentos imunodepressores; idade menor que 2 anos ou maior que 60 anos; desnutrição. O maior risco de adoecimento se concentra nos primeiros 2 anos após a primoinfecção, mas o período de incubação pode se estender por muitos anos e mesmo décadas.

A indicação do uso da isoniazida para tratamento da ILTB depende dos seguintes fatores: o resultado do PT, a idade, a probabilidade de ILTB e o risco de adoecimento.

Os grupos com indicação de tratamento são:
- Crianças contatos de casos bacilíferos:
  - PT ≥ 5 mm em crianças não vacinadas com BCG, crianças vacinadas há mais de 2 anos ou qualquer condição imunossupressora.
  - PT ≥ 10 mm em crianças vacinadas com BCG há menos de 2 anos.
- Crianças (> 10 anos) e adolescentes:
  - A relação risco-benefício do tratamento deve ser avaliada caso a caso. A idade é um dos fatores de risco para hepatotoxicidade pela isoniazida e reduzido risco acumulado de adoecimento.

Investigação dos contatos

O contato é definido como toda pessoa que convive no mesmo ambiente com o caso índice no momento do diagnóstico da TB. Esse convívio pode se dar em casa e/ou em ambientes de trabalho, instituições de longa permanência, escola ou pré-escola. A avaliação do grau de exposição do contato deve ser individualizada considerando-se a forma da doença, o ambiente e o tempo de exposição.

Tendo em vista que crianças com TB em geral desenvolvem a doença após transmissão por um contato adulto bacilífero, preconiza-se a investigação de todos os seus contatos, independentemente da forma clínica da criança, a fim de se identificar não somente os casos de infecção latente pelo *M. tuberculosis* (ILTB), mas principalmente o caso índice, interrompendo assim a cadeia de transmissão.

Infecção pelo HIV na infância

Nesta seção, nos concentraremos principalmente nas particularidades relativas a prevenção, diagnóstico e tratamento da infecção pelo vírus da imunodeficiência humana (HIV) em crianças.

Etiologia e epidemiologia

O HIV é um retrovírus que infecta principalmente linfócitos T auxiliares (LT-CD4+), monócitos e macrófagos.

Segundo dados do último Boletim Epidemiológico divulgado em 2015, desde o início da epidemia de AIDS no Brasil em 1980 até junho de 2015 foram notificados 798.366 casos de infecção pelo HIV sendo 15.900 em menores de 13 anos. Nesta faixa etária, 92,8% dos casos estão associados a transmissão vertical.

Desde 1996, há um Programa Nacional para prevenção da transmissão vertical do HIV. Estima-se que, sem tratamento, cerca de 15-30% das crianças nascidas de gestantes infectadas pelo HIV serão infectadas pelo vírus, mas menos de 1% são infectadas quando todas as medidas disponíveis são adotadas. Estima-se que a taxa atual de transmissão vertical no Brasil seja de 7,5%.

Prevenção/manejo das crianças nascidas de mães infectadas pelo HIV

Sabe-se que cerca de 70-80% da transmissão vertical do HIV ocorrem no período periparto. Alta viremia durante a gestação, sangramento, procedimentos invasivos e outras coinfecções aumentam o risco de transmissão no período.

As gestantes que apresentem carga viral menor que 1.000 cópias no terceiro trimestre, preferencialmente com 36 semanas, podem ser submetidas à via de parto obstétrica, porém sempre que possível se deve evitar a realização de episiotomia e ruptura de membranas ovulares. No período pós-parto o aleitamento materno e a pré-mastigação são responsáveis pela transmissão do vírus entre mãe e criança.

Cuidados específicos de sala de parto são detalhados no Capítulo de Infecção Congênita.

Recém-nascidos de mães em uso de Terapia Antirretroviral (TARV) durante pré-natal, periparto e com carga viral documentada < 1.000 cópias deverão receber profilaxia apenas com AZT por 4 semanas, iniciando de preferência ainda na sala de parto ou em até 4 horas. Já aqueles com mães sem uso regular de TARV ou com CV > 1.000 cópias, além do AZT devem receber três doses de lamivudina (3TC), sendo a primeira nas primeiras 48 h, a segunda 48 h após a primeira dose e a terceira dose 96 h após a segunda dose.

Toda mãe HIV positiva deve ser orientada a não amamentar seu recém-nascido e tem direto de retirar a fórmula artificial para substituir o leite materno até os 6 meses de vida.

Além da prescrição do antirretroviral profilático, esses bebês devem receber alta da maternidade com encaminhamento a um serviço especializado e receita para iniciarem a profilaxia primária para *P. carinii* com sulfametoxazol-trimetoprim a partir de 4 semanas de vida. Profilaxia que deve ser mantida até o descarte da infecção pelo HIV ou até 12 meses de idade, quando será mantida ou não conforme avaliação imunológica.

Mesmo as crianças sem infecção pelo HIV devem ser seguidas em serviço especializado com retornos anuais. Isso é necessário para realizar o controle de possível toxicidade devida à exposição intraútero.

Diagnóstico

Devido à passagem placentária de anticorpos maternos, crianças menores de 18 meses devem ter o diagnóstico de HIV confirmado através de exames virológicos como a PCR. Nos recém-nascidos assintomáticos, filhos de mães HIV positivo, realiza-se a primeira coleta de carga viral para HIV com 1 mês de idade:

- Se a coleta for negativa, repete-se uma segunda amostra após 3 meses, com no mínimo 4 meses de idade.
- Se ambas forem negativas, afasta-se infecção pelo HIV, suspende-se profilaxia para *P. carinii* e realiza-se sorologia com 18 meses para verificar negativação da mesma.
- Se em qualquer momento apresentar carga viral positiva, deve repetir nova amostra imediatamente.
- Duas cargas virais positivas consecutivas confirmam infecção pelo vírus e indica-se início imediato do tratamento.

Atenção para possibilidade de erro laboratorial quando carga viral < 5.000 cópias. Nesse caso, repete-se imediatamente o exame e caso apresente duas cargas virais negativas consecutivas descarta-se a infecção.

Nas crianças acima de 18 meses, assim como em adultos, o diagnóstico se faz pela combinação de teste sorológico, de triagem e confirmatório com *Western-blot*.

Em nosso meio, nem sempre a infecção é diagnosticada ao nascimento, portanto o pediatra deve ficar atento a sinais e sintomas que, apesar de pouco específicos, podem ser sugestivos de infecção pelo HIV:

- Infecções recorrentes de vias aéreas superiores.
- Linfadenomegalia generalizada.
- Hepatosplenomegalia.
- Parotidite recorrente.
- Pneumonia de repetição.
- Monilíase oral persistente.
- Diarreia recorrente ou crônica.
- Plaquetopenia.

Toda criança diagnosticada com HIV deve ser classificada conforme recomendações da OMS e dos CDC em função de parâmetros clínicos e laboratoriais, conforme a Tabela 15.3.7. Na infância, há um predomínio de linfócitos, por isso, diferentemente dos adultos, a classificação de LT-CD4+ se faz com uso da porcentagem de linfócitos, e não com o valor absoluto.

Tabela 15.3.7. Classificação da criança com HIV de acordo com a OMS e os CDC

	1 *Imunossupressão ausente* *(LT-CD4+ > 25%)*	2 *Imunossupressão moderada* *(LT-CD4+15-24%)*	3 *Imunossupressão grave* *(LT-CD4+ < 25%)*
N Sintomas ausentes	N1	N2	N3
A Sintomas leves	A1	A2	A3
B Sintomas moderados	B1	B2	B3
C Sintomas graves (AIDS)	C1	C2	C3

Tratamento

A infecção pelo HIV na criança, quando não tratada, apresenta uma evolução para AIDS mais rápida que em adultos. Em média, após 2 meses da contaminação a criança infectada apresenta carga viral de 300 mil cópias. Se não tratada, 20-30% evoluem para quadros graves ainda no primeiro ano de vida, com grande risco de morte aos 4 anos: são os chamados progressores rápidos. Na maioria dos casos, 70-80%, os sintomas aparecem em idade escolar, com mediana de sobrevida de 9-10 anos. Menos de 5% dos pacientes, os chamados progressores lentos ou "controladores de elite", apresentam queda pouco expressiva dos LT-CD4+ e apresentarão sintomas somente na adolescência.

O tratamento deve ser indicado para todos os menores de 12 meses, uma vez que o valor de LT-CD4+ não é confiável para estratificação de risco infeccioso. Nas crianças acima de 12 meses o tratamento é indicado conforme valores de LT-CD4+ e da carga viral.

O tratamento visa reduzir a morbimortalidade, suprimir a carga viral, preservar, melhorar ou reconstituir o sistema imunológico e propiciar crescimento e desenvolvimento adequados.

A primeira linha de tratamento é composta de dois inibidores da transcriptase reversa análogos de nucleosídeos (ITRN), usualmente AZT combinado com lamivudina (3TC) ou tenofovir (TDF) e um inibidor da transcriptase reversa não análogos de nucleosídeos (ITRNN), sendo nevirapina (NVP) para os menores de 3 anos e efavirenz (EFV) nos maiores de 3 anos.

Os maiores de 35 kg podem se beneficiar da apresentação TDF + 3TC + EFV em um comprimido único.

Para os que apresentam contraindicação à primeira linha, seja por toxicidade ou exposição intraútero ou perinatal a NVP, inicia-se com dois ITRN e um inibidor de protease (IP), usualmente lopinavir associado ao ritonavir (LPV/r). Por ser mais potente, nos casos mais sintomáticos ou com carga viral elevada, deve-se preferir a segunda linha de tratamento.

Espera-se que com o tratamento ocorra queda de 1 log de CV após 8-12 semanas e CV indetectável após 6 meses. Espera-se aumento de 5% da contagem de LT-CD4+ após 1 ano de tratamento.

Além da monitoração viral e imunológica, durante o acompanhamento deve-se estar atento a alterações metabólicas causadas tanto por efeito inflamatório direto do vírus quanto pelo esquema ARV.

Imunização

Pacientes com HIV e sem alterações imunológicas devem receber calendário vacinal de rotina, com exceção da vacina para poliomielite, que deve ser sempre aplicada na forma inativa. Justamente por isso não se recomenda que crianças com HIV participem de campanhas de vacinação.

As vacinas com vírus vivo (sarampo-caxumba-rubéola, varicela, febre amarela), assim como a BCG, estão contraindicadas nos pacientes com alterações imunológicas graves (CD4 < 15%) ou sintomas graves (Categoria C).

Pacientes HIV positivos recebem, além do calendário vacinal normal, duas doses de pneumo-23 valente com intervalo de 5 anos, vacina anual contra influenza e uma quarta dose de hepatite B, 6 meses após o término do esquema habitual de três doses.

Conceitos-chave

- O conceito de diarreia (OMS) consiste na ocorrência de três ou mais evacuações de fezes amolecidas ou líquidas por dia, levando-se sempre em consideração o padrão habitual de cada indivíduo. Quanto à duração, pode ser classificada em aguda, persistente ou crônica.

- O diagnóstico é predominantemente clínico. Com relação à evolução, a grande maioria destas infecções é autolimitada e não necessita de tratamento específico, além da hidratação e manutenção do estado nutricional. Em alguns casos graves e específicos pode ser necessária a utilização de antibióticos que, se possível, devem ser orientados pela sensibilidade do agente etiológico.

- As parasitoses intestinais causadas por helmintos e protozoários (Tabelas 15.3.2 e 15.3.3) são causa importante de morbidade em todo o mundo, levando a desnutrição, retardo no crescimento, anemia, atraso no desenvolvimento neuropsicomotor e aumento da suscetibilidade a outras infecções, entre outras complicações. Sua prevalência é um importante indicador socioeconômico.

- Nas infecções de pele os agentes mais comuns são o *Streptococcus* e *S. aureus*. A avaliação da profundidade, extensão e repercussão clínica definirá a conduta a ser tomada bem como a escolha da via de tratamento e indicação de drenagem.

- Diante de um caso de celulite periorbitária é importante estabelecer se a mesma é pré ou pós-septal, uma vez que os riscos e complicações são mais frequentes nas celulites pós-septais. O *Haemophilus influenzae* deve ser considerado na escolha do antibiótico, além do *Streptococcus* e *Staphylococcus*.

- Nas mordidas por animais devemos considerar a possibilidade de infecção por *Pasteurella*, presente em 50-70% dos casos.

- A osteomielite deve ser considerada em toda criança com febre, dor e limitação funcional de um membro. O diagnóstico radiológico pode ser tardio, portanto a radiografia normal não afasta a hipótese diagnóstica. O melhor exame para confirmação é a ressonância nuclear magnética.

- A pioartrite pode ter apresentação clínica muito parecida com a da osteomielite e geralmente se inicia a partir da via hematogênica, mas pode ser por contiguidade a uma osteomielite.

- A tuberculose na criança, principalmente nos menores de 10 anos, apresenta especificidades que devem ser consideradas durante sua investigação diagnóstica. A forma pulmonar difere da do adulto, pois costuma ser abacilífera (negativa ao exame bacteriológico) pelo reduzido número de bacilos nas lesões.

Questões

1. Como se pode classificar a diarreia tendo-se em conta o aspecto das fezes, sua duração e mecanismos fisiopatológicos?
2. Quais os principais agentes etiológicos da diarreia aguda?
3. Frente a um caso de obstrução intestinal na infância, em locais com poucos recursos sanitários, que causa parasitária deve ser lembrada?
4. Frente a um caso de diarreia mucossanguinolenta, dor abdominal e tenesmo, qual a parasitose mais comumente implicada?
5. Frente a um caso de diarreia acompanhada de má absorção e possível intolerância à lactose, qual parasitose deve ser considerada no diagnóstico diferencial?
6. O que é impetigo e quais são os agentes etiológicos mais comuns?
7. Em um caso de celulite periorbital, que sinais clínicos sugerem a localização pós-septal?
8. Quais as formas mais comuns de tuberculose na infância?
9. Quais são as drogas de escolha para o tratamento da tuberculose?
10. Por que é importante a investigação dos contatos da criança com tuberculose, mesmo abacilífera?
11. Qual esquema medicamentoso utilizado para RN de mãe HIV positivo?
12. Qual é o impacto do tratamento profilático utilizado no caso da questão 11?

BIBLIOGRAFIA CONSULTADA

- Arnold JC, Bradley JS. Osteoarticular Infections in Children. Infect Dis Clin North Am. 2015 Sep;29(3):557-74. doi: 10.1016/j.idc.2015.05.012.
- Arnold JC, Cannavino CR, Ross MK, et al. Acute Bacterial Osteoarticular Infections: Eight-Year Analysis of C-Reactive Protein for Oral Step-Down Therapy. Pediatrics. Oct 2012;130(4):e821-e828.
- Breen JO. Skin and soft tissue infections in imunocompetent patients. Am Fam Physician. 2010;81(7):893-9.
- Ferrari PB, Barbieri D. Diarreia: mecanismos e classificação In: Barbieri D, Kotze LMS, Rodrigues M, Romaldini CC, eds. Atualização em doenças diarreicas da criança e do adolescente. São Paulo: Atheneu; 2010. p. 111-20.
- Fiore ES, Romaldini CC. Diarreia aguda infecciosa. In: Barbieri D, Kotze LMS, Rodrigues M, Romaldini CC, eds. Atualização em doenças diarreicas da criança e do adolescente. São Paulo: Atheneu; 2010. p. 121-53.
- Fiore ES, Romaldini CC. Diarreia por parasitoses intestinais. In: Barbieri D, Kotze LMS, Rodrigues M, Romaldini CC, eds. Atualização em doenças diarreicas da criança e do adolescente. São Paulo: Atheneu; 2010. p.154-93.
- Fiore ES, Romaldini CC. Terapia das parasitoses intestinais. In: Morais MB, coord. Gastroenterologia e hepatologia na pratica pediátrica. São Paulo: Atheneu; 2012. p. 229-240.
- Fleisher GR. Approach to diarrhea in children in resource-rich countries [Internet]. UptoDate 2016 nov 09 [cited 2016 nov 15]. Disponível em: <https://www.uptodate.com/contents/approach-to-diarrhea-in-children-in-resource-rich-countries?source=search_result&search=parasitoses&selectedTitle=16~150>.
- Gabel J, Fonseca RP. Parasitoses. In: Waksman RD, Schvartsman C, Troster EJ, Abramovici S, coord. A saúde de nossos filhos. Barueri, SP: Manole; 2012.
- Gunderson CG. Cellulitis: definition, etiology, and clinical features. Am J Med. 2011;124(12):1113-22.
- Hay WW, Levin MJ, Sondheimer JM, Deterding RR. Current diagnosis and treatment: pediatrics. New York: McGraw-Hill; 2011.
- Kliegman RM, Robert M, Nelson WE. Nelson, Tratado de Pediatria. Rio de Janeiro: Elsevier; 2009.
- Larru B, Gerber JS. Cutaneous Bacterial Infections Caused by Staphylococcus aureus and Streptococcus pyogenes in Infants and Children. Pediatr Clin N Am. 2014;61:457-78.
- Long SS, Prickering LK, Prober CG. Skin and soft tissue infections. In: Principles and Practice of Pediatric Infectious Disease. 4th ed. London: Churchill Livingstone; 2012.
- Long SS, Pickering LK, Prober CG. Imnopathogenesis of HIV infection. In: Principles and Practice of Pediatric Infectious Diseases. 4th ed. London: Elsevier Health; 2012.
- Matson OD, Acute viral gastroenteritis in children in resource-rich countries: Management and prevention [Internet]. UptoDate 2016 apr 25 [cited nov 16]. Disponível em: <https://www.uptodate.com/contents/acute-viral-gastroenteritis-in-children-in-resource=-rich-countries-management-and-prevention?sourcesee_link&sectionName=Diet&anchor=H14#H14>.
- Ministério da Saúde. Boletim Epidemiológico - Aids e DST 2015. Brasília: Ministério da Saúde;– 2015.
- Ministério da Saúde. Boletim Epidemiológico – Especial Tuberculose. Secretaria de Vigilância em Saúde. Brasília: Ministério da Saúde; mar. 2016.
- Ministério da Saúde. Manual de Recomendações para o Controle da Tuberculose no Brasil. Brasília: Ministério da Saúde; 2010.
- Ministério da Saúde. Secretaria de Vigilância em Saúde, Departamento de DST, AIDS e Hepatites virais. Protocolo clínico e diretrizes terapêuticas para manejo da infecção pelo HIV em crianças e adolescentes. Brasília: Ministério da Saúde; 2014.
- Mojica M. Skin and soft tissue infections. In: Pediatric Emergency Medicine Guides. Version 3.0. New York: New York University School of Medicine; 2016.
- Patel MM, Glass R, Desai R, Tate JE, Parashar UD. Lancet Infectious Diseases. 2012;12(7):561-570. Patel, British Medical Journal. 2013.
- Romaldini CC, Barbieri D. Diarreia aguda e persistente. In: Morais MB, coord. Gastroenterologia e hepatologia na pratica pediátrica. São Paulo: Atheneu; 2012. p. 43-51.
- Rudloe TF, Harper MB, Prabhu SP, et al. Acute Periorbital Infections: Who Needs Emergent Imaging? Pediatrics. 2010;125:e719-e726.
- Stevens DL, Bisno AL, Chambers HF, Dellinger EP, Goldstein EJ, Gorbach SL, et al.; Infectious Diseases Society of America. Practice guidelines for the diagnosis and management of skin and soft tissue infections: 2014 update by the Infectious Diseases Society of America. Clin Infect Dis. 2014;59:e10-52.
- Sukumaran V, Senanayake S. Bacterial skin and soft tissue infections. Aust Prescr. 2016;39:159-63.
- World Health Organization. Global Tuberculosis Report. 2016.

312 SEÇÃO 2 ▪ PEDIATRIA CLÍNICA (OU PRINCIPAIS AFECÇÕES PEDIÁTRICAS)

Respostas

1) Aspecto: diarreia alta quando o comprometimento atinge o intestino delgado, caracterizando-se por *fezes de grande volume e número de evacuações* não obrigatoriamente muito elevado. Pode ocorrer desidratação e comprometimento nutricional. A diarreia baixa resulta do comprometimento do intestino grosso e caracteriza-se por *grande número de evacuações, tenesmo, em geral com pouco volume fecal e presença de muco e/ou sangue*. Em geral o comprometimento nutricional não é importante.

   Duração: aguda, persistente e crônica.

   Mecanismos fisiológicos: secretórias ativa, secretórias passivas, osmóticas, exsudativas e motoras.

2) É importante lembrar que a maior parte das diarreias agudas é de etiologia viral.

   Diarreia aguda aquosa: presença de fezes líquidas, que podem ocasionalmente conter muco e o paciente apresentar febre: rotavírus, *E. coli* enterotoxigênica (ETEC), *Vibrio cholerae*, *Cryptosporidium*, norovírus, *Giardia lamblia*.

   Diarreia invasiva ou sanguinolenta: presença de sangue, geralmente acompanhada de febre, vômitos e dor abdominal: *Shigella* spp, *Salmonella* entérica não tífica, *Campylobacter* spp, *E. coli* enteroinvasiva (EIEC), *E. coli* êntero-hemorrágica(EHEC), *Entamoeba hystolitica*.

3) Ascaridíase. A infecção maciça pode causar oclusão intestinal por bolo de *Ascaris*.

4) Amebíase.

5) Giardíase.

6) É uma infecção superficial que pode se desenvolver por invasão direta pela pele sadia (primária) ou como complicação de lesões de pele (secundária). Os principais agentes etiológicos são Streptococcus epidermidis e *Staphylococcus aureus*.

7) A celulite pós-septal pode ser diferenciada da celulite pré-septal através dos seus sintomas clínicos: oftalmoplegia, dor à movimentação ocular e proptose.

8) São as formas pulmonares, que correspondem a 80% dos casos.

9) Rifampicina, isoniazida, pirazinamida, etambutol.

10) Para identificar não somente os casos de infecção latente pelo *M. tuberculosis* (ILTB), mas principalmente o caso índice, interrompendo assim a cadeia de transmissão.

11) Recém-nascidos de mães em uso de terapia antirretroviral (TARV) durante pré-natal, periparto e com carga viral documentada < 1.000 cópias deverão receber profilaxia apenas com AZT por 4 semanas, iniciando de preferência ainda na sala de parto ou em até 4 horas. Já aqueles com mães sem uso regular de TARV ou com CV > 1.000 cópias, além do AZT devem recebem três doses de lamivudina (3TC), sendo a primeira nas primeiras 48 h, a segunda 48 h após a primeira dose e a terceira dose 96 h após a segunda dose.

12) Estima-se que, sem tratamento, cerca de 15-30% das crianças nascidas de gestantes infectadas pelo HIV serão infectadas pelo vírus, mas menos de 1% são infectadas quando todas as medidas disponíveis são adotadas. Estima-se que a taxa atual de transmissão vertical no Brasil seja de 7,5%.

Doenças do Sistema Digestório

- Jane Oba
- Maraci Rodrigues
- Mauro Batista de Morais
- Ricardo Katsuya Toma

Introdução

Neste capítulo, abordaremos as doenças gastrointestinais mais relevantes em pediatria, como anomalias congênitas do trato gastrointestinal, doença do refluxo gastroesofágico, dor abdominal crônica recorrente, constipação e ecoprese, doença celíaca, doença inflamatória intestinal.

Anomalias congênitas do trato gastrointestinal

Atresias e fístulas traqueoesofágicas

- **Etiologia**

Atresias são decorrentes da falta de recanalização do tubo digestivo proximal embrionário, e fístulas traqueoesofágicas, da incompleta separação do brotamento pulmonar do intestino anterior primitivo.

- **Fisiopatologia**

O recém-nascido tem grande quantidade de saliva que se acumula no coto superior do esôfago e leva à aspiração para a árvore traqueoesofágica. Além disso há o refluxo de suco gástrico ácido, através da fístula distal para a árvore traqueoesofágica.

- **Quadro clínico**

Salivação abundante nas primeiras horas de vida, regurgitação, obstrução respiratória e pneumonia aspirativa. As fístulas que se comunicam com a árvore traqueobrônquica manifestam-se por cianose, tosse e pneumonia recorrente.

- **Diagnóstico e tratamento**

No período pré-natal, a ultrassonografia evidencia o feto com estômago sem líquido amniótico. No período neonatal há impossibilidade de passagem de sonda pelo nariz ou boca até o esôfago. A radiografia simples de tórax evidencia abdome sem gás (atresia isolada). A ressonância magnética e a endoscopia são usadas para localizar a estenose ou a fístula proximal.

O tratamento é cirúrgico, podendo incluir a interposição de uma alça de cólon.

Defeito de rotação e de fixação do intestino

- **Etiologia**

A má rotação é a modificação da posição normal do intestino em decorrência de alguma interferência no processo rotatório do desenvolvimento do tubo intestinal. O defeito de fixação é definido como a insuficiente ou ausente fixação do mesentério na parede posterior do abdome.

- **Fisiopatologia**

O volvo agudo do intestino médio é a forma mais grave, com torção das alças em torno da artéria mesentérica superior e obstrução da luz duodenal. Se a torção for muito intensa haverá estrangulamento das artérias, isquemia e necrose do intestino.

- **Quadro clínico**

Desde formas assintomáticas até quadros clínicos graves. No período neonatal o paciente pode apresentar vômitos biliosos, dor e distensão do andar superior do abdome. Se a torção for muito intensa ocorre a hematêmese, evacuações com sangue, choque e septicemia.

Diagnóstico e tratamento

O estudo radiológico contrastado alto não deve ser realizado para não piorar o sofrimento da alça, mas em casos crônicos e intermitentes pode ser realizado durante a crise, mostrando o duodeno e primeiras alças jejunais à direita da coluna e imagem de espiral.

O tratamento é cirúrgico na má rotação intestinal.

Atresias das vias biliares

Etiologia

Há dois tipos de atresia biliar: forma embrionária ou fetal, com provável defeito da embriogênese, e em 10 a 30% dos casos associada a outras malformações congênitas; e forma pós-natal, sem associação com outras malformações. A etiologia ainda não está bem esclarecida, podendo envolver processos infecciosos, autoimunes, genéticos, vasculares e da morfogênese.

Fisiopatologia

É resultado de processo inflamatório, destrutivo e idiopático da árvore biliar extra e intra-hepática, com consequente obliteração da árvore biliar. Desenvolve-se, desde o nascimento, colestase, colúria e acolia fecal. Há o desenvolvimento de cirrose biliar secundária, com aparecimento de hepatomegalia, desnutrição, prurido, ascite e coagulopatia.

Quadro clínico

No recém-nascido de termo observa-se peso adequado, icterícia, com colúria e acolia fecal desde os primeiros dias de vida. Com a progressão da doença surgem hepatomegalia, falta de ganho de peso e altura, prurido, ascite e coagulopatia.

Diagnóstico e tratamento

A ultrassonografia é útil para mostrar a vesícula retraída e o parênquima hepático hiperecogênico, com imagem de cone fibroso na porta *hepatis*. A biópsia hepática percutânea é o mais confiável método diagnóstico.

O tratamento é cirúrgico, portoenterostomia, antes da 10ª semana de vida. Para a maioria dessas crianças, a única possibilidade de sobrevida é a correção definitiva com transplante de fígado.

Pâncreas *Divisum* (PD)

Etiologia

É a ausência de fusão ou fusão incompleta das porções ventral e dorsal do pâncreas, principalmente dos canais de drenagem Wirsung e Santorini.

Fisiopatologia

O orifício da papila menor pode ser tão estreito que ocorre pressão excessivamente elevada no ducto dorsal durante as fases de secreção ativa e drenagem inadequada, resultando em dor abdominal e surtos de pancreatite recorrente.

Quadro clínico

Cerca de 5% dos pacientes desenvolverão sintomas pancreáticos com dor abdominal e episódios recorrentes de pancreatite aguda. A maioria dos pacientes terá seus sintomas na vida adulta.

Diagnóstico e tratamento

Colangiopancreatografia endoscópica retrógrada (CPRE), identificando somente um sistema ductal ventral pequeno (ducto de Wirsung), confirmado quando o remanescente ducto dorsal é visibilizado após contraste na papila menor.

É endoscópico com esfincterotomia e/ou inserção de endopróteses.

São sinais de alarme de malformações do trato gastrointestinal: poli-hidrâmnio materno, aumento do resíduo gástrico no recém-nascido, distensão abdominal, alças intestinais com peristaltismo visível, atraso na eliminação do mecônio.

Doença do refluxo gastroesofágico

Refluxo gastroesofágico (RGE) é o fluxo retrógrado repetido e sem esforço do conteúdo gástrico para o esôfago. RGE é um processo fisiológico que ocorre várias vezes ao dia e causa pouco ou nenhum sintoma. Em contraste, a doença do refluxo gastroesofágico (DRGE) é quando a passagem do conteúdo gastroduodenal para o esôfago e/ou órgãos adjacentes causa incômodo ou complicações, com ou sem lesão tecidual. Quando o conteúdo refluído atinge a faringe é denominado regurgitação. Ambos, RGE e regurgitação, devem ser distinguidos do vômito que é um processo fisiológico altamente complexo, e resulta na expulsão forçada do conteúdo gástrico através da boca.

Etiologia

DRGE é uma doença multifatorial e complexa. Os principais fatores que contribuem para DRGE são a redução da pressão do esfíncter inferior do esôfago (EIE), hérnia hiatal, clareamento esofágico prejudicado, aumento da pressão abdominal, obesidade, hipersensibilidade visceral, integridade da mucosa prejudicada e fatores psicológicos.

Fisiopatologia

A zona de alta pressão na junção esofagogástrica é gerada pelo EIE e pela crura diafragmática, principais estruturas anatômicas da barreira antirrefluxo. Relaxamentos

CAPÍTULO 16 ▪ DOENÇAS DO SISTEMA DIGESTÓRIO **315**

transitórios prolongados do EIE e o aumento da permeabilidade dos espaços intercelulares podem contribuir para gerar os sintomas.

Quadro clínico

A apresentação típica do RGE é a regurgitação frequente, indolor, em uma criança saudável com o crescimento normal, denominada regurgitador feliz. Não há qualquer sintoma patognomônico da DRGE em lactentes e crianças. No entanto, é importante detectar os sinais de alerta para DRGE: odinofagia, vômitos em jato, vômitos biliosos, sangramento do trato gastrointestinal, febre, letargia, hepatoesplenomegalia, abaulamento da fontanela, macro ou microcefalia, convulsões, dor ou distensão abdominal, síndrome genética ou metabólica e doença crônica associada. Irritabilidade pode acompanhar o RGE e, na ausência de outros sinais de alarme, não é uma indicação para exames extensivos. Os sintomas ou complicações da DRGE pediátrica dependem da idade e podem ser digestivos (ou típicos): regurgitação, disfagia, pirose, dor abdominal, dor retroesternal, hematêmese ou extradigestivos: apneia, irritabilidade, cianose, aspiração pulmonar, estridor, tosse crônica, síndrome de Sandifer, dificuldade para alimentação, baixo ganho de peso e agravo de doença respiratória preexistente.

Diagnóstico

O diagnóstico do RGE e da DRGE é baseado na história clínica detalhada e no exame físico minucioso. Por ser um processo fisiológico, não são necessários exames para o diagnóstico de RGE.

A maioria dos exames complementares não esclarece e/ou diferencia o RGE da DRGE. O exame teoricamente ideal seria para documentar a presença de refluxo patológico e suas complicações, estabelecer uma relação causal entre o refluxo e os sintomas, avaliar a terapia e excluir outras condições clínicas. Como nenhum exame responde a todas estas questões isoladamente, deve-se selecionar os testes de acordo com as informações de cada caso e considerar as limitações de cada exame (Tabela 16.1).

As principais indicações de exames complementares são: sintomas atípicos, sinais de alerta, dúvidas no diagnóstico e complicações e falha terapêutica.

Tratamento

Medidas posturais e dietéticas são recomendadas para tratar lactentes e crianças com RGE e DRGE. Não se deve tratar o RGE fisiológico com medicamentos. O tratamento farmacológico é indicado apenas para o tratamento da DRGE e se baseia primariamente na supressão ácida. O Quadro 16.1 apresenta um resumo das indicações terapêuticas para DRGE.

A cirurgia antirrefluxo (fundoplicatura) deve ser indicada quando ocorre falha da terapia medicamentosa. Em pediatria, a fundoplicatura está indicada principalmente em prematuros e crianças com alterações

QUADRO 16.1	Terapias para DRGE
Tratamento dietético e postural	

- Dieta
  - Lactentes: manter aleitamento materno, fórmulas espessadas ou antirregurgitação
  - Crianças e adolescentes: fracionamento da dieta, evitar alimentos gordurosos, cafeína, chocolate, álcool e alimentos apimentados. Perda de peso nos pacientes com excesso de peso. Suspender tabagismo e etilismo
- Postura
  - Lactente: do nascimento até 12 meses de idade é recomendada posição supina elevada durante o sono
  - Crianças e adolescentes: Posição elevada ao deitar

Medicação

- Antiácidos e protetores da mucosa
- Procinéticos: não há evidência para o uso de rotina dos procinéticos. Existem potenciais efeitos colaterais destas medicações que podem sobrepor-se aos benefícios por elas alcançados
- Bloqueador H2
- Inibidor da bomba de prótons

Obs.: Os potenciais efeitos adversos da supressão ácida são pneumonia e infecções gastrointestinais

Tabela 16.1. Exames para o diagnóstico de DRGE

Exames	Vantagens	Desvantagens
Radiografia contrastada de esôfago, estômago e duodeno	Útil para pesquisar anormalidades anatômicas	Pouco específico para diagnóstico da DRGE
Cintilografia esofágica	Útil para avaliar aspiração pulmonar	Pouco específico para diagnóstico da DRGE
Manometria esofágica	Avalia motilidade e tônus pressórico dos esfíncteres e do corpo esofágico	Não avalia lesões da mucosa. Não avalia refluxo e seu pH
pHmetria de esôfago de 24 h	Avalia a exposição ácida do esôfago	Não avalia refluxo não ácido ou fracamente ácido. Não avalia lesões da mucosa. Sondagem de 24 h
pH-impedanciometria de esôfago de 24 h	Detecta o movimento de fluidos ácidos e não ácidos, sólidos e ar. Correlaciona os sintomas com os episódios de refluxo	Não há valores de referência bem estabelecidos para crianças. Sondagem de 24 h e custo elevado
Endoscopia digestiva alta	Avalia alterações da mucosa e possibilita biópsias	Invasiva, por necessitar de anestesia

neurológicas, sobretudo naqueles com risco de apneia e broncoaspiração.

Esofagite de refluxo pode ser induzida por refluxo ácido e, menos frequentemente, por refluxo alcalino. Pode ser dolorosa e caracterizada por choro e irritabilidade. Todavia esses sinais e sintomas podem estar presentes em outras afecções da criança.

Dor abdominal crônica recorrente

Em 1958, Apley e Nash publicaram um artigo mostrando que 10,8% dos escolares ingleses apresentavam três ou mais episódios de dor abdominal que provocava a interrupção das atividades da criança em um período maior do que 3 meses. Foi denominada síndrome da dor abdominal recorrente.

Etiologia

A etiologia da dor abdominal dos distúrbios gastrointestinais funcionais é decorrente da interação de múltiplos fatores. Destacam-se:

- Hipersensibilidade visceral.
- Anormalidades na motilidade gastrointestinal.
- Eventos pregressos predisponentes (alergia ao leite de vaca, estenose hipertrófica de piloro, púrpura de Henoch-Schonlein).
- Fatores psicológicos (estresse, associação com depressão e ansiedade, abuso físico, emocional ou sexual).
- Anormalidades na mucosa intestinal (inflamação, disfunção de mastócitos).
- Anormalidades na microbiota intestinal.
- Fatores genéticos e ambientais.
- Infecções pregressas.

Quadro clínico e diagnóstico

A dor abdominal recorrente na criança e no adolescente é muito difícil de ser investigada. Pode ocasionar a realização de vários exames inconclusivos e várias terapêuticas ineficazes. Ocasiona redução na qualidade de vida do paciente e da sua família, além de resultar em grande custo para o sistema de saúde.

A maioria dos quadros dolorosos é ocasionada pelos distúrbios funcionais gastrointestinais.

A partir de 1999, o desenvolvimento dos critérios de Roma vem proporcionando padronização para homogeneizar a literatura e, também, critérios diagnósticos que permitem que seja estabelecido um diagnóstico positivo com base na sintomatologia. Procura-se abandonar a antiga visão do diagnóstico de exclusão. Assim, atualmente a dor abdominal recorrente passou a ser denominada dor abdominal predominantemente decorrente de um distúrbio gastrointestinal funcional.

O critério de Roma IV classifica a dor abdominal nas seguintes categorias: dispepsia funcional, síndrome do intestino irritável, enxaqueca abdominal e dor abdominal funcional não especificada (quando não se enquadra nas três categorias anteriores):

- Dispepsia funcional: deve incluir por pelo menos 2 meses, um ou mais dos seguintes sintomas pelo menos em 4 dias do mês: empachamento pós-prandial, saciedade precoce, dor ou queimação epigástrica não associada com a defecação. Após avaliação apropriada, a sintomatologia não pode ser explicada por outra doença. Existem dois subtipos de dispepsia funcional:
  - Síndrome do desconforto pós-prandial: empachamento, saciedade precoce e, às vezes, náuseas e eructações excessivas.
  - Síndrome da dor epigástrica: dor ou queimação que interrompe as atividades habituais e que não melhora com a eliminação de flatos ou defecação.
- Síndrome do intestino irritável: deve incluir todas as seguintes características por período superior a 2 meses:
  - Dor abdominal em pelo menos 4 dias do mês relacionada com a defecação e/ou mudança na frequência de evacuações e/ou mudança no aspecto das fezes.
  - Em pacientes com constipação intestinal a dor abdominal persiste após normalização do hábito intestinal. Se a dor desaparecer, o paciente tem constipação intestinal controlada, não síndrome do cólon irritável.
  - Após avaliação apropriada, a sintomatologia não pode ser explicada por outra doença.
- Enxaqueca abdominal: pelo menos dois episódios com todas as seguintes manifestações (mais de 6 meses):
  - Episódio paroxístico de dor abdominal intensa periumbilical, na linha média ou difusa e com duração de 1 ou mais horas.
  - Episódios intercalados por semanas ou meses.
  - Dor é incapacitante e interfere nas atividades habituais.
  - Sintomas estereotipados em cada paciente.
  - Dor se associa a dois ou mais dos seguintes sintomas: anorexia, náuseas, vômitos, cefaleia, fotofobia e palidez.
  - Após avaliação apropriada, a sintomatologia não pode ser explicada por outra doença.
- Dor abdominal funcional não especificada: duração de dois ou mais meses e deve ocorrer pelo menos quatro vezes ao mês e apresentar todas as seguintes características:

CAPÍTULO 16 ▪ DOENÇAS DO SISTEMA DIGESTÓRIO **317**

- Dor abdominal em episódios ou contínua, não relacionada com eventos fisiológicos (refeições e menstruação).
- Não preencher os critérios da síndrome do intestino irritável, dispepsia funcional ou enxaqueca abdominal.
- Após avaliação apropriada, a sintomatologia não pode ser explicada por outra doença.

Na avaliação clínica, deve ser pesquisada a presença de manifestações clínicas de alarme que podem indicar maior probabilidade de uma doença orgânica. Entre outros: vômitos persistentes, hemorragia gastrointestinal, emagrecimento, febre, diminuição do crescimento, lesões orais, uveíte, anemia, espleno e/ou hepatomegalia, artrite, lesões perianais. A indicação de exames subsidiários deve ser individualizada.

Tratamento

O tratamento, também, deve ser individualizado. Muitos pacientes apresentam melhora espontânea após atendimento cuidadoso seguido de orientações gerais sobre a natureza dos distúrbios gastrointestinais funcionais. Entretanto, uma parcela dos pacientes pode permanecer sintomática por anos ou desenvolver sintomas dolorosos fora do trato gastrointestinal.

Constipação intestinal e encoprese

Constipação intestinal é frequente em toda a faixa etária pediátrica e tem prevalência em torno de 20%. Na criança, tem ocorrência similar em ambos os gêneros. Nos adultos observa-se maior prevalência no sexo feminino, que pode ser notada a partir da adolescência.

Etiologia

Na Tabela 16.2, são apontados os principais fatores etiológicos envolvidos nos distúrbios funcionais da defecação. Deve ser lembrado que, como nos demais distúrbios funcionais gastrointestinais, estas doenças em geral resultam da interação de fatores biopsicossociais.

Quadro clínico e diagnóstico

A incontinência fecal retentiva, que é uma manifestação da constipação intestinal funcional, é mais frequente no gênero masculino na faixa etária pediátrica.

Existe muita variabilidade nos critérios diagnósticos da constipação intestinal funcional. Como se trata de um distúrbio gastrointestinal funcional, a constipação intestinal funcional está incluída nos critérios de Roma IV. Os distúrbios funcionais da defecação, de acordo com esses critérios, são divididos segundo a faixa etária:

1. idade inferior a 4 anos, desde o período neonatal;
2. idade superior a 4 anos até o final da adolescência.

Na Tabela 16.3, são descritos os critérios diagnósticos dos distúrbios funcionais da defecação. A partir do momento em que ocorre o controle da defecação, o critério de Roma para constipação intestinal funcional é praticamente igual em todas as faixas etárias. Na constipação intestinal funcional a incontinência fecal (*soiling* ou escape fecal) é decorrente da retenção ou impactação de fezes, o que não se observa na incontinência fecal não retentiva denominada, no passado, encoprese.

Na avaliação do paciente pediátrico, deve-se atentar para a pesquisa de sinais de alarme que indiquem possíveis causas orgânicas.

Por exemplo, histórico de retardo na eliminação de mecônio, constipação intestinal desde o nascimento, eliminação de fezes em fita e distensão abdominal são sugestivos do megacólon congênito (doença de Hirschsprung). Lembrar, também, que a doença de Hirschsprung pode ser diagnosticada mais tardiamente em pacientes com constipação intestinal intratável (sem resposta após 3 meses de tratamento clínico realizado de forma adequada). São inúmeras as causas de constipação intestinal, desde alterações anatômicas (p. ex., estenose anal), síndrome da pseudo-obstrução intestinal, hipotireoidismo, doença celíaca, alergia à proteína do leite de vaca, entre outros. Certos medicamentos também podem causar constipação intestinal, como determinados anticonvulsivantes e sais de ferro, entre outros. Pacientes em tratamento paliativo que estejam recebendo derivados da morfina comumente apresentam constipação intestinal de difícil controle.

Tabela 16.2. Principais mecanismos envolvidos na geração dos distúrbios funcionais da defecação

Disquesia do lactente	Falta de coordenação no controle da prensa abdominal e do relaxamento pélvico no ato defecatório
Constipação intestinal	É resultante de múltiplos fatores da dieta, biológicos e comportamentais. Considera-se que o comportamento de retenção ocasione fezes duras que são eliminadas com dor e/ou dificuldade. Isto aumenta a retenção, fechando o círculo vicioso dor-retenção-dor-retenção
Incontinência fecal não retentiva	Considera-se que seja de natureza psicológica ou psiquiátrica
Incontinência fecal não retentiva de causa orgânica	Não está incluída no critério de Roma IV. É decorrente de lesões orgânicas, como as neuromusculares. Exemplo: mielomeningocele, encefalopatia crônica não progressiva

Tabela 16.3. Critérios diagnósticos dos distúrbios funcionais da defecação

Disquesia do lactente	Presença das seguintes características antes da idade de 9 meses: 1. Pelo menos 10 minutos de esforço e choro antes de uma evacuação que se completa ou não 2. Ausência de outros problemas de saúde
Constipação funcional antes dos 4 anos	Pelo menos dois dos seguintes por pelo menos 1 mês: 1. Duas ou menos evacuações por semana 2. Comemorativo de comportamento de retenção 3. Evacuações com dor ou dificuldade 4. Presença de grande quantidade de fezes no reto 5. Eliminação de fezes de grande diâmetro Após o treinamento esfincteriano: 6. Pelo menos um episódio de incontinência fecal por semana 7. Eliminação de fezes de grande diâmetro que podem causar entupimento do vaso sanitário
Constipação funcional após os 4 anos	Pelo menos dois dos seguintes, por pelo menos 1 mês, em criança com desenvolvimento igual ou maior ao esperado para os 4 anos e que não preencham os critérios diagnósticos da síndrome do intestino irritável (ver dor abdominal): 1. Duas ou menos evacuações por semana no vaso sanitário 2. Pelo menos um episódio de incontinência fecal por semana 3. Comportamento de retenção ou excessiva retenção voluntária das fezes 4. Evacuações com dor ou dificuldade 5. Presença de grande quantidade de fezes no reto 6. Eliminação de fezes de grande diâmetro que podem causar entupimento do vaso sanitário
Incontinência fecal não retentiva	Ocorrência das seguintes manifestações clínicas em crianças com desenvolvimento compatível a pelo menos 4 anos de idade: 1. Defecações em locais inapropriados para o contexto social e cultural 2. Ausência de evidência de retenção fecal (impactação) 3. Após avaliação médica não se identifica nenhuma doença que explique esta manifestação clínica

Frente à diversidade de possíveis causas de constipação intestinal, a avaliação diagnóstica deve ser individualizada.

Em geral, prevalece a hipótese diagnóstica da constipação intestinal funcional. Neste caso, deve-se pesquisar se existe ou não impactação fecal (fecaloma). Fecaloma pode ser identificado na palpação abdominal e no toque retal. Em geral é a explicação da incontinência fecal (retentiva).

Quando necessário, pode ser realizada radiografia simples de abdome para avaliar se existe ou não impactação fecal, especialmente quando o toque retal não pode ser realizado ou quando a palpação abdominal é difícil, como pode ocorrer com pacientes obesos.

Tratamento

O tratamento envolve um programa bem organizado, que inclui:

- Orientações gerais.
- Orientação para as práticas de defecação (quando o paciente se encontra no período de treinamento esfincteriano, o mesmo deve ser postergado até que se normalize o hábito intestinal).
- Desimpactação ou esvaziamento do fecaloma.
- Tratamento de manutenção: medicamentos, dieta e líquidos.

Para o esvaziamento do fecaloma pode ser utilizado polietilenoglicol 3.350 ou 4.000 por 3-6 dias. Quando não se dispõe do polietilenoglicol 3.350 ou 4.000, pode ser utilizados enemas retais. É fundamental que se obtenha plena desimpactação.

O tratamento de manutenção, quando necessário tratamento medicamentoso, deve ser realizado com polietilenoglicol 3.350 ou 4.000 (primeira opção), lactulose, leite de magnésia ou óleo mineral (não deve ser administrado para lactentes ou pacientes com comprometimento neurológico, pelo risco de aspiração).

Para os casos com maior gravidade, o tratamento medicamentoso deve se estender por pelo menos 2 meses.

Para todos os pacientes, inclusive nas fases iniciais da constipação intestinal, quando em geral não é necessário prescrever medicamentos, devem ser corrigidos os erros alimentares. Para a manutenção é recomendável maior consumo de fibra alimentar e líquidos, especialmente água. Insistir na necessidade de respeitar e atender ao desejo de evacuar.

Doença celíaca

A doença celíaca (DC) é uma doença crônica, sistêmica, autoimune, provocada pela ingestão de glúten em indivíduos geneticamente suscetíveis. Após a sua primeira descrição, a DC era considerada uma doença rara, caracterizada por uma síndrome de má absorção intestinal e esteatorreia que acometia somente crianças europeias. Atualmente a DC é conceituada como uma doença multissistêmica, com apresentação clínica bastante variável, que acomete 0,5 a 1% de crianças e adultos de todo o mundo, com prevalência crescente.

Etiologia

A ingestão de glúten é um fator essencial para o desenvolvimento da DC nos indivíduos com predisposição genética. O termo glúten refere-se à parte proteica do trigo, que é composta em grande parte pela gliadina e, em menor proporção, pela glutenina. O componente gliadina é uma prolamina que contém a fração tóxica. No paciente celíaco a gliadina não pode ser degradada por enzimas intestinais e assim permanece no lúmen intestinal, sendo responsável pela reação imune da DC.

As prolaminas são encontradas em outros diferentes grãos de cereais: hordeína (cevada), secalina (centeio). A avenina, a prolamina da aveia, não é imunogênica para a maioria dos celíacos (Tabela 16.4). O complexo maior de histocompatibilidade do sistema HLA (classe II) é o principal locus de suscetibilidade para a DC, sendo que mais de 90% dos pacientes celíacos apresentam HLA-DQ2 e o restante apresenta a molécula HLA-DQ8.

Tabela 16.4. Cereais considerados tóxicos na doença celíaca

Cereal	Prolamina	Toxicidade
Trigo	Gliadina/glutenina	+++
Cevada	Hordeína	++
Centeio	Secalina	++
Aveia	Avenina	+

Fisiopatologia

No paciente celíaco a gliadina penetra na lâmina própria, onde é desaminada pela transglutaminase do tecido. Na forma desaminada interage com o HLA-DQ2 (ou HLA-DQ8) na superfície das células e é apresentada aos linfócitos T CD4 específicos, iniciando uma reação inflamatória em cadeia e produção de citocinas, que resulta em infiltração linfoplasmocitária da lâmina própria, atrofia das vilosidades e hiperplasia das criptas, bem como a ativação das células que produzem anticorpos.

Outros cofatores ambientais, como infecções intestinais, alterações da microbiota, antibióticos, introdução de glúten na alimentação do lactente antes dos 4 meses de idade, são considerados potenciais fatores predisponentes (Figura 16.1).

O aleitamento materno durante o período de introdução do glúten na dieta complementar do lactente é considerado um fator de proteção para o desenvolvimento da DC.

Quadro clínico

A apresentação clínica da DC na criança é ampla, depende da idade e inclui desde a forma clínica clássica, caracterizada por diarreia e distensão abdominal, até pacientes assintomáticos (Figura 16.2).

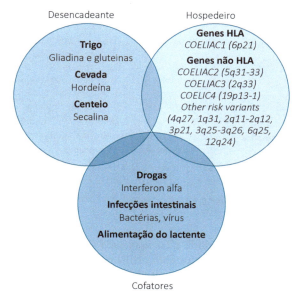

FIGURA 16.1. Fisiopatologia da doença celíaca. HLA: antígeno leucocitário humano. De Sabatino & Corazza GR. Lancet. 2009;373:1480-1490.

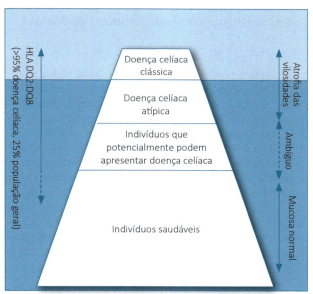

FIGURA 16.2. *Iceberg* da doença celíaca. HLA: antígeno leucocitário humano.

As crianças celíacas muito jovens apresentam frequentemente os sintomas "clássicos" da doença como diarreia, distensão abdominal e baixa estatura, enquanto as crianças maiores e adolescentes são mais suscetíveis a apresentarem queixas gastrointestinais atípicas como dor, vômitos ou constipação. Sintomas extraintestinais, como artrite, sintomas neurológicos e anemia não são incomuns, bem como os casos assintomáticos. Nos últimos anos, mais da metade das crianças e adultos celíacos diagnosticados apresentavam a forma extraintestinal ou assintomática (Tabela 16.5).

A doença se manifesta também por queixas neurológicas como ataxia, doenças autoimunes e dermatite her-

Tabela 16.5. Apresentação clínica da doença celíaca

Sintomática	Diarreia crônica, má absorção de nutrientes, baixo ganho ponderoestatural. Sorologia positiva. Histologia: atrofia de vilosidades	Extraintestinal: anemia, distúrbios neurológicos (ataxia), doença autoimune (artralgia), hipoplasia do esmalte dos dentes, dermatite herpetiforme
Assintomática	Sem sintomas. Sorologia positiva. Biópsia do intestino delgado: atrofia de vilosidades	
Latente	A qualquer momento pode ter enteropatia. Biópsia do intestino delgado: normal	
Potencial	Sorologia positiva. Biópsia do intestino delgado: normal	

petiforme. A DC pode estar associada a outras doenças com mecanismos autoimunes: diabetes *mellitus* tipo 1, tireoidite autoimune, hepatite autoimune, síndrome de Down, síndrome de Turner, síndrome Williams, deficiência seletiva de IgA e parentes de primeiro grau com doença celíaca. A crise celíaca é uma complicação aguda da DC e refere-se à sua exacerbação fulminante, potencialmente mortal, causada por diarreia profusa, desidratação, acidose metabólica e outros transtornos metabólicos.

Diagnóstico

Os testes sorológicos disponíveis para o diagnóstico da DC devem fazer parte da abordagem inicial para avaliar os pacientes suspeitos. Os principais anticorpos disponíveis são: anticorpo IgA antiendomísio (anti-EMA IgA), anticorpo IgA antitransglutaminase tecidual (anti-tTG IgA) e anticorpo antigliadina desaminada (DGP), resumidos na Tabela 16.6. O paciente deve estar ingerindo uma dieta contendo glúten durante pelo menos 1 mês, porque a sensibilidade dos testes sorológicos é muito reduzida em pacientes com uma dieta parcialmente isenta de glúten. A triagem sorológica também é recomendada em todos os parentes de primeiro grau de pacientes portadores de DC. Os marcadores genéticos HLA-DQ2 e DQ8 podem ser úteis na confirmação do diagnóstico de DC e na identificação de indivíduos suscetíveis.

A endoscopia digestiva alta com biópsia duodenal é fortemente recomendada nos pacientes com sintomas clínicos sugestivos de DC, com testes sorológicos positivos e nos casos em que, mesmo com os testes sorológicos negativos, haja forte suspeita clínica.

Segundo as últimas diretrizes de 2012, da Sociedade Europeia de Gastroenterologia Pediátrica, Hepatologia e Nutrição (ESPGHAN), o diagnóstico da DC sem a biópsia duodenal pode ser realizado em crianças e adolescentes com sinais e sintomas sugestivos da doença, somente quando IgA-TG2 exceder dez vezes o limite superior do normal, com anticorpos EMA positivos (colhido separadamente) e HLA-DQ2 ou HLA-DQ8 positivos, porque a atrofia das vilosidades nesse grupo específico de crianças é muito elevada, e portanto dispensaria as biópsias para o diagnóstico. Essa estratégia não é aceita nem pela Sociedade Americana de Gastroenterologia Pediátrica, Hepatologia e Nutrição (NASPGHAN), nem para os pacientes adultos, que mantêm a biópsia duodenal como padrão ouro para o diagnóstico de DC.

Tratamento

O tratamento da DC é essencialmente embasado em uma dieta isenta de glúten e dos cereais relacionados, e a melhora clínica pode ser observada dentro de algumas semanas. A aveia parece ser segura para os pacientes celíacos, porém pode ocorrer contaminação com trigo ou cevada durante o seu processamento. Um importante fator de sucesso e aderência ao tratamento é manter o paciente bem informado. A maioria dos pacientes com DC também tem intolerância à lactose temporária e deve evitar os produtos lácteos até que os sintomas intestinais melhorem com a dieta livre de glúten. Os suplementos (folato, ferro, cálcio e vitaminas A, B_{12}, D e E) são recomendados nas fases iniciais do tratamento. Linfoma de células T associado e adenocarcinoma do intestino delgado são complicações tardias da doença.

O paciente deve estar ingerindo uma dieta contendo glúten por pelo menos 1 mês durante o diagnóstico de DC, porque a sensibilidade dos testes sorológicos é muito reduzida em pacientes com uma dieta parcialmente isenta de glúten.

Doença inflamatória intestinal

As doenças inflamatórias intestinais (DII) são doenças crônicas caracterizadas pela inflamação crônica recidivante do trato gastrointestinal. As DII abrangem duas principais doenças: a retocolite ulcerativa (RCU*) e a doença de Crohn (DC**), ambas podem ter início na infância em 25% dos casos.

---

* RCU: Inflamação crônica da mucosa, limitada ao cólon, que geralmente inicia no reto e estende-se continuamente em parte ou em todo o cólon.
** DC: Inflamação focal, transmural, que pode ocorrer em qualquer local do trato gastrointestinal, mais frequentemente na região ileal ou ileocecal.

Tabela. 16.6. Marcadores sorológicos na doença celíaca

	Sensibilidade (%, variação)	Especificidade (%, variação)	Comentários
Anti-tTG IgA	> 95 (73,9-100)	> 95 (77,8-100)	Recomendado como primeiro teste
Antiendomísio IgA	> 90 (82,6-100)	> 98,2 (94,7-100)	Útil como teste inicial
Antigliadina deaminada IgG	> 90 (80,1-98,6)	> 90 (86-96,9)	Útil em caso de deficiência de IgA
Antigliadina	Baixa	Baixa	Não recomendada

Etiopatogenia

É complexa e não está totalmente esclarecida. As pesquisas mostram que é a interação mútua entre os fatores ambientais, imunológicos, os genes e a microbiota que induz a doença.

a. Microbiota intestinal: as alterações na biodiversidade por desequilíbrio entre bactérias protetoras e patogênicas (disbiose). Pacientes com DC têm diminuição do filo Bacteriodetes e Firmicutes, que têm propriedades anti-inflamatórias. Pacientes com RCU têm redução do *Clostridium* spp e aumento da *Escherichia coli*.
b. Ambientais: parto natural e aleitamento materno são fatores preventivos. Antibióticos, poluentes, dieta processadas, tabagismo, deficiência de vitamina D, aspirina, contraceptivos e apendicectomia são fatores de risco potencial.
c. Genética: são mais de 163 *locus* genéticos associados à DII.
d. Sistema imune: desregulação da resposta imune inata, representada por alteração na integridade da barreira mucosa, autofagia e fagocitose (na DC há o predomínio da resposta Th1 e a RCU está associada às respostas Th2 e Th17).

Fisiopatologia e quadro clínico

A dor abdominal é decorrente da inflamação da mucosa, da perda das haustrações e redução do calibre do trato gastrointestinal (Tabela 16.7). Na DC, o comprometimento seroso, pela inflamação transmural lesa as terminações nervosas e intensifica a dor. A inflamação no intestino delgado causa má absorção de aminoácidos, folatos, vitamina D, vitamina B_{12}, ferro, glicídios e gorduras. A anemia por deficiência de ferro e anemia da doença crônica é a principal complicação sistêmica das DII.

A evolução é marcada por períodos de remissões e agudizações e as manifestações extraintestinais podem ocorrer antes ou depois do diagnóstico (Figura 16.3).

Tabela 16.7. Quadro clínico das DII

Sintomas da DC	Diarreia aquosa (comprometimento apenas do intestino delgado) ou mucossanguinolenta (envolvimento do intestino grosso) e perda de peso. Formas clínicas: **inflamatória**; **estenosante** (estreitamentos intestinais/anorretais) e **penetrante/fistulizante** (fístulas intra-abdominais ou perianais)
Sintomas da RCU	Diarreia com sangue e/ou muco, tenesmo e urgência para evacuar, fraqueza, palidez, anemia e perda de peso

Diagnóstico

Deve ser baseado na história clínica, no exame físico e em exames complementares, exames endoscópicos alto e baixo, acompanhados de biópsias múltiplas, além de exames de imagem, como mostra a Figura 16.3.

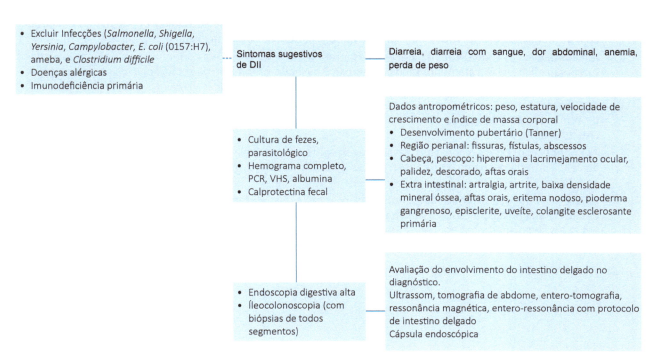

FIGURA 16.3. Diagnóstico das doenças inflamatórias intestinais.

Tratamento

O principal objetivo é a cicatrização da mucosa para prevenção de complicações. Outros objetivos são melhora dos sintomas, recuperação e manutenção do estado nutricional, promover o crescimento e desenvolvimento pubertário, a saúde óssea e qualidade de vida. O tratamento da DII se divide em duas fases: indução da remissão e manutenção da remissão, que são detalhadas na Tabela 16.8.

A localização mais frequente da DC em crianças é ileocolônica, com maior envolvimento perianal e fenótipo inflamatório, mas pode evoluir para forma penetrante e estenosante. A localização mais frequente da RCU em crianças é em todo o cólon, com ausência de comprometimento macroscópico do reto em 10-30% dos casos.

Tabela 16.8. Fases do tratamento das DII	
Indução da remissão da DC	Recomenda-se utilizar a terapia enteral exclusiva durante 8 semanas para os casos de doença luminal leve-moderada, ou corticosteroide para os casos moderados a graves. Nos casos refratários às medicações convencionais, o antifator de necrose tumoral-alfa (anti-TNFα), especificamente o infliximabe e o adalimumabe
Manutenção da remissão da DC	São usados os imunossupressores (tiopurinas: azatioprina ou 6-mercaptopurina; metotrexato para os casos refratários ou com efeitos colaterais aos imunossupressores anteriores), nutrição enteral complementar e anti-TNFα
Indução da remissão da RCU	As formas leves podem ser tratadas com 5-aminossalicílico (5-ASA), as formas moderadas e graves com corticosteroides e nos casos refratários o anti-TNF-α
Manutenção da remissão da RCU	É realizada com 5-ASA, tiopurinas e biológicos, de acordo com a gravidade da doença leve

Conceitos-chave

- A prevalência da doença do refluxo gastroesofágico aumentou nos últimos anos, paralelamente a obesidade, sendentarismo, mudanças dos padrões alimentares e reações adversas aos alimentos.

- O exato mecanismo do refluxo gastroesofágico ainda está para ser bem elucidado. Entretanto, o relaxamento transitório do esfíncter esofágico inferior parece ser mecanismo importante na fisiopatologia da DRGE.

- O diagnóstico da DRGE pode ser definido somente com a história clínica, principalmente no primeiro ano de vida. Todavia, quando a investigação se faz necessária, como nos pacientes com refluxo oculto ou para definir a associação dos sintomas com os episódios de refluxo, deve-se selecionar o(s) teste(s) de acordo com as manifestações de cada caso, considerando as limitações de cada exame.

- A maioria dos casos de DRGE não necessita de tratamento específico, e as orientações alimentares e posturais são eficazes. O tratamento medicamentoso é baseado na inibição da secreção ácida do estômago. A cirurgia é reservada a casos refratários ao tratamento clínico.

- As DII são doenças crônicas que não têm cura clínica ou cirúrgica, cuja evolução é marcada por períodos de remissões e agudizações. É essencial não atrasar o diagnóstico para evitar prejuízos irreversíveis do crescimento.

- As crianças com DII merecem considerações, especialmente em relação à vigilância para o risco de linfoma de célula T hepatoesplênico nos adolescentes do sexo masculino em uso de imunossupressor associado a anti-TNFα.

- A DC é uma doença sistêmica autoimune desencadeada pelo glúten em indivíduos geneticamente predispostos. O diagnóstico é baseado na anamnese, no exame físico, em testes sorológicos, biópsia intestinal e em casos selecionados na análise de HLA. O tratamento consiste em uma dieta isenta de glúten.

Questões

1. As manifestações clínicas da DRGE variam segundo a idade de apresentação. Descreva as manifestações nas diferentes faixas etárias.

2. Quais os diagnósticos diferenciais da esofagite de refluxo?

3. Paciente que há 1 ano apresenta episódios de dor abdominal na região umbilical com início abrupto e inesperado. Os episódios duram cerca de 90 minutos e impedem que as atividades normais sejam realizadas. Apresenta, ainda, náuseas, dor de cabeça e palidez. Os episódios ocorreram cerca de cinco vezes, tendo início há cerca de 9 meses. Nos intervalos permanece assintomático. A dor não tem relação com a alimentação ou evacuação. Qual o diagnóstico mais provável, de acordo com os critérios de Roma IV?
    A) Enxaqueca abdominal.
    B) Dor abdominal funcional.
    C) Dispepsia funcional.
    D) Síndrome do intestino irritável.

4. Qual dos seguintes não deve ser utilizado para o lactente?
    A) Óleo mineral.
    B) Lactulose.
    C) Leite de magnésia.
    D) Supositório de glicerina.

5. A radiografia simples de abdome pode contribuir:
    A) Na caracterização de fecaloma.
    B) Na caracterização do aumento do tempo de trânsito colônico.
    C) No diagnóstico de constipação intestinal orgânica.
    D) Para descartar doença de Hirschsprung.

6. Com relação ao comportamento de retenção, assinale a correta.
    A) Corresponde à contração voluntária da musculatura pélvica para evitar a evacuação.
    B) É uma manifestação típica no sexo feminino.
    C) É uma manifestação sugestiva do megacólon congênito.
    D) Não tem relação com a constipação intestinal na infância e constitui um distúrbio psicológico transitório.

7. Qual a manifestação mais comum das malformações do trato digestório?

8. Quais os sinais e sintomas mais comuns das malformações do trato digestório?

9. Quais são as principais caraterísticas da RCU e da DC?

10. Quais são as manifestações exclusivas da DII na criança em relação os adultos?

11. Quais cereais são considerados tóxicos na DC?

BIBLIOGRAFIA CONSULTADA

- AAP Subcommittee and NASPGHAN Committee on Chronic Abdominal Pain. Chronic abdominal pain in children: a technical report of the American Academy of Pediatrics and the North American Society for Pediatric Gastroenterology, Hepatology and Nutrition. J Pediatr Gastroenterol Nutr. 2005;40:249-61.
- Barbieri D, Rodrigues M, Assumpção IR. Anomalias Congênitas do Intestino Delgado e Grosso. In: Dani R. Gastroenterologia Essencial. Rio de Janeiro: Guanabara Koogan; 2006. p. 239-255.
- Benninga MA, Nurko S, Faure C, Hyman PE, Roberts ISJ, Schechter N. Childhood Functional Gastrointestinal Disorders: Neonate/Toddler. Gastroenterology. 2016;150:1443-1455.
- Constipation Guideline Committee of the North American Society for Pediatric Gastroenterology, Hepatology and Nutrition. Evaluation and treatment of constipation in infants and children: recommendations of the North American Society for Pediatric Gastroenterology, Hepatology and Nutrition. J Pediatr Gastroenterol Nutr. 2006;43(3):e1-13.
- Husby S, Koletzko S, Korponay-Szabó IR, Mearin ML, Phillips A, Shamir R, et al. European Society for Pediatric Gastroenterology, Hepatology, and Nutrition Guidelines for the Diagnosis of Coeliac Disease. JPGN. 2012;54:136-160.
- Hyams JS, Di Lorenzo C, Saps M, Schulman RJ, Staiano A, van Tilburg M. Childhood Functional Gastrointestinal Disorders: Child/Adolescent. Gastroenterology. 2016;150:1456-68.
- Kortering J, Devanarayana NM, Rajindrajith S, Vlieger A, Benninga MA. Childhood functional abdominal pain: mechanisms and management. Nat Rev Gastroenterol Hepatol. 2015;12:159-71.
- Levine A, Koletzko S, Turner D, et al. ESPGHAN revised porto criteria for the diagnosis of inflammatory bowel disease in children and adolescents. JPGN. 2014;58:795-806.
- Lightdale JR, Gremse DA. Gastroesophageal Reflux. Pediatrics 2013;131;e1684.
- Marin JR, Alpern ER. Abdominal pain in children. Emerg Med Clin N AM. 2011;29:401-28.
- Morais MB, Maffei HVL. Constipação intestinal. J Pediatr (Rio J). 2000;76(Supl 2):S147-56.
- Sdepanian VL, Rodrigues M. Doenças Inflamatórias Intestinais. In: Morais MB. Gastroenterologia e Hepatologia na prática Pediátrica. Rio de Janeiro: Atheneu; 2013. p. 406-439.
- Tabbers MM, DiLorenzo C, Berger MY, Faure C, Langendam MW, Nurko S, et al. Evaluation and Treatment of Functional Constipation in Infants and Children: Evidence-Based Recommendations from ESPGHAN and NASPGHAN. J Pediatr Gastroenterol Nutr. 2014;58:258-274.
- Vandenplas Y, Rudolph CD. Pediatric Gastroesophageal Reflux Clinical Practice Guidelines. JPGN. 2009;49:498-547.

Respostas

1)

Lactentes	Crianças	Adolescentes
Regurgitação	Náusea matinal	Pirose, regurgitação e *globus* faríngeo
Irritabilidade, arqueamento do tronco	Regurgitação ou vômitos recorrentes	Alterações bucais, aftas, erosões dentárias
Choro inconsolável	Tosse crônica, asma	Rouquidão, laringites
Recusa alimentar, interrupção das mamadas	Dor abdominal	
Baixo ganho de peso	Dor torácica	
Dor abdominal	Alterações bucais, erosão dentária	
Apneia, engasgos, cianose	Otites, sinusites	

2) Esofagite eosinofílica, esofagite fúngica, esofagite cáustica, acalasia, doença de Crohn

3) A

4) A

5) A

6) A

7) A obstrução intestinal é responsável por 90% dos casos de malformações digestivas no recém-nascido, completa ou parcial, e início dos sintomas precoce ou tardio, respectivamente.

8) Presença de poli-hidrâmnio materno, resíduo gástrico aumentado, vômitos biliosos, distensão abdominal e retardo na eliminação do mecônio.

9) RCU caracteriza-se pela inflamação crônica que acomete apenas a mucosa do cólon de forma contínua a partir do reto. DC caracteriza-se pela inflamação crônica focal que acomete qualquer parte do trato gastrointestinal.

CAPÍTULO 16 ▪ DOENÇAS DO SISTEMA DIGESTÓRIO **325**

10) São o déficit de crescimento e o atraso puberal, que podem ser as únicas manifestações da doença e podem se manifestar antes dos sintomas gastrointestinais. A persistência durante o tratamento pode representar atividade da doença.

11) Trigo, cevada, centeio. A aveia não é recomendável para o paciente celíaco, pela sua contaminação com outros cereais.

Doenças do Sistema Cardiovascular

- Bianca Saraiva Santoro
- Gustavo Foronda
- Juliana Assunção Pinto
- Karen Saori Shiraishi Sawamura
- Renata Fogarolli

Peculiaridades da fisiologia cardiovascular na criança

O sistema cardiovascular é um sistema dinâmico responsável pela entrega de oxigênio e nutrientes através dos tecidos. Contudo, não se trata somente de um sistema de transporte celular, mas de um tecido metabólico dinâmico que age sintetizando e modificando compostos hemodinâmicos para regulação do tônus cardiovascular, da função miocárdica e de reparo após dano tecidual.

Os mecanismos reguladores cardiovasculares e sua integração modificam-se ao longo do desenvolvimento. Desta forma, o entendimento das particularidades da fisiologia cardiovascular ao longo das diferentes idades torna-se essencial para o manejo desses pacientes.

Sistema cardiovascular

- Coração

O miocárdio do coração fetal é constituído por grande quantidade de tecido contrátil, que continua se desenvolvendo após o nascimento. Uma das principais diferenças encontradas no coração do recém-nascido (RN) é a densidade de sarcômeros no tecido miocárdico. A força contrátil do sarcômero do miocárdio do RN é a mesma do sarcômero adulto, porém, devido à menor concentração de sarcômeros por grama de tecido miocárdico e a outras diferenças no funcionamento celular, o coração do RN não responde à necessidade de aumento do consumo de oxigênio como um coração adulto.

Com a menor concentração de tecido contrátil e, consequentemente, maior porcentagem de elementos não contráteis, o resultado é uma redução na complacência ventricular e na responsividade do tônus vascular às mu-

danças de pré e pós-carga do coração ainda não totalmente desenvolvido.

Em contrapartida à menor capacidade oxidativa (menor quantidade de mitocôndrias), o miocárdio do RN tem mais estoque glicogênio e, consequentemente, maior capacidade de produção de adenosina trifosfato (ATP).

A inervação simpática e parassimpática ocorre em diferentes momentos. Ao nascimento, o sistema nervoso simpático é ainda incompleto e continua se desenvolvendo ao longo do período pós-natal. Tal fato pode explicar a alta sensibilidade do coração recém-nascido à norepinefrina exógena. Em contrapartida, a inervação parassimpática é completa ao nascimento, o que explicaria parcialmente a tendência à bradicardia durante o estresse do RN. O desenvolvimento incompleto do controle do sistema nervoso central (SNC) também pode contribuir para essa redução da frequência cardíaca aos estímulos externos.

- Desenvolvimento vascular

O desenvolvimento do sistema vascular é um processo complexo que depende de alguns fatores:

- Aumento do tamanho da luz vascular depende da taxa de fluxo de sangue no interior dele.
- Desenvolvimento da espessura da parede do vaso está relacionado à tensão a que ele é submetido.
- Mudanças no comprimento das veias dependem da tensão exercida por tecidos externos no sentido longitudinal.

O tecido muscular liso vascular origina-se da mesoderme e sua árvore vascular desenvolve-se com o aumento da tensão (pressão arterial) e com o crescimento somático dos outros tecidos.

A aorta é uma artéria elástica composta por lâminas de células de músculo liso e de tecido elástico. Dessa forma, a aorta age como reservatório de sangue durante a sístole ventricular, e ocorre redução do gasto energético miocárdico durante a sístole e manutenção da entrega de oxigênio durante a diástole, pois é gerado um gradiente de pressão contínuo na árvore arterial.

A microcirculação é responsável pela conexão dos grandes vasos com os tecidos celulares e apresenta resposta dinâmica a inervação neural, estímulos químicos, mecânicos e agentes vasoativos farmacológicos.

As arteríolas (microvasculatura proximal aos capilares) são o maior local de resistência vascular. A regulação do fluxo sanguíneo ocorre via alterações no tônus e da luz dos vasos em resposta às mudanças do sistema nervoso simpático e a agentes farmacológicos (Figura 17.1).

Os capilares proporcionam uma grande área para entrega de nutrientes para todas as células por difusão através de sua membrana semipermeável. Quando ocorre dano celular, a função de barreira semipermeável se modifica, aumentando sua permeabilidade e permitindo a migração, por exemplo, de leucócitos polimorfonucleares e macromoléculas para fora do sistema vascular. Tais mudanças podem ocorrer com inflamação, lesões térmicas e hipóxicas.

O sistema venoso da microcirculação é inervado pelo sistema nervoso simpático que promove constrição e dilata-se em resposta a nitrovasodilatadores e à perda do tônus simpático; tornando-se assim importante reservatório dinâmico de sangue.

■ Circulação de transição

O feto vive em um meio hipoxêmico. Recebe sangue da veia umbilical da placenta com saturação de oxigênio ($SatO_2$) de 80-85% e PO_2 em torno de 30 a 35 mmHg. Este sangue mistura-se com sangue da veia cava inferior (Figura 17.2), segue para o átrio direito, onde passa através do forame oval ao átrio esquerdo e é ejetado do ventrículo esquerdo para fornecer maior concentração de oxigênio para o cérebro e miocárdio.

A pressão arterial fetal é baixa em comparação com a pressão de adultos. Ao longo do desenvolvimento vascular fetal a pressão arterial aumenta lentamente, chegando a 70 × 45 mmHg próximo do nascimento. A pressão nos ventrículos direito e esquerdo é praticamente igual intraútero, mas a pressão nas câmaras direitas cai drasticamente após o nascimento em resposta à queda de resistência vascular pulmonar (ao nascimento os pulmões do RN enchem-se de ar, modificando a fisiologia cardiovascular).

Durante o período neonatal a pressão arterial sistêmica se mantém semelhante à fetal a termo. Ocorre aumento do débito cardíaco do ventrículo esquerdo em resposta à perda do sistema de baixa resistência uteroplacental e ao aumento da demanda metabólica pós-natal.

A circulação ao nascimento deixa de ser "em paralelo" (alta resistência vascular pulmonar e redirecionamento do fluxo do átrio esquerdo para o direito através do forame oval, parte do débito que passa através da valva tricúspide atravessa pelo ducto arterial da artéria pulmonar

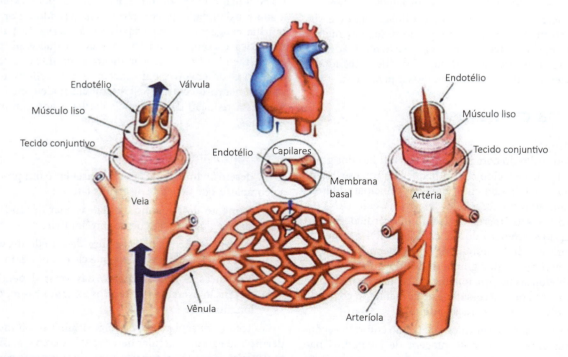

FIGURA 17.1. Sistema vascular periférico composto de artérias, arteríolas, capilares, vênulas e veias. Fonte: Arquivo pessoal do Dr. Gustavo Foronda.

para a aorta descendente, ou seja, ambos os ventrículos combinam seus volumes sistólicos para o débito sistêmico – ver Figura 17.2) e torna-se uma circulação "em série" (queda da resistência vascular pulmonar, com fechamento do canal arterial e do forame oval, assim, o ventrículo direito passa a fornecer débito pulmonar e o esquerdo, débito sistêmico).

O débito cardíaco está diretamente relacionado ao consumo de oxigênio e é aumentado nos RN em relação ao adulto. O índice cardíaco (IC) na primeira hora de vida é de aproximadamente 4,0 L/min/m² e reduz gradativamente para 2,5 a 3,0 L/min/m² na adolescência. Este incremento do consumo de oxigênio ocorre devido à maior resposta termogênica ao estresse.

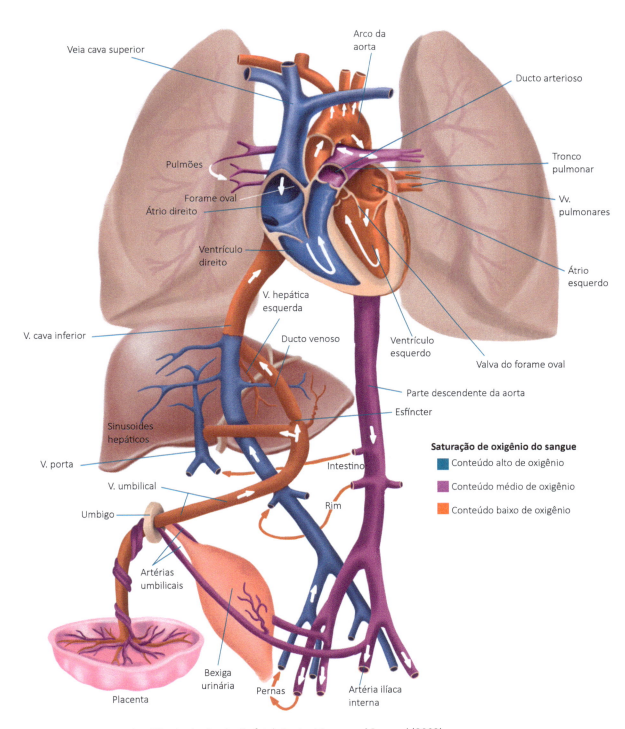

FIGURA 17.2. Esquema simplificado da circulação fetal. Fonte: Moore and Persaud (2003).

Débito cardíaco

A função cardiovascular depende da função cardíaca (débito cardíaco) e da função vascular (resistência vascular). O débito cardíaco (DC) é um marcador de toda a função cardíaca que envolve a função miocárdica (inotropismo) e o ritmo cardíaco. O volume sistólico (VS) depende de três fatores: a pré-carga, a pós-carga e a contratilidade (inotropismo). Portanto, ele ajuda a quantificar a função cardiovascular. A multiplicação do VS pela frequência cardíaca (FC) indexado pela superfície corpórea resulta no IC (L/min/m²).

A FC média do RN é de 145 batimentos por minuto (bpm), mas pode variar de 70 a 220 bpm. Esta grande variação é diretamente influenciada pelo sistema nervoso autônomo. Uma atividade elétrica com bom funcionamento do sistema de condução é essencial para maximizar o tempo de enchimento ventricular e manter um VS adequado. Como já visto anteriormente, o miocárdio do RN apresenta complacência reduzida em relação ao do adulto, dessa forma o coração do RN possui limitada habilidade em aumentar o seu VS.

Sabendo-se que: DC (mL/min) = VS (mL) × FC (bpm), pode-se concluir que o coração do neonato depende altamente da FC para manutenção do DC. Ao mesmo tempo, o VS é altamente dependente do tempo de enchimento ventricular, que é inversamente proporcional à FC, ou seja, o VS pode facilmente ser reduzido com uma taquicardia importante.

Determinantes do volume sistólico

■ Pré-carga

A pré-carga pode ser entendida de forma elementar como o volume diastólico final ventricular (VDF). De modo geral, o aumento da pré-carga (p. ex., um incremento na volemia) resulta em elevação da pressão sistólica durante a sístole ventricular. Contudo, esta relação não é linear e depende de outros fatores, como a complacência ventricular e a pressão diastólica ventricular (PD2).

Observe a Figura 17.3: quando a complacência miocárdica é preservada, o ventrículo tolera grande aumento do volume diastólico com pouco aumento da PD2, porém, no final da curva, pequenos aumentos no volume ventricular levam à elevação das pressões de enchimento por distensão da fibra cardíaca (Lei de Frank-Starling). Em um ventrículo com complacência reduzida esta curva é deslocada para a esquerda, levando à menor tolerância ao aumento da pré-carga. Assim, um dado aumento de pré-carga leva a diferentes mudanças de PD2 em miocárdios com hipertrofia, isquemia, infarto ou anomalias estruturais e, consequentemente, volumes sistólicos distintos. Pressões de enchimento aumentadas podem limitar o enchimento ventricular por impedirem o retorno venoso ao coração.

Note que na complacência normal o volume diastólico pode ser aumentado com mínimo aumento na pressão

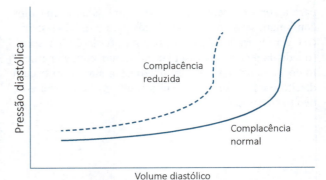

FIGURA 17.3. Curva de complacência ventricular. Fonte: Arquivo pessoal do Dr. Gustavo Foronda.

diastólica final ventricular. No miocárdio com complacência reduzida esta curva é deslocada para a esquerda, como na Figura 17.3.

Outra limitação ao aumento excessivo de pré-carga é a elevação da pressão venosa (pulmonar e sistêmica), que tem duas principais consequências: aumento da perda de líquido transcapilar levando a edema (sistêmico e mais seriamente pulmonar) e redução da entrega de oxigênio tecidual secundária à redução de pressão de perfusão periférica.

■ Contratilidade

Contratilidade é a propriedade do músculo cardíaco de contrair-se ativamente após um estímulo elétrico, resultando na contração sistólica. A força contrátil pode ser modificada por diversos fatores intrínsecos e extrínsecos ao coração, levando a efeitos inotrópicos positivos ou negativos. Cabe, ainda, citar o conceito de distensibilidade miocárdica (lusitropismo), que se refere à capacidade de relaxamento do miocárdio após a contração ventricular, que ocorre durante o tempo da diástole ventricular. Ambos são processos ativos, ou seja, com gasto energético e ações enzimáticas específicas.

Deve-se considerar que, enquanto a contratilidade miocárdica (função sistólica) se mantém intacta, o coração do RN apresenta boa resposta (aumento de volume sistólico) ao aumento de pré-carga quando comparado ao coração adulto. Contudo, devido à maior rigidez miocárdica, a consequente piora da função diastólica ventricular leva ao rápido aumento na pressão diastólica final (PD2). PD2 excessivamente aumentadas (15-20 mmHg) reduzem a diferença de pressão entre a raiz da aorta e o miocárdio, diminuindo a pressão de perfusão coronariana, podendo levar à isquemia miocárdica e consequente redução da função sistólica.

■ Pós-carga

A pós-carga pode ser grosseiramente interpretada como a resistência ao miocárdio durante a contração ventricular, ou como a resistência à ejeção ventricular (resistência vascular periférica). Porém, ela depende de vários fatores, como:

- Impedância da vasculatura (referente à elastância dos grandes vasos).
- Pressão sistólica final.
- Obstruções na via de saída ventricular (p. ex.: estenose aórtica).
- Diferença de pressão intra e extraluminal.
- Inércia (a pré-carga aumenta a massa sanguínea e interfere diretamente na pós-carga).

Segundo a lei de Ohm, na qual P = fluxo × resistência, para uma dada pré-carga e contratilidade mantida (manutenção do débito cardíaco – fluxo) um aumento da resistência periférica (pós-carga) leva ao aumento da pressão sistólica.

Regulação do tônus vascular sistêmico

A regulação do tônus vascular sistêmico envolve o controle e a integração dos sistemas neural, hormonal e o controle do tônus vascular local. A determinação da resistência vascular local depende de múltiplos fatores, como o débito cardíaco, a distribuição do fluxo através dos vários leitos vasculares e a perfusão tecidual. Habitualmente, a demanda local determina o fluxo local. Mas, em pacientes doentes, esse mecanismo que mantém a homeostase torna-se desordenado; de modo geral, esses elementos agem para manter a perfusão de sistemas principais (cérebro e coração).

A inervação do sistema vascular também passa por maturação desde a vida pré-natal até a vida adulta. Este desenvolvimento envolve o controle fino da resposta vascular, a melhor resposta do sistema nervoso aferente e a maturação do sistema cortical.

■ Autorregulação

A autorregulação é a habilidade da circulação regional de manter um fluxo constante dentro de uma ampla variedade de pressões de perfusão. Assim, quando a pressão de perfusão cai ocorre vasodilatação local e queda da resistência para manutenção do fluxo. Esta propriedade de autorregulação varia com a idade e se o paciente se encontra saudável ou doente.

Trata-se de um fenômeno local, e geralmente independe do controle neural ou humoral. Os órgãos que apresentam atividade autorregulatória são cérebro, miocárdio, rins e retina.

■ Prostaglandinas

As prostaglandinas são sintetizadas no endotélio vascular (de grandes artérias, veias e microcirculação) e têm grande influência regulatória. Sabe-se que a hipóxia aumenta a liberação de prostaciclina tecidual, levando ao aumento da concentração de prostaglandinas vasodilatadoras. A prostaglandina tipo 1 (PGE1) é um agente terapêutico para a manutenção do canal arterial. Análogos sintéticos das prostaciclinas são usados comumente no manejo da hipertensão pulmonar. Vários tipos de prostaglandinas estão envolvidos nos mecanismos de autorregulação cerebral.

A infusão de PGE1 é usada na prática clínica para manutenção do canal arterial e no manejo da hipertensão pulmonar. Habitualmente a PGE1 é metabolizada rapidamente na primeira passagem através do pulmão, porém vasodilatação periférica e hipotensão podem ocorrer como efeito colateral. Quando há persistência do canal arterial com repercussão hemodinâmica utilizam-se inibidores de prostaglandina e lança-se mão dos anti-inflamatórios não esteroidais (p. ex., indometacina). Os efeitos colaterais desta droga incluem insuficiência renal, trombocitopenia e sangramento.

■ Óxido nítrico

O óxido nítrico (NO) é um importante mediador de vasodilatação local e possui efeitos como relaxamento da musculatura lisa vascular, inibição da agregação plaquetária, síntese de prostaglandina, neurotransmissão e interações complexas com radicais livres. Muitos tipos de óxido nítrico sintetase (NOS) já foram descritos e estão presentes nos diferentes leitos da microvasculatura. Sabe-se que mudanças na produção, expressão, ativação e função das NOS estão relacionadas com hipertensão, infarto, acidente vascular cerebral e muitos outros eventos vasculares.

Óxido nítrico inalatório apresenta bom efeito vasodilatador no leito pulmonar e é bastante usado em pacientes com hipertensão pulmonar persistente, pós-operatórios de transplantes cardíacos e pós-cirurgias cardíacas evoluindo com hipoxemia intensa e falência do ventrículo direito.

■ Endotelina

A endotelina é o mais potente peptídeo vasoconstritor, ela é sintetizada e liberada pelos tecidos endotelial vascular, tecido renal e pelo sistema nervoso central. Fatores que aumentam a produção de endotelina são: angiotensina II, interleucina-1, trombina, adrenalina, dentre outros. A endotelina tem sua produção reduzida por NO, prostaciclina, heparina e peptídeo natriurético atrial.

Os efeitos da endotelina dependem da concentração de receptores teciduais. Ela está envolvida em inúmeras doenças, como insuficiência cardíaca congestiva, infarto do miocárdio, aterosclerose, hipertensão, doença cerebrovascular e insuficiência renal.

A endotelina 1 induz a expressão de proto-oncogenes que promovem a proliferação de músculo liso endotelial. A endotelina tem potentes efeitos no crescimento de células submetidas a sobrecarga, levando à hipertrofia celular, e pode ser encontrada em altas concentrações séricas em doenças crônicas como hipertensão pulmonar, doença renal crônica e pós-infarto do miocárdio.

Os antagonistas dos receptores de endotelina (p. ex.: bosentana) têm efeito sistêmico reduzindo a pressão arterial média, a pressão pulmonar, as pressões de enchimento de ambos os ventrículos e melhorando o débito cardíaco.

Regulação neural do sistema vascular

O controle neural do sistema cardiovascular é complexo e depende de uma rede de receptores respondendo a estímulos que perturbam a homeostase.

■ Via aferente

A via aferente, responsável pela manutenção do fluxo sistêmico, conta com barorreceptores e quimiorreceptores carotídeos e aórticos, fibras aferentes cardíacas e receptores pulmonares aferentes. Quando há queda da pressão arterial ela é rapidamente detectada por esses receptores e interpretada como hipoperfusão tecidual. A informação é levada ao sistema nervoso central pelo sistema aferente e estimula o sistema nervoso simpático, que aumenta a frequência e o tônus vascular.

■ Barorreceptores

Os barorreceptores são sensores vasculares de pressão sanguínea localizados no seio carotídeo, no arco aórtico e nas paredes dos átrios direito e esquerdo. Eles são estimulados pela distensão das paredes do vaso quando a pressão naquele leito aumenta; o inverso ocorre quando há hipotensão e os barorreceptores enviam sinais pela via aferente ao sistema nervoso central. Este libera o centro vasomotor, que resulta em vasoconstrição e aumento do estímulo inotrópico do coração.

A lesão endotelial que ocorre na sepse, pós-cirurgia cardíaca (circulação extracorpórea) ou na hipertensão crônica com insuficiência cardíaca pode danificar os mecanismos regulatórios dos barorreceptores, levando à desregulação pressórica e resposta exagerada de vasoconstrição ou de vasodilatação.

■ Quimiorreceptores

Os quimiorreceptores arteriais são encontrados na carótida e respondem às alterações de concentração de PaO_2, $PaCO_2$ e pH. Quando a PaO_2 ou o pH caem ou a $PaCO_2$ se eleva demais o sistema nervoso responde com aumento da ventilação. Este processo ocorre com liberação de catecolaminas como epinefrina e resulta em cardioestimulação com vasoconstrição e elevação da pressão arterial.

A via aferente também atinge os receptores no átrio, que são responsáveis pela liberação de peptídeos natriuréticos, os quais são responsáveis pela homeostase cardiovascular na insuficiência cardíaca.

O sistema cardiovascular não é só um tecido responsável por distribuição de nutrientes, mas um complexo sistema que interage ativamente com órgãos de outros sistemas. A fisiologia cardiovascular na criança, bem como no paciente com cardiopatia congênita, apresenta algumas peculiaridades que necessitam ser bem compreendidas para o manejo adequado na unidade de terapia intensiva. Pesquisas originais para estudo e desenvolvimento de novos agentes terapêuticos que modulem o sistema cardiovascular e suas interações certamente continuarão avançando.

Propedêutica cardiovascular na criança

Todos os itens da anamnese devem ser cuidadosamente avaliados antes do exame físico cardiovascular. A idade do paciente é de extrema importância, pela prevalência de algumas cardiopatias congênitas, doença reumática na infância e doenças degenerativas. Doenças genéticas também aumentam a prevalência de cardiopatias congênitas.

Inspeção

■ Aspecto da pele

Ao analisar o aspecto da pele do paciente, podemos classificá-lo em corado, descorado e cianótico.

A cianose é a coloração azulada da pele e das mucosas, que resulta do aumento da quantidade de hemoglobina reduzida na periferia em concentrações maiores que 4 g/dL, refletindo saturação de oxigênio na periferia de 85% ou menos.

Devemos distinguir dois tipos de cianose: a central, na qual há diminuição na saturação de sangue por *shunt* direito-esquerdo, e a periférica, causada por vasoconstrição periférica secundária ao baixo débito cardíaco.

■ Pescoço

Aqui, devemos fazer a inspeção das veias jugulares: quando visíveis, elas oferecem informações sobre o coração direito. Lembrando da continuidade do átrio direito com a veia jugular, pode-se usar essas veias para estimar indiretamente a pressão venosa central. A distensão das veias jugulares pode significar aumento das pressões de enchimento, com hipertensão venosa, ou ser apenas constitucional.

■ Sinal de Kussmaul

Durante a inspiração em indivíduos normais ocorre redução da pressão intratorácica, diminuindo a pressão nas veias jugulares e, consequentemente, reduzindo o nível da coluna de sangue dentro delas. Em pacientes com aumento das pressões de retorno venoso (aumento da pressão atrial direita) a inspiração gera pressão negativa intratorácica que aumenta o retorno venoso, porém, devido à elevada pressão atrial direita há impedimento ao enchimento do coração direito, o sangue não entra no coração e eleva ainda mais a pressão venosa. O sinal de Kussmaul é visto em doenças que resultam em insuficiência cardíaca direita, nas doenças miocárdicas restritivas, bem como na pericardite constritiva.

■ Refluxo hepatojugular

Quando há aumento da pressão venosa sistêmica, podemos acentuar a turgência jugular do paciente fazendo pressão abdominal. Ao exercer pressão sobre o abdome na região do hipocôndrio direito ocorre redução da complacência venosa pela congestão sistêmica, tornando o sistema inelástico, e a pressão esplâncnica é transmitida até as veias jugulares. Este efeito é visto nas miocardiopatias restritivas, no tamponamento cardíaco, bem como na insuficiência da valva tricúspide.

■ Deformidades precordiais

Em crianças e adolescentes, devido à calcificação incompleta e à maior flexibilidade da caixa torácica, o aumento da área cardíaca pode determinar abaulamento da parede torácica. Dessa forma, as cardiopatias congênitas que cursem com aumento do ventrículo direito podem levar ao abaulamento da região paraesternal esquerda.

Outras deformidades que podem ser observadas em crianças são o *pectus carinatum* e o *pectus excavatum*, no qual se observa depressão na parte inferior do esterno. Essas deformidades são parte das deformações esqueléticas que podem ocorrer na síndrome de Marfan.

Palpação

A palpação precordial é realizada na região paraesternal esquerda ao longo do quinto espaço intercostal, com a finalidade de detectar frêmitos e suas irradiações ou bulhas palpáveis.

■ *Ictus cordis*

A palpação do *ictus cordis* é importante para suspeitar de cardiomegalia. Por exemplo, um *ictus* desviado inferiormente (abaixo do quinto espaço intercostal) e lateralmente (em relação à linha hemiclavicular) pode significar aumento das câmaras direitas.

■ Pulso de amplitude aumentada

O pulso é o reflexo tátil da diferença de pressão entre a pressão sistólica e a diastólica. Em doenças como na insuficiência aórtica, em situações de alto débito cardíaco como na sepse ou anemia, ou nas cardiopatias em que há roubo de fluxo para o débito pulmonar, como na persistência do canal arterial ou na presença de colaterais sistêmico-pulmonares, podemos sentir um pulso bastante amplo. É chamado de "pulso em martelo d'água".

■ Pulso de amplitude reduzida

Analogamente, o pulso de amplitude reduzida pode ser sentido nos pacientes com insuficiência cardíaca pela redução do débito cardíaco. Pode ser também identificado na estenose aórtica e é chamado de *parvus et tardus*.

■ Pulso *bisferiens*

Pulso em que são palpados dois picos sistólicos por sístole. Ele está presente em situações nas quais grande volume sistólico é ejetado na aorta, como na insuficiência aórtica.

■ Pulso alternante

A intensidade de pulso varia entre os batimentos conforme os movimentos respiratórios. Em geral, é observado nos pacientes com insuficiência cardíaca esquerda grave, ocorre devido à variação do enchimento ventricular e na contratilidade miocárdica.

■ Pulso paradoxal

Constitui um exagero na redução da pressão arterial sistólica durante a inspiração (redução do pulso durante a inspiração), é encontrado em condições como no tamponamento cardíaco, doenças de vias aéreas ou embolia pulmonar. Normalmente, o enchimento do ventrículo esquerdo diminui durante a inspiração. Em situações que cursam com redução da complacência ventricular este enchimento é ainda menor, com redução do débito cardíaco, tornando o pulso menos palpável.

■ Pulso arrítmico

Quando o pulso é totalmente arrítmico e de intensidade variável, pode significar fibrilação atrial. A variação de intensidade ocorre devido à variação do tempo de diástole e consequente a diferentes volumes sistólicos.

Ausculta

Tradicionalmente, associam-se algumas áreas do precórdio, com ausculta preferencial de determinadas regiões cardíacas. Essa classificação torna-se de difícil aplicabilidade prática quando o paciente é uma criança, devido ao tamanho reduzido do tórax e principalmente na presença de cardiopatias congênitas que podem alterar a posição das estruturas cardíacas dentro da caixa torácica. As principais áreas de ausculta estão explicadas na Tabela 17.1.

Tabela 17.1. Áreas de ausculta	
Focos da base	• Aórtica: Segundo a terceiro espaço intercostal, à direita da borda esternal • Pulmonar: Segundo espaço intercostal, à esquerda da borda esternal
Focos apicais	• Tricúspide: Quinto espaço intercostal, à direita da borda esternal • Mitral: Quinto espaço intercostal, na linha hemiclavicular esquerda. Localizada imediatamente no ápice do coração

Bulhas cardíacas

As bulhas cardíacas são vibrações geradas pela aceleração e desaceleração da coluna sanguínea e das estruturas cardiovasculares (ventrículos, aparelhos valvares e paredes das grandes artérias).

– B1

A primeira bulha cardíaca (B1) representa o fechamento das valvas atrioventriculares (tricúspide e mitral) somado à tensão e à aceleração das paredes ventriculares esquerdas durante a contração isovolumétrica.

O desdobramento da B1 pode representar um atraso no fechamento da valva tricúspide na presença de bloqueio do ramo direito. O aparente desdobramento desta bulha pode ocorrer na presença de estalido sistólico ejetivo (estenoses congênitas das valvas semilunares), no estalido mesossistólico do prolapso da valva mitral e na presença de B4 (som de mais baixa frequência). Essas condições podem ser de difícil distinção na ausculta cardíaca, principalmente nas crianças, já que possuem mais elevada frequência cardíaca.

A intensidade da B1 é diretamente relacionada ao grau de separação das cúspides no início da sístole ventricular. Quanto maior for esta distância, mais brusca será a desaceleração da coluna de sangue nas cúspides e mais hiperfonética será a B1. A intensidade da B1 também está relacionada com a contratilidade e com o volume ventricular, ocorrendo hipofonese nas miocardiopatias (contratilidade reduzida) e nas dilatações ventriculares.

– B2

A segunda bulha (B2) representa no ciclo cardíaco o fechamento das valvas semilunares e é gerada pela desaceleração da coluna líquida sobre as valvas aórtica e pulmonar já fechadas.

Desdobramento de B2: Podemos considerar dois componentes da B2, o aórtico e o pulmonar, que estão muitos próximos e são percebidos como único som. Durante a inspiração ocorre redução da pressão intratorácica, aumentando o retorno venoso para o coração direito e a capacitância da vasculatura pulmonar, o que incrementa o tempo de ejeção do ventrículo direito (VD) resultando em atraso no componente pulmonar da B2 (desdobramento fisiológico de B2). Desse modo, durante a inspiração auscultamos dois componentes de B2 de forma distinta, seria como se auscultássemos, em vez de "tum-tá", na inspiração "tum-trá".

Algumas doenças alteram a B2 e seu desdobramento. Desdobramento amplo de B2 pode ser causado por bloqueio no ramo direito (retardo no início da sístole do VD). A comunicação interatrial causa um desdobramento característico com a B2, apresentando-se amplamente desdobrada (desdobramento fixo de B2). Esse fenômeno é causado pelo aumento do tempo de ejeção do VD com fechamento tardio da valva pulmonar.

– B3

A terceira bulha (B3) é um som de baixa frequência que ocorre na mesodiástole, gerado pela desaceleração da coluna de sangue contra as paredes ventriculares no final do enchimento rápido. Pode ser normal em crianças e adultos jovens. Quando patológica, a B3 traduz redução da complacência ventricular. Em idades mais avançadas, sua presença sugere sobrecarga volumétrica do ventrículo esquerdo. Desse modo, a ausculta de B3 é um marcador de gravidade nos pacientes com insuficiência cardíaca.

Outras situações nas quais se pode presenciar o aparecimento de B3 são nos estados hipercinéticos como na febre, no exercício, no hipertireoidismo ou na insuficiência cardíaca secundária a cardiopatias de hiperfluxo, como por exemplo na comunicação interventricular e no canal arterial.

– B4

A quarta bulha (B4) é um fenômeno auscultado no final da diástole ventricular e é gerada pela desaceleração da coluna sanguínea, impulsionada pelos átrios na fase de contração atrial, contra a massa sanguínea existente no ventrículo esquerdo no final da diástole, secundária à redução de complacência ventricular ou por aumento das pressões de enchimento (nas disfunções sistólicas graves). A B4 pode ser observada nos casos de hipertrofia esquerda acentuada (miocardiopatia ou nas estenoses aórticas).

Sopros

Normalmente o fluxo sanguíneo dentro do aparelho cardiovascular é laminar e não provoca som. Em algumas situações hemodinâmicas o fluxo torna-se turbulento, gerando sons chamados de sopros. Ao auscultar um sopro devemos descrever suas características como: localização no ciclo cardíaco (sistólico, diastólico ou contínuo), localização da ausculta, irradiação, timbre, frequência e intensidade.

– Sopro sistólico

Os sopros sistólicos podem ser:

- Ejetivos: ocorrem durante a sístole e são secundários à obstrução à ejeção ventricular. São mais rudes, em formato de "crescendo e decrescendo" ou de "diamante".
- Regurgitativos: são provenientes da insuficiência das valvas atrioventriculares, ocorrem durante a sístole, são de intensidade constante, mais comumente suave, associados à hipofonese de B1.

– Sopro diastólico

Estes podem ser:

- Aspirativos: causados por regurgitação das valvas semilunares durante a diástole. São de alta frequência e iniciam-se logo após a B2.

- Ruflar: causado pela estenose das valvas atrioventriculares, de baixa frequência, em geral após um estalido de abertura da valva mitral. Podem também ocorrer por aumento de fluxo transvalvar (cardiopatias congênitas com hiperfluxo pulmonar).

– *Sopro sistodiastólico*

Podem ser contínuos, mantêm seu timbre durante todo o ciclo cardíaco, como no sopro em "maquinaria" presente na persistência do canal arterial, ou em "vai-vém", quando há menor diferença de pressão entre os leitos auscultados.

– *Irradiação*

A irradiação também traz informações sobre a origem do sopro. Os sopros secundários à insuficiência mitral irradiam para a linha axilar. Sopros causados por estenose aórtica podem irradiar-se para o pescoço e a região supraclavicular direita. Os sopros de estenose pulmonar geralmente têm pouca irradiação, pela baixa pressão nas câmaras direitas.

– *Intensidade*

Há várias escalas para descrição de sopro. Na Tabela 17.2 apresentamos a escala de Levine.

Tabela 17.2. Escala de Levine para intensidade do sopro

Grau	Intensidade
1	Sopro muito tênue
2	Sopro facilmente identificável à ausculta
3	Sopro mais intenso com irradiação bem identificável
4	Sopro associado a um frêmito
5	Pode ser auscultado apenas encostando a borda da membrana do estetoscópio
6	Pode ser auscultado segurando o estetoscópio sobre o tórax do paciente sem tocá-lo

– *Manobras terapêuticas*

Podemos fazer algumas manobras para identificar os sopros. Dentre elas, destacamos:

- Manobra de Pachon: com o paciente em decúbito dorsal, durante a ausculta realizar decúbito lateral esquerdo. Isso aproxima o coração da parede torácica. Em casos de estenose mitral pode-se associar a esta manobra exercícios que façam com que aumente o fluxo de sangue passando através da valva mitral.
- Manobra de Rivero-Carvalho: manobra para distinguir fenômenos direitos dos esquerdos. Auscultar o paciente durante a inspiração (aumento de fluxo nas câmaras direitas), provocando acentuação dos sopros provenientes do lado direito do coração.

– *Sopros inocentes*

Há sopros que não refletem doença cardíaca, sendo chamados de fisiológicos. A maioria desses sopros é sistólica, de graus 1 ou 2. São auscultados ao longo da borda esternal esquerda e são ejetivos, suaves e de timbre musical, provavelmente originados da vibração das válvulas da valva pulmonar.

Um sopro mesossistólico suave e ejetivo também pode ser detectado no aumento do débito cardíaco como gestação, anemia, febre e hipertireoidismo. Sopros fisiológicos também podem ser originados do tronco braquiocefálico, os quais são bem auscultados na região supraclavicular.

Sopros funcionais, como o sopro venoso, podem ser contínuos e desaparecer com a compressão da veia jugular.

Eletrocardiograma na criança

O eletrocardiograma (ECG) na criança apresenta algumas peculiaridades em relação ao adulto. Essas peculiaridades estão relacionadas principalmente às alterações fisiológicas que ocorrem desde o nascimento até chegar à idade adulta.

A avaliação de qualquer ECG deve iniciar-se com identificação, sexo, idade e, principalmente, quadro clínico do paciente. A interpretação dos traçados deve correlacionar-se com as suspeitas diagnósticas feitas conforme a história e o exame físico. Dessa forma, encontrando achados muito discrepantes das hipóteses realizadas, deve-se questionar a técnica com a qual o exame foi realizado. Em geral, o tamanho do ECG deve estar regulado para 10 mm/mV, com velocidade de 25 mm/s. Avaliar se o paciente cooperou com o exame, se os cabos foram posicionados adequadamente.

Aqui, descreveremos os principais achados de ECG normal nas crianças, e a análise dos intervalos normais do ECG (Figura 17.4).

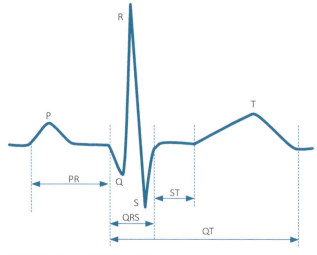

FIGURA 17.4. Intervalos ECG. Fonte: Arquivo pessoal do Dr. Gustavo Foronda.

Frequência cardíaca

Para o cálculo da frequência cardíaca (FC) deve-se dividir 1.500 pelo número de quadrados pequenos no traçado de ECG no intervalo de duas ondas "R". Outra forma de cálculo de FC é multiplicar o número de ondas "R" do ECG por 6 (traçado com duração de 10 segundos), esta forma é útil quando o paciente se encontra arrítmico (Figura 17.5).

A FC normal aumenta no primeiro mês de vida (100-160 bpm), mantém-se estável nos primeiros 6 meses (120-170 bpm), começa a reduzir levemente dos 6 meses até 1 ano de idade devido à maturação da inervação vagal no nó sinusal (90-150 bpm). Podem ocorrer variações fásicas de FC no ECG de crianças, denominadas arritmias sinusais, que variam com a respiração (FC reduz na expiração e aumenta na inspiração).

Ritmo

O próximo passo é a definição de ritmo. O ritmo sinusal é definido por presença de onda P (despolarização atrial) precedendo e conduzindo todos os complexos QRS com vetor de despolarização entre zero e 90°, ou seja, positiva em D1 e aVF e negativa em aVR (Figura 17.6). A onda P pode ser bifásica na derivação V1, com componente positivo maior que o negativo.

Achados do ritmo que podem ser considerados dentro dos limites da normalidade são:

- Arritmia sinusal, com pausas sinusais de até 1,8 segundo.
- Extrassístoles supraventriculares e ventriculares isoladas (podem ser encontradas em até 2% dos ECG em repouso de crianças normais).

Intervalo PR

O intervalo PR é medido desde o início da onda P até o início do complexo QRS. O intervalo PR aumenta com a idade e varia de 0,07 s até 0,2 s. Dentre as alterações benignas do intervalo PR encontram-se o bloqueio atrioventricular (AV) de 1º grau, no qual o intervalo PR é constantemente aumentado para a faixa etária, mantendo-se constante (Figura 17.7), e o bloqueio AV de 2º grau Mobitz I, no qual o intervalo PR se alarga com eventuais ondas P que não conduzem QRS.

Complexo QRS

O complexo QRS representa a despolarização ventricular. Pacientes recém-nascidos apresentam ECG com padrão de hipertrofia ventricular direita, que regride nos primeiros dias de vida. Esta mudança ocorre em grande parte devido à mudança do padrão fetal, com queda da resistência vascular pulmonar. O eixo frontal vai de 60-160°. Desta forma, a amplitude das ondas R nas derivações precordiais direitas reduz-se gradativamente e aumenta nas derivações precordiais esquerdas. A relação R/S permanece maior que 1 em V1 até por volta dos 3 anos de idade.

A duração do complexo QRS também varia com a idade. Em neonatos, os valores normais variam de 70-85 ms e em adolescentes, de 90-110 ms. A ativação ventricular normal no plano horizontal segue padrão progressivo. O eixo normal do complexo QRS no plano frontal varia entre −30 e +90° (Figura 17.6).

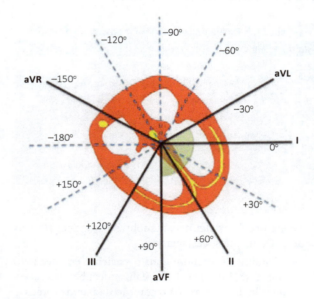

FIGURA 17.6. Direção dos vetores.

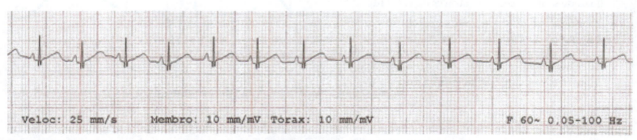

FIGURA 17.5. Análise de FC. Fonte: Arquivo pessoal do Dr. Gustavo Foronda.

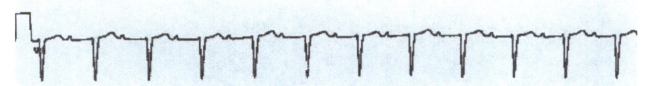

FIGURA 17.7. BAV de 1º grau. Fonte: Arquivo pessoal do Dr. Gustavo Foronda.

Intervalo QT

É a medida do início do QRS ao término da onda T, logo, representa a duração total da atividade elétrica ventricular. A detecção do intervalo QT prolongado é importante para identificação de indivíduos com risco de taquicardias ventriculares sustentadas (Figura 17.8). Se o ritmo for irregular, deve-se avaliar no mínimo cinco derivações.

A duração do intervalo QT varia com a FC e por isso deve ser calculado o QT corrigido (QTc). QTc corresponde ao intervalo QT medido dividido pela raiz quadrada do intervalo RR. Na infância o limite superior da normalidade é de 450 ms.

Onda T

A onda T representa a repolarização ventricular e apresenta mudanças progressivas desde o nascimento até a adolescência. Do nascimento até a primeira semana de vida pode-se encontrar onda T positiva na derivação V1. A persistência da onda T positiva além da primeira semana de vida deve levantar suspeitas para possíveis anormalidades, como hipertensão pulmonar, por exemplo.

Alterações na morfologia e no intervalo ST são mais comuns em adultos, como nas síndromes coronarianas agudas. Alguns distúrbios eletrolíticos podem levar a alterações na morfologia da onda T. Na hipercalemia pode-se encontrar onda T "pontiaguda" com base estreita e simétrica (Figura 17.9). Na hipocalcemia ocorre achatamento da onda T, com depressão do segmento ST.

O conhecimento das diferenças entre o ECG de crianças e de adultos é essencial para o domínio e diagnóstico das diferentes patologias pediátricas.

Ecocardiograma na Pediatria

O ecocardiograma é um exame não invasivo que oferece, por meio de ondas de ultrassom emitidas e refletidas nos diferentes tecidos, imagens em movimento do miocárdio, das valvas cardíacas e de estruturas adjacentes como pericárdio, bem como pode avaliar o fluxo de sangue através dessas estruturas, fornecendo boa avaliação cardíaca de forma indolor. Apesar de se tratar de uma ferramenta útil na pediatria, deve-se lembrar que se trata de uma ferramenta diagnóstica, sendo indispensável uma boa avaliação propedêutica prévia.

Esse exame tem utilidade tanto ambulatorial, no qual é realizado eletivamente para elucidação de, por exemplo, diagnósticos diferenciais de sopro cardíaco, quanto para avaliação hemodinâmica na unidade de terapia intensiva (UTI). Aqui, vamos abordar os passos para a realização de um ecocardiograma pediátrico normal.

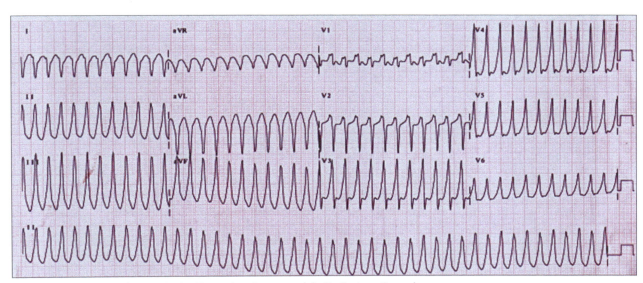

FIGURA 17.8. Taquicardia ventricular. Fonte: Arquivo pessoal do Dr. Gustavo Foronda.

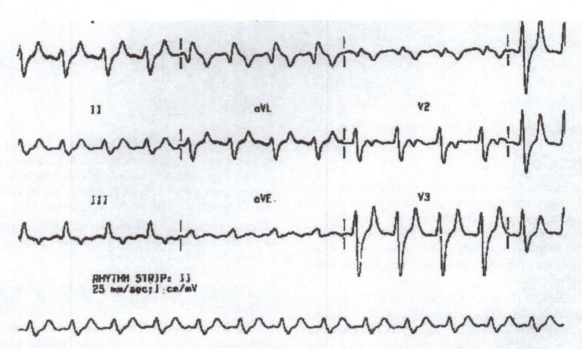

FIGURA 17.9. Hipercalemia. Fonte: Arquivo pessoal do Dr. Gustavo Foronda.

Plano de aquisição de imagens

■ Subcostal

Localizado na região subxifoide, onde se identifica o *situs* abdominal no plano transverso com o reconhecimento da veia cava inferior e da aorta. Pode-se adquirir o fluxo na aorta abdominal (Figura 17.10) e observar padrões de alteração, bem como observar a variabilidade da veia cava inferior com a respiração (redução da variabilidade pode significar aumento das pressões de enchimento do átrio direito).

Essa incidência permite também fazer avaliação intracardíaca dos septos interatrial e interventricular e realizar diagnóstico de comunicações intercavitá-

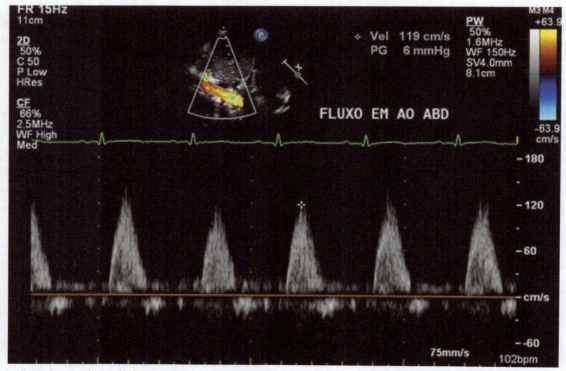

FIGURA 17.10. Corte subcostal. Fluxo na aorta abdominal com padrão normal. Fonte: Arquivo pessoal do Dr. Gustavo Foronda.

rias. A Figura 17.11 evidencia o septo interatrial íntegro e a entrada da veia cava superior no átrio direito (AD).

- Apical

Obtido nos 5º-6º espaços intercostais, dirigido ao ombro direito. Imagens apicais quatro câmaras (Figura 17.12), cinco câmaras e duas câmaras. A partir destes cortes podem ser avaliados o tamanho das câmaras cardíacas, a função biventricular, comunicações interventriculares, o seio coronário e a morfologia e dinâmica das valvas atrioventriculares e valva aórtica. Também pode ser realizada avaliação de repercussão hemodinâmica de derrame pericárdico através do Doppler pulsado e tecidual.

As cavidades cardíacas apresentam dimensões normais, bem como o posicionamento das valvas atrioventriculares, com concordância atrioventricular.

- Paraesternal eixo longo

Localizado nos 3º-4º espaços intercostais, com o transdutor apontado para o ombro direito do paciente, posicionado sobre a via de saída do ventrículo esquerdo (Figura 17.13). Quando direcionado à direita, observa-se a valva tricúspide e o AD; ao ser direcionado à esquerda observa-se o átrio esquerdo (AE), a valva mitral, o ventrículo esquerdo (VE) e a aorta ascendente. Nesta incidência podem ser quantificados derrames pericárdicos posteriores, a função sistólica do VE e a função valvar mitral.

- Paraesternal eixo curto

Localizado nos 3º-4º espaços intercostais, com o transdutor apontado para o ombro esquerdo do paciente, posicionado sobre a via de saída do VD. Avaliam-se valva tricúspide, função do ventrículo direito, morfologia e função da valva pulmonar. Movimentando um pouco o transdutor na direção cranial pode-se observar patência do canal arterial (Figura 17.14).

- Supraesternal

Localizado próximo à fúrcula, de acordo com a angulação podem ser identificados o arco aórtico, morfologia

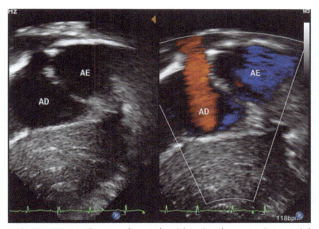

FIGURA 17.11. Corte subcostal evidenciando septo interatrial íntegro. Fonte: Arquivo pessoal do Dr. Gustavo Foronda.

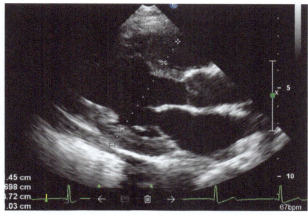

FIGURA 17.13. Paraesternal eixo longo. Realizadas medidas na diástole dos ventrículos direito e esquerdo, septo ventricular e parede posterior. Fonte: Arquivo pessoal do Dr. Gustavo Foronda.

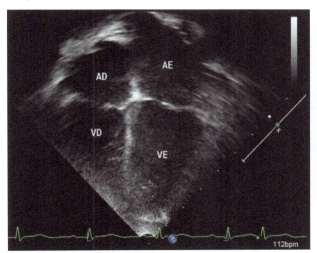

FIGURA 17.12. Apical quatro câmaras. Fonte: Arquivo pessoal do Dr. Gustavo Foronda.

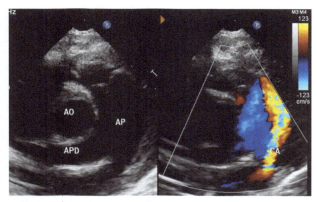

FIGURA 17.14. Paraesternal eixo curto. Observa-se a via de saída do ventrículo direito e persistência do canal arterial com fluxo direcionado da aorta para a artéria pulmonar. AP: artéria pulmonar; APD: artéria pulmonar direita; Ao: aorta; CA: canal arterial. Fonte: Arquivo pessoal do Dr. Gustavo Foronda.

do canal arterial, veia braquiocefálica esquerda, persistência da veia cava superior esquerda, drenagem venosa pulmonar, veia cava superior direita e as artérias pulmonares (Figuras 17.15 e 17.16).

O ecocardiograma pediátrico é um exame de ultrassom único que difere do exame realizado no paciente adulto não somente pela faixa etária, mas pelas patologias inerentes a cada faixa de idade. Dessa forma, é necessária uma abordagem normatizada com profissional que tenha conhecimentos específicos de cardiologia pediátrica.

Cardiopatias congênitas

Etiologia

As malformações cardíacas são o defeito congênito mais frequente, podendo afetar até 1% dos recém-nascidos. A etiologia é desconhecida na maioria dos casos, mas sabe-se que algumas cardiopatias podem estar associadas a infecções congênitas durante a gestação, ao consumo de álcool e drogas, consanguinidade e diabetes gestacional. A associação com síndromes genéticas é frequente como na síndrome de Down, síndrome de Turner e síndrome de Marfan. Algumas cardiopatias podem ter maior prevalência familiar.

Quadro clínico e diagnóstico

Os sinais e sintomas dependem do tipo de cardiopatia, podendo variar desde pacientes assintomáticos, pacientes com clínica de cianose e pacientes com clínica de insuficiência cardíaca congestiva. O momento do surgimento de sintomas e sinais também é muito variável, desde o período neonatal até a fase adulta.

O diagnóstico morfológico dos defeitos congênitos cardíacos depende não apenas do conhecimento da anatomia do coração, como também do uso da terminologia adequada.

Durante muitos anos houve controvérsias na classificação das cardiopatias. Enquanto alguns autores levavam em conta conceitos embriológicos, outros, apenas características anatômicas. A partir dessa dificuldade surgiu o conceito da análise sequencial segmentar, introduzida inicialmente por Van Praagh e posteriormente modificada por Anderson e cols. O princípio básico desse sistema está na existência de três segmentos em todos os cora-

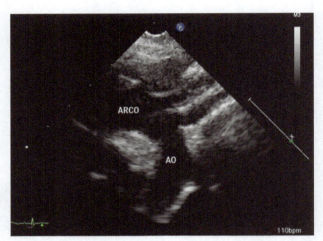

FIGURA 17.16. Arco aórtico. Fonte: Arquivo pessoal do Dr. Gustavo Foronda.

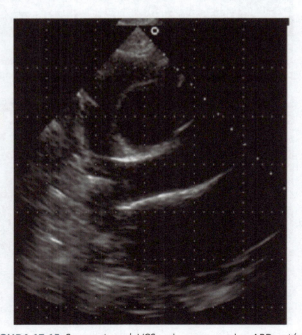

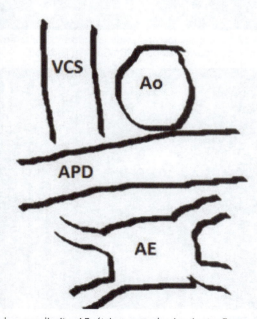

FIGURA 17.15. Supraesternal. VCS: veia cava superior; APD: artéria pulmonar direita; AE: átrio esquerdo; Ao: Aorta. Fonte: Arquivo pessoal do Dr. Gustavo Foronda.

ções, sejam eles normais ou malformados: os átrios, os ventrículos e os grandes vasos (aorta e pulmonar). Essa abordagem permitiu que qualquer indivíduo com conhecimento básico de anatomia cardíaca possa descrever desde anomalias simples até as mais complexas. Esse método deve descrever sequencialmente:

- *Situs* cardíaco baseado na morfologia dos átrios ou na posição da veia cava inferior e aorta descendente (*situs* abdominal).
- Local de conexão das veias sistêmicas e pulmonares.
- Forma como os átrios se conectam aos ventrículos.
- Forma como os ventrículos se conectam aos grandes vasos.
- Defeitos associados: septais, valvares, vasos anômalos, lesões obstrutivas.

De uma maneira menos formal podemos ainda utilizar uma classificação didática das cardiopatias congênitas de acordo com os sintomas predominantes, dividindo as doenças em dois grandes grupos: as cardiopatias acianogênicas e as cardiopatias cianogênicas, que detalharemos a seguir.

Classificação

No grupo das cardiopatias acianogênicas temos as de normofluxo pulmonar, como as doenças do arco aórtico, estenose aórtica e estenose pulmonar; e as de hiperfluxo pulmonar com presença de *shunt* esquerda-direita como a comunicação interventricular, a comunicação interatrial, a persistência do canal arterial e o defeito de septo atrioventricular.

Dentre as cardiopatias cianogênicas temos as de hipofluxo pulmonar, como a tetralogia de Fallot, atresia pulmonar, transposição das grandes artérias e cardiopatias complexas com estenose pulmonar; e as de hiperfluxo pulmonar, como o tronco arterial comum e as cardiopatias complexas sem estenose pulmonar.

Cardiopatias acianogêncas de hiperfluxo pulmonar

■ Comunicação interatrial (CIA)

A comunicação interatrial é caracterizada pela presença de uma comunicação entre os átrios, permitindo a passagem de sangue do átrio esquerdo para o átrio direito, levando a uma sobrecarga de volume das cavidades direitas e aumento do fluxo pulmonar. Representa cerca de 10% das cardiopatias congênitas, com maior prevalência no sexo feminino (2:1).

Sua classificação é feita a partir de sua posição em relação ao septo interatrial:

- CIA *ostium secundum* (cerca de 80% dos casos).
- CIA *ostium primum* (10%).

- CIA seio venoso (10%).
- CIA seio coronário.

Em geral as crianças portadoras de CIA são assintomáticas. Cansaço, dispneia aos esforços, infecções respiratórias de repetição e dificuldade de ganho de peso podem ser observados nos casos de CIA amplas. Após a terceira ou quarta década de vida podem surgir complicações como insuficiência cardíaca, arritmias, tromboembolismo e hipertensão pulmonar.

Ao exame físico a ausculta cardíaca apresenta desdobramento fixo da segunda bulha relacionado ao atraso do fechamento da valva pulmonar, além de sopro sistólico em ejeção em foco pulmonar decorrente do aumento do fluxo pela valva.

A radiografia de tórax evidencia cardiomegalia à custa de aumento das cavidades direitas, dilatação do tronco pulmonar e aumento da trama vascular pulmonar. No eletrocardiograma podemos ter desvio do eixo para a direita devido à sobrecarga ventricular direita.

O ecocardiograma é considerado padrão ouro no diagnóstico, permitindo a avaliação do septo interatrial, bem como do grau de repercussão da lesão.

O tratamento é cirúrgico no caso de presença de repercussão hemodinâmica, mesmo em pacientes assintomáticos, devido à evolução desfavorável na idade adulta. Além da técnica cirúrgica convencional feita com fechamento com retalho de pericárdio bovino, temos como opção a oclusão percutânea, em CIA tipo *ostium secundum*, de anatomia favorável para o procedimento.

■ Comunicação interventricular (CIV)

A comunicação interventricular é uma descontinuidade do septo que divide os ventrículos direito e esquerdo. Sua classificação depende de sua posição com relação ao septo interventricular, podendo estar localizada na porção muscular ou membranosa do septo, bem como posicionada em um de seus três segmentos principais: região de via de entrada, porção trabecular e via de saída.

A CIV é uma das malformações cardíacas mais frequentes e sua incidência pode variar de cinco a 50 casos/1.000 recém-nascidos. A possibilidade de resolução espontânea nos casos de comunicações pequenas determina uma queda da incidência com a idade.

A CIV favorece a passagem de fluxo do ventrículo esquerdo para o direito devido à diferença de pressão entre as câmaras. A magnitude desse fluxo depende da dimensão e da localização da comunicação, bem como do número de defeitos (comunicações múltiplas). Em uma CIV grande há significativo aumento do fluxo pulmonar e sobrecarga de volume do ventrículo esquerdo.

Os sintomas dependem do tamanho do defeito:

- Caso de comunicações interventriculares pequenas, o paciente habitualmente é assintomático e devido ao grande turbilhonamento de fluxo através da comunicação, o sopro cardíaco é holossistólico de alta intensidade (3 a 4 +/6), mais audível no terço inferior do esterno. Pode haver frêmito cardíaco.

- Comunicações com moderada a grande repercussão evoluem com sintomas de insuficiência cardíaca precocemente, sendo mais comuns a taquidispneia, sudorese excessiva e déficit ponderoestatural. Nesses casos o sopro holossistólico é mais discreto e pode haver um ruflar diastólico apical devido ao aumento de fluxo transvalvar mitral (estenose relativa da valva mitral).

Os achados da radiografia de tórax nas comunicações interventriculares com repercussão hemodinâmica evidenciam aumento da área cardíaca, com aumento do átrio esquerdo (sinal do duplo contorno) e ventrículo esquerdo, além de dilatação do tronco pulmonar e aumento da trama vascular pulmonar.

O ecocardiograma avalia com precisão a dimensão e localização da comunicação interventricular e o grau de repercussão hemodinâmica. O estudo do Doppler permite o cálculo do gradiente entre os ventrículos e estima a pressão da artéria pulmonar.

O tratamento clínico e cirúrgico modifica a evolução da doença. Pacientes com CIV pequenas e assintomáticas têm boa evolução em longo prazo e não necessitam de tratamento, porém a profilaxia para endocardite infecciosa deve ser realizada. Nos casos de comunicações com repercussão hemodinâmica, o uso de diuréticos e vasodilatadores para manejo da ICC está indicado.

O tratamento cirúrgico consiste no fechamento do defeito com um retalho de pericárdio bovino através de esternotomia. Há ainda a possibilidade de fechamento percutâneo dependendo da posição e do tamanho da comunicação.

■ Persistência do canal arterial (PCA)

O canal arterial é uma comunicação entre a aorta descendente e a artéria pulmonar, levando a um aumento do fluxo pulmonar e sobrecarga de volume das câmaras esquerdas. Corresponde a cerca de 12% das cardiopatias e tem predomínio no sexo feminino (2:1). A incidência aumenta nos prematuros, sendo inversamente proporcional à idade gestacional.

Na vida intrauterina o canal arterial é responsável pelo desvio do sangue do tronco pulmonar para a circulação sistêmica, uma vez que apenas de 5 a 10% do débito cardíaco passam pela circulação pulmonar, sendo uma estrutura importante na circulação fetal. Geralmente ocorre o fechamento do canal arterial nas primeiras 72 horas de vida devido ao aumento rápido da tensão de oxigênio e diminuição dos níveis de prostaglandinas.

Os sintomas dependem da magnitude do canal arterial. Nos canais amplos, com repercussão hemodinâmica, observam-se sintomas de insuficiência cardíaca congestiva como taquipneia e dificuldade de ganho de peso.

Ao exame físico a ausculta cardíaca é caracterizada por sopro contínuo próximo ao segundo espaço intercostal esquerdo. Os pulsos periféricos são cheios e amplos e o diferencial de pressão arterial sistêmica é aumentado, com pressão diastólica baixa.

A radiografia de tórax exibe uma cardiomegalia com dilatação do tronco pulmonar e aumento da trama vascular pulmonar. O eletrocardiograma auxilia pouco no diagnóstico, mas pode evidenciar sobrecarga de câmaras esquerdas.

O diagnóstico de persistência do canal arterial pode ser confirmado pelo ecocardiograma, método que permite avaliação das medidas do canal, seu padrão de fluxo e o grau de dilatação das câmaras esquerdas.

O tratamento dos casos com repercussão é cirúrgico, através da ligadura do canal arterial ou fechamento percutâneo.

■ Defeito do septo atrioventricular

O defeito do septo atrioventricular (DSAV) é caracterizado por uma junção atrioventricular comum através de uma valva atrioventricular única, associado a defeitos de septação atrioventricular com comunicação interatrial tipo *ostium primum* e comunicação interventricular de via de entrada. Trata-se de uma malformação congênita frequente e altamente relacionada a pacientes portadores de Sd. de Down (até 45%).

O quadro clínico é dependente do grau de desvio de fluxo sanguíneo pela comunicação interatrial, pela comunicação interventricular e pelo grau de disfunção da valva atrioventricular única. Os pacientes de maneira geral se comportam clinicamente como as comunicações interventriculares amplas. Após cerca de 2 semanas de vida, com a queda do padrão fetal, o desvio de sangue da esquerda para a direita e o aumento do fluxo pulmonar podem ser responsáveis por sinais de insuficiência cardíaca. Em geral o lactente evolui com taquidispneia e dificuldade às mamadas, com déficit ponderoestatural e infecções respiratórias de repetição.

A radiografia de tórax apresenta um aumento da área cardíaca e da trama vascular pulmonar. No eletrocardiograma há uma orientação superior do QRS, com desvio para a esquerda. O bloqueio divisional anterossuperior ocorre em 95% dos casos.

O ecocardiograma é o método diagnóstico de escolha, permitindo a avaliação morfológica da valva atrioventricular única, bem como seu grau de insuficiência, além de avaliar as dimensões da comunicação interatrial e da comunicação interventricular. Através do ecocardiograma podemos também realizar uma estimativa da pressão média pulmonar mediante o jato de insuficiência pulmonar.

O manejo inicial é clínico, através do uso de diuréticos como a furosemida, espironolactona e hidroclorotiazida para diminuir a pré-carga; e através do uso de vasodilatadores como o captopril, que reduzem a pós-carga, facilitando débito cardíaco.

O tratamento cirúrgico é preconizado na maioria dos casos antes do primeiro ano de vida, por se tratar de cardiopatia de hiperfluxo com evolução precoce para hipertensão pulmonar. Baseia-se no fechamento das comunicações interatrial e interventricular com retalho de pericárdio bovino e plastia da valva atrioventricular única que é dividida em dois orifícios.

Cardiopatias acianogênicas de normofluxo pulmonar

■ Estenose pulmonar

A estenose pulmonar é caracterizada pela obstrução ao fluxo sanguíneo entre o ventrículo direito e a artéria pulmonar. Pode ocorrer no plano subvalvar, valvar ou supravalvar:

- Estenose subvalvar pode ocorrer por estenose infundibular ou por obstrução intraventricular, como nos casos de banda anômala do ventrículo direito.
- Estenose pulmonar valvar a lesão mais frequentemente encontrada é a fusão comissural e o espessamento dos folhetos.
- Estenose supravalvar pode ocorrer no nível do tronco ou ramos pulmonares.

Corresponde a cerca de 7 a 10% das cardiopatias congênitas, com incidência de 53 casos a cada 100 mil nascidos vivos.

Ao nascimento a maioria dos casos é assintomática e a suspeita de cardiopatia é feita através da ausculta de um sopro cardíaco na maternidade ou consulta de rotina no pediatra. A evolução da sintomatologia depende do grau de estenose pulmonar. Nos casos de estenose moderada a importante pode haver sintomas como fadiga e dispneia, principalmente aos esforços. A ausculta cardíaca tem sopro sistólico ejetivo em foco pulmonar de graus variáveis, a depender do grau de estenose pulmonar.

A radiografia de tórax cursa com área cardíaca e trama vascular pulmonar na maioria dos casos, podendo haver abaulamento do arco médio devido à dilatação pós-estenótica do tronco pulmonar nos casos de estenose pulmonar valvar. A eletrocardiografia dos casos de estenose pulmonar moderada ou importante mostra uma sobrecarga ventricular direita, com eixo desviado para direita.

O ecocardiograma fornece informações essenciais como a anatomia da valva pulmonar, o grau e o nível de obstrução e o grau de hipertrofia e função ventricular direita. A medida mais usada na prática clínica para quantificar o grau da estenose é a estimativa do gradiente transvalvar pulmonar. Gradientes máximos menores que 36 mmHg correspondem a estenose discreta, entre 36 a 64 mmHg, estenose moderada, e acima de 64 mmHg, estenose importante.

A maioria dos casos não exige uso de medicações, por se tratarem de pacientes assintomáticos. O tratamento pode ser feito através de cateterismo com valvoplastia pulmonar percutânea ou técnica cirúrgica através de comissurotomia da valva pulmonar.

A estenose pulmonar crítica é exceção, tratando-se de uma condição grave e dependente do canal arterial, apresentando sintomas precoces como dispneia e cianose. O RN depende de transferência para serviço de referência e uso de prostaglandina para manter o canal arterial aberto até conduta definitiva. O procedimento de escolha na maioria dos casos é a valvoplastia pulmonar percutânea.

■ Estenose aórtica

A estenose aórtica é uma obstrução à saída do sangue do ventrículo esquerdo para a aorta, gerando um gradiente pressórico na via de saída.

A estenose aórtica congênita corresponde a cerca de 5% das cardiopatias e com frequência está relacionada à valva aórtica bicúspide (cerca de 60% dos casos). A estenose aórtica de etiologia reumática é rara na infância.

Sinais e sintomas são variáveis, dependendo do grau de estenose e da idade de apresentação. A estenose aórtica crítica no período neonatal denota cardiopatia canal-dependente devido ao fluxo anterógrado reduzido pela valva aórtica. Esses pacientes cursam com choque cardiogênico e sinais de baixo débito, com palidez cutânea, pulsos finos e hipotensão. Já as crianças maiores tendem a ser oligossintomáticas, mas podem apresentar dispneia e síncope relacionada aos esforços. A ausculta cardíaca é caracterizada por sopro sistólico ejetivo em foco aórtico e aórtico acessório, podendo haver frêmito e diminuição dos pulsos nos casos mais graves.

Na avaliação radiológica há aumento da área cardíaca e padrão pulmonar reticulado de congestão venocapilar. O eletrocardiograma mostra níveis variados de hipertrofia do ventrículo esquerdo, com alteração de repolarização.

O ecocardiograma permite a avaliação anatômica e funcional da valva aórtica e também de sinais de repercussão da lesão, como o grau de hipertrofia ventricular, avaliação da função contrátil e sinais de fibroelastose.

A gravidade da estenose pode ser classificada pelo ecocardiograma através da estimativa do gradiente sistólico médio:

- Gradientes menores que 20 mmHg: estenose leve.
- Gradientes de 20 a 40 mmHg: estenose moderada.
- Gradientes acima de 40 mmHg: estenose importante.

O tratamento cirúrgico tenta sempre inicialmente preservar a valvar nativa através da realização de uma plastia, mas nos casos em que existe uma displasia valvar importante existe um risco frequente de que o paciente evolua com recorrência da estenose e/ou insuficiência valvar aórtica.

■ Coarctação de aorta

A coarctação de aorta (CaAo) é caracterizada por estreitamento localizado na região descendente da aorta torácica na região ístmica, após a origem da artéria subclávia esquerda. Corresponde a cerca de 5% das cardiopatias e pode estar associada a outras malformações cardíacas congênitas.

Existem diferentes formas de apresentação clínica, desde assintomática até situações com choque cardiogênico, principalmente nos recém-nascidos com coarctação de aorta crítica após o fechamento do canal arterial. Nas crianças maiores o principal sintoma é a hipertensão arterial sistêmica. Ao exame físico há diminuição ou ausência de pulsos palpáveis nos membros inferiores. A aferição de pressão arterial nos quatro membros também é importante, pois há diferencial pressórico entre os membros superiores e inferiores.

Na radiografia de tórax a área cardíaca pode estar aumentada em recém-nascidos sintomáticos, mas geralmente é normal em crianças maiores e assintomáticas. A trama vascular pulmonar encontra-se normal nos casos sem lesões associadas. Sinais de corrosão nas bordas inferiores das costelas (sinais de Roesler) podem aparecer ao longo dos anos devido ao desenvolvimento das artérias intercostais. O eletrocardiograma no período neonatal é marcado por sinais de sobrecarga ventricular direita, ao passo que na infância e vida adulta é comum o encontro de sinais de sobrecarga ventricular esquerda.

O ecocardiograma de uma maneira geral confirma a suspeita clínica, além de fornecer informações sobre a presença ou não de lesões associadas e sobre a função ventricular. Deve-se avaliar a região de menor estreitamento medindo seu diâmetro. A avaliação através do Doppler mostra uma velocidade de pico sistólica alta e um fluxo contínuo que invade a diástole. Em alguns casos é necessária a confirmação ou complementação diagnóstica com a angiotomografia de aorta.

O tratamento no período neonatal depende da manutenção do fluxo pelo canal através do uso de prostaglandinas até o momento da correção cirúrgica realizado com ressecção da área coarctada com anastomose terminoterminal. Em pacientes adolescentes e adultos a abordagem percutânea com implante de *stent* é o tratamento de escolha.

Cardiopatias cianogênicas de hipofluxo pulmonar

■ Transposição das grandes artérias

Na transposição das grandes artérias (TGA) os vasos encontram-se transpostos com relação ao septo interventricular, estando a aorta à direita e a pulmonar à esquerda. Assim, estamos frente a uma concordância atrioventricular e discordância ventriculoarterial. A TGA corresponde a 7% das cardiopatias congênitas.

Nessa doença a circulação encontra-se em paralelo, fazendo com que o sangue não oxigenado das câmaras direitas seja direcionado para a aorta e circulação sistêmica, enquanto o sangue oxigenado das câmaras esquer-

das é novamente direcionado para o pulmão. Por isso é obrigatória a presença de comunicações intercavitárias associadas, como comunicação interatrial, comunicação interventricular e/ou canal arterial para que haja mistura sanguínea.

Os sintomas aparecem logo nas primeiras horas de vida, com o início do fechamento do canal arterial, gerando cianose e taquipneia. Geralmente a ausculta cardíaca é pobre, o que não ajuda no diagnóstico, mas na presença de um RN cianótico devemos sempre lembrar da possibilidade de cardiopatia congênita.

Na radiografia de tórax chama a atenção o formato ovalado do coração devido ao pedículo vascular estreito e ao arco médio escavado. A trama vascular pulmonar no geral é normal na ausência de defeitos associados, mas pode estar aumentada nos defeitos que levam à sobrecarga de volume, como as comunicações interventriculares.

O eletrocardiograma é pouco expressivo mas pode evidenciar sinais de sobrecarga ventricular direita. Nesse caso, o ecocardiograma torna-se importante já para o diagnóstico intraútero, possível através da realização do ecocardiograma fetal a partir de 18 semanas de idade gestacional. Isso permite o planejamento do nascimento do paciente em serviços de referência em cirurgia cardíaca e o início de prostaglandina já nas primeiras horas de vida para manter o canal arterial aberto.

O ecocardiograma transtorácico após o nascimento confirma o diagnóstico e os principais achados anatômicos são a concordância atrioventricular, a discordância ventriculoarterial e a saída dos vasos em paralelo (não há cruzamento dos vasos). Podemos ainda avaliar a presença de lesões associadas (CIA, CIA, PCA, EPV, etc.), o padrão das artérias coronárias e o tipo ventricular:

- Ventrículo esquerdo tipo I: o septo está abaulado para a direita.
- Tipo II: o septo interventricular encontra-se retificado.
- Tipo III: o septo encontra-se abaulado para a esquerda.

Essas informações são importantes para definição do momento da cirurgia.

Por se tratar de anomalia incompatível com a vida, na ausência do tratamento cirúrgico adequado, o paciente deve ser transferido assim que possível para um centro especializado de referência. O início da administração de prostaglandina deve ser precoce. A saturação deve variar de 75-85% na ausência de desconforto respiratório. A intubação orotraqueal deve ser considerada nos casos de saturação abaixo de 70% e padrão respiratório anormal.

Em pacientes com hipóxia acentuada e comunicações interatriais restritivas, o tratamento inicial deve ser feito através da abertura percutânea da CIA com cateter-balão para que haja uma mistura de sangue efetiva. A atriosseptostomia pode ser feita à beira do leito, guiada pelo ecocardiograma.

A cirurgia de escolha sempre que possível é o *switch* arterial, que consiste na secção dos vasos da base com reconstrução da neoaorta sendo anastomosada no coto da artéria pulmonar, reconstrução da neopulmonar anastomosada no coto da aorta e reimplante das artérias coronárias na neoaorta.

■ Tetralogia de Fallot

A tetralogia de Fallot (T4F) é a cardiopatia congênita cianogênica na qual ocorre um desvio anterior do septo infundibular, provocando uma obstrução da via de saída do ventrículo direito (estenose infundibulovalvar) e comunicação interventricular. Fazem parte dos achados da doença também a dextroposição da aorta e hipertrofia do ventrículo direito. Corresponde a 10% das cardiopatias congênitas.

A estenose pulmonar infundibular é variável, assim como o anel valvar pulmonar pode ter graus diversos de hipoplasia, podendo ser desde uma valva normal até uma valva funcionalmente atrésica. As artérias pulmonares também podem ser normais ou hipoplásicas, levando a um espectro grande de apresentações clínicas.

No período neonatal os recém-nascidos podem ser acianóticos devido ao fluxo pela comunicação interventricular (esquerda para direita) e estenose pulmonar não crítica. Podemos identificar um sopro sistólico discreto na borda esternal esquerda. Com o fechamento do canal e a evolução da obstrução pulmonar ocorre inversão do fluxo pela CIV da direita para esquerda, levando à cianose.

A crise de hipóxia é a manifestação clínica mais grave da tetralogia de Fallot e corresponde a uma acentuação súbita da cianose, levando a agitação, hiperpneia seguida de sonolência e até mesmo perda de consciência. Ela pode ser desencadeada:

- Por fatores que reduzem o fluxo pulmonar efetivo, como hipertrofia infundibular progressiva, anemia, processos infecciosos.
- Por fatores que elevam a resistência ao fluxo de sangue para a circulação pulmonar, como o choro.
- Por situações que diminuam a resistência vascular sistêmica e consequentemente aumentam o *shunt* da direita para esquerda, como o calor e a hipotensão.

A radiografia de tórax mostra uma diminuição da trama vascular pulmonar. Apesar de a área cardíaca ser normal, seu aspecto lembra o de uma bota, com a ponta desviada para cima, devido à hipertrofia ventricular direita. O eletrocardiograma apresenta sinais de sobrecarga ventricular direita.

O ecocardiograma confirma o diagnóstico e objetiva definir a extensão e posição da comunicação interventricular, o grau de cavalgamento da aorta em relação ao septo interventricular, a avaliação anatômica da via de saída do ventrículo direito, da valva pulmonar e das artérias pulmonares e determinar o seu grau de obstrução.

O tratamento é cirúrgico, mas de maneira geral não é realizado nos primeiros meses de vida para facilitar tecnicamente a realização da correção anatômica, sem a necessidade de cirurgias paliativas prévias.

O tratamento clínico inicial baseia-se no uso de betabloqueadores, como o propranolol, com o intuito de reduzir a frequência cardíaca, melhorando a complacência do ventrículo direito, o fluxo anterógrado e aliviando a estenose infundibular.

No caso de uma crise de hipóxia, devemos realizar medidas que melhorem o retorno venoso, como flexionar as pernas sobre o abdome e expansão volêmica, administrar betabloqueador endovenoso como o metoprolol, morfina na tentativa de relaxamento infundibular e adrenalina para aumentar a resistência sistêmica e favorecer o *shunt* da esquerda para a direita.

No caso da refratariedade do tratamento clínico nos primeiros meses de vida, podemos realizar procedimentos paliativos, como a cirurgia de Blalock-Taussig modificada, que comunica a artéria subclávia com a artéria pulmonar através de um tubo de PTFE, para que haja um fluxo sanguíneo adicional para o pulmão. Outra técnica que vem sendo amplamente realizada é o implante de *stent* via percutânea na via de saída do VD, melhorando transitoriamente a estenose infundibulovalvar pulmonar.

A correção cirúrgica é geralmente realizada por volta do sexto mês de vida e inclui o fechamento da comunicação interventricular, ampliação da via de saída do ventrículo direito com ressecção infundibular e, quando necessário, abertura do anel valvar e do tronco pulmonar e até mesmo ampliação das artérias pulmonares.

■ Atresia pulmonar com septo interventricular íntegro

Trata-se de uma cardiopatia cianogênica com interrupção total do fluxo do ventrículo direito para o tronco pulmonar. O fluxo pulmonar nesses casos é dependente do canal arterial. Há concordância atrioventricular e a conexão ventriculoarterial é com a via de saída única aórtica do ventrículo esquerdo.

Sua incidência é de cerca de 4,0 por 100 mil nascidos vivos e corresponde a cerca de 1 a 3% das cardiopatias congênitas.

A atresia pulmonar pode ser representada por tecido fibroso em nível valvar (cerca de 75% dos casos) ou tecido muscular em nível infundibular (25%). Geralmente as artérias pulmonares são de tamanho normal. A morfologia do ventrículo direito é variável, com graus de hipoplasia de acordo com a presença ou não das porções de via de entrada, trabecular e de via de saída (uni, bi ou tripartite), assim como a valva tricúspide. Quanto mais hipoplásico o ventrículo direito, maior a chance de formação de sinusoides, muitas vezes com comunicação com a circulação coronariana, como forma de alívio para hipertensão ventricular. O tamanho da cavidade do ventrículo direito depende essencialmente do período mais precoce ou tardio da instalação da obstrução da valva pulmonar.

A ausência de conexão do ventrículo direito com a artéria pulmonar faz com que o sangue venoso que atinge o ventrículo direito retorne ao átrio direito e atravesse para o átrio esquerdo através de uma comunicação interatrial. O fluxo pulmonar é totalmente dependente do canal arterial. Após o nascimento, com a respiração ocorre diminuição do canal arterial e iniciam-se os sinais e sintomas, como cianose e insuficiência cardíaca direita com hepatomegalia. Pode haver sopro contínuo em borda esternal esquerda alta, relacionado ao canal arterial, ou até mesmo um sopro sistólico regurgitativo e rude em borda esternal esquerda baixa, relacionado com a insuficiência da valva tricúspide.

A radiografia de tórax mostra área cardíaca normal, com diminuição da trama vascular pulmonar. O eletrocardiograma evidencia a sobrecarga do ventrículo esquerdo, sem potenciais de ventrículo direito.

O ecocardiograma confirma o diagnóstico e é importante para avaliação de aspectos como:

- O tamanho e o fluxo da comunicação interatrial.
- A avaliação do tamanho, a morfologia e o grau de insuficiência da valva tricúspide.
- A avaliação da cavidade do ventrículo direito e de sua via de saída e a presença de fístulas coronario-cavitárias.

Na presença de fístulas entre o ventrículo direito e a circulação coronariana é preciso determinar se esta não é dependente do VD e a melhor maneira de determinar essa dependência é através da realização de cateterismo.

O tratamento clínico inicial deve ser realizado com a administração de prostaglandinas para prevenir o fechamento do canal arterial. O cateterismo tem papel importante também no tratamento, permitindo a realização de atriosseptostomia para ampliação da comunicação interatrial nos casos de comunicação restritiva, valvoplastia pulmonar percutânea nos pacientes com ventrículo direito de tamanho adequado, e até mesmo implante de *stent* no canal arterial para manter um fluxo pulmonar nos casos de ventrículo direito muito hipoplásico.

O tratamento cirúrgico inicial no caso da impossibilidade de tratamento percutâneo visa estabelecer um fluxo sanguíneo pulmonar através da realização da cirurgia de Blalock-Taussig modificada. Após a cirurgia inicial, o paciente segue a linha de correção univentricular, com cirurgia de Glenn por volta do sexto mês de vida e cirurgia de Fontan por volta dos 3 anos de vida.

■ Atresia pulmonar com comunicação interventricular

Correspondendo a 2% das cardiopatias congênitas, com prevalência de 0,07 para cada 1.000 nascidos vivos, essa cardiopatia congênita caracteriza-se por atresia da valva pulmonar associada à comunicação interventricular

subaórtica. Faz parte das doenças cardíacas conotruncais e às vezes também é abordada na literatura como tetralogia de Fallot em sua forma extrema. Há concordância atrioventricular e a conexão ventriculoarterial é tipo via de saída única aórtica.

A circulação pulmonar é mantida pela presença de canal arterial ou por vasos que emergem da aorta descendente (colaterais sistêmico-pulmonares). As artérias pulmonares podem ser confluentes ou desconectadas, de calibre normal, hipoplásicas ou até mesmo inexistentes. Na maioria dos casos a manifestação inicial é de cianose já no período neonatal após o fechamento do canal arterial, mas nos casos cuja presença de colaterais sistêmico-pulmonares é abundante, podemos observar sinais de ICC, com cansaço e congestão pulmonar. A ausculta cardíaca tem segunda bulha única e sopro contínuo, podendo ser decorrente da permeabilidade do canal ou da presença de colaterais.

Os achados radiográficos incluem área cardíaca normal com elevação da ponta (formato de bota). A trama vascular pulmonar é diminuída na maioria dos casos. O eletrocardiograma é inespecífico, com sinais de sobrecarga e hipertrofia ventricular direita.

O ecocardiograma confirma o diagnóstico e é útil na definição da anatomia intracardíaca, porém a maior limitação do método é a identificação das artérias pulmonares distais, sendo com frequência necessária a realização de método diagnóstico complementar, como o cateterismo ou a angiotomografia.

Nos casos cujo fluxo pulmonar é dependente apenas do canal arterial, é necessário iniciar administração endovenosa de prostaglandinas para manter a patência do mesmo e cirurgia de Blalock-Taussig modificada. Já quando o fluxo pulmonar é dependente de colaterais sistêmico-pulmonares, nem sempre há necessidade de abordagem no período neonatal, podendo ser feita mais tardiamente.

O tratamento cirúrgico deve ser planejado de uma maneira individual em razão da grande variedade anatômica, mas de uma maneira geral o primeiro estágio consiste em manter um bom fluxo para a árvore pulmonar através da cirurgia de Blalock-Taussig modificada e unifocalização das colaterais. Após alguns anos, se houver desenvolvimento das artérias pulmonares, é possível realizar a cirurgia de Rastelli, com interposição de tubo do ventrículo direito para as artérias pulmonares e fechamento da comunicação interventricular.

Cardiopatias cianogênicas de hiperfluxo pulmonar

■ Hipoplasia do coração esquerdo

Nessa síndrome as cavidades esquerdas e suas estruturas são hipoplásicas em maior ou menor grau. As valvas mitral e aórtica podem sem hipoplásicas ou até mesmo atrésicas, levando a apresentações anatômicas variadas. Há ainda hipoplasia da aorta ascendente e pode haver coarctação da aorta.

A hipoplasia do coração esquerdo corresponde a 1 a 1,5% das cardiopatias congênitas e é a quarta cardiopatia congênita de manifestação no período neonatal.

Nessa doença, a dinâmica circulatória depende de uma comunicação interatrial que direciona o fluxo sanguíneo do átrio esquerdo para o átrio direito; e do canal arterial que será responsável pelo fluxo sistêmico, bem como pela perfusão das artérias coronárias através de um fluxo retrógrado.

Geralmente não são observados sintomas na vida intrauterina, visto a incapacidade funcional dos pulmões. Ao nascer, logo nas primeiras horas de vida, ocorre diminuição do canal arterial, levando a uma diminuição do débito sistêmico, e aumento do débito pulmonar com cianose, taquidispneia e sinais de baixo débito sistêmico como hipotensão, pulsos finos e má perfusão periférica.

O diagnóstico pré-natal é importante e é feito através da realização do ecocardiograma fetal a partir de 18 semanas de gestação. Após o nascimento a suspeita de cardiopatia congênita deve ser pensada sempre na presença de um RN cianótico e com sinais de baixo débito. Ao exame físico, a ausculta cardíaca é inespecífica. Pode haver um sopro sistólico discreto em borda esternal esquerda devido ao hiperfluxo através da valva pulmonar (estenose pulmonar relativa).

Na realização de exames complementares a radiografia de tórax mostra uma forma cardíaca arredondada devido ao aumento das câmaras direitas, bem como um aumento da trama vascular pulmonar. No eletrocardiograma é possível identificar sobrecarga ventricular direita isolada, independentemente do tipo anatômico, com ausência de potenciais elétricos esquerdos.

O ecocardiograma confirma o diagnóstico através da fácil identificação da hipoplasia das câmaras e estruturas esquerdas, obtendo-se informações sobre a patência ou total atresia das valvas mitral e aórtica, além de ser importante para a avaliação do tamanho e fluxo através da comunicação interatrial, avaliação funcional do ventrículo direito, que será a câmara principal após a correção cirúrgica, e avaliação do canal arterial.

O prognóstico é reservado em qualquer tipo anatômico e estima-se que a sobrevida natural no primeiro mês seja em torno de apenas 5%. A mortalidade está relacionada à ocorrência de infarto agudo do miocárdio, arritmias e disfunção miocárdica.

Devemos priorizar o nascimento de pacientes com essa condição em serviço de referência em cirurgia cardíaca pediátrica sempre que possível, ou ao menos sua transferência logo após o nascimento. A medicação de escolha para manejo clínico inicial é a prostaglandina para prevenir o fechamento do canal arterial.

A indicação operatória é obrigatória devido à evolução rápida e de péssimo prognóstico. A técnica operatória de escolha depende da anatomia do paciente, bem como da experiência do cirurgião e do serviço. A cirurgia de Norwood-Sano é a de escolha como primeiro estágio sempre que possível, e baseia-se na ampliação da aorta ascendente hipoplásica com anastomose laterolateral com o tronco pulmonar. O fluxo pulmonar é reconstruído através da colocação de um tubo VD-TP. Esses pacientes serão submetidos ainda a pelo menos dois outros procedimentos cirúrgicos para derivação cavopulmonar, inicialmente com anastomose da veia cava superior na artéria pulmonar direita (cirurgia de Glenn) por volta dos 6 meses de vida e depois anastomose da veia cava inferior na artéria pulmonar direita (cirurgia de Fontan) por volta dos 3 anos de vida.

Nos casos muito graves, ou com anatomia não favorável para fazer o primeiro estágio no período neonatal, podemos realizar inicialmente um procedimento paliativo (híbrido), que envolve o implante de *stent* no canal arterial para manter a sua patência, além de bandagem das artérias pulmonares para proteger o pulmão do hiperfluxo e favorecer o fluxo do canal do tronco pulmonar para a aorta. A cirurgia de Norwood nesses casos é feita como uma segunda etapa com a cirurgia de Glenn.

■ Tronco arterial comum

O tronco arterial comum (TAC) é definido como uma única grande artéria que supre as circulações sistêmica, pulmonar e coronária. Na análise sequencial segmentar trata-se de uma conexão atrioventricular concordante e a conexão ventriculoarterial é do tipo via de saída única tipo tronco arterial comum.

Anatomicamente, a valva truncal não é uma valva semilunar normal e na maioria dos casos tem um certo grau de displasia. Pode variar no número de folhetos (trivalvular, quadrivalvular, etc.), grau de espessamento, rafes. Por esse motivo, geralmente a valva truncal pode apresentar graus variados de insuficiência e/ou estenose. A distribuição das artérias pulmonares a partir do tronco arterial comum também é variável, podendo ser classificada em:

- Tipo I: presença de um pequeno tronco pulmonar que origina as artérias pulmonares, conectado ao vaso truncal.
- Tipo II: as artérias pulmonares se originam próximas, na face posterior do tronco arterial comum.
- Tipo III: as artérias pulmonares direita e esquerda originam-se separadamente na lateral do tronco arterial comum.

Trata-se de uma doença rara, com incidência variando de 0,7 a 4% de todas as malformações cardíacas. Há associação com síndrome Di George (deleção 22q11) em 30 a 40% dos casos (face alongada, hipertelorismo ocular, aumento da altura do nariz, fissura palpebral pequena, retrognatia/micrognatia, alterações do timo, alterações de paratireoide e distúrbios cognitivos).

A grande maioria dos casos se comporta como um grande *shunt* entre a circulação sistêmica e a circulação pulmonar, causando hiperfluxo pulmonar após a queda da resistência vascular pulmonar nos primeiros meses de vida. Devido ao hiperfluxo, a saturação do RN do início é apenas discretamente reduzida. A combinação de hiperfluxo importante e hipertensão leva a um desenvolvimento precoce de doença vascular pulmonar.

Clinicamente, esses bebês se manifestam com taquidispneia e cianose discreta. Ao exame físico o precórdio é hiperdinâmico e à ausculta a segunda bulha é única e acentuada devido à proximidade da valva truncal à parede torácica. Diversos sopros podem ser encontrados, dependendo do fluxo da comunicação interventricular, presente em quase 100% dos casos, e da presença ou não de estenose/insuficiência da valva truncal.

Na radiografia de tórax há aumento da área cardíaca e da vasculatura pulmonar. O mediastino pode estar estreito por ausência do tronco pulmonar e hipoplasia tímica. Em 20 a 30% dos pacientes, o arco aórtico está voltado para a direita. O eletrocardiograma é inespecífico e não ajuda no diagnóstico.

O ecocardiograma permite o diagnóstico, seja na vida intrauterina ou após o nascimento. Os principais achados anatômicos são a presença de um único vaso que origina a aorta, as artérias coronárias e as artérias pulmonares. No geral, o vaso truncal emerge do centro do coração, cavalgando o septo interventricular, com uma comunicação ampla e não restritiva. O ecocardiograma é importante para a avaliação da morfologia e função da valva truncal, determinando seu número de folhetos. Através do estudo Doppler avalia-se se há sinais de insuficiência e/ou estenose.

O tratamento cirúrgico deve ser realizado precocemente, com o intuito de evitar doença vascular pulmonar irreversível. Consiste no fechamento da comunicação interventricular, divisão das artérias pulmonares do tronco arterial comum, que passa a ser apenas o vaso sistêmico, e restabelecimento da conexão entre o ventrículo direito e as artérias pulmonares através de um tubo extracardíaco ou através de um enxerto de pericárdio bovino com valva monocúspide.

■ Ventrículo único

Inclui um grupo de patologias com fisiologia univentricular. São exemplos dessas malformações a atresia tricúspide e a dupla via de entrada de ventrículo esquerdo, podendo haver outras malformações mais complexas e raras. Na análise sequencial segmentar esses defeitos têm em comum uma conexão atrioventricular univentricular, estando os átrios conectados com uma única câmara ventricular, que é chamada de ventrículo principal. Algumas patologias, como a hipoplasia do coração esquerdo e os casos de atresia pulmonar com septo interventricular íntegro com ventrículo direito hipoplásico, também são de fisiologia univentricular, mas foram descritas separadamente.

Na atresia tricúspide há ausência de conexão atrioventricular à direita, com ventrículo direito hipoplásico. A conexão ventriculoarterial pode ser concordante em 80% dos casos, com a aorta relacionada ao ventrículo esquerdo principal, ou discordante em cerca de 20% dos casos, com a aorta relacionada à câmara hipoplásica.

A dupla via de entrada ventricular é a conexão de ambos os átrios por meio de duas valvas ao ventrículo esquerdo principal. A conexão ventriculoarterial mais frequente é a discordante, com aorta relacionada ao ventrículo direito hipoplásico.

A prevalência das cardiopatias com fisiologia univentricular é estimada em torno de 1% dos pacientes com cardiopatia congênita.

Fisiologicamente ocorre uma mistura do retorno venoso sistêmico e pulmonar, sobrecarregando volumetricamente a câmara ventricular principal. Pacientes com restrição ao fluxo pulmonar apresentam cianose de grau variado, podendo até ser dependentes do canal arterial ao nascimento. Pacientes sem restrição a fluxo pulmonar tendem a evoluir com insuficiência cardíaca congestiva e hiperfluxo pulmonar após a queda da resistência vascular pulmonar. Por último, nos casos em que a aorta está relacionada à câmara hipoplásica, pode haver uma restrição ao fluxo sistêmico que se apresente com sinais de baixo débito, como palidez e choque.

O ecocardiograma estabelece o diagnóstico completo dessas anomalias. A avaliação deve incluir a análise sequencial segmentar completa com definição do *situs*, conexão atrioventricular, ventriculoarterial, presença de defeitos associados como comunicações interatriais e interventriculares, se são restritivas ou não.

A correção cirúrgica dessas cardiopatias é considerada paliativa, visto que não há correção anatômica possível, e é feita em estágios.

No primeiro estágio as intervenções visam a manutenção de um fluxo balanceado para o pulmão nos primeiros meses de vida. Isso significa que, em pacientes com clínica de cianose importante, há necessidade de um *shunt* sistêmico pulmonar com a cirurgia de Blalock-Taussig modificada. No caso de pacientes com hiperfluxo pulmonar é realizada a bandagem da artéria pulmonar, no intuito de diminuir o fluxo sanguíneo para o pulmão e protegê-lo da evolução para a hipertensão pulmonar, o que não permitiria a realização dos próximos estágios. Ambos os procedimentos devem manter o paciente com saturação em torno de 80 a 85%.

Alguns pacientes são naturalmente equilibrados, com um certo grau de restrição ao fluxo pulmonar, mas não o suficiente para causar cianose grave. Esses pacientes não precisam de cirurgia no primeiro estágio e irão realizar apenas o segundo e terceiro.

O segundo estágio é feito a partir do quarto mês de vida, geralmente entre 6 e 12 meses. Consiste na anastomose terminolateral entre a veia cava superior e a artéria pulmonar direita (cirurgia de Glenn bidirecional). Essa abordagem melhora a oxigenação do paciente, ao mesmo tempo que reduz a sobrecarga de volume para o ventrículo principal.

O terceiro estágio é indicado por volta de 2 a 4 anos de idade e consiste na anastomose da veia cava inferior na artéria pulmonar direita (cirurgia de Fontan). Dessa forma todo o retorno venoso sistêmico é direcionado para os pulmões, criando uma circulação em série, separando-se a circulação pulmonar da sistêmica.

Com a realização dos três estágios cirúrgicos, de maneira geral é possível eliminar a cianose, além de promover redução importante da sobrecarga de volume do ventrículo principal, que agora passa a ser responsável apenas pelo retorno venoso pulmonar e pelo débito sistêmico.

- ■ Drenagem anômala total de veias pulmonares (DATVP)

É uma doença cardíaca cianogênica na qual as quatro veias pulmonares não se conectam ao átrio esquerdo, podendo estar drenando nas veias sistêmicas, no átrio direito ou no seio coronário.

Cardiopatia rara, com incidência de cerca de um caso para cada 10 mil nascidos vivos. É a quinta causa de cardiopatia congênita cianogênica. Pode estar presente como anomalia isolada ou com defeitos associados. Podemos classificá-la em quatro subtipos, a depender do local de sua drenagem, conforme apresentado na Tabela 17.3.

Tabela 17.3. Classificação da cardiopatia congênita cianogênica

Supracardíaca (50%)	A veias pulmonares drenam para um coletor na região posterior do átrio esquerdo, continuam através da veia vertical e conectam-se na veia inominada ou veia cava superior na maioria dos casos
Cardíaca (15%)	As veias pulmonares se conectam diretamente ao seio coronário ou átrio direito
Infracardíaca (25%)	As veias pulmonares drenam para um coletor que se comunica com um vaso descendente que se conecta com algum vaso do sistema porta, veias supra-hepáticas ou veia cava inferior. Esse tipo de drenagem sempre causa obstrução ao circuito ao passar pelo diafragma
Mista (10%)	As veias pulmonares se conectam em dois ou mais níveis

Nos pacientes com DATVP todo o sangue venoso pulmonar (oxigenado) retorna ao átrio direito, sendo necessária alguma forma de comunicação entre as câmaras direitas e esquerdas no nível atrial para que haja mistura adequada do sangue. Na forma obstrutiva há restrição ao fluxo das veias pulmonares em algum momento, fazendo com que o sangue fique represado no pulmão levando a edema alveolar e intersticial, hipoxemia e hipertensão pulmonar.

O quadro clínico é variável, dependendo se o caso é da forma obstrutiva ou não, e da presença de uma comunicação interatrial adequada. Os pacientes com comunicação interatrial restritiva se manifestam de forma grave e precoce, logo após o nascimento, com cianose e baixo débito. Nos pacientes com quadros não obstrutivos, a doença se comporta fisiologicamente como as cardiopatias com *shunts* da esquerda para a direita, levando a uma taquipneia, dificuldades nas mamadas e cianose em graus variados. A ausculta cardíaca é inespecífica e não ajuda no diagnóstico, podendo haver apenas um sopro sistólico suave em foco pulmonar devido ao hiperfluxo pulmonar.

Os achados na radiografia de tórax variam, dependendo da presença ou não de obstrução. O sinal clássico do "boneco de neve" pode ser encontrado em lactentes jovens com DAVTP supracardíaca. O eletrocardiograma também não ajuda no diagnóstico.

O ecocardiograma faz o diagnóstico com base na incapacidade de demonstrar a conexão das veias pulmonares no átrio esquerdo, presença de veia coletora ascendente e dilatação de veia cava superior, presença de veia coletora descendente com dilatação de veia cava inferior e aumento das câmaras direitas. Também é importante para avaliação do septo interatrial e presença de comunicações. Em alguns casos há necessidade de complementação diagnóstica com cateterismo cardíaco ou angiotomografia para melhor definição do local de drenagem das veias pulmonares e se há sinais de obstrução.

O tratamento é cirúrgico e realizado através do redirecionamento total do fluxo pulmonar para o átrio esquerdo através da conexão do coletor com o átrio esquerdo. A comunicação interatrial é fechada e a veia vertical ascendente ou descendente é ligada.

Endocardite infecciosa em pacientes pediátricos

A história da endocardite na população pediátrica é dividida entre três períodos distintos, sendo que o grande marco divisor foi a era dos primeiros procedimentos cirúrgicos para correção das cardiopatias congênitas. No final do século XIX os defeitos estruturais cardíacos (principalmente as cardiopatias acianogênicas, já que as patologias cianogênicas eram praticamente fatais) foram associados a uma "doença inflamatória". Naquela época a taxa de letalidade era próxima a 100% (assim como a letalidade de prematuros). Os principais fatores predisponentes naquela época eram tais defeitos de formação e a valvopatia associada à febre reumática.

A era das cirurgias começa durante a II Guerra Mundial, com a primeira ligação de ducto arterial patente por Robert Gross, em 1938, e a cirurgia de Blalock-Taussig, em 1944, para paciente com estenose pulmonar.

Com tais procedimentos paliativos houve uma mudança drástica na incidência de endocardite em crianças portadoras cardiopatias congênitas (além de uma maior sobrevida).

A era contemporânea surge com condições de suporte para cirurgias neonatais, com a possibilidade de reparo precoce, levando a uma hemodinâmica próxima ao normal. A endocardite com grande frequência deixou de ser adquirida na comunidade e passou a ser associada à assistência médica.

Epidemiologia

No geral, incluindo pacientes adultos, há uma incidência anual de endocardite infecciosa de três a dez casos por 100.000. A maior parte dos casos em países subdesenvolvidos está relacionada à doença reumática. Em países desenvolvidos, durante o início da década de 1970, a média de idade dos pacientes era de pouco mais de 40 anos e no início dos anos 2000 passou a ser de 70 anos.

Cerca de 30% dos casos estão relacionados à assistência à saúde, com procedimentos que predispõem a estafilococcemia, como o uso de acessos venosos centrais e implantes cardíacos (marca-passos, válvulas artificiais).

Nos países desenvolvidos a incidência em crianças está relacionada às cardiopatias congênitas, principalmente às cianogênicas. Cerca de metade dos casos estão associados ao antecedente de cardiopatia congênita e reparo cirúrgico, com riscos variáveis dependendo do tipo de cirurgia realizada. Crianças submetidas à cirurgia cardíaca apresentam risco cinco vezes maior de desenvolver endocardite bacteriana.

Em pacientes com coração estruturalmente normal, os principais fatores de risco são o uso de cateteres vasculares de longa permanência seguido por neoplasias, prematuridade, doenças do tecido conjuntivo e diabetes.

Fisiopatologia

O revestimento endotelial das valvas é naturalmente resistente à maioria das bactérias e fungos. O desenvolvimento de endocardite é resultado da interação entre a virulência (como produção de toxinas e proteínas de adesão) dos agentes infecciosos e fatores do hospedeiro, como integridade epitelial, sistema imunológico e morfologia cardíaca. As primeiras etapas são a colonização e a lesão endotelial.

Bacteremias transitórias ocorrem diariamente em todas as pessoas, como resultado de eventos cotidianos como escovar os dentes ou mastigação. Os fatores de interação hospedeiro-parasita irão determinar o desenvolvimento da endocardite. A partir desta bacteremia inicial (ou contaminação de sítio cirúrgico ou material de implante) há a colonização do endotélio valvular e o dano endotelial, que pode ser influenciado pela força de cisalhamento do fluxo sanguíneo local durante o ciclo cardíaco, que expõe o colágeno subendotelial com formação de trombo local. Com outros agentes circulando pelo sangue há a colonização deste trombo e nova lesão endotelial, formando ciclos repetidos de adesão, proliferação microbiana e depósito de fibrina e leucócitos, cujo resultado é a vegetação e a formação de biofilme bacteriano.

Microbiologia

Cocos gram-positivos são responsáveis por 80 a 90% das endocardites. *Staphylococcus,* principalmente *S. aureus,* provocam 30% das endocardites associadas aos usuários de drogas endovenosas e hemodiálise em países desenvolvidos. Os *Streptococcus* coagulase-negativo estão relacionados com infecção nosocomial (incluindo valvoplastia), alta formação de biofilme e multirresistência aos antibióticos. Os *Streptococcus* do grupo *viridans* têm alta prevalência em países subdesenvolvidos e colonizam os tratos oral, gastrointestinal e genital. Os *Streptococcus* do grupo D (*S. bovis*) estão associados a tumores de cólon.

Outros agentes de menor prevalência, muitas vezes responsáveis por endocardite em pacientes com hemocultura negativa, são os bacilos gram-negativos do grupo HACEK (*Haemophilus, Aggregatibacter actinomycetemcomitans, Cardiobacterium hominis, Eikenella corrodens, Kingella kingae*), que colonizam a orofaringe. Os principais agentes zoonóticos são *Coxiella* e *Brucella* (relacionadas ao gado), *Bartonella henselae* (gatos) e *Chlamydia psittaci* (pombos, periquitos). Outros agentes mais raros são *Acinetobacter* spp, *Pseudomonas aeruginosa, Legionella* spp, *Mycoplasma* spp. Fungos (*Candida, Aspergillus*) são associados à imunossupressão.

Critérios diagnósticos

■ Achados clínicos

O diagnóstico de endocardite é difícil e os sinais clínicos mais específicos são raros. São descritas alterações periféricas sugestivas, resultado de eventos embólicos, como hemorragias conjuntivais e/ou em leito ungueal (mais proximais), manchas de Janeway (lesões eritematosas indolores em palmas das mãos e plantas dos pés). Nódulos de Osler são lesões dolorosas em pontas dos dedos que podem ser resultado de vasculite ou outro fenômeno imunomediado, já que podem ser vistos em pacientes com lúpus eritematoso sistêmico. Manchas de Roth são hemorragias retinianas com centro claro que podem ser visualizadas na oftalmoscopia.

Podem ser encontrados achados laboratoriais como:

- Anemia.
- Leucocitose.
- Plaquetopenia.
- Proteinúria.
- Hematúria microscópica.
- Insuficiência renal aguda.

- Aumento da velocidade de hemossedimentação e da proteína C reativa e mucoproteínas.
- Positividade do fator reumatoide.
- VDRL falsamente positivo.
- Dosagem de complemento baixa.

■ Critérios de Duke

Para aumentar a sensibilidade do diagnóstico foram criados os critérios de Duke modificados, com sinais clínicos que associam achados anatomopatológicos, culturas e ecocardiografia. Devem ser aplicados, principalmente, em casos de sepse de origem indeterminada ou febre em pacientes com fatores de risco. Outras manifestações podem variar de choque à queda de estado geral e eventos embólicos. Para o diagnóstico definitivo de endocardite através dos critérios de Duke modificados (Quadro 17.1) são necessários: dois critérios maiores ou um critério maior e três menores ou cinco critérios menores.

QUADRO 17.1	Critérios de Duke modificados
Critérios maiores	
1. Isolamento dos agentes típicos de EI em duas hemoculturas distintas, sem foco primário: *Streptococcus viridans*, *Streptococcus bovis*, grupo HACEK, *Staphylococcus aureus* ou bacteremia por enterococo adquirido na comunidade	
2. Microrganismo compatível com EI isolado em hemoculturas persistentemente positivas	
3. Única cultura ou sorologia positiva (IgG > 1:800) para *Coxiella burnetii*	
4. Nova regurgitação valvar (aparecimento de sopro ou mudança de sopro preexistente não é suficiente)	
5. Ecocardiograma com evidências de endocardite (há três possíveis achados ecocardiográficos: massa intracardíaca oscilante ecogênica em sítio de lesão endocárdica, abscesso perivalvar e nova deiscência em valva prostética)	
Critérios menores	
1. Fator predisponente para EI (uso de drogas injetáveis ou doença cardiovascular predisponente)	
2. Febre > 38°C	
3. Fenômenos vasculares (exceto petéquias e outras hemorragias)	
4. Fenômenos imunológicos (presença de fator reumatoide, glomerulonefrite, nódulo de Osler ou manchas de Roth)	
5. Hemocultura positiva que não preencha critérios maiores ou evidência sorológica de infecção ativa (exclui-se hemocultura única positiva para estafilococo coagulase-negativo ou para microrganismo que raramente cause endocardite)	

EI: endocardite infecciosa.

- O diagnóstico anatomopatológico é definitivo se houver:
  - Microrganismos demonstrados por cultura ou por análise histológica em vegetação, êmbolo séptico ou abscesso cardíaco.
  - Lesões patológicas como vegetações ou abscesso cardíaco confirmado por análise histológica demonstrando endocardite ativa.

- Diagnóstico possível:
  - Achados consistentes com endocardite infecciosa que não se correlacionam com critérios do grupo definitivo ou rejeitado.
- E por último, o diagnóstico é rejeitado se:
  - Diagnóstico alternativo consistente.
  - Resolução do quadro com 4 dias ou menos de antibioticoterapia.
  - Nenhuma evidência de endocardite na cirurgia ou necropsia com antibioticoterapia por 4 dias ou menos.

O diagnóstico final é a integração de achados clínicos, laboratoriais e de imagem, principalmente o ecocardiograma. Em adultos, a sensibilidade do ecocardiograma transtorácico (ETT) varia entre 55 e 85%; quando o método é o transesofágico (ETE) chega a 75 a 95%. Na população pediátrica a sensibilidade varia de acordo com o peso corporal; quanto menor o peso, maior a taxa de detecção de vegetação ao ecocardiograma transtorácico.

Complicações

A mais frequente complicação é a insuficiência cardíaca devida à insuficiência valvar e é mais comum quando a valva aórtica é acometida. Além disso:

- Abscessos podem ocorrer e manifestam-se como bloqueio atrioventricular, também mais comum quando a valva aórtica é acometida.
- Quando a raiz da aorta é envolvida pode ocorrer abscesso, formação de fístula e pseudoaneurisma.
- Embolização pode ocorrer com frequência e sua incidência diminui com a terapêutica adequada.
- Eventos cerebrovasculares são os mais frequentes, acontecendo em até 14% dos pacientes, causados por aneurismas micóticos ou embolismo.
- Êmbolos sépticos envolvem, também, pulmões, rins e as artérias coronárias.
- Quando o paciente apresenta insuficiência renal pode ser resultado de infarto ou glomerulonefrite aguda, principalmente por vasculite. Quando ocorre por deposição de imunocomplexos há melhora com o uso de antibióticos.

Tratamento

Realizado o diagnóstico, uma avaliação de equipe de cirurgia cardíaca deve ser solicitada para programar a exérese da vegetação o quanto antes. As principais indicações para cirurgia são eventos embólicos documentados e insuficiência cardíaca.

Com relação ao tratamento antimicrobiano, de acordo com a *American Heart Association* (AHA), em pacientes sem instabilidade (respiratória e/ou hemodinâmica e/ou alteração do estado mental) pode-se esperar o resultado

352   SEÇÃO 2 ▪ PEDIATRIA CLÍNICA (OU PRINCIPAIS AFECÇÕES PEDIÁTRICAS)

de hemoculturas e antibiograma para guiar o tratamento (nível de evidência C, classe IIa). Antibióticos bactericidas devem ser escolhidos (Quadro 17.2), já que existem relatos de falha terapêutica com o uso de bacteriostáticos (nível de evidência A, classe I) e devem ser administrados de 4 a 8 semanas. O tempo de duração vai depender do agente etiológico envolvido e se a valva é nativa ou prótese.

QUADRO 17.2	Medicamentos indicados para endocardite infecciosa

Endocardite estreptocócica em pacientes com valva nativa

- Penicilina cristalina (200.000 a 300.000 UI/kg de peso/dia, a cada 4 horas, até 12 a 24 milhões de UI/dia) associada a ceftriaxone (100 mg/kg/dia a cada 12 horas, até 2 g/dose) por 4 semanas
- Na falta de penicilina, pode ser utilizada ampicilina (200-300 mg/kg/dia a cada 4 ou 6 horas até 12 g/dia)
- Pode-se usar aminoglicosídeos, mas não são recomendados pela AHA

Endocardite estreptocócica em pacientes com valva prostética

- Penicilina ou ampicilina ou ceftriaxone por 6 semanas, nas doses para valva nativa
- Combinados com gentamicina (3 a 6 mg/kg/dia a cada 8 horas; adultos 3 a 5 mg/kg/dia) nas primeiras 2 semanas. Cuidado com sinais de toxicidade como insuficiência renal e disfunção vestibular e/ou auditiva

Endocardite estafilocócica em pacientes com valva nativa

- Definir se há MRSA (*methicilin resistant S. aureus*)
- Sensível: oxacilina 200 mg/kg/dia a cada 4 a 6 horas, até 12 g/dia por 4 a 6 semanas
- MRSA: vancomicina (40 mg/kg/dia a cada 8 ou 12 horas) por pelo menos 6 semanas

Endocardite estafilocócica em pacientes com prótese valvar

- Geralmente agentes coagulase-negativos, dentro de 1 ano após a cirurgia cardíaca
- Nova valvoplastia deve ser considerada
- Definir se há MRSA (*methicilin resistant S. aureus*)
- Sensível: oxacilina 200 mg/kg/dia a cada 4 a 6 horas, até 12 g/dia por 4 a 6 semanas
- MRSA: vancomicina (40 mg/kg/dia a cada 8 ou 12 horas) por pelo menos 6 semanas

Endocardite por enterococos

- Resistência do agente a penicilina ou ampicilina
- Avaliação de infectologista para definir esquema terapêutico
- Pode ser utilizada penicilina cristalina ou ampicilina, associada a gentamicina por 4 a 6 semanas em pacientes com agentes sucetíveis

Endocardite por agentes gram-negativos

- HACEK:
  - Ceftriaxone ou outra cefalosporina de 3ª geração, por 4 semanas
    - Alternativa: ampicilina associada à gentamicina
    - Mesmas doses utilizadas em agentes gram-positivos
- Outras bactérias gram-negativas entéricas:
  - Penicilina, ou cefalosporina, de espectro estendido associadas a um aminoglicosídeo por 6 semanas
    - Piperacilina-tazobactam 240 mg/kg/dia, a cada 8 horas até 18 g/dia
    - Ceftazidime 100-150 mg/kg/dia a cada 8 horas, até 2-4 g/dia
    - Cefotaxime 200 mg/kg/dia a cada 6 horas, até 12 g/dia
    - Amicacina 15 mg/kg/dia a cada 8 ou 12 horas
  - Terapêutica guiada por antibiograma

Endocardite fúngica

- Exérese de vegetação
- Anfotericina B 1 mg/kg/dia, infundida em 4 horas
- Anfotericina B lipossomal: 3-5 mg/kg/dia
- Podem ser associados agentes imidazólicos
- Quando for utilizada anfotericina B, utilizar flucitosina 100-150 mg/kg/dia a cada 6 horas

Tratamento empírico de endocardite com cultura negativa

- Valva nativa: tratamento de 4 a 6 semanas
  - Ampicilina-sulbactam 300 mg/kg/dia em 4 a 6 doses, associada a gentamicina (3 mg/kg/dia a cada 8 horas)
  - Alternativa: vancomicina (40 mg/kg/dia em 2 doses), associada a gentamicina e ciprofloxacino (20-30 mg/kg/dia em 2 doses)
- Prótese valvar (implantada dentro de 1 ano)
  - Vancomicina associada a gentamicina e rifampicina (20 mg/kg/dia em 3 doses)
- Prótese valvar (implante com mais de 1 ano)
  - Suspeita de *Bartonella*, cultura negativa:
    - Ceftriaxone associado a gentamicina e doxiciclina (2 a 4 mg/kg/dia em 2 doses)
  - *Bartonella* documentada
    - Doxiciclina associada a gentamicina

Profilaxia

De acordo com a AHA, é fundamental uma boa higiene oral para todos os pacientes, mas nem todos têm indicação de antibióticos profiláticos antes de procedimentos dentários invasivos (Tabela 17.4).

Em 2007 a AHA, a Sociedade Europeia de Cardiologia e as diretrizes britânicas eliminaram a recomendação de profilaxia indiscriminada com antibióticos. A AHA restringe a recomendação de antibióticos profiláticos a pacientes com cardiopatias cianóticas e alto risco de endocardite, como pacientes com:

- Antecedente de endocardite.
- Próteses valvares.
- Cardiopatia congênita não corrigida, incluindo *shunts*.
- Cardiopatia totalmente corrigida com material protético ou *device* nos primeiros 6 meses após o procedimento.
- Transplante cardíaco com alguma valvopatia.
- Cardiopatia congênita corrigida com defeitos residuais no local ou próximo a *patch* ou *device*).

Manter uma boa higiene oral e tratar a doença periodontal seria suficiente como profilaxia (classe IIb, nível de evidência C).

Miocardites e pericardites

Miocardite

É uma doença inflamatória do miocárdio diagnosticada por critérios histológicos e imunológicos. Existem inúmeras formas de apresentação, desde mínimos sintomas à insuficiência cardíaca e morte súbita. É comumente associada a alterações eletrocardiográficas, de imagem e biomarcadores, mas pode estar presente mesmo na ausência destas anormalidades.

■ Etiologia

A miocardite resulta de um gatilho inflamatório externo induzindo uma resposta imune no hospedeiro, podendo ser este gatilho um vírus, doença autoimune, reações de hipersensibilidade, reações a drogas, entre outros. Na Tabela 17.5 encontram-se algumas causas de miocardite.

■ Fisiopatologia

A miocardite viral representa uma grande interação entre o vírus e o hospedeiro. É dividida em três fases: aguda (viral), subaguda (resposta imunológica inata e adquirida) e crônica (fase de miopatia, de remodelação do músculo cardíaco).

– Fase aguda

Seu início ocorre pela infecção de um vírus patogênico que invade o hospedeiro suscetível. O vírus internaliza o seu receptor celular de superfície e atinge o miocárdio através de disseminação hematogênica ou linfática. Tendo alcançado o miócito, os vírus usam os seus receptores específicos ou seus complexo-receptores para penetrarem na célula por meio de lesão citoplasmática e nuclear, com ampla replicação viral, caracterizando a viremia. Ocorre perda de miócitos secundária à necrose por ação direta do vírus, efeitos citotóxicos de mediadores inflamatórios e produtos do estresse oxidativo associados a disfunção endotelial e isquemia.

O sistema imune ativado desenvolve um papel duplo: é ativado para eliminar as células infectadas com objetivo de evitar disseminação da infecção; e essa resposta à sua ativação precisa ser modulada por controles negativos para que não ocorra uma destruição de tecidos em função da resposta inflamatória. Anticorpos neutralizantes não são observados até o quarto dia, quando os títulos virais são muito elevados. Esses anticorpos são responsáveis pela tentativa de *clearance* viral. Seu pico é alcançado no 14º dia e estão relacionados com a eliminação do vírus no coração (em torno do décimo dia).

Tabela 17.4. Esquema antibiótico sugerido para profilaxia odontológica

	Antibiótico	Adultos	Crianças
Oral	Amoxicilina	2 g	50 mg/kg
Contraindicação a antibiótico oral	Ampicilina ou	2 g IM ou EV	50 mg/kg IM ou EV
	Cefazolina ou ceftriaxone**	1 g IM ou EV 2 g	50 mg/kg IM ou EV
Alergia a penicilina ou ampicilina	Cefalexina* ou	2 g	50 mg/kg
	Clindamicina ou	600 mg	20 mg/kg
	Azitromicina ou claritromicina	500 mg	15 mg/kg
Alergia a penicilina ou ampicilina e sem condição de uso de medicação oral	Cefazolina ou ceftriaxone** ou clindamicina	1 g IM ou EV 600 mg IM ou EV	50 mg/kg IM ou EV 20 mg/kg IM ou EV

*Ou outra cefalosporina de primeira ou segunda geração na dose equivalente.

**Cefalosporinas não devem ser utilizadas em indivíduos com história de anafilaxia, angioedema ou urticária com penicilina ou ampicilina.

Tabela 17.5. Causas de miocardite

Miocardite infecciosa

Viral	Poliovírus, influenza A e B, vírus sincicial respiratório, enterovírus (como coxsackievírus), vírus do sarampo, vírus da varicela, vírus da rubéola, vírus da hepatite C, vírus da dengue, vírus da febre amarela, vírus Chikungunya, vírus da imunodeficiência humana, adenovírus, parvovírus B19, citomegalovírus, herpes humano – 6, vírus Epstein-Barr, varicela zoster, herpes simplex, vírus da varíola
Bacteriana	*Staphylococcus, Streptococcus, Pneumococcus, Meningococcus, Gonococcus, Salmonella, Corynebacterium diphtheriae, Haemophylus influenzae, Mycobacterium tuberculosis, Mycoplasma pneumoniae, Chlamydia trachomatis, Legionella*
Fúngica	*Aspergilus, Actinomyces, Blastomyces, Candida, Cryptococcus, Histoplasma*
Parasitária	*Trichinella spiralis, Echinococcus granulosis, Taenia solium*
Protozoário	*Toxoplasma gondii, Trypanosoma cruzi, Entamoeba, Leishmania*
Rickettsial	*Coxiella burnetti, Rickettsia typhi*
Espiroqueta	*Borrelia burgdorferi, Leptospira, Treponema pallidum*

Doenças autoimunes

Doença celíaca, síndrome de Churg-Strauss, doença de Crohn, dermatomiosite, miocardite de células gigantes, síndrome hipereosinofílica, doença de Kawasaki, lúpus eritematoso, miocardite linfofolicular, artrite reumatoide, sarcoidose, esclerodermia, colite ulcerativa

Reações de hipersensibilidade

Penicilina, ampicilina, cefalosporinas, tetraciclinas, colchicina, sulfonamidas, benzodiazepínicos, clozapina, diuréticos de alça e tiazídicos, metildopa, toxoide tetânico, antidepressivos tricíclicos

Reações tóxicas a drogas

Anfetaminas, antracíclicos, catecolaminas, cocaína, ciclofosfamida, 5-fluorouracil, fenitoína

Tóxicos

Etanol

Outros

Radioterapia, tireotoxicose, arsênico, cobre, ferro

Fonte: Canter CE, et al. Diagnosis and Treatment of Myocarditis in Children in the Current Era. Circulation. 2014;129:115-128.

– Fase subaguda

A fase subaguda inicia-se a partir do quarto dia da inoculação e estende-se até o 14º dia. As respostas imediatas do hospedeiro, na presença de sequências estranhas de genomas, fazem parte da imunidade inata. Receptores celulares de superfície reconhecem material genético estranho (genomas) e sinalizam a presença deles através da ativação de fatores de transcrição (NF-kB), com produção de citocinas e fatores reguladores de interferon (IRF) que levam à produção de interferon.

As células T são estimuladas a expandir seu número por clonagem para "atacar" a fonte do antígeno, que pode ser uma envoltura proteica viral ou até mesmo elementos do miocárdio (como a miosina) – por mimetização molecular, assim podendo deflagrar processos de autoimunidade.

O resultado da ativação da imunidade adquirida é a produção de células T (*natural killers*), que podem atacar diretamente os vírus e as células por eles infectadas. O infiltrado de linfócitos T segue na invasão do miocárdio, atingindo o seu pico em 7 a 14 dias após a inoculação viral. Também são ativadas as células B e a formação de anticorpos específicos contra o antígeno viral. Essas ações desencadeiam uma inflamação subaguda e crônica que contribui para necrose de miócitos, fibrose e remodelação do miocárdio.

Nessa fase ocorre maior dano celular miocárdico. Existe também infiltração de linfócitos B, sendo que a proporção aumenta gradativamente no decorrer do primeiro ao terceiro mês.

A resposta imune humoral tem importante papel na lesão e disfunção miocárdica. A lesão direta ou indireta dos miócitos libera a miosina na circulação, e a presença dessa proteína promove a liberação de anticorpos contra a cadeia pesada da miosina e estimula os linfócitos CD4, os quais podem perpetuar e amplificar a lesão das células cardíacas. Essa amplificação estimulada pelos linfócitos T CD4 se dá por estímulo aos linfócitos B na produção de anticorpos antimiosina e por estimular a presença citotóxica de linfócitos T CD8. A reação cruzada de anticorpos entre antígenos virais e células miocárdicas também proporciona a lesão dos miócitos.

– Fase crônica

A terceira fase inicia-se por volta do 15º dia após a inoculação viral, e caracteriza-se pela liberação de citocinas e ativação de matrizes de metaloproteinases que degradam o colágeno intersticial e a rede de elastina do coração, condicionando uma remodelação cardíaca com fibrose miocárdica evoluindo para dilatação, hipertrofia, disfunção (sistólica e/ou diastólica) e insuficiência cardíaca.

No caso da miocardite bacteriana, além da agressão bacteriana direta aos miócitos, a produção importante de toxinas (com níveis de toxicidade variáveis dependendo do agente etiológico) e a resposta inflamatória intensa com a produção de níveis elevados de citocinas são responsáveis pelo dano celular, com predomínio de infiltrado de macrófagos e células *natural killer*.

Na miocardite induzida por drogas, a resposta de sensibilidade pode variar de horas a meses. Parte da justificativa da hipersensibilidade se dá em resposta a componentes quimicamente reativos que se ligam a proteínas, promovendo modificações estruturais. Essas partículas são fagocitadas pelas células de defesa, por vezes macrófagos, os quais as apresentam na superfície dessas células aos linfócitos T. Como uma resposta de hipersensibilidade retardada, são liberadas citocinas como interleucina (IL) 5, estimulante de eosinófilos. Esse acúmulo de interleucina promove um grande infiltrado eosinofílico, com aumento da resposta de hipersensibilidade e maior lesão miocárdica. A predisposição genética parece favorecer esse padrão de resposta.

– Doenças associadas

A síndrome hipereosinofílica pode ocorrer em associação a diversas doenças com manifestação sistêmica, como síndrome de Churg-Strauss, câncer, infecções parasitárias e helmínticas ou estar relacionada às vacinações. Estas podem promover uma resposta inflamatória intensa no miocárdio, levando à lesão celular com disfunção e ICC.

Do ponto de vista fisiopatológico, assim como em outros órgãos, ocorre um intenso infiltrado eosinofílico (principalmente CD69) no miocárdio, infiltrado este que promove a liberação de mediadores altamente agressivos ao miócito, levando à necrose e perda da estrutura miocárdica. Entre os fatores agressores estão a neurotoxina, derivada dos eosinófilos, a proteína catiônica do eosinófilo e a protease eosinofílica. Além desses fatores, a produção de citocinas inflamatórias como IL-1, TNF-alfa, IL-6, IL-8, IL-3, IL-5 e proteínas inflamatórias do macrófago promove a lesão e perda de miócitos, com evolução para disfunção miocárdica.

A miocardite de células gigantes é uma forma autoimune de agressão miocárdica e caracteriza-se histologicamente por um infiltrado de células gigantes multinucleadas, além de infiltrado inflamatório de células T, eosinófilos e histiócitos.

A presença marcante de células CD8 (citotóxicas) promove intensa lesão miocítica. Essa patologia encontra-se, em até 20% dos casos, associada às doenças autoimunes como tireoidite de Hashimoto, artrite reumatoide, miastenia *gravis*, arterite de Takayasu, entre outras. A grande liberação de citocinas inflamatórias e mediadores do estresse oxidativo leva a uma intensa agressão às células miocíticas, com perda de miócitos e reposição por fibrose. Essa intensa agressão promove uma evolução acelerada, perda rápida da função ventricular e evolução clínica desfavorável.

■ Diagnóstico

– Anamnese e exame físico

Taquipneia e oscilações do padrão respiratório são os sintomas mais frequentemente descritos. Outros sintomas de miocardite incluem a anorexia, dor abdominal, náuseas e vômitos, dor torácica, síncope e palpitações. A febre pode estar ou não associada.

A maioria dos pacientes se apresenta com taquicardia em repouso. Palidez, hipotensão, edema e hepatomegalia podem ocorrer em alguns casos. Geralmente os pacientes passam por diversas avaliações médicas até que o diagnóstico seja feito.

– Eletrocardiografia

Eletrocardiogramas (ECG) são quase sempre alterados em crianças com miocardite, mas um ECG normal não afasta seu diagnóstico. As alterações possíveis ao ECG são inúmeras e não há uma alteração específica que ocorra com alta frequência, suficiente para ser um marcador da doença. Dentre as alterações eletrocardiográficas encontradas estão QRS de baixa voltagem e alterações do segmento ST; atrasos na condução atrial e ventricular; aumento do intervalo QT; extrassístoles e uma ampla variação de bradiarritmias e taquiarritmias, incluindo bloqueio atrioventricular total (BAVT).

– Biomarcadores

Marcadores inflamatórios não específicos (contagem de leucócitos, proteína C reativa, e VHS – velocidade de hemossedimentação) geralmente estão elevados na miocardite. Desde o desenvolvimento da avaliação dos níveis séricos de troponina T e I como marcadores de lesão ou morte de cardiomiócitos, elevações dessas proteínas cardíacas no sangue são observadas em uma minoria de pacientes com miocardite.

Há relatos de aumento de aspartato aminotransferase (AST) além de peptídio natriurético B (BNP) e pró-BNP (diferenciando sintomas respiratórios de etiologia cardíaca de não cardíaca). Há relato em estudos pilotos de anticorpos à miosina cardíaca identificados em pacientes diagnosticados como portadores de miocardite.

– Comprovação de infecção viral

Apesar de a determinação da infecção aguda através de sorologias virais ser a forma mais tradicional de diagnosticar a infecção viral, ela tem sua utilização limitada na determinação da origem viral da miocardite. Muitos vírus associados à miocardite são altamente prevalentes na população e o desenvolvimento de miocardite geralmente ocorre após a resolução do quadro viral.

Apesar do teste de reação em cadeia da polimerase (PCR) nas amostras de biópsia endomiocárdicas ser um teste disponível, também é recomendada a pesquisa de vírus no trato respiratório. Em um registro australiano de 2006, vírus potencialmente cardiotóxicos foram identificados em 22,3% dos pacientes com cardiomiopatia dilatada em exames de urina, fezes, secreção respiratória.

– Ecocardiografia

A ecocardiografia permanece como a forma mais comum de avaliação das estruturas intracardíacas e, nesse caso, a principal forma de avaliação das funções ventricular e valvar.

Apesar de o achado ecocardiográfico mais comum ser uma cardiomiopatia dilatada, com algum grau de disfunção ventricular, os fenótipos de cardiomiopatia hipertrófica e restritiva também têm sido descritos em casos de miocardite comprovada. Alterações de função segmentar mimetizando cardiomiopatia isquêmica podem ser observadas. Derrame pericárdico sugestivo de miopericardite também pode ser observado e pode ajudar a realizar o diagnóstico.

– Medicina nuclear

Tem indicação para avaliação da função ventricular esquerda, avaliação da presença de inflamação cardíaca, identificação de subtipos de miocardites e monitoração da resposta terapêutica.

– Ressonância magnética

Atualmente a ressonância magnética cardíaca (RMc) é uma ferramenta importante para o diagnóstico de miocardite. Através dela também podemos avaliar a função ventricular, dimensões e hipertrofia das câmaras, e localizar lesão tecidual incluindo edema, hiperemia e fibrose.

– Biópsia endomiocárdica

Confirmação patológica de inflamação miocárdica é necessária para um diagnóstico definitivo de miocardite. Em 1987 foi criada a definição patológica de miocardite (Critérios de Dallas): infiltrado celular inflamatório com ou sem necrose de miócitos associada. Estes são limitados à variação interobservadores, geralmente com necessidade de muitas amostras, além de não avaliar processos inflamatórios não celulares.

Recentemente, tem-se proposto que o diagnóstico histológico de inflamação se faça através da contagem de linfócitos, macrófagos e expressão de antígenos de histocompatibilidade (HLA-DR) pela técnica de imunoistoquímica.

A biópsia endomiocárdica não é indicada de rotina na prática médica para o diagnóstico de endocardite. É recomendada apenas nos seguintes casos:

- Pacientes com início recente de sintomas de insuficiência cardíaca (menor que 2 semanas) com comprometimento hemodinâmico com ou sem dilatação ventricular esquerda.
- Insuficiência cardíaca com duração de 2 semanas a 3 meses com dilatação ventricular esquerda, arritmia ventricular e bloqueio atrioventricular de alto grau (Mobitz tipo II ou bloqueio atrioventricular de terceiro grau).
- Sintomas não responsivos a tratamento dentro de 1 a 2 semanas.

Estes dois últimos quadros ocorrem nos casos de miocardite de células gigantes, uma doença rara que incide primariamente em adultos, porém com relato na população pediátrica. Miocardite de células gigantes tem um prognóstico ruim, mas se identificado precocemente pode responder à imunossupressão. Sagar e cols. propuseram uma Classificação para o diagnóstico clínico de miocardites (Tabela 17.6).

As síndromes clínicas associadas a miocardite são morte súbita, arritmias (BAVT, arritmias ventriculares), dor torácica e infarto do miocárdio, insuficiência cardíaca aguda e cardiomiopatia dilatada.

■ Tratamento

– Terapia medicamentosa

Recomendações atuais em miocardite em adultos e crianças enfatizam que a terapêutica medicamentosa deve ser a primeira terapia para miocardite aguda. Estudos demonstram benefícios do tratamento com inibidor de enzima conversora da angiotensina (IECA), betabloqueadores, antagonistas da aldosterona, bloqueadores dos canais de cálcio e carvedilol.

Tabela 17.6. Classificação diagnóstica dos pacientes com miocardite

Critérios	Confirmação patológica	ECG ou método de imagem
Miocardite aguda subclínica possível	Ausente	Necessário
Contexto clínico de lesão miocárdica sem sintomas cardiovasculares e com pelo menos um dos seguintes: • Biomarcadores de lesão cardíaca • Achados eletrocardiográficos de lesão miocárdica • Disfunção ventricular ao ecocardiograma ou RMc		
Miocardite aguda provável	Ausente	Necessário
Contexto clínico de lesão miocárdica com sintomas cardiovasculares e com pelo menos um dos seguintes: - Biomarcadores de lesão cardíaca - Achados eletrocardiográficos de lesão miocárdica - Disfunção ventricular ao ecocardiograma ou RMc		
Miocardite bem definida	Necessário	Não necessário

Fonte: Sagar, et al. Myocarditis. Lancet. 2012;379:738-747.

Metoprolol tem sido associado com aumento da mortalidade em miocardites agudas por coxsackievírus. Digoxina não é recomendada no tratamento da miocardite aguda (estudos em animais evidenciam aumento da lesão miocárdica), também não se recomenda o uso de anti-inflamatórios.

Os *guidelines* atuais recomendam uso de IECA e betabloqueadores, associados ao uso de antagonistas da aldosterona em insuficiência cardíaca, e o uso de agentes inotrópicos, com ventilação mecânica e/ou suporte circulatório para pacientes com choque cardiogênico, situação em que está indicada a realização de biópsia endomiocárdica para direcionar a necessidade de imunossupressão.

Bloqueio atrioventricular total é tratado com uso de marca-passo e deve ser considerado também nos casos de BAV de segundo grau nos pacientes com miocardite de células gigantes. Cardiodesfibriladores implantáveis (CDI), estão indicados em arritmias ventriculares sintomáticas ou pós-parada cardíaca de origem arritmogênica, mas não são indicados de rotina, na esperança de recuperação da função ventricular. Imunomodulação, imunossupressão e terapia antiviral podem ser consideradas em casos selecionados.

Pericardite

Pericardite é uma doença relativamente frequente e deve ser considerada no diagnóstico diferencial de dor torácica. É responsável por menos de 0,2% das avaliações de emergência em crianças por doença cardíaca, apresentando-se na maioria das vezes como dor torácica. Apesar de seu curso geralmente ser benigno e autolimitado, pode apresentar como complicação derrame pericárdico ou pericardite recorrente.

■ Fisiopatologia

A inflamação do pericárdio é causada por infiltrado de linfócitos e granulócitos, com aumento de anticorpos no líquido pericárdico. Ocorre uma vasodilatação local e aumento permeabilidade vascular, permitindo a presença de proteínas e líquido livre no espaço pericárdico. O pericárdio auxilia a determinação de enchimento cardíaco. Quando a pressão dentro do pericárdio aumenta, seja por derrame ou por constrição, aumenta essa interdependência. Apesar de mudanças no volume sistêmico influenciarem pouco o volume do líquido pericárdico, grandes aumentos do volume sistêmico podem alterar essa reserva. Se não tratada a pericardite pode impedir o débito cardíaco e levar ao choque cardiogênico.

■ Etiologia

É dividida em duas categorias: infecciosas e não infecciosas. As causas não infecciosas incluem doenças imunomediadas, metabólicas, neoplásicas e traumáticas. Muitas vezes a causa não é identificada e é considerada idiopática. Cerca de 40-86% dos casos de pericardite são idiopáticos. A Tabela 17.7 resume possíveis etiologias de pericardite. Muitos casos idiopáticos têm origem viral. A confirmação da etiologia viral é difícil devido à necessidade de exames mais invasivos para seu diagnóstico. Podemos suspeitar de origem viral nos pacientes que apresentam recente infecção do trato respiratório alto, derrame pericárdico, respondem ao tratamento com anti-inflamatórios e não têm recorrência. Pericardite idiopática ou viral ocorre principalmente em adolescentes, sobretudo homens.

Tabela 17.7. Causas de pericardite

Infecciosas	• Viral: Coxsackie, herpes, enterovírus, CMV, HIV, EBV, varicela, rubéola, influenza • Bacteriana: pneumococo, meningococo, Haemophilus, *Chlamydia sp*, micobactérias, micoplasma, leptospira • Fúngica: cândida, histoplasma • Parasitária: toxoplasma, *Entamoeba histolytica*
Doenças do sistema autoimune	• Lúpus eritematoso sistêmico, artrite reumatoide, febre reumática, esclerodermia, espondilite anquilosante, esclerose sistêmica, dermatomiosite, periarterite nodosa, polimiosite, poliarterite nodosa, púrpura trombocitopênica, síndrome pós-cardiotomia e pós-infarto do miocárdio, dentre outras
Doenças de órgãos adjacentes	• Miocardites, infarto do miocárdio, dissecção aórtica, infarto pulmonar, pneumonia, empiema, doenças do esôfago, hidropericárdio na insuficiência cardíaca, síndromes paraneoplásicas
Doenças metabólicas	• Insuficiência renal (uremia), diálise, mixedema, doença de Addison, cetoacidose diabética
Doenças neoplásicas	• Primárias: mesotelioma, sarcoma, fibroma, lipoma e outras • Secundárias: neoplasias de pulmão, mama, estômago e cólon, leucemia e linfoma, melanoma, sarcoma, dentre outras
Trauma	• Direto: ferimento penetrante de tórax, perfuração de esôfago, corpo estranho • Indireto: trauma de tórax não penetrante, irradiação mediastinal
Outras situações ou síndromes	• Síndromes de injúria pericárdica e miocárdica, doença inflamatória de Bowel, síndrome de Loffler, síndrome de Stevens-Johnson, aortite de células gigantes, síndrome eosinofílica, pancreatite aguda, gravidez, dentre outras
Idiopática	

Fonte: Montera MW, et al. I Brazilian guidelines on myocarditis and pericarditis. Arq Bras Cardiol. 2013;100:1-36.

■ Quadro clínico

A apresentação clínica da pericardite em crianças é similar à apresentação em adultos, com algumas ressalvas. Um dos primeiros sintomas nos casos de pericardite é a dor torácica. A dor geralmente é precordial e pode irradiar para o lado esquerdo, pior em supina e melhora quando sentado na posição vertical ou inclinando-se para a frente. Outros sintomas associados em crianças são tosse, dispneia, dor abdominal, taquicardia, febre, agitação e piora da aceitação alimentar.

Nenhum achado clínico específico é útil para diferenciar as várias causas possíveis. O diagnóstico é realizado com base na história clínica. Nos casos de pericardite secundária a doenças cardíacas primárias são raras as presenças de dor torácica, de alterações eletrocardiográficas e marcadores inflamatórios.

Exame físico inclui a presença de atrito pericárdico, abafamento da ausculta das bulhas cardíacas, pulsos finos, taquicardia, veias cervicais dilatadas, pulso paradoxal. O atrito pericárdico é patognomônico de pericardite; pode ser mais bem auscultado na borda esternal esquerda baixa, durante a expiração. Atrito pericárdico geralmente está presente com derrames pericárdicos discretos, enquanto nos derrames maiores geralmente as bulhas cardíacas estão abafadas. Pulso paradoxal é causado por uma grande redução da pressão arterial sistólica durante a inspiração e é 100% específico para derrame pericárdico. A pressão arterial cai mais de 20 mmHg nos casos de tamponamento. O líquido que se acumula lentamente pode se acomodar no pericárdio, causando poucos sintomas. Já nos casos de acúmulo agudo esse geralmente é menos tolerado, causando muita repercussão hemodinâmica. Por este motivo pacientes com derrame pericárdico significativo podem se apresentar em estado crítico logo em sua apresentação.

A tríade de Beck, patognomônica de tamponamento cardíaco, consiste em estase jugular, hipotensão e bulhas cardíacas abafadas. Sinais periféricos de baixo débito cardíaco incluem palidez, extremidades frias, agitação, diminuição do nível de consciência, lentificação da perfusão periférica e taquicardia compensatória.

Pericardite constritiva se apresenta com sintomas de insuficiência cardíaca direita com hepatomegalia, aumento da pressão venosa jugular e sinal de Kussmaul.

■ Diagnóstico

Eletrocardiograma (ECG), radiografia de tórax e ecocardiograma são extremamente úteis no diagnóstico. O ECG é alterado em 90% dos pacientes com doença pericárdica, incluindo no início do quadro a elevação difusa do segmento ST, depressão do segmento PR; numa próxima fase o ST e o PR tendem a se normalizar, evoluindo com retificação e inversão da onda T. Numa fase mais tardia o ECG pode se normalizar ou pode manter a alteração da onda T. Com a evolução do derrame pericárdico, os complexos QRS podem apresentar baixa voltagem. Nos casos de tamponamento podemos ainda encontrar alternância elétrica. Na pericardite constritiva o ECG apresenta baixa voltagem e alterações inespecíficas de ST.

Alterações de exames laboratoriais tendem a ser inespecíficas, dentre eles hemograma com leucocitose, elevação de VHS, PCR, elevação de enzimas cardíacas (creatinofosfoquinase – CPK, ou sua fração MB – CKMB, e troponina).

A radiografia de tórax geralmente é normal na pericardite aguda, mas nos casos de derrame pericárdico volumoso é comum a presença de cardiomegalia. Nos casos de pericardite constritiva podem ser encontradas calcificações (descritas como aspecto de casca de ovo).

O ecocardiograma é o método de escolha para a avaliação de derrame pericárdico, mas pode ser normal em casos de derrame pericárdico muito discreto. Desta forma, um ecocardiograma normal não exclui a presença de pericardite. Nos casos de tamponamento pode fornecer um diagnóstico seguro. Nos casos de pericardite constritiva é útil para avaliar a espessura do pericárdio, além de fornecer informações dinâmicas no que se refere a variações respiratórias além do diagnóstico diferencial entre pericardite constritiva e miocardite restritiva.

Tomografia computadorizada (TC) e ressonância magnética cardíaca (RMc) são duas modalidades também muito úteis quando o ecocardiograma é inconclusivo. São indicadas na presença ou na suspeita de derrame pericárdico loculado, hemorrágico ou de espessamento do pericárdio. Através da atenuação dos coeficientes das imagens da TC podemos diferenciar a natureza do líquido pericárdico (p. ex., transudato, hemopericárdio e exsudato purulento). Ambos os exames também são úteis para o diagnóstico diferencial entre derrame pericárdico pequeno, pericardite constritiva e miocardite restritiva.

Em pacientes com evolução clínica desfavorável (tamponamento, falha de tratamento após 1 semana, pericardite recorrente), faz-se a necessidade de investigação etiológica provável. Como opção diagnóstica e terapêutica nesses casos, encontra-se a pericardiocentese, também indicada nos casos de pericardite purulenta e suspeita de neoplasia. No líquido pericárdico coletado devem ser avaliados contagem de células, glicose, proteína, desidrogenase lática (DHL), coloração de Gram, culturas bacterianas e PCR para outras possíveis causas infecciosas.

- Líquido pericárdico purulento está associado a pericardite bacteriana.
- Líquido com alta celularidade e predominância de linfócitos está associado à pericardite viral.
- Líquido fibroso ou serofibroso está associado a pericardite imunomediada.
- Líquido hemorrágico relaciona-se com trauma, tuberculose e neoplasias.

■ Tratamento

O curso clínico da pericardite aguda é geralmente benigno e autolimitado. Aproximadamente 60% dos indivíduos se recuperam em 1 semana, e 80% em 3 semanas.

Anti-inflamatórios não esteroidais (AINE) são o tratamento de primeira linha, segundo a recomendação da Sociedade Europeia de Cardiologia, sendo a colchicina a segunda linha. Em adultos e crianças com pericardite recorrente, refratária, têm sido demonstradas segurança e eficácia no uso de antagonistas do receptor de interleucina-1, e em alguns casos a pericardiectomia pode estar indicada.

Em muitos pacientes com pericardite aguda a doença se manifesta de forma autolimitada, de fácil manejo clínico, mesmo em caso de etiologia indefinida. O objetivo do tratamento é controlar a inflamação e reduzir a dor.

Dentre os AINE de escolha, o ibuprofeno é um dos mais utilizados. A colchicina é usada nos pacientes que não toleram AINE. Corticoides têm seu uso reservado para casos graves e refratários, em função do risco de reativação de infecção e pericardite crônica recorrente.

A pericardite bacteriana é associada a maior morbimortalidade, principalmente nos casos em que há um retardo no seu diagnóstico e início de tratamento.

Na suspeita de pericardite bacteriana o tratamento inicial deve ser com antibiótico (inicialmente para tratamento de *Staphylococcus*), até mais dados para avaliar a necessidade de mudança/ampliação do esquema antibiótico. Apesar de a pericardiocentese ser diagnóstica e terapêutica, ela não está indicada de rotina na investigação. Dentre as complicações da pericardiocentese (ocorrem de 4-50%) estão: punção miocárdica, arritmias, resposta vagal e pneumotórax.

A biópsia pericárdica está indicada na investigação diagnóstica em pacientes com pericardite persistente refratária ao tratamento clínico, sem diagnóstico definitivo estabelecido. A biópsia pode ser coadjuvante na drenagem pericárdica terapêutica para o tamponamento pericárdico recidivante ou em derrames volumosos associados a importantes sintomas clínicos. Os tecidos obtidos pela biópsia devem ser submetidos a análise histológica e imunoistoquímica, além de pesquisa viral através da reação em cadeia da polimerase viral.

Nos casos de pericardite purulenta geralmente se indica a pericardiectomia, em função de seu líquido ser muito espesso. Além disso, a pericardiectomia é o tratamento de escolha para os casos de pericardite constritiva e, de preferência, deve ser realizada precocemente.

Síncopes na infância

Síncope é a perda de consciência e do tônus postural autolimitada, causada por hipofluxo cerebral transitório. Até o final da segunda década de vida, 15 a 20% das crianças e adolescentes terão tido ao menos um episódio de síncope.

Apesar de a maioria dos eventos sincopais em crianças e adolescentes ser benigna, síncopes com alto potencial de morte súbita decorrentes de arritmias malignas também podem estar presentes na população pediátrica, mesmo na ausência de doença estrutural cardíaca.

Assim, toda a atenção se faz necessária para se identificarem essas raras situações de risco de morte iminente. Por se tratar de uma entidade multidisciplinar, deve haver um intercâmbio de informações entre o pediatra, neurologista e cardiologista.

Etiologia

Podemos separar as causas da síncope em dois grupos: a síncope neurogênica e a síncope cardíaca. A causa neurogênica inclui a síncope vasovagal, hipotensão ortostática e síncope situacional. A síncope cardíaca pode estar relacionada a doença estrutural que leva a arritmias ventriculares com alto risco de morte súbita ou síncopes puramente arrítmicas com coração estruturalmente normal.

É importante lembrar de outras causas não sincopais de perda de consciência, como epilepsia, intoxicações e pseudossíncope psicogênica.

A crise de perda de fôlego atinge mais crianças de 6 a 18 meses, caracteriza-se por eventos provocados por estímulo emocional como raiva, frustração, medo súbito ou trauma leve. A criança chora vigorosamente e segue-se apneia no final da expiração, levando à palidez ou cianose, e à perda de consciência associada ocasionalmente aos movimentos convulsivos. A síndrome normalmente é benigna, apesar de apresentação preocupante para os pais. Eletroencefalograma pode diferenciar de crise convulsiva e a presença de bradiarritmia no ECG durante a crise confirma o diagnóstico. A história familiar também é determinante de suscetibilidade para a síndrome.

A síncope neurocardiogênica apresenta-se com sintomas prodrômicos típicos, como calor, sudorese fria, palpitações e náusea, desencadeada por postura ortostática ou sentada. Além da anamnese o teste de inclinação confirma o diagnóstico.

A síncope que ocorre durante o esforço físico é um fator preditor de causa cardíaca, com especificidade de 96%. No entanto, caso ocorra logo após o término, a causa mais provável é vasovagal.

As causas mais prováveis de síncope cardíaca são coronária anômala, arritmias ventriculares, cardiomiopatia hipertrófica, displasia arritmogênica do ventrículo direito, síndrome de Wolf-Parkinson-White, miocardite e canalopatias. Dentre as canalopatias, a síndrome do QT longo (SQTL) e a taquicardia ventricular polimórfica catecolaminérgica são causas de síncope relacionada ao esforço e estresse emocional já na infância, levando à morte súbita em grande parte dos casos.

Na SQTL tipo I os eventos normalmente são desencadeados durante a natação e o mergulho. Na SQTL tipo II os eventos podem ser desencadeados por barulhos súbitos, como despertadores e fogos de artifício. Na síndrome de Brugada, os eventos ocorrem normalmente com o paciente dormindo.

Diagnóstico

Por ser um quadro transitório, na maioria das vezes o paciente não apresenta sinais ou sintomas após o evento. Assim, a anamnese, com o histórico da síncope detalhado, é essencial para o diagnóstico (Tabela 17.8). A história clínica detalhada deve ser sempre o ponto principal. Dados sugestivos de síncope cardíaca são antecedente familiar de morte súbita em jovens, história de arritmia na família, doença cardíaca já diagnosticada, palpitação e dor precordial como pródromos da síncope, síncope durante exercício ou estresse e síncope sem sintomas premonitórios.

O ECG deve ser realizado em todos os pacientes com síncope (Figura 17.17). Um ECG normal não descarta causa cardíaca. Entretanto, um QTc prolongado (> 500) em um coração estruturalmente normal fecha o diagnóstico de SQTL. O mesmo ocorre com o ECG típico de Brugada.

O ecocardiograma deve ser realizado em todos pacientes com suspeita de cardiopatia estrutural ou quadro clínico suspeito de síncope cardíaca, podendo confirmar o diagnóstico na miocardiopatia hipertrófica ou na displasia arritmogênica do ventrículo direito.

O teste ergométrico deve ser solicitado em pacientes com síncopes durante ou após o esforço para a afastar isquemia miocárdica causada por coronária anômala, reproduzir taqui ou bradiarritmias e até mesmo reproduzir o sintoma na síncope neurogênica.

Em pacientes com palpitações associadas à síncope, os métodos de monitoramento podem ser utilizados, como Holter de 24 horas ou *Loop recorder*. O estudo eletrofisiológico, a ressonância magnética e a angiotomografia computadorizada/cinecoronariográfica têm indicações precisas para cada patologia indicada pelo cardiologista pediátrico.

O teste de inclinação, ou *tilt table test*, tornou possível o estudo dos mecanismos fisiopatológicos relacionados à síncope neurocardiogênica. O critério de positividade do teste é a reprodução dos sintomas clínicos associados ao colapso hemodinâmico. As respostas ao teste de inclinação classificam-se em resposta vasovagal clássica, resposta disautonômica ou resposta postural ortostática taquicardizante.

Tratamento

O tratamento da síndrome de perda de fôlego consiste na orientação à família quanto a benignidade do quadro. As crianças devem ser colocadas em decúbito lateral esquerdo durante as crises para reduzir a hipóxia cerebral.

A maioria das crianças com síncope neurocardiogênica evolui com remissão dos sintomas, com ou sem tratamento. Devemos focar em reeducação, com medidas dietéticas e comportamentais, para evitar recorrências, como evitar ambientes quentes e fechados, depleções volêmicas, postura ortostática prolongada e o reconhecimento dos sintomas prodrômicos como tontura, náuseas, dor abdominal, sudorese, zumbido e escurecimento visual, que permitem alertar e abortar a crise, como sentar, deitar ou manobras de contrapressão (cruzamento das pernas com tensionamento da panturrilha e aperto das mãos).

O aumento da ingesta hídrica é fundamental, assim como a suplementação de sal em alguns casos indicados. A prática de exercícios posturais ou de exercícios físicos está indicada nos casos refratários.

Tabela 17.8. Anamnese detalhada na avaliação da síncope	
Perguntas sobre as circunstâncias que antecederam o evento	• Posição – supina, sentada ou em ortostase • Atividade – repouso, mudança de postura, durante ou após esforço físico, durante ou após urinar, defecar, tossir ou deglutição • Fatores predisponentes – por exemplo: ambientes lotados ou quentes, ortostase prolongada ou período pós-prandial • Eventos precipitantes – por exemplo: medo ou dor
Perguntas sobre o início do evento (período prodrômico	• Náuseas, vômito, desconforto abdominal, sensação de frio, sudorese, aura, visão turva ou tontura • Palpitação
Perguntas sobre o evento (testemunha)	• Características da queda, cor da pele (palidez, cianose ou rubor), duração da perda de consciência, padrão respiratório, movimentos involuntários (tônico, clônico, tônico-clônico, duração dos movimentos involuntários, início dos movimentos involuntários em relação à queda, mordendo a língua
Perguntas sobre o fim do evento	• Náuseas, vômito, sudorese, sensação de frio, confusão, dores musculares, cor da pele, injúria, dor torácica, palpitação ou liberação esfincteriana
Outras perguntas	• História de morte súbita familiar e CC • Doença cardíaca prévia • Doenças metabólicas • Medicamentos

No caso de síncope recorrente, as informações sobre as recorrências, tais como o tempo desde o primeiro episódio de síncope, a existência ou não de pródromos, o número de eventos, as circunstâncias (por exemplo: deitado)

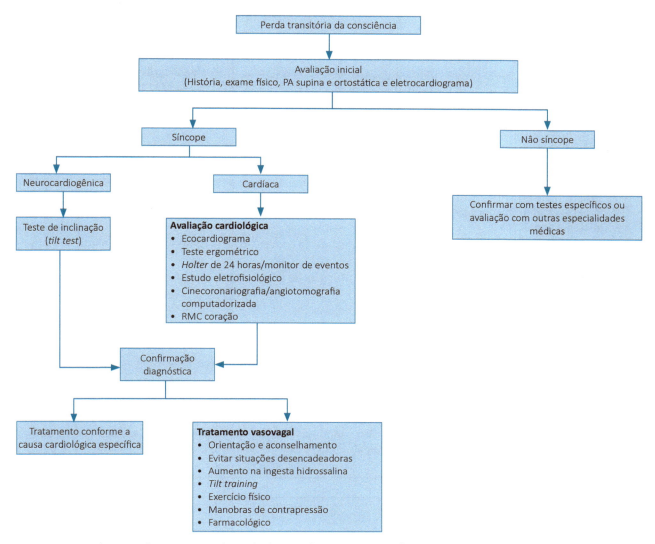

FIGURA 17.17. Algoritmo de investigação de perda de consciência. Fonte: Magalhães LP, Guimarães ICB, Melo SL, Mateo EIP, Andalaft RB, Xavier LFR, et al. Diretriz de Arritmias Cardíacas em Crianças e Cardiopatias Congênitas SOBRAC e DCC – CP. Arq Bras Cardiol. 2016;107(1Supl.3):1-58. Fig. 5, p. 17.

O tratamento medicamentoso tem como alternativas os agentes alfa-adrenérgicos, como midodrine, ou um mineralocorticoide, como a fludrocortisona, podendo ser indicada para reduzir a recorrência das crises. Inibidores de serotonina podem ser utilizados em paciente com ansiedade ou pânico associados.

O implante de marca-passo na síncope vasovagal cardioinibitória é indicado em pacientes com síncope recorrente (> seis episódios), refratária ao tratamento farmacológico e não farmacológico, associada a traumatismos físicos ou acidentes, em idade maior que 40 anos e assistolia registrada durante o evento espontâneo. Em crianças, não há indicação formal para o implante de marca-passo, vista a benignidade dos casos.

A síncope cardíaca deve ser tratada prontamente como um episódio frustro de morte súbita. Armamentos terapêuticos como drogas antiarrítmicas, ablação por cateter, marca-passos e cardiodesfibriladores (CDI) fazem parte do tratamento das síncopes arritmogênicas, e devem ser instituídos conforme a patologia de base.

Conceitos-chave

- O sistema cardiovascular não é só um tecido responsável por distribuição de nutrientes, mas um complexo sistema que interage ativamente com órgãos de outros sistemas. A fisiologia cardiovascular na criança, bem como no paciente com cardiopatia congênita, apresenta algumas peculiaridades que necessitam ser bem compreendidas para o manejo adequado na unidade de terapia intensiva. Pesquisas originais para estudo e desenvolvimento de novos agentes terapêuticos que modulem o sistema cardiovascular e suas interações certamente continuarão avançando.
- O conhecimento das diferenças entre o ECG de crianças e de adultos é essencial para o domínio e diagnóstico das diferentes patologias pediátricas.
- O ecocardiograma pediátrico é um exame de ultrassom único, que difere do exame realizado no paciente adulto não somente pela faixa etária, mas pelas patologias inerentes a cada faixa de idade. Dessa forma, é necessária uma abordagem normatizada com profissional que tenha conhecimentos específicos de cardiologia pediátrica.
- As cardiopatias congênitas são descritas baseando-se no conceito da análise sequencial segmentar, incluindo sequencialmente:
  - o *situs* cardíaco baseado na morfologia dos átrios ou na posição da veia cava inferior e aorta descendente (*situs* abdominal);
  - o local de conexão das veias sistêmicas e pulmonares;
  - a forma como os átrios se conectam aos ventrículos;
  - a forma como os ventrículos se conectam aos grandes vasos;
  - os defeitos associados: septais, valvares, vasos anômalos e lesões obstrutivas.
- O diagnóstico final da endocardite infecciosa é feito com a integração de achados clínicos, laboratoriais e de imagem, principalmente o ecocardiograma.
- Anti-inflamatórios não esteroidais (AINE) são o tratamento de primeira linha da pericardite.
- A síncope que ocorre durante o esforço físico é um fator preditor de causa cardíaca. Caso ocorra logo após o término, a causa mais provável é vasovagal. O ECG deve ser realizado em todos os pacientes que apresentaram síncope.

Questões

1. Em algumas patologias cardíacas é necessário manter o canal arterial aberto após o nascimento. Como isso pode ser realizado?

2. Explique o desdobramento fisiológico de B2.

3. Caracterize o sopro da persistência do canal arterial.

4. Por que e como se deve calcular o QT corrigido?

5. Como se devem descrever as cardiopatias congênitas?

6. Como se classificam didaticamente as cardiopatias congênitas?

7. Quais os principais agentes envolvidos na endocardite bacteriana?

8. Como é feito o diagnóstico de endocardite utilizando os critérios de Duke?

9. Quais as fases da miocardite viral?

10. Quais alterações eletrocardiográficas mais vistas na pericardite?

11. Quais os desencadeantes mais frequentes de síncope na síndrome do QT longo?

12. Quais dados de história sugerem síncope cardíaca?

13. Qual o exame inicial da investigação da síncope?

BIBLIOGRAFIA CONSULTADA

- Begic Z, Pesto S, Dinarevic S, Begic E, Dobraca A, Masic I. Evaluation of Diagnostic Methods in the Differentiation of Heart Murmurs in Children. Acta Inform Medica [Internet]. 2016;24(2):94. Available from: http://www.scopemed.org/fulltextpdf.php?mno=223278

- Masic I, Begic Z, Naser N, Begic E. Pediatric cardiac anamnesis: Prevention of additional diagnostic tests. Int J Prev Med [Internet]. 2018;9(1):5. Available from: http://www.ijpvmjournal.net/text.asp?2018/9/1/5/223263

- Brady W. The Anamnesis In Cardiovascular Disease. Jama [Internet]. 1918 May 18;70(20):1449. Available from: http://jama.jamanetwork.com/article.aspx?doi=10.1001/jama.1918.02600200015006

- Levine SA. The Systolic Murmur. JAMA [Internet]. 1933 Aug 5;101(6):436. Available from: http://jama.jamanetwork.com/article.aspx?doi=10.1001/jama.1933.02740310020005

- Macfarlane PW, Coleman EN, Pomphrey EO, McLaughlin S, Houston A, Aitchison T. Normal limits of the high-fidelity pediatric ECG. J Electrocardiol [Internet]. 1990 Jan;22:162–8. Available from: https://linkinghub.elsevier.com/retrieve/pii/S002207360780118X

- Dickinson DF. The normal ECG in childhood and adolescence. Heart [Internet]. 2005 Dec 1;91(12):1626–30. Available from: https://heart.bmj.com/lookup/doi/10.1136/hrt.2004.057307

- Lai WW, Geva T, Shirali GS, Frommelt PC, Humes RA, Brook MM, et al. Guidelines and Standards for Performance of a Pediatric Echocardiogram: A Report from the Task Force of the Pediatric Council of the American Society of Echocardiography. J Am Soc Echocardiogr [Internet]. 2006 Dec;19(12):1413–30. Available from: https://linkinghub.elsevier.com/retrieve/pii/S0894731706009369

- Baumgartner H, Bonhoeffer P, De Groot NMS, de Haan F, Deanfield JE, Galie N, et al. ESC Guidelines for the management of grown-up congenital heart disease (new version 2010): The Task Force on the Management of Grown-up Congenital Heart Disease of the European Society of Cardiology (ESC). Eur Heart J [Internet]. 2010 Dec 1;31(23):2915–57. Available from: https://academic.oup.com/eurheartj/article-lookup/doi/10.1093/eurheartj/ehq249

- Ferencz C, Neill CA, Boughman JA, Rubin JD, Brenner JI, Perry LW. Congenital cardiovascular malformations associated with chromosome abnormalities: An epidemiologic study. J Pediatr [Internet]. 1989 Jan;114(1):79–86. Available from: https://linkinghub.elsevier.com/retrieve/pii/S0022347689806055

- Wernovsky G, Rome JJ, Tabbutt S, Rychik J, Cohen MS, Paridon SM, et al. Guidelines for the Outpatient Management of Complex Congenital Heart Disease. Congenit Heart Dis [Internet]. 2006 Mar 1;1(1–2):10–26. Available from: http://doi.wiley.com/10.1111/j.1747-0803.2006.00002.x

- Althouse LA, Stockman JA. Pediatric workforce: A look at pediatric cardiology data from the American Board of Pediatrics. J Pediatr [Internet]. 2006 Mar;148(3):384-385.e2. Available from: https://linkinghub.elsevier.com/retrieve/pii/S0022347606001326

- Campbell RM, Douglas PS, Eidem BW, Lai WW, Lopez L, Sachdeva R. ACC/AAP/AHA/ASE/HRS/SCAI/SCCT/SCMR/SOPE 2014 Appropriate Use Criteria for Initial Transthoracic Echocardiography in Outpatient Pediatric Cardiology. J Am Coll Cardiol [Internet]. 2014 Nov;64(19):2039–60. Available from: https://linkinghub.elsevier.com/retrieve/pii/S0735109714057167

Respostas

1) A prostaglandina tipo 1 (PGE1) é um agente terapêutico para a manutenção do canal arterial.

2) Durante a inspiração ocorre redução da pressão intratorácica, aumentando o retorno venoso para o coração direito e a capacitância da vasculatura pulmonar, o que incrementa o tempo de ejeção do ventrículo direito (VD) resultando em atraso no componente pulmonar da B2 (desdobramento fisiológico de B2). Desse modo, durante a inspiração auscultamos dois componentes de B2 de forma distinta, seria como se auscultássemos em vez de "tum-tá", na inspiração, "tum-trá".

3) É um sopro **sistodiastólico** contínuo que mantém seu timbre durante todo o ciclo cardíaco, em "maquinaria".

4) A duração do intervalo QT varia com a FC e por isso deve ser calculado o QT corrigido (QTc). QTc corresponde ao intervalo QT medido dividido pela raiz quadrada do intervalo RR. Na infância o limite superior da normalidade é de 450 ms.

5) Podemos descrever as cardiopatias congênitas usando o conceito da análise sequencial segmentar. O princípio básico desse sistema está na existência de três segmentos em todos os corações, sejam eles normais ou malformados: os átrios, os ventrículos e os grandes vasos (aorta e pulmonar). Essa abordagem permitiu que qualquer indivíduo com conhecimento básico de anatomia cardíaca pudesse descrever desde anomalias simples até as mais complexas. Esse método deve descrever sequencialmente:

- o *situs* cardíaco baseado na morfologia dos átrios ou na posição da veia cava inferior e aorta descendente (*situs* abdominal);
- o local de conexão das veias sistêmicas e pulmonares;
- a forma como os átrios se conectam aos ventrículos;
- a forma como os ventrículos se conectam aos grandes vasos;
- os defeitos associados: septais, valvares, vasos anômalos, lesões obstrutivas.

6) De acordo com os sintomas predominantes, dividindo as doenças em dois grandes grupos: as cardiopatias acianogênicas e as cardiopatias cianogênicas. No grupo das cardiopatias acianogênicas temos as de normofluxo pulmonar, como as doenças do arco aórtico, estenose aórtica e estenose pulmonar; e as de hiperfluxo pulmonar com presença de *shunt* esquerda-direita como a comunicação interventricular, a comunicação interatrial, a persistência do canal arterial e o defeito de septo atrioventricular. Dentre as cardiopatias cianogênicas temos as de hipofluxo pulmonar, como a tetralogia de Fallot, atresia pulmonar, transposição das grandes artérias e cardiopatias complexas com estenose pulmonar; e as de hiperfluxo pulmonar como o tronco arterial comum e as cardiopatias complexas sem estenose pulmonar.

7) Cocos gram-positivos são responsáveis por 80 a 90% das endocardites. *Staphylococcus,* principalmente *S. aureus*, provocam 30% das endocardites associadas aos usuários de drogas endovenosas e hemodiálise em países desenvolvidos. Os *Streptococcus* coagulase-negativos estão relacionados com infecção nosocomial (incluindo valvoplastia), alta formação de biofilme e multirresistência aos antibióticos.

8) Para o diagnóstico definitivo de endocardite através dos critérios de Duke modificados são necessários: dois critérios maiores ou um critério maior e três menores ou cinco critérios menores.

Critérios maiores
1. Isolamento dos agentes típicos de EI em duas hemoculturas distintas, sem foco primário: *Streptococcus viridans, Streptococcus bovis*, grupo HACEK, *Staphylococcus aureus* ou bacteremia por enterococo adquirido na comunidade
2. Microrganismo compatível com EI isolado em hemoculturas persistentemente positivas
3. Única cultura ou sorologia positiva (IgG > 1:800) para *Coxiella burnetii*
4. Nova regurgitação valvar (aparecimento de sopro ou mudança de sopro preexistente não é suficiente)
5. Ecocardiograma com evidências de endocardite (há três possíveis achados ecocardiográficos: massa intracardíaca oscilante ecogênica em sítio de lesão endocárdica, abscesso perivalvar e nova deiscência em valva prostética)

Critérios menores
1. Fator predisponente para EI (uso de drogas injetáveis ou doença cardiovascular predisponente)
2. Febre > 38°C
3. Fenômenos vasculares (exceto petéquias e outras hemorragias)
4. Fenômenos imunológicos (presença de fator reumatoide, glomerulonefrite, nódulo de Osler ou manchas de Roth)
5. Hemocultura positiva que não preencha critérios maiores ou evidência sorológica de infecção ativa (exclui-se hemocultura única positiva para estafilococo coagulase-negativo ou para microrganismo que raramente cause endocardite)

9) É dividida em três fases: aguda (viral), subaguda (resposta imunológica inata e adquirida) e crônica (fase de miopatia, de remodelação do músculo cardíaco).

10) O **ECG** é alterado em 90% dos pacientes com doença pericárdica, incluindo no início do quadro a elevação difusa do segmento ST, depressão do segmento PR; numa próxima fase o ST e o PR tendem a se normalizar, evoluindo com retificação e inversão da onda T. Numa fase mas tardia o ECG pode se normalizar ou pode manter a alteração da onda T. Com a evolução do derrame pericárdico, os complexos QRS podem apresentar baixa voltagem. Nos casos de tamponamento podemos ainda encontrar alternância elétrica. Na pericardite constritiva o ECG apresenta baixa voltagem e alterações inespecíficas de ST.

11) Na SQTL tipo I os eventos normalmente são desencadeados durante a natação e o mergulho. Na SQTL tipo II os eventos podem ser desencadeados por barulhos súbitos, como despertadores e fogos de artifício. Na síndrome de Brugada os eventos ocorrem normalmente com o paciente dormindo.

12) Dados sugestivos de síncope cardíaca são antecedente familiar de morte súbita em jovens, história de arritmia na família, doença cardíaca já diagnosticada, palpitação e dor precordial como pródromo da síncope, síncope durante exercício ou estresse e síncope sem sintomas premonitórios.

13) O ECG deve ser realizado em todos os pacientes com síncope.

Doenças Hematológicas e Oncológicas

- Alessandra Milani Prandini Azambuja
- Carolina Sgarioni Camargo Vince
- Melina Brumatti
- Nathalia da Silva Halley Neves
- Priscila Lubraico Pereira
- Vicente Odone Filho

Desenvolvimento do sistema hematopoiético

A hematopoiese, também conhecida por hematopoese, hemopoese e hemopoiese, é o processo de renovação celular contínuo que envolve proliferação e diferenciação celular, resultando na manutenção de níveis estáveis dos elementos do sangue: leucócitos, plaquetas e eritrócitos. Tais componentes são formados a partir de um precursor celular comum e indiferenciado, conhecido como célula hematopoiética pluripotente, célula-tronco ou *stem-cell*, o qual possui capacidade de autorrenovação (proliferação) e diferenciação (células progenitoras comprometidas ou *stem-cell committed*). Sendo assim, as *stem-cell* são responsáveis por formar todas as células e derivados celulares que circulam no sangue.

Frente a determinado estímulo, a produção individual de cada tipo celular poderá aumentar significativamente (de oito a dez vezes). A célula progenitora recebe estímulo de moduladores solúveis específicos (citocinas), passando a células progenitoras comprometidas (que são as unidades formadoras de colônias), que também recebem estímulo de citocinas específicas (FRCH – fatores reguladores do crescimento hematopoiético), e então irão se diferenciar em células específicas do sangue.

Vale ressaltar que alguns FRCH já foram identificados, clonados e estão disponíveis para uso clínico (p. ex., eritropoietina e fator estimulante de colônias granulocíticas ou G-CSF).

Local de formação

Nas primeiras semanas de gestação (aproximadamente 19° dia) o saco vitelino é o principal local de hematopoiese. De 6 semanas até 6 a 7 meses de vida fetal, o fígado e o baço são os principais órgãos envolvidos e continuam a produzir os elementos figurados do sangue até cerca de 2 semanas após o nascimento. A partir de 5 a 9 meses a medula óssea (MO) passa a produzir os setores granulocíticos e megacariocíticos (a eritropoiese segue no fígado até o oitavo mês de gestação).

Assim, observamos três fases sequenciais de locais hematopoiéticos:

1. Fase mesoblástica: fase inicial, no pedúnculo do tronco e saco vitelino. Ambas estruturas têm poucos milímetros de longitude, ocorre na segunda semana embrionária;

2. Fase hepática: na sexta semana de vida embrionária;

3. Fase mieloide: o baço e a medula óssea fetal.

No período da lactação, toda a medula óssea é hematopoiética, mas durante a infância há substituição progressiva da medula por gordura nos ossos longos, de modo que a medula hematopoiética no adulto é confinada ao esqueleto central e às extremidades proximais do fêmur e do úmero. A medula óssea gordurosa é capaz de reverter para hematopoiese e o fígado e o baço podem retomar seu papel hematopoiético fetal (hematopoiese extramedular).

Eritropoiese

A eritropoiese é o processo que corresponde à geração dos eritrócitos (hemácias, glóbulos vermelhos).

As células-tronco sofrem ação de citocinas (especialmente a eritropoietina), são condicionadas a eritroblastos, que amadurecem e sintetizam hemoglobina em seu citoplasma, diferenciando-se em reticulócitos (perda do núcleo) e então em hemácias maduras.

As diferentes fases de amadurecimento do eritroblasto representam os diferentes graus de hemoglobinização de seu citoplasma: pró-eritroblasto, basofílico, policromático, ortocromático. A hemoglobina tem a parte heme sintetizada na mitocôndria e a parte globina sintetizada no citoplasma desde a fase de eritroblasto basofílico. As matérias-primas para a formação de hemoglobina são: vitaminas (B_{12} e folato), aminoácidos e minerais (principalmente ferro).

A vida média de um eritrócito é de 120 dias.

Granulopoiese

As células granulocíticas se dividem em mieloblastos, promielócitos, mielócitos e metamielócitos (que não se dividem e amadurecem em bastões e segmentados). Na MO normal não há liberação de mieloblastos e promielócitos para o sangue periférico. Os segmentados maduros permanecem na MO por 2 a 3 dias, servindo de reserva para imediata mobilização em resposta a sinais inflamatórios.

O granulócito demora 15 a 19 dias para ser produzido e amadurecido, mas dura apenas 6 a 10 horas no sangue periférico, de onde migra para tecidos com o objetivo de liberar seus grânulos ricos em enzimas capazes de digerir agentes agressores e fagocitá-los.

Os eosinófilos são produzidos e diferenciados por ação de citocinas específicas. Considerados guardiões do trato gastrointestinal, pele e mucosa brônquica, eles têm receptores para imunoglobulinas e complemento. Ingerem partículas antigênicas e agressoras, que são enviadas para seus grânulos que contêm proteínas e peroxidases.

Os basófilos, menos frequentes, já na fase de mielócitos possuem grânulos exuberantes que contêm histamina e heparina, liberadas nos processos inflamatórios alérgeno-induzidos.

Monócitos e seus descendentes, que se fixam em tecidos (macrófagos e histiócitos), compõem o sistema monocítico-macrofágico. Provêm de progenitor que se diferencia a monoblasto, promonócito e monócito. Circulam em sangue periférico (meia-vida de 3 dias) e migram para tecidos transformando-se em macrófagos: células capazes de sinalização, diapedese e mobilização. Estas são recrutadas por moléculas de adesão endotelial e ativadas com produção de lisozimas, fagocitose, secreção de citocinas e mediadores; também apresentam antígenos.

Megacariocitopoiese

As plaquetas são células anucleadas descendentes dos megacariócitos, as maiores células do sistema hematopoiético. Residem nos sinusoides medulares e despejam suas plaquetas na luz intrassinusoidal. São capazes de produzir 8.000 plaquetas por célula (fragmentação citoplasmática) mas podem decaduplicar sua produção frente a um estimulo.

A completa sequência maturativa se faz em 4 a 5 dias, com produção de cerca de 40.000 plaquetas/mL de sangue todo dia. Sobrevivem 8 a 10 dias no sangue periférico.

A função plaquetária mais conhecida é seu papel mecânico na hemostasia, mas as plaquetas são bastante ativas em processos imunoinflamatórios e suas propriedades fundamentais (adesão e agregação) são importantes na fisiopatologia de doenças cardiovasculares.

Fatores de crescimento hematopoiéticos e receptores

Os fatores de crescimento são hormônios da hematopoiese, que atuam em receptores celulares que levam à sinalização própria. Muitas vezes a sinalização acontece com simultaneidade de citocinas, ora sinérgica, ora antagônica, mas nunca caótica. A maioria das células hematopoiéticas possui poucas centenas de receptores, o que basta para que as respostas sejam devidamente acionadas.

A Tabela 18.1 apresenta a classificação dos receptores de fatores de crescimento.

Tabela 18.1. Classificação dos receptores de fatores de crescimento	
Família dos receptores de tirosinoquinases (JAK)	Receptores que após ligação modificam-se na forma e deslocam-se pelo citoplasma até chegarem à membrana nuclear. Dentro do núcleo ativam a transcrição de genes específicos. Regulam as funções das células mieloides e linfoides
Família dos receptores de citocinas	Receptores para fator de células-tronco e fator estimulador de colônias de monócitos, que apresentam uma face extracelular semelhante à imunoglobulina, com ponte transmembrana. Ao se ligarem, modificam-se na forma e ativam o domínio tirosinoquinase, sinalizam proteínas que iniciam reações bioquímicas em cadeia, resultando na mudança da expressão de genes, proliferação celular e inibição de apoptose

São fatores de crescimento fundamentais à hematopoiese:

- Eritropoetina.
- Fator estimulante de colônias de granulócitos (G-CSG: *granulocytic-colony stimulation factor*).
- Trombopoietina.

CAPÍTULO 18 ■ DOENÇAS HEMATOLÓGICAS E ONCOLÓGICAS

- Fator estimulante de colônias de granulócitos-monócitos (GM-CSG: *granulocytic-monocytic colony stimulation factor*).
- *Stem-cell factor* (STF).
- *Kit* ligante.

Anemias

A anemia geralmente é definida como a redução do número de eritrócitos ou a redução dos valores da hemoglobina e do hematócrito. O limite para se diferenciar anemia do estado normal é fixado em dois desvios-padrão abaixo da média da população normal.

Uma história clínica bem detalhada, na maioria dos casos, sugere o tipo de anemia. Questionar história familiar e perdas é importante para a realização do diagnóstico.

Classificação

As anemias podem ser classificadas de acordo com a fisiopatologia:

1. *perdas sanguíneas* (agudas ou crônicas);
2. *redução na produção de eritrócitos*, que é a principal causa de anemia. Nestes casos a porcentagem de reticulócitos está diminuída ou normal:

   a. a menor produção de eritrócitos pode ser resultante de um distúrbio da diferenciação eritroide, da proliferação dos eritroblastos na medula óssea ou de sua maturação;

   b. os distúrbios de diferenciação se dão pela infiltração ou substituição do tecido normal da medula, comprometendo sua produção, como ocorre em leucemias, linfomas, infiltração por tumores sólidos;

   c. anemias aplásticas adquiridas ou congênitas;

   d. aplasia pura da série vermelha;

   e. alterações endocrinológicas que se apresentam com hipotireoidismo, insuficiência adrenal, hipopituitarismo;

   f. na deficiência de eritropoietina que ocorre na insuficiência renal crônica;

   g. as alterações na proliferação celular estão relacionadas à falta de nutrientes essenciais para divisão celular. Dentre estes os principais são a vitamina B_{12} e o folato, implicados na síntese do DNA. Sua carência está relacionada com a anemia megaloblástica, que se caracteriza por hiperplasia eritroide na medula óssea, reticulócitos baixos e VCM alto;

   h. os distúrbios de maturação/hemoglobinização estão relacionados com as carências de ferro, as talassemias e a anemia sideroblás-

tica. São caracterizadas como microcíticos e hipocrômicos;

3. *excesso de destruição* (anemias hemolíticas congênitas ou adquiridas):

   a. as hemácias podem ser destruídas por defeitos extracorpusculares: anticorpos, infecções, sequestro esplênico, drogas;

   b. como também por defeitos intracorpusculares: hereditários, defeitos das enzimas do metabolismo eritrocitário, hemoglobinopatias, anormalidades da membrana eritrocitária;

   c. os defeitos adquiridos principais são: intoxicação por chumbo, hemoglobinúria paroxística noturna (HPN).

Outra forma de classificação é de acordo com a morfologia, com base na análise do volume corpuscular médio (VCM), conforme mostra a Tabela 18.2.

Tabela 18.2. Classificação das anemias segundo a morfologia	
Microcíticas VCM baixo. Podem ser observadas em:	• Deficiência de ferro • Síndromes talassêmicas • Intoxicação por chumbo • Anemia sideroblástica

Normocíticas VCM dentro dos valores normais	• Anemias hemolíticas congênitas que ocorrem:
	  – nas hemoglobinopatias: doença falciforme
	  – nas deficiências enzimáticas: deficiência de G6PD, piruvato quinase
	  – nos defeitos da membrana eritrocitária: esferocitose, eliptocitose
	• Anemias hemolíticas adquiridas: mediadas por anticorpos, microangiopáticas, secundárias a infecções
	• Perda aguda de sangue
	• Doença renal crônica

Macrocíticas: VCM acima dos valores de referência	• Deficiência de vitamina B_{12} e ácido fólico • Anemia aplástica • Anemia de Blackfan-Diamond • Anemias diseritropoiéticas • Infiltração de medula óssea

Fonte: Carneiro JDA, et al. Classificação das anemias segundo a morfologia. Hematologia Pediátrica – Coleção Pediatria Instituto da Criança HC-FMUSP. Barueri: Manole; 2013.

Quadro clínico

O quadro clínico das anemias depende do tempo de instalação, da gravidade e do estado basal cardiovascular e respiratório do paciente. Aquelas de instalação lenta e progressiva podem ser assintomáticas, ao passo que nos quadros de instalação aguda há alterações hemodinâmicas e comprometimento do estado geral.

Os principais sinais e sintomas clínicos são:

- Palidez cutaneomucosa.
- Cansaço, prostração, anorexia.

- Irritabilidade.
- Taquicardia, taquipneia, sopro cardíaco.
- Icterícia, colúria.
- Hepatoesplenomegalia.
- Fenótipos de doenças congênitas: fácies talassêmica, anemia de Fanconi.

Diagnóstico

O diagnóstico é feito pelo quadro clínico associado a exames laboratoriais, de acordo com o valor do VCM.

Na avaliação das anemias com VCM baixo, ou seja, microcíticas, é importante a análise inicial das reservas de ferro a partir das dosagens de ferro, ferritina, capacidade total de ligação de ferro e saturação de transferrina. Quando estas estão reduzidas temos o diagnóstico de anemia carencial por deficiência de ferro e sua reposição é mandatória. Nos casos em que as reservas de ferro estejam normais, a principal alteração relacionada à microcitose é o diagnóstico de talassemia, sendo o traço talassêmico o principal diferencial. Em 20 a 30% das doenças crônicas temos anemia hipocrômica microcítica.

Nas anemias macrocíticas, ou seja, com VCM aumentado, o valor do reticulócito é muito importante, pois no seu aumento podemos ter deficiência de folato e vitamina B_{12}, que apresentam medula megalobástica. Em contrapartida, com valores normais podemos estar diante de quadros associados a outras doenças sistêmicas.

Nas anemias normocíticas normocrômicas a presença de reticulócitos aumentados, acompanhada de aumento de bilirrubina e DHL e níveis baixos de haptoglobina caracteriza anemias hemolíticas adquiridas ou congênitas.

As perdas sanguíneas agudas também aumentam a produção de reticulócitos.

Nos casos de reticulócitos normais, a pesquisa de doença renal, hepática ou endócrina é importante e a avaliação medular pode ser necessária se as mesmas forem negativas. Na presença de reticulócitos reduzidos as dosagens de ferro devem ser feitas para diferenciação de anemia carencial precoce.

Doença falcifome

A doença falciforme é uma das doenças hereditárias mais comuns do mundo, caracterizando-se por um quadro de hemólise crônica, complicações agudas e graus variáveis de comprometimento das funções orgânicas.

A mutação teve origem no continente africano. No Brasil, devido à grande presença de afrodescendentes, a doença falciforme constitui um grupo de doenças relevantes. Por essa razão, foi incluída nas ações da Política Nacional de Atenção Integral à Saúde da População Negra, do Ministério da Saúde, e está no regulamento do Sistema Único de Saúde (SUS), nos termos da Portaria nº 2.048, de 3 de setembro de 2009, artigos 187 e 188.

Os dois instrumentos definem as Diretrizes da Política Nacional de Atenção Integral às Pessoas com Doença Falciforme (Ministério da Saúde).

A doença falciforme é uma condição genética autossômica recessiva resultante de defeitos na estrutura da hemoglobina (Hb) associada ou não a defeitos em sua síntese. A mutação do gene da ß-globina leva à troca do ácido glutâmico pela valina na posição 6 da cadeia beta da hemoglobina, formando a hemoglobina S.

Os pacientes que se apresentam com genótipo homozigótico (SS) herdam uma mutação materna e uma paterna e são classificados como anemia falciforme. Nos heterozigóticos, a doença é causada pela herança da hemoglobina S em combinação com outro defeito (estrutural ou de síntese) na Hb (SC, SD, SE, Sß-talassemia, S alfa-talassemia).

O traço falciforme tem menor quantidade de HbS na eletroforese de hemoglobina e se apresenta quase sem manifestações hematológicas.

Epidemiologia

Estima-se que anualmente tenhamos cerca de 250 mil casos de doença falciforme no mundo. No Brasil, o diagnóstico precoce é feito pela triagem neonatal, realizada na primeira semana de vida.

A mortalidade das crianças diagnosticadas com doença falciforme e não acompanhadas adequadamente pode chegar a 80%. Isto mostra a necessidade do diagnóstico adequado e encaminhamento aos especialistas.

Fisiopatologia

A mutação leva à troca do ácido glutâmico pela valina e gera a hemoglobina S. Nos indivíduos com presença de grandes quantidades de hemoglobina S, a queda nos níveis de oxigênio leva à polimerização da hemoglobina e a hemácia adquire forma de foice.

As alterações na membrana da hemácia levam à perda de água e distúrbios metabólicos, culminando no enrijecimento da parede destas células. Há também exposição de moléculas de adesão e liberação de citocinas inflamatórias, que lesam a parede dos vasos sanguíneos.

Esses eritrócitos falcizados dificultam a circulação sanguínea, provocando vaso-oclusão e infarto na área afetada. Tais problemas produzem isquemia, dor, necrose e disfunções, bem como danos permanentes aos tecidos e órgãos, além da hemólise crônica.

Diagnóstico

O diagnóstico deve ser realizado o mais precocemente possível, e pode ser feito por meio da triagem neonatal, realizada na primeira semana de vida da criança. Infelizmente em alguns locais tal método não está disponível e na suspeita diagnóstica deve-se realizar a eletroforese de hemoglobina, que também é utilizada para confirmação diagnóstica a partir do sexto mês de vida (Tabela 18.3).

Quadro clínico

O quadro clínico geral mostra palidez mucocutânea, fadiga e icterícia. Na criança, o quadro é acompanhado por baixo ganho de peso e esplenomegalia. Com a idade há esplenectomia funcional e a esplenomegalia não é mais evidenciada.

Em geral, os pacientes homozigotos (SS) apresentam manifestações clínicas mais graves que os heterozigotos.

As principais intercorrências clínicas nos pacientes falciformes são as crises dolorosas, priapismo, síndrome torácica aguda, infecção, sequestro esplênico, crise aplástica e acidente vascular cerebral, as quais serão detalhadas nesta seção. Os principais desencadeantes dos mesmos são hipóxia, desidratação, acidose, variações climáticas, variações hormonais e poluição do ar.

■ Crise álgica

As crises de dor são a manifestação mais precoce da doença falciforme, gerada pela falcização das hemácias e suboclusão dos vasos, levando à isquemia. Nas crianças pode ocorrer a dactilite (síndrome mão-pé) com dor e edema de mãos e pés. Nas crianças maiores pode acometer regiões simétricas ou não, migratórias de ossos longos, coluna vertebral e abdome, com duração variável.

A vaso-oclusão mesentérica leva a dor, distensão abdominal e pode simular abdome agudo. A dor em hipocôndrio direito pode corresponder a colecistite aguda.

O tratamento consiste em eliminar os fatores desencadeantes, hidratação, oxigenoterapia, analgesia, fisioterapia e transfusão. Para pacientes em choque hipovolêmico recomenda-se expansão com SF 20 mL/kg. Para pacientes desidratados, soro ao meio (SG:SF) 50 mL/kg.

Não se recomenda a hiper-hidratação, e sim manter o paciente hidratado por via oral ou parenteral.

A analgesia recomendada é de acordo com classificação da dor:

- Para dor leve recomendam-se medidas não farmacológicas e analgésicos simples (dipirona, paracetamol).
- Para dor moderada medidas não farmacológicas, analgésicos simples, anti-inflamatórios (cetoprofeno, ibuprofeno, naproxeno) e opioides fracos (codeína, tramadol).
- Para dor grave medidas não farmacológicas, analgésicos simples, anti-inflamatórios e opioide endovenoso (tramadol, morfina, fentanil). Essas medidas incluem calor local, estimulação elétrica nervosa transcutânea (TENS), massagem e acupuntura.

■ Priapismo

Ocorre quando se tem ereção peniana prolongada e dolorosa não acompanhada de estímulo ou desejo sexual. O tratamento consiste em hidratação adequada e analgesia. Priapismo por mais de 2 h deve ser avaliado pelo urologista. A disfunção erétil pode ser uma complicação.

■ Infecção

Os quadros infecciosos estão relacionados às principais causas de morte no paciente com doença falciforme. Os principais agentes são *Streptococcus pneumoniae* e *Haemophilus influenzae,* associados a quadros pulmonares e meningites. Quadros sépticos também podem estar relacionados às infecções por *Staphylococcus aureus* e *Salmonella* sp.

A maior suscetibilidade às infecções na criança falciforme se dá pela esplenectomia funcional e disfunção imunológica (com alterações do complemento, imunoglobulinas e função leucocitária). Além disso, microinfartos intestinais facilitam a translocação bacteriana e infartos ósseos aumentam o risco de osteomielite.

Os pacientes com quadros febris em investigação infecciosa devem colher hemograma, PCR, hemocultura, urina I, urocultura e radiografia de tórax e receber antibioticoterapia visando cobertura dos principais agentes (cefalosporina de terceira geração).

São indicações de internação:

- Presença de toxemia.

Tabela 18.3. Achados laboratoriais nos pacientes falciformes

Fenótipo	Hb(g/dL)	Reticulócitos	A1	A2	F	S
SA (traço)	Normal	Normal	≥ 95%	≤ 3-4%	≤ 2%	∅
SS	6-11,5	1-25%	∅	≤ 3,5%	3-47%	Até ≥ 95%
Sß°	8	3-18%	∅	≤ 3,5%	Normal ou aumentada	≤ 50%
Sß+	8-13	Até 8,5%	≤ 50%	≤ 3,2%	Normal ou aumentada	≤ 50%
SC*	8-12	1-13%	∅	Normal	0-25%	50%

*SC: tem 45-55% HbC.

SEÇÃO 2 ▪ PEDIATRIA CLÍNICA (OU PRINCIPAIS AFECÇÕES PEDIÁTRICAS)

- Infecção em sistema nervoso central (SNC).
- Osteomielite.
- Artrite séptica.
- Crianças menores de 1 ano.
- Internação prévia por bacteremia no último ano.
- Temperatura maior que 39,9ºC.
- Leucócitos acima de 30.000 ou abaixo de 5.000/mm³.
- Dificuldade para retornar ao serviço de saúde.

Programas de vacinação ampla e uso de antibioticoterapia profilática são utilizados para prevenir infecções nos pacientes com doença falciforme.

▪ Síndrome torácica aguda

Caracteriza-se por infiltrado pulmonar novo, associado a sintomas respiratórios: tosse, dispneia, taquipneia e dor torácica. A febre está normalmente presente. As causas principais são: infecciosa, vaso-oclusão pulmonar, embolia de medula óssea necrótica. A infecção pode ser causada por bactérias, vírus ou agentes atípicos como *Chlamydophila pneumoniae* e *Mycoplasma pneumoniae*.

Os pacientes sintomáticos devem ser avaliados com hemograma e reticulócitos, hemocultura e radiografia de tórax e, então, internados.

Na internação deve-se garantir:
- Hidratação adequada.
- Antibioticoterapia de amplo espectro associada ou não a macrolídeos.
- Suplementação de oxigênio.
- Analgesia.
- Transfusão ou exanguineotransfusão para diminuir a porcentagem de HbS, realizadas com concentrado de hemácias leucodepletado. Pacientes com Hb > 8 g/dL devem receber exsanguineotransfusão, enquanto pacientes com Hb < 8 g/dL recebem transfusão simples.

▪ Sequestro esplênico

No sequestro esplênico ocorre aumento progressivo e rápido do baço, com aprisionamento de sangue no interior do mesmo e queda da hemoglobina do paciente, com risco de choque hipovolêmico. É raro após os 5 anos de idade, sendo mais comum nos pacientes SS.

Caracteriza-se por início abrupto de fadiga, palidez, apatia, inapetência, taquipneia, taquicardia, dor abdominal, podendo apresentar sinais de choque. Há queda de 2 g/dL ou mais em relação à hemoglobina basal com reticulocitose.

Deve-se dar suporte hemodinâmico e transfusão de concentrado de hemácias quando a anemia for sintomática e/ou Hb < 7 g/dL. Deve-se monitorar o paciente, pois o mesmo pode apresentar insuficiência cardíaca com a recuperação volêmica ao final do sequestro. Há indicação de esplenectomia após a resolução do quadro agudo, pelo risco de recorrência.

▪ Crise aplástica

É caracterizada pela exacerbação da anemia, por supressão medular. O parvovírus B19 é o responsável por 70-100% das crises aplásticas. Nestes pacientes nota-se a queda da hemoglobina sem icterícia ou esplenomegalia e reticulócitos < 1%. O quadro é autolimitado, com duração de 5 a 10 dias.

O tratamento consiste em terapia de suporte e sintomáticos, com transfusão de concentrado de hemácias em pacientes com anemia sintomática. A gamaglobulina (1 g/kg) está indicada em pacientes que não apresentam aumento dos reticulócitos em 2 semanas.

▪ Acidente vascular cerebral

Cerca de 10% dos pacientes com doença falciforme podem apresentar acidente vascular cerebral (AVC) sintomático e 20%, assintomático. A maioria dos AVC é isquêmica, mas hemorragias podem acontecer. Deve-se atentar a possíveis manifestações de AVC:

- Cefaleia importante.
- Convulsão.
- Alteração da fala.
- Déficit motor ou sensitivo, como alterações comportamentais.

Nos pacientes com quadros neurológicos deve-se realizar investigação imagenológica com TC ou RM de crânio para elucidação diagnóstica.

A triagem dos pacientes com risco de AVC é realizada pelo Doppler transcraniano. Naqueles pacientes com velocidade de fluxo de artérias cerebrais acima de 200 cm/s há indicação também de transfusões regulares, reduzindo a incidência do mesmo.

O tratamento é de suporte com controle de temperatura, glicemia, hidratação, pressão arterial, decúbito 30º e recomenda-se a transfusão ou exanguineotransfusão para redução da HbS para abaixo de 30% (de acordo com nível de Hb).

Pacientes com AVC prévio têm indicação de transfusão crônica para manter HbS < 30% e reduzir as recidivas.

Tratamento

Nos pacientes com doença falciforme o tratamento curativo é baseado no transplante alogênico de medula óssea, com doador aparentado preferencialmente.

As diferentes formas de doença falciforme cursam com anemia crônica e complicações que podem afetar órgãos e sistemas, como descritos anteriormente. A esplenectomia funcional aumenta a suscetibilidade infecciosa, sendo a principal causa de morte nas crianças.

A abordagem adequada depende da colaboração de equipes multiprofissionais treinadas em centros de referência e da participação da família. Medidas que visam diminuir a anemia crônica, os riscos infecciosos e as crises de falcização são fundamentais para o controle do paciente falciforme.

As principais orientações para o seguimento destes pacientes são apresentadas no Quadro 18.1.

QUADRO 18.1	Orientações para seguimento de pacientes com anemia falciforme

- Manter boa hidratação para que as crises vaso-oclusivas sejam evitadas
- Realizar profilaxia para infecções: o uso de penicilina profilática reduz as sepses por pneumococo em até 80% dos pacientes com doença falciforme, sua administração pode ser oral (Pen-Ve-oral) ou parenteral (penicilina benzatina)
- Manter o calendário vacinal completo e atualizado
- Orientar das famílias quanto aos quadros febris para uma rápida avaliação médica e instituição de terapia antibiótica adequada
- Fazer suplemetação com ácido fólico
- Fazer uso de hidroxiureia na tentativa de induzir aumento de HbF nos pacientes acima de 3 anos de idade com indicações clínicas específicas:
  - três ou mais crises álgicas nos últimos 12 meses
  - mais de 1 episódio de síndrome torácica aguda ou 1 episódio com necessidade de oxigênio e transfusão nos últimos 12 meses
  - hipoxemia crônica
  - lesões crônicas de órgãos
  - Hb < 7 g/dL em três medidas fora de crises agudas
  - HbF < 8%
  - alteração do Doppler transcraniano
  - impossibilidade de transfusão crônica
- Ter cuidado com indicações de transfusão sanguínea para se evitar a hiperviscosidade
- Realizar acompanhamento multiprofissional com controles de 2 a 4 vezes ao ano

Fonte: Orientações para seguimento de pacientes com anemia falciforme: Manual Ministério da Saúde para Doença Falciforme. Brasília: Ministério da Saúde; 2013.

Nos pacientes com doença falciforme a abordagem multiprofissional com controles clínicos frequentes é fundamental para a prevenção dos agravos agudos e a inserção dos mesmos em uma vida social e profissional. O transplante alogênico de medula óssea é o tratamento curativo para a patologia, porém a presença de doador adequado e indicações precisas são importantes para o sucesso da terapia.

Neutropenia

Como foi supracitado, a mielopoiese é um processo que ocorre dentro da medula óssea, para produzir dois principais grupos de células, os granulócitos (neutrófilos, eosinófilos e basófilos) e os fagócitos mononucleares (monócitos e macrófagos teciduais), que constituem o sistema fagocítico.

O neutrófilo é um dos produtos finais da mielopoiese, processo esse que vai agir de forma rápida a estímulos infecciosos e inflamatórios. A maturação medular de um neutrófilo tem tempo médio de 6 a 8 dias e eles permanecem em circulação cerca de 6 a 12 horas.

O que o leucograma de sangue periférico irá evidenciar será o neutrófilo circulante, que é uma pequena fração do número total de neutrófilos, cerca de 5% do total. Dez a 15% deles permanecem aderidos ao endotélio e o restante, que compreende 85% estará na medula óssea. Eles podem migrar para o pulmão, fígado, baço ou trato gastrointestinal, completando seu ciclo de vida após 24 horas.

O neutrófilo é a primeira linha de defesa contra infecções bacterianas, portanto, alterações em função ou número podem causar casos assintomáticos e benignos ou até quadros infecciosos graves.

Quadro clínico

É definida como neutropenia a contagem absoluta de neutrófilos no hemograma menor que 1.500/mm³, mas esses valores podem variar com a idade e etnia. Comumente são acompanhados por estomatite, gengivite e celulite quando a contagem absoluta de neutrófilos está abaixo de 1.000/mm³; e por infecções graves, como abscesso perianal, pneumonia e sepse nos pacientes com contagens menores que 500/mm³.

A flora bacteriana endógena é a principal responsável pelas infecções, sendo os agentes mais frequentes o *Staphylococcus aureus* e as bactérias gram-negativas, como *Klebsiella* sp., *Escherichia coli* e *Pseudomonas aeruginosa*. A análise de hemogramas pregressos ajuda a estabelecer o padrão da neutropenia (cíclica ou não cíclica) e sua evolução (crônica ou aguda).

Diagnóstico

A investigação diagnóstica deverá ser iniciada pela anamnese, onde se questiona a frequência e gravidade de processos infecciosos pregressos, entre eles a existência de infecções por bactérias atípicas, exposição a drogas mielossupressoras, história familiar de infecções recorrentes e óbitos não esclarecidos em crianças na mesma família.

No exame físico deve-se atentar para o estado geral do paciente, sinais de sepse, lesões de pele, incluindo a mucosa oral e região perineal, bem como o comprometimento de linfonodos, fígado e baço.

■ Diagnóstico diferencial das neutropenias em criança

As neutropenias são classificadas conforme o mecanismo fisiopatológico e os achados cinéticos (Tabela 18.4).

SEÇÃO 2 • PEDIATRIA CLÍNICA (OU PRINCIPAIS AFECÇÕES PEDIÁTRICAS)

Tabela 18.4
Classificação das neutropenias

Diminuição na produção dos neutrófilos	Aumento da utilização ou destruição dos neutrófilos	Aumento na marginação dos neutrófilos
• Neutropenia cíclica • Neutropenia congênita grave (síndrome de Kostmann) • Neutropenia associada a mielodisplasia • Síndrome de Shwarchman-Diamond • Neutropenia associada a alterações imunológicas • Drogas supressoras	• Infecções bacterianas • Neutropenia crônica benigna • Neutropenia neonatal autoimune • Neutropenia neonatal isoimune	• Marginação induzida por endotoxina • Pseudoneutropenia

Fonte: Carneiro JDA, et al. Hematologia Pediátrica. Coleção Pediatria Instituto da Criança HC-FMUSP. Barueri: Manole; 2013. cap. 5, p. 172.

Tratamento

Os pacientes neutropênicos não apresentam os sinais flogísticos clássicos (dor, calor, eritema e edema), portanto a febre é um sinal fundamental.

Devemos solicitar pesquisa de foco infeccioso através de coleta de culturas e realização de exames de imagem, seguido pelo início imediato de antibioticoterapia de amplo espectro. Medidas preventivas também devem ser estabelecidas, como a higiene das mãos, higiene oral, além da atenção especial ao padrão evacuatório, visando evitar a constipação, com isso o aparecimento de fissuras e abscessos perianais. Portanto, o foco principal será sempre minimizar risco infeccioso para o paciente e agir rapidamente quando este ocorrer, evitando situações de extrema gravidade.

Distúrbios da coagulação

A avaliação dos distúrbios da coagulação na infância é um desafio devido à variedade de possíveis etiologias, exames laboratoriais de análise complexa e potencial gravidade do caso.

Coagulação

Para manter a circulação do sangue dentro dos vasos, coexistem mecanismos que interagem entre si a fim de evitar a coagulação exagerada (trombose) ou o extravasamento de sangue (hemorragia). Assim, os processos de coagulação e destruição do trombo formado (fibrinólise), estão em constante equilíbrio, o que é denominado hemostasia. Dois conceitos são importantes para compreendermos esse tópico:

- Mecanismo de coagulação: corresponde a uma série de reações enzimáticas cujo evento final é a geração de trombina a partir de seu precursor inativo, protrombina produzida no fígado.
- Sistema celular de coagulação: o modelo baseado em superfícies celulares propõe que a hemostasia requer substâncias pró-coagulantes ativadas que permaneçam no sítio da lesão para a formação de tampão plaquetário e de fibrina neste local.

As fases de iniciação, amplificação, propagação e finalização ilustram o intrigante processo que garante a circulação do sangue na forma líquida, restrita ao leito vascular. Estas quatro fases compreendem a atual teoria da coagulação baseada em superfícies celulares. Elas estão resumidas na Tabela 18.5 e detalhadas a seguir.

■ Fase de iniciação

Ocorre quando há expressão de fator tecidual (FT), que se liga ao fator VII (FVII) presente no sangue e rapidamente o ativa em FVIIa, formando o complexo FVIIa/FT, responsável pela ativação de fator IX (FIX) e fator X (FX).

O FXa é responsável pela ativação do fator V (FVa); o complexo FVa/FXa é denominado protrombinase. Esse complexo transforma protrombina (Fator II) em trombina (FIIa), insuficiente para completar o processo de formação do coágulo de fibrina, mas de fundamental importância para a fase de amplificação da coagulação (Figura 18.1).

Acredita-se que as reações responsáveis pela iniciação da coagulação ocorram constantemente, ou seja, permanecem continuamente ativas, gerando pequenas quantidades de fatores ativados no estado basal. O processo da coagulação segue para a fase de amplificação somente quando há dano vascular.

Tabela 18.5
Resumo da atual teoria da coagulação baseada em superfícies celulares

Iniciação	Amplificação	Propagação	Finalização
Endotélio vascular e células sanguíneas circulantes são perturbados; há interação do FVIIa derivado do plasma com FT	Trombina ativa plaquetas, cofatores V e VIII e fator XI na superfície das plaquetas	Produção de grande quantidade de trombina, formação de um tampão estável no sítio da lesão e interrupção da perda sanguínea	Processo de coagulação é limitado para evitar oclusão trombótica ao redor de áreas íntegras dos vasos

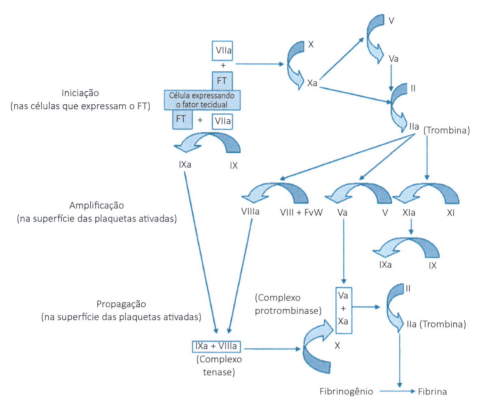

FIGURA 18.1. Modelo da coagulação baseado em superfícies celulares. Fonte: adaptada da Rev Bras Hematol Hemoter. 2010;32(5):416-421.

■ Fase de amplificação

Devido ao grande tamanho das plaquetas e do FVIII ligado ao fator de von Willebrand (FvW), esses somente passam para o compartimento extravascular quando há lesão vascular. Quando um vaso é lesado, plaquetas escapam de dentro dos vasos e ligam-se ao colágeno e a outros componentes da matriz extracelular, resultando em um tampão plaquetário responsável pela hemostasia primária. Neste ponto, pequenas quantidades de trombina produzidas pelas células que expressam o FT podem interagir com as plaquetas e o complexo FVIII/FvW. Dessa forma, inicia-se o processo hemostático, culminando na formação de fibrina estável que consolida o tampão plaquetário inicial. Este processo resulta na hemostasia secundária.

Esta pequena quantidade de trombina gerada possui funções importantes:

- Ativação máxima de plaquetas e consequente alteração da permeabilidade de membranas, permitindo a saída de substâncias quimiotáticas que atraem os fatores da coagulação para sua superfície, além de liberarem FV parcialmente ativados.
- Ativação de cofatores FV e FVIII na superfície das plaquetas ativadas. O complexo FVIII/FvW é dissociado, permitindo que o FvW possa mediar a adesão e agregação plaquetárias no sítio da lesão; além disso, pequenas quantidades de trombina ativam o FXI a FXIa na superfície da plaqueta durante essa fase. Simultaneamente, os fatores mencionados são atraídos à superfície das plaquetas onde se inicia rapidamente a fase de propagação.

■ Fase de propagação

É caracterizada pelo recrutamento de um grande número de plaquetas para o sítio da lesão e pela produção dos complexos tenase (ligação FIXa com FVIIIa) e protrombinase (ligação FXa com FVa) na superfície das plaquetas ativadas: FXa é produzido na superfície da plaqueta pelo complexo FIXa/FVIIIa.

Finalmente, o FXa se associa ao FVa ligado à plaqueta durante a fase de amplificação, resultando na formação do complexo protrombinase, o qual converte grande quantidade de protrombina em trombina. Esta é responsável pela clivagem do fibrinogênio em monômeros de fibrina, que polimerizam para consolidar o tampão plaquetário inicial.

■ Fase de finalização

Formado o coágulo de fibrina sobre a área lesada, o processo de coagulação deve se limitar ao sítio da lesão para se evitar a oclusão trombótica do vaso. Para controlar a disseminação da ativação da coagulação, quatro anticoagulantes naturais passam a agir:

- O inibidor da via do fator tecidual (TFPI): proteína secretada pelo endotélio, que forma um complexo quaternário FT/FVIIa/FXa/TFPI inativando os fatores ativados.
- Proteínas C e S: capacidade de inativar os cofatores pró-coagulantes FVa e FVIIIa. A proteína C é uma glicoproteína plasmática dependente de vitamina K que promove a proteólise dos cofatores Va e VIIIa. A atividade da PC é aumentada por outro cofator inibidor, também vitamina K-dependente, a PS.
- Antitrombina: inibe a atividade da trombina e outras serinoproteases, tais como FIXa, FXa, FXIa e FXIIa.

Os distúrbios de homeostasia podem envolver alterações plaquetárias, dos fatores de coagulação, alterações vasculares ou associação destes (Figuras 18.2 a 18.5). Podem ser congênitos ou adquiridos, e manifestam-se com hemorragia, trombose ou vaso-oclusão.

■ Diagnóstico

– *Avaliação clínica*

A história e o exame clínico são fundamentais na análise das coagulopatias. Deve-se caracterizar:

- Idade de início dos sintomas (para diferenciar doenças hereditárias ou adquiridas/secundárias).
- Evolução de procedimentos cirúrgicos.
- Fluxo e duração do ciclo menstrual nas meninas.
- Anemia prévia.
- Antecedentes familiares.
- Uso de medicações, suplementos e chás.

O tipo de sangramento ajuda a caracterizar a alteração homeostática (Tabela 18.6).

– *Exames laboratoriais*

Na triagem dos distúrbios hemorrágicos, é fundamental o raciocínio lógico para evitar exames desnecessários. A triagem inicial é realizada com tempo de sangramento Ivy; hemograma (contagem plaquetas) e coagulograma (TP, TTPA, TT). Na suspeita de alteração de fator de coagulação, prossegue-se com testes específicos como a dosagem de fatores de coagulação. Na presença de quadro trombótico deve-se solicitar dímero-D ou PDF. A combinação de alterações dos exames acima pode sugerir um diagnóstico, que posteriormente será confirmado com mais exames (Tabela 18.7).

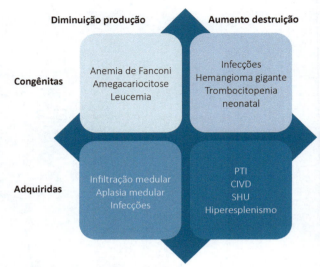

FIGURA 18.2. Principais alterações plaquetárias quantitativas. Fonte: autoria própria.

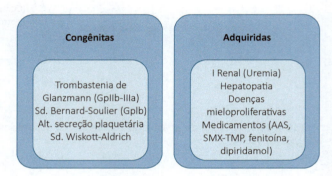

FIGURA 18.3. Principais alterações plaquetárias qualitativas. Fonte: autoria própria.

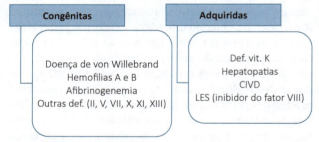

FIGURA 18.4. Principais alterações de fatores de coagulação. Fonte: autoria própria.

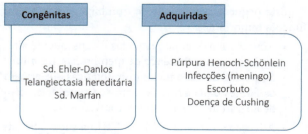

FIGURA 18.5. Principais alterações vasculares. Fonte: autoria própria.

Tabela 18.6. Manifestações clínicas da alteração de hemostasia primária e secundária

	Hemostasia primária	Hemostasia secundária
Alteração	• Número de plaquetas • Função plaquetária • Fator de von Willebrand	• Fatores de coagulação
Possíveis apresentações clínicas	• Petéquias, equimoses, púrpuras • Mucosas: epistaxe, gengivorragia, conjuntival • TGI, GU: menos frequente • Metrorragia e/ou hipermenorragia • Após peq. cortes/pós-op.: imediato, leve a moderado	• Petéquias e púrpuras presentes • Mucosas: pouco frequente • TGI, GU: podem ocorrer • Hemartrose, hematomas grandes músculos: comuns • Cavitário: pleural, peritoneal, retroperitoneal • Pós-op.: tardios e graves

Tabela 18.7. Diagnóstico diferencial de alterações de hemograma e plaquetárias

1. TP, TTPA, plaquetas normais	DvW, disfunção plaquetária, deficiência FXIII, deficiência de α2-antiplasmina, deficiência de PAI-1
2. TTPA prolongado TP e TT, plaquetas normais	Com sangramento anormal: deficiência VIII, IX, XI DvW, heparina, inibidor Sem sangramento anormal: deficiência XII, pré-calicreína, cininogênio
3. TP prolongado TTPA e TT e plaquetas normais	Deficiência VII Deficiência de vitamina K, uso de anticoagulante inibidor vitamina K
4. TP e TTPA prolongados TT nl ou prolongado Plaquetas normais	Deficiência congênita: V, X, protrombina (II), fibrinogênio Deficiência adquirida: deficiência de vitamina K
5. TP e TTPA prolongados plaquetopenia	CIVD, doença hepática
6. TT prolongado TP e TTPA normais	Hipofibrinogenemia, disfibrinogenemia Inibidores: heparina, PDF
7. Plaquetopenia	PTI, trombocitopenia neonatal, infecção, sepse, drogas

DvW: doença de von Willebrand; PTI: púrpura trombocitopênica idiopática; CIVD: coagulação intravascular disseminada.

Púrpura trombocitopênica idiopática (PTI)

É uma doença autoimune caracterizada por destruição das plaquetas pela presença de anticorpos contra GpIIb-IIIa e GpIb-IX, levando ao aumento da degradação e diminuição da produção de plaquetas na medula óssea. A incidência é de cerca de cinco a seis casos /100.000 crianças/ano. Cinquenta por cento das crianças têm idade entre 2 e 6 anos e 70% dos casos ocorrem em menores de 10 anos de idade.

De acordo com o tempo de duração da plaquetopenia, pode ser classificada em:

- Transitória (< 3 meses).
- Persistente (3-12 meses).
- Crônica (> 12 meses).

No geral, autolimitada com recorrência em 10% dos casos e cronicidade em menos de 30% dos casos. Os fatores preditivos de remissão são:

- Início abrupto da plaquetopenia.
- IVAS prévia.
- Sexo masculino.
- Idade < 1 ano.

- Púrpura em mucosas.
- Plaquetas < 5.000/mm³.

■ Diagnóstico

A suspeita diagnóstica se inicia pela história de infecção viral ou vacina de vírus vivo atenuado 2 semanas antes; presença de sangramento em pele (petéquias) e mucosas. A hemorragia com risco morte é rara, ocorrendo em 0,5 a 0,9% dos pacientes, principalmente nos que apresentam plaquetas < 10.000/mm³.

O hemograma típico mostra plaquetopenia < 100.000/mm³ sem alterações de outras séries, e o esfregaço sanguíneo revela plaquetas grandes. Quando a apresentação é típica, sem alterações de outras séries no hemograma, sem sinais de alerta para doença sistêmica/leucemia e idade menor que 10 anos, o mielograma não se faz necessário na investigação inicial.

■ Tratamento

O tratamento não modifica a evolução ou o prognóstico da doença. O objetivo é aumentar o número de plaquetas para evitar sangramentos mais importantes. Está indicado quando há sangramento ativo moderado e/ou plaquetas < 20.000/mm³. As opções são:

- Metilprednisolona 30 mg/kg/dia (máximo 1 g), por 3 dias (resposta esperada em 3-5 dias): mais barato, mais disponível em serviços de saúde; pode retardar o diagnóstico de leucemia em caso de erro diagnóstico.
- Imunoglobulina endovenosa (IVIG) 1 g/kg por 1-2 dias (resposta esperada em 24-48 h): mais cara e menos disponível em serviços de saúde.
- Prednisona 4 mg/kg/dia (a cada 8 h), por 4-5 dias (opção em pacientes com sangramento mínimo).
- Imunoglobulina (IG) anti-D 75 mcg/kg, dose única (pode levar à queda de 0,5-2 g/dL de Hb; é a última opção).

Hemofilia

A hemofilia é uma doença hereditária ligada ao X causada por deficiência do fator VIII (hemofilia A) ou fator IX (hemofilia B). Trinta por cento dos casos são por mutação de novo, ou seja, não apresentam história familiar positiva. A hemofilia A é a mais prevalente (80% dos casos), com incidência de um a dois casos/10.000 nascimentos, enquanto a hemofilia B tem incidência de um caso/50.000 nascimentos.

É classificada de acordo com a atividade do fator em:

- Grave (< 1% de atividade ou < 1 UI/dL).
- Moderada (1-5% de atividade ou 1-5 UI/dL).
- Leve (> 5% de atividade ou > 5 UI/dL).

Pacientes com nível de atividade dos fatores > 40% não apresentam risco aumentado de sangramento.

■ Quadro clínico

As manifestações clínicas de sangramento variam de acordo com a gravidade da doença:

- Pacientes com hemofilia leve apresentam sangramento associado a trauma grave, cirurgias, extrações dentárias.
- Os com hemofilia moderada apresentam sangramento associado a trauma leve, podendo ter hematomas e hemartroses com traumas.
- Aqueles com hemofilia grave apresentam sangramento espontâneo, hemartroses e hematomas musculares.

Três a 5% dos recém-nascidos com hematoma subgaleal ou hemorragia intracraniana neonatal têm hemofilia.

■ Diagnóstico

Os exames de investigação inicial são hemograma e coagulograma. Observa-se hemograma normal, exceto por anemia se o paciente apresentou muito sangramento, TS normal, TP normal e TTPA prolongado.

A confirmação do diagnóstico é realizada através da dosagem dos fatores de coagulação VIII e IX.

■ Tratamento

O tratamento é realizado através da reposição do fator, idealmente em centros de referência com abordagem multidisciplinar, equipe multidisciplinar e programas educativos. Como terapia auxiliar pode-se utilizar DDAVP (aumenta fator vW e transporte do fator VIII), antifibrinolíticos (para sangramento em mucosa), cola de fibrina e gelo.

A reposição do fator pode ser feita sob demanda e/ou de forma profilática. Para o cálculo da dose do fator na reposição, leva-se em conta a gravidade/risco do sangramento (Tabela 18.8) e a meia-vida dos fatores:

- FVIII: 1 U/kg eleva 2% do fator plasmático; meia-vida: 12 h.
- FIX: 1 U/kg eleva 1% do fator plasmático; meia-vida: 24 h.

Adenomegalias

A criança apresenta uma resposta linfoide mais exacerbada em comparação ao adulto, o que torna o linfonodo uma estrutura em constante atividade reativa diante de diferentes estímulos. A maioria das adenomegalias (85 a 87%) está relacionada a processos benignos e autolimitados. Em alguns casos pode estar associada a doenças infecciosas graves, doenças neoplásicas ou autoimunes, por isso é tão importante essa avaliação inicial pelo pediatra.

Etiologia

Os mecanismos de adenomegalias mais frequentes de são:

- A resposta imune a agentes infecciosos (vírus, bactérias, parasitas e fungos).
- A infiltração de células neoplásicas através da circulação sanguínea ou linfática (metástases).
- O aumento de células inflamatórias em infecções que envolvem o linfonodo (linfadenites).
- A proliferação neoplásica de linfócitos/macrófagos (leucemias e linfomas).
- A infiltração de macrófago com depósitos metabólicos (doença de depósito).

Podemos dividir as adenomegalias em dois grandes grupos: as causas infecciosas e as causas não infecciosas (Tabela 18.9).

Diagnóstico

■ Anamnese

A investigação diagnóstica deve ser iniciada pela anamnese, onde se deve questionar a duração do aumento ganglionar, sítios de apresentação, além de associação com febre, emagrecimento, perda de peso, comprometi-

CAPÍTULO 18 ▪ DOENÇAS HEMATOLÓGICAS E ONCOLÓGICAS

Tabela 18.8. Recomendação de reposição de fatores nas hemofilias A e B

Tipo de sangramento		Hemofilia A			Hemofilia B		
		F VIII			F IX		
		20 a 30% (10-15 UI/kg)	40 a 50% (20-30 UI/kg)	80 a 100% (40-50 UI/kg)	20 a 30% (20-30 UI/kg)	40 a 50% (40-50 UI/kg)	80 a 100% (80-100 UI/kg)
Equimose		–	–	–	–	–	–
Hematoma superficial		S.N.	–	–	S.N.	–	–
Hematoma muscular							
	Leve	1× dia/1-5 dias	–	–	1× dia/1-5 dias	–	–
	Grave	–	Elevar a 50% a cada 12 horas por 3-7 dias	Elevar a 100% na 1ª infusão	–	Elevar a 50% a cada 20 horas por 3-7 dias	Elevar a 100% na 1ª infusão
Epistaxe ou gengivorragia		1× dia	S.N.		1× dia	S.N.	
Hemartrose (tratamento precoce ou volumoso; hemartrose em quadril ou ombro)			1 a 2× dia/3 a 5 dias			1× dia/3 a 5 dias	
Hematúria		1× dia/1 a 5 dias	–	–	1× dia/1 a 3 dias	–	–
H.D. alta H.D. baixa		–	–	1 ou 2× dia/7 dias	–	–	1 ou 2× dia/7 dias
Ferimento corto-contuso		S.N.	1× dia/3 dias	–	S.N.	1× dia/3 dias	–
HIC							
	Sem sinais neurológicos	–	Após a 1ª infusão, 1× dia/14 dias	Elevar a 1005 na 1ª infusão	–	Após a 1ª infusão, 1× dia14 dias	Elevar a 100% na 1ª infusão
	Com sinais neurológicos	–	Após a 1ª infusão, elevar a 50% a cada 12 horas por 7 dias e depois a cada 24 horas, até o 14º dia	Elevar a 100% na 1ª infusão	–	Após a 1ª infusão, elevar a 50%, a cada 12 horas por 7 dias e depois a cada 24 horas, até o o 14º dia	Elevar a 100% na 1ª infusão
Hemorragia por grandes traumatismos				12/12 horas por 7 dias. Após, 1× dia por mais 7 dias			12/12 horas por 7 dias. Após, 1× dia por mais 7 dias
Hemorragia em pescoço, assoalho da língua ou face			No 1º dia, 12/12 horas. Após, 1× dia por 7 a 14 dias			No 1º dia, 12/12 horas. Após , 1× dia por 7 a 14 dias	
Hemorragia retroperitoneal		–	3× dia (variável)	Na 1ª infusão	–	2× dia (variável)	Na 1ª infusão

Fonte: Manual de coagulopatias hereditárias do Ministério da Saúde.

Tabela 18.9. Causas de adenomegalia nas crianças

Causas infecciosas	Causas não infecciosas
• Vírus (citomegalovírus, HIV, Epstein-Barr, adenovírus, Coxsackie, sarampo, rubéola, varicela, caxumba, hepatite, vírus respiratórios)	• Doenças neoplásicas (linfoma de Hodgkin e não Hodgkin, leucemias, histiocitose e metástases de tumor sólido)
• Bactérias (*Staphylococcus*, *Streptococcus*, tuberculose, micobactéria atípica, anaeróbios, sífilis, *Bartonella*)	• Doenças autoimunes (artrite reumatoide juvenil, lúpus eritematoso sistêmico)
• Fungos (*Candida, Aspergillus*, criptococos, blastomicose, histoplasmose)	• Malformações congênitas (ducto tireoglosso, cisto branquial, higroma cístico)
• Parasitas (toxoplasmose, calazar, malária, esquistossomose aguda, Chagas agudo)	• Doenças de depósito (Gaucher, Niemann-Pick), imunodeficiências, drogas, outros (hipertireoidismo, doença de Kawazaki, sarcoidose, doença de Castelman)

378 SEÇÃO 2 ▪ PEDIATRIA CLÍNICA (OU PRINCIPAIS AFECÇÕES PEDIÁTRICAS)

mento do estado geral, sintomas respiratórios, sintomas gastrointestinais e osteoarticulares.

Segue-se com o questionamento sobre infecções recorrentes, antecedentes familiares e dados epidemiológicos, como contato com doenças infectocontagiosas, contato com animais e viagens e/ou permanência em zonas reconhecidamente endêmicas.

▪ Exame físico

No exame físico avaliam-se inicialmente as características dos gânglios, a localização anatômica e a quantidade de sítios comprometidos (adenomegalia localizada ou generalizada). Deve-se atentar para a consistência, mobilidade e coalescência do gânglio, além da presença ou não de sintomas inflamatórios associados:

- Geralmente, gânglios móveis, fibroelásticos, hiperemiados e dolorosos estão mais associados a processos inflamatórios/infecciosos.
- Gânglios endurecidos, indolores, confluentes, aderidos e irregulares estão mais associados a doenças neoplásicas.

Quanto à localização anatômica, a presença de gânglios cervicais, inguinais e axilares palpáveis em crianças é muito comum e os gânglios não são considerados aumentados se medem até 15 mm. Gânglios epitrocleares são considerados anormais se medem mais que 5 mm e gânglios palpáveis em região poplítea, ilíaca e supraclavicular são considerados sempre anormais.

A presença de aumentos ganglionares em duas ou mais cadeias anatômicas não contíguas está associada a vários grupos de doenças, principalmente infecções sistêmicas, situação em que seguiremos com investigações complementares com exames laboratoriais e de imagem, conforme a necessidade.

▪ Exames laboratoriais

A investigação laboratorial deve ser iniciada por exames gerais, como hemograma completo, dosagem de proteína C reativa e VHS, que no geral são inespecíficos, mas podem sugerir uma infecção viral ou algum comprometimento onco-hematológico. Complementando essa investigação, podemos solicitar sorologias virais (CMV, EBV e outras, de acordo com a história e o exame físico), DHL e ácido úrico, conforme a suspeita e os resultados analisados.

▪ Exames de imagem

A realização de Rx de tórax conforme a história e apresentação clínica deve ser ponderada, principalmente em quadros com sintomatologia respiratória, para que um aumento mediastinal seja descartado. A ultrassonografia é um método útil para distinguir a natureza da adenomegalia, obtendo informações quanto à consistência (homogêneo, não homogêneo) e sua relação com estruturas adjacentes.

Tratamento

Na grande maioria dos casos de adenomegalias a conduta é expectante até a resolução do quadro, mas devemos levar em consideração as seguintes condições para a decisão quanto à realização da biópsia:

- Gânglios que não estão aumentando, mas que não diminuem após 5 a 6 semanas de evolução ou não se normalizam após 10 a 12 semanas.
- Gânglios que persistem aumentando após 2 a 3 semanas de evolução.
- Gânglios situados em cadeias supraclaviculares ou cervicais baixas/posteriores.
- Gânglios aumentados associados a Rx de tórax com alargamento de mediastino e adenomegalias associadas a febre, perda de peso e/ou emagrecimento, sem esclarecimento diagnóstico.

Leucemias

As leucemias agudas na infância podem ser divididas em mieloides e linfoides, sendo que estas últimas podem ser de linhagem B ou T. Juntas, compõem 25 a 30% da incidência dos cânceres infantis, sendo que as leucemias linfoides são mais comuns (80%), enquanto as mieloides ocupam o segundo lugar (20%).

O pico de incidência das linfoides acontece por volta de 2 a 5 anos de idade, sendo mais comum na etnia branca e no sexo feminino. Já nas mieloides, o pico de incidência é mais tardio, por volta de 7-8 anos de idade.

A proliferação clonal patológica acontece quando células linfoides ou mieloides imaturas adquirem diferentes alterações genéticas que, desencadeadas por agentes multifatoriais externos, infecciosos ou desconhecidos, geram clones leucêmicos. Portanto, será necessário que ocorram eventos que deflagrem a proliferação desorganizada nas células com alteração genética preexistente para gerar um quadro de leucemia. As leucemias mieloides podem ser ainda secundárias a um tratamento quimioterápico prévio ou uma síndrome mielodisplásica (tais leucemias têm um comportamento mais agressivo que as citadas anteriormente).

Quadro clínico

A maioria dos sintomas é secundária à infiltração leucêmica na medula óssea (Tabela 18.10).

A apresentação clínica muitas vezes torna difícil diferenciar a leucemia linfoide da mieloide. Apenas exames de avaliação medular mais detalhados poderão diferenciá-las.

O exame físico pode apresentar esplenomegalia, hepatomegalia e linfonodomegalia. Em alguns casos pode haver dispneia e síndrome da veia cava superior, os quais são consequência de compressão de massas mediastinais

Tabela 18.10. Sinais e sintomas sugestivos de leucemia

Sinal/sintoma	Etiologia
Palidez, fadiga	Anemia
Febre	Liberação de citocinas inflamatórias/infecção
Sangramento gengival, petéquias, hematomas	Trombocitopenia
Dores ósseas, dificuldade para andar	Infiltração óssea

Tabela 18.11. Exames de investigação das leucemias

Morfologia (também chamado de mielograma)	Diferenciar células linfoides de mieloides
Imunofenotipagem	Diferenciar marcadores das células mieloides e linfoides, além dos subtipos de cada linhagem (B ou T nas linfoides, M0 a M7 nas mieloides)
Citogenética	Alterações genéticas recorrentes em cada tipo de leucemia
Biologia molecular	Transcritos de alterações genéticas

(mais comuns em leucemias linfoides). A infiltração dos testículos e sintomas neurológicos são expressões clínicas raras, mais frequentes nas leucemias linfoides, mas que não devem deixar de ser investigados ao exame físico, uma vez que ambos são sítios de disseminação das células leucêmicas.

Se houver assimetria de testículos ou palpação endurecida, deve-se proceder a investigação com ultrassonografia. Assim como a presença de sintomas neurológicos, como paralisias faciais ou crises convulsivas, também deve ser investigada com imagem, além da coleta de líquor que já faz parte da rotina do diagnóstico.

A apresentação de infiltrações extramedulares é comum nas leucemias mieloides, e são chamadas de cloromas, como por exemplo, as infiltrações em pele ou massas sólidas em seios da face. O sangramento gengival pode ser mais frequente nas leucemias mieloides.

As leucemias agudas são responsáveis pela maior faixa de incidência do câncer infantil, e devemos estar atentos a sintomas gerais que podem se confundir com infecções e passar despercebidos em consultas de rotina. A persistência de tais sintomas ou a intensidade devem chamar a atenção para prosseguirmos a investigação diagnóstica.

Diagnóstico

O hemograma normalmente mostra citopenias, como anemia, trombocitopenia e/ou neutropenia. A leucometria inicial pode demonstrar hiperleucocitose em apenas metade dos casos; já o restante contará com leucometria normal ou tendência à leucopenia. A presença de blastos na periferia ocorre na maioria dos casos, mas sua ausência não exclui o diagnóstico. O próximo passo da investigação é a coleta de aspirado medular, que deve ser encaminhado para avaliação conforme mostra Tabela 18.11.

A conjunção desses dados será importante para realizar não apenas o diagnóstico da leucemia, mas também definir fatores prognósticos e de classificação para o protocolo quimioterápico que será utilizado; assim como o diagnóstico diferencial com outras doenças medulares, como síndrome mielodisplásica, aplasia ou pancitopenias secundárias a infecções. Na leucemia a medula apresenta 25% ou mais de blastos.

Além da avaliação medular, será realizada também a coleta de líquor, que avaliará a infiltração de células leucêmicas no sistema nervoso central, sendo fator de risco adicional para prognóstico e tratamento das leucemias linfoides.

As leucemias mieloides agudas (LMA) são mais agressivas que as leucemias linfoides agudas (LLA) na infância, tornando-se essencial o diagnóstico diferencial das mesmas. Ao diagnóstico, o quadro clínico torna-se indiferente na LLA e LMA, sendo necessária avaliação medular para diferenciá-las.

Fatores prognósticos e classificação de risco

Fatores clínicos e biológicos são preditores de prognóstico das leucemias. A importância em definir tais fatores encontra-se na definição de tratamentos mais agressivos para aquelas doenças de alto risco de recidiva.

A Tabela 18.12 elenca alguns fatores de risco considerados de pior prognóstico para os pacientes portadores de leucemias.

Tabela 18.12. Fatores de risco de pior prognóstico nas leucemias

Fatores de risco LLA	Fatores de risco LMA
• Idade < 1 ano ou ≥ 9 anos • Leucometria inicial (acima de 50.000 são considerados alto risco) • Uso prévio de corticoide • Sistema nervoso central com presença de células neoplásicas em líquor • Resposta inicial ao tratamento (fase de indução) • Linhagem da leucemia (LLA T é mais grave que LLA B)	• Alterações citogenéticas • Secundária a tratamento quimioterápico • Transformação de síndrome mielodisplásica

Um grupo especial é o dos pacientes portadores de síndrome de Down, que devem ser tratados com quimioterapia de menor intensidade e na maioria das vezes têm um prognóstico melhor que outras crianças nesse grupo de doenças.

Tratamento

O tratamento para LLA dura de 2 anos a 2 anos e 6 meses, com intensidade variável durante o tempo de tratamento. A fase de indução, a qual corresponde ao primeiro mês de tratamento, exige um cuidado maior do paciente, com profilaxias infecciosas, suporte de hemoderivados e consultas mais frequentes com oncologista.

O tratamento para LMA é mais curto e intenso, totalizando 6 a 8 meses de terapia quimioterápica. O suporte clínico torna-se elemento essencial para garantir um menor risco de complicações, como infecções e sangramento nestas crianças durante o tratamento.

Graças à intensificação dos novos tratamentos e a algumas terapias-alvo, o transplante de medula óssea está cada vez mais restrito a um grupo desfavorável de pacientes. A indicação ficará reservada aos pacientes que não respondam bem à terapia inicial, tenham fatores citogenéticos sabidamente desfavoráveis ao diagnóstico ou que recaiam precocemente da doença.

Toxicidade e efeitos colaterais tardios

A maioria dos efeitos colaterais é temporária. A maior causa de mortalidade durante o tratamento são as infecções, decorrentes da imunossupressão advinda do tratamento. As toxicidades mais frequentes ligadas à terapia são:

- Mielotoxicidade.
- Neuropatias.
- Constipação.
- Mucosites.
- Diabetes secundária.
- Distúrbios de comportamento secundários ao corticoide.
- Fácies cushingoide.
- Reações alérgicas.
- Tromboses.

Os pacientes maiores de 10 anos de idade são mais suscetíveis a eventos adversos do que as crianças menores.

Dentre os efeitos tardios encontram-se as disfunções cardíacas provocadas pelas quimioterapias cardiotóxicas usadas durante o tratamento e déficits neurocognitivos secundários a terapias intratecais, radioterapia ou corticoide.

Linfomas

Os linfomas podem ser divididos de acordo com os tipos histológicos em Hodgkin (LH) e não Hodgkin (LNH). São uma categoria de doenças onco-hematológicas que mistura sintomas associados às leucemias e aos tumores sólidos. Apesar de poder se comportar como tumores sólidos em alguns aspectos, a disseminação pode ocorrer para o sistema linfático, o que pode conferir sintomas semelhantes aos das leucemias.

Os LNH são responsáveis pelo terceiro lugar de incidência depois das leucemias e tumores de SNC, correspondendo a cerca de 15% dos cânceres infantis. Os LNH são mais comuns que os LH nas crianças menores de 10 anos, e são incomuns nas crianças menores de 5 anos.

A incidência dos LNH está relacionada com os tipos histológicos, sendo a histologia de Burkitt a mais frequente nas crianças entre 5 e 15 anos. Os linfomas linfoblásticos têm a mesma incidência durante toda a faixa etária, enquanto os linfomas difusos de grandes células e os anaplásicos são mais frequentes nos adolescentes.

Imunodeficiências congênitas ou quadros de imunossupressão adquiridos estão intrinsecamente relacionados ao aumento da incidência dos LNH, assim como a relação entre EBV (vírus Epstein-Barr), principalmente nos linfomas de Burkitt e de Hodgkin.

Quadro clínico

O quadro clínico dos LNH depende de sua localização. Linfomas cervicais apresentam-se como tumorações de crescimento rápido, indolor, que não melhoram com cursos de antibióticos, ao contrário das adenites, que podem ser diagnóstico diferencial desta doença. Os linfomas abdominais podem apresentar-se com aumento de volume abdominal, obstrução ou simples mudança do hábito intestinal. Muitos casos de intussuscepção em idade fora do habitual devem remeter ao diagnóstico diferencial de linfomas, principalmente do tipo Burkitt.

Já os linfomas de Hodgkin, mais comuns nos adolescentes, são quadros mais insidiosos, com aumento do volume cervical ou quadros respiratórios persistentes com sintomas progressivos associados a febre, sudorese noturna, emagrecimento e perda de peso > 10%, os quais são denominados de sintomas B. A presença de prurido não é definida como sintoma B, mas é bastante frequente no quadro clínico dos linfomas.

Diagnóstico

O diagnóstico inicia-se por anamnese e exame físico, prosseguindo com investigação por imagem (ultrassonografia, tomografia computadorizada e ressonância magnética) dos locais acometidos. Os exames laboratoriais também são essenciais para auxiliar no diagnóstico, sendo necessária a coleta de enzima desidrogenase lática (DHL – a qual estará aumentada nos LNH e poderá estar normal nos LH), eletrólitos, função renal e ácido úrico. A confirmação do diagnóstico, bem como a definição do tipo histológico, ocorrerá após a biópsia da massa.

Para estadiamento da doença, biópsia de medula óssea e mielograma deverão ser realizados, bem como a solicitação de PET (*positron emition tomografy*) para avaliação da extensão da doença.

Tratamento

O tratamento dos linfomas será pautado na quimioterapia, que na fase inicial deverá ser realizada sob cuidados hospitalares, uma vez que a destruição das células neoplásicas pode cursar com distúrbios metabólicos importantes, requerendo intensa hidratação e controle dos eletrólitos e ácido úrico, produtos da degradação celular. Tal afirmação torna-se especialmente verdadeira para os LNH.

Os linfomas de Hodgkin, a depender do seu estadiamento, serão consolidados com radioterapia, além da quimioterapia. Na refratariedade ou recidiva da doença o transplante autólogo poderá ser realizado como terapia de resgate desses pacientes.

A cirurgia com ressecção total na maioria das vezes é pouco provável, pela localização e extensão da doença ao diagnóstico. A quimioterapia nos linfomas torna-se a primeira opção de tratamento.

Tumores sólidos mais comuns na infância

Tumores abdominais

- Neuroblastomas

Os neuroblastomas (NB) correspondem a 8% de todos os tumores malignos em pacientes menores de 15 anos, e constituem o grupo de neoplasias sólidas extracranianas mais frequente nesta faixa etária. Cerca de 15% de todos os óbitos em pacientes oncológicos infantis são causados por esta neoplasia.

A maioria dos NB ocorre na região intra-abdominal (65% dos casos, mais de 50% em adrenal), mas podem ser lesões primárias de mediastino ou qualquer local do sistema nervoso simpático, pois são derivados da crista neural.

Sua incidência é de aproximadamente dez casos por milhão de crianças até 15 anos. A grande maioria apresenta-se em crianças abaixo de 5 anos de idade, com idade média ao diagnóstico de 21 meses.

– *Quadro clínico*

O quadro clínico dos neuroblastomas é extremamente variado e depende das peculiaridades da área envolvida, das características do tumor e das metástases à distância (Tabela 18.13 e Figura 18.6).

Sintomas inespecíficos como vômitos, perda de peso, febre intermitente e dor óssea são frequentes. Pode ainda associar-se a algumas síndromes paraneoplásicas, como diarreia aquosa prolongada (por secreção de VIP) e síndrome de Kinsbourne (opsoclonia, mioclonia e ataxia).

– *Diagnóstico*

O diagnóstico é firmado pela presença de achados histopatológicos específicos ou pela presença de células

Tabela 18.13. Sinais e sintomas de neuroblastoma

Doença localizada (40% dos casos)	• Massa abdominal: às vezes assintomática, pode estar associada a dor e hipertensão renovascular • Massa cervical: associada à síndrome de Horner (lesão dos nervos faciais e oculares que fazem parte do sistema nervoso simpático) • Massa paraespinal: perda de força muscular, paralisia, disfunção vesical e retal
Doença metastática	• Queda do estado geral • Dor • Equimoses periorbitais • Fraturas patológicas • Macrocefalia

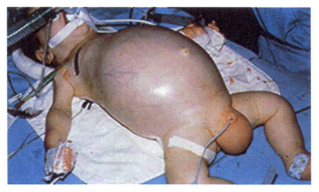

FIGURA 18.6. Massa abdominal. Fonte: Serviço de origem – ITACI (Instituto de Tratamento do Câncer Infantil).

de neuroblastoma em aspirado de medula óssea ou biópsia de medula óssea e catecolaminas urinárias elevadas (Quadro 18.2).

QUADRO 18.2 – Principais exames para diagnóstico e estadiamento do neuroblastoma

- Tomografia computadorizada: abdome, pelve e mediastino
- Ressonância nuclear magnética: para lesões paraespinais
- Cintilografia óssea com Tc-99: caracterização de metástases ósseas
- Cintilografia MIBG (123I): detecção de metástases
- Exames laboratoriais como: hemograma, perfil eletrolítico, ácido úrico, DHL, enzimas hepáticas, ferritina, ureia, creatinina e catecolaminas urinárias
- Duas aspirações e duas biópsias de medula óssea em locais diferentes: investigação de metástases

– *Estadiamento e estratificação de risco*

O estadiamento depende da possibilidade de ressecção cirúrgica, do acometimento de gânglios e da presença de metástases à distância (Tabela 18.14).

A estratificação de risco leva em conta o estádio (INSS), os fatores biológicos (amplificação ou não de MYCN e a quantificação de DNA), a idade da criança e a histologia do tumor (definido por Shyimada: tumor favorável ou desfavorável dependendo da diferenciação histológica).

Tabela 18.14. Estadiamento do neuroblastoma de acordo com o INSS

Estádio	Características
1	Tumor localizado, ressecção completa, com ou sem doença residual microscópica
2A	Tumor localizado com ressecção incompleta, gânglios ipsilaterais sem doença e não aderidos
2B	Tumor localizado com ou sem ressecção macro completa, gânglios ipsilaterais não aderidos positivos. Gânglios contralaterais negativos
3	Tumor unilateral irressecável, com ou sem envolvimento de gânglios regionais; ou tumor unilateral localizado com gânglios contralaterais positivos
4	Metástases à distância
4S	Pacientes < 1 ano, tumor localizado, com disseminação para pele, fígado e MO (< 10% de infiltração)

Fonte: INSS: International neuroblastoma Staging Group. Cohn SL, Bagatell R, Hogarty MD, et al. Neuroblastoma. Lancet Oncol. 2007;369:2106-20.

– Tratamento

O tratamento do neuroblastoma é baseado no grupo de risco da criança:

- Pacientes de baixo risco têm chance alta de cura apenas com cirurgia ou com observação de regressão espontânea, como em pacientes em estádio 4S.
- Pacientes de risco intermediário, além de cirurgia, devem receber quimioterapia.
- Pacientes de alto risco requerem um tratamento mais agressivo, incluindo quimioterapia convencional, MIBG terapêutico na tentativa de controle de possível doença residual mínima, transplante autólogo de medula óssea, além do uso de imunoterapia e ácido 13-cis-retinoico.

A radioterapia é reservada para alguns casos de doença ativa após o uso de quimioterapia.

■ Sarcomas

Sarcomas são tumores malignos que se originam a partir de células mesenquimais primitivas. Fazem parte de um grupo heterogêneo de tumores, com vários subtipos histológicos: fibrossarcoma, leiomiossarcoma, lipossarcoma, rabdomiossarcoma, entre outros.

O rabdomiossarcoma é o mais frequente entre os sarcomas de partes moles na infância e adolescência, correspondendo a cerca de 60% dos casos. Sua incidência é de 4,5 casos por milhão de crianças até 15 anos e em sua maior parte acomete crianças abaixo de 6 anos. Têm sua origem em células primitivas que se especializam em musculatura estriada.

A maioria dos casos ocorre esporadicamente, sem ser reconhecido fator predisponente ou fator de risco.

Condições genéticas associadas ao rabdomiossarcoma incluem:

- Síndrome de Li Fraumeni (mutações germinativas p53, com aumento de suscetibilidade ao câncer).
- Neurofibromatose tipo 1.
- Síndrome de Beckwith-Wiedemann (hipertrofia fetal e alterações em 11p15, também associada ao tumor de Wilms e hepatoblastoma).
- Síndrome de Costello (retardo de crescimento pós-natal, fácies disforme, atraso do desenvolvimento e tendência ao aparecimento de tumores sólidos).
- Síndrome de Noonan.

– Quadro clínico

As manifestações clínicas do rabdomiossarcoma dependem de sua localização, infiltração de órgãos vizinhos e presença de metástases.

Podem estar localizados na cabeça e no pescoço, no trato genitourinário, nas extremidades e em outras regiões.

- Cabeça e pescoço: cerca de 40% dos casos ocorrem nesta região. São divididos em parameníngeos (oriundos do antro da face, ouvido médio, base de crânio, fossa nasofaríngea e mastoide), e não parameníngeos (oriundos de couro cabeludo, face, glândulas salivares, cavidade oral, orofaringe, laringe e região cervical) (Figura 18.7):
  - Os tumores orbitais geralmente se manifestam com oftalmoplegia e proptose ocular, de crescimento progressivo. Os parameníngeos normalmente causam obstrução da cavidade nasal, de seios paranasais ou canal auditivo, simulando quadro de otite ou sinusite crônica, muitas vezes com produção de material mucoso, purulento ou sanguinolento. A extensão para as meninges pode causar paralisia de pares cranianos.
- Trato genitourinário: podem acometer bexiga, vagina, útero, região paratesticular e próstata. As manifestações mais comuns em relação ao acometimento de bexiga são hematúria e obstrução urinária. Quando acometem a vagina os sintomas são sangramento vaginal, leucorreia ou prolapso do tumor pela vagina:
  - As adolescentes são mais acometidas no útero, apresentando-se com massa na região hipogástrica, prolapso do tumor ou sangramento vaginal. Nos meninos, o sarcoma paratesticular se manifesta com aumento de região escrotal ou inguinal (Figura 18.8). Na próstata, o tumor manifesta-se por grandes massas pélvicas, que comprimem e infiltram os tratos urinário e digestivo. A retenção urinária é uma queixa frequente nesses casos.

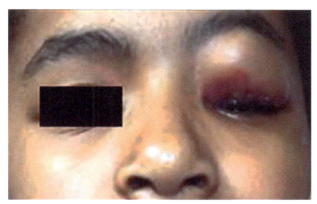

FIGURA 18.7. Rabdomiossarcoma na órbita. Fonte: Serviço de origem – ITACI (Instituto de Tratamento do Câncer Infantil).

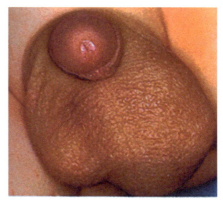

FIGURA 18.8. Rabdomiossarcoma paratesticular. Fonte: Serviço de origem – ITACI (Instituto de Tratamento do Câncer Infantil).

- Extremidades: aumento do membro lesionado, associado a dor intensa e muitas vezes outros sinais flogísticos.
- Outras regiões: doenças intratorácicas, retroperitoneais ou pélvicas normalmente se manifestam com grandes massas sólidas, podendo estar associada à dor.

– *Diagnóstico*

O diagnóstico baseia-se em uma história clínica completa, exame físico, exames laboratoriais e exames de imagem que incluem tomografia computadorizada ou ressonância magnética da região acometida, além dos exames necessários para estadiamento, como tomografia computadorizada de crânio e abdome, cintilografia óssea, exame da medula óssea, e em algumas situações a coleta de LCR.

O diagnóstico é estabelecido por meio do exame histopatológico resultante da biópsia do local suspeito.

– *Estadiamento e determinação de risco*

O estadiamento considera a ressecabilidade do tumor, seu tamanho, tipo histológico, local primário e presença de metástases, e vai determinar o estádio da doença e o grupo de risco do paciente, com objetivo de estabelecer o melhor planejamento terapêutico.

Os grupos são baseados na extensão da doença e na ressecção cirúrgica inicial, e complementados pelo estadiamento TNM (Tabelas 18.15 e 18.16).

Com as informações do estadiamento os pacientes são classificados em três categorias de risco (Tabela 18.17).

– *Tratamento*

O rabdomiossarcoma necessita de controle sistêmico e local. Seu tratamento inclui quimioterapia, radioterapia e cirurgia. A modalidade terapêutica é definida de acordo com o grupo de risco de cada paciente.

Tabela 18.15. Estadiamento cirúrgico do rabdomiossarcoma segundo o IRS

Grupo	Características
1	Doença localizada, totalmente removida, margens livres
2	Doença removida e margens microscopicamente afetadas Remoção completa, com margens livres, linfonodos regionais invadidos e totalmente retirados Doença removida mas com restos microscópicos, linfonodos invadidos e totalmente retirados
3	Doença parcialmente removida ou submetida apenas a biópsia
4	Metástases hematogênicas

IRS: *Intergroup Rhabdomyosarcoma Study.*

Fonte: Lawrence W Jr, Gehan EA, Hays DM, et al.: Prognostic significance of staging factors of the UICC staging system in childhood rhabdomyosarcoma: A report from the Intergroup Rhabdomyosarcoma Study (IRS-II). J Clin Oncol. 1987;5:46-54.

O prognóstico dos pacientes com rabdomiossarcoma depende principalmente do sítio primário, da extensão do tumor, do subtipo histológico, estágio tumoral e da presença de alterações citogenéticas. Pacientes com rabdomiossarcoma de órbita, cabeça e pescoço não parameníngeos, paratesticular ou da região de vagina e útero evoluem melhor que os pacientes com doença em extremidades e parameníngea. A translocação t(2; 13), mais frequente nas formas alveolares, está associada a pior prognóstico.

Tumores do sistema nervoso central

Os tumores do sistema nervoso central (SNC) correspondem a cerca de 20% das neoplasias pediátricas e representam a segunda neoplasia mais comum na infância.

Podem se formar praticamente em qualquer tipo de célula ou tecido do cérebro. Em crianças o local mais

Tabela 18.16. Estadiamento clínico TNM dos rabdomiossarcomas

1	• Órbita • Cabeça e pescoço não paramENíngeo • Paratesticular, vagina, útero • Árvore biliar	T1 ou T2	a ou b	N0, N1 ou Nx
2	• ParamENíngeo • Bexiga e próstata • Extremidades • Tronco • Períneo	T1 ou T2	a	N0 ou Nx
3	• ParamENíngeo • Bexiga e próstata • Extremidades • Tronco • Períneo	T1 ou T2	a b	N1 N0, N1 ou Nx
4	• Metástases à distância	T1 ou T2	a ou b	N0 ou N1

T1: confinado ao local de origem; T2: extensão a territórios vizinhos; a: < 5 cm; b: > 5 cm; N0: sem envolvimento linfonodal; N1: linfonodos invadidos; Nx: situação linfonodal desconhecida.

Fonte: Donaldson SS, Maurer H, Webber BL, et al.: Intergroup Rhabdomyosarcoma Study-IV: Results for Patients with Nonmetastatic Disease. J Clin Oncol. 2001;19:3091-3102.

Tabela 18.17. Grupos de risco

Risco	Características
Baixo	• Rabdomiossarcoma embrionário • Estádio 1, grupos 1, 2, 3 • Estádios 2, 3, grupos 1, 2
Intermediário	• Rabdomiossarcoma alveolar localizado • Rabdomiossarcoma embrionário estádios 2, 3, grupo 3
Alto	• Doença metastática

Fonte: Walterhouse D, Watson A. Optimal management strategies for rhabdomyosarcoma in children. Paediatr Drugs. 2007;9(6):391-400.

comum é na parte inferior do cérebro, como cerebelo e tronco cerebral.

A etiologia da maioria dos tumores do SNC é incerta, sendo sua origem multifatorial. A incidência destes tumores é maior quando estão associados a algumas síndromes genéticas, como:

- Neurofibromatose tipo 1 (associado a glioma de baixo grau).
- Esclerose tuberosa (associada a astrocitoma subependimário de células gigantes – SEGA).
- Síndrome de Turcot (com meduloblastoma).
- Síndromes de Gorlin, Li-Fraumeni, von Hippel-Lindau.

O quadro clínico vai depender da idade da criança e principalmente da localização do tumor.

Os sintomas mais comuns estão descritos no Quadro 18.3.

Existem muitos tipos de tumores cerebrais, que geralmente recebem o nome do tipo de célula da qual se desenvolvem. Os tipos mais comuns na infância estão representados na Figura 18.9.

QUADRO 18.3 — Sinais e sintomas de tumores de SNC

- Convulsões
- Mudanças de comportamento e humor
- Cefaleia associada a sinais de alarme como despertar noturno e vômitos
- Fraqueza ou paralisia de parte do corpo
- Alterações visuais ou auditivas
- Alteração de marcha e equilíbrio

■ Astrocitomas

Os astrocitomas têm origem em células chamadas astrócitos. São o tipo mais comum de glioma (termo para um grupo de tumores que se iniciam em células gliais). Podem apresentar crescimento lento, no caso dos tumores de baixo grau (graus I e II), ou crescimento mais rápido e agressivo, como nos tumores de alto grau (III e IV) (Tabela 18.18).

Tabela 18.18. Classificação dos tumores astrocíticos segundo a OMS

Tumores astrocíticos	Grau
1. Astrocitoma pilocítico Astrocitoma pilomixoide	I II
2. Astrocitoma subependimário de células gigantes	I
3. Xantoastrocitoma pleomórfico	II
4. Astrocitoma difuso	II
5. Astrocitoma anaplásico	III
6. Glioblastoma multiforme	IV
7. *Gliomatosis cerebri*	III

Fonte: OMS: Organização Mundial de Saúde.

Os gliomas de alto grau são altamente malignos. Podem se desenvolver em qualquer parte do cérebro ou

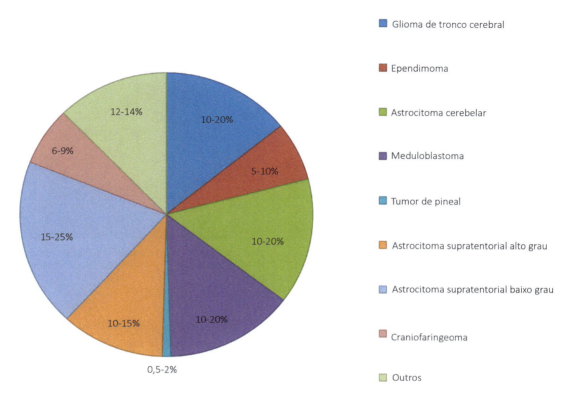

FIGURA 18.9. Incidência aproximada dos tumores de SNC na criança. Fonte: Pizzo PA & Poplack DG. Principles and Practice of Pediatric Oncology. 6th ed., Filadélfia: JB Lippincott Co.

medula espinal, ocorrendo com maior frequência no lobo frontal, temporal ou parietal. Os sintomas mais comuns são: cefaleia, vômitos, convulsões, alteração de fala e personalidade. Os gliomas de baixo grau normalmente têm um curso indolente, com sintomas insidiosos.

O diagnóstico é estabelecido através de achados clínicos, exames de imagem como tomografia computadorizada e ressonância magnética, e comprovado pelo estudo anatomopatológico.

O objetivo do tratamento é a ressecção cirúrgica completa da lesão. Tumores parcialmente ressecáveis ou irressecáveis e tumores de alto grau exigem tratamento complementar com radioterapia e quimioterapia.

Meduloblastoma

Corresponde a 20% de todos os tumores do SNC da infância. O pico de incidência é em torno de 3 e 4 anos, e depois entre 8 e 9 anos de idade.

É um tumor embrionário originário de uma célula primitiva neuroectodérmica do cerebelo. Geralmente cresce no *vermis* cerebelar até preencher o quarto ventrículo e invadir estruturas adjacentes, causando sinais de hidrocefalia obstrutiva e disfunção cerebelar.

Nos primeiros anos de vida o paciente pode apresentar irritabilidade, letargia, vômitos, atraso do desenvolvimento neuropsicomotor e aumento do perímetro cefálico.

O diagnóstico e o estadiamento devem ser avaliados pela tomografia computadorizada e ressonância nuclear magnética de crânio, coluna cervical, torácica e lombossacra, importante para verificar o comprometimento local e a presença de doença metastática. A coleta liquórica é mandatória, uma vez que 30% das crianças apresentam líquor infiltrado ao diagnóstico.

Após o estadiamento, cirurgia e análise de marcadores moleculares, os pacientes são estratificados em grupos de risco, nos quais será baseado o tratamento.

Fatores de bom prognóstico incluem:

- Idade do paciente acima de 3 anos.
- Ressecção completa do tumor ou resíduo menor que 1,5 cm².
- Histologia clássica ou desmoplásica.
- Ausência de metástases.

Achados de genética molecular vêm mudando o estadiamento desses tumores. Aumento da expressão do receptor de tirosinoquinase e erb-B2, e amplificação de n-myc e c-myc, estão associados a pior prognóstico.

O tratamento consiste em cirurgia, quimioterapia e radioterapia.

Glioma de tronco cerebral

Os gliomas são tumores formados a partir de células da glia. Correspondem a cerca de 10% de todos os tumores SNC. Ocorrem em qualquer faixa etária, mas são mais frequentes entre 5 e 9 anos de idade. É um tumor de difícil controle, com prognóstico reservado.

Os sinais e sintomas mais frequentes são: incoordenação, estrabismo, paralisia facial, distúrbios respiratórios, engasgo, dificuldade para falar e distúrbio auditivo.

O diagnóstico é realizado por exames de imagem como tomografia computadorizada e ressonância nuclear magnética. Em alguns casos, a biópsia por estereotaxia é indicada.

A cirurgia, sempre que possível, é o tratamento de escolha, principalmente em lesões focais e acessíveis.

A radioterapia melhora os sintomas e deve ser utilizada. Alguns protocolos associam quimioterapia ao tratamento, com pouca resposta terapêutica.

Tumor de Wilms

O tumor de Wilms, também conhecido como nefroblastoma, é a neoplasia renal mais frequente na infância, correspondendo a 95% dos tumores renais diagnosticados em crianças abaixo de 15 anos.

Geralmente é diagnosticado ao redor dos 3 anos de idade, ocorrendo com igual frequência nos sexos masculino e feminino. A incidência é de oito casos por milhão em menores de 15 anos.

Esta neoplasia apresenta associação com anomalias congênitas, principalmente do aparelho genitourinário (hipospádia, criptorquidia, hermafroditismo e disgenesias gonadais) e algumas síndromes (Quadro 18.4).

Quadro clínico

Frequentemente as crianças não apresentam nenhum sintoma, sendo o tumor descoberto pelo pediatra em um exame físico de rotina ou, em alguns casos, pelos próprios pais, que palpam uma massa firme e não dolorosa em abdome (Figura 18.10).

Os sintomas que podem estar associados incluem: dor abdominal, vômitos, hipertensão arterial, hematúria e febre.

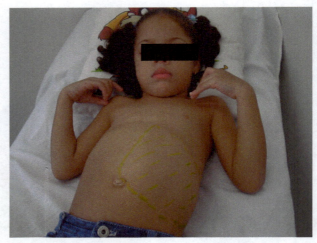

FIGURA 18.10. Massa abdominal. Fonte: Serviço de origem – ITACI (Instituto de Tratamento do Câncer Infantil).

Diagnóstico e estadiamento

O diagnóstico se faz através de exames clínicos, laboratoriais e de imagem. Exames hematológicos, bioquímicos e análise urinária devem ser realizados. A ultrassonografia abdominal é o exame inicial de escolha. Ela permite caracterizar a origem da massa, sua consistência e extensão local. A tomografia computadorizada (TC) também é utilizada, caracterizando mais detalhadamente a anatomia do tumor, sua localização e extensão para outros órgãos.

Metástases ocorrem em cerca de 10 a 15% dos pacientes ao diagnóstico, sendo pulmão e fígado os locais mais frequentes, desta forma deve ser realizada radiografia de tórax, TC de tórax e abdome para investigação (Tabela 18.19).

Tratamento

O tratamento consiste em quimioterapia, cirurgia e, em alguns casos, radioterapia. O prognóstico do tumor de Wilms é bom, com índices de cura de 90%, de acordo com grupos cooperativos multidisciplinares como o *Internacional Society of Pediatric Oncology* (SIOP) e o Grupo Brasileiro para o Tratamento do Tumor de Wilms (GCBTTW).

QUADRO 18.4 — Síndromes genéticas associadas ao tumor de Wilms

- Síndrome de Beckwith-Wiedmann: caracterizada por macroglossia, gigantismo, hemi-hipertrofia, onfalocele (defeitos congênitos da parede abdominal com exteriorização de alças intestinais e vísceras) e visceromegalias
- Síndrome de Denys-Drash: caracterizada por genitália ambígua e insuficiência renal progressiva
- Síndrome de WAGR: caracterizada por aniridia, retardo mental e anomalias genitourinárias

Tabela 18.19. Estadiamento do tumor de Wilms segundo a SIOP e o COG

Grau	Características
I	Tumor restrito ao rim, completamente ressecado, cápsula intacta e vasos do seio renal livres
II	Tumor estendido além do rim com acometimento da cápsula renal, mas sem ultrapassá-la, acometimento de seio renal ou remoção completa do trombo na veia cava
III	Tumor residual local, incluindo margens positivas, linfonodos abdominais acometidos ou com sinais de necrose, implantes peritoneais ou ruptura tumoral pré ou intraoperatória, tumor irressecável ou qualquer biópsia prévia
IV	Metástases hematogênicas (pulmão, fígado) ou para linfonodos extra-abdominais
V	Tumores bilaterais

SIOP: *International Society of Pediatric Oncology;* COG: *Children's Oncology Group.*

Fonte: Perlman EJ. Pediatric renal tumors. Practical updates for the pathologist. Pediatr Dev Pathol. 2005;8(3):320-38.

Conceitos-chave

- A hematopoiese permite a renovação celular contínua, resultando na manutenção de níveis estáveis dos elementos do sangue: leucócitos, plaquetas e eritrócitos.

- Na avaliação do paciente com anemia é importante a observação minuciosa da história, do exame físico e de exames complementares para caracterização morfológica da mesma, baseada no hemograma/VCM, reticulócitos, perfil de ferro e provas de hemólise, quando necessárias.

- Doença falciforme é uma alteração genética caracterizada por anemia hemolítica crônica e fenômenos vaso-oclusivos que levam a crises dolorosas e lesões teciduais e orgânicas progressivas.

- O tratamento da doença falciforme visa o acompanhamento multiprofissional para que os eventos agudos possam ser evitados, identificados precocemente e a mortalidade reduzida.

- As leucemias linfoides agudas (LLA) são responsáveis por 20 a 25% dos cânceres infantis.

- O tratamento das leucemias baseia-se em imunossupressão grave com quimioterapia, e em alguns casos radioterapia com transplante como consolidação.

- Os linfomas são a terceira causa de doença oncológica na infância.

- Os linfomas não Hodgkin são mais comuns que os Hodgkin em crianças até 10 anos, e na adolescência os Hodgkin são o tipo mais comum.

- Os neuroblastomas correspondem a 8% de todos os tumores malignos em pacientes menores de 15 anos, e constituem o grupo de neoplasias sólidas extracranianas mais frequentes nesta faixa etária.

- Sintomas inespecíficos como vômitos, perda de peso, febre intermitente e dor óssea são frequentes nos pacientes com neuroblastomas. Pode ainda associar-se a algumas síndromes paraneoplásicas, como diarreia aquosa prolongada (por secreção de VIP) e síndrome de Kinsbourne (opsoclonia, mioclonia e ataxia).

- Sarcomas são tumores malignos que se originam a partir de células mesenquimais primitivas.

- O rabdomiossarcoma é o mais frequente entre os sarcomas de partes moles na infância e adolescência.

- Os tumores de SNC podem se formar praticamente em qualquer tipo de célula ou tecido do cérebro. Em crianças o local mais comum é na parte inferior do cérebro, como cerebelo e tronco cerebral.

- Os sinais e sintomas mais comuns dos tumores de SNC são: convulsões, mudanças de comportamento e humor, cefaleia associada a sinais de alarme, como despertar noturno e vômitos, fraqueza ou paralisia de parte do corpo, alterações visuais ou auditivas e alteração de marcha e equilíbrio.

- O tumor de Wilms, também conhecido como nefroblastoma, é a neoplasia renal mais frequente na infância.

- Frequentemente as crianças com tumor de Wilms não apresentam nenhum sintoma, sendo o tumor descoberto pelo pediatra em um exame físico de rotina ou, em alguns casos, pelos próprios pais.

- A ultrassonografia abdominal é o exame inicial de escolha para diagnóstico do tumor de Wilms, ela permite caracterizar a origem da massa, sua consistência e extensão local. A tomografia computadorizada (TC) também é utilizada, caracterizando mais detalhadamente a anatomia do tumor.

Questões

1. Quais os locais de hematopoiese na vida intrauterina?

2. Cite fatores reguladores do crescimento hematopoiético que estão disponíveis para uso clínico e sua ação.

3. Com base na interpretação do hemograma, como podemos classificar as anemias de acordo com a morfologia?

4. Nas anemias normocíticas normocrômicas, qual a principal alteração que aumenta os reticulócitos? E como devemos investigá-la?

5. Qual a definição de anemia hemolítica?

6. Quais as principais complicações agudas da doença falciforme?

7. Descreva a classificação das neutropenias.

8. Como devemos proceder na prevenção e no tratamento de um paciente neutropênico?

9. Quais as fases que compõem a atual teoria da coagulação baseada em superfícies celulares?

10. Em qual fase da teoria da coagulação baseada em superfícies celulares há formação de trombina e quais as principais funções da trombina formada?

11. Como se faz o diagnóstico e tratamento da PTI?

12. Como se faz o diagnóstico de hemofilia?

13. Descreva as principais causas das adenomegalias.

14. Como devemos proceder numa investigação diagnóstica de adenomegalia?

15. Quais os tipos de leucemia mais incidentes na infância e qual o quadro clínico em que se deve suspeitar da doença?

16. Como realizar o diagnóstico de leucemia?

17. Quais as principais diferenças clínicas entre os linfomas de Hodgkin (LH) e não Hodgkin (LNH)?

18. Quais os sinais e sintomas associados ao neuroblastoma?

19. Quais os principais exames utilizados para diagnóstico e estadiamento do neuroblastoma?

20. Quais as principais síndromes genéticas associadas ao rabdomiossarcoma?

21. Quais as principais localizações e respectivas manifestações clínicas do rabdomiossarcoma?

22. Quais as principais síndromes associadas aos tumores de SNC?

23. Quais os principais sinais e sintomas associados aos tumores de SNC?

24. Quais as principais síndromes associadas ao tumor de Wilms?

25. Quais os principais sinais e sintomas associados ao tumor de Wilms?

BIBLIOGRAFIA CONSULTADA

- Arnold SD, Bhatia M, Horan J, Krishnamurti L. Haematopoietic Stem Cell Transplantation for Sickle cell disease- current practice and new approaches. Br J Haematol. 2016 Aug;174(4):515-25. doi: 10.1111/bjh.14167. Epub 2016 jun 2.
- Behrman RE, Jenson HB, Kliegman R. Nelson. Tratado de Pediatria. 19ª ed. Philadelphia: Elsevier; 2001. cap. 4, p. 441, 1646-48.
- Carneiro JDA, et al. Hematologia Pediátrica – Coleção Pediatria Instituto da Criança HC-FMUSP. Barueri: Manole; 2013;5:51-68.
- Carneiro JDA, et al. Hematologia Pediátrica – Coleção Pediatria Instituto da Criança HC-FMUSP. Barueri: Manole; 2013. Cap. 3. p. 32-40.
- Ferreira CN, Sousa MO, Dusse LMS, Carvalho MG. O novo modelo da cascata de coagulação baseado nas superfícies celulares e suas implicações. Rev Bras Hematol Hemoter. 2010;32(5):416-421.
- Ministério da Saúde. Manual Ministério da Saúde para Doença Falciforme – Condutas Básicas para o Tratamento. Brasília – DF: Ministério da Saúde; 2012.

- National Institutes of Health; National Heart, Lung and Blood Institute, Division of Blood Diseases and Resources. The Management of Sickle Cell Disease. 4th ed. Bethesda: NIH. 1984;(2):2117. Revised jun 2002.
- Odone FV, et al. eds. Doenças Neoplásicas da Criança e do Adolescente. Barueri: Manole; 2012.
- Pizzo PA, Poplack DG, eds. Principles and practice of pediatric oncology. 6th ed. Philadelphia: Lippincott Williams & Wilkins; 2011.
- Stevens MCG, Caron HN, Biondi A. Cancer in Children: Clinical Management. 6th ed. Oxford: Oxford Press; ANO.
- Zago MA. O paciente com anemia. In: Zago MA, Falcão RP, Pasquini R. Hematologia fundamentos e Práticas. São Paulo: Atheneu; 2001. p. 103-113.

Respostas

1) Nas primeiras semanas de gestação (aproximadamente 19° dia), o saco vitelino é o principal local de hematopoiese. De 6 semanas até 6 a 7 meses de vida fetal, o fígado e o baço são os principais órgãos envolvidos na hematopoiese. A partir de 5 a 9 meses a medula óssea passa a produzir os elementos do sangue.

2) Alguns fatores reguladores do crescimento hematopoiético já foram identificados, clonados e estão disponíveis para uso clínico, como por exemplo a eritropoietina e o fator estimulante de colônias granulocíticas ou G-CSF. Esses fatores servem de estímulo à produção individual de cada tipo celular, levando ao aumento significativo da produção celular (oito a dez vezes), ou seja, as células progenitoras comprometidas (que são as unidades formadoras de colônias), recebem estímulo de fatores reguladores do crescimento hematopoiético e então irão se diferenciar em células específicas do sangue.

3) Podemos classificar as anemias em microcíticas, normocíticas e macrocíticas, conforme esquema abaixo.
   - Microcíticas: VCM baixo. Podem ser observadas em:
     - deficiência de ferro;
     - síndromes talassêmicas;
     - intoxicação por chumbo;
     - anemia sideroblástica.
   - Normocíticas: VCM dentro dos valores normais:
     - anemias hemolíticas congênitas que ocorrem nas hemoglobinopatias, como na doença falciforme, nas deficiências enzimáticas, como na deficiência de G6PD e piruvato quinase. Defeitos da membrana eritrocitária, esferocitose, eliptocitose;
     - anemias hemolíticas adquiridas: mediada por anticorpos, anemia hemolítica microangiopática, secundárias a infecções;
     - perda aguda de sangue;
     - doença renal crônica.
   - Macrocítica: VCM acima dos valores de referência:
     - deficiência de vitamina B_{12} e ácido fólico;
     - anemia aplástica;
     - anemia de Blackfan-Diamond;
     - infiltração de medula óssea;
     - anemias diseritropoiéticas.

4) Nas anemias normocíticas normocrômicas com reticulócitos aumentados deve-se investigar as perdas sanguíneas agudas e as anemias hemolíticas. Nesta última há a presença de aumento de bilirrubina indireta, e DHL e níveis baixos de haptoglobina.

5) A anemia hemolítica é aquela provocada pela redução da meia-vida das hemácias, com aumento dos reticulócitos, bilirrubina indireta, desidrogenase lática (DHL) e diminuição da haptoglobina no sangue. As principais patologias relacionadas são as talassemias e a doença falciforme.

SEÇÃO 2 • PEDIATRIA CLÍNICA (OU PRINCIPAIS AFECÇÕES PEDIÁTRICAS)

6) As principais complicações agudas da doença falciforme estão relacionadas com episódios de falcização que levam a quadros de vaso-oclusão e isquemia tecidual. Clinicamente, apresentam-se como crises dolorosas, síndrome torácica aguda, acidente vascular cerebral e priapismo. Os quadros infecciosos configuram a principal causa de mortalidade nos pacientes pediátricos e estão relacionados a infecções por pneumococo e encapsulados, já que a asplenia funcional está presente na grande maioria doa pacientes.

7) Diminuição na produção de neutrófilos: neutropenia cíclica, neutropenia congênita grave (síndrome de Kostmann), neutropenia associada a mielodisplasia, síndrome de Shwarchman-Diamond, neutropenia associada a alterações imunológicas e drogas supressoras; aumento da utilização ou destruição dos neutrófilos: infecções bacterianas, neutropenia crônica benigna, neutropenia neonatal autoimune e neutropenia neonatal isoimune; aumento na marginação dos neutrófilos: marginação induzida por endotoxina, pseudoneutropenia.

8) Medidas preventivas devem ser estabelecidas, como a higiene das mãos, higiene oral, além da atenção especial ao padrão evacuatório, visando evitar a constipação e, com isso, o aparecimento de fissuras e abscessos perianais. Os pacientes neutropênicos não apresentam os sinais flogísticos clássicos (dor, calor, eritema e edema), portanto a febre é um sinal fundamental. Nesta situação, devemos solicitar pesquisa de foco infeccioso através de coleta de culturas e realização de exames de imagem, seguida pelo início imediato de antibioticoterapia de amplo espectro.

9) O modelo baseado em superfícies celulares propõe que o processo de hemostasia é dividido em iniciação, amplificação, propagação e finalização.

10) Há formação de trombina na fase de iniciação, amplificação e propagação. A trombina formada na fase de iniciação é insuficiente para completar o processo de formação do coágulo de fibrina, mas na fase de amplificação da coagulação a pequena quantidade de trombina gerada possui várias funções importantes, dentre elas a ativação dos fatores FV, FVIII e FXI, e ativação máxima de plaquetas com consequente alteração da permeabilidade de membranas, permitindo a saída de substâncias quimiotáticas que atraem os fatores de coagulação para sua superfície, além de liberarem FV parcialmente ativados. Na fase de propagação o FXa se associa ao FVa ligado à plaqueta, resultando na formação do complexo protrombinase, o qual converte grande quantidade de protrombina em trombina, cuja função nessa fase será de clivagem do fibrinogênio em monômeros de fibrina, que polimerizam para consolidar o tampão plaquetário inicial.

11) O diagnóstico é feito através do quadro clínico e hemograma revelando plaquetas < 100.000/mm³, sem outras alterações; esfregaço de sangue periférico com plaquetas grandes.

12) Ante um paciente com quadro clínico de sangramento importante e/ou recorrente, solicita-se hemograma e coagulograma. Pacientes com hemofilia apresentam plaquetas normais, TP normal e TTPA prolongado. A dosagem diminuída de fator VIII confirma hemofilia A; enquanto dosagem diminuída de fator IX confirma hemofilia B.

13) Podemos dividir as adenomegalias em dois grandes grupos: as causas infecciosas e as causas não infecciosas. As principais causas infecciosas são: vírus (citomegalovírus, HIV, Epstein-Barr, adenovírus, Coxsackie, sarampo, rubéola, varicela, caxumba, hepatite, vírus respiratórios); bactérias (*Staphylococcus*, *Streptococcus*, tuberculose, micobactéria atípica, anaeróbios, sífilis, *Bartonella*), fungos (*Candida, Aspergillus*, criptococos, blastomicose, histoplasmose) e parasitas (toxoplasmose, calazar, malária, esquistossomose aguda, Chagas agudo).

As principais causas não infecciosas são: doenças neoplásicas (linfoma de Hodgkin e não Hodgkin, leucemias, histiocitose e metástases de tumor sólido), doenças autoimunes (artrite reumatoide juvenil, lúpus eritematoso sistêmico), malformações congênitas (ducto tireoglosso, cisto branquial, higroma cístico), doenças de depósito (Gaucher, Niemann-Pick), imunodeficiências, drogas e outros (hipertireoidismo, doença de Kawazaki, sarcoidose, doença de Castelman).

CAPÍTULO 18 ■ DOENÇAS HEMATOLÓGICAS E ONCOLÓGICAS   391

14) A investigação diagnóstica deve ser iniciada pela anamnese, onde devemos questionar a duração do aparecimento do aumento ganglionar, sítios de apresentação, além de associação com febre, emagrecimento, perda de peso, comprometimento do estado geral, sintomas respiratórios, sintomas gastrointestinais e osteoarticulares. Seguimos com questionamento sobre infecções recorrentes, antecedentes familiares e dados epidemiológicos, como contato com doenças infectocontagiosas, contato com animais e viagens e/ou permanência em zonas reconhecidamente endêmicas. No exame físico avaliaremos inicialmente as características dos gânglios, a localização anatômica e a quantidade de sítios comprometidos (adenomegalia localizada ou generalizada). A investigação laboratorial deve ser iniciada por exames gerais, como hemograma completo, dosagem de proteína C reativa e VHS, além de sorologias virais e DHL. E os exames de imagem mais comumente solicitados são: ultrassonagrafia do gânglio e Rx tórax.

15) As leucemias linfoides e mieloides são as mais comuns na infância, seguindo essa ordem de incidência. Crianças que apresentem sangramento de mucosas ou pele, febre persistente, adenomegalias e hepatoesplenomegalia devem prosseguir investigação para quadros leucêmicos.

16) Após a suspeita clínica pela história e exame físico, devemos proceder a investigação com hemograma que mostrará citopenias ou leucocitose, com presença ou não de blastos na periferia. Após, deverá ser ampliada investigação com coleta de material medular: mielograma, imunofenotipagem, citogética.

17) Os LNH são mais comuns em crianças de 5 a 15 anos de idade, enquanto os LH são mais comuns em adolescentes. A apresentação dos LNH é mais rápida e agressiva do que os LH, que são mais insidiosos e indolentes. Quanto à localização, os LH são mais comuns em região de tórax e os LNH em região abdominal.

18)
- Doença localizada:
    - massa abdominal: às vezes assintomático, pode estar associado a dor e hipertensão renovascular;
    - massa cervical: associada à síndrome de Horner (lesão dos nervos faciais e oculares que fazem parte do sistema nervoso simpático);
    - massa paraespinal: perda de força muscular, paralisia, disfunção vesical e retal.
- Doença metastática:
    - queda do estado geral;
    - dor;
    - equimoses periorbitais;
    - fraturas patológicas;
    - macrocefalia.

19)
- Tomografia computadorizada: abdome, pelve e mediastino.
- Ressonância nuclear magnética: para lesões paraespinais.
- Cintilografia óssea com Tc-99: caracterização de metástases ósseas.
- Cintilografia MIBG (123I): detecção de metástases.
- Exames laboratoriais como hemograma, perfil eletrolítico, ácido úrico, DHL, enzimas hepáticas, ferritina, ureia, creatinina e catecolaminas urinárias.
- Duas aspirações e duas biópsias de medula óssea em locais diferentes: investigação de metástases.

20) As principais síndromes são: síndrome de Li Fraumeni, síndrome de Beckwith- Wiedemann, síndrome de Costello e síndrome de Noonan.

392 SEÇÃO 2 ■ PEDIATRIA CLÍNICA (OU PRINCIPAIS AFECÇÕES PEDIÁTRICAS)

21)

- **Cabeça e pescoço:** oftalmoplegia, proptose ocular de crescimento progressivo, obstrução da cavidade nasal, seios paranasais ou canal auditivo, simulando quadro de otite ou sinusite crônica, muitas vezes com produção de material mucoso, purulento ou sanguinolento. A extensão para as meninges pode causar paralisia de pares cranianos.

- **Trato genitourinário:** hematúria, obstrução urinária, sangramento vaginal, leucorreia, prolapso do tumor pela vagina, aumento de região escrotal ou inguinal, massas pélvicas, que comprimem e infiltram o trato urinário e digestivo e retenção urinária.

- **Extremidades:** aumento do membro lesionado associado a dor intensa e muitas vezes com outros sinais flogísticos.

22) São elas: neurofibromatose tipo 1 (associada a glioma de baixo grau), esclerose tuberosa (associada a astrocitoma subependimário de células gigantes – SEGA), síndrome de Turcot (com meduloblastoma) e síndromes de Gorlin, Li-Fraumeni, Von Hippel-Lindau também apresentam associação com estas patologias.

23) Convulsões, mudanças de comportamento e humor, cefaleia associada a sinais de alarme como despertar noturno e vômitos, fraqueza ou paralisia de parte do corpo, alterações visuais ou auditivas e alteração de marcha e equilíbrio.

24) Esta neoplasia apresenta associação com anomalias congênitas, principalmente do aparelho genitourinário e algumas síndromes: síndrome de Beckwith-Wiedmann, síndrome de Denys-Drash e síndrome de WAGR.

25) Os sintomas que podem estar associados incluem: massa abdominal, dor, vômitos, hipertensão arterial, hematúria e febre.

Doenças Reumatológicas

- Cláudio Arnaldo Len
- Lucia Maria de Arruda Campos

Introdução

Neste capítulo abordaremos as afecções reumatológicas mais comuns em crianças e adolescentes: doença de Kawasaki; púrpura de Henoch-Schönlein; febre periódica associada a estomatite aftosa, faringite e adenite cervical (PFAPA); lúpus eritematoso sistêmico; artrite idiopática juvenil e febre reumática. Além disso, serão discutidos os diagnósticos diferenciais relacionados com uma queixa bastante frequente nos consultórios pediátricos: a dor recorrente em membros.

Doença de Kawasaki

A primeira descrição da doença de Kawasaki (DK) foi realizada por Tomisaku Kawasaki, em 1962. Em 1967, este médico publicou a primeira série de 50 casos da doença, então denominada síndrome febril aguda dos linfonodos e alterações mucocutâneas. Poucos anos depois, em 1974, a doença ganhou repercussão mundial, ao ser publicada numa revista de forte impacto internacional. Com o passar do tempo seu nome foi modificado para homenagear seu descritor.

Em muitos países, em especial nos mais desenvolvidos, a DK é considerada como a principal vasculite da faixa etária pediátrica, ao lado da púrpura de Henoch-Schönlein, e a causa mais comum de cardiopatia adquirida na infância, pelo comprometimento das artérias coronárias.

Epidemiologia

A doença de Kawasaki acomete principalmente crianças pré-escolares, sendo que 75-85% dos casos se apresentam em crianças menores de 5 anos, com pico entre 18 e 24 meses de vida. A DK presenta um discreto predomínio em crianças do sexo masculino (M:F = 1,5-1,8:1).

A incidência varia muito ao redor do mundo, sendo maior em crianças de origem asiática. Calcula-se que sua incidência seja de 138/100.000 crianças no Japão, de 17-21/100.000 nos Estados Unidos e de 8/100.000 no Reino Unido, sugerindo existir um componente genético que explique esta variação entre as diferentes populações.

Podemos citar ainda outras evidências da influência genética na expressão da doença: o risco dez vezes maior em irmãos de crianças com DK e a concordância de 13% entre gêmeos dizigóticos e de 14% em monozigóticos.

Etiologia

A etiologia da doença de Kawasaki ainda é desconhecida. Acredita-se que um fator infeccioso poderia ser o desencadeante da doença em indivíduos geneticamente predispostos.

De fato, em cerca de 1/3 dos casos pode-se identificar um agente infeccioso concomitante ao diagnóstico da DK. Podemos citar o adenovírus, citomegalovírus, mononucleose, *Mycoplasma*, estreptococos, entre outros.

A doença apresenta nítida sazonalidade, com uma maior frequência nos meses de outono ou início da primavera. No Japão foram descritas "epidemias" de DK, com o aparecimento de novos casos em progressão semelhante à das epidemias virais.

Fisiopatologia

Durante a fase aguda da doença (primeiras 2 semanas) ocorre a infiltração de neutrófilos, monócitos e macrófagos no endotélio, responsáveis pelo processo inflamatório da parede vascular, com predileção pelas artérias coronárias. Esse processo resulta na necrose progressiva da parede do vaso, acometendo a íntima, a camada média e por fim parte da adventícia. A consequência deste processo é a formação de aneurismas no vaso acometido, com turbilhonamento do fluxo sanguíneo local e risco de trombos ou ruptura destas artérias.

Na fase subaguda, que pode durar de meses a anos, o processo inflamatório é distinto, com infiltração de linfócitos, plasmócitos e eosinófilos da adventícia em direção ao lúmen dos vasos. Pode ocorrer também a proliferação concêntrica de miofibroblastos da camada média, resultando em estenose e obstrução da luz do vaso, com risco de trombose.

A doença de Kawasaki pode ser classificada como uma vasculite sistêmica necrosante, caracterizada pela necrose fibrinoide de artérias de médio calibre, com predileção por vasos coronarianos.

Diagnóstico

O diagnóstico da DK se baseia em critérios diagnósticos da Associação Americana de Cardiologia (*American Heart Association* – AHA), como descrito do Quadro 19.1.

Ainda de acordo com a AHA, na presença de quatro ou mais dos critérios clínicos o diagnóstico de DK já pode ser estabelecido no quarto dia da febre. Também consideram que o diagnóstico pode ser firmado nos casos com febre persistente por mais de 5 dias e menos de quatro critérios clínicos, quando há evidência de doença coronariana.

Sabe-se que 15 a 20% dos casos de DK podem não preencher os critérios diagnósticos. São os chamados casos de Kawasaki incompleto, quando o paciente apresenta febre por mais de 5 dias, mas apenas dois ou três dos demais critérios clínicos. Essa condição costuma ser mais frequentemente encontrada em crianças menores de 1 ano de vida ou maiores de 9 anos e deve ser diferenciada dos casos chamados de atípicos, nos quais o paciente preenche os critérios diagnósticos, mas associados a manifestações clínicas pouco usuais nesta patologia.

Dada a potencial gravidade da doença em termos coronarianos, a AHA desenvolveu um algoritmo para auxiliar na decisão terapêutica levando em consideração a idade do paciente, o número de critérios clínicos, a presença de manifestações laboratoriais frequentemente observadas nestes pacientes e alterações ecocardiográficas. Uma adaptação esquemática deste algoritmo pode ser observada na Figura 19.1.

■ Diagnósticos diferenciais

Os diagnósticos diferenciais da doença de Kawasaki incluem uma gama de possibilidades:

- Infecções: virais (adenovírus, enterovírus, mononucleose, parvovírus, sarampo) e bacterianas (estreptococos, estafilococos, escarlatina, síndrome do choque tóxico, adenite cervical).
- Autoimunes: síndrome de Stevens-Johnson, doença do soro, doenças reumáticas (como lúpus eritematoso sistêmico, artrite idiopática juvenil forma sistêmica e poliarterite nodosa).

QUADRO 19.1 — Critérios diagnósticos da doença de Kawasaki, de acordo com a Associação Americana de Cardiologia (2004)

- Presença de febre por mais de 5 dias associada e pelo menos 4 dos 5 critérios a seguir:
  - Exantema multiforme
  - Alterações oculares
  - Alterações de orofaringe
  - Alterações de extremidades
  - Gânglios cervicais

Fonte: AHA.

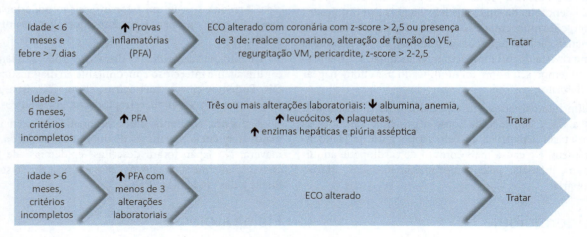

FIGURA 19.1. Algoritmo para indicação terapêutica na doença de Kawasaki. Fonte: AHA, 2004.

- Febres periódicas: TRAPS, síndrome da hiper-IgD (def. MVK), CAPS.

Na próxima seção serão detalhadas as manifestações clínicas relacionadas aos critérios diagnósticos, assim como outras manifestações clínicas e laboratoriais frequentemente encontradas nos pacientes com DK.

Quadro clínico

■ Critérios diagnósticos

A febre, único critério cuja presença é considerada como mandatória para o diagnóstico, costuma ser elevada, de difícil controle e persistente por ao menos 5 dias.

O exantema é a manifestação mais comum após a febre, acometendo mais de 90% das crianças com DK. É chamado de polimórfico por poder se apresentar de diversas maneiras. Geralmente se inicia no tronco, com aparecimento dentro dos primeiros 5 dias do início da febre. Mais comumente se apresenta como um exantema macular ou maculopapular, que pode confluir na região perineal, seguido de descamação nesta localização. Também pode adquirir outras características, como urticariforme, escarlatiniforme, eritrodermia ou com lesões em alvo. Já a presença de lesões vesiculares ou bolhosas deve levantar a suspeita de outras hipóteses diagnósticas.

A hiperemia conjuntival ocorre em 80-90% dos casos. Habitualmente é bilateral, não exsudativa. Em cerca de 75% dos casos pode-se detectar uveíte anterior ao exame oftalmológico, o que pode colaborar com o diagnóstico. Ela é mais comum em crianças com mais de 2 anos de vida, com pico entre o quinto e o oitavo dia do quadro, e regride sem deixar sequelas. A presença de exsudato, folículos palpebrais, úlceras conjuntivais ou alterações retinianas ou vítreas favorece outros diagnósticos que não a DK.

Alterações de orofaringe são frequentes (80-90% dos casos) e podem incluir uma ou mais das seguintes manifestações: fissuras labiais, enantema e língua em framboesa. A presença de vesículas, úlceras ou exsudato amigdaliano sugerem outros diagnósticos.

As alterações de extremidades, vistas em cerca de 80% dos pacientes, variam de acordo com a fase da doença. Na fase aguda podem ser observados edema e/ou eritema de mãos e pés. A partir do décimo dia da doença (fase subaguda) pode-se observar uma característica descamação de mãos e pés, que se inicia a partir da região periungueal em direção aos dedos, e por vezes até palmas e plantas. Por vezes, é considerada como uma confirmação retrospectiva do diagnóstico presumido. Após 1 a 2 meses do início do quadro febril pode-se notar a presença de sulcos transversos no leito ungueal. Esse sinal é conhecido como linhas de Beau e representa o dano sistêmico sofrido, suficiente para afetar a matriz e alterar o crescimento normal da unha.

Dentre as manifestações clínicas que fazem parte dos critérios diagnósticos, o aumento dos gânglios cervicais é a menos prevalente, sendo observado em aproximadamente 50% dos casos. Como características podemos citar o fato de habitualmente serem unilaterais, acometendo com maior frequência a cadeia cervical anterior, maiores que 1,5 cm de diâmetro, de consistência firme, indolor e sem eritema importante. Costumam apresentar um aumento rápido de tamanho, mas que regride espontaneamente em 3 a 4 dias. Raramente têm caráter inflamatório, com dor importante ou presença de flegmão. Nesta situação, especialmente se é o primeiro sintoma, acompanhado apenas de febre, pode ser confundido com adenite bacteriana.

A DK deve ser considerada como diagnóstico diferencial das linfadenites cervicais febris em crianças que não respondem ao tratamento antibiótico, mesmo na presença de celulite e flegmão.

As Figuras 19.2 a 19.5 ilustram as manifestações que fazem parte dos critérios diagnósticos da doença.

■ Outras manifestações

Outras manifestações podem ser vistas na DK, sem fazer parte dos critérios diagnósticos. A mais comum é a irritabilidade acentuada vista em cerca de 50% dos casos, provavelmente devido à cefaleia decorrente de meningite asséptica encontrada nestes pacientes. Nos casos em que a DK se confunde com um quadro de meningite pode-se observar um discreto aumento no número de leucócitos no líquor cefalorraquidiano, com predomínio linfomonocitário e com glicose e plaquetas normais.

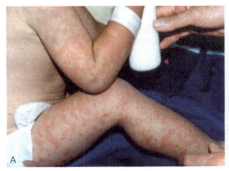
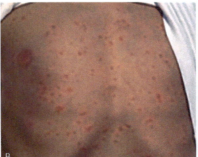
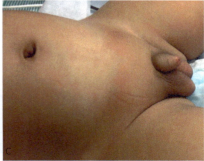

FIGURA 19.2. Imagens de exantemas observados em pacientes com doença de Kawasaki. Fonte: Imagens do arquivo pessoal da Dra. Lúcia Maria de Arruda Campos.

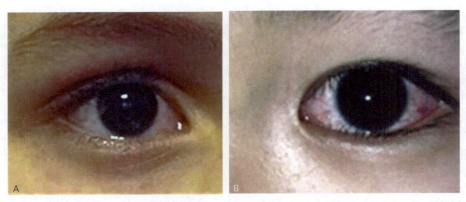

FIGURA 19.3. Hiperemia conjuntival não exsudativa, típica da doença de Kawasaki. Fonte: Imagens do arquivo pessoal da Dra. Lúcia Maria de Arruda Campos.

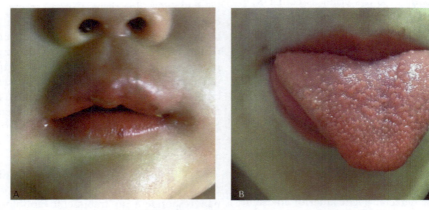

FIGURA 19.4. Alterações de orofaringe na DK: (A) fissuras labiais e (B) língua em framboesa. Fonte: Imagens do arquivo pessoal da Dra. Lúcia Maria de Arruda Campos.

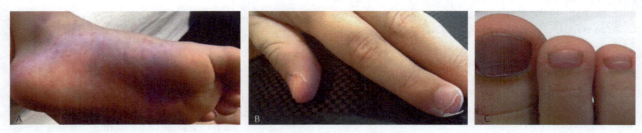

FIGURA 19.5. Alterações de extremidades observadas na DK: (A) edema e eritema em pé, (B) descamação periungueal e (C) linhas de Beau. Fonte: Imagens do arquivo pessoal da Dra. Lúcia Maria de Arruda Campos.

Em 30 a 60% dos casos os pacientes apresentam alterações de trato digestório, podendo manifestar-se com diarreia aguda, vômitos e dor abdominal durante o período febril. Hepatosplenomegalia e icterícia também podem ser encontradas. Na ultrassonografia de abdome pode-se observar vesícula hidrópica em 15% dos casos.

Do ponto de vista musculoesquelético, na fase aguda da doença as crianças podem se queixar de mialgia e artralgia. Artrite propriamente dita ocorre em 25% dos casos na fase subaguda, mas com o tratamento com gamaglobulina essa manifestação é raramente vista.

Cerca de 1/3 dos pacientes pode apresentar rinorreia ou tosse (35%), decorrente da concomitância de infecções virais. Outros achados menos comuns incluem otite média aguda, uretrite, ativação da cicatriz da vacina do BCG, perda auditiva transitória, comprometimento renal e petéquias, e raramente gangrena de extremidades e síndrome de ativação macrofágica (1-2%) (Figura 19.6).

Do ponto de vista laboratorial, todos os casos apresentam um importante aumento de provas inflamatórias, como velocidade de hemossedimentação (VHS) e proteína C reativa (PCR). Na fase aguda da DK o hemograma se

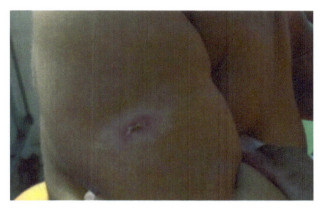

FIGURA 19.6. Ativação da cicatriz da vacina do BCG observada em paciente com DK. Fonte: Imagens do arquivo pessoal da Dra. Lúcia Maria de Arruda Campos.

caracteriza por anemia e leucocitose com predomínio de neutrófilos. Raramente se observa plaquetopenia, sendo considerada um fator de mau prognóstico. A plaquetose é bastante característica da fase subaguda da doença, podendo atingir níveis tão elevados como 1 milhão de plaquetas/mm³. A hipoalbuminemia também é considerada um fator de mau prognóstico. O aumento de enzimas hepáticas, dislipidemia e leucocitúria asséptica também são achados comuns.

Tratamento

O objetivo principal do tratamento é evitar a maior complicação da doença de Kawasaki, ou seja, o aparecimento de alterações coronarianas como irregularidades da parede das artérias, dilatações, aneurismas ou estenoses, que podem culminar na ocorrência de infarto agudo do miocárdio (IAM). Essas alterações ocorrem em 15 a 25% dos casos não tratados, mas essa porcentagem cai para 2 a 5% dos casos tratados com gamaglobulina endovenosa. Portanto, apesar de não impedir por completo o aparecimento de alterações coronarianas, podemos dizer que o uso da gamaglobulina acarreta uma melhora de cerca de 80% no prognóstico coronariano da DK, e a eficácia é maior quanto mais precocemente for administrada a medicação, idealmente nos primeiros 10 dias do quadro.

A melhor forma de pesquisar a presença de aneurisma coronariano é quando a medida da coronária em milímetros é ajustada pela idade, peso e altura do paciente, sendo que este cálculo matemático resulta num índice denominado *z-score*. Aneurisma é definido quando o *z-score* coronariano é > 2,5. Os aneurismas são classificados em:

- Transitórios, quando regridem em até 6 a 8 semanas.
- Persistentes (destes, 50% regridem durante os primeiros 2 anos de seguimento).
- Gigantes (quando maiores que 8 mm de diâmetro).

A dose da gamaglobulina endovenosa é preconizada em 2 g/kg de peso, infundida lentamente, por cerca de 12 horas, visando evitar a ocorrência de reações anafiláticas. Sua eficácia é mais evidente quando administrada até o décimo dia de doença, mas pode ser infundida após isso, quando há persistência da febre ou presença de aneurismas associada a aumento de provas inflamatórias.

O tratamento com gamaglobulina endovenosa apresenta de 85 a 90% de eficácia, com desaparecimento da febre e melhora progressiva dos demais sintomas em 24 a 48 horas após o término da infusão. Se a febre persiste após esse período, está indicada uma segunda dose da medicação. Mesmo assim, 2-4% dos casos se mostram refratários à segunda dose de gamaglobulina, estando indicado então o uso de corticosteroides na forma de pulso de metilprednisolona (30 mg/kg/dia, dose máxima de 1 g, uma vez ao dia, por 1 a 3 dias), seguido ou não de prednisona oral. Outras opções para os casos refratários se limitam a relatos de casos, incluindo imunossupressores e medicamentos biológicos.

O ácido acetilsalicílico (AAS) deve ser associado em dose anti-inflamatória (80-100 mg/kg/dia fracionada de 6/6 horas) até a resolução da febre. Após essa fase, em virtude da plaquetose que habitualmente se instala, a dose do AAS é reduzida para 3-5 mg/kg/dia, em dose única, com função antiagregante plaquetária. Essa dose é mantida até a normalização das provas inflamatórias e da plaquetose, o que acontece em média após 2 a 3 meses do início do quadro. Se houve alteração ecocardiográfica, este medicamento deve ser mantido até a resolução das coronárias.

Prognóstico

Os casos sem alterações cardíacas devem ser seguidos com ecocardiogramas seriados, ao diagnóstico, após 2 semanas e ao final de 2 a 3 meses de seguimento. Após isso não há mais necessidade do uso do AAS, nem restrição de atividades físicas ou indicação de testes invasivos. No entanto, o antecedente pessoal de DK é considerado como um fator de risco para IAM e os pacientes devem ser periodicamente orientados quanto à necessidade de controle de outros fatores, como obesidade, sedentarismo, dislipidemia e tabagismo.

Os casos com aneurismas devem manter o uso do AAS e ser acompanhados em conjunto com um cardiologista, para definir a necessidade de uso de anticoagulantes, realização de exames como angiotomografia ou angiorressonância, ecocardiograma de estresse farmacológico, angiografia ou mesmo cirurgia.

A mortalidade da DK gira em torno de 0,2% na fase aguda, mas no seguimento em 30 anos a sobrevida gira em torno de 88%, com a mortalidade sendo atribuída a casos de IAM precoces, especialmente naqueles casos com aneurismas gigantes. O risco de recorrência é bem pequeno (< 1%).

Púrpura de Henoch-Schönlein

A púrpura de Henoch-Schönlein (PHS) é considerada a vasculite mais frequente da faixa etária pediátrica, sendo classificada no grupo de vasculites de vasos de pequeno calibre. É considerada como uma patologia habitualmente benigna em termos de sequelas e recorrências, estando seu prognóstico relacionado ao comprometimento intestinal e renal da doença.

Epidemiologia

A PHS apresenta incidência anual entre 13-18 casos/100.000, sendo a vasculite mais frequente da infância. Acomete habitualmente crianças escolares, com pico de incidência entre 5 e 7 anos de vida, sem diferença entre os gêneros.

Além de sua frequência, o fato de o quadro cutâneo ser de início agudo, levando frequentemente a família a procurar o pronto-socorro, reforça a necessidade do pediatra geral estar familiarizado com esta patologia.

Etiologia

A etiologia da doença ainda é desconhecida. No entanto, diversos fatores têm sido atribuídos ao desencadeamento da PHS (Quadro 19.2).

QUADRO 19.2	Possíveis desencadeantes da Púrpura de Henoch-Schönlein
• Fatores desencadeantes da PHS: – Infecções de vias aéreas superiores (50%), em especial o *Streptococcus pyogenes* – Medicamentos como AINH e antibióticos (23%) – Picadas de inseto – Vacinas (raro) – Alimentos (raro)	

Em 50% dos casos o paciente apresenta uma infecção, habitualmente de vias aéreas superiores, precedendo o aparecimento dos sintomas em 2 a 3 semanas. Em 30% das vezes esta infecção está relacionada ao estreptococo β-hemolítico do grupo A (*Streptococcus pyogenes*). A relação com infecções é reforçada pelo fato de a PHS ser mais prevalente em algumas épocas do ano, como no final do outono e início da primavera (variação sazonal).

A PHS está associada ao uso de determinados medicamentos em cerca de 20% dos casos, como anti-inflamatórios não hormonais (AINH), penicilina, cefalosporinas e eritromicina, entre outros, e nestes casos fica duvidoso se o desencadeante foi o medicamento em si ou a infecção que justificou seu uso. A PHS também já foi relacionada a picadas de insetos, reações vacinais e alergias alimentares, mas são situações bastante raras e ainda não muito bem estabelecidas.

Fisiopatologia

A PHS é classificada como uma vasculite de vasos de pequeno calibre, podendo acometer capilares, arteríolas e vênulas em qualquer ponto do organismo. Nesta doença ocorre um desequilíbrio imunológico, com a produção de autoanticorpos da classe IgA. Esses anticorpos formam imunocomplexos que se depositam na parede dos vasos, gerando um processo inflamatório que facilita sua ruptura e extravasamento sanguíneo.

A biópsia de pele é raramente necessária, uma vez que o diagnóstico é definido pelo quadro clínico bem característico, estando reservada para os casos duvidosos. A histologia demonstra uma vasculite leucocitoclástica, com granulócitos na parede dos vasos. Na imunofluorescência observam-se depósitos de IgA, C3 e de fibrina. No entanto os depósitos de IgA, que caracterizam a PHS, são efêmeros e só podem ser identificados no caso de a biópsia ser realizada em até 24 a 48 horas após o início da lesão.

Histologicamente, a PHS se caracteriza por uma vasculite leucocitoclástica de vasos de pequeno calibre, com depósitos de IgA à imunofluorescência.

Diagnóstico

O diagnóstico da PHS baseia-se nos critérios diagnósticos recentemente revisados pelo EULAR (*European League Against Rheumatism*), PRINTO (*Pediatric Rheumatology International Trials Organization*) e PRES (*Pediatric Rheumatology European Society*) para a faixa etária pediátrica (Quadro 19.3). Esses critérios apresentam boa sensibilidade (100%) e especificidade (87%), ajudando na diferenciação entre a PHS e outras vasculites da infância.

QUADRO 19.3	Critérios de classificação do EULAR/PRINTO/PRES para a Púrpura de Henoch-Schönlein
Critério mandatório: púrpuras ou petéquias mais um de:	
• Dor abdominal	
• Artrite ou artralgia	
• Comprometimento renal	
• Biópsia com vasculite leucocitoclástica ou com glomerulonefrite, com depósito de IgA	

Fonte: Ozen et al., 2010.

■ Diagnósticos diferenciais

A PHS deve inicialmente ser diferenciada das púrpuras de origem hematológica, por plaquetopenia ou distúrbios da coagulação, assim como das vasculites pós-infecciosas. Fazem parte do diagnóstico diferencial outras vasculites autoimunes de vasos de pequeno e médio calibres, como a poliarterite nodosa, a vasculite hipocomplementêmica, a crioglobulinemia mista e o lúpus eritematoso sistêmico.

Quadro clínico

■ Pele

O quadro clínico da PHS se caracteriza por petéquias e púrpuras, habitualmente palpáveis, observadas em 100% dos casos (critério mandatório para o diagnóstico). A distribuição das lesões cutâneas está relacionada aos pontos submetidos a uma maior pressão, o que facilita a ruptura dos vasos inflamados. Elas se apresentam em:

- Membros inferiores (98%).
- Nádegas (58%).
- Membros superiores (38%).
- Tronco (16%).
- Face (8%).

Inicialmente as lesões são pequenas pápulas, indolores, por vezes pruriginosas, sendo frequentemente atribuídas a quadros alérgicos. Em 1 ou 2 dias adquirem aspecto purpúrico ou de equimoses. Podem coalescer e chegar a formar áreas de necrose. Raramente podem se apresentar como bolhas hemorrágicas. Na evolução, tornam-se acastanhadas e amareladas, até desaparecerem sem deixar sequelas. Novas lesões surgem a cada dia e a duração total do quadro varia entre 3 a 8 semanas. A Figura 19.7 ilustra o comprometimento cutâneo da PHS.

O quadro cutâneo pode incluir edema da região subcutânea, que pode ser visto em 34% dos casos. Acomete principalmente as extremidades (mãos e pés), mas também pode ser observado em antebraço, couro cabeludo e região periorbitária, entre outros locais. O edema é inflamatório, doloroso, causado por vasculite subcutânea, podendo preceder o aparecimento das púrpuras. Apenas 30% dos casos apresentam febre baixa nos primeiros dias do quadro, não sendo uma manifestação marcante da doença.

■ Articulações

A segunda manifestação mais frequente na PHS é artrite e artralgia, apresentada por 82% das crianças e em 10% dos casos precede o quadro cutâneo. Afeta principalmente grandes articulações de membros inferiores, como joelhos e tornozelos, dificultando a deambulação. Habitualmente é pauciarticular, com duração média de 1 semana, e regride sem deixar sequelas. O uso de poucas doses de AINH abrevia rapidamente o quadro articular.

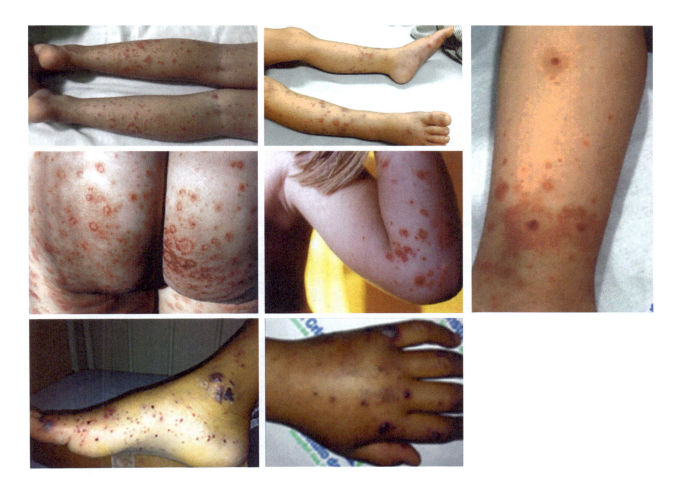

FIGURA 19.7. Imagens representativas de exantemas purpúricos e/ou petequiais em quadros de PHS. Fonte: Imagens do arquivo pessoal da Dra. Lúcia Maria de Arruda Campos.

■ Sistema urinário

O sistema urinário é afetado em 30-50% dos casos, habitualmente algumas semanas após a abertura do quadro. Na grande maioria das vezes se apresenta com hematúria e proteinúria leves e autolimitadas em 2 a 3 meses. Porém alguns casos podem ter uma evolução mais arrastada. No caso de persistir por mais de 6 meses, a biópsia renal deve ser realizada com intuito diagnóstico e prognóstico. De 2 a 15% dos casos podem evoluir como doença renal crônica (DRC), com hematúria e proteinúria mantidas.

Em uma pequena parte dos casos o comprometimento renal pode ser bastante grave, apresentando-se como síndrome nefrítica, síndrome nefrótica e até mesmo insuficiência renal aguda (IRA). Os casos graves costumam se manifestar já nos primeiros 3 meses de acompanhamento e, assim como os casos persistentes, têm maior chance de evoluir para insuficiência renal crônica (IRC), o que felizmente ocorre numa minoria dos pacientes (1-2%). Deste modo, o envolvimento renal é o principal fator prognóstico em longo prazo nestes pacientes.

■ Sistema reprodutivo

Edema escrotal (Figura 19.8) agudo afeta de 2 a 38% dos meninos com PHS. É muito doloroso e predispõe à torção do cordão espermático. Portanto, no caso de suspeita de orquite a ultrassonografia está indicada para avaliar o fluxo sanguíneo testicular.

■ Sistema digestório

Os pacientes com PHS apresentam envolvimento do trato digestório em cerca de 30% dos casos, por comprometimento dos vasos da mucosa intestinal. Em 10% das vezes o quadro intestinal precede o quadro cutâneo, dificultando o diagnóstico. Manifesta-se classicamente por dor abdominal de diferentes intensidades e vômito, e com menor frequência (5-10%) com sangramento intestinal, perfuração e invaginação, sendo este órgão o maior responsável pelo prognóstico da PHS na fase aguda da doença.

A ultrassonografia pode ser útil ao demonstrar edema de mucosa intestinal e ao identificar as possíveis complicações. Endoscopia digestiva alta é contraindicada, pelo risco de perfuração.

Exames laboratoriais

Os exames laboratoriais na PHS são solicitados no intuito de:

- Identificar aumento sérico nos níveis de IgA (presente em 20-50% dos casos nos primeiros dias da doença).
- Avaliar se houve contato recente com o estreptococos (dosagem do anticorpo antiestreptolisina O – ASLO).
- Monitorar o quadro inflamatório através das provas de fase aguda (VHS e PCR).
- Avaliar a função renal com medidas de ureia e creatinina séricas, sedimento urinário, relação proteína/creatinina em amostra isolada de urina e/ou urina de 24 horas.
- Excluir diagnósticos diferenciais (hemograma completo, coagulograma, fator antinúcleo e frações do complemento).

Tratamento

Por ser uma patologia benigna e autolimitada, o quadro cutâneo não requer qualquer tratamento, indicando-se repouso relativo no primeiro mês da doença. Nos quadros graves com áreas de necrose ou manifestações bolhosas podem-se utilizar corticosteroides (CE) em baixas doses. Há evidências de que o uso de colchicina ou dapsona pode auxiliar nos casos de manifestações cutâneas muito persistentes.

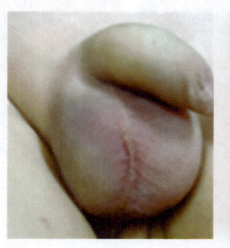
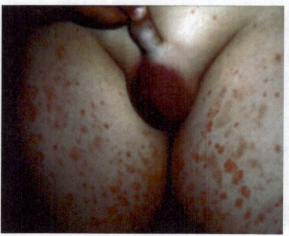

FIGURA 19.8. Imagens representativas de orquites em quadros de PHS. Fonte: Imagens do arquivo pessoal da Dra. Lúcia Maria de Arruda Campos.

No quadro articular, com dor importante ou comprometimento da marcha, pode-se usar AINH por poucos dias, como o naproxeno (10-20 mg/kg/dia, fracionado de 12/12 horas).

Do ponto de vista renal, na maior parte das vezes o quadro é autolimitado, não necessitando de tratamento medicamentoso. Se a proteinúria é mantida, mesmo que em níveis baixos, deve-se indicar o uso de inibidores da enzima de conversão da angiotensina (IECA), como enalapril, ou bloqueadores do receptor da angiotensina, como losartana, que melhoram o prognóstico renal em longo prazo.

Os CE estão indicados para os casos de síndrome nefrítica, síndrome nefrótica e IRA, assim como o uso de imunossupressores, como a azatioprina, para os casos de DRC. Já está bem estabelecido, por estudos de metanálise, que o uso precoce de CE na PHS não previne o aparecimento de comprometimento renal, não estando esse medicamento indicado para este fim.

Em casos de comprometimento intestinal grave, de orquite e de necrose ou lesões bolhosas de pele também está indicado o uso de CE.

A Tabela 19.1 resume os casos em que há indicação de CE.

Tabela 19.1. Indicações do uso de corticosteroides na Púrpura de Henoch-Schönlein

Órgão acometido	Manifestação clínica
Pele	Áreas de necrose ou lesões bolhosas
Articular	Não se utilizam corticosteroides
Renal	Síndrome nefrítica, síndrome nefrótica e/ou insuficiência renal aguda
Intestinal	Dor abdominal intensa, sangramento, invaginação e perfuração intestinal
Orquite	Sempre indicado

Prognóstico

De modo geral, a PHS é uma doença autolimitada que regride sem deixar sequelas. Na maior parte dos casos apresenta-se como um surto único, porém em 30% das vezes o paciente pode apresentar recidivas do quadro, que são mais frequentes nos primeiros 2 a 5 anos de acompanhamento. Um quadro renal grave normalmente se manifesta já nos primeiros meses de seguimento, mas é possível que o paciente apresente recidivas da doença mesmo após muitos anos do quadro inicial, por vezes com comprometimento renal significativo, justificando o seguimento prolongado dos pacientes.

O prognóstico da PHS na fase aguda da doença está associado ao comprometimento intestinal grave (5-10% dos casos), ao passo que em longo prazo o prognóstico está associado ao comprometimento renal da doença, visto que 2-15% evoluem com doença renal crônica e 1-2%, com insuficiência renal crônica.

Febre periódica associada a estomatite aftosa, faringite e adenite cervical (PFAPA)

A PFAPA é uma doença caracterizada por crises de febre que acontecem com intervalos regulares, fazendo parte de um amplo grupo das desordens autoinflamatórias. O nome PFAPA vem do termo em inglês *Periodic Fever, Aphthous stomatitis, Pharyngitis and cervical Adenitis*, que descreve os achados clínicos mais frequentemente observados nesses pacientes. Foi inicialmente descrita em 1987, sendo hoje considerada a febre periódica mais comum da infância.

Epidemiologia

Existem poucos dados epidemiológicos a respeito da incidência da PFAPA. Os poucos estudos publicados apontam para uma incidência entre 2,3-3/10.000 crianças.

O fato de existir uma prevalência relativamente elevada de PFAPA propriamente dita, assim como de faringite ou estomatite aftosa recorrentes entre pais e irmãos de crianças acometidas, sugere que exista um componente genético que predisponha ao aparecimento da doença. De fato, alguns estudos detectaram variantes dos genes relacionados ao inflamossoma (NLRP3 e MEFV) em uma porcentagem considerável de pacientes com PFAPA.

Etiologia

A etiologia da PFAPA permanece desconhecida. Sugere-se que fatores ambientais, como agentes infecciosos, possam desencadear uma desregulação em diferentes componentes da imunidade inata e adaptativa em indivíduos geneticamente predispostos. Porém, diferentemente do que é observado em outras doenças autoinflamatórias monogênicas, no caso da PFAPA parece haver uma herança poligênica ainda não identificada.

Fisiopatologia

A desregulação da resposta imune inata na patogênese da PFAPA é sugerida pelo aumento dos níveis de monócitos, neutrófilos, complemento, GM-CSF e da secreção de IL-1β, indicando uma ativação do sistema imune mediada pelo inflamossoma. Essa desregulação leva ao recrutamento e à ativação das células T e na produção exacerbada de citocinas inflamatórias como IL-6, IL-18, interferon-γ e TNF-α, demonstrando a participação da imunidade adaptativa na patogênese da doença.

Diagnóstico

O diagnóstico da PFAPA é essencialmente clínico, não havendo exames laboratoriais específicos ou marcadores genéticos já estabelecidos. Em 1999, foram desenvolvidos critérios diagnósticos para a doença, baseados em suas características clínicas e epidemiológicas (Quadro 19.4).

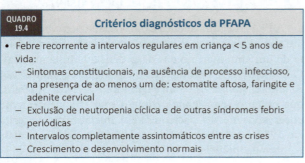

QUADRO 19.4 — Critérios diagnósticos da PFAPA

- Febre recorrente a intervalos regulares em criança < 5 anos de vida:
  – Sintomas constitucionais, na ausência de processo infeccioso, na presença de ao menos um de: estomatite aftosa, faringite e adenite cervical
  – Exclusão de neutropenia cíclica e de outras síndromes febris periódicas
  – Intervalos completamente assintomáticos entre as crises
  – Crescimento e desenvolvimento normais

Fonte: Thomas, et al., 1999.

▪ Diagnósticos diferenciais

Por se tratar de um diagnóstico de exclusão, a PFAPA deve ser diferenciada de quadros infecciosos e, portanto, a realização de cultura de orofaringe para a pesquisa de estreptococos se faz necessária, ao menos nas primeiras crises, até o estabelecimento diagnóstico.

Também faz parte do diagnóstico diferencial a exclusão de imunodeficiências, da neutropenia cíclica e de outras desordens autoinflamatórias monogênicas, como a febre familial do Mediterrâneo (FFM), as síndromes periódicas associadas à criopirina (CAPS) e a síndrome periódica associada ao fator de necrose tumoral (TRAPS). A presença de *rash* cutâneo, conjuntivite, artrite, serosite, perda auditiva, alterações neurológicas e períodos febris mais prolongados que o habitual alerta para a necessidade de se investigar outras síndromes febris periódicas, através do estudo genético das mutações já associadas com essas patologias (Figura 19.9).

Quadro clínico

Em 90% dos casos a doença se manifesta em crianças menores de 5 anos de vida. O quadro clínico é caracterizado por crises periódicas de febre elevada, com duração entre 3-6 dias (média de 4 dias), que se resolvem espontaneamente e se repetem a cada 3-8 semanas (média de 4 semanas), na ausência de processos infecciosos ou autoanticorpos.

As crises costumam vir acompanhadas de uma ou mais das seguintes manifestações:

- Faringite (90-98%), por vezes acompanhada de exsudato.
- Adenite cervical (78-94%), com linfonodos móveis e indolores.
- Aftas ulceradas na mucosa oral (56-70%), acometendo com maior frequência a superfície não mastigatória.

A presença simultânea de três manifestações clássicas da doença ocorre em apenas 44% dos casos. Eventualmente os pacientes referem indisposição e mal-

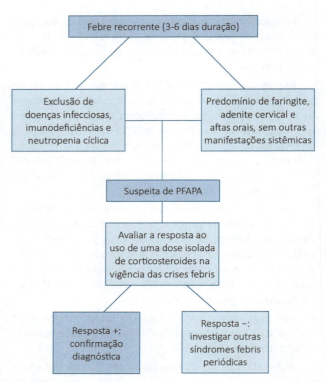

FIGURA 19.9. Algoritmo para o diagnóstico diferencial da PFAPA.

-estar, como um pródromo, nas horas que antecedem a crise. Outros sintomas frequentemente observados nos pacientes com PFAPA são a presença de cefaleia, dor abdominal, vômitos, mialgia e artralgia.

Do ponto de vista laboratorial, durante os episódios febris o hemograma se caracteriza por leucocitose e neutrofilia, com aumento de provas inflamatórias tais como velocidade de hemossedimentação (VHS), proteína C reativa (PCR) e proteína seroamiloide A. Essas alterações se normalizam nos períodos intercríticos. Diferentemente do observado nos processos infecciosos, a procalcitonina costuma estar normal na PFAPA.

Tratamento

Os pacientes com PFAPA apresentam excelente resposta ao uso de corticosteroides, o que auxilia na diferenciação com outras síndromes febris periódicas.

O uso de uma única dose de prednisona (1-2 mg/kg/dia) interrompe a crise em questão de horas em 90-95% dos casos.

Por vezes, caso os sintomas persistam, uma nova dose pode ser administrada no dia seguinte.

O uso da prednisona de forma ocasional não acarreta risco de desenvolvimento dos eventos adversos relacionados ao uso crônico de corticosteroides. Algumas crianças podem apresentar dificuldade para dormir relacionada à ingestão do medicamento, o que pode ser minimizado orientando sua administração no mínimo 6 horas antes do horário de dormir. A prednisona é excelente no controle das crises, mas não evita a recorrência dos episódios de PFAPA. Também já foi descrito que a utilização dos corticosteroides nas crises pode diminuir o intervalo entre elas em 25-50% dos casos, que se tornam mais frequentes de modo transitório em boa parte das vezes.

Outra alternativa que vem sendo estudada é o uso da colchicina nestes pacientes. O uso desta medicação se baseia em sua eficácia nos casos de FFM, com baixos riscos de eventos adversos, exceto pela intolerância gástrica relatada por cerca de 10% dos pacientes. Diversos estudos têm reportado efeitos benéficos da colchicina, em termos de prevenir novos episódios da doença ou aumentar o intervalo entre as crises. A dose sugerida para o uso desta medicação varia de acordo com a idade do paciente (0,5 mg/dia em < 5 anos, 1 mg/dia em crianças de 5 a 10 anos e 1,5 mg/dia em > 10 anos).

Tonsilectomia tem sido sugerida como um procedimento com excelente resposta em termos de resolução das crises. No entanto, os estudos a esse respeito ainda são controversos. Em uma metanálise publicada recentemente, apenas dois estudos randomizados controlados foram considerados metodologicamente adequados para análise. Os estudos descrevem boa eficácia em longo prazo com a tonsilectomia, mas são baseados em pequenas casuísticas. Tendo em vista o curso benigno e autolimitado da PFAPA e os potenciais eventos adversos inerentes ao procedimento, a maioria dos autores concorda que a tonsilectomia pode ser uma alternativa para aqueles pacientes com má resposta ao tratamento clínico ou com crises muito frequentes.

Recentemente, tem sido sugerido o uso dos bloqueadores de IL-1 para o tratamento da PFAPA, com base no aumento da IL-1β observado na patogênese da doença. Medicações como Anakinra, Canakinumabe e Rilonacept foram utilizadas em alguns casos refratários, com resultados promissores.

Prognóstico

Os pacientes são assintomáticos nos períodos intercríticos, tanto do ponto de vista clínico como laboratorial, apresentando desenvolvimento e crescimento adequados. Os episódios habitualmente se repetem por um período de 3 a 5 anos, resolvendo-se antes da puberdade, sem repercussões. Excepcionalmente são descritos casos de PFAPA em adultos.

Alguns autores observaram que os pacientes que provêm de famílias com antecedente de PFAPA costumam apresentar persistência da doença por mais anos. Por outro lado, aqueles que apresentam variações no gene MEFV têm episódios menos intensos, de duração mais curta e com crises menos frequentes.

Apesar de ser uma patologia benigna em termos de evolução, as crises febris, dada a sua frequência, acarretam um forte impacto na qualidade de vida das crianças e de seus familiares.

Lúpus eritematoso sistêmico

O lúpus eritematoso sistêmico (LES) é uma doença autoimune sistêmica crônica, com um largo espectro de apresentações clínicas e caracterizada pela produção de múltiplos autoanticorpos. A doença tem um curso variável, intercalando períodos de atividade inflamatória com períodos de remissão. De modo geral, no LES juvenil (LESJ) os pacientes apresentam maior gravidade quando comparados aos pacientes lúpicos adultos, dado seu início mais abrupto, sua maior frequência de comprometimento renal e neurológico e a necessidade de uma terapêutica mais agressiva para o controle da doença.

Nas últimas décadas, temos observado uma marcante melhora na sobrevida dos pacientes com LES, a partir do desenvolvimento de novas terapêuticas e medidas de suporte para o tratamento da doença.

Com isso, tem emergido a necessidade de se atentar para diversos aspectos relacionados à qualidade de vida destes pacientes, como atividade física, vacinação, osteoporose, dislipidemia, saúde reprodutiva, entre outros.

Epidemiologia

Cerca de 20% dos casos de LES se iniciam na faixa etária pediátrica, antes dos 18 anos de vida, com pico de aparecimento dos sintomas em torno de 10 a 11 anos. Sua incidência varia de 0,37-7/100.000 crianças e adolescentes, afetando indistintamente qualquer etnia.

Existe um claro predomínio do gênero feminino. Na pré-adolescência, a relação F:M é de 3-5:1, ao passo que após o início da puberdade esta relação atinge os patamares observados em adultos, de cerca de 9-10:1.

Etiologia

A etiologia do LES é multifatorial e ainda não completamente elucidada. O fato de 10% dos pacientes com LES apresentarem parentes próximos com a doença, assim como a concordância do LES em 25% dos gêmeos homozigóticos são indícios da interferência genética no desenvolvimento da mesma.

Os estudos do genoma têm identificado vários genes como candidatos à suscetibilidade para esta doença, mas por si só a herança genética não a explica. Diversos fatores vêm sendo atribuídos ao desencadeamento do LES em indivíduos geneticamente predispostos, desde fatores hormonais, infecciosos, medicamentosos e ambientais, como a luz ultravioleta e a poluição.

Fisiopatologia

No LES ocorre uma desregulação da resposta imune, afetando tanto a imunidade inata como a adaptativa.

Alterações envolvendo o aumento na apoptose celular, a fagocitose ineficaz dos restos celulares e a função anormal das células dendríticas resultam na ativação aberrante tanto de linfócitos T, com secreção de citocinas inflamatórias, como de linfócitos B, com a produção exacerbada de autoanticorpos patogênicos, que caracterizam a doença.

Esses autoanticorpos se ligam aos fatores do sistema complemento, formando imunocomplexos que se depositam nos diversos órgãos, o que contribui para o dano tecidual.

O melhor conhecimento da fisiopatologia da doença pode contribuir para o desenvolvimento de medicamentos potencialmente mais eficazes no seu tratamento.

Diagnóstico

O diagnóstico do LES se baseia nos critérios de classificação do Colégio Americano de Reumatologia (*American College of Rheumatology* – ACR), revisados pela última vez em 1997 e apresentados no Quadro 19.5. De acordo com esses critérios, é necessária a presença de quatro das 11 manifestações clínicas ou laboratoriais para o diagnóstico da doença, sendo elas concomitantes ou evolutivas (Quadro 19.5). A aplicação desses critérios demonstrou sensibilidade de 76,6% e especificidade de 93,4%.

Recentemente, a *Systemic Lupus International Collaborating Clinics* (SLICC) publicou novos critérios para o LES, que foram inclusive validados para o LESJ em 2015. Nos novos critérios, ampliou-se o espectro de manifestações clínicas e laboratoriais. A presença de quatro critérios, incluindo ao menos uma manifestação clínica e ao menos uma alteração imunológica, permite o diagnóstico da doença (Quadros 19.6 e 19.7). De acordo com esses critérios, apenas a presença de biópsia renal sugestiva de nefrite lúpica, associada à presença de FAN ou do anticorpo anti-DNA, já é suficiente para que o paciente seja diagnosticado como portador de LES.

Em comparação aos critérios do ACR, os critérios da SLICC apresentam maior sensibilidade (98,7%), porém com menor especificidade (85,3%), o que ainda provoca alguma resistência em utilizá-los rotineiramente.

■ Diagnósticos diferenciais

Frente à grande diversidade de manifestações clínicas e laboratoriais da doença, inúmeras situações devem ser consideradas no diagnóstico diferencial do LESJ, incluindo doenças infecciosas, neoplásicas e mesmo doenças reumáticas (como vasculites e dermatomiosite juvenil), entre outras (Quadro 19.8).

O Quadro 19.9 ilustra algumas situações que devem fazer com que o pediatra considere o LESJ em seu diagnóstico diferencial.

QUADRO 19.5	Critérios de classificação para o Lúpus Eritematoso Sistêmico

Critérios clínicos e laboratoriais

1. Eritema malar

2. Fotossensibilidade

3. Úlceras de mucosa: oral ou nasal, evidenciadas pelo médico

4. Lúpus discoide

5. Artrite não erosiva

6. Serosites: pleurite ou pericardite

7. Nefrite:
   – Proteinúria persistente ou > 0,5 g/dia
   – Cilindrúria (cilindros hemáticos, granulares, tubulares ou mistos)

8. Doença neuropsiquiátrica:
   – Psicose (excluindo-se drogas e distúrbios metabólicos)
   – Convulsão (excluindo-se drogas e distúrbios metabólicos)

9. Doença hematológica (presença de ao menos um):
   – Anemia hemolítica com reticulocitose em duas ou mais ocasiões
   – Leucopenia (< 4.000/mm³) em duas ou mais ocasiões
   – Linfopenia (< 1.500/mm³) em duas ou mais ocasiões
   – Plaquetopenia (< 100.000/mm³) na ausência de drogas indutoras de trombocitopenia

10. Autoanticorpos (presença de ao menos um):
    – Anti-DNA
    – Anti-Sm
    – Anticorpo antifosfolípide: anticardiolipina IgG ou IgM ou anticoagulante lúpico
    – VDRL falso-positivo

11. Fator antinúcleo (FAN) positivo

Fonte: ACR, 1997.

Quadro clínico

Os sintomas constitucionais, como febre, perda de peso e astenia, são muito frequentes à abertura do quadro e frente a períodos de reagudização da doença (68%). Também sintomas relacionados ao sistema reticuloendotelial (adenomegalia e/ou Hepatosplenomegalia) podem ser observados (30%).

■ Pele

As manifestações mucocutâneas (79%) são classificadas em formas agudas, subagudas ou crônicas e podem se apresentar de diversas maneiras, desde o clássico eritema malar, visto em menos da metade dos casos de LESJ, como fotossensibilidade, eritema palmoplantar, alopecia, vasculites e úlceras orais, entre outras (ver Quadro 19.8, 4 primeiros itens). As Figuras 19.10 a 19.13 ilustram alguns exemplos deste comprometimento.

QUADRO 19.6	Critérios clínicos para a classificação do Lúpus Eritematoso Sistêmico

Critérios clínicos

1. Lúpus cutâneo agudo
   - Inclui um dos seguintes: eritema malar, lúpus bolhoso, necrólise epidérmica tóxica, eritema maculopapular, fotossensibilidade (na ausência de dermatomiosite), lúpus cutâneo subagudo (lesões psoriasiformes não enduradas ou lesões anulares policíclicas que se resolvem sem deixar cicatriz, apesar de ocasionalmente ocorrer despigmentação pós-inflamatória ou telangiectasias)

2. Lúpus cutâneo crônico
   - Inclui um dos seguintes: lúpus discoide clássico (localizado – acima do pescoço, generalizado – acima e abaixo do pescoço), lúpus hipertrófico (verrucoso), paniculite lúpica (lúpus profundo), lúpus mucoso, lúpus túmido, lúpus pérnio, lúpus discoide/superposição com líquen plano

3. Úlceras orais
   - Localizadas no palato, bucal, língua ou nasais, na ausência de outras causas como vasculite, doença de Behçet, infecções (como herpes), doença inflamatória intestinal, artrite reativa e alimentos ácidos

4. Alopecia
   - Afilamento difuso ou fragilidade capilar com cabelos quebradiços visíveis na ausência de outras causas como alopecia *areata*, drogas, deficiência de ferro e alopecia androgênica

5. Artrite
   - Envolvendo duas ou mais articulações. Edema ou derrame articular ou artralgia em duas ou mais articulações e rigidez matinal de 30 minutos ou mais

6. Serosite
   - Dor pleurítica por mais de 1 dia ou derrame pleural ou atrito pleural, dor pericárdica típica (dor em posição deitada que melhora ao se sentar com o tronco para frente) por mais de 1 dia ou efusão pericárdica ou atrito pericárdico ou eletrocardiograma com sinais de pericardite. Na ausência de outras causas, como infecções uremia ou pericardite de Dressler

7. Renal
   - Relação entre proteína e creatinina urinárias (ou proteinúria de 24 horas) com mais de 500 mg de proteína em 24 horas ou presença de cilindros hemáticos

8. Neuropsiquiátrico
   - Inclui um dos seguintes: convulsão, psicose, mielite, mononeurite múltipla (na ausência de outras causas como vasculite primária), neuropatia periférica ou de nervos cranianos (na ausência de outras causas como vasculite primária, infecção e diabetes *mellitus*), estado confusional agudo (na ausência de outras causas como tóxico-metabólicas, uremia e drogas)
   - Anemia hemolítica

9. Leucopenia < 4.000/mm³ ou linfopenia < 1.000/mm³
   - Leucopenia (na ausência de outra causa conhecida como síndrome de Felty, drogas ou hipertensão) ou linfopenia (na ausência de outra causa conhecida como corticoides, drogas e infecções)

10. Trombocitopenia < 100.000/mm³
    - Na ausência de outra causa conhecida como drogas, hipertensão portal e púrpura trombocitopênica trombótica

Fonte: SLICC, 2012.

QUADRO 19.7	Critérios imunológicos para a classificação do Lúpus Eritematoso Sistêmico

Critérios imunológicos

1. Fator antinuclear (FAN)
   - Acima dos valores de referência

2. Anticorpo anti-DNA dupla hélice
   - Acima dos valores de referência, exceto na técnica de ensaio imunoenzimático (ELISA), acima de duas vezes o valor de referência

3. Anticorpo anti-Sm

4. Anticorpo antifosfolípide – qualquer um dos seguintes autoanticorpos:
   - Anticoagulante lúpico
   - VDRL falso positivo
   - Anticardiolipina em médios ou altos títulos (IgA, IgG ou IgM)
   - Anti-β2 glicoproteína I (IgA, IgG ou IgM)

5. Redução dos valores do complemento
   - C3 baixo
   - C4 baixo
   - CH50 baixo

6. Teste de Coombs direto positivo
   - Na ausência de anemia hemolítica

Fonte: SLICC, 2012.

QUADRO 19.8	Quando pensar em lúpus eritematoso sistêmico juvenil

- Febre de origem indeterminada
- Hepatosplenomegalia febril
- Vasculites
- Artrites recorrentes
- Serosites recorrentes
- Síndrome nefrítica ou nefrótica
- Anemia hemolítica ou plaquetopenia autoimune
- Tromboses

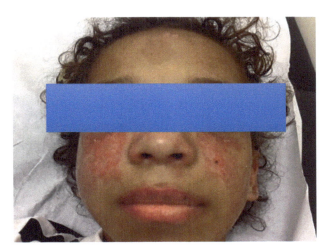

FIGURA 19.10. Eritema malar observado em paciente com LESJ. Fonte: Imagem do arquivo pessoal da Dra. Lúcia Maria de Arruda Campos.

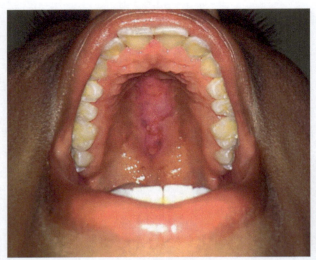

FIGURA 19.11. Úlceras orais observadas em quadro de LESJ. Fonte: Imagem do arquivo pessoal da Dra. Lúcia Maria de Arruda Campos.

Articulações

Do ponto de vista musculoesquelético, artrites e/ou artralgias são vistas em 72% dos pacientes com LESJ. Os pacientes costumam apresentar um quadro de poliartrite aguda, acometendo grandes e pequenas articulações das mãos (Figuras 19.14 e 19.15). Apenas 1-4% dos casos podem ter uma evolução crônica, ocasionalmente com o aparecimento de irregularidades e erosões aos raios X.

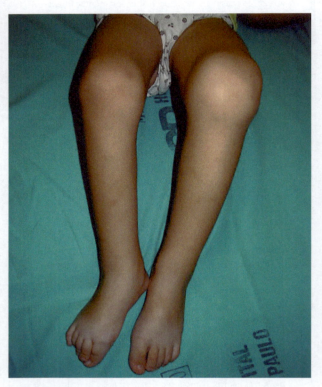

FIGURA 19.14. Criança com artrite de joelhos. Observa-se aumento de volume bilateral, com posição em flexão. Fonte: Imagem do arquivo pessoal da Dra. Lúcia Maria de Arruda Campos.

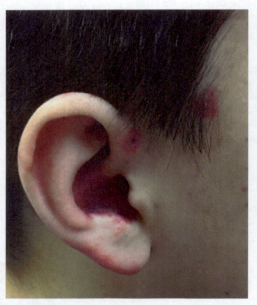

FIGURA 19.12. Lesões vasculíticas observadas em paciente com LESJ. Fonte: Imagem do arquivo pessoal da Dra. Lúcia Maria de Arruda Campos.

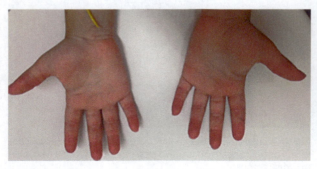

FIGURA 19.13. Eritema palmar observado em quadro de LESJ. Fonte: Imagem do arquivo pessoal da Dra. Lúcia Maria de Arruda Campos.

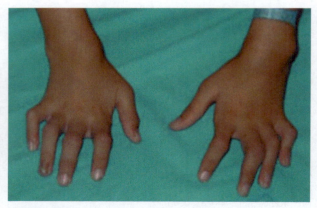

FIGURA 19.15. Criança com poliartrite de mãos, com aumento de volume articular em punhos e interfalangeas. Observa-se deformidade com flexão e limitação da capacidade funcional. Fonte: Imagem do arquivo pessoal da Dra. Lúcia Maria de Arruda Campos.

Sistema cardiovascular

O comprometimento cardiovascular ocorre em 51% dos pacientes, sendo as mais comuns as serosites (pericardite e pleurite), que fazem parte dos critérios diagnósticos do LES. Entre outras manifestações menos frequentes podemos citar a miocardite, vegetações valvares (endocardite de Libman-Sacks) e hemorragia pulmonar.

Sistema renal e urinário

A frequência de nefrite lúpica é bem mais elevada no LESJ do que em pacientes adultos com a doença, acometendo até 82% dos casos em algum momento de seu curso. O envolvimento renal constitui o mais importante fator prognóstico da doença, com impacto em sua morbimortalidade, o que confere ao LESJ maior gravidade em relação aos adultos.

A nefrite pode se manifestar clinicamente por hipertensão arterial e/ou edema, porém mais comumente são observadas alterações no sedimento urinário, com hematúria, cilindrúria, leucocitúria e/ou proteinúria. A proteinúria pode ser mais bem quantificada através da dosagem em urina de 24 horas ou da relação proteína/creatinina em amostra isolada de urina. A presença de anticorpos anti-DNA positivos e níveis reduzidos das frações C3 e C4 do sistema complemento são considerados como biomarcadores da atividade renal.

A nefrite lúpica é o comprometimento de maior impacto na morbimortalidade do LES. Sua classificação anatomopatológica em seis diferentes classes norteia o tratamento imunossupressor.

Idealmente, todo caso com alterações urinárias deveria ser submetido a uma biópsia renal, com o intuito de classificar o grau da nefrite. De acordo com critérios da *International Society of Nephrology/ Renal Pathology Society* (ISN/RPS) de 2003, podemos classificar a nefrite lúpica em classes de I a VI (Quadro 19.9). Isso é importante porque as classes renais estão associadas a diferentes gravidades e este fator é determinante na escolha da terapêutica imunossupressora adotada.

QUADRO 19.9	Classificação da nefrite lúpica (ISN/RPS 2003)
Classe renal	
I – Mesangial com lesões mínimas	
II – Proliferativa mesangial	
III – Proliferativa focal	
IV – Proliferativa difusa	
V – Membranosa	
VI – Esclerose renal	

Sistema neurológico

O comprometimento neurológico, observado em 44% das crianças e adolescentes com LESJ, engloba 19 síndromes neuropsiquiátricas, que podem afetar tanto o sistema nervoso central como o periférico, sendo as mais comuns: síndrome convulsiva, acidente vascular cerebral isquêmico ou hemorrágico, psicose, coreia e mononeurite multiplex. Uma parcela destes pacientes pode evoluir com atrofia cortical e com sequelas cognitivas na vida adulta.

Exames laboratoriais

O hemograma dos pacientes lúpicos pode apresentar alterações em todas as séries hematológicas, caracterizadas por penias. Assim, anemia pode ser encontrada em 58% dos casos, mas em apenas uma pequena parcela ela pode ser caracterizada como hemolítica, com aumento de reticulócitos, de bilirrubinas e/ou com a presença de Coombs direto positivo. Outras manifestações incluem leuco e linfopenia ou ainda plaquetopenia, por vezes de difícil controle.

Ainda do ponto de vista laboratorial, a presença de anticorpos antifosfolípides (anticardiolipina, anticoagulante lúpico e anti-β_2 glicoproteína I) é encontrada em cerca de 75% dos pacientes com LESJ, e são considerados como mais um fator de risco para o desenvolvimento de tromboses nestes pacientes.

Tratamento

Os corticosteroides e os antimaláricos são considerados a base do tratamento do LESJ, sendo utilizados na quase totalidade dos casos. Dado o grande número de eventos adversos atribuídos aos corticosteroides, deve-se ter o cuidado de utilizá-los na menor dose e tempo possíveis, assim como sempre associar cálcio e vitamina D no intuito de prevenir a osteoporose.

A associação do uso de imunossupressores é frequentemente necessária e sua escolha é norteada pelo tipo de comprometimento clínico, sobretudo renal e neurológico. Os imunossupressores utilizados com maior frequência no LESJ são:

- Ciclofosfamida.
- Azatioprina.
- Micofenolato mofetil.
- Ciclosporina.
- Metotrexato.

A fotoproteção está indicada em todos os pacientes, uma vez que a exposição aos raios ultravioleta está associada com a atividade da doença. Outra preocupação importante é o controle da pressão arterial, sendo os inibidores da enzima de conversão da angiotensina e os bloqueadores do receptor da angiotensina as classes de anti-hipertensivos mais utilizadas.

Recentemente o desenvolvimento de medicamentos biológicos para o tratamento do LES, como rituximabe e belimumabe, tem demonstrado resultados promissores em casos selecionados.

Prognóstico

Com o diagnóstico mais precoce e a melhora no tratamento do LESJ houve um nítido aumento na sobrevida destes pacientes, estimada atualmente em 80-90% em 10 anos de seguimento. Na fase aguda da doença os óbitos costumam estar relacionados à atividade da doença e/ou a infecções. No entanto, em longo prazo aumentam bastante os óbitos relacionados a doenças cardiovasculares.

O acompanhamento dos pacientes deve focar não apenas o controle da atividade do LESJ, mas também deve procurar minimizar o risco de danos decorrentes da própria doença e de seu tratamento, como a dislipidemia, a aterosclerose, a osteoporose e o déficit ponderoestatural. Nesta linha, orientação dietética e a prática de atividades esportivas contribuem para a melhora da qualidade de vida.

Um ponto relevante a ser considerado é que o LESJ afeta principalmente adolescentes, faixa etária em que questões como a autoimagem, aceitação pelo grupo, início da atividade sexual e utilização de álcool ou drogas ganham importância e podem comprometer a aderência ao tratamento, o que tem interferência direta no prognóstico destes casos.

Artrite idiopática juvenil

A artrite idiopática juvenil (AIJ) é uma doença inflamatória crônica que acomete primariamente as articulações. É mais frequente em crianças com idade menor ou igual a 16 anos e caracterizada pela presença de artrite persistente em uma ou mais articulações por um tempo mínimo de 6 semanas. É uma doença de exclusão, cujo diagnóstico só pode ser feito depois de afastadas outras doenças articulares, especialmente infecções e neoplasias.

A artrite é definida pela presença de aumento de volume articular (sinovite), com ou sem derrame articular. Outros achados, que podem ou não estar presentes, são: dor, limitação articular, aumento de temperatura e hiperemia.

Etiopatogenia

Os mecanismos que desencadeiam o processo inflamatório são desconhecidos. Acredita-se que algum estímulo antigênico não identificado inicie o processo inflamatório na membrana sinovial, com produção local de mediadores inflamatórios, em especial o fator de necrose tumoral-α (TNF-α), interleucinas 1 e 6, e com a participação de diversos tipos celulares, especialmente as células T e os macrófagos. A suscetibilidade genética é sugerida pela alta concordância do subtipo de AIJ entre irmãos e pela maior associação de alguns subtipos com determinados antígenos de histocompatibilidade (HLA).

Epidemiologia

Sua incidência estimada é de dois a 20 casos por 100.000/ano, e sua prevalência varia de 16 a 150 casos por 100.000 crianças. O único estudo brasileiro acerca da epidemiologia da AIJ no Brasil mostrou uma prevalência de um caso para cada 2.880 crianças entre 6 e 12 anos de idade.

Diagnóstico

O diagnóstico é clínico e realizado com base nos critérios propostos pela *International League of Associations for Rheumatology* (ILAR) e listados no Quadro 19.10.

QUADRO 19.10	Critérios para o diagnóstico e classificação da artrite idiopática juvenil
I. Idade de início inferior a 16 anos	
II. Artrite em uma ou mais articulações	
III. Duração mínima da artrite em uma mesma articulação ≥ 6 semanas	
IV. Tipo de início/evolução da doença	
a) Oligoarticular	
b) Persistente	
c) Estendida*	
d) Poliarticular – fator reumatoide negativo	
e) Poliarticular – fator reumatoide positivo	
f) Sistêmico	
g) Artrite psoriásica	
h) Artrite relacionada à entesite (ERA)	
i) Artrite indiferenciada	
Não classificável	
Classificável em mais de uma categoria	

*Observa-se o acometimento de mais de quatro articulações após os 6 primeiros meses de doença.

Quadro clínico

Além da artrite, os pacientes podem apresentar sintomas constitucionais como anorexia, fadiga, perda de peso e dificuldade de ganho ponderoestatural. As manifestações clínicas variam de acordo com o tipo de início (Tabela 19.2).

■ Exames complementares

Uma vez que o diagnóstico é clínico, os exames são inespecíficos. O hemograma pode estar normal na maioria dos casos ou mostrar alterações discretas e muitas vezes pode refletir a intensidade do processo inflamatório. Na AIJ sistêmica podem ocorrer anemia, leucocitose (até 30 a 60.000/mm^3) e trombocitose (até 1.000.000/mm^3) e, ainda, elevação da ferritina.

Os exames de PCR (proteína C reativa) e VHS (velocidade de hemossedimentação) geralmente se encontram elevados nos subtipos poliarticular e sistêmico e normais ou discretamente alterados no oligoarticular. O fator reumatoide é um anticorpo IgM anti-IgG presente em aproximadamente 10% dos pacientes com subtipo poliarticular, sendo raro nos demais subtipos.

Tabela 19.2. Manifestações clínicas de acordo com o início

Tipo de início	Manifestações
Sistêmico	Febre intermitente, geralmente vespertina, com duração mínima de 15 dias. Pode ter associado exantema evanescente, raramente pruriginoso, localizado preferencialmente no tronco e na porção proximal de membros. Outros sintomas associados são a pericardite e/ou a pleurite, anemia, Hepatosplenomegalia e adenomegalia. A artrite é comumente poliarticular (cinco ou mais articulações acometidas), simétrica e pode estar ausente no momento do diagnóstico ou pode surgir durante o curso da doença
Oligoarticular	Uma a quatro articulações acometidas. Os joelhos e os tornozelos são as articulações mais acometidas, com aumento de volume, temperatura e dor de intensidade variável. Alguns pacientes têm queixas mínimas, que podem piorar ao acordar pela manhã. Estes pacientes podem apresentar uveíte anterior crônica, daí a importância da avaliação oftalmológica periódica
Poliarticular	Cinco ou mais articulações acometidas. Os sintomas tendem a ser de forte intensidade, com dor, limitação e rigidez matinal. Os joelhos, tornozelos e punhos são as articulações mais acometidas

■ Diagnóstico diferencial

Os diagnósticos diferenciais são diversos e englobam uma grande variedade de doenças, entre elas os processos infecciosos, neoplásicos e outras doenças autoimunes, como o lúpus eritematoso sistêmico juvenil. A Tabela 19.3 resume os principais diagnósticos diferenciais, de acordo com o tipo de início da AIJ.

Tabela 19.3. Principais diagnósticos diferenciais de acordo com o tipo de início da AIJ

Oligoarticular	Poliarticular	Sistêmico
• Leucemia • Artrite tuberculosa • Doença de Hansen • Tumores osteoarticulares • Sinovite vilonodular • Hemofilia • Doença falciforme • Sarcoidose	• Leucemias • Doenças genéticas • Doença inflamatória intestinal • Dermatomiosite juvenil • Esclerodermia • Lúpus eritematoso sistêmico juvenil	• Leucemias • Infecções • Doença inflamatória intestinal • Vasculites • Doença de Castleman • Lúpus eritematoso sistêmico juvenil • Febre familiar do Mediterrâneo • Síndrome hiper-IgD • CINCA ou NOMID

CINCA: Síndrome infantil crônica neurológica, cutânea e articular; NOMID: doença multissistêmica de início neonatal.

Tratamento

O tratamento visa controlar o processo inflamatório, com alvo no controle total. Deve ser iniciado precocemente, para evitar dano articular. Inclui várias classes de medicamentos, como anti-inflamatórios não hormonais, corticosteroides, imunossupressores e agentes biológicos. Alguns pacientes se beneficiam de fisioterapia e terapia ocupacional.

Febre reumática

A febre reumática (FR) é uma doença inflamatória que resulta de uma complicação tardia, não supurativa, de infecção das vias aéreas superiores pelo estreptococo β-hemolítico do grupo A de Lancefield (EBGA).

Do ponto de vista da reumatologia pediátrica, a FR é uma doença incluída no leque de diagnósticos diferenciais das artrites agudas. Seu diagnóstico não é simples e requer observação clínica cuidadosa, uma vez que os sinais e sintomas iniciais são inespecíficos e têm semelhança com outras doenças, como artrites reacionais pós-virais, bem mais comuns na faixa etária pediátrica.

Epidemiologia

Sua distribuição é universal, com diferentes taxas de incidência e prevalência entre os diversos países. Sua incidência varia entre 1 e 150 por 100.000 crianças em idade escolar. Acomete crianças e adultos jovens; é muito rara antes dos 5 e após os 25 anos de idade, com maior incidência entre 5 e 15 anos, idade que coincide com a maior frequência de infecção estreptocócica.

Etiopatogenia

Esta doença tem um modelo imunológico bem conhecido, caracterizado por mimetismo molecular e reação cruzada. Acredita-se que após uma fase de aparente convalescença de uma faringite estreptocócica causada pelo EBGA, não tratada, produtos degradados do estreptococo com semelhança molecular com tecidos humanos (mimetismo molecular) são reconhecidos pelo sistema imune, iniciando a resposta autoimune. Com isso, os anticorpos direcionados contra o EBGA atuam em estruturas do próprio organismo, com desencadeamento de processo inflamatório e dano tecidual. No entanto, apenas 1 a 3% dos indivíduos são suscetíveis a este processo de resposta exagerada.

Quadro clínico

Os sinais e sintomas da doença ocorrem depois 1 a 3 semanas da infecção estreptocócica da orofaringe, e o surto da FR dura entre 8 e 14 semanas.

As manifestações gerais, como febre e adinamia, comuns nos processos inflamatórios, nem sempre estão presentes. Dentre as manifestações órgão-específicas destacam-se artrite/artralgia, cardite e coreia de Sydenham.

Artrite/artralgia

Geralmente migratória e de grandes articulações, como joelhos, tornozelos, punhos e cotovelos. Dura 2 a 3 dias em uma articulação, com melhora total, e posterior acometimento de outra articulação. A dor é de forte intensidade e a deambulação costuma estar comprometida.

Cardite

Ocorre em cerca de 40% dos casos e pode ser grave, com sequelas. Podem ser observadas pericardite, miocardite e endocardite, sendo esta última a mais comum e preocupante. Na clínica observa-se sopro cardíaco, geralmente sistólico, apical, e reflete a insuficiência mitral. As valvas mais acometidas, em ordem de frequência, são: mitral, aórtica, tricúspide e pulmonar. A estenose de válvulas sugere um processo repetitivo, com vários surtos de FR. Entretanto, a valvulite pode ser assintomática do ponto de vista clínico, sendo detectada apenas pelo ecocardiograma (cardite subclínica).

■ **Coreia de Sydenham**

Ocorre em 15 a 30% dos casos. Observa-se uma síndrome neurológica hipotônica e hipercinética decorrente de uma alteração do sistema nervoso extrapiramidal. Pode haver labilidade emocional e fraqueza muscular, além de movimentos involuntários e incoordenados. Outras manifestações podem estar presentes, como disartria, dificuldade de concentração e escrita, voz arrastada e distúrbios neuropsiquiátricos. É autolimitada, com duração de 2 a 3 meses. Seu aparecimento é tardio com relação à infecção de orofaringe.

Outras manifestações, como o eritema marginado (lesões cutâneas não pruriginosas, com bordas elevadas e hiperemiadas e com palidez central) e os nódulos subcutâneos (nódulos são arredondados, firmes, móveis, indolores, tamanhos variados, presentes em superfícies extensoras das articulações, principalmente em cotovelos, joelhos e tornozelos), são bem mais raras.

Diagnóstico

Os critérios de Jones, criados em 1944, ainda são um guia importante para o diagnóstico da FR. Já ocorreram seis revisões dos critérios, a última em 2015. Os critérios de Jones modificados em 2015 são apresentados na Tabela 19.4.

■ **Exames complementares**

O hemograma pode ser normal ou apresentar anemia, especialmente nos pacientes com comprometimento cardíaco. Pode ocorrer leucocitose leve a moderada e neutrofilia. A proteína C reativa (PCR) e a velocidade de hemossedimentação (VHS) podem estar elevadas na fase

Tabela 19.4. Critérios de Jones revisados (2015)

Evidência comprovada de infecção prévia pelo estreptococo beta-hemolítico do grupo A (cultura positiva de orofaringe, positividade em testes rápidos de detecção de antígenos do estreptococo, títulos elevados de anticorpos antiestreptococo)

1º Surto de FR:	1º Recidiva de FR:
• 2 critérios maiores; ou	• 2 critérios maiores; ou
• 1 maior e 2 menores	• 1 maior e 2 menores; ou
	• 3 menores

Critérios

Populações de baixo Risco:	Populações de risco moderado/alto:
• Maiores:	• Maiores:
– Cardite (clínica ou subclínica)	– Cardite (clínica ou subclínica)
– Artrite (apenas poliartrite)	– Artrite (poliartrite, poliartralgia e/ou monoartrite)
– Coreia	– Coreia
– Eritema marginado	– Eritema marginado
– Nódulos subcutâneos	– Nódulos subcutâneos
• Menores:	• Menores:
– Poliartralgia	– Monoartralgia
– Febre ($\geq$ 38,5°C)	– Febre ($\geq$ 38,5°C)
– Elevação da VHS ($\geq$ 60 mm na 1ª hora) e/ou PCR $\geq$ 3 mg/dL (ou > do que o valor de referência indicado)	– Elevação da VHS ($\geq$ 60 mm na 1ª hora) e/ou PCR $\geq$ 3 mg/dL (ou > do que o valor de referência indicado)
– Intervalo PR prolongado, corrigido para a idade (quando não houver cardite)	– Intervalo PR prolongado, corrigido para a idade (quando não houver cardite)

Fonte: Gewitz, et al. Circulation. 2015.

aguda, exceto na coreia, que é uma manifestação tardia. A comprovação de infecção estreptocócica prévia deve ser feita através da cultura de orofaringe, teste rápido para infecção por estreptococo e/ou coleta sérica de antiestreptolisina O (ASLO), que está elevada em 80% dos casos.

Aproximadamente 20% dos pacientes não apresentam elevação de ASLO na fase aguda. Portanto, nem toda a FR aguda tem aumento de ASLO. Da mesma forma, o aumento da ASLO não significa FR, a menos que haja clínica compatível com a doença.

A avaliação do comprometimento cardíaco deve incluir:

• Radiografia de tórax (visando a investigação de cardiomegalia e sinais de congestão pulmonar).

• Eletrocardiograma (complexos QRS de baixa voltagem e alterações no segmento ST aparecem no eletrocardiograma em casos de pericardite).

• Ecocardiograma (usado na detecção das alterações valvares e no seu diagnóstico diferencial, na disfunção miocárdica, na pericardite e para seguimento da cardite reumática).

Cardite e coreia, mesmo se presentes isoladamente, são altamente sugestivas de FR.

Tratamento e profilaxia

O tratamento da FR consiste na erradicação do EBGA através de antibioticoterapia e profilaxia com antibióticos por longo prazo, de acordo com a presença ou ausência de cardite e das sequelas cardíacas. A artrite é controlada com anti-inflamatórios não hormonais (AINH) e a cardite, com corticorticoterapia. Os movimentos coreicos são controlados com o haloperidol ou com o ácido valproico.

A prevenção dos episódios iniciais de FR aguda e das recorrências depende do controle das infecções do trato respiratório superior pelo EBGA, por isso a importância do tratamento precoce destas infecções e a adesão à profilaxia.

Na suspeita clínica de FR deve-se iniciar antibioticoterapia contra o EBGA, mesmo que a infecção não seja confirmada. É importante que se observe o padrão da artrite, o que pode durar 1 ou 2 semanas, para que se caracterize o padrão migratório. O uso precoce de AINH ou corticosteroides pode camuflar o quadro clínico, o que dificulta o diagnóstico.

Dor recorrente em membros

A dor musculoesquelética é uma queixa comum em crianças e adolescentes. Pode estar associada a várias doenças de gravidade variável (Tabela 19.5). No entanto, mesmo as dores que não estão associadas a doenças orgânicas graves, as chamadas funcionais ou de amplificação dolorosa, podem ter um impacto negativo na qualidade de vida das crianças e dos seus familiares.

O leque de diagnósticos diferenciais é amplo e obriga uma investigação baseada em achados clínicos e exames laboratoriais. Algumas doenças graves, como a osteomielite e a leucemia, podem causar dor. Portanto, é necessário rapidez no diagnóstico e no início do tratamento.

Além disto, deve ser realizada uma diferenciação entre dor orgânica e dor funcional.

Sinais de alerta e suspeita diagnóstica

A Figura 19.16 mostra as características da dor que alertam para a possibilidade de doença orgânica. Em alguns casos a dor pode mudar de padrão, sendo necessária uma nova avaliação clínica.

Dentre os sinais de alerta para dor associada a uma doença orgânica, a presença de febre (mesmo que baixa) e de dor localizada, em um único membro ou nas costas, deve chamar a atenção do clínico.

De acordo com a presença dos sinais de alerta, o índice de suspeita para doença orgânica pode variar entre baixo (sinal verde), moderado (sinal amarelo) ou alto (sinal vermelho).

Tabela 19.5. Doenças relacionadas à presença de dor em membros

Alterações ortopédicas

- Osteocondrite
- Fraturas de estresse
- Síndrome patelofemoral
- Lesões de ligamentos/meniscos
- Sinovite vilonodular
- Sinovite transitória do quadril
- Epifisiolistese/epifisiólise
- Doença de Legg-Calvé-Perthes

Neoplasias

- Leucemias
- Linfomas
- Tumores ósseos
- Tumores de partes moles
- Neuroblastoma

Doenças hematológicas

- Doença falciforme
- Hemofilia
- Talassemia

Doenças metabólicas

- Doenças lisossômicas de depósito
- Doença de Fabry
- Hiperlipoproteinemia

Trastornos endocrinológicos

- Hipo/hipertireoidismo
- Diabetes
- Hipo/hiperparatireoidismo

Doenças nutricionais

- Raquitismo
- Escorbuto
- Hipervitaminose A
- Fluorose

Doenças infecciosas

- Artrite séptica e osteomielite
- Artrite reativa
- Discite
- Miosite viral e bacteriana

Doenças reumatológicas

- Febre reumática
- Artrite idiopática juvenil
- Dermatomiosite juvenil
- Lúpus eritematoso sistêmico juvenil
- Púrpura de Henoch-Schönlein

Síndromes dolorosas idiopáticas

- Fibromialgia juvenil
- Síndromes de dor regional complexa
- Síndrome miofascial
- Síndrome de hipermobilidade articular benigna

Outros

- Dor associada ao computador e *videogames*
- Dor de origem psicossomática
- Osteoporose idiopática juvenil

SINAL VERDE	• Anamnese
	  – Dor de longa duração (sem mudança no padrão)
	  – Vespertina
	  – Sem interferência na rotina (escola, esportes)
	• Exame físico
	  – Normal
	  – Pequenas alterações (pés planos flexíveis, hipermobilidade leve, postura)
	• Laboratório
	  – Normal
	  – Consideração: anticorpos antinúcleo, fator reumatoide, ASLO

SINAL AMARELO	• Anamnese
	  – Dor matutina
	  – Faltas escolares
	  – Adinamia, isolamento
	• Exame físico
	  – Alodínea
	  – Hiperalgesia
	  – Hipermobilidade articular intensa
	• Laboratório
	  – Anemia
	  – Plaquetas no limite da normalidade
	  – Aumento no valor das provas inflamatórias

SINAL VERMELHO	• Anamnese
	  – Dor persistente e de forte intensidade
	  – Dor localizada, dor nas costas
	  – Febre ou febrícula, adinamia
	  – Incapacidade física, mesmo que leve
	• Exame físico
	  – Perda de peso
	  – Fraqueza muscular (mesmo que leve), atrofia muscular
	  – Aumento de volume e/ou limitação articular
	• Laboratório
	  – Anemia progressiva (hemograma seriados)
	  – Leucopenia, linfocitose, atipia linfocitária (sem sinais de infecção viral)
	  – Aumento de DHL (2 vezes ou mais)

FIGURA 19.16. Sinais de alerta para doenças orgânicas em crianças com dor em membros.

Os principais aspectos que devem ser levados em conta para a suspeita diagnóstica são: idade de apresentação, duração dos sintomas, localização e características da dor, alterações do exame físico geral e do aparelho locomotor, exames laboratoriais e de imagem.

Chamamos de dor recorrente quando há períodos de melhora total intercalados com períodos de dor, por um mínimo de 3 meses, e de dor crônica, quando os sintomas são praticamente diários e ocorrem em vários períodos de um mesmo dia.

Além disto, a dor pode ser localizada (quando acomete apenas um segmento ou local do corpo) ou difusa, quando acomete dois ou mais segmentos, como membros e esqueleto axial.

A seguir são descritas resumidamente as doenças mais prevalentes relacionadas à presença de dor musculoesquelética aguda, recorrente ou crônica.

■ Leucemia

A dor musculoesquelética pode ser a primeira manifestação em até 25% dos casos e pode ser observada artrite em 13% dos casos. A dor costuma ser noturna ou matutina e geralmente é de forte intensidade. O alívio com analgésicos é parcial e os pacientes costumam referir "dor nos ossos de forte intensidade".

No exame clínico é comum a ocorrência de anemia, que pode estar ausente nas fases iniciais da doença. Outros sinais correlacionados são febre baixa, anorexia e adinamia.

Os exames laboratoriais em geral evidenciam anemia, leucopenia e plaquetopenia, que vão se agravando ao longo do tempo. Quando há uma suspeita clínica leve ou moderada, recomenda-se a realização de exames semanais ou quinzenais, que podem mostrar queda da hemoglobina ou a presença de linfócitos atípicos.

A dosagem de desidrogenase lática (DHL) também deve ser solicitada, pois pode estar elevada nas doenças linfoproliferativas. Frente à suspeita clínica de leucemia, o mielograma é o exame de escolha.

■ Linfoma

O comprometimento osteoarticular é raro nos linfomas. Quando ocorre é devido à contiguidade da massa tumoral. A dor é localizada e nos exames de imagem se observam lesões líticas.

■ Osteomielite

É uma infecção intraóssea, geralmente causada por bactérias gram-positivas. Pode ser aguda ou crônica, de acordo com a duração dos sintomas. O *S. aureus* e o estreptococo do grupo A são os agentes etiológicos mais comuns e correspondem a 80% e 10% dos casos, respectivamente. Em nosso meio a tuberculose ainda é prevalente e pode ser causa de osteomielite em ossos longos e preferencialmente em vértebras.

Na osteomielite a dor costuma ser de forte intensidade e localizada, com duração de dias ou poucas semanas. Pode haver febre baixa ou alta, além de sudorese noturna. Os ossos mais acometidos são o fêmur e a tíbia e observa-se incapacidade funcional pela dor. Pode ser observada uma infecção prévia, como otite, celulite ou pneumonia, entre outras.

Com relação aos exames complementares, o hemograma em geral mostra leucocitose com neutrofilia e há aumento da proteína C reativa (PCR). A hemocultura é negativa na maioria dos casos e a radiografia simples pode mostrar edema de partes moles nas fases iniciais da doença, além de lesões osteolíticas, mais frequentemente observadas depois de 7 a 10 dias do início do quadro.

A tomografia computadorizada (TC) e a ressonância nuclear magnética (RNM) podem identificar a infecção nas fases iniciais, sendo que a RNM detecta com maior precisão alterações de partes moles, como músculos, tendões e ligamentos. A solicitação de TC deve ser criteriosa, tendo em vista a radiação a que o paciente será exposto. Alguns exames como a cintilografia óssea com tecnécio e a tomografia por emissão de pósitrons (PET-SCAN) podem detectar lesões múltiplas e orientar a localização mais precisa da infecção.

■ Discite

É o processo infeccioso dos discos vertebrais. Na maioria dos casos é causada por bactérias, com destaque para o *S. aureus*. A dor é localizada nas costas e o início geralmente é insidioso.

A presença de dor nas costas em crianças não é comum e deve despertar a atenção do clínico, pois pode estar relacionada com doenças orgânicas, como discite e osteomielite.

A criança deve ser examinada em pé e sem camisa. Além da palpação da coluna vertebral, deve ser avaliada a sua mobilidade, através da flexão, extensão e lateralização, que podem estar alteradas ou não, especialmente nas fases iniciais da doença.

■ Miosite viral

É observada depois de infecções das vias aéreas superiores e gastrointestinais. A dor tem início súbito e é simétrica, ou seja, acomete ambos os membros inferiores. A duração varia de poucos dias a 2 a 3 semanas, com melhora espontânea. Observa-se dificuldade para deambular com claudicação.

No exame clínico as articulações são livres e há dor à palpação muscular de intensidade variável, especialmente nas coxas e panturrilhas. Os exames laboratoriais evidenciam aumento das enzimas musculares (creatinofosfoquinase/CPK e aldolase).

■ Doenças ortopédicas

O exame físico cuidadoso é a chave para o diagnóstico das alterações ortopédicas relacionadas à dor musculoesquelética e inclui:

- Inspeção e palpação das articulações, ossos, músculos, ligamentos e tendões periféricos e do esqueleto axial.
- Avaliação da amplitude de movimento articular de quadril, joelhos, tornozelos e das articulações dos dedos dos pés.
- Observação da marcha.

A seguir, são descritas as doenças ortopédicas mais prevalentes relacionadas à dor:

- Doença de Legg-Calvé-Perthes: necrose avascular da epífise da cabeça do fêmur, mais comum em crianças com idades entre 5 e 7 anos. Observa-se limitação devida a dor e a alterações anatômicas da cabeça do fêmur.

- Epifisiólise (escorregamento da cabeça do fêmur): acomete adolescentes entre 10 e 14 anos de idade, especialmente nos casos de biótipo longilíneo. A dor pode ser aguda ou insidiosa e geralmente se localiza na virilha, com irradiação para a coxa. No exame físico observa-se limitação dos movimentos do quadril, com dor, e a radiografia simples mostra o escorregamento da epífise no lado comprometido.
- Doença de Osgood-Schlatter (osteocondrite da tuberosidade tibial): acomete crianças e adolescentes, com pico entre 10 e 16 anos de idade. A dor é geralmente bilateral, mais intensa à palpação das tuberosidades tibiais e não há limitação de movimento de joelho. A radiografia simples de joelhos em perfil mostra edema de partes moles e a sua principal indicação é a exclusão de outras doenças, como tumores ósseos.

■ Doenças reumatológicas e autoimunes

Este grupo de doenças costuma apresentar início insidioso dos sintomas. As queixas normalmente são persistentes e no caso de artrite inflamatória a dor é matutina e acompanhada de rigidez. A doenças mais prevalentes neste grupo são a artrite idiopática juvenil (AIJ) e a dermatomiosite juvenil (DMJ). Outras doenças pouco frequentes, com as vasculites de médios e pequenos vasos, podem se manifestar inicialmente com dor em membros.

– AIJ

É uma doença inflamatória crônica de etiologia desconhecida, que acomete crianças com idade menor ou igual a 16 anos e é caracterizada pela presença de artrite persistente em uma ou mais articulações, em um tempo mínimo de 6 semanas (vide sessão específica sobre AIJ).

– Dermatomiosite juvenil (DMJ)

É uma doença inflamatória crônica que se caracteriza por vasculite da pele e dos músculos. As manifestações clínicas surgem de modo lento e progressivo, mas há casos de início abrupto. A dor é de intensidade variável e pode acometer todos os grupos musculares, com preferência para a cintura pélvica. Em alguns pacientes não há dor, prevalecendo o quadro de fraqueza lenta e progressiva, com dificuldade para elevar os braços, pentear seus cabelos, subir escadas, levantar-se do chão e até mesmo da cama.

O exame da força muscular é fundamental no diagnóstico diferencial da criança com dor em membros, uma vez que a fraqueza muscular pode ser leve. Recomenda-se pedir para a criança ficar sentada no chão e levantar sozinha. A criança normal levanta-se com facilidade, enquanto aquela com fraqueza levanta-se apoiando no próprio corpo, na cadeira e na parede (levantar miopático).

Os exames laboratoriais evidenciam elevação das enzimas musculares como a creatinofosfoquinase (CPK), a desidrogenase lática (DHL), a aldolase e as transaminases (TGO e TGP). A eletroneuromiografia e a biópsia muscular fazem parte dos critérios para o diagnóstico da doença, porém são solicitadas apenas quando a criança não apresenta o comprometimento cutâneo, casos de apresentação atípica ou quando há dúvidas no diagnóstico.

– Síndromes de amplificação dolorosa

Apesar de o termo síndromes de amplificação dolorosa estar relacionado a uma série de doenças em que não de observa dano tecidual bem estabelecido, ele não é totalmente adequado, pois leva a ideia de que os pacientes estão "amplificando" uma dor que é de fraca intensidade. Vários estudos indicam que o limiar de dor é variável de um indivíduo para o outro, bem como a importância de outros fatores relacionados à dor, como a adaptação e o enfrentamento.

– Dor musculoesquelética idiopática (DMEI)

É definida pela presença de episódios álgicos intermitentes por um período maior que 3 meses, em três ou mais áreas do corpo. Alguns aspectos podem fazer parte do quebra-cabeças da etiopatogenia da DMEI, como os fatores físicos (traumatismo musculoesquelético), fatores psicossociais (situações de estresse familiar, baixa autoestima, problemas escolares), além de distúrbios de sono e fadiga. A falta de um substrato clinicopatológico dificulta a identificação de um agente causal específico. Tanto o exame clínico como os exames subsidiários não mostram evidência de processo inflamatório.

Os critérios para a classificação da DMEI são apresentados no Quadro 19.11. Alguns pontos podem ser observados nos casos de dor sem uma causa única estabelecida. A DMEI em geral se apresenta como difusa e geralmente acomete os membros inferiores, mas muitas crianças e adolescentes têm dor nas costas e dor torácica. Há uma nítida preferência pelo sexo feminino (10 a 15 meninas para um menino). O exame físico é normal, mas pode-se observar dor à palpação (hiperalgesia). Nos exames complementares em geral não são observadas alterações nas provas laboratoriais ou nos exames de imagem.

QUADRO 19.11	Critérios para a classificação da dor musculoesquelética idiopática na infância e na adolescência
Dor difusa	
1. Dor generalizada (em 3 dos 4 quadrantes* do corpo) com duração de 3 meses ou mais 2. Exclusão de doenças orgânicas	
Para a classificação são necessários os critérios 1 e 2 * Os quadrantes são divididos em superior direito e esquerdo e inferior direito e esquerdo, de acordo com a divisão do corpo por 2 linhas imaginárias (horizontal e vertical)	
Dor localizada	

1. Dor localizada em um membro (inferior ou superior):
     a. Com duração de 1 semana apesar de medicação analgésica ou
     b. Com duração de 1 mês sem medicação específica
 2. Ausência de traumatismo capaz de explicar a síndrome dolorosa
 3. Exclusão de doenças orgânicas	

Para a classificação são necessários os critérios 1, 2 e 3	

Fonte: Malleson, et al., 1992.

Conceitos-chave

- A doença de Kawasaki (DK) pode ser classificada como uma vasculite necrosante de artérias de médio calibre, com predileção por vasos coronarianos. Seu diagnóstico se baseia em critérios da Associação Americana de Cardiologia e inclui a presença de febre por mais de 5 dias associada a mais quatro dos cinco critérios: (1) exantema multiforme, (2) alterações oculares, (3) alterações de orofaringe, (4) alterações de extremidades e (5) gânglios cervicais.

- O tratamento da DK é realizado com o uso de gamaglobulina endovenosa (o que melhora significativamente o prognóstico, reduzindo o risco de lesões coronarianas de 15-25% para 2-5%) e AAS (com a função anti-inflamatória e antiagregante plaquetária).

- A púrpura de Henoch-Schönlein (PHS) é considerada a vasculite mais frequente da faixa etária pediátrica, sendo classificada no grupo de vasculites de vasos de pequeno calibre. Além das lesões cutâneas, pode ocorrer acometimento de tratos gastrointestinal, genitourinário e renal.

- O quadro cutâneo da PHS não requer qualquer tratamento específico. No quadro articular, com dor importante ou comprometimento da marcha, pode-se usar AINH por poucos dias. Do ponto de vista renal, a maior parte das vezes o quadro é autolimitado, não necessitando de tratamento medicamentoso. O uso de CE está indicado em casos de comprometimento intestinal grave, de síndrome nefrítica, síndrome nefrótica e/ou insuficiência renal aguda, de orquite e de necrose ou lesões bolhosas de pele.

- O prognóstico da PHS na fase aguda da doença está associado ao comprometimento intestinal grave, ao passo que em longo prazo o prognóstico está associado ao comprometimento renal da doença.

- A PFAPA (*Periodic Fever, Aphthous stomatitis, Pharyngitis and cervical Adenitis*) é uma doença caracterizada por crises de febre que acontecem com intervalos regulares.
- Os episódios de PFAPA habitualmente se repetem por um período de 3 a 5 anos, resolvendo-se antes da puberdade, sem repercussões.
- O lúpus eritematoso sistêmico juvenil (LESJ) é uma doença autoimune sistêmica crônica, de etiologia multifatorial.
- O diagnóstico do LESJ se baseia nos critérios de classificação do Colégio Americano de Reumatologia. De acordo com esses critérios, é necessária a presença de quatro das 11 manifestações clínicas ou laboratoriais para o diagnóstico da doença, sendo elas concomitantes ou evolutivas.
- A associação do uso de imunossupressores é frequentemente necessária no tratamento do LESJ e sua escolha é norteada pelo tipo de comprometimento clínico, especialmente renal e neurológico.
- A artrite idiopática juvenil (AIJ) é uma doença inflamatória crônica caracterizada pela presença de artrite persistente em uma ou mais articulações por um tempo mínimo de 6 semanas.
- Além da artrite, na AIJ os pacientes podem apresentar sintomas constitucionais como anorexia, fadiga, perda de peso e dificuldade de ganho ponderoestatural, além de uveíte, lesões de pele, Hepatosplenomegalia, adenomegalias e alterações laboratoriais.
- O diagnóstico da AIJ é clínico e realizado com base nos critérios propostos pela *International League of Associations for Rheumatology* (ILAR).
- O tratamento da AIJ visa controlar o processo inflamatório e deve ser iniciado precocemente, para evitar dano articular. Inclui várias classes de medicamentos, como anti-inflamatórios não hormonais, corticosteroides, imunossupressores e agentes biológicos. Alguns pacientes se beneficiam de fisioterapia e terapia ocupacional.
- A febre reumática (FR) é uma doença inflamatória que resulta de uma complicação tardia, não supurativa, de infecção das vias aéreas superiores pelo estreptococo β-hemolítico do grupo A de Lancefield (EBGA).
- Os sinais e sintomas da doença ocorrem depois 1 a 3 semanas da infecção estreptocócica e entre as manifestações clínicas destacam-se: artrite/artralgia, cardite, coreia de Sydenham, eritema marginado, nódulos subcutâneos.
- O tratamento da FR consiste na erradicação do EBGA através de antibioticoterapia, e profilaxia com antibióticos por longo prazo.
- A dor musculoesquelética é uma queixa comum em crianças e adolescentes e pode estar associada a várias doenças de gravidade variável, podendo ter um impacto negativo na qualidade de vida das crianças e dos seus familiares.
- Alguns dos principais diagnósticos diferenciais que devem ser considerados frente à queixa de dor musculoesquelética são: leucemia, linfoma, osteomielite, discite, miosite viral, doenças ortopédicas (doença de Legg-Calvé-Perthes, epifisiólise, doença de Osgood-Schlatter), doenças reumatológicas e autoimunes (AIJ e dermatomiosite juvenil), síndromes de amplificação dolorosa e dor musculoesquelética idiopática.

416 SEÇÃO 2 ▪ PEDIATRIA CLÍNICA (OU PRINCIPAIS AFECÇÕES PEDIÁTRICAS)

Questões

■ Caso clínico

Paciente do sexo masculino, de 9 meses de idade, apresentando febre há 12 dias associada a tosse e coriza discretas, exantema maculopapular em tronco e hiperemia conjuntival. Nos primeiros dias apresentou dois episódios de vômitos e 3 dias de fezes amolecidas. Ao exame a criança encontra-se intensamente irritada. Os exames laboratoriais realizados no pronto-socorro revelaram Hb = 9,5 g/dL, leucócitos = 17.380/mm³ (sendo 83% neutrófilos), plaquetas = 91.000/mm³, VHS 110 mm/1ª hora, PCR 132 mg/dL, TGO/AST = 72 U/L, TGP/ALT = 59 U/L, albumina = 2,8 g/dL, urina tipo I normal e pesquisa de adenovírus positiva.

1. Pode se tratar de um caso de doença de Kawasaki? Como classificá-lo?

2. Como se explica a presença de adenovírus positivo neste contexto?

3. O uso da gamaglobulina está indicado neste caso? Depende da realização do ecocardiograma?

4. Qual a conduta caso a febre persista por 36 horas após o término da gamaglobulina?

5. O paciente apresenta fatores de pior prognóstico?

■ Caso clínico

Menino de 7 anos, com pápulas em membros inferiores de início há 2 dias. A mãe inicialmente atribuiu as lesões a uma reação alérgica à amoxicilina, utilizada recentemente para o tratamento de uma amigdalite. Como o quadro progrediu em número e extensão das lesões, que se tornaram purpúricas, e o paciente começou a se queixar de dor abdominal e dificuldade para deambular, foi levado ao pronto-socorro. No exame físico inicial o plantonista observou púrpuras palpáveis em nádegas e pernas, com edema importante de planta dos pés e sem sinais de artrite.

6. O paciente preenche os critérios de classificação para PHS? É necessária a realização de biópsia para comprovação diagnóstica?

7. Qual foi o provável desencadeante do quadro? Como investigar?

8. Por que o paciente está com dificuldade para deambular, se não há evidência de artrite ao exame físico?

9. Quais os outros órgãos e sistemas que devem ser investigados e como?

10. Qual tratamento deve ser instituído neste caso? Se houver alteração do sedimento urinário, isso muda sua conduta?

■ Caso clínico

Criança de 2 anos e 7 meses, vem apresentando episódios mensais de amigdalite recorrente nos últimos 5 meses, caracterizados por febre alta, queda do estado geral, gânglios cervicais e exsudato em orofaringe. Nos três primeiros episódios a criança foi tratada com antibiótico empiricamente, com resolução do quadro após 3 dias de tratamento. Nos dois últimos episódios foi realizado teste rápido para estreptococos, cujo resultado foi negativo. Evoluiu com resolução da febre, mesmo sem tratamento específico.

11. Quais os diagnósticos diferenciais que devem ser pesquisados e quais exames devem ser solicitados para tal?

12. Qual a primeira linha de tratamento que deve ser instituída?

13. O que deve ser orientado aos pais em termos de tratamento e evolução?

14. Quando estaria indicada a tonsilectomia?

15. Quais são as sequelas esperadas em longo prazo?

CAPÍTULO 19 ▪ DOENÇAS REUMATOLÓGICAS

▪ Caso clínico

Paciente do gênero feminino, 14 anos, procurou serviço médico com queixa de astenia, perda de peso de 2 kg e febre intermitente há cerca de 1 mês. Há 15 dias notou púrpuras palpáveis em membros inferiores e artrites intermitentes em joelhos, tornozelos e pequenas articulações de mãos. Referiu também úlceras orais recorrentes no mesmo período. Trouxe exame de sedimento urinário realizado em outro serviço, com hematúria microscópica e proteína 2+.

16. O quadro da paciente é sugestivo de LESJ? Preenche critérios diagnósticos?

17. Cite ao menos cinco diagnósticos diferenciais possíveis.

18. Quais exames laboratoriais devem ser solicitados para confirmar suas hipóteses diagnósticas?

19. Qual o tratamento inicial para estes pacientes, no caso de se confirmar LESJ?

20. E a biópsia renal deve ser solicitada?

▪ Caso clínico

Menina de 5 anos de idade com diagnóstico de AIJ oligoarticular há 3 meses, com acometimento de quadril direito, joelhos e tornozelo esquerdo, em tratamento com metotrexato. O reumatologista pediatra solicita exame oftalmológico (biomicroscopia/lâmpada de fenda), apesar da ausência de queixas oculares. O oftalmologista diagnostica uveíte anterior crônica, e prescreve tratamento com colírios à base de corticosteroides.

21. Este achado é comum?

▪ Caso clínico

Menino de 6 anos de idade com dor nas pernas intermitente há 1 ano. A dor aparece no final do dia e melhora com massagem. Não claudica e consegue fazer todas as atividades diárias. Nega febre, fadiga ou anorexia. O exame físico é normal e observa-se apenas aumento da flexibilidade de joelhos e cotovelos. Marcha normal e articulações sem sinais de artrite. Os exames laboratoriais são normais. A mãe chega no consultório e fala que o filho tem dor de crescimento.

22. Existe dor de crescimento?

BIBLIOGRAFIA CONSULTADA

- Ali NS, Sartori-Valinotti JC, Bruce AJ. Periodic fever, aphthous stomatitis, pharyngitis, and adenitis (PFAPA) syndrome. Clin Dermatol. 2016 Jul-Aug;34(4):482-6.

- Amaral B, Murphy G, Ioannou Y, Isenberg DA. A comparison of the outcome of adolescent and adult-onset systemic lupus erythematosus. Rheumatology (Oxford). 2014 Jun;53(6):1130-5.

- Brogan P, Bagga A. Leukocytoclastic Vasculitis: Henoch-Schönlein Purpura and Hypersensitivity Vasculitis. In: Petty RE, Laxer RM, Lindsley CB, Wedderburn L. Textbook of Pediatric Rheumatology. 7ª ed. Philadelphia PA: Elsevier; 2015. Cap. 33, p. 452-461.

- Eleftheriou D, Levin M, Shingadia D, Tulloh R, Klein NJ, Brogan PA. Management of Kawasaki disease. Arch Dis Child. 2014 Jan;99(1):74-83.

- Fraga MM, Len CA. Abordagem multiprofissional da criança com dor musculoesquelética. Rev Paul Pediatr. 2012;30(1):4-5.

- Gewitz MH, Baltimore RS, Tani LY. Revision of the Jones Criteria for the Diagnosis of Acute Rheumatic Fever in the Era of Doppler Echocardiography. A Scientific Statement from the American Heart Association. Circulation. 2015;131:1806-18.

- Gonçalves M, Terreri MT, Barbosa CM, Len CA, Hilário MOE. Diagnosis of malignancies in children with musculoskeletal complaints. São Paulo Med J. 2005;123(1):21-3.

- Hilário MO, Andrade JL, Gasparian AB, Carvalho AC, Andrade CT, Len CA. The value of echocardiography in the diagnosis and follow up of rheumatic carditis in children and adolescents: a 2 year prospective study. J Rheumatol. 2000;27:1082-6.

- Kawasaki T. Kawasaki disease. Int J Rheum Dis. 2014 Jun;17(5):597-600.

- Klein-Gitelman M, Lane JC. Systemic Lupus Erythematosus. In: Petty RE, Laxer RM, Lindsley CB, Wedderburn L. 7ª ed. Textbook of Pediatric Rheumatology. Philadelphia PA: Elsevier; 2015. Cap. 23, p. 285-317.

- Malleson PN, Al-Matar M, Petty RE. Idiopathic musculoskeletal pain syndromes in children. J Rheumatol. 1992;19(1):1786-1789.

- Molina J, Silva SGL, Teles FM, Fraga MM, Paulo L, Bugni V, et al. Diffuse idiopathic musculoskeletal pain in childhood and adolescence. Rev Paul Pediatr. 2011;29(2):294-299.

- Petri M, Orbai A-M, Alarcón GS, Gordon C, Merrill JT, Fortin PR, et al. Derivation and Validation of the Systemic Lupus International Collaborating Clinics Classification Criteria for

Systemic Lupus Erythematosus. Arthritis & Rheumatism. 2012 aug.;64(8):2677-2686.

- Petty RE, Laxer RM, Wedderburn LR. Juvenile idiopathic arthritis. In: Petty RE, Laxer RM, Lindsey CB, Wedderburn LR, eds. Textbook of Pediatric Rheumatology. 7a ed. Philadelphia: Elsevier; 2016. p. 188-284.
- Ravelli A, Martini A. Juvenile idiopathic arthritis. Lancet. 2007;369(9563):767-78.
- Reyhan I, Goldberg BR, Gottlieb BS. Common presentations of pediatric rheumatologic diseases: A generalist's guide. Curr Opin Pediatr. 2013;25(3):388-96.
- Robazzi TC, Barreto JH, Silva LR, Santiago MB, Mendonça N. Osteoarticular manifestations as initial presentation of acute leukemias in children and adolescents in Bahia, Brazil. J Pediatr Hematol Oncol. 2007;29(9):622-6.
- Sen ES, Clarke SL, Ramanan AV. The child with joint pain in primary care. Best Pract Res Clin Rheumatol. 2014;28(6):889-906.
- Sherry DD. Pain amplification syndromes. In: Petty RE, Laxer RM, Lindsey CB, Wedderburn LR, eds. Textbook of Pediatric Rheumatology. 7a ed. Philadelphia: Elsevier; 2016. p. 681-92.
- Shulman ST, Rowley AH. Kawasaki disease: insights into pathogenesis and approaches to treatment. Nat Rev Rheumatol. 2015 Aug;11(8):475-82.

- Silva CA, Aikawa NE, Pereira RM, Campos LM. Management considerations for childhood-onset systemic lupus erythematosus patients and implications on therapy. Expert Rev Clin Immunol. 2016;12(3):301-13.
- Son MB, Sundel RP. Kawasaki Disease. In: Petty RE, Laxer RM, Lindsley CB, Wedderburn L. Textbook of Pediatric Rheumatology. 7ª ed. Philadelphia PA: Elsevier; 2015. Cap. 35, p. 467-483.
- Trnka P. Henoch-Schönlein purpura in children. J Paediatr Child Health. 2013 Dec;49(12):995-1003.
- Vanoni F, Theodoropoulou K, Hofer M. PFAPA syndrome: a review on treatment and outcome. Pediatr Rheumatol Online J. 2016 Jun 27;14(1):38.
- Wekell P, Karlsson A, Berg S, Fasth A. Review of autoinflammatory diseases, with a special focus on periodic fever, aphthous stomatitis, pharyngitis and cervical adenitis syndrome. Acta Paediatr. 2016 Oct;105(10):1140-51.
- Yamashita E, Terreri MT, Hilário MOE, Len CA. Prevalence of juvenile idiopathic arthritis in children aged 6 to 12 years in Embu das Artes, state of Sao Paulo, Brazil. Rev Bras Rheumatol. 2013;53(6):542-5.

CAPÍTULO 19 ■ DOENÇAS REUMATOLÓGICAS **419**

Respostas

1-5) O caso apresentado pode se tratar de um caso de Kawasaki incompleto, uma vez que apresenta febre por mais de 5 dias, associada a exantema e hiperemia conjuntival. O paciente também apresenta manifestações frequentemente vistas nos pacientes com DK, como alterações gastrointestinais e irritabilidade. A presença de pesquisa positiva para adenovírus, assim como a tosse e coriza, não excluem o diagnóstico de DK, visto que infecções concomitantes são observadas em 1/3 dos casos. Além disso ele apresenta alterações laboratoriais comuns aos pacientes com DK, como elevação marcante das provas inflamatórias, anemia, leucocitose, hipoalbuminemia e aumento de enzimas hepáticas. Assim, a gamaglobulina endovenosa está indicada, mesmo já estando no 12º dia do quadro, pois a febre está mantida. O ecocardiograma deve ser realizado, mas a gamaglobulina está indicada independentemente do resultado do exame, visto que o ecocardiograma nem sempre se altera na DK. A febre persistindo após 36 horas do término da gamaglobulina não representa refratariedade ao tratamento. A mesma só deve ser repetida no caso de persistência da febre no terceiro dia após o término da infusão. No caso de ficar afebril dentro das primeiras 48 horas, a dose do AAS deve ser reduzida para a dose antiagregante plaquetária. Deve-se ficar atento ao seguimento deste paciente, pois o mesmo apresenta critérios clínicos (sexo masculino, quadro incompleto com febre prolongada) e laboratoriais (provas inflamatórias persistentemente aumentadas, anemia, leucocitose, plaquetopenia, hipoalbuminemia e aumento de enzimas hepáticas) de mau prognóstico coronariano. Mesmo que o ecocardiograma inicial seja normal, ele deve ser repetido periodicamente até 3 meses de seguimento, visto que alterações coronarianas podem surgir durante toda a fase subaguda da doença.

6-10) O paciente preenche os novos critérios de classificação da PHS, pois apresenta o critério mandatório (quadro cutâneo clássico) associado à dor abdominal. A biópsia de pele só está indicada para os casos de dúvida diagnóstica. Devem ser afastadas causas hematológicas como diagnóstico diferencial. O quadro possivelmente foi desencadeado por uma infecção por estreptococos (amigdalite recente), principal agente infeccioso relacionado a PHS, o que pode ser identificado pelo exame de ASLO. Não se pode descartar o uso do antibiótico como fator para o aparecimento da púrpura. Apesar de não apresentar artrite, o edema importante em planta dos pés justifica a dificuldade de deambulação, visto que o edema subcutâneo da PHS é intensamente doloroso. Se a dor abdominal for importante, justifica a realização de ultrassonografia de abdome para pesquisa de edema de alças e sinais de complicação (perfuração e invaginação). Devem ser pesquisados ainda o comprometimento renal e a orquite. Para a orquite basta a avaliação clínica dos testículos. Se houver dor ou edema à palpação, uma ultrassonografia deve ser solicitada para confirmar a orquite e afastar torção. Para a avaliação renal é imperativa a medida da pressão arterial, a dosagem sérica de ureia e creatinina e a realização de exames de urina (sedimento e relação proteína/creatinina em amostra isolada de urina). Neste paciente a conduta vai depender do envolvimento e da gravidade dos demais órgãos pesquisados. Pode ser utilizado AINH por 2 ou 3 dias, até melhora da dor para deambular. O uso de corticosteroides só estará indicado se houver dor abdominal intensa ou sinais de complicação intestinal, se for identificada orquite ou se houver envolvimento renal grave (síndrome nefrítica e/ou nefrótica ou IRA).

11-15) A presença de febre em intervalos periódicos, associada a faringite e adenite, com resolução espontânea em poucos dias, com ou sem o uso de antibióticos, em criança menor de 5 anos de vida, sugere o diagnóstico de PFAPA. Devem ser afastadas as hipóteses de infecções recorrentes, neutropenia cíclica e outras síndromes febris periódicas. Para tal já foi realizada a pesquisa de estreptococos nos últimos episódios. Deve-se também solicitar hemograma e provas inflamatórias em vigência da crise e fora dela, quando as alterações vistas durante a crise (leuco e neutropenia e aumento de provas de fase aguda) devem se normalizar completamente. Neste caso, deve-se fazer um teste terapêutico com dose única de prednisona (1 mg/kg/dia). Se houver pronta resolução dos sintomas, sugere PFAPA. Caso contrário, o estudo genético para outras doenças autoinflamatórias deve ser solicitado. É importante alertar os pais que o uso da prednisona nesta dose e intervalo não ocasionará eventos adversos importantes, mas pode fazer com que as crises se tornem mais frequentes. Se os episódios febris forem muito frequentes, acarretando prejuízo na qualidade de vida do paciente, pode-se tentar o uso profilático com a colchicina ou mesmo indicar a tonsilectomia. Antes, porém, deve-se ponderar a benignidade da doença, com episódios assintomáticos, sem comprometimento do crescimento e desenvolvimento da criança e com resolução espontânea das crises após 3 a 5 anos de seguimento, habitualmente antes dos 10 aos 12 anos de vida.

420 SEÇÃO 2 ▪ PEDIATRIA CLÍNICA (OU PRINCIPAIS AFECÇÕES PEDIÁTRICAS)

16 a 20) A paciente é de gênero e idade compatíveis com LESJ. Apresenta sintomas que podem ser considerados como sinais de alerta para este diagnóstico, como febre (sintomas constitucionais), vasculites e artrites. No entanto, ainda não preenche os critérios de classificação, seja utilizando os critérios do ACR como os da SLICC. Portanto, é preciso solicitar exames para investigação diagnóstica, além de se excluir outros diagnósticos diferenciais, como infecções (citomegalovírus, mononucleose, entre outros), neoplasias (que podem apresentar artrites e vasculites como manifestações paraneoplásicas) e outras vasculites reumáticas (especialmente púrpura de Henoch-Schönlein e poliarterite nodosa, que também se apresentam com artrite, púrpuras e alterações renais). É importante solicitar hemograma, para pesquisar a presença de penias, provas inflamatórias que costumam estar bastante elevadas, funções hepática e renal, sedimento urinário, além de quantificar a dosagem de proteínúria de 24 h ou a relação proteína/creatinina em amostra isolada de urina. Do ponto de vista imunológico, é importante solicitar FAN, anti-DNA, anti-Sm, anticorpos antifosfolípides e frações do complemento (C3, C4 e CH50). Em se confirmando o diagnóstico de LESJ, inicia-se fotoproteção solar, prednisona na menor dose possível para controle do quadro, cálcio e vitamina D para prevenção de osteoporose e hidroxicloroquina. O imunossupressor a ser associado depende do tipo de comprometimento renal. Para tal é importante controlar a pressão arterial e está indicada a biópsia renal, para classificação. Em razão do tratamento imunossupressor que a paciente irá receber, é conveniente que antes de iniciado se utilize albendazol e vacine a adolescente para influenza, pneumococos e meningococos.

21) A uveíte pode estar presente em cerca de 15 a 25% dos casos de AIJ, especialmente no tipo de início oligoarticular. Pode ser assintomática ou sintomática, com vermelhidão ocular, dor e diminuição da acuidade visual. Portanto, o exame oftalmológico periódico deve ser realizado rotineiramente a cada 4 ou 6 meses em todos os pacientes com AIJ.

22) O termo dor de crescimento não é adequado em termos científicos, mas é consagrado pelos médicos e pais. Ocorre dor esporádica de fraca/média intensidade e que não interfere no dia a dia. Nestas crianças o exame físico é totalmente normal, bem como os exames laboratoriais. O diagnóstico é simples e de exclusão, e é baseado na anamnese e no exame clínico. Não há necessidade de um tratamento específico e a orientação costuma deixar os pais tranquilos.

20

Distúrbios do Equilíbrio Ácido-Base e Hidreletrolíticos

- Audrey Rie Ogawa Shibata
- José Nélio Cavinatto

Introdução

Neste capítulo começaremos abordando os distúrbios do equilíbrio ácido-base e como diagnosticá-los. Posteriormente, abordaremos a composição hídrica e eletrolítica dos fluidos corpóreos e os principais distúrbios eletrolíticos: os de sódio e potássio.

Distúrbios do equilíbrio ácido-base

A concentração do pH do fluido extracelular deve ser mantida dentro de limites estreitos para que ocorra o funcionamento adequado das enzimas celulares e outros processos metabólicos. Este controle do balanço ácido-base depende do funcionamento dos rins, pulmões e dos tampões intracelulares e extracelulares.

O valor normal de pH situa-se entre 7,35 e 7,45 e o pH tem uma relação inversa com a concentração de íons de hidrogênio $[H^+]$. Desta forma, substâncias ácidas doam íons de $[H^+]$, aumentando a concentração de hidrogênio e diminuindo o pH; e substâncias básicas recebem íons de hidrogênio, diminuindo a concentração deste e aumentando o pH. Tampões são substâncias que atenuam as alterações do pH quando ácidos ou bases são ofertados ao organismo, e são muito importantes na manutenção da estabilidade do pH no organismo. O Quadro 20.1 apresenta a definição de termos importantes nesta temática.

Etiologia e fisiopatologia

Na abordagem tradicional, fisiológica ou de Henderson-Hasselbalch, o pH mantém-se regulado pelo

QUADRO 20.1	Terminologia
• pH	

- pH
  - Normal: entre 7,35 e 7,45
  - pH < 7,35: acidemia
  - pH > 7,45: alcalemia
  - Acidose: condição fisiopatológica em que há aumento de $[H^+]$
  - Alcalose: condição fisiopatológica em que há diminuição de $[H^+]$
- Bicarbonato (HCO_3^-)
  - Normal: entre 20 e 28 mEq/L
  - < 20 mEq/L: hipobicarbonatemia, acidose metabólica*
  - > 28 mEq/L: hiperbicarbonatemia, alcalose metabólica*
- Pressão arterial de gás carbônico ($PaCO_2$)
  - Normal: entre 35 e 45 mmHg
  - < 35 mmHg: hipocapnia, alcalose respiratória*
  - > 45 mmHg: hipercapnia, acidose respiratória*

* Distúrbio primário.

sistema ácido carbônico/bicarbonato. O equilíbrio deste sistema pode ser representado pela seguinte equação:

$$pH = pK + \log_{10} \{[HCO_3^-] / [0,03 \times PaCO_2]\}$$

HCO_3^- em mmol/L, $PaCO_2$ em mmHg.

Na equação simplificada por Kassirer e Bleich, observamos que:

$$[H^+] = 24 \times PaCO_2/[HCO_3^-]$$
$$[H^+] + HCO_3^- \rightarrow CO_2 + H_2O$$

Desta forma, no tampão extracelular a concentração de hidrogênio e, portanto, o pH, podem ser determinados pela razão entre a $PaCO_2$ e o HCO_3^-. Um aumento na $PaCO_2$ ou uma diminuição no HCO_3^- elevam a concentração de íons de hidrogênio e reduzem o pH. Uma diminuição na $PaCO_2$ ou um aumento no HCO_3^- reduzem a concentração de íons hidrogênio, elevando o pH. Este é o sistema tampão mais importante no organismo, por tratar-se de um sistema aberto, de forma que, quando um ácido é adicionado ao sistema, os pulmões podem aumentar a excreção de CO_2. Quando uma base é acrescentada ao sistema os pulmões diminuem a excreção de CO_2. Os rins também participam do controle do equilíbrio ácido-base, regulando a concentração de HCO_3^- no sangue através da adaptação da excreção de ácidos na urina.

São tampões intracelulares as proteínas, os fosfatos e a hemoglobina. São tampões ósseos o bicarbonato de sódio, o carbonato de cálcio e o fosfato de cálcio.

Um distúrbio é chamado de respiratório quando a anormalidade primária está no sistema respiratório (alterações na $PaCO_2$). Os pulmões regulam o pH rapidamente através do aumento da ventilação-minuto, que diminui a $PaCO_2$, ou da diminuição da ventilação-minuto, com consequente aumento da $PaCO_2$, atingindo o pH de equilíbrio em horas. Um distúrbio respiratório pode ser classificado em agudo ou crônico, dependendo da magnitude da alteração do HCO_3^- em relação à $PaCO_2$.

Um distúrbio é chamado de metabólico quando a alteração primária pode ser atribuída à concentração de HCO_3^-. Os rins regulam o pH mais lentamente, através da excreção de ácidos endógenos, atingindo o pH de equilíbrio em 2 a 5 dias. Os rins podem secretar íons de hidrogênio e aumentar a reabsorção do HCO_3^-. Os íons de hidrogênio produzidos pelos ácidos endógenos são neutralizados pelo HCO_3^-, gerando sua diminuição.

Diagnóstico

Como é possível observar na equação reorganizada de Henderson-Hasselbalch, um aumento na $PaCO_2$ ou uma diminuição na concentração do HCO_3^- aumentam a concentração de íons de hidrogênio (acidose) gerando uma diminuição do pH. Já uma diminuição na $PaCO_2$ ou um aumento da concentração de HCO_3^- diminuem a concentração de íons de hidrogênio (alcalose), gerando um aumento no pH.

Os distúrbios ácido-base podem ser simples ou mistos. Nos distúrbios simples há somente um distúrbio primário. Os distúrbios primários frequentemente são acompanhados de alterações compensatórias que atenuam a alteração de pH. Esta compensação, porém, não é suficiente para normalizar o pH ou supercompensar a alteração de pH. Desta forma, na acidose metabólica o distúrbio primário é uma diminuição do HCO_3^- ou um aumento de $[H^+]$; na alcalose metabólica ocorre um aumento do HCO_3^- ou uma diminuição de $[H^+]$; na acidose respiratória há um aumento da $PaCO_2$; e na alcalose respiratória há uma diminuição do $PaCO_2$.

Um distúrbio misto ocorre quando mais de um distúrbio primário está presente.

Na Tabela 20.1, seguem as fórmulas para o cálculo da compensação esperada para cada distúrbio primário. Se os valores calculados para a compensação não corresponderem aos encontrados na gasometria arterial do paciente, este paciente tem um distúrbio misto.

Exemplos de distúrbios mistos são:

- Sepse (acidose metabólica por aumento do lactato) + insuficiência respiratória (acidose respiratória por aumento do CO_2).
- Pneumonia (acidose respiratória por aumento do CO_2) + furosemida (alcalose metabólica de contração).

Tabela 20.1. Fórmulas para o cálculo da compensação esperada para cada distúrbio primário

Distúrbio primário	Compensação esperada
Acidose metabólica	$PaCO_2 = 1,5 \times (HCO_3^-) + 8 \pm 2$
Alcalose metabólica	$PaCO_2 = 0,7 \times \Delta HCO_3^-$
Acidose respiratória	Aguda $\Delta HCO_3^- = 0,1 \times \Delta PaCO_2$
	Crônica $\Delta HCO_3^- = 0,4\text{-}0,5 \times \Delta PaCO_2$
Alcalose respiratória	Aguda: $\Delta HCO_3^- = 0,2 \times \Delta PaCO_2$
	Crônica: $\Delta HCO_3^- = 0,4 \times \Delta PaCO_2$

$PaCO_2$ em mmHg e HCO_3^- em mEq/L.

A análise da gasometria arterial pode ser sistematizada da seguinte forma:

1. determinar o distúrbio ácido-base primário: determinar se há alcalemia ou acidemia através da análise do pH da gasometria;

2. determinar a causa da acidemia ou alcalemia como metabólica, quando há alteração da concentração normal de HCO_3^-, ou respiratória, quando há alteração da concentração normal da $PaCO_2$;

3. determinar se um distúrbio misto está presente realizando o cálculo da compensação esperada e checar se os valores de HCO_3^- ou $PaCO_2$ são iguais, maiores ou menores do que os valores esperados.

Atentar para o fato de que a compensação de um distúrbio hidroeletrolítico nunca irá supercompensá-lo. Desta forma, de maneira geral, o pH indicará o distúrbio primário. Porém, é aceito que na acidose respiratória crônica a compensação de pH pode normalizá-lo, assim como nos casos de distúrbios mistos (nestes últimos os valores de HCO_3^- e de $PaCO_2$ estarão anormais) (Figura 20.1).

Na acidose metabólica a determinação do ânion-*gap* (AG) é utilizada para auxiliar no diagnóstico das suas causas. O valor do ânion-*gap* também deve sempre ser corrigido pela concentração de albumina, que é um ácido fraco que pode ser responsável por até 75% do AG. Para cada 1 g/dL de diminuição na concentração plasmática de albumina, o AG deve ser aumentado em 2,3 a 2,5 mmol/L.

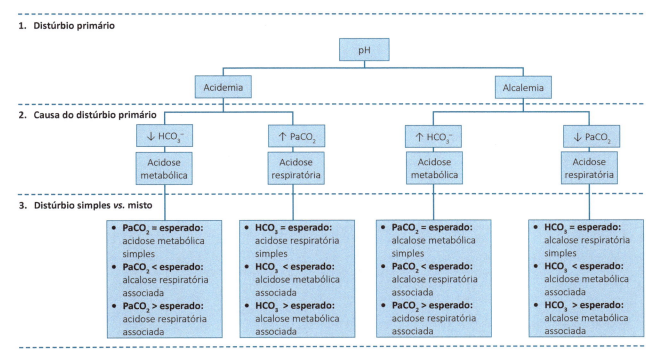

* pH pode ser normal se há distúrbio misto com associação de efeitos opostos no pH (acidose metabólica com alcalose metabólica) ou na alcalose respiratória crônica quando, ocasionalmente, o pH é normalizado apenas pela compensação do distúrbio.

FIGURA 20.1. Diagrama diagnóstico. Fonte: Adaptada de Nelson Textbook of Pediatrics, 20th ed.

O cloreto tem um papel muito importante na regulação intra e extracelular do equilíbrio ácido-base. Um AG normal ocorre quando uma diminuição do HCO3– corresponde a um aumento no Cl–, o que mantém a eletroneutralidade. Ânion-gap é a diferença entre os ânions não mensuráveis e os cátions não mensuráveis e é representado pela seguinte **equação**:

$$\text{Ânion-gap (AG)} = [Na^+] - [Cl^-] - [HCO_3^-]$$

Valor normal: 4-11 mmol/L (valores podem variar de acordo com o referencial do laboratório).

O AG auxilia o diagnóstico causal da acidose metabólica, pois ele aumenta na presença de ânions não mensuráveis, como ácidos orgânicos. Na acidose metabólica com AG normal houve a perda de bicarbonato, podendo ser pela urina ou evacuação.

Tratamento

O tratamento dos distúrbios ácido-base baseia-se principalmente na correção da doença primária que causou a acidemia ou alcalemia (Tabela 20.2).

É muito importante manter o equilíbrio ácido-base para o correto funcionamento do organismo. A história clínica, o exame físico, gasometria arterial, albuminemia e níveis de eletrólitos devem ser analisados para que o correto diagnóstico seja feito e o tratamento do fator predisponente seja instituído. A correção esperada do distúrbio primário deve ser calculada para descartar-se a presença de distúrbio misto.

Composição hídrica e eletrolítica dos fluidos corpóreos

Água

A criança é um ser em crescimento. Neste processo ocorrem marcantes modificações em seu organismo que, no entanto, em condições normais é capaz de manter a homeostase hidreletrolítica. Durante o crescimento ocorrem alterações do volume e da composição desses fluidos corpóreos.

A água é o componente mais abundante do corpo humano. Constitui aproximadamente 50 a 78% do peso corporal após o nascimento. No feto a proporção é ainda maior. Os determinantes mais importantes da variação do conteúdo de água são idade e sexo. Durante o primeiro ano de vida a água total sofre um decréscimo percentual, passando de 78% do peso corpóreo ao nascimento para 60% ao fim deste ano. Após o primeiro ano de vida a água total mantém-se relativamente constante até a adolescência. O teor de água de recém-nascidos, adolescentes e adultos é de aproximadamente 78%, 60% e 50%,

Tabela 20.2
Tratamento dos distúrbios ácido-base

Distúrbio ácido-base	Causas comuns	Sintomas	Tratamento

Acidose metabólica
 	
Ganho de ânions ou perda de cátions)
	• AG normal:
	  – Diarreia, acidose tubular renal, uso de acetazolamida, ingestão de ácidos, derivações urointestinais, uso de inibidores de aldosterona
	• AG aumentado
	  – Acidose lática (choque, hipoxemia, falência hepática, erros inatos do metabolismo)
	• Cetoacidose diabética
	• Insuficiência renal
	• Envenenamento (metanol, etilenoglicol, paraldeído, penicilina, carbenicilina, salicilato), cetose de jejum, rabdomiólise
		• Pode apresentar sintomas relacionados à doença de base ou à compensação respiratória como a taquipneia	• Tratar a doença de base Ocasionalmente pode ser indicado o uso de HCO_3^-

Alcalose metabólica Alcalose de contração, perda de ânions (gastrointestinal, sudorese, urinária) ou administração de HCO_3^-	• Responsivas ao cloro urinário < 15 mEq/L, hipovolemiaPerdas gástricas, diuréticos, diarreia, fibrose cística • Resistentes ao cloro urinário > 20 mEq/L • Doença renovascular, tumor secretivo de renina, síndrome de Bartter e Gitelman, doença de Crohn, hipocalemia severa, hipoparatireoidismo, síndrome de Cushing	• Associadas à doença de base ou aos distúrbios hidreletrolíticos associados principalmente à hipovolemia	• Tratamento da doença de base • Se responsiva a cloro: infusão de soro fisiológico • Tratar os distúrbios hidreletrolíticos associados
Acidose respiratória Disfunção pulmonar gerando retenção de CO_2	• Obstrução de vias aéreas superiores, depressão respiratória, doença pulmonar primária, distúrbios neuromusculares, distúrbios restritivos pulmonares e de difusão pulmonar • Doença obstrutiva crônica, fibrose cística, broncodisplasia pulmonar, depressão do centro respiratório	• Sudorese, palidez, confusão mental, sonolência, ansiedade, tremor	• Tratamento da doença de base
Alcalose respiratória Hiperventilação	• Hipoxemia, doenças pulmonares, alterações de SNC, estímulo direto ao centro respiratório, salicilatos	• Taquipneia, ansiedade, irritabilidade, alterações do nível de consciência, cãimbras, espasmos musculares, arritmias	• Tratar a doença de base

respectivamente. Após a puberdade a quantidade de água nos homens é geralmente de 2 a 10% maior do que nas mulheres, devido à maior massa muscular e menor quantidade de tecido adiposo (Figura 20.2).

A água corpórea é distribuída em dois compartimentos principais: compartimento ou espaço extracelular (EEC) e compartimento ou espaço intracelular (EIC). No recém-nascido o volume do EEC é maior que o volume do EIC. À medida que a criança vai crescendo ocorre alteração do tamanho dos compartimentos. Ao completar 1 ano de idade a relação entre os volumes dos dois espaços se aproxima da observada em adultos. Nos adultos, o volume do EEC é de 20 a 25% do peso corporal e o volume EIC é de 30 a 40% do peso corporal. O maior aumento da massa muscular no homem faz com que o volume do EIC seja maior do que nas mulheres.

O EEC é ainda subdividido em intravascular e intersticial. O compartimento intravascular, que contém os volumes do plasma e da linfa, representa aproximadamente 1/3 do líquido extracelular (5%). O compartimento in-

tersticial, representado pela água entre as células, representa os restantes 2/3 (15%). Considera-se que as paredes dos vasos separam os compartimentos intravascular e intersticial.

Finalmente, considera-se dentro do EEC, um pequeno compartimento, o transcelular, que representa de 1 a 3% do peso corporal, e compreende a água contida em locais específicos, como aparelho digestivo e em espaços como o cefalorraquidiano, intraocular, pleural, peritoneal e intra-articular.

Em condições normais, o fluido intravascular e o fluido intersticial estão em permanente equilíbrio. Três forças principais são responsáveis pelo movimento de fluidos através da membrana capilar. Em primeiro lugar, a pressão hidrostática, que devido ao bombeamento do coração faz o fluido mover-se do compartimento intravascular para o intersticial. Em segundo, a pressão oncótica, que pelo elevado teor de albumina no compartimento intravascular, faz com que o fluido se mova para o espaço vascular. Em terceiro lugar, a própria permea-

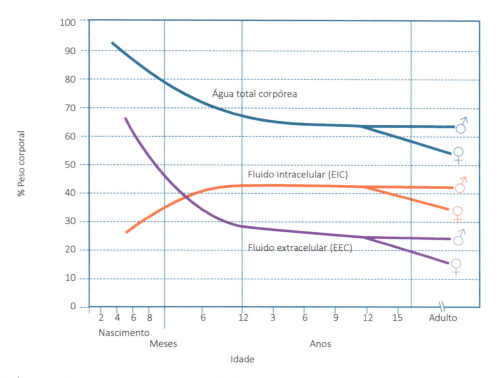

FIGURA 20.2. Água corpórea total, fluido intracelular e fluido extracelular como porcentagem do peso corpóreo em função da idade. Fonte: In: Nelson Textbook of Pediatrics. 20th ed.

bilidade da membrana capilar, que por si própria permite o movimento de fluidos através dela. Estas três forças estão envolvidas na manutenção do chamado equilíbrio de Starling.

O aumento da pressão hidrostática, a maior permeabilidade capilar ou a diminuição da pressão oncótica (baixo teor de albumina) fazem com que o fluido do compartimento intravascular tenda a deslocar-se para o intersticial.

O equilíbrio entre as pressões hidrostática e oncótica mantém o volume intravascular, o que é fundamental para a perfusão de todos os tecidos e órgãos.

Eletrólitos

Há grande diferença na composição dos solutos dos EEC e EIC. O sódio (Na) é o principal cátion do EEC e o potássio (K) é o cátion predominante no EIC. Os principais cátions e ânions do plasma e intracelulares são mostrados na Figura 20.3.

A diferente distribuição dos cátions sódio e potássio nos compartimentos EEC e EIC deve-se principalmente à ação da bomba de sódio (Na-K-ATPase), que ativamente, utilizando energia celular, move o sódio para fora da célula e o potássio para dentro dela. Isto faz com que a concentração de potássio dentro da célula seja aproximadamente 30 vezes maior, e a de sódio dez vezes menor que fora dela.

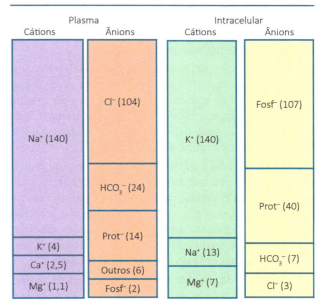

FIGURA 20.3. Concentração dos principais cátions e ânions do plasma e do espaço intracelular, expressos em mEq/L. Fonte: Adaptada de Nelson Textbook of Pediatrics, 20th ed.

O cloro é o ânion predominante no EEC e as proteínas, o fosfato e os ânions orgânicos são os principais ânions do EIC. Essa diferente composição é determinada principalmente pela presença de moléculas intracelulares que não atravessam a membrana celular.

Osmolalidade

Osmolalidade é definida como a concentração de todos os solutos em um dado peso de água. O sódio é o Osmol predominante no plasma, juntamente com a glicose e a ureia. A osmolalidade plasmática é rigorosamente regulada em 285-295 mOsm/kg. A osmolalidade plasmática (POsm) pode ser estimada usando valores de sódio, glicose e ureia (osmolalidade calculada).

Fórmula para osmolalidade calculada:

$$\text{mOsm/kg } H_2O = 2 \times [Na] + [\text{ureia mg/dL}]/2,8 + [\text{glicose mg/dL}]/18$$

Sódio

Sódio é o cátion predominante no EEC. É essencial para a manutenção do seu volume e, portanto, do volume intravascular. Isto permite a manutenção da pressão sanguínea e a adequada passagem de nutrientes para as células.

Mais de 40% do sódio total do corpo estão no osso. Menos de 3% de sódio estão no compartimento intracelular. O restante encontra-se no EEC.

A concentração de sódio no EEC é mantida dentro de um intervalo estreito, entre 135 e 145 mmol/L. A concentração de sódio intracelular é de aproximadamente 10 mEq/L. Esta diferença de concentração é mantida principalmente pela Na-K-ATPase, que troca o sódio intracelular pelo potássio extracelular.

A manutenção da homeostase do sódio requer um equilíbrio entre ingestão e excreção de sódio. A regulação e a manutenção da osmolalidade plasmática e do volume intravascular são controladas por sistemas independentes. O balanço hídrico determina a osmolalidade e o balanço de sódio determina o volume.

Porém, quando a depleção de volume está presente, ela prevalece sobre a regulação da osmolalidade, e a retenção de água contribui para a manutenção do volume intravascular. A depleção de volume estimula a secreção de hormônio antidiurético (HAD), mesmo em casos de hiponatremia, e a consequente retenção de água contribui para a manutenção do volume intravascular.

A ingestão de sódio tem um papel menor na manutenção fisiológica do metabolismo do sódio. O rim regula o equilíbrio de sódio e é o principal local de excreção de sódio. A concentração de sódio é determinada pelo balanço hídrico, e não pelo balanço de sódio. Quando a concentração de sódio aumenta, a osmolaridade plasmática também aumenta, o que provoca sede e consecutivamente aumento da secreção de hormônio antidiurético (HAD), resultando em aumento da reabsorção renal de água. Com o aumento do teor de água no organismo a concentração de sódio volta ao normal.

Embora o equilíbrio hídrico seja normalmente regulado pela osmolalidade, a depleção de volume estimula a sede, a secreção de HAD e a conservação renal da água.

A homeostase do sódio é mantida sob regulação do sistema renina-angiotensina-aldosterona (SRAA). Renina é uma enzima produzida pelo rim, sob estímulo de hipovolemia, o que provoca o aumento da angiotensina I a partir do angiotensinogênio. Posteriormente ocorre conversão da angiotensina I em angiotensina II, pela ação da enzima conversora de angiotensina (ECA), o que estimula a adrenal a produzir aldosterona, que é um mineralocorticoide que tem como função aumentar a reabsorção de sódio e água e excretar potássio na porção distal do néfron.

Além do SRAA, outros fatores também são importantes na excreção renal de sódio. Barorreceptores localizados no coração e nos pulmões são estimulados pela diminuição de volume do EEC, enquanto barorreceptores situados nas carótidas e aorta são sensíveis ao aumento de volume do EEC. Ainda participa da excreção renal de sódio, porém com papel menor, o peptídeo natriurético atrial.

Hiponatremia

É a concentração plasmática de sódio inferior a 135 mEq/L (135 mmol/L). Concentração plasmática e sérica normalmente são termos intercambiáveis.

Diferentes mecanismos podem causar hiponatremia. Antes de fazer o diagnóstico de hiponatremia é necessário excluir os casos de pseudo-hiponatremia, que é a medida da concentração do sódio plasmático falsamente diminuída quando o plasma contém altas concentrações de proteínas ou lipídios. Não se verifica este erro laboratorial quando um eletrodo direto seletivo de íons determina a concentração de sódio, técnica que é cada vez mais utilizada.

A hiperglicemia e o uso de manitol provocam hiperosmolalidade. Devido a esse gradiente osmótico ocorre passagem de água do EIC para o EEC, diluindo a concentração de sódio. Nesses casos não ocorre sintomatologia de hiponatremia.

Nas pseudo-hiponatremias a osmolalidade plasmática medida é normal ou elevada, enquanto nas hiponatremias verdadeiras ela é baixa.

Classificação

A classificação da hiponatremias verdadeiras é baseada no estado volêmico, conforme apresentado a seguir e na Tabela 20.3.

- Hiponatremia hipovolêmica (sódio corpóreo total baixo) — É a causa mais comum de hiponatremia na infância. Nesses casos ocorre perda efetiva de sódio e água, porém com maior perda relativa de água. Mais comumente as perdas ocorrem pelo trato

CAPÍTULO 20 ▪ DISTÚRBIOS DO EQUILÍBRIO ÁCIDO-BASE E HIDRELETROLÍTICOS

gastrointestinal (diarreia) ou menos frequentemente pelos rins (nefropatias perdedoras de sal, uso de diuréticos e deficiência de mineralocorticoides). Como foi dito anteriormente, a depleção do volume estimula a secreção de HAD, mesmo em casos de hiponatremia, promovendo reabsorção de água livre e com isso, mantendo a hiponatremia.

- Hiponatremia euvolêmica (sódio corpóreo total normal) — A principal causa é a síndrome de secreção inapropriada do HAD (SIHAD), caracterizada pela secreção de HAD que não é inibida pela osmolalidade plasmática baixa ou pelo volume intravascular expandido. A retenção de água causa hiponatremia e a expansão do volume intravascular resulta em aumento da excreção renal de sódio. A hiponatremia, em pacientes hospitalizados muitas vezes é devida à administração de fluidos hipotônicos em crianças que apresentam doenças ou outras condições associadas à SIHAD. A SIHAD pode estar associada a pneumonia, bronquiolite, meningite, traumatismo craniano, cirurgias, várias drogas, além de muitas outras causas.

- Hiponatremia hipervolêmica (sódio corpóreo total aumentado) — Ocorre em condições nas quais o organismo retém água e sódio, porém proporcionalmente retém mais água que sódio, tendo como resultado edemas de variados graus. Pode ocorrer em insuficiências cardíaca, renal ou hepática e síndrome nefrótica. Nessas doenças a perfusão renal está diminuída, consequentemente há aumento da secreção de HAD e também de aldosterona, com resultante reabsorção de sódio e água.

Atualmente existe uma tendência na literatura de substituir o nome de SIHAD por secreção de HAD em condições nas quais não exista hipovolemia ou hiperosmolalidade, ocasiões em que normalmente ocorre liberação do HAD. Além da SIHAD, a intoxicação por água devida a excesso de consumo (psicogênica ou raramente erro de diluição de fórmulas infantis) também se enquadra nessa categoria.

Tabela 20.3. Classificação de hiponatremia

Pseudo-hiponatremia	• Hiperlipidemia • Hiperproteinemia
Com sódio corpóreo total baixo	• Diarreia e vômitos • Doenças tubulares renais • Diuréticos
Com sódio corpóreo total normal	• Secreção inapropriada de hormônio antidiurético • Insuficiência adrenal
Com sódio corpóreo total elevado	• Insuficiência renal • Insuficiência cardíaca congestiva • Insuficiência hepática • Síndrome nefrótica

Quadro clínico

Normalmente o paciente é assintomático, a não ser em hiponatremias graves ou quando ocorre queda da concentração plasmática em curto espaço de tempo. Os sintomas normalmente são inespecíficos, sobretudo relacionados com alterações do sistema nervoso central: cefaleia, vômitos, irritabilidade, letargia, convulsões e até coma, dependendo da gravidade.

Tratamento

Deve ser levado em consideração, além da concentração plasmática de sódio, a gravidade do quadro clínico, o estado volêmico e o tempo estimado da evolução da doença.

A maioria dos casos de hiponatremia hipovolêmica responde à reposição de fluido isotônico. A restrição hídrica é indicada na maioria dos casos das hiponatremia euvolêmica e hipervolêmica. Limitar a ingestão de sódio também é indicado em casos de hiponatremia hipervolêmica, em que o nível de sódio corporal total é elevado.

O uso de solução salina hipertônica a 3% deve ser reservado para hiponatremia sintomática, especificamente hiponatremia acompanhada de sintomas neurológicos.

Embora não haja consenso sobre a rapidez da correção da hiponatremia, admite-se que a correção de sódio deve ser limitada a 10 a 12 mEq/L nas primeiras 24 horas. Se o paciente estiver apresentando crises convulsivas, letargia ou outros sinais de comprometimento neurológico grave, a correção para os primeiros 3 a 5 mEq/L, deve ser feita em 20 a 30 minutos.

A quantidade de sódio (Na) a ser administrada (em mEq) pode ser calculada com a fórmula (Na desejado – Na sérico atual) x 0,6 x Peso (kg), onde o Na desejado é 120 em hiponatremia crônica (> 48 h) e 125 em hiponateremia aguda (< 48 h).

Hipernatremia

É a concentração plasmática de sódio superior a 145 mEq/L (145 mmol/L). Hipernatremia na prática clínica resulta da diminuição da oferta de água ou do aumento da excreção de água em relação ao sódio. Menos frequentemente por ingestão aumentada de sódio (Tabela 20.4).

1. Diminuição da oferta de água: pode ocorrer em lactentes amamentados, quando não há suficiente leite materno ou em crianças vítimas de abuso.

2. Déficit de água e sódio: a hipernatremia se desenvolve quando ocorre perda de fluido hipotônico, isto é, perde-se mais água que sódio. Pode ser decorrente de perdas renais ou extrarrenais.

   a) Perdas renais: nesse grupo a principal causa é o diabetes *insipidus* central ou nefrogênico. Desencadeado por perda de água livre resultante da diminuição de secreção de HAD ou da menor resposta do rim a ele. A hipernatremia desenvolve-se quando há restrição da ingestão de água livre concomitantemente (por isso alguns autores colocam essa doença no grupo 1). Além disso, pode ocorrer hipernatremia em outras doenças renais e com a utilização de diuréticos.

b) Perdas extrarrenais: inclui as perdas gastrointestinais, como na diarreia, e o aumento de perdas insensíveis pela pele e pelos pulmões.

3. Ganho de sódio: a hipernatremia pode ocorrer quando há aumento da ingestão de sódio, como no preparo inadequado de fórmulas infantis ou soluções de hidratação parenteral ou oral, principalmente a caseira. Pode se desenvolver ainda nos casosem que há aumento da reabsorção de sódio, como em certas doenças da adrenal.

Tabela 20.4. Classificação de hipernatremia	
Diminuição da oferta de água	• Baixa oferta de água • Alteração do estado mental
Aumento da perda de água	• *Trato gastrointestinal:* diarreia, vômitos, sonda nasogástrica • *Renal:* tubulopatias, diabetes *insipidus*, diurese osmótica • *Pele:* grande queimado • *Pulmonar:* hiperventilação

Ganho de sódio:	• Aumento da ingestão de sódio:
	  – Preparo inadequado de soluções de hidratação
	  – Preparo inadequado de fórmulas infantis
	  – Afogamento em água salgada
	• Aumento da reabsorção de sódio:
	  – Síndrome de Cushing
	  – Drogas: glicocorticoides e mineralocorticoides

Quadro clínico

Os sintomas costumam ser proporcionais ao grau e à velocidade do aumento da concentração de sódio. Crianças com hipernatremia frequentemente se encontram agitadas e irritadas, mas os sintomas podem progredir para letargia e coma. Febre, taquipneia, choro estridente, além de convulsões e outras alterações neurológicas também podem estar presentes. Casos extremamente graves, que demoram para ser tratados, podem evoluir com hemorragia cerebral.

A não ser em desidratação muito grave, não se observam sinais de choque circulatório, pois a água do EIC passa para o EEC hipertônico, preservando o fluido intravascular.

Tratamento

À medida que a hipernatremia progride, o cérebro passa a gerar osmóis idiogênicos (taurina, glutamina, glicina, sorbitol e inositol) para aumentar a osmolalidade intracelular e prevenir a perda de água. Este mecanismo não é instantâneo e é mais evidente quando a hipernatremia se desenvolve gradualmente.

Se a concentração plasmática de sódio for reduzida rapidamente, há movimento de água do plasma para dentro das células do cérebro, com a finalidade de igualar a osmolalidade nos dois compartimentos. O edema cerebral resultante manifesta-se como convulsões ou coma. Para evitar o edema cerebral recomenda-se que a concentração de sódio diminua entre 0,5 a 1 mEq/L/hora. O cálculo do déficit de água livre (em litros) é feito através da fórmula: 0,6 x peso (kg) x [(Na plasmático/140) – 1].

Na criança com desidratação hipernatrêmica, como em qualquer tipo de desidratação, a prioridade é a restauração do volume intravascular. A solução fisiológica é normalmente indicada. Em casos de hipotensão recomenda-se 20 mL/kg de peso corpóreo.

Em pacientes com diabetes *insipidus* central recomenda-se o uso de HAD.

Em todas as situações é fundamental a monitoração da concentração de sódio plasmático regularmente.

Potássio

Na criança, a quantidade corpórea total de potássio é de aproximadamente 40 mEq/kg de peso, menor que a do adulto, que é de 50 mEq/kg. Desse total, 98% estão contidos no EIC e o restante no EEC.

Cerca de 90% do total são permutáveis. No EIC o potássio está presente em maior quantidade no tecido muscular (70 a 85%). O restante distribui-se nos ossos (10%), hemácias (7%), fígado (6%) e outras células.

A concentração plasmática de potássio é mantida dentro de estreitos limites e também varia de acordo com a idade. Recém-nascidos e lactentes de até 3 meses apresentam valores médios de 5,2 mEq/L, enquanto os prematuros podem apresentar concentrações entre 5,5 mEq/L e 7 mEq/L. Em pré-escolares, escolares e adultos os valores situam-se entre 3,5 mEq/L e 5 mEq/L.

Devido à pequena quantidade de potássio no EEC, a concentração plasmática nem sempre reflete a quantidade corpórea total.

Em recém-nascidos e lactentes a concentração de potássio nas células musculares é de aproximadamente 120 mEq/L. Em adultos, em torno de 150 mEq/L.

A manutenção de altas quantidades de potássio no EIC é fundamental para a sustentação do volume celular, devido a sua importante contribuição para a osmolalidade intracelular. Além disso, é essencial para o crescimento, para a síntese proteica e de ácidos nucleicos, para a ativação de reações enzimáticas e para a manutenção do gradiente de concentração através da membrana celular. O gradiente químico resultante é utilizado para produzir o potencial de membrana em repouso das células. O potássio é necessário para a responsividade elétrica das células nervosas e musculares e para a contratilidade muscular.

O organismo apresenta mecanismos complexos e eficientes para regular o balanço de potássio, que é feito de duas maneiras: balanço externo e balanço interno.

Balanço externo – regulação da quantidade corpórea total de potássio

O balanço externo é resultado da ingestão menos a excreção pela urina, fezes e suor. O potássio é usualmente ingerido além das necessidades orgânicas. Em adultos, o balanço externo diário é igual a zero, enquanto que em crianças, o balanço diário é positivo devido à quantidade de potássio necessária para o crescimento. Em condições normais, o rim é responsável por aproximadamente 90% do potássio excretado, o intestino por 10% e a pele, por mínima quantidade.

Quase todos os alimentos de origem vegetal ou animal são boas fontes de potássio. Como exemplo, o leite humano contém aproximadamente 17 mEq de potássio por litro, enquanto o de vaca integral contém 35 mEq/L. Como referência, pode-se lembrar que a solução de reidratação oral da OMS apresenta potássio na concentração de 20 mEq/L. Por isso, deficiência dietética de potássio é rara, excetuando-se os desnutridos graves. As necessidades diárias de potássio, nos primeiros anos de vida, são de aproximadamente 2 mEq/100 kcal metabolizadas.

Balanço interno – regulação da distribuição de potássio entre o EIC e o EEC

O balanço interno de potássio depende de fatores que regulam as trocas entre o EIC e o EEC. A elevada concentração de potássio no EIC favorece seu efluxo passivo, enquanto seu influxo é um processo ativo e dependente principalmente da Na-K-ATPase. Em condições de equilíbrio normal, influxo e efluxo são equivalentes.

Hormônios como insulina, catecolaminas e aldosterona (esta apenas nos epitélios onde há transporte de eletrólitos) são ativadores da Na-K-ATPase.

O equilíbrio ácido-básico influencia a troca transcelular de potássio porque na acidemia há altas concentrações de íons hidrogênio no EEC. Com isso, ocorre um movimento deles para o EIC e consequente saída de potássio para o EEC, a fim de manter a eletroneutralidade. O oposto ocorre na alcalemia.

Hipopotassemia

É a concentração plasmática de potássio menor que 3,5 mEq/L. Pode ser causada por alterações do balanço externo (diminuição da ingestão ou aumento das perdas) ou do balanço interno (passagem de potássio do EEC para o EIC) (Tabela 20.5).

Tabela 20.5. Causas da hipopotassemia

Diminuição da ingestão	• Dieta • Má absorção
Aumento das perdas	• *Gastrointestinais:* diarreia e vômitos, sonda nasogástrica • *Renais:* tubulopatias, hiperaldosteronismo, excesso de glicocorticoides *Drogas:* diuréticos e manitol • *Pele:* grande queimado
Troca transcelular	• Alcalose metabólica e respiratória • Insulina • Drogas beta-agonistas

A maioria dos casos é relacionada com perdas, devido à diarreia aguda. Ingestão diminuída é incomum. Perdas renais podem ocorrer com o uso de diuréticos ou em algumas doenças renais ou endocrinológicas, como nas tubulopatias, síndrome de Barter e hiperaldosteronismo.

O transporte de potássio do EEC para o EIC está aumentado nas alcaloses, no hiperinsulinismo ou com o uso de algumas drogas, como catecolaminas.

Quadro clínico e diagnóstico

Os sintomas ocorrem principalmente nas hipopotassemias graves, quando o potássio plasmático é menor que 2,5 mEq/L. Pode estar relacionado com:

- Sistema nervoso: irritabilidade, letargia, depressão, diminuição dos reflexos tendíneos.
- Sistema digestivo: náuseas, vômitos, distensão abdominal e íleo paralítico.
- Sistema cardiovascular: palpitações, defeitos de condução, fibrilação atrial e até assistolia.

As principais alterações do eletrocardiograma são: redução da amplitude das ondas T, depressão do segmento ST, prolongamento do intervalo PR, inversão da onda T e surgimento das ondas U (Figura 20.4).

Tratamento

Consiste em corrigir os distúrbios de base e restabelecer o potássio plasmático.

Nos casos de hipopotassemia leve, sem repercussão clínica, pode-se repor o potássio via oral com xarope de KCl a 10% (2,5 a 5 mEq/100 kcal/dia) e aumentar a oferta de alimentos ricos em potássio.

Nos casos graves (concentração plasmática de potássio menor que 2,5 mEq/L), além da estabilização cardiorrespiratória, quando necessária, o potássio pode ser reposto pela infusão endovenosa, na velocidade de 0,5 a 1 mEq/kg/hora, com concentração máxima de 40 a 80

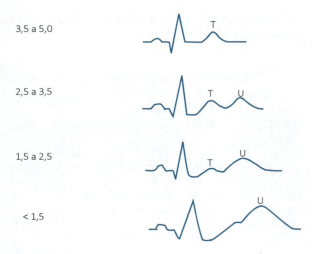

FIGURA 20.4. Alterações eletrocardiográficas na hipopotassemia.

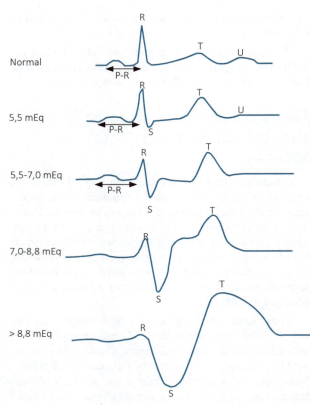

FIGURA 20.5. Alterações eletrocardiográficas na hiperpotassemia.

mEq/L de solução. Nesses casos é aconselhável a monitoração com ECG.

Hiperpotassemia

É a concentração plasmática de potássio maior que 5,0 mEq/L. Pode ocorrer devido a alterações do balanço externo (aumento da ingestão ou diminuição das perdas) ou do balanço interno (passagem de potássio do EIC para o EEC) (Tabela 20.6).

Tabela 20.6. Causas da hiperpotassemia	
Pseudo-hiperpotassemia	• Hemólise pós-punção venosa
Aumento da ingestão	• Dieta • Medicações contendo potássio
Diminuição da excreção renal	• Insuficiência renal aguda • Diuréticos poupadores de potássio (espironolactona) • Inibidores da enzima conversora da angiotensina
Troca transcelular	• Acidose metabólica ou respiratória • Hipertonicidade plasmática • Ausência de insulina • Drogas: betabloqueadores e digitais • Hipoaldosteronismo
Dano celular	• Síndrome de lise tumoral • Grande queimado

Quadro clínico

Crianças com hiperpotassemia podem apresentar parestesia, paralisia, tetania, arritmias cardíacas e convulsões.

As principais alterações eletrocardiográficas são: inicialmente onda T apiculada, com prolongamento do intervalo PR, evoluindo para ausência da onda T e alargamento do intervalo QRS e progressão para fibrilação ventricular e assistolia (Figura 20.5).

Diagnóstico

Antes de fazer o diagnóstico de hiperpotasemia é necessário excluir os casos de falsa hiperpotassemia, devida à hemólise sanguínea durante a coleta de sangue.

A maioria dos casos de hiperpotassemia é devida à diminuição das perdas renais de potássio, como ocorre em determinadas doenças renais, como insuficiência renal aguda e no hipoaldosteronismo. A acidose metabólica e o uso de drogas que inibem a Na-K-ATPase, como digitálicos e betabloqueadores, também podem ser responsáveis pela hiperpotassemia. Esta também pode ser vista nos grandes queimados e em outros casos de aumento da lise celular. O aumento de ingestão é raro na prática clínica.

Tratamento

As medidas terapêuticas a serem adotadas dependem da concentração plasmática de potássio e das alterações do ECG.

1. Menor que 6,5 mEq/L: suspender a oferta de potássio, corrigir distúrbios associados, controles da concentração plasmática a cada 12 horas.

2. Maior que 6,5 mEq/L ou alterações do ECG independentemente da concentração - inicialmente é fundamental a estabilização hemodinâmica. Além disso deve-se:

    a) estabilizar o miocárdio para prevenir arritmias com infusão rápida de gluconato de cálcio;

    b) remover o potássio corpóreo com resinas trocadoras de potássio, furosemida e/ou diálise nos casos muito graves;

    c) restaurar o gradiente transcelular de potássio, isto é, promover maior transporte de potássio do EEC para o EIC com a infusão de insulina, glicose (solução polarizante) e salbutamol inalatório. A infusão endovenosa de bicarbonato de sódio é indicada apenas quando houver acidose metabólica.

Conceitos-chave

- Nos distúrbios do equilíbrio ácido-base, o diagnóstico geralmente é obtido para alcalemia ou acidemia através da análise do pH da gasometria; distúrbio metabólico pela alteração da concentração normal de HCO_3^-; e distúrbio respiratório pela alteração da concentração normal da $PaCO_2$. O distúrbio misto é checado com a realização do cálculo da compensação esperada.

- Geralmente o tratamento das causas de base melhora os distúrbios ácido-base.

- A água é o componente mais abundante do corpo humano. Constitui aproximadamente 50 a 78% do peso corporal após o nascimento. Os determinantes mais importantes da variação do conteúdo de água são idade e sexo.

- Existe grande diferença na composição dos solutos dos EEC e EIC. O sódio é o principal cátion do EEC e o potássio é o cátion predominante no EIC.

- Normalmente a regulação e a manutenção da osmolalidade plasmática e do volume intravascular são controladas por sistemas independentes. O balanço hídrico determina a osmolalidade e o balanço de sódio determina o volume.

- A hiponatremia (concentração plasmática inferior a 135 mEq/L) é muito comum em pacientes hospitalizados e ocorre principalmente devido à administração de fluidos hipotônicos em crianças que apresentam doenças associadas à SIHAD.

- Na hipernatremia (concentração plasmática maior que 145 mEq/L) recomenda-se corrigir lentamente a concentração plasmática de sódio para evitar edema cerebral e consequentemente convulsões e coma.

- A principal causa de hipopotassemia (concentração plasmática menor que 3,5 mEq/L) na criança é a perda de potássio devida à diarreia aguda.

- Durante o tratamento das hipopotassemias (concentração plasmática maior que 5,0 mEq/L) deve-se estar atento às alterações eletrocardiográficas.

432 SEÇÃO 2 ▪ PEDIATRIA CLÍNICA (OU PRINCIPAIS AFECÇÕES PEDIÁTRICAS)

Questões

1. Paciente de 8 anos é levado ao hospital com história de vômitos e piora do nível de consciência. Ele apresenta um padrão respiratório com inspirações profundas (respiração de Kussmaul) e está letárgico, irritável e desidratado. Os pais informam que há cerca de 2 semanas ele apresenta polidipsia, poliúria e polifagia. Sua gasometria arterial mostra um pH = 7,0, $PaCO_2$ = 23 mmHg, HCO_3^- = 10 mEq/L, Na^+ = 126 mEq/L, K^+ = 5 mEq/L e Cl^- = 5 mEq/L. Qual é o distúrbio ácido-base?

   a) Acidose respiratória descompensada.

   b) Acidose respiratória, parcialmente compensada.

   c) Alcalose metabólica descompensada.

   d) Acidose metabólica, parcialmente compensada.

2. Paciente de 5 anos tem história de vômitos e diarreia há 2 dias. Ele é levado ao serviço de pronto atendimento apresentando-se letárgico e enfraquecido, com mucosas secas e tempo de enchimento capilar maior que 4 segundos e desidratado. Sua gasometria arterial mostra pH = 7,5, $PaCO_2$ = 40 mmHg e HCO_3^- = 34 mEq/L. Qual é o distúrbio ácido-base?

   a) Alcalose respiratória descompensada.

   b) Acidose respiratória, parcialmente compensada.

   c) Alcalose metabólica descompensada.

   d) Acidose metabólica, parcialmente compensada.

3. Paciente de 15 anos é admitido no hospital para cirurgia de retirada de tumor cerebral. Ele está muito ansioso e preocupado com a cirurgia, por isto começa a hiperventilar, o que causa tontura e, eventualmente, um desmaio. Sua gasometria arterial mostra pH = 7,61, $PaCO_2$ = 22 mmHg e HCO_3^- = 25 mEq/L. Qual a sua interpretação desta gasometria?

   a) Alcalose respiratória descompensada.

   b) Acidose respiratória, parcialmente compensada.

   c) Alcalose metabólica descompensada.

   d) Acidose metabólica, parcialmente compensada.

4. Paciente de 4 anos é trazido ao pronto atendimento com história de asma e apresentando desconforto respiratório de evolução progressiva nos últimos 4 dias, muito severo hoje. Sua gasometria arterial apresenta pH = 7,3, $PaCO_2$ = 72 mmHg e HCO_3^- = 35 mEq/L. Qual o distúrbio ácido-base presente?

   a) Acidose respiratória descompensada.

   b) Acidose respiratória, parcialmente compensada.

   c) Alcalose respiratória descompensada.

   d) Alcalose metabólica, parcialmente compensada.

5. Uma criança de 6 meses de idade, com diarreia aguda, chega ao PS com desidratação grave. Dosagem de sódio plasmático de 125 mEq/L e potássio de 4,0 mEq/L. Que solução de hidratação seria a recomendada?

BIBLIOGRAFIA CONSULTADA

- Amrish J. Body Fluid Composition: Pediatrics in Review. Apr. 2015;36(4):141-152.
- Berend K, de Vries APJ, Gans ROB. Physiological approach to assessment of acid base disturbances. N Engl J Med. 2014;371:1434-1445.
- Greenbaum LA. Electrolyte and acid–base disorders. In: Kliegman RM, et al. Nelson Textbook of Pediatrics. 20th ed. Philadelphia: Elsevier; 2016. p. 346-384.
- Kliegman RM. Nelson textbook of pediatrics. 20th ed. Philadelphia: Elsevier; 2016. p. 369-384.
- Knobel E. Terapia intensiva Pediatria e Neonatologia. São Paulo: Atheneu; 2005. p. 401-419.
- Moritz ML, Ayus JC. Disorders of water metabolism in children: hyponatremia and hypernatremia. Pediatr Rev. 2002;23:371-80.
- Reid-Adam J. Hyponatremia: Pediatrics in Review. Sept. 2013;34(9):417-419.
- Rodríguez-Soriano J. Potassium homeostasis and its disturbances in children. Pediatr Nephrol. 1995;9:364-67.
- Satlin ML, Bockenhauer D. Physiology of the Developing Kidney: Potassium Homeostasis and Its Disorder. Pediatr Nephrol. 2016; 219-246.
- Seifter JR. Integration of acid-base and electrolyte disorders. N Engl J Med. 2014;371:1821-1831.

Respostas

1. **D.**

   Acidose metabólica parcialmente compensada. pH = 7,0 acidemia, HCO_3^- diminuído = acidose metabólica, $PaCO_2$ baixa = compensação parcial com alcalose respiratória. Paciente apresenta quadro de descompensação de diabetes *mellitus* tipo 1. Se, além do pH abaixo de 7,3; o HCO_3^- estiver abaixo de 18 mEq/L, a glicemia acima de 250 e houver a presença de cetonas em urina e sangue pode ser feito o diagnóstico de cetoacidose diabética.

2. **C.**

   pH 7,5 = alcalemia, HCO_3^- aumentado = alcalose metabólica, $PaCO_2$ normal sem compensação secundária.

3. **A.**

   pH 7,61 = alcalemia, $PaCO_2$ 22 mmHg diminuído = alcalose respiratória, HCO_3^- normal, sem compensação.

4. **B.**

   pH 7,3 = acidemia, $PaCO_2$ aumentado = acidose respiratória, HCO_3^- aumentado, compensação parcial com alcalose metabólica. A fase final da insuficiência respiratória apresenta-se com a fadiga da musculatura respiratória e consequente retenção de CO_2 e acidose respiratória. Na fase inicial da insuficiência respiratória o contrário pode ocorrer, para compensar a doença pulmonar o paciente hiperventila e o CO_2 diminui.

5. Recomenda-se expansão com solução fisiológica a 0,9%: 20 mL/kg de peso até o desaparecimento dos sinais de choque.

Doenças Nefrológicas e Urológicas

- Amilcar Martins Giron
- Benita Galassi Soares Schvartsman
- Bianca Massaroppe
- Camila Sanches Lanetzki Esposito
- João Domingos Montoni da Silva
- Luciana dos Santos Henriques

Propedêutica e fisiologia do sistema urinário

Ter o conhecimento sobre a propedêutica e fisiologia do sistema urinário levará o estudante de medicina a se conectar com o complexo mundo do controle hidroeletrolítico e ácido/básico, fundamentais para a homeostase do organismo.

Definições

Os rins, em geral em número de dois, são retroperitoneais e situam-se ao lado da coluna vertebral entre L1 e L4. O rim direito é 1 cm menor e mais baixo que o esquerdo. A ausência dos dois rins — agenesia renal — é incompatível com a vida (é uma síndrome fetal conhecida como síndrome de Poter). Envolvendo os rins temos a fáscia de Gerota, que protege contra a disseminação de infecções, extravasamentos de urina e hemorragias.

Podemos dividir o tecido renal em córtex, a parte mais externa e que tem 1 cm de espessura, e a medular renal, parte interna. No córtex encontramos as unidades filtrantes – os glomérulos; e mergulhados na medular encontramos as alças de Henle.

A unidade fisiológica renal é o néfron e temos em média um milhão de néfrons em cada rim, mas hoje sabemos que existe uma relação direta entre o peso de nascimento e o número de néfrons. Os pacientes que têm mais de um milhão de néfrons em cada rim são os que nascem com mais de 2.500 g. A partir da terceira década da vida a cada 10 anos naturalmente perdemos 10% da nossa massa de néfrons, ao ponto que devemos preservá-la para que possamos chegar à oitava década da vida sem necessitar de terapia renal substitutiva.

Termos utilizados na prática clínica relacionados à alteração do volume, ritmo e/ou aspecto da urina são apresentados na Tabela 21.1 para auxiliá-lo na compreensão deste conteúdo.

Na avaliação do sistema urinário iniciamos sempre obtendo uma boa história clínica, onde são levantados dados subjetivos reportados pelo paciente e/ou seu acompanhante e partimos na sequência para dados objetivos obtidos através do exame físico e dos exames laboratoriais.

A nefrologia é uma especialidade altamente clínica, mas ao mesmo tempo com grande dependência de exames complementares e necessidade de laboratório, com exames altamente específicos.

Fisiologia

Vamos iniciar a fisiologia renal relembrando que os rins recebem cerca de 20 a 25% de todo o debito cardíaco. É o órgão que mais recebe sangue por grama de peso. Encontram-se 24 h por dia filtrando e depurando o sangue, exercendo seu papel principal para a homeostase orgânica. É necessário perceber também que existe uma função endócrina muitas vezes exercida no complexo justaglomerular, localizado no córtex renal.

Tabela 21.1. Termos relacionados às doenças do sistema urinário

Termo	Definição
Disúria	• Micção desconfortável, com dor ou sensação de queimação durante a eliminação de urina – pode representar uretrite, prostatite, quadro alérgico e/ou cistite, infecção do trato urinário
Oligúria	• Redução na quantidade total de urina eliminada que não permite a eliminação adequada de solutos. Ocorre por alteração do fluxo sanguíneo renal e/ou lesões renais. Diurese entre 400 e 800 mL por dia no adolescente e no adulto e na pediatria, 0,5 a 1 mL/kg/hora de diurese
Anúria	• Falta de urina na bexiga quando a produção de urina tem seu volume reduzido drasticamente, chegando próximo de zero. Nos adultos, quando a diurese é menor que 400 mL em 24 h ou menos que 20 mL/h. Na criança, menor que 0,5 mL/kg/h
Poliúria	• Aumento da quantidade total de urina eliminada, em adultos e adolescentes, mais que 3 litros por dia ou mais que 50 mL/hora. Na criança uma eliminação maior que 2,5 mL/kg/h
Menúria	• A paciente reclama que toda vez que menstrua, urina sangue. A paciente urina sangue menstrual pela bexiga. É uma hematúria característica. O diagnóstico diferencial é com endometriose vesical
Hematúria	• Urina com sangue. Pode ser macroscópica, quando a olho nu se visualiza a coloração alterada da urina, e microscópica quando é achado de exame laboratorial – urina I. Não temos um padrão definido na literatura, mas em geral abaixo de 400.000 hemácias/mL de urina falamos que a hematúria é microscópica. A hematúria pode ser glomerular ou não glomerular. Na primeira as hemácias são dismórficas
Pneumatúria	• Presença de ar na urina. Infecção urinária por microrganismos anaeróbicos; o mais comum é pensarmos em uma fístula enterovesical
Piúria	• Urina com pus
Noctúria	• Micção no período noturno, *diabetes mellitus* ou *insipidus* são causas possíveis
Nictúria	• Inversão do ritmo miccional onde predomina maior volume urinário à noite
Urgência miccional	• Necessidade iminente de eliminar a urina, muitas das vezes sem tempo hábil para chegar ao banheiro e com perdas na roupa
Uretrorragia	• Saída sangue pela uretra, sem necessidade de urinar
Enurese	• Micção involuntária e inconsciente que acontece durante o sono nas crianças acima de 5 anos de vida

Fonte: Elaborada pelo autor.

O néfron é subdividido em duas porções intimamente relacionadas entre si através da relação túbulo-glomerular. Uma parte circulatória, composta de arteríola eferente, o glomérulo e arteríola aferente, e a parte urinária, composta de cápsula de Bowman, túbulo contorcido proximal, alça de Henle, túbulo contorcido distal e túbulo coletor.

A cápsula de Bowman tem o epitélio parietal e o epitélio que se encontra em contato direto com o tofo glomerular, que corresponde a uma das partes mais importantes da barreira de filtração: o podócito (célula epitelial visceral da cápsula de Bowman).

A barreira de filtração é composta por podócito, membrana basal glomerular e pelo endotélio vascular dos vasos que formam o tofo glomerular.

O líquido que inicia a sua passagem pela barreira de filtração é chamado de ultrafiltrado, segue seu caminho até os túbulos renais, onde ocorre a formação de urina. O ultrafiltrado difere do plasma pela ausência de proteínas.

A função endócrina é exercida pela secreção de renina, responsável pela ativação do sistema renina-angiotensina-aldosterona, controle da pressão arterial, secreção de eritropoietina e secreção de 1,25 di-hidroxicalciferol por ação da alfa$_1$-hidroxilase. A ação do hormônio antidiurético (HAD) nos canais de aquaporinas dos túbulos contorcidos distais e coletor garante um controle da eliminação de urina mais ou menos concentrada. Um exemplo se relaciona com a ingestão de bebidas alcoólicas, em que o álcool inibe o HAD e passa a ocorrer eliminação de grande quantidade de urina bastante diluída. O rim também passa a fazer gliconeogênese em caso de jejum prolongado.

Os hormônios que agem para o controle da pressão arterial e da circulação renal são: óxido nítrico, prostaglandinas, bradicininas, noradrenalina, adrenalina, endotelina e angiotensina II.

A função mais importante dos rins é de manter a homeostase orgânica. A manutenção do volume plasmático normal é essencial para a perfusão adequada dos tecidos e está diretamente relacionada à regulação do equilíbrio do sódio.

O mecanismo adaptativo mais importante e um dos que permitiram a vida no ambiente terrestre foi a presença de alta concentração de ureia na medular renal, o que permitiu que nas alças de Henle, mesmo contra a corrente, o sódio continue a ser reabsorvido, controlando desta maneira a osmolaridade urinária e, como consequência, a osmolaridade sérica. O rim também executa a regulação da concentração dos íons potássio, cloreto, bicarbonato de sódio, fosfato, hidróxido de magnésio. Isto também ocorre com a ajuda da capacidade de excreção de água e solutos.

O rim também elimina produtos de degradação das proteínas, como ureia, creatinina, ácido úrico; e depura substâncias tóxicas. Mantém o pH sanguíneo através da capacidade de reabsorver bicarbonato e de excretar H$^+$

(equilíbrio ácido-básico). Quando temos a quebra destes mecanismos de controle do pH sanguíneo podemos ter as acidoses tubulares renais (acidoses tubulares proximais, distais e as acidoses tubulares tipo IV).

As alças de Henle, mergulhadas mais profundamente na medular renal, podem produzir urina com concentrações máximas entre 1.400 a 1.600 miliosmóis. Isso explica porque não sobreviveríamos a um naufrágio ingerindo água do mar, pois a água do mar tem cerca de 3.000 miliosmóis.

Podemos citar ainda a ação de algumas drogas muito utilizadas na pratica clínica:

- Anti-inflamatórios não hormonais: estes diminuem a produção de prostaglandinas, com isso passa a ocorrer vasoconstrição da arteríola aferente e diminuição do ritmo de filtração glomerular, podendo ocorrer lesões renais graves.
- Diuréticos de baixa potência como hidroclorotiazida: inibem a bomba de Na^+/Cl^- principalmente no túbulo contorcido distal. E a espironolactona age no túbulo distal eliminando mais sódio e preservando mais potássio – antagonista da aldosterona.
- Diurético de alta potência como furosemida: age prioritariamente na alça de Henle inibindo a bomba $Na^+/K^+/2Cl^-$.

Infecção urinária

A infecção do trato urinário (ITU) está entre as infecções bacterianas mais frequentes em pediatria. Caracteriza-se pelo crescimento significativo de bactérias no trato urinário e é denominada cistite, quando limitada à bexiga e uretra, e pielonefrite (PNA), quando compromete o parênquima e a pelve renal. Na infância a PNA, especialmente no lactente, evolui com morbidade aguda elevada e é causa frequente de internação hospitalar (Figura 21.1).

A ITU tem relevância também por estar muitas vezes associada a anormalidades anatômicas ou funcionais do trato urinário, que predispõem a infecções de repetição e lesões cicatriciais renais denominadas pielonefrite crônica (PNC), com risco de hipertensão arterial e redução da função renal em longo prazo.

Epidemiologia

A ITU pode ocorrer em qualquer idade, mas tem maior incidência em três fases do desenvolvimento: no lactente, no período de treinamento do controle esfincteriano e no início da atividade sexual. É mais frequente no sexo feminino, exceto até os 3 meses de idade, quando é

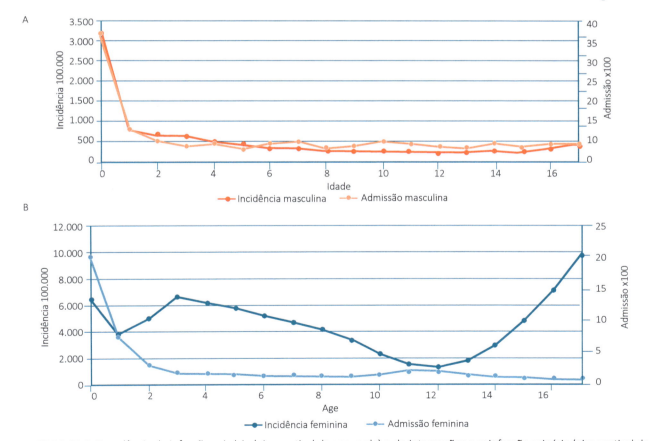

FIGURA 21.1. Prevalência da infecção urinária (eixo vertical da esquerda) e de internações por infecção urinária (eixo vertical da direita) por sexo e idade em departamentos de emergência nos EUA de 2006 a 2011. **A)** Incidência masculina de infecção urinária. **B)** Incidência feminina de infecção urinária. Fonte: J Ped Urol. 2015;11(5):246 e 1-8.

mais prevalente no sexo masculino e está fortemente relacionada às malformações do trato urinário e à dificuldade de exposição da glande (fimose). Em lactentes de ambos os sexos que se apresentam no pronto atendimento com febre, a prevalência é de 5,5 a 8,4%, sendo esta a fase de maior incidência de ITU no menino.

Após este período e até a adolescência, a prevalência é maior no sexo feminino. Crianças maiores com sintomas urinários têm prevalência de ITU de 8 a 9%, mas são as meninas as mais acometidas. Crianças da raça branca têm cerca de 1,7 vez mais risco de desenvolver ITU em relação às da raça negra.

Etiologia

A bactéria mais prevalente nas infecções urinárias é a *Escherichia coli*, responsável por 60 a 92% dos casos, em ambos os sexos e principalmente quando o trato urinário é normal.

Outros organismos incluem *Proteus* spp., *Klebsiella pneumoniae*, *Enterococcus faecalis* e *Enterobacter* spp.. A *Proteus* spp. é mais frequente no sexo masculino, mas ocorre em ambos os sexos. O *Enterococcus faecalis* pode ser observado nas ITU associadas a malformações do trato urinário. Menos frequentes nas infecções comunitárias são *Pseudomonas aeruginosa* e *Staphylococcus aureus*, que podem ocorrer após cirurgia genitourinária, procedimentos urinários, cateterismo vesical de demora, cálculo e malformações urinárias complexas.

Em meninas adolescentes, cepas coagulase-negativas de estafilococo (*Staphylococcus saprophycus*) podem ser observadas. *Candida* spp. ocorre principalmente em pacientes imunodeprimidos ou que realizam cateterismo intermitente ou de demora.

Patogênese

Em geral a ITU ocorre pela ascensão de bactérias provenientes da flora intestinal através da uretra, a partir da colonização das regiões perineal e periuretral. A via hematogênica é rara e tem importância no período neonatal ou na sepse, principalmente se houver anomalias obstrutivas do trato urinário. Outras possibilidades mais raras incluem infecção por instrumentação do trato urinário e fístulas intestinais ou vaginais.

Tradicionalmente, as vias urinárias são consideradas estéreis, exceto a uretra terminal, contaminada pela flora perineal e genital. Mais recentemente, um microbioma urinário tem sido identificado por técnicas moleculares, cujo conhecimento detalhado poderá modificar a maneira como pensamos a ITU.

Os principais mecanismos de defesa são o fluxo urinário contínuo e o esvaziamento vesical completo, que eliminam patógenos que ascendem ao espaço urinário. Participam nesse processo o pH ácido da urina, imunidade inata, substâncias urinárias que inibem a aderência bacteriana e a descamação celular da mucosa. A patogê-

nese da ITU é em geral multifatorial, estando envolvidos fatores do hospedeiro e bacterianos.

Fatores relacionados à maior probabilidade de ITU incluem:

- Sexo feminino (uretra mais curta e orifício uretral próximo da região anal).
- Idade inferior a 1 ano.
- Raça branca.
- Fimose (maior colonização de bactérias).
- Doenças renais.
- Malformações do trato urinário (Tabela 21.2), destacando-se as patologias urinárias obstrutivas e o refluxo vesicoureteral.

Anormalidades funcionais, como micção disfuncional com fluxo urinário turbulento ou intermitente, resíduo vesical pós-miccional, dissinergia vesicoesfincteriana e bexiga neurogênica estão também envolvidos. A constipação intestinal predispõe à ITU por compressão do colo vesical e da bexiga, dificultando seu esvaziamento completo. A sondagem vesical de demora em crianças e adultos, início de atividade sexual nas adolescentes, corpo estranho e instrumentação do trato urinário (cateteres e procedimentos) são também fatores predisponentes de ITU. Outros fatores incluem hereditariedade, uso abusivo de antibióticos, baixa ingestão hídrica e cálculos urinários.

Tabela 21.2. Anormalidades urinárias associadas à infecção urinária

Trato urinário Inferior	Trato urinário superior
Ureterocele	Estenose da junção ureteropiélica
Refluxo vesicoureteral	Rins policísticos
Válvula de uretra posterior	Displasia renal multicística
Megaureter primário	Rim espongiomedular
Bexiga neurogênica	Nefrolitíase

Fonte: Expert Rev Anti Infect Ther. 2015;13(1):81-90.

As cepas uropatogênicas de *Escherichia coli*, que é a bactéria mais frequente nas ITU, têm a capacidade de se aderirem aos tecidos uroepiteliais através de fímbrias em sua superfície, denominadas *pili*, sendo as mais estudadas as do tipo P e tipo 1.

Uma vez conectadas a receptores específicos de mucosa, as cepas tornam-se mais resistentes ao efeito de clareamento pelo fluxo urinário e conseguem penetrar e internalizar-se nas células da mucosa uroepitelial da bexiga, onde formam comunidades de bactérias intracelulares (IBC). Células uroepiteliais contendo colônias de *E. coli* em seu interior, esfoliadas como parte da defesa do hospedeiro, podem ser visualizadas na urina de crianças com ITU por estes agentes.

Outros fatores são a presença de flagelos, necessários para a mobilidade no trato urinário, e mecanismos de defesa contra o hospedeiro, sendo um exemplo o fator 1 neutralizante citotóxico (CNF1), que causa morte celular de neutrófilos e outros leucócitos.

As bactérias possuem ainda mecanismos que permitem a utilização de nutrientes do hospedeiro, entre eles, a secreção de siderófilos, que são proteínas bacterianas com alta afinidade pelo ferro e que são reinternalizadas nas bactérias após capturarem ferro do hospedeiro.

A *Proteus mirabilis* é ainda produtora de urease, que aumenta a produção de amônia a partir da ureia, com alcalinização da urina e precipitação de fosfato, carbonato e magnésio, com formação de cristais e pedras de estruvita. Os cálculos de estruvita contêm as bactérias em seu interior e, além de promover a estase urinária, contribuem para a manutenção da infecção e de seu próprio crescimento, por favorecerem a deposição de novas camadas de estruvita.

Quadro clínico

A sintomatologia da ITU está relacionada à idade e ao local de acometimento do trato urinário.

No recém-nascido e lactente jovem os sintomas são bastante inespecíficos e incluem febre, irritabilidade, baixa aceitação alimentar, perda de peso, choro excessivo, dor abdominal e diarreia. Em recém-nascidos a febre pode estar ausente ou não ser tão intensa. Letargia, distensão abdominal, anorexia e icterícia podem estar presentes.

O local da ITU no trato urinário é clinicamente difícil de ser estabelecido no lactente, mas a febre é considerada um forte marcador de comprometimento renal e é sugestiva de PNA quando superior ou igual a 39°C. Estudos clínicos em lactentes febris, nos quais a cintilografia renal com DMSA foi realizada na fase aguda da infecção, evidenciaram PNA em 53 a 94% dos pacientes com ITU febril. Dessa forma, a ITU deve ser sempre abordada como PNA nessa faixa etária.

Em crianças maiores, a sintomatologia apresentada está mais relacionada ao local da infecção. Na cistite, a febre é baixa ou ausente e estão presentes sintomas relacionados à irritação vesical e uretral, como dor em baixo ventre, disúria, polaciúria, hesitância e mudança do comportamento urinário habitual. Na PNA, além dos sintomas urinários, crianças pré-escolares e escolares podem referir dor lombar, ou a sensibilidade local pode ser pesquisada por meio do sinal de Giordano (leve percussão do ângulo costovertebral com o punho fechado). Estão habitualmente presentes também febre elevada e sinais de comprometimento sistêmico, como prostração, náuseas e inapetência.

Diagnóstico

Para a suspeita diagnóstica, além dos achados clínicos, os testes rápidos de análise urinária, como a pesquisa de leucocitúria e bacteriúria e os testes com fita de imersão na urina, são amplamente utilizados (Tabela 21.3). A urocultura quantitativa, no entanto, é considerada padrão-ouro para o diagnóstico definitivo. Como seu resultado demora de 24 a 72 horas para estar disponível, a terapêutica inicial é orientada pelos achados clínicos e urinálise.

O diagnóstico acurado da ITU é necessário para que crianças doentes sejam adequadamente tratadas e para evitar tratamento, e até mesmo investigação do trato urinário, em crianças não infectadas. Assim, coleta de urina minimamente contaminada é o mais recomendado para urocultura.

Se existe bom controle esfincteriano (crianças maiores), coleta-se o jato médio, desprezando-se a porção inicial (contaminada por bactérias da uretra terminal), sem contaminar o frasco estéril no períneo e sem manusear o seu interior.

Os bebês recém-nascidos e lactentes sem controle miccional necessitam de métodos específicos, devido à maior possibilidade da contaminação da amostra. O saco coletor, apesar de não invasivo e de fácil utilização, permite contato da urina com a região perineal e periuretral, com elevado grau de contaminação da amostra, o que inviabiliza a realização de urocultura. Pode apenas ser usado para análise urinária (exceto em crianças com vulvovaginite).

Para a realização da urocultura, recomenda-se coleta por punção suprapúbica (PSP) ou cateterismo uretral (CU), ambos métodos invasivos e nem sempre aceitos pelos pais. Em geral, o esclarecimento adequado garante adesão a estas recomendações. A alternativa nestas crianças sem controle esfincteriano é a coleta por jato médio, aguardando-se a micção espontânea com a criança sem as fraldas e em posição favorável à coleta, o que nem sempre é tarefa fácil. Em todas as situações, higienização adequada do períneo é sempre necessária.

	Leucocitúria	Bacterioscopia	Leucoesterase	Nitrito	Leucoesterase ou Nitrito
Sensibilidade	74%	91%	79%	49%	88%
Especificidade	86%	96%	87%	98%	79%

Tabela 21.3. Sensibilidade e especificidade da análise urinária por fita de imersão em urina de crianças com suspeita de infecção urinária

Leucocitúria: 10.000 leucócitos/mL; bacterioscopia-coloração de Gram: pelo menos uma bactéria por campo. Fonte: Lancet Infect Dis. 2010;10:240-50.

A punção suprapúbica é considerada o método com menor contaminação.

A punção suprapúbica deve ser guiada por ultrassonografia vesical para evitar falha na obtenção de urina. Já o cateterismo uretral, embora invasivo, é de execução fácil e tem baixo índice de complicações (0,5 a 1%), como irritação local e hematúria leve. Pode ter a sua taxa de contaminação diminuída se for desprezada a urina inicial, frequentemente contaminada pela passagem da sonda pela uretra terminal. É bastante utilizada para obtenção de urina limpa em lactentes.

■ Análise urinária por fita de imersão

Nitrito e leucoesterase podem ser pesquisados na urina através de fitas reativas. O nitrito é formado a partir de bactérias produtoras de redutases, que transformam nitratos da urina em nitrito. Quando presente na urina, é bastante específico para ITU, pois denota a presença de bactérias. Sua sensibilidade é baixa, pois nem todas as bactérias podem produzi-lo e em crianças com micções muito frequentes, sua concentração na urina pode ser muito baixa, dificultando sua detecção.

A leucoesterase (enzima liberada na urina por lise leucocitária) é também usada para triagem de ITU. Em metanálise recente, foi considerada um método até mais sensível que a contagem de leucócitos (ver Tabela 21.1).

■ Análise da urina por microscopia

Na ITU o processo inflamatório uroepitelial é acompanhado de leucocitúria. Processos inflamatórios genitais ou do trato urinário, como nefrites, tuberculose, irritação por cálculo ou cristalúria e certas infecções sistêmicas também podem ocasioná-la, dificultando sua utilização isolada para diagnóstico da ITU. Raramente a leucocitúria está ausente na ITU, mas pode não ser adequadamente quantificada, como em urina muito diluída por exemplo.

Em urina fresca, não centrifugada ($\geq$ 10.000 leucócitos/ mL), a sensibilidade é maior que em urina centrifugada ($\geq$ 5/campo). A pesquisa de bactérias por coloração de Gram em urina fresca (bacterioscopia) isoladamente é considerada o melhor método para screening de ITU (ver Tabela 21.1). A bacterioscopia direta (não corada) apresenta também boa sensibilidade (88%) e especificidade (92%).

Bacterioscopia e leucocitúria positivas em uma mesma amostra não centrifugada são achados muito sugestivos de ITU e apresentam a menor possibilidade de falso-positivo.

A análise de urina através dos testes rápidos deve ser realizada em urina recente, emitida em até 1 hora antes dos testes ou refrigerada em até 4 horas antes da análise. Em pacientes com ITU, cerca de 10% dos testes podem ser falsamente negativos.

■ Urocultura

A urocultura é considerada o padrão-ouro de referência para diagnóstico de ITU.

Sua interpretação e valorização deve levar em conta a possibilidade de contaminação da amostra por bactérias presentes nas regiões periuretrais e uretra terminal. Dessa forma, o número de bactérias considerado significativo para ITU é variável conforme o método de coleta. Em lactentes com febre não explicada, a urina para cultura deve ser preferencialmente obtida por CU ou PSP e nas crianças maiores por jato médio.

A urocultura de urina obtida em saco coletor, conforme já discutido, é inaceitável para diagnóstico de ITU, pelo alto grau de contaminação. Quando negativa, na maioria das vezes afasta infecção. A cultura de urina coletada por jato médio é uma opção também em lactentes. Diferentemente de outras *guidelines*, a Academia Americana de Pediatria (AAP) não relaciona este método entre as opções recomendadas.

A AAP, em sua última revisão da *guideline* sobre ITU em lactentes, recomendou para diagnóstico de ITU a adoção de valores $\geq$ 50.000 UFC/mL de urina (unidades formadoras de colônias/mL) de uma única bactéria uropatogênica em associação com piúria ou bacteriúria, tanto em urina obtida por CU como por PSP. Outras *guidelines* valorizam a contagem de colônias de forma diferente, desde qualquer número até o mínimo de $\geq 10^3$ UFC/ mL na PSP e $\geq 10^4$ a 10^5 UFC/ mL no CU. Em urina coletada por jato médio, valores $\geq$ 100.000 UFC/mL indicam ITU, devendo-se também correlacionar com ocorrência de piúria para excluir bacteriúria assintomática.

Em crianças sem antibioticoterapia prévia, contagens baixas de bactérias, de acordo com o método, em geral refletem contaminação da amostra. O crescimento de mais de um germe é também indicativo de contaminação.

Em todos os casos de dúvida diagnóstica, a urocultura deve ser repetida para confirmação. A urina, se não for imediatamente processada, idealmente deve ser refrigerada e transportada com gelo.

■ Outros exames

Na PNA comumente se observam leucocitose e neutrofilia com desvio à esquerda no hemograma e concentração sérica elevada de proteína C reativa (> 20 mg/L). Nos casos de sepse pode haver pancitopenia e hemocultura positiva. A procalcitonina sérica se eleva em infecções bacterianas graves e tem sido sugerida como marcador de PNA em crianças com ITU. Aumento da ureia e creatinina séricas e alterações eletrolíticas podem ocorrer na PNA mais extensa ou bilateral.

A ultrassonografia de rim e vias urinárias na fase aguda é recomendável em crianças graves, bactérias atípicas, com uropatia ou cirurgia prévias, cálculo ou quando a evolução após 48 a 72 h de tratamento não é satisfatória. Nos lactentes ou crianças com PNA com evolução adequada, a ultrassonografia pode ser realizada após o término do tratamento.

A cintilografia renal com ácido dimercaptossuccínico marcado com tecnécio (DMSA) é padrão-ouro para detecção de PNA. Normalmente não é necessária na fase aguda da ITU, mas está indicada se houver dúvida diagnóstica. Pode ser realizada 5 a 6 meses após a PNA, para a detecção de cicatrizes pielonefríticas.

Ainda na fase inicial, a tomografia renal ou a urorressonância magnética podem ser necessárias nos casos sugestivos de abscesso renal ou nas malformações urinárias complexas. A uretrocistografia miccional avalia o trato urinário inferior e a presença do refluxo vesicoureteral. Sua indicação é particularizada para cada criança e, quando indicada, deve ser realizada no final ou após o tratamento, com a ITU já controlada, com urocultura negativa.

Tratamento

■ Abordagem inicial

A orientação para avaliação e tratamento da ITU é contemplada em diversos países e serviços por *guidelines*, como exemplo, a da AAP (2011) para lactentes com febre sem sinais, da *National Institute for Health and Care Excellence* (NICE, 2007) na Inglaterra, para crianças até 16 anos, e das Sociedades Pediátricas Francesas de Infectologia (2015), entre outras. Aglutinando as recomendações, em lactentes com febre sem sinais localizatórios devemos considerar a possibilidade de ITU e testar a urina se apresentam fatores de risco de ITU, como:

- Sexo masculino.
- Idade inferior a 3 meses.
- Febre alta ≥ 48 horas.
- Raça branca.
- ITU prévia.
- Presença de uropatia conhecida.
- Sinais de comprometimento sistêmico ou sepse.
- Exames invasivos ou cirurgia urológica recentes.

Em crianças maiores, pesquisar a ITU na presença de sintomas urinários específicos.

Se a criança não necessitar de início imediato de antibióticos, a coleta da urina para análise pode ser pelo método mais conveniente. Nos casos graves, em crianças sem controle miccional voluntário, recomenda-se coleta por CU ou PSP, para análise urinária e cultura na mesma amostra.

Em qualquer idade, nos casos testados com fita reativa e urinálise, um resultado positivo para ao menos um dos testes urinários rápidos (leucoesterase ou nitrito ou leucocitúria ou bacterioscopia) se correlaciona com alta sensibilidade (99 a 100%) para ITU. Se apenas a fita reativa for usada, a sensibilidade é também muito boa, ao redor de 88%. Ambas situações já permitem iniciar anti-

bioticoterapia empírica precoce, reduzindo a morbidade aguda, evitando-se deixar uma criança doente sem tratamento até a cultura, que demora de 48 a 72 h para o resultado. É sempre necessário coletar, previamente ao início da antibioticoterapia, urocultura por método confiável (PSP, CU e jato médio).

■ Antibioticoterapia

O tratamento com antibióticos deve ter início precoce e tem como objetivos controlar e eliminar o crescimento bacteriano no trato urinário, reduzir a sintomatologia, prevenir a disseminação bacteriana e minimizar a ocorrência de complicações crônicas, como as cicatrizes pielonefríticas.

No tratamento empírico inicial, a escolha do antibiótico deve basear-se no espectro de sensibilidade da *E. coli* e de outras enterobactérias nos serviços locais, e também no tipo e na gravidade da infecção. A criança maior que 2 a 3 meses, que se apresenta em bom estado geral e com aceitação oral satisfatória, e que não apresenta riscos de complicações (ausência de uropatia, ITU pregressa, febre prolongada e comorbidades), é apta a receber antibióticos por via oral (Tabela 21.4). As cefalosporinas de segunda e terceira geração são as mais utilizadas, bem como a associação amoxicilina-clavulanato. Nesse caso, diversos estudos documentaram resolução da infecção e taxa de ocorrência de cicatrizes renais semelhantes nos tratamentos oral e parenteral.

Tabela 21.4. Medicamentos para tratamento oral da infecção urinária

Agente antimicrobiano	Dose diária total	Divisão de doses ao dia
Cefadroxila	30 mg/kg	2
Cefalexina	50-100 mg/kg	4
Cefuroxime	30 mg/kg	2
Amoxicilina-clavulanato	50 mg/kg	3
Sulfametoxazol-trimetoprim	30-60 mg/kg (Sulfametoxazol)	2

Fonte: Pediatrics. 2011;128(3):595-610.

Na ITU febril e pielonefrite, recomendam-se antibióticos que atingem boa concentração intraparenquimatosa renal, propiciando resolução adequada da infecção. O Quadro 21.1 mostra as situações que requerem hospitalização e antibioticoterapia parenteral. Nesse caso, os antibióticos de escolha são os de amplo espectro (Tabela 21.5).

Quando a opção é hospitalização ou mesmo tratamento parenteral em ambulatório ou no departamento de emergência, recomenda-se transição para tratamento oral após controle da febre, melhora clínica e dos marcadores infecciosos (geralmente após 48 a 72 h). Deve-se ajustar o antibiótico, com preferência para antibióticos de menor espectro, conforme o antibiograma. O tempo de

QUADRO 21.1	Indicações de internação hospitalar e antibioticoterapia parenteral

- Idade inferior a 3 meses
- Estado geral comprometido, prostração, bacteremia, sepse
- Vômitos, desidratação, baixa aceitação oral
- Não confiabilidade no tratamento oral
- Nefronia, abscesso renal
- Doenças obstrutivas e malformações do trato urinário
- Imunodeprimidos

Fonte: https://doi.org/10.1016/j.anpedi.2019.02.009.

Tabela 21.5. Medicamentos para tratamento parenteral da infecção urinária

Agente antimicrobiano	Dose diária total	Divisão de doses ao dia
Ceftriaxona	70 a 100 mg/kg	1 a 2
Cefotaxima	150 mg/kg	3 a 4
Ceftazidima	100-150 mg/kg	3
Piperacilina	300 mg/kg	3 a 4
Amicacina	15 mg/kg	1 a 2
Gentamicina	7,5 mg/kg	3
Ciprofloxacina	20 a 30 mg/kg	2

Fonte: Pediatrics. 2011;128(3):595-610.

tratamento da infecção febril e pielonefrite não é bem determinado, em geral de 7 a 14 dias, habitualmente 10 dias.

A cistite esporádica habitualmente é tratada por via oral, por 5 a 10 dias, em média 7 dias. A cistite de repetição é mais bem tratada por 10 dias, para erradicação das bactérias alojadas na submucosa e diminuição das recidivas. Medicamentos como as cefalosporinas e a associação amoxicilina-clavulanato (ver Tabela 21.2) são bastante eficazes no tratamento, desde que haja boa sensibilidade no antibiograma (ver sensibilidade local).

Controle da febre, analgesia, hidratação adequada, micções frequentes e correção da constipação intestinal são medidas auxiliares no cuidado do paciente.

Prognóstico

As complicações agudas incluem evolução para abscesso renal e sepse, e pionefrose em uropatias obstrutivas. A pielonefrite xantogranulomatosa é uma complicação descrita, mas muito rara na infância. Após longo prazo, cicatrizes renais (PNC) são descritas em até 15% das crianças após o primeiro episódio de ITU febril. Crianças com refluxo vesicoureteral têm incidência mais elevada, de até 40% em algumas casuísticas. A PNC é associada à hipertensão arterial (6 a 20% dos casos), risco de pré-eclâmpsia e mesmo perda de função renal nos casos extensos e bilaterais.

Existe elevada taxa de recidiva da ITU (30 a 40%), principalmente no sexo feminino e no primeiro ano de vida, o que demanda orientação dos pais a procurarem seguimento médico logo após a primeira ITU. Na infecção que recorre recomenda-se seguimento e investigação do trato urinário para pesquisa de anormalidades anatômicas e/ou funcionais.

Hemáturia e síndrome nefrítica na infância

Hematúria

A hematúria é classicamente dividida em macroscópica, na qual ocorre a visualização a olho nu do sangramento, e microscópica, em que o sangramento é visível apenas com o uso do microscópio. O diagnóstico de hematúria é complexo devido ao grande número de patologias que podem apresentar esta alteração. Vão desde da possibilidade de diversas doenças sistêmicas a patologias com etiologia primariamente renal.

- **Etiologia**

Podemos dividir a hematúria em glomerular, extra-glomerular e causas sistêmicas, conforme mostra a Tabela 21.6.

As principais causas de hematúria na pediatria estão relacionadas hoje a infecções do trato urinário, litíase renal e distúrbios metabólicos urinários. Mas mesmo sendo um diagnóstico mais raro, o médico deve sempre ficar atento e afastar os tumores pediátricos.

- **Diagnóstico**

Para não submeter o paciente a uma investigação ampla e às vezes desnecessária, uma boa história clínica e um exame físico minucioso são fundamentais. E um bom divisor para a investigação é determinar se a hematúria é glomerular ou não glomerular, levando o médico para uma investigação direcionada para o diagnóstico urológico, glomerular ou para doença sistêmica.

A determinação da hematúria na uroanálise é importante, pois os indivíduos normais eliminam hemácias continuamente na urina. A hematúria é definida como mais que 5 hemácias por campo de grande aumento ou mais que 10.000 hemácias por mL de urina não centrifugada.

A orientação é sempre confirmar o diagnóstico da alteração inicial (hematúria) antes de progredir a investigação, mesmo que no início tenhamos que realizar uma urina I semanal por 3 semanas ou mensal até que seja evidenciada a alteração, exatamente para não deflagrarmos uma ampla investigação no paciente que verdadeiramente não necessite.

Tabela 21.6. Classificação das hematúrias de acordo com a etiologia

Glomerular	Extraglomerular	Sistêmicas
• Glomerulonefrite aguda pós-infecciosa pós-viral • Glomerulonefrite pós-infecciosa pós-estreptocócica • Nefropatia por depósito de IgA • Doença da membrana basal fina • Síndrome de Alport • Glomerulonefrite membranoproliferativa ou mesangial • Glomerulonefrite membranosa	• Litíase urinária • Distúrbios metabólicos urinários (hipercalciúria, hipocitratúria, hiperuricosúria, hiperoxalúria) • Infecção do trato urinário bacteriana • Tuberculose renal • Malformações das vias urinárias • Cistos renais • Alterações vasculares (tromboses, síndrome de *nutcracker* – quebra-nozes, tumores renais e/ou vesicais [na pediatria sempre lembrar do tumor de Wilms]) • Anemia falciforme • Coagulopatias (trombocitopenia, disfunções plaquetárias, afibrinogenemia) • Trauma renal ou da via urinária • Esforço físico • Medicações	• Lúpus eritematoso sistêmico juvenil • Púrpura de Henoch-Schönlein • Síndrome hemolítico-urêmica • Púrpura trobocitopênica trombótica • Granulomatose de Wegener • Síndrome de Goodpasture • Poliarterite nodosa • Doença de Kawasaki

Fonte: modificada pelo autor dos livros: Zatz R. Bases Fisiológicas da Nefrologia. Editora Atheneu; 2012 e Riella MC. Princípios de Nefrologia e Distúrbios Hidroeletrolíticos. 5ª ed. Editora Guanabara Koogan; 2010.

Detalhes que devem ser levados em consideração:

- Causas de urina avermelhada sem hematúria, como por exemplo o uso de medicamentos que alteram a coloração da urina (nitazoxanida, cloroquina, ibuprofeno, nitrofurantoína).
- Presença, nos primeiros dias de vida, de cristais de uratos amorfos, que tanto preocupam os pais, com eliminação na fralda de urina avermelhada.
- Consumo de alguns alimentos como a beterraba, amora, corantes artificiais.

Após a centrifugação da urina a formação de um sedimento avermelhado com sobrenadante claro sugere hematúria (confirmada após o exame microscópico da urina). Quando o sobrenadante permanece avermelhado e não houver formação de sedimento urinário, devemos descartar pigmentúria ou ingestão de medicamentos.

Na idade escolar, 4 a 6% dos exames de urina I podem apresentar hematúria e quando o exame é repetido, apenas 0,5% tem hematúria confirmada.

– Anamnese

Na anamnese e no exame físico o médico deve sempre estar atento a alguns detalhes e pode se basear em questões como as apresentadas no Quadro 21.2.

Verificar a pressão arterial é fundamental. Nos antecedentes pessoais e familiares, questione sobre: hematúria isolada, cistos, litíase, insuficiência renal, surdez ou alteração oftalmológica, anemia falciforme.

Tudo isso pode direcionar o diagnóstico.

Devemos ficar em alerta todas as vezes que a hematúria vem associada a:

- Hipertensão arterial sistêmica.

QUADRO 21.2 — Questões a serem investigadas na anamnese

- Como é a coloração da urina?
- A hematúria é macroscópica ou microscópica?
- Há presença de coágulos?
- A hematúria ocorre no início do jato urinário (pensar em alterações uretrais), no final (pensar cistite) ou total (causas glomerulares)?
- O episódio foi isolado?
- O episódio é recorrente? Persistente?
- Tem alteração do estado geral, febre, dor abdominal ou no flanco, disúria, edema e/ou ganho de peso, alteração de pele, artralgia, amigdalite ou impetigo?
- Há outros sangramentos: pulmão, trato gastrointestinal, mucosas, articular?
- Paciente faz uso de medicação?
- Qual foi a dieta recente?

Fonte: Quadro elaborado pelo autor.

- Proteinúria (ou microalbuminúria).
- Hipocomplementemia.
- Alterações da função renal (azotemia).
- Sinais de comprometimento do estado geral que levem ao diagnóstico de doenças sistêmicas.

– Exames laboratoriais e de imagem

Após o direcionamento dos dados de anamnese e exame físico e confirmada a hematúria, partimos para a investigação laboratorial e/ou de exames de imagem.

Devemos definir a hematúria como isolada ou fazendo parte do contexto da possibilidade de doença sistêmica primária (glomerulopatia) ou doença sistêmica com presença de hematúria. Desta forma, iniciamos com coleta de:

- Hemograma.
- Ureia.
- Creatinina.
- Complemento sérico – C3/C4/CH50.
- Coagulograma com fibrinogênio.
- Eletrólitos.
- Gasometria arterial ou venosa.
- Urina I e urocultura.
- Proteinúria/microalbuminúria na urina de 24 h ou de amostra isolada de proteína/creatinina e microalbuminúria/creatinina em amostra isolada de urina.
- Ultrassonografia de rins e vias urinárias.

Conforme o direcionamento e suspeitas, podemos solicitar:

- Perfil metabólico urinário (citrato, cálcio, ácido úrico, oxalato, magnésio, sódio).
- Ultrassonografia Doppler de veias renais na suspeita de trombose de veia renal ou de síndrome de *nutcraker*.
- Doppler de artéria renal nas investigações de hipertensão arterial sistêmica.
- Tomografia de rins e vias urinárias com contraste nas suspeitas de tumores renais/de vias urinárias e sem contraste nas suspeitas de litíase renal.
- Uretrocistografia miccional nas suspeitas de malformações do trato urinário.
- Biópsia renal nas suspeitas de glomerulonefrites.
- Cistoscopia nos tumores de bexiga.

A biópsia renal em geral se faz necessária nos quadros de hematúria associada a hipertensão arterial sistêmica e/ou proteinúria e/ou hipocomplementemia e/ou alterações da função renal. Deve-se coletar o ASLO na suspeita de glomerulonefrites agudas pós-infecciosas pós-estreptocócicas.

O exame oftalmológico consiste em fundo de olho, exame da córnea e audiometria, importantes nas suspeitas de síndrome de Alport. FAN, anti-DNA e outros autoanticorpos no lúpus eritematoso sistêmico.

Como temos no diagnóstico diferencial das hematúrias, dezenas de doenças, o direcionamento com boa anamnese e exame físico detalhado é fundamental.

Síndrome nefrítica

A síndrome nefrítica (SN) é um diagnóstico sindrômico de um conjunto de alterações que indicam para o médico que existe uma alteração glomerular vigente. Na pediatria a principal causa de SN é a pós infeciosa pós-estreptocócica. O quadro clássico de SN, com a tríade mais comum, tem a presença de edema, hipertensão e hematúria.

■ Quadro clínico

A síndrome nefrítica pós-infecciosa pós-estreptocócica é caracterizada por uma inflamação glomerular difusa, com início abrupto de edema, presença de hematúria em geral macroscópica com presença de cilindros hemáticos na urina com proteinúria não nefrótica e frequentemente acompanhados de hipertensão arterial sistêmica e alterações da função renal (azotemia – aumento de ureia e creatinina).

O quadro em geral começa com deposição de imunocomplexos, inicialmente na membrana basal glomerular e que segue para o espaço subepitelial (espaço este entre o epitélio visceral da cápsula de Bowman – que é a célula podocitária e a membrana basal glomerular), sendo chamados de depósitos de imunocomplexos subepiteliais – HUMPS. Os HUMPS são visualizados apenas em biópsias renais avaliadas por microscopia eletrônica. Estes depósitos de imunocomplexos ocorrem após 1 a 3 semanas de uma infecção de vias áreas ou de pele (impetigos) por cepas nefritogênicas dos estreptococos dos grupos A, C ou G. A doença é mais comum nos escolares de 6 a 10 anos de idade.

A presença do imunocomplexo ativa o complemento e gera grande processo inflamatório, com grande infiltrado de polimorfonucleares no glomérulo, gerando aumento deste glomérulo, com redução do espaço de Bowman e queda do ritmo de filtração glomerular. Há evolução para queda da diurese, com possibilidade de oligoanúria, queda do ritmo de filtração glomerular e aumento das escórias nitrogenadas, edema – anasarca, hipervolemia, hipertensão arterial sistêmica, disfunção cardíaca e encefalopatia hipertensiva. Estes eventos descritos justificam toda a fisiopatologia da SN pós-infecciosa pós-estreptocócica.

■ Diagnóstico

Os achados de exames incluem:

- Aumento de ureia e creatinina, podendo ter hiperpotassemia por queda do ritmo de filtração glomerular.
- Hiponatremia dilucional.
- Urina com proteinúria não nefrótica.
- Hematúria.
- Complemento baixo – C3 baixo, ASLO aumentado – denunciando o contato do indivíduo com o estreptococo.
- Radiografia de tórax com aumento da área cardíaca.
- Ecocardiograma com disfunção ventricular.

O quadro em geral é autolimitado e melhora entre 1 a 4 semanas após o início. O paciente após a alta deve ser acompanhado em seguimento ambulatorial para observarmos a melhora de todas as alterações vigentes.

São critérios para realizar biópsia renal:

- Hipertensão arterial sistêmica por mais que 4 semanas do início do quadro.
- Presença de proteinúria nefrótica.
- Hematúria macroscópica por mais que 4 semanas.
- Hematúria microscópica por mais que 12 meses.
- Proteinúria não nefrótica por mais que 8 semanas.
- Complemento C3 baixo por mais que 8 semanas.

■ Tratamento

O tratamento é de suporte. Não existe até hoje um tratamento específico para SN pós-infecciosa pós-estreptocócica. Orientamos de forma ideal a pesquisa de estreptococos e cultura de orofaringe do paciente doente e de seus contactantes. Quando não é possível, orientamos o antibiótico benzetacil no indivíduo doente — 50.000 unidades/kg até no máximo de 1.200.000 unidades da benzetacil. Ainda, devemos indicar restrição hídrica de 400 mL/m² por dia mais 1/3 da diurese do dia anterior para manter balanço hídrico negativo. Importante também é a restrição de sal, 1 a 2 g/dia.

Para o tratamento da hipervolemia indicamos o uso inicial de 1 a 2 mg/kg de peso/dia de furosemida; para a hipertensão arterial, o uso de bloqueador do canal de cálcio — amlodipina de 0,1 a 0,6 mg/kg/dia 1 x/dia ou de 12/12 h. Lembre-se que devemos fazer controle de pressão arterial, peso e balanço hídrico rigoroso.

Nos quadros de insuficiência cardíaca, encefalopatia hipertensiva com urgência hipertensiva, além da furosemida inicie nitroprussiato de sódio 0,01 mcg/kg/min contínuo, subindo este valor com queda máxima da pressão arterial de 20% em 24 h.

■ Prognóstico

A SN pós-infecciosa pós-estreptocócica tem bom prognóstico e representa quadro autolimitado na maioria dos casos. Menos que 1% dos pacientes com glomerulonefrite pós-infecciosa pós-estreptocócica evoluem para o diagnóstico de doença renal crônica com manutenção da necessidade de diálise crônica e transplante renal.

O diagnóstico diferencial de SN é grande e congrega uma série de doenças além da pós-infecciosa pós-estreptocócica: glomerulonefrite rapidamente progressiva, lúpus eritematoso sistêmico juvenil, glomerulonefrite membranoproliferativa, glomerulonefrite pós-infecciosa pós-viral, vasculites. Desta maneira, o pediatra deve sempre estar atento ao diagnóstico diferencial.

Proteinúria e síndrome nefrótica

A síndrome nefrótica idiopática (SNI), mais frequente em crianças, é definida por proteinúria nefrótica (≥ 50 mg/kg de peso/dia), edema e hipoalbuminemia (albumi-

na sérica ≤ 2,5 g/dL), associados ou não a hiperlipidemia e lipidúria.

A SNI predomina no sexo masculino (3:2), diferença não observada em adolescentes e adultos e na faixa etária entre 1 e 6 anos de idade. Sua incidência é de dois a sete casos e sua prevalência, de 12 a 16 casos em cada 100.000 crianças por ano.

Etiologia e fisiopatologia

A barreira de filtração glomerular, composta por três camadas, endotélio fenestrado, membrana basal glomerular (MBG) e podócitos, funciona como barreira mecânica e elétrica. A SNI caracteriza-se pela perda seletiva de proteínas através da MBG.

A patogênese da SNI ainda permanece desconhecida, mas há forte evidência do envolvimento de células T e B. São fatores que reforçam essa hipótese:

- A recidiva da SN na vigência de infecção viral ou episódio de atopia.
- A associação com antígenos HLA classe II (DR e DQ) e linfoma de Hodgkin.
- A resposta satisfatória ao corticoide (CE) e a outros imunossupressores.

Recentemente, estudos mostram o papel dos podócitos na patogênese da SN. Os podócitos são células epiteliais que formam a camada mais externa da barreira glomerular, e cujos processos podais são conectados na região justaposta à MBG pelo diafragma de fenda (DF). A estrutura desta fenda, composta por diversas proteínas, é atualmente objeto de estudo, sendo a nefrina a principal delas. Alterações na estrutura da MBG e fusão de podócitos são implicadas como as principais causas de proteinúria.

Estudos mais recentes mostram mutações em genes que codificam proteínas do diafragma de fenda ou do citoesqueleto do podócito. Mutações genéticas estão presentes em 10-20% dos pacientes que não respondem à corticoterapia, sendo a proporção maior nos pacientes com história familiar de SN.

Diagnóstico

As principais manifestações clínicas da SNI na infância encontram-se resumidas no Quadro 21.3. Importante sempre considerar os antecedentes familiares de SN na história clínica do paciente.

Os principais exames complementares que ajudam no diagnóstico da SNI incluem:

- Exame de urina tipo I: proteinúria com ou sem cilindros; em alguns casos, hematúria e leucocitúria.
- Proteinúria: análise em urina de 24 horas ≥ 50 mg/kg/dia ou relação proteína/creatinina urinárias ≥ 2,0.
- Eletroforese de proteínas no sangue: hipoalbuminemia (albumina sérica ≤ 2,5 g/dL) com aumento de α2 e, em alguns casos, redução de gamaglobulina.

QUADRO 21.3	Manifestações clínicas da SNI na infância

- Edema: insidioso, mole, frio, depressível e sujeito à ação da gravidade; pode evoluir para anasarca com edema de genitais
- Aumento súbito de peso
- Sinais de derrames cavitários: derrames pleural, pericárdico e ascite
- Sinais de hipovolemia (maioria): dor abdominal, oligúria, perfusão periférica > 4 segundos, hipotensão postural e taquicardia
- Sinais de hipervolemia: HAS, insuficiência cardíaca e edema agudo de pulmão

HAS: hipertensão arterial sistêmica.

Fonte: elaboração própria.

- Hiperlipidemia: aumento dos níveis de colesterol e triglicérides.

Os exames gerais como ureia, creatinina, gasometria venosa, sódio, potássio, cloro, cálcio, fósforo e ácido úrico devem fazer parte da avaliação inicial e das descompensações da doença.

Tratamento

■ Tratamento da síndrome nefrótica

O tratamento da SN consiste de medidas gerais e tratamento específico. As medidas gerais incluem:

- Dieta: sem adição de sal e normoproteica, se função renal normal; não se recomenda restrição hídrica.
- Atividade física: normal, dependendo da disposição do paciente.
- Tratamento do edema: albumina intravenosa (0,5 a 1,0 g/kg de albumina a 20% em 4 horas); diuréticos em raros casos de hipervolemia.

A indicação de albumina intravenosa restringe-se a um grupo de pacientes nefróticos em situações clínicas específicas: anasarca, edema genital, derrames cavitários, insuficiência renal aguda de causa hipovolêmica, instabilidade hemodinâmica e presença de hemoconcentração com hematócrito acima de 40%.

Nos pacientes com sinais de hipervolemia, evitar a infusão intravenosa de albumina e utilizar diuréticos, geralmente diurético de alça (furosemida) ou hidroclorotiazida em associação com espironolactona. Importante lembrar que o uso de diuréticos em altas doses ou sua administração prolongada pode causar hipocalemia, exacerbar a hiponatremia, levar à depleção de volume intravascular e aumentar o risco para insuficiência renal aguda.

■ Tratamento Específico da SNI

O tratamento da SNI tem como objetivo induzir rápida remissão, diminuir a frequência das recidivas da doença e limitar os efeitos adversos das drogas, protegendo o rim da evolução à insuficiência renal.

O tratamento inicial é a corticoterapia, sendo a resposta terapêutica a esta droga o melhor marcador prognóstico da doença. Um curso de corticoide (CE) sem realização de biópsia renal pode ser iniciado em crianças com SNI típica.

A maioria dos protocolos inclui o uso da prednisona na dose de 60 mg/m^2 de superfície corpórea (SC)/dia (máximo de 60 mg/dia) por 4 a 8 semanas. Se o paciente apresentar remissão completa (proteinúria < 5 mg/kg/dia por 3 dias consecutivos) em 4 semanas inicia-se a redução gradual do CE até a retirada. Cerca de 90% dos pacientes respondem às 4 semanas de CE e 10% respondem em 6 a 8 semanas. Além disso, existe a possibilidade de remissão espontânea em cerca de 5% dos casos em 1 a 2 semanas.

Recentemente, a classificação da SNI de acordo com a sua resposta à corticoterapia foi revisada (Quadro 21.4).

QUADRO 21.4	Classificação da SNI de acordo com a resposta à corticoterapia

- Remissão Completa: ausência de proteinúria (Ptu/crea < 200 mg/g) por 3 dias consecutivos
- Remissão Parcial: redução da proteinúria em 50% ou mais do valor inicial e Ptu/crea entre 200 e 2.000 mg/g
- SN Corticossensível (SNCS): remissão após 4 a 8 semanas de CE diário
- SN Recidivante frequente (SNRF): 2 ou mais recidivas* em 6 meses ou 4 ou mais em 1 ano da resposta inicial
- SN Corticodependente (SNCD): presença de 2 recidivas consecutivas durante a redução do CE ou dentro de 2 semanas após sua suspensão
- SN Corticorresistente (SNCR): ausência de remissão após 4 a 8 semanas de CE diário

Ptu/crea: relação proteína/creatinina em amostra isolada de urina; SN: síndrome nefrótica; CE: corticosteroide.

*Recidiva: proteinúria acima de 50 mg/kg/dia ou Ptu/crea ≥ 2.000 mg/g por 3 dias consecutivos.

Fonte: elaboração própria.

Criptorquidia

A criptorquidia é considerada uma das patologias mais comuns nos meninos; a palavra é de origem grega e significa "testículo oculto" e desse modo, criptorquidia se refere a qualquer testículo que ocupa posição extraescrotal (Figura 21.2). Assim sendo, a patologia envolve a falha da descida de uma ou ambas gônadas e do epidímo para bolsas testiculares. Dentre os conhecimentos atuais, é fato que o tratamento precoce (1 a 2 anos de idade) da criptorquidia é superior quando comparado à maior idade e que os avanços tecnológicos (laparoscopia) trouxeram significativas mudanças no diagnóstico e no tratamento cirúrgico.

Etiologia

A etiologia da criptorquidia pode estar relacionada a fatores anatômicos, hormonais ou malformações associa-

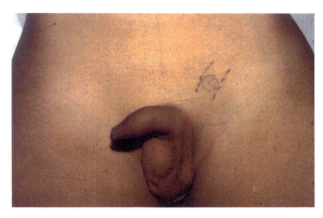

FIGURA 21.2. Testículo esquerdo fora da bolsa testicular, palpável no anel inguinal esquerdo. Fonte: arquivo pessoal do Dr. Amilcar Giron.

das a síndromes com aberrações cromossômicas; a maioria dos pacientes apresenta vasos espermáticos curtos ou persistências do conduto peritoniovaginal como causa de não descida testicular. Experimentalmente, a descida testicular é influenciada pela ação hormonal; nos meninos com distúrbios na produção de gonadotrofinas (LHRH, LH, FSH) ou síntese de andrógenos (testosterona) os testículos comumente são criptorquídicos (síndrome de Kallmann's, Prader-Willi, Noonan's, *prune belly*, entre outras).

Existe diferença de 2ºC a 3ºC de temperatura entre bolsas testiculares e abdome, sendo necessária a descida testicular até a bolsa para que o esperma seja fértil; problemas relacionados à não descida são a infertilidade e o risco aumentado de seminoma *in situ*.

A histologia do testículo criptorquídico se apresenta bastante alterada após o segundo ano de vida, com redução importante do número de células germinativas. No testículo normal o número de espermatogônias cresce de 50 a 100 células germinativas por 50 túbulos após o nascimento, aumentando com a idade sob a ação do hormônio luteinizante (LH) e do hormônio folículo-estimulante (FSH); na criptorquidia isso não acontece e as espermatogônias permanecem baixas, e no final do segundo ano 38% dos pacientes perdem completamente suas células germinativas (Tabela 21.7).

Tabela 21.7. Idade do tratamento da criptorquidia *versus* fertilidade esperada

Idade (anos)	Fertilidade (%)
2	90
3-4	50
8	40
9-12	30
15	15

Estima-se que pacientes com criptorquidia têm 10% maior risco de desenvolver tumor, quando comparados com os normais. Seminoma corresponde a 60% dos tumores. Não há segurança de que a orquipexia previne o tumor e o intervalo entre orquipexia e o eventual desenvolvimento de tumor é de 10 a 20 anos.

A incidência nos recém-nascidos de termo varia de 3 a 4% e é inversamente proporcional à idade gestacional; os prematuros apresentam três a seis vezes mais criptorquidia que os nascidos a termo. Portanto, é de se esperar que a descida espontânea ocorra nas primeiras semanas de vida, diminuindo a incidência para 0,8 a 1%, que é a mesma incidência na puberdade e nos adultos.

Diagnóstico

Normalmente o testículo é visível e palpável na base da bolsa escrotal, na posição supina ou deitada, sem qualquer manobra; a criptorquidia pode ser uni ou bilateral e a posição dos testículos segue a classificação baseada na avaliação clínica (Tabela 21.8).

Tabela 21.8. Classificação da criptorquidia

Testículo palpável	Testículo não palpável
• Retrátil	• Intracanalicular
• Ectópico	• Intra-abdominal
• Supraescrotal	
• Intracanalicular	

É importante destacar que:

- Testículo retrátil ocorre por ação do reflexo cremastérico, puxando-o para fora da bolsa testicular. Durante o exame físico a gônada pode ser levada até a base do escroto, principalmente se a temperatura local for alta e as mãos do examinador estiverem aquecidas; outra manobra consiste em colocar o paciente sentado na posição de Buda, condição que relaxa a parede abdominal e assim o testículo fica na bolsa; não requer tratamento.
- Testículo ectópico encontrado fora da linha normal de descida testicular: períneo, região femoral ou pré-peniana.
- Testículo palpável pode ser intracanalicular ou distal ao anel inguinal externo.
- Testículo não palpável (20-25%) pode ser intra-abdominal (20 a 55%) ou ausente (20 a 25%); ausência unilateral (monorquidismo) ocorre em 4% dos pacientes. Os testículos não palpáveis avaliados com exames de imagem são imprecisos e o único meio propedêutico de localizar e diagnosticar o testículo não palpável é a laparoscopia.

Tratamento

O tratamento da criptorquidia é cirúrgico e tem como objetivos:

- Preservar o potencial da fertilidade.
- Reduzir risco de malignização.
- Tratar anomalias associadas (hérnias).
- Prevenir distúrbios psicológicos.

São descritas técnicas clássicas de orquipexia (fixação do testículo na bolsa escrotal) em estágios (Fowler-Stephens) quando está na cavidade abdominal (Figura 21.3). Os testículos palpáveis são abordados através de incisão clássica inguinal paralela às linhas de força (linhas de Langer). O cordão espermático deve ser dissecado até o anel inguinal interno, liberado de fibras cremastéricas envolventes para fixação do testículo na bolsa escrotal sem tensão.

A terapia ideal deve ocorrer ao redor do primeiro ano de vida; a deterioração histológica é menor e tanto o diagnóstico como o procedimento cirúrgico são mais fáceis; recomenda-se seguimento clínico prolongado pelas razões já mencionadas.

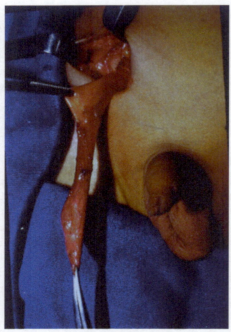

FIGURA 21.3. Testículo dissecado e será fixado na bolsa testicular (orquipexia). Fonte: arquivo pessoal do Dr. Amilcar Giron.

Fimose

A fimose consiste na dificuldade ou na impossibilidade de se expor a glande devido ao anel prepucial de perímetro menor que a glande. Como geralmente este anel estreito não fica na extremidade do prepúcio, não pode ser percebido à simples inspeção, mas apenas quando se tenta retrair o prepúcio.

Fisiopatologia

A fimose pode ser classificada em primária ou congênita e secundária ou adquirida. Na forma congênita o anel prepucial é formado por uma pele fina e elástica; é a mais comum e geralmente se acompanha de aderência balanoprepucial frouxa entre a glande e a superfície mucosa do prepúcio, que até aos 4 anos de idade se expõe espontaneamente. A fimose adquirida é secundária a processo inflamatório e formada por tecido fibroso que exige tratamento cirúrgico (Figura 21.4).

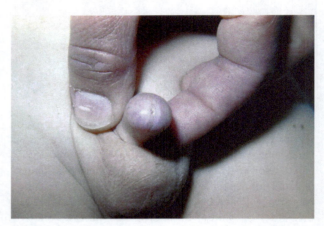

FIGURA 21.4. Fimose: anel prepucial impede a retração e exposição da glande. Fonte: arquivo pessoal do Dr. Amilcar Giron.

Quadro clínico

Na fimose, durante a micção pode-se formar uma bolsa de urina na cavidade prepucial, mas dificilmente representa qualquer obstáculo à eliminação de urina. A balanopostite consequente a acúmulo de esmegma ou higiene precária provoca edema e eritema de prepúcio, às vezes acompanhados de secreção seropurulenta e disúria. A irritação local faz a criança levar constantemente as mãos ao pênis para coçar.

Tratamento

O tratamento local consiste na higiene cuidadosa, no uso de soluções antissépticas, antibiótico tópico e quando assume caráter repetitivo requer tratamento cirúrgico.

- Tratamento cirúrgico

A indicação de postectomia limita-se à fimose muito estreita, abaulando o prepúcio durante a micção, fimose secundária e balanopostites de repetição.

A postectomia consiste na retirada de uma faixa de prepúcio que contém o anel estreitado e sutura da pele à mucosa. Quase sempre é precedida pelo descolamento das aderências e associada à plástica do freio. e sutura.

A postectomia não é isenta de complicações. Há o risco da anestesia, hematoma, infecção, aderência cicatricial, anel cicatricial estreitado, amputação parcial da glande, fístula uretrocutânea, retirada excessiva de pele, estenose de meato uretral, para citar alguns exemplos; podendo até necessitar de reintervenção.

Atualmente, na postectomia tem-se a preocupação de se conservar um pouco mais de prepúcio, recobrindo parcialmente a glande, para evitar a tensão da pele na ereção e conferindo aspecto estético satisfatório.

Complicações

A parafimose é uma urgência que pode ocorrer no paciente portador de fimose quando o prepúcio permanece retraído por tempo prolongado. A extremidade do prepúcio estreitada é puxada para trás da glande, apertando a haste peniana e causando dor local, desconforto e edema da mucosa prepucial e da porção distal do pênis. O edema é suficiente para dificultar ou impedir a redução do prepúcio (Figura 21.5).

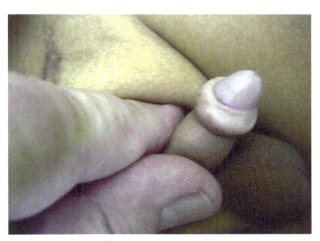

FIGURA 21.5. Parafimose: anel prepucial muito estenosado comprime a glande, dificulta o retorno venoso e linfático, com edema agudo. Fonte: arquivo pessoal do Dr. Amilcar Giron.

Com o tratamento, após as primeiras horas de instalação do processo geralmente é possível reverter a parafimose, puxando o prepúcio no sentido de cobrir a glande:

Redução manual – tentar redução suave apertando firmemente o edema, preferencialmente junto a um familiar da criança. Essa medida pode ser associada:

- À colocação de gelo local em curtos períodos para analgesia.
- À colocação de açúcar granulado em toda circunferência do pênis envolvido por gazes, por período de 1 a 2 horas. O açúcar produz altíssimo gradiente de concentração e o mecanismo esperado é que a água do edema se difunda devido à maior concentração do soluto (osmose). O sal também pode ser usado, mas muitas vezes a mucosa inflamada pode estar ulcerada e causar desconforto.
- Às múltiplas punções do edema com agulha fina antes de compressão.
- À injeção de hialuronidase junto ao anel que comprime a glande.

Cirurgia – nos casos de parafimose com apresentação tardia (várias horas ou dias) há necessidade de incisar dorsalmente o anel ou circuncisão.

Refluxo vesicoureteral

Refluxo vesicoureteral (RVU) é definido como um fluxo retrógrado de urina para os rins. Quando ocorre durante a micção é denominado refluxo ativo e nos intervalos de micção, refluxo passivo (Figura 21.6). Quando presente constitui fator de risco importante para pielonefrite aguda na criança (Figura 21.7).

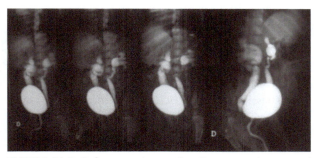

FIGURA 21.6. Refluxo passivo e ativo. Fonte: arquivo pessoal do Dr. Amilcar Giron.

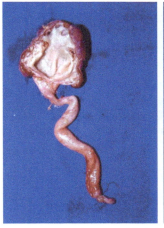 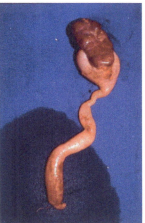

FIGURA 21.7. Rim contraído (pielonefrite). Fonte: arquivo pessoal do Dr. Amilcar Giron.

A presença de bactérias na bexiga facilita a inoculação direta da bactéria no parênquima renal, desencadeando resposta tecidual renal ao processo inflamatório: enzimas tóxicas, isquemia, radicais tóxicos, às vezes com lesão renal irreversível. Essas lesões agudas podem ser identificadas por meio de cintilografia renal (DMSA).

A maioria das lesões renais pode regredir quando a infecção é prontamente tratada com antibióticos adequados. Caso contrário, lesões severas evoluem como causa de hipertensão arterial em adolescentes e insuficiência renal, com eventuais repercussões na gestação da mulher adulta.

Etiologia

A etiologia do refluxo está relacionada com o desenvolvimento anormal da junção vesicoureteral, cujo trajeto intramural e submucoso do ureter proximal é curto e altera o mecanismo valvular na junção (refluxo primário). Quando ocorre associado a patologias obstrutivas é dito secundário (obstrução uretral ou patologias vesicais).

Diagnóstico

O diagnóstico geralmente é feito na investigação de infecção urinária ou durante ultrassonografia morfológica antenatal (hidronefrose fetal como causa do refluxo). A incidência entre meninos e meninas é igual no primeiro ano de vida, com preponderância maior em meninas na primeira infância (4:1). Cistouretrografia miccional e/ou cistografia radioisotópica gradua detectam a presença do refluxo.

A Classificação Internacional do Refluxo define Graus I a V, de acordo com a dilatação ureteral e o comprometimento do parênquima renal (Figura 21.8).

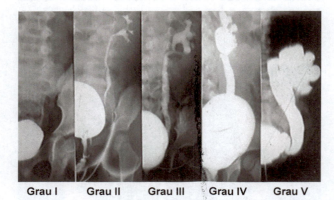

FIGURA 21.8. Classificação Internacional do Refluxo. Fonte: acervo do autor.

Tratamento

O tratamento do refluxo vesicoureteral quase sempre é uma decisão difícil, com abordagem clínica ou cirúrgica. Uma decisão racional no tratamento poderia ser tomada, tentando refletir sobre algumas considerações pertinentes à sua história natural:

- O RVU pode desaparecer espontaneamente, dependendo da idade da criança e do grau do refluxo.
- O refluxo estéril provavelmente não lesa o rim, assim como refluxo de urina infectada pode causar cicatriz renal.
- Quimioprofilaxia prolongada é bem tolerada pelas crianças, além de ser segura; indicada para refluxo de alto grau ou associado a dissinergia vesical.
- Anomalias associadas – duplicidade pieloureteral completa, divertículo vesical, obstrução uretral, dissinergia vesical podem influir na regressão espontânea do refluxo vesicoureteral.
- O tratamento cirúrgico – reimplante ureteral – tem índices de cura de 95 a 98%, em se tratando de ureteres e bexiga normais.
- O refluxo que persiste na adolescência e no adulto jovem provavelmente não desaparece espontaneamente.

O tratamento deve ser direcionado de acordo com o grau da doença:

- Lactentes ou crianças menores com refluxo de baixo grau (I a III) podem ser seguidos e/ou tratados clinicamente, esperando o desaparecimento espontâneo.
- Refluxo de baixo grau no período pré-adolescente, adolescente e adulto jovem deve ser abordado individualmente, com base em dados clínicos e fatores de risco para infecção (bacteriúria durante gestação, pré-eclâmpsia, perdas fetais). Quando mantidos sob quimioprofilaxia e assintomáticos, permanecem com tratamento clínico; ao contrário, com sintomas clínicos de infecção (febre) impõe-se tratamento cirúrgico.
- Pacientes com refluxo mais severo (graus IV ou V) usualmente são tratados cirurgicamente; o prognóstico com relação à função renal pode ser ruim, independentemente da correção satisfatória do refluxo vesicoureteral.
- Independentemente do grau do refluxo, pacientes em quimioprofilaxia com episódios de pielonefrite aguda devem ser reavaliados para eventual reimplante ureteral.

Abordagem cirúrgica

Todos os procedimentos cirúrgicos para correção do refluxo vesicoureteral têm como denominador comum a criação de túnel submucoso intravesical, cuja extensão deve ser quatro a cinco vezes o calibre do ureter refluente, construindo um mecanismo valvular competente.

Tais procedimentos são também ditos plástica antirrefluxo. São realizados com técnicas extra ou intravesicais, reimplantando ou não o ureter. Quando o ureter apresentar dilatação importante, há necessidade de modelagem para adequado reimplante. O sucesso cirúrgico na correção do refluxo vesicureteral é citado em 95 a 97% nas séries históricas credenciadas. As complicações (3 a 5%) comuns são obstrução ureteral e persistência do refluxo, descobertas no pós-operatório por meio de métodos de imagem.

Cistouretrografia miccional ou cistografia radioisotópica deve ser realizada após 4 a 6 meses do ato cirúrgico, para detectar a ausência ou persistência do refluxo após tratamento cirúrgico.

■ Tratamento endoscópico

Trata-se de modalidade terapêutica que, através da cistoscopia, permite injeção subureteral de substâncias diversas, com o objetivo de "obstruir parcialmente" o meato ureteral patológico. O procedimento não cria o túnel submucoso.

Várias substâncias foram utilizadas, como Teflon (politetrafluoroetileno), colágeno, silicone, condrócitos e gordura autólogos, fibroblastos, etc. A técnica provou-se ser efetiva, mas a controvérsia está na substância ideal a ser injetada: deve ser não alergênica, não reabsorvida, não migratória, de fácil injeção e não provocar doença autoimune.

Está indicada em refluxo de baixo grau (II ou III) com preservação da função renal (sem escaras), substituindo a quimioprofilaxia em pacientes. Os sucessos terapêuticos são menores quando comparados com a cirurgia tradicional.

O refluxo vesicoureteral, independentemente do grau, constitui a causa mais comum de infecção urinária na infância (30 a 40%), mais comum no sexo feminino (4:1). O diagnóstico deve ser o mais precoce e a instituição do tratamento de acordo com a idade e o grau do refluxo.

Litíase urinária

A litíase urinária se caracteriza pela presença de cálculo no trato urinário. O cálculo é formado por cristais que, dependendo do seu tamanho, composição e localização, podem provocar sintomas ou ser um achado de exame radiológico.

A litíase urinária ocorre como resultado de uma complexa interação de fatores ambientais e hereditários. Cristais urinários coalescem e precipitam quando há um desequilíbrio nos fatores promotores e inibidores na formação dos cálculos. Esses fatores são:

- Volume e pH urinário.
- Grau de mobilização do paciente.
- Presença de infecção e de íons que auxiliam na formação do cálculo.
- Ausência de íons que aumentam a solubilidade dos cristais.

A prevalência da litíase urinária varia de acordo com a região, sendo mais frequente em regiões secas. Apesar de ser uma doença mais frequente no adulto, ela é cada vez mais presente na população pediátrica. Nos últimos 25 anos a incidência subiu de 6 para 10% ao ano nos EUA.

As alterações metabólicas associadas à litíase urinária são mais frequentes na criança, o que resulta em grande chance de recorrência nesses pacientes.

Etiologia e fisiopatologia

Os cálculos renais podem ter origem metabólica ou infecciosa. Em crianças a maioria dos cálculos é metabólica e formada por cristais de cálcio. A incidência dos cálculos infecciosos está diminuindo em virtude da detecção e do tratamento precoce das infecções do trato urinário.

Os fatores que colaboram para o aumento na incidência de cálculos renais de causas metabólicas são a alimentação baseada em produtos industrializados com alto teor de sal e a melhor investigação dos fatores metabólicos.

O oxalato de cálcio representa 40-60% dos casos de litíase urinária, ao passo que o fosfato de cálcio corresponde a 10-20%. Uma porcentagem menor dos cálculos renais é de cistina (6-10%) e ácido úrico (2-10%). Os cálculos de estruvita (infecciosos) correspondem a 17-30% (Tabela 21.9).

Tabela 21.9. Composição dos cálculos urinários

Composição	Porcentagem (%)
Oxalato de cálcio	40-60
Fosfato de cálcio	10-20
Oxalato + fosfato de cálcio	10-25
Estruvita (infeccioso)	17-30
Cistina	6-10
Ácido úrico	2-10

Fonte: autoria própria.

A formação do cálculo envolve alguns fatores: a saturação urinária, a concentração iônica de íons promotores e inibidores da cristalização e o pH da urina. O cálcio, sódio, ácido úrico, oxalato e a cistina são promotores de cristalização, enquanto o citrato e o magnésio são inibidores.

Os distúrbios metabólicos causadores de cálculo são hipercalciúria, hipocitratúria, hiperoxalúria, hiperuricosúria e cistinúria.

Quadro clínico

A cólica nefrética é a dor associada à passagem do cálculo pelo trato urinário. A passagem do cálculo pelo ureter causa espasmo da musculatura lisa, com obstrução total ao fluxo de urina e dilatação do trato urinário. Com isso ocorre aumento da pressão intrarrenal, promovendo a síntese local e liberação de prostaglandinas, com subsequente vasodilatação renal e aumento da diurese, elevando ainda mais a pressão em rim e pelve renais. As prostaglandinas também estimulam diretamente a contração do músculo liso ureteral.

A apresentação clássica no adulto é de dor súbita e debilitante, essa forma clínica é menos comum em pediatria. A apresentação clínica na criança é variável, dependendo da idade do paciente. Sintomas inespecíficos como dor abdominal, hematúria, infecção do trato urinário, náuseas, vômito e irritabilidade podem estar presentes (Tabela 21.10).

Tabela 21.10. Frequência de sintomas da litíase urinária em crianças

Sintoma	Frequência (%)
Dor (abdominal ou no flanco)	60
Hematúria macroscópica	30
Disúria	15
Assintomático (achado ao exame)	15

Fonte: Nephrolithiasis in Children. Pediatr Rev. 2004 Apr;25(4):131-9.

Diagnóstico

■ Avaliação clínica e laboratorial

Na avaliação dos sintomas é recomendado realizar urina tipo I, urocultura e função renal, lembrando que a ausência de hematúria não exclui o diagnóstico.

Com o intuito de seguimento e instituição de tratamento preventivo, é importante anamnese voltada para hábitos alimentares, uso de medicações, pesquisa de história familiar para litíase, antecedente pessoal de anormalidades anatômicas do trato urinário, doenças sistêmicas e uso de medicações. Realizar diário da dieta detalhado incluindo ingesta hídrica, ingesta proteica e quantidade de sal consumido.

É necessária a realização de um perfil metabólico no sangue e na urina. Esse perfil inclui amostras de urina de 24 h para dosagem de creatinina, cálcio, ácido úrico, citrato, fosfato, oxalato e cistina (Tabela 21.11). Em pacientes sem controle esfincteriano pode ser realizado perfil metabólico em amostra de urina isolada. Além disso, é necessário coletar urina tipo I, urocultura e exames séricos como eletrólitos, função renal e gasometria venosa.

■ Avaliação radiológica

O primeiro exame a ser solicitado ainda na fase aguda é o ultrassom de rins e vias urinárias. É um exame de fácil acesso, não invasivo, fornece informações sobre o cálculo (tamanho, forma, localização) e sinais de obstrução, como a presença de dilatação do trato urinário.

No entanto, a falha diagnóstica do ultrassom é de 41% em crianças, principalmente para cálculos localizados em topografia renal e/ou ureteral.

A realização de tomografia computadorizada sem contraste está indicada para casos sintomáticos se houver dificuldade diagnóstica do ultrassom.

Para seguimento ambulatorial de pacientes com antecedente de litíase urinária é recomendada realização de ultrassom periodicamente para detecção precoce e controle dos cálculos.

Tabela 21.11. Valores de normalidade na urina

Componente	Valor de referência
Urina	
Cálcio	< 4 mg/kg
Oxalato	< 45 mg/1,73 m²
Cistina	< 75 mg/1,73 m²
Ácido úrico	< 815 mg/1,73 m²
Citrato	> 0,14 g/1,73 m²
Amostra de urina	
Cálcio/creatinina (mg/mg)	
1-3 anos	< 0,53
3-5 anos	< 0,4
5-7 anos	< 0,3
> 7 anos	< 0,2
Oxalato/creatinina (mg/g)	
0-6 meses	< 288-260
7-24 meses	< 110-139
2-5 anos	< 80
5-14 anos	< 60-65
> 15 anos	< 32
Citrato (g/g)	
0-5 anos	> 0,42
> 5 anos	> 0,25
Ácido úrico (mg/dL) (Fração de excreção ácido úrico × creatinina sérica)	< 0,56

Fonte: Current Trends, Evaluation, and Management of Pediatric Nephrolithiasis. JAMA Pediatr. 2015 Oct;169(10):964-70.

Tratamento

No manejo da fase aguda se faz necessário controle da dor, náuseas, vômitos e da hidratação. Pode ser necessária analgesia e hidratação intravenosa, a depender da condição clínica do paciente.

O tratamento da dor pode ser feito com anti-inflamatório não hormonal (AINH), analgésico comum e opioides.

O uso combinado dos analgésicos é melhor que seu uso isolado.

Para o uso do AINH deve-se saber a função renal e garantir boa hidratação. Os AINH mais frequentemente utilizados são cetoprofeno e cetorolaco. A hidratação deve ser realizada conforme o *status* clínico, porém não é recomendada a hiper-hidratação.

Deve-se determinar a necessidade de descompressão imediata do trato urinário. Em geral os cálculos renais não são obstrutivos. Os cálculos ureterais obstrutivos precisam de descompressão com *stent* ureteral ou nefrostomia percutânea em caso de insuficiência renal aguda, dor refratária e pielonefrite obstrutiva.

Os cálculos renais e ureterais pediátricos são expelidos espontaneamente em 32-50% e 41-63%, respectivamente. Os cálculos menores que 5 mm em geral são expelidos espontaneamente.

Até 22% das crianças com nefrolitíase necessitam de intervenção cirúrgica em até 6 meses após a apresentação clínica e 25% necessitarão mais que um procedimento. Os procedimentos cirúrgicos possíveis são litotripsia extracorpórea, ureteroscopia, nefrolitotomia percutânea e pielotomia aberta.

Prevenção

As medidas preventivas têm como objetivo modificar os fatores de risco.

Deve-se estimular a ingesta de líquidos (1,5-2 L/m²/dia) para reduzir a saturação urinária de cálcio, oxalato e ácido úrico. Suspender medicações que causam litíase urinária (Quadro 21.5).

QUADRO 21.5	Medicações associadas com litíase urinária
• Indinavir	
• Furosemida	
• Topiramato	
• Ciprofloxacino	
• Ceftriaxone	
• Aciclovir	
• Acetozolamida	

Fonte: Nephrolithiasis in Children. Pediatr Rev. 2004 Apr;25(4):131-9.

Limitar ingesta de sal é necessário para reduzir a hipercalciúria.

Para prevenção de litíase urinária recomenda-se:

- Manter dieta normal em oferta de cálcio.
- Manter níveis séricos adequados de vitamina D.
- Evitar consumo excessivo de proteína, já que a carga ácida do metabolismo proteico pode causar hipercalciúria e hipocitratúria.
- Estimular ingesta de frutas e legumes que são fontes de citrato e potássio, que agem como inibidores de cristalização.

As principais medicações utilizadas são citrato de potássio e diuréticos tiazídicos. O citrato de potássio é usado para tratar hipocitratúria e aumentar o pH urinário, reduzindo os cristais de ácido úrico. Os diuréticos tiazídicos diminuem a excreção urinária de cálcio.

Síndrome hemolítico-urêmica

A síndrome hemolítico-urêmica (SHU) é reconhecida pela presença concomitante de anemia hemolítica microangiopática, trombocitopenia (plaquetas abaixo de 150×10^9 /L) e insuficiência renal aguda.

A SHU pode ser classificada de acordo com a presença ou não de diarreia: SHU associada a diarreia (D+SHU) e SHU não associada a diarreia (D−SHU). Cerca de 3-9% (em infecções esporádicas) e 20% (em infecções epidêmicas) dos casos de colite hemorrágica progridem para D+SHU. A SHU também pode ser classificada em típica e atípica.

Epidemiologia

Na Europa Central, 5% da SHU por *Escherichia coli* êntero-hemorrágica (EHEC) ocorrem em lactentes abaixo de 6 meses de idade, já que a exposição nesta faixa etária a essa bactéria é mais difícil. Entre 1 e 5 anos de vida a incidência de SHU por EHEC excede as demais causas em até 10:1. A incidência global de D+SHU é estimada ser de um a dois casos para 100.000/ano, com um pico de incidência em crianças abaixo de 5 anos de idade (6,1 casos para 100.000/ano).

Etiologia

A classificação etiológica da SHU está resumida no Quadro 21.6.

QUADRO 21.6	Classificação etiológica e terminologia da SHU
1. Induzida por infecção	
a) Bactérias produtoras de toxinas Shiga ou verocitotoxina (toxina Shiga-*like*): *Escherichia coli* êntero-hemorrágica e *Shiguella dysenteriae* tipo 1	
b) *Streptococcus pneumoniae*	
c) Outros agentes infecciosos	
2. Distúrbios da regulação do complemento	
a) Genética	
b) Adquirida (p. ex.: anticorpo anti-FH)	
3. Deficiência de ADAMTS13	
a) Genética	
b) Adquirida	
4. Deficiência do metabolismo da cobalamina	
5. Induzida pela quinina	
6. Etiologia desconhecida	
a) Infecção pelo HIV	
b) Doenças malignas, câncer, quimioterapia, radiação	
c) Transplante e inibidores da calcineurina	
d) Síndrome HELLP, pílula anticoncepcional	
e) LES e SAF	
f) Glomerulopatias	
g) Não classificada	

FH: fator H; HIV: vírus da imunodeficiência humana; LES: lúpus eritematoso sistêmico; SAF: síndrome do anticorpo antifosfolípide.

■ SHU causada por infecções

– SHU associada à Escherichia coli

O principal sorotipo da *Escherichia coli* êntero-hemorrágica (EHEC) responsável pela SHU é o sorotipo O157:H7; no entanto, outros sorotipos também são descritos, tais como: O26:H11, O132:H2, O111:H8 e O145:28.

A fisiopatologia da D+SHU vem sendo estudada, porém os mecanismos precisos da lesão celular ainda não são conhecidos.

O reservatório da EHEC é o trato gastrointestinal do gado e a doença pode ser adquirida através de carne malcozida ou alimentos contaminados. As verocitotoxinas ou toxinas Shiga *like* (Stx) são produzidas pela EHEC no intestino humano e absorvidas no sangue. São constituídas por uma estrutura composta por uma unidade A que se subdivide em subunidade A1 (que tem atividade enzimática) e subunidade A2, que conecta a unidade A a um pentâmero de subunidades B. A subunidade B da Stx pode conter sítios de ligação para o receptor glicoesfingolipídico Gb3Cer, presente nas células epiteliais.

A toxicidade induzida pela Stx também ocorre indiretamente pelo aumento de citocinas, em particular o fator de necrose tumoral alfa (TNF-α), que é capaz de aumentar a densidade do receptor Gb3 e, com isso, aumentar a toxicidade às células endoteliais. Existem dois tipos de Stx, 1 e 2, sendo que os subtipos Stx2, Stx2c e Stx2d$_{activatable}$ foram relacionados com quadros graves de colite hemorrágica e SHU. Os subtipos Stx1c, Stx1d, Stx2d e Stx2e foram associados com diarreia não complicada e infecções assintomáticas.

Após um período de incubação de 3 a 8 dias, observa-se diarreia aquosa seguida de diarreia sanguinolenta na maioria dos casos, associada a anemia e oligúria súbitas. Edema e hipertensão arterial sistêmica também são frequentes. Cerca de 50% dos pacientes apresentam náuseas e vômitos e 30%, febre.

Manifestações extrarrenais também podem estar presentes. Complicações neurológicas estão mais associadas com o aumento da morbimortalidade da doença.

São descritos alguns fatores de risco para o desenvolvimento de SHU após uma infecção por EHEC:

- Uso de agentes antimotilidade e antimicrobianos.
- Diarreia sanguinolenta.
- Febre.
- Vômitos.
- Leucocitose.
- Idade abaixo de 5 anos.
- Sexo feminino.

– SHU associada ao Streptococcus pneumoniae

A SHU é também uma complicação de uma infecção pneumocócica invasiva. É incomum e envolve 5% de todos os casos de SHU em crianças, mas 38-43% dos casos de SHU não são causados por EHEC. A incidência de SHU após uma infecção pneumocócica invasiva é de 0,4-0,6%. A prevalência de SHU pneumocócica é mais alta entre crianças abaixo de 2 anos de idade.

O antígeno Thomsen-Friedenreich (antígeno T) tem papel importante na fisiopatologia da SHU por *Streptococcus pneumoniae*. Este antígeno é normalmente "escondido" pelo ácido neuramínico, mas é exposto pelo *Streptococcus pneumoniae* produtor de neuraminidase. O antígeno T liga-se à superfície das células endoteliais glomerulares, plaquetas e eritrócitos, e anticorpos pré-formados pelo hospedeiro podem se ligar à superfície das células que expressam este antígeno, desencadeando a série de eventos que determinam SHU.

O teste de Coombs direto frequentemente detecta estes anticorpos ligados aos antígenos T e resulta em positividade em cerca de 90% dos casos de SHU pelo *Streptococcus pneumoniae*. Outras bactérias também são causadoras de SHU, tais como a *Shigella dysenteriae*, *Citrobacter e Campylobacter*.

– Outras causas

Outras causas infecciosas que podem desencadear SHU em crianças incluem infecção pelo vírus da imunodeficiência adquirida, vírus Epstein-Barr e aqueles agentes de infecções congênitas que se manifestam no período neonatal. Recentemente, foi detectada SHU em paciente com infecção pelo *Mycoplasma pneumoniae*. O mecanismo pelo qual estes agentes e, consequentemente, suas toxinas podem desencadear SHU é relacionado com a ativação da via alternativa do complemento.

A SHU induzida por EHEC, *Shiguella dysenteriae* e *Streptococcus pneumoniae* tem início abrupto, ao passo que a SHU induzida por desregulação do complemento ou deficiência do ADAMTS13, na maioria dos casos, tem início insidioso em torno de 10 dias, com sinais clínicos flutuantes[1]. O reconhecimento da SHU está resumido na Figura 21.9. Formas não usuais de SHU por EHEC podem ocorrer.

Diagnóstico

Na suspeita de SHU atípica alguns exames laboratoriais específicos ajudam no diagnóstico, porém alguns deles são altamente especializados, realizados apenas com protocolo de pesquisa.

As principais características laboratoriais da SHU estão descritas no Quadro 21.7.

QUADRO 21.7	Exames laboratoriais na SHU
• Hemograma: anemia e trombocitopenia
• Esfregaço do sangue: hemácias crenadas ou esquizócitos presentes
• Aumento de reticulócitos
• Teste do Coombs (resultado depende da causa)
• Aumento nos níveis sanguíneos da desidrogenase lática (DHL)
• Diminuição nos níveis sanguíneos de haptoglobina
• Aumento nos níveis sanguíneos de ureia e creatinina
• Urinálise: leucocitúria, hematúria e/ou proteinúria

Fonte: elaborado pelo autor.

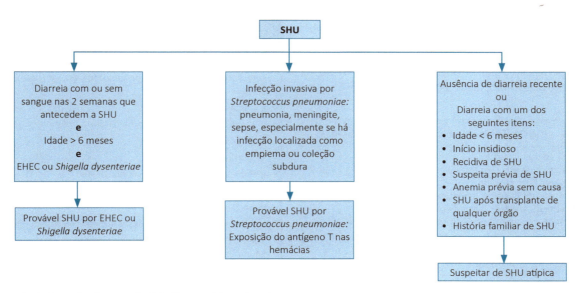

FIGURA 21.9. Reconhecimento da SHU. Fonte: elaborada pelo autor.

■ **Síndrome hemolítico-urêmica atípica**

A SHU atípica (SHUa), isto é, não associada à EHEC ou ao *Streptococcus pneumoniae* produtor de neuraminidase, sem doença coexistente, é vista em 5 a 10% dos casos, podendo ocorrer em qualquer idade e ser esporádica ou familiar. É decorrente de uma ativação crônica descontrolada da via alternativa do complemento, causando dano endotelial. O prognóstico nestes casos é reservado. Na primeira manifestação clínica, cerca de 33 a 40% dos pacientes vão a óbito ou progridem para doença crônica renal terminal, e 65% dos pacientes vão a óbito, requerem diálise ou apresentam dano renal permanente no primeiro ano após o diagnóstico, apesar de plasmaférese e/ou infusão de plasma.

Durante a última década um número crescente de mutações em genes que codificam proteínas envolvidas na formação ou na regulação da via alternativa foi associado à SHUa.

Tratamento

O tratamento da SHU é de suporte, não existindo recomendações terapêuticas específicas para melhorar o curso da doença. Esses pacientes devem ser monitorados em relação ao balanço hídrico, pressão arterial, diurese e peso. Transfusão de concentrado de hemácias e/ou plaquetas deve ser reservada para casos específicos. O uso de medicações que diminuem a motilidade intestinal foi relacionado com maior risco para desenvolver SHU.

O uso de antibióticos pode aumentar o risco de SHU, sendo que o mecanismo ainda permanece desconhecido, podendo estar relacionado à lise bacteriana e posterior liberação de toxina.

O tratamento da SHU atípica deve ser iniciado imediatamente após suspeita diagnóstica. Plasmaterapia é uma opção de tratamento para esses casos, no entanto, medicações específicas que inibem a via final do complemento estão sendo utilizadas com sucesso.

Prognóstico

Aproximadamente 30% dos pacientes evoluem com sequelas como proteinúria persistente, HAS e até doença renal crônica terminal, com necessidade de diálise permanente ou transplante renal. Estas complicações podem ocorrer até anos após o episódio agudo e, portanto, o seguimento em longo prazo é recomendado.

Fatores clínicos que ajudam a predizer o risco de acometimento renal crônico evolutivo incluem o número de dias de oligoanúria ou de tempo de diálise, alta leucocitose e necessidade de reposição de plasma. Envolvimento cerebral também é associado a pior prognóstico.

Hipertensão arterial

A pressão arterial (PA) é o produto do débito cardíaco e da resistência vascular periférica. O aumento em qualquer um dos fatores leva a um aumento da PA.

Hipertensão arterial primária (HAS) ou essencial é o aumento da PA sem causa definida (Quadro 21.8). A prevalência de HAS em crianças é variável. Fatores de risco para hipertensão incluem obesidade, ingestão de sal na dieta, sexo masculino, idade avançada e etnia.

QUADRO 21.8	Causas de hipertensão secundária em crianças

- Hipertensão renovascular
  - Trombose de veia renal/estenose de artéria renal
  - Displasia fibromuscular
  - Síndrome de Williams, Tunner, neurofibromatose
  - Arterite de Takayasu, Kawasaki, Moyamoya
  - Tumores abdominais com compressão de vasos renais
- Cardiovasculares
  - Coarctação da aorta
  - Hipoplasia do arco aórtico
- Renais
  - Malformação congênita renal
  - Glomerulonefrite aguda
  - Vasculite sistêmica
  - Doença renal aguda ou crônica
- Endocrinológica
  - Feocromocitoma
  - Hiperparatireoidismo
  - Síndrome de Cushing
  - Hiperplasia congênita adrenal
- Medicamentosas
  - Excesso de volume intravenoso
  - Corticoide, ciclosporina, tacrolimo, anti-inflamatório não hormonal, anticoncepcional, eritropoietina
  - Antidepressivo tricíclico, anfetamina, cocaína, cafeína
  - Anestésicos como cetamina e naloxone
  - Descongestionantes

Fonte: Curr Hypertens Rep. 2013;15:433-443; Pediatrics. 2017;140(3).

QUADRO 21.9	Avaliação da pressão arterial em menores de 3 anos nas seguintes ocasiões

- História de prematuridade, extremo baixo peso ou outras complicações neonatais com necessidade de cuidados em unidade de terapia intensiva
- Cardiopatia congênita
- Infecção urinária de repetição, hematúria ou proteinúria
- Doença renal conhecida
- Malformações urológicas
- História familiar de doença renal congênita
- Transplante de órgão sólido
- Doenças oncológicas
- Uso de medicações com efeito sobre a pressão arterial
- Doenças sistêmicas associadas à hipertensão (p. ex., neurofibromatose e esclerose tuberosa)
- Hipertensão intracraniana

Fonte: Pediatrics. Aug 2004;114(2).

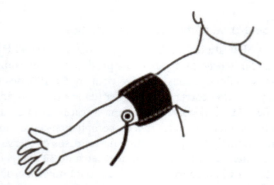

FIGURA 21.10. Medição da pressão arterial. Fonte: Jornal de Pediatria. 2003;79(Supl.1).

Avaliação da pressão arterial

A PA deve ser medida anualmente em toda criança a partir dos 3 anos de vida (Quadro 21.9). Na presença de doença renal, obesidade, diabetes, uso de medicações que possam elevar PA e história de coarctação da aorta a medida deve ser realizada a cada visita ao centro de saúde. Para uma aferição adequada, deve-se escolher um local calmo, deixando a criança confortável e sentada por 3 a 5 minutos com o dorso e os pés apoiados. O braço direito apoiado com a fossa cubital no nível do coração. Utilizar manguito apropriado ao braço da criança (Quadro 21.9, Figura 21.10), com estetoscópio sobre o pulso da artéria braquial, proximal e medial à fossa cubital e abaixo da borda inferior do manguito (ou seja, 2 a 3 cm acima da fossa cubital).

O tamanho adequado do manguito para medição é:
- Largura: a câmara de ar deve ocupar 40% da circunferência do braço, medido do ponto médio entre o olécrano e o acrômio.
- Comprimento: a câmara deve cobrir 80 a 100% da circunferência do braço.

A medida inicial da PA pode ser realizada pelo método auscultatório ou oscilométrico. Os métodos oscilométricos são aceitáveis em pediatria, principalmente em recém-nascidos e lactentes, nos quais a ausculta é difícil, ou quando são necessárias medidas mais frequentes, como nos pacientes em terapia intensiva. Se a PA inicial for ≥ percentil 90, duas medidas adicionais devem ser obtidas na mesma visita. Medidas de PA elevadas obtidas por método oscilométrico devem ser confirmadas pelo método auscultatório. A pressão arterial sistólica é determinada ao primeiro som de Korotkoff (K1) e a diastólica, ao quinto som de Korotkoff (K5).

Diagnóstico

A pressão arterial alterada deve ser confirmada em repetidas visitas ambulatoriais. A PA encontrada deve ser comparada com os valores de referência adotados. Utilizam-se as tabelas de pressão arterial da atualização de 2017 da Força-Tarefa de 2004, que definem os limites da pressão arterial segundo o sexo, a idade e estatura (Tabela 21.12).

Tabela 21.12. Critérios diagnósticos de hipertensão

Definição	Idade 1 a 13 anos	Idade ≥ 13 anos
Pressão arterial normal	Medida sistólica e diastólica < percentil 90 para idade, sexo e estatura	< 120/ < 80 mmHg
Pressão arterial elevada	Medida sistólica e/ou diastólica ≥ percentil 90 e < percentil 95 ou 120/80 mmHg e < percentil 95 (considerar a menor)	120/< 80 a 129/< 80 mmHg
Hipertensão arterial – estágio 1	≥ percentil 95 e < percentil 95 + 12 mmHg ou 130/80 a 139/89 mmHg (considerar a menor)	130/80 a 139/89 mmHg
Hipertensão arterial – estágio 2	≥ percentil 95 + 12 mmHg ou ≥ 140/90 mmHg (considerar a menor)	≥ 140/90 mmHg
Hipertensão do avental branco	Pressão arterial de percentil ≥ 95 no consultório/ambiente hospitalar e percentil < 95 em outros ambientes	

Fonte: Pediatrics (2017);140(3).

Importantes dados na anamnese incluem:

- Histórico neonatal (idade gestacional, peso no nascimento, cateterização umbilical).
- Histórico nutricional (ingesta de sal, comidas com alto teor de gordura, bebidas com alto teor de açúcar).
- Antecedente de infecção urinária de repetição.
- Uso de medicações (corticoides, inibidores da calcineurina, antidepressivos tricíclicos, descongestionantes, contraceptivos orais e drogas ilícitas).
- Padrão do sono (ronco, apneia, despertares noturnos, agitação e sonolência diurna).
- Atividade física.
- Aspectos psicossociais (depressão, ansiedade).
- História familiar.

A identificação de sinais e sintomas como hematúria, edema, fadiga, dor torácica, dispneia, palpitações, epistaxe, alteração visual e convulsão é sugestiva de hipertensão secundária.

Tratamento

Mudanças no hábito de vida como redução de peso, atividade física regular e dieta adequada são indicadas para todas as crianças com diagnóstico de PA elevada e HAS.

Devemos medir PA em ambos os braços e uma perna, se persistir elevada após 6 meses da medida inicial.

A avaliação clínica deve ser realizada seguindo os critérios descritos na Tabela 21.13.

O tratamento farmacológico deve ser iniciado com um inibidor da enzima conversora de angiotensina (IECA), bloqueador do receptor da angiotensina II (BRA), bloqueador do canal de cálcio de longa duração ou um diurético tiazídico, através de monoterapia, na dose mais baixa recomendada, ajustando conforme a necessidade (Quadro 21.10).

Tabela 21.13. Avaliação clínica da HAS

Função renal, eletrólitos, análise urinária, hemograma, ultrassonografia renal	• Pacientes com diagnóstico de HAS
Glicemia de jejum e perfil lipídico	• Pacientes com diagnóstico de HAS e PA elevada com sobrepeso; história familiar de HAS e doença cardiovascular; presença de doença renal crônica
Acrescentar hemoglobina A1c, aspartato aminotransferase, alanina aminotransferase	• Pacientes obesos
Hormônios tireoidianos	• De acordo com história clínica e exame físico
Polissonografia	• Pacientes com distúrbios do sono
Ecocardiograma e fundoscopia	• Pacientes com diagnóstico de HAS e PA elevada com fatores de risco (p. ex., diabetes mellitus e doença renal)
Ecocardiograma	• Quando o tratamento farmacológico for considerado
Monitoração ambulatorial de pressão arterial (MAPA)	• Hipertensão do avental branco; hipertensão mascarada; avaliar tratamento farmacológico
Renina sérica	• Crianças pequenas com HAS estágio 1; HAS estágio 2; história familiar para HAS severa
Exames de imagem para avaliação renovascular	• Crianças pequenas com HAS estágio 1; HAS estágio 2; pacientes com suspeita de estenose de artéria renal
Catecolaminas urinárias e plasmáticas	• Crianças pequenas com HAS estágio 1; HAS estágio 2

Fonte: Pediatrics. Aug 2004;114(2); Pediatrics. 2017;140(3).

SEÇÃO 2 ▪ PEDIATRIA CLÍNICA (OU PRINCIPAIS AFECÇÕES PEDIÁTRICAS)

QUADRO 21.10	Indicações de tratamento farmacológico em crianças

- Hipertensão sintomática
- Hipertensão secundária
- Lesão de órgão-alvo
- Hipertensão estágio 2 sem fator modificador (p. ex., obesidade)
- Hipertensão associada à doença renal crônica ou diabetes *mellitus* tipos 1 e 2
- Ecocardiograma com hipertrofia de ventrículo esquerdo
- Persistência da hipertensão mesmo após medidas não farmacológicas

Fonte: Pediatrics. Aug 2004;114(2); Pediatrics. 2017;140(3).

Conceitos-chave

- A bactéria mais prevalente nas infecções urinárias é a *Escherichia coli*.

- O diagnóstico de ITU é confirmado com a identificação de bactéria na urocultura coletada adequadamente por CU ou PSP em lactentes e por jato médio nas crianças maiores.

- A hematúria associada à hipertensão arterial sistêmica e/ou proteinúria (ou microalbuminúria) e/ou alterações do complemento sérico e/ou alterações da função renal e/ou sinais de comprometimento do estado geral é sinal de alerta para a presença de doença sistêmica.

- A principal causa de síndrome nefrítica em crianças é a pós-infecciosa pós-estreptocócica. Os sinais clínicos mais frequentes são a presença de edema, hematúria e hipertensão arterial sistêmica.

- A síndrome nefrótica idiopática é definida por proteinúria nefrótica (≥ 50 mg/kg de peso/dia), edema e hipoalbuminemia (albumina sérica ≤ 2,5 g/dL), associados ou não a hiperlipidemia e lipidúria.

- O tratamento da criptorquidia é cirúrgico e deve ser realizado no primeiro ano de vida.

- A indicação de **postectomia** limita-se à fimose muito estreita, abaulando o prepúcio durante a micção, fimose secundária e balanopostites de repetição.

- Refluxo vesicoureteral de baixo grau (I a III) em lactentes ou crianças menores pode ser seguido e/ou tratado clinicamente, esperando o desaparecimento espontâneo.

- Os distúrbios metabólicos causadores de cálculo são hipercalciúria, hipocitratúria, hiperoxalúria, hiperuricosúria e cistinúria.

- O controle da dor na cólica renal pode ser realizado com anti-inflamatório não hormonal (AINH), analgésico comum e opioides.

- A síndrome hemolítico-urêmica é reconhecida pela tríade de anemia hemolítica microangiopática, trombocitopenia e insuficiência renal aguda.

- Para o diagnóstico de hipertensão arterial sistêmica em crianças, deve-se comparar o valor medido da PA com os valores de referência e limites segundo o sexo, a idade e estatura presentes na atualização de 2017 da Diretriz de HAS da Força-Tarefa de 2004.

Questões

1. Como o rim exerce sua função endócrina?

2. Qual(is) a(s) bactéria(s) mais prevalente nas ITU em crianças?

3. Qual(is) método(s) são confiáveis para realização de urocultura em crianças?

4. Quais as causas de hematúria em crianças?

5. Quais os exames da investigação inicial de hematúria?

6. Quais os sintomas de síndrome nefrítica e qual a principal causa da mesma em crianças?

7. Assinale a alternativa **incorreta** sobre a síndrome nefrótica em crianças:
   a) A definição de síndrome nefrótica é feita pela presença de edema generalizado, hipoalbuminemia e proteinúria nefrótica.
   b) A patogênese da síndrome nefrótica idiopática em crianças permanece desconhecida.
   c) Algumas mutações genéticas nas proteínas da barreira glomerular já são descritas.
   d) Não existe tratamento específico para a doença.

8. O que é parafimose?

9. Quais as complicações da criptorquidia?

10. Quais as implicações do refluxo vesicoureteral?

11. Menina de 10 anos apresenta vômito e dor abdominal irradiada para virilha há 2 dias. Urina tipo 1 com hematúria. Realizada hipótese diagnostica de litíase urinária. O método radiológico com maior acurácia para detecção do cálculo e de sua localização é:
    a) Ultrassom de abdome.
    b) Tomografia computadorizada.
    c) Radiografia de abdome.
    d) Uretrocistografia miccional.

12. Na criança, as principais causas metabólicas de litíase renal são:
    a) Hiperuricosúria e hipercalciúria.
    b) Hipocitratúria e hipercalciúria.
    c) Hiperoxalúria e hipocitratúria.
    d) Cistinúria e hiperuricosúria.

13. Em relação à síndrome hemolítico-urêmica (SHU), assinale a alternativa incorreta:
    a) A SHU é caracterizada por uma tríade composta por anemia hemolítica, plaquetopenia e insuficiência renal aguda.
    b) A lesão histopatológica típica é uma trombose microangiopática.
    c) É uma doença que pode ter acometimento sistêmico.
    d) É dividida em típica e atípica, sendo esta última a mais frequente.

14. Assinale a alternativa **correta** em relação à SHU por *E. coli* O157:H7:
    a) O uso de antibioticoterapia aumenta o risco de SHU.
    b) A lesão endotelial ocorre somente por ação direta da toxina Shiga-*like* na célula.
    c) Leva a um quadro mais grave e mais prolongado do que a SHU associada a *Shigella dysenteriae*.
    d) São raras as sequelas tardias, não necessitando de seguimento em longo prazo.

15. Quais são os principais fatores de risco para hipertensão em crianças?

16. Correlacione as colunas:

a) Pressão arterial normal.

b) Pressão arterial elevada.

c) Hipertensão arterial estágio 1.

d) Hipertensão arterial estágio 2.

( ) ≥ percentil 95 + 12 mmHg ou ≥ 140/90 mmHg.

( ) Medida sistólica e diastólica < percentil 90.

( ) ≥ percentil 95 e < percentil 95 + 12 mmHg ou 130/80 a 139/89 mmHg.

( ) ≥ percentil 90 e < percentil 95 ou 120/80 mmHg e < percentil 95.

17. Marque verdadeiro (V) ou falso (F):

( ) A medida inicial da PA pode ser realizada pelo método auscultatório ou oscilométrico.

( ) Medidas de PA elevadas obtidas por método oscilométrico não precisam ser confirmadas pelo método auscultatório.

( ) A pressão arterial sistólica é determinada ao primeiro som de Korotkoff (K1) e a diastólica, ao quinto som de Korotkoff (K5).

18. Quais são as indicações de tratamento farmacológico em crianças?

BIBLIOGRAFIA CONSULTADA

- Ariceta G, Besbas N, Johnson S, Karpman D, Landau D, Licht C, et al. Guideline for the investigation and initial therapy of diarrhea-negative hemolytic uremic syndrome. Pediatr Nephrol. 2009;24:687-96.
- Clinical Pratice Guideline for Screening and Management of High Blood Pressure in Children and Adolescents. Pediatrics. Sep 2017;140(3).
- Current Trends, Evaluation, and Management of Pediatric Nephrolithiasis. JAMA Pediatr. 2015 Oct;169(10):964-70.
- Evaluation and medical management of kidney stones in children. J Urol. 2014 Nov;192(5):1329-36.
- Nephrolithiasis in Children. Adv Chronic Kidney Dis. 2011 Sep;18(5):370-5.
- Nephrolithiasis in Children. Pediatr Rev. 2004 Apr;25(4):131-9.
- Symposium on Cryptorchidism. Urol Cl North Am. 1982;9(3):315-438.
- Batisky DL. What Is the Optimal First-Line Agent in Children Requiring Antihypertensive Medication? Curr Hypertens Rep. 2012 Dec;14(6):603-607.
- Birmingham-Reflux-Study-Group. Prospective trial of operative versus nonoperative treatment of severe vesicoureteric reflux in children: five years' observation. Birmingham Reflux Study Group. Br Med J (Clin Res Ed). 1987;295:237-41.
- Brandström P, Esbjorner E, Herthelius M, et al. The Swedish reflux trial in children: I. Study design and study population characteristics. J Urol. 2010a;184:274-9.
- Brandström P, Esbjorner E, Herthelius M, et al. The Swedish reflux trial in children: III. Urinary tract infection pattern. J Urol. 2010b;184:286-91.
- Brandström P, Neveus T, Sixt R, et al. The Swedish reflux trial in children: IV. Renal damage. J Urol. 2010;184:292-7.
- Clark CJ, Kennedy WA, Shortliffe LD. Urinary tract infection in children: when to worry. Urol Clin N Am. 2010;37:229-41.

- Cólica nefrética em crianças e adolescentes – Diretrizes para diagnóstico e tratamento. Diretriz assistencial Hospital Israelita Albert Einstein; 2014.
- Connolly LP, Zurakowski D, Connolly SA, et al. Natural history of vesicoureteral reflux in girls after age 5 years. J Urol. 2001;166:2359-63.
- Cooblal AS, Rampersad B. About the Foreskin: Parents' Perceptions and Misconceptions. West Indian Med J. 2014 Sep;63(5):484-9.
- Cooper CS, Chung BI, Kirsch AJ, et al. The outcome of stopping prophylactic antibiotics in older children with vesicoureteral reflux. J Urol. 2000;163:269-72.
- Copelovitch L, Kaplan BS. Streptococcus pneumoniae-associated hemolytic uremic syndrome. Pediatr Nephrol. 2008;23:1951-6.
- Darby RJ. Medical history and medical practice: persistent myths about foreskin. Med J Austr. 2003;178:178-79.
- Elder JS. Two-Stage Fowler Sthepens Orchiopexy in the management of intra-abdominal testes. J Urol. 1992;148:1239-1242.
- Farhat W, McLorie G, Geary D, et al. The natural history of neonatal vesicoureteral reflux associated with antenatal hydronephrosis. J Urol. 2000;164:1057-60.
- Faust WC, Diaz M, Pohl HG. Incidence of post-pyelonephritic renal scarring: A meta-analysis of the dimercapto-succinic acid literature. J Urol. 2009;181(1):290-8.
- Feld LG, Mattoo TK. Urinary tract infections and vesicoureteral reflux in infants and children. Pediatr Rev. 2010;31(1):451-63.
- Ferguson MA, Flynn JT. Rational use of antihypertensive medications in children. Pediatr Nephrol. 2014;29:979-988.
- Gerber A, Karch H, Allerberger F, Verweyen HM, Zimmerhackl LB. Clinical course and the role of shiga toxin-producing Escherichia coli infection in the hemolytic-uremic syndrome in pediatric patients, 1997-2000, in Germany and Austria: a prospective study. J Infect Dis. 2002;186:493-500.

- Guyton AC. Tratado de Fisiologia Médica. 13a ed. Rio de Janeiro: Editora Elsevier; 2017.
- Hadzisilimovic F, Herzog B. Treatment with a luteinizing hormone-releasing hormone analogue after successfull orchiopexy markedly improves the chance of fertility later in life. J Urol. 1997;158:1193-1195.
- Hoberman A, Wald ER, Penchansky L, Reynolds EA, Young S. Enhanced urinalysis as a screening test for urinary tract infection. Pediatrics. 1993;91(6):1196-9.
- Hoppe B, Leumann E, Miliner DS. Urolithiasis and Nephrocalcinosis in Childhood. In: Geary DF, Chaefer F, eds.; 2008. p. 499-525.
- Iijima K, Kamioka I, Nozu K. Management of diarrhea-associated hemolytic uremic syndrome in children. Clin Exp Nephrol. 2008;12:16-9.
- Kapur G, Baracco R. Evaluation of Hypertension in Children. Curr Hypertens Rep. 2013;15:433-443.
- Kemper MJ. Minimal change (steroid sensitive) nephrotic syndrome in children: new aspects on pathogenesis and treatment. Minerva Pediatr. 2012;64:197-203.
- Kogan S, Hadziselimovic F, Howards SS, Snyder HM, Hulf D. Pediatric Andrology. In: Gillenwater JG, Grayhack JT, Howards SS. Adult and Pediatric Urology. vol. 3. Chicago; 1996. p. 2623-2674.
- Lombel RM, Gipson DS, Hodson EM. Treatment of steroid-sensitive nephrotic syndrome: new guidelines from KDIGO. Pediatr Nephrol. 2013;28:415-426.
- Lombel RM, Hodson EM, Gipson DS. Treatment of steroid-resistant nephrotic syndrome in children: new guidelines from KDIGO. Pediatr Nephrol. 2013;28:409-414.
- Long E, Vince J. Evidence behind WHO guidelines: Hospital care for children: What are appropriate methods of urine collection in UTI? J Trop Ped. 2007;53(4):221-4.
- Lurbe E, Torró MI, Álvarez J. Ambulatory Blood Pressure Monitoring in Children and Adolescents: Coming of Age? Curr Hypertens Rep. 2013;15:143-149.
- Mac Lellan LK, Hunstad DA. Urinary tract infection: pathogenesis and outlook. Trends Mol Medicine 2016;22(11):946-57.
- Michael M, Hodson EM, Craig JC, Martin S, Moyer VA. Short versus standard duration of antibiotic therapy for acute urinary tract infection in children. The Cochrane Database for Systematic Reviews. 2003;1.
- Mori R, Lakhanpaul M, Verrier-Jones K. Diagnosis and management of urinary tract infection in children: summary of NICE guidance. BMJ. 2007;335(7616):395-7.
- National High Blood Pressure Education Program Working Group on High Blood Pressure in Children and Adolescents: The Fourth Report on the Diagnosis, Evaluation, and Treatment of High Blood Pressure in Children and Adolescents. Pediatrics. Aug. 2004;114(2).
- Noris M, Caprioli J, Bresin E, Mossali C, Pianetti G, Gamba S, et al. Relative role of genetic complement abnormalities in sporadic and familial aHUS and their impact on clinical phenotype. Clin J Am Soc Nephrol. 2010;5:1844-59.
- Preda I, Jodal U, Sixt R, Stokland E, Hansson S. Value of ultrasound in evaluation of infants with first urinary tract infection. J Urol Vol. 2010;183(5):1984-8.
- Rao G. Diagnosis, Epidemiology, and Management of Hypertension in Children. Pediatrics. Aug 2016;138(2).
- Riella MC. Princípios de Nefrologia e Distúrbios Hidroeletrolíticos. 5ª ed. Rio de Janeiro: Guanabara Koogan; 2010.
- Roberts KB. Subcommittee on Urinary Tract Infection, Steering Committee on Quality Improvement and Management. Urinary tract infection: clinical practice guideline for the diagnosis and management of the initial UTI in febrile infants and children 2 to 24 months. Pediatrics. 2011;128(3):595-610.
- Saadeh SA, Matoo TK. Managing urinary tract infections. Pediatr Nephrol. 2011;26:1967-76.
- Scheiring J, Andreoli SP, Zimmerhackl LB. Treatment and outcome of Shiga-toxin-associated hemolytic uremic syndrome (HUS). Pediatr Nephrol. 2008;23:1749-60.
- Schneider ED. Urologia. In: Giron AM, Dénes FT, Srougi M. Criptorquidia, hydrocele e varicocele. In: Pediatria. Barueri: Ed. Manole; 2011. p. 305-15.
- Shaikh N, Ewing AL, Bhatnagar S, Hoberman A. Risk of renal scarring in children with a first urinary tract infection: a systematic review. Pediatrics. 2010;126(6):1084-91.
- Shaikh N, Morone NE, Bost JE, Farrell MH. Prevalence of urinary tract infection in childhood. A meta-analysis. Pediatr Infect Dis J. 2008;27(4):302-8.
- Shaikh N, Morone NE, Lopez J, Chianese J, Sangvai S, D'Amico F, et al. Does this child have a urinary infection? JAMA. 2007;298(24):2895-904.
- Singh-Grewal D, Macdessi J. Circumcision for the prevention of urinary tract infection in boys: a systematic review of randomized trials studies. Arch Dis Child. 2005;90(8):853-8.
- Sinha A, Bagga A. Nephrotic Syndrome. Indian J Pediatr. 2012;79:1045-1055.
- Sood A, Pena FJ, Elleswarapu S, Pucheril D, Weaver J, Abd-El-Barr A, et al. Incidence, admission rates, and economic burden of pediatric emergency department visits for urinary tract infection: data from the nationwide emergency department sample, 2006 to 2011. J Pediatr Urol. 2015;11(246):e1-e8.
- Strohmeier Y, Hodson EM, Willis NS, Webster AC, Craig JC. Antibiotics for acute pyelonephritis in children (Review). The Cochrane Database for Systematic Reviews. 2014;7.
- Svanborg-Eden C, Eriksson B, Hanson LA, Jodal U, Kayser B, Janson GL, et al. Adhesion to normal uroepithelial cells of Escherichia coli from children with various forms of urinary infection. J Pediatr. 1978;93(3):398-403.
- Ulinski T, Aoun B. New treatment strategies in idiopathic nephrotic syndrome. Minerva Pediatr. 2012;64:135-143.
- Vaisbich MH. Síndrome Hemolítico-urêmica na infância. J Bras Nefrol. 2014;36(2):208-20.
- Vorilhon P, Martin C, Pereira B, Clément G. Assessment of topical steroid treatment for childhood phimosis: review of the literature. Arch Pediatr. 2011 Apr;18(4):426-31.
- Williams GJ, Macaskill P, Chan SF, Turner RM, Hodson E, Craig JC. Absolute and relative accuracy of rapid urine tests for urinary tract infection in children: a meta-analysis. Lancet Infect Dis. 2010;10(4):240-50.
- Zatz R. Bases Fisiológicas da Nefrologia. Rio de Janeiro: Editora Atheneu; 2012.
- Zoja C, Buelli S, Morigi M. Shiga toxin-associated hemolytic uremic syndrome: pathophysiology of endotelial dysfunction. Pediatr Nephrol. 2010;25:2231-40.

Respostas

1) A função endócrina é exercida pela secreção de renina – responsável pela ativação do sistema renina-
-angiotensina-aldosterona, controle da pressão arterial, secreção de eritropoietina e secreção de 1,25
di-hidroxicalciferol por ação da $alfa_1$-hidroxilase.

2) A bactéria mais prevalente nas infecções urinárias é a *Escherichia coli*, responsável por 60 a 92% dos casos, em ambos os sexos, e principalmente quando o trato urinário é normal.

3) Para a realização da urocultura recomenda-se coleta por punção suprapúbica (PSP) ou cateterismo uretral
(CU) em lactentes; e jato médio em crianças com controle esfincteriano.

4) Doenças glomerulares, extraglomerulares e sistêmicas.

5) Em primeiro lugar deve-se confirmar a hematúria com exames de Urina I seriados. Confirmando-se a presença da mesma, deve-se realizar a coleta de hemograma, ureia, creatinina, complemento sérico – C3/
C4/CH50, coagulograma com fibrinogênio, eletrólitos, gasometria arterial ou venosa, urina I e urocultura,
proteinúria/microalbuminúria na urina de 24 h ou de amostra isolada de proteína/creatinina e microal-
buminúria/creatinina em amostra isolada de urina, além da ultrassonografia de rins e vias urinárias.

6) O quadro clássico de SN, com a tríade mais comum, tem a presença de edema, hipertensão e hematúria.
Na pediatria a principal causa de SN é a pós-infecciosa pós-estreptocócica.

7) (D)

8) É uma urgência que pode ocorrer no paciente portador de fimose; ocorre quando o prepúcio permanece
retraído por tempo prolongado em paciente com fimose. A extremidade do prepúcio estreitada é puxada
para trás da glande, apertando a haste peniana e causando dor local, desconforto e edema da mucosa
prepucial e da porção distal do pênis.

9) A infertilidade e risco aumentado de seminoma *in situ*.

10) Quando presente constitui fator de risco importante para pielonefrite aguda na criança. A maioria das
lesões renais secundárias à pielonefrite pode regredir quando a infecção é prontamente tratada com
antibióticos adequados. Caso contrário, lesões severas evoluem como causa de hipertensão arterial em
adolescentes e insuficiência renal, com eventuais repercussões na gestação da mulher adulta.

11) (B)

12) (B)

13) (D)

14) (A)

15) Obesidade, ingestão de sal na dieta, sexo masculino, idade avançada e etnia.

16) (D)
   (A)
   (C)
   (B)

17) (V)
   (F)
   (V)

18) Hipertensão sintomática, hipertensão estágio 2 sem fator modificador (p. ex., obesidade), hipertensão
associada à doença renal crônica ou diabetes *mellitus* tipos 1 e 2, ecocardiograma com hipertrofia de
ventrículo esquerdo, persistência da hipertensão mesmo após medidas não farmacológicas.

Doenças Endocrinológicas

- Carolina de O. Ramos
- Hilton Kuperman
- Lindiane Gomes Crisóstomo
- Teresa C. Vieira

Introdução

Neste capítulo abordaremos as principais doenças endocrinológicas que podem ser encontradas em crianças e adolescentes, como os distúrbios da hipófise, alterações do crescimento físico e do desenvolvimento puberal, distúrbios da tireoide, distúrbios da adrenal e diabetes *mellitus*.

Hipopituitarismo e hiperfunção da adeno-hipófise

A hipófise, uma glândula situada na linha cerebral média, está conectada ao hipotálamo pela haste hipofisária, um feixe vasculonervoso por onde trafegam os peptídios hipotalâmicos liberadores dos hormônios hipofisários. Hipotálamo e hipófise constituem o eixo Hipotálamo-Hipofisário (HH) (Figura 22.1).

A região anterior ou adeno-hipófise, de origem ectodérmica, contém vários tipos celulares que produzem diferentes hormônios cuja atuação se dá em seus respectivos órgãos-alvo (Tabela 22.1). A região posterior, ou neuro-hipófise, de origem neural, é o local para onde migram o hormônio antidiurético e a ocitocina, ambos produzidos no hipotálamo.

Os hormônios hipofisários estão envolvidos em funções diversas como crescimento, desenvolvimento neuropsicomotor, maturação sexual, fertilidade, controle do gasto energético, regulação do metabolismo de carboidratos, lipídeos e proteínas, manutenção do balanço hídrico.

Hipopituitarismo

A deficiência na produção de qualquer um dos hormônios da hipófise é denominada hipopituitarismo. Este pode se manifestar como uma deficiência de um único hormônio hipofisário e assim permanecer, ou evoluir lentamente, ao longo dos anos, para um quadro de deficiência progressiva de múltiplos hormônios hipofisários.

Etiologia

O hipopituitarismo pode ser genético, adquirido ou idiopático.

O hipopituitarismo de origem genética ocorre por mutações em genes de desenvolvimento envolvidos na organogênese da região HH ou nos genes que codificam hormônios ou receptores peptídicos da região hipotálamo-hipofisária.

O hipopituitarismo adquirido ocorre por:

- Tumores hipofisários (raros em crianças) e supras-selares como craniofaringioma, cisto aracnoide, astrocitoma, germinoma, cisto de Rathke.
- Irradiação intracraniana: nas leucoses e tumores intracranianos.
- Traumatismo cranioencefálico (TCE) causando lesão de haste, hemorragia cerebral, compressão hipofisária, hipóxia e infarto hipofisário. Pode iniciar em até 6 meses após o TCE.
- Processos inflamatórios/infecciosos: meningite, doenças granulomatosas – histiocitose, hipofisite – em adolescentes.

Quadro clínico

A manifestação do hipopituitarismo dependerá dos setores hipofisários afetados, que podem ser o hormônio de crescimento, as gonadotrofinas, o ACTH, o TSH e a prolactina, todos detalhados a seguir.

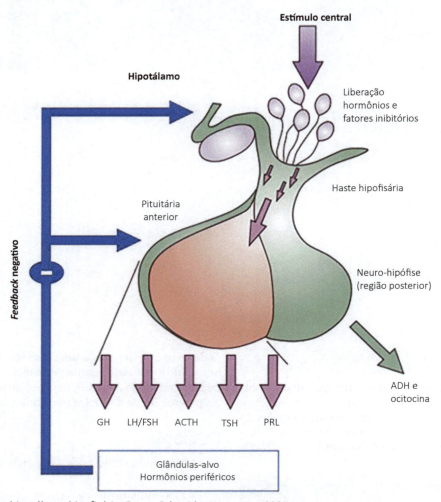

FIGURA 22.1. Eixo hipotálamo-hipofisário. Fonte: Schneider HJ. Lancet. 2007.

Tabela 22.1. Eixos hipotálamo-hipofisários e glândulas-alvo

Hormônios hipotalâmicos	Hormônios adeno-hipofisários	Glândula ou órgão-alvo
Hormônio liberador de gonadotrofina (GnRH)	Hormônios folículo estimulante (FSH) e luteinizante (LH)	Testículos e ovários
Hormônio liberador de tireotrofina (TRH)	Hormônio tireotrófico (TSH)	Glândula tireoide
Hormônio liberador de corticotrofina (CRH)	Hormônio corticotrófico (ACTH)	Glândula suprarrenal
Hormônio liberador de GH	Somatotrofina ou hormônio de crescimento (GH)	Todos os órgãos
Somatostatina: fator inibidor da liberação de GH	Somatotrofina ou hormônio de crescimento (GH)	Todos os órgãos
Dopamina: um fator inibidor da produção de prolactina	Prolactina (PRL)	Glândula mamária

– *Deficiência de hormônio de crescimento (DGH)*

DGH é um distúrbio raro, constituindo-se numa das causas menos frequentes de baixa estatura (BE) na população infantil. Na população geral, a prevalência de DGH está entre 1:4.000 e 1:10.000, muito mais rara do que a baixa estatura normal que, estatisticamente corresponde a 300:10.000 crianças.

Devemos suspeitar de DGH em diferentes fases, de acordo com as manifestações a seguir:

- Nascimento: hipoglicemia/convulsões, icterícia conjugada prolongada, hipotermia, nistagmo, septo-opto displasia, defeitos de linha média, parto traumático/pélvico; menino com micropênis e criptorquidia.

- Primeiros 2 anos de vida: deficiência de ganho ponderal/estatural, consanguinidade e/ou membro da família afetado.

- Após 2 anos: BE proporcional, desaceleração da velocidade de crescimento (com ou sem BE), estatura mais de 2 desvios-padrão (DP) abaixo da altura-alvo, baixa estatura severa (< −2 DP), obesidade truncal, fronte olímpica, nariz em sela, voz infantil, retardo puberal, cefaleia, alterações visuais, diabetes *insipidus* (em caso de apresentar tumor suprasselar).

Em qualquer idade, fatores que aumentam a suspeita de DGH são consanguinidade, irradiação intracraniana, TCE, infecção do SNC, tumor em região HH, presença de outras deficiências hipofisárias.

– Deficiência de gonadotrofinas (FSH e LH)

As manifestações clínicas dependem do sexo e da idade de aparecimento da deficiência.

A suspeita se dá de acordo com as manifestações clínicas:

- Nascimento:
  - Meninos: criptorquidia uni ou bilateral, micropênis.
  - Meninas: traços fenotípicos de síndrome de Turner, alterações de linha média ou outros sinais de hipopituitarismo.
- Infância: o paciente apresenta outras deficiências hipofisárias (GH, TSH, ACTH), síndromes que conhecidamente vêm acompanhadas de hipogonadismo (Prader-Willi, S. Turner, S. Klinefelter).
- Adolescência: ausência de puberdade ou falha na progressão do desenvolvimento sexual, deficiência de outros hormônios hipofisários, cefaleia recorrente e intensa, alteração de campo visual, anosmia (síndrome de Kallmann), galactorreia, TCE, excesso de exercício, anorexia:
  - Sexo masculino: criptorquidia/testículos pequenos ou de tamanho subnormal, pelos pubianos podem estar presentes, BE ou não, ausência de estirão de crescimento, proporções eunucoides.
  - Sexo feminino: ausência de telarca e de estirão de crescimento, amenorreia primária ou secundária.

– Deficiência de ACTH

O deficiente de ACTH pode apresentar desde uma deficiência leve de produção de cortisol pela glândula suprarrenal até uma deficiência absoluta deste hormônio. Pela importância da ação do cortisol nos diversos órgãos e sistemas, a deficiência de ACTH é a deficiência hipofisária potencialmente mais grave.

Durante o estresse de uma doença intercorrente ou cirurgia o paciente com deficiência de cortisol pode apresentar hiponatremia, choque hipovolêmico e até morte por insuficiência adrenal secundária, embora o sistema renina-angiotensina-aldosterona esteja intacto.

Sintomas fora das situações de estresse: perda de peso ou dificuldade de ganhar peso, adinamia, fadiga fácil, hipotensão postural, dores abdominais inespecíficas e sinais de hipoglicemia como tontura, sensação de fome, sudorese, tremores.

– Deficiência de TSH

Os sinais e sintomas da deficiência de TSH na infância manifestam-se inicialmente e sobretudo pela desaceleração do crescimento, que poderá vir acompanhada de atraso da idade óssea e atraso na dentição. O retardo de desenvolvimento neuropsicomotor que é observado no hipotireoidismo primário, é menos comum no hipotireoidismo central por deficiência de TSH. No hipotireoidismo central o T4 livre está diminuído e o TSH apresenta-se inapropriadamente normal ou levemente aumentado.

– Deficiência de prolactina

Esta deficiência não tem importância clínica na infância, pois sua deficiência repercute no período da amamentação.

■ Diagnóstico

É realizado através de história clínica, exame físico, dosagens hormonais e imagem da região selar. A Tabela 22.2 descreve os exames a serem solicitados na avaliação do hipopituitarismo. As Figuras 22.2 e 22.3 mostram imagens das alterações hipofisárias mais comuns na criança com hipopituitarismo de origem genética e adquirida, respectivamente.

Tabela 22.2. Avaliação da função adeno e neuro-hipofisária

Eixo somatotrófico	Eixo tirotrófico	Eixo corticotrófico	Eixo gonadotrófico	Eixo lactotrófico	Função neuro hipofisária
IGF-1 IGFBP3	T4L TSH	ACTH Cortisol 8h	FSH, LH Testosterona/estradiol	Prolactina	Diurese 24h, Osm plam e urinária Na plasmático
VN: de acordo com o sexo, idade e Tanner- DGH cursa com velores baixos	VN: de acordo com o método	Cortisol: V.N: >20 ug/dL	VN de acordo com a idade		Volume nl: 1-2 mL/k/h Osm plasm: <300 mOsm/L
Se IGF-1 e BP3 baixos por duas vezes+ quadro de def. de crescimento: Suspeitar de DGH e solicitar RM sela	Se ambos bxs: confirma Def. TSH	Se < 5 ug/dL confirma Def. ACTH Se entre 5-20 ug/dL: suspeitar de Def ACTH Realizar teste provocativo com ACTH	Todos bxs a partir dos 17 anos: suspeita-se de Def. GNT		Volume urinário aumentado e osmolalidade urinária baixa e plasmática alta, [Na]p no limite superior: Pode necessitar de teste de restr. hídrica.

466 SEÇÃO 2 ▪ PEDIATRIA CLÍNICA (OU PRINCIPAIS AFECÇÕES PEDIÁTRICAS)

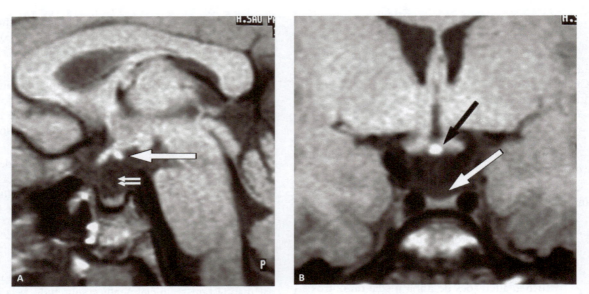

FIGURA 22.2. RM sela túrcica. A. Corte sagital T1 e B. Corte coronal T1: presença de neuro-hipófise ectópica. Fonte: Cortesia Prof. Dr. Julio Abucham.

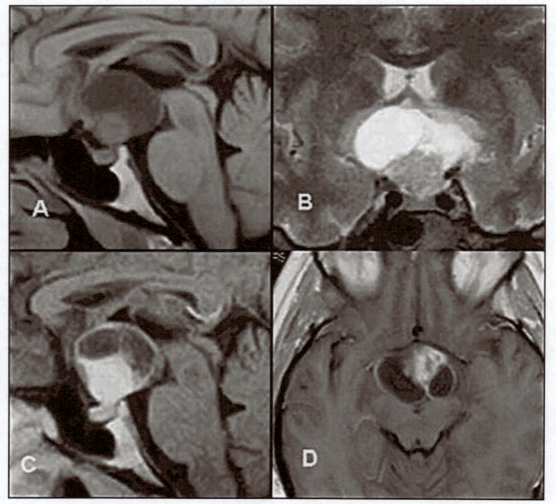

FIGURA 22.3. A. Corte sagital em T1. B. Corte coronal em T2. C. Corte coronal em T1. D. Corte transversal em T1 com contraste. Massa heterogênea com áreas sólidas e císticas. Hipo/iso/hipersinal em T1 e hipo/hipersinal em T2. Captação de contraste pela porção sólida e parede. Fonte: Cortesia Prof. Dr. Julio Abucham.

Tratamento

O tratamento do hipopituitarismo requer a reposição hormonal do(s) hormônio(s) hipofisário(s) afetado(s):

- Para a deficiência de GH a reposição hormonal é com somatotrofina por via subcutânea.
- Na deficiência de gonadotrofinas, a reposição é realizada com esteroides gonadais por via oral ou preferencialmente transdérmica.
- O tratamento da deficiência de ACTH é feito através da reposição oral de glicocorticoide.

A dose de glicocorticoide deve ser duplicada ou triplicada nas situações de estresse. Se o paciente vomitar ele deverá ser imediatamente tratado com hidrocortisona por via parenteral, em dose de estresse. O prognóstico do hipopituitarismo corretamente tratado é bastante favorável.

Hiperfunção da adeno-hipófise

Corresponde a um excesso na produção de um ou mais dos hormônios hipofisários. A causa mais comum da hiperfunção hipofisária é o desenvolvimento de tumores hipofisários funcionantes secretores de GH, prolactina (ou ambos), ACTH, TSH e gonadotrofinas. Estes tumores são adenomas muito raros na infância e adolescência e o quadro clinico e laboratorial dependerá do hormônio secretado pelo tumor.

Gigantismo e acromegalia

A acromegalia/gigantismo é uma doença rara caracterizada por sinais e sintomas decorrentes do excesso de hormônio do crescimento (GH) produzido por um macroadenoma hipofisário. A exposição crônica ao excesso de GH promove elevação do IGF-1 produzido no fígado e secretado na circulação; e também do IGF-1 local, nos próprios tecidos-alvo.

– Quadro clínico

Se o paciente for uma criança ou adolescente, ainda sem o fechamento epifisário, ocorrerá um crescimento linear excessivo e gigantismo. Além disso, o adenoma poderá comprimir a haste hipofisária e causar hiperprolactinemia; ao comprimir outros setores da adeno-hipófise poderá acarretar deficiências hipofisárias múltiplas, dentre elas hipotireoidismo central e hipogonadismo hipogonadotrófico.

A ausência de puberdade nos adolescentes com hipogonadismo hipogonadotrófico contribui para o retardo do fechamento das epífises, o que agrava o gigantismo. O crescimento do adenoma pode provocar cefaleia, distúrbios visuais, como a hemianopsia bitemporal, clássica dos tumores hipofisários.

Em adultos, o excesso de GH/IGF-1 acarreta algumas condições, apresentadas no Quadro 22.1.

QUADRO 22.1	Consequências do excesso de GH/IGF-1
• Crescimento das extremidades (acromegalia)
• Aumento dos seios da face, de partes moles, vísceras, artérias e veias
• Fácies grosseira com acentuação dos sulcos faciais
• Aumento da proeminência frontal e da mandíbula
• Alargamento do nariz
• Macroglossia
• Aumento do volume das mãos e dos pés
• Síndrome do túnel do carpo
• Ronco e apneia
• Efeitos metabólicos deletérios
• Resistência insulínica
• Hiperglicemia
• Maior reabsorção renal de sódio
• Hipertensão arterial com consequente cardiopatia

– Diagnóstico laboratorial

O diagnóstico da acromegalia é confirmado pelo nível aumentado de IGF-1 (*insulin-like growth facto*r 1) em relação ao sexo e à idade. Os níveis basais de GH estão geralmente elevados, mas podem estar dentro da faixa considerada normal. A não supressibilidade do GH após a sobrecarga oral de glicose deve ser demonstrada em pacientes com quadro clínico discreto, IGF-1 pouco aumentada e/ou GH basal normal ou pouco elevado. A ressonância magnética é necessária para a avaliação anatômica do tamanho tumor.

– Tratamento

O tratamento do gigantismo/acromegalia é preferencialmente a remoção cirúrgica do adenoma hipofisário por via transesfenoidal. Nos casos complicados e em pacientes que apresentam contraindicação cirúrgica há outras formas de tratamento, como o farmacológico, através de três tipos de drogas, os análogos da somatostatina, agonistas dopaminérgicos e antagonistas do receptor do GH, sendo os primeiros os mais específicos para o tratamento.

Adenoma produtor de ACTH – doença de Cushing

– Quadro clínico

Nos casos dos adenomas produtores de ACTH, muito raros na infância, a criança ou o adolescente apresentará hipercortisolismo, com todas as suas nefastas consequências. A primeira delas é a desaceleração do crescimento pela inibição do eixo somatotrófico e ganho de peso. Diferentemente do adulto com doença de Cushing, o ganho de peso é generalizado (e não truncal) e acompanhado por pletora facial. Outros sintomas são hipertensão arterial, hirsutismo, fraqueza muscular, depressão.

– Diagnóstico

O diagnóstico deve obedecer a vários passos sequenciais, que se iniciam pela dosagem de cortisol na urina de 24 horas, teste de supressão de cortisol com dexametasona, teste de estímulo hipofisário com CRH ou DDAVP e finalmente ressonância magnética de sela túrcica, destacando-se a dificuldade de se identificar anatomicamente estes tumores, pois são geralmente microadenomas.

No diagnóstico diferencial encontram-se o Cushing exógeno por excesso de administração de medicamentos contendo glicocorticoide (incluindo pomadas e gotas nasais), tumores da glândula suprarrenal e doença micronodular pigmentada adrenal.

– Tratamento

O tratamento da doença de Cushing consiste na retirada do microadenoma. Tratamento medicamentoso com inibidores da síntese hormonal do córtex suprarrenal, antagonistas do receptor de cortisol e adrenalectomia bilateral são reservados aos casos complexos de tratamento cirúrgico não efetivo.

■ Tumores produtores de TSH e de gonadotrofinas

São extremamente raros em adultos e nunca descritos em crianças. Eles acarretam hipertireoidismo de origem central por excesso de TSH e hiperfunção gonadal por excesso de gonadotrofinas. O tratamento é cirúrgico.

■ Hiperprolactinemia

A prolactina (PRL) é sintetizada e secretada pelas células lactotróficas da hipófise, e sua principal função é a estimulação da glândula mamária para a produção de leite materno. Em condições normais, a concentração de PRL no sangue é baixa pela ação inibitória da dopamina hipotalâmica, que chega à hipófise pelos vasos portais da haste hipofisária.

A hiperprolactinemia é o distúrbio hipofisário mais comum em adultos, acometendo principalmente mulheres na idade fértil.

Na etiologia da hiperprolactinemia encontram-se:

- Medicamentos que inibem a dopamina.
- Tumor secretor de PRL.
- Compressão de haste hipofisária por neoplasia.
- Insuficiência renal crônica.
- Hipotireoidismo primário (efeito estimulatório dos lactotrofos pelo TRH hipotalâmico elevado).
- Ingestão de estrógenos.
- Síndrome dos ovários policísticos.

– Quadro clínico

Quando presente em adolescentes, pode acarretar galactorreia e retardo puberal em ambos os sexos e amenorreia primária ou secundária em meninas, pois o excesso de prolactina inibe o eixo gonadotrófico. No adulto, o quadro clássico é de hipogonadismo com irregularidade menstrual, infertilidade, amenorreia, redução de libido, impotência sexual. Elevações discretas dos níveis de PRL podem ser assintomáticas.

– Diagnóstico

Diagnóstico laboratorial é realizado pela dosagem de prolactina sérica, através de ensaio em duas etapas e também solicitando-se a dosagem de macroprolactina, uma forma de prolactina sem atividade biológica e que pode dar um falso diagnóstico de hiperprolactinemia.

Diagnóstico por imagem: a RM da sela túrcica é o exame de escolha para evidenciar prolactinomas e outras lesões da região selar associadas à hiperprolactinemia.

– Tratamento

O tratamento da hiperprolactinemia depende da causa. No caso dos prolactinomas, o uso dos agonistas dopaminérgicos reduz substancialmente os níveis de PRL, geralmente para a faixa normal, com supressão dos sinais e sintomas e diminuição do tamanho do tumor ou até o desaparecimento deste.

Alterações da neuro-hipófise

■ Diabetes *insipidus* e síndrome da secreção inapropriada do HAD

Diabetes *insipidus* é uma doença em que grandes volumes de urina diluída (poliúria) são excretados devido à deficiência da produção do hormônio antidiurético (HAD), que é secretado pela hipófise posterior ou neuro-hipófise (NP). Diabetes *insipidus* central (DIC) diferencia-se da resistência ao HAD no rim [diabetes insípido nefrogênico (DIN)] ou ingestão excessiva de água (polidipsia primária).

– Etiologia do DIC

O DIC é causado pela destruição ou degeneração de neurônios originados nos núcleos supraóptico e paraventricular do hipotálamo, e as manifestações clínica ocorrem quando há perda de mais de 80% dos neurônios secretores. As causas mais conhecidas incluem:

- DIC idiopático: embora 20-50% dos casos sejam considerados idiopáticos, a identificação de anticorpos contra as células secretoras de HAD (AVPc-Abs) podem sugerir uma base autoimune para a causa do DIC.
- Histiocitose da célula de Langerhans (HCL): o DIC é a manifestação mais frequente do sistema nervoso central na HCL, ocorrendo em 10-50% de todos os pacientes. O espessamento da haste hipofisária (HH) à ressonância magnética (RM) pode ser encontrado em aproximadamente 50-70% dos pacientes com HCL no início ou na sua evolução.

- Tumores do sistema nervoso central — dentre os tumores do SNC na infância que podem associar-se ao DIC destacam-se os germinomas (~ 8% dos tumores cerebrais pediátricos que podem infiltrar-se na região posterior da hipófise e também na haste hipofisária). Além dos primeiros, o craniofaringioma (frequência de 6-9% dos tumores intracranianos na infância) é uma neoplasia suprasselar que vai invadindo a hipófise anterior (deficiência hormonal) e a hipófise posterior (DIC).

– *Quadro clínico*

Os sinais e sintomas mais característicos são a poliúria e polidipsia persistentes. A poliúria é caracterizada por um volume de urina superior a 2 L/m²/24 h ou aproximadamente 150 mL/kg/24 h ao nascimento, 100-110 mL/kg/24 h até a idade de 2 anos e 40-50 mL/kg/24 h na criança mais velha e no adulto.

Nas crianças pequenas podem manifestar-se com desidratação grave, vômitos, febre e irritabilidade. A presença de cefaleia e alterações visuais pode estar associada a tumor do SNC.

– *Diagnóstico*

Para complementar, solicitamos os seguintes exames laboratoriais:

- Medida da diurese, dosagem de sódio, glicose, ureia e creatinina séricos.
- Medida da osmolalidade sérica e urinária (ou densidade urinária).

A seguir, realizamos o teste de restrição hídrica, que permite diferenciar entre diabetes *insipidus* central, diabetes *insipidus* nefrogênico e polidipsia primária. Com o paciente em jejum total é feita a medida da diurese, peso, osmolalidade séria e urinária até o limite de 5% de peso ou até 8 horas de restrição. É feita a coleta dos exames anteriormente descritos, além da medida do peso do paciente.

A seguir o paciente é colocado em jejum e é feita a restrição hídrica. De hora em hora é feita a medida da diurese, peso, osmolalidade sérica e urinária até que haja uma perda de peso de até 5% em crianças ou 3% em adolescentes e adultos. O tempo máximo de restrição é recomendado em até 8 horas.

Em pacientes normais a osmolalidade plasmática fica abaixo do limiar de 295 mOsm/kg e a urinária fica maior que 600 mOsm/kg. No paciente com diabetes *insipidus* a osmolalidade plasmática fica acima de 295 mOsm/kg e a urinária fica menor que 300 mOsm/kg.

O teste do DDAVP complementa a investigação diagnóstica. A Tabela 22.3 permite diferenciar os diagnósticos.

O fluxograma da Figura 22.4 auxilia na investigação diagnóstica.

Tabela 22.3. Etiologia do diabetes *insipidus* central

Histiocitose de células de Langerhans	• Dez a 50% de todos os pacientes. A ressonância magnética (RM) revela espessamento da haste hipofisária em aproximadamente 50-70% dos pacientes
Tumores do sistema nervoso central	• Germinomas: 8% dos tumores cerebrais pediátricos; podem infiltrar-se na região posterior da hipófise e também na haste hipofisária • Craniofaringioma: 6-9% dos tumores intracranianos pediátricos. Tem geralmente origem suprasselar, mas pode invadir adeno-hipófise (deficiências hormonais)
Trauma e infecções	• Trauma neurocirúrgico e cranioencefálico • Meningoencefalites • Neuro-hipofisite autoimune
Forma genética/ familiar	• Herança autossômica dominante: mutação do gene que codifica a vasopressina (cromossomo 20p13)
Idiopática	• Vinte a 50% dos casos, mas a identificação de anticorpos contra as células secretoras de HAD (AVPc-Acs) pode sugerir uma base autoimune

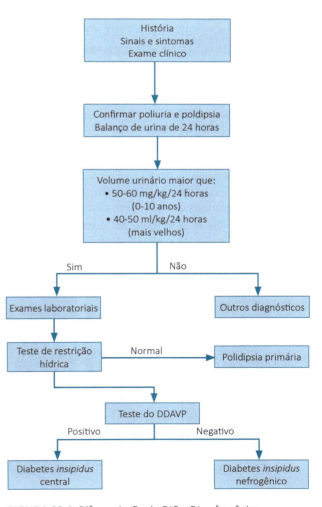

FIGURA 22.4. Diferenciação de DIC e DI nefrogênico.

A RM de crânio é um complemento diagnóstico que auxilia na avaliação da hipófise posterior (diminuição ou ausência), espessamento da HH ou presença de tumores (Figura 22.5).

– Tratamento do DIC

O tratamento de escolha para o DIC é o DDAVP, que pode ser administrado por via oral ou intranasal. As doses são individualizadas e podem ser dadas de uma a três vezes ao dia, controlando-se a diurese. Atinge concentrações plasmáticas em 40 a 55 minutos, sendo que a meia-vida da droga é de 3,5 h. Geralmente, a produção de urina diminuirá 1 ou 2 h após a administração e a duração da ação varia de 6 a 18 h.

A dose é individualizada, sendo que as doses diárias para a preparação intranasal são aproximadamente de 2-40 μg e para preparações orais (20 vezes menos potentes do que a forma intranasal) variam de 100 a 1.200 μg (ambas de uma a três vezes ao dia).

O efeito colateral mais preocupante é a hiponatremia dilucional sintomática se o DDAVP for administrado em excesso durante um longo período de tempo. Os sintomas de hiponatremia incluem dor de cabeça, náuseas, vômitos e convulsões.

■ Síndrome da secreção inapropriada do hormônio antidiurético (SIHAD)

A SIHAD é uma alteração incomum em crianças, sendo causada por uma liberação anormal de HAD, ou alteração na ação renal do HAD, levando a um quadro de hiponatremia e retenção hídrica.

Ela pode ocorrer em casos de encefalite, trauma cerebral, meningite, uso de medicações como anticonvulsivantes (como carbamazepina e ácido valproico) e antineoplásicos (como a cisplatina e ciclosfosfamida) ou devido a manipulação cirúrgica de região hipotálamo-hipofisária.

O quadro clínico decorrente da hiponatremia pode estar associado a letargia, coma ou convulsões, principalmente quando a hiponatremia for mais severa.

O tratamento consiste principalmente em restrição hídrica e controle dos níveis de sódio e quando há risco de convulsão, administração de solução salina hipertônica de sódio.

Fisiologia

O crescimento somático é um processo contínuo e lento que ocorre desde a vida intrauterina até o final da adolescência. Resulta da plena integração entre o sistema nervoso central e fatores metabólicos, hormonais, genéticos e nutricionais. O eixo somatotrófico deve estar intacto para exercer seu papel nesse processo.

No hipotálamo, dois hormônios peptídicos reguladores, GHRH (*GH-releasing hormone*) e SS (somatostatina), são os principais responsáveis pelo controle da síntese e secreção do hormônio do crescimento (GH) pelas células somatotróficas da adeno-hipófise. O GH promove o crescimento pós-natal dos ossos e tecidos moles, direta ou indiretamente. Os efeitos diretos são observados nos órgãos ou tecidos cujas células possuem receptores de GH. Os efeitos indiretos do GH são mediados pelo IGF-I, uma proteína GH dependente, produzida em vários órgãos, mas principalmente no fígado. IGF-I atua através de seu receptor específico promovendo o crescimento de tecidos como ósseo, cartilaginoso e musculoesquelético. O GH, além de promover o crescimento, apresenta efeito lipolítico e promove o anabolismo proteico.

Definição

Numa determinada população, as diferentes estaturas encontradas nas crianças de mesma faixa etária e mesmo sexo obedecem a uma distribuição *normal* em torno da média. Utilizando-se os conceitos estatísticos de média e variância da amostra, pode-se expressar a faixa de normalidade para estatura em termos de número de desvios-padrão (DP) acima ou abaixo da média. As crianças consideradas de estatura normal situam-se até 2 DP abaixo ou acima da média da população (Figura 22.6).

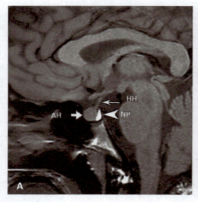
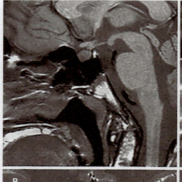
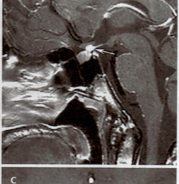

FIGURA 22.5. A. RM normal da região selar. B. Neuro-hipófise não visualizada no DI. C. Espessamento da haste hipofisária no DIC secundário a histiocitose. Abreviações: AH: adeno-hipófise; NP: neuro-hipófise; HH: haste hipofisária.

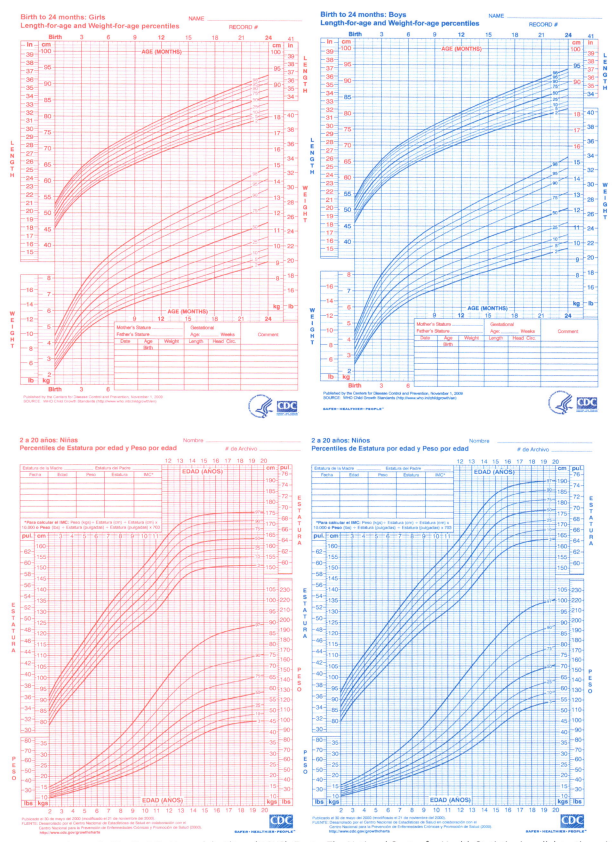

FIGURA 22.6. Curva de Distribuição Normal de Altura (NCHS). Fonte: The National Center for Health Statistics in collaboration with the National Center for Chronic Disease Prevention and Health Promotion, 2000. Fonte: Disponível em: <http://www..cdc.gov/growthcharts>.

Os aspectos a serem considerados na avaliação do crescimento e desenvolvimento são velocidade crescimento, altura-alvo, idade óssea, adrenarca e desenvolvimento puberal, detalhados a seguir.

- Velocidade de crescimento (VC), expressa em cm/ano fornece uma ótima avaliação do crescimento (Figura 22.7). Os padrões de VC variam com a idade:
  - No primeiro ano de vida a VC é de aproximadamente 25 cm/ano.
  - Entre 1 e 2 anos é de 10 a 13 cm/ano.
  - Entre 2 e 3 anos cai para uma média de 9 cm/ano.
  - A partir dos 4 anos até a puberdade a VC diminui para 5 a 7 cm/ano.

  Durante o estirão de crescimento puberal observa-se um aumento da VC para 8-10 cm/ano na menina e 10-12 cm/ano no menino.

- Altura-alvo (AA): permite que se avalie se o crescimento da criança está compatível com a altura da família. Nas crianças maiores de 2 anos a estatura deve ser interpretada em relação à AA familiar. A AA corresponde à média da estatura dos pais, após a correção da estatura de um dos pais para o sexo da criança. A correção da estatura para o sexo se dá subtraindo 13 cm da altura do pai, se a paciente for uma menina, ou adicionando 13 cm à estatura da mãe, se o paciente for um menino.

$$AA\ menina = \frac{[(altura\ do\ pai - 13) + altura\ da\ mãe]}{2}$$

$$AA\ menino = \frac{[(altura\ da\ mãe + 13) + altura\ do\ pai]}{2}$$

- Idade óssea: é analisada através da radiografia de mão e punho esquerdos que é comparada com a referência de Greulich & Pyle. A análise revela o amadurecimento biológico em relação à idade cronológica. Crianças com deficiências nutricionais graves, deficiências hormonais (de GH e hormônio tireoidiano), ou portadoras de patologias crônicas apresentam um retardo significativo da maturação óssea. Por outro lado, crianças com baixa estatura familiar têm idade óssea compatível com a idade cronológica.

- Adrenarca: resulta do aumento da secreção adrenal de andrógenos e acontece paralelamente ao desenvolvimento das gônadas (gonadarca), mas pode ocorrer um pouco antes desta. Manifesta-se clinicamente pelo aparecimento de pelos pubianos (pubarca). O marcador laboratorial da adrenarca é o andrógeno fraco sulfato de deidroepiandrosterona (DHEA-S), que já começa a aumentar a partir dos 6 anos de idade.

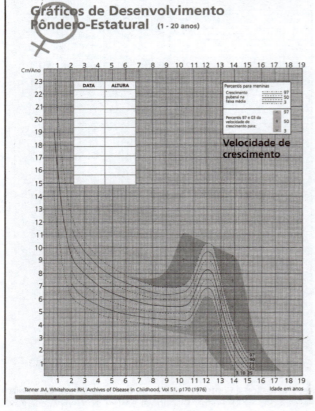 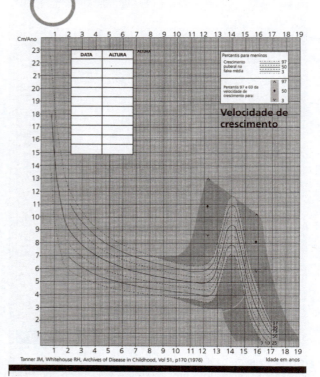

FIGURA 22.7. Curva de velocidade de crescimento de 1 a 20 anos (Tanner & Davies, 1985).

- Desenvolvimento puberal: o aparecimento dos primeiros caracteres sexuais secundários (broto mamário e aumento do volume testicular) caracteriza o início da puberdade, que ocorre entre os 8 e 12 anos na menina e entre 9 e 13 anos no menino (Tabelas 22.4 e 22.5 e Figuras 22.8 e 22.9). Este é um período de crescimento acelerado (estirão puberal), pois os esteroides sexuais estimulam uma maior liberação de GH pela hipófise.

Nas meninas, o estirão começa logo no início da puberdade (M2), e chega a ser de 8 a 10 cm/ano nesse período. A menarca ocorre, em média, 2 anos após o início do estirão, ao final do pico da velocidade de crescimento. Após a menarca o crescimento começa a desacelerar, terminando aproximadamente 2 anos mais tarde. O crescimento médio após a menarca é de 7,5 cm.

Nos meninos, o estirão de crescimento ocorre só na segunda metade da puberdade (G3). Nesse período a velocidade de crescimento chega a 9-12 cm/ano, quando então começa a desaceleração lenta até a parada do crescimento, em média 2 a 3 anos mais tarde.

O aparecimento e a progressão da puberdade têm alguma relação com o peso e com a idade óssea: as meninas obesas, por exemplo, têm idade óssea mais avançada e iniciam o desenvolvimento sexual mais cedo do que as desnutridas, que apresentam idade óssea atrasada e iniciam o desenvolvimento puberal mais tardiamente; mas esta antecipação não interfere na estatura final.

Existe uma condição chamada retardo constitucional de crescimento (RCC) que, embora seja uma variação fisiológica do ritmo de crescimento e amadurecimento, faz parte do diagnóstico diferencial da baixa estatura patológica. As crianças portadoras de RCC são pequenas para

Tabela 22.4. Desenvolvimento puberal feminino – estadiamento de Tanner

Mamas	Pelos pubianos	Mudanças paralelas
M1 – Ausência de botão mamário	P1 – Ausência de pelos	
M2 – Aparecimento do botão mamário	P2- Alguns pelos longos, pouco pigmentados, na região interna dos grandes lábios	Início do estirão de crescimento
M3 – Tecido mamário palpável	P3 – Pelos mais escuros, que sobem para a região pubiana	Pico de velocidade de crescimento
M4 – Mais tecido mamário, projeção da aréola e mamilo num plano acima do tecido mamário	P4 – Pelos em maior quantidade, mais grossos, escuros e encaracolados	Menarca, início da desaceleração do crescimento
M5 – Mama madura: projeção somente do mamilo, aréola no mesmo nível do tecido mamário	P5 – Típica distribuição triangular feminina. Pelos podem se estender para a raiz das coxas	

Tabela 22.5. Desenvolvimento puberal masculino – estadiamento de Tanner

Pênis e testículos	Pelos pubianos	Mudanças paralelas
G1 – Pênis de tamanho infantil e testículos de até 3 mL	P1 – Ausência de pelos	
G2 – Volume testicular: 4 a 8 mL; pênis aumenta no comprimento	P2- Alguns pelos longos, pouco pigmentados, na base do pênis	Voz desafinada
G3 – Volume testicular: 10 a 20 mL; pênis aumenta em comprimento e diâmetro	P3 – Pelos mais escuros, que sobem para a região pubiana	Início do estirão de crescimento
G4 – Volume testicular: 15 a 20 mL; maior aumento do pênis	P4 – Pelos em maior quantidade, mais grossos, escuros e encaracolados	Pico de velocidade de crescimento Voz mais grave Pelos axilares
G5 – Volume testicular: 20 a 25 mL; pênis de tamanho adulto	P5 – Típica distribuição em losango masculina. Pelos podem se estender ao umbigo e para a raiz das coxas	Pelos faciais

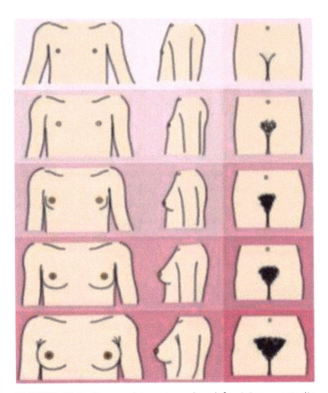

FIGURA 22.8. Desenvolvimento puberal feminino – estadiamento de Tanner. Fonte: Reproduzido de Reynolds EL e Wines JV. Am J Dis Child. 1948.

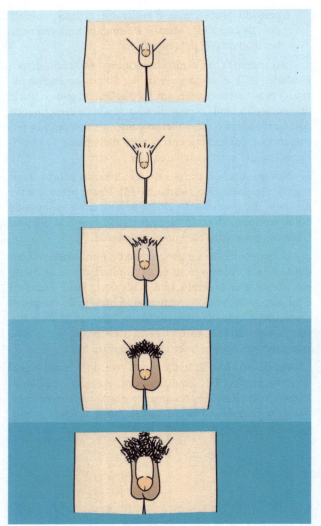

FIGURA 22.9. Desenvolvimento puberal masculino – estadiamento de Tanner. Fonte: Reproduzido de Reynolds EL e Wines JV. Am J Dis Child. 1951.

a idade cronológica, crescem no limite inferior aceitável da velocidade de crescimento e apresentam um discreto retardo da idade óssea (o que reflete um amadurecimento biológico lento). Por amadurecerem devagar, entram tardiamente na puberdade e param de crescer mais tarde. Assim, ao final, atingem uma estatura compatível com o padrão familiar.

Puberdade precoce

Puberdade precoce (PP) consiste no aparecimento de caracteres sexuais secundários antes dos 8 anos na menina e antes dos 9 anos nos meninos. Em algumas etnias, a idade de aparecimento dos caracteres sexuais secundários pode ser um pouco mais nova. Classifica-se a PP de acordo com o mecanismo fisiopatológico em: puberdade precoce central ou dependente de gonadotrofinas (PPDG) e puberdade precoce periférica ou independente de gonadotrofinas (PPIG).

PP dependente de gonadotrofinas

A PPDG é decorrente da ativação prematura do eixo HHG e tudo se passa como em uma puberdade normal, só que antes do tempo. A PPDG é, portanto, isossexual. Esta forma de PP é muito mais comum em meninas do que em meninos (na proporção de 10:1) e apenas 5% das meninas apresentam uma causa orgânica identificável, enquanto nos meninos se identificam anormalidades do SNC em 80% dos casos.

As causas de PPDG estão relacionadas a alterações do sistema nervoso central ou a mutações em genes controladores do início do desenvolvimento sexual. A descrição das causas de puberdade precoce central (PPC) ou PPDG está no Quadro 22.2.

QUADRO 22.2	Causas de puberdade precoce central ou dependente de gonadotrofinas

- Anormalidades do Sistema Nervoso Central
  - Hidrocefalia, paralisia cerebral
  - Cisto aracnoide, duplicação da glândula pituitária
  - Abscesso cerebral, inflamação
  - Trauma
  - Irradiação do SNC
  - Hamartoma hipotalâmico produtor de GnRH
  - Adenoma hipofisário produtor de hCG, no sexo masculino
  - Astrocitomas, ependimomas
  - Gliomas, glioma óptico associado a neurofibromatose
- Alterações genéticas
  - Mutações ativadoras nos genes envolvidos na ativação do eixo HHG (KISS-1 e KISS1-R)
- Exposição crônica a esteroides sexuais (hiperplasia adrenal congênita não tratada)
- Idiopática: 10 meninas:1 menino

A evolução da puberdade precoce não tratada é desfavorável social e fisicamente. Nas meninas, telarca, pubarca, estirão de crescimento, menarca e fechamento epifisário ocorrem na sequência esperada, mas muito rapidamente. Da mesma forma, no menino não tratado o aumento testicular e peniano, a pubarca, o estirão de crescimento, a espermarca e o aparecimento de pelos corporais seguem o padrão da fisiologia puberal.

Entretanto, meninos e meninas com PP iniciam a puberdade de uma altura aquém da esperada para esta faixa do desenvolvimento. De início, o crescimento acelerado precoce leva a uma alta estatura na infância. Na ausência de tratamento adequado, suas placas epifisárias, sob o efeito da ação prematura de altos níveis de estrógeno, terão uma maturação rápida com calcificação osteocondral precoce e soldadura antecipada das epífises, o que resultará em baixa estatura final.

PP independente de gonadotrofinas

A PPIG é secundária à secreção de esteroides sexuais na ausência de ativação do eixo HHG. As causas de PPIG estão descritas no Quadro 22.3.

QUADRO 22.3	Causas de puberdade precoce periférica ou independente de gonadotrofinas

• excesso de esteroides adrenais
  – Hiperplasia adrenal congênita
  – Tumores produtores de andrógenos
  – Tumores produtores de estrógenos
• Excesso de esteroides gonadais
  – Mutações ativadoras do LHR (testotoxicose) – sexo masculino
  – S. McCune Albright – mutação ativadora da proteína G
  – Mutações no gene *DAX-1*
  – Hipotireoidismo primário
  – Cisto folicular ovariano, estrógenos exógenos
  – Tumores gonadais (células teca, granulosa, Leydig)
• Excesso de esteroides de tumores de outros locais
  – Tumores hepáticos, mediastinais, cerebrais e gonadais produtores de hCG.	

Os esteroides aumentados podem ser provenientes de tumores gonadais, adrenais e, mais raramente, de tumores de outros órgãos. Nesses casos, dependendo do hormônio esteroide sintetizado pelo tumor, a puberdade poderá ser isossexual ou heterossexual, e as manifestações clínicas serão mais ou menos exuberantes.

A causa genética também tem um papel importante na etiologia da PPIG. Mutações ativadoras do receptor de LH no sexo masculino (testotoxicose) desencadeiam aumento testicular bilateral e excesso de secreção de testosterona em meninos pequenos, em contraposição ao excesso de testosterona produzido pelo tumor de células de Leydig, que provém de um único testículo aumentado pelo tumor, e pode ocorrer em qualquer idade. Mutações ativadoras do gene da subunidade alfa da proteína Gs podem causar a síndrome de McCune-Albright (SMA).

■ Quadro clínico

O quadro de PPIG decorrente do hipotireoidismo primário é peculiar, pois a criança apresenta sinais de PP associados a atraso de idade óssea e ausência de aceleração da velocidade de crescimento. O desenvolvimento sexual característico é o de telarca e menarca, com ou sem galactorreia secundária a hiperprolactinemia. A reposição do hormônio tireoidiano causa a regressão completa do quadro.

Folículos ovarianos funcionais podem ocorrer em crianças normais de todas as idades. Transitórios ou recorrentes, podem secretar estrógeno suficiente para desencadear crescimento mamário e uterino. Geralmente os folículos regridem e desencadeiam sangramento vaginal. Em algumas crianças, os folículos crescem e tornam-se cistos que são facilmente visualizados pelo ultrassom pélvico. Seu crescimento é autolimitado, mas raramente os cistos podem atingir grande tamanho e tornar-se uma emergência cirúrgica. Portanto, crianças com PPIG secundária a cistos ovarianos necessitam de seguimento ultrassonográfico e hormonal até a resolução do quadro.

Diagnóstico

O diagnóstico da PP é clínico, auxológico, radiológico, ultrassonográfico e de imagem.

■ Anamnese

Na avaliação inicial, pela história, observar a rapidez e a sequência do aparecimento dos sinais de puberdade, os sintomas associados como cefaleia, alterações visuais, polidipsia e poliúria, convulsões, doença do SNC. Obter a história de eventos pregressos que possam explicar o quadro de PP como traumatismos, radioterapia, quimioterapia, casos familiares semelhantes, consanguinidade familiar, exposição a hormônios exógenos como pílula anticoncepcional da mãe e cremes contendo estrogênio.

■ Exame físico

O exame físico deve incluir a medição seriada de peso, altura, proporções corpóreas, estadiamento de Tanner e cálculo da velocidade de crescimento, fundo de olho, campimetria de confrontação, exame neurológico, palpação da tireoide e procura de manchas cutâneas *café-au-lait*. O exame genital deve ser detalhado, incluindo características das mamas, coloração da mucosa genital (que é rósea no epitélio estimulado pelo estrógeno), e tamanho do clitóris nas meninas. Nos meninos, a mensuração do volume testicular pode ser realizada com a ajuda do orquidômetro ou da fita métrica, e o pênis deve ser medido em diâmetro e comprimento a partir da sínfise púbica, estando o pênis estirado.

Avaliação da maturação esquelética é realizada através da radiografia de idade óssea (IO), pelo método de Greulich-Pyle. É um exame pouco acurado e muitas vezes são necessários exames seriados num intervalo de tempo de poucos meses para se detectar amadurecimento progressivo da IO. Se ao longo do acompanhamento de pelo menos 1 ano a maturação óssea for adequada para a idade, é pouco provável que o paciente apresente PP.

■ Exames laboratoriais

A verificação dos níveis de esteroides sexuais no menino e da citologia da mucosa vaginal ou vesical na menina constituem a avaliação inicial. No menino, valores de testosterona acima dos pré-puberais indicam puberdade, mas não diferenciam PPDG de PPIG. Da mesma forma, na menina, a presença de sinais de estimulação hormonal na citologia da mucosa vaginal ou vesical (aumento da estratificação do epitélio pela proliferação de células superficiais e diminuição relativa das células basais e parabasais) pode indicar que há puberdade, mas não diferencia a PPDG de PPIG.

A dosagem de gonadotrofinas é essencial para o diagnóstico do tipo de PP. O FSH e o LH basais podem indicar PPDG se as gonadotrofinas estiverem altas. Entretanto, se, apesar do quadro clínico, as gonadotrofinas forem baixas no ensaio de terceira geração, isto ainda pode significar uma puberdade. Neste caso, recomenda-se o teste de estímulo de gonadotrofinas após estímulo com o análogo de GnRH. Uma resposta de LH dentro do range puberal sugere PPDG.

Exames de imagem

Se a avaliação clínica e hormonal sugerir PPDG, uma RM de crânio/sela deverá ser obtida, na tentativa de identificar alterações anatômicas capazes de explicar o quadro de PPDG, sejam elas tratáveis ou não (Figura 22.10). O diagnóstico de PPDG idiopática é de exclusão.

No caso de a avaliação inicial e os testes hormonais sugerirem PPIG, a etiologia deverá ser pesquisada por etapas, com base na suspeita clínica mais importante. Algumas das dosagens hormonais a serem solicitadas estão no Quadro 22.4.

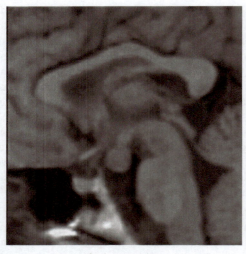

FIGURA 22.10. Ressonância magnética de região selar: corte sagital em T1. Hamartoma hipotalâmico: feixe de neurônios anômalos que secretam GnRH causando PPDG. Fonte: cortesia Prof. Dr. Julio Abucham.

QUADRO 22.4	Dosagens hormonais para diagnóstico de PPIG

- Esteroides adrenais, como o sulfato de DHEA para pesquisa de tumor adrenal
- 17-alfa-OH-progesterona para suspeita de hiperplasia adrenal congênita
- Esteroides gonadais (testosterona, estradiol, estriol), para o diagnóstico de tumor testicular, ovariano, testotoxicose, McCune-Albright
- TSH na suspeita de hipotireoidismo
- hCG na possibilidade de um tumor secretor de hCG em meninos
- Ultrassom pélvico para a pesquisa de cistos ovarianos ou tumor
- Ultrassom de testículos para suspeita de tumor testicular ou testotoxicose
- TC de adrenais, ultrassom e TC de abdome, na procura de fonte tumoral de esteroides gonadais

Tratamento

Tratamento da PPDG

O tratamento da PPDG depende da sua etiologia, da rapidez da progressão dos sintomas e do amadurecimento ósseo. No caso de haver uma alteração anatômica do SNC identificável e passível de tratamento, deve-se tratá-la.

Se a PPDG for idiopática ou não passível de tratamento definitivo, recomenda-se um acompanhamento clínico inicial em 3 a 6 meses, para o monitoramento da velocidade de crescimento. O tratamento com análogos do GnRH (GnRHa) fica reservado para os casos em crianças menores de 6 anos com idade óssea pouco avançada e/ou puberdade rapidamente progressiva, o que preservará sua estatura genética. A eficácia do tratamento em relação à preservação da estatura final é tanto menor quanto mais avançada for a idade óssea. Após o bloqueio do eixo HHG, nos casos em que a idade óssea é bem atrasada, o crescimento volta ao ritmo infantil e há a desaceleração do amadurecimento ósseo.

Nos casos de PPDG lentamente progressiva com amadurecimento ósseo lento, a estatura final poderá não estar comprometida, e o tratamento poderá não ser necessário.

O monitoramento do tratamento é clínico, radiológico e hormonal. A avaliação clínica periódica consiste do estadiamento puberal e do cálculo da velocidade de crescimento.

Após o início do GnRHa, a velocidade de crescimento deverá retornar aos padrões pré-puberais e a IO deverá amadurecer mais lentamente, no ritmo infantil. Quando a IO atingir um amadurecimento compatível com o início do estirão de crescimento (aproximadamente 11,5 anos na menina e 13,5 anos no menino), os esteroides gonadais passarão a ser necessários para o crescimento e a droga deverá então ser suspensa para que o estirão da puberdade não seja comprometido. A reativação do eixo HHG ocorre assim que o efeito do GnRHa termina. Na maioria das meninas, a menstruação retorna em até 18 meses após a parada do GnRHa, sendo mais rápida nos casos em que a puberdade foi bloqueada em estadiamento mais avançado.

Tratamento da PPIG

O tratamento da PPIG deve ser direcionado à sua causa, quando possível. Isto significa diagnosticar, localizar e tratar os tumores gonadais e adrenais e outros (como os tumores produtores de hCG hepáticos, de cérebro, mediastino e gônadas), iniciar a reposição hormonal imediata no hipotireoidismo, tratar a hiperplasia adrenal até eliminá-la.

Quando o tratamento definitivo for inviável, o objetivo passará a ser tentar neutralizar os efeitos periféricos dos esteroides sexuais: nos casos de testotoxicose o tratamento necessita de drogas capazes de reduzir a síntese ou a ação da testosterona. A experiência mais antiga é com o uso do cetoconazol, um inibidor da P450 citocromo oxidase. Ele é bem tolerado e efetivo na inibição da síntese androgênica, mas pode causar hipocortisolismo e hapatotoxicidade.

Outros tratamentos incluem a combinação do antiandrógeno espironolactona com um inibidor da aromatase. Os meninos portadores de síndrome de McCune-Albright que produzem testosterona em excesso respondem ao mesmo tratamento.

Desenvolvimento puberal parcial

A característica destas formas parciais de desenvolvimento sexual (telarca, adrenarca e menarca isoladas) é a não progressão dos sinais em direção a um quadro de puberdade precoce. Também não há aceleração do crescimento, avanço progressivo da idade óssea, elevação dos níveis de gonadotrofinas, basais ou após estimulação com GnRH.

Criança com baixa estatura

Definição de baixa estatura (BE)

Crianças cuja estatura está abaixo de −2 DP (ou abaixo do 3º percentil) para a idade e sexo são consideradas baixas (Figura 22.6).

Dentre as crianças com estatura entre o −2 DP e −3 DP, 10 a 15% apresentam uma patologia identificável e 85 a 90% são normais, portadoras de baixa estatura familiar ou retardo constitucional de crescimento. Por outro lado, as crianças com estatura abaixo do −3 DP têm alta probabilidade de apresentar uma patologia orgânica responsável pela baixa estatura. As causas de BE estão na Tabela 22.6.

Há algumas situações que podem levantar a suspeita de crescimento anormal, como as descritas no Quadro 22.5.

Diagnóstico

■ **História do paciente**

É importante questionarmos sobre dados da gestação e do parto, peso e comprimento ao nascer, estatura dos pais e avós, apetite, hábitos alimentares, doenças crônicas na infância, ambiente familiar, desempenho escolar.

■ **Exame físico**

Ao exame físico devemos avaliar o peso, estatura, perímetro cefálico, proporções corporais, envergadura, estadiamento puberal, sinais de doenças crônicas e estigmas de patologias genéticas.

Tabela 22.6. Causas de baixa estatura	
Baixa estatura normal	• Genética ou familiar • Retardo constitucional de crescimento e desenvolvimento (RCC)
Doenças crônicas	• Cardiopatias congênitas com shunt, ICC, doenças pulmonares; doenças gastrintestinais com SMA (p. ex.: doença celíaca, doenças inflamatórias intestinais) • Doenças hepáticas; hematológicas (anemia falciforme, talassemia) • Doenças renais (ATR, insuficiência renal com uremia) • Doenças imunológicas (ARJ, LES, doenças do tecido conectivo)
Nutricional	• Disponibilidade baixa de alimentos; síndrome de má absorção; anorexia
Baixa estatura psicossocial sem distúrbio nutricional	• Transtornos psicossociais graves (privação emocional, rejeição pelos pais, maus-tratos, depressão)
Baixa estatura por displasias esqueléticas	• Osteogênese imperfecta; osteocondrodisplasias; acondroplasias e outras displasias esqueléticas
Doenças de armazenamento	Mucopolissacaridoses, mucolipidoses
Causa endócrina	• Hipopituitarismo: genético ou adquirido – deficiência de GH, isolada ou combinada a outras deficiências de hormônios hipofisários (congênita, adquirida ou idiopática) • Resistência ao GH (nanismo de Laron) • Deficiência de IGF-1, resistência ao IGF-1 • Hipotireoidismo; pseudohipoparatireoidismo; Excesso de glicocorticoides; • Diabetes mellitus tipo 1 mal controlado; diabetes insipidus não tratado; hiperplasia adrenal congênita inadequadamente tratada; puberdade precoce não tratada
BE de causa genética	• Mutações em genes envolvidos na organogênese da adeno-hipófise: HESX1, LHX3, LHX4, POU1F1, PROP1, GLI2 • Mutações em genes que participam do eixo somatotrófico: gene do GH, receptor do GHRH, receptor do GH, STATb, IGF-1, receptor do IGF-1 • Genes relacionados à cartilagem de crescimento: FGFR3, SHOX
Síndromes com de baixa estatura	• S. Turner, Noonan's, Prader-Willi, Laurence-Moon-Biedl, síndromes dismórficas, doenças cromossômicas
Retardo de crescimento intrauterino	• Síndrome de Russel-Silver, S. de Lange, S. Seckel, insuficiência placentária, infecções congênitas, idiopática
Baixa estatura por uso de drogas	• Glicocorticoides, altas doses de estrógeno, metilfenidato

QUADRO 22.5	Suspeita de crescimento anormal

- Estatura abaixo do −2 DP ou do 3º percentil para a idade e sexo (Figura 22.6)
- Baixa velocidade de crescimento para a idade (Figura 22.7)
- Estatura mais do que 2 DP abaixo da altura-alvo
- Baixa estatura associada a queixas como cefaleia, alterações visuais, dor abdominal, letargia, pouco aproveitamento escolar, diminuição da velocidade de crescimento
- Sinais de puberdade antes dos 8 anos (na menina) ou antes dos 9 anos (no menino)
- Ausência de sinais de puberdade aos 13 anos (na menina) e aos 14 (no menino)

■ Investigação laboratorial/radiológica

Deverá ser realizada em etapas, de acordo com a suspeita clínica, e começará por uma radiografia da idade óssea e controle de velocidade de crescimento (ao longo de aproximadamente 4 meses). Se a idade óssea estiver excessivamente atrasada, a velocidade de crescimento abaixo do normal e o quadro clínico não for sugestivo de nenhuma patologia, testes laboratoriais iniciais deverão ser solicitados com o objetivo de excluir patologias crônicas não hormonais. Um resumo das situações em que se deve investigar a baixa estatura e da investigação laboratorial encontra-se nos Quadros 22.6 e 22.7.

QUADRO 22.6	Quando investigar BE

1. VC baixa para a idade
2. IO mais do que 2 DP atrasada e se afasta cada vez mais da IC
3. Estatura da criança > 2 percentis abaixo da AA
4. Mudança de curva de crescimento ao longo dos anos/meses
5. Sintomas associados (cefaleia, dor abdominal, diarreia, alterações visuais, etc.)
6. Atraso puberal importante
7. Ausência de telarca após completar 13 anos
8. Testículos ≤ 3 mL após completar 14 anos

QUADRO 22.7	Investigação laboratorial da BE

- De acordo com a suspeita clínica
  ou
- Se a história e EF não elucidativos, realizar exames gerais:
  – Hemograma, VHS
  – Funções renal e hepática
  – Glicemia de jejum
  – Ca, P, fosfatase alcalina
  – Pesquisa de Ac antiglúten
  – Gasometria venosa e pH urinário (crianças pequenas)
- Se exames ainda inconclusivos, solicitar:
  – T4 livre, TSH
  – IGF-1, IGFBP3, GH basal
  – Cortisol das 8 h da manhã
  – Cariótipo com bandas G em sangue periférico
  – Gonadotrofinas

Se o diagnóstico continuar inconclusivo a investigação deve prosseguir na direção de patologias mais raras, tais como os distúrbios hormonais (hipotireoidismo, hipercortisolismo, hipogonadismo e deficiência de GH). Quando a suspeita for de baixa estatura psicossocial, uma avaliação psicológica e da dinâmica familiar deverá ser solicitada.

Tratamento

O tratamento da baixa estatura é dirigido para a sua etiologia. Quando a deficiência de crescimento for devida a uma patologia crônica não hormonal, esta deve ser tratada ou controlada para que tenha o menor efeito possível sobre o crescimento. As doenças genéticas devem ser encaminhadas ao geneticista para aconselhamento genético.

Pacientes com problemas emocionais devem ser devidamente encaminhados à psicoterapia.

As deficiências hormonais devem ser tratadas com reposição hormonal e geralmente a resposta ao tratamento é muito satisfatória. Na deficiência de hormônio de crescimento, a reposição com hormônio de crescimento é indicada.

A baixa estatura familiar e o retardo constitucional do crescimento (RCC) não são patologias e, portanto, não devem ser tratados.

Algumas vezes, a criança com RCC também apresenta retardo puberal grave e, nestas circunstâncias, após análise do efeito do retardo puberal sobre sua adaptação psicossocial, um tratamento hormonal com o objetivo de desencadear a puberdade pode ser realizado, sem prejuízo para a estatura final da criança.

A criança com baixa estatura familiar deve ser assegurada de que é saudável, ser estimulada a praticar esportes adequados à sua altura e encorajada a desenvolver e mostrar seus talentos, o que possibilitará um bom entrosamento social.

Distúrbios da tireoide

A tireoide é uma glândula em forma de borboleta (com dois lobos e um istmo), localizada na parte anterior pescoço, responsável pela produção dos hormônios T3 (tri-iodotironina) e T4 (tiroxina). Os hormônios tireoidianos possuem efeitos moduladores essenciais para a diferenciação, maturação e o crescimento do organismo (Quadro 22.8).

Os hormônios T4 e T3 exercem *feedback* positivo e negativo com o hipotálamo e a hipófise (Figura 22.11). O TSH estimula a tireoide a captar iodo e sintetizar tanto T4 quanto T3. O T4 é o principal hormônio secretado pela tireoide, sendo deiodinado na periferia em T3 (ativo) ou T3 reverso (inativo). A maior parte do T3 e T4 circulantes está ligada à globulina ligadora de tiroxina (TBG), albumina ou pré-albumina.

QUADRO 22.8	Principais ações dos hormônios tireoidianos

- Promoção do crescimento e desenvolvimento fetal e infantil
- Regulação da frequência cardíaca e da contratilidade do miocárdio
- Controle da motilidade gastrointestinal e da depuração de água renal
- Modulação do gasto energético e geração de calor
- Regulação do eixo GH/IGF-1

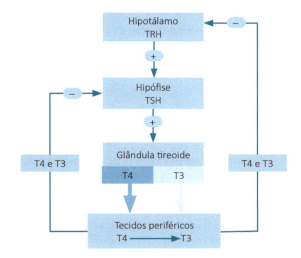

FIGURA 22.11. Regulação da produção de hormônios tireoidianos.

Os níveis séricos de T4 estão reduzidos no hipotireoidismo, mas também em outras situações clínicas como prematuridade, desnutrição, doenças graves e deficiência de TBG. Já níveis elevados de T3 e T4 podem ser encontrados no hipertireoidismo e em condições que cursam com o aumento de TBG, tais como gravidez e terapia estrogênica.

Desenvolvimento da tireoide

A hipófise fetal já é capaz de sintetizar TSH a partir da 10ª semana de gestação, e os hormônios tireoidianos são encontrados na circulação a partir da 11ª semana de vida intrauterina. O eixo hipotálamo-hipófise-tireoide fetal funciona independentemente do eixo materno, pois o TSH materno não é capaz de atravessar a placenta (entretanto o T4 materno é capaz de cruzar a placenta em pequenas quantidades). Os níveis de T4, T3 e TSH modificam-se drasticamente após o nascimento: há um pico de TSH cerca de 30 a 60 min após o parto, levando a um aumento de T3 e T4 no primeiro dia de vida.

- Síntese e secreção dos hormônios tireoidianos

Os hormônios tireoidianos são produzidos pelas células foliculares da tireoide, e sua síntese e secreção envolve seis passos principais:

1. transporte ativo do iodo absorvido no trato gastrointestinal através da membrana basal: mediado pelo simportador de sódio e iodeto (NIS), estimulado pelo TSH. Estima-se que as necessidades dietéticas de iodo sejam de 150 a 300 mcg/dia;
2. oxidação do iodeto e iodinação dos resíduos tirosina da tireoglobulina: organificação do iodo, mediada pela enzima tireoperoxidase (TPO). Formam-se então as monoiodotirosinas (MIT) e di-iodotirosinas (DIT);
3. acoplamento de duas moléculas de DIT (T4) ou uma molécula de DIT e uma molécula de MIT (T3) – ainda incorporadas à tireoglobulina no espaço coloidal;
4. proteólise da tireoglobulina, com a liberação de T4 e T3 para a circulação;
5. os MIT e DIT não combinados são deiodinados, liberando tirosina e iodeto, que serão reutilizados para a síntese de novos hormônios tireoidianos;
6. deiodinação periférica de T4 em T3 ou T3 reverso (T3R): ocorre principalmente no fígado e nos rins.

O hormônio metabolicamente ativo é o T3, sendo que o T4 atuaria como um pró-hormônio e o T3R, como um inibidor competitivo do T3. Vale lembrar que o excesso de iodo impede o processo de organificação do mesmo (efeito Wolff-Chaikoff), por bloqueio das oxidases tireoidianas.

Hipotireoidismo

O hipotireoidismo é a síndrome clínica resultante da deficiência de hormônios tireoidianos, levando à diminuição generalizada dos processos metabólicos. O hipotireoidismo pode ser classificado em congênito ou adquirido, de acordo com o momento de início dos sintomas.

- Hipotireoidismo congênito (HC)

O hipotireoidismo congênito (HC) é o distúrbio endócrino congênito mais frequente, com incidência variando de 1:2.000 a 1:4.000 crianças nascidas vivas (maior prevalência em meninas, 2:1) e uma das principais causas de retardo mental prevenível. As causas mais frequentes de HC permanente são defeitos na formação glandular durante a embriogênese, denominados disgenesias tireoidianas, representando 85% dos casos. Causas incomuns de HC permanente incluem defeitos no transporte de hormônio tireoidiano (HT), resistência à ação do HT, resistência ao TSH e o hipotireoidismo central.

O HC também pode ser transitório e resultar de ingestão excessiva (ou deficiente) de iodo pela mãe; ingestão materna de drogas antitireoidianas (propiltiouracil ou metimazol) ou passagem placentária de anticorpos maternos bloqueadores do receptor de TSH. Recomenda-se a reavaliação após os 3 anos de idade, com a suspensão da levotiroxina (L-T4) nas crianças em tratamento que não apresentem etiologia do hipotireoidismo estabelecida para definir a permanência ou não da doença.

– Quadro clínico

A maioria das crianças com HC (> 95%) apresenta pouca ou nenhuma manifestação clínica da doença ao nascimento, mas pode haver:

- Letargia.
- Choro rouco.
- Constipação.
- Macroglossia.
- Hérnia umbilical.
- Fontanela ampla e nariz em sela.
- Hipotonia.
- Pele seca e cabelos ralos.

Um dos primeiros sinais observados é a icterícia neonatal prolongada. Quando o HC for secundário ao hipopituitarismo a criança terá tendência à hipoglicemia pela deficiência de hormônio do crescimento e do hormônio adrenocorticotrófico (ACTH/cortisol). Essa criança corre risco de morte por crise de insuficiência adrenal aguda se não for tratada precocemente e em geral não será detectada pela triagem neonatal quando esta é feita somente com a dosagem do TSH.

– Diagnóstico

O HC é uma doença de elevada prevalência, porém com sintomas inicialmente pouco característicos. O tratamento precoce (primeiras 2 semanas de vida) evita sequelas, principalmente o retardo mental. Portanto, o diagnóstico de HC não deve ser baseado exclusivamente no quadro clínico, utilizando-se rotineiramente a triagem neonatal.

A triagem neonatal deverá ser realizada entre 48 a 96 h de vida, quando já ocorreu a diminuição do pico de TSH fisiológico. Nas crianças criticamente doentes ou prematuras recomenda-se a coleta aos 7 dias de vida, podendo ser necessária a repetição do teste com 2 a 4 semanas de vida.

No Brasil, a triagem neonatal para HC é realizada por meio da dosagem de TSH em papel-filtro, seguida de dosagem de T4 total e/ou livre no soro, quando necessária a confirmação. Os testes confirmatórios devem ser realizados até a segunda semana de vida e valores de TSH acima de 10 µU/mL e T4L (T4 livre) ou T4T (T4 total) baixos confirmam o diagnóstico do hipotireoidismo primário, devendo-se então iniciar o tratamento medicamentoso. Crianças com TSH confirmatório entre 6-10 µU/mL e T4T/T4L normais deverão ser seguidas cuidadosamente com novas dosagens em 1 semana.

Se o diagnóstico de hipotireoidismo for confirmado, outros estudos serão necessários para a pesquisa da etiologia da doença, sendo a ultrassonografia cervical o principal exame inicial. Caso o ultrassom não detecte a glândula, realiza-se a cintilografia de tireoide.

– Tratamento

A administração oral de L-T4 sódica é o tratamento de escolha para o HC, sendo a dose recomendada pela Academia Americana de Pediatria de 10-15 µg/kg/dia. Esta deve ser iniciada o mais precocemente possível, idealmente até 14 dias de vida, mesmo na ausência de sintomas. Devem ser utilizados comprimidos de L-T4, uma vez que não existe aprovação de soluções líquidas do hormônio: o comprimido deve ser macerado e dissolvido com pequena quantidade de água e administrado pela manhã, idealmente em jejum.

■ Hipotireoidismo adquirido (HA)

O hipotireoidismo adquirido é bastante frequente, acometendo cerca de uma a cada 50 crianças em idade escolar. Caracteriza-se por uma deficiência de produção do hormônio pela glândula tireoide, que pode ser severa ou moderada.

- A forma moderada denominada hipotireoidismo subclínico (SH) raramente apresenta sinais e sintomas e é definida pela concentração de TSH acima do limite superior do intervalo de referência, com os níveis de hormônios tireoidianos dentro dos limites normais.
- O hipotireoidismo primário se refere a uma diminuição da produção do hormônio pela tireoide, o que provoca um aumento nos níveis de TSH.
- No hipotireoidismo secundário há deficiência de TSH e no terciário há diminuição do TRH hipotalâmico.

O hipotireoidismo pode também ser causado pela ação reduzida dos hormônios tireoidianos nos órgãos-alvo, como nos casos raros de resistência aos hormônios tireoidianos.

A causa mais frequente do hipotireoidismo adquirido é a tireoidite autoimune crônica (tireoidite de Hashimoto).

A tireoidite de Hashimoto acomete principalmente meninas a partir da adolescência, sendo frequente a história familiar positiva. Nesta patologia verifica-se a presença de autoanticorpos voltados contra a tireoide (AC antitireoperoxidase e AC antitireoglobulina). Nessa situação a coexistência de outras doenças autoimunes, como diabetes *mellitus* tipo 1, vitiligo e doença de Addison deve ser sempre aventada.

Menos frequentemente o HA pode ser decorrente de doenças infiltrativas, do uso de drogas antitireoidianas ou radioterapia. Tanto a deficiência como o excesso de iodo também são causas bem reconhecidas de hipotireoidismo primário. O hipotireoidismo subclínico compartilha a mesma etiologia que o hipotireoidismo primário.

– Quadro clínico

As manifestações clínicas do hipotireoidismo adquirido podem ser insidiosas, com duração de semanas a meses. A sintomatologia pode ser bastante variada, refletindo as múltiplas ações dos HT nos diversos tecidos (Tabela 22.7).

Tabela 22.7. Sintomatologia do hipotireoidismo adquirido na infância

Sintomas	Sinais
Baixa velocidade de crescimento	Baixa estatura e obesidade
Ganho ponderal com anorexia	Macroglossia e edema facial
Intolerância ao frio e diminuição da sudorese	Bradicardia e hiporreflexia
Astenia e sonolência excessiva	Pele grossa e seca
Constipação intestinal	Bócio, rouquidão
Atraso puberal e irregularidade menstrual	Cabelos secos e quebradiços
Lentificação da fala	Fraqueza muscular

– Diagnóstico

A confirmação do HA é feita com a dosagem de TSH e T4 livre, sendo o passo seguinte a verificação da etiologia.

Nesse processo, a história familiar e pessoal, a presença de bócio e autoanticorpos positivos serão de grande valia. O perfil de T4L reduzido com TSH elevado e atraso de idade óssea confirma o hipotireoidismo primário; enquanto TSH elevado (até 10 mUI/mL) associado a níveis normais de T4 confirma o hipotireoidismo subclínico.

No hipotireoidismo central os níveis de TSH encontram-se diminuídos ou anormalmente dentro do limite, ao se compararem com os valores de T4 livre, que estão reduzidos. A presença dos anticorpos anti-TPO e anti-TG indica a etiologia autoimune. A USG de tireoide é exame útil que avalia o volume da glândula, ecotextura parenquimatosa e presença de nódulos.

– Tratamento e acompanhamento

O principal objetivo do tratamento é restaurar o eutireoidismo, melhorando os sintomas e alterações metabólicas associadas ao hipotireoidismo. A dose diária inicial de levotiroxina recomendada é de 75 a 100 mcg/m²/dia. A melhora da sintomatologia ocorre após 2 a 3 semanas de tratamento, porém a normalização dos níveis séricos de TSH acontecerá somente após 6 semanas. Em crianças mixedematosas a reposição será iniciada com 1/4 da dose total, com elevação gradativa da mesma, devido ao risco de descompensação cardíaca.

Considerando a meia-vida, a distribuição da L-T4 e a retroalimentação hipofisária, a terapia com L-T4 deve ser monitorada medindo-se os níveis de TSH e T4 livre 6 a 8 semanas após cada ajuste da dose, para evitar sub ou supertratamento sustentado. Após atingido o estado eutireoidiano, o intervalo de acompanhamento pode ser aumentado para 6 meses e depois anualmente. É necessário o monitoramento ao longo de toda a vida para verificar a dose necessária de L-T4 e a adesão ao tratamento.

Hipertireoidismo

Hipertireoidismo é a síndrome clínica resultante da exposição dos tecidos a altas concentrações de hormônios tireoidianos. Em crianças, a grande maioria dos casos de hipertireoidismo é secundária à doença de Graves, causada por autoanticorpos ativadores dos receptores de TSH. Outras causas menos frequentes de hipertireoidismo incluem: bócio multinodular tóxico, doença de Plummer (adenoma tireoidiano tóxico), tumores produtores de TSH, síndrome de McCune-Albright e tireotoxicose factícia (uso de hormônio tireoidiano exógeno).

■ Doença de Graves

A doença de Graves (DG) se caracteriza pela presença de bócio, exoftalmo e hipertireoidismo (Tabela 22.8).

Afeta mais as pessoas do sexo feminino do que do masculino, na proporção de 5 a 10:1, sendo mais frequente na adolescência. A DG é resultado da produção de autoanticorpos contra o receptor de TSH, conhecidos com TRab, que mimetizam os efeitos do TSH nas células tireoidianas. Existe associação entre DG e outras doenças autoimunes como diabetes *mellitus* tipo 1, doença de Addison, miastenia *gravis* e vitiligo.

Tabela 22.8. Sinais e sintomas de doença de Graves

Sinais	Sintomas
Taquicardia	• Dificuldade escolar
Tremor	• Hiperatividade
Pele úmida e quente	• Fadiga
Aumento da pressão de pulso	• Labilidade emocional e nervosismo
Bócio firme e difuso	• Insônia • Perda de peso • Aumento do apetite • Palpitações

– Quadro clínico

O hipertireoidismo por DG na infância geralmente se desenvolve de forma insidiosa, não sendo facilmente diagnosticado nas fases iniciais da doença. O curso do hipertireoidismo tende a ser cíclico, com exacerbações e remissões espontâneas.

– Diagnóstico

O perfil laboratorial característico da doença de Graves envolve a supressão do TSH com elevação de T4L,

T4 total e T3. Os títulos de TRab encontram-se elevados em cerca de 95% das crianças, sendo frequente a associação deste com aumento dos títulos de anticorpos anti-TPO e anti-TG. A captação de iodo radioativo está elevada e a idade óssea costuma estar avançada. Nos lactentes, a maturação esquelética acelerada pode levar à fusão prematura das suturas cranianas.

– Tratamento

O objetivo do tratamento é restabelecer o eutireoidismo, porém ainda não existe consenso a respeito do melhor tratamento para DG em crianças. As opções incluem o uso de drogas antitireoidianas, radioiodoterapia e cirurgia, cada uma com suas vantagens e desvantagens. Nos casos de hipertireoidismo descompensado, recomenda-se evitar atividade física vigorosa. Já nos pacientes com quadros severos, estipula-se o repouso domiciliar até a compensação do quadro. A redução da ingesta de iodo dietético também auxilia na pronta recuperação.

Drogas antitireoidianas

As drogas que podemos utilizar neste tratamento são:

- Betabloqueadores: aliviam sintomas como o nervosismo, tremores e palpitações.
- Propiltiouracil (PTU) e metimazol (MMZ): bloqueiam a incorporação do iodo e o acoplamento de MIT e DIT. O PTU também inibe a conversão periférica de T4 em T3. Entre os efeitos colaterais frequentes destacam-se: *rash* cutâneo, náuseas, cefaleia e artralgia, que costumam ser transitórios. Os efeitos colaterais mais graves incluem hepatite, vasculite e agranulocitose. As crianças apresentam maior risco de agressão hepática com o uso de PTU que os adultos, portanto deve-se evitar o uso desta medicação na faixa etária pediátrica.

Radioiodoterapia

Geralmente reservada para as crianças que não respondem às drogas antitireoidianas ou apresentam efeitos colaterais graves com o uso das mesmas. Estudos prospectivos de longo prazo não mostraram aumento de incidência de câncer de tireoide, leucemia ou infertilidade nas crianças que receberam doses ablativas de iodo radioativo.

Cirurgia

A tireoidectomia total ou subtotal é um procedimento raramente usado no tratamento da DG na infância. Está indicada em casos de bócio muito volumoso, na presença de nódulos suspeitos ou em pacientes inelegíveis para o uso de drogas e iodo radioativo. As complicações da cirurgia abrangem hipoparatireoidismo e lesão do nervo laríngeo recorrente. Após a cirurgia todos os pacientes se tornam hipotireóideos e necessitam de suplementação hormonal vitalícia.

■ Doença de Graves neonatal

A doença de Graves neonatal (DGN) ocorre em cerca de 1% dos recém-nascidos de mães com doença de Graves, quando os anticorpos do receptor de TSH atravessam a placenta e estimulam a produção excessiva de hormônio tireoidiano no feto e no recém-nascido.

– Quadro clínico

A DGN está associada a irritabilidade, taquicardia, RCIU (retardo de crescimento intrauterino), baixo ganho de peso, craniossinostose, icterícia, hepatoesplenomegalia e trombocitopenia. Os casos graves podem resultar em insuficiência cardíaca e morte. O hipertireoidismo pode desenvolver-se vários dias após o nascimento, especialmente se a mãe foi tratada com PTU (que atravessa a placenta): os sintomas surgem quando há o declínio dos níveis séricos de PTU no recém-nascido.

– Diagnóstico e tratamento

Exames da tireoide devem ser obtidos no momento do nascimento e repetidos na primeira semana de vida. O tratamento imediato deve focar sobre as manifestações cardíacas, podendo ser usados iodeto, drogas antitireoidianas (PTU ou MMZ), antagonistas beta-adrenérgicos ou corticosteroides.

Na grande maioria dos casos a doença é transitória, com a resolução gradual do hipertireoidismo ao longo de 1-3 meses, à medida que os títulos de autoanticorpos maternos declinam. O tratamento medicamentoso deverá ser suspenso ao se atingir o eutireoidismo, sugerindo-se controle laboratorial por meses ou até anos. Vale ressaltar que o MMZ é excretado através do leite materno, portanto mães que estejam recebendo esta medicação devem ser alertadas quanto ao risco de inibição da tireoide do RN.

Tumores de tireoide na infância

O câncer de tireoide é raro na infância e costuma apresentar-se como um nódulo da tireoide ou uma massa cervical assimétrica e assintomática. Disfagia e rouquidão são incomuns, mas podem ocorrer. Os testes de função tireoidiana são geralmente normais, e comumente se observa um nódulo "frio" na cintilografia da tireoide.

■ Diagnóstico

A punção aspirativa por agulha fina constitui o principal exame para confirmação diagnóstica destes tumores na infância. O câncer de tireoide mais comum é o carcinoma papilífero, bem diferenciado e decorrente da célula folicular da tireoide. As crianças frequentemente se apresentam com metástases locais para os gânglios linfáticos cervicais e, ocasionalmente, com metástase pulmonar. Apesar de sua apresentação agressiva, as crianças com carcinoma papilífero da tireoide têm um prognóstico bom, com uma taxa de sobrevivência de 20 anos superior a 90%.

Os carcinomas folicular, medular e anaplásico são malignidades menos comuns da tireoide na infância. O carcinoma medular da tireoide é decorrente de mutações autossômicas dominantes no proto-oncogene RET, e surge das células C da tireoide, secretoras de calcitonina. Ele pode ocorrer esporadicamente ou pode ser herdado na neoplasia endócrina múltipla tipo 2 (NEM2). Em famílias afetadas, todos os membros devem ser rastreados para a mutação, e aqueles identificados positivamente devem ser tratados com tireoidectomia profilática ainda na primeira infância.

■ Tratamento

O tratamento consiste em tireoidectomia total e remoção de todos os gânglios linfáticos envolvidos, geralmente seguida por ablação com iodo radioativo. A reposição de hormônios tireoidianos é mandatória para a supressão do TSH, evitando-se a estimulação do tecido tireoidiano residual. O carcinoma papilífero de tireoide em crianças está associado a uma alta taxa de recorrência, portanto deve-se manter acompanhamento regular com níveis de tireoglobulina, ultrassom cervical e varredura corporal com iodo radioativo.

Distúrbios da adrenal

As glândulas suprarrenais têm forma piramidal e situam-se acima dos rins, bilateralmente. O córtex da suprarrenal é dividido histologicamente em três camadas: 1) zona glomerulosa: responsável pela produção de aldosterona; 2) zona fasciculada: produz cortisol e uma pequena quantidade de aldosterona; 3) zona reticular: camada mais interna, próxima à medula, produtora de andrógenos.

Fisiologia da adrenal

A produção adrenal de cortisol está sob controle do hormônio adrenocorticotrófico (ACTH), que por sua vez é regulado pelo hormônio hipotalâmico liberador de corticotrofina (CRH). Situações de estresse físico ou emocional e alterações metabólicas estimulam a liberação do CRH e, consequentemente, de ACTH. Este cai na circulação sanguínea e ativa a produção de cortisol pelo córtex adrenal. O mecanismo de retroalimentação do ACTH e CRH é exercido somente pelo cortisol, e não pelos demais hormônios da suprarrenal. O eixo hipotálamo-hipófise-adrenal obedece ao ritmo circadiano: os níveis de ACTH e cortisol são máximos no início da manhã, estão na metade destes níveis no meio da tarde e o nadir ocorre por volta da meia-noite.

Os níveis séricos de aldosterona são controlados pela queda de pressão arterial ou pelo aumento nos níveis sé-

ricos de potássio, que por sua vez estimulam o sistema renina-angiotensina-aldosterona.

A esteroidogênese adrenal inicia-se com o colesterol, através da captação de LDL circulante ou por autoprodução a partir do acetato, ambos estimulados pelo ACTH. Em cada zona da suprarrenal há a presença de diferentes enzimas da família do citocromo P (CYP), culminando com a produção dos diversos hormônios específicos de cada região da glândula. Todo o processo está sintetizado na Figura 22.12, e as ações do cortisol, no Quadro 22.9.

QUADRO 22.9	Principais ações fisiológicas do cortisol

- Principais ações fisiológicas do cortisol
  - Aumento da gliconeogênese hepática e da resistência à insulina
  - Redistribuição da gordura corporal e catabolismo proteico
  - Diminuição da inflamação e das respostas imunes humoral e celular
  - Retenção de sódio e água e aumento na excreção de potássio
  - Diminuição da absorção intestinal de cálcio e da ação da vitamina D
  - Alterações de comportamento e aumento de apetite
  - Supressão da secreção de ACTH, TSH e GH
- Ações fisiológicas dos mineralocorticoides
  - Retenção de sódio e excreção de potássio

Insuficiência adrenal

As principais causas de insuficiência adrenocortical na infância são os defeitos enzimáticos hereditários (hiperplasia adrenal congênita – HAC), destruição autoimune da glândula (doença de Addison) e insuficiência adrenal central por deficiência de ACTH ou CRH. A adrenoleucodistrofia é uma forma rara de insuficiência adrenal familiar associada a esclerose cerebral e paraplegia. Outras causas raras incluem a destruição da glândula por tumores, calcificação ou hemorragia (síndrome de Waterhouse-Friderichsen).

Nos casos de insuficiência adrenal secundária ou terciária (deficiência de ACTH e CRH, respectivamente) há falta apenas de glicocorticoides: a produção de mineralocorticoides se mantém intacta, pois o sistema renina-angiotensina encontra-se funcionante. Portanto, pacientes com insuficiência adrenal primária apresentam maior risco de crise adrenal aguda fatal que aqueles com quadro central.

■ Quadro clínico

Os sinais e sintomas da insuficiência adrenal estão descritos na Tabela 22.9.

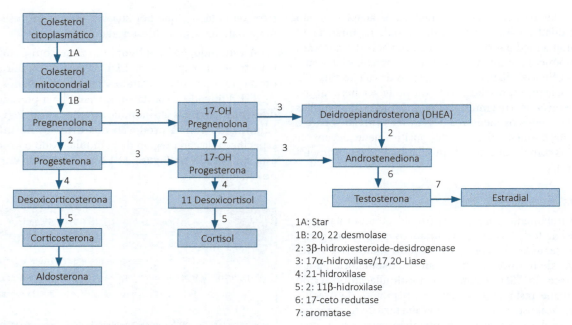

FIGURA 22.12. Esteroidogênese suprarrenal normal.

Tabela 22.9. Sinais e sintomas do quadro clínico agudo e crônico da insuficiência adrenal	
Quadro agudo	*Quadro crônico*
• Vômitos • Diarreia • Dor abdominal • Desidratação, febre ou hipotermia • Fraqueza • Hipotensão • Má perfusão periférica • Colapso cardiovascular e choque	• Fadiga • Astenia • Anorexia • Perda de peso • Vômitos • Hiperpigmentação cutânea

■ Diagnóstico

As alterações encontradas nos exames laboratoriais são apresentadas na Tabela 22.10.

– *Diagnóstico diferencial*

A crise adrenal aguda deve ser diferenciada de sepse grave, cetoacidose diabética, intoxicações agudas e outras causas de choque. No período neonatal a crise aguda se confunde com insuficiência respiratória, hemorragia intracraniana e sepse. A insuficiência adrenal crônica deve ser distinguida de anorexia nervosa, miastenia *gravis* e infecções crônicas, e pesquisada em situações de hipoglicemia de repetição.

■ Tratamento

O tratamento da crise aguda e o de manutenção estão descritos na Tabela 22.11.

Hiperplasia adrenal congênita

Todos os subtipos de hiperplasia adrenal congênita (HAC) possuem herança autossômica recessiva. Provocam alteração na síntese de cortisol, levando a aumento na secreção de ACTH, o que por sua vez, provoca a hiperplasia da adrenal e o aumento dos precursores hormonais, incluindo andrógenos. Os subtipos apresentados aqui são HAC por deficiência de 21-hidroxilase (21OH),

Tabela 22.10. Alterações laboratoriais da insuficiência adrenal primária e central	
Insuficiência adrenal primária	*Insuficiência adrenal central*
• Hiponatremia • Hipercalemia • Hipoglicemia • Acidose metabólica • Cortisol diminuído e ACTH elevado	• Hipoglicemia • Hiponatremia discreta • Cortisol e ACTH diminuídos

Tabela 22.11. Tratamento da crise aguda e de manutenção da insuficiência adrenal	
Crise aguda	*Manutenção*
• Ataque de hidrocortisona EV ou IM 50 a 200 mg/m², com manutenção de 10 a 15 mg/m² a cada 6 horas	• Hidrocortisona 10 a 15 mg/m² ao dia ou prednisona 4 a 6 mg/m²/dia
• Correção da hipoglicemia com *push* de glicose 2 mL/kg de SG 10%	• Fludrocortisona 50 a 200 mcg 1 vez ao dia
• Correção de hiponatremia e hipercalemia se necessário	• Nos lactentes em aleitamento materno ou fórmula, acrescentar 1 a 2 gramas de sal ao dia

HAC por deficiência de 11 beta-hidroxilase (11BOH) e HAC por deficiência de 3-beta-hidroxiesteroide desidrogenase (3BOH).

■ Deficiência de 21-hidroxilase (21OH)

Este é o subtipo mais comum da doença, responsável por cerca de 90% dos casos de HAC. Sua incidência é de 1:10.000 a 1:14.000 nascidos vivos, afetando ambos os sexos igualmente. Há o comprometimento da secreção de aldosterona e cortisol, porém aumento da secreção de andrógenos por desvio dos precursores para a via androgênica. Várias mutações no gene da 21-hidroxilase (cromossomo 6) já foram associadas à doença, e cada uma leva a um grau diferente de defeito na atividade da enzima. A intensidade da deficiência enzimática determina a forma clínica da doença. O tratamento da HAC é semelhante ao da insuficiência adrenal descrito previamente.

Há três formas dessa doença, conforme apresentado na Tabela 22.12, e suas alterações laboratoriais estão descritas no Quadro 22.10.

– Triagem neonatal

A triagem neonatal objetiva o diagnóstico precoce dos pacientes com a forma clássica perdedora de sal antes que os mesmos apresentem crises de insuficiência adrenal aguda. A coleta deve ser realizada entre 48 e 72 h de vida: a coleta precoce pode levar a falso-positivos (pico fisiológico de ACTH nas primeiras 24 h). Algumas situações propiciam o surgimento de resultados falso-positivos e devem ser analisadas em particular: prematuridade, estado geral crítico e situações de estresse sistêmico. Nestas situações recomenda-se a dosagem seriada da 17OHP para confirmação diagnóstica.

■ Deficiência de 11-beta-hidroxilase (11BOH)

É a segunda causa mais frequente de HAC (5% dos casos). Nesta situação há redução de cortisol, pois não há a conversão de 11-deoxicortisol (composto S) em cortisol e também redução de aldosterona, pois a conversão de 11-deoxicorticosterona (DOCA) em 18-OH-corticosterona encontra-se prejudicada. Com isso, os

QUADRO 22.10	Alterações laboratoriais da HAC por deficiência de 21-OH
• Hiponatremia, hipercalemia, hipoglicemia e acidose metabólica
• Elevação de 17-hidroxiprogesterona (17OHP)
• Elevação de andrógenos adrenais
• Elevação de ACTH e diminuição de cortisol

precursores da esteroidogênese são desviados para a via dos andrógenos, levando à virilização de fetos femininos e macrogenitália em fetos masculinos.

– Quadro clínico

Os pacientes podem apresentar hipoglicemia e astenia pela deficiência de cortisol, porém não apresentam os distúrbios hidroeletrolíticos clássicos: a DOCA tem ação mineralocorticoide bastante elevada e o seu acúmulo leva à hipertensão arterial.

– Diagnóstico

O diagnóstico laboratorial baseia-se na elevação dos níveis de composto S e andrógenos, associados a hipocalemia e hipernatremia.

– Tratamento

O tratamento baseia-se na reposição somente de glicocorticoides (hidrocortisona) associado ao uso de anti-hipertensivos: espironolactona e bloqueadores de canal de cálcio.

■ Deficiência de 3-beta-hidroxiesteroide desidrogenase (3BOH)

É causa rara de HAC, correspondendo a menos de 1% dos casos. Nessa patologia há a deficiência na produção hormonal nas três zonas da suprarrenal.

– Quadro clínico

Verificam-se sintomas de perda de sal e hipocortisolismo tanto em meninos quanto em meninas, porém a

Tabela 22.12. Formas de apresentação da HAC por deficiência de 21OH

Forma clássica perdedora de sal	Forma clássica virilizante simples	Forma não clássica
• Corresponde a 75% dos casos. Forma mais grave da doença, com defeito enzimático próximo a 100%, levando a crise adrenal aguda a partir da primeira semana de vida, virilização de fetos femininos e macrogenitália em fetos masculinos. O quadro clínico é bastante grave se não tratado adequadamente, com perda de peso, vômitos, desidratação, hipotensão e colapso circulatório, podendo levar ao óbito (Quadro 22.6)	• Corresponde a 20 a 25% dos casos. Atividade enzimática de 1 a 4%, suficiente para a produção de aldosterona. Há a virilização de fetos femininos e macrogenitália nos meninos, porém não ocorrem as crises de perda de sal (pode haver hipoglicemia pela falta de cortisol). Caso não tratada pode evoluir com virilização progressiva nas meninas e puberdade precoce periférica nos meninos	• Início tardio < 5% dos casos. Não há crises de perda de sal ou hipoglicemia na infância. O quadro clínico é leve, com pubarca precoce geralmente entre 6 e 8 anos, acne, axilarca e avanço de IO. Tratamento reservado somente para os casos sintomáticos

ambiguidade genital está presente nos meninos. A genitália ambígua nos RN do sexo masculino pode apresentar-se como micropênis, hipospádia, criptorquidia e defeitos na fusão do saco escrotal.

– Diagnóstico

O diagnóstico laboratorial é feito através da presença de:

- Hiponatremia, hipercalemia, hipoglicemia e acidose metabólica.
- Níveis plasmáticos elevados de pregnenolona, 17OH-pregnenolona e DHEA.
- Níveis reduzidos de progesterona, 17OHP e androstenediona.

– Tratamento

O tratamento é feito com a reposição de glico e mineralocorticoides, sempre nas menores doses capazes de manter o paciente clinicamente estável sem efeitos colaterais, como síndrome de Cushing.

Síndrome de Cushing

A síndrome de Cushing refere-se ao estado clínico de hipersecreção dos esteroides adrenais, seja de origem endógena ou exógena. Pode ser causada por tumores adrenais produtores de cortisol, tumores de hipófise produtores de ACTH (doença de Cushing), secreção ectópica de ACTH ou, mais comumente, pelo uso de corticoides exógenos.

■ Quadro clínico

As manifestações clínicas mais comuns são:

- Excesso de glicocorticoides: obesidade centrípeta, face em lua cheia, gibosidade (aumento de gordura interescapular), fadiga, fraqueza muscular, pletora facial, estrias violáceas, osteoporose, infecções de repetição (especialmente fúngicas), dores lombares, intolerância à glicose. Nas crianças um dos principais sintomas, além da obesidade, é o retardo de crescimento e da maturação esquelética.
- Excesso de mineralocorticoides: hipocalemia, hiponatremia leve, edema e hipertensão.
- Excesso de andrógenos: acne, hirsutismo e graus variados de virilização.

■ Diagnóstico

A investigação laboratorial da síndrome de Cushing deve obedecer ao raciocínio clínico. Inicialmente deve-se comprovar o excesso de cortisol, através da dosagem de cortisol plasmático (às 7 h e às 0 h, para avaliação do ritmo circadiano) e cortisol urinário de 24 h. O cortisol salivar coletado à meia-noite também é um método sensível na avaliação do hipercortisolismo. Níveis elevados de cortisol sérico ou urinário indicam hipercortisolismo endógeno. Procede-se então à investigação da causa do hipercortisolismo endógeno, que pode ser ACTH dependente ou ACTH independente.

O uso de corticoide exógeno geralmente leva a um quadro laboratorial de cortisol e ACTH diminuídos: os glicocorticoides são capazes de realizar feedback negativo com a hipófise, diminuindo então a produção endógena de cortisol. Este fato é de grande importância na suspensão após o uso crônico desta medicação, pois o eixo hipotálamo-hipófise-adrenal pode levar meses para a completa recuperação e a retirada inadequada pode levar a um quadro de hipocortisolismo.

– Diagnóstico diferencial

Crianças com obesidade exógena associada a estrias e hipertensão arterial são frequentemente confundidas com portadores de síndrome de Cushing. A altura, velocidade de crescimento e maturação óssea são parâmetros úteis na diferenciação: crianças com síndrome de Cushing não crescem adequadamente, tendo baixa velocidade de crescimento e atraso na idade óssea. Já as crianças com obesidade exógena costumam apresentar altura normal ou discretamente elevada para a faixa etária, com boa velocidade de crescimento e idade óssea avançada.

■ Tratamento

Os tumores de suprarrenal devem ser ressecados cirurgicamente, sendo esta a única alternativa terapêutica eficaz em longo prazo. A doença de Cushing pode ser tratada com radioterapia ou cirurgia, sendo ambas opções terapêuticas eficazes.

O hipercortisolismo exógeno constitui o principal desafio terapêutico atual: o uso indiscriminado de corticoides tópicos, orais ou parenterais pode levar à síndrome de Cushing e ao posterior bloqueio do eixo, com o desenvolvimento de insuficiência adrenal secundária caso o manejo da retirada seja inadequado.

– Glicocorticoides exógenos

Os glicocorticoides são potentes anti-inflamatórios e imunossupressores, sendo usados em uma grande variedade de condições clínicas na infância. Entretanto, para que se obtenha os efeitos terapêuticas é necessário o uso de doses suprafisiológicas, o que faz com que os efeitos colaterais sejam extremamente frequentes.

A produção endógena de cortisol pela suprarrenal é de 4 a 7 mg/m^2, o que equivale a 10 a 12 mg/m^2/dia de hidrocortisona VO (como a hidrocortisona sofrerá metabolismo de primeira passagem no fígado, sua dose fisiológica é maior que a produção endógena de cortisol). A hidrocortisona é considerada o corticoide exógeno mais fisiológico, tendo potência anti-inflamatória e atividade mineralocorticoide semelhantes às do cortisol. Na Tabela 22.13 evidenciam-se as principais preparações sintéticas disponíveis no mercado e suas respectivas potências e meias-vidas.

As manifestações clínicas de síndrome de Cushing são comuns quando há o uso prolongado de doses farmacológicas de glicocorticoides. Os efeitos colaterais podem ocorrer independentemente da via de administração da medicação, podendo acontecer inclusive com corticoides de uso tópico nasal ou inalatórios. O uso prolongado desses medicamentos também pode levar à supressão da secreção de ACTH e consequente atrofia adrenal, com insuficiência adrenal secundária.

Caso o uso de glicocorticoide tenha duração menor que 14 dias, sua retirada pode ser abrupta, pois o risco de supressão adrenal nessas circunstâncias é extremamente baixo.

O uso de corticoides por períodos entre 2 semanas e 2 meses implica em um maior cuidado no momento da retirada. Em geral diminui-se a dose em 20% a cada 3 dias, até atingir-se duas vezes a dose fisiológica. A partir deste momento, a redução deverá ser mais lenta: 10% da dose a cada 3 dias até a dose fisiológica. Uma vez atingindo-se a dose fisiológica (10 a 12 mg/m²/dia de hidrocortisona), podemos retirar completamente o corticoide caso o paciente esteja clinicamente estável.

O uso mais prolongado de corticoides exógenos (> 2 meses) constitui um grande desafio para a retirada adequada: embora a rápida redução para a dose fisiológica não leve à insuficiência adrenal (pois o paciente ainda está recebendo corticoide exógeno), muitos pacientes apresentam síndrome de abstinência de corticoides, caracterizada por fadiga, insônia, astenia e perda de apetite. Caso o paciente apresente estes sintomas de maneira exacerbada, a retirada deverá proceder de maneira ainda mais lenta.

O uso de glicocorticoides por períodos superiores a 2 meses implica investigação do eixo hipotálamo-hipófise-adrenal através da dosagem de cortisol sérico ou teste de estímulo de suprarrenal com ACTH antes da retirada completa da medicação. Mesmo que os resultados dos testes se apresentem normais, estes pacientes podem desenvolver sinais e sintomas de insuficiência adrenal em situações de estresse agudo, infecções ou cirurgias por até 1 ano após o término do tratamento.

Diabetes *mellitus*

Diabetes *mellitus* (DM) é uma das doenças crônicas mais comuns na infância e adolescência. Trata-se de uma complexa doença caracterizada pela hiperglicemia crônica secundária a um defeito na secreção e/ou ação da insulina em seus tecidos-alvo (fígado, tecido muscular e adiposo), levando a um distúrbio metabólico dos carboidratos, proteínas e gorduras. Embora existam diversos tipos de diabetes na infância, aqui serão abordados os dois tipos mais prevalentes: DM tipo 1 e DM tipo 2.

Epidemiologia

O DM em crianças e adolescentes é um problema de saúde pública que vem se agravando devido à maior prevalência da obesidade e pela mudança no estilo de vida desta população. O DM tipo 1 representa aproximadamente 90% dos casos de diabetes na infância e adolescência; e 5-10% dos casos, considerando-se todas as faixas etárias nos países ocidentais. Anualmente, cerca de 80.000 crianças < 15 anos desenvolvem DM tipo 1 em todo o mundo.

Nos últimos 20 anos o DM tipo 2 tem aumentado muito sua incidência em todo o mundo. Estudos revelam que, entre 2001 e 2009, a prevalência de diabetes tipo 2 em pessoas entre 10 e 19 anos aumentou 30,5%. Apesar das taxas muito elevadas de obesidade nos EUA (20% nas crianças de 12-19 anos de idade), o diagnóstico de DM tipo 2 em jovens é ainda relativamente incomum, embora represente quase 50% dos casos novos em pessoas entre 15 e 19 anos de idade.

Etiologia e classificação

Embora a etiologia do DM seja heterogênea, a maior parte dos casos pode ser classificada em duas grandes categorias etiopatogenéticas: o diabetes tipo 1, que se caracteriza por uma deficiência progressiva da secreção de insulina; ou diabetes do tipo 2, que resulta de uma combinação de resistência à ação da insulina e uma inadequada resposta compensatória da secreção de insulina. Entretanto, existem ainda outras formas de diabetes encontradas em menor prevalência na faixa etária pediátrica (Quadro 22.11).

Tabela 22.13. Principais preparações de corticoides disponíveis e suas potências relativas			
Medicamento	*Potência anti-inflamatória relativa*	*Potência mineralocorticoide relativa*	*Meia-vida (horas)*
Cortisona	0,8	0,8	8-12
Hidrocortisona	1	1	8-12
Prednisona	4	0,8	18-36
Prednisolona	4	0,8	18-36
Metilprednisolona	5	0,5	18-36
Dexametasona	25	0	36-54

QUADRO 22.11	Classificação do diabetes *mellitus*

- Diabetes *mellitus* tipo 1
  - 1A (autoimune)
  - 1B (idiopático)
- Diabetes *mellitus* tipo 2
- Outros tipos de diabetes:
  - Defeito genético funcional das células beta
  - Defeitos genéticos na ação da insulina
  - Doença do pâncreas exócrino
  - Endocrinopatias
  - Infecções
  - Outras síndromes genéticas associadas ao diabetes
- Diabetes gestacional

Fisiopatologia

■ DM 1

O DM tipo 1 é uma doença resultante da destruição imunomediada das células β das ilhotas de Langerhans. Este processo resulta numa redução progressiva da sua capacidade de produzir insulina e esta doença torna-se clinicamente sintomática quando cerca de 90% das células β do pâncreas são destruídas. Sua etiologia é multifatorial, mas os papéis específicos da suscetibilidade genética, dos fatores ambientais, do sistema imunológico e das células β neste processo patogênico permanecem obscuros. Mais de 90% dos pacientes com DM 1 apresentam algum anticorpo relacionado à doença na ocasião do diagnóstico. Esses marcadores imunológicos do DM 1 são os autoanticorpos para a insulina (IAA), para as células das ilhotas (ICA), para a descarboxilase do ácido glutâmico (GAD) e para a tirosina fosfatase (IA 2).

Quando existe uma apresentação clínica típica de DM 1 mas os autoanticorpos estão ausentes, o diabetes é classificado como do tipo 1B (idiopático). No entanto, outras formas de diabetes, incluindo o tipo 2 e diabetes de formas monogênicas, devem também ser consideradas.

■ DM 2

O diabetes tipo 2 é resultado de uma resistência à ação da insulina associada a um defeito na secreção desse hormônio. É muito mais descrito em adultos, mas sua fisiopatologia na faixa etária pediátrica tem várias características fisiopatológicas únicas. Os jovens com DM 2 geralmente têm mais fatores de risco do que aqueles que são diagnosticados quando adultos, incluindo predisposição racial ou étnica, obesidade e história familiar. A doença apresenta-se com maior frequência após o início da puberdade, quando ocorre resistência puberal à insulina.

Estudos mostram que a função das células β pancreáticas deteriora 20-35% ao ano, muito mais rápido do que a diminuição de 7-11% registrada em adultos. A falha das células β também é evidente pela ocorrência de cetoacidose diabética em 6-25% dos adolescentes com DM 2.

Desta forma, o DM 2 em adolescentes é mais agressivo e progressivo.

Quadro clínico

■ DM 1

O DM tipo 1 pode ser dividido em seis estágios:

1. presença de autoanticorpos com glicemia normal e assintomático;
2. presença de autoanticorpos com glicemia pouco alterada e assintomático;
3. presença de autoanticorpos, diabetes com TTG e/ou glicemia de jejum alterado e assintomático;
4. DM tipo 1 de início recente sintomático;
5. DM tipo 1 estabelecido;
6. diabetes tipo 1 de longa data com complicações da doença crônica.

As manifestações clínicas também podem ser divididas em pacientes sem e com emergência. Os sem emergência podem apresentar:

- Enurese (pode ser diagnosticada erroneamente como uma infecção do trato urinário).
- Candidíase vaginal nas meninas.
- Perda crônica de peso.
- Irritabilidade e diminuição do desempenho escolar.
- Infecções cutâneas recorrentes.

Já os pacientes em situação de emergência (cetoacidose diabética ou coma hiperosmolar) podem apresentar:

- Desidratação moderada a grave.
- Vômitos e dor abdominal.
- Poliúria.
- Perda de peso.
- Hálito cetônico.
- Hiperventilação (respiração Kussmaul).
- Alterações cognitivas (desorientado, semicomatoso ou raramente comatoso).
- Choque.

■ DM 2

O DM tipo 2 geralmente é diagnosticado em crianças > 10 anos de idade e que já tenham iniciado a puberdade. Outras características importantes são a presença de sobrepeso/obesidade em 85% destas crianças e uma história familiar de DM tipo 2 presente em 45-80% dos casos. A acantose *nigricans* (lesão cutânea aveludada e hiperpigmentada, mais evidente em regiões de flexura como pescoço e axilas) e a síndrome do ovário policístico (SOP), distúrbios associados à resistência à insulina e à obesidade, também são achados comuns. A acantose *nigricans* pode ser encontrada em até 90% das crianças com DM 2.

Outras alterações como hipertensão arterial e dislipidemia também são achados clínicos comuns.

Diagnóstico

Os critérios de diagnóstico para a diabetes são baseados na dosagem plasmática da glicose e na presença ou ausência de sintomas relacionados. O diabetes em jovens pode apresentar sintomas característicos como poliúria, polidipsia, polifagia, noctúria, enurese, visão turva e perda de peso. Uma redução do crescimento e uma maior suscetibilidade às infecções também podem ser observadas em pacientes com hiperglicemia crônica.

Diferentes critérios podem ser utilizados no diagnóstico do DM (Quadro 22.12). É importante ressaltar que a hiperglicemia detectada sob condições de estresse, tais como infecção aguda, trauma, cirurgia ou outra forma de estresse pode ser transitória e, apesar de requerer tratamento, não deve ser considerada para o diagnóstico de diabetes.

QUADRO 22.12	Critérios para diagnóstico do diabetes *mellitus*
• Sintomas clássicos de diabetes ou apenas hiperglicemia com glicose plasmática ≥ 200 mg/dL ou • Glicemia de jejum ≥ 126 mg/dL (jejum de 8 horas) em 2 momentos diferentes ou • Glicemia plasmática ≥ 200 mg/dL durante teste de tolerância a glicose (GTT) ou • HbA1C > 6,5%*	

* Valor abaixo de 6,5% não exclui o DM.

Tratamento

Os cuidados do diabetes continuam a ser um fardo para as crianças e seus familiares, apesar das melhorias no tratamento e nas taxas de morbidade e mortalidade. A terapia do diabetes concentra-se fortemente sobre as metas de bom controle metabólico para reduzir o risco de complicações em longo prazo e, em paralelo, minimizar as complicações em curto prazo como a hipoglicemia e a cetoacidose diabética. Atenção para a dinâmica familiar e as diferenças fisiológicas relacionadas com a maturidade sexual é essencial no desenvolvimento e na implementação de um regime ideal de tratamento.

Uma equipe multidisciplinar de especialistas treinados em gestão de diabetes pediátrica e sensível aos desafios das crianças e adolescentes e seus familiares deve acompanhar todo o tratamento. É essencial a educação em diabetes e o suporte médico, nutricional e psicológico, no momento do diagnóstico e periodicamente ao paciente e seus familiares.

O tratamento medicamentoso do DM tipo 1 difere do tratamento do DM tipo 2.

▪ DM1

No tipo 1 a insulinoterapia tenta mimetizar a secreção fisiológica pancreática. Há vários esquemas terapêuticos utilizando insulinas de ação intermediária ou lenta com as de ação rápida ou ultrarrápida. Todo o tratamento deve ser monitorado com dosagens de glicemia várias vezes ao dia e doses de insulina rápida ou ultrarrápida devem ser fornecidas para melhor controle glicêmico. A dose de correção da glicemia é individualizada para cada paciente, a depender da sensibilidade à insulina, do horário do dia e do esquema de alimentação naquele momento. As metas do tratamento estão apresentadas no Quadro 22.13.

QUADRO 22.13	Glicemia sérica e metas de A1C para diabetes tipo 1 para todos os grupos/idades pediátricos		
Antes das refeições	**Pós-prandial (à noite)**	**A1C**	**Racional**
90-130 mg/dL	90-150 mg/dL	< 7,5%	Uma meta mais baixa (< 7,0%) é razoável se puder ser atingida sem hipoglicemia excessiva

• Conceitos chave na definição de metas glicêmicas:
 – As metas devem ser individualizadas e metas mais baixas devem ser baseadas considerando o risco-benefício
 – As metas glicêmicas devem ser modificadas em crianças com hipoglicemias frequentes ou hipoglicemias assintomáticas
 – Valores de glicemia pós-prandial devem ser medidas quando existe uma discrepância entre glicemia pré-prandial e níveis de A1C para avaliar doses de insulina pré-prandial nos pacientes com regime basa-*bolus*

* Valor abaixo de 6,5% não exclui o DM.

▪ DM 2

Já as opções de tratamento para o diabetes tipo 2 em crianças e adolescentes são limitadas a dois medicamentos aprovados (insulina e metformina) e à promoção de estilo de vida saudável. A metformina reduz a produção hepática de glicose e aumenta sua captação periférica, especialmente no tecido muscular.

A meta terapêutica é uma Hb1C de 7% com glicemias de jejum < 100 mg/dL. Caso não ocorra um bom controle glicêmico, deve ser iniciada a insulinoterapia. São urgentemente necessárias estratégias globais para a investigação, prevenção e tratamento do DM tipo 2 de início na juventude.

O reconhecimento do DM na infância e adolescência é fundamental para uma boa evolução destes pacientes. O acompanhamento multidisciplinar melhora o tratamento em curto e longo prazos, reduzindo suas complicações e também os custos. Novas terapias ainda são necessárias, principalmente para o DM tipo 2 na infância.

490   SEÇÃO 2 ▪ PEDIATRIA CLÍNICA (OU PRINCIPAIS AFECÇÕES PEDIÁTRICAS)

Conceitos-chave

- A manifestação do hipopituitarismo dependerá dos setores hipofisários afetados, que podem ser o hormônio de crescimento, as gonadotrofinas, o ACTH, o TSH e a prolactina.

- Puberdade precoce consiste no aparecimento de caracteres sexuais secundários antes dos 8 anos na menina e antes dos 9 anos nos meninos, podendo ser classificada em puberdade precoce central ou dependente de gonadotrofinas (PPDG) e puberdade precoce periférica ou independente de gonadotrofinas (PPIG).

- A baixa estatura é diagnosticada quando a criança apresenta abaixo de −2 DP (ou abaixo do 3º percentil) para a idade e o sexo.

- O hipotireoidismo congênito é o distúrbio endócrino congênito mais frequente e uma das principais causas de retardo mental prevenível.

- Na insuficiência adrenal primária encontra-se hiponatremia, hipercalemia, hipoglicemia, acidose metabólica com cortisol diminuído e ACTH elevado. Já na insuficiência adrenal central verifica-se hipoglicemia, hiponatremia discreta, cortisol e ACTH diminuídos.

- O DM tipo 1 representa aproximadamente 90% dos casos de diabetes na infância e adolescência.

Questões

1. Quais os hormônios produzidos pela adeno-hipófise e quais os órgãos-alvo?

2. O que é hipopituitarismo isolado e combinado?

3. Qual seria o quadro clinico se uma criança apresentasse deficiência combinada de todos os hormônios adeno-hipofisários?

4. O que é hiperfunção hipofisária e quais os eixos mais afetados na criança?

5. O que é estatura normal?

6. O que é altura-alvo?

7. O que é velocidade de crescimento normal para cada idade?

8. Qual idade de aparecimento da puberdade faz suspeitar de PP?

9. Quais as causas de PPDG?

10. Quais as causas de PPIG?

11. Qual a importância dos exames de imagem na PP?

12. Qual(is) o(s) efeito(s) de longo prazo nas crianças cuja puberdade precoce não foi tratada ou foi incorretamente tratada?

13. Qual a definição de baixa estatura?

14. Quando suspeitar de BE patológica?

15. Quando investigar BE?

16. A investigação da BE deve ser feita com todos os exames de uma só vez ou deve ser feita por etapas? Se por etapas, como se dividem estas etapas ao longo da investigação?

17. Quais as crianças com BE que devem ser tratadas?

18. Qual o quadro clínico do hipotireoidismo congênito?

19. Quais as alterações laboratoriais da insuficiência adrenal primária?

20. Explique a fisiopatologia dos dois diabetes mellitus encontrados na infância e adolescência.

BIBLIOGRAFIA CONSULTADA

- American Academy of Pediatrics. Update of newborn screening and therapy for congenital hypothyroidism. Pediatrics. 2006;117:2290.
- American Diabetes Association. Children and adolescents. Sec. 11. In: Standards of Medical Care in Diabetes 2016. Diabetes Care. 2016;39(Suppl. 1):S86-S93.
- Argente J. Challenges in the management of Short Stature. Horm Res Paediatr. 2016;85(1):2-10. Review.
- Audí L, Fernández-Cancio M, Camats N, Carrascosa A. Growth hormone deficiency: an update. Minerva Endocrinol. 2013 Mar;38(1):1-16. Review.
- Baron J, Sävendahl L, De Luca F, Dauber A, Phillip M, Wit JM, et al. Short and tall stature: a new paradigm emerges. Nat Rev Endocrinol. 2015 Dec;11(12):735-46. Review.
- Baylis PH, Cheetham T. Diabetes insipidus. Arch Dis Child. 1998;79:84-89.
- Beck-Peccoz P, Persani L, La Franchi S. Safety of medications and hormones used in the treatment of pediatric thyroid disorders. Pediatr Endocrinol Rev. 2004;(Suppl 1):124.
- Biro FM, Lucky AW, Huster GA, Morrison JA. Pubertal staging in boys. J Pediatr. 1995;127(1):100-2.
- Bridges NA, Christopher JA, Hindmarsh PC, Brook CG. Sexual precocity: sex incidence and aetiology. Arch Dis Child. 1994;70(2):116-8.
- Bursell JD, Warner JT. Interpretation of thyroid function in children. Pediatrics. 2007;17(9):361-365.
- Calao AM. Pituitary adenomas in childhood. In: De Groot LJ, Chrousos G, Dungan K, Feingold KR, Grossman A, Hershman JM, et al., eds. Endotext [Internet]. South Dartmouth (MA): MD Text.com, Inc.; 2000-2013 May 16.
- Cameron FJ, Wherrett DK. Care of diabetes in children and adolescents: controversies, changes, and consensus. Lancet. 2015;385:2096-106.
- Carel JC, Eugster EA, Rogol A, et al. Consensus statement on the use of gonadotropin-releasing hormone analogs in children. Pediatrics. 2009;123(4):e752-62.
- Cooper DS, Biondi B. Subclinical thyroid disease. Lancet. 2012;379:1142-54.
- Di Iorgi N, Napoli F, Allegri AE, Olivieri I, Bertelli E, Gallizia A, et al. Diabetes insipidus--diagnosis and management. Horm Res Paediatr. 2012;77(2):69-84.
- Dinsen S, Baslund B, Klose M, et al. Why glucocorticoid withdrawal may sometimes be as dangerous as the treatment itself. Eur J Intern Med. 2013 Dec;24(8):714-20. doi: 10.1016/j.ejim.2013.05.014. Epub 2013 Jun 25.
- Dötsch J, Rascher W, Dörr HG, et al. Graves disease in childhood: A review of the options for diagnosis and treatment. Paediatr Drugs. 2003;5:95.
- Fujiwara TM, Bichet DG. Molecular biology of hereditary diabetes insipidus. J Am Soc Nephrol. 2005 Oct;16(10):2836-46. Review.
- Ghirardello S, Malattia C, Scagnelli P, Maghnie M. Current perspective on the pathogenesis of central diabetes insipidus. J Pediatr Endocrinol Metab. 2005;18:631-645.
- Ghizzoni L, Milani S. The natural history of premature adrenarche. J Pediatr Endocrinol Metab. 2000;13(Suppl 5):1247-51.
- Gianetti E, Seminara S. Kisspeptin and KISS1R: a critical pathway in the reproductive system. Reproduction. 2008;136(3):295-301.

- Greulich WW, Pyle SI. Radiographic Atlas of Skeletal Development of The Hand and Wrist. 2nd ed. California: Stanford University Press; 1959.
- Grois N, Potschger U, Prosch H, Minkov M, Arico M, Braier J, et al. Risk factors for diabetes insipidus in Langerhans cell histiocytosis. Pediatr Blood Cancer. 2006;46:228-233.
- Guaraldi F, Salvatori R. Cushing Syndrome: maybe not so uncommon endocrine disease. J Am Board Fam Med. 2012;25:199-208.
- Haase M, Willenberg HS, Bornstein SR. Update on the corticomedullary interaction in the adrenal gland. Endocr Dev. 2011;20:28.
- Halac I, Zimmerman D. Thyroid nodules and cancers in children. Endocrinol Metab Clin North Am. 2005;34:725.
- Holland FJ, Fishman L, Bailey JD, Fazekas AT. Ketoconazole in the management of precocious puberty not responsive to LHRH-analogue therapy. N Engl J Med. 1985;312(16):1023-8.
- Hughes IA. Puberty and its disorders in the male. In Sperling Mark A. Pediatric Endocrinology. 3rd ed. Philadelphia: W.B. Saunders; 2008.
- ISPAD Clinical Practice Consensus Guidelines 2014 Compendium. Pediatric Diabetes 2014;15(Suppl. 20):1-46.
- Juul A. The effects of oestrogens on linear bone growth. Hum Reprod Update. 2001;7(3):303-13.
- Kalra AA, Riel-Romero RM, Gonzalez-Toledo E. Lymphocytic hypophysitis in children: a novel presentation and literature review. J Child Neurol. 2011;26(1):87-94.
- Kempers MJ, van der Sluijs Veer L, Nijhuis-van der Sanden MW, et al. Intellectual and motor development of young adults with congenital hypothyroidism diagnosed by neonatal screening. J Clin Endocrinol Metab. 2006;91:418.
- Kulin HE, Muller J. The Biological Aspects of Puberty. Peds in Review. 1996;17(3):75-86.
- Lee JA, Grumbach MM, Clark OH. The optimal treatment for pediatric Graves' disease is surgery. J Clin Endocrinol Metab. 2007;92:80.
- Maghnie M, Cosi G, Genovese E, Manca-Bitti ML, Cohen A, Zecca S, et al. Central diabetes insipidus in children and young adults. N Engl J Med. 2000;343: 998-1007.
- Maghnie M, Ghirardello S, De Bellis A, di Iorgi N, Ambrosini L, Secco A, et al. Idiopathic central diabetes insipidus in children and young adults is commonly associated with vasopressin-cell antibodies and markers of autoimmunity. Clin Endocrinol. 2006;65:470-478.
- Majzoub JA, Muglia LJ, Srivtasa S. Disorders of Posterior Pituitary in Sperling MA, ed. Pediatric Endocrinology. 4th ed. Philadelphia: W.B Saunders-Elsevier; 2014. p. 405-43.
- Marshall WA. Geographical and ethnic variations in human growth. Brit Med Bull. 1981;37:265.
- McCabe MJ, Dattani MT. Genetic aspects of hypothalamic and pituitary gland development. Handb Clin Neurol. 2014;124:3-15. doi: 10.1016/B978-0-444-59602-4.00001-0. Review.
- Merke DP, Bornstein SR. Congenital adrenal hyperplasia. Lancet. 2005;365:2135
- Murray PG, Higham CE, Clayton PE. 60 Years of Neuroendocrinology: the hypothalamo-GH axis: the past 60 years. J Endocrinol. 2015 Aug;226(2):T123-40. doi: 10.1530/JOE-15-0120. Review.
- Ojeda SR, Dubay C, Lomniczi A, et al. Gene networks and the neuroendocrine regulation of puberty. Mol Cell Endocrinol. 2010;324(1-2):3-11.

- Olney RS, Grosse SD, Vogt RF Jr. Prevalence of congenital hypothyroidism – current trends and future directions: workshop summary. Pediatrics. 2010;125(Suppl 2):S31-6.
- Palmert MR, Malin HV, Boepple PA. Unsustained or slowly progressive puberty in young girls: initial presentation and long-term follow-up of 20 untreated patients. J Clin Endocrinol Metab. 1999;84(2):415-23.
- Pasquino AM, Pucarelli I, Passeri F, Segni M, Mancini MA, Municchi G. Progression of premature thelarche to central precocious puberty. J Pediatr. 1995;126(1):11-4.
- Pasquino AM, Pucarelli I, Segni M, Matrunola M, Cerroni F. Adult height in girls with central precocious puberty treated with gonadotropin-releasing hormone analogues and growth hormone. J Clin Endocrinol Metab. 1999;84(2):449-52.
- Persani L. Clinical review: central hypothyroidism: pathogenic, diagnostic, and therapeutic challenges. J Clin Endocrinol Metab. 2012;97(9):3068-78.
- Rachmiel M, Charron M, Gupta A, et al. Evidence-based review of treatment and follow up of pediatric patients with differentiated thyroid carcinoma. J Pediatr Endocrinol Metab. 2006;19:1377.
- Raff H, Findling JW. A physiologic approach to diagnosis of the Cushing syndrome. Ann Intern Med. 2003;138:980.
- Ranadive SA, Rosenthal SM. Pediatric disorders of water balance. Endocrinol Metab Clin N. 2009;38:663-672.
- Ranke MB. Treatment of children and adolescents with idiopathic short stature. Nat Rev Endocrinol. 2013 Jun;9(6):325-34. doi: 10.1038/nrendo.2013.71. Review.
- Rivkees SA, Dinauer C. An optimal treatment for pediatric Graves' disease is radioiodine. J Clin Endocrinol Metab. 2007;92:797.
- Robertson GL. Posterior pituitary. In: Felig B, Frohman LA, eds. Endocrinology and Metabolism. 4th ed. New York: McGraw Hill; 2001. p. 234.
- Romero CJ, Mehta L, Rapaport R. Genetic Techniques in the Evaluation of Short Stature. Endocrinol Metab Clin North Am. 2016 Jun;45(2):345-58. Review.
- Romero CJ, Pine-Twaddell E, Radovick S. Novel mutations associated with combined pituitary hormone deficiency. J Mol Endocrinol. 2011 Jun 9;46(3):R93-R102. doi: 10.1530/JME-10-0133. Review.
- Rosenfeld RG. Disorders of Ghowth Hormone/Insulin-like growth factor Secretion and action. In Sperling Mark A. Pediatric Endocrinology. 3rd ed. Philadelphia: W.B. Saunders; 2008.
- Rosenfeld RL, Cooke DW, Radovick S. Puberty and its disorders in the female. In Sperling Mark A. Pediatric Endocrinology. 3rd ed. Philadelphia: W.B Saunders-Elsevier; 2008.
- Schoelwer M, Eugster EA. Treatment of Peripheral Precocious Puberty. Endocr Dev. 2016;29:230-9. Review.
- Shulman D, Palmert MR, Kemp SF, et al. Adrenal Insufficiency: Still a Cause of Morbidity and Death in Childhood. Pediatrics. Feb 2007;119(2):e484-e494.
- Silveira LG, Noel SD, Silveira-Neto AP, et al. Mutations of the KISS1 gene in disorders of puberty. J Clin Endocrinol Metab. 2010;95(5):2276-80.
- Sisk CL, Foster DL. The neural basis of puberty and adolescence. Nat Neurosci. 2004;7(10):1040-7.
- Soliman AT, Adel A, Soliman NA, Elalaily R, De Sanctis V. Pituitary Deficiency Following Traumatic Brain Injury in Early Childhood: A Review of the Literature. Georgian Med News. 2015 Jul-Aug;(244-245):62-71. Review.
- Soriano-Guillen L, Lahlou N, Chauvet G, Roger M, Chaussain JL, Carel JC. Adult height after ketoconazole treatment in patients with familial male-limited precocious puberty. J Clin Endocrinol Metab. 2005;90(1):147-51.
- Speiser PW, Azziz R, Baskin LS, et al. A Summary of the Endocrine Society Clinical Practice Guidelines on Congenital Adrenal Hyperplasia due to Steroid 21-Hydroxylase Deficiency. Int J Pediatr Endocrinol. 2010;2010:494173.
- Tanner J. Auxology. In: Wilkins the Diagnosis and Treatment of Endocrine disorders in childhood and adolescence. 4th ed. Springfield, Illinois: Charles C Thomas Publisher; 1994. p. 137-192.
- White P, Bachega TASS. Congenital adrenal hyperplasia due to 21 hydroxylase deficiency: from birth to adulthood. Seminars in Reproductive Medicine. 2012;30(5):400-409. doi: 10.1055/s-0032-1324724.
- Wit JM, Oostdijk W, Losekoot M, van Duyvenvoorde HA, Ruivenkamp CA, Kant SG. mechanisms in Endocrinology: Novel genetic causes of short stature. Eur J Endocrinol. 2016 Apr;174(4). Review.
- Wormsbecker A, Clarson C. Acquired primary hypothyroidism: vaginal bleeding in a quiet child. CMAJ. 2010;182(6):588-90.

Respostas

1)

Hormônios adeno-hipofisários	Glândula ou órgão-alvo
Hormônios Foliculoestimulante (FSH) e Luteinizante (LH)	Testículos e ovários
Hormônio tireotrófico (TSH)	Glândula tireoide
Hormônio corticotrófico (ACT H)	Glândula suprarrenal
Somatotrofina ou hormônio de crescimento (GH)	Todos os órgãos
Somatotrofina ou hormônio de crescimento (GH)	Todos os órgãos
Prolactina (PRL)	Glândula mamária

2) A deficiência de um único hormônio hipofisário é o hipopituitarismo isolado e a deficiência de múltiplos hormônios hipofisários é o hipopituitarismo combinado.

3) Baixa estatura, baixo ganho ponderoestatural, ausência de puberdade, adinamia, fadiga fácil, hipotensão postural, dores abdominais inespecíficas e sinais de hipoglicemia como tontura, sensação de fome, sudorese, tremores.

4) Corresponde a um excesso na produção de um ou mais dos hormônios hipofisários. A causa mais comum da hiperfunção hipofisária é o desenvolvimento de tumores hipofisários funcionantes secretores de GH, prolactina (ou ambos), ACTH, TSH e gonadotrofinas.

5) As crianças consideradas de estatura normal situam-se até 2 DP abaixo ou acima da média da população.

6) AA corresponde à média da estatura dos pais, após a correção da estatura de um dos pais para o sexo da criança. A correção da estatura para o sexo se dá subtraindo 13 cm da altura do pai, se a paciente for uma menina ou adicionando 13 cm à estatura da mãe, se o paciente for um menino.

7) No primeiro ano de vida a VC é de aproximadamente 25 cm/ano; entre 1 e 2 anos é de 10 a 13 cm/ano; entre 2 e 3 anos cai para uma média de 9 cm/ano e a partir dos 4 anos até a puberdade a VC diminui para 5 a 7 cm/ano. Durante o estirão de crescimento puberal observa-se um aumento da VC para 8-10 cm/ano na menina e 10-12 cm/ano no menino.

8) Antes dos 8 anos na menina e antes dos 9 anos nos meninos.

9) As causas de PPDG estão relacionadas a alterações do sistema nervoso central ou a mutações em genes controladores do início do desenvolvimento sexual.

10) A PPIG é secundária à secreção de esteroides sexuais na ausência de ativação do eixo HHG: excesso de esteroides adrenais, gonadais ou de tumores de outros locais.

11) Os exames de imagem são importantes para: ultrassom pélvico — pesquisa de cistos ovarianos ou tumor; ultrassom de testículos — suspeita de tumor testicular ou testotoxicose; TC de adrenais, ultrassom e TC de abdome — procura de fonte tumoral de esteroides gonadais; RM de crânio/sela deverá ser obtida na tentativa de identificar alterações anatômicas capazes de explicar o quadro de PPDG.

12) Baixa estatura.

13) Crianças cuja estatura está abaixo de –2 DP (ou abaixo do 3º percentil) para a idade e o sexo são consideradas baixas.

14) Deve-se se suspeitar de BE patológica nas seguintes situações:

- estatura abaixo de –2 DP ou do 3º percentil para a idade e o sexo, baixa velocidade de crescimento para a idade;
- estatura mais do que 2 DP abaixo da altura-alvo;
- baixa estatura associada a queixas como cefaleia, alterações visuais, dor abdominal, letargia, pouco aproveitamento escolar, diminuição da velocidade de crescimento;
- sinais de puberdade antes dos 8 anos (na menina) ou antes dos 9 anos (no menino);
- ausência de sinais de puberdade aos 13 anos (na menina) e aos 14 (no menino).

15) Deve-se investigar BE quando:

- VC baixa para a idade;
- IO mais do que 2 DP atrasada e afasta-se cada vez mais da IC;
- Estatura da criança > 2 percentis abaixo da AA;
- Mudança de curva de crescimento ao longo dos anos/meses;
- Sintomas associados (cefaleia, dor abdominal, diarreia, alterações visuais, etc.);
- Atraso puberal importante;
- ausência de telarca após completar 13 anos;
- testículos ≤ 3 mL após completar 14 anos.

16) Por etapas. Se a história e EF não forem elucidativos, realizar exames gerais: hemograma, VHS, função renal, hepática, glicemia de jejum, Ca, P, fosfatase alcalina, pesquisa de Ac antiglúten, gasometria venosa e pH urinário (crianças pequenas). Se exames ainda inconclusivos, solicitar: T4 livre, TSH, IGF-1, IGFBP3, GH basal, cortisol das 8 h da manhã, cariótipo com bandas G em sangue periférico e gonadotrofinas.

17) As que têm doença crônica devem receber o tratamento da doença de base. As deficiências hormonais devem ser tratadas com reposição hormonal.

18) A maioria das crianças (> 95%) apresenta pouca ou nenhuma manifestação clínica da doença ao nascimento. Os sintomas incluem letargia, choro rouco, constipação, macroglossia, hérnia umbilical, fontanela ampla e nariz em sela, hipotonia, pele seca e cabelos ralos.

19) Hiponatremia, hipercalemia, hipoglicemia e acidose metabólica.

20) O DM tipo 1 é uma doença resultante da destruição imunomediada das células β das ilhotas de Langerhans. Este processo resulta numa redução progressiva da sua capacidade de produzir insulina e esta doença torna-se clinicamente sintomática quando aproximadamente 90% das células β do pâncreas são destruídas. Sua etiologia é multifatorial, mas os papéis específicos da suscetibilidade genética, dos fatores ambientais, do sistema imunológico e das células β neste processo patogênico permanecem obscuros.

O diabetes tipo 2 é resultado de uma resistência à ação da insulina associada a um defeito na secreção desse hormônio. É muito mais descrito em adultos, mas sua fisiopatologia na faixa etária pediátrica tem várias características fisiopatológicas únicas. Os jovens com DM 2 geralmente têm mais fatores de risco do que aqueles que são diagnosticados quando adultos, incluindo predisposição racial ou étnica, obesidade e história familiar.

Sistema Neurológico

- Abram Topczewski
- José Luiz Dias Gherpelli
- Letícia Pereira de Brito Sampaio
- Marta Hemb
- Saul Cypel

Introdução

Neste capítulo abordaremos as afecções neurológicas mais comuns em crianças e adolescentes: cefaleias, convulsão febril, epilepsia, meningites e encefalites. O capítulo tem como objetivo trazer os principais conceitos sobre tais assuntos e capacitar o médico quanto ao reconhecimento e manejo dos mesmos.

Cefaleias

A cefaleia é um sintoma frequente na infância e adolescência. Ela pode ocorrer na vigência de processos infecciosos, acompanhando doenças sistêmicas, ou como parte da sintomatologia de doenças agudas ou crônicas do sistema nervoso central (SNC). Quando ocorre de forma recorrente ou intensa, a cefaleia desencadeia preocupação, tanto para a família, quanto para o médico. Frequentemente os pais procuram auxílio médico para a criança com cefaleia não apenas para obter o alívio da dor, mas a fim de excluir uma patologia intracraniana.

Classificação

Clinicamente, é útil distinguir as cefaleias quanto ao seu aspecto temporal em formas agudas ou crônicas, recorrentes ou não, progressivas e não progressivas.

- Cefaleia aguda: é definida como um evento isolado sem história prévia de evento semelhante. Se ela ocorre associada a manifestações neurológicas, o diagnóstico deverá ser feito rapidamente. Dentre os diagnósticos diferenciais temos uma variedade de doenças que incluem infecções do SNC, hemorragias subaracnóideas e doenças sistêmicas.

- Cefaleia aguda e recorrente: é aquela que ocorre periodicamente, de forma semelhante, e que na maioria dos casos se enquadra nos critérios diagnósticos da migrânea.

- Cefaleia crônica e progressiva: caracteriza-se pela piora na frequência e intensidade com o passar do tempo. Geralmente indica quadro de hipertensão intracraniana, decorrente de processos expansivos intracranianos (tumores, abscessos), pseudotumor cerebral ou hidrocefalia.

- Cefaleia crônica e não progressiva: é de ocorrência frequente, intensidade moderada ou leve e não interfere com as atividades diárias da criança.

Diagnóstico

Anamnese

A história é a chave para o diagnóstico correto da cefaleia na infância. A obtenção dos dados sobre as características e qualidades do fenômeno álgico nem sempre é tarefa fácil, principalmente em crianças em idade pré-escolar. As informações obtidas através dos pais são essenciais, entretanto a criança deve poder expressar suas queixas livremente e, no caso de adolescentes, sem a presença dos pais, a fim de que eventuais problemas emocionais possam ser colocados de forma mais aberta.

Respostas a questões específicas, como as mostradas no Quadro 23.1, contribuem para o diagnóstico. Questões adicionais, referentes a sintomas neurológicos específicos, tais como ataxia, letargia, crises convulsivas, distúrbios visuais e alterações no comportamento, devem fazer parte integrante da história.

Cefaleias de início súbito, mudanças nas características de apresentação de uma cefaleia crônica, dor localizada num único local, dores que despertam a criança durante a noite, ou associação com sintomas neurológicos específicos devem servir como sinal de alerta, pois estas queixas sugerem uma etiologia orgânica.

QUADRO 23.1	Questões que fazem parte da história clínica em crianças com cefaleia
1. Existe um único tipo ou mais de um tipo de cefaleia?
2. Como se iniciaram as dores de cabeça?
3. Há quanto tempo elas estão presentes?
4. As dores estão piorando ou não?
5. Qual é a sua frequência?
6. Qual é a sua duração?
7. As dores ocorrem sob uma circunstância ou época específica?
8. As dores são precedidas por algum sintoma específico?
9. Qual é a localização da dor?
10. Qual é a qualidade da dor?
11. Existe algum outro sintoma acompanhando a cefaleia?
12. Há necessidade de interromper as atividades durante a cefaleia?
13. Existem problemas médicos crônicos concomitantes?
14. Existe alguma medicação que alivie ou melhore a dor?
15. Existe alguma atividade que piore a dor?
16. Que condutas levam à melhora da dor?
17. Faz uso crônico de alguma medicação?
18. Alguém mais da família tem cefaleia?
19. Qual o motivo da consulta?

Rothner AD. Headache. In: Swaiman KF, ed. Pediatric Neurology. Principles and practice. Saint Louis: CV Mosby; 1994. p. 219-26.

■ **Exame físico**

O exame físico deve excluir a possibilidade de doença sistêmica. O exame da cabeça deve ser realizado a seguir, a fim de excluir a possibilidade de sinusopatia, trauma, patologias do couro cabeludo, patologias odontológicas, osteoarticulares (articulação temporomandibular e da região cervical) e oftalmológicas.

■ **Exame neurológico**

O exame neurológico deve excluir sinais neurológicos de localização, sinais de irritação meníngea e sinais de hipertensão intracraniana. A medida do perímetro cefálico e a realização do exame de fundo de olho são parte integrante do exame. A Figura 23.1 mostra o enfoque clínico em relação às cefaleias, enquanto o diagnóstico diferencial de suas causas deverá, por sua vez, ser considerado conforme o Quadro 23.2.

Exames complementares podem ser necessários nos casos em que a história, o exame físico ou neurológico aponte para uma etiologia específica que dependa de investigação complementar.

■ **Incidência**

É difícil determinar a real incidência dos tipos de cefaleia, pois ela varia de acordo com a casuística.

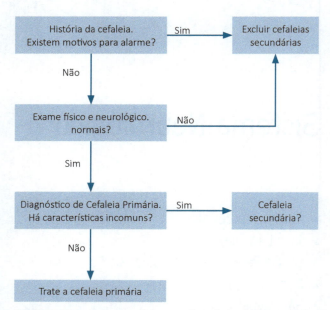

FIGURA 23.1. Enfoque clínico no diagnóstico diferencial das cefaleias. Comitê *ad hoc* da Sociedade Brasileira de Cefaleia. Recomendações para o tratamento da crise migranosa. Arq Neuropsiquiatr. 2000;58(2A):371-89.

Casuísticas provenientes de consultório pediátrico apresentam perfil diagnóstico diferente daquelas originárias de ambiente hospitalar, ou de serviço especializado.

Casuísticas provenientes de clínicas especializadas no tratamento de cefaleia mostram que a maioria das cefaleias crônicas recorrentes é devida à migrânea, seguidas pela cefaleia de tipo tensional episódica.

A cefaleia tensional é uma cefaleia de fraca intensidade que normalmente não interrompe as atividades da criança e que raramente necessita de medicação analgésica, melhorando com o repouso ou espontaneamente. Normalmente o médico é procurado quando a cefaleia interfere com a atividade da criança, ou quando ela é acompanhada por sintomas como vômitos, distúrbios neurológicos (aura migranosa) ou quando a frequência dos episódios aumenta.

O tipo mais comum de cefaleia primária que leva o paciente a procurar um atendimento especializado é a migrânea.

A migrânea apresenta uma prevalência que varia de 2,5 a 4,5%, em crianças e pré-adolescentes em idade escolar, com distribuição praticamente igual entre os sexos. Há um aumento na incidência durante a adolescência e a idade de adulto jovem, com índices que variam de 10 a 25%, com um nítido predomínio no sexo feminino.

A *International Headache Society* estabelece critérios para o diagnóstico da migrânea (Tabela 23.1) que são utilizados em estudos clínicos sobre o assunto. A forma mais comum, na infância e adolescência, é a *migrânea sem aura*.

QUADRO 23.2	Diagnóstico diferencial das cefaleias na infância

1. Cefaleia Aguda Generalizada
   1.1. Infecção sistêmica
   1.2. Infecção do SNC
   1.3. Fatores tóxicos (chumbo, CO)
   1.4. Pós-crise epiléptica
   1.5. Distúrbio eletrolítico
   1.6. Hipoglicemia
   1.7. Hipotensão liquórica (pós-punção lombar)
   1.8. Traumatismo cranioencefálico
   1.9. Embolia
   1.10. Trombose vascular
   1.11. Hemorragia subaracnoidea

2. Cefaleia Aguda Localizada
   2.1. Sinusopatia
   2.2. Otite
   2.3. Patologia ocular (glaucoma)
   2.4. Distúrbio odontológico
   2.5. Trauma
   2.6. Neuralgia occipital

3. Cefaleia Aguda Recorrente
   3.1. Migrânea
   3.2. Cefaleia tipo tensional episódica
   3.3. Cefaleia "em salvas"
   3.4. Hemicrania paroxística crônica

4. Cefaleia Crônica Progressiva
   4.1. Tumores do SNC
   4.2. Pseudotumor cerebral
   4.3. Abscesso cerebral
   4.4. Hematoma subdural
   4.5. Hidrocefalia

5. Cefaléia Crônica não Progressiva
   5.1. Cefaleia tipo tensional crônica
   5.2. Cefaleia crônica diária
   5.3. Migrânea crônica
   5.4. Depressão
   5.5. Cefaleia pós-traumatismo cranioencefálico
   5.6. Psicogênica

Fonte: Rothner AD. Headache. In: Swaiman KF, ed. Pediatric Neurology. Principles and practice. Saint Louis: CV Mosby; 1994. p. 219-26.

Tratamento

O tratamento das cefaleias de origem secundária deve ser direcionado para o tratamento etiológico, portanto aqui nos ateremos ao tratamento da migrânea.

O tratamento da migrânea pode ser dividido em:

- Sintomático, que é aquele utilizado para a fase aguda ou álgica.
- Profilático, no qual as drogas têm como objetivo reduzir o número e/ou a intensidade das crises.

■ Tratamento sintomático

O Comitê *ad hoc* da Sociedade Brasileira de Cefaleia idealizou algoritmo para o tratamento da crise aguda de cefaleia na infância e adolescência, baseado em revisão da literatura e na experiência clínica (Figura 23.2).

Tabela 23.1. Critérios diagnósticos para a migrânea

Migrânea sem Aura	*Migrânea com Aura*
A. Pelo menos cinco episódios preenchendo de B a D	A. Pelo menos dois episódios que preencham de B a D
B. Cefaleia com duração de 1 a 72 horas, quando não tratada ou tratada sem sucesso	B. Pelo menos uma das seguintes características, porém sem déficits motores: 1. Sintomas visuais totalmente reversíveis 2. Sintomas sensoriais totalmente reversíveis 3. Distúrbio de natureza disfásica totalmente reversível
C. Cefaleia com pelo menos duas das características abaixo: 1. Localização unilateral (em crianças pode ser bilateral) 2. Qualidade pulsátil (difícil caracterizar em crianças) 3. Intensidade moderada ou severa 4. Agravada por atividade física rotineira	C. Pelo menos duas das seguintes: 1. Sintomas visuais homônimos e/ou sensoriais unilaterais 2. Pelo menos um dos sintomas desenvolve-se gradualmente em $\geq 5'$ e/ou diferentes sintomas ocorrem em sucessão em $\geq 5'$ 3. Cada sintoma dura $\geq 5'$ e $\leq 60'$
D. Durante a cefaleia, pelo menos um dos seguintes: Náusea e/ou vômitos Fotofobia e fonofobia	D. A cefaleia começa durante a aura, ou $\leq 60'$ após o seu término

Headache Classification Subcommittee of the International Headache Society. The International Classification of Headache Disorders. 2nd ed. Cephalalgia. 2004;24(Suppl. 1):1-160.

– Intervenção medicamentosa

Os analgésicos comuns são os medicamentos mais utilizados no tratamento da fase aguda da cefaleia na infância e adolescência. As drogas e dosagens normalmente utilizadas para o tratamento encontram-se na Tabela 23.1. É importante a utilização de dosagens adequadas, pois na prática frequentemente há utilização de doses subterapêuticas o que leva à conclusão errônea da ausência de eficácia medicamentosa.

– Mudanças de hábitos

Hábitos de sono, dieta e diminuição de fatores estressores emocionais podem estar relacionados com a precipitação das crises de cefaleia. Apesar de os alimentos serem desencadeantes das crises em menos de 20% dos casos, sua identificação e eliminação pode reduzir a frequência dos episódios. Vários deles foram relatados: queijos, chocolate, cafeína, glutamato monossódico, vinagre tinto, amendoim, banana, repolho, etc., porém cada paciente deve tentar identificar aquele que atue como desencadeante e procurar evitar o seu consumo.

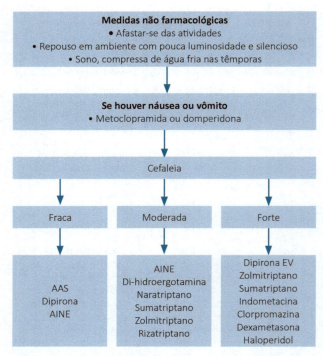

FIGURA 23.2. Algoritmo para o tratamento da crise aguda de cefaleia. (Comitê ad hoc SBC). Comitê ad hoc da Sociedade Brasileira de Cefaleia. Recomendações para o tratamento da crise migranosa. AINE: anti-inflamatório não esteroide. Fonte: Arq Neuropsiquiatr. 2000;58(2A):371-89.

Tabela 23.1. Drogas e dosagens mais utilizadas na fase álgica

Droga	Dosagens (VO, IN)
Paracetamol	10-15 mg/kg/dose
Dipirona	20-25 mg/kg/dose
Ácido acetilsalicílico	7-10 mg/kg/dose
Ibuprofeno	10 mg/kg/dose
Naproxeno	10 mg/kg/dose
Diclofenaco sódico	0,3-1 mg/kg/dose
Sumatriptano*	25-50 mg/dose VO ou 5-10 mg/dose IN
Zolmitriptano	2,5-5 mg/dose

IN: intranasal; VO: via oral.
*Crianças acima de 12 anos de idade.

- **Tratamento frofilático**

É empregado naqueles pacientes nos quais o número de crises é frequente, ou quando as crises são incapacitantes, levando a criança a receber sistematicamente medicação por via oral ou parenteral, ou ao absenteísmo escolar.

As principais drogas utilizadas no tratamento profilático das cefaleias da infância estão na Tabela 23.2, com as dosagens habituais.

É importante lembrar que, na profilaxia medicamentosa da migrânea, o efeito placebo pode chegar a 60%.

A utilização frequente de analgésicos deve ser evitada, pois ela é um dos principais fatores no desencadeamento da cefaleia crônica diária. Muitas vezes, a simples tranquilização da família e do paciente no sentido de que a cefaleia não é devida a nenhuma patologia intracraniana, faz com que haja uma melhora espontânea dos sintomas. A utilização de uma agenda de crises de cefaleia é imprescindível para um acompanhamento adequado dos pacientes.

Tabela 23.2. Principais drogas no tratamento profilático das cefaleias na infância

Droga	Dosagem
Propranolol	1-2 mg/kg/dia
Flunarizina	2,5-10 mg/dia
Divalproato de sódio	10-20 mg/kg/dia
Amitriptilina	10-50 mg/dia
Pizotifeno	0,5-1,5 mg/dia
Cipro-heptadina	4-12 mg/dia
Topiramato	1-3 mg/kg/dia

Convulsão febril

A convulsão febril é uma manifestação que ocorre na vigência de febre, em crianças na faixa etária abaixo dos 5 anos de idade. São critérios para o diagnóstico de convulsão febril a ocorrência de crise convulsiva desencadeada pela febre, sem que haja evidências de infecção do sistema nervoso central ou alterações tóxico-metabólicas, em uma criança com desenvolvimento neurológico normal e sem antecedentes de convulsões afebris.

Fatores determinantes

Considera-se como determinante da convulsão febril certo grau de imaturidade cerebral, baixa tolerância à hipertermia e à elevada atividade elétrica cerebral. A convulsão febril é mais frequente nos meninos e o risco é maior nas crianças cujos parentes próximos (pais, irmãos) tiveram quadro semelhante. A herança, no caso, sugere ser do tipo autossômica dominante.

Incidência

Trata-se de um evento comum, com prevalência em torno de 2 a 5% das crianças entre 6 meses e 5 anos de idade, com predomínio nítido entre 9 e 18 meses.

Em 70% dos casos a manifestação convulsiva é única na vida. As crises convulsivas se apresentam, geralmente, nas primeiras 24 horas de febre e existe uma relação estreita com a elevação abrupta da temperatura.

Recorrência

O risco de recorrência da crise convulsiva febril está em torno dos 30% na faixa dos 6 aos 36 meses de idade. Os fatores de risco associados à recorrência são:

- A baixa idade da primeira crise.
- Crise que aparece logo ao início da febre.
- Febre baixa no momento da crise.
- Parentes de primeiro grau com antecedentes de crises febris.

Cerca de 50% das crianças que apresentaram a crise convulsiva febril nos primeiros 12 meses de idade têm risco de recorrência.

Classificação

As crises convulsivas febris podem ser divididas em duas categorias:

- Simples (típicas): as crises simples são as mais frequentes, observadas em cerca de 2/3 dos casos. São de curta duração (até 5 minutos), do tipo tônico-clônica generalizada, seguindo-se curto período de sonolência. Ao despertar não se evidenciam alterações ao exame neurológico.
- Complexas (atípicas): as crises complexas são de duração mais prolongada (15 minutos ou mais), podem se repetir em 24 horas, em geral são crises focais associadas a sinais deficitários transitórios.

Fatores de risco para epilepsia

O risco de desenvolver uma epilepsia futura nas crianças que apresentaram crise convulsiva febril simples difere muito pouco da população geral, pois fica na faixa dos 2%. Para as crianças que apresentaram crise convulsiva febril complexa, que têm antecedentes familiares de epilepsia e alterações do desenvolvimento neuropsicomotor, a probabilidade de desenvolver a epilepsia é bem maior.

Existe uma polêmica na literatura a respeito da epilepsia do lobo temporal, que está relacionada à esclerose mesial hipocampal: se o quadro é desencadeado pelas crises convulsivas febris ou se a alteração do hipocampo preexistente facilitaria o desencadear das crises febris.

As crises febris, quando excedem 6 anos de idade, podem se manifestar, concomitantemente, com crises convulsivas generalizadas (tônico-clônicas, ausências, mioclônicas) e são denominadas epilepsia generalizada com crises febris *plus*. Geralmente desaparecem até os 12 anos de idade.

Diagnóstico

Os dados da anamnese e a avaliação clínica e neurológica serão fundamentais para classificar o tipo de crise e para se recomendar eventuais exames laboratoriais. É importante saber que:

- O exame do liquor é recomendado nas crianças abaixo de 6 meses, pois o diagnóstico clínico de meningite é mais difícil.
- Nas crianças maiores a experiência do pediatra poderá determinar a necessidade do exame.
- Para as crises convulsivas febris simples não devem ser indicados exames por imagem, nem eletroencefalograma.
- No caso das crises complexas e com alterações neurológicas associadas, o eletroencefalograma e a ressonância nuclear magnética da cabeça são exames pertinentes.

Tratamento

A maior parte das crianças chega ao pronto atendimento no período pós-ictal. No quadro agudo após a avaliação das condições gerais, ventilatórias e circulatórias, aplicam-se os medicamentos específicos para controle da crise convulsiva:

- Diazepam (0,2 a 0,5 mg endovenoso ou via retal) ou
- Midazolan (0,15 mg/kg endovenoso, sendo que este pode ser aplicado intramuscular ou via nasal, caso haja dificuldade para o acesso venoso).

■ Tratamento profilático

O tratamento profilático para as crises febris simples carece de fundamento, pois a evolução é benigna e o desenvolvimento da criança segue normal. Além disso, deve-se levar em conta os efeitos adversos dos medicamentos anticonvulsivantes (fenobarbital, ácido valproico, carbamazepina) como hiperatividade, irritabilidade, alterações do sono e intolerância gástrica. O mais importante, no caso, é esclarecer, orientar e tranquilizar os familiares quanto à evolução benigna do quadro. No caso das crianças que apresentam crises complicadas e com fatores de risco associados, o tratamento profilático contínuo, com medicamentos anticonvulsivantes, deve ser considerado de modo particular.

O tratamento intermitente tem sido recomendado em crises recorrentes, por ocasião do início da febre, mantendo-se por um período de 24 a 72 horas e, para isso, tem se usado diazepam, clobazan ou midazolan. Os efeitos adversos se manifestam em 25 a 30% dos pacientes, sendo mais frequentes a sonolência e a ataxia. Dados da literatura não demonstram unanimidade neste tipo de orientação.

Prognóstico

O desenvolvimento neuropsicomotor das crianças que apresentaram crises febris típicas segue dentro da normalidade, e os familiares devem estar cientes de que não há necessidade de limitar as atividades da criança, superproteger e nem criar um clima de ansiedade. Quando as crises convulsivas febris são complexas existe um potencial para desenvolver uma epilepsia futura e nestes casos os pais devem ser devidamente orientados.

Epilepsia

A epilepsia é um distúrbio cerebral caracterizado pela predisposição persistente do cérebro a gerar crises epilépticas e pelas consequências neurobiológicas, cognitivas, psicológicas e sociais desta condição. A definição de epilepsia requer a ocorrência de pelo menos uma crise epiléptica.

Crise epiléptica

Crise epiléptica é a manifestação clínica resultante de uma descarga anormal, excessiva e síncrona de um grupo neuronal no córtex cerebral. As manifestações clínicas são caracterizadas por fenômenos súbitos e transitórios que incluem alterações da consciência, fenômenos motores, sensitivos, autonômicos ou psíquicos, percebidos pelo paciente ou por um observador. Ocorre de forma intermitente e geralmente é autolimitada, com duração de segundos a poucos minutos.

A epilepsia se caracteriza por uma das seguintes condições:

- Pelo menos duas crises epilépticas ocorrendo em um intervalo superior a 24 horas.
- Uma crise epiléptica e chance de uma nova crise estimada em pelo menos 60%.
- Diagnóstico de uma síndrome epiléptica.

Crises epilépticas provocadas por febre, traumatismo craniano, intoxicação por drogas ou distúrbios metabólicos não são diagnosticadas como epilepsia. A ocorrência de crises múltiplas no período de 24 horas é considerada como crise única.

Epidemiologia

A taxa de prevalência de epilepsia nos países desenvolvidos varia de 4 a 8,9 casos por 1.000 indivíduos, com maior taxa de prevalência nas idades extremas da vida. Na América Latina, nos países em desenvolvimento, essa taxa se encontra em torno de 3 a 57 casos por 1.000 indivíduos, com predomínio entre os 15 aos 40 anos de idade.

No Brasil, a prevalência de epilepsia na população da Comunidade de Paraisópolis, São Paulo, no período de 1 ano, foi de 9,7 casos por 1.000 em crianças e adolescentes de até 16 anos de idade.

A incidência varia de 43 a 47 casos por 100.000 indivíduos/ano nos Estados Unidos e na Europa.

As maiores taxas de incidência de epilepsia ocorrem nos extremos da vida. Nos países desenvolvidos a incidência é maior nos primeiros meses de vida (principalmente no período pós-natal), reduz significativamente após 1 ano de idade, estabiliza-se na primeira década e reduz novamente na adolescência. A incidência é baixa em adultos jovens e começa a aumentar em torno dos 50 anos de idade, com um aumento importante após os 60 anos. Aos 70 anos de idade a incidência é maior do que na infância.

Nos países em desenvolvimento o pico de incidência ocorre em adultos jovens. Observa-se uma maior incidência de epilepsia no sexo masculino. Não existe diferença entre os grupos raciais e a incidência é mais alta em populações com menor padrão socioeconômico.

Diagnóstico e classificação das crises epilépticas

O diagnóstico correto e a classificação das crises epilépticas são importantes para o prognóstico e para que se escolha a medicação antiepiléptica adequada para o paciente com epilepsia.

A realização de uma história clínica adequada, com exame físico e neurológico cuidadoso, é fundamental para o diagnóstico. A realização dos exames complementares auxiliará na definição do tipo de síndrome epiléptica e etiologia.

■ História clínica

Durante a história clínica é importante caracterizar a manifestação física dos eventos. Muitas vezes isto pode ser um desafio, pois:

- O paciente não recorda os detalhes devido à alteração de sua consciência.
- O observador pode não ter prestado atenção nas manifestações físicas durante a crise, pois pode ter se apavorado.
- A crise epiléptica pode não ter sido presenciada.
- O observador, na maioria das vezes, refere uma duração do evento maior do que a real e não identifica os sinais localizatórios.
- As crises epilépticas são geralmente estereotipadas, isto significa que cada nova crise é semelhante à anterior.
- Ocorrem a qualquer hora do dia ou da noite.

Alguns pacientes apresentam diferentes tipos de crise, porém a maioria apresenta um só tipo, que pode se expressar de forma parcial ou completa.

■ Classificação das crises epilépticas

De acordo com a Liga Internacional contra a Epilepsia, as crises epilépticas são classificadas em três categorias, com base na história clínica e/ou nos achados de eletroencefalograma (EEG):

- Crises parciais (ou focais).
- Crises generalizadas.
- Crises desconhecidas (quando não sabemos se são focais ou generalizadas).

– Crises parciais

As crises parciais se iniciam em uma rede neuronal limitada a um hemisfério cerebral, de forma mais limitada a uma região ou mais distribuída. A crise parcial pode ou não estar associada à alteração da consciência durante o evento.

- *Crise parcial sem comprometimento da consciência (crise parcial simples):* o paciente pode apresentar alucinações sensoriais (visuais, auditivas, olfatórias, somatossensoriais), parestesias, sensação de distorção de um membro, vertigem, sensação de familiaridade ou não (*deja-vu, jamais-vu*), distorção de tempo, sintomas afetivos (medo) e respostas autonômicas, como sensação epigástrica ascendente, sudorese, alterações pupilares, piloereção. Estas crises são frequentemente chamadas de "auras".
- *Crise parcial com comprometimento da consciência (crise parcial complexa):* o comprometimento da consciência é definido como incapacidade de responder aos estímulos externos por alteração da consciência e/ou responsividade. O paciente pode apresentar automatismos motores, que são movimentos repetitivos com mastigar, deglutir, pedalar, correr, pular. Pode repetir algumas palavras durante o evento como "estou bem, estou bem". A identificação dos movimentos e posturas no início da crise pode ajudar a definir o hemisfério cerebral no qual a crise epiléptica se iniciou. O paciente geralmente desvia os olhos e a cabeça na direção contralateral ao hemisfério cerebral de início da crise.

As crises parciais podem se iniciar de forma simples, evoluir com comprometimento da consciência e com envolvimento cerebral bilateral, tornando-se uma crise generalizada.

– Crises generalizadas

As crises generalizadas se originam em algum ponto e, de forma rápida, envolvem os dois hemisférios cerebrais. A consciência é comprometida e as manifestações motoras são bilaterais. Essas crises podem ser convulsivas, quando apresentam manifestações motoras, ou não convulsivas, quando as manifestações motoras estão ausentes ou são sutis. As crises generalizadas são subdivididas em:

- Crise de ausência: são alterações breves da consciência, em que o paciente se torna não responsivo e fica com o olhar fixo por segundos, associado a piscamento, movimentos mioclônicos de baixa amplitude, automatismos simples e leve contração tônica dos membros e tronco, com retorno imediato da consciência, sem perceber que teve a crise. Ele pode continuar a mesma sentença que estava falando antes da crise. Também conhecida como "pequeno mal" e muitas vezes confundida com crise focal com comprometimento da consciência, falta de atenção ou estar "sonhando acordado".

- Crise mioclônica: abalos súbitos das extremidades. O paciente pode deixar cair objetos da mão.
- Crise tônica: contrações súbitas do tronco e das extremidades.
- Crise atônica: perda súbita do tônus muscular, levando a queda e injúrias.
- Crise tônico-clônica generalizada: também conhecida como "grande mal". Dura geralmente menos de 3 minutos e após o paciente pode apresentar confusão por minutos ou horas.

– Crises desconhecidas

As crises de origem desconhecida são aquelas em que não sabemos se o início é focal ou generalizado.

- Espasmos epilépticos: são contrações bruscas envolvendo os músculos do pescoço, tronco e extremidades.

■ Outros recursos para diagnóstico e classificação das epilepsias

Outro ponto importante na anamnese é a idade de início das crises. Esse dado é relevante, já que os tipos de crise e síndromes epilépticas variam em diferentes estágios do desenvolvimento. As crises em crianças menores de 2 anos diferem das crianças maiores e adultos. A determinação da alteração da consciência pode ser difícil em crianças, e o comportamento durante a crise é menos complexo e mais fragmentado do que em crianças maiores e adultos.

A determinação do horário em que as crises ocorreram, durante o dia ou a noite, também ajuda no reconhecimento e na classificação das mesmas. As crises do lobo frontal tendem a ocorrer durante a noite, são curtas, estereotipadas e podem ocorrer múltiplas vezes em rápidas sucessões. Na epilepsia mioclônica juvenil, as mioclonias ocorrem nas primeiras 2 horas após o despertar.

A Figura 23.3 apresenta um fluxograma resumindo o passo a passo para investigação das epilepsias.

■ Fatores desencadeantes das crises epilépticas

A maioria das crises epilépticas ocorre de forma espontânea, porém é importante identificar durante a história médica a presença de algum fator desencadeante. Podem desencadear crises epilépticas:

- Uso de medicações como o tramadol.
- Privação de sono.
- Hiperventilação.
- Fotoestimulação intermitente.

Em casos raros, a crise epiléptica pode ser desencadeada pela leitura ou música. Em pacientes que estão em tratamento para epilepsia, a não aderência ao tratamento é uma causa comum de escapes de crise epiléptica.

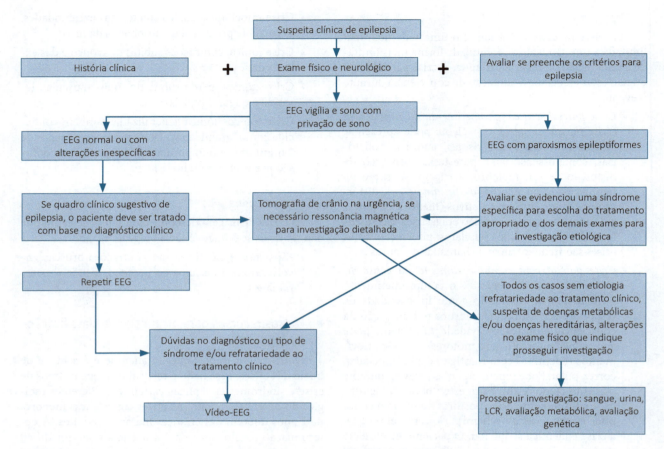

FIGURA 23.3. Fluxograma para investigação das epilepsias. Fonte: Damasceno N, Lima P, Prudencio M, Sampaio L. Dieta cetogênica no tratamento da epilepsia. Weight Science. 2016:33.

■ Fatores para prognóstico e etiologia da epilepsia

A identificação de fatores de risco para epilepsia é importante para a determinação de seu prognóstico e etiologia. Entre tais fatores pode-se elencar:

- História de insulto pré-natal e perinatal.
- Prematuridade.
- Crise febril complexa.
- Infecção do sistema nervoso central, como meningite ou encefalite.
- Trauma de crânio com perda de consciência.
- Coma.
- Fratura de crânio.
- História familiar de epilepsia.

■ Exame neurológico

Durante o exame neurológico de um paciente com suspeita de epilepsia devemos procurar identificar sinais focais, por vezes sutis, que possam contribuir para a identificação de possível foco de início das crises. Manchas na pele (que podem sugerir o diagnóstico de síndromes neurocutâneas), dismorfias faciais, perímetro cefálico, assimetria de membros, alteração de equilíbrio, avaliação do estado mental, dentre outros, são importantes para a determinação da etiologia.

■ Exames diagnósticos

– Eletroencefalograma (EEG)

É o registro da atividade elétrica cerebral espontânea e deve ser realizado assim que possível. O registro deve incluir um período de vigília e de sono, tendo o paciente feito privação de sono. É um exame que tem baixa sensibilidade, sendo que 25 a 56% dos pacientes vão apresentar atividade epileptiforme no EEG de rotina, porém a especificidade é de 78 a 98%.

Não encontrando anormalidades no primeiro exame de um paciente com história de crise epiléptica, deve-se considerar repetir o exame, pois múltiplos exames podem aumentar a sensibilidade.

O tipo de anormalidade epileptiforme no EEG ajuda a diferenciar uma crise epiléptica parcial de uma crise generalizada e também ajuda no diagnóstico de uma síndrome epiléptica.

O registro do EEG obtido durante a ocorrência de crises epilépticas é referido como ictal. Na prática clínica não é comum ocorrer o registro ictal durante o EEG de rotina, que é um registro de curta duração (30 minutos).

Para alguns pacientes, a realização do EEG pode ser suficiente para o diagnóstico de uma síndrome epiléptica. Em outros, devemos prosseguir com a investigação para determinação da etiologia.

– Videoeletroencefalograma (Vídeo-EEG)

É o registro simultâneo e sincronizado do EEG e do evento clínico. Algumas vezes é necessário documentar o evento ictal, o que requer um registro prolongado até que seja concluído, fornecendo dados mais objetivos, como:

- Caracterização das crises epilépticas.
- Quantificação das crises epilépticas.
- Investigação da possibilidade de tratamento cirúrgico para os casos refratários ao tratamento clínico.

– Neuroimagem

A ressonância magnética é mais apropriada do que a tomografia de crânio para a investigação etiológica de crises epilépticas. A tomografia é utilizada na emergência, em geral, após a ocorrência da primeira crise. A neuroimagem é realizada para determinação da etiologia em situações como lesões estruturais que possam estar no contexto das crises epilépticas e dos achados do EEG.

Dentre as lesões estruturais, podemos encontrar neoplasias, malformações do sistema nervoso central, sequelas de evento vascular hipóxico-isquêmico e de traumatismo cranioencefálico. Pode-se ainda verificar anormalidades sugestivas de alterações metabólicas, infecções, anormalidade estrutural e/ou sinal do hipocampo ou lobo temporal.

– Exames laboratoriais

Exames laboratoriais de sangue e urina com extensa investigação metabólica para o diagnóstico diferencial de erros inatos do metabolismo e análise do líquido cefalorraquidiano (LCR) são alguns dos testes realizados para definir a etiologia e, por vezes, o tratamento clínico das epilepsias.

– Testes genéticos

A avaliação genética para epilepsia é importante nos pacientes com suspeita clínica de doença genética e também naqueles em que não conseguimos definir a etiologia com os exames já mencionados.

Atualmente, podemos realizar a pesquisa de um painel de genes para epilepsia ou o sequenciamento de todo o exoma. O diagnóstico etiológico é muito importante, pois além de contribuir para a escolha do tratamento adequado, fornecerá dados para o prognóstico, aconselhamento genético e, ainda, evita outras investigações desnecessárias.

Após realizadas estas etapas necessárias para o diagnóstico, definimos a síndrome epiléptica e a etiologia da epilepsia.

■ Síndrome epiléptica

Uma síndrome epiléptica é um conjunto de características clínicas, eletroencefalográficas, imagenológicas e etiológicas. A etiologia é definida de acordo com as categorias descritas na Tabela 23.3.

Tabela 23.3. Categorias e características etiológicas das síndromes epilépticas

Categoria	Características
Genética	Defeito genético conhecido ou presumido (p. ex.: SCN1A associado à síndrome de Dravet) sendo a epilepsia o principal sintoma deste defeito
Estrutural	Apresenta lesão estrutural visível na neuroimagem, concordante com os achados eletroclínicos. A causa da lesão pode ser genética ou adquirida
Metabólica	Defeito metabólico, geralmente de causa genética, como, por exemplo, algumas aminoacidopatias, porfirias e uremias
Imunológica	Epilepsias com evidências de processo autoimune ocasionando inflamação do sistema nervoso central, por exemplo, encefalite antirreceptor NMDA e anti-LGI1
Infecciosa	Epilepsia desencadeada por processo infeccioso como tuberculose, malária cerebral, HIV, neurocisticercose, panencefalite esclerosante subaguda e toxoplasmose
Desconhecida	Quando a causa da epilepsia não pode ser determinada

A etiologia é o principal determinante do tratamento, prognóstico e curso clínico da epilepsia. Em vários pacientes, infelizmente, a despeito de nossos esforços, a etiologia não poderá ser estabelecida. Em outros, verificaremos mais de uma etiologia que contribuem para o quadro. Dessa forma, a epilepsia pode ter duas etiologias como, por exemplo, uma estrutural e outra genética, como é o caso da esclerose tuberosa.

■ Tratamento

O tratamento da epilepsia é predominantemente clínico, realizado sobretudo com fármacos antiepilépticos (FAE) visando não apenas o controle das crises epilépticas, mas também dos distúrbios delas decorrentes e respeitando os diferentes aspectos da doença, do paciente e dos medicamentos utilizados.

A escolha dos FAE se baseia no tipo de crise epiléptica ou, preferencialmente, na epilepsia ou síndrome epiléptica. Além disso, devem ser valorizados dados do paciente como idade, sexo, condições físicas e situação socioeconômica.

O tratamento da crise convulsiva e do estado de mal epiléptico é abordado no capítulo "Crise Epiléptica e Estado de Mal Epiléptico", na sessão III.

Meningites

Meningites são inflamações das membranas que revestem o sistema nervoso central (meninges); já as encefalites referem-se a inflamações do parênquima cerebral em si. A alteração do funcionamento cerebral normal é o que distingue clinicamente uma patologia de outra: as meningites não alteram as funções cerebrais. Todavia, por vezes, existe sobreposição de sintomas e sinais das duas condições, o que chamamos de meningoencefalite, um processo inflamatório mais difuso do sistema nervoso central.

Etiologia

A meningite pode ser infecciosa (causada por vírus, bactérias, parasitas ou outros microrganismos) ou não infecciosa. É classificada como uma emergência médica pela proximidade das meninges às estruturas nobres do sistema nervoso central.

■ Infecciosa

– Bacteriana

A incidência de meningites bacterianas é de aproximadamente 5 a 10 casos por 100 mil habitantes.

Diversas bactérias têm capacidade de invadir a barreira hematoencefálica, causando meningite. Há uma correlação entre os principais agentes etiológicos e a idade do indivíduo (Tabela 23.4):

- Estreptococo beta-hemolítico do grupo B: cocos gram-positivos que causam meningite em crianças com menos de 3 meses de idade.
- *Haemophilus influenzae:* bacilos gram-negativos responsáveis pela maioria das meningites em lactentes de 1 mês a 2 anos de idade. Foi o maior causador da meningite antes da implantação de programas específicos de vacinação.
- *Streptococcus pneumoniae:* cocos gram-positivos, conhecidos como pneumococos, causam meningite em pacientes de todas as idades, principalmente em idosos e portadores do HIV.
- *Neisseria meningitidis:* cocos gram-negativos, também conhecidos como meningococos, causam meningites em todas as idades. São conhecidos por ocasionarem infecções em surtos epidêmicos.
- *Listeria monocytogenes:* bacilos gram-positivos, causam meningite em pacientes imunossuprimidos, como idosos, portadores do HIV, transplantados e pacientes com câncer, podendo também afetar recém-nascidos e crianças pequenas.
- Agentes etiológicos menos comuns incluem: *Staphylococcus aureus, Escherichia coli* e *Klebsiella* sp.

– Viral

A meningite viral é o tipo mais comum de meningite, com incidência aproximada de 11 a 27 indivíduos por 100.000 habitantes.

Os vírus que causam meningite incluem:

- Enterovírus (principais).
- Vírus do herpes simples tipo 2 (e menos comumente tipo 1).
- Varicela-zóster (conhecido por causar varicela e herpes-zóster).
- Caxumba.
- Sarampo.
- Influenza (H1N1).
- HIV.
- Vírus da dengue.
- Vírus da Zika.

– Tuberculose

Causada pelo *Mycobacterium tuberculosis*, a meningite ocorre em 1% dos cerca de 10 milhões de casos sinto-

Idade	Principais agentes	Tratamento empírico
Recém-nascidos (< 1 mês)	Estreptococo do grupo B, *Escherichia coli, Listeria monocytogenes*	Cefotaxima + ampicillina
Lactentes (1-3 meses)	Patógenos neonatais + *Streptococcus pneumoniae, Neisseria meningitidis, Haemophilus influenzae, Streptococcus pneumoniae, N. meningitidis,* estreptococo do grupo B, *H. influenzae*	Ceftriaxone + Ampicilina
Crianças (3 meses a 6 anos)	*Streptococcus pneumoniae, Neisseria meningitidis, Haemophilus influenzae*	Ceftriaxone
Crianças > 6 anos e adolescentes	*Neisseria meningitidis, Streptococcus pneumoniae*	Ceftriaxone

Tabela 23.4. Principais agentes etiológicos e indicações de tratamento para meningites bacterianas

máticos de tuberculose no mundo por ano, e é a variedade clínica mais letal desta patologia. Frequentemente está associada à infecção por HIV.

– *Fungos*

As infecções mais encontradas são criptococose e coccidioidomicose, sendo entretanto causas raras de meningite.

– *Parasitas*

Os parasitas mais comuns que podem causar meningite são *Angiostrongylus cantonensis* e *Gnathostoma spinigerum*. A causa parasitária para meningite geralmente é presumida quando há predomínio de eosinófilos no liquor.

■ Não infecciosa

A meningite pode ocorrer como resultado de causas não infecciosas, como a propagação de câncer para as meninges (meningite maligna) e certos medicamentos (anti-inflamatórios não esteroides, antibióticos e imunoglobulinas intravenosas). Pode também ser causada por doenças inflamatórias (sarcoidose), doenças do tecido conjuntivo (lúpus eritematoso sistêmico) e certas formas de vasculites.

Fisiopatologia

As meninges são constituídas por três membranas (dura-máter, aracnoide e pia-máter) que, juntamente com o liquor, envolvem e protegem o cérebro e a medula espinal (Figura 23.4).

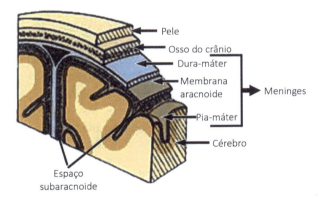

FIGURA 23.4. Meninges: esquema anatômico.

■ Infecção bacteriana

As bactérias atingem as meninges por via hematogênica através do contato próximo destas com a nasofaringe ou a pele. Uma vez que entram na corrente sanguínea, seguem até o espaço subaracnóideo em locais onde a barreira hematoencefálica é vulnerável, como o plexo coroide. Existe então uma ativação da cascata inflamatória, pela liberação de ácido lipoteicoico e peptidoglicanos nas infecções por bactérias gram-positivas e lipossacáride capsular nas bactérias gram-negativas, com edema cerebral vasogênico, intersticial e citotóxico, vasculites, aumento da pressão intracraniana e consequente lesão celular.

A contaminação bacteriana direta do liquor (LCR) pode surgir a partir do uso de cateteres intracranianos, fraturas do crânio por instrumentos penetrantes ou fístulas liquóricas.

■ Infecção viral

Os vírus, assim como as bactérias, penetram no sistema nervoso central por meio de diversos mecanismos. Muitos deles, como os enterovírus, replicam-se fora do sistema nervoso central e depois o invadem por via hematogênica. Outros, como pólio e vírus da herpes, invadem o SNC através de nervos periféricos e cranianos. Acontece a seguir liberação da cascata inflamatória, que aumenta a permeabilidade dos vírus na barreira hematoencefálica.

■ Infecção por micobactéria

O *Mycobacterium tuberculosis* entra no hospedeiro por inalação de gotículas de secreção (perdigotos) das vias aéreas de portadores de tuberculose e desenvolve-se dentro dos pulmões, podendo disseminar para os gânglios linfáticos locais. Se o sistema linfático está debilitado, passam para o sangue e todo o corpo, formando focos (focos de Rich) nas meninges, que crescem e rompem, causando comprometimento do sistema nervoso das áreas próximas ao foco.

Quadro clínico

■ Meningite bacteriana

A cefaleia é o sintoma mais comum na meningite bacteriana, seguida de febre elevada, prostração, vômitos e dor à flexão da cabeça. Podem ocorrer convulsões, sinais motores focais e alterações do nível de consciência.

No exame neurológico os sinais comumente associados incluem fotofobia e fonofobia, e os chamados sinais de irritação meníngea: rigidez de nuca, Kernig e Brudzinski (Figura 23.5).

Os recém-nascidos e os lactentes geralmente não apresentam os sintomas e sinais acima mencionados e podem demonstrar somente:

- Alterações inespecíficas como irritabilidade.
- Alteração do nível de consciência.
- Dor nos membros inferiores.
- Modificação da cor da pele.
- Recusa alimentar.
- Vômitos.
- Distensão abdominal.

Em crianças de até 6 meses de idade, o abaulamento da fontanela é observado em 30% dos casos.

1. Rigidez de nuca: com o paciente em decúbito dorsal tentar cuidadosamente fletir a cabeça. Observando-se que se defende e não permite esse movimento.

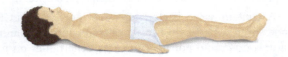

2. Sinal e Kernig: ao fletir a cabeça. Observa-se se que a criança flete concomitantemente os membros inferiores

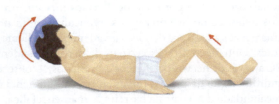

3. Sinal de Brudzinski: ao estender-se se um dos membros inferiores, observa-se que a criança não permite e flete o joelho do mesmo lado.

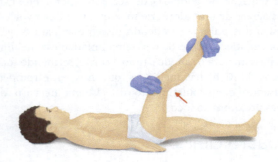

FIGURA 23.5. Manobras para a verificação da presença de sinais meníngeos.

A meningite causada pelo meningococo por vezes se apresenta com rápida propagação de exantema petequial, púrpuras, alterações hemodinâmicas e choque, o que chamamos de meningococcemia. Esse quadro implica numa intervenção terapêutica de extrema urgência.

■ Meningite viral

A clínica da meningite viral, de uma forma geral, é semelhante à da meningite bacteriana, porém a criança tende a parecer menos doente e menos toxemiada. A apresentação típica da meningite por enterovírus em crianças é de:

- Vômitos.
- Anorexia.
- *Rash* cutâneo.
- Sintomas respiratórios e sinais de irritação meníngea, frequentemente precedidos de manifestações gripais e dor de garganta.

Sinais focais e crises convulsivas são raros, a não ser em neonatos que apresentam maior risco de desenvolver meningoencefalite e complicações sistêmicas severas, como miocardite e enterocolite necrosante.

Achados clínicos específicos podem identificar enteroviroses características como: herpangina (típica do vírus Coxsakie A) e *rash* maculopapular (típico da infecção por *Echovirus* 9).

Diagnóstico

O diagnóstico das meningites se dá com base na análise do líquido cefalorraquidiano (LCR), que deve ser colhido por meio da punção lombar. Entretanto, na vigência de hipertensão intracraniana e/ou liquórica, a punção lombar pode predispor à herniação das amígdalas cerebelares, podendo levar à compressão repentina dos centros bulbares cardiorrespiratórios e, consequentemente, à morte.

Dessa forma, na suspeita de hipertensão intracraniana e/ou liquórica há indicação de se realizar exame de fundo de olho e exame de imagem (na emergência, tomografia computadorizada de crânio) antes da punção lombar, o que ocorre na presença das seguintes condições:

- Imunodepressão.
- Relato de doença prévia do sistema nervoso central (AVC, tumor, etc.).
- Primeira crise convulsiva recente.
- Papiledema.
- Alteração do nível de consciência.
- Déficit neurológico focal.

Os achados tomográficos que contraindicam uma punção lombar são:

- Desvio lateral das estruturas da linha média (alteração de pressão intracraniana).
- Redução das cisternas supraquiasmática e basilar (pressão supratentorial superior à infratentorial).
- obliteração do quarto ventrículo (aumento da pressão na fossa posterior).

Se o exame de imagem for necessário antes da punção lombar, ou se a mesma se revelar difícil, na suspeita de meningite bacteriana devem ser administrados antibióticos antes de qualquer procedimento para evitar atrasos no tratamento, sobretudo se a demora para a realização da punção for superior a 30 minutos.

No recém-nascido (Tabela 23.5) os níveis de glicose no LCR são normalmente mais elevados; os níveis de proteína também estão normalmente aumentados neste período de vida.

Os principais achados liquóricos que definem o diagnóstico de meningite estão descritos na Tabela 23.6.

Com relação às características liquóricas:

1. LCR turvo indica altos níveis de proteínas, presença de glóbulos vermelhos e brancos e/ou bac-

Tabela 23.5. Comparação dos parâmetros liquóricos normais em recém-nascidos, crianças e adultos

Parâmetros	LCR normal no RN	LCR normal na criança e adulto
Citometria (céls./mm³)	Até 30	Até 5
Citologia	Linfócitos	Linfócitos
Glicose (mg/dL)	> 30	50-75
Proteína (mg/dL)	< 100	15-40

Tabela 23.6. Achados no liquor nas diferentes formas de meningite

Tipo de meningite	Glicose	Proteína	Células
Bacteriana aguda	Baixa	Elevada	> 500 céls./mm³, com predomínio de PMN
Viral aguda	Normal	Normal ou pouco elevada	< 500 céls./mm³, com predomínio de linfócitos
Tuberculosa	Baixa	Bastante elevada	Em geral entre 100 e 500 céls., com predomínio de linfócitos
Fúngica	Baixa	Elevada	Em geral entre 100 e 200 céls., com predomínio de linfócitos
Maligna	Baixa	Elevada	Variável, geralmente mononuclear

PMN: polimorfonucleares.

térias e, portanto, sugere meningite bacteriana. A bacterioscopia da amostra pelo Gram pode evidenciar bactérias como nas meningococcemias agudas, estando o LCR ainda sem celularidade aumentada; porém, a ausência das mesmas não exclui meningite bacteriana;

2. o tipo de glóbulos brancos predominante indica se a meningite é bacteriana (neutrófilos) ou viral (linfócitos), embora no início da doença nem sempre seja um indicador confiável;

3. quando há predomínio de eosinófilos, algo menos comum, o quadro é sugestivo de etiologia fúngica ou parasitária;

4. a concentração de glicose no LCR é normalmente um pouco mais baixa que a glicose sérica (em geral em torno de 2/3 da glicemia). Uma relação do nível de glicose no LCR dividido pelo de glicose no sangue ≤ 0,4 é sugestiva de meningite bacteriana;

5. elevados níveis de lactato no LCR indicam uma maior probabilidade de meningite bacteriana, assim como uma maior contagem de células brancas (acima de 500 células).

A identificação do isolamento do vírus por PCR é o padrão-ouro para o diagnóstico de meningite viral.

Tratamento

A meningite é uma doença com elevada morbidade e apresenta alta taxa de mortalidade se não tratada. A demora no atendimento tem sido associada a um pior prognóstico. Assim, o tratamento com antibióticos de amplo espectro não deve ser adiado à custa da espera dos resultados dos exames confirmatórios. Providências devem ser tomadas para estabilização clínica geral, equilíbrio hemodinâmico, controle de convulsões e hipertensão intracraniana.

O antibiótico deve ser iniciado o quanto antes e, mesmo na impossibilidade de se conhecer o agente etiológico, o tratamento empírico deve ser feito com cefalosporina de terceira geração, como ceftriaxone. No caso de recém-nascidos a opção de terapia empírica é cefotaxima associada à ampicilina (Tabela 23.7).

■ **Meningite bacteriana**

Para bactérias conhecidas, o tratamento deve ser conforme a Tabela 23.7.

Tabela 23.7. Tratamento da meningite para bactérias conhecidas

Bactéria	Tratamento	Observação
S. pneumoniae	Penicilina G ou ampicilina	Nos casos de resistência bacteriana recomenda-se o uso de cefalosporina de 3ª geração ou vancomicina
Meningococos	Penicilina G ou ampicilina	
H. influenzae	Ampicilina	Nos casos de resistência bacteriana recomenda-se o uso de cefalosporina de 3ª geração
Staphylococcus aureus	Ceftriaxona	Nos casos de resistência bacteriana recomenda-se o uso de vancomicina
L. monocytogenes	Ampicilina	

A corticoterapia (dexametasona) pode ser usada em casos de meningite causados por *H. influenzae*, pois reduz o risco de sequelas, como perda auditiva, ao diminuir o processo inflamatório. Deve ser administrada junto ao antibiótico ou em até 15 minutos antes do seu início. Em situações nas quais não há uma definição da etiologia do quadro, seu uso deve ser considerado.

■ **Meningite viral**

As meningites virais tendem a ser infecções menos graves e autolimitadas. A meningite viral geralmente requer apenas terapia de suporte e os casos leves podem ser tratados em casa, com medidas conservadoras tais como oferta de líquidos, repouso absoluto e analgésicos.

A maioria dos vírus responsáveis por causar meningite, como os enterovírus, não é passível de tratamento específico, mas há algumas exceções, descritas na Tabela 23.8.

Tabela 23.8. Causas e tratamentos de meningites virais

Vírus	Tratamento
Citomegalovírus	Ganciclovir
Herpes B	Valganciclovir
Herpes *simplex*	Aciclovir
Herpesvírus 6 humano	Ganciclovir ou foscarnet
Sarampo	Ribavirin
Varicella-zoster	Aciclovir

▪ Meningite por tuberculose e fúngica

Meningites por tuberculose são tratadas com o esquema RIPE (rifampicina, isoniazida, pirazinamida e etambutol) durante 2 meses, continuando com isoniazida e rifampicina por mais 10 meses.

Meningites fúngicas, como a meningite criptococócica, são tratadas com cursos longos de alta dosagem de antifúngicos, como a anfotericina B e flucitosina.

Prevenção

Existem diferentes maneiras de prevenir as meningites, como por exemplo através do uso de vacinas contra:

- Meningite C (meningococo C).
- Meningite B (meningococo B).
- Meningites A, C, W135 e Y (meningococo ACWY).
- Meningite por *Haemophilus influenzae* tipo B (Hib).
- Meningite pneumocócica (pneumococo conjugada).

As imunizações ativas que podem prevenir meningite viral são: vacinas para SCR, raiva, influenza, varicela e pólio.

Quimioprofilaxia

Indicada nos casos de *N. meningitides* (meningococo) e *H. influenzae*.

Nas meningites meningocócicas a medicação indicada é a rifampicina para todos os que residem no mesmo domicílio, colegas de creche com contato de pelo menos 4 h, e profissionais da saúde que fizeram o atendimento da criança.

A rifampicina, bem como ciprofloxacina ou ceftriaxone, estão indicados na profilaxia das crianças de até 4 anos de idade que tiveram contato com indivíduo que apresentou meningite por *Haemophilus influenzae*.

Prognóstico

Quando não tratada, a meningite bacteriana é quase sempre fatal. A meningite viral, ao contrário, tende a regredir espontaneamente e raramente ocorrem sequelas ou óbito.

Dos pacientes recém-nascidos, de 20 a 30% podem falecer durante a meningite bacteriana neonatal. Este risco é muito menor em crianças maiores, cuja mortalidade é de cerca de 2%, mas eleva-se novamente para cerca de 19 a 37% em adultos. A mortalidade por *S. pneumoniae* varia entre 20 e 25% e por meningococo é de 20%.

As principais complicações das meningites bacterianas são:

- Perda auditiva.
- Ataxia.
- Cegueira.
- Epilepsia.
- Hidrocefalia.
- Trombose de sistema nervoso central.
- Alterações cognitivas e déficits motores focais.
- Dificuldades de aprendizagem e comportamentais, bem como a diminuição da inteligência, podem ser verificadas em cerca de 15% dos sobreviventes.

As meningites virais raramente cursam com complicações ou mortalidade.

Encefalites

Encefalite é uma síndrome neurológica complexa e de severidade variada, cuja etiologia frequentemente é de difícil identificação. Ocorre um processo inflamatório do parênquima cerebral, na maioria das vezes causado por vírus, podendo também ser determinado por bactérias, parasitas, fungos, príons e até mesmo substâncias químicas ou tóxicas.

Etiologia

Diversos tipos de vírus podem atingir o encéfalo, dentre eles, os vírus da herpes (responsável por 5-10% de todos os casos de encefalite), caxumba, rubéola, varicela e o vírus da raiva. Os flavivírus, a cujo grupo pertencem a dengue, febre amarela e a Zika, também podem ser causa de encefalite.

Existem casos de encefalites de etiologia não infecciosa que compreendem aproximadamente 5% do total. Incluem-se neste grupo as doenças autoimunes, vasculites, neoplasias e doenças metabólicas, além das já referidas encefalites por substâncias químicas ou tóxicas.

Fisiopatologia

Nas encefalites existe uma lesão neurológica causada pela destruição gerada por conta da multiplicação ativa dos vírus no tecido encefálico, com consequente reação do hospedeiro aos antígenos virais. Microscopicamente, observa-se congestão meníngea com infiltrado linfoplasmocitário, necrose tecidual perivascular, degradação de mielina e posterior ruptura neuronal.

Epidemiologia

A incidência de encefalite no Ocidente é de aproximadamente 6,5 a 7,4 casos para cada 100.000 habitantes a cada ano.

Quadro clínico

Entre os sinais mais importantes, salienta-se a alteração do nível de consciência, que ocorre em todos pacientes, que pode variar de agitação à sonolência e até o coma de níveis variados. Febre, cefaleia, irritabilidade, fotofobia, astenia e vômitos, bem como alteração de personalidade, alucinações e comportamentos bizarros podem preceder em vários dias outras manifestações neurológicas.

Déficits neurológicos focais, como paralisia dos membros, estrabismo, alterações pupilares e alterações da linguagem, podem estar presentes, assim como crises convulsivas focais ou generalizadas. Além disso, anormalidades clínicas como diabetes insípido e secreção inadequada de hormônio antidiurético podem ser identificadas. Vale lembrar que, se houver sinais de irritação meníngea, estaremos diante de uma meningoencefalite.

Diagnóstico

O diagnóstico é realizado através de anamnese, quadro clínico, exame neurológico, exames de imagem (como a ressonância magnética do crânio), eletroencefalograma e análise do LCR. A tomografia do crânio somente deve ser considerada na impossibilidade de realizar ressonância magnética e em situações de urgência.

Na encefalite por herpesvírus, a ressonância magnética e a tomografia revelam envolvimento de substância cinzenta em regiões temporal medial e frontal inferior, devido ao processo inflamatório e à necrose hemorrágica tecidual, em geral após alguns dias de doença (Figura 23.6). O eletroencefalograma tende a mostrar ondas agudas assimétricas e, na encefalite por herpesvírus, tem preferência pelas porções temporais do cérebro.

Nas encefalites, os achados do LCR expressam-se por aumento do número de células de predomínio linfomonocitário e elevação da taxa de proteínas. Na fase inicial pode ser observada elevação da quantidade de neutrófilos, criando a necessidade do diagnóstico diferencial com as meningites bacterianas; ocasionalmente o LCR pode mostrar-se normal.

Em geral, os achados liquóricos são semelhantes nas meningites virais, com celularidade linfomonocitártia e glicose aumentadas, e proteínas pouco elevadas; porém algumas vezes o LCR pode ser normal.

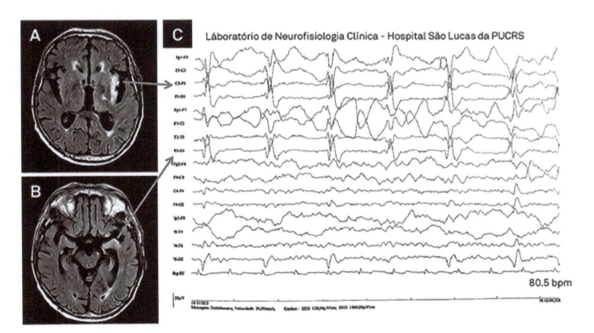

FIGURA 23.6. Achados de encefalite herpética em ressonância magnética e eletroencefalograma. Fonte: Imagens cedidas pela PCE/PUCRS.

O diagnóstico definitivo da encefalite é feito com a identificação de anticorpos no LCR para um agente viral específico, ou através da reação em cadeia da polimerase (PCR), que amplia o RNA ou DNA do vírus responsável.

Tratamento

Com exceção da encefalite por herpesvírus e por varicela, nas quais está estabelecido o uso de aciclovir endovenoso, na maior parte das encefalites o tratamento será de suporte e sintomático, buscando-se o alívio dos sintomas e a manutenção do estado geral. As crianças com encefalite deverão ser mantidas hidratadas com fluidos endovenosos, enquanto se prossegue- com a monitoração do funcionamento cerebral.

Os anticonvulsivantes poderão estar indicados para controle de crises convulsivas. A utilização de corticosteroides não foi até o presente momento estabelecida como sendo efetiva.

Complicações e mortalidade

Dentre as complicações, as sequelas mais frequentes são:

- Crises convulsivas.
- Déficits motores.
- Alterações permanentes do estado mental ou cognição.

A encefalite pelo vírus herpes é considerada de gravidade elevada, com mortalidade em cerca de 30% dos casos, apesar da redução na mortalidade ocorrida a partir do uso do aciclovir.

Conceitos-chave

- O tipo mais comum de cefaleia primária que leva o paciente a procurar um atendimento especializado é a migrânea. A forma mais comum na infância e adolescência é a migrânea sem aura.
- A convulsão febril é um quadro benigno que acomete 2 a 5% das crianças entre 6 meses e 5 anos de idade. Em 70% dos casos a manifestação convulsiva é única na vida.
- Crianças com mais de 6 meses de idade que apresentam crises típicas não têm indicação de realizar exames complementares, como coleta de liquor, eletroencefalograma ou exames de imagem de sistema nervoso central, desde que não sejam observados sinais meníngeos.
- O tratamento profilático das crises (contínuo ou intermitente) é discutível, tendo em vista o bom prognóstico das convulsões febris, e deve ser reservado às crises complicadas ou recidivantes.
- Crise epiléptica é a manifestação clínica resultante de uma descarga anormal, excessiva e síncrona de um grupo neuronal no córtex cerebral, na qual podem ocorrer fenômenos súbitos e transitórios que incluem alterações da consciência, fenômenos motores, sensitivos, autonômicos ou psíquicos.
- A realização de uma história clínica adequada (com caracterização da idade do paciente, manifestação clínica dos eventos e horário em que as crises ocorrem), exame físico e neurológico cuidadoso são fundamentais para o diagnóstico. A realização dos exames complementares auxiliará na definição do tipo de síndrome epiléptica e etiologia.
- Podemos classificar as crises epilépticas em três categorias: crises parciais ou focais (que podem ocorrer com ou sem comprometimento da consciência), crises generalizadas (neste grupo estão as crises de ausência, crises mioclônicas, crises tônicas, crises atônicas, crises tônico-clônicas generalizadas) e crises desconhecidas (quando não é possível definir se o início é focal ou generalizado e onde se caracterizam os espasmos epilépticos).
- Entre os exames complementares que podem auxiliar no diagnóstico das síndromes epilépticas estão: EEG, vídeo-EEG, exames de neuroimagem (tomografia computadorizada e ressonância magnética de crânio), exames laboratoriais e testes genéticos.
- O tratamento da epilepsia é predominantemente clínico e realizado com fármacos antiepilépticos.
- Meningite é a inflamação das membranas que revestem o encéfalo e a medula espinal e pode ter etiologia infecciosa (vírus, bactérias, fungos, parasitas e outros microrganismos) e não infecciosa (câncer, medicamentos, doenças inflamatórias e vasculites).
- As principais bactérias associadas a meningites bacterianas são: *Neisseria meningitidis*, *Streptococcus pneumoniae*, *Haemophilus influenzae*, estreptococo beta-hemolítico do grupo B (em crianças até 3 meses de idade) e *Listeria monocytogenes* (em crianças pequenas e imunossuprimidos).
- Os principais vírus associados a meningites são enterovírus, herpes *simplex*, Varicela-zóster, caxumba, sarampo, influenza, HIV, dengue e Zika.

- Os sintomas mais frequentemente observados em quadros de meningite são cefaleia, febre, prostração, vômitos e dor à flexão da cabeça. No exame neurológico os sinais comumente associados incluem fotofobia e fonofobia, e os chamados sinais de irritação meníngea: rigidez de nuca, Kernig e Brudzinski. Nas meningites virais em geral os sintomas são mais frustros.

- Na meningite causada pelo *Neisseria meningitidis* pode ocorrer rápida propagação de exantema petequial, púrpuras, alterações hemodinâmicas e choque precedendo outros sinais e sintomas (meningococcemia).

- O diagnóstico das meningites se dá com base na análise do líquido cefalorraquidiano (LCR). Alguns achados clínicos contraindicam a coleta imediata do LCR e se faz necessária a realização de uma tomografia computadorizada de crânio antes do procedimento. São eles: escala de coma de Glasgow < 11, sinais de alterações do tronco cerebral (alterações pupilares, de postura ou respiratórias), crise convulsiva muito recente.

- São achados no liquor que sugerem meningite bacteriana: glicose diminuída, proteína elevada, celularidade elevada com predomínio de polimorfonucleares.

- O tratamento das meningites varia de acordo com a etiologia. Nas meningites bacterianas indica-se o uso de antibiótiocos de amplo espectro, tendo em vista a gravidade do quadro.

- A corticoterapia (dexametasona) deve ser usada em todos os casos suspeitos de meningite bacteriana e administrada junto ao antibiótico ou em até 15 minutos antes do seu início.

- Meningites virais causadas por herpes e varicela devem ser tratadas com aciclovir.

- A encefalite é um processo inflamatório do parênquima cerebral, na maioria das vezes causado por vírus (entre eles herpes e varicela), podendo também ser determinada por bactérias, parasitas, fungos, príons, substâncias químicas, doenças autoimunes, vasculites e neoplasias.

- O diagnóstico das encefalites é realizado com base na anamnese, no quadro clínico, exame neurológico e exames de imagem como a ressonância magnética do crânio, eletroencefalograma e exames do LCR.

- Com exceção da encefalite por herpesvírus e por varicela, na qual está estabelecido o uso de aciclovir, o tratamento das encefalites será de suporte, buscando-se o alívio dos sintomas e a manutenção do estado geral.

Questões

1. No diagnóstico da migrânea na infância são necessários todos os achados citados, **exceto**:
   a) Foto e fonofobia ou náusea, ou vômitos associados à dor.
   b) Tomografia de crânio normal.
   c) Ausência de sinais clínicos de hipertensão intracraniana.
   d) Intensidade da dor moderada ou severa, agravada por atividade física rotineira.

2. Em relação à convulsão febril, assinale a alternativa correta:
   a) A convulsão febril pode se manifestar em qualquer idade.
   b) A convulsão febril é mais frequente entre os 9 e os 18 meses.
   c) O pré-escolar não apresenta convulsão febril.
   d) A convulsão febril ocorre em decorrência de infecção do sistema nervoso central.

3. Em relação à convulsão febril, assinale a alternativa correta:
   a) A convulsão febril pode ser classificada como típica ou atípica.
   b) A convulsão febril atípica é a mais frequente.
   c) A convulsão febril não tem risco de recorrência.
   d) Não há risco de epilepsia nos pacientes com convulsão febril.

SEÇÃO 2 ▪ PEDIATRIA CLÍNICA (OU PRINCIPAIS AFECÇÕES PEDIÁTRICAS)

4. Em relação à convulsão febril, assinale a alternativa correta:
   a) O exame do liquor deve ser sempre recomendado na convulsão febril.
   b) O exame do liquor é recomendado em crianças com menos de 6 meses.
   c) A coleta de exame do liquor deve ser baseada na presença de sintomas típicos de meningite, independentemente da idade da criança.
   d) O exame do liquor nunca é recomendado na convulsão febril.

5. Em relação à convulsão febril, assinale a alternativa correta:
   a) Nas convulsões típicas a tomografia computadorizada da cabeça deve ser realizada.
   b) A ressonância nuclear magnética da cabeça é o exame mais indicado nas convulsões típicas.
   c) O EEG tem indicação formal nas convulsões febris simples.
   d) Nenhuma alternativa está correta.

6. Em relação à convulsão febril, assinale a alternativa correta:
   a) As convulsões febris devem ser tratadas com anticonvulsivantes profilaticamente.
   b) O tratamento intermitente deve ser rotineiramente preconizado na convulsão febril.
   c) As crises febris típicas não interferem no desenvolvimento neuropsicomotor.
   d) Todas as alternativas são corretas.

7. O que é uma crise epiléptica?

8. Caracterize a epilepsia.

9. Como se classificam as crises epilépticas?

10. Quais são as principais etiologias das epilepsias?

11. Qual é o principal exame complementar que auxilia no diagnóstico da epilepsia e por quê?

12. Na emergência você atende o filho de um colega, residente da pediatria. Ele queixa-se de cefaleia e há 24 h. Ao exame apresenta rigidez de nuca púrpuras nas mãos e no tronco. O que você espera encontrar no Gram do LCR deste paciente?

13. Que antibiótico deve usar-se em um paciente com meningite bacteriana e cultura liquórica em andamento e histórico de alergia a cefalosporina?

14. Qual tratamento de escolha, empírico, inicial, para um paciente de 8 anos com alteração do estado mental, febre baixa, convulsões e LCR com 300 células de predomínio linfomonocitário?

15. Uma criança HIV positiva é levada à emergência com uma crise convulsiva tônico-clônica generalizada. Tem história de contato com tuberculose no abrigo onde mora. Exame do LCR com 90 células com predomínio linfomonocitário, hiperproteinorraquia e hipoglicorraquia. Qual será a hipótese mais provável e que tratamento proporia?

16. Uma criança de 5 anos de idade está há 48 h com anorexia, vômitos, irritação e febre de até 39ºC. Ao exame apresenta, além de febre, petéquias por todo o corpo, irritação e rigidez de nuca. Em que diagnóstico pensar e quais exames solicitar?

17. Lactente de 2 meses apresenta febre e irritabilidade há mais de 12 h. Ao exame, irritabilidade e abaulamento de fontanelas. Qual conduta imediata mais indicada?

18. Um paciente de 10 anos encontra-se há 12 h com febre de 38ºC e vômitos. Ao exame, rigidez de nuca e temperatura de 38,2°C. Coleta de LCR evidenciou 300 céls. (linfomononucleares 15%), proteína = 30 e glicose = 60 (com glicemia de 90). Qual o diagnóstico mais provável?

19. Quais são os achados observados nas imagens de ressonância magnética nos casos de encefalite herpética?

BIBLIOGRAFIA CONSULTADA

- Agrawal S, Nadel S. Acute bacterial meningitis in infants and children: epidemiology and management. Paediatr Drugs. 2011 Dec 1;13(6):385-400.
- Alencar SP. Convulsão febril: aspectos clínicos e terapêuticos. Artigo de revisão. Rev Med UFC. 2015 jan-jun:55(1):38-42.
- Annegers JF, Hauser WA, Lee JR, Rocca WA. Incidence of acute symptomatic seizures in Rochester, Minnesota, 1935-1984. Epilepsia. 1995;36:327-33.
- Barlow WE, Davis RI Glasser JW, Rhodes PH, Thompson RS, Mullooly JP, et al. The risk of seizures after receipt of whole cell pertussis or measles mumps and rubella vaccine. N Engl J Med. 2001;345:656-61.
- Berg AT, Berkovic SF, Brodie MJ, Buchhalter J, Cross JH, van Emde Boas W, et al. Revised terminology and concepts for organization of seizures and epilepsies: report of the ILAE Commission on Classification and Terminology, 2005-2009. Epilepsia. 2010;51:676-85.
- Bharucha NE, Bharucha EP, Bharucha AE, Bhise AV, Schoenberg BS. Prevalence of epilepsy in the Parsi community of Bombay. Epilepsia. 1988;29:111-5.
- Bonthius DJ. Meningitis and encephalitis in children. Neurol Clin. 2002;20(04):1013-1038.
- Bresolin AU. Meningites Bacterianas agudas e abcesso cerebral bacteriano. In: Diament A, Cypel S, Reed UC. Neurologia Infantil. 5ª ed. São Paulo: Atheneu; 2010.
- Briand C, Levy C, Baumie F, Joao L, Béchet S, Carbonnelle E, et al. Outcomes of bacterial meningitis in children. Med Mal Infect. 2016 Jun;46(4):177-87.
- Cavazzuti GB. Epidemiology of different types of epilepsy in school age children of Modena, Italy. Epilepsia. 1980;21:57-62.
- Comitê ad hoc da Sociedade Brasileira de Cefaleia. Recomendações para o tratamento da crise migranosa. Arq Neuropsiquiatr. 2000;58(2A):371-89.
- Cui W, Kobau R, Zack MM, Helmers S, Yeargin-Allsopp M. Seizures in Children and Adolescents Aged 6-17 Years – United States, 2010-2014. MMWR Morb Mortal Wkly Rep. 2015;64:1209-14.
- Damasceno N, Lima P, Prudencio M, Sampaio L. Dieta cetogênica no tratamento da epilepsia. Weight Science. 2016;33.
- Dorsett M, Liang SY. Diagnosis and Treatment of Central Nervous System Infections in the Emergency Department. Emerg Med Clin North Am. 2016 Nov;34(4):917-942.
- Fisher RS, van Emde Boas W, Blume W, Elger C, Genton P, Lee P, et al. Epileptic seizures and epilepsy: definitions proposed by the International League Against Epilepsy (ILAE) and the International Bureau for Epilepsy (IBE). Epilepsia. 2005;46:470-2.
- Gerard F, Pereira S, Rogbaglia-Schupp A, Gentar P, Szepetowski P. Clinical and genetic analysis of a new mutigenerational pedigree with GEFS+. Epilepsia. 2002;43:481-6.
- Gherpelli JLD, Poetscher LMN, Souza AMMH, et al. A critical study of diagnostic criteria and influence of age on clinical findings. Cephalalgia. 1998;18:333-41.
- Giussani G, Cricelli C, Mazzoleni F, Cricelli I, Pasqua A, Pecchioli S, et al. Prevalence and incidence of epilepsy in Italy based on a nationwide database. Neuroepidemiology. 2014;43:228-32.
- Hauser WA, Annegers JF, Kurland LT. Prevalence of epilepsy in Rochester, Minnesota: 1940-1980. Epilepsia. 1991;32:429-45.
- Headache Classification Subcommittee of the International Headache Society. The International Classification of Headache Disorders. 2nd ed. Cephalalgia. 2004;24(Suppl. 1):1-160.
- Hsieh DT, Chang T, Tsuchida TN, Vezina LG, Vanderver A, Siedel J, et al. New-onset afebrile seizures in infants: role of neuroimaging. Neurology. 2010;74(2):150-6.
- Scheffer IE, French J, Hirsch E, Jain S, Mathern GW, Moshé SL, et al. Zuberi. Classification of the epilepsies: New concepts for discussion and debate —Special report of the ILAE Classification Task Force of the Commission for Classification and Terminology. Epilepsia Open. 2016;1:37-44.
- Joshi C, Kolbe DL, Mansilla MA, Mason SO, Smith RJ, Campbell CA. Reducing the cost of the diagnostic odyssey in early onset epileptic encephalopathies. Biomed Res Int. 2016;2016:6421039.
- Malacarne M, Madia F, Gennaro E, Vacca D, Guney AI, Buono S, et al. Lack of mutation in familial febrile seizure. Epilepsia 2002;43:559-62.
- Mastrangelo M, Midulla F, Moretti C. Actual insights into the clinical management of febril seizures Eur J Pediatr. 2014;173(8):977-82.
- Masuko AH, Castro AA, Santos GR, Atallah AN, Prado LB, Carvalho LB, et al. Intermittent diazepan and continuous fenobarbital to treat recurrence of febrile seizures: a systemic review with meta-analysis. Arq Neuropsiquiatr. 2003;61(4):897-901.
- Newton E. Recognizing meningitis in children. Community Pract. 2015 Jan;88(1):44-6.
- Offringa M, Newton R. Prophylactic drug management for febrile seizures in children. Cochrane Database Syst Rev. 2012 Apr 18(4):[1p.]
- Olesen J. The classification and diagnosis of headache disorders. Neurol Clin. 1990;8:793-9.
- Riback PS. Factors precipitating migraine headaches in children. Ann Neurol. 1999;46:541.

- Rothner AD. Headache. In: Swaiman KF, ed. Pediatric Neurology. Principles and practice. Saint Louis: CV Mosby; 1994. p. 219-26.
- Rwiza HT, Kilonzo GP, Haule J, Matuja WB, Mteza I, Mbena P, et al. Prevalence and incidence of epilepsy in Ulanga, a rural Tanzanian district: a community-based study. Epilepsia. 1992;33:1051-6.
- Sampaio LP, Caboclo LO, Kuramoto K, Reche A, Yacubian EM, Manreza ML. Prevalence of epilepsy in children from Brazilian área of high deprivation. Pediatr Neurol. 2010;42:111-7.
- Sinfeld S, Pellock JM. Recent research on febrile seizure: a review. J Neurol Neurophysiol. 2013:4(4):1-6.
- Smith SJ. EEG in the diagnosis, classification, and management of patients with epilepsy. J Neurol Neurosurg Psychiatry. 2005 Jun;76(Suppl 2):ii2-7.
- Téllez de Meneses M, Vila MT, Barbero Aguirre P, Montoya JF. Viral encephalitis in children. Medicina (B. Aires). 2013;73(Suppl 1):83-92.
- van Toorn R, Solomons R. Update on the diagnosis and management of tuberculous meningitis in children. Semin Pediatr Neurol. 2014 Mar;21(1):12-8.
- Winner P, Linder SL, Wasiewski WW. Pharmacologic treatment of headache. In: Winner P, Rothner AD, eds. Headache in Children and Adolescents. London: BC Decker; 2001. p. 87-115.

Respostas

1) (a)

2) (b)

3) (a)

4) (b)

5) (d)

6) (c)

7) Crise epiléptica é a manifestação clínica resultante de uma descarga anormal, excessiva e síncrona de um grupo neuronal no córtex cerebral. As manifestações clínicas são caracterizadas por fenômenos súbitos e transitórios que incluem alterações da consciência, fenômenos motores, sensitivos, autonômicos ou psíquicos, percebidos pelo paciente ou por um observador.

8) A *epilepsia* é um distúrbio cerebral caracterizado pela predisposição persistente do cérebro a gerar crises epilépticas e pelas consequências neurobiológicas, cognitivas, psicológicas e sociais desta condição.

   A epilepsia se caracteriza por uma das seguintes condições:

   • pelo menos duas crises epilépticas ocorrendo em um intervalo superior a 24 horas;

   • uma crise epiléptica e chance de uma nova crise estimada em pelo menos 60%;

   • diagnóstico de uma síndrome epiléptica.

9) Podemos classificar as crises epilépticas em três categorias: crises parciais ou focais (que podem ocorrer com ou sem comprometimento da consciência), crises generalizadas (neste grupo estão as crises de ausência, crises mioclônicas, crises tônicas, crises atônicas, crises tônico-clônicas generalizadas) e crises desconhecidas (quando não é possível definir se o início é focal ou generalizado e onde se caracterizam os espasmos epilépticos).

10) Podemos classificar a etiologia das epilepsias nas seguintes categorias:

- genética: defeito genético conhecido ou presumido (p. ex., SCN1A associado a síndrome de Dravet) sendo a epilepsia o principal sintoma deste defeito;
- estrutural: apresenta lesão estrutural visível na neuroimagem, concordante com os achados eletroclínicos. A causa da lesão pode ser genética ou adquirida;
- metabólica: defeito metabólico, geralmente de causa genética como, por exemplo, algumas aminoacido-patias, porfirias e uremias;
- imunológica: epilepsias com evidências de processo autoimune ocasionando inflamação do sistema nervoso central, por exemplo, encefalite antirreceptor NMDA e anti-LGI1;
- infecciosa: epilepsia desencadeada por processo infeccioso como tuberculose, malária cerebral, HIV, neurocisticercose, pan-encefalite esclerosante subaguda e toxoplasmose;
- desconhecida: quando a causa da epilepsia não pode ser determinada.

11) O principal exame complementar que auxilia no diagnóstico da epilepsia é o eletroencefalograma (EEG), que tem uma especificidade de 78 a 98% no diagnóstico das síndromes epilépticas e ajuda a diferenciar uma crise epiléptica parcial de uma crise generalizada.

12) Diplococo gram-negativo (*N. meningitidis*).

13) Meropenem ou cloranfenicol podem substituir uma cefalosporina de terceira geração.

14) Aciclovir.

15) Meningoencefalite tuberculosa.
Pirimetamina e sulfadiazina.

16) Meningite bacteriana (meningococo). Colher LCR e hemograma.

17) Internação, punção lombar, hemocultura e antibiótico endovenoso.

18) Meningite viral.

19) Na encefalite por herpesvírus a ressonância magnética revela envolvimento de substância cinzenta em regiões temporal medial e frontal inferior, devido ao processo inflamatório e à necrose hemorrágica tecidual.

Distúrbios Psicológicos e Psiquiátricos

- Fabio Pinato Sato
- Gustavo Antonio Moreira
- Mariana Facchini Granato

Introdução

Neste capítulo abordaremos os distúrbios psicológicos e psiquiátricos mais comuns em crianças e adolescentes, os que todos os pediatras precisam saber reconhecer e encaminhar corretamente: transtorno do déficit de atenção e hiperatividade, distúrbios de aprendizado, transtornos do espectro autista, transtornos alimentares e, por fim, distúrbios do sono.

Transtorno de déficit de atenção e hiperatividade

O transtorno de déficit de atenção e hiperatividade (TDAH) é o transtorno comportamental mais frequente na infância, com prevalência mundial estimada em 5,29% da população infanto-juvenil, e é caracterizado por um padrão persistente de desatenção e/ou hiperatividade e impulsividade mais frequente e grave do que aquele tipicamente observado em indivíduos em nível equivalente de desenvolvimento.

Quadro clínico e etiologia

As manifestações clínicas se iniciam na infância e os indivíduos podem apresentar fenótipos em que predominam sintomas de hiperatividade, sintomas de desatenção ou fenótipos combinados, sendo que alguns indivíduos podem "migrar" de um fenótipo para outro ao longo da vida. Esses sintomas podem ocasionar prejuízos nos âmbitos familiar, escolar e social, com impactos no aprendizado e no estado emocional dos portadores do transtorno. A proporção de meninos diagnosticados é superior à de meninas afetadas, cerca de 2,5:1. A prevalência do TDAH varia com a idade, sendo mais frequente em crianças em idade escolar, quando comparadas a pré-escolares e adolescentes. Apesar de menos frequente, o TDAH também é observado entre adultos, com prevalência em torno de 2,5 a 4,4%.

Do ponto de vista etiológico, os mecanismos pelos quais o TDAH se instala ainda não são totalmente compreendidos, porém acredita-se haver uma interação entre fatores genéticos e ambientais com uma provável disfunção das atividades dopaminérgica e noradrenérgica cerebrais, principalmente em determinadas regiões do cérebro, como o córtex pré-frontal, *striatum* e o cerebelo.

Estudos baseados em técnicas de neuroimagem demonstraram a ocorrência de um atraso na maturação cortical de pacientes com diagnóstico de TDAH, em comparação a controles com desenvolvimento típico. Este atraso ocorreu principalmente nas regiões pré-frontais do cérebro, responsáveis pelo controle de processos cognitivos, incluindo a atenção e o planejamento motor. Fatores motivacionais também parecem influenciar na etiopatogenia do TDAH. Alguns autores sugerem que os portadores de TDAH apresentam uma "aversão à demora" (*delay aversion*) e preferem receber pequenas recompensas em um curto espaço de tempo a aguardar um período maior e receber recompensas melhores.

Do ponto de vista genético, estudos envolvendo famílias e pares de gêmeos monozigóticos e dizigóticos sugerem alto grau de herdabilidade do TDAH. Diversos genes podem estar envolvidos na fisiopatologia do TDAH, com destaque para os genes relacionados aos neurotransmissores, como receptores de dopamina (DRD4, DRD5) e transportadores de dopamina (DAT1). Outros fatores biológicos, como prematuridade e baixo peso ao nascer também estão relacionados a um maior risco de TDAH.

518 SEÇÃO 2 ▪ PEDIATRIA CLÍNICA (OU PRINCIPAIS AFECÇÕES PEDIÁTRICAS)

Em relação a fatores ambientais, não há evidências de associação com aspectos étnicos, raciais ou socioeconômicos, porém há estudos demonstrando que exposição precoce a chumbo e exposição pré-natal a álcool, cocaína e nicotina podem aumentar o risco de desenvolver o transtorno. História familiar de psicopatologia é também observada com maior frequência em famílias de crianças portadoras de TDAH em relação a controles.

Diagnóstico

O diagnóstico de TDAH é fundamentalmente clínico e baseia-se em critérios de sistemas classificatórios, como o "Manual de Diagnósticos e Estatísticas de Transtornos Mentais" (DSM), exposto no Quadro 24.1.

Algumas escalas desenvolvidas com base nos critérios do DSM, como *Conners-3, Vanderbilt ADHD Rating Scale*

QUADRO 24.1	Critérios para o diagnóstico de TDAH de acordo com o DSM 5

A. Um padrão persistente de desatenção e/ou hiperatividade-impulsividade que interfere no funcionamento e no desenvolvimento, conforme caracterizado por (1) e/ou (2):

1. Desatenção: Seis (ou mais) dos seguintes sintomas persistem por pelo menos 6 meses em um grau que é inconsistente com o nível do desenvolvimento e têm impacto negativo diretamente nas atividades sociais e acadêmicas/profissionais:
   a) Frequentemente não presta atenção em detalhes ou comete erros por descuido em tarefas escolares, no trabalho ou durante outras atividades (p. ex., negligencia ou deixa passar detalhes, o trabalho é impreciso)
   b) Frequentemente tem dificuldade de manter a atenção em tarefas ou atividades lúdicas (p. ex., dificuldade de manter o foco durante aulas, conversas ou leituras prolongadas)
   c) Frequentemente parece não escutar quando alguém lhe dirige a palavra diretamente (p. ex., parece estar com a cabeça longe, mesmo na ausência de qualquer distração óbvia)
   d) Frequentemente não segue instruções até o fim e não consegue terminar trabalhos escolares, tarefas ou deveres no local de trabalho (p. ex., começa as tarefas, mas rapidamente perde o foco e facilmente perde o rumo)
   e) Frequentemente tem dificuldade para organizar tarefas e atividades (p. ex., dificuldade em gerenciar tarefas sequenciais; dificuldade em manter materiais e objetos pessoais em ordem; trabalho desorganizado e desleixado; mau gerenciamento do tempo; dificuldade em cumprir prazos)
   f) Frequentemente evita, não gosta ou reluta em se envolver em tarefas que exijam esforço mental prolongado (p. ex., trabalhos escolares ou lições de casa; para adolescentes mais velhos e adultos, preparo de relatórios, revisão de trabalhos longos)
   g) Frequentemente perde coisas necessárias para tarefas ou atividades (p. ex., materiais escolares, lápis, livros, instrumentos, carteiras, chaves, documentos, óculos, celular)
   h) Com frequência é facilmente distraído por estímulos externos (para adolescentes mais velhos e adultos, pode incluir pensamentos não relacionados)
   i) Com frequência é esquecido em relação às atividades cotidianas (p. ex., realizar tarefas, obrigações; para adolescentes mais velhos e adultos, retornar ligações, pagar contas, manter horários agendados)

2. Hiperatividade e impulsividade: seis (ou mais) dos seguintes sintomas persistem por pelo menos 6 meses em um grau que é inconsistente com o nível do desenvolvimento e têm impacto negativo diretamente nas atividades sociais e acadêmicas/profissionais:
   a) Frequentemente remexe ou batuca as mãos ou os pés ou se contorce na cadeira
   b) Frequentemente levanta da cadeira em situações em que se espera que permaneça sentado (p. ex., sai do seu lugar em sala de aula, no escritório ou em outro local de trabalho ou em outras situações que exijam que se permaneça em um mesmo lugar)
   c) Frequentemente corre ou sobe nas coisas em situações em que isso é inapropriado. (Nota: em adolescentes ou adultos, pode se limitar a sensações de inquietude)
   d) Com frequência é incapaz de brincar ou se envolver em atividades de lazer calmamente
   e) Com frequência "não para", agindo como se estivesse "com o motor ligado" (p. ex., não consegue ou se sente desconfortável em ficar parado por muito tempo, como em restaurantes, reuniões; outros podem ver o indivíduo como inquieto ou difícil de acompanhar)
   f) Frequentemente fala demais
   g) Frequentemente deixa escapar uma resposta antes que a pergunta tenha sido concluída (p. ex., termina frases dos outros, não consegue aguardar a vez de falar)
   h) Frequentemente tem dificuldade para esperar a sua vez (p. ex., aguardar em uma fila)
   i) Frequentemente interrompe ou se intromete (p. ex., mete-se nas conversas, jogos ou atividades; pode começar a usar as coisas de outras pessoas sem pedir ou receber permissão; para adolescentes e adultos, pode intrometer-se em ou assumir o controle sobre o que outros estão fazendo)

B. Vários sintomas de desatenção ou hiperatividade-impulsividade estavam presentes antes dos 12 anos de idade

C. Vários sintomas de desatenção ou hiperatividade-impulsividade estão presentes em dois ou mais ambientes (p. ex., em casa, na escola, no trabalho; com amigos ou parentes; em outras atividades)

D. Há evidências claras de que os sintomas interferem no funcionamento social, acadêmico ou profissional ou de que reduzem sua qualidade

E. Os sintomas não ocorrem exclusivamente durante o curso de esquizofrenia ou outro transtorno psicótico e não são mais bem explicados por outro transtorno mental (p. ex., transtorno do humor, transtorno de ansiedade, transtorno dissociativo, transtorno da personalidade, intoxicação ou abstinência de substância) e SNAP-IV podem ser utilizadas para auxiliar a avaliação clínica inicial, bem como na resposta ao tratamento. Vale lembrar, entretanto, que um resultado positivo não define o diagnóstico de TDAH. Este deve ser estabelecido através de uma avaliação clínica mais completa, envolvendo inquérito de possíveis diagnósticos diferenciais e comorbidades. Entre os principais diagnósticos diferenciais que poderiam mimetizar os sintomas de TDAH estão alterações sensoriais (visão, audição), distúrbios do sono, violência doméstica, epilepsia, ambiente escolar inadequado, transtornos de aprendizado e déficit intelectual. Pacientes portadores de afecções psiquiátricas como autismo, transtorno de ansiedade e transtornos de humor também podem ser erroneamente interpretados como portadores de TDAH. É importante frisar, no entanto, que é bastante frequente a ocorrência de comorbidades entre TDAH e outras afecções. Estudos apontam que cerca de 67% dos portadores de TDAH podem ter outra afecção coexistente, predominando transtorno opositor desafiador, transtorno de conduta, transtorno de ansiedade e transtornos de humor.

A importância de se diagnosticar adequadamente pacientes portadores de TDAH reside no fato de que há fortes evidências de que os indivíduos com TDAH que não são adequadamente tratados apresentam maiores riscos de abuso de álcool e drogas, tabagismo, doenças sexualmente transmissíveis, gravidez indesejada, além de apresentarem maiores índices de abandono escolar e acidentes automobilísticos.

Tratamento

No que diz respeito ao tratamento, o manejo do TDAH envolve o treinamento de medidas comportamentais e em boa parte dos casos o tratamento medicamentoso é indicado.

As medicações estimulantes são as drogas de escolha no tratamento do TDAH. Mais de 80% das crianças portadoras de TDAH têm boa resposta a estes medicamentos. Há duas categorias de estimulantes que compõem a primeira linha de tratamento do TDAH e cujos estudos indicam ser igualmente eficazes: metilfenidato e compostos de anfetamina. As drogas atuam inibindo a recaptura de dopamina e noradrenalina nas fendas sinápticas do circuito frontal corticoestriatal, promovendo regulação da atenção, da excitabilidade e da impulsividade. Estes agentes farmacológicos proporcionam alívio importante dos sintomas, levando também à melhora do rendimento escolar e da interação social. Os efeitos colaterais mais frequentemente observados são diminuição do apetite, dores abdominais, cefaleia, irritabilidade e alterações do sono. Efeitos adversos mais raros incluem perda de peso, tiques, retraimento social e mudanças na afetividade. De maneira geral estes efeitos podem ocorrer nas primeiras semanas após o início do tratamento e tendem a regredir. Boa parte dos pacientes portadores de TDAH evolui com melhora dos sintomas ao longo da adolescência e da vida adulta e desenvolvem ferramentas para lidar com suas dificuldades, de forma que passam a não necessitar mais do tratamento medicamentoso.

Distúrbios de aprendizado

É cada vez mais frequente nos consultórios pediátricos nos depararmos com a preocupação dos pais acerca do desempenho acadêmico de seus filhos. Trata-se de um importante problema social, com prevalência estimada em 15 a 20% das crianças na primeira série, podendo atingir até 50% das crianças nos 6 primeiros anos de escolaridade.

A causa da dificuldade de aprendizado nem sempre é atribuível a alterações neurológicas. Aqui se faz necessária uma importante distinção entre dificuldade de aprendizado e transtorno de aprendizado.

Existem diversos fatores envolvidos na aprendizagem e alterações na dinâmica de qualquer um desses fatores pode dificultar o processo educacional, mesmo em uma criança que não apresenta nenhuma alteração neurológica. Sendo assim, podemos definir dificuldade de aprendizado como um termo genérico que abrange um grupo heterogêneo de problemas que podem alterar a capacidade de a criança aprender, independentemente de suas condições neurológicas para tal. Entre os fatores que podem estar envolvidos na gênese da dificuldade escolar podemos citar fatores relacionados à escola, à família, fatores emocionais e transtornos orgânicos.

Já os transtornos de aprendizado compreendem uma inabilidade específica, como de leitura (dislexia), escrita (disgrafia) ou matemática (discalculia), em indivíduos que apresentam uma *performance* significativamente abaixo do esperado para seu nível de desenvolvimento, escolaridade e capacidade intelectual.

Dislexia

É o distúrbio do aprendizado caracterizado por dificuldade no reconhecimento adequado e fluente das palavras, na capacidade de soletrar e em outras funções relacionadas à decodificação fonológica. O processo de decodificação fonológica envolve a capacidade de dividir uma palavra em seus sons constituintes, na conversão das letras em som (ou seja, do grafema em fonema) e na combinação dos sons da fala para formar palavras.

Para se considerar o diagnóstico de dislexia deve haver uma dissociação entre essas habilidades da linguagem e outras habilidades cognitivas (Quadro 24.2).

O tratamento da dislexia pode ser desenvolvido por um fonoaudiólogo, pedagogo ou outro profissional habilitado para tal. Os programas de reabilitação devem incluir treinamento em decodificação fonológica, fluência, vocabulário e compreensão. Não há evidências científicas de que exercícios visuais ou uso de lentes com filtros especiais tragam qualquer benefício no tratamento da dislexia.

> **QUADRO 24.2 — Quando suspeitar de dislexia?**
>
> - Há uma dissociação entre dificuldade de leitura e desempenho em outras áreas acadêmicas
> - Consegue compreender melhor um texto quando outra pessoa lê
> - Apresenta dificuldade em compreender e fazer jogos de rima
> - Comete muitos erros em ditados
> - Tem dificuldade em nomear objetos
> - Tem dificuldade em testes de subtrair letras ou sílabas de uma palavra e identificar a palavra que "sobra" (p. ex., "LUVA menos L", "SAPATO menos SA")

Discalculia

É o transtorno no qual o indivíduo tem dificuldade em adquirir proficiência em matemática, a despeito de inteligência, oportunidade escolar, fatores emocionais e motivação adequada. Não está relacionada com a ausência de habilidades matemáticas básicas, como contagem, e sim à forma com que a criança associa essas habilidades com o mundo que a cerca. A aquisição de conceitos matemáticos, bem como de outras atividades que exigem raciocínio, é afetada nesse transtorno (Quadro 24.3).

> **QUADRO 24.3 — Quando suspeitar de discalculia?**
>
> - Dificuldade para ler e formar corretamente números com multidígitos
> - Memória pobre para fatos numéricos básicos
> - Dificuldade de transportar números para local adequado na realização de cálculos
> - Dificuldade em lidar com magnitude numérica

Um aspecto que chama atenção no indivíduo portador de discalculia é a dificuldade em lidar com a noção de magnitude numérica, através de comparações de tamanhos de objetos e estimativas de valores, por exemplo (Figura 24.1).

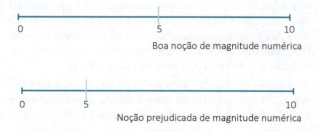

FIGURA 24.1. Como avaliar magnitude numérica? Uma forma interessante de avaliar a noção de magnitude numérica é desenhar uma régua e solicitar que o paciente faça marcações de pontos. O indivíduo com discalculia apresentará dificuldade em situar esses pontos e irá marcar o número 5, por exemplo, longe do ponto médio da régua.

O tratamento da discalculia deve ser desenvolvido por profissional habilitado para tal, como fonoaudiólogo(a) ou pedagogo(a). As intervenções visam superar as dificuldades de percepção visuoespacial através da percepção de figuras e formas, da observação de detalhes (semelhanças e diferenças) e da relação com experiências do dia a dia.

Disgrafia

A disgrafia é uma alteração da escrita normalmente ligada a problemas perceptivo-motores. A dificuldade de integração visual-motora dificulta a transmissão de informações visuais ao sistema motor: a criança sabe o que quer escrever, mas não consegue idealizar o plano motor e sua escrita é nitidamente diferente do esperado para a idade.

Considera-se que a disgrafia pode ser causada por distúrbios de motricidade, coordenação, deficiência da organização temporoespacial e erro pedagógico. Em geral as crianças que apresentam disgrafia são mais desajeitadas do ponto de vista motor e apresentam uma escrita irregular ao nível da pressão, velocidade e traçado.

As intervenções visam organizar a percepção e o controle corporal através da dissociação de movimentos, da representação mental do gesto necessário para o traço e da coordenação visuomotora. O tratamento pode ser desenvolvido por um psicomotricista, terapeuta ocupacional ou outro profissional habilitado para tal.

Abordagem do indivíduo com dificuldade de aprendizagem

A abordagem do indivíduo com dificuldade de aprendizagem deve ser iniciada a partir de uma anamnese direcionada que visa afastar os principais diagnósticos diferenciais.

Deve-se iniciar com o inquérito dos antecedentes gestacionais e neonatais, seguido da idade de aquisição dos principais marcos do desenvolvimento, com foco em atrasos de fala, dificuldade no reconhecimento de letras, fonemas e números, dificuldade em entender rimas e nos atrasos motores. Ainda neste âmbito deve-se questionar o histórico de internações, traumatismos cranianos, crises convulsivas, exposição ao chumbo, doenças preexistentes e medicações de uso habitual.

No que diz respeito aos antecedentes familiares, é importante que se questione o histórico de doenças psiquiátricas (depressão, ansiedade, autismo, TOC, transtorno afetivo bipolar, etc.) e de dificuldades acadêmicas entre os pais, irmãos e parentes próximos.

Em relação ao comportamento e desenvolvimento atual, é fundamental que se trace um perfil psicológico sumário do indivíduo (é alegre? Triste? Desatento? Muito agitado? Desafiador? Impulsivo?), seu relacionamento com outras crianças/adolescentes (tem "grandes amigos" ou apenas "colegas"?), e a presença de hábitos e comportamentos não usuais (p. ex., tiques, interesses muito restritos e profundos sobre um mesmo tema). Deve-se questionar também o padrão de sono do indivíduo (horas de sono, qualidade, roncos).

Por fim, deve ser realizado um inquérito escolar que aborde o ano que o paciente está cursando atualmente, horário das aulas, se a escola é bilíngue, como foi o processo de alfabetização, quando teve início a dificuldade de aprendizado, se a dificuldade é específica para alguma matéria ou é global e se houve algum fator importante na vida do indivíduo que precedeu esta dificuldade (p. ex., separação dos pais, mudança de escola, perda de algum ente próximo).

É importante que durante a anamnese também sejam feitos alguns questionamentos a fim de se buscar indícios da presença de um transtorno de aprendizado. Por exemplo, são sinais que devem chamar a atenção para um possível quadro de dislexia o fato de a criança ter dificuldade para compreender um texto quando ela mesma lê, mas conseguir compreende-lo se for lido por outra pessoa, dificuldade em fazer jogos de rima, dificuldade em nomear objetos. Por outro lado, sinais que chamam a atenção para uma possível disgrafia são letras com formato distorcido, espaçamento irregular das letras e das palavras, uso incorreto do lápis. Já com relação à discalculia, sintomas que devem ser questionados incluem dificuldade em ler corretamente o valor de números com muitos dígitos, memória pobre para fatos numéricos básicos e erros na formação de números (que frequentemente ficam invertidos).

Terminada a anamnese, deve-se proceder um exame físico geral, com foco no estado nutricional da criança/adolescente, força e equilíbrio e na presença de estigmas sindrômicos.

É interessante que se faça também uma avaliação sumária da leitura do indivíduo (com atenção para a fluência e trocas de fonemas), jogos de rimas, que escreva algumas frases para que se possa observar sua grafia e que realize algumas operações matemáticas e questões relativas à noção de magnitude numérica.

Terminada a avaliação inicial, o médico deve traçar suas principais hipóteses diagnósticas e solicitar exames e avaliações complementares que julgar necessários para confirmar ou descartar tais hipóteses (Quadros 24.4 e 24.5).

Uma vez se que se chegue a um diagnóstico, seja de um transtorno de aprendizado, seja de outro quadro que esteja causando dificuldade de aprendizado, o indivíduo deve receber o tratamento direcionado para tal.

QUADRO 24.4	Exames e avaliações complementares
• Hemograma, proteína total e frações: caso seja observada alteração nutricional	
• TSH e T4 livre: ante a suspeita de distúrbios da tireoide	
• Cariótipo: ante a suspeita de síndrome de Down ou síndrome de Turner	
• Nível sérico de chumbo: ante a suspeita de intoxicação por este metal	
• Eletroencefalograma: ante a suspeita de crises epilépticas	
• Polissonografia: ante a suspeita de distúrbios do sono	
• Ressonância nuclear magnética de crânio: ante a suspeita de malformações ou lesões no SNC que possam cursar com prejuízos cognitivos	
• Audiometria: ante a suspeita de alteração auditiva	
• Avaliação oftalmológica: ante a suspeita de alteração visual	
• Avaliação neuropsicológica: pode auxiliar principalmente se houver suspeita de alteração cognitiva, uma vez que faz parte desta avaliação o teste WISC, que estima o coeficiente de inteligência (QI). Além disso, também são avaliados memória, atenção, linguagem, funções visuais e motoras, planejamento e outras funções executivas	
• Avaliação fonoaudiológica: pode auxiliar caso haja suspeita de dislexia	
• Avaliação por psicomotricista ou terapeuta ocupacional: pode auxiliar caso haja suspeita de disgrafia	

QUADRO 24.5	Principais diagnósticos diferenciais que podem cursar com dificuldade de aprendizado
Fatores escolares	• Metodologia de ensino inadequada às necessidades da criança ou adolescente • Condições físicas inadequadas da sala de aula • Corpo docente despreparado
Fatores socioambientais	• Ausência de estímulo adequado no ambiente domiciliar (p. ex., pais com baixa escolaridade) • História familiar de alcoolismo, drogadição ou violência doméstica • Cobrança desproporcional por parte dos pais quanto ao desempenho acadêmico da criança/adolescente
Fatores emocionais	• Depressão • Ansiedade • Fobias • Transtorno opositor desafiador • Conduta antissocial • *Bullying*
Fatores orgânicos	• Dificuldades sensoriais (visual ou auditiva) • Comprometimento cognitivo: síndrome alcóolica fetal, anóxia neonatal, icterícia neonatal grave, infecções congênitas, retardo mental, desnutrição, malformações de sistema nervoso central • Prematuridade • Transtorno do espectro do autismo • Transtorno de déficit de atenção e hiperatividade • Distúrbios do sono • Traumatismos cranianos • Intoxicação por chumbo • Distúrbios de tireoide • Epilepsia (principalmente crises de ausência) • Doenças crônicas que levam a faltas excessivas na escola (p. ex.. fibrose cística, anemia falciforme) • Síndromes genéticas (p. ex., síndrome do X frágil, síndrome de Down, síndrome de Turner, síndrome de Williams)

Transtorno do espectro autista

O transtorno do espectro autista (TEA) foi incluído na seção dos transtornos do neurodesenvolvimento (TND) no DSM-5 a partir de 2013.

Etiologia

Os TND são um grupo de condições com início no período do desenvolvimento e manifestam-se precocemente, no período pré-escolar, caracterizando-se por déficits no desenvolvimento que acarretam prejuízos no funcionamento pessoal, social, acadêmico ou profissional. Os déficits de desenvolvimento variam desde limitações muito específicas na aprendizagem ou no controle de funções executivas até prejuízos globais em habilidades sociais ou inteligência.

As hipóteses etiológicas são multifatoriais e baseadas em fatores genéticos, biológicos e ambientais. Alguns pontos são importantes para se pensar na complexa etiologia dos TEA:

- Grande parte dos pesquisadores concorda que a genética corresponde a uma grande porção da origem da patologia.
- Crianças com irmão com TEA têm um risco elevado de desenvolver TEA.
- Algumas síndromes genéticas, como por exemplo a esclerose tuberosa e a síndrome do X frágil, têm comumente sintomas do autismo associados.
- Algumas drogas, como o ácido valproico e a talidomida, quando usadas durante a gestação, estão associadas ao TEA.
- Há evidências importantes de que os períodos críticos para o desenvolvimento do TEA ocorrem antes, durante e imediatamente após o nascimento.
- Idade avançada dos genitores aumenta o risco de TEA.

Os TEA ocorrem em todas as raças, etnias e grupos socioeconômicos, e afetam preferencialmente os meninos, numa proporção de 4,5 para cada menina afetada. A prevalência é de 14,6 por 1.000 crianças (1 em 68) para cada criança de 8 anos. As comorbidades mais comuns são a deficiência intelectual (70%), o transtorno de déficit de atenção e hiperatividade (50%) e a epilepsia (45%); além de sintomas esparsos de várias outras patologias como ansiedades, comportamentos fóbicos, apego incessante às rotinas, agressividade, oposição e desafio, descontroles emocionais, baixa tolerância à frustração, etc.

Diagnóstico

Atualmente o TEA é uma categoria diagnóstica dimensional que inclui prejuízos significativos nas esferas social, de comunicação e linguagem, e comportamental (Quadro 24.6).

QUADRO 24.6 — Critérios Diagnósticos do transtorno de espectro autista

A. Déficits persistentes na comunicação social e na interação social em múltiplos contextos, conforme manifestado pelo que segue atualmente ou por história prévia (os exemplos são apenas ilustrativos, e não exaustivos; ver o texto) – os três critérios devem estar presentes:
   1. Déficits na reciprocidade socioemocional variando, por exemplo, de abordagem social anormal e dificuldade para estabelecer uma conversa normal a compartilhamento reduzido de interesses, emoções ou afeto, a dificuldade para iniciar ou responder interações sociais
   2. Déficits nos comportamentos comunicativos não verbais usados para interação social, variando, por exemplo, de comunicação verbal e não verbal pouco integrada a anormalidade no contato visual e linguagem corporal ou déficits na compreensão e no uso de gestos, a ausência total de expressões faciais e comunicação não verbal
   3. Déficits para desenvolver, manter e compreender relacionamentos, variando, por exemplo, de dificuldade em compartilhar brincadeiras imaginativas ou em fazer amigos, a ausência de interesse por pares
   Especificar a gravidade atual: a gravidade baseia-se em prejuízos na comunicação social e em padrões de comportamento restritos e repetitivos

B. Padrões restritos e repetitivos de comportamento, interesses ou atividades, conforme manifestado por <u>pelo menos dois dos seguintes</u>, atualmente ou por história prévia (os exemplos são apenas ilustrativos, e não exaustivos; ver o texto):
   1. Movimentos motores, uso de objetos ou fala estereotipados ou repetitivos (p. ex., estereotipias motoras simples, alinhar brinquedos ou girar objetos, ecolalia, frases idiossincráticas)
   2. Insistência nas mesmas coisas, adesão inflexível a rotinas ou padrões ritualizados de comportamento verbal ou não verbal
   3. Interesses fixos e altamente restritos que são anormais em intensidade ou foco
   4. Hiper ou hiporreatividade a estímulos sensoriais ou interesse incomum por aspectos sensoriais do ambiente (p. ex., indiferença aparente à dor/temperatura, reação contrária a sons ou texturas específicas, cheirar ou tocar objetos de forma excessiva, fascinação visual por luzes ou movimento)
   Especificar a gravidade atual: a gravidade baseia-se em prejuízos na comunicação social e em padrões restritos ou repetitivos de comportamento

C. Os sintomas devem estar presentes precocemente no período do desenvolvimento (mas podem não se tornar plenamente manifestos até que as demandas sociais excedam as capacidades limitadas ou podem ser mascarados por estratégias aprendidas mais tarde na vida)

D. Os sintomas causam prejuízo clinicamente significativo no funcionamento social, profissional ou em outras áreas importantes da vida do indivíduo no presente

E. Essas perturbações não são mais bem explicadas por deficiência intelectual (transtorno do desenvolvimento intelectual) ou por atraso global do desenvolvimento. Deficiência intelectual ou transtorno do espectro autista costumam ser comorbidades; para fazer o diagnóstico de TEA e deficiência intelectual, a comunicação social deve estar abaixo do esperado para o nível geral do desenvolvimento

---

O diagnóstico do TEA é basicamente clínico, sem evidências consistentes de alterações morfológicas cerebrais evidentes. Pela Academia Americana de Pediatria, todas as crianças de 9, 18, 24 (ou 30) meses devem ser avaliadas do ponto de vista do seu neurodesenvolvimento e aos 18 e 24 meses, especificamente para o risco de desenvolvimento de TEA. No Brasil, os instrumentos utilizados para a triagem de sintomas e o diagnóstico da patologia são: Questionário para avaliação de autismo infantil (*Autism Screenning Questionnaire* – ASQ), Escala de avaliação para autismo infantil (*Childhood Autism Rating Scale* – CARS), Lista de checagem de comportamento do autismo (*Autism Behavior Checklist* – ABC), Escala para rastreamento de autismo em crianças (*Checklist for Autism in Toddlers* – CHAT e M-CHAT), Protocolo de observação para diagnóstico de autismo (*Autism Diagnostic Observation Schedule* – ADOS) e Entrevista diagnóstica para autismo revisada (*Autism Diagnostic Interview-Revised* – ADI-R).

Tratamento

O tratamento preconizado é multidisciplinar, ou seja, baseado numa equipe de profissionais que abrange principalmente a medicina, a psicologia, a psicopedagogia, a fonoaudiologia e a terapia ocupacional. Quanto mais precocemente for feito o diagnóstico e iniciadas as intervenções, melhores são os índices de prognósticos. O tratamento farmacológico tem como objetivo tratar os sintomas-alvo, fazendo parte de comorbidades bem definidas ou não.

As duas únicas medicações liberadas formalmente para o tratamento de sintomas do TEA pela *Food and Drugs Administration* (FDA) são a risperidona e o aripiprazol, ambos antipsicóticos atípicos.

Transtornos alimentares

Os transtornos alimentares (TA), em ampla acepção, compreendem: pica (P), transtorno de ruminação (TR), transtorno alimentar restritivo/evitativo (TARE), anorexia nervosa (AN), bulimia nervosa (BN), transtorno de compulsão alimentar (TCA), outro transtorno alimentar especificado (OTAE) e transtorno alimentar não especificado (TANE).

Quadro clínico e etiologia

Caracterizados como um grupo de patologias heterogêneas, têm como sintoma comum uma perturbação persistente na alimentação ou no comportamento relacionado à alimentação, acarretando um consumo ou uma absorção alterada de alimentos, comprometendo significativamente a saúde física ou o funcionamento psicossocial do indivíduo.

A etiologia dos TA é complexa e multifatorial, sendo que atualmente os focos de compreensão são a hereditariedade, os padrões fenotípicos neuropsicológicos – endofenótipos (pouca flexibilidade mental, déficits na coerência central), déficits na cognição social, traços de personalidade pré-mórbida e as comorbidades de patologias gastrointestinais e neurológicas.

Epidemiologicamente, a prevalência dos TA na adolescência é estimada em torno de 13%, sendo 0,8 a 1,7% de AN; 0,8 a 2,6% de BN; 2,3 a 3% de TCA e 5 a 23% de TARE. Em quase todas as categorias a proporção das meninas afetadas é de praticamente dez vezes maior que a dos meninos, com exceção da AN de início precoce e do TARE. De uma forma geral, o TARE tem início na transição entre primeira e segunda infâncias; a AN, no começo da adolescência e as BN e TCA, no final da adolescência e início da vida adulta.

Diagnóstico

Os diagnósticos das categorias dos TA são mutuamente excludentes, ou seja, durante um único episódio apenas um dos diagnósticos pode ser atribuído, com exceção do diagnóstico de pica, que pode acompanhar qualquer categoria. A justificativa é baseada nas diferenças específicas nos cursos clínicos, desfechos e necessidades de tratamentos. A Quinta revisão do Manual Diagnóstico e Estatístico dos Transtornos Mentais (DSM-5) associou os Transtornos da Alimentação com início na primeira infância e os Transtornos Alimentares numa só categoria e criou duas novas categorias, o TARE e o TCA (Quadros 24.7 a 24.12).

QUADRO 24.7 — Critérios diagnósticos da pica

A. Ingestão persistente de substâncias não nutritivas, não alimentares, durante um período mínimo de 1 mês

B. A ingestão de substâncias não nutritivas, não alimentares, é inapropriada ao estágio de desenvolvimento do indivíduo

C. O comportamento alimentar não faz parte de uma prática culturalmente aceita

D. Se o comportamento alimentar ocorrer no contexto de outro transtorno mental (p. ex., deficiência intelectual [transtorno do desenvolvimento intelectual], transtorno do espectro autista, esquizofrenia) ou condição médica (incluindo gestação), é suficientemente grave a ponto de necessitar de atenção clínica adicional

---

QUADRO 24.8 — Critérios diagnósticos do transtorno de ruminação

A. Regurgitação repetida de alimento durante um período mínimo de 1 mês. O alimento regurgitado pode ser remastigado, novamente deglutido ou cuspido

B. A regurgitação repetida não é atribuível a uma condição gastrointestinal ou a outra condição médica (p. ex., refluxo gastroesofágico, estenose do piloro)

C. A perturbação alimentar não ocorre exclusivamente durante o curso de anorexia nervosa, bulimia nervosa, transtorno de compulsão alimentar ou transtorno alimentar restritivo/evitativo

D. Se os sintomas ocorrerem no contexto de outro transtorno mental (p. ex., deficiência intelectual [transtorno do desenvolvimento intelectual] ou outro transtorno do neurodesenvolvimento), eles são suficientemente graves para justificar atenção clínica adicional

QUADRO 24.9 — Critérios diagnósticos para transtorno alimentar restritivo/evitativo

A. Uma perturbação alimentar (p. ex., falta aparente de interesse na alimentação ou em alimentos; esquiva baseada nas características sensoriais do alimento; preocupação acerca de consequências aversivas alimentares) manifestada por fracasso persistente em satisfazer as necessidades nutricionais e/ou energéticas apropriadas associada a um (ou mais) dos seguintes aspectos:
1. Perda de peso significativa (ou insucesso em obter o ganho de peso esperado ou atraso de crescimento em crianças)
2. Deficiência nutricional significativa
3. Dependência de alimentação enteral ou suplementos nutricionais orais
4. Interferência marcante no funcionamento psicossocial

B. A perturbação não é mais bem explicada por indisponibilidade de alimento ou por uma prática culturalmente aceita

C. A perturbação alimentar não ocorre exclusivamente durante o curso de anorexia nervosa ou bulimia nervosa, e não há evidência de perturbação na maneira como o peso ou a forma corporal é vivenciada

D. A perturbação alimentar não é atribuível a uma condição médica concomitante ou mais bem explicada por outro transtorno mental. Quando a perturbação alimentar ocorre no contexto de uma outra condição ou transtorno, sua gravidade excede a habitualmente associada à condição ou ao transtorno e justifica atenção clínica adicional

QUADRO 24.11 — Critérios diagnósticos para bulimia nervosa

A. Episódios recorrentes de compulsão alimentar. Um episódio de compulsão alimentar é caracterizado pelos seguintes aspectos:
1. Ingestão, em um período de tempo determinado (p. ex., dentro de cada período de 2 horas), de uma quantidade de alimento definitivamente maior do que a maioria dos indivíduos consumiria no mesmo período sob circunstâncias semelhantes
2. Sensação de falta de controle sobre a ingestão durante o episódio (p. ex., sentimento de não conseguir parar de comer ou controlar o quê e o quanto está ingerindo)

B. Comportamentos compensatórios inapropriados recorrentes, a fim de impedir o ganho de peso, como vômitos autoinduzidos; uso indevido de laxantes, diuréticos ou outros medicamentos; jejum; ou exercício em excesso

C. A compulsão alimentar e os comportamentos compensatórios inapropriados ocorrem, em média, no mínimo uma vez por semana durante 3 meses

D. A autoavaliação é indevidamente influenciada pela forma e pelo peso corporais

E. A perturbação não ocorre exclusivamente durante episódios de anorexia nervosa
- Leve: Média de 1 a 3 episódios de comportamentos compensatórios inapropriados por semana
- Moderada: Média de 4 a 7 episódios de comportamentos compensatórios inapropriados por semana
- Grave: Média de 8 a 13 episódios de comportamentos compensatórios inapropriados por semana
- Extrema: Média de 14 ou mais comportamentos compensatórios inapropriados por semana

QUADRO 24.10 — Critérios diagnósticos para anorexia nervosa

A. Restrição da ingesta calórica em relação às necessidades, levando a um peso corporal significativamente baixo no contexto de idade, gênero, trajetória do desenvolvimento e saúde física. Peso significativamente baixo é definido como um peso inferior ao peso mínimo normal ou, no caso de crianças e adolescentes, menor do que o minimamente esperado

B. Medo intenso de ganhar peso ou de engordar, ou comportamento persistente que interfere no ganho de peso, mesmo estando com peso significativamente baixo

C. Perturbação no modo como o próprio peso ou a forma corporal são vivenciados, influência indevida do peso ou da forma corporal na autoavaliação ou ausência persistente de reconhecimento da gravidade do baixo peso corporal atual
- Tipo restritivo: Durante os últimos 3 meses, o indivíduo não se envolveu em episódios recorrentes de compulsão alimentar ou comportamento purgativo. Esse subtipo descreve apresentações nas quais a perda seja conseguida essencialmente por meio de dieta, jejum e/ou exercício físico
- Tipo compulsão alimentar purgativa: Nos últimos 3 meses, o indivíduo se envolveu em episódios recorrentes de compulsão alimentar purgativa (vômitos autoinduzidos ou uso indevido de laxantes, diuréticos, enemas)
  - Leve: IMC ≥ 17 kg/m2
  - Moderada: IMC 16-16,99 kg/m2
  - Grave: IMC 15-15,99 kg/m2
  - Extrema: IMC < 15 kg/m2

QUADRO 24.12 — Critérios diagnósticos para transtorno de compulsão alimentar

A. Episódios recorrentes de compulsão alimentar. Um episódio de compulsão alimentar é caracterizado pelos seguintes aspectos:
1. Ingestão, em um período determinado (p. ex., dentro de cada período de 2 horas), de uma quantidade de alimento definitivamente maior do que a maioria das pessoas consumiria no mesmo período sob circunstâncias semelhantes
2. Sensação de falta de controle sobre a ingestão durante o episódio (p. ex., sentimento de não conseguir parar de comer ou controlar o quê e o quanto está ingerindo)

B. Os episódios de compulsão alimentar estão associados a três (ou mais) dos seguintes aspectos:
1. Comer mais rapidamente do que o normal
2. Comer até se sentir desconfortavelmente cheio
3. Comer grandes quantidades de alimento na ausência da sensação física de fome
4. Comer sozinho por vergonha do quanto está comendo
5. Sentir-se desgostoso de si mesmo, deprimido ou muito culpado em seguida

C. Sofrimento marcante em virtude da compulsão alimentar

D. Os episódios de compulsão alimentar ocorrem, em média, ao menos uma vez por semana durante 3 meses

E. A compulsão alimentar não está associada ao uso recorrente de comportamento compensatório inapropriado, como na bulimia nervosa, e não ocorre exclusivamente durante o curso de bulimia nervosa ou anorexia nervosa

O diagnóstico dos TA é basicamente clínico, tendo em vista as avaliações clínicas geral e psiquiátrica, entrevistas com a família e a aplicação de instrumentos de triagem e diagnósticos. O diagnóstico precoce, propiciando intervenções precoces, é a chave para o sucesso no tratamento.

Para que isso ocorra, a existência de uma equipe multiprofissional composta por pediatras, psiquiatras, psicólogos, nutricionistas e enfermeiros é fundamental.

Tratamento

O tratamento farmacológico tem como objetivo duas situações específicas: as comorbidades psiquiátricas (transtornos de ansiedade, transtorno obsessivo-compulsivo, transtorno depressivo maior, abusos de substâncias químicas, comportamento de automutilação, labilidade emocional importante) e o controle dos sintomas alimentares compulsivos e purgativos. A classe farmacológica preferencial é a dos antidepressivos inibidores seletivos de recaptação de serotonina (ISRS), sendo a fluoxetina a principal escolha. Outra abordagem é a dos antipsicóticos atípicos, dentre eles a risperidona e a olanzapina. Para o tratamento farmacológico do TARE, uma droga considerada é a cipro-heptadina, um agente anti-histamínico com alguma ação nos receptores serotoninérgicos.

Distúrbios do sono

Parassonias

As parassonias são fenômenos verbais ou motores que surgem no sono ou na transição vigília-sono. Manifestam-se por movimentos ou comportamentos anormais, fenômenos sensórios, sonhos e atividade automática. Quando há uma ruptura da transição entre os estados de sono e vigília podem advir as parassonias. Elas são classificadas como parassonias do sono não REM (NREM) e parassonias do sono REM. Durante o sono NREM podem ocorrer o sonambulismo, despertar confusional e terror noturno. Em crianças e adolescentes, as parassonias do sono REM são distúrbio dos pesadelos ou paralisia do sono recorrente isolada. As características clínicas, o exame físico e os achados polissonográficos são essenciais para o diagnóstico diferencial das parassonias.

O despertar confusional comumente se manifesta entre os 2 aos 5 anos. Caracteriza-se pelo paciente estar restrito à cama, observando o ambiente de maneira confusa. O sonambulismo manifesta-se geralmente entre 6 e 16 anos. Em geral, a criança levanta da cama e caminha pela casa sem destino definido. A criança pode apresentar movimento simples (balançar os braços) ou complexo (abrir o armário e arrumar a mochila). Após o episódio, a criança pode acordar ou retornar para a cama e continuar a dormir. O terror noturno geralmente se manifesta entre os 4 a 12 anos. A criança chora ou grita, apresenta sintomas autonômicos intensos (taquicardia, taquipneia, rubor, sudorese) e o observador tem a impressão de medo. Na maioria dos casos não ocorre deambulação.

Em todos os eventos de parassonia a criança não responde adequadamente aos estímulos, dificilmente é acordada e, quando o é, mostra-se confusa, sem se lembrar do que ocorreu. Presença de estresse, dormir em locais diferentes do habitual e privação do sono (horários inadequados de sono, viagem, febre, doenças) podem precipitar esses eventos. Quadros típicos de parassonia manifestam-se no primeiro terço da noite, menos de três vezes por noite, duram vários minutos, apresentam vocalização complexa, têm apresentações diferentes a cada dia e a criança não se lembra do evento pela manhã. A presença de quadros atípicos levanta a suspeita de epilepsia.

O manejo de crianças com parassonias inclui estabelecer horários adequados e regulares de dormir e acordar, proteger o ambiente (grades, cercas) e orientação da família. Em raros casos, quando os eventos são frequentes e provocam sintomas diurnos, é necessário o uso de medicações (clonazepan).

As parassonias do sono REM são menos comuns em crianças e adolescentes. Os distúrbios dos pesadelos são caracterizados por sonhos vívidos e prolongados, que progressivamente se tornam mais complexos e amedrontadores, terminando com um despertar e lembrança detalhada do conteúdo do sonho. Esses episódios são mais frequentes na síndrome pós-traumática e estresse psicológico por catástrofes. Os pesadelos podem ser induzidos por betabloqueadores, L-dopa e inibidores da acetilcolinesterase ou por suspensão abrupta de medicações que suprimem o sono REM (antidepressivos tricíclicos ou inibidores da recaptação da serotonina). O diagnóstico é iminentemente clínico e não necessita de exames subsidiários. O manejo de pacientes com distúrbio de pesadelos inclui orientação, assegurar que não existe doença grave e suporte psicológico. Quando existe uma medicação que induziu o evento, procura-se modificar horário e doses dessa. Em situações graves e não responsivas, pode-se administrar medicações que suprimem o sono REM.

A paralisia recorrente isolada é a incapacidade de se mexer ao acordar, correspondendo à falta de função motora ao acordar. Há relato de um despertar amedrontador, em que se vivencia paralisia dos músculos esqueléticos, com exceção dos músculos oculares e respiratórios, mas com consciência intacta. Esses episódios duram minutos e melhoram espontaneamente ou com estímulo externo. Os episódios podem ser precipitados por privação de sono. Acredita-se que existe uma disfunção do mecanismo de controle da atonia do sono REM. Deve-se assegurar para as famílias que esse é um distúrbio benigno, promover hábitos regulares de iniciar e terminar o sono e evitar privação de sono.

Insônia Comportamental

A insônia comportamental ocorre em 10 a 30% das crianças pré-escolares. Os pais relatam dificuldade da criança em adormecer e/ou manter o sono. Em geral, os pais despendem muito tempo para ajudar a criança a iniciar o sono no começo da noite. Os despertares noturnos geralmente são prolongados e necessitam da intervenção dos pais. Quando esses eventos são diários e frequentes, levam a sintomas diurnos (sonolência, irritabilidade, problemas de concentração) nos pais e na criança. Esses problemas de sono podem ser classificados em dois tipos: distúrbio de associação ou distúrbio de falta de limites.

O distúrbio de associação acomete crianças entre 6 meses a 3 anos de idade. Ocorre em crianças que são colocadas no berço dormindo, após mamar e/ou serem embaladas. Após 3 horas de sono despertam, choram e os pais voltam a pegá-las no colo até que adormeçam novamente. Esses eventos se repetem diversas vezes no decorrer da madrugada. Algumas condições são necessárias para a criança adormecer no horário de dormir e voltar a adormecer após cada despertar que normalmente ocorre no decorrer da noite. Associações positivas são condições que a criança pode prover para si mesma (chupeta, bicho de pelúcia), ao passo que associações negativas necessitam de assistência de outra pessoa (mamadeira, embalar). As associações negativas também incluem estímulos externos (TV, carrinho, cadeirinha de carro) ou situações diferentes (cama dos pais, andar de carro). É normal que as crianças despertem de três a seis vezes por noite, porém, se qualquer dessas condições estiver presente no início do sono, ela será necessária novamente em cada despertar. Em outras palavras, uma criança que necessita que um dos pais a embale ou a alimente no horário de dormir também necessitará que um dos pais a embale e/ou a alimente para que retorne a adormecer após cada despertar noturno.

O distúrbio da falta de limites acomete crianças acima de 3 anos de idade. Apresenta-se como esquiva ou recusa de ir para a cama no horário de dormir. A recusa caracteriza-se por não ficar pronto para dormir, não ir para a cama ou não ficar na cama. Por outro lado, a esquiva é uma tentativa de prorrogar o horário de dormir. As táticas de esquiva incluem diversos pedidos (sede, banheiro, mais um beijo de boa-noite) ou atividades adicionais no horário de dormir (ver TV, ler mais uma história). Uma vez que a criança adormece, a qualidade do sono é normal e eles tendem a ter poucos despertares. No entanto, crianças com o distúrbio da falta de limites costumam ter um tempo de sono mais curto (30 a 60 minutos).

Os pais dessas crianças geralmente colocam pouco ou nenhum limite no comportamento de seus filhos. Por exemplo, pais que deixam que a criança determine o horário de dormir ou permitem que durmam assistindo TV no quarto dos pais, prolongando o tempo para início do sono. Outra situação ocorre com pais que estabelecem limites imprevisíveis e irregulares, enviando mensagens confusas para a criança. Isso resulta na manutenção ou no aumento dos comportamentos indesejáveis. Uma forma de descobrir se o comportamento dos pais está contribuindo para a dificuldade da criança dormir é perguntar se a criança tem dificuldade de adormecer em outros locais (escola, creche, casa da avó) ou se a criança dorme espontaneamente no horário de dormir, mas em local indesejado (quarto dos pais, vendo TV).

As terapias alternativas ou medicamentosas podem ter um bom resultado na primeira semana, mas raramente têm efeito prolongado. Para que o tratamento seja adequado é importante seguir alguns preceitos mínimos:

- As crianças necessitam de horário de dormir e horários diurnos regulares e apropriados para a idade.
- A rotina para o horário de dormir deve ser curta e agradável, sempre se direcionando para a cama.
- As crianças necessitam aprender a adormecer sozinhas no próprio berço ou cama.

O horário ideal para uma criança (< 12 anos) dormir é entre 19:00 e 20:30 horas. O horário de dormir não deve variar entre dias de semanas e fins de semana. As sonecas diurnas são essenciais para a criança. Quando a criança perde uma soneca, ela tende a ficar mais exausta, dificultando em mantê-la calma no horário de dormir noturno. Se a criança adormece após 21:00 horas, pode-se utilizar uma tática para antecipar o horário de dormir. Consiste em antecipar o horário de dormir em 15 minutos a cada 3 dias até chegar no horário desejado.

É importante realizar atividades calmas e relaxantes 1 hora antes do início do sono. Pular e correr, assim como usar eletroeletrônicos (TV, rádio, celular, tablete) é altamente estimulante. Esses últimos emitem luz em quantidade suficiente para inibir a secreção da melatonina, o hormônio indutor do sono.

A rotina na hora de dormir é essencial, tanto para dormir como para outras atividades (lazer, alimentação). As rotinas são a chave para a vida da criança. Quando as crianças sabem o que esperar, são mais capazes de mudar de uma atividade para outra. A rotina deve ser curta e agradável, não mais do que 20 minutos, e deve sempre se mover em direção ao quarto da criança. Por exemplo: lanche na cozinha, banho e escovar os dentes no banheiro, colocar pijamas e ler uma história no quarto da criança. Então, deve-se desligar a luz, dizer boa noite e sair do quarto. Se nesse momento a criança conseguir adormecer na cama sozinha, o comportamento irá se generalizar para o restante da noite em aproximadamente 2 semanas. Para ajudar nesse momento de separação existem diversos métodos comportamentais que auxiliam a criança a adormecer sozinha: extinção, extinção gradativa, rotinas positivas, visitas breves e desmame da presença materna. Está comprovado que as medidas comportamentais para a insônia em crianças são efetivas e duradouras.

Síndrome da apneia obstrutiva do sono

A síndrome da apneia obstrutiva do sono (SAOS) é caracterizada por aumento da resistência e obstrução periódica das vias aéreas superiores durante o sono, levando à hipóxia e hipercapnia intermitentes e a interrupções do sono. Se a SAOS não for adequadamente tratada pode levar a sérias complicações, como: sonolência excessiva diurna, hiperatividade, déficit de atenção, déficit de aprendizagem, prejuízo do crescimento, hipertensão arterial sistêmica e pulmonar. Crianças e adolescentes com SAOS apresentam maior frequência de visitas aos serviços de emergência, pior qualidade de vida e têm maior risco de morte.

A SAOS não se origina de uma única causa, mas da interação de diversos fatores: alterações da estrutura craniofacial, aumento do tecido linfoide da faringe, inflamação das vias aéreas superiores e ineficiência dos reflexos neuromusculares. Durante o sono, quando os mecanismos compensatórios da vigília inexistem, as vias aéreas colabam intermitentemente. Isso leva a hipóxia, hipercapnia, ativação simpática e despertar do sono.

Os principais fatores de risco da SAOS são hipertrofia adenotonsilar, obesidade, malformações craniofaciais, doenças neuromusculares, prematuridade, síndromes genéticas, raça negra e afecções crônicas de vias aéreas (rinite alérgica, asma). Qualquer fator que obstrua a luz das vias aéreas superiores ou reduza o tônus da musculatura da faringe é potencialmente de risco para SAOS.

As crianças e adolescentes com SAOS apresentam durante o sono ronco alto e frequente (> quatro vezes por semana), desconforto respiratório, pausas respiratórias, ronco ressuscitativo, movimento paradoxal da caixa torácica, cianose, sudorese profusa, enurese e sono agitado. Durante o dia podem apresentar respiração oral, obstrução nasal, cefaleia matinal, dificuldade de acordar pela manhã, dormir em locais inadequados, humor lábil, hiperatividade e falta de atenção. O exame físico pode evidenciar fácies adenoideana, palato ogival, hipoplasia maxilar, micro ou retrognatia, desvio de septo, hipertrofia de conchas nasais, hipertrofia de amígdalas, espaço retrofaríngeo diminuído e macroglossia.

O diagnóstico da SAOS é baseado em suspeita clínica, história, exame físico e confirmação através da polissonografia (PSG). A PSG pode ser realizada em crianças de qualquer idade e monitora diversas variáveis neurofisiológicas e cardiovasculares: eletroencefalograma, eletro-oculograma, eletromiograma submentoniano e tibial, medidas de fluxo aéreo oral e nasal, medida de esforço respiratório torácico e abdominal, medida da saturação percutânea de oxigênio (SpO_2) e do gás carbônico exalado ($P_{ET}CO_2$), posição no leito, microfone para registro de ronco, gravação de áudio e vídeo. Os critérios para estadiamento do sono e eventos respiratórios são distintos daqueles utilizados nos adultos. O diagnóstico polissonográfico da SAOS é feito quando o índice de apneia obstrutiva (apneias obstrutivas + apneias mistas/tempo de sono) for maior que um evento/hora de sono e houver dessaturação da oxiemoglobina (< 92%) e/ou retenção de gás carbônico (pico do $P_{ET}CO_2 \geq 53$ mmHg).

O tratamento inicial da SAOS em crianças e adolescentes é a adenotonsilectomia, independentemente do fator de risco. Crianças com idade maior que 7 anos, obesidade, asma, índice de apneia-hipopneia obstrutiva elevado, síndromes genéticas ou alterações craniofaciais podem persistir com SAOS a despeito da cirurgia. Então, outras opções de tratamento são necessárias: perda de peso, fonoterapia, corticosteroide nasal, distração maxilar rápida, distração osteogênica de mandíbula, CPAP (pressão positiva em vias aéreas) e traqueostomia. A indicação desses tratamentos está na dependência de situações específicas.

Conceitos-chave

- O TDAH é o transtorno comportamental mais frequente na infância (prevalência em torno de 5% da população infanto-juvenil).

- O TDAH é caracterizado por um padrão persistente de desatenção e/ou hiperatividade e impulsividade mais frequente e grave do que aquele tipicamente observado em indivíduos em nível equivalente de desenvolvimento.

- Os mecanismos pelos quais o TDAH se instala ainda não são totalmente compreendidos, porém acredita-se haver uma interação entre fatores genéticos e ambientais, com uma provável disfunção das atividades dopaminérgica e noradrenérgica cerebrais, principalmente em determinadas regiões do cérebro, como o córtex pré-frontal, striatum e o cerebelo.

- O diagnóstico de TDAH é baseado nos critérios de sistemas classificatórios, como o DSM.

- As medicações estimulantes são as drogas de escolha no tratamento do TDAH.

- A dificuldade de aprendizado nem sempre tem como causa um transtorno de aprendizado.

- Fatores relacionados à escola, à família, fatores emocionais e transtornos orgânicos podem cursar com dificuldade de aprendizado.

SEÇÃO 2 ▪ PEDIATRIA CLÍNICA (OU PRINCIPAIS AFECÇÕES PEDIÁTRICAS)

- Os transtornos de aprendizado compreendem uma inabilidade específica, como de leitura (dislexia), escrita (disgrafia) ou matemática (discalculia), em indivíduos que apresentam uma *performance* significativamente abaixo do esperado para seu nível de desenvolvimento, escolaridade e capacidade intelectual.
- O TEA é uma das duas categorias nas quais a palavra espectro foi formalmente utilizada no DSM-5, oficializando assim a dimensão do autismo infantil. As demais categorias do DSM-IV foram retiradas do manual.
- As hipóteses etiológicas são multifatoriais, baseadas em fatores genéticos, biológicos e ambientais.
- O TEA tem uma prevalência de 1% na população geral.
- O êxito no tratamento do TEA se baseia inteiramente no diagnóstico e em intervenções de forma precoce.
- Os TA constituem uma dimensão diagnóstica composta por patologias heterogêneas, tendo como sintoma comum uma perturbação persistente na alimentação ou no comportamento relacionado à alimentação.
- O DSM-5 associou os transtornos da alimentação com início na primeira infância e os transtornos alimentares numa só categoria, além de criar duas novas, o TARE e o TCA.
- Os TA têm uma prevalência de 13% na adolescência e as meninas têm uma incidência dez vezes maior que os meninos.
- O diagnóstico dos TA é basicamente clínico, sendo que a precocidade nas intervenções é chave para o sucesso no tratamento.
- O tratamento para os TA é multidisciplinar, englobando vários profissionais da área da saúde.
- As parassonias são fenômenos verbais ou motores benignos, de incidência familiar, que raramente necessitam de intervenção medicamentosa.
- A insônia comportamental é altamente prevalente em crianças pré-escolares e tem grande impacto na saúde da criança e dos pais. O tratamento é baseado em orientação sobre higiene do sono e terapias comportamentais.
- A apneia obstrutiva do sono pode estar presente em crianças que apresentam ronco frequente. Se não for tratada, levará a complicações do crescimento, desenvolvimento e cardiovasculares.
- O diagnóstico da apneia obstrutiva do sono depende de história clínica e do estudo do sono.
- Muitas das crianças com apneia obstrutiva do sono melhoram com a adenotonsilectomia. Se persistir, pode-se usar corticosteroides nasais, inibidores do leucotrieno, ortodontia e pressão positiva em vias aéreas (CPAP).

Questões

1. Quais fatores estão relacionados com a etiologia do TDAH?
2. Em que se baseia o diagnóstico de TDAH? Quais são os critérios para o diagnóstico?
3. Quais as características mais importantes dos transtornos de aprendizado (dislexia, discalculia e disgrafia)?
4. Que tipos de afecções podem cursar com dificuldade de aprendizado e não configuram transtornos de aprendizado?
5. Como é feito o diagnóstico de TEA?
6. O número de casos de TEA está aumentando no mundo?
7. Como é realizado o tratamento do TEA?
8. Como podemos pensar na etiologia e no diagnóstico dos TA?
9. Como ocorre o tratamento dos TA?
10. Quais são as diferenças entre terror noturno e despertar confusional?
11. Quais são as características do distúrbio de associação?

12. Que tipo complicações pode ocorrer em crianças com apneia obstrutiva do sono?

13. As complicações cardiovasculares podem estar presentes em:

   A) Terror noturno.

   B) Bulimia.

   C) Espectro autista.

   D) Síndrome da apneia obstrutiva do sono.

BIBLIOGRAFIA CONSULTADA

- A 14-month randomized clinical trial of treatment strategies for attention-deficit/hyperactivity disorder. The MTA Cooperative Group. Multimodal Treatment Study of Children with ADHD. Arch Gen Psychiatry. 1999 Dec;56(12):1073-86.
- APA. Manual Diagnóstico e Estatístico de Transtornos Mentais. 5ª ed. Porto Alegre: Artmed; 2014.
- Bulik CM, Berkman ND, Brownley KA, Sedway JA, Lohr KN. Anorexia nervosa treatment: a systematic review of randomized controlled trials. Int J Eat Disord. 2007;40(4):310-20.
- Christensen DL, Jon Baio EDS, Naardeen Braun KV. Prevalence and Characteristics of Autism Spectrum Disorder Among Children Aged 8 Years — Autism and Developmental Disabilities Monitoring Network, 11 Sites, United States, 2012. Surveillance Summaries. 2016;65(3);1-2.
- Christensen J, Grønborg TK, Sørensen MJ, Schendel D, Parner ET, Pedersen LH, et al. Prenatal valproate exposure and risk of autism spectrum disorders and childhood autism. JAMA. 2013;309(16):1696-1703.
- DeFilippis M, Wagner KD. Treatment of Autism Spectrum Disorder in Children and Adolescents. Psychopharmacol Bull. 2016 Aug 15;46(2):18-41.
- DiGuiseppi C, Hepburn S, Davis JM, Fidler DJ, Hartway S, Lee NR, et al. Screening for autism spectrum disorders in children with Down syndrome. J Dev Behav Pediatr. 2010;31:181-191.
- Durkin MS, Maenner MJ, Newschaffer CJ, Lee LC, Cunniff CM, Daniels JL, et al. Advanced parental age and the risk of autism spectrum disorder. Am J Epidemiol. 2008;168(11):1268-1276.
- Feldman HM, Reiff MI. Clinical practice. Attention deficit-hyperactivity disorder in children and adolescents. N Engl J Med. 2014 Feb 27;370(9):838-46. doi: 10.1056/NEJMcp1307215. Review. Erratum in: N Engl J Med. 2015 Jan 8;372(2):197.
- Gardener H, Spiegelman D, Buka SL. Perinatal and neonatal risk factors for autism: a comprehensive meta-analysis. Pediatrics. 2011;128(2):344-355.
- Hagman J, Gralla J, Sigel E, et al. A double-blind, placebo-controlled study of risperidone for the treatment of adolescents and young adults with anorexia nervosa: a pilot study. J Am Acad Child Adolesc Psychiatry. 2011;50:915-24.
- Handler SM, Fierson WM, Section on Ophthalmology; Council on Children with Disabilities; American Academy of Ophthalmology; American Association for Pediatric Ophthalmology and Strabismus; American Association of Certified Orthoptists. Learning disabilities, dyslexia, and vision. Pediatrics. 2011 Mar;127(3):e818-56. doi: 10.1542/peds.2010-3670. Review. PubMed PMID: 21357342.
- Hopkins B, Glaze D. Disorders of arousal in children. Pediatr Ann. 2008;37(7):481-7.
- Huquet G, Ey E, Bourgeron T. The genetic landscapes of autism spectrum disorders. Annu Re Genomics Hum Genet. 2013;14:191-213.
- Kafantaris V, Leigh E, Hertz S, et al. A placebo-controlled pilot study of adjunctive olanzapine for adolescents with anorexia nervosa. J Child Adolesc Psychopharmacol. 2011;21:207-12.
- Kirino E. Efficacy and safety of aripiprazole in child and adolescent patients. Eur Child Adolesc Psychiatry. 2012 Jul;21(7):361-8.
- Mairs R, Nicholls D. Assessment and treatment of eating disorders in children and adolescentes. Arch Dis Child. 2016;0:1-8.
- Marcus CL, Brooks LJ, Draper KA, Gozal D, Halbower AC, Jones J, et al. Diagnosis and Management of Childhood Obstructive Sleep Apnea Syndrome. Pediatrics. 2012;130:576-584.
- Matson JL, Goldin LR. Comorbidity and autism: Trends, topics and future directions. Research in Autism Spectrum Disorders. 2013;7:1228-1233.
- Owens JA, Mindell JA. A Clinical Guide to Pediatric Sleep: Diagnosis and Management of Sleep Problems. Philadelphia: Lippincott Williams & Wilkins; 2010.
- Pratt HD, Patel DR. Learning disorders in children and adolescents. Prim Care. 2007 Jun;34(2):361-74; abstract viii. Review. PubMed PMID: 17666232.
- Rosenberg RE, Law JK, Yenokyan G, McGready J, Kaufmann WE, Law PA. Characterisitics and concordance of autism spectrum disorders among 277 twin pairs. Arch Pediatr Adolesc Med. 2009;163(10):907-914.
- Sant'Anna AM, Hammes PS, Porporino M, et al. Use of cyproheptadine in young children with feeding difficulties and poor growth in a pediatric feeding program. J Pediatr Gastroenterol Nutr. 2014;59:674-8.
- Sheldon SH, Ferber R, Kryger MH, Gozal D. Principles and Practice of Pediatric Sleep Medicine. Philadelphia: Elsevier Inc.; 2014.
- Smink FR, van Hoeken D, Oldehinkel AJ, et al. Prevalence and severity of DSM-5 eating disorders in a community cohort of adolescents. Int J Eat Disord. 2014;47:610-19.
- Spence SJ, Schneider MT. The Role of Epilepsy and Epileptiform EEGs in Autism Spectrum Disorders. Pediatr Res. 2009 Jun;65(6):599-606.
- Stice E, Marti CN, Rohde P. Prevalence, incidence, impairment, and course of the proposed DSM-5 eating disorder diagnoses in an 8-year prospective community study of young women. J Abnorm Psychol. 2013;122:445-57.
- Strömland K, Nordin V, Miller M, Akerström B, Gillberg C. Autism in thalidomide embryopathy: a population study. Dev Med Child Neurol. 1994;36(4):351-356.
- Sumi S, Taniai H, Miyachi T, Tanemura M. Sibling risk of pervasive developmental disorder estimated by means of an epidemiologic survey in Nagoya, Japan. J Hum Genet. 2006;51:518-522.

530 SEÇÃO 2 ▪ PEDIATRIA CLÍNICA (OU PRINCIPAIS AFECÇÕES PEDIÁTRICAS)

- Treasure J, Stein D, Maguire S. Has the time come for a staging model to map the course of eating disorders from high risk to severe enduring illness? An examination of the evidence. Early Interv Psychiatry. 2015;9:173-84.
- Wolraich M, Brown L, Brown RT, DuPaul G, Earls M, Feldman HM, et al.; Subcommittee on Attention-Deficit/Hyperactivity Disorder; Steering Committee on Quality Improvement and Management. ADHD: clinical practice guideline for the diagnosis, evaluation, and treatment of attention-deficit/hyperactivity disorder in children and adolescents. Pediatrics. 2011 Nov;128(5):1007-22. doi: 10.1542/peds.2011-2654.
- Zecavati N, Spence SJ. Neurometabolic disorders and dysfunction in autism spectrum disorders. Curr Neurol Neurosci Rep. 2009;9(2):129-136.

Respostas

1) Os fatores etiológicos que levam ao TDAH ainda não são totalmente compreendidos, porém acredita-se haver uma interação entre fatores genéticos (p. ex., genes relacionados a neurotransmissores) e ambientais (p. ex., exposição pré-natal a álcool, cocaína e nicotina), com uma provável disfunção das atividades dopaminérgica e noradrenérgica cerebrais, principalmente em determinadas regiões do cérebro, como o córtex pré-frontal, *striatum* e cerebelo.

2) O diagnóstico de TDAH é fundamentalmente clínico e se baseia em critérios de sistemas classificatórios, como o "Manual de Diagnósticos e Estatísticas de Transtornos Mentais" (DSM).

- O indivíduo deve apresentar ao menos seis dos nove sintomas de desatenção e/ou ao menos seis dos nove sintomas de hiperatividade/impulsividade.

- Os sintomas devem se iniciar antes dos 12 anos de idade.

- Os sintomas devem estar presentes em mais de um ambiente (casa, escola, outras atividades).

- Deve haver evidências claras de que esses sintomas causam comprometimento no funcionamento social ou no desempenho acadêmico.

- Esses sintomas não devem ser justificados pela ocorrência de outros transtornos, como depressão, ansiedade, etc.

3) Dislexia: dificuldade no reconhecimento adequado e fluente das palavras, na capacidade de soletrar e em outras funções relacionadas à decodificação fonológica. Devemos suspeitar de dislexia quando a criança/adolescente apresenta dificuldade para compreender um texto quando ela mesma lê, mas consegue compreendê-lo se for lido por outra pessoa; tem dificuldade em fazer jogos de rima e em nomear objetos. Discalculia: dificuldade em adquirir proficiência em matemática, a despeito de inteligência, oportunidade escolar, fatores emocionais e motivação adequada. Devemos suspeitar de discalculia quando a criança/adolescente apresenta dificuldade para ler e formar corretamente números com multidígitos, memória pobre para fatos numéricos básicos, dificuldade de transportar números para local adequado na realização de cálculos e dificuldade em lidar com a magnitude numérica. Disgrafia: alteração da escrita normalmente ligada a problemas perceptivo-motores. Em geral as crianças que apresentam disgrafia são mais desajeitadas do ponto de vista motor e apresentam uma escrita irregular ao nível da pressão, velocidade e traçado.

4) Entre os fatores que podem estar envolvidos na gênese da dificuldade escolar, podemos citar fatores relacionados à escola (p. ex., metodologia inadequada, condições físicas inadequadas, corpo docente despreparado), à família (p. ex., falta de estímulo ou suporte para os estudos, violência doméstica), fatores emocionais (p. ex., depressão, ansiedade) e transtornos orgânicos (p. ex., alterações visuais ou aditivas, TDAH, comprometimento cognitivo, distúrbios da tireoide, etc.).

5) O diagnóstico de TEA é basicamente clínico, ou seja, em consonância com o quadro descrito pelo DSM-5, inclusive com as suas definições quanto às gravidades. Hoje, no Brasil, utilizam-se alguns instrumentos para auxiliar no diagnóstico (*screenning* ou escalas diagnósticas) conjuntamente com a avaliação neuropsicológica.

6) O que tem aumentado no mundo, inclusive no Brasil, é o número de profissionais capacitados para a realização do diagnóstico de TEA, dentre eles, os pediatras, os neurologistas e os próprios psiquiatras. Os profissionais da equipe multiprofissional também se tornaram especialistas, inclusive os psicólogos, os fonoaudiólogos e os terapeutas ocupacionais. A prevalência de TEA no mundo tem variado de 1 a 3%.

7) O tratamento médico é baseado na coordenação e organização da equipe multidisciplinar e na contenção dos sintomas-alvo (desde os desafiantes até os das comorbidades específicas). A principal especialidade psicológica utilizada é a análise do comportamento aplicada (ABA – *Applied Behavior Analysis*), além de várias técnicas fonoaudiológicas e de terapia ocupacional.

8) A etiologia dos TA é devida a inúmeros fatores associados a uma suscetibilidade genética importante. Atualmente, os fatores vão desde personalidade pré-mórbida e comorbidades gastrointestinais e neurológicas até padrões neuropsicológicos estabelecidos. O diagnóstico é essencialmente clínico. Não existem exames específicos para a detecção desse grupo de patologias.

9) O tratamento é multifatorial e envolve vários profissionais de saúde. O tratamento farmacológico é baseado em dois objetivos: as comorbidades psiquiátricas e o controle dos comportamentos alimentares purgativos e compulsivos. Os ISRS são as principais drogas de escolha.

10)

	Despertar Confusional	*Terror Noturno*
Grito		+++++
Ativação autonômica	+	++++
Atividade motora		+
Duração (min)	0,5-10	1-10

11) Idade de 6 meses a 3 anos. Início do sono associado com intervenção dos pais: mamadeira, seio materno, embalar, colo, carrinho, etc.

12) Sonolência excessiva diurna, hiperatividade, déficit de atenção, transtornos de aprendizado, prejuízo do crescimento, hipertensão arterial sistêmica e pulmonar, as complicações cardiovasculares podem estar presentes em:

13) D

Doenças Dermatológicas

■ Selma Hélène

Introdução

Neste capítulo serão tratatadas as principais doenças dermatológicas que acometem crianças e adolescentes.

Abordaremos desde afecções frequentes e de baixa complexidade, como dermatoses neonatais, dermatite seborreica e acne, até afecções graves, como a síndrome de Stevens-Johnson (SSJ) e a necrólise epidérmica tóxica (NET), que se caracterizam por destacamento extenso da pele e das mucosas, associado a necrose da pele. Serão discutidas também outras doenças dermatológicas comuns na infância, como eritema polimorfo e molusco contagioso.

Síndrome de Stevens-Johnson e necrólise epidérmica tóxica

A síndrome de Stevens-Johnson (SSJ) e a necrólise epidérmica tóxica (NET) são reações graves de mucosas e da pele comumente desencadeadas por medicações. Caracterizam-se por destacamento extenso da pele e das mucosas, associado a necrose da pele.

Várias classificações têm sido propostas para categorizar a SSJ-NET.

A mais aceita é aquela baseada em porcentagens da área corporal acometida, com a finalidade de classificarmos se estamos frente a SSJ, NET ou a quadros intermediários, uma vez que se acredita serem variantes de uma mesma doença.

A SSJ caracteriza-se por descolamento de menos de 10% da superfície corporal. Mucosas são acometidas em mais de 90% dos casos. Em geral há acometimento de mucosas em dois ou mais sítios (ocular, oral e/ou genital).

A NET se caracteriza por descolamento de pele superior a 30% da superfície corporal. Mucosas são acometidas em mais de 90% dos casos.

Epidemiologia

A incidência anual da SSJ varia de 1,2 a 6 casos por milhão de pessoas. A mortalidade gira em torno de 1 a 5% e pode ocorrer em qualquer idade.

A incidência anual da NET varia entre 0,4 a 1,9 por milhão de pessoas, e neste caso a mortalidade é bem maior, variando de 25 a 30% e também podendo ocorrer em qualquer idade, embora seja mais frequente em adultos (com leve predileção para o sexo feminino).

A SSJ é muito mais comum em relação à NET, numa proporção aproximada de três casos de SSJ, para um caso de NET. A mortalidade tanto por SSJ quanto por NET aumenta no decorrer do quadro, sendo maior após 1 ano do início da doença. Entre pacientes portadores do vírus HIV a incidência de SSJ/NET é 100 vezes maior, em comparação com a população geral. Chamamos de SSJ/NET quando há descolamento de pele entre 10 e 30% da superfície corporal.

Etiologia

Os medicamentos são os principais fatores desencadeantes de SSJ e NET, tanto em adultos como em crianças. Muitas vezes determinar a droga responsável pelo quadro se torna difícil. Devemos suspeitar de todas as medicações que o paciente fez uso nas últimas 8 semanas antes do início do quadro.

Em crianças as medicações mais frequentemente associadas ao quadro SSJ/NET são os antimicrobianos (principalmente as sulfonamidas) e os anticonvulsivantes (fenobarbital, carbamazepina, lamotrigina, entre outros).

Quadros infecciosos são a segunda causa mais comum entre os fatores desencadeantes da SSJ e da NET e o *Mycoplasma pneumoniae* se apresenta como um dos principais responsáveis, sobretudo em crianças.

Outras causas, como vacinas, doenças sistêmicas, uso de contrastes, exposição a químicos externos, medicamentos à base de plantas e alimentos, raramente estão envolvidas.

Fatores predisponentes e patogênese

Os principais fatores de risco para desenvolver SSJ e NET são: infecção pelo HIV, malignidades, doenças imunológicas, exposição à luz ultravioleta e terapia com radiação, além de fatores genéticos predisponentes.

As drogas podem estimular o complexo maior de histocompatibilidade (CMH) e os receptores de células T, levando a ativação e expansão clonal de células T citotóxicas, que lesam os queratinócitos.

Estes fenômenos ativam e recrutam outras células direta ou indiretamente (mediadores solúveis), promovendo a morte celular e causando o descolamento cutâneo.

Quadro clínico

O quadro pode se iniciar com sintomas inespecíficos, como febre (em geral acima de 39°C) e sintomas que simulem uma gripe (como cefaleia, odinofagia e ardor nos olhos). Mal-estar, mialgia e artralgias estão presentes na maioria dos pacientes. Em alguns pacientes podem surgir erupções cutâneas exantematosas, sendo sinal de alerta quando vêm acompanhadas de febre acima de 38°C, mucosite, dor ou bolhas na pele.

As lesões de pele começam como máculas, com centro purpúrico, mas podem aparecer como eritema difuso. Pode ocorrer dor apenas ao toque na pele. Lesões em alvo, vesículas e bolhas também podem estar presentes. Em geral, as lesões iniciam-se na face e no tronco e disseminam-se pelo resto do corpo.

No decorrer do quadro pode ocorrer o descolamento da pele em maior ou menor grau, conforme pode ser observado nas Figuras 25.1 e 25.2.

O acometimento de mucosas ocular, bucal e genital ocorre em 90% dos casos de SSJ e NET. A presença de lesões em mucosa oral dificulta a alimentação e é um fator de risco para desidratação. O envolvimento ocular deve ser imediatamente investigado, uma vez que pode levar a uveítes, panoftalmia, conjuntivite purulenta, pseudomembranas, sinéquias (adesões), e em casos mais graves até à perda da córnea e da visão.

Não menos importantes são os quadros de aderências na região vaginal. Pode ocorrer acometimento de grandes lábios, canal uretral, o que pode causar sequelas como adesão das paredes vaginais, ureterais, estenoses e obstruções do canal urinário. A mucosa laríngea é afetada em quase todos os pacientes.

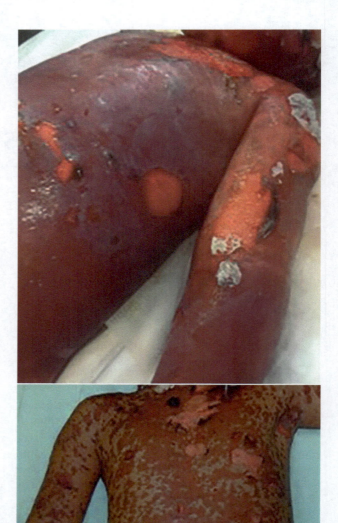

FIGURAS 25.1 e 25.2. Lesões de pele observadas na síndrome de Stevens-Johnson/necrólise epidérmica tóxica. Fonte: Arquivo pessoal da Dra. Selma Hélène.

As alterações laboratoriais mais frequentes em casos de SSJ e NET são anemia e linfopenia. Neutropenia ocorre em 1/3 dos pacientes e está relacionada a um pior prognóstico. Alterações metabólicas como desequilíbrio hidroeletrolítico, aumento da ureia nitrogenada, da glicose e hipoalbuminemia podem ser vistas nos casos de maior gravidade. Isso ocorre pela massiva perda de fluidos através da pele e pelo estado de catabolismo aumentado.

A fase de estado da doença pode durar em torno de 8 a 12 dias, acompanhada de febre, envolvimento de mucosas e pele e descolamento cutâneo. A reepitelização pode durar em média 2 a 4 semanas.

A complicações sistêmicas incluem:

- Perda massiva de fluidos através da pele.
- Desequilíbrio hidroeletrolítico.
- Choque hipovolêmico com falência renal.
- Bacteremia.
- Resistência à insulina.
- Estado catabólico.
- Complicações respiratórias (pneumonias e pneumonites intersticiais).
- Complicações gastrointestinais (como necrose da parede esofágica ou cólon e hepatites).
- Em casos mais graves pode ocorrer disfunção de múltiplos órgãos, sepse e, em última instância, morte do paciente.

O risco de estes pacientes adquirirem infecções cutâneas e sistêmicas durante o curso da doença é bastante elevado, principalmente por agentes como *Staphylococcus aureus, Pseudomonas aeruginosa* e *Enterobacteriaceae*.

Diagnóstico

Não há critérios universalmente aceitos para o diagnóstico de SSJ, NET, SSJ/NET. Os achados histológicos não são específicos ou diagnósticos, porém auxiliam no contexto geral.

O diagnóstico se baseia nos achados clínicos: histórico de exposição a drogas e sua temporalidade (em média 2 semanas antes do início do quadro), e presença de sintomas de febre, mal-estar, *rash* doloroso, lesões de mucosas orais, genitais, oculares e descolamento de pele.

O prognóstico está diretamente ligado ao imediato reconhecimento da doença e início precoce do tratamento.

A biópsia cutânea é de grande valia, uma vez que possibilita a exclusão de doenças que mimetizem o quadro de SJS/NET. Culturas de sangue, lesões cutâneas e mucosas, além de sorologias e PCR para infecção por *Mycoplasma pneumoniae*, principalmente em crianças, estão indicadas.

◼ Diagnóstico diferencial

Os principais diagnósticos diferenciais que devem ser considerados são eritema multiforme, eritrodermia, eritema maculopapular simétrico generalizado, pustulose exantemática aguda e generalizada, erupções eritematosas a drogas, erupções fixas bolhosas, erupções fototóxicas, síndrome da pele escaldada estafilocócica, pênfigo paraneoplásico, dermatose bolhosa por IgA linear.

Tratamento

Os pacientes devem ser tratados em unidade de terapia intensiva.

O aspecto mais importante inicialmente é a pesquisa e retirada imediata da(s) droga(s) suspeita(s) de ter(em) desencadeado o quadro, a fim de evitar sua progressão.

O tratamento inclui a reposição dos fluidos e eletrólitos, suporte nutricional, controle da dor e da febre, monitoramento de infecções e tratamento das mesmas, se presentes.

Como anteriormente descrito, se houver envolvimento ocular o tratamento do mesmo dever ser imediatamete instituído, a fim de evitar sequelas permanentes. Também se deve ter atenção para o acometimento do trato genitourinário, de pulmões e fígado.

A prevenção de infecções e sepse nestes pacientes está centrada principalmente na profilaxia, e não no uso de antibióticos profiláticos, já que o uso de mais drogas pode piorar o quadro. Por isso, sugere-se o manuseio dos pacientes em "isolamento reverso" (em unidades de terapia intensiva ou de tratamento de queimados). Devem ser realizadas culturas periódicas de pele, sangue, cateteres, sondas urinárias e gástricas.

Além das medidas de suporte, várias medicações têm sido usadas na prática médica, incluindo corticosteroides sistêmicos, imunomoduladores, imunoglobulina intravenosa, plasmaférese, ciclosporina e anticorpos monoclonais anti-TNF. Entretanto, não há um consenso quanto ao uso dessas medicações para o tratamento da SSJ ou da NET.

O risco de morte pelo quadro está relacionado com a gravidade da doença e é influenciado pela idade do paciente e a existência de comorbidades associadas.

As causas mais frequentes de morte são sepse, síndrome do desconforto respiratório agudo e falência de múltiplos órgãos. Apesar de o risco de recorrência permanecer desconhecido, os quadros recorrentes estão ligados a nova exposição à mesma ou a outras drogas.

Eritema polimorfo

O eritema polimorfo, ou eritema multiforme (EM), é uma doença aguda, imunomediada, caracterizada por lesões de diferentes aparências (em alvo, bolhas, erosões), com ou sem envolvimento de mucosas oral, genital e ocular (Figura 25.3).

Vários fatores têm sido envolvidos na patogênese do EM e na maioria dos casos, processos infecciosos atuam como fatores precipitantes.

Apesar de haver similaridades entre SSJ/NET e EM, as características das lesões, o curso da doença e a gravidade auxiliam no diagnóstico diferencial.

Epidemiologia

O EM ocorre mais frequentemente em adultos jovens, mas crianças também podem ser afetadas, ocorrendo uma discreta predominância pelo sexo masculino.

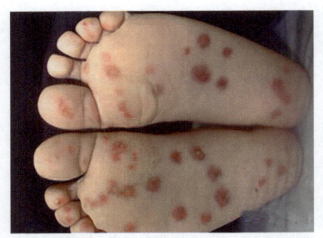

FIGURA 25.3. Lesões em planta de pés em quadro de EM. Fonte: Arquivo pessoal da Dra. Selma Hélène.

Anualmente, estima-se que o aparecimento do EM seja menor que 1%, mas sua incidência exata ainda permanence desconhecida.

Etiologia

Aproximadamente 90% dos casos de EM são desencadeados por processos infecciosos. A infecção por *Mycoplasma pneumoniae*, particularmente em crianças, tem sido apontada como importante causa de EM. Outro agente bastante frequente é o vírus do herpes simples (HSV).

Algumas medicações, doenças neoplásicas e autoimunes, imunizações, exposição à radiação, sarcoidose e até mesmo a menstruação também podem desencadear o eritema multiforme.

Porém, de um modo geral, ao contrário do que ocorre na SSJ/NET, as drogas não são os principais fatores desencadeantes no eritema multiforme. Quando há envolvimento de drogas, os principais agentes que devem ser considerados são os anti-inflamatórios não hormonais, sulfonamidas, anticonvulsivantes e antibióticos.

Patogênese

O mecanismo que leva às lesões de pele e de mucosa do EM derivam de estudos do EM associado ao vírus do herpes simples. Não está bem estabelecido na literatura se o mecanismo que será descrito também é responsavel pelos casos de EM desencadeados por drogas.

Durante a reativação do quadro de herpes, o vírus presente na corrente circulatória é fagocitado por células mononucleares circulantes, principalmente as células de Langerhans, as quais transferem, para o interior das células da epiderme, partículas de DNA viral.

A expressão destas partículas de DNA viral irá recrutar células CD4+ Th1, HSV-específicas, as quais produzem interferon-gama (IFN-γ). O interferon-gama, por sua vez, inicia uma cascata inflamatória que promove a lise dos queratinócitos, ricos em HSV, além de recrutar células T autorreativas.

Estes eventos culminam com o dano das células epidérmicas, determinando o quadro de EM.

Diagnóstico diferencial

Os principais diagnósticos diferenciais que devem ser considerados são a síndrome de Stevens-Johnson, penfigoide bolhoso, urticária, erupção fixa a drogas, pênfigo paraneoplásico, síndrome de Sweet, síndrome de Rowell, erupção polimorfa à luz e vasculite cutânea de pequenos vasos.

Tratamento

O curso do EM em geral é autolimitado e em poucas semanas o quadro desaparece, sem deixar sequelas significativas na maioria dos casos, podendo ser recidivante em alguns pacientes.

O tratamento varia de acordo com a gravidade da doença. Em casos leves a moderados está indicado apenas tratamento sintomático, visando reduzir dor e prurido. Em casos mais graves, principalmente se houver acometimento extenso de mucosa oral, pode ser indicado o uso de corticoide sistêmico.

Dermatite seborreica

Epidemiologia

A dermatite seborreica é uma afecção crônica, redicivante, de caráter universal, cuja prevalência gira em torno de 1 a 3% na população geral. Em crianças, possui um curso autolimitado e costuma se resolver em semanas a meses.

A dermatite seborreica pode surgir na infância entre 2 semanas até 1 ano de vida. Em torno de 10% dos pacientes menores de 1 mês podem ser acometidos e o pico de aparecimento ocorre por volta dos 3 meses de idade.

Muitos casos leves não são relatados, o que nos leva a crer que a prevalência real seja maior que a estimada. A dermatite vai melhorando à medida que a criança cresce, mas em alguns casos pode ultrapassar os 2 anos de vida.

Patogênese

A causa da dermatite seborreica ainda é desconhecida. Apesar de as glândulas sebáceas serem necessárias para o desenvolvimento da dermatite, não se trata de uma doença que afeta as glândulas sebáceas, e a quantidade de sebo também não está aumentada.

Não há evidências diretas, mas é possível que a *Malassezia furfur* (formalmente conhecida como *Pytyrosporum ovale*), um saprófita cutâneo, tenha um papel na etiopatogenia da dermatite.

No primeiro ano de vida a dermatite seborreica é muito comum, quando os andrógenos transplacentários maternos passam para a criança, estimulando o crescimento das glândulas sebáceas, cujo produto excretado teria um papel irritativo. Acredita-se que esse fator seja muito mais relevante do que alterações da imunidade humoral ou celular.

Quadro clínico e diagnóstico

A dermatite seborreica aparece como placas limitadas eritematosas e descamativas de aspecto graxento, sendo o couro cabeludo o local mais comum; outros locais também podem ser acometidos. Surge com descamação, de aspecto fino, esbranquiçado, sendo em geral assintomática (Figura 25.4).

O diagnóstico é clínico, baseado na localização e no aspecto das lesões.

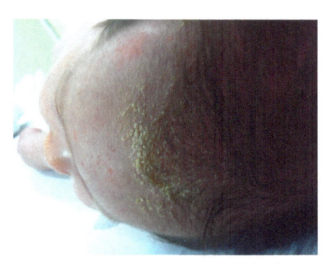

FIGURA 25.4. Dermatite seborreica em couro cabeludo de lactente. Fonte: Arquivo pessoal da Dra. Selma Hélène.

Diagnóstico diferencial

O diagnóstico diferencial da dermatite seborreica se faz com psoríase, rosácea, tinha *versicolor*, sífilis secundária, lúpus eritematoso sistêmico, pênfigo foliáceo e histiocitose de células de Langerhans.

Tratamento

A dermatite seborreica é uma doença que na infância é autolimitada, cedendo em semanas ou meses. Deve-se orientar o paciente quanto a isso e usar medidas conservadoras. Óleos minerais para amolecer as crostas e lavar com *shampoos* leves, não medicamentosos.

Em casos mais extensos, medicações tópicas podem ser usadas por um período curto de tempo e em pequenas quantidades (corticosteroides de baixa potência e agentes antifúngicos tópicos).

O uso dos mesmos pode levar a níveis sanguíneos e aumento de enzimas hepáticas. Pimecrolimus ou tacrolimus tópicos não estão aprovados pela *Food and Drug Administration* (FDA-EUA) para o tratamento de dermatite seborreica. Os tratamentos sistêmicos estão contraindicados em crianças, em função de os riscos superarem os benefícios.

Dermatoses neonatais

As dermatoses neonatais são doenças cutâneas que acometem os recém-nascidos no período das 4 primeiras semanas de vida (28 dias). Chamamos de período neonatal precoce aquele que compreende os primeiros 7 dias de vida da criança.

As dermatoses neonatais estão presentes em quase todos os recém-nascidos, e podem representar reações fisiológicas temporárias, sem risco para o recém-nascido. Porém, algumas destas dermatoses podem indicar doenças mais graves, com risco para o bebê.

A importância de reconhecer e diferenciar cada uma das dermatoses neonatais reside na orientação do tratamento, já que muitas delas possuem resolução espontânea. Nessas situações, é importante orientar os pais de que qualquer tratamento instituído não irá mudar a evolução e o curso da dermatose, e que intervenções podem prejudicar em vez de determinar uma melhora mais rápida.

A pele é o maior órgão do corpo humano e desempenha inúmeras funções, como percepção tátil, proteção dos órgãos internos, barreira contra a entrada de microrganismos (fungos, bactérias, vírus) e substâncias presentes no meio ambiente, além de possuir um papel importante na regulação da temperatura e no controle hidroeletrolítico.

A pele do recém-nascido possui características diferentes, de acordo com a idade gestacional, resultado da anatomia e das funções do tegumento, que se modificam de acordo com a idade.

Os agentes tópicos, como de antissepsia, antibióticos, antifúngicos e corticosteroides, são absorvidos muito mais rápido e em maior quantidade pela pele da criança, principalmente a dos recém-nascidos. Esta absorção varia muito entre prematuros, a termo e pós-termo, mas em todos eles o risco de absorção e toxicidade de agentes tópicos é muito alto, uma vez que a pele possui espessura diminuída, imaturidade nas estruturas e nas suas funções, diferentemente da do adulto.

Vernix caseosa

É uma camada que recobre o neonato, composta por células epiteliais, secreção sebácea e restos de pelos. Tem aspecto viscoso e esbranquiçado. Possui a função de lubrificação e facilita a movimentação do neonato no parto. Em geral desaparece alguns dias após o nascimento (Figura 25.5).

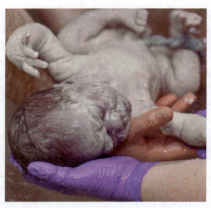

FIGURA 25.5. Vernix caseosa. Fonte: Arquivo pessoal da Dra. Selma Hélène.

Hipertricose lanuginosa

O lanugo é um pelo fino e claro que recobre a superfície corporal do feto e vai se destacando um pouco antes do nascimento. Em geral, após o nascimento ainda está presente na face, no dorso e nos pavilhões auriculares, principalmente em prematuros (Figura 25.6).

Não se associa a alterações metabólicas ou endocrinológicas, mas em alguns casos pode se relacionar a síndromes como mucopolissacaridose, Cornelia de Lange, entre outras (quando há uma distribuição mais intensa e persistente que o habitual).

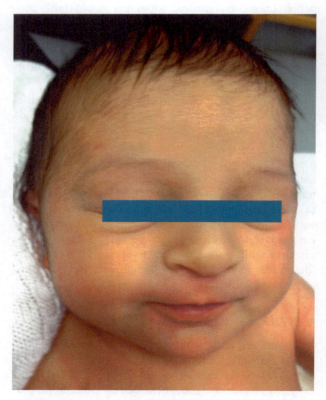

FIGURA 25.6. Hipertricose lanuginosa. Fonte: Arquivo pessoal da Dra. Selma Hélène.

Hiperplasia sebácea e mílios

A hiperplasia da glândula sebácea é um fenômeno fisiológico do recém-nascido e caracteriza-se por lesões temporárias, de resolução espontânea nas primeiras semanas de vida. Surgem como várias pápulas amareladas ou da cor da pele, localizadas principalmente na face (Figura 25.7).

O mílio é uma dermatose frequente, caracterizada por pápulas pequenas esbranquiçadas, localizadas em geral na face e no tronco. Essas lesões desaparecem de maneira espontânea e não necessitam de nenhum tratamento.

A etiopatogenia está ligada a uma hiperatividade das glândulas sebáceas e mecanismos de oclusão das mesmas.

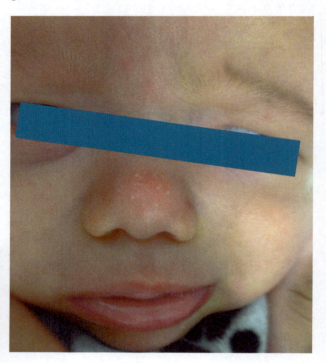

FIGURA 25.7. Hiperplasia sebácea e mílios. Fonte: Arquivo pessoal da Dra. Selma Hélène.

Mancha salmão

Aparece como manchas planas, rosadas ou avermelhadas, localizadas na região occipital e na face, próximas da linha média. Acredita-se que essas lesões sejam compostas de capilares dilatados. O diagnóstico diferencial se faz com as manchas em vinho do Porto, que tendem a ser unilaterais e mais vinhosas. A maioria das lesões desaparece até por volta dos 6 anos de idade.

Mancha mongólica

As manchas mongólicas são lesões benignas, azuladas/acinzentadas de tamanhos e formas variadas, encontradas ao nascimento. As regiões mais acometidas são a sacral, glútea e a lombar (Figura 25.8).

Regridem espontaneamente e, apesar do nome, não possuem nenhuma relação com a síndrome de Down e não se referem à doença descrita ou exclusiva dos povos mongólicos. Ocorrem em todas as raças, sendo mais frequentes em negros africanos, povos da costa do Oceano Pacífico e do Mediterrâneo e índios americanos. Sua etiologia e o significado da sua presença permanecem desconhecidos.

O diagnóstico diferencial mais importante é com as equimoses, do ponto de vista médico-legal. Não há relatos de malignização da mancha.

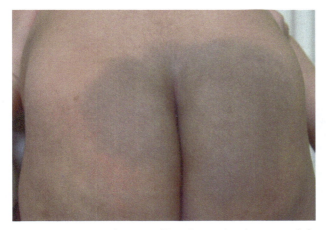

FIGURA 25.8. Mancha mongólica. Fonte: Arquivo pessoal da Dra. Selma Hélène.

Melanose pustulosa transitória neonatal

A melanose pustulosa transitória neonatal (MPTN) tem etiologia desconhecida, e apesar do quadro apresentar pústulas, estas não são desencadeadas por microrganismos e, portanto, são assépticas.

Apresenta-se como vesículas e pústulas de diâmetro variável, sem sinais de inflamação e lesões pigmentadas dispersas no meio das primeiras. Localizam-se em face, nuca, tronco e membros e desaparecem rapidamente e espontaneamente sem apresentar sintomas sistêmicos associados (Figura 25.9).

Os diagnósticos diferenciais mais importantes são o eritema tóxico neonatal, impetigo estafilocócico e o herpes simples. Devido à presença de pústulas a MTPN pode ser confundida com infecções. O seu exato diagnóstico evitará tratamentos desnecessários, como antibióticos, corticosteroides e condutas para septicemia neonatal.

Eritema tóxico neonatal

Eritema tóxico é uma dermatose benigna, de etiologia desconhecida e resolução espontânea, autolimitada, que ocorre nos primeiros dias de vida.

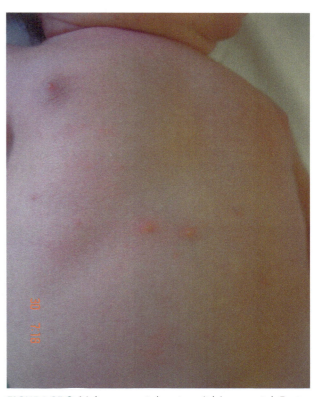

FIGURA 25.9. Melanose pustulosa transitória neonatal. Fonte: Arquivo pessoal da Dra. Selma Hélène.

O quadro do ET caracteriza-se por pápulas esbranquiçadas ou amareladas, de tamanhos variados, junto com áreas avermelhadas preferencialmente nas regiões anterior e posterior do tronco, na região proximal dos braços e coxas, e na face, poupando as palmas e plantas (Figura 25.10).

Entre o surgimento e o desaparecimento das lesões, o quadro pode durar até 7 dias, em média. Não ocorrem sintomas sistêmicos. O diagnóstico é clínico, não há necessidade de tratamento e na sua evolução não há sequelas ou formação de cicatrizes.

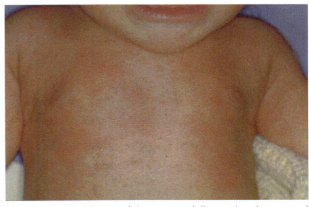

FIGURA 25.10. Eritema tóxico neonatal. Fonte: Arquivo pessoal da Dra. Selma Hélène.

Descamação

A descamação no recém-nascido é muito frequente e pode variar quanto à intensidade e aos locais acometidos, mas sempre ocorre em grau leve a moderado. A intensidade da descamação pode aumentar quando a criança apresentar desnutrição.

Quando está presente no momento do nascimento, é um fenômeno que pode ser indicativo de pós-maturidade, anóxia intrauterina ou doenças de queratinização. A resolução é espontânea e não há necessidade de tratamento (Figura 25.11).

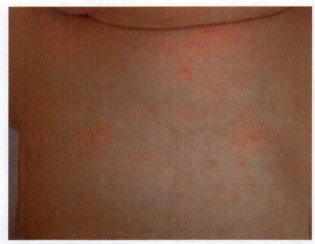

FIGURA 25.12. Miliária. Fonte: Arquivo pessoal da Dra. Selma Hélène.

Acne neonatal e outras pustuloses

A acne neonatal surge como uma erupção na face, com lesões com e sem inflamação. Ocorre devido a uma maior atividade das glândulas sebáceas, que são estimuladas pelos andrógenos maternos.

Em geral é autolimitada e não necessita de tratamento.

Deve-se atentar para casos mais exacerbados e com outros sintomas associados (como pelificação), nos quais pode haver associações com tumores que resultem em aumento dos andrógenos.

Bolhas de sucção

As bolhas ocorrem quando o feto faz sucção em locais como lábios, antebraços, punhos, mãos, polegares e indicadores. Ocorre intraútero e as bolhas podem aparecer intactas ou rotas ao nascimento (Figura 25.13). Resolvem-se espontaneamente e não deixam sequelas ou cicatrizes.

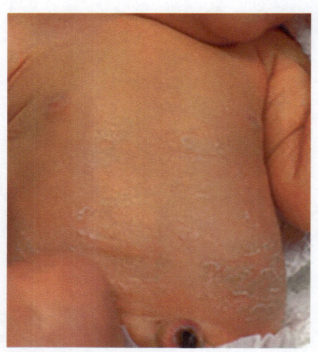

FIGURA 25.11. Descamação no recém-nascido. Fonte: Arquivo pessoal da Dra. Selma Hélène.

Miliária

Devido a uma imaturidade cutânea, o recém-nascido possui uma tendência maior à retenção de suor. O surgimento da miliária está associado a este fator e, por isso, é mais frequentemente em climas quentes e em locais mais abafados, sem circulação de ar.

Caracteriza-se por pápulas pequenas, vesículas associadas a pústulas com áreas de eritema, quando ocorre obstrução mecânica da glândula sudorípara. Também podem ser desencadeadas por roupas quentes, febre ou excesso de calor. As localizações mais comuns são região de face, tronco e dobras, como pescoço e axilas (Figura 25.12).

Nenhum tratamento específico é necessário, pois as lesões desaparecem espontaneamente apenas com roupas leves e ambientes ventilados.

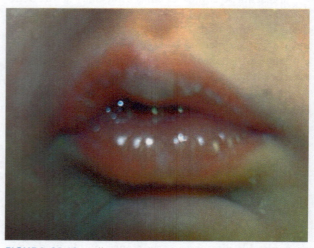

FIGURA 25.13. Bolhas de sucção. Fonte: Arquivo pessoal da Dra. Selma Hélène.

Cistos na cavidade oral e de inclusão na região genital

Estes cistos aparecem em diferentes locais, de acordo com a sua origem embrionária. Os cistos que surgem da lâmina dental ou de glândulas mucosas remanescentes localizam-se nas proeminências dos processos alveolares maxilares e mandibulares, e são denominados nódulos de Bohn.

Os cistos chamados pérolas de Epstein são formados por ilhas de células epiteliais residuais na fusão das lâminas palatinas, e localizam-se no meio do palato, na junção entre o palato duro e o palato mole (Figura 25.14). Estas lesões desaparecem espontaneamente em semanas a meses, sem a necessidade de tratamento.

Os cistos de inclusão, também chamados de pérolas epiteliais, localizam-se no prepúcio (no sexo masculino) e no hímen ou no meato uretral (no sexo feminino), sendo arredondados, esbranquiçados e com diâmetro de alguns milímetros. São lesões transitórias e desaparecem sem necessidade de tratamento.

Alterações ungueais

Várias alterações das unhas podem estar presentes ao nascimento. Pode haver ausência das unhas (encontradas nas displasias ectodérmicas, e na síndrome de Apert, por exemplo), alterações de coloração, unhas espessadas e hipertrofia das dobras ungueais. As unhas encravadas congênitas não são incomuns, e em geral não necessitam de tratamento, exceto quando há infecção associada.

Alterações vasculares fisiológicas

O recém-nascido realiza troca de calor de várias maneiras: evaporação, condução, convecção. Porém, como possui uma superfície corporal grande em relação ao seu peso e sua gordura ainda não é um bom isolante térmico, sua termorregulação não é adequada, e fenômenos como rubor e cianose são achados comuns.

Devido a uma instabilidade vasomotora, o recém-nascido apresenta coloração avermelhada ao nascimento (rubor) e as mãos, pés e lábios podem assumir uma cor azulada (acrocianose). Estes fenômenos ficam mais acentuados na amamentação, no frio ou quando chora. É um fenômeno fisiológico e não deve ser confundido com a cianose verdadeira.

Outra alteração fisiológica é a cútis *marmorata* congênita, caracterizada por uma coloração azulada e reticulada da pele, comumente vista no recém-nascido, que se acentua no frio e desaparece quando a criança é aquecida. Pode durar alguns meses e não traz nenhuma consequência ao recém-nascido.

Cútis marmórea telangiectásica congênita

A cútis marmórea telangiectásica congênita é uma lesão vascular reticulada, de cor azulada, muitas vezes violácea, em geral presente ao nascimento (Figura 25.15). Tende a durar por 1 ano ou 2 e desaparece espontaneamente.

A CMTC pode ser localizada, e raramente generalizada. Outras alterações podem vir associadas, desde cutâneas, como a aplasia cutânea congênita, até assimetrias corporais e retardo mental, entre outras. Sua patogênese é desconhecida, mas há uma predisposição genética envolvida.

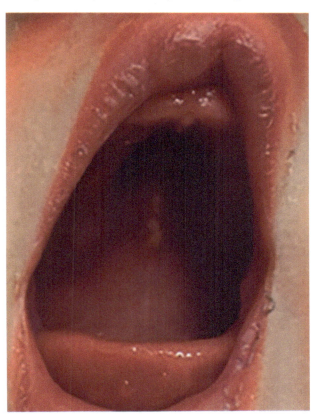

FIGURA 25.14. Pérolas de Epstein. Fonte: Arquivo pessoal da Dra. Selma Hélène.

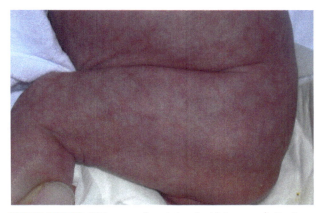

FIGURA 25.15. Cútis marmórea telangiectásica congênita. Fonte: Arquivo pessoal da Dra. Selma Hélène.

Alterações da pigmentação

Várias causas podem alterar para mais ou para menos a pigmentação da pele. Estas podem ser localizadas ou difusas, assintomáticas ou fazer parte de síndromes ou outras manifestações sistêmicas. Podem ser de origem genética (como no piebaldismo e na esclerose tuberosa), metabólicas, endocrinológicas (síndrome de Addison), traumáticas ou ocorrer após processos inflamatórios.

Céfalo-hematoma

O céfalo-hematoma caracteriza-se por um aumento de volume de qualquer área óssea do crânio, devido a um quadro hemorrágico no nível do periósteo craniano, e em geral surge devido a trauma no parto.

Ocorre mais frequentemente nos ossos parietais, podendo ser imperceptível nas primeiras horas de vida, uma vez que não há alteração da pele sobrejacente.

O volume pode aumentar em alguns dias e regredir em semanas. Em geral não há necessidade de tratamento, exceto nos casos em que a hemorragia é extensa, havendo necessidade de transfusão. Devem ser avaliadas possíveis associações com hemorragia intracraniana. Drenagens ou punções são contraindicadas devido ao risco de infecção.

Caput succedaneum

Caput succedaneum é um aumento de volume por edema, em geral de causa não hemorrágica, abaixo do periósteo. Associa-se a partos prolongados e é mais frequente no couro cabeludo, na bolsa escrotal, nos grandes lábios e extremidades. Regride espontaneamente e não precisa de tratamento na maioria dos casos.

Sinais de alerta

Se por um lado é importante o médico identificar e orientar os pais frente às inúmeras lesões benignas e autolimitadas que ocorrem no período neonatal, por outro é importante salientar que algumas lesões inicialmente diagnosticadas neste período podem estar associadas a malignidade, alterações neurológicas, vasculares, oculares, ortopédicas, endocrinológicas, entre outras.

Devem chamar a atenção do médico lesões como:

- Mancha em vinho do Porto (que pode estar associada à síndrome de Sturge-Weber ou à síndrome de Klippel-Trenaunay-Weber).
- Malformações venosas (pode ser componente da síndrome de Maffuci).
- O nevo sebáceo (tem a possibilidade de desenvolvimento de tumores benignos ou malignos no decorrer da vida).
- As manchas café com leite (frequentemente o primeiro sinal da doença de Von Recklinghausen ou neurofibromatose tipo 1).
- nevo melanocítico congênito (apresenta potencial de transformação para o melanoma maligno no decorrer da vida, principalmente no período da adolescência).

- Malformações vasculares e hemangiomas

Denomina-se malformação vascular aquelas que estão presentes ao nascimento. Muitas delas não regridem espontaneamente, e à medida que a criança cresce, a lesão cresce proporcionalmente. Um exemplo de malformação vascular é a mancha em vinho do Porto.

De acordo com a classificação mais recente e mais aceita, os nevos vasculares (no sentido de hamartoma) devem ser classificados em hemangiomas e malformações vasculares.

Denominam-se hemangiomas as lesões que apresentam proliferação das células endoteliais, com crescimento rápido após o nascimento e involução lenta, que pode durar até 5 anos (Figura 25.16).

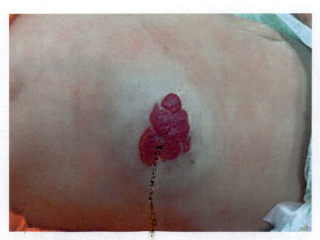

FIGURA 25.16. Hemangioma em abdome. Fonte: Arquivo pessoal da Dra. Selma Hélène.

O diagnóstico do hemangioma em geral é clínico e os hemangiomas profundos devem ser investigados, com o intuito de diferenciá-los das malformações vasculares.

O tratamento será guiado de acordo com o tipo de malformação, após estudos clínicos e de imagem detalhados. Em geral os hemangiomas não requerem tratamento, exceto aqueles periorificiais e aqueles em região do pescoço, por suas implicações muitas vezes graves no trato respiratório. O tratamento pode incluir o uso de corticosteroides orais e betabloqueadores (propranolol), que devem ser prescritos após avaliação de risco para cada caso. Outras terapêuticas, como uso de *laser*, podem ser indicadas.

Nas lesões vasculares, sejam elas hemangiomas ou malformações vasculares, devemos avaliar a extensão, localização e a presença de sinais e sintomas sistêmicos ou localizados. Nas lesões de segmento cefálico, alterações oftalmológicas e neurológicas podem aparecer.

- Hemangiomas hepáticos

Hemangiomas hepáticos podem ser isolados ou associados a hemangiomatose neonatal disseminada. Frequentemente apresentam alta taxa de mortalidade devido à insuficiência cardíaca causada por alto fluxo, anemia ou obstrução portal.

- Mancha em vinho do Porto

A mancha em vinho do Porto é uma malformação vascular de baixo fluxo, associada a alterações de capilares e vênulas pós-capilares da derme, de etiologia desconhecida.

São observadas ao nascimento como áreas avermelhadas na pele e/ou nas mucosas, em qualquer localização. Em geral são unilaterais ou acometem um segmento que respeita a linha média. Não desaparecem e tornam-se mais espessas e escuras durante a fase adulta.

Podem estar associadas a quadros sindrômicos, como síndrome de Sturge-Weber, síndrome de Klippel-Trenaunay, síndrome de Parkes-Weber, síndrome de Proteus, síndrome de Servelle-Martorell, entre muitas outras.

Devido às possíveis associações, deve-se suspeitar do diagnóstico e encaminhar o paciente para investigação e tratamento o mais breve possível.

Cisto dermoide

São lesões congênitas, localizadas no tecido subcutâneo e distribuídas ao longo das linhas de fusão embrionárias da face e do eixo neural. A localização mais comum ocorre embaixo da fontanela anterior, na junção das suturas coronal e sagital. Também podem ocorrer em outras localizações da face, no couro cabeludo e eixo neural. O tratamento é cirúrgico.

Nevo sebáceo

É um hamartoma de pele, congênito, constituído por glândulas sebáceas. Em geral não é hereditário. Possui formas e tamanhos variados, permanecendo inalterado até a puberdade. Pode evoluir para neoplasias benignas ou malignas, como o carcinoma basocelular. Em geral está localizado no segmento cefálico. Pode estar associado à síndrome do nevo epidérmico, junto com alterações oculares, ortopédicas, neurológicas e pigmentares. O tratamento é cirúrgico.

- Nevos melanocíticos

Podem aparecer no decorrer da vida ou ser congênitos. Variam de tamanho, de pequenos até ocuparem segmentos maiores, como face, pernas, braços ou qualquer outra localização.

Estima-se que 1 a 3% dos recém-nascidos possuem lesões pigmentadas compatíveis clinicamente com diagnóstico de nevos melanocíticos congênitos. A prevalência de nevos gigantes gira em torno de 1:20.000 nascimentos.

Os nevos melanocíticos são lesões que podem dar origem ao melanoma maligno, sejam eles pequenos, médios ou gigantes, portanto estão indicados exames periódicos destes pacientes. Os nevos melanocíticos gigantes podem estar relacionados com alterações do sistema nervoso central, como pigmentação das meninges por depósitos de células melanocíticas.

O tratamento depende da localização e do tamanho das lesões (Figuras 25.17 e 25.18).

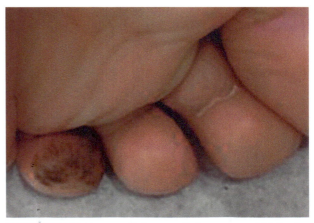

FIGURA 25.17. Nevo melânico congênito pequeno. Fonte: Arquivo pessoal da Dra. Selma Hélène.

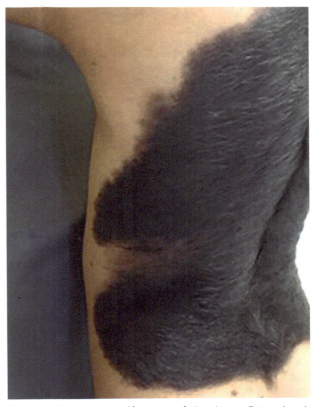

FIGURA 25.18. Nevo melânico congênito gigante. Fonte: Arquivo pessoal da Dra. Selma Hélène.

Necrose gordurosa do recém-nascido

A necrose gordurosa caracteriza-se por placas irregulares, delimitadas, localizadas na tela subcutânea, geralmente em recém-nascidos sadios, que foram expostos a algum trauma durante o parto, como hipóxia, frio ou traumas mecânicos. Ocorre necrose do tecido gorduroso, surgindo como área avermelhada, dolorosa. Alguns casos podem cursar com hipercalcemia e nefrolitíase, sendo necessário monitorar o cálcio. O tratamento dependerá da extensão das lesões e corticosteroides sistêmicos podem ser empregados. Em geral não deixa sequelas (Figura 25.19).

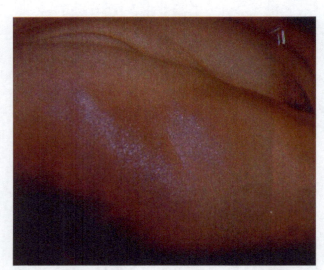

FIGURA 25.19. Necrose gordurosa do recém-nascido. Fonte: Arquivo pessoal da Dra. Selma Hélène.

■ Esclerema *neonatorum*

O esclerema *neonatorum* é uma paniculite grave, incomum, que se manifesta como endurecimento da pele e da tela subcutânea, em recém-nascidos gravemente doentes, prematuros e crianças de baixo peso. O endurecimento vem acompanhado da aderência a músculos e ossos subjacentes, provocando disfunções respiratórias graves, alteração na alimentação e restrição dos movimentos. Em geral os recém-nascidos possuem outras comorbidades associadas, como sepse, doenças gastrointestinais e respiratórias graves, malformações. A incidência e a patogênese permanecem desconhecidas.

O diagnóstico é clínico e baseado na avaliação da pele e do subcutâneo. O tratamento das doenças concomitantes, a correção dos distúrbios metabólicos, hidratação e equilíbrio da temperatura são fundamentais. O uso de corticosteroides é discutível.

A mortalidade em decorrência de esclerema *neonatorum* é bastante significativa.

Riscos das dermatoses

O Quadro 25.1 apresenta uma relação das dermatoses que podem ser indicativas de risco ao recém-nascido, uma vez que há possibilidade de evolução para malignidade ou associação com doenças sistêmicas, e das dermatoses que não apresentam riscos.

QUADRO 25.1 — Relação das dermatoses de acordo com seu risco

Dermatoses sem risco para os recém-nascidos:
- Hiperplasia sebácea e mílio
- Mancha salmão
- Mancha mongólica
- Melanose pustulosa transitória
- Eritema tóxico neonatal
- Descamação fisiológica

Dermatoses com riscos para o recém-nascido (possível evolução para malignidade ou associação com doenças sistêmicas):
- Nevo melanocítico congênito
- Mancha em vinho do Porto
- Malformações venosas
- Nevo sebáceo
- Manchas café com leite
- Infecções neonatais congênitas

Acne vulgar

Pacientes com acne podem experimentar ansiedade e sentimento de vergonha, o que impacta sua qualidade de vida como um todo. Como consequência das lesões, cicatrizes superficiais, profundas e algumas vezes desfigurantes podem ocorrer e ser permanentes.

Epidemiologia e fisiopatologia

Estima-se que a prevalência da acne nos adolescentes varie entre 35 e 90%, com predominância dos homens em relação às mulheres.

A acne é uma doença do folículo pilossebáceo na qual ocorre oclusão do óstio follicular, associada à produção aumentada de sebo, e inflamação causada por microrganismos. Quando ocorre a adrenarca (no período pré-puberal, quando os níveis hormonais aumentam) as glândulas sebáceas produzem mais sebo, facilitando a proliferação de microrganismos. Estes microrganismos (p. ex., *Propionium acnes*) ajudam a promover ainda mais inflamação. Células imunomediadas e a imunidade humoral estão envolvidas no processo, junto com os andrógenos.

Quadro clínico

A acne afeta áreas do corpo como a face, o pescoço, peito e braços. Podem ocorrer diferentes lesões, como comedões (os chamados "cravos"), pústulas, nódulos, cistos e cicatrizes (que podem ser desfigurantes). O método de classificação da acne não é universal, devido à extensa variedade de apresentações clínicas, o que dificulta uma sistematização adequada (Figura 25.20).

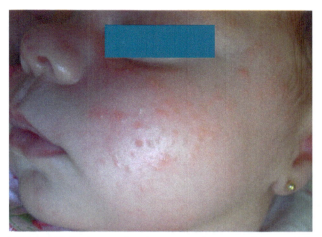

FIGURA 25.20. Acne vulgar. Fonte: Arquivo pessoal da Dra. Selma Hélène.

Diagnóstico

O diagnóstico da acne é clínico, mas frente à grande variedade de formas de acne, em algumas situações disfunções endócrinas por hiperandrogenismo devem ser pesquisadas.

Diagnóstico diferencial

Diversas doenças dermatológicas podem apresentar lesões com características semelhantes às da acne, como é o caso da síndrome de Favre-Racouchot, acne queloidiana, rosácea, dermatite perioral e hiperplasia sebácea.

Tratamento

Embora a acne não seja uma doença fisicamente desabilitante, exceto algumas formas graves, ela pode causar impactos psicológicos variados.

Os tratamentos disponíveis se dividem em tópicos, orais, procedimentos cirúrgicos em consultório, uso de *lasers* e técnicas variadas para minimizar as cicatrizes, entre outras.

Molusco contagioso

Epidemiologia

O molusco contagioso (MC) é uma infecção viral frequente em crianças, causado por um DNA-vírus da família *Poxviridae*, o *Orthopoxvirus*. Ocorre em todo o mundo, com frequência e incidência variáveis em função de fatores socioeconômicos, clima, idade e estado imunológico.

Pode acometer ambos os sexos e qualquer faixa etária, mas acomete principalmente crianças pequenas, adultos sexualmente ativos e indivíduos com comprometimento da imunidade celular (imunossuprimidos, como portadores de HIV).

A transmissão do vírus ocorre de pessoa a pessoa, pelo contato pele-pele ou através de fômites. O período de incubação pode variar de 2 semanas até 6 meses. Trata-se de uma infecção autolimitada, cuja resolução espontânea pode ocorrer em alguns meses, mas pode demorar anos para que as lesões desapareçam, dependendo do estado imunológico do hospedeiro.

Quadro clínico e diagnóstico

As lesões do MC são características. Trata-se de pápulas pequenas, lisas, rosadas com umbilicação central, que surgem em qualquer local da pele ou membranas mucosas (Figura 25.21). Podem surgir em áreas genitais sem necessariamente estar vinculadas a abuso sexual, mas esta possibilidade eventualmente tem que ser considerada pelo profissional.

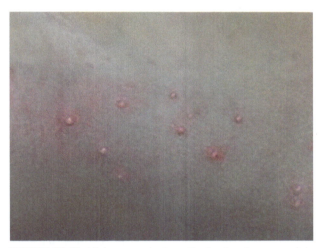

FIGURA 25.21. Molusco contagioso. Fonte: Arquivo pessoal da Dra. Selma Hélène.

Quando o molusco é periocular, pode ocorrer ceratoconjuntivite, podendo levar a cicatrizes de córnea. Nestes casos, o paciente deve ser avaliado por um oftalmologista. Infecção bacteriana secundaria também pode ocorrer.

O diagnóstico é clínico e não há necessidade de exames complementares.

Tratamento

Apesar da infecção pelo MC ser autolimitada, ela pode durar de poucas semanas a anos, principalmente no caso de pacientes imunocomprometidos ou imunossuprimidos. Em pacientes hígidos a autoinoculação e a disseminação do vírus para outras pessoas pode ocorrer, portanto o tratamento tem que ser considerado e instituído o quanto antes. Recomenda-se afastar o paciente de ambientes que facilitem a disseminação (evitar spas, piscinas aquecidas, banheiras compartilhadas, banhos com outras crianças).

Até o momento não há um tratamento de eleição. A destruição das lesões pode ser feita quimicamente, fisicamente (crioterapia com nitrogênio líquido) ou mecanicamente por curetagem. A escolha de cada método tem que levar em conta o número de lesões, a localização e a idade do paciente. Há descrição do uso de hidróxido de potás-sio, ácido retinoico e imiquimode, porém esses agentes podem funcionar como irritantes locais, podendo determinar eritema, prurido e promover a disseminação das lesões, quando mal-empregados.

O uso de medicações orais é controverso, alguns estudos mostram eficácia enquanto outros indicam que as drogas não trazem benefícios para o curso da infecção. Segundo a maioria dos autores, a curetagem ainda é o método de eleição para o tratamento efetivo da infecção pelo vírus do MC.

Conceitos-chave

- Acredita-se que SSJ e NET sejam variantes de uma mesma doença. Caracterizam-se por destacamento extenso da pele e das mucosas, associada a necrose da pele. A mortalidade é elevada e continua aumentando após o início da doença, bem como comorbidades graves (como infecção pelo HIV) estão associadas a maior mortalidade.

- SSJ e NET em geral são desencadeadas por drogas e a segunda causa de SSJ e NET são infecções, em especial causadas pelo *Mycoplasma pneumoniae*.

- Algumas drogas têm sido testadas e utilizadas no tratamento da SSJ/NET, mas ainda não há consenso quanto ao uso delas. O paciente deve ser tratado em unidade de terapia intensiva e seu tratamento inclui a reposição dos fluidos e eletrólitos, suporte nutricional, controle da dor e da febre, monitoramento e tratamento de infecções.

- O eritema polimorfo, ou eritema multiforme (EM), é uma doença aguda, imunomediada, caracterizada por lesões de diferentes aparências (em alvo, bolhas, erosões), com ou sem envolvimento de mucosas oral, genital e ocular. Em geral é desencadeado por infecções e os principais agentes associados são o vírus do herpes simples e *Mycoplasma pneumoniae*.

- A dermatite seborreica é uma doença autolimitada na infância, com prevalência em torno de 10% e pico de incidência por volta dos 3 meses. O local mais comum de acometimento é no couro cabeludo.

- O tratamento da dermatite seborreica deve se basear no uso de óleos minerais para amolecer as crostas e *shampoos* leves, não medicamentosos.

- As dermatoses neonatais são alterações cutâneas que estão presentes em quase todos os recém-nascidos e podem representar reações fisiológicas temporárias, sem risco para o recém-nascido. Entretanto, algumas destas dermatoses podem indicar doenças mais graves, com risco para o bebê.

- São exemplos de dermatoses que costumam cursar com resolução espontânea e não implicam em nenhum risco para o recém-nascido: hiperplasia sebácea e mílio, mancha salmão, mancha mongólica, melanose pustulosa transitória, eritema tóxico neonatal e descamação fisiológica.

- São exemplos de dermatoses que podem representar risco de malignidade ou estar associadas a sintomas sistêmicos: nevo melanocítico congênito, mancha em vinho do Porto, malformações venosas, nevo sebáceo, manchas café com leite, infecções neonatais congênitas.

- A acne é uma doença do folículo pilossebáceo na qual ocorre oclusão do óstio folicular associada à produção aumentada de sebo e inflamação causada por microrganismos. Embora não seja uma doença fisicamente debilitante, ela pode causar impactos psicológicos variados. Os tratamentos disponíveis incluem agentes tópicos, orais, procedimentos cirúrgicos e uso de *lasers*.

- O molusco contagioso é uma infecção viral frequente em crianças, causado por um DNA-vírus da família *Poxviridae*, o *Orthopoxvirus*. As lesões são características: pápulas pequenas, lisas, rosadas com umbilicação central, que surgem em qualquer local da pele ou em membranas mucosas. Trata-se de uma infecção autolimitada, porém a resolução completa pode demorar anos.

Questões

1. Com relação à síndrome de Stevens-Johnsons e à necrólise epidérmica tóxica podemos afirmar:
   A) Podem ser tratadas a nível ambulatorial, sem necessidade de UTI.
   B) Não são desencadeadas por drogas ou infecções.
   C) O risco desaparece após o quadro clínico se resolver.
   D) Antibióticos profiláticos devem ser utilizados sempre, pelo risco de evolução para quadros sépticos.
   E) Nenhuma afirmativa está correta.

2. Com relação ao eritema polimorfo, a afirmação incorreta é:
   A) A causa mais frequente é infecciosa.
   B) Podem ser desencadeados por drogas.
   C) Não existem quadros recorrentes.
   D) O quadro não acomete mucosas.
   E) O herpes simples é uma causa a ser considerada.

3. Com relação à dermatite seborreica está correto:
   A) Inicia-se na infância e persiste na fase adulta.
   B) Medicações tópicas não são absorvidas através da pele da criança.
   C) Tratamentos sistêmicos estão indicados.
   D) Corticosteroides de alta potência devem ser usados.
   E) Todas estão incorretas.

4. Com relação à pele do recém-nascido, todas as afirmações são verdadeiras, exceto:
   A) Possui grande capacidade de absorção com risco de toxicidade para medicações tópicas.
   B) É anatomicamente e funcionalmente imatura.
   C) Determinados agentes tópicos podem gerar níveis sanguíneos das medicações.
   D) Determinados agentes tópicos podem provocar, pelo uso incorreto, o bloqueio de glândulas.
   E) Medicações tópicas podem ser usadas sem restrições em recém-nascidos.

5. Qual das dermatoses neonatais não apresenta risco para o recém-nascido:
   A) Nevo melanocítico congênito.
   B) Nevo sebáceo.
   C) Malformações vasculares.
   D) Infecções neonatais.
   E) Eritema tóxico neonatal.

6. Sobre malformações vasculares e hemangiomas, está correto afirmar que:
   A) Hemangiomas são sempre congênitos.
   B) Malformações vasculares são adquiridas ao longo da infância.
   C) Hemangiomas possuem fase de crescimento e fase de involução.
   D) Malformações vasculares possuem fase de crescimento e fase de involução.
   E) Todas as alternativas estão corretas.

7. Com relação à mancha em vinho do Porto, podemos afirmar:

A) É uma malformação vascular.

B) Desenvolve-se ao longo dos primeiros anos de vida.

C) É um sinônimo de mancha salmão.

D) Não implica em nenhum risco para o recém-nascido.

E) Em geral desaparece na vida adulta.

8. Sobre o molusco contagioso é correto afirmar:

A) Lesões na área genital em crianças sempre devem chamar atenção para o diagnóstico de abuso.

B) Trata-se de um quadro benigno e não há risco ocular se a lesão se localiza próxima dos olhos.

C) A imunidade do paciente não interfere na evolução das lesões.

D) Piscinas e banhos com outras crianças facilitam o contágio.

E) A resolução do quadro só ocorre se for realizada curetagem ou destruição química das lesões.

BIBLIOGRAFIA CONSULTADA

- Assier H, Bastuji-Garin S, Revuz J, Roujeau JC. Erythema multiforme with mucous membrane involvement and Stevens-Johnson syndrome are clinically different disorders with distinct causes. Arch Dermatol. 1995;131:539.

- Aurelian L, Ono F, Burnett J. Herpes simplex virus (HSV)-associated erythema multiforme (HAEM): a viral disease with an autoimmune component. Dermatol Online J. 2003;9:1.

- Bastuji-Garin S, Rzany B, Stern RS, et al. Clinical classification of cases of toxic epidermal necrolysis, Stevens-Johnson syndrome, and erythema multiforme. Arch Dermatol. 1993;129:92.

- Centers for Disease Control and Prevention – National center for Immunization and Respiratory Doiseases. Stevens-JohnsonSynrome Outbreak. Disponível em: <http://www.cdc.gov/ncird/div/DBD/newsletters/2014/fall/sjs-outbreak.html>. Acessado em: 20 ago. 2015.

- Dalgard F, Gieler U, Holm JØ, et al. Self-esteem and body satisfaction among late adolescents with acne: results from a population survey. J Am Acad Dermatol. 2008;59:746.

- Diven DG. An overview of poxviruses. J Am Acad Dermatol. 2001;44:1-14.

- Faergemann J, Bergbrant IM, Dohsé M, et al. Seborrhoeic dermatitis and Pityrosporum (Malassezia) folliculitis: characterization of inflammatory cells and mediators in the skin by immunohistochemistry. Br J Dermatol. 2001;144:549.

- Ferrandiz-Pulido C, Garcia-Patos V. A review of causes of Stevens-Johnson syndrome and toxic epidermal necrolysis in children. Arch Dis Child. 2013;98:998.

- Foley P, Zuo Y, Plunkett A, et al. The frequency of common skin conditions in preschool-aged children in Australia: seborrheic dermatitis and pityriasis capitis (cradle cap). Arch Dermatol. 2003;139:318.

- French LE, Prins C. Erythema multiforme, Stevens-Johnson syndrome, and toxic epidermal necrolysis. In: Dermatology. Bolognia JL, Jorizzo JL, Rapini RP, eds. Philadelphia: Elsevier Limited; 2008. p. 287.

- Huff JC, Weston WL, Tonnesen MG. Erythema multiforme: a critical review of characteristics, diagnostic criteria, and causes. J Am Acad Dermatol. 1983;8:763.

- Huff JC. Erythema multiforme. Dermatol Clin. 1985;3:141.

- Hurwitz S. Cutaneous disorders of the newborn. In: Hurwitz S. Clinical Pediatric Dermatology; a textbook of skin disorders of childhood and adolescence. Philadelphia: W.B. Saunders; 1993. p. 7-44.

- Letko E, Papaliodis DN, Papaliodis GN, et al. Stevens-Johnson syndrome and toxic epidermal necrolysis: a review of the literature. Ann Allergy Asthma Immunol. 2005;94:419.

- Levi N, Bastuji-Garin S, Mockenhaupt M, et al. Medications as risk factors of Stevens-Johnson syndrome and toxic epidermal necrolysis in children: a pooled analysis. Pediatrics. 2009;123:e297.

- Li ZJ, Choi DK, Sohn KC, et al. Propionibacterium acnes activates the NLRP3 inflammasome in human sebocytes. J Invest Dermatol. 2014;134:2747.

- Pereira LB. Prevalência de dermatoses no recém-nascido: estudo comparativo entre dois hospitais de Belo Horizonte, Brasil. Tese. Belo Horizonte:Universidade Federal de Minas Gerais,1997.

- Platin P. Molluscum Contagiosums. Arch pediatr. 2007;14(9): 1157-9.

- Qin M, Pirouz A, Kim MH, et al. Propionibacterium acnes Induces IL-1β secretion via the NLRP3 inflammasome in human monocytes. J Invest Dermatol. 2014;134:381.

- Redmond RM, Molluscum contagiosum is not always benign. BMJ. 2004 Aug 14;329(7462):403.

- Rivers JK, Frederiksen PC, Dibdin C. A prevalence survey of dermatoses in the Australian neonate. J Am Acad of Dermatol. 1990;23:77-81.

- Roujeau JC. Re-evaluation of 'drug-induced' erythema multiforme in the medical literature. Br J Dermatol. 2016;175:650.

- Sassolas B, Haddad C, Mockenhaupt M, et al. ALDEN, an algorithm for assessment of drug causality in Stevens-Johnson Syndrome and toxic epidermal necrolysis: comparison with case-control analysis. Clin Pharmacol Ther. 2010;88:60.

- Sladden, MJ, Johnston GA. Common skin infections in children. BMJ. 2004 Aug 14;329(7462):403.

- Stalder J. Skin care of the newborn. In: Harper J, Oranje A, Prose N, eds. Textbook of Pediatric Dermatology. Oxford: Blackweell Sience; 2000. p. 48-52.

- Tsai F, Tsai C. Birthmarks and congenital skin lesions in Chinese newborns. Journal of the Formosan Medical Association. 1993;92:838-41.

Respostas

1) E
2) D
3) E
4) E
5) E
6) C
7) A
8) D

Doenças Ortopédicas

- Nei Botter Montenegro
- Susana Braga

Introdução

Neste capítulo abordaremos as doenças ortopédicas mais importantes na prática pediátrica, como displasia do desenvolvimento do quadril, pé torto congênito, sinovite transitória, doença de Legg-Calvé-Perthes, deslizamento de epífise femoral, discite e espondilodiscite.

Displasia do desenvolvimento do quadril

Dentre as afecções congênitas ortopédicas que ocorrem ao nascimento, ou nos primeiros meses de vida, destaca-se a displasia do desenvolvimento do quadril (DDQ). O termo "do desenvolvimento", apesar de ser intuitivo, é utilizado pela possibilidade da piora da doença durante os primeiros meses de vida. Como a articulação do quadril é pouco aparente ao olhar clínico, devido à forte musculatura e à espessa camada de gordura própria da pele da região que a envolve, a displasia deve ser pesquisada ativamente pelo médico do berçário e pelo pediatra nos primeiros dias de vida, com manobras específicas. Quando o diagnóstico não é realizado neste período, o sinal clínico desaparece e a época ideal para o tratamento é perdida.

A DDQ causa variados graus de instabilidade a esta articulação, levando à sua subluxação ou à luxação (quando os ossos de uma articulação estão totalmente deslocados e separados), sendo estas consequências resultados graves para a função de todo o membro inferior da criança. Sua incidência varia entre 4 para 20 crianças afetadas em 1.000.

Etiologia/fisiopatologia

Existem dois fatores etiológicos principais que podem estar presentes na gênese desta doença. A origem genética e familiar é comprovada, principalmente em pacientes descendentes de caucasianos e asiáticos, devendo a doença ser sempre pesquisada com propedêutica clínica e radiológica, após o nascimento, nas famílias em que já houver relato da patologia.

O outro fator importante está relacionado ao espaço intrauterino durante a gestação da criança. Este é importante para que o feto consiga mover-se durante seu desenvolvimento, o que é fundamental para a formação das articulações. No quadril, quando a criança está em posição pélvica, nos últimos meses de gestação, com as pernas cruzadas ou esticadas para o lado do corpo (Agripino), esta articulação tem a mobilidade limitada, prejudicando o seu desenvolvimento. Outros fatores como a primiparidade (pela musculatura materna abdominal e uterina mais rígida), o oligoidrâmnio (menor quantidade de líquido na bolsa amniótica) e a macrossomia fetal também são relatados como fatores que dificultam a formação coxofemoral.

Os quadris das crianças do gênero feminino são mais afetados (na proporção de 4 para 1), assim como o quadril esquerdo, este último devido à sua posição estar geralmente voltada para a coluna vertebral materna, com menor espaço para sua movimentação. Há bilateralidade da doença entre 10% e 20% dos casos.

Crianças com antecedentes hereditários para displasia do quadril ou nascidas em apresentação pélvica têm maior risco para essa doença.

Diagnóstico

Como já citado, a suspensão diagnóstica deve ser feita nos primeiros dias após o nascimento (berçário ou consultório pediátrico), sendo obrigatória a realização de manobras clínicas, nas maternidades, para a detecção de displasia do desenvolvimento do quadril em todos os recém-nascidos, conhecidas como sinal de Ortolani e sinal de Barlow.

O sinal de Ortolani é realizado com a criança em decúbito dorsal horizontal, em ambiente calmo e aquecido, para a mesma estar relaxada. O examinador fixa um dos membros inferiores com o quadril em flexão de 90 graus, com uma das mãos, fazendo a manobra com a mão contrária, também na mesma posição de flexão. Com o dedo médio ou indicador palpando a região lateral e superior do fêmur (grande trocânter), mantendo o joelho também em flexão, realiza a manobra de abdução do quadril. Quando a cabeça do fêmur volta ao acetábulo (redução), um estalido é sentido através da palpação, sendo considerado positivo para o diagnóstico do quadril luxado. A manobra é repetida então, para o lado contrário.

O sinal de Barlow é realizado também com os quadris em flexão de 90 graus. Com uma das mãos o examinador empurra o joelho fletido para baixo, com o polegar na parte interna da coxa, pressionando-a no sentido lateral, procurando deslocar o quadril. Caso haja este deslocamento, a manobra contrária fará a redução da articulação, como no sinal de Ortolani (Figura 26.1). Neste caso, o quadril é instável, estando geralmente subluxado.

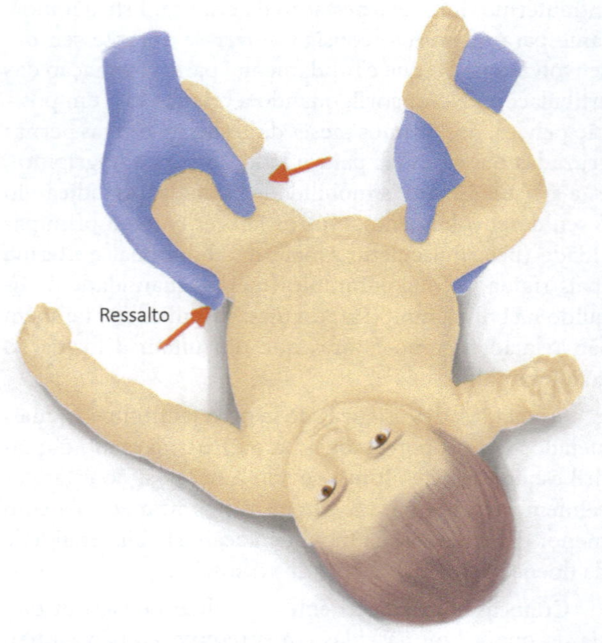

Os sinais de Ortolani e Barlow são essenciais para o diagnóstico precoce da displasia do desenvolvimento do quadril.

A propedêutica armada se faz, preferencialmente, pelo ultrassom dos quadris. Como o fêmur proximal até o sexto mês de vida é cartilagíneo, a radiografia da bacia não demonstra claramente a forma e a posição dos quadris, havendo a necessidade de recorrer a linhas desenhadas sobre a imagem que, indiretamente, auxiliam na suspensão do diagnóstico.

A cabeça femoral, sendo cartilagínea até o sexto mês, o acetábulo ósseo e o cartilagíneo são bem visualizados ao ultrassom, sendo este o exame de escolha para a detecção da doença, exigindo, porém, experiência do radiologista para o diagnóstico e acompanhamento da evolução da doença.

Tratamento

A fase de ouro para o tratamento são os primeiros meses de vida. Após a confirmação do diagnóstico da displasia, a mesma é tratada com um aparelho denominado suspensório de Pavlik (Figura 26.2). Este mantém os quadris em posição de redução, afrontando a cabeça femoral ao acetábulo, independentemente do grau da displasia, estando inicialmente o quadril luxado, subluxado ou com desenvolvimento acetabular deficitário.

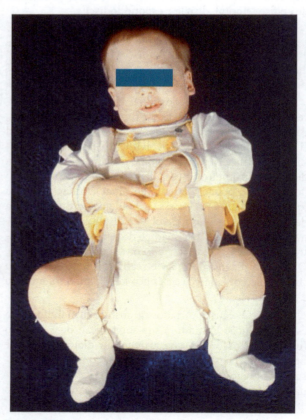

FIGURA 26.1. Sinal de Ortolani para diagnóstico da displasia do desenvolvimento do quadril. Fonte: Folder usado para campanha feita em 1991 para divulgar a DDQ em maternidades pelo IOT HC-FMUSP.

FIGURA 26.2. Suspensório de Pavlik para o tratamento precoce da DDQ. Fonte: arquivo pessoal do Dr. Nei Botter Montenegro.

O índice de sucesso do tratamento é acima de 90%, desde que iniciado o mais cedo possível, dependente do diagnóstico precoce. Este aparelho possui duas tiras em cada lado, uma anterior e outra posterior, unindo uma faixa que circunda o tórax, no nível da linha mamária, aos pés da criança. As tiras anteriores limitam a extensão do quadril e as posteriores, a adução, mantendo as articulações coxofemorais em flexão e abdução, permitindo movimentação ativa dos membros.

Quando o diagnóstico é tardio, por volta dos 6 aos 12 meses de vida, o tratamento cirúrgico é indicado. Inicialmente o quadril é reduzido sem acesso à articulação, sob anestesia, tratamento denominado redução incruenta, realizando também corte dos tendões adutores na área inguinal (tenotomia). Ainda sob anestesia geral, é confeccionado aparelho gessado, desde a pelve até os dois tornozelos, para manter o quadril reduzido (gesso pelvepodálico), que será utilizado por volta de 3 meses (Figura 26.3).

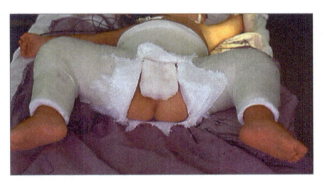

FIGURA 26.3. Gesso pelvepodálico, confeccionado sob anestesia, para tratamento da DDQ após cirurgia. Fonte: arquivo pessoal do Dr. Nei Botter Montenegro.

Caso a redução incruenta não tenha sucesso, com reluxação, ou em crianças com idade acima dos 12 meses, a cirurgia deverá ser completada com abertura da articulação, liberando os músculos flexores do quadril e removendo as estruturas intra-articulares que impedem o contato da cabeça femoral com o acetábulo (redução cruenta). Em pacientes ainda maiores existe a necessidade de, por vezes, realizar osteotomia (corte no osso) acima do acetábulo e/ou encurtamento e rotação do fêmur proximal. Apesar de todas as técnicas cirúrgicas empregáveis, o resultado sempre é pior do que o obtido pelo tratamento clínico precoce.

O tratamento precoce com suspensório de Pavlik é o ideal para a DDQ. As soluções cirúrgicas posteriores sempre apresentam resultados menos satisfatórios.

Pé torto congênito

O pé torto congênito (PTC) é uma deformidade idiopática e rígida do pé que está presente ao nascimento (Figura 26.4). É importante que seja feito o diagnóstico diferencial com o pé torto postural, que é flexível, e outras formas de deformidades congênitas dos pés que estão associadas a síndromes (p. ex., síndrome de Edwards – trissomia do cromossomo 18) ou alterações neurológicas (p. ex.. mielomeningocele).

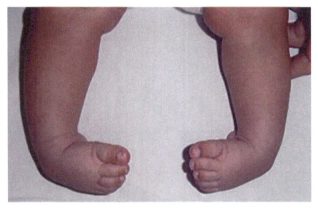

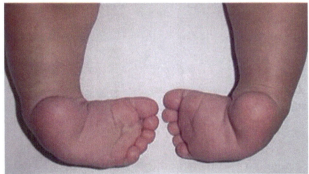

FIGURA 26.4. Pé torto congênito bilateral. Fonte: arquivo pessoal da Dra. Susana Braga.

A história do pé torto não tratado é de uma deformidade rígida, com apoio dorsolateral onde se forma uma calosidade. Existe uma diminuição da capacidade funcional para a marcha e ainda a impossibilidade de utilização de sapatos convencionais, o que representa um fator de exclusão social (Figura 26.5).

A incidência varia conforme a etnia, acontecendo, por exemplo, em 1:1.000 nascidos vivos nos caucasianos em 6,8:1.000 nascidos vivos nos polinésios. É mais frequente em meninos e pode ser bilateral em até 50% dos casos.

Etiologia

A etiologia é desconhecida. Entre as hipóteses estão a compressão intrauterina, as alterações neurológicas, a parada do desenvolvimento fetal, os defeitos estruturais e histológicos, as infecções e a herança genética.

Sabe-se, através das observações de Wynne-Davis, que a ocorrência é 17 vezes mais frequente em parentes de primeiro grau, seis vezes mais frequente em parentes

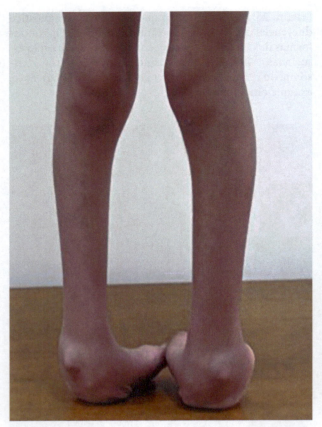 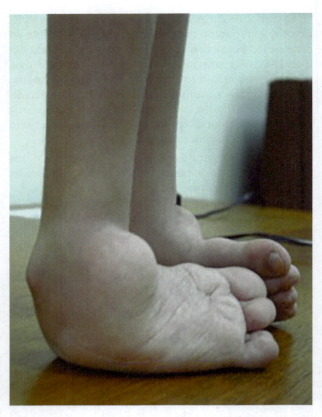

FIGURA 26.5. Pé torto inveterado (sem tratamento). Fonte: arquivo pessoal da Dra. Susana Braga.

de segundo grau e praticamente igual à população geral em parentes de terceiro grau. Aventa-se a possibilidade de a herança ter dominância incompleta, penetrância variável, ser multifatorial e influenciada por fatores externos.

Quadro clínico

É uma deformidade complexa, de grau variável, que envolve os ossos, os músculos, os tendões, os ligamentos, os nervos e os vasos sanguíneos. Observamos que o pé está equino (apontando para baixo), o calcâneo, varo (virado para dentro), aduto (curvado para dentro) e cavo (arco plantar muito alto) do mediopé e antepé. O pé é menor que o contralateral normal e a panturrilha também tem um diâmetro menor.

As deformidades do pé são: o equino, o varo, o aduto e o cavo.

Diagnóstico

O diagnóstico é feito através do exame clínico, sendo desnecessária, a princípio, a realização de exames de imagem. No exame físico é necessária a procura de deformidades associadas, como por exemplo alterações do quadril (displasia do desenvolvimento do quadril) e torcicolo congênito.

Além disso, é importante excluir a presença de malformações que sugiram síndromes e pesquisar alterações neurológicas subjacentes que indiquem tratar-se de um pé torto secundário a uma doença, sendo que esse reconhecimento é importante porque, nesses casos, tanto o tratamento como o prognóstico podem ser diferentes.

Devemos pesquisar a presença de outras malformações ou alterações neurológicas para excluir a possibilidade de um pé torto secundário a uma doença.

Tratamento

O objetivo é que o pé se torne plantígrado, funcional e indolor. O tratamento é usualmente realizado através do método descrito pelo Dr. Ignacio Ponseti. Inicia-se normalmente até a segunda semana de vida, mas também pode ser utilizado com sucesso em crianças mais velhas.

São realizadas manipulações suaves seguidas de gessos seriados que levam a uma correção progressiva (Figura 26.6). Os ossos e as articulações possuem plasticidade, sendo remodelados pelos estímulos mecânicos.

O gesso é cruropodálico com o joelho em flexão de 90 graus e é trocado entre 5-7 dias. Em média são necessários seis gessos para a correção. Ao final da sequência de gessos é frequente que ainda se observe o equino, sendo

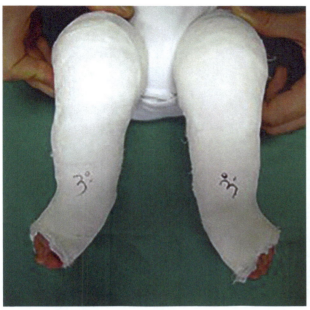

FIGURA 26.6. Gesso corretivo para tratamento de pé torto congênito, pelo método de Ponseti. Fonte: arquivo pessoal da Dra. Susana Braga.

então realizada a tenotomia percutânea do tendão calcâneo. O gesso após a tenotomia permanece em posição de correção por 3 semanas, permitindo a total cicatrização do tendão.

Com o pé corrigido inicia-se o uso de uma órtese abdução do pé por 3 meses durante 23 horas ao dia, e apenas à noite até os 4 anos de idade (Figura 26.7).

Em alguns casos são necessárias cirurgias adicionais, como transferências tendinosas, osteotomias e liberações de partes moles.

O não uso da órtese leva à recidiva da deformidade.

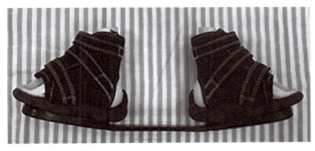

FIGURA 26.7. Órtese de abdução dos pés. Fonte: arquivo pessoal da Dra. Susana Braga.

Sinovite transitória

A sinovite transitória, também conhecida como sinovite tóxica, é a causa mais frequente de dor no quadril nas crianças. É uma afecção autolimitada, que acontece mais em meninos, entre os 3 e 7 anos de idade, e não deixa sequelas. Seu reconhecimento é importante porque entre seus principais diagnósticos diferenciais estão os quadros de artrite séptica, que exigem tratamento imediato, e a doença de Legg-Calvé-Perthes (necrose avascular idiopática da epífise femoral).

Em crianças fora da faixa etária deve-se suspeitar de outros diagnósticos.

Etiologia/fisiopatologia

A etiologia é desconhecida, mas pode estar relacionada a trauma, infecções prévias virais ou bacterianas ou, ainda, a processos alérgicos. Existe uma inflamação não específica com hipertrofia da membrana sinovial e derrame articular.

Quadro clínico

A criança apresenta dor no quadril, virilha, na coxa ou irradiada para o joelho, geralmente com início súbito. Ao exame físico observa-se a limitação dos movimentos do quadril, principalmente da rotação medial. A criança pode ter claudicação e algumas vezes se recusar a andar. No entanto, NÃO se observam alterações sistêmicas como queda do estado geral ou febre maior que 38°C. É frequente a história de um quadro de infecção de vias aéreas recente.

A sinovite transitória não cursa com alterações sistêmicas.

Diagnóstico

O diagnóstico é clínico, sendo realizadas radiografias para descartar outras alterações, como a doença de Legg-Calvé-Perthes. O ultrassom pode ajudar a confirmar o diagnóstico, demonstrando o derrame articular (Figura 26.8), mas não é possível determinar o tipo do líquido. Então, se houver dúvida ou um quadro clínico que sugira uma artrite séptica, deve-se realizar exames laboratoriais (hemograma, VHS, PCR). Estes estão normais ou pouco alterados nos quadros de sinovite transitória. Se após os exames persistir a dúvida, pode ser necessária a punção do quadril e o exame do líquido sinovial.

Tratamento

O tratamento é feito com repouso e eventualmente medicação anti-inflamatória adequada para a idade. O mais importante é o exame seriado do paciente para se ter a certeza do diagnóstico. O retorno às atividades é liberado a partir do momento em que o movimento do quadril está normal e não há mais claudicação.

O curso esperado é que em 2 ou 3 semanas exista a resolução total dos sintomas. A persistência do quadro além desse tempo pode indicar a existência de um derrame articular secundário a uma doença reumatológica, e exige uma investigação adicional.

Espera-se a resolução total do quadro entre 2-3 semanas.

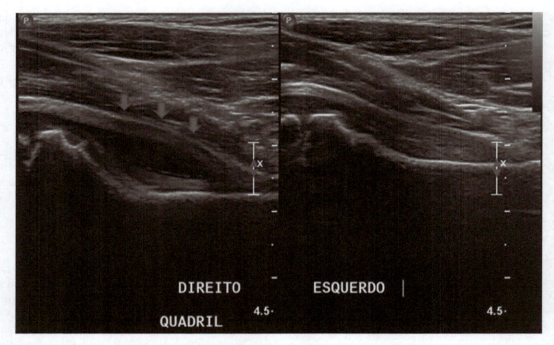

FIGURA 26.8. Ultrassom comparativo dos quadris direito e esquerdo demonstrando o derrame articular à direita. Fonte: arquivo pessoal da Dra. Susana Braga.

Doença de Legg-Calvé-Perthes

A dor na região do quadril durante o crescimento tem variadas causas. Em crianças entre os 4 e 8 anos de idade esta pode ter como causa a necrose óssea por isquemia asséptica da cabeça femoral, que em 1910 foi descrita por Legg, Calvé e Perthes (DLCP). Sem causa aparente, os sintomas são insidiosos, como a claudicação antálgica e a limitação da movimentação.

Durante o crescimento, o tecido ósseo necrosado é substituído no período de 2 a 3 anos. Dependendo da gravidade e da extensão da lesão pode, entretanto, deixar sequelas graves e definitivas nesta articulação.

Etiologia/fisiopatologia

Apesar de a descrição da doença ter mais de 1 século, sua etiologia ainda é obscura. A incidência é maior em meninos (quatro vezes), em crianças de menor estatura e muito ativas. Embora tenha sido descrita a ocorrência desta patologia na mesma família, não foi ainda encontrado um padrão genético.

Por haver na história do início dos sintomas relatos de queda, o trauma foi aventado como causa da doença, bem como a obstrução vascular por trombose, tanto arterial quanto venosa, mas nenhum destes fatores foi comprovado.

Causas bioquímicas, como a presença de crioproteínas no soro, e de outras já aventadas, estão ainda sendo pesquisadas. Estudos indicam a possibilidade de a origem da isquemia tecidual e da necrose óssea ser multifatorial, podendo também fazer parte de uma síndrome, já que outros eventos vasculares são descritos em pacientes com DLCP.

Diagnóstico

O quadro clínico é insidioso, começando geralmente com claudicação, dor que pode ser referida na face interna do joelho, da coxa ou na virilha. Como já descrito, os pais por vezes creditam os sintomas a uma queda ou a esforços em esportes ou brincadeiras.

Ao exame físico, na observação da marcha, o tempo de apoio do membro afetado é menor, havendo dor variada à mobilização do quadril, principalmente na abdução e rotação interna do mesmo.

A radiografia da bacia, nas posições AP (Figura 26.9) e com os quadris rodados externamente (posição de rã), pode demonstrar a presença da necrose, com aumento da densidade óssea na cabeça femoral afetada (epífise proximal do fêmur), absorção do tecido ósseo afetado, em parte ou na totalidade desta, ou deslocamento lateral do quadril (subluxação), dependendo do tempo da doença e da gravidade da afecção.

A ressonância magnética pode confirmar o diagnóstico, a extensão da necrose e a existência de recuperação da circulação na área afetada (pelo uso de contraste paramagnético).

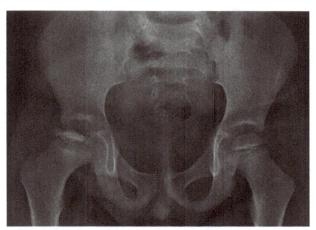

FIGURA 26.9. Doença de Legg-Calvé-Perthes: alterações da cabeça femoral direita. Fonte: arquivo pessoal do Dr. Nei Botter Montenegro.

Tratamento

Na presença de dor, a articulação deve ser protegida dos esforços. O apoio durante a marcha pode ser evitado com o uso de muletas ou cadeira de rodas, procurando aumentar a mobilidade coxofemoral com tratamento fisioterápico. Com a melhora da dor e da amplitude de movimento, a carga (apoio do membro no solo) é liberada, sem permitir corridas, saltos ou a prática de esportes antes da observação da reossificação da cabeça femoral.

A possibilidade do deslocamento do quadril é acompanhada através de exames radiológicos durante o tratamento conservador. Caso ocorra a subluxação do quadril, o tratamento cirúrgico é indicado através de osteotomias do fêmur ou da região supra-acetabular.

A recuperação do tecido ósseo ocorre em 2 a 3 anos. O crescimento, assim como a forma do fêmur proximal devem ser acompanhados, para eventual tratamento complementar.

O tratamento da DLCP é na maioria dos casos conservador. a subluxação articular, a desigualdade do comprimento dos membros e a deformação do fêmur proximal podem, entretanto, necessitar de tratamento cirúrgico para sua correção.

Deslizamento de epífise femoral

A epifisiólise é o descolamento atraumático da epífise femoral com relação ao colo do fêmur, que acontece através de uma placa de crescimento doente. É uma doença que acomete principalmente adolescentes, por estar associada às fases de crescimento rápido.

A cabeça do fêmur, que está presa ao acetábulo pelo ligamento redondo, fica posterior ao colo. O deslizamento pode ocorrer de forma insidiosa (crônico), abrupta (agudo) ou em uma combinação dessas formas (crônico-agudizado), e por esse motivo o quadro clínico é variado.

A doença tem uma história natural de progressão e, portanto, deve ser tratada assim que for estabelecido o diagnóstico. O objetivo do tratamento é impedir a continuidade do escorregamento e evitar complicações (condrólise e necrose). Quanto maior o escorregamento, maior a limitação funcional e mais precocemente as alterações da biomecânica do quadril vão levar ao impacto articular e à degeneração precoce do quadril (osteoartrose).

Fisiopatologia

A fisiopatologia inclui fatores biomecânicos, endocrinológicos e constitucionais, mas ainda não está totalmente esclarecida e é provavelmente multifatorial. A somatória desses fatores faz com que uma placa de crescimento enfraquecida seja submetida a um estresse, levando ao deslizamento da cabeça femoral.

Nos pacientes com epifisiólise existe um alargamento da placa de crescimento (fise) na camada hipertrófica, criando uma zona enfraquecida. Histologicamente também se observa o afilamento do anel pericondral, que é uma banda fibrosa que se estende da metafise até a epífise, envolvendo e fornecendo suporte para a fise.

Na adolescência, a fise do fêmur proximal tem uma mudança de sua orientação com relação ao solo de horizontal para oblíqua alterando, assim, a distribuição das forças, que passam a ser de cisalhamento. Outro fator associado é a presença de retroversão do colo do fêmur.

As alterações endocrinológicas implicadas nessa doença são o hipotireoidismo, pan-hipopituitarismo, a reposição do hormônio GH, além da osteodistrofia renal, síndrome adiposogenital e a obesidade. Também existe uma incidência aumentada em adolescentes com síndrome de Down e história familiar pregressa.

Epidemiologia

É uma afecção relativamente comum, sendo que sua incidência varia conforme a população estudada. Nos Estados Unidos tem uma frequência de 10,8 casos a cada 100.000 crianças.

A faixa etária é usualmente entre 10 e 14 anos, sendo que crianças fora dessa idade devem ser investigadas para alterações endócrinas subjacentes. É mais frequente em meninos e no lado esquerdo, no entanto pode ser bilateral em até 2/3 dos casos. O segundo lado acontece geralmente em até 18 meses após o primeiro, o que exige um acompanhamento cuidadoso até o final do crescimento ou até o fechamento da fise do fêmur proximal.

Fora da faixa etária usual, deve-se suspeitar de doença sistêmica como causa-base.

Quadro clínico

O quadro clínico é variável e depende da gravidade e da cronicidade da doença. Nos casos crônicos é comum observarmos uma dor insidiosa no quadril, na virilha ou na coxa e muitas vezes a dor é referida como sendo no joelho, o que pode dificultar o diagnóstico. No exame físico existe uma limitação dos movimentos do quadril, principalmente da rotação medial, e a presença do sinal de Drehmann, que acontece quando, ao fletir o quadril, existe uma rotação externa passiva associada. Nos casos agudos e agudizados instáveis, o quadro clínico é muito mais pronunciado, geralmente tem história de um pequeno trauma ou queda associada e cursa com dor intensa e incapacidade para andar, mesmo que com muletas.

Sempre que uma criança ou um adolescente referir dor no joelho, devemos examinar o quadril também. Lembrar da dor irradiada pelo nervo obturatório externo.

Diagnóstico

O diagnóstico é usualmente feito com as radiografias nas posições frente e rã da bacia. Nos quadros iniciais existe um alargamento da placa de crescimento (Figura 26.10), e com a progressão da deformidade outros sinais ficam evidentes.

Em quadris normais, na radiografia em AP, uma linha traçada na metáfise lateral do colo do fêmur cruza a parte lateral da epífise femoral (linha de Klein), na epifisiólise isso não acontece (Figura 26.11). Na radiografia na posição de rã o escorregamento é mais facilmente reconhecido e pode ser quantificado pelo ângulo epifisiodiafisário.

Nas crianças e adolescentes é importante fazer radiografias da bacia nas posições frente e de rã, para facilitar o diagnóstico precoce das alterações do quadril. Quadros iniciais podem não ser percebidos se forem feitas imagens localizadas do quadril acometido.

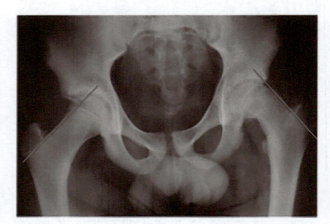

FIGURA 26.11. Linha de Klein: não cruza a epífise onde existe escorregamento. Fonte: arquivo pessoal da Dra. Susana Braga.

Tratamento

O tratamento depende principalmente da estabilidade e da deformidade. Em casos leves, agudos ou crônicos, o tratamento de escolha é a fixação *in situ* com um único parafuso no centro da epífise femoral e tem como objetivo principal promover o fechamento da placa de crescimento doente para evitar a progressão da doença (Figura 26.12).

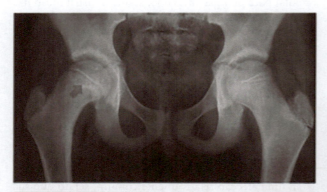
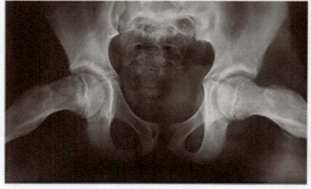

FIGURA 26.10. Alargamento da placa de crescimento do fêmur proximal. Fonte: arquivo pessoal da Dra. Susana Braga.

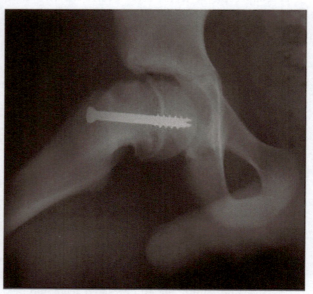

FIGURA 26.12. Fixação do quadril com parafuso *in situ*. Fonte: arquivo pessoal da Dra. Susana Braga.

Nos casos instáveis existe a possibilidade de um reposicionamento da epífise (redução) com manobras suaves e então fixação com um ou dois parafusos.

Nos casos moderados e graves estáveis pode ser necessária a realização de osteotomias corretivas para melhorar a biomecânica do quadril, otimizando o movimento e retardando um processo de degeneração articular secundário ao impacto femoroacetabular.

Tanto a redução fechada como as osteotomias corretivas apresentam índices altos de complicações, como a condrólise e a necrose avascular.

Discite e espondilodiscite

São doenças da coluna, em qualquer nível, relacionadas a componente infeccioso que pode afetar os discos intervertebrais (discite), ou as próprias vértebras (osteomielite), esta última denominada espondilite. O processo reacional inflamatório causa dor. São doenças incomuns, afetando principalmente crianças de menor idade. Quando há drenagem espontânea do tecido ósseo afetado para o disco, a espondilodiscite é formada.

Etiologia/fisiopatologia

Acredita-se que ambas as afecções têm como origem infecção viral ou bacteriana. Ocorre com maior frequência em crianças menores de 10 anos, desnutridas, com depressão imunológica ou portadoras de doenças autoimunes. Existem teorias sobre a origem no platô vertebral que comunica com o disco afetado. A contaminação pode ser endógena (por foco infeccioso à distância), por via hematogênica, ou exógena, por inoculação por injeção ou pós-cirúrgica.

O trauma está presente em 60% dos casos clínicos, facilitando a ocorrência de infecção local. A etiologia piogênica é mais frequente, sendo o estafilococo o agente mais frequente, seguido pelas bactérias gram-negativas. Em pacientes com déficit imunológico a etiologia é granulogênica por tuberculose, brucelose e fungos.

Diagnóstico

O paciente refere dor na região dorsal ou lombar, de moderada a intensa, que piora aos movimentos, podendo irradiar para o abdome, coxas e pernas (dependendo do nível afetado). Pode apresentar sintomas gerais como febre e calafrios. Sintomas neurológicos com hipoestesia ou fraqueza muscular estão associados com a compressão radicular em casos mais graves.

Na radiografia da coluna pode ser identificada a aproximação dos platôs vertebrais contíguos ao disco afetado, com ou sem deformação dos mesmos. A ressonância magnética é o exame de escolha para a confirmação diagnóstica (Figura 26.13).

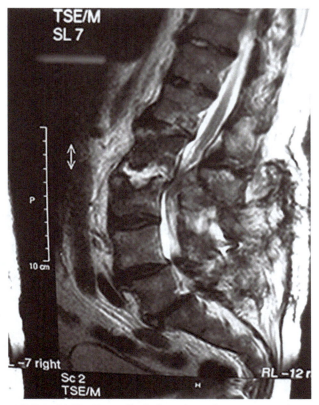

FIGURA 26.13. Espondilodiscite: alterações na ressonância magnética. Fonte: arquivo pessoal do Dr. Nei Botter Montenegro.

Hemograma, hemocultura e PCR auxiliam no diagnóstico e seguimento do tratamento. A punção da região afetada é mais realizada nos adolescentes. Nas crianças, o tratamento é indicado sem a confirmação pela aspiração.

Tratamento

O tratamento da dor da coluna tem melhora com a imobilização por colete removível, com a área afetada no centro. O repouso é mandatório pelo tempo necessário para o tratamento.

A antibioticoterapia, guiada para os agentes etiológicos mais frequentes para a idade do paciente (como o *Staphylococcus aureus*) está indicada inicialmente por via parenteral (endovenosa), por tempo prolongado, com acompanhamento clínico e laboratorial.

A biópsia está indicada para a diferenciação com tumores, quando o diagnóstico radiológico não for bem definido. A drenagem cirúrgica se faz necessária em caso de abscesso paravertebral ou epidural, ou para a descompressão neurológica, quando há fraqueza muscular ou perda do controle esfincteriano (síndrome da cauda equina). A artrodese (fusão das vértebras) pode ser indicada no caso de instabilidade da coluna após o tratamento da doença.

O tratamento da discite e espondilodiscite tem como base o repouso, imobilização e antibioticoterapia.

SEÇÃO 2 ▪ PEDIATRIA CLÍNICA (OU PRINCIPAIS AFECÇÕES PEDIÁTRICAS)

Conceitos-chave

- A pesquisa clínica da DDQ é obrigatória nos primeiros dias de vida; sua etiologia é hereditária e/ou postural.
- O ultrassom é o padrão-ouro para o diagnóstico radiológico da DDQ e o tratamento precoce depende do diagnóstico clínico, com os melhores resultados.
- O PTC é uma deformidade rígida presente ao nascimento, sua etiologia é idiopática e as deformidades observadas são o equino, o calcâneo varo, aduto e cavo do mediopé e antepé. O tratamento é realizado inicialmente pelo método de Ponseti.
- A sinovite transitória acontece geralmente entre os 3 e os 7 anos de idade. Cursa com dor, limitação do movimento do quadril e, em algumas crianças, com incapacidade para andar.
- Na sinovite transitória é necessário afastar os diagnósticos diferenciais, principalmente a possibilidade de artrite séptica. A doença tem um curso benigno, de resolução completa e sem sequelas.
- O quadro clínico da DLCP é insidioso e sua etiologia é desconhecida. A ressonância magnética auxilia no dianóstico e prognóstico da DLCP.
- O tratamento da DLCP consiste manter a mobilidade do quadril, diminuindo as atividades físicas. O tratamento cirúrgico está indicado nos casos de subluxação articular.
- O deslizamento de epífise femoral é uma afecção relativamente comum e bilateral em até 2/3 dos casos.
- No exame clínico do deslizamento de epífise femoral devemos lembrar da dor irradiada para o joelho e sempre examinar o quadril de crianças e adolescentes. A história natural da epifisiólise é de progressão da deformidade.
- O tratamento da epifisiólise é cirúrgico, para promover o fechamento da placa de crescimento doente, corrigir a deformidade ou ambos.
- A etiologia da espondilodiscite é infecciosa e o diagnóstico é realizado pela ressonância magnética.
- O tratamento da espondilodiscite é baseado em repouso e antibioticoterapia, e o tratamento cirúrgico é realizado na presença de abscesso ou para descompressão neurológica.

Questões

1. Descreva os dois sinais clínicos precoces da DDQ.
2. No que consiste o tratamento conservador precoce da DDQ?
3. Qual é o quadro clínico do PTC?
4. No que consiste o método de Ponseti para a correção do PTC?
5. Qual a faixa etária em que é mais frequente a sinovite transitória?
6. Quais são seus principais diagnósticos diferenciais?
7. Qual o curso esperado para a doença?
8. Descreva as fases da DLCP.
9. No que consiste o tratamento conservador precoce da DLCP?
10. Quais são as doenças endocrinológicas que estão associadas à epifisiólise?
11. Qual é o quadro clínico da epifisiólise?
12. Quais são os fatores que devemos levar em conta para decidir o tratamento adequado?
13. Descreva as alterações radiológicas da espondilodiscite.
14. Descreva as alterações neurológicas decorrentes da compressão neurológica pela espondilodiscite.

BIBLIOGRAFIA CONSULTADA

- Guarniero R, Ishikawa MT, Luzo CAM, Montenegro NB, Godoy Jr RM. Resultados da osteotomia femoral variante no tratamento da doenca de Legg-Calvé-Perthes (DLCP). Rev Hosp Clin Fac Med São Paulo. mai-jun. 1997;52(3):132-5.

- Guarniero R, Montenegro NB, Vieira PB, Peixinho M. Sinal de Ortolani: resultado do exame ortopédico em 9171 recém-nascidos na Associação Maternidade de São Paulo. Rev Bras Ortop. 1988;23(5):125-8.

- Kocher MS, Mandiga R, Zurakowski D, et al. Validation of a clinical prediction rule for the differentiation between septic arthritis and transient synovitis of the hip in children. J Bone Joint Surg Am. 2004 Aug.;86-A(8):1629-35.

- Kotzias Neto A. Epifisiólise proximal do femur. 353-69 sizinio Herbert . Ortopedia e traumatologia. Princípios e pratica. São Paulo: Artmed; 2009.

- Maranho DAC, Volpon JB. Pé torto congênito. Acta Ortop Bras (São Paulo). 2011;19(3):163-169.

- Merllotti MHR, Braga SR, Santili C. Pé torto Congênito. Rev Bras Ortop. 2006;41(5):137-144.

- Pavlik A. The functional method of treatment using a harness with stirrups as the primary method of conservative therapy for infants with congenital dislocation of the hip. 1957. Clin Orthop Relat Res. 1992;(281):4-10.

- Ponseti IV. Congenital Clubfoot. Fundamentals of Treatment. 2nd ed. Oxford, New York: Tokyo Universidad, Oxford Press; 1996. Disponível em: <http://www.ponseti.info/publications.html>.

- Thacker MM, Clarke MS. Slipped Capital Femoral Epiphysis Surgery. 2015. Disponível em: <http://emedicine.medscape.com/article/1248422-overview>.

- Whitelaw & Schikler. Transient Synovits. 2015. Disponível em: <http://emedicine.medscape.com/article/1007186-overview>.

Respostas

1. O sinal de Ortolani é realizado com a criança em decúbito dorsal horizontal, em ambiente calmo e aquecido, para a mesma estar relaxada. O examinador fixa um dos membros inferiores com o quadril em flexão de 90 graus, com uma das mãos, fazendo a manobra com a mão contrária, também na mesma posição de flexão. Com o dedo médio ou indicador palpando a região lateral e superior do fêmur (grande trocânter), mantendo o joelho também em flexão, realiza a manobra de abdução do quadril. Quando a cabeça do fêmur volta ao acetábulo (redução), um estalido é sentido através da palpação, sendo considerado positivo para o diagnóstico do quadril luxado. A manobra é repetida, então, para o lado contrário. O sinal de Barlow é realizado também com os quadris em flexão de 90 graus. Com uma das mãos o examinador empurra o joelho fletido para baixo, com o polegar na parte interna da coxa, pressionando-a no sentido lateral, procurando deslocar o quadril. Caso haja este deslocamento, a manobra contrária fará a redução da articulação, como no sinal de Ortolani (Figura 26.1). Neste caso, o quadril é instável, estando geralmente subluxado.

2. Suspensório de Pavlik. Este mantém os quadris em posição de redução, afrontando a cabeça femoral ao acetábulo, independentemente do grau da displasia, estando inicialmente o quadril luxado, subluxado ou com desenvolvimento acetabular deficitário.

3. É uma deformidade complexa, de grau variavel, que envolve os ossos, os músculos, os tendões, os ligamentos, os nervos e os vasos sanguíneos. Observamos que o pé está equino (apontando para baixo), o calcâneo, varo (virado para dentro), aduto (curvado para dentro) e cavo (arco plantar muito alto) do mediopé e antepé. O pé é menor que o contralateral normal e a panturrilha também tem um diâmetro menor.

4. São realizadas manipulações suaves seguidas de gessos seriados que levam a uma correção progressiva. O gesso é cruropodálico com o joelho em flexão de 90 graus e é trocado entre 5-7 dias. Em média são necessários seis gessos para a correção.

5. Entre os 3 e 7 anos de idade.

6. Legg-Calvé-Perthes e artrite séptica.

7. Curso benigno com resolução completa em 2 a 3 semanas.

8. Presença de necrose, com aumento da densidade óssea na cabeça femoral afetada (epífise proximal do fêmur), absorção do tecido ósseo afetado, em parte ou na totalidade desta, e reossificação da cabeça femoral.

562 SEÇÃO 2 ▪ PEDIATRIA CLÍNICA (OU PRINCIPAIS AFECÇÕES PEDIÁTRICAS)

9. Na presença da dor, a articulação deve ser protegida dos esforços. O apoio durante a marcha pode ser evitado com o uso de muletas ou cadeira de rodas, procurando aumentar a mobilidade coxofemoral com tratamento fisioterápico. Com a melhora da dor e da amplitude de movimento, a carga (apoio do membro no solo) é liberada, sem permitir corridas, saltos ou a prática de esportes antes da observação da reossificação da cabeça femoral.

10. As alterações endocrinológicas implicadas nessa doença são o hipotireoidismo, pan-hipopituitarismo, a reposição de GH, além de osteodistrofia renal, síndrome adiposogenital e obesidade.

11. Nos casos crônicos é comum observamos uma dor insidiosa no quadril, na virilha ou na coxa e muitas vezes a dor é referida como sendo no joelho, o que pode dificultar o diagnóstico. No exame físico existe uma limitação dos movimentos do quadril, principalmente da rotação medial, e a presença do sinal de Drehmann, que acontece quando ao fletir o quadril existe uma rotação externa passiva associada. Nos casos agudos e agudizados instáveis, o quadro clínico é muito mais pronunciado, geralmente tem uma história de um pequeno trauma ou queda associada e cursa com dor intensa e incapacidade para andar, mesmo que com muletas.

12. O tratamento depende principalmente da estabilidade e da deformidade.

13. Na radiografia da coluna pode ser identificada a aproximação dos platôs vertebrais contíguos ao disco afetado, com ou sem deformação dos mesmos.

14. Pode ocorrer hipoestesia ou fraqueza muscular, ou síndrome da cauda equina, dependendo do nível acometido.

Síndromes Genéticas

- Ana Claudia Brandão
- Fernanda Teresa de Lima

Introdução

Este capítulo aborda as principais síndromes genéticas e suas implicações. As síndromes genéticas podem ser decorrentes de cromossomopatias (alterações cromossômicas numéricas ou estruturais), microdeleções ou microduplicações cromossômicas (deleções submicroscópicas, não passíveis de serem identificadas pela técnica de cariótipo convencional) ou alterações em genes específicos (como é o caso da neurofibromatose tipo 1).

Trataremos inicialmente da síndrome de Down, que é a síndrome genética mais prevalente em nosso meio, e em seguida abordaremos outras síndromes genéticas que também têm prevalência relevante.

Síndrome de Down

Definição

A síndrome de Down (SD), também conhecida como trissomia do cromossomo 21, é uma condição genética que ocorre aproximadamente em um a cada 800 nascimentos vivos no Brasil, independentemente de etnia, gênero ou classe social. Foi primeiramente identificada em 1866, pelo médico John Langdon Down, que era superintendente de um serviço médico para pessoas com deficiência intelectual na Inglaterra. A causa genética da SD só foi esclarecida em 1959 pelo geneticista francês Jean Lejeune, que identificou a presença de um cromossomo 21 a mais nestas pessoas. Portanto, uma pessoa com SD tem três, em vez de duas cópias do cromossomo 21.

Ainda não são conhecidas as causas que levam a esta condição genética, mas é importante frisar que a SD não é causada por algo que os pais fazem ou deixam de fa-

zer. Na maioria das vezes a trissomia acontece ao acaso, e a única relação que se faz atualmente é que casais mais velhos têm maior chance de ter filhos com alterações genéticas, dentre elas, a síndrome de Down. A trissomia do cromossomo 21 pode ocorrer de três formas:

- não disjunção meiótica: responsável por aproximadamente 95% das ocorrências da síndrome. Acontece quando um erro na separação do par 21 ocorre durante a divisão celular, na formação do óvulo ou espermatozoide, e então a pessoa terá 47 cromossomos em todas as suas células.

- translocação: acontece em 3% das ocorrências da síndrome e a cópia extra do cromossomo 21 (parcial ou total) está translocada ("grudada") em outro cromossomo (geralmente o 13, 14, 15, 21 ou 22). Em aproximadamente 2/3 das vezes, a translocação acontece de forma espontânea, porém em 1/3 ela é herdada do pai ou da mãe, e isto vai ter importância no aconselhamento genético, já que nas formas herdadas a chance de este casal ter outro filho com a síndrome aumenta bastante. Nestes casos, é necessário fazer o cariótipo dos pais.

- mosaicismo: aproximadamente 2% das pessoas com SD têm mosaicismo, que resulta quando a não disjunção ocorre na divisão celular depois do embrião já formado. Portanto, parte das células terão trissomia e parte não. Em casos nos quais o percentual de células trissômicas é baixo, pode acontecer de esta pessoa ter menos características associadas à SD, como por exemplo menos comorbidades ou mesmo as características fenotípicas mais atenuadas.

Independentemente da alteração genética encontrada nas crianças com SD, as orientações gerais para o segui-

SEÇÃO 2 ▪ PEDIATRIA CLÍNICA (OU PRINCIPAIS AFECÇÕES PEDIÁTRICAS)

mento pediátrico são as mesmas. Esta sessão vai tratar das principais condutas em relação aos cuidados de saúde da criança com SD, num contexto multidisciplinar.

Momento da notícia

O momento da notícia é aquele em que os pais recebem o diagnóstico de que seu bebê tem SD, e tem importância fundamental no estabelecimento do vínculo inicial do casal com seu novo filho. Infelizmente os profissionais de saúde ainda não têm um bom treinamento neste aspecto, e acabam conversando de maneira inapropriada com a família, utilizando-se de termos antigos, frases sem sensibilidade e informações desatualizadas. Atualmente já existem orientações baseadas em evidências que orientam o profissional de saúde neste momento terapêutico, e podemos considerá-las como parte dos cuidados de saúde, dada a importância que possuem.

Apesar do aumento da utilização de métodos de diagnósticos pré-natais, a maioria dos casais que tem filhos com SD fica sabendo do diagnóstico após o nascimento. Atualmente, mesmo com literatura médica abundante, poucos são os profissionais que atuam de maneira adequada nestas ocasiões.

Para o momento da notícia não bastam os conhecimentos médicos sobre a SD, mas também é importantíssimo estar atualizado sobre as condições de vida das pessoas com SD no Brasil e no mundo.

Aqui nos restringiremos às orientações gerais (Quadro 27.1), porém na seção Bibliografia Consultada vocês encontrarão referências e *links* nos quais poderão aprender mais sobre este assunto tão importante, mas muitas vezes não valorizado.

Cuidados de saúde

Os cuidados de saúde da pessoa com SD serão sempre compartilhados entre médico, família e equipe multiprofissional. A presença do cromossomo 21 a mais e sua inter-relação com os demais cromossomos determinam as características clínicas presentes e a variabilidade que encontramos entre diferentes pessoas.

A deficiência intelectual e a hipotonia muscular estão presentes em todas as pessoas com SD. Outras características fenotípicas frequentemente observadas em indivíduos portadores da SD são:

- Estatura reduzida.
- Pregas epicânticas.
- Ponte nasal baixa.
- Orelhas pequenas e de implantação baixa.
- Língua protrusa e sulcada.
- Braquicefalia ("achatamento" da região occipital).
- Pescoço curto com frouxidão da pele da nuca.
- Mãos curtas e largas, frequentemente com prega transversa palmar única.
- Maior separação entre o hálux e o segundo dedo dos pés.

Apesar de cada criança ser única, existem patologias e condições que são mais comuns às pessoas com SD (Tabela 27.1), como por exemplo as cardiopatias congênitas, alterações visuais e auditivas, tireoidopatias, doenças autoimunes e constipação intestinal.

QUADRO 27.1	Orientações para o momento da notícia

- A pessoa que conta o diagnóstico de SD deve ser um médico: geralmente aquele de melhor vínculo com a família, mas que também seja o mais bem informado sobre a SD. Geralmente, obstetra ou pediatra devem estar juntos e coordenar as informações
- Devemos informar os pais assim que houver a suspeita do diagnóstico, mesmo sem a confirmação pelo cariótipo
- Os pais devem ser informados conjuntamente, de preferência com o bebê presente, e sendo chamado pelo nome
- O diagnóstico deve ser dado em uma sala com privacidade
- A conversa deve ser iniciada com palavras positivas, como parabenizando-os pelo nascimento, e mantendo postura humana e ética
- As informações devem refletir o estado atual da SD, tanto em relação às questões de saúde (orientar os exames na maternidade e encaminhamentos necessários, limitando-se às condições médicas mais comuns no primeiro ano de vida), como de condições de vida e inclusão na sociedade
- O médico deve dar informações balanceadas, incluindo informações positivas
- Devemos oferecer material informativo atualizado por escrito, bem como contato com grupos de apoio ou com famílias que têm filhos com SD

Tabela 27.1. Problemas médicos comuns na SD	
Patologias	*Porcentagem (%)*
Problemas auditivos	75
Problemas visuais	60
Cataratas	15
Erros de refração	50
Apneia obstrutiva do sono	50-75
Otite média	50-70
Malformações congênitas do coração	50
Hipodontia e erupção dentária tardia	23
Atresias gastrointestinais	12
Doenças da tireoide	4-18
Convulsões	1-13
Problemas hematológicos	
Anemia	3
Deficiência de ferro	10
Doença mieloproliferativa transitória	10
Leucemias	1
Doença celíaca	5
Instabilidade atlantoaxial	1-2
Autismo	5-15
Doença de Hirschsprung	1

É importante considerar que a saúde da pessoa com SD está diretamente relacionada aos seus hábitos de vida, portanto também temos o dever de orientar e estimular estilos saudáveis de vida, e a inclusão nos diferentes ambientes sociais.

O acompanhamento de saúde, que é orientado pela Sociedade Brasileira de Pediatria às crianças em geral, deve ser seguido também para as crianças com SD, e devido às especificidades destas crianças, devemos seguir algumas orientações específicas. Estas orientações, divididas em ciclos de vida, são norteadas pelas Diretrizes de Atenção à Pessoa com síndrome de Down (Ministério da Saúde, 2013) e pelo *guideline* da Academia Americana de Pediatria (AAP, 2011), e serão apresentadas a seguir.

■ Período neonatal

Os cuidados do bebê com SD no berçário iniciam-se com o momento da notícia, assunto brevemente discutido na seção anterior. Durante a permanência da família na maternidade, ela deve ser apoiada e munida de informações pertinentes relacionadas ao diagnóstico de possíveis patologias associadas. Além disso, deve ser estimulado o aleitamento materno sempre que possível, e quando as condições clínicas do bebê permitirem. O aleitamento materno é o principal alimento para qualquer bebê recém-nascido, com as inúmeras vantagens conhecidas sobre qualquer fórmula láctea.

O pediatra ou neonatologista deverá solicitar alguns exames e avaliações complementares, apresentados na Tabela 27.2.

Doença do refluxo gastroesofágico, incoordenação da deglutição, malformações do trato gastrointestinal e constipação intestinal são situações mais frequentes, e demandam avaliações específicas em caso de suspeita diagnóstica.

Antes da alta é recomendado que o pediatra ou neonatologista converse novamente com os pais, na tentativa de apoiá-los neste início de jornada, respondendo às novas dúvidas e questionamentos. Importante também discutir a suscetibilidade aumentada de infecções respiratórias e a necessidade ou não de profilaxia da infecção do vírus sincicial respiratório com palivizumabe.

A orientação sobre a necessidade de acompanhamento com equipe multiprofissional de estimulação precoce (fisioterapia, fonoaudiologia e terapia ocupacional) e o contato com associações de pais ou grupos de apoio deve ser reforçada.

■ Infância

Os cuidados na infância devem priorizar:

- A aquisição e a manutenção de estilo de vida saudável (alimentação, higiene do sono e atividades físicas).
- Acompanhamento do crescimento físico (com especial atenção à prevenção da obesidade).
- Imunização de acordo com o calendário vigente (incluindo pneumocócica 23-valente para os maiores de 2 anos e influenza anualmente).

Tabela 27.2. Exames complementares para diagnóstico da SD no período neonatal

Exame	Descrição
Cariótipo	• Para a confirmação do diagnóstico e aconselhamento genético
Hemograma	• Policitemia e doença mieloproliferativa transitória são achados comuns
TSH e T$_4$ livre (geralmente incluídos na triagem neonatal – "teste do pezinho")	• Alterações na função da glândula tireoide são mais frequentes nesta população, inclusive o hipotireoidismo congênito
Ecocardiograma	• Mesmo que o ecocardiograma fetal tenha sido realizado durante a gestação, e mesmo se não houver sopros detectáveis ao exame físico, é necessário realizar o ecocardiograma, preferencialmente antes da alta da maternidade. A frequência de cardiopatias congênitas é bastante elevada, chegando a 50%. Avaliação com cardiologista é necessária se houver alterações neste exame
Exame oftalmológico	• Ausência do reflexo vermelho ou sua assimetria sugerem catarata congênita. Mesmo se o exame inicial for normal, é recomendada avaliação com oftalmologista pelo menos até o primeiro mês de vida
Avaliação auditiva	• O "teste da orelhinha" (emissões otoacústicas) é realizado na maioria das maternidades em todos os bebês, e é mandatório nos bebês com SD, dada a frequência aumentada de déficit auditivo congênito. A complementação da avaliação auditiva deve ser realizada com o Potencial Evocado Auditivo Cerebral (BERA)
Ultrassonografias de abdome, cérebro (fontanela) e quadris	• Para rastreamento de eventuais malformações estruturais/funcionais, podendo ser realizadas ao longo dos primeiros meses de vida
"Teste da cadeirinha"	• A hipotonia muscular pode levar a apneia, bradicardia e dessaturação de oxigênio no transporte do bebê em cadeirinhas adaptadas nos automóveis. Portanto, este teste é recomendado antes da alta

SEÇÃO 2 ▪ PEDIATRIA CLÍNICA (OU PRINCIPAIS AFECÇÕES PEDIÁTRICAS)

- Orientações para o desenvolvimento de autonomia necessária para o cotidiano (atividades de vida diária, autocuidado, socialização e aquisição de habilidades sociais).
- Escolaridade (toda criança deve estudar em escola comum).

Dentre as avaliações específicas para esta população, nesta faixa etária, ressaltamos as da Tabela 27.3.

Outros problemas de saúde mais frequentes nesta população podem aparecer nessa fase da vida, como doença celíaca, diabetes tipo I, vitiligo, psoríase, alopecia *areata*, convulsões (incluindo síndrome de West), problemas dentários e comportamentais. As avaliações e os tratamentos são os mesmos da população em geral.

No final da primeira infância é importante começar a discutir com a família questões sobre prevenção de abuso e educação sexual.

■ Adolescência

As orientações de estilo de vida saudável permanecem, com ênfase na alimentação adequada para prevenção ou tratamento da obesidade, assim como estímulo às atividades físicas e de lazer. A educação sexual deve acontecer de maneira transparente, incluindo métodos de prevenção de doenças sexualmente transmissíveis e anticoncepção, assim como as orientações de prevenção de abusos físicos e sexuais. Porém, procurar fazer com que o adolescente se sinta seguro para tomar decisões sobre seus relacionamentos amorosos. Também é importante a orientação de exame ginecológico para as jovens.

Nesta fase da vida, intensificam-se as orientações para o desenvolvimento da autonomia para as atividades de vida diária, autocuidado, socialização, escolaridade e orientação vocacional. Em nosso País, cada vez mais os jovens com SD finalizam o ensino médio, e muitos já adentram às universidades.

Avaliações da função tireoidiana, realização de hemograma, avaliação auditiva e visual continuam anuais. Mantêm-se as orientações referentes aos distúrbios do sono, que ficam mais frequentes, e as relacionadas com a postura da coluna cervical.

Um ecocardiograma deve ser solicitado no caso de queixas relacionadas a fadiga, dificuldade respiratória ou aparecimento de sopro cardíaco, para descartar problemas valvares.

No seguimento pediátrico da criança com SD, os melhores resultados são obtidos quando o time – médicos, terapeutas e família – trabalha em conjunto, discutindo os avanços e novas abordagens, sempre considerando a singularidade de cada criança, com o objetivo de garantir a plena saúde física e mental. Para isto, é necessário a figura do "capitão do time", e o pediatra precisa assumir este papel: mediando as avaliações necessárias e orientando as famílias nos próximos passos, não só em relação à saúde, mas também na inclusão social, estimulando o protagonismo e a autonomia (Tabela 27.4).

Tabela 27.3. Avaliações da SD na infância

Exame	Descrição
Hemograma	• Solicitado a cada 6 meses nos 2 primeiros anos de vida (maior chance de anemia/deficiência de ferro e leucemias) e anualmente ao longo da vida
TSH e T_4 livre	• Repetir aos 6 e 12 meses e depois anualmente. Dentre as alterações da função tireoidiana, o hipotireoidismo é a condição mais comum
Exame oftalmológico	• Repetir aos 6 e 12 meses e depois anualmente. Estrabismo, nistagmo e erros de refração são bastante comuns
Avaliação auditiva	• Para as crianças que tiveram uma avaliação neonatal normal, repetir a cada 6 meses (audiometria comportamental e timpanometria) até que tenham níveis auditivos normais obtidos bilateralmente, o que acontece por volta dos 4 anos. A frequência de otite secretora é elevada nestes primeiros anos de vida (50 a 70%) e justifica esta avaliação mais frequente, já que déficits auditivos, mesmo pequenos, podem impactar o desenvolvimento da fala. Após os 4 anos, fazer avaliações audiológicas anuais
Avaliação do sono	• Devem ser questionadas em toda a consulta as características do sono da criança (horários, despertares, roncos, posições anômalas para dormir, sonolência diurna, pausas respiratórias). Em caso de alterações, solicitar avaliação objetiva com estudo do sono ou polissonografia. Considerar também a possibilidade de hipertrofia de adenoides e/ou amígdalas como causa do distúrbio do sono, assim como a obesidade. Como existe uma correlação pobre entre as queixas da família e os distúrbios do sono, a AAP recomenda um estudo objetivo para todas as crianças com SD aos 4 anos de vida
Radiografia de coluna cervical	• A realização rotineira deste exame por volta dos 3 anos de idade é controversa, já que a radiografia não se tem demonstrado um bom exame de triagem para o rastreamento da instabilidade atlantoaxial. A orientação atual é que o pediatra sempre recomende à família sobre o correto posicionamento do pescoço, evitando flexão e extensão exageradas da coluna cervical, e fique atento às queixas e ao exame neurológico durante as consultas de rotina. Em crianças sintomáticas, fazer a radiografia em posição neutra e encaminhar para especialista (ortopedista ou neurologista)
Acompanhamento odontológico	• A erupção dentária geralmente acontece após o primeiro ano de vida e a sequência de nascimento dos dentes é errática. Alterações como hipodontia, anodontia e questões ortodônticas são muito comuns. Idealmente a consulta ao dentista deve ser realizada ainda no primeiro ano de vida, e ter periodicidade pelo menos anual

Tabela 27.4. Cuidados de saúde para a criança com síndrome de Down

	Recém-nascido – 12 meses	*Infância*	*Adolescência*

Exames	• Cariótipo
	• Ecocardiograma
	• TSH e T_4 livre:
	  – triagem neonatal
	  – 6 meses
	  – 12 meses
	• Hemograma:
	  – ao nascimento
	  – 6 meses
	  – 12 meses
	• USG de abdome, cérebro e quadris, se possível
		• TSH e T_4 livre anual
		• Hemograma anual
		• Raios X de coluna cervical*
		• Polissonografia aos 4 anos*
			• TSH e T_4 livre anual
			• Hemograma anual
			• Lipidograma e glicemia de jejum, se obesidade
			• Polissonografia*
			• Ecocardiograma*

Avaliações	• Visão:
	  – ao nascimento
	  – 6 meses
	  – 12 meses
	• Audição:
	  – ao nascimento (EOA e BERA)
	  – 6 meses
	  – 12 meses (áudio comportamental e impedanciometria)
		• Visão: anual
		• Audição: semestral até os 4 anos e depois anual
			• Visão: anual
			• Audição: anual
			• Ginecológica para as jovens

Imunização	• Calendário Oficial • Palivizumabe, se indicação	• Calendário Oficial • Pneumo-23 aos 2 anos • Influenza anual	• Calendário Oficial • Influenza anual
Orientações	• Momento da Notícia • Informações por escrito/grupos de apoio/contato com outras famílias/*websites* • Estímulo ao aleitamento materno • Estimulação global com equipe multiprofissional	• Estimulação Global • Hábitos saudáveis de vida • Dieta saudável e equilibrada • Hidratação • Estímulo à atividade física • Socialização • Escolaridade • Posicionamento do pescoço • Estimular autonomia para atividades de vida diária e autocuidado • Comportamento socialmente adequado • Prevenção de abuso físico e sexual	• Hábitos saudáveis de vida • Dieta saudável e equilibrada • Hidratação • Estímulo à atividade física • Socialização • Escolaridade • Treinamentos vocacionais • Posicionamento do pescoço • Estimular autonomia para atividades de vida diária, autocuidado, mobilidade urbana, redes sociais, relacionamentos • Comportamento socialmente adequado • Prevenção de abuso físico e sexual, doenças sexualmente transmissíveis e gravidez • Atenção às mudanças de comportamento e distúrbios do sono

*Ler as considerações feitas no texto.

Outras síndromes genéticas e suas implicações

Cromossomos e avaliação cromossômica

Cromossomos são estruturas filiformes, compostas de uma única molécula de DNA associada a proteínas, constituindo a cromatina, com graus diferentes de condensação de acordo com a fase do ciclo celular. O cromossomo contém uma constrição primária, denominada centrômero, por onde as cromátides irmãs são mantidas unidas pelo cinetócoro, necessária para a segregação cromossômica durante a divisão celular.

Os braços cromossômicos constituem porções dos cromossomos que se iniciam no centrômero, estendendo-se até o telômero, de tamanhos variados, classificados em braços curto (p) e longo (q) (Figura 27.1).

Os cromossomos são analisados por técnicas citogenéticas, sendo a mais conhecida delas o cariótipo com bandeamento G. A hibridação genômica *in situ* por fluorescência – FISH – mapeia um gene ou segmento do DNA por hibridação molecular de uma sonda fluorescente correspondente ao segmento a ser estudado no núcleo de células interfásicas fixadas numa lâmina. Técnicas citogenômicas, como a hibridização genômica comparativa em *arrays*, permitem a avaliação cromossômica com maior resolução, identificando va-

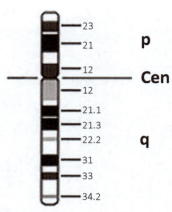

FIGURA 27.1. Estrutura do cromossomo.

riações no número de cópias, como microdeleções ou microduplicações.

Ganhos ou perdas de cromossomos inteiros levam a doenças genéticas conhecidas como cromossomopatias numéricas. A síndrome de Down é a mais conhecida delas, mas outras alterações cromossômicas numéricas também são compatíveis com a vida.

Cromossomopatias numéricas

Cromossomopatias são doenças causadas por alterações cromossômicas, sejam elas numéricas ou estruturais.

Na presença de sinais e sintomas sugestivos de alterações cromossômicas, o paciente deve idealmente ser encaminhado para uma avaliação com geneticista e ter seus cromossomos avaliados através do cariótipo com bandeamento G e/ou CGH-*array* (Quadro 27.2).

QUADRO 27.2	Indicação de cariótipo/CGH *Array*

- Confirmação ou exclusão do diagnóstico de síndromes cromossômicas conhecidas
- Deficiência intelectual ou atraso de desenvolvimento neuropsicomotor não explicado
- Amenorreia primária
- Genitália ambígua, anomalias do desenvolvimento e diferenciação sexual
- Abortamento de repetição ou natimortos
- Infertilidade
- Gestações em risco de aneuploidia como resultado de rastreamento pré-natal alterado ou idade materna avançada
- Neoplasias com aberrações cromossômicas específicas

As principais cromossomopatias numéricas serão apresentadas a seguir.

Síndrome de Turner

– *Etiologia e epidemiologia*

A síndrome de Turner é uma alteração cromossômica causada por monossomia total ou parcial do cromossomo X. A monossomia total do cromossomo X é a única monossomia cromossômica compatível com a vida. A perda de um cromossomo sexual (X ou Y) é devida a erros de recombinação e segregação durante a meiose, tanto materna quanto paterna. Outra situação é a perda do cromossomo sexual por não disjunção nas primeiras divisões mitóticas pós-natais, resultando em mosaicismo, com uma linhagem 45,X associada a linhagens celulares com complemento cromossômico normal ou supranumerários (p. ex., 45,X/47,XXX; 45,X/46,XY, entre outras possibilidades).

A monossomia do cromossomo X está presente em cerca de 1/300 abortos espontâneos, tem uma incidência de 1 a cada 2.000 a 5.000 nascimentos, e sua apresentação ao nascimento está decaindo em muitos países, pela utilização do diagnóstico pré-natal. Está presente em todas as raças, não está associada a nenhum fator ambiental ou comportamental e a associação com idade parental avançada não é marcante.

O isocromossomo do braço longo de X [46,X,i(X)q] (Figura 27.2) é uma anomalia estrutural associada à síndrome de Turner, em que os pacientes são monossômicos para o braço curto do cromossomo X e trissômicos para o braço longo do cromossomo X.

– *Diagnóstico*

O diagnóstico comumente é feito por cariótipo com bandeamento G. A técnica de FISH também é bastante utilizada no diagnóstico pré-natal.

– *Aconselhamento genético*

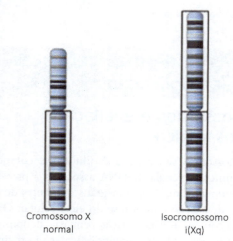

FIGURA 27.2. Isocromossomo – cromossomo estruturalmente anormal, com duplicação de um braço e ausência do outro braço.

O risco de recorrência para um casal com uma filha com síndrome de Turner não é aumentado.

– *Quadro clínico*

As crianças com síndrome de Turner apresentam baixa estatura. Também podem apresentar (Figura 27.3):

- Higroma cístico.
- Edema de mãos e pés.
- Pescoço curto e alado com implantação posterior baixa de cabelos.
- Cúbito valgo.
- Escoliose.
- Deformidade de Madelung.
- Cardiopatia.
- Anomalias oftalmológicas, renais, imunológicas e endócrinas.

Alterações puberais, em especial amenorreia primária, são bastante frequentes.

– *História natural e seguimento*

Todos as pacientes devem realizar avaliação cardíaca, endocrinológica, oftalmológica e ortodôntica. Embora a maior parte das pacientes apresente amenorreia primária, puberdade espontânea e até mesmo fertilidade podem ocorrer. Estratégias de acompanhamento da paciente com síndrome de Turner nas diversas faixas etárias já foram publicadas. Crianças cujo cariótipo apresenta um cromossomo Y estão em risco para desenvolvimento de gonadoblastoma e deve-se considerar riscos e benefícios de gonadectomia profilática *versus* rastreamento periódico com ultrassonografia.

■ Síndrome de Klinefelter

– *Etiologia e epidemiologia*

Sob o nome síndrome de Klinefelter está um grupo de desordens cromossômicas nas quais há pelo menos um cromossomo X extra em um cariótipo masculino normal (46,XY). A aneuploidia 47,XXY é a desordem dos cromossomos sexuais mais comum em humanos, com

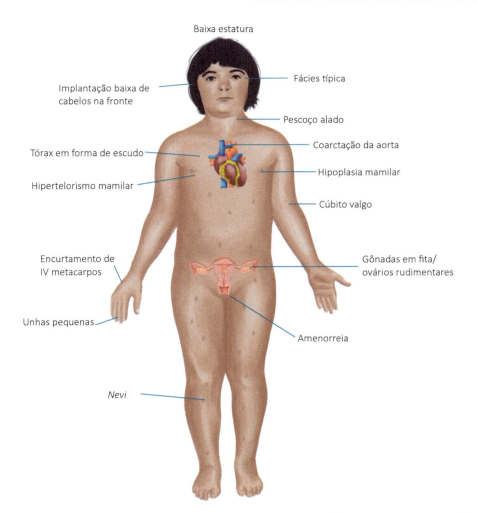

FIGURA 27.3. Características da síndrome de Turner. Fonte: modificada de <https://pedclerk.bsd.uchicago.edu/page/turner-syndrome>.

uma prevalência de 1 em 500 indivíduos masculinos. A aneuploidia 48,XXYY e 48,XXXY está presente em um a cada 17.000 a 50.000 nascimentos, e a incidência das alterações 49,XXXXY é ainda menor, um a cada 85.000 nascimentos masculinos. O cromossomo X extra resulta de um erro de não disjunção, tanto na meiose, associado a aumento da idade materna, quanto na mitose no zigoto em desenvolvimento.

O fenômeno da não disjunção é um erro de segregação cromossômica durante a meiose, de tal forma que ocorre um erro na separação entre dois membros de um par cromossômico durante a meiose I ou de duas cromátides-irmãs durante a meiose II ou mitose. Erros na segregação cromossômica podem estar associados a trissomias (presença de três cópias de um dado cromossomo) ou monossomias (presença de uma cópia de um dado cromossomo) nos gametas.

– Diagnóstico

O diagnóstico depende da avaliação citogenética com bandeamento G. Os pacientes também apresentam aumento do hormônio foliculoestimulante, hormônio luteinizante e estradiol e diminuição dos níveis de testosterona normais.

– Aconselhamento genético

O risco de recorrência para um casal com um filho com síndrome de Klinefelter não é aumentado.

– Quadro clínico

Os pacientes apresentam características fenotípicas variáveis, sendo as mais constantes o tamanho testicular pequeno, ginecomastia, hábito corporal eunucoide e diminuição nos pelos corporais (Figura 27.4). A estatura final tende a ser mais elevada, com membros mais alongados. Os testículos são pequenos e as gonadotrofinas estão elevadas. O comprometimento cognitivo é bastante variável e pode estar ausente. A maior parte dos pacientes apresenta déficits de linguagem. Alterações de comportamento também podem estar presentes.

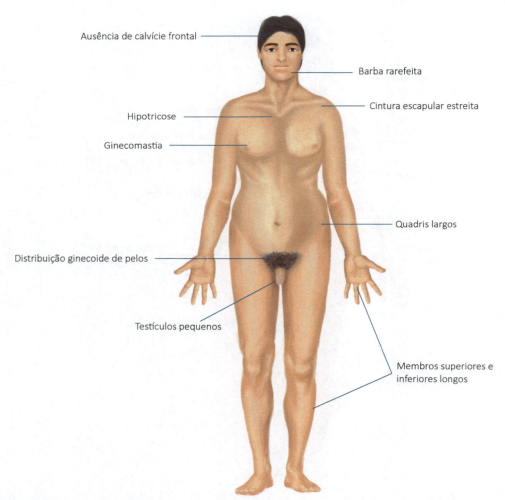

FIGURA 27.4. Sinais clínicos da síndrome de Klinefelter. Fonte: modificada de <https://commons.wikimedia.org/wiki/File:Klinefelter%27s_syndrome.jpg>.

– História natural e seguimento

Os meninos entram normalmente em puberdade, mas as concentrações de testosterona decrescem gradativamente, as características sexuais secundárias não terminam de se desenvolver e eunucoidismo e ginecomastia se desenvolvem. A maior parte dos pacientes se torna infértil na idade adulta, quando também pode ocorrer câncer de mama com uma frequência aumentada. Alterações endócrinas, osteoporose, alterações vasculares e doenças autoimunes também são frequentes nestes pacientes.

■ Síndrome de Edwards – trissomia do cromossomo 18

– Etiologia e epidemiologia

A síndrome de Edwards é causada pela presença de um cromossomo 18 adicional, seja ela uma trissomia completa, parcial ou mosaico. É a segunda trissomia autossômica mais frequente, seguindo a síndrome de Down. Está associada a um alto risco de perda fetal. Embora se observe um aumento de sua prevalência, a frequência ao nascimento tem diminuído devido ao diagnóstico pré-natal e término eletivo da gestação.

O cromossomo extra está presente por não disjunção, que ocorre, em 50% dos casos, na meiose II da oogênese e associada à idade materna avançada.

Pacientes com trissomia do 18 em mosaico correspondem a menos de 5% dos casos e apresentam uma linhagem celular normal e uma trissômica, com um fenótipo extremamente variável.

– Diagnóstico

Alterações ultrassonográficas pré-natais, bem como a oferta de rastreamento pré-natal por marcadores sorológicos maternos e detecção de anomalias cromossômicas por métodos não invasivos, têm trazido o diagnóstico desta síndrome para o período pré-natal e um grande número de casais opta pelo término eletivo da gestação.

É importante conhecer o quadro clínico associado a esta síndrome, bem como o prognóstico e a sobrevida, para a orientação dos casais que optam por levar a gestação a termo.

– Aconselhamento genético

O risco de recorrência para um casal com um filho com trissomia livre do cromossomo 18 é de cerca de 1%. Mosaicismo parental foi descrito em alguns casos. O risco de recorrência de casais com filhos com trissomia parcial do cromossomo 18 depende da presença e do tipo das alterações cromossômicas apresentadas pelos pais.

– Quadro clínico

Os pacientes apresentam retardo de crescimento pré e pós-natal. O desenvolvimento neurológico é muito pre-

judicado e a maior parte das crianças apresenta um grau profundo de deficiência neuropsicomotora e intelectual.

Outras alterações típicas incluem: microcefalia pós-natal, dolicocefalia, fendas palpebrais pequenas, micrognatia, alterações da forma e do tamanho das orelhas, excesso de pele no pescoço, posicionamento típico dos dedos e das mãos, unhas e polegares pequenos, esterno curto e pés tortos congênitos. As malformações maiores são muito frequentes, e são apresentadas na Tabela 27.5.

Tabela 27.5. Alterações comuns na trissomia 18		
Frequência	**Órgão**	**Malformações**
Comuns	Coração	Defeitos septais, ducto arterial patente, valvulopatias
Frequentes	Genitourinária	Rim em ferradura
Menos frequentes	Gastrointestinal	Onfalocele, atresia esofageana, fístula traqueoesofageana, estenose pilórica, divertículo de Meckel
	Sistema nervoso central	Hipoplasia cerebelar, agenesia de corpo caloso, polimicrogiria, espinha bífida
	Craniofacial	Fendas orofaciais
	Olhos	Microftalmia, coloboma, catarata, opacidades de córnea
	Membros	Hipoplasia radial

– História natural e seguimento

O acompanhamento pós-natal de pacientes com trissomia do cromossomo 18 é bastante delicado, dada a gravidade do quadro clínico, com uma grande frequência de prematuridade, natimortalidade e mortalidade pós-natal. Estas crianças costumam apresentar dificuldades para sucção, deglutição e alimentação e refluxo gastroesofagiano que requerem o uso de sondas por período prolongado.

Cerca de 50% dos recém-nascidos vivem mais que 1 semana e somente 5 a 10% sobrevivem mais que 1 ano. As causas de morte mais frequentes são apneia central, falência cardíaca por malformações cardíacas e insuficiência respiratória. Os pacientes do sexo feminino têm melhor sobrevida que os do sexo masculino.

Pacientes com trissomia 18 têm risco aumentado de desenvolver tumor de Wilms (risco de 1%) e hepatoblastoma, com recomendação de serem rastreados periodicamente com ultrassonografias abdominais semestrais até a adolescência.

■ Síndrome de Patau

– Etiologia e epidemiologia

A síndrome de Patau é causada pela presença de um cromossomo 13 adicional, seja ela uma trissomia completa, mosaico ou parcial. É a terceira trissomia autossômica mais frequente, com uma frequência de 1 a cada 5.000 nascidos vivos e associada a um risco de perda fetal de 97%.

Geralmente é causada por não disjunção na meiose materna, mas um pequeno número de pacientes pode apresentar translocação robertsoniana desbalanceada entre os cromossomos 13;14 ou 13;15 (Figura 27.5).

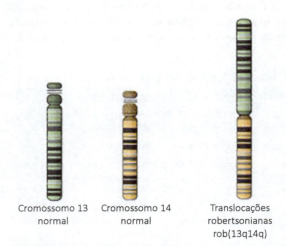

FIGURA 27.5. Translocações robertsonianas — translocações entre dois cromossomos acrocêntricos, pela fusão dos centrômeros, com perda dos seus braços curtos. Os cromossomos acrocêntricos são os cromossomos 13, 14, 15, 21 e 22, e possuem satélites nos braços curtos que carregam genes para DNA ribossômico.

Mosaicismo pós-zigótico é raro (< 5%) e pode apresentar fenótipo mais leve, com sobrevida maior. É caracterizado por duas linhagens cromossômicas diferentes.

– *Diagnóstico*

O diagnóstico é realizado através de cariótipo de sangue periférico com bandeamento G. Atualmente, o diagnóstico pré-natal, seja através da técnica de FISH, ou mesmo através de testes pré-natais não invasivos que detectam DNA fetal, é bastante frequente.

– *Aconselhamento genético*

A trissomia livre do cromossomo 13 tem um risco de recorrência muito baixo. Nos pacientes com translocação, o cariótipo dos pais é fundamental para definir se são portadores e, neste caso, o risco de recorrência e perdas gestacionais é elevado.

– *Quadro clínico*

Os pacientes são pequenos para a idade gestacional, apresentam anomalias de sistema nervoso central, defeitos de linha média e malformações urogenitais. A principal malformação de sistema nervoso central é a holoprosencefalia e os pacientes tendem a apresentar anomalias de linha média, como fenda labiopalatina central, arrinia, ciclopia e probóscis. Cerca de 80% dos pacientes apresentam cardiopatias congênitas. Também são frequentes alterações urogenitais e de parede abdominal. O posicionamento das mãos é típico, assim como polidactilia pós-axial.

– *História natural e seguimento*

A maior parte dos pacientes é detectada no segundo semestre da gestação. É difícil prever a expectativa de vida, a maior parte dos pacientes falece nos primeiros meses. Todos estes aspectos envolvem questões médicas e éticas bastante delicadas, e é preciso discutir com a família as possibilidades de manejo, procedimentos de reanimação ou não, de correção de algumas malformações e não de outras, e preparar a família para uma síndrome letal.

Cromossomopatias Associadas à Região 15q11-q13

Três fenótipos distintos aparecem por deleções ou duplicações associadas à região 15q11-q13: síndrome de Prader-Willi, síndrome de Angelman e síndrome da duplicação 15q, podendo resultar da perda de função ou superexpressão de pelo menos um gene com efeito de origem parental.

■ Síndrome de Angelman

– *Etiologia e epidemiologia*

A síndrome de Angelman é uma síndrome na qual se observa efeito de *imprinting* (impressão genômica), onde há a expressão monoalélica de um gene, em que o alelo a ser expresso é determinado por sua origem parental. Nesta síndrome há perda da cópia materna do gene *UBE3A* (que seria a cópia funcional do gene), que pode ser causada por quatro mecanismos:

- Deleção da região 15q11.2-q13 materna (74% dos pacientes).
- Mutação com perda da função da cópia materna do gene *UBE3A* (11% dos pacientes).
- Dissomia uniparental paterna (8% dos pacientes).
- Defeito no centro de *imprinting* desta região (7% dos pacientes).

Na Figura 27.6 vemos as principais alterações moleculares na síndrome de Angelman.

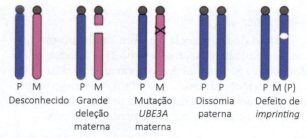

FIGURA 27.6. Principais alterações moleculares na síndrome de Angelman. Fonte: modificada de <http://www.angelmantoday.com/wp-content/uploads/2013/09/genetic-classes-of-as.jpg>.

– *Diagnóstico*

A confirmação diagnóstica, após a suspeita clínica, é baseada em uma série de exames genéticos. A análise da metilação genitor-específica da região 15q11.2-q13 detecta cerca de 80% dos pacientes com síndrome de Angelman, incluindo aqueles com deleções, dissomias uniparentais ou um defeito de *imprinting*; menos de 1% dos pacientes tem um rearranjo cromossômico citogeneticamente visível (translocação ou inversão). O sequenciamento do gene *UBE3A* detecta variantes patogênicas em 11% dos pacientes.

Cerca de 10% dos pacientes com manifestações clássicas da doença não apresentam mecanismos genéticos identificados pelas técnicas atuais.

– *Aconselhamento genético*

O aconselhamento genético é recomendado em todos os casos. A maior parte das deleções, dissomia uniparental e epimutações é associada a um baixo risco de recorrência. As mutações no centro de *imprinting* e algumas translocações podem estar associadas a um risco de recorrência de 50%. Membros da família materna também podem apresentar aumento de risco quando mutações estão presentes.

– *Quadro clínico*

A síndrome de Angelman é caracterizada por grave comprometimento do desenvolvimento intelectual, comprometimento da linguagem, convulsões, ataxia, incoordenação motora, risos imotivados, microcefalia e fácies característica.

– *História natural e seguimento*

Geralmente não há alterações neonatais, mas dificuldades de sucção e hipotonia aparecem precocemente. O atraso do desenvolvimento geralmente é notado aos 6 meses, mas as características clássicas em geral se manifestam após 1 ano de idade. As alterações de movimento podem ser confundidas com convulsões e as alterações eletroencefalográficas podem persistir após o controle das convulsões, então é preciso tomar cuidado com excesso de tratamento anticonvulsivo. Além disso, algumas drogas podem exacerbar as convulsões.

Síndrome de Prader-Willi

– *Etiologia e epidemiologia*

A síndrome de Prader-Willi é outra síndrome onde se observa efeito de *imprinting*, sendo causada pela perda da região 15q11.2-q13, de origem paterna, contendo cerca de 20 genes relevantes. Cerca de 70% dos pacientes têm uma grande deleção paterna desta região; 25% dos pacientes têm uma dissomia uniparental materna, com as duas cópias sendo herdadas da mãe e menos de 1% dos pacientes tem defeitos no centro de impressão (*imprinting*) da região.

As principais alterações moleculares na síndrome de Prader-Willi são apresentadas na Figura 27.7.

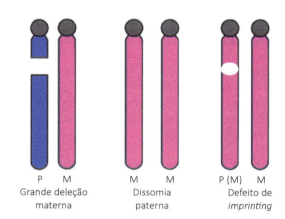

FIGURA 27.7. Principais alterações moleculares na síndrome de Prader-Willi.

– *Diagnóstico*

Para o diagnóstico utiliza-se análise de metilação, que irá diagnosticar esta síndrome em 99% dos casos, mas não fornecerá informação sobre o tipo de alteração molecular que a causou.

A diferenciação das diversas alterações moleculares envolvidas fornece melhor informação prognóstica e é essencial para o aconselhamento genético. Assim, pode-se prosseguir por busca de uma deleção com FISH ou análise de microarranjos de DNA (CGH-*array*), avaliação de dissomia uniparental e busca por alterações no centro de impressão genômica.

– *Aconselhamento genético*

A maior parte das deleções, dissomia uniparental e epimutações é associada a baixo risco de recorrência. Mutações no centro de impressão genômica e translocações podem estar associadas a um risco de recorrência de 50%.

– *Quadro clínico*

A síndrome de Prader-Willi é caracterizada por:
- Hipotonia.
- Dificuldade de ganho de peso e desenvolvimento.
- Dificuldade de sucção.
- Hipogonadismo.
- Baixa estatura.
- Mãos e pés pequenos.
- Fácies típica.

Os pacientes apresentam também alterações comportamentais importantes, com transtorno obsessivo-compulsivo e hiperfagia, que leva a obesidade mórbida após o primeiro ano de vida. Atraso do desenvolvimento e deficiência intelectual também são observados.

- *História natural e seguimento*

Deve-se suspeitar e investigar síndrome de Prader-Willi em todas as crianças com hipotonia neonatal importante. Há uma pequena melhora, mas em geral a hipotonia leve a moderada persiste ao longo da vida. Os pacientes apresentam déficit de crescimento pré e pós-natal, potencializado pelo hipogonadismo.

O hipogonadismo é evidente ao nascimento e estes pacientes apresentam puberdade atrasada ou desorganizada. A maior parte dos adultos é infértil.

Microdeleções cromossômicas

Microdeleções ou microduplicações cromossômicas são deleções submicroscópicas, não passíveis de serem identificadas pela técnica de cariótipo convencional. Os microarranjos de DNA (CGH-*arrays*) têm sido muito utilizados para seu diagnóstico, evidenciando que o fenótipo de muitas delas são causados pela alteração em dois ou mais *loci* contíguos, caracterizando as síndromes de genes contíguos.

■ Síndrome de Williams

- *Etiologia e epidemiologia*

A síndrome de Williams é considerada uma síndrome de genes contíguos causada por microdeleções da região 7q11.23, que ocorrem em cerca de um a cada 10.000 indivíduos. Estas microdeleções ocorrem porque a região crítica, que contém o gene da elastina, *ELN*, é flanqueada por pseudogenes e sequências de repetições de baixo número de cópias, que favorecem o desalinhamento durante o pareamento na meiose e consequente deleção da região. Pode ocorrer tanto no cromossomo materno quanto paterno e geralmente é esporádica. Na Figura 27.8 podemos observar os genes associados a região crítica da Síndrome de Williams.

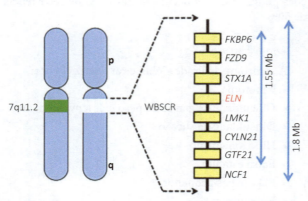

FIGURA 27.8. Genes associados a região crítica da Síndrome de Williams. Fonte: http://www.genetics4medics.com/williams-syndrome.html

- *Diagnóstico*

O diagnóstico pode ser feito por FISH, MLPA e CGH-array, este último com a vantagem de delinear a extensão da microdeleção.

- *Aconselhamento genético*

O risco de recorrência para irmãos de pacientes com síndrome de Williams é menor que 1%. Os pacientes raramente se reproduzem, mas caso isso corra, o risco de transmissão da microdeleção para os descendentes é de 50%.

- *Quadro clínico*

As crianças com síndrome de Williams apresentam um fenótipo facial bastante característico, com ponte nasal baixa, narinas antevertidas, *puffs* periorbitais, *filtrum* longo, fácies grosseira, lábios grossos.

O comportamento também é peculiar, sendo crianças muito afáveis, ecolálicas, com grande memória auditiva, impulsivas, hiperativas e ansiosas.

Outras alterações bastante frequentes são as doenças cardiovasculares, como estenose pulmonar periférica, arteriopatias associadas a elastina e estenose aórtica supravalvar. Apresentam ainda:

- Hiperacusia, com perda auditiva neurossensorial no adolescente.
- Otite média recorrente.
- Alterações ortodônticas.
- Alterações endócrinas (sendo a mais conhecida a hipercalcemia, que ocorre em uma minoria dos pacientes).
- Alterações gastrointestinais, genitourinárias, neurológicas e oftalmológicas.

- *História natural e seguimento*

Recém-nascidos podem se apresentar com dificuldades alimentares, dificuldade de ganho de peso e desenvolvimento, hipercalcemia, atraso do desenvolvimento e estenose valvar ou cardiopatia congênita. As crianças mais velhas apresentam atraso do desenvolvimento ou deficiência intelectual, alterações de comportamento e outros sintomas clínicos.

A intervenção precoce, abordando dificuldades de linguagem, motoras, alimentares e integração sensorial é recomendada. A avaliação psicológica e psiquiátrica auxilia no controle das alterações comportamentais. Os pacientes devem ser acompanhados com especialistas, de acordo com seus sintomas clínicos.

■ Deleção 22q11.2

- *Etiologia e epidemiologia*

A deleção 22q11.2 inclui vários fenótipos: a síndrome de DiGeorge, a síndrome velocardiofacial (também chamada de Shprintzen), a síndrome de anomalias conotruncais-faciais, a síndrome de Opitz G/BBB autossômica dominante, a síndrome cardiofacial de Cayler. As descrições clínicas destas entidades resultam de vieses de avaliação e todas têm em comum deleções na região 22q11.2.

A prevalência estimada é de um em 4.000 a um a 6.395 nascimentos, provavelmente subestimada por sua apresentação clínica variável.

– *Diagnóstico*

A deleção submicroscópica da região 22q11.2 pode ser detectada por FISH, MLPA ou microarranjos cromossômicos (CGH-array). Na Figura 27.9 vemos os genes envolvidos com diferentes tamanhos de deleção.

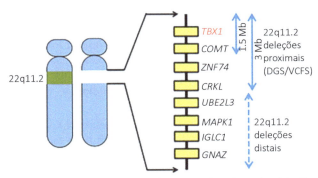

FIGURA 27.9. Genes associados a região crítica da deleção 22q12. Fonte: http://www.genetics4medics.com/digeorge-syndrome.html

– *Aconselhamento genético*

A grande maioria dos pacientes com deleção do 22q11.2 a apresentam de forma "de novo" e menos de 10% a herdaram de um progenitor afetado. Os pacientes afetados podem transmitir a deleção a 50% de sua prole, uma vez que esta é uma característica autossômica dominante.

– *Quadro clínico*

Os indivíduos com deleção 22q11.2 podem apresentar características bastante variáveis, como apresentado no Quadro 27.3.

A síndrome de DiGeorge foi originalmente descrita como um defeito de campo de desenvolvimento dos terceiro e quarto arcos faríngeos, associada a hipoplasia do timo e glândulas paratireoides e cardiopatia congênita, especialmente conotruncais. A síndrome velocardiofacial foi descrita como uma combinação de anomalias palatais, cardiopatia congênita, fácies característica e dificuldades de desenvolvimento e aprendizagem.

– *História natural e seguimento*

Pacientes com deleção 22q11.2 podem apresentar cardiopatia e anomalias palatais já diagnosticadas ao nascimento, quando também apresentam importante dificuldade de sucção, imunodeficiência e hipocalcemia. Alguns pacientes são diagnosticados mais tardiamente.

QUADRO 27.3 — Manifestações da síndrome da deleção 22q11.2

Principais
- Cardiopatias congênitas, especialmente conotruncais
- Anomalias palatais, especialmente incompetência velofaríngea e fendas de graus variáveis
- Fácies característica
- Dificuldades de aprendizagem
- Imunodeficiência

Características adicionais
- Hipocalcemia
- Dificuldades de deglutição e anomalias gastrointestinais
- Distúrbios de comportamento (incluindo autismo)
- Anomalias renais
- Perda auditiva
- Anomalias laringotraqueoesofágicas
- Deficiência de hormônio de crescimento
- Distúrbios autoimunes
- Convulsões
- Anomalias de sistema nervoso central
- Anomalias esqueléticas
- Anomalias oftalmológicas
- Neoplasias malignas também foram relatadas

Os pacientes devem ser acompanhados por uma equipe multidisciplinar incluindo alergistas, cardiologistas e/ou cirurgiões cardíacos, psicólogos, dentistas, endocrinologistas, neurologistas e/ou neurocirurgiões, ortopedistas, ortorrinolaringologistas, fonoaudiólogos, oftalmologistas, cirurgiões plásticos, gastroenterologistas, geneticistas, imunologistas, entre outros, a depender do quadro clínico, preferencialmente familiarizados com a síndrome.

Síndromes gênicas

Alterações em genes podem causar síndromes malformativas com padrão dismórfico particular. Existem milhares de síndromes gênicas conhecidas, cujo quadro clínico, alteração molecular e história natural já são caracterizados. O *National Institute of Health* (NIH) mantém um catálogo das doenças mendelianas humanas (OMIM – *Online Mendelian Inheritance in Humans*), fonte importante de atualização e informação para os profissionais de saúde. Vamos tratar aqui apenas da neurofibromatose tipo 1, tendo em vista a relevância clínica e a prevalência do quadro.

Neurofibromatose tipo 1

■ Etiologia e epidemiologia

Causada por mutações de ponto, microdeleções ou deleções no gene *NF1*, que codifica a proteína neurofibromina, tem uma incidência de um em 3.500 nascidos vivos.

Diagnóstico

O diagnóstico é realizado pela caracterização de critérios específicos, bastante sensíveis e específicos no adulto (Quadro 27.4). Considerando que muitos deles são idade-dependentes, a ausência dos mesmos na criança não afasta o diagnóstico, trazendo, para a criança que apresenta algum, mas não todos os critérios, a necessidade de um acompanhamento longitudinal e busca ativa de outras características da doença. A investigação molecular não é fundamental para o diagnóstico da doença.

QUADRO 27.4 — Critérios diagnósticos da neurofibromatose tipo 1

- Dois ou mais
- Seis ou mais manchas café com leite > 5 mm em indivíduos pré-puberais ou > 15 mm depois da puberdade
- Dois ou mais neurofibromas de qualquer tipo ou
- Um ou mais neurofibromas plexiformes
- Sardas axilares ou inguinais
- Tumor na via óptica
- Dois ou mais nódulos de Lisch
- Lesão óssea característica
- Um parente de primeiro grau afetado com os acima

Fonte: US NIH – *Consensus Development Conference* (1988).

Aconselhamento genético

É uma doença autossômica dominante, com penetrância completa e risco de recorrência de 50% para a prole de indivíduos afetados.

Quadro clínico

Os critérios diagnósticos apresentam as principais manifestações clínicas da doença. Adicionalmente, são frequentes:

- Lesões hiperintensas em T2 e FLAIR na ressonância magnética de crânio.
- Baixa estatura.
- Macrocefalia.
- Deformidade esternal.
- Déficits cognitivos.
- Alterações de coordenação motora.
- Convulsões.
- Vasculopatias.
- Hipertensão arterial sistêmica.
- Alterações endócrinas.
- Neoplasias.

A Figura 27.10 apresenta alguns desses sinais.

História natural e seguimento

As manchas café com leite podem estar presentes ao nascimento, sendo seguidas das sardas. A pseudoartrose é uma manifestação congênita. Os neurofibromas plexiformes também podem ser congênitos e tendem a aparecer nos 2 primeiros anos. O glioma de nervo óptico tem seu pico de incidência na primeira infância e um curso bastante variável. Na pré-adolescência podem se verificar nódulos de Lisch e escoliose displásica e os neurofibromas cutâneos também tendem a aparecer nesta fase.

É uma doença com curso bastante variável e as crianças devem ser acompanhadas por um time de especialistas com conhecimento da mesma.

Abordagem da criança sindrômica

A avaliação da criança sindrômica é esquematizada na Figura 27.11, baseando-se no conceito de que a natureza dos defeitos estruturais fornece pistas sobre o momento e o mecanismo da injúria ao desenvolvimento e provável etiologia do problema.

As alterações do desenvolvimento humano podem ter início durante o período pré-natal (estando, desta forma, presentes ao nascimento) ou após o nascimento (pós-natais). As alterações pré-natais são consequências de alterações cromossômicas ou genéticas

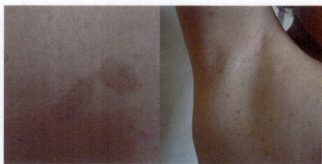
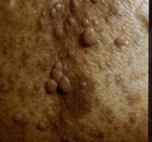
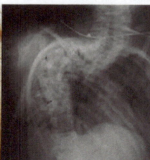

Manchas café com leite — Sardas axilares — Neurofibromas cutâneos — Escoliose displásica

FIGURA 27.10. Sinais clínicos das neurofibromatose tipo 1. Fonte: Imagens do arquivo pessoal da Dra. Fernanda Teresa de Lima.

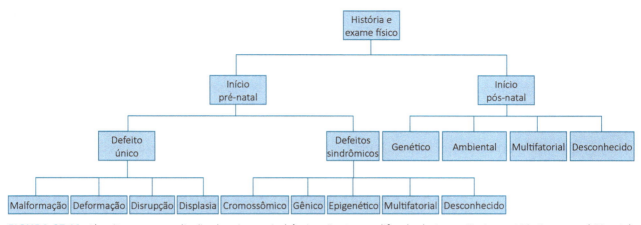

FIGURA 27.11. Algoritmo para avaliação da criança sindrômica. Fonte: modificada de Jones KL, Jones MC. Emery and Rimoin's Principle and Practice of Medical Genetics, 2013.

ou resultado de alterações gestacionais como efeitos de agentes ambientais, alterações da placentação ou constrições mecânicas.

O melhor método de determinar se um defeito estrutural teve origem pré ou pós-natal é um cuidadoso exame físico, para delinear o padrão das malformações maiores (presentes em 2-3% dos nascidos vivos, com consequências clínicas, funcionais, cosméticas ou sociais importantes) e das variações menores (ocorrem em menos de 4% da população, e não têm significado funcional).

A presença de duas ou mais variantes menores aumenta a chance de uma malformação maior e pode dar pistas sobre o diagnóstico sindrômico e sobre o momento do insulto no desenvolvimento. Além de alterações estruturais, postura, tônus, comportamento e padrões de metabolismo podem fornecer tais pistas diagnósticas.

O diagnóstico sindrômico é fundamental para determinar a causa do quadro apresentado pela criança, seu significado e implicações clínicas, identificação do prognóstico e história natural, além de orientar a família sobre riscos de recorrência.

Conceitos-chave

- A síndrome de Down ocorre aproximadamente em um a cada 800 nascimentos vivos no Brasil, independentemente de etnia, gênero ou classe social. Indivíduos portadores da síndrome de Down apresentam maior incidência de intercorrências clínicas, como por exemplo problemas auditivos, visuais e cardiopatias congênitas. Por conta disso, é necessário que se tenha um seguimento clínico direcionado para a detecção dessas possíveis intercorrências. Considerando a alta prevalência da SD, os profissionais de saúde devem estar devidamente habilitados para o cuidado desses pacientes, desde o momento de dar a notícia do diagnóstico aos pais até as peculiaridades de seu seguimento clínico.

- A região 15q11-q13, apresenta efeito de origem parental, podendo estar associada a fenótipos distintos, como a síndrome de Prader-Willi (perda do alelo paterno) e síndrome de Angelman (perda do alelo materno).

- Microdeleções ou microduplicações cromossômicas são deleções submicroscópicas, identificadas por FISH ou microarranjos de DNA (CGH-*arrays*), sendo seu fenótipo causado pela alteração em dois ou mais *loci* contíguos, caracterizando as síndromes de genes contíguos.

- As alterações do desenvolvimento humano podem ter início durante o período pré-natal, podendo ser consequências de alterações cromossômicas, genéticas, agentes ambientais, alterações da placentação ou constrições mecânicas e epigenéticas. As alterações pós-natais podem ter origens semelhantes, e resultam geralmente na deterioração estrutural ou funcional.

- Cromossomopatias numéricas, ou aneuploidias, constituem ganhos ou perdas de cromossomos inteiros. As principais aneuploidias autossômicas são: trissomia do cromossomo 21 (síndrome de Down), trissomia do cromossomo 18 (síndrome de Edwards) e trissomia do cromossomo 13 (síndrome de Patau). As principais aneuploidias dos cromossomos sexuais são: síndrome de Turner e síndrome de Klinefelter.

Questões

1. Considerando a importância da boa informação e da empatia na relação médico-paciente, discuta as principais orientações sobre o "momento da notícia".

2. Dentre as inúmeras orientações específicas para o cuidado de saúde da criança com síndrome de Down, liste pelo menos quatro avaliações e/ou exames necessários no acompanhamento durante a infância.

3. Quais as indicações para realização de cariótipo?

4. Quais são as principais cromossomopatias numéricas, em ordem de frequência, e suas principais características?

5. A região 15q11-q13 é associada a efeitos de origem parental. Explique o que isso significa e quais os fenótipos associados a: a) perda do alelo materno e b) perda do alelo paterno.

6. Cite três características principais da síndrome de Williams e a região cromossômica envolvida.

7. Cite três características principais da deleção 22q11.2.

8. Quais as características e o padrão de herança da neurofibromatose tipo 1?

BIBLIOGRAFIA CONSULTADA

- Artigo – O Momento da Notícia – Ana Claudia Brandão. Disponível em: <http://www.movimentodown.org.br/2013/08/artigo-o-momento-da-noticia/>.

- Bull MJ; Committee on Genetics. Clinical Report – Health Supervision for Children with Down Syndrome. Pediatrics. 2011;128(2):393-405. Disponível em: <http://www.sbp.com.br/pdfs/heal_sup_for_child_with_down_synd.pdf>.

- Cartilha 3 Vivas para o Bebê! – material para pais que acabam de ter um filho com SD. Disponível em: <http://www.movimentodown.org.br/wp-content/uploads/2012/12/TRÊS-VIVAS-PARA-O-BEBÊ-2014.pdf>.

- Cartilhas de Saúde – 13 fascículos. Disponível em: <http://www.movimentodown.org.br/saude/cartilhas-de-saude/>.

- Cereda A, Carey JC. The trisomy 18 syndrome. Orphanet J Rare Dis. 2012;7:81.

- Cohen WI. Current dilemmas in Down syndrome clinical care: celiac diseases, thyroid disorders, and atlanto axial instability. Am J Med Genetics. 2006;1423:141-148.

- Dagli AI, Mueller J, Williams CA. Angelman Syndrome. 1998 Sep 15 [Updated 2015 May 14]. In: Pagon RA, Adam MP, Ardinger HH, et al., eds. GeneReviews® [Internet]. Seattle (WA): University of Washington, Seattle; 1993-2017. Disponível em: <https://www.ncbi.nlm.nih.gov/books/NBK1144/>.

- Driscoll DJ, Miller JL, Schwartz S, et al. Prader-Willi Syndrome. 1998 Oct 6 [Updated 2016 Feb 4]. In: Pagon RA, Adam MP, Ardinger HH, et al., eds. GeneReviews® [Internet]. Seattle (WA): University of Washington, Seattle; 1993-2017. Disponível em: <https://www.ncbi.nlm.nih.gov/books/NBK1330/>.

- Friedman JM. Neurofibromatosis 1. 1998 Oct 2 [Updated 2014 Sep 4]. In: Pagon RA, Adam MP, Ardinger HH, et al., eds. GeneReviews® [Internet]. Seattle (WA): University of Washington; Seattle; 1993-2017. Disponível em: <https://www.ncbi.nlm.nih.gov/books/NBK1109/>.

- Fundação Iberoamericana Down 21. Disponível em: <http://www.down21.org>.

- Groth KA, Skakkebæk A, Høst C, Gravholt CH, Bojesen A. Clinical review: Klinefelter syndrome – a clinical update. J Clin Endocrinol Metab. 2013;98:20-30.

- Guia de Estimulação para crianças com síndrome de Down. Disponível em: <http://www.movimentodown.org.br/wp-content/uploads/2015/10/Guia-de-estimulação-PARA-DOWNLOAD.pdf>.

- Jones KL, Jones MC. A Clinical Approach to the Dysmorphic Child. In: Emery and Rimoin's Principles and Practice of Medical Genetics. 6th ed. Philadelphia: Elsevier; 2013. Disponível em: Clinical Key.

- Martin CL, Warburton D. Detection of Chromosomal Aberrations in Clinical Practice: From Karyotype to Genome Sequence. Annu Rev Genomics Hum Genet. 2015;16:309-26.

- McDonald-McGinn DM, Emanuel BS, Zackai EH. 22q11.2 Deletion Syndrome. 1999 Sep 23 [Updated 2013 Feb 28]. In: Pagon RA, Adam MP, Ardinger HH, et al., eds. GeneReviews® [Internet]. Seattle (WA): University of Washington, Seattle; 1993-2017. Disponível em: <https://www.ncbi.nlm.nih.gov/books/NBK1523/>.

- Ministério da Saúde. Secretaria de Atenção à Saúde. Departamento de Ações Programáticas Estratégicas. Diretrizes de Atenção à Pessoa com síndrome de Down. 2ª ed. Brasília: Ministério da Saúde; 2014. Disponível em: <http://sage.saude.gov.br/pdf/viverSemLimite/ler_pdf.php?file=Diretriz_Sindrome_de_Down_M>.

- Morris CA. Williams Syndrome. 1999 Apr 9 [Updated 2013 Jun 13]. In: Pagon RA, Adam MP, Ardinger HH, et al., eds. GeneReviews® [Internet]. Seattle (WA): University of Washington, Seattle; 1993-2017. Disponível em: <https://www.ncbi.nlm.nih.gov/books/NBK1249/>.

- Movimento Down – informações para famílias e profissionais da saúde. Disponível em: <http://www.movimentodown.org.br>.

- National Down Syndrome Congress. Disponível em: <https://www.ndsccenter.org>.

- Nussbaum RL, McInnes RR, Willard. Thompson & Thompson. Genética Médica. 8ª ed. Rio de Janeiro: Elsevier; 2016.

- Online Mendelian Inheritance in Men. Disponível em: <https://www.ncbi.nlm.nih.gov/omim>.

- Pinsker JE. Clinical review: Turner syndrome: updating the paradigm of clinical care. J Clin Endocrinol Metab. 2012;97:E994-1003.

- Skotko BG, Capone GT, Kishnani PS; Down Syndrome Diagnosis Study Group. Postnatal diagnosis of Down Syndrome: synthesis of the evidence on how best to deliver the News. Pediatrics. 2009;124(4). Disponível em: <http://pediatrics.aappublications.org/content/124/4/e751?download=true>.
- Spinner NB, Ferguson-Smith MA, Ledbetter DH. Cytogenetic Analysis. In: Emery and Rimoin's Principles and Practice of Medical Genetics. 6th ed. Philadelphia: Elsevier; 2013. Disponível em: Clinical Key.
- Witters G, Van Robays J, Willekes C, Coumans A, Peeters H, Gyselaers W, et al. Trisomy 13, 18, 21, Triploidy and Turner syndrome: the 5T's. Look at the hands. Facts Views Vis Obgyn. 2011;3:15-21.

Respostas

1) Orientações para o "momento da notícia":
   - a pessoa que conta o diagnóstico de SD deve ser um médico: geralmente aquele de melhor vínculo com a família, mas que também seja o mais bem informado sobre a SD. Geralmente, obstetra ou pediatra devem estar juntos e coordenar as informações;
   - informar os pais assim que houver a suspeita do diagnóstico, mesmo sem a confirmação pelo cariótipo;
   - os pais devem ser informados conjuntamente, de preferência com o bebê presente, e sendo chamado pelo nome;
   - contar o diagnóstico numa sala com privacidade;
   - iniciar a conversa com palavras positivas, como parabenizando-os pelo nascimento, e mantendo postura humana e ética;
   - as informações devem refletir o estado atual da SD, tanto em relação às questões de saúde (orientar os exames na maternidade e encaminhamentos necessários, limitando-se às condições médicas mais comuns no primeiro ano de vida), como de condições de vida e inclusão na sociedade;
   - o médico deve dar informações balanceadas, incluindo informações positivas;
   - oferecer material informativo atualizado por escrito, bem como contato com grupos de apoio ou com famílias que têm filhos com SD.

2) Seguimento do paciente com síndrome de Down:
   - Período neonatal:
     - cariótipo: para a confirmação do diagnóstico e aconselhamento genético;
     - hemograma: policitemia e doença mieloproliferativa transitória são achados comuns;
     - TSH e T_4 livre (geralmente incluídos na triagem neonatal – "teste do pezinho"): alterações na função da glândula tireoide são mais frequentes nesta população, inclusive o hipotireoidismo congênito;
     - ecocardiograma: mesmo se o ecocardiograma fetal tenha sido realizado durante a gestação, e mesmo se não houver sopros detectáveis ao exame físico, é necessário realizar o ecocardiograma, preferencialmente antes da alta da maternidade. A frequência de cardiopatias congênitas é bastante elevada, chegando a 50%. Avaliação com cardiologista é necessária se houver alterações neste exame;
     - exame oftalmológico: ausência do reflexo vermelho ou sua assimetria sugerem catarata congênita. Mesmo se o exame inicial for normal, é recomendada avaliação com oftalmologista pelo menos até o primeiro mês de vida;
     - avaliação auditiva: o "teste da orelhinha" (emissões otoacústicas) é realizado na maioria das maternidades em todos os bebês, e é mandatório nos bebês com SD, dada a frequência aumentada de déficit auditivo congênito. A complementação da avaliação auditiva deve ser realizada com o potencial evocado auditivo cerebral (BERA);
     - ultrassonografias de abdome, cérebro (fontanela) e quadris: para rastreamento de eventuais malformações estruturais/funcionais, podendo ser realizadas ao longo dos primeiros meses de vida;
     - "teste da cadeirinha": a hipotonia muscular pode levar a apneia, bradicardia e dessaturação de oxigênio no transporte do bebê em cadeirinhas adaptadas nos automóveis. Portanto, este teste é recomendado antes da alta.

- Infância:
  - hemograma: solicitado a cada 6 meses nos 2 primeiros anos de vida (maior chance de anemia/deficiência de ferro e leucemias) e anualmente ao longo da vida;
  - TSH e T_4 livre: repetir aos 6 e 12 meses e depois anualmente. Dentre as alterações da função tireoidiana, o hipotireoidismo é a condição mais comum;
  - exame oftalmológico: repetir aos 6 e 12 meses e depois anualmente. Estrabismo, nistagmo e erros de refração são bastante comuns;
  - avaliação auditiva: para as crianças que tiveram uma avaliação neonatal normal, repetir a cada 6 meses (audiometria comportamental e timpanometria) até que tenham níveis auditivos normais obtidos bilateralmente, o que acontece por volta dos 4 anos. A frequência de otite secretora é elevada nestes primeiros anos de vida (50 a 70%) e justifica esta avaliação mais frequente, já que déficits auditivos, mesmo pequenos, podem impactar o desenvolvimento da fala. Após os 4 anos, fazer avaliações audiológicas anuais;
  - avaliação do sono: devem ser questionadas em todas as consultas as características do sono da criança (horários, despertares, roncos, posições anômalas para dormir, sonolência diurna, pausas respiratórias). Em caso de alterações, solicitar avaliação objetiva com estudo do sono ou polissonografia. Considerar também a possibilidade de hipertrofia de adenoides e/ou amígdalas como causa do distúrbio do sono, assim como a obesidade. Como existe uma correlação pobre entre as queixas da família e os distúrbios do sono, a AAP recomenda um estudo objetivo para todas as crianças com SD aos 4 anos de vida;
  - radiografia de coluna cervical: a realização rotineira deste exame por volta dos 3 anos de idade é controversa, já que a radiografia não se tem demonstrado um bom exame de triagem para o rastreamento da instabilidade atlantoaxial. A orientação atual é que o pediatra sempre recomende à família sobre o correto posicionamento do pescoço, evitando flexão e extensão exageradas da coluna cervical, e fique atento às queixas e ao exame neurológico durante as consultas de rotina. Em crianças sintomáticas, fazer a radiografia em posição neutra e encaminhar para especialista (ortopedista ou neurologista);
  - acompanhamento odontológico: a erupção dentária geralmente acontece após o primeiro ano de vida e a sequência de nascimento dos dentes é errática. Alterações como hipodontia, anodontia e questões ortodônticas são muito comuns. Idealmente a consulta ao dentista deve ser realizada ainda no primeiro ano de vida, e ter periodicidade pelo menos anual.
- Orientações específicas da adolescência:
  - educação sexual;
  - orientações para desenvolvimento da autonomia;
  - avaliações da função tireoidiana, realização de hemograma, avaliação auditiva e visual continuam anuais;
  - mantêm-se as orientações referentes aos distúrbios do sono e as relacionadas com a postura da coluna cervical;
  - um ecocardiograma deve ser solicitado no caso de queixas relacionadas a fadiga, dificuldade respiratória ou aparecimento de sopro cardíaco, para descartar problemas valvares.

3) As principais indicações para realizar cariótipo ou CGH-*array* são: confirmação ou exclusão do diagnóstico de síndromes cromossômicas conhecidas; anomalias congênitas múltiplas; deficiência intelectual ou atraso de desenvolvimento neuropsicomotor não explicado; amenorreia primária; genitália ambígua, anomalias do desenvolvimento e diferenciação sexual; abortamento de repetição ou natimortos; infertilidade; gestações em risco de aneuploidia como resultado de rastreamento pré-natal alterado ou idade materna avançada; neoplasias com aberrações cromossômicas específicas.

CAPÍTULO 27 ▪ SÍNDROMES GENÉTICAS **581**

4) Cromossomopatias numéricas, ou aneuploidias, constituem ganhos ou perdas de cromossomos inteiros, sendo as principais aneuploidias autossômicas a trissomia do cromossomo 21 (síndrome de Down), trissomia do cromossomo 18 (síndrome de Edwards) e trissomia do cromossomo 13 (síndrome de Patau) e as principais aneuploidias dos cromossomos sexuais a síndrome de Turner e a síndrome de Klinefelter.

- Síndrome de Down: deficiência intelectual, hipotonia muscular, estatura reduzida, pregas epicânticas, ponte nasal baixa, orelhas pequenas e de implantação baixa, língua protrusa e sulcada, braquicefalia ("achatamento" da região occipital), pescoço curto com frouxidão da pele da nuca, mãos curtas e largas frequentemente com prega transversa palmar única, maior separação entre o hálux e o segundo dedo dos pés.

- Síndrome de Edwards: os pacientes apresentam retardo de crescimento pré e pós-natal. O desenvolvimento neurológico é muito prejudicado e a maior parte das crianças apresenta um grau profundo de deficiência neuropsicomotora e intelectual. Outras alterações típicas incluem: microcefalia pós-natal, dolicocefalia, fendas palpebrais pequenas, micrognatia, alterações da forma e do tamanho das orelhas, excesso de pele no pescoço, posicionamento típico dos dedos e das mãos, unhas e polegares pequenos, esterno curto e pés tortos congênitos.

- Síndrome de Patau: os pacientes são pequenos para a idade gestacional, apresentam anomalias de sistema nervoso central, defeitos de linha média e malformações urogenitais. A principal malformação de sistema nervoso central é a holoprosencefalia e os pacientes tendem a apresentar anomalias de linha média como fenda labiopalatina central, arrinia, ciclopia e probóscis. Cerca de 80% dos pacientes apresentam cardiopatias congênitas. Também são frequentes alterações urogenitais e de parede abdominal. O posicionamento das mãos é típico, assim como polidactilia pós-axial.

5) A região 15q11-q13 apresenta efeito de origem parental, podendo estar associada a fenótipos distintos, a depender se ocorreu perda do alelo materno ou paterno.

- A síndrome de Angelman (perda do alelo materno) é caracterizada por grave comprometimento do desenvolvimento intelectual, comprometimento da linguagem, convulsões, ataxia, incoordenação motora, risos imotivados, microcefalia e fácies característica.

- A síndrome de Prader-Willi (perda do alelo paterno) é caracterizada por hipotonia, dificuldade de ganho de peso e desenvolvimento, dificuldade de sucção, hipogonadismo, baixa estatura, mãos e pés pequenos e fácies típica. Os pacientes apresentam também alterações comportamentais importantes, com desordem obsessiva-compulsiva e hiperfagia, que leva a obesidade mórbida após o primeiro ano de vida. Atraso do desenvolvimento e deficiência intelectual também são observados.

6) As crianças com síndrome de Williams apresentam um fenótipo facial bastante característico (ponte nasal baixa, narinas antevertidas, *puffs* periorbitais, *filtrum* longo, fácies grosseira, lábios grossos), comportamento peculiar (são muito afáveis, ecolálicas, com grande memória auditiva, impulsivas, hiperativas e ansiosas) e frequentemente apresentam doenças cardiovasculares (como estenose pulmonar periférica, arteriopatias associadas a elastina e estenose aórtica supravalvar).

- Também podem apresentar hiperacusia (com perda auditiva neurossensorial no adolescente) otite média recorrente, alterações ortodônticas, endócrinas (sendo a mais conhecida a hipercalcemia, que ocorre em uma minoria dos pacientes), alterações gastrointestinais, genitourinárias, neurológicas e oftalmológicas.

- É considerada uma síndrome de genes contíguos, causada por microdeleções da região 7q11.23.

7) Os indivíduos com deleção 22q11.2 podem apresentar características bastante variáveis, que incluem: cardiopatias congênitas (especialmente conotruncais), anomalias palatais (especialmente incompetência velofaríngea e fendas de graus variáveis), fácies característica, dificuldades de aprendizagem e imunodeficiência.

8) A neurofibromatose tipo 1 é causada por mutações de ponto, microdeleções ou deleções no gene NF1. É uma doença autossômica dominante, com penetrância completa e risco de recorrência de 50% para a prole de indivíduos afetados.

- As principais características dos indivíduos afetados são: presença de manchas café com leite, neurofibromas, sardas axilares ou inguinais, tumores de via óptica, nódulos de Lisch e lesões ósseas.

- Além disso, podem ser observados: baixa estatura, macrocefalia, deformidade esternal, déficits cognitivos, alterações de coordenação motora, convulsões, vasculopatias, hipertensão arterial sistêmica, alterações endócrinas e neoplasias.

Seção 3

A Criança Gravemente Doente

Coordenadores da seção

- Claudio Schvartsman
- Erica Santos
- Eduardo Juan Troster

Parada Cardiorrespiratória e Princípios de Ressuscitação Pediátrica

- Amélia Gorete Afonso da Costa Reis
- Christiane Finardi Pancera

Introdução

Em 2015 foram publicadas as novas diretrizes da ressuscitação cardiopulmonar (RCP) para os pacientes pediátricos. Tais diretrizes foram estabelecidas após revisões sistemáticas de periódicos e encontros entre especialistas, que objetivaram um foco mais científico.

O socorrista deve estar habilitado a diferenciar a criança gravemente enferma daquela em parada cardiorrespiratória (PCR), a fim de conduzir a intervenção baseada no algoritmo específico para cada situação. Neste capítulo serão apresentadas as informações necessárias para o desenvolvimento dessas habilidades.

Epidemiologia

A epidemiologia da PCR da criança é diferente daquela do adulto. Em adultos, na maioria das vezes (80-90%) é um evento súbito e inesperado, de origem cardíaca primária (fibrilação ventricular ou taquicardia ventricular sem pulso), que requer desfibrilação imediata. Já nas crianças menores de 10 anos, apenas cerca de 10 a 15% dos casos de PCR são devidos à fibrilação ventricular, sendo tipicamente o resultado final da deterioração progressiva das funções respiratória e/ou circulatória (choque).

A parada cardíaca por distúrbios do ritmo na infância é menos comum, porém pode ocorrer e deve ser considerada, especialmente, nas crianças portadoras de cardiopatias congênitas, miocardite, miocardiopatias dilatadas, intervalo QT prolongado, síndrome de Wolff-Parkinson-White e em uso de drogas cardioativas ou cadiotóxicas.

Atendimento

No atendimento da criança gravemente enferma o socorrista deve iniciar a avaliação da condição da criança (avaliação primária e secundária) e com base nessa informação identificar o tipo de comprometimento, respiratório e/ou cardiovascular, assim como sua gravidade. A intervenção e a monitoração devem ser sistemáticas e baseadas nessa avaliação, com o objetivo de assegurar a eficácia do tratamento (avaliar/identificar/intervir).

No atendimento da criança em PCR o socorrista deve iniciar a RCP providenciando ventilação e oxigenação adequadas conforme as diretrizes, seguidas de monitoração e identificação do tipo de ritmo cardíaco para prosseguir com tratamento específico para cada distúrbio do ritmo. A monitoração cardíaca da criança em PCR pode apresentar um dos quatro seguintes ritmos: assistolia, atividade elétrica sem pulso, fibrilação ventricular ou taquicardia ventricular sem pulso, representados na Figura 28.1.

O diagnóstico da PCR é feito com a presença de inconsciência, apneia ou respiração agônica (*gasping*) e ausência de pulsos em grandes artérias. Na monitoração cardíaca pode ser observado um dos seguintes ritmos: assistolia, atividade elétrica sem pulso, fibrilação ventricular e taquicardia ventricular.

Na vigência de PCR ou na bradicardia com hipoperfusão (frequência cardíaca menor que 60 batimentos por minuto com sinais de choque, sem melhora com oxigenação adequada) o socorrista deve iniciar a RCP conforme representado na Figura 28.2. O socorrista deve definir a

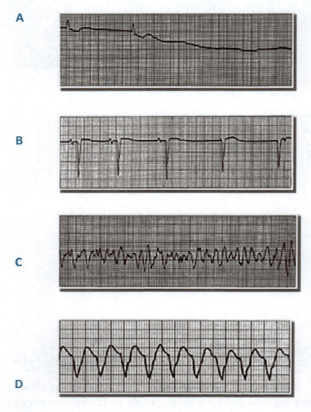

FIGURA 28.1. A) Assistolia. B) Atividade elétrica sem pulso. C) Fibrilação ventricular. D) Taquicardia ventricular sem pulso. Fonte: Pediatric Advanced Life Support. Provider Manual. 2011 American Heart Association. ISBN 978-87493-527-1.

presença ou ausência de pulso em, no máximo, 10 segundos, e na suspeita de PCR a orientação é que as manobras de ressuscitação devam ser imediatamente iniciadas, a fim de manter algum fluxo de sangue oxigenado aos órgãos vitais, principalmente cérebro e coração.

Manobras de ressuscitação cardiopulmonar (RCP) pediátrica

A seguir, serão detalhadas as manobras de RCP na prática pediátrica.

Determinar nível de resposta

O socorrista deve estimular a criança de forma vigorosa e, se não houver resposta, checar a respiração e o pulso central. Na ausência de respiração e pulso central a RCP deve ser imediatamente iniciada, enquanto se providencia o equipamento de emergência.

Compressão torácica

Batimento cardíaco ausente ou inefetivo resulta em ausência de pulsos em grandes artérias. Nas crianças com menos de 1 ano as artérias braquial e femoral são facilmente acessíveis, e nas crianças maiores de 1 ano a carótida também pode ser utilizada. A ausculta cardíaca não se correlaciona obrigatoriamente com a geração de pulso, não devendo, portanto, ser técnica de escolha para essa finalidade.

A circulação artificial é realizada através da compressão torácica, a qual deve ser iniciada na ausência de pulso central ou quando este está fraco e numa frequência menor que 60 por minuto, acompanhado de alteração no nível de consciência e sinais de hipoperfusão. A técnica para fazer a compressão torácica varia com a idade da criança.

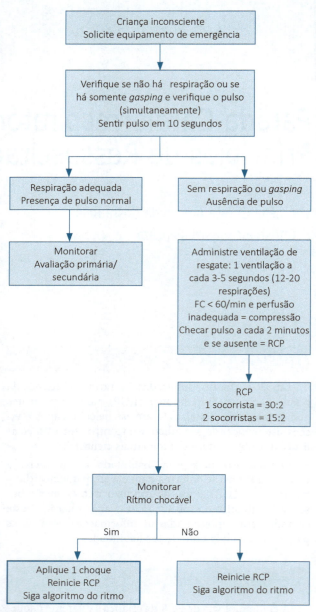

FIGURA 28.2. Atendimento da criança em PCR. Fonte: autoria própria.

No primeiro ano de vida a compressão torácica é realizada através da compressão do esterno no terço inferior do esterno, fugindo do apêndice xifoide. O socorrista deve envolver o tórax do recém-nascido com as mãos, colocando os polegares sobre o esterno (Figura 28.3), alternativamente, a compressão pode ser executada com dois ou três dedos (Figura 28.4) de uma das mãos sobre o esterno, sendo que a outra mão pode servir como suporte abaixo das costas da criança. Nessa faixa etária a relação compressões/ventilação deve ser de 15:2 se houver dois socorristas.

a compressão. Nos pacientes *acima de 8 anos* é utilizada a mesma técnica empregada para adultos, onde o socorrista posiciona uma mão sobre a outra para fazer a compressão (Figura 28.6).

Algumas normas devem ser seguidas para que a compressão torácica produza circulação sanguínea adequada. A frequência da compressão torácica deve ser de 100 a 120 por minuto, sendo o tempo de compressão igual ao

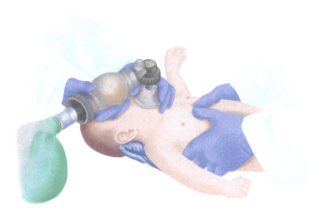

FIGURA 28.3. RCP em lactente com dois socorristas, compressão com dois polegares. Fonte: Pediatric Advanced Life Support. Provider Manual. 2011 American Heart Association. ISBN 978-87493-527-1.

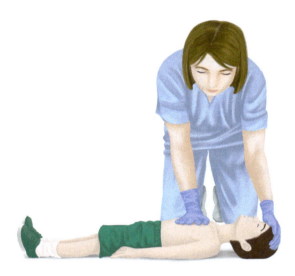

FIGURA 28.5. Compressão cardíaca na criança de 1 a 8 anos. Fonte: Pediatric Advanced Life Support. Provider Manual. 2011 American Heart Association. ISBN 978-87493-527-1.

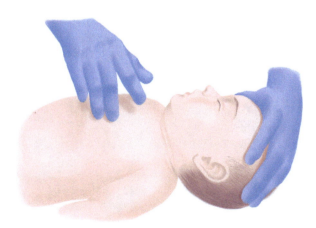

FIGURA 28.4. Compressão torácica em lactente. O socorrista faz a compressão com dois dedos. Fonte: Pediatric Advanced Life Support. Provider Manual. 2011 American Heart Association. ISBN 978-87493-527-1.

Nas *crianças de 1 a 8 anos*, o local de compressão também é no terço inferior do esterno, fugindo do apêndice xifoide (Figura 28.5). Esta técnica exige que a criança esteja sobre uma superfície dura e o socorrista de pé bem acima da criança, mantendo os braços esticados durante

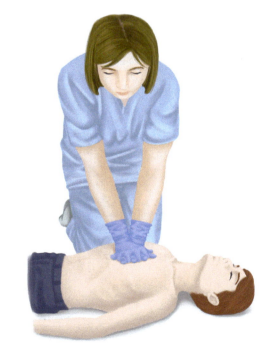

FIGURA 28.6. Compressão no adolescente. Fonte: Pediatric Advanced Life Support. Provider Manual. 2011 American Heart Association. ISBN 978-87493-527-1.

SEÇÃO 3 ▪ A CRIANÇA GRAVEMENTE DOENTE

tempo de relaxamento, isto é, tempo sem compressão. O socorrista deve minimizar as interrupções das compressões, a fim de manter um total de 60-80% do tempo da RCP comprimindo o tórax. Por outro lado, frequências maiores que 120 por minuto podem afetar a qualidade da profundidade das compressões.

Se o paciente não está com tubo traqueal a compressão torácica deve ser sincronizada com a respiração, isto é, a cada 15 compressões torácicas se faz uma pausa para serem realizadas duas ventilações pulmonares. A partir da realização da intubação traqueal a compressão deve ser contínua, sem interrupção para a ventilação (exceto no período neonatal), ou seja, a compressão e a ventilação passam a não ser sincronizadas.

Durante a compressão cardíaca o diâmetro anteroposterior do tórax da criança deve variar 1/3 (4-5 cm) e, ao final de cada compressão, a pressão é liberada sem, entretanto, afastar ou retirar a mão ou os dedos da superfície do tórax da criança, assim o movimento de compressão e relaxamento se dá suavemente sem "socos" sobre o esterno. Durante a fase de descompressão o tórax deve ser totalmente liberado, permitindo o completo retorno do tórax à posição de repouso. Em adolescentes a profundidade máxima não deve ultrapassar os 6 cm, pelo risco de lesão de órgãos.

A cada 2 minutos durante a RCP deve-se fazer uma pausa para observar o ritmo no monitor e, se houver ritmo organizado, pesquisar a presença de pulso. A qualidade da compressão torácica é fundamental para o sucesso da RCP.

A Tabela 28.1 resume as características da compressão de alta qualidade, e a Tabela 28.2 descreve as manobras de RCP.

Abertura de vias aéreas

Para que as vias aéreas fiquem pérvias, a cabeça deve ser inclinada ou o mento elevado (posição de cheirar). Esse procedimento deve ser executado com maior suavidade na criança menor e o socorrista deve observar os seguintes cuidados: não hiperestender o pescoço, não pressionar os tecidos moles abaixo do pescoço e não fechar a boca (Figuras 28.3 e 28.6).

É fundamental posicionar a criança ou o adolescente em decúbito supino e sobre uma superfície, com a finalidade de proporcionar compressões eficazes.

A dificuldade em obter e manter uma adequada abertura das vias aéreas é ponto crucial em pediatria, e um coxim pequeno sob o ombro do lactente ou sob a nuca, na criança maior, pode ser benéfico. A abertura das vias aéreas nos casos de trauma deve ser feita elevando-se o mento sem inclinação da cabeça. Também deve haver extremo cuidado na manipulação de toda coluna, principalmente a cervical.

Tabela 28.1. Atributos da compressão torácica de alta qualidade

Os socorristas devem	Os socorristas não devem
• Realizar compressões torácicas a uma frequência de 100-120/min • Comprimir a uma profundidade de pelo menos 4-5 cm • Permitir o retorno do tórax após cada compressão • Minimizar as interrupções nas compressões • Ventilar adequadamente (2:15, cada respiração administrada em 1 segundo, provocando elevação do tórax)	• Comprimir a uma frequência inferior a 100/min ou superior a 120/min • Comprimir a uma profundidade inferior a 4 cm ou superior a 6 cm • Apoiar-se sobre o tórax entre as compressões • Interromper as compressões por mais de 10 segundos • Aplicar ventilação excessiva (frequência excessiva ou respiração com força excessiva)

Tabela 28.2. Manobras da RCP

Relação compressão-ventilação com via aérea avançada	• Compressões Contínuas a uma frequência de 100 a 120/min. • Administre 1 ventilação a cada 6 segundos (10 respirações/min.)		
Frequência de compressão	• 100 a 120/min.		
Profundidade de compressão	• No mínimo, 2 polegadas (5 cm)*	• Pelo menos 1/3 do diâmetro AP do tórax • Cerca de 2 polegadas (5 cm)	• Pelo menos 1/3 do diâmetro AP do tórax • Cerca de 1,5 polegada (4 cm)

Posicionamento das mãos	• 2 mãos sobre a metade inferior do esterno	• 2 mãos ou 1 mão (opcional para crianças muito pequenas) sobre a metade inferior do esterno	• 1 socorrista:
			  – 2 dedos no centro do tórax, logo abaixo da linha mamilar
			• 2 ou mais socorristas:
			  – Técnica dos dois polegares no centro do tórax, logo abaixo da linha mamilar

Retorno do tórax	• Espere o retorno total do tórax após cada compressão; não se apoie sobre o tórax após cada compressão		
Minimizar interrupções	• Limite as interrupções nas compressões torácicas a menos de 10 segundos		

*A profundidade da compressão não deve exceder 2,4 polegadas (6 cm).

Abreviações: DEA: desfibrilador automático externo; AP: anteroposterior; RCP: ressuscitação cardiopulmonar.

Respiração artificial

Após a criança estar adequadamente posicionada, a ventilação pulmonar deve ser iniciada imediatamente se não houver retorno espontâneo da respiração. Há várias maneiras de realizar a respiração artificial, mas independentemente da técnica, a ventilação artificial deve ser suave, evitando-se fluxos altos de oxigênio e ventilações muito rápidas. A frequência respiratória deve ser de dez ventilações por minuto (uma respiração a cada 6 segundos).

Bolsa-valva-máscara

A ventilação com *bolsa-valva-máscara* é a técnica de respiração inicial de preferência até que a intubação traqueal seja realizada. Neste caso, uma máscara de tamanho adequado é adaptada à face da criança envolvendo a boca e o nariz, sendo a ventilação realizada através de uma bolsa-valva conectada à fonte de oxigênio, cujo fluxo deve variar de 10 a 15 litros/min (Figuras 28.3 e 28.7). O socorrista deve se certificar de que o reservatório de oxigênio está adequadamente insuflado.

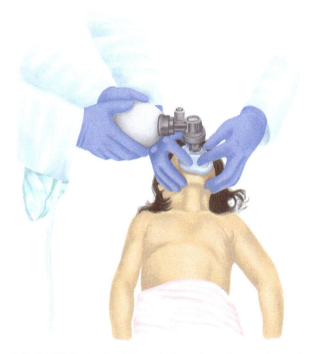

FIGURA 28.7. Ventilação com bolsa-valva-máscara. Fonte: Pediatric Advanced Life Support. Provider Manual. 2011 American Heart Association. ISBN 978-87493-527-1.

Intubação traqueal

A *intubação traqueal* deve ser realizada nos casos de PCR e bradicardia com hipoperfusão se não houver retorno imediato da respiração espontânea (Figura 28.8). Em situações de emergência a via orotraqueal deve ser preferida em relação à nasotraqueal. Cada tentativa de intubação deve ser precedida de oxigenação adequada e não deve ultrapassar 20 a 30 segundos. As cânulas de intubação traqueal podem ou não ter o *cuff*, e a escolha entre essas cânulas irá depender da patologia.

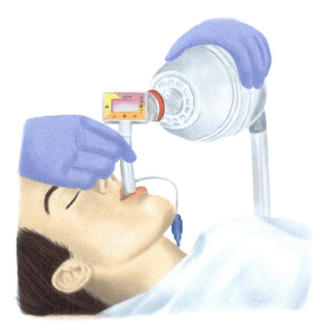

FIGURA 28.8. Ventilação através de tubo traqueal. Fonte: Pediatric Advanced Life Support. Provider Manual. 2011 American Heart Association. ISBN 978-87493-527-1.

Em geral, cânulas com *cuff* são mais apropriadas para patologias respiratórias que comprometem a complacência e/ou resistência pulmonar. O diâmetro interno das cânulas varia com as diferentes idades, conforme descrito na Tabela 28.3, e cânulas 0,5 cm menores e 0,5 cm maiores que as estimadas devem estar disponíveis antes de se proceder a intubação.

Tabela 28.3. Diâmetro interno, em milímetros, da cânula traqueal

Idade da Criança	Tamanho da Cânula (mm)
Recém-nascido prematuro	2,5 a 3,0
Recém-nascido a termo	3,0 a 3,5
1 mês a 1 ano	3,5 a 4,0
Acima de 1 ano	(Idade em anos/4) + 4 sem *cuff* (Idade em anos/4) + 3,5 com *cuff*

Máscara laríngea ou tubo laríngeo

A ventilação através da *máscara laríngea* ou do *tubo laríngeo* é uma alternativa temporária para assegurar a via aérea e está indicada nos casos em que a intubação traqueal não é obtida, seja devido à inexperiência do socorrista ou à presença de via aérea difícil (Figuras 28.9 e 28.10). A máscara laríngea consiste de um tubo com uma máscara com *cuff* projetada em sua extremidade distal. Deve ser introduzida na faringe, avançando até que surja uma resistência e o tubo se localize na hipofaringe. O *cuff* é então insuflado, ocorrendo selo com a hipofaringe, deixando a abertura distal do tubo posicionada imediatamente acima da abertura glótica. O domínio desta técnica é mais fácil, se comparada com a da intubação traqueal, porém o custo da máscara laríngea é elevado e há dificuldade de mantê-la durante o movimento do paciente, dificultando assim seu uso por tempo prolongado. Embora os dados sejam limitados na RCP pediátrica, a máscara laríngea/tubo laríngeo é uma alternativa efetiva nesta condição.

Outro dispositivo supraglótico desenvolvido para manter a via aérea pérvia durante as emergências é o tubo laríngeo, feito de silicone, com fundo distal fechado, apresentando dois *cuffs*, sendo um proximal à orofaringe e mais largo e outro menor (esofágico distal), que podem ser insuflados simultaneamente pela mesma via. Permanece ao longo da orofaringe com a ponta mais distal acima do esôfago. A técnica de inserção do tubo laríngeo é a mesma utilizada para a máscara laríngea.

Acesso vascular

Para que seja possível a administração de drogas é necessária a instalação de um acesso vascular, tarefa difícil de ser executada nas crianças que estão em PCR.

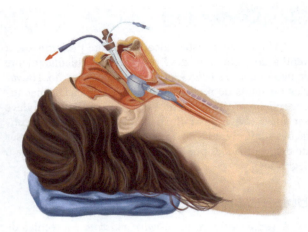

FIGURA 28.10. Tubo laríngeo. Fonte: Pediatric Advanced Life Support. Provider Manual. 2011 American Heart Association. ISBN 978-87493-527-1.

O melhor acesso vascular é aquele que não atrapalha as manobras de ressuscitação e oferece o maior calibre.

O acesso venoso periférico é uma via útil na ressuscitação pediátrica e qualquer veia dos membros é útil, entretanto a antecubital mediana no membro superior e o ramo da safena no nível do maléolo medial são as preferenciais (Figura 28.11). Para que a droga administrada através da veia periférica alcance rapidamente a circulação central, deve-se administrar 3 a 5 mL de solução fisiológica em *bolus* após a infusão da droga.

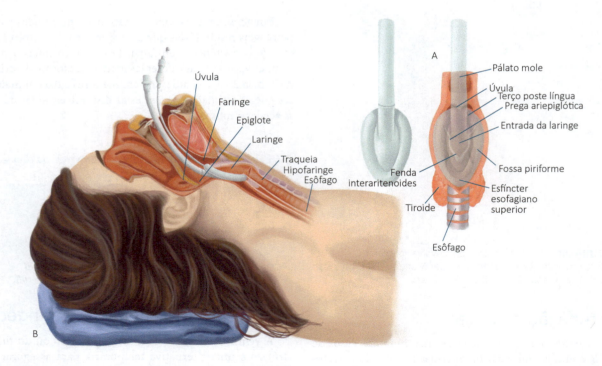

FIGURA 28.9. Máscara laríngea. Fonte: Pediatric Advanced Life Support. Provider Manual. 2011 American Heart Association. ISBN 978-87493-527-1.

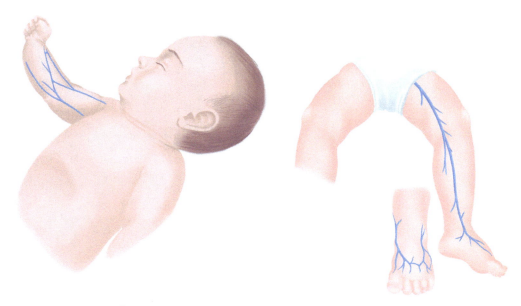

FIGURA 28.11. Acesso venoso periférico. Fonte: Pediatric Advanced Life Support. Provider Manual. 2011 American Heart Association. ISBN 978-87493-527-1.

A via intraóssea é outra forma extremamente útil de alcançar o acesso vascular se a via venosa não for prontamente viável. Por esta via podem-se administrar drogas, fluidos, cristaloides, coloides e derivados de sangue e até mesmo coletar material para análises laboratoriais. A punção é realizada de preferência na porção proximal da tíbia ou distal do fêmur com agulha apropriada ou agulha de punção de medula (Figura 28.12).

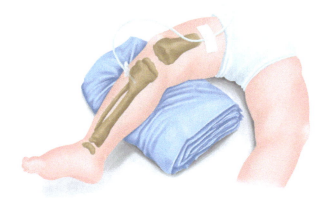

FIGURA 28.12. Acesso intraósseo. Fonte: Pediatric Advanced Life Support. Provider Manual. 2011 American Heart Association. ISBN 978-87493-527-1.

Drogas lipossolúveis como epinefrina, atropina, lidocaína e naloxona podem ser administradas pelo tubo traqueal para alcançar as veias peribrônquicas. Como a absorção de drogas pela via traqueal é errática, essa técnica não deve ser usada de rotina, sendo atualmente não enfatizada. As doses ideais das drogas administradas por esta via, necessárias para alcançar níveis equivalentes ao uso endovenoso, não estão bem estabelecidas. Entretanto, recomenda-se uma dose dez vezes maior de epinefrina (0,1 mg/kg, ou 0,1 mL/kg da solução 1:1.000) já na primeira dose; e um aumento de duas a três vezes das doses endovenosas das outras drogas. A droga é infundida em *bolus* diretamente na cânula e seguida por 3 a 5 mL de solução salina, a seguir são realizadas algumas ventilações.

A técnica de administração de drogas na parada cardíaca não substitui o acesso vascular, é somente uma alternativa até que outra via esteja instalada. Se o acesso venoso periférico e/ou intraósseo não for obtido, a melhor técnica alternativa, em pediatria, é a punção da veia femoral.

Farmacoterapia

As drogas utilizadas durante a RCP estão discriminadas na Tabela 28.4.

Terapia elétrica

A desfibrilação é a despolarização assíncrona de uma massa crítica de células miocárdicas; está indicada na fibrilação ventricular e taquicardia ventricular sem pulso. A desfibrilação não é efetiva na assistolia, na atividade elétrica sem pulso e na bradicardia.

A terapia elétrica não substitui a compressão cardíaca, a oxigenação e a administração de drogas.

As pás de adultos (8 a 9 cm de diâmetro) são adequadas para crianças acima de 10 kg, abaixo deste peso devem ser usadas pás menores. As pás nunca devem ser aplicadas

SEÇÃO 3 ▪ A CRIANÇA GRAVEMENTE DOENTE

Tabela 28.4. Principais drogas usadas na RCP pediátrica

Droga	Farmacologia	Indicações	Dose	Observação
Epinefrina	Catecolamina endógena com ação estimulante nos receptores α e β; a ação α é a mais importante durante a parada cardíaca (causa vasoconstrição e restaura a pressão diastólica na aorta → melhora perfusão miocárdica)	Primeira droga indicada na RCP independentemente do ritmo cardíaco, inclusive na bradicardia com hipoperfusão	0,01 mg/kg → 0,1 mL/kg da epinefrina 1:10.000 (diluição de 1 mL de epinefrina pura, 1:1.000, em 9 mL de água destilada ou solução fisiológica) Adolescentes e adultos a dose é 1 mg/dose da epinefrina 1:1.000 Repetir a cada 3-5 minutos durante a RCP	Inativada em solução alcalina, não deve ser administrada com bicarbonato de sódio
Atropina	Parassimpaticolítica que acelera o nó sinusal e aumenta a condução atrioventricular	Bradicardia associada a hipotensão ou hipoperfusão, (epinefrina é mais efetiva), bradicardia associada a bloqueio atrioventricular, estímulo vagal e intoxicações por organofosforados	0,02 mg/kg/dose IV e IO, e 2 a 3 vezes maior no tubo traqueal. A dose mínima é 0,1 mg. A dose máxima é 0,5 mg na criança e 1,0 mg nos adolescentes	A mesma dose pode ser repetida após 5 minutos
Bicarbonato de sódio	Aumenta bicarbonato plasmático, age como tampão para excesso de íon hidrogênio, aumenta pH e reverte manifestações clínicas de acidose	Uso rotineiro não recomendado. Indicado em determinadas situações de parada cardíaca, como hiperpotassemia, intoxicações por antidepressivos tricíclicos e presença de acidose metabólica prévia	1 mEq/kg/dose (1 mL/kg do BicNa 8,4%), pode ser repetido de acordo com cada caso	Administrar após a ventilação adequada para possibilitar a eliminação de gás carbônico
Cálcio	Eletrólito importante na contração da fibra miocárdica	Uso rotineiro não recomendado, podendo ser prejudicial. Indicado na suspeita ou comprovação de hipocalcemia, hiperpotassemia, hipermagnesemia e intoxicação por bloqueadores de canais de cálcio	Dose de 5 a 7 mg/kg de cálcio elementar equivale a 0,5 a 0,75 mL/kg de gluconato de cálcio a 10% (1 mL = 9 mg)	Cloreto de cálcio resulta em aumento mais significativo do cálcio ionizado, o gluconato causa menos irritação em veia periférica
Glicose	Essencial no processo de formação de ATP	A concentração sanguínea de glicose deve ser monitorada à beira do leito durante a RCP	0,5 a 1,0 g/kg de glicose, ideal na concentração de 25%	Não é aconselhável administrar glicose indiscriminadamente, pois hiperglicemia transitória pode resultar em aumento da osmolaridade e dano neurológico
Amiodarona	Inibidor não competitivo de receptores alfa e beta adrenérgicos e secundariamente a esse bloqueio simpatomimético, produz vasodilatação, supressão do nó AV e prolongamento do intervalo QT. A amiodarona também inibe os canais de cálcio, reduzindo a condução ventricular e prolongando a duração do QRS	Antiarrítmico lipossolúvel utilizado na RCP para reverter a fibrilação ventricular e taquicardia ventricular sem pulso	5 mg/kg em *bolus* (máximo de 300 mg), sendo que a mesma dose pode ser repetida até o total de 15 mg/kg/dia	Uso em associação com procainamida não é aconselhável
Lidocaína	Diminui automaticidade e suprime arritmias ventriculares	Alternativa à amiodarona nas situações de fibrilação ventricular e taquicardia ventricular sem pulso	1 mg/kg/dose quando indicada na RCP	
Magnésio	Inibe captação de cálcio, causando relaxamento do músculo liso. Exerce ação antiarrítmica	Presença de hipomagnesemia ou *torsades de pointes*	25-50 mg/kg (máximo 2 g)	O uso indiscriminado em outras situações de parada cardíaca não é recomendado

IV: Intravenosa; IO: intraóssea.

diretamente na pele da criança, pasta ou gel apropriado devem ser utilizados para propiciar a condução. As pás devem ser colocadas firmemente sobre o tórax, uma do lado superior direito e a outra à esquerda do mamilo.

Devido à falta de pesquisa consistente em crianças, as condutas sequenciais na fibrilação ventricular e taquicardia ventricular em pediatria seguem a mesma normatização do suporte avançado de vida em cardiologia para adultos.

A quantidade de energia a ser utilizada em crianças não está bem estabelecida, preconizam-se 2 a 4 J/kg na dose inicial, 4 J/kg na segunda dose e ≥ 4 J/kg nos choques subsequentes. Após cada choque as compressões torácicas devem reiniciadas imediatamente e somente checar se houve mudança no ritmo no monitor após 2 minutos de RCP. A epinefrina deve ser administrada, como em toda parada cardíaca, a cada 3 a 5 minutos. Nas situações de fibrilação ventricular ou taquicardia ventricular sem pulso as doses de epinefrina são intercaladas com amiodarona ou lidocaína.

As Figuras 28.13 e 28.14 representam as ações na parada cardíaca e na bradicardia no algoritmo.

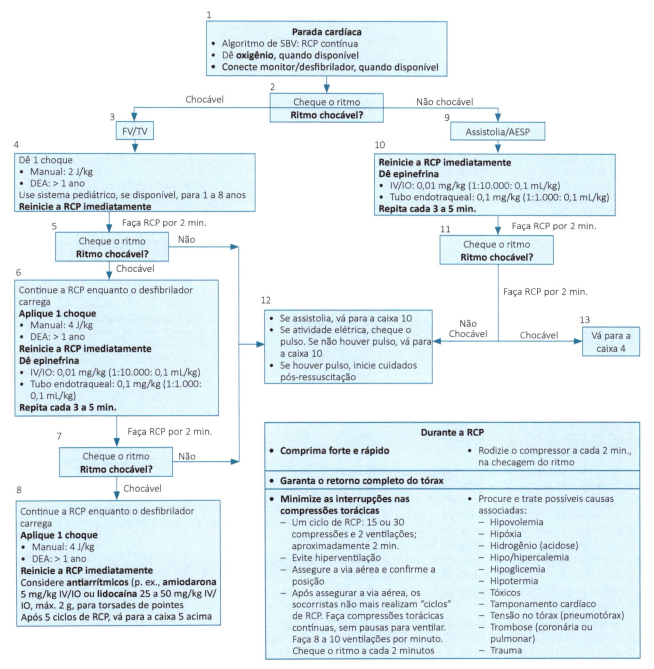

FIGURA 28.13. Algoritmo da parada cardíaca. Fonte: Pediatric Advanced Life Support. Provider Manual. 2011 American Heart Association. ISBN 978-87493-527-1.

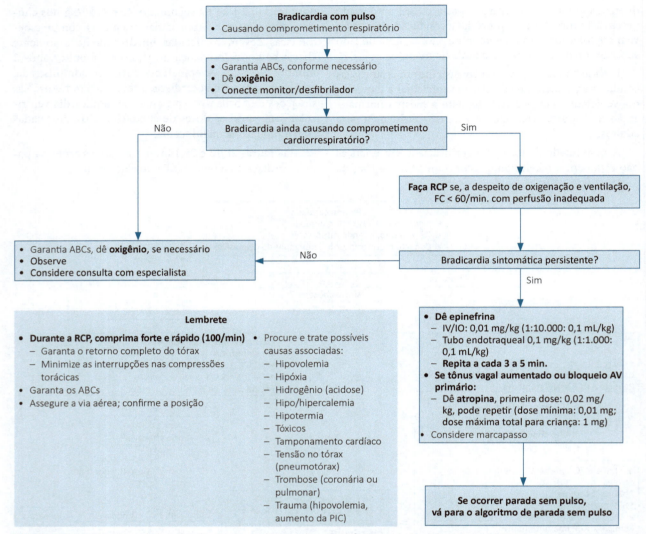

FIGURA 28.14. Algoritmo da bradicardia. Fonte: Pediatric Advanced Life Support. Provider Manual. 2011 American Heart Association. ISBN 978-87493-527-1.

Monitoração da qualidade da RCP

A parada cardíaca pediátrica hospitalar ocorre mais frequentemente dentro da unidade de cuidados intensivos, e muitos pacientes podem estar sob monitoração invasiva instalada previamente. Nesses, o formato da onda obtida com cateter arterial deve guiar a qualidade das compressões, e com a adequação do local e da profundidade das compressões pode-se obter amplitude maior da onda de pulso. A observação da onda arterial também contribui para o reconhecimento do retorno da circulação espontânea.

A monitoração do CO_2 exalado, através de capnometria ou capnografia, durante a RCP é preconizada nas diretrizes de 2015 (Figura 28.15). A observação do CO_2 exalado confirma o sucesso da intubação traqueal e pode guiar a terapia farmacológica e a efetividade das compressões torácicas. Estudos em animais e adultos demonstraram forte correlação entre concentrações de CO_2 exalado e intervenções que aumentam o débito cardíaco, condição altamente desejável na RCP. Valores de CO_2 exalado < 10 a 15 mmHg indicam que a qualidade das compressões deve ser melhorada. Por outro lado, aumento abrupto e sustentado nos valores de CO_2 exalado pode ser indício de retorno da circulação espontânea.

Terapias adicionais

O imediato reconhecimento da PCR e início da RCP de alta qualidade deve ser aliado à correção dos fatores contribuintes e das causas potenciais reversíveis. Essas condições devem ser identificadas e tratadas rapidamente. De forma a facilitar a lembrança, essas condições são identificadas como os *Hs* e os *Ts* (Tabela 28.5). O Quadro 28.1 resume as ações essenciais na RCP.

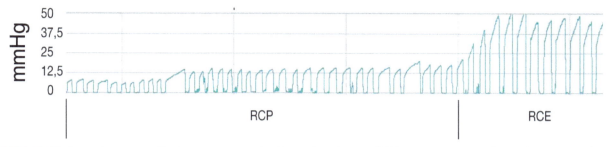

FIGURA 28.15. Curva de capnografia durante a ressuscitação cardiopulmonar (RCP) e com o retorno da circulação espontânea (RCE). Fonte: Pediatric Advanced Life Support. Provider Manual. 2011 American Heart Association. ISBN 978-87493-527-1

Tabela 28.5. Condições a serem identificadas na PCR

Hs	Ts
Hipovolemia	**T**ensão no **T**órax (pneumotórax)
Hipoxia	**T**amponamento cardíaco
Hidrogênio (acidose)	**T**oxinas
Hiper ou Hipopotassemia	**T**rombose pulmonar
Hipoglicemia	**T**rombose de coronária
Hipotermia	

QUADRO 28.1 — Resumo das ações essenciais na RCP

Qualidade da RCP
- Comprimir forte e rápido (1/3 AP, 100/120/min.)
- Garantir retorno completo do tórax
- Minimizar interrupções
- Evitar ventilação excessiva
- Trocar "compressor" a cada 2 min.
- Sem via aérea avançada: 15:2

Via aérea avançada
- Intubação traqueal ou via aérea supra-glótica
- Capnografia ou capnometria
- 10 ventilações/min.

Desfibrilação: choque
- Primeiro: 2 J/kg
- Segundo: 4 J/kg
- Demais: 4-10 J/kg
- Máx.: 10 J/kg (adulto)

Medicações
- Epinefrina 3-5 min.
- Amiodarona ou lidocaína

Causas reversíveis
- Hs
  - Hipovolemia
  - Hipóxia
  - Hidrogênio
  - Hipoglicemia
  - Hipo/hipercalemia
  - Hipotermia
- Ts
  - PneumoTórax
  - Tóxicos
  - Tamponamento cardíaco
  - TEP
  - Trombo coronária

Cuidados após o retorno da circulação espontânea (RCE)

A sobrevida entre as crianças com PCR intra ou extra-hospitalar ainda é bem baixa. No entanto, há boas evidências de que um tratamento adequado pós-PCR pode melhorar, em muito, o prognóstico, principalmente o neurológico. Nos adultos, 1/3 dos pacientes admitidos pós-PCR sobrevive e consegue ter alta para casa. O período de isquemia, que ocorre durante a PCR, assim como a resposta à reperfusão determinam uma série de alterações fisiopatológicas denominadas *postcardiac arrest syndrome* (PCAS).

O maior objetivo do cuidado pós-ressuscitação é evitar causas comuns, tanto precoces quanto tardias, de morbidade e mortalidade. A mortalidade precoce tem como causas comuns a instabilidade hemodinâmica e/ou complicações respiratórias. Já a tardia é secundária a disfunção de múltiplos órgãos e/ou lesão cerebral.

O socorrista deve priorizar e identificar as possíveis disfunções sistêmicas que podem estar presentes e abordá-las adequadamente:

- Fornecer oxigenação e ventilação adequadas.
- Fornecer suporte à perfusão tecidual e à função cardiovascular.
- Corrigir distúrbios ácido-básicos e eletrolíticos.
- Manter a concentração de glicose adequada.
- Assegurar analgesia e sedação adequadas.
- Considerar o uso de hipotermia terapêutica após PCR nas crianças comatosas.
- Preservar o SNC de lesões secundárias.
- Diagnosticar e tratar a causa da PCR.

Após o retorno da circulação espontânea será necessário o suporte respiratório com o uso da ventilação mecânica, inotrópico e/ou suporte renal, provavelmente por vários dias. Em geral a recuperação pode ser lenta, pois a criança foi submetida a um tempo prolongado de hipoxemia e isquemia que teve início muito antes da PCR, e que foi a causa determinante da mesma.

O socorrista deve ter especial atenção ao SNC, providenciando adequada oxigenação e perfusão, além de

SEÇÃO 3 ▪ A CRIANÇA GRAVEMENTE DOENTE

pesquisar a causa da PCR. Deve, ainda, identificar a presença de hipoxemia, hipovolemia, hipo ou hipertermia, distúrbios eletrolíticos (Ca e Mg), tamponamento cardíaco, pneumotórax e intoxicação exógena.

O exame físico deve ser complementado com radiografia de tórax, ecocardiograma e exames laboratoriais, a fim de descartar possíveis causas ou consequências da PCR.

Conceitos-chave

- Em Pediatria, os casos de PCR são o resultado final da deterioração progressiva das funções respiratórias e/ou circulatórias (choque).
- Os quatro ritmos no ECG na PCR são: assistolia, atividade elétrica sem pulso, fibrilação ventricular ou taquicardia ventricular sem pulso.
- O diagnóstico da PCR é feito com a presença de inconsciência, apneia ou respiração agônica (*gasping*) e ausência de pulsos em grandes artérias.
- O melhor acesso vascular é aquele que não atrapalha as manobras de ressuscitação e oferece o maior calibre.
- A desfibrilação é a despolarização assíncrona de uma massa crítica de células miocárdicas; está indicada na fibrilação ventricular e taquicardia ventricular sem pulso.
- A terapia elétrica não substitui a compressão cardíaca, a oxigenação e a administração de drogas.
- Correção dos fatores contribuintes e correção das causas potenciais reversíveis. Essas condições devem ser identificadas e tratadas rapidamente. De forma a facilitar a lembrança, essas condições são identificadas como os *Hs* e os *Ts:*
  - Hs: hipovolemia, hipóxia, hidrogênio (acidose), hiper ou hipopotassemia, hipoglicemia e/ou hipotermia;
  - Ts: Tensão no tórax (pneumotórax), tamponamento cardíaco, toxinas, trombose pulmonar, trombose de coronária.

Questões

1. Você está programando intubar uma criança de 4 anos de idade. Você optou por selecionar uma cânula traqueal sem *cuff*. Qual dos seguintes diâmetros é o mais apropriado?

   A) 3 mm.

   B) 4 mm.

   C) 5 mm.

   D) 6 mm.

2. Qual dos seguintes sinais indica melhor a inserção da agulha intraóssea com sucesso?

   A) Fluxo sanguíneo pulsátil presente na agulha.

   B) Fluidos e drogas podem ser administrados sem dificuldade e sem edema dos tecidos moles locais.

   C) A resistência para a inserção aumenta assim que a agulha passa do córtex do osso para dentro da medula.

   D) Quando inserida, a agulha movimenta-se facilmente em todas as direções dentro do osso.

3. Criança de 3 anos chega ao PSI em apneia e arresponsiva. Você constata ausência de pulso central. Inicia RCP com ventilação bolsa-valva-máscara com O_2 a 100% e compressões torácicas. Ao conectar o monitor de ECG, verifica-se a presença do ritmo abaixo. Qual das seguintes terapias é a mais apropriada neste momento?

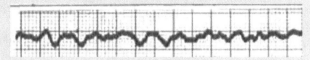

A) Estabelecer acesso IV/IO e administrar amiodarona 5 mg/kg.
B) Estabelecer acesso IV/IO e administrar lidocaína 1 mg/kg.
C) Desfibrilar com 2 J/ kg.
D) Estabelecer acesso IV/IO e administrar epinefrina 0,01 mg/kg.

4. Lactente evoluindo com bradicardia sintomática grave e sem evidência de etiologia vagal. Você estabelece uma via aérea efetiva, inicia oxigenação e ventilação, além das compressões torácicas. Qual das seguintes drogas deve ser a primeira a ser administrada?

A) Atropina.
B) Dopamina.
C) Adenosina.
D) Epinefrina.

5. Criança de 1 ano de idade dá entrada no pronto-socorro intanfil em apneia, arresponsiva e com pulsos centrais não palpáveis. Você inicia compressões torácicas enquanto outro colega inicia ventilação com bolsa-valva-máscara. Qual das alternativas abaixo representa a melhor opção para uma RCP eficaz?

A) Iniciar a sequência 15:2 e administrar adrenalina a cada 3-5 minutos até retorno do ritmo sinusal e pulso central.
B) Iniciar a sequência 30:2 e administrar adrenalina a cada 3-5 minutos até retorno do ritmo sinusal e pulso central.
C) Iniciar a sequência 3:1 e administrar adrenalina a cada 3-5 minutos até retorno do ritmo sinusal e pulso central.
D) Não é necessário sincronismo entre as compressões torácicas e as ventilações, mas é imprescindível a administração da adrenalina a cada 3-5 minutos até retorno do ritmo sinusal e pulso central.

6. Você está preparando o desfibrilador externo manual e as pás externas num setor pediátrico. Quando o uso das pás pediátricas é mais apropriado na oferta da corrente de energia?

A) As pás pediátricas devem ser usadas para cardioversão sincronizada, mas não para desfibrilação.
B) As pás pediátricas dever ser utilizadas em pacientes com peso < 25 kg ou < 8 anos de idade.
C) As pás pediátricas devem ser utilizadas em pacientes com peso < 10 kg ou < 1 ano de idade.
D) As pás pediátricas devem ser usadas sempre que você possa comprimir o tórax da vítima usando apenas a palma de uma das mãos.

7. Um garoto de 7 anos de idade é encontrado arresponsivo, apneico e sem pulso. RCP é fornecida, a intubação orotraqueal e o acesso venoso são estabelecidos. O monitor cardíaco revela atividade elétrica sem pulso. A dose inicial de epinefrina foi administrada e as ventilações e compressões efetivas continuam por 1 minuto. Qual das seguintes terapêuticas você deve realizar a seguir?

A) Tentar identificar e tratar as causas reversíveis (usando a regra dos Hs e Ts).
B) Desfibrilar com 4 J/kg.
C) Administrar doses escalonadas de epinefrina.
D) Administrar cardioversão sincronizada.

SEÇÃO 3 ▪ A CRIANÇA GRAVEMENTE DOENTE

8. Qual das seguintes afirmações sobre os efeitos da epinefrina durante a tentativa de ressuscitação é verdadeira?

A) Epinefrina diminui a resistência vascular periférica e a pós-carga miocárdica, então as contrações ventriculares são mais efetivas.

B) Epinefrina pode melhorar a pressão de perfusão das coronárias e estimular contrações espontâneas quando a assistolia está presente.

C) Epinefrina não é útil na fibrilação ventricular porque aumenta a irritabilidade miocárdica.

D) Epinefrina diminui o consumo de oxigênio miocárdico.

9. Você está participando da ressuscitação de uma criança de 3 anos com taquicardia ventricular (TV) sem pulso. Você tentou a desfibrilação sem reverter a TV a um ritmo com perfusão. A via aérea está segura e a ventilação está efetiva. As tentativas de acesso IV foram sem sucesso, mas uma via IO foi estabelecida. Você não identifica qualquer causa reversível de TV. Você administra epinefrina, mantém a RCP por 30-60 segundos e desfibrila, mas a TV persiste. Qual das seguintes drogas você deve administrar a seguir?

A) Epinefrina 0,1 mg/kg pelo tubo traqueal (0,1 mL/kg da solução 1:1.000).

B) Adenosina 0,1 mg/kg IV em *bolus*.

C) Epinefrina 0,1 mg/kg IO (0,1 mL/kg da solução 1:1.000).

D) Lidocaína 1 mg/kg IO ou amiodarona 5 mg/kg IO.

BIBLIOGRAFIA CONSULTADA

- AHA. Pediatric Advanced Life Support. Provider Manual. 2011 American Heart Association. ISBN 978-87493-527-1.
- Atkins DL, Berg S, Duff JP, et al. Part 11: Pediatric Basic Life Support and Cardiopulmonary Resuscitation Quality: 2015 American Heart Association Guidelines for Cardiopulmonary Resuscitation and Emergency Cardiovascular Care. Circulation. 2015;132(Suppl 2):S519-S525.
- Caen AR, Berg MD Chameides L, et al. Part 12: Pediatric Advanced Life Support: 2010 American Heart Association Guidelines for Cardiopulmonary Resuscitation and Emergency Cardiovascular Care. Circulation. 2015;132(Suppl 2):S526-S542.
- Maconochie JK, Bingham R, Eich C, Eich Christoph, et al. European Resuscitation Council Guidelines for Resuscitation 2015 Section 6. Paediatric life support. Resuscitation. 2015;95:223-248.

Respostas

1. (C)
2. (B)
3. (C)
4. (D)
5. (A)
6. (C)
7. (A)
8. (B)
9. (D)

Arritmias Cardíacas

- Adriana Vada Souza Ferreira
- Milena De Paulis

Definição

As arritmias cardíacas na faixa etária pediátrica, na grande maioria das vezes, constituem condições benignas. No entanto, o reconhecimento de ritmos potencialmente fatais, sobretudo os de origem ventricular e com repercussão hemodinâmica, é de suma importância para a instituição precoce do tratamento, melhorando o prognóstico e evitando a evolução para parada cardiorrespiratória e morte.

A incidência de atendimento por arritmias cardíacas, no serviço de emergência, é inferior a 0,1% nas crianças com idade inferior a 18 anos. A arritmia mais comum é a taquicardia sinusal, secundária a alguma condição clínica desencadeante (p. ex., dor, choro, desidratação, sepse).

Os distúrbios primários do ritmo cardíaco são divididos em:

- Ritmo rápido ou taquiarritmias: pulso central com frequência acima dos valores normais para a idade.
- Ritmo lento ou bradiarritmias: pulso central com frequência abaixo dos valores normais para a idade.
- Ritmo de colapso ou parada cardiorrespiratória: pulso central igual a zero (que será abordado em capítulo específico).

Fisiopatologia

O estímulo elétrico cardíaco normal inicia-se no nó sinoatrial (SA), situado na junção da veia cava com o átrio direito, o qual gera impulsos responsáveis pela despolarização dos átrios (onda P). O impulso elétrico progride para o nó atrioventricular (AV) com uma velocidade de condução menor e gera o intervalo PQ. Com a progressão para o feixe de His, a velocidade da condução aumenta novamente, alcança o músculo ventricular pelas fibras de Purkinje e causa a despolarização ventricular, representada pelo complexo QRS. Na repolarização dos ventrículos produz-se a onda T (Figura 29.1).

Os distúrbios do ritmo cardíaco são decorrentes de disfunção na formação ou na condução do estímulo elétrico, acarretando variação de frequência cardíaca (Tabela 29.1) que pode ser muito rápida ou muito lenta para a condição clínica do paciente.

Na criança o débito cardíaco é particularmente dependente da frequência e, portanto, alterações significativas da frequência cardíaca podem levar a sério comprometimento cardiovascular.

Débito cardíaco = Frequência cardíaca × Volume sistólico

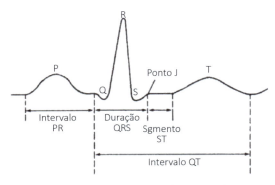

FIGURA 29.1. Traçado eletrocardiográfico normal com as ondas de despolarização e repolarização. Fonte: adaptada de Universidade Federal Fluminense [homepage na internet] O Ciclo Cardíaco. Disponível em: <http://www.uff.br/fisio6/aulas/aula_07/topico_02.htm>. Acessado em: 08 mar. 2016.

Tabela 29.1. Intervalos normais de frequência cardíaca de acordo com a faixa etária

Idade	FC acordado	Média	FC dormindo
Recém-nascido a 3 meses	85 a 205	140	80 a 160
3 meses a 2 anos	100 a 190	130	75 a 160
2 anos a 10 anos	60 a 140	80	a 90
> 10 anos	60 a 100	75	50 a 90

A frequência cardíaca muito lenta diminui o produto da equação acima, com consequente redução do débito cardíaco. Por outro lado, a frequência cardíaca muito rápida diminui o tempo de enchimento diastólico dos ventrículos, com consequente diminuição do volume sistólico, podendo levar a diminuição do débito apesar do aumento da frequência.

O diagnóstico de uma determinada arritmia depende da interpretação correta do eletrocardiograma. No entanto, a melhor opção terapêutica depende não só do tipo de arritmia, mas também da sua causa, da patologia cardíaca de base e da condição clínica do paciente.

O Quadro 29.1 mostra os fatores de risco para essa condição.

QUADRO 29.1	Fatores de risco para arritmia cardíaca
• Miocardite	
• Golpe violento sobre o tórax	
• Cardiopatia congênita ou adquirida	
• Antecedente de arritmia	
• Síndrome do QT longo	
• Distúrbios eletrolíticos graves	
• Hipotermia profunda	
• Intoxicações por fármacos/drogas	

Quadro clínico

A manifestação clínica das arritmias cardíacas nem sempre é clara. Nos lactentes os sintomas de baixo débito cardíaco podem ser vagos e inespecíficos, como por exemplo dificuldade para mamar, irritabilidade, taquipneia, entre outros. Nas crianças maiores podem ocorrer sinais de desconforto respiratório, dor torácica e síncope. Nas taquiarritmias os pais podem relatar a percepção do coração acelerado.

O exame físico deve ser completo, com atenção para:

- Nível de consciência.
- Coloração da pele: palidez, cianose.
- Perfusão periférica.
- Pressão arterial.
- Frequência respiratória.
- Ausculta pulmonar: presença de estertores crepitantes.
- Frequência cardíaca.
- Ausculta cardíaca: presença de terceira e quarta bulhas; bulhas abafadas; sopros.
- Local do *ictus*.
- Presença de hepatomegalia.

Pode-se considerar como limite superior da normalidade a frequência cardíaca de:

- Abaixo de 2 anos de idade, até 160 batimentos por minuto (bpm).
- Crianças entre 2 e 12 anos, até 140 bpm.
- Adolescentes e adultos, até 100 bpm.

Diagnóstico

Sempre que possível deve ser realizado o eletrocardiograma (ECG) com as 12 derivações. Nos pacientes com instabilidade hemodinâmica na sala de emergência, o ritmo é avaliado no monitor cardíaco e com pelo menos um traçado longo na derivação DII. Deve ser avaliada a frequência cardíaca, a regularidade do ritmo, a presença ou não da onda P e seu formato, a característica do complexo QRS (estreito ou alargado), os intervalos PR, RR e QTc.

De acordo com a causa, o tipo de arritmia e o estado hemodinâmico da criança, exames laboratoriais poderão ser necessários: eletrólitos, gasometria arterial e/ou venosa, Hb/Ht, troponina I, culturas de sangue e urina, entre outros.

O ecocardiograma na urgência, quando disponível, é útil para avaliar a função cardíaca e auxiliar na escolha da melhor terapêutica, sendo complementar ao eletrocardiograma.

Tratamento

O tratamento das arritmias, de uma forma geral, está baseado em três informações básicas:

- Presença ou não de cardiopatia congênita.
- Ritmo.
- Sinais de comprometimento hemodinâmico.

Na criança estável, sem sinais de instabilidade hemodinâmica, tentar identificar e tratar a causa desencadeante. Nas taquiarritmias supraventriculares e de origem ventricular, manter a monitoração contínua do ritmo cardíaco e dos sinais vitais e, quando possível, solicitar avaliação do cardiopediatra.

Na criança hemodinamicamente instável, com sinais de comprometimento hemodinâmico (alteração da perfusão periférica, da pressão arterial e do nível de consciência), o manejo inicial está apoiado no reconhecimento do ritmo e na instituição imediata da terapêutica adequada, a fim de evitar a sua deterioração para parada cardiopulmonar.

Reconhecimento das principais arritmias

Nesta seção serão descritas as principais arritmias que devem ser reconhecidas e tratadas na emergência pediátrica: as taquiarritmias e as bradiarritmias.

Taquiarritmias

As taquiarritmias são divididas em taquiarritmias com complexo QRS estreito, que abrangem a taquicardia sinusal e a taquicardia supraventricular, e taquiarritmias com complexo QRS alargado, que abrangem a taquicardia ventricular e taquicardia supraventricular com condução aberrante. As quatro serão detalhadas a seguir.

■ Taquicardia sinusal

A taquicardia sinusal compreende uma taquiarritmia benigna, geralmente secundária a alguma causa, como febre, hipóxia, anemia, hipovolemia, choque, dor, ansiedade, efeitos colaterais de medicações, intoxicações, entre outros.

A febre é causa muito comum de taquicardia. Para cada aumento de 1°C na temperatura corporal, a frequência cardíaca aumenta aproximadamente em 10 bpm.

Em geral, a criança com taquicardia sinusal não tem comprometimento hemodinâmico; se este estiver presente, reflete a causa que desencadeou a taquicardia, como desidratação, hipovolemia e choque.

O eletrocardiograma mostra QRS estreito precedido de onda P (Figura 29.2). A frequência cardíaca geralmente é maior que 140 bpm nas crianças maiores de 1 ano de idade e superior a 160 bpm nos lactentes (menores de 1 ano de idade). O tamanho do intervalo RR é variável e o intervalo PR é constante no traçado do ECG.

A melhora ocorre com a remoção do estímulo que causou o aumento da frequência cardíaca. Assim, o tratamento visa reconhecer e tratar a causa e não tratar a taquicardia em si, o que pode ser perigoso, uma vez que a taquicardia é a resposta compensatória para adequar o débito cardíaco.

■ Taquicardia supraventricular (TSV)

São as arritmias sintomáticas mais frequentes na faixa etária pediátrica. A sua gênese envolve mecanismo de reentrada na região nodal ou em via acessória (síndrome de Wolff-Parkinson-White). O início da arritmia tem início súbito e geralmente sem uma condição clínica que justifique a taquicardia.

As demais taquicardias supraventriculares são raras em pediatria e geralmente acometem pacientes com alterações cardíacas estruturais (taquicardia atrial ectópica, *flutter* atrial e fibrilação atrial).

– *Quadro clínico*

A TSV se manifesta, na grande maioria das crianças, antes dos 4 meses de vida, sendo a causa idiopática a mais comum. Na criança mais velha, a síndrome de Wolff-Parkinson-White destaca-se como a principal causa. A febre, o uso de medicamentos (p. ex., β-agonistas, estimulantes, anticolinérgicos) e cardiopatias congênitas são fatores desencadeantes da TSV. A ansiedade, a anemia, a abstinência a sedativos e álcool, a desidratação, a acidose, os exercícios, a hipoglicemia, a hipoxemia e a dor também são fatores precipitantes.

– *Diagnóstico*

Geralmente a TSV tem início abrupto, com sintomas inespecíficos como irritabilidade, recusa do seio materno, alteração da coloração da pele, taquipneia, falta de ar, sensação de mal-estar. Muitas vezes, os pais relatam que perceberam o coração acelerado.

Embora muitos lactentes tolerem bem a TSV nas primeiras 24 horas, se não tratada prontamente, cerca de 50% têm deterioração para insuficiência cardíaca congestiva (ICC) em 48 horas. As crianças maiores raramente desenvolvem ICC.

O exame físico pode revelar sinais de comprometimento hemodinâmico (irritabilidade, pulso fino, perfusão periférica lentificada, diminuição da pressão arterial), alteração da coloração da pele (palidez, cianose), da fre-

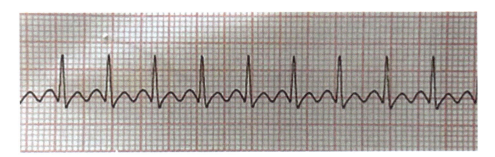

FIGURA 29.2. Representação eletrocardiográfica da taquicardia sinusal. Fonte: acervo do autor.

quência respiratória, da ausculta pulmonar (com ou sem estertores) e hepatomegalia.

O ECG mostra ausência de onda P e complexo QRS estreito, geralmente com duração normal. Ocasionalmente pode haver condução aberrante com alargamento do QR. A frequência cardíaca é regular, com intervalos R-R' constantes, como mostram a Figura 29.3 e o Quadro 29.2.

As Figuras 29.4 e 29.5 representam a via de condução normal e na síndrome de Wolff-Parkinson-White.

QUADRO 29.2	Características do ECG da TSVP: QRS estreito
Onda P ausente/anormal	
FC não varia com atividade	
Alterações abruptas na FC	
Intervalo RR fixo	
Lactentes: FC ≥ 220 bpm	
Crianças: FC ≥ 180 bpm	

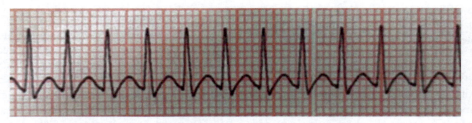

FIGURA 29.3. Representação eletrocardiográfica da taquicardia supraventricular. Fonte: acervo do autor.

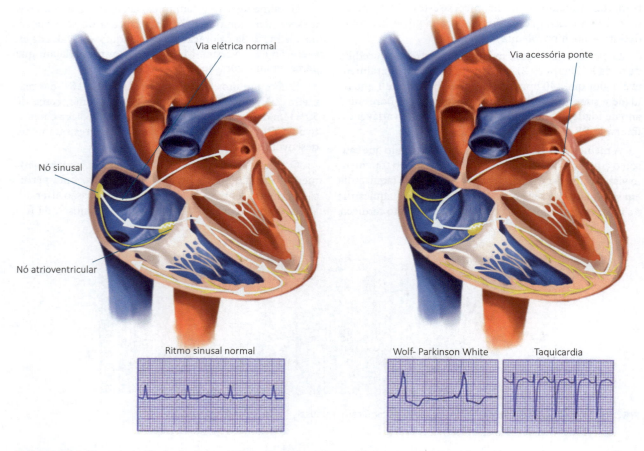

FIGURA 29.4. Representação da via de condução normal do estímulo elétrico e na síndrome de Wolf-Parkinson-White (à direita).

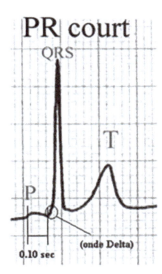

FIGURA 29.5. ECG de repouso na síndrome de Wolff-Parkinson-White, com presença onda delta.

— *Tratamento*

O tratamento está baseado nos sinais de instabilidade hemodinâmica.

No paciente estável as manobras vagais podem ser iniciadas, no lactente, com gelo na face e, na criança maior, com manobra de Valsalva (assoprar o canudo) ou estimulação do vômito. Se não houver reversão, a administração da adenosina por via endovenosa (em acesso próximo ao coração) está indicada. Devido à sua meia-vida extremamente curta, a adenosina deve ser administrada em *bolus*, com a técnica das três vias, seguida de *flush* rápido. A dose inicial é de 0,1 mg/kg (até 6 mg) e pode ser aumentada para 0,2 mg/kg (máximo 12 mg) se a primeira dose não for efetiva. A efetividade da adenosina, no ECG, mostra um período de assistolia com retorno do ritmo sinusal normal. Se não houver reversão após a segunda dose, o cardiopediatra deve ser consultado.

No paciente instável, com má perfusão periférica e sinais de ICC, a cardioversão sincronizada é o tratamento de escolha. A dose inicial é de 0,5 J/kg podendo aumentar para 1-2 J/kg nos choques subsequentes. A adenosina pode ser administrada antes da cardioversão se houver um acesso venoso já presente, no entanto, a cardioversão não deve ser retardada na tentativa de acesso venoso ou sedação. As contraindicações ao uso da adenosina são:

- Transplante cardíaco.
- Bloqueio atrioventricular de segundo e terceiro graus.
- Broncoespasmo.
- Uso de carbamazepina, verapamil ou digoxina (aumenta o bloqueio cardíaco e precipita arritmias ventriculares).

Nos casos de contraindicação, as medicações alternativas que podem ser utilizadas são:

- Procainamida: 15 mg/kg em 30 a 60 minutos.
- Amiodarona: 5 mg/kg em 20 a 60 minutos. Não deve ser usada em recém-nascido por conter o veículo álcool benzil, associado a acidose metabólica, *gasping*, hipotensão, bradicardia e choque.
- β-bloqueadores: devem ser utilizados com cuidado por induzirem hipotensão.

O verapamil não deve ser usado em crianças menores de 1 ano de idade, por causar choque e morte.

Há duas opções importantes que devem ser levadas em consideração aqui:

- Cardioversão elétrica: é aplicação de uma descarga elétrica sincronizada com a onda R, evitando o período refratário, o que poderia desencadear uma fibrilação ventricular. O objetivo é realizar a despolarização total do coração e interromper os circuitos de reentrada. É eficaz na maioria das arritmias por mecanismo de reentrada. Está indicada nas taquicardias supraventriculares com repercussão hemodinâmica e também quando o circuito é intra-atrial e as drogas antiarrítmicas utilizadas não funcionam (taquicardia atrial, *flutter* atrial e fibrilação atrial). Também está indicada na taquicardia ventricular com pulso. O procedimento deve ser realizado em ambiente seguro, com recursos para atendimento de emergências. O paciente consciente e estável deve ser sedado para o procedimento.
- Desfibrilação: é a aplicação de uma descarga elétrica não sincronizada. Está indicada na fibrilação ventricular e na taquicardia ventricular sem pulso (vide capítulo de PCR).

A Figura 29.6 apresenta um resumo da abordagem para a taquicardia do QRS estreito.

■ Taquicardia ventricular

Embora seja rara na criança, as contrações cardíacas são hemodinamicamente ineficientes e podem levar a sincope e morte, a despeito da contração miocárdica e do pulso palpável.

As causas desencadeantes são:

- Distúrbios eletrolíticos: hipercalemia, hipocalemia e hipocalcemia.
- Distúrbios metabólicos.
- Cardiopatias congênitas.
- Miocardites.
- Intoxicações exógenas.
- Complicações pós-operatórias de cirurgia das cardiopatias congênitas.
- Hipoxemia grave.
- Medicamentos: digitálicos, catecolaminas e anestesia.
- Infarto do miocárdio.

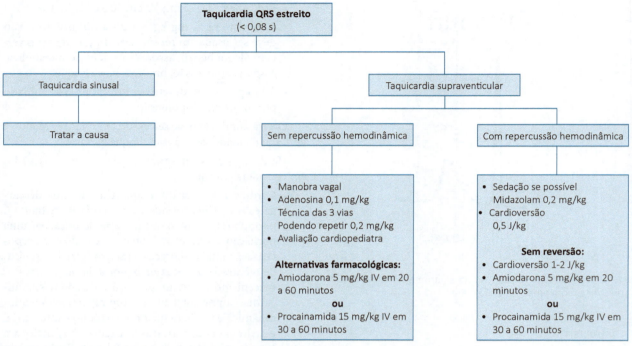

FIGURA 29.6. Fluxograma do tratamento da taquicardia do QRS estreito. Fonte:: elaborado pelo autor.

– *Diagnóstico*

O diagnóstico se dá por meio do ECG, que evidencia o alargamento do complexo QRS, conforme representado na Figura 29.7.

– *Tratamento*

O tratamento da taquicardia ventricular depende da condição hemodinâmica da criança.

Na TV com pulso e instabilidade hemodinâmica, a cardioversão sincronizada deve ser iniciada com 0,5 a 1 J/kg e pode ser repetida se necessário. Após a cardioversão, se não houver reversão para o ritmo sinusal, intercalar o uso das seguintes drogas:

- Amiodarona: 5 mg/kg via endovenosa em 20 a 60 minutos (dose máxima única de 150 mg e dose máxima de 15 mg/kg/dia).
- Procainamida: 15 mg/kg via endovenosa em 30 a 60 minutos. A infusão deverá ser suspensa na resolução da taquiarritmia ou quando houver estreitamento do QRS em mais de 50% do inicial ou hipotensão.
- Lidocaína: 1 mg/kg via endovenosa em *bolus*, repetindo a cada 5 a 10 minutos (máximo 3 mg/kg).

Após a cardioversão, o retorno para o ritmo sinusal é transitório e, por isso, deve ser prescrita de forma contínua a medicação que foi considerada eficaz na reversão

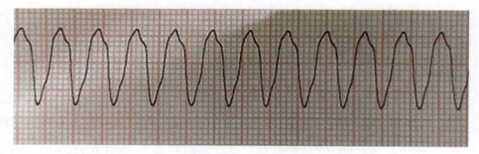

FIGURA 29.7. Representação eletrocardiográfica da taquicardia ventricular. Fonte: acervo do autor.

da taquiarritmia para sustentar o ritmo sinusal (amiodarona, lidocaína, procainamida).

Na TV sem pulso o ritmo é de colapso e o tratamento é igual ao da fibrilação ventricular, abordados no capítulo de Parada Cardiorrespiratória.

O algoritmo da Figura 29.8 mostra a abordagem da taquicardia com QRS alargado.

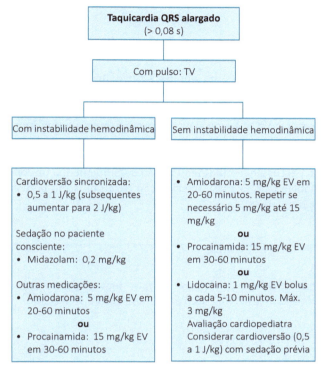

FIGURA 29.8. Fluxograma do tratamento da taquicardia do QRS alargado. Fonte: elaborada pelo autor.

Bradiarritmias

Considera-se bradicardia quando a frequência cardíaca está abaixo dos limites inferiores de normalidade para determinada idade. Necessita de abordagem de urgência quando o número de batimentos cardíacos é menor que 60 bpm com comprometimento da perfusão sistêmica. É o ritmo terminal mais comum em crianças em iminência de parada cardiorrespiratória, sendo a hipoxemia sua principal causa. De acordo com a sua origem, podem ser divididas em bradicardia sinusal ou bloqueios atrioventriculares.

■ Fisiopatologia

A bradicardia sinusal pode ocorrer por disfunção intrínseca do nó sinusal, por estímulo parassimpático ou por efeito de medicações, intoxicações e distúrbios metabólicos.

Os bloqueios atrioventriculares podem ser de primeiro, segundo ou terceiro graus, conforme mostra a Tabela 29.2.

Tabela 29.2. Características dos bloqueios atrioventriculares

Bloqueio AV de primeiro grau	Bloqueio AV de segundo grau	Bloqueio AV de terceiro grau
Aumento fixo do intervalo PR Toda onda P é seguida de complexo QRS	Tipo I – aumento progressivo do intervalo PR até interrupção do estímulo, com onda P sem preceder o complexo QRS. Este fenômeno se repete de forma regular. Tipo II – ocorre interrupção da condução AV sem prévio alongamento do intervalo PR. Tem risco de evoluir para BAV total	Ocorre interrupção completa da condução atrioventricular Inexistência de relação entre atividade atrial e ventricular

As principais causas de bradicardia em crianças são apresentadas no Quadro 29.3.

QUADRO 29.3 — Principais causas de bradicardia em crianças

- Hipoxemia
- Hipotermia
- Estímulo do sistema nervoso parassimpático
- Hipotireoidismo
- Distúrbios metabólicos – hiperpotassemia
- Trauma de crânio – hipertensão intracraniana ou lesão de tronco cerebral
- Transplante cardíaco – denervação cardíaca
- Intoxicação – organofosforados, bloqueador do canal de cálcio, betabloqueador, digoxina, clonidina
- Bloqueio AV congênito – secundário a cardiopatia congênita, autoanticorpos maternos
- Bloqueio AV adquirido – cardite reumática, doença de Lyme, pós-operatório de cirurgia cardíaca

■ Quadro clínico

A bradicardia pode ser assintomática ou sintomática.

Na bradicardia assintomática, sem repercussão hemodinâmica, não há necessidade de tratamento emergencial. O cardiopediatra deve ser consultado para avaliação e orientação do caso.

Na bradicardia sintomática, ou seja, com repercussão hemodinâmica (tempo enchimento capilar > 3 segundos, hipotonia muscular, cianose, alteração do nível de consciência, hipotensão arterial) o manejo consiste em identificar e tratar a causa e manter o ABC, através da permeabilização de vias aéreas, oxigenação e suporte ventilatório adequados, ressuscitação volêmica e compressões torácicas quando necessário.

A Figura 29.9 mostra o traçado eletrocardiográfico da bradicardia sinusal.

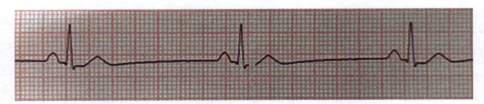

FIGURA 29.9. Traçado eletrocardiográfico da bradicardia sinusal. Fonte: acervo do autor.

Tratamento

A administração de oxigênio (através de máscara ou pressão positiva) é a conduta inicial na criança com bradicardia sintomática. Se a bradicardia persistir, apesar da sua oferta, e houver comprometimento hemodinâmico, devem-se iniciar as compressões torácicas (ver módulo PCR) e administrar adrenalina (droga de escolha para o manejo inicial) na diluição 1:10.000, via endovenosa, na dose 0,01 mg/kg (0,1 mL/kg).

Nos casos em que a causa da bradicardia for por reflexo vagal ou bloqueio atrioventricular, a atropina está indicada na dose 0,02 mg/kg (máxima de 0,5 mg em crianças e 1 mg em adolescentes).

As arritmias, na população pediátrica, geralmente são de causa benigna e reversível. O atendimento emergencial visa tentar identificar a causa, avaliar o ritmo cardíaco e se há ou não comprometimento hemodinâmico. O reconhecimento precoce e a instituição da terapêutica adequada, principalmente nas arritmias com repercussão hemodinâmica, são de fundamental importância para evitar a deterioração para um ritmo potencialmente fatal.

Conceitos-chave

- Neste capítulo abordamos as arritmias cardíacas pediátricas que devem ser reconhecidas e tratadas no contexto da emergência, porque são de risco ou representam potencial risco de colapso cardiocirculatório:
    - Taquiarritmias
        - Com complexo QRS estreito:
            - taquicardia sinusal (< 0,08 s);
            - taquicardia supraventricular.
        - Com complexo QRS alargado:
            - taquicardia ventricular (> 0,08 s);
            - taquicardia supraventricular com condução aberrante.
    - Bradiarritmias com hipoperfusão:
        - Bradicardia sinusal (FC < 60);
        - Bloqueio atrioventricular I grau, II grau, III grau (BAV total).
    - Ritmo de colapso (capítulo de Parada Cardiorrespiratória) – ausência de pulso central.

Questões

1. Defina bradicardia com repercussão hemodinâmica.
2. Qual a principal causa de bradicardia com hipoperfusão em pediatria?
3. Quais são as características do traçado do ECG na taquicardia supraventricular?
4. Qual a droga de escolha no tratamento da bradicardia sinusal com repercussão hemodinâmica que não melhora com oxigenação e ventilação?
5. Qual a diferença entre cardioversão e desfibrilação? Quando estão indicadas?

BIBLIOGRAFIA CONSULTADA

- Brugada J, Blom N, Sarquella-Brugada G, et al. Pharmacological and non pharmacological therapy for arrhythmias in the pediatric population: EHRA and AEPC- Arrhythmia Working Group joint consensus statement. Europace. 2013;15:1337-1382.
- Chair ARC, Berg MD, Chameides L, et al. Part 12: Pediatric Advanced Life Support 2015 American Heart Association Guidelines Update for Cardiopulmonary Resuscitation and Emergency Cardiovascular Care. Circulation. 2015;132[suppl 2]:S526-S542.
- Doniger SJ, Sharieff GQ. Pediatric Dysrhythmias. Pediatr Clin N Am. 2006;53:85-105.
- Hunt EA, Nelson KL, Shilkofski NA, et al. Recognition and initial management of cardiac emergencies in children. Minerv Pediatr. 2009;61:141-62.
- Maeda WT, Gonçalves RC, Atik E, Ebaid M. Disritmias Cardíacas. In: Matsumoto T, Carvalho WB, Hirschheimer MR, ed. Terapia intensiva pediátrica. São Paulo: Atheneu; 1997. p. 86-99.
- Mazor S, Mazor R. Approach to the child with tachycardia [Internet]. UptoDate 2015 Jun 15 [2015]. Disponível em: <http://www.uptodate.com/contents/approach-to-the-child-with-tachycardia?source=search_result&search=approach+to+the+child+with+tachycardia&selectedTitle=1%7E150>.
- Ralston M, Hazinski MF, Zaritsky AL, Schexnayder SM, Kleinman ME, ed. Recognition and Management of bradyarrhythmias and tachyarrhythmias. In: PALS Provider Manual. Washington, DC: AHA; 2006. p. 115-152.

Respostas

1. Pulso central menor que 60 bpm com sinais de hipoperfusão tecidual (aumento do tempo de enchimento capilar, rebaixamento do nível de consciência, cianose, hipotonia muscular, pulso periférico fino ou ausente, hipotensão arterial).

2. Hipoxemia.

3. Onda P ausente/anormal, FC não varia com atividade, alterações abruptas na FC, intervalo RR fixo, lactentes a FC ≥ 220 bpm e crianças: FC ≥ 180 bpm.

4. Adrenalina 1:10.000, 0,01 mg/kg intravenosa.

5. Cardioversão é o choque sincronizado, indicada na taquicardia supraventricular e na taquicardia ventricular com pulso. Desfibrilação é o choque não sincronizado, indicado na PCR por fibrilação ventricular e na taquicardia ventricular sem pulso.

Insuficiência Respiratória Aguda

- Flávia Feijó Panico Rossi
- Patrícia Leão Tuma

Definição

A troca gasosa consiste na captação de O_2 e eliminação de CO_2 pelos pulmões para suprir a demanda metabólica do organismo. As trocas gasosas dependem de quatro processos:

1. transporte do oxigênio até os alvéolos;
   2. difusão do oxigênio pela membrana alvéolo-capilar;
3. transporte do oxigênio dos pulmões para os tecidos (o que depende do débito cardíaco e hemoglobina) e
4. remoção do gás carbônico do sangue para o alvéolo e exalação.

Sob o ponto de vista funcional, a insuficiência respiratória é definida como a incapacidade súbita do sistema respiratório em atender às demandas metabólicas dos tecidos, no que se refere à troca gasosa. Pode ser definida como uma alteração na oxigenação e ventilação, na qual:

- A tensão de O_2 cai abaixo de 60 mmHg (hipoxemia aguda).
- Os níveis de CO_2 sobem acima de 50 mmHg (hipercapnia aguda).
- O pH cai abaixo de 7,35.

Para pacientes com insuficiência respiratória crônica, a hipercapnia aguda pode ser diagnosticada quando há um aumento da $PaCO_2$ de 20 mmHg acima dos níveis basais.

O estado geral do paciente, o grau de esforço respiratório e o potencial para exaustão são indicadores mais importantes que os valores gasométricos. Desta forma, a despeito das definições gasométricas da insuficiência respiratória, a instituição de medidas de suporte apropriadas depende mais da condição fisiopatológica de base e da progressão do quadro clínico com o decorrer do tempo.

A insuficiência respiratória pode ser primária, ou seja, instalar-se devido a uma doença do parênquima pulmonar e/ou de via aérea, ou ser secundária a lesão em outro órgão que acarrete insuficiência respiratória secundária.

Incidência

Dentre as principais causas de admissões hospitalares na população pediátrica destacam-se as emergências respiratórias, que contribuem significativamente para a mortalidade, sobretudo nos menores de 1 ano de idade. A insuficiência respiratória pode ser secundária a múltiplos processos patológicos, e está presente em até 2/3 dos pacientes internados em unidades de terapia intensiva pediátrica.

A incidência de insuficiência respiratória aguda (IRA) é inversamente proporcional à idade, com 2/3 dos casos de insuficiência respiratória ocorrendo no primeiro ano de vida e até 50% dos casos ocorrendo no período neonatal.

A sobrevida de crianças com insuficiência respiratória aguda pura é superior à de crianças já atendidas em parada cardiorrespiratória (80% x 9%), tornando imperativo o reconhecimento dos sinais e sintomas iniciais e a rápida intervenção para prevenir deterioração e evolução para parada cardiorrespiratória.

As infecções respiratórias, uma das principais causas de insuficiência respiratória aguda, são responsáveis por 15% dos óbitos em crianças menores de 5 anos, de acordo com dados da Organização Mundial de Saúde. No Brasil houve uma redução desse percentual de 11 para 7% entre os anos 2000 e 2012. Em países de alta renda, as infecções respiratórias agudas representam 4% das causas de morte em menores de 5 anos, enquanto em países de baixa renda este percentual chega a 16%.

Fisiopatologia

Particularidades anatômicas e fisiológicas

A maior incidência de IRA na população pediátrica tem explicações anatômicas e relacionadas ao desenvolvimento pulmonar e das vias aéreas.

- Laringe e Pulmões

Na criança a porção mais estreita da laringe está na porção subglótica, o que confere à laringe uma forma de funil, que favorece a obstrução. O menor calibre da via aérea leva a um aumento exponencial da resistência da mesma. Na presença de fluxo turbulento, como durante o choro ou agitação, a resistência aumenta ainda mais. Além disso, a caixa torácica é muito complacente, o que favorece o colapso quando do recolhimento elástico do pulmão. Ainda, a menor quantidade de elastina no parênquima pulmonar, a menor quantidade de sacos alveolares com consequente diminuição da superfície de troca gasosa e a ausência de ventilação colateral através dos poros de Kohn ou canais de Lambert, que só se desenvolvem a partir de 3-4 anos de idade, favorecem o colapso alveolar e a formação de atelectasias.

- Costelas

As costelas são horizontalizadas, o que é uma desvantagem mecânica para a expansão pulmonar, além disso o predomínio de fibras de contração rápida e pouco resistentes à fadiga no diafragma faz com que as crianças, em especial os lactentes jovens, sejam particularmente propensos a desenvolver IRA. O suporte cartilaginoso mais frágil torna a via aérea de lactentes mais suscetível a forças que geram distensão e colapso, principalmente em patologias que aumentam a resistência da via aérea, como asma e bronquiolite.

- Volume de fechamento pulmonar

O volume a partir do qual começa a haver o início do fechamento da via aérea, com consequente descontinuidade entre as vias aéreas de condução e o alvéolo, é conhecido como volume crítico de fechamento ou volume de fechamento pulmonar. No adulto, este volume é muito próximo ao volume residual. No lactente jovem e nos idosos este volume fica acima da capacidade residual funcional. Isto significa que, mesmo durante uma expiração normal, o lactente apresenta fechamento da sua via aérea de condução com consequente inadequação ventilação/perfusão. A apresentação dos volumes pulmonares e a representação esquemática das diferenças do volume de fechamento pulmonar estão expostas nas Figuras 30.1 e 30.2.

Na tentativa de aumentar o volume final expiratório, durante a expiração o relaxamento do diafragma é incompleto e há uma expiração forçada, com aumento da pressão intra-abdominal através da contração de músculos abdominais. Essa pressão é exercida contra uma laringe parcialmente fechada, o que gera o gemido expiratório observado em grande parte das crianças com insuficiência respiratória. Essa manobra tem a intenção de compensar a menor capacidade residual funcional.

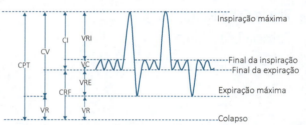

VC: volume corrente. É o volume de ar inspirado ou expirado durante uma respiração normal.
CV: capacidade vital. É o máximo volume expirado após uma inspiração máxima.
CPT: capacidade pulmonar total. É a quantidade máxima de ar que uma pessoa pode acomodar nos pulmões, corresponde à soma da capacidade vital e do volume residual (VR).
VR: volume residual. Corresponde ao volume de ar que fica no pulmão após uma expiração máxima.
CRF: capacidade residual funcional. É o volume de ar que fica no pulmão após uma expiração normal.
VRI: volume de reserva inspiratório. É o volume máximo de ar que pode ser inspirado além do VC habitual.
VRE: volume de reserva expiratório. É o volume que sai dos pulmões após uma expiração forçada.
CI: capacidade inspiratória. Corresponde à soma do VC com o VRI.

FIGURA 30.1. Volumes pulmonares.

- Taxa metabólica basal

Crianças têm uma taxa metabólica basal proporcionalmente maior que adultos. Desta forma, mesmo em repouso, a população pediátrica já está em maior atividade respiratória e cardiovascular. Como consequência, a reserva metabólica é menor, predispondo a um desequilíbrio caso haja aumento do consumo de oxigênio em condições críticas.

Grande parte da aquisição do controle respiratório ocorre nas últimas semanas da gestação e nos primeiros dias de vida, explicando a alta prevalência de apneia nos prematuros. O padrão respiratório de recém-nascidos é irregular, aumentando o risco de apneia com repercussão clínica na vigência de algum agravo.

Algumas particularidades na criança que são importantes de se levar em conta:

- Lactentes jovens apresentam fechamento da via aérea de condução durante a respiração normal.
- O fechamento da via aérea no lactente é uma condição fisiológica e não patológica.

Tais particularidades favorecem o aparecimento de insuficiência respiratória neste grupo etário.

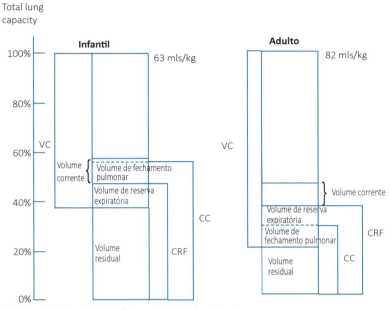

CRF: capacidade residual funcional; CC: Capacidade de fechamento; VC: volme corrente.

FIGURA 30.2. Volume de fechamento pulmonar. Fonte: Smith CA, Nelson NM. The Physiology of the Newborn Infant. 4th ed. p. 207. Springfield: Charles C Thomas; 1976, with permission.

Etiologia

Diversas situações clínicas podem levar a insuficiência respiratória, desde anormalidades nos pulmões ou vias aéreas, caixa torácica, músculos respiratórios, ou até neurológicas. O local do agravo e o grau de comprometimento serão fatores determinantes para as manifestações clínicas.

As principais causas de insuficiência respiratória aguda incluem:

- As infecções de vias aéreas superiores e inferiores (laringite, bronquiolite, coqueluche, pneumonia).
- Asma e aspiração de corpo estranho.
- Doenças mais raras, como malformações do sistema respiratório, hemorragia pulmonar e bronquite plástica.
- Distúrbios não pulmonares, tais como insuficiência cardíaca, choque séptico, erros inatos do metabolismo e alterações neurológicas (crises convulsivas, doenças neuromusculares) também podem se manifestar através de alterações respiratórias.

As principais causas de insuficiência respiratória na criança estão dispostas na Tabela 30.1.

Troca gasosa

A troca gasosa envolve uma série de processos, tais como:

- Oxigenação.
- Ventilação.
- Relação ventilação/perfusão (*shunt* e espaço morto).
- Difusão.
- Curva de dissociação da hemoglobina.
- Transporte cardiovascular de O_2.

Abordaremos cada um deles a seguir.

Oxigenação

Em um modelo ideal, o oxigênio contido no interior do alvéolo se equilibra com o sangue arterial conforme descrito pela equação do gás alveolar:

$$PAO_2 = PiO_2 - (PACO_2/R);$$
$$PAO_2 = FiO_2 (PB - PH_2O) - (PACO_2/R).$$

Onde:
PAO_2: pressão parcial de oxigênio alveolar;
PiO_2: pressão inspirada de oxigênio;
$PACO_2$: pressão parcial de gás carbônico alveolar (substituído por $PaCO_2$ devido à alta eficiência de difusão do CO_2);
R: coeficiente respiratório (relação entre produção de CO_2 (VCO_2) e consumo de O_2 (VO_2), cuja média é de 0,8);
PB: pressão barométrica;
PH_2O: pressão de vapor de água.

A troca gasosa adequada requer que o gás alveolar inspirado alcance a circulação sanguínea através dos capilares pulmonares.

Ventilação

A ventilação é o primeiro passo da cascata da troca gasosa. Ela é constantemente monitorada e ajustada para manter um pH e oxigenação adequados e corresponde ao movimento de entrada e saída de ar dos pulmões. É

612 SEÇÃO 3 ▪ A CRIANÇA GRAVEMENTE DOENTE

Tabela 30.1. Principais causas de insuficiência respiratória conforme os órgãos envolvidos

Órgão	Principais causas
Cérebro	Traumatismo cranioencefálico, meningoencefalites, encefalites
Bulbo	Depressão direta do centro respiratório por drogas (barbitúricos, opiáceos e benzodiazepínicos), poliomielite bulbar, traumatismo craniano direto ou herniação
Medula espinal	Secção da medula acima de C4, síndrome de Werdnig-Hoffmann (amiotrofia espinhal tipo 1)
Nervos periféricos	Polirradiculoneurite e tétano
Junção neuromuscular	*Miastenia gravis*, uso de bloqueador neuromuscular, botulismo, intoxicação por organofosforados
Parede torácica	Esclerose sistêmica progressiva, dermatopolimiosite, cifoescoliose e trauma torácico
Vias aéreas superiores	Amigdalite, abscesso retrofaríngeo, epiglotite, paralisia de cordas vocais, estenose subglótica, corpo estranho, anel vascular e laringotraqueomalácia
Vias aéreas inferiores	Bronquiolite, asma, fibrose cística e broncomalácia
Alvéolos	Pneumonias, síndrome do desconforto respiratório agudo, quase afogamento e edema agudo de pulmão
Espaço intersticial	Pneumonias intersticiais, fibrose pulmonar congênita, doenças do colágeno e edema intersticial
Espaço pleural	Derrame pleural e pneumotórax
Circulação pulmonar	Hipoperfusão pulmonar (choque), tromboembolismo pulmonar, hipertensão pulmonar e embolia gordurosa
Alterações hemáticas	Meta-hemoglobinemias, intoxicação por monóxido de carbono e anemias
Alterações diafragmáticas	Eventrações diafragmáticas, paralisia de nervo frênico e hérnia diafragmática
Alterações abdominais	Distensão abdominal, ascites volumosas, síndrome compartimental abdominal

Fonte: autoria própria.

determinada pelo volume/minuto, um produto da frequência_respiratória e do volume corrente alveolar. Os quimiorreceptores localizados em grandes artérias e no sistema nervoso central controlam a amplitude e a frequência da respiração, com o objetivo de manter os níveis de CO_2 dentro da normalidade. Uma falha na ventilação ocorre na presença de baixos volumes correntes (amplitude respiratória baixa) ou de bradipneia, o que leva a uma diminuição na remoção de CO_2.

A ventilação alveolar depende do volume de ar que adentra a zona respiratória a cada minuto e representa a quantidade de ar disponível para a troca gasosa. Esta quantidade não é igual à quantidade de gás inspirado, porque pelo menos 1/3 deste ar permanece nas vias aéreas de condução (espaço morto anatômico) e não participa da troca gasosa.

▪ **Hipoventilação**

O resultado direto da hipoventilação é a retenção de CO_2. A hipoventilação é a única limitação à troca gasosa que, quando ocorre isoladamente, não aumenta a diferença alvéolo-arterial de O_2, a qual corresponde à diferença entre a concentração alveolar de O_2 e concentração arterial de O_2. Essa diferença é uma ferramenta útil para entender o mecanismo fisiopatológico envolvido na alteração da troca gasosa.

Vale lembrar que o centro respiratório em pacientes com insuficiência respiratória crônica é estimulado primariamente pela hipóxia. Quando se oferece oxigênio em altas concentrações, a melhora na hipóxia causa uma perda do estímulo para a respiração, levando à uma diminuição da ventilação alveolar e consequente retenção de CO_2 (insuficiência respiratória crônica agudizada).

– *Fisiopatologia da hipoxemia*

O mecanismo fisiopatológico principal envolvido na hipoxemia é a alteração da relação entre ventilação e perfusão (relação V/Q). Em um modelo ideal de troca gasosa, todos os alvéolos ventilados seriam também bem perfundidos, mantendo uma relação V/Q igual e garantindo a melhor troca. Entretanto, mesmo em condições normais existe um desequilíbrio entre ventilação e perfusão que se acentua em situações patológicas e nas mudanças de decúbito. Atelectasias ou edema pulmonar acentuam a alteração na relação V/Q, piorando a hipoxemia e aumentando o gradiente alvéolo-arterial de oxigênio.

Há, em contrapartida, uma reação ativa do organismo, que consiste na contração da musculatura lisa das paredes das pequenas arteríolas na região hipóxica (vasoconstrição hipóxica), que minimiza este desequilíbrio. Da mesma maneira, ocorre um aumento da resistência da via aérea local quando há diminuição da perfusão em determinado segmento pulmonar (Figura 30.3).

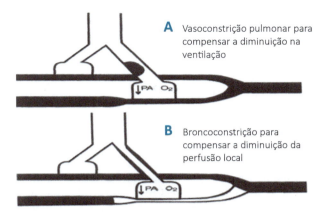

FIGURA 30.3. Reação ativa do organismo para minimizar o desequilíbrio ventilação/perfusão na hipoxemia. Fonte: Marcondes E, Vaz FAC, Ramos JLA, Okay Y. Insuficiência respiratória aguda. In: Pediatria Básica. tomo II. 9ª ed. Sarvier; 2003. p. 456.

Shunt e espaço morto

Shunt é descrito como a mistura de sangue não oxigenado (que não passou pelas trocas gasosas nos pulmões) com sangue arterial. *Shunt* anatômico acontece no indivíduo normal pela drenagem do sangue venoso das veias brônquicas e das veias de Tebésius diretamente no lado esquerdo do coração. A criança pode ter até 10% de *shunt* em situações normais.

O *shunt* intrapulmonar acontece quando existem áreas pulmonares perfundidas e não ventiladas. O mecanismo de *shunt* leva a uma redução da PaO_2 sem aumentar a $PaCO_2$, elevando o gradiente alvéolo-arterial. A suplementação de oxigênio na tentativa de aumentar a PAO_2 tem pouco impacto na hipoxemia, uma vez que o sangue pouco oxigenado não é exposto ao oxigênio alveolar.

Espaço morto corresponde a áreas pulmonares ventiladas e não perfundidas. O espaço morto anatômico refere-se ao volume que fica nas vias aéreas de condução, e o alveolar pode ser secundário a embolia ou hiperdistensão de um alvéolo com perfusão normal, como por exemplo na crise asmática grave.

Difusão

Uma vez que o gás chega ao alvéolo, a troca dependerá da difusão deste gás através da membrana alvéolo-capilar. Segundo a lei de Fick, a difusão de um gás através do tecido é proporcional:

- À área do tecido.
- À diferença na pressão parcial do gás entre os dois lados.
- É inversamente proporcional à espessura do tecido.

Desta forma, a difusão dependerá do gradiente gasoso entre o alvéolo e o sangue capilar; da barreira alvéolo-capilar e da ligação entre oxigênio e hemoglobina. A difusão do oxigênio entre o alvéolo e o capilar pode ser comprometida quando há:

- Espessamento da membrana alvéolo-capilar.
- Redução do tempo de exposição do gás ao capilar pulmonar.
- Redução da diferença de pressão entre o gás alveolar e o arterial ou redução da área disponível para trocas gasosas.

A média de trânsito capilar no adulto é de 0,75 segundo (imaginando-se um débito cardíaco de 6 L/min). O equilíbrio de difusão ocorre em apenas 0,25 segundo, o que garante uma segurança contra a hipoxemia. Para levar a hipoxemia, mais de 50% da capacidade de difusão do pulmão devem estar comprometidos, por isso a alteração da difusão é uma causa rara de hipoxemia em crianças, podendo contribuir quando associada à alteração da relação V/Q.

Curva de dissociação da hemoglobina

A oferta de oxigênio aos tecidos depende ainda de níveis adequados de hemoglobina (um dos determinantes do conteúdo arterial de oxigênio) e de fluxo adequado (débito cardíaco e volemia adequados). No nível capilar, o oxigênio se dissocia da hemoglobina e difunde para a área ao redor, onde é utilizado pelos tecidos. Desvios na curva de dissociação da hemoglobina (Figura 30.4) ou a ação de fatores endógenos ou exógenos que comprometam esse processo podem levar a hipóxia citoquímica ou histológica.

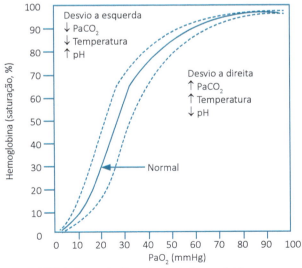

FIGURA 30.4. Curva de dissociação de hemoglobina.

Quadro clínico

Os sinais e sintomas da insuficiência respiratória geralmente não são específicos de uma doença em particular, entretanto, sua correta interpretação pode ajudar a localizar a origem do problema. Obstrução grave de via aérea superior, doença de via aérea inferior, doença do parênquima pulmonar e causas não pulmonares de insuficiência respiratória geralmente se manifestam através de sintomas distintos.

Diagnóstico

O diagnóstico da insuficiência respiratória aguda se dá através do quadro clínico e de parâmetros gasométricos. O diagnóstico etiológico também pode ser através de história clínica e exame físico, ou pode necessitar de exames laboratoriais ou radiológicos.

As Tabelas 30.2 e 30.3 mostram, respectivamente, os principais achados clínicos e laboratoriais da insuficiência respiratória.

Tabela 30.2. Critérios clínicos para o diagnóstico de falência respiratória	
Gerais	Sudorese, fadiga
Respiratórios	Chiado, estridor, diminuição ou ausência de murmúrio vesicular, batimento de asa de nariz, retrações intercostais e subdiafragmáticas, taquipneia, apneia, bradipneia, dispneia ou cianose
Cardiovasculares	Taquicardia ou bradicardia, hipotensão ou hipertensão, pulso paradoxal, parada cardíaca
SNC	Ansiedade, irritabilidade, cefaleia, sonolência, confusão mental, convulsões, coma

Fonte: autoria própria.

Tabela 30.3. Critérios laboratoriais para o diagnóstico de falência respiratória	
Gasométricos	Hipoxemia, hipercapnia, acidose respiratória e/ou metabólica
Radiológicos	Pode variar desde uma radiografia normal a uma com hiperinsuflação pulmonar nas patologias obstrutivas ou presença de condensações alveolares ou infiltrados intersticiais nas patologias restritivas

Fonte: autoria própria.

Avaliação do paciente

O primeiro passo durante a avaliação de um paciente com insuficiência respiratória aguda é definir se há urgência em iniciar medidas mais invasivas, como necessidade de intubação traqueal, utilização de ventilação mecânica invasiva ou não invasiva. Estas decisões podem ser tomadas durante os primeiros minutos da avaliação ou durante o acompanhamento da progressão da doença. Os principais indicadores são:

- Sinais vitais.
- Trabalho respiratório.
- Nível de consciência.

■ Respiração

Inicialmente, deve-se observar a presença de respiração espontânea e permeabilidade de vias aéreas superiores. Em caso de insuficiência respiratória, algumas medidas podem ser consideradas para restaurar a condição do paciente:

- O adequado posicionamento, associado à aspiração de vias aéreas superiores (quando houver secreção), pode restaurar a oxigenação.
- A manobra de Heimlich deve ser considerada se a história clínica sugerir aspiração de corpo estranho e se a criança, apesar de responsiva, não for capaz de emitir sons.
- A utilização de cânula orofaríngea (Guedel) ou nasofaríngea pode ser útil em pacientes inconscientes com obstrução de vias aéreas pela língua, facilitando a ventilação com bolsa-válvula-máscara (AMBU), quando necessária.

Em pacientes com respiração espontânea e permeabilidade de vias aéreas superiores, deve-se avaliar a frequência respiratória, o trabalho respiratório, a eficiência da respiração e as repercussões da insuficiência respiratória em outros sistemas.

– Taquipneia

A manifestação inicial mais comum é a taquipneia, que pode ou não ser acompanhada por ruídos adventícios na ausculta pulmonar. A ausência de outros sintomas respiratórios associada à ausculta pulmonar limpa sugere doença não pulmonar, particularmente acidose metabólica secundária à cetoacidose diabética, choque, erros inatos do metabolismo ou intoxicação.

Nas doenças de baixa complacência pulmonar, a respiração é rápida e superficial (baixo volume corrente). Por outro lado, na obstrução da via aérea, como asma e laringotraqueobronquite, as respirações costumam ser profundas e não tão rápidas, associadas à expiração forçada.

Bradipneia, geralmente acompanhada de rebaixamento de nível de consciência, é um sinal de gravidade e fadiga, com risco de evolução para parada cardiorrespiratória.

Outros sinais de aumento do trabalho respiratório além da taquipneia incluem:

- Retrações torácicas, supraesternais ou subcostais.
- Assincronia toracoabdominal.
- Batimento de asa de nariz e uso de musculatura acessória. Em lactentes jovens pode haver balanço da cabeça em casos mais graves.

– Outros Sinais Respiratórios

- Estridor inspiratório indica obstrução em vias aéreas superiores (extratorácica), e em casos mais graves pode surgir estridor expiratório, além de expiração ativa (contração de musculatura abdominal na expiração).
- Sibilos expiratórios refletem obstrução de vias aéreas inferiores.
- Gemido expiratório acontece pelo fechamento precoce da glote durante a expiração, gerando pressão positiva no final da expiração (PEEP intrínseca) e geralmente aparece em doenças com redução da capacidade residual funcional (pneumonias) e obstrução de vias aéreas distais (bronquiolite).

Eficiência respiratória

■ Método não Invasivo

A eficiência da respiração pode ser avaliada de forma não invasiva através da observação da expansibilidade torácica, entrada de ar à ausculta pulmonar e monitoração da oximetria de pulso. Vale ressaltar que a cianose é manifestação tardia da hipoxemia, podendo não estar presente em pacientes anêmicos.

Em relação aos efeitos da insuficiência respiratória em outros órgãos e sistemas, deve ser dado destaque para a avaliação cardiocirculatória (frequência cardíaca, pressão arterial) e neurológica (agitação ou rebaixamento de nível de consciência, secundários a hipoxemia e/ou hipercapnia). As manifestações clínicas de hipercapnia incluem taquicardia, vasodilatação e agitação psicomotora.

A análise gasométrica seriada, embora cada vez menos utilizada no cenário pediátrico, pode ser lembrada como uma ferramenta extra no suporte para decisões quanto à necessidade de procedimentos invasivos, e não como seu principal indicador.

– Oximetria de pulso

A oximetria de pulso também é fundamental durante o acompanhamento de pacientes com insuficiência respiratória, auxiliando na detecção de hipoxemia e na titulação das necessidades de oxigênio. Sua acurácia fica prejudicada em situações de:

- Perfusão ruim.
- Vasoconstrição.
- Hipotermia.
- Edema.
- Agitação
- Presença de meta-hemoglobina.

Estudos clínicos em adultos e na população pediátrica têm mostrado redução de até 60% no uso de gasometria arterial, sem que nenhum efeito em desfechos como mortalidade, duração de ventilação mecânica e dias livres de ventilação mecânica seja observado. Neste sentido, a saturação de O_2/FiO_2 como um marcador não invasivo de hipoxemia tem sido cada vez mais utilizada.

Exames de imagem

O exame de imagem mais importante na avaliação da criança com insuficiência respiratória aguda é a radiografia de tórax. Seus achados devem ser interpretados de acordo com o contexto da história clínica e do exame físico, e pode ser útil no diagnóstico de:

- Corpo estranho.
- Pneumonia.
- Atelectasia.
- Pneumotórax.
- Derrame pleural.
- Alterações cardíacas, dentre outros.

Radiografias de rotina não são recomendadas em crises de asma que respondem ao tratamento inicial, mas podem ser úteis nos casos em que não há resposta adequada ao tratamento.

Respiração artificial

Os principais indicadores da necessidade de via aérea artificial são:

- Agitação persistente.
- Sensação de fadiga.
- Retrações acentuadas.
- Balanço da cabeça.
- Piora da taquicardia.

A instalação de suporte ventilatório invasivo deve ser realizada preferencialmente antes de sinais tardios como bradipneia, bradicardia ou perda da consciência.

Tratamento

Além de se tratar a causa subjacente, o oxigênio suplementar deve ser administrado a uma criança com quadro clínico de insuficiência respiratória, independentemente dos valores dos gases sanguíneos. Para aumentar a ventilação alveolar o paciente eleva o trabalho respiratório, o consumo de oxigênio e a produção de gás carbônico, aumentando as necessidades de oxigenação.

Oxigenoterapia

A administração de oxigênio suplementar é essencial no tratamento da insuficiência respiratória hipoxêmica e pode ser feita de diversas formas. Para escolher o método de administração mais adequado, deve-se levar em conta a necessidade, o tamanho e a tolerância do paciente ao dispositivo de escolha.

Os dispositivos mais utilizados estão descritos a seguir.

Cateter/cânula nasal

O cateter nasal é o método mais utilizado de administração de oxigênio, mas sua oferta deve ser limitada a taxas de fluxos de 2 L/min em crianças, a fim de evitar lesões da mucosa. A desvantagem está na dificuldade de mensurar a FiO_2 no fluxo de gás frio e não umidificado.

Máscara simples

Fornece FiO_2 de 40 a 60% quando utilizado um fluxo de 8 L/min.

Máscara com reservatório

Existem dois tipos:

- As máscaras não reinalantes (FiO_2 de 100% com fluxo de 10 L/min).
- As máscaras com reinalação parcial (FiO_2 entre 50 e 90%).

Muitas vezes são difíceis de fixar no rosto da criança e dificultam a alimentação e a higiene brônquica.

Máscaras de venturi

Estas máscaras fornecem uma FiO_2 conhecida e estável durante o ciclo respiratório (FiO_2 fornecida varia de 24 a 50%). Nesse sistema o oxigênio é forçado através de um orifício pequeno. A velocidade aumentada gera uma pressão subatmosférica distal ao orifício, que faz com que o ar atmosférico entre na máscara criando uma mistura com concentração sempre constante.

Cânula nasal de alto fluxo

Desenvolvida para administrar uma mistura aquecida e umidificada de ar e oxigênio em um fluxo maior que 1 L/min, normalmente titulado até o efeito clínico desejado. Muito embora a pressão no circuito não seja medida rotineiramente, uma válvula de liberação de pressão é geralmente utilizada nestes dispositivos. O alto fluxo gera uma pressão positiva durante a expiração. Esta pressão depende não somente do alto fluxo ofertado, mas também é determinada pela relação de encaixe entre o prongue nasal e a narina, e pelo fechamento ou não da boca. Alguns autores recomendam o ajuste do fluxo de 2 L/kg/min, pois gera uma pressão de distensão e reduz o trabalho respiratório. A FiO_2 deve ser ajustada para alcançar a saturação-alvo.

A cânula nasal de alto fluxo fornece umidade relativa de cerca de 100% e gás aquecido entre 34°C a 37°C. Comparado aos sistemas de baixo fluxo, este sistema reduz o desconforto causado pelo ressecamento das vias aéreas e aumenta a tolerância do paciente.

A cânula nasal de alto fluxo tem também efeitos positivos na redução do gasto energético, diminuição do trabalho respiratório e prevenção de atelectasias, sendo estas consideradas vantagens do dispositivo. Por outro lado, este sistema apresenta desvantagens como barulho excessivo devido ao alto fluxo de ar, grande variação na pressão gerada e risco de baro-volutrauma, devendo-se manter o paciente sob monitoração.

Fisioterapia respiratória

A fisioterapia respiratória tem como objetivo diminuir o desconforto respiratório da criança e melhorar a troca gasosa através da diminuição do trabalho muscular respiratório, diminuição da resistência de vias aéreas e expansão pulmonar. Para tanto, dispõe-se de manobras de posicionamento, manobras de higiene brônquica e reexpansão pulmonar, com o objetivo de prevenir atelectasias e favorecer a expansão pulmonar.

A insuficiência respiratória aguda é muito prevalente na população pediátrica. Reconhecer os sinais e sintomas iniciais permite o início do suporte clínico antes que o quadro evolua desfavoravelmente, melhorando de forma significativa o prognóstico e reduzindo a morbimortalidade. O prognóstico depende sobretudo da idade, etiologia e doenças associadas, além, é claro, do início precoce e adequado do tratamento.

Conceitos-chave

- A insuficiência respiratória aguda é uma das principais causas de internação na faixa etária pediátrica.
- A insuficiência respiratória é definida como o fornecimento de oxigênio e/ou a eliminação de gás carbônico inadequados em relação às necessidades metabólicas.
- O sistema respiratório da criança tem uma série de características anatômicas e funcionais que a tornam mais suscetível à insuficiência respiratória. Destacam-se: menor calibre e maior resistência das vias aéreas, maior complacência da caixa torácica e menor complacência do parênquima pulmonar.
- As infecções respiratórias estão entre as principais causas de insuficiência respiratória aguda e são responsáveis por 15% dos óbitos em crianças menores de 5 anos.
- Gasometricamente, a insuficiência respiratória pode ser definida como hipoxêmica, quando $PaO_2 < 60$ mmHg em ar ambiente, ou hipercápnica, quando $PaCO_2 > 50\text{-}55$ mmHg associada a acidose respiratória.
- O reconhecimento precoce, seguido de intervenção rápida e adequada, reduz a morbimortalidade relacionada ao quadro.

Questões

1. As crianças são mais propensas a desenvolver insuficiência respiratória aguda devido às seguintes características:

   a) Maior complacência do parênquima pulmonar, menor resistência da via aérea e menor complacência da caixa torácica.

   b) Menor tamanho da língua e suporte cartilaginoso aumentado.

   c) Maior quantidade de fibras musculares tipo I, o que confere maior resistência à fadiga.

   d) Menor complacência do parênquima pulmonar, menor suporte cartilaginoso, maior resistência da via aérea e maior complacência da caixa torácica.

2. Define-se espaço morto como:

   a) áreas pulmonares que não são ventiladas ou perfundidas.

   b) áreas pulmonares ventiladas e não perfundidas.

   c) áreas que são perfundidas e não ventiladas.

   d) volume de gás que fica em regiões hiperventiladas.

3. Com relação ao *shunt*, assinale a alternativa incorreta:

   a) Corresponde às áreas pulmonares que não são ventiladas e são perfundidas.

   b) O *shunt* intrapulmonar prejudica a oxigenação e determina alteração no gradiente alvéolo-arterial de O_2.

   c) O *shunt* está presente nas broncopneumonias e na SDRA.

   d) O *shunt* altera significativamente a $PaCO_2$.

4. Com relação ao conceito e diagnóstico de hipoventilação, assinale a alternativa errada:

   a) O resultado direto da hipoventilação é a retenção de CO_2.

   b) É a única limitação à troca gasosa que não afeta a diferença alvéolo-arterial de O_2.

   c) O primeiro sinal da hipoventilação é a hipoxemia.

   d) Está presente em crianças com rebaixamento de nível de consciência, p. ex., nas encefalites e intoxicação exógena.

5. Qual das alternativas abaixo define insuficiência respiratória?

   a) É a incapacidade dos pulmões de fornecer oxigênio ou remover CO_2 de acordo com a demanda metabólica.

   b) Necessidade de intubação orotraqueal ou suporte ventilatório com ventilação não invasiva.

   c) Presença de taquipneia e/ou sinais de esforço respiratório com retrações subcostais, intercostais ou de fúrcula.

   d) Relação $PaO_{2/FiO2}$ inferior a 200.

6. Com relação à administração de oxigênio suplementar, podemos afirmar que:

   a) A máscara não reinalante é a maneira mais adequada de fornecer altas frações de oxigênio.

   b) O cateter nasal de O_2 oferece altos fluxos de oxigênio.

   c) A máscara de Venturi garante conforto em função da oferta de gás umidificado.

   d) A cânula orofaríngea desloca a língua posteriormente, o que facilita a respiração dos lactentes.

618 SEÇÃO 3 ▪ A CRIANÇA GRAVEMENTE DOENTE

Caso clínico

Lactente de 5 meses, previamente hígido, comparece ao serviço de pronto atendimento com história de 4 dias de tosse e coriza, sem febre. Mãe relata que a criança está apresentando piora respiratória nas últimas 24 horas, com engasgos nas mamadas, crises de tosse e cansaço. Ao exame a criança apresenta-se em REG, corada, hidratada, taquidispneica, com FR 65 ipm, apresentando tiragem subdiafragmática e intercostal, FC 140 bpm e saturação O_2 de 90% em ar ambiente. Com base no quadro descrito, descreva:

7. Quais os sinais clínicos de insuficiência respiratória neste lactente?

8. Quais mecanismos fisiopatológicos podem estar envolvidos na gênese da insuficiência respiratória?

9. Você ofertaria oxigênio para este bebê? Justifique.

BIBLIOGRAFIA CONSULTADA

- Caruana-Montaldo B, Gleeson K, Zwillivh CW. The control of breathing in clinical practice. Chest. 2000;117(1):205-225.
- D'Angelis CA, Coalson JJ, Ryan RM. Strucure of the Respiratory System: Lower Respiratory Tract. In: Fuhrman BP, Zimmerman JJ, Carcillo JA, Clark RSB, Relvas M, Rotta AT, et al. Pediatric Critical Care. 4th ed. Philadelphia: Elsevier Saunders; 2011. p. 490-498.
- Dobyns EL. Assessment and Monitoring of Respiratory Function. In: Fuhrman BP, Zimmerman JJ, Carcillo JA, Clark RSB, Relvas M, Rotta AT, et al. Pediatric Critical Care. 4th ed. Philadelphia: Elsevier Saunders. 2011. p. 515-519.
- Gausche M, Lewis RJ, Stratton SJ, Haynes BE, Gunter CS, Goodrich SM, et al. Effect of out-of-hospital pediatric endotracheal intubation on survival and neurological outcome: a controlled clinical trial. JAMA. 2000 Feb;283(6):783-790.
- Hammer J. Acute respiratory failure in children. Paediatric Respiratory Reviews. 2013 Jun;14(2):64-69.
- Hasan RA, Habib RH. Effects of flow rate and air leak at the nares and mouth opening on positive distending pressure delivery using commercially available high-flow nasal cannula systems: A lung model study. Pediatr Crit Care Med. 2011;12:e29-e33.
- Hutchings FA, Hilliard TN, Davis PJ. Heated humidified high-flow nasal cannula therapy in children. Arch Dis Child. 2015;100:571-575. doi: 10.1136/archdischild-2014-306590. Kezler M, Abubakar MK. Physiologic Principles. In: Goldsmith K. Assisted Ventilation of the neonate. 5th ed. Philadelphia: Elsevier Saunders; 2011.
- Khemani RG, Patel NR, Bart RD. Comparison of the Pulse Oximetric Saturation/Fraction of Inspired Oxygen Ratio and the PaO/Fraction of Inspired Oxygen Ratio in Children. Chest. 2009;135:662-668.

- Milési C, Boubal M, Jacquot A, et al. High-flow nasal cannula: recommendations for daily practice in pediatrics. Annals of Intensive Care. 2014;4:29.
- Najaf-Zadeh A, Leclerc F. Noninvasive positive pressure ventilation for acute respiratory failure in children: a concise review. Annals of Intensive Care. 2011;1:15.
- Nitu ME, Eigen H. Respiratory Failure. Pediatrics in Review. 2009;30:470. DOI: 10.1542/pir.30-12-470.
- Padlipsky PS, Gausche-Hill M. Respiratory Distress and Respiratory Failure. In: Baren JM, Rothrock SG, Brennan JA, Brown L. Pediatric Emergency Medicine. Philadelphia: Elsevier Saunders; 2008. p. 13-27.
- Powell FL, Heldt GP, Haddad GG. Respiratory physiology. In: Nichols DG. Roger's textbook of pediatric intensive care. 4th ed. Philadelphia: Lippincott Williams & Wilkins; 2008. p. 631-661.
- Sarnaik AP, Clark JA. Respiratory Distress and Failure. In: Kliegman RM, Stanton BF, Schor NF, St. Geme III JW, Behrman RE. Nelson Textbook of Pediatrics. 19th ed. Philadelphia: Elsevier Saunders; 2011. p. 314-333.
- Schneider J, Sweberg T. Acute Respiratory Failure. Critical Care Clinics. 2013 Apr;29(2):167-183. Disponível em: <http://dx.doi.org/10.1016/j.ccc.2012.12.004>.
- World health statistics 2014. World health organization. 2014. p. 79-92. Disponível em: http://www.who.int/gho/publications/world_health_statistics/EN_WHS2014_TOC.pdf?ua=1.
- Young KD, Gausche-Hill M, McClung CD, Lewis RJ. A large prospective population-based study of the epidemiology and outcome of out-of-hospital pediatric cardiopulmonary arrest. Pediatrics. 2004;114:157-164.

Respostas

1. D

2. B

3. D

4. C

5. A

6. A

7. Os sinais clínicos de insuficiência respiratória são: taquidispneia, tiragem subdiafragmática e intercostal.

8. O mecanismo fisiopatológico é o aumento da resistência das vias aéreas.

9. A oferta de oxigênio com a cânula nasal de alto fluxo melhora a oxigenação e diminui o trabalho respiratório.

Injúria Renal Aguda

- Luciana dos Santos Henriques
- Ana Catarina Lunz Macedo

Definição

A injúria renal aguda (IRA) é caracterizada por uma diminuição abrupta da capacidade renal de manter os equilíbrios hidroeletrolítico e ácido-básico e de eliminar os produtos nitrogenados. De um modo geral, as definições existentes de IRA levam em consideração o nível sérico de creatinina e o débito urinário (DU), porém ambos não refletem com precisão a taxa de filtração glomerular. Diante da falta de uma definição precisa, nos últimos 15 anos várias definições surgiram, no intuito de definir e estratificar a IRA.

Em 2004 foi desenvolvido o critério RIFLE para pacientes adultos, baseado na redução do *clearance* estimado de creatinina e na redução da diurese, sendo *Risk, Injure, Failure para estratificação*, e *Loss, End-stage kidney disease* para desfecho na injúria renal aguda. Em 2007 estes critérios foram adaptados e validados também para pacientes pediátricos (pRIFLE). Também em 2007, uma nova classificação foi proposta pela *Acute Kidney Injury Network* para pacientes adultos, baseada em trabalhos que mostravam que aumentos de apenas 0,3 mg/dL na creatinina sérica (mesmo desconsiderando o débito urinário) eram um fator independente para aumento de morbidade e mortalidade, e posteriormente o mesmo fora demonstrado em crianças.

Em 2012, um *guideline* internacional desenvolvido pelo *Kidney Disease Improving Global Outcomes* (KDIGO) unificou as definições existentes. Ver nas Tabelas 31.1 a 31.3 a comparação das três definições.

O *Pediatric* RIFLE (p-RIFLE) é uma estratificação da IRA na Pediatria que considera o débito urinário e o ritmo de filtração glomerular estimado (Tabela 31.1).

Tabela 31.1. Classificação p-RIFLE

Classificação	Ritmo de filtração glomerular estimado	Débito urinário
R (Risk)	Redução de 25% no RFGe	< 0,5 mL/kg/h em 8 h
I (Injury)	Redução de 50% no RFGe	< 0,5 mL/kg/h em 16 h
F (Failure)	Redução de 75% no RFGe ou < 35 mL/min/1,73 m²	< 0,3 mL/kg/h em 24 h **ou** anúria por 12 horas
L (Loss)	*Failure* persistente > 4 semanas	
E (End stage)	*Failure* persistente > 3 meses	

RFGe: ritmo de filtração glomerular; pRIFLE: *pediatric version of the* RIFLE (*Risk, Injury, Failure, Loss, End stage*) *criteria*.
Fonte: Kidney Int. 2007;71(10):1028-35.

Tabela 31.2. Classificação AKIN

Classificação	Creatinina sérica basal (mg/dL)	Débito urinário
I	Aumento ≥ 0,3 ou 150-200% em ≤ 48 h	< 0,5 mL/kg/h em 8 h
II	Aumento em 200-300%	< 0,5 mL/kg/h em 16 h
III	Aumento em 200-300% **ou** creatinina sérica > 4,0 mg/dL	< 0,5 mL/kg/h em 24 h **ou** < 0,3 mL/kg/h em 12 h

AKIN: *Acute Kidney Injury Network*.
Fonte Pediatr Clin N Am. 2013;669-688.

Tabela 31.3. Classificação KDIGO

Classificação	Creatinina sérica basal (mg/dL)	Débito urinário
I	Aumento ≥ 0,3 em ≤ 48 h **ou** 1,5-1,9 vez	< 0,5 mL/kg/h em 6-12 h
II	Aumento em 2,0-2,9 vezes	< 0,5 mL/kg/h em 12 h
III	Creatinina sérica ≥ 3,0 mg/dL **ou** Creatinina séerica > 4,0 mg/dL **ou** *Clearance* de creatinina < 35 mL/min/1,73 m² se menor de 18 anos de idade	< 0,5 mL/kg/h em 24 h **ou** < 0,3 mL/kg/h em 12 h

KDIGO: *Kidney Disease Improving Global Outcomes*.
Fonte: Pediatr Clin N Am. 2013;669-688.

Etiologia

A IRA agrupa diferentes etiologias divididas em três categorias: pré-renal (funcional), renal (intrínseca) e pós-renal (obstrutiva).

- IRA pré-renal ou funcional: ocorre por diminuição da perfusão sanguínea renal, perda dos mecanismos de autorregulação e redução da perfusão glomerular. É transitória e reverte com a correção do fator desencadeante.
- IRA renal ou intrínseca: ocorre por comprometimento glomerular, tubular, tubulointersticial ou vascular. Há lesão estrutural no rim que, dependendo do agravo, do grau e da duração da agressão, pode ser irreversível. A necrose tubular aguda (NTA) é a principal causa de IRA renal e, em geral, é multifatorial ou faz parte da síndrome de disfunção de múltiplos órgãos.
- IRA pós-renal: ocorre por obstrução bilateral das vias urinárias ou unilateral em rim único. É reversível de acordo com o tempo de obstrução.

Esta divisão é meramente didática, pois condições como a sepse, por exemplo, têm componente pré-renal e renal. Já a obstrução do trato urinário prolongada começa como pós-renal, mas em longo prazo acrescenta um componente renal intrínseco. As cardiopatias de baixo débito têm a princípio um componente pré-renal, mas com a progressão da congestão venosa adquirem um componente renal intrínseco. As principais etiologias de cada categoria da IRA são descritas na Tabela 31.4.

Tabela 31.4. Etiologia da IRA

IRA pré-renal	IRA renal	IRA pós-renal
Perdas externas: desidratação por diarreia, tubulopatias e doenças da adrenal (perda de sal), diuréticos, diabetes insípido, queimadura e hemorragias	**Glomerulopatias e doenças da microvasculatura renal:** GN pós-infecciosa, nefrite lúpica, SHU, GN rapidamente progressiva, sepse, PHS, CIVD, hipertensão maligna	**Obstrução ureteral:** bilateral ou em rim único (estenose de JUP, trauma, compressão extrínseca, cálculos, TU)
Redistribuição interna da volemia: sepse, pancreatite, hipoalbuminemia, politrauma, choque, medicamentos vasoconstritores e vasodilatadores (AINH, iECA, ciclosporina)	**Necrose tubular aguda:** • *Agressão hipóxico-isquêmica prolongada*: ver causas de IRA pré-renal • *Toxinas exógenas*: aminoglicosídeos, contraste radiológico, anfotericina B, vancomicina, cisplatina, ciclosporina, tacrolimus, AINH, metais pesados, solventes • *Toxinas endógenas*: mioglobinúria (rabdomiólise, trauma) e hemoglobinúria (transfusão incompatível, hemólise) • *Síndrome da lise tumoral*: após quimioterapia de TU sólidos ou leucemias (p. ex., cisplatina)	**Obstrução uretral:** trauma, pólipo, cálculo, válvula de uretra posterior
Insuficiência cardíaca congestiva: tamponamento cardíaco, cardiopatia congênita, cirurgia cardíaca, miocardite, disritmias, infarto, sepse	**Nefrite tubulointersticial:** hipersensibilidade a drogas (penicilina, vancomicina, cimetidina, sulfonamidas, rifampicina, cefalosporinas, anticonvulsivantes e AINH), autoimune, infecciosa ou idiopática	**Bexiga neurogênica**
	Alterações vasculares: • Trombose de veias renais: mais comum no período neonatal e na síndrome nefrótica • Trombose de artérias renais: coagulopatias, cateterismo umbilical, estenose da artéria renal, vasculite do pedículo	

AINH: anti-inflamatórios não hormonais; iECA: inibidores da enzima conversora da angiotensina; GN: glomerulonefrite; SHU: síndrome hemolítico-urêmica; PHS: púrpura de Henoch-Schönlein; CIVD: coagulação intravascular disseminada; JUP: junção ureteropiélica; TU: tumores.

Fisiopatologia

Vários fatores estão envolvidos na diminuição da filtração glomerular:

- Fatores vasculares e hemodinâmicos: há um desequilíbrio entre fatores vasoconstritores e vasodilatadores por ação sistêmica ou local, resultando em vasoconstrição das arteríolas aferente e eferente e consequente redução do coeficiente de ultrafiltração glomerular (Kf). Fatores hemodinâmicos também podem proporcionar vasodilatação sistêmica, que mesmo com fluxo sanguíneo aumentado, pela vasodilatação da arteríola eferente, provoca *shunt* da circulação intrarrenal, também comprometendo a ultrafiltração.

- Fatores tubulares: ocorre descamação e excreção da borda em escova do túbulo proximal e células epiteliais na urina, resultando em obstrução intraluminal nos túbulos distais e ductos coletores, com consequente diminuição da filtração glomerular. Há diminuição na reabsorção de sódio, que leva à ativação do *feedback* tubuloglomerular, contribuindo também para a queda da taxa de filtração glomerular. Além disso, a perda da barreira celular epitelial leva à passagem de substâncias do filtrado glomerular para a circulação.

Quadro clínico

As manifestações clínicas variam com a etiologia e o tempo de evolução da IRA. Sinais e sintomas específicos da IRA incluem os apresentados na Tabela 31.5.

Alguns casos podem apresentar manifestações clínicas de hipervolemia (edema periférico, anasarca, ascite) e sinais de hipovolemia (pulsos finos, taquicardia, diminuição da diurese). Isso pode ocorrer em cardiopatias congestivas, hepatopatia crônica e síndrome nefrótica por má distribuição volêmica, ou seja, apesar do aumento da quantidade de líquido corporal, ele preenche mal os vasos sanguíneos, encontrando-se redistribuído no edema e em derrames cavitários (terceiro espaço).

Diagnóstico

A IRA é um fator independente de mortalidade. É importante ressaltar que o diagnóstico e o tratamento precoce da IRA têm relação direta com o melhor prognóstico do paciente.

Exames laboratoriais

A avaliação laboratorial inicial da IRA inclui alguns exames básicos relacionados na Tabela 31.6.

Tabela 31.5. Sinais e sintomas da IRA

Manifestação	Características
Alterações do débito urinário	A oligúria (débito urinário inferior a 0,5 a 1 mL/kg/ hora) é comum em IRA pré-renal e obstrutiva, glomerulopatias agudas, SHU e NTA grave, sendo que anúria é mais rara e sugere obstrução ureteral bilateral ou uretral, necrose cortical ou necrose tubular aguda extensa. IRA não oligúrica (débito urinário normal ou aumentado) é mais comum na NTA nefrotóxica e na nefrite tubulointersticial
Alterações na coloração da urina	Presença de sangue, mioglobina, hemoglobina e/ou bilirrubina sugere glomerulopatia, comprometimento vascular, rabdomiólise ou hemólise
Sinais de hipovolemia	Mucosas secas, pulsos finos e rápidos, hipotensão (incluindo postural) e hipoperfusão periférica são sugestivos de IRA pré-renal, NTA isquêmica em sua fase inicial e na fase poliúrica da NTA
Sinais de hipervolemia	Edema periférico, anasarca, hipertensão arterial, insuficiência cardíaca e edema pulmonar
Manifestações de uremia	Letargia, vômitos, confusão mental, coma e/ou manifestações hemorrágicas. Pericardite por uremia grave é rara, por indicação precoce de diálise
Sintomas por acidose metabólica e distúrbios hidroeletrolíticos	Taquipneia, letargia, convulsões e depressão miocárdica ocorrem na acidose metabólica. Confusão mental, tremores, câimbras, torpor, convulsões e coma podem ocorrer na hiponatremia e hipocalcemia. A hiperpotassemia pode evoluir assintomática ou com parestesias, fraqueza muscular progressiva, arritmias e parada cardíaca

NTA: necrose tubular aguda.

Tabela 31.6. Exames laboratoriais e de imagem iniciais na IRA

Sangue	Urina	Imagem
• Hemograma • Contagem de reticulócitos • Esfregaço de sangue periférico • Ureia, creatinina e osmolaridade • Sódio, potássio, cálcio, fósforo, cloro • Gasometria venosa • Proteínas totais e frações	• Análise bioquímica • Análise do sedimento • Pesquisa de eosinófilos • Sódio, potássio • Creatinina • Osmolaridade	• Radiografia de tórax • USG de rins e vias urinárias com Doppler • Ecocardiograma • Eletrocardiograma

624 SEÇÃO 3 ▪ A CRIANÇA GRAVEMENTE DOENTE

O aumento de 50% na concentração sérica basal de creatinina ou de 40% na concentração sérica basal de ureia sugere IRA. O ritmo de filtração glomerular (RFG) está diminuído nas três formas de IRA e pode ser avaliado através do *clearance* de creatinina, medido ou estimado pela creatinina sérica através das fórmulas apresentadas na Tabela 31.7.

Tabela 31.7. Fórmulas para medir o *clearance* de creatinina

Medida do RFG

$$(CrU \times V)/ (CrP \times T) \times 1,73/SC$$

Sendo:
CrU: creatinina urinária em mg/dL
V: volume urinário em mL
CrP: creatinina plasmática em mg/dL
T: tempo em minutos (24 h equivalem a 1.440 minutos)
SC: superfície corpórea do paciente = [peso kg x 4 + 7]/peso kg + 90

Estimativa do RFG: unidade em mL/min/1,73 m²

Creatinina plasmática medida pelo método enzimático:

$$RFG = 0,413 \ (E/CrP)$$

Creatinina sérica pelo método colorimétrico:

$$RFG = k \times E/CrP$$

Sendo:
K: constante de proporcionalidade (Tabela 31.8)
E: estatura em centímetros
CrP: creatinina plasmática em mg/dL

Tabela 31.8. Valores de K (constante de proporcionalidade) conforme a idade

Grupo por idade	K
Recém-nascido com baixo peso ≤ 1 ano	0,33
Recém-nascido a termo ≤ 1 ano	0,45
Crianças 2-12 anos	0,55
Meninas 13-21 anos	0,55
Meninos 13-21 anos	0,70

Fonte: Pediatr Clin North Am. 1987;34:571.

Os distúrbios hidroeletrolíticos e ácido-básicos mais comuns na IRA são hiponatremia, hiperpotassemia, hiperfosfatemia, hipocalcemia e acidose metabólica.

Exames específicos são necessários de acordo com a suspeita clínica da etiologia, como: complemento total e frações, ASLO, FAN, Ac anti-DNA, ANCA, Ac anti-MBG, pesquisa de hemácias crenadas ou esquizócitos, haptoglobina, anticoagulante lúpico, entre outros, relacionados com glomerulonefrites ou doenças sistêmicas com envolvimento renal.

Os exames laboratoriais também são úteis para diferenciar as categorias de IRA, conforme ilustra a Tabela 31.9.

Tabela 31.9. Exames laboratoriais úteis na diferenciação entre IRA pré-renal e IRA renal

Índices	IRA pré-renal	IRA renal
Osmolaridade urinária (mOsm)	> 500	< 350
Sódio urinário (mEq/L)	< 20	> 40
Fração de excreção de sódio – FENa (%)	< 1	> 2
Creatinina urinária/plasmática – U/P cr	> 40	< 20
Ureia sérica/creatinina sérica	> 40	< 40

Na: sódio; Cr: creatinina; U: urinário; P: plasmática.

A FeNa (fração de excreção de sódio) tem utilidade limitada sob uso de diuréticos. Ajuda na interpretação de quadros de hipovolemia ou má distribuição volêmica, situação na qual a reabsorção de sódio é máxima, sendo esperada uma FeNa < 1% na criança e no adulto, lembrando que esses valores diferem para recém-nascidos e prematuros, onde podem chegar de 2,5 até 4%

Cálculo: (Na urinário $\times$ Cr plasmática/Cr urinária $\times$ Na plasmático) $\times$ 100.

Demais exames e eventualmente biópsia renal devem ser solicitados criteriosamente.

Tratamento

Devemos sempre direcionar o tratamento para a causa da doença, para o suporte nutricional e as complicações decorrentes da IRA.

Tratamento direcionado para a causa

Para tratar as causas da doença, devemos:

- Manter hidratação, reposição e redistribuição volêmica com o objetivo de manter euvolêmico o compartimento intravascular.
- Otimizar a função cardiovascular e a pressão arterial.
- Tratar a síndrome compartimentai abdominal.
- Identificar e tratar trombose vascular renal.
- Suspender ou ajustar drogas nefrotóxicas.
- Identificar e tratar glomerulopatias, vasculites e microangiopatia trombótica.
- Identificar e tratar a síndrome de lise tumoral.
- Aliviar a obstrução anatômica ou funcional do trato urinário: cálculos, válvula de uretra posterior, ureterocele, bexiga neurogênica.

Tratamento de suporte

O tratamento de suporte consiste em corrigir a hiperglicemia e fornecer suporte nutricional com dieta adequada, preferencialmente enteral. É importante também rever a oferta hídrica, restringindo o excesso de fluidos se necessário (sem prejudicar a nutrição do paciente):

- Ajustar oferta calórica para 100 a 130% do gasto energético basal pela equação de Cadwell-Kennedy.
  - GEB = 22 + 31,05 x peso (kg) + 1,16 idade (anos).
- Ajustar oferta proteica:
  - 0,8-1 g/kg/dia para paciente em IRA não catabólico e sem diálise.
  - 1-1,5 g/kg/dia para paciente em IRA em diálise.
  - 1,7 g/kg/dia em se paciente em diálise contínua ou hipercatabólico.

Tratamento direcionado para as complicações

Nesta fase, devemos focar em tratar as complicações da doença, que incluem:

- Hipercalemia e hiperfosfatemia.
- Acidose metabólica.
- Hipervolemia: tratar com diuréticos de alça (furosemida). Avaliar a resposta do paciente e ajustar a dose conforme a resposta de 0,5-2 mg/kg/dose. Altas doses são preferencialmente prescritas em infusão contínua. Sempre considerar diálise se hipervolemia refratária ao diurético.
- Hipertensão: escolher diurético, bloqueador do canal de cálcio, vasodilatador ou betabloqueador conforme a causa da hipertensão e a presença de contraindicações relativas ao paciente. Não usar inibidor da enzima conversora da angiotensina ou bloqueador do receptor da angiotensina na IRA por risco de piora da função renal.

Diálise

Devemos escolher a modalidade dialítica conforme a necessidade clínica do paciente e a presença de indicações e contraindicações ao método. Considerar diálise se houver:

- Distúrbios eletrolíticos refratários ao manejo clínico.
- Acidose refratária ao manejo clínico.
- Acúmulo de 10% (ou mais) do peso seco, refratário ao diurético.
- Diurese insuficiente para manejo da volemia, decorrente de infusões indispensáveis (medicamentos, hemoderivados e nutrição parenteral), com sobrecarga cardíaca ou congestão pulmonar refratárias ao diurético.
- Necessidade de remoção de substâncias dialisáveis (intoxicação, nefrotoxicidade ou decorrente de erro inato do metabolismo).

A diálise pode ser realizada através de dois métodos: diálise peritoneal e hemodiálise; a escolha depende de diversos fatores. A diálise peritoneal (DP) é a primeira opção em pacientes pediátricos por facilidade de instalação e manejo, menor risco de instabilidade hemodinâmica e sangramento, e pela não utilização de anticoagulação, sendo eficaz na maioria dos casos. Os métodos hemodialíticos estão indicados se houver contraindicação ou ineficiência da DP ou em situações específicas, como hiperamonemia e hiperlactatemia nos erros inatos do metabolismo, síndrome da lise tumoral e em algumas intoxicações nas quais a hemodiálise é muito mais eficiente que a DP.

Perspectivas futuras

O diagnóstico de IRA ainda está em evolução: os critérios presentes RIFLE, AKIN, pRIFLE, KDIGO descrevem e quantificam a IRA, mas são reativos e não preditivos. A precocidade do diagnóstico é determinante para a intervenção e melhora do prognóstico. O que se considera é que na IRA existe um componente de alteração funcional (e, portanto, reversível se resolvida em curto prazo, como a IRA pré-renal) e um componente de dano real (como pode ocorrer na NTA); e sobretudo eles podem se sobrepor. A alteração funcional seria avaliada objetivamente pela diminuição da diurese, e o dano seria avaliado por marcadores de lesão parenquimatosa, como Cr, Cistatina C, e os "novos" biomarcadores, como *neutrophil gelatinase–associated lipocalin* (NGAL), *matrix metalloproteinase-8* (MMP-8), e *neutrophil elastase-2* (Ela-2), por exemplo. Considerando que o rim sofre esse dano de forma silenciosa e que o aumento da creatinina sérica ocorre tardiamente, de 24 a 48 horas (quando o dano de fato já está instalado), seria útil a utilização de biomarcadores precoces para sua detecção, porém aplicar esses biomarcadores de forma indistinta traria muitos casos falso-positivos. Uma pré-seleção clínica dos pacientes aumentaria o valor preditivo positivo do uso destes novos biomarcadores. Então, como antecipar ou predizer o diagnóstico de IRA?

Um paciente de acordo com suas características, tem maior ou menor risco de desenvolver IRA, a saber:

- Risco moderado: admissão em UTI: 4,5-10%.
- Risco alto: TMO: 11-21%.
- Risco muito alto: ventilação mecânica associada a DVA: > 50%.

Com base nessas características, e considerando o aumento da creatinina (na redução do *clearance* estimado) e o acúmulo de líquido, pode-se predizer a progressão para IRA nesses pacientes, o que a literatura caracteriza como um escore clínico de "angina renal", já validado para a população pediátrica. A aplicação de biomarcadores neste contexto melhoraria a predição de IRA persistente grave, porém o uso de biomarcadores em nosso meio está restrito à pesquisa e encontra-se indisponível na prática clínica.

Conceitos-chave

- A injúria renal aguda (IRA) é caracterizada por uma diminuição abrupta da capacidade renal de manter os equilíbrios hidroeletrolítico e ácido-básico e de eliminar os produtos nitrogenados.
- A IRA agrupa diferentes etiologias divididas em três categorias: pré-renal (funcional), renal (intrínseca) e pós-renal (obstrutiva).
- Sinais e sintomas: alterações do débito urinário, alterações na coloração da urina, sinais de hipovolemia ou de hipervolemia, manifestações de uremia e sintomas por acidose metabólica e distúrbios hidroeletrolíticos.
- É importante ressaltar que o diagnóstico e o tratamento precoce da IRA têm relação direta com o melhor prognóstico do paciente.
- Os distúrbios hidroeletrolíticos e ácido-básicos mais comuns na IRA são hiponatremia, hiperpotassemia, hiperfosfatemia, hipocalcemia e acidose metabólica.
- Para tratar as causas da doença, devemos:
  - manter hidratação, reposição e redistribuição volêmica;
  - otimizar a função cardiovascular e pressão arterial;
  - tratar a síndrome compartimental abdominal;
  - identificar e tratar a trombose vascular renal;
  - suspender ou ajustar drogas nefrotóxicas;
  - identificar e tratar glomerulopatias, vasculites e microangiopatia trombótica;
  - identificar e tratar a síndrome de lise tumoral;
  - aliviar a obstrução anatômica ou funcional do trato urinário: cálculos, válvula de uretra posterior, ureterocele, bexiga neurogênica.
- Considerar diálise se houver:
  - distúrbios eletrolíticos refratários ao manejo clínico;
  - acidose refratária ao manejo clínico;
  - acúmulo de 10% (ou mais) do peso seco, refratário ao diurético;
  - diurese insuficiente para manejo da volemia, decorrente de infusões indispensáveis (medicamentos, hemoderivados e nutrição parenteral), com sobrecarga cardíaca ou congestão pulmonar refratárias ao diurético;
  - necessidade de remoção de substâncias dialisáveis (intoxicação, nefrotoxicidade ou decorrente de erro inato do metabolismo).

Questões

1. Assinale a alternativa correta a respeito da insuficiência renal aguda (IRA):
   a) A insuficiência renal aguda é caracterizada por uma diminuição abrupta da capacidade renal de manter os equilíbrios hidroeletrolítico e ácido-básico e de eliminar os produtos nitrogenados.
   b) A IRA pré-renal está relacionada com fatores obstrutivos das vias urinárias.
   c) A IRA pré-renal tem prognóstico ruim, com pouca chance de reversão à função renal normal.
   d) Nenhuma das alternativas está correta.

2. São exemplos de IRA renal, exceto:
   a) Síndrome da lise tumoral.
   b) Drogas nefrotóxicas.
   c) Desidratação por gastroenterocolite aguda.
   d) Trombose de veia renal.

3. Assinale a alternativa INCORRETA sobre a IRA:

a) Todas as formas de IRA apresentam diminuição do débito urinário.

b) Edema e hipertensão arterial sistêmica podem sugerir estado de hipervolemia.

c) Confusão mental e letargia podem indicar alteração da função renal e estão relacionadas ao aumento de ureia.

d) A hipovolemia é uma causa de IRA pré-renal.

4. Com relação ao tratamento da IRA, assinale a alternativa INCORRETA:

a) O tratamento da IRA deve ser direcionado para a sua etiologia.

b) O tratamento de suporte inclui, entre outros, o suporte nutricional do paciente para evitar a desnutrição.

c) O uso de diuréticos de alça (furosemida) fica reservado para casos de hipervolemia, porém, deve-se avaliar a resposta ao mesmo.

d) A diálise é uma terapia de substituição renal e, portanto, nunca é indicada na IRA, somente nos casos de doença renal crônica.

BIBLIOGRAFIA CONSULTADA

- Akcan-Arikan A, Zappitelli M, Loftis LL, Washburn KK, Jefferson LS, Goldstein SL. Modified RIFLE criteria in critically ill children with acute kidney injury. Kidney Int. 2007;71(10):1028-35.
- Basu RK, Zappitelli M, Brunner L, Wang Y, Wong HR, Chawla LS, et al. Derivation and validation of the renal angina index to improve the prediction of acute kidney injury in critically ill children. Kidney Int [Internet]. Nature Publishing Group; 2014;85(3):659-67. Disponível em: <http://www.ncbi.nlm.nih.gov/pubmed/24048379>.
- Bellomo R, Ronco C, Kellum JA, et al. KDIGO Clinical Practice Guideline for Acute Kidney Injury. Kidney Int Suppl. 2012;2(4).

- Schneider J, Khemani R, Grushkin C, Bart R. Serum creatinine as stratified in the RIFLE score for acute kidney injury is associated with mortality and length of stay for children in the pediatric intensive care unit. Crit Care Med. 2010;38(3):933-9.
- Schwartz GJ, Brion LP, Spitzer A. The use of plasma creatinine concentration for estimating glomerular filtration rate in infants, children, and adolescents. Pediatr Clin North Am. 1987;34:571.
- Sutherland SM, Zappitelli M, Alexander SR. Fluid Overload and Mortality in Children Receiving Continuous Renal Replacement Therapy : The Prospective Pediatric Continuous Renal. AJKD [Internet]. Elsevier Inc.; 2010;55(2):316-25. Disponível em: <http://dx.doi.org/10.1053/j.ajkd.2009.10.048>.

Respostas

1. A

2. C

3. A

4. D

32

Insuficiência Cardíaca Congestiva

■ Flávio Roberto Nogueira de Sá

Definição

A insuficiência cardíaca congestiva (ICC) na infância pode surgir ao nascimento (consequência de problemas cardíacos fetais) ou em qualquer momento da vida da criança. É definida pela incapacidade do coração em gerar um fluxo de sangue adequado para a circulação sistêmica e/ou pulmonar, resultando em resposta adaptativa caracterizada por tônus simpático aumentado e ativação endócrina. Pode ser causada por déficit de contratilidade do coração (p. ex., nas miocardites virais) ou por sobrecarga de volume ou pressão (com a contratilidade inicialmente preservada, como em algumas cardiopatias congênitas).

A ICC é uma importante causa de morbidade e mortalidade em crianças e quanto menor a idade delas, mais difícil o seu diagnóstico, pois os sinais e sintomas se assemelham aos de outras patologias, tais como respiratórias, metabólicas e infecciosas.

Classificação

A ICC pode ser classificada em diferentes classes funcionais, pela gravidade dos sintomas atuais (classificação da *New York Heart Association*, utilizada em adultos, conforme a Tabela 32.1). A classificação de ROSS utiliza-se do mesmo princípio de classes funcionais, mas adaptado para crianças (Tabela 32.2). Essas duas classificações não são úteis para o diagnóstico ou para o prognóstico; servem para quantificar as limitações impostas pela disfunção cardíaca e avaliar mudanças na sintomatologia em pacientes com ICC estabelecida.

Outra classificação mais moderna permite descrever o desenvolvimento e a progressão da disfunção cardíaca ao longo do tempo (Tabela 32.3). Ela considera os fatores de risco, as alterações estruturais ou funcionais presentes aos exames complementares e a sintomatologia (atual ou prévia).

Tabela 32.1. Classes funcionais segundo a *New York Heart Association*

Classe funcional	Sintomas
I	Pacientes com doença cardíaca, mas sem limitação aos esforços físicos habituais
II	Pacientes com doença cardíaca que ocasiona leve restrição aos esforços físicos moderados, sem sintomas em repouso
III	Pacientes com doença cardíaca que ocasiona restrição aos mínimos esforços físicos, sem sintomas em repouso. Atividades mínimas causam fadiga, palpitação, dispneia ou angina
IV	Pacientes com doença cardíaca que impede realizar qualquer esforço físico, sem sentir desconforto. Podem apresentar sintomas em repouso

Tabela 32.2. Classificação de ROSS (gravidade dos sintomas em crianças com ICC)

Classe funcional	Sintomas
I	Assintomático
II	• Lactentes: taquipneia leve ou sudorese ao se alimentar; sem prejuízo no crescimento • Crianças maiores: dispneia aos esforços moderados
III	• Lactentes: taquipneia acentuada (ou sudorese) ao se alimentar; crescimento prejudicado (*failure to thrive*) • Crianças maiores: dispneia aos mínimos esforços
IV	Taquipneia, sudorese ou dispneia em repouso

Lactentes: menores de 1 ano. Crianças: de 1 a 10 anos de idade.

Tabela 32.3. Estágios da ICC em crianças

Grupo	Características
A	Pacientes com risco de desenvolverem ICC, mas com tamanho e função cardíaca normais. Exemplo: pacientes expostos a agentes cardiotóxicos (quimioterápicos antracíclicos)
B	Pacientes com alteração estrutural ou da função cardíaca aos exames, mas que nunca apresentaram sintomas. Exemplo: insuficiência aórtica com aumento de ventrículo esquerdo (e sem qualquer sintoma atual ou prévio)
C	Pacientes com alteração estrutural ou da função cardíaca aos exames, e sintomas de ICC atuais ou no passado. Exemplo: defeitos cardíacos congênitos com dispneia aos esforços (dispneia atual ou prévia ao tratamento instituído)
D	Pacientes com ICC em fase terminal requerendo intervenções específicas. Exemplo: pacientes com sintomas intensos em repouso, apesar da máxima terapia em uso

Fisiologia cardiovascular — conceito de débito cardíaco e seus determinantes

Débito cardíaco (DC) é o volume de sangue ejetado pelo coração em 1 minuto, o qual é representado pelo produto do volume sistólico (VS: volume de sangue ejetado pelo coração em um batimento cardíaco) pela frequência cardíaca (FC: número de batimentos cardíacos em 1 minuto), conforme a equação a seguir:

$$DC = VS \times FC$$

O volume sistólico depende da:

- Contratilidade (força contrátil do coração).
- Pré-carga (volume de enchimento ventricular, ou volume diastólico ventricular final).
- Pós-carga (força contra a qual os ventrículos contraem. Corresponde à resistência vascular periférica (no caso do ventrículo esquerdo) e à resistência vascular pulmonar (no caso do ventrículo direito).

Fisiopatologia

Ao se instalar uma disfunção cardíaca, ocorre uma série de respostas fisiopatológicas adaptativas, na tentativa de restabelecer o débito cardíaco e direcionar o fluxo sanguíneo para perfundir os órgãos mais nobres (o próprio coração e o sistema nervoso central).

Baixo débito cardíaco

O baixo débito cardíaco promove um menor estímulo nos receptores de pressão (barorreceptores) presentes no ventrículo esquerdo, seio carotídeo, arco aórtico e na arteríola renal aferente (Figura 32.1). Essa redução da ativação desses barorreceptores ocasiona:

- Uumento da estimulação simpática pelo sistema nervoso central (SNC).
- Ativação do sistema renina-angiotensina-aldosterona.
- Estímulo de sede e a liberação não osmótica do hormônio antidiurético (ADH).

O aumento do tônus simpático pelo SNC é mediado pela liberação de catecolaminas (norepinefrina endógena), que aumentam a contratilidade miocárdica e causam:

- Taquicardia (melhorando o débito cardíaco).
- Vasoconstrição arterial (aumentam a pós-carga, o que dificulta a ejeção de sangue pelo coração, mas direciona o menor débito cardíaco para os territórios mais nobres do organismo).
- Vasoconstrição venosa (aumentam a pré-carga).

Portanto, num primeiro momento esse aumento do tônus adrenérgico é uma resposta adaptativa benéfica, pois vai tentar reverter parte da disfunção cardíaca através do aumento da frequência cardíaca e da contratilidade (ocasiona também hipertrofia da fibra muscular). Entretanto, a noradrenalina é tóxica ao miócito, tanto pelo acúmulo de cálcio intracelular quanto pela indução de apoptose (morte celular programada), contribuindo para a disfunção cardíaca em médio e longo prazos.

A vasoconstrição renal (mediada pelas catecolaminas), a ativação do sistema renina-angiotensina-aldosterona e o efeito direto das catecolaminas no túbulo proximal promovem a retenção renal de sódio e água, gerando hipervolemia e favorecendo a congestão.

■ Retenção hídrica

– Lei de Frank-Starling

Num primeiro momento a retenção hídrica e o consequente aumento da volemia promovem uma melhora do débito cardíaco, através de discreta distensão das fibras musculares e melhora da interação entre as moléculas de actina e miosina, responsáveis pela contração muscular cardíaca. Nesse momento inicial da retenção há, portanto, melhora da contratilidade causada pela distensão ventricular, mecanismo conhecido por Lei de Frank-Starling. Com a progressão da retenção hídrica e consequente hipervolemia e hiperdistensão das fibras musculares, esse mecanismo compensatório se esgota e surgem sintomas congestivos, com extravasamento de líquidos do espaço intravascular para o extravascular, causando edema periférico e pulmonar.

– Liberação do hormônio antidiurético (ADH)

Outro fator que favorece a retenção hídrica e consequente congestão é a liberação não osmótica do hormônio antidiurético (também chamado de arginina vaso-

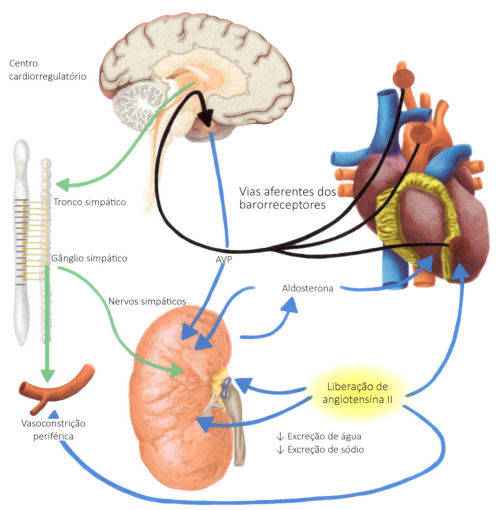

FIGURA 32.1. Fisiopatologia da ICC.

pressina – AVP), mediada pela redução da ativação dos barorreceptores (pelo baixo débito). O ADH promoverá retenção de água pelos rins, através da ativação dos receptores V2 nas células principais do ducto coletor, que aumentarão a expressão de canais de água (aquaporinas) na membrana celular e, portanto, o transporte de água do ducto coletor para o plasma.

Outro receptor sobre o qual o ADH atua é o V1, presente na musculatura lisa vascular, promovendo vasoconstrição (aumentando a pós-carga e dificultando a ejeção de sangue pelo coração) e agravando a disfunção cardíaca.

– *Sistema renina-angiotensina-aldosterona (SRAA)*

O sistema renina-angiotensina-aldosterona (SRAA) é ativado na ICC, tanto pelas catecolaminas (tônus simpático aumentado) quanto pela menor perfusão renal (causada pelo baixo débito cardíaco na ICC). Esse sistema levará à seguinte cascata de reação:

1. produção de renina pelo rim, enzima esta que clivará a proteína angiotensinogênio (produzida pelo fígado) para angiotensina I (um decapeptídeo);
2. a enzima de conversão da angiotensina (produzida pelos pulmões) clivará (principalmente na própria circulação sanguínea, mas também em alguns órgãos) a angiotensina I em angiotensina II (um octapeptídeo);
3. a angiotensina II é um potente vasoconstritor e estimulará a secreção de aldosterona (mineralocorticoide produzido pelo córtex da suprarrenal);
4. a aldosterona promove retenção de sódio e água, além de perda de potássio e hidrogênio pelos rins;
5. a angiotensina II tem também ação direta no miócito cardíaco, promovendo a mitose celular e colaborando com a hipertrofia das fibras musculares, sem aumento proporcional dos capilares sanguíneos responsáveis pela perfusão tissular; isso predispõe o tecido cardíaco a insultos isquêmicos (efeito mais crônico);

SEÇÃO 3 ▪ A CRIANÇA GRAVEMENTE DOENTE

6. a angiotensina II, além disso, estimula a sede;

7. outra ação da aldosterona, por sua vez, é estimular a hipertrofia miocárdica e vascular.

Esse modelo fisiopatológico neuro-hormonal reconhece a importância da ativação do sistema nervoso simpático e do SRAA para a compensação da disfunção cardíaca. Essa resposta adaptativa é inicialmente compensatória, mas a sua ativação persistente contribui para a progressão da disfunção cardíaca.

A retenção hídrica ocasionará hiponatremia. Como já citado, essa retenção ocorre pela ação:

- Do ADH no rim.
- Das catecolaminas no rim (que promove retenção de sódio e água pelo túbulo proximal).
- Pela ativação do SRAA (com retenção renal de sódio e água pela ação da aldosterona).

A sede aumentada (mediada pelos barorreceptores e pela angiotensina II) contribui para a retenção hídrica e hiponatremia.

– Peptídeos de ação natriurética

A ICC leva a uma retenção hídrica (e de sódio) e ao aumento da pré-carga: isso ocasiona uma distensão atrial e ventricular que libera alguns peptídeos (como o peptídeo natriurético atrial e o peptídeo natriurético cerebral (BNP)). Esses peptídeos têm ação natriurética, mas não são suficientemente potentes para sobrepujar os mecanismos que levam à retenção hídrica. Eles são liberados de maneira bem precoce na ICC e podem ser utilizados para o diagnóstico precoce da mesma (através da dosagem aumentada do BNP). O BNP foi originalmente descoberto a partir da produção por cérebro de coelhos: por isso recebeu esse nome, apesar de em humanos ser produzido pelo coração.

Existem substâncias produzidas pelo endotélio vascular que são importantes na ICC. Óxido nítrico é um potente vasodilatador produzido no endotélio (através da ação da enzima óxido nítrico sintetase). A ação da óxido nítrico sintetase está reduzida na ICC, colaborando para a vasoconstrição. A endotelina é um dos mais potentes vasoconstritores produzidos pelo endotélio e pode estar aumentada nos pacientes com ICC.

Remodelamento cardíaco

Algumas doenças que causam ICC alteram a forma e o tamanho do coração, além da espessura de suas paredes ventriculares e sua função, processo chamado de remodelamento cardíaco. Microscopicamente, o remodelamento se caracteriza por:

- Hipertrofia.
- Perda de miócitos.
- Aumento da fibrose intersticial.

Estudos mais recentes realizados em adultos com drogas que bloqueiam a resposta neuro-hormonal e do SRAA (como inibidores da enzima de conversão da angiotensina, bloqueadores beta-adrenérgicos e antagonistas da aldosterona), mostraram redução da mortalidade e reversão do remodelamento cardíaco.

Quadro clínico

Podemos dividir didaticamente as manifestações clínicas da ICC naqueles sinais e sintomas causados ou por baixo débito cardíaco ou congestão vascular pulmonar, ou congestão vascular sistêmica, conforme a Tabela 32.4.

Tabela 32.4. Divisão didática das manifestações clínicas da ICC

Situação	Sinais e sintomas
Baixo débito cardíaco	Taquicardia, cardiomegalia, ritmo de galope, pulsos diminuídos, hipodesenvolvimento (*failure to thrive*), extremidades frias, sudorese aumentada, palidez, pele fria, tempo de enchimento capilar prolongado, livedo reticular, cianose, sonolência, irritabilidade, fraqueza, oligúria, náuseas, mal-estar, anorexia, hipotensão (em fase avançada da doença)
Congestão vascular pulmonar	Taquipneia, sibilos, tosse, dispneia (inicialmente aos esforços, posteriormente mesmo em repouso), estertores pulmonares, cianose, predisposição para infecções pulmonares
Congestão vascular sistêmica	Hepatomegalia, estase jugular (mais raro em crianças), edema periférico (mais raro em crianças), anorexia, náuseas, vômitos, derrames cavitários (pleural, pericárdico e peritoneal), cirrose (raramente)

Quadro clínico na criança

Como a ICC em crianças é relativamente incomum, a maioria dos médicos não se atenta para a possibilidade de ICC quando se defronta com uma criança com quadro clínico compatível; isso determina muitas vezes um retardo no diagnóstico. Sinais e sintomas característicos de ICC são:

- Taquicardia.
- Falta de ar.
- Intolerância ao exercício.
- Crescimento insuficiente (*failure to thrive*).

É muito comum, por exemplo, a dispneia causada pela ICC ser tratada como crise de sibilância. O quadro clínico depende não só da cardiopatia causadora, mas da idade do paciente, das câmaras cardíacas envolvidas e da velocidade de instalação da disfunção e de sua gravidade.

A Tabela 32.5 lista os principais sintomas da ICC na criança.

Tabela 32.5. Sintomas característicos de ICC em crianças

Grupo	Sintomas comuns	Sintomas menos comuns
Lactentes e crianças pequenas	• Taquipneia • Dificuldade para se alimentar (regurgitação, vômitos, recusa alimentar) • Sudorese • Palidez	• Cianose • Palpitação • Síncope • Edema facial • Edema gravitacional • Ascite
Crianças maiores e adolescentes	• Fadiga • Intolerância aos esforços • Dispneia • Ortopneia • Dor abdominal • Náusea • Vômito	• Palpitação • Dor torácica • Edema gravitacional • Ascite

Características da ICC nas diferentes fases da vida

Algumas características diferem a ICC nas crianças em relação aos adultos: possibilidade de simultaneamente ocorrer hiperfluxo pulmonar e baixo débito cardíaco sistêmico. Há diferença nos sintomas de acordo com o período da vida em que a ICC se instala: em crianças pequenas a ICC se manifesta principalmente por dispneia e dificuldade para se alimentar, ao passo que em crianças maiores e adolescentes os sintomas se assemelham aos de adultos.

Como a criança está num processo de crescimento, a ICC pode prejudicar esse adequado crescimento, fenômeno conhecido como *failure to thrive* (insuficiência de crescimento). Em lactentes (menores de 2 anos) a dispneia causada pela ICC dificulta sua alimentação adequada (com maior tempo necessário para mamar): enquanto um lactente normal demora aproximadamente até 20 minutos para mamar, aquele com ICC pode demorar até 1 hora, o que determina um gasto energético maior com consumo daquelas calorias que seriam utilizadas para o seu crescimento. Além disso, é comum esses lactentes aceitarem um menor volume de leite (alimento importantíssimo nessa idade), com consequente menor ingesta calórica e de outros nutrientes.

Causas

Existem inúmeras condições que podem levar à ICC. O Quadro 32.1 contempla algumas das condições mais comuns em crianças. Globalmente, infecções parasitárias, desnutrição e febre reumática são as causas mais importantes. Nos países desenvolvidos a ICC é causada por:

- Miocardiopatias primárias (responsáveis por 60% das indicações de transplantes cardíacos pediátricos nesses países).
- Cardiopatias congênitas (em 0,8% dos recém--nascidos).

- Miocardites (infecciosas ou não).
- Arritmias.
- Doenças metabólicas, endócrinas e renais.

As miocardites são uma importante causa de ICC durante a infância e adolescência; geralmente são causadas por vírus, apesar de bactérias, protozoários e fungos, além de processos inflamatórios não infecciosos também serem agentes etiológicos. As miocardites devem ser consideradas como possível causa de qualquer ICC de instalação recente.

QUADRO 32.1 — Causas de ICC em crianças

- Defeitos cardíacos congênitos
- Miocardites (virais, protozoários [doença de Chagas, por exemplo], bacterianas, drogas, toxinas)
- Miocardiopatias primárias (dilatada, hipertrófica, restritiva, ventrículo esquerdo não compactado, displasia arritmogênica de ventrículo direito)
- Febre reumática
- Doença de Kawasaki
- Arritmias cardíacas
- Origem anômala da coronária esquerda
- Hipertensão arterial
- Sepse
- Insuficiência renal
- Fístulas arteriovenosas
- Hiper/Hipotireoidismo

Diagnóstico

As crianças com ICC recém-diagnosticada necessitam de uma avaliação urgente quanto a suas possíveis causas (bem como da presença ou não de causas reversíveis de ICC), e avaliação do seu estado hemodinâmico.

História clínica

A história clínica deve abranger:

- Os antecedentes mórbidos da criança (e também da família).
- A época de início dos sintomas.
- A evolução do quadro ao longo do tempo.
- As limitações aos esforços/exercícios físicos.
- Tratamento pregresso e atual.
- Conhecimento da família (e do paciente) sobre a doença.
- Expectativas da família (e do paciente) sobre o prognóstico.

Exames complementares

Exames complementares são úteis para a confirmação diagnóstica, para o diagnóstico da causa da ICC, assim como da sua gravidade e repercussão sistêmica. A avaliação inicial deve incluir:

- Radiografia de tórax.
- Eletrocardiograma.
- Ecocardiograma com Doppler.
- Exames de sangue.

■ Radiografia de tórax

A radiografia de tórax deve ser realizada em todos os pacientes com suspeita de ICC. Cardiomegalia é sugestiva de disfunção miocárdica e de dilatação ventricular. Além disso, a análise da trama vascular pulmonar permite-nos avaliar o grau de congestão pulmonar (causado pela insuficiência ventricular esquerda ou por hiperfluxo pulmonar nas cardiopatias congênitas com fluxo anômalo da esquerda para direita).

■ Eletrocardiograma (ECG)

O eletrocardiograma (ECG) permite avaliarmos arritmias cardíacas (que tanto podem causar ICC quanto serem causadas pela ICC ou pela dilatação cardíaca) e isquemia, assim como sinais de sobrecarga e hipertrofia das câmaras cardíacas. Na coronária anômala (anomalia de origem das artérias coronárias, onde a coronária esquerda emerge do tronco da pulmonar, e a coronária direita emerge da aorta) o ECG permite uma alta suspeição diagnóstica através da presença de ondas Q (de infarto) nas derivações inferolaterais. O ECG deve ser realizado em todos os pacientes com diagnóstico suspeito ou confirmado de ICC.

■ Ecocardiograma com Doppler

O ecocardiograma com Doppler é um exame fundamental para avaliação:

- Do tamanho das câmaras cardíacas.
- Do grau de disfunção sistólica ventricular.
- Da função diastólica.
- Da presença de defeitos estruturais (nas cardiopatias congênitas).

Está indicado para todos os pacientes com ICC e permite tanto o diagnóstico da causa da ICC, como de sua gravidade e evolução ao longo do tempo.

– Disfunção sistólica

Considera-se disfunção cardíaca sistólica uma fração de ejeção menor que 55%. Alguns pacientes com risco de desenvolverem ICC realizam ecocardiograma com Doppler periodicamente para monitorarem o surgimento de alterações morfológicas e/ou funcionais (pacientes oncológicos que utilizaram quimioterápicos antracíclicos, pacientes com doenças neuromusculares e metabólicas, etc.). Alguns pacientes com ICC têm função sistólica preservada (com fração de ejeção normal) mas a função diastólica está comprometida, com relaxamento anormal dos ventrículos durante a diástole, comprometendo o enchimento ventricular (chamada insuficiência cardíaca diastólica).

■ Peptídeo natriurético cerebral (BNP)

Peptídeo natriurético cerebral (BNP) é um marcador sorológico precoce de disfunção miocárdica, com aumento da sua dosagem na ICC. Permite diferenciar a ICC de doenças respiratórias (e de outras doenças não cardíacas) que causam sintomatologia semelhante. Além disso, sua dosagem seriada permite avaliar a resposta ao tratamento e a melhora (ou piora) da disfunção cardíaca.

■ Troponina e CPK-MB

Troponina e CPK-MB são marcadores de injúria miocárdica e seus níveis se elevam nas lesões inflamatórias e isquêmicas do coração.

■ Exames laboratoriais

Outros exames laboratoriais permitem avaliarmos a repercussão da ICC no organismo, pois pode ocorrer:

- Hiponatremia (e outros distúrbios eletrolíticos).
- Insuficiência renal pela perfusão renal deficiente (com ureia e creatinina elevadas).
- Acidose metabólica (por baixa perfusão tecidual).

Além desses exames, recomenda-se dosar transaminases hepáticas, hormônios tireoidianos e um hemograma completo para a avaliação inicial da ICC.

■ Ressonância magnética (RM)

A ressonância magnética (RM) do coração tem mostrado um grande potencial no diagnóstico de algumas doenças cardíacas, como nas miocardites e nas miocardiopatias primárias. Permite avaliar:

- Alterações estruturais (como a infiltração gordurosa na displasia arritmogênica de ventrículo direito).
- O tamanho e a função dos ventrículos direito e esquerdo.
- A massa ventricular.
- *Shunts* intracardíacos.
- Função valvular.
- Detecção de massa intraventricular.
- Inflamação miocárdica (o local e a extensão).
- Medição do fluxo sanguíneo.

A biópsia endomiocárdica (por cateterismo) é pouco utilizada nas miocardites e geralmente somente com objetivos de pesquisa clínica. Pode identificar a inflamação e o grau de necrose celular.

Tratamento

São fundamentais para o êxito terapêutico medidas gerais como:

- Repouso.
- Decúbito elevado.
- Correção dos distúrbios eletrolíticos e ácido-básicos (causados pela doença ou pelos tratamentos já instituídos).
- Nutrição adequada.
- Tratamento de complicações infecciosas.

Oxigenoterapia nos casos mais graves (ou na descompensação aguda) é muito útil para o alívio do desconforto respiratório e para melhorar a oferta de oxigênio aos tecidos.

As cardiopatias congênitas têm abordagens específicas quanto ao tratamento clínico e quanto ao momento da indicação cirúrgica.

Pilares do tratamento da ICC

Os pilares do tratamento da ICC são:

- Restrição hídrica e de sal.
- Diuréticos.
- Inotrópicos.
- Vasodilatadores.

A restrição hídrica e de sal, associada aos diuréticos, permitirá uma redução da volemia e da pré-carga (que está habitualmente aumentada na ICC, mediada por diversas substâncias, conforme discutido na fisiopatologia), melhorando os sintomas congestivos.

A restrição hídrica em lactentes se reveste de maior dificuldade, pois a alimentação nessa faixa etária ainda é bastante dependente de leite e, portanto, de aporte hídrico. Dessa maneira, muitas vezes não se restringe tanto o aporte hídrico nessa faixa etária, e utilizam-se maiores doses de diuréticos, permitindo uma oferta adequada de nutrientes através da dieta/leite. O objetivo do tratamento com restrição hídrica e diuréticos é retornar a um estado euvolêmico.

■ Diuréticos

Os diuréticos podem ser de alça, tiazídicos e antagonistas da aldosterona, conforme a Tabela 32.6.

Todos os diuréticos, além de promoverem a perda renal de água, também ocasionam a perda de alguns eletrólitos. Portanto, eletrólitos séricos devem ser monitorados periodicamente ao usarmos diuréticos, além da função renal e da pressão arterial.

■ Inotrópicos

Os inotrópicos melhorarão a contratilidade e, portanto, a função de bomba do coração. A droga mais utilizada atualmente é a digoxina (oral). Ela inibe a bomba Na/K-ATPase e, dessa forma, promove aumento do cálcio intracelular (do miócito), melhorando a contratilidade cardíaca. Estudos em adultos não mostram redução da mortalidade, mas redução das taxas de hospitalização e melhora da qualidade de vida. Tem risco de toxicidade podendo causar náusea, vômito, bloqueio atrioventricular e arritmias cardíacas.

Existem inotrópicos de uso endovenoso (epinefrina, dobutamina, milrinone, dopamina, levosimendan, etc.), que são utilizados no choque cardiogênico (oferta inadequada de oxigênio aos tecidos, por causa cardíaca), mas que não serão abordados nesse capítulo.

■ Vasodilatadores

Os vasodilatadores reduzirão a pós-carga (pela redução da resistência arterial periférica), facilitando a ejeção do sangue pelo coração na circulação sistêmica e melhorando o débito cardíaco. No caso de drogas venodilatadoras, podem também reduzir a pré-carga (aumento do conteúdo do compartimento venoso e sistema de capacitância vascular).

Tabela 32.6. Classificação dos diuréticos	
Grupo	**Propriedades**
De alça	Furosemida é o agente mais utilizado nesse grupo. É um potente diurético (uso endovenoso, oral ou intramuscular) que atua na alça distal de Henle. Inibe a bomba Na/K/2 Cloro e melhora os sintomas congestivos. É o diurético de escolha para o tratamento agudo da retenção hídrica (melhora o edema pulmonar e periférico). Estudos não mostram melhora da mortalidade. Além de poder causar alterações eletrolíticas (hiponatremia, hipocloremia, hipocalemia) e no equilíbrio ácido-básico (agudamente), é ototóxica e nefrotóxica (em terapia prolongada)
Tiazídicos	Faz parte desse grupo a hidroclorotiazida. São menos potentes que os diuréticos de alça. Atuam no túbulo renal distal, inibindo a reabsorção de sódio. Podem ser associados aos diuréticos de alça. Estudos não mostram melhora da mortalidade. Melhoram os sintomas congestivos. Uso somente oral
Antagonistas da aldosterona	A espironolactona é um representante desse grupo. Os diuréticos antagonistas da aldosterona promovem natriurese (perda renal de água e sódio) e poupam o potássio (e o hidrogênio). O efeito diurético é bem menos potente que o da furosemida. Além de reduzir sintomas congestivos (efeito diurético), promove bloqueio da ação deletéria da aldosterona nos vasos sanguíneos e no coração (ver item fisiopatologia). Essa classe de drogas mostrou redução da mortalidade e das hospitalizações (estudo em adultos). Podem ser associados a outras classes de diuréticos. Podem causar hipercalemia, especialmente se associados a inibidores da enzima de conversão da angiotensina

Inibidores da enzima de conversão da angiotensina (inibidores da ECA)

Ao bloquear a conversão da angiotensina I para angiotensina II, os inibidores da ECA promoverão vasodilatação arteriolar (reduzindo a pós-carga) e venosa (reduzindo a pré-carga) através da redução da angiotensina II (que é um potente vasoconstritor). Além disso, ao reduzirem a produção de angiotensina II, também diminuem a produção de aldosterona (um benefício adicional).

Eles melhoram os sintomas da ICC e reduzem a mortalidade em estudos em população adulta. Também revertem a hipertrofia miocárdica do ventrículo esquerdo que ocorre na ICC e são considerados drogas de primeira linha no tratamento desta doença. Várias drogas fazem parte desse grupo:

- Captopril.
- Enalapril.
- Ramipril.
- Etc.

Seu uso é geralmente oral (apesar de existir apresentação endovenosa para algumas drogas, p. ex., enalapril). Eventos adversos mais frequentes são tosse, edema, hipotensão e hipercalemia. Pacientes que não toleram o seu uso por causa dos efeitos colaterais, podem utilizar os bloqueadores do receptor de angiotensina II, teoricamente com os mesmos benefícios dos inibidores da ECA, mas ainda menos testados em ensaios clínicos (p. ex., losartan e valsartan).

Betabloqueadores

No passado os betabloqueadores eram contraindicados na ICC, por reduzirem a estimulação das catecolaminas endógenas no coração (resposta adaptativa inicialmente benéfica). Os benefícios dos betabloqueadores são atribuídos:

- Ao bloqueio da resposta adrenérgica adaptativa, deletéria no longo prazo.
- À redução da frequência cardíaca.
- À melhora do enchimento diastólico ventricular.

Em adultos essa classe de drogas mostrou redução da mortalidade e das hospitalizações. No médio/longo prazo melhoram a contratilidade, a fração de ejeção (medida do débito cardíaco na insuficiência cardíaca sistólica pelo ecocardiograma), a tolerância ao exercício e a classe funcional. Em crianças a droga mais utilizada é o carvedilol, que além de ser um betabloqueador não seletivo (bloqueia tanto o receptor beta$_1$ quanto o beta$_2$), também é um bloqueador alfa-adrenérgico (promovendo vasodilatação).

Os betabloqueadores estão relativamente contraindicados (ou pelo menos se deve realizar uma monitoração mais criteriosa) em:

- Pacientes que tenham asma (pois podem exacerbar as crises de asma ao bloquearem os receptores beta2-adrenérgicos no sistema respiratório).
- Pacientes diabéticos com histórico de hipoglicemia (pois a estimulação adrenérgica é um importante mecanismo endógeno para aumentar a glicemia em pacientes hipoglicêmicos).
- Pacientes com bradiarritmias (pois irão reduzir ainda mais a frequência cardíaca), pois podem causar hipotensão.

Conceitos-chave

- ICC é definida pela incapacidade do coração em gerar um fluxo de sangue adequado para a circulação sistêmica e/ou pulmonar, resultando em resposta adaptativa caracterizada por tônus simpático aumentado e ativação endócrina.
- A ICC é uma importante causa de morbidade e mortalidade em crianças.
- Quanto menor a idade da criança, mais difícil o seu diagnóstico, pois os sinais e sintomas se assemelham aos de outras patologias (respiratórias, metabólicas, infecciosas).
- Ao se instalar uma disfunção cardíaca ocorre uma série de respostas fisiopatológicas adaptativas na tentativa de restabelecer o débito cardíaco e direcionar o fluxo sanguíneo para perfundir os órgãos mais nobres, caracterizada principalmente pela ativação do sistema nervoso simpático e do sistema renina-angiotensina-aldosterona. Essa resposta adaptativa é inicialmente compensatória, mas a sua ativação persistente contribui para a progressão da disfunção cardíaca.
- Os sinais e sintomas da ICC podem ser didaticamente divididos em sinais e sintomas causados pelo baixo débito cardíaco (taquicardia, extremidades frias, oligúria, etc.), ou pela congestão vascular pulmonar (taquipneia, tosse, dispneia, estertores pulmonares, etc.) ou pela congestão vascular periférica (hepatomegalia, estase jugular, edema periférico, etc.). Sinais e sintomas característicos de ICC são taquicardia, falta de ar, intolerância ao exercício, crescimento insuficiente (*failure to thrive*).

CAPÍTULO 32 ▪ INSUFICIÊNCIA CARDÍACA CONGESTIVA **637**

- Além da história clínica e do exame físico, os exames fundamentais para o diagnóstico de ICC são radiografia de tórax, eletrocardiograma e ecocardiograma com Doppler.
- Os pilares do tratamento da ICC são restrição hídrica e de sal, diuréticos (furosemida, diuréticos tiazídicos ou antagonistas da aldosterona), inotrópicos (digoxina) e vasodilatadores (inibidores da ECA). Mais recentemente os betabloqueadores têm sido muito utilizados, por reduzirem a estimulação das catecolaminas endógenas no coração e melhorarem a contratilidade, a fração de ejeção, a tolerância ao exercício e a classe funcional (estudos em adultos), além da mortalidade. Outras drogas que mostraram redução da mortalidade são os inibidores da ECA e os antagonistas da aldosterona.

Questões

1. Correlacione as drogas utilizadas no tratamento da insuficiência cardíaca congestiva com seu mecanismo de ação:

   a) Inibidor de enzima de conversão da angiotensina.

   b) Digoxina.

   c) Furosemida.

   d) Espironolactona.

   e) Betabloqueadores.

   ( ) inibe a bomba Na/K-ATPase e aumenta o cálcio intracelular do miócito, elevando a contratilidade cardíaca (droga inotrópica).

   ( ) diminuem o tônus simpático na insuficiência cardíaca congestiva, melhorando a contratilidade, a fração de ejeção, a tolerância ao exercício, a classe funcional e reduzindo a mortalidade.

   ( ) diurético poupador de potássio, antagonizando efeitos da aldosterona.

   ( ) potente diurético, atua na alça de Henle, inibindo a bomba Na/K/2Cl.

   ( ) vasodilatador arterial e venoso, reduzindo a resistência vascular periférica e, portanto, a pós-carga, facilitando a ejeção de sangue pelo coração.

2. Quanto aos exames complementares utilizados para o diagnóstico de ICC, assinale verdadeiro ou falso:

   ( ) O eletrocardiograma permite avaliarmos a atividade elétrica do coração, arritmias, sinais de hipertrofia das câmaras cardíacas e isquemia.

   ( ) O ecocardiograma é um exame invasivo que permite avaliarmos o tamanho e a função do coração, assim como o diagnóstico de cardiopatias congênitas.

   ( ) A ressonância magnética é um bom método para avaliação do tamanho e da função cardíaca, mas tem como desvantagem a necessidade de sedação para ser realizada em crianças.

   ( ) O BNP (fator natriurético cerebral) é um peptídeo produzido pelo coração, liberado precocemente na ICC, que permite diferenciarmos disfunção cardíaca (BNP elevado) de outras doenças não cardíacas (BNP normal).

3. Assinale a alternativa INCORRETA:

   a) Os sinais e sintomas típicos de insuficiência cardíaca na infância são taquicardia, dispneia e crescimento insuficiente (*failure to thrive*).

   b) Em lactentes (menores de 2 anos) com insuficiência cardíaca congestiva (ICC), muito frequentemente não se realiza uma restrição hídrica tão acentuada (como seria desejável na ICC), pois isso pode comprometer o adequado ganho de peso, o crescimento e o desenvolvimento.

   c) Os sinais e sintomas da ICC podem ser didaticamente divididos em sinais e sintomas causados pelo baixo débito cardíaco (como taquicardia, extremidades frias, oligúria), ou pela congestão vascular pulmonar (como taquipneia, tosse, dispneia, estertores pulmonares) ou pela congestão vascular periférica (hepatomegalia, estase jugular, edema periférico).

   d) Os exames complementares básicos a serem realizados em um paciente com suspeita de ICC são eletrocardiograma, radiografia de tórax, ecocardiograma com Doppler e ressonância magnética (RM).

638 SEÇÃO 3 ▪ A CRIANÇA GRAVEMENTE DOENTE

4. Sobre a insuficiência cardíaca crônica, é incorreto afirmar:

a) A classificação funcional proposta pela *New York Heart Association*, baseada na intensidade dos sintomas, é útil para realizarmos um prognóstico da evolução clínica.

b) A classificação por estágios, baseada na progressão da doença, possibilita uma compreensão evolutiva da doença, permitindo a atuação preventiva, terapêutica ou para procedimentos especializados e cuidados paliativos.

c) O ecocardiograma é um exame fundamental para o diagnóstico e acompanhamento clínico de pacientes com ICC.

d) A determinação dos níveis do peptídeo natriurético tipo B (BNP) permite diferenciarmos doenças de origem cardíaca (BNP elevado) de doenças não cardíacas (BNP normal); também permite avaliarmos a resposta terapêutica ao tratamento, ao realizarmos dosagens seriadas do BNP.

Caso clínico

Criança de 2 anos de idade, portadora de comunicação interventricular não operada, há 4 dias com tosse produtiva, febre e vômitos. Tem antecedente de cinco pneumonias; faz uso regular de inibidor de enzima de conversão de angiotensina (ECA), digoxina e furosemida via oral. Ao exame físico apresenta-se em regular estado geral, frequência cardíaca = 165 bpm, frequência respiratória = 52 irpm, retração de fúrcula, intercostal e subcostal, sopro sistólico 3+/4+, estertores subcrepitantes difusos, extremidades frias, fígado palpável a 5 cm do rebordo costal direito. Sem edema de membros inferiores. Exames: gasometria arterial: pH: 7,28; pO_2: 55 mmHg; pCO_2: 40 mmHg; HCO_3 (bicarbonato): 14 mEq/L; lactato: 45 mg/dL (normal: inferior a 11,3), ureia = 30 mg/dL (normal: 10-50). Saturação de oxigênio em ar ambiente: 88%. Radiografia de tórax com cardiomegalia e opacidade difusa em ambos os campos pulmonares + opacidade homogênea em base de hemitórax direito.

5. Assinale a alternativa MAIS CORRETA quanto às hipóteses diagnósticas:

a) insuficiência cardíaca descompensada por pneumonia, hipoxemia, acidose metabólica, acidose respiratória, insuficiência respiratória.

b) insuficiência renal aguda, pneumonia, hipoxemia, acidose metabólica, acidose respiratória, insuficiência respiratória.

c) insuficiência cardíaca descompensada por pneumonia, acidose metabólica, insuficiência respiratória.

d) insuficiência cardíaca descompensada por pneumonia, insuficiência renal aguda, hipoxemia, acidose metabólica, acidose respiratória, insuficiência respiratória.

BIBLIOGRAFIA CONSULTADA

- Hsu DT, Pearson GD. Heart Failure in Children: Part I: History, Etiology, and Pathophysiology. Circ Heart Fail. 2009;2:63-70.
- Hsu DT, Pearson GD. Heart Failure in Children: Part II: Diagnosis, Treatment, and Future Directions. Circ Heart Fail. 2009;2:490-498.
- Jessup M, Brozena S. Heart failure. N Engl J Med. 2003 May 15;348(20):2007-18.

- Kantor PF, Lougheed J, Dancea A, McGillion M, Barbosa N, Chan C, et al.; Children's Heart Failure Study Group. Presentation, diagnosis, and medical management of heart failure in children: Canadian Cardiovascular Society guidelines. Can J Cardiol. 2013 Dec;29(12):1535-52.
- Schrier RW, Abraham WT. Hormones and hemodynamics in heart failure. N Engl J Med. 1999 Aug 19;341(8):577-85.
- Watkins H, Ashrafian H, Redwood C. Inherited Cardiomyopathies. N Engl J Med. 2011;364:1643-56.

Respostas

1. B; E; D; C; A

2. A: V

   B: F – pois o ecocardiograma não é um exame invasivo.

   C: V

   D: V

3. D

   Comentário: A RM do coração não precisa ser realizada em todos os pacientes com diagnóstico de ICC.

4. A

   Comentário: A classificação funcional proposta pela *New York Heart Association*, baseada na intensidade dos sintomas, é útil para realizarmos uma "fotografia" do nosso paciente naquele momento. Por exemplo, com o tratamento instituído ele pode mudar de categoria (e melhorar). O equivalente dessa classificação em pediatria é a classificação de ROSS. Essas duas classificações não são úteis para o diagnóstico ou para o prognóstico.

5. A

   Comentário: O caso clínico descreve um paciente com cardiopatia congênita (comunicação interventricular) não operada, em uso de drogas (ambulatoriais, via oral; inibidor de ECA + digoxina + furosemida) para insuficiência cardíaca congestiva (ICC), com história clínica (febre + tosse produtiva) e exame radiológico compatíveis com pneumonia (opacidade homogênea em base de hemitórax direito). Infecção pulmonar é frequente em pacientes com ICC, causando descompensação (piora) dessa patologia (piora do desconforto respiratório, hipoxemia, taquicardia, hepatomegalia, piora da perfusão periférica [extremidades frias]). A ausculta pulmonar mostra estertores subcrepitantes difusos, compatíveis com a descompensação aguda do quadro cardíaco; esses estertores subcrepitantes difusos também podem representar sinal da pneumonia pois, especialmente em crianças, a ausculta localizada da pneumonia é dificultada pelo tamanho menor da criança (o "ruído" adventício da pneumonia reverbera por todo o tórax). A saturação de O_2 baixa define hipoxemia (apesar de certa controvérsia de valores, podemos assumir que um valor de saturação de $O_2 \leq 90\%$ define hipoxemia). O pH < 7,35 define acidemia. O bicarbonato < 23 define acidose metabólica (causada pela perfusão inadequada aos tecidos, déficit de oxigenação tecidual, aumento do metabolismo anaeróbico e consequente aumento da produção de lactato [ácido lático], gerando acidose lática). Em relação à pCO_2, temos uma dificuldade extra para sua adequada interpretação; o valor de 40 mmHg é normal para um indivíduo que tenha um bicarbonato normal (bicarbonato = 23); para um indivíduo (como nosso paciente) que tenha acidose metabólica (bicarbonato = 14), esperamos que o seu metabolismo tente compensar essa acidose metabólica realizando hiperventilação e redução do valor de pCO_2 (para valores menores que 40), tentando manter o pH mais próximo do valor normal; portanto, para esse paciente com acidose metabólica, se o seu sistema respiratório estivesse compensando adequadamente, aguardaríamos uma pCO_2 menor que 40 (a chamada alcalose respiratória compensatória); como nosso paciente não realizou essa compensação esperada, definimos que ele apresenta um distúrbio misto do controle ácido-base, ou seja, acidose metabólica e acidose respiratória. A insuficiência respiratória do paciente é notada tanto pelos sinais de desconforto respiratório quanto pela hipoxemia e acidose respiratória. A radiografia de tórax, além da pneumonia, mostra alterações típicas da ICC: cardiomegalia e opacidade difusa em ambos os campos pulmonares (= congestão pulmonar). Podemos observar que a intensa interação do sistema cardiorrespiratório se manifesta por alterações do exame físico que tanto podem representar a insuficiência cardíaca como o quadro de pneumonia; muitas vezes, na prática clínica, é difícil diferenciar qual é exatamente o componente mais importante na piora do paciente: se é o coração que piorou muito ou se é a pneumonia que é muito grave. Apesar do alto risco de esse paciente desenvolver insuficiência renal, não há dados descritos no caso para realizarmos esse diagnóstico.

Insuficiência Hepática

■ Karina Burckart

Definição

O fígado é um órgão sólido abdominal com importante função metabólica.

Recebe o sangue drenado do leito esplâncnico (baço, pâncreas, vesícula biliar e trato digestivo) através da veia porta (formada pelas veias esplênica e mesentérica superior), que se ramifica até chegar nos sinusoides hepáticos, onde esse sangue é absorvido pelos hepatócitos e metabolizado. As veias hepáticas, por sua vez, drenam para a veia cava inferior, por onde o sangue retorna ao coração.

Pensar na microarquitetura hepática nos ajuda a entender como alterações morfológicas, como as que ocorrem na cirrose, podem desencadear complicações extra-hepáticas da insuficiência desse órgão.

Conhecer a função hepática é essencial para entender o que ocorre na sua insuficiência. As principais funções metabólicas do fígado são:

- Metabolismo de carboidratos: armazena o excesso de carboidratos na forma de glicogênio, que através da gliconeogênese ou glicogenólise libera glicose para a circulação em períodos de jejum.
- Metabolismo das proteínas: biossíntese de diversas proteínas, destacando-se no contexto deste capítulo a albumina, globulinas (incluindo imunoglobulinas) e proteínas relacionadas à coagulação, como protrombina e fibrinogênio.
- Metabolismo dos lipídios: oxidação de ácidos graxos, produção de lipídios e lipoproteínas, aumentando a produção de triglicerídeos quando há carboidratos em excesso.
- Biotransformação: metabolismo de drogas/fármacos.
- Função excretora: excreção e recirculação de ácidos biliares, conjugação de bilirrubina indireta em bilirrubina direta.

As causas e manifestações clínicas da insuficiência hepática serão revisadas aqui, lembrando que cada manifestação é decorrente do acometimento de uma das funções do fígado. Abordaremos também complicações da hipertensão portal, na maioria das vezes decorrente da doença hepática, como veremos adiante.

Etiologia

A insuficiência hepática, de forma aguda ou crônica, pode ser causada por uma gama de fatores, e estes podem ser divididos em grandes grupos:

- Distúrbios infecciosos.
- Distúrbios genéticos/metabólicos.
- Drogas/intoxicações.
- Isquemia/distúrbio de perfusão.
- Causas imunológicas/infiltrativas.
- Causas anatômicas.

Crianças também apresentam variação etiológica conforme a faixa etária, sendo as causas metabólicas e infecciosas mais comuns em recém-nascidos, enquanto hepatites virais, autoimunes e medicamentosas são mais frequentes em escolares e adolescentes. Também existem variações geográficas mudando a prevalência dos fatores que levam o fígado à insuficiência, como exemplo doenças infecciosas em locais onde essas doenças são endêmicas (p. ex., hepatites virais no sudeste asiático e na América Latina),

Cerca de 50% dos casos de insuficiência hepática aguda (IHA) não têm etiologia definida em pediatria. A Tabela 33.1 relaciona os distúrbios mais frequentes de acordo com cada faixa etária.

Tabela 33.1. Causas de insuficiência hepática aguda conforme faixa etária

Grupo etário	Infecciosas	Genéticas/ metabólicas	Drogas/toxinas	Isquêmicas/distúrbio de perfusão	Imunológicas/ infiltrativas
Lactentes	• HSV • Enterovírus • HH6 • EBV • Adenovírus • *Paramyxovirus* • Hepatite B • Parvovírus B19 • Coxsackie B • Sarampo • *Echovirus* • Septicemia	• Galactosemia • Tirosinemia tipo 1 • Defeito de oxidação dos ácidos graxos • Defeitos do ciclo da ureia • Distúrbios mitocondriais • Intolerância hereditária à frutose • Nieman-Pick tipo C	• Paracetamol • Isoniazida	• Cardiopatia congênita grave • Cirurgia cardíaca • Miocardite • Asfixia grave • Doença veno--oclusiva	• Hemocromatose neonatal • Disfunção de células NK • Síndrome de ativação macrofágica • Linfo-histicitose • Leucemia
Pré-escolares e escolares	• EBV • Hepatites A, B, C, D e E • Leptospirose • Parvovírus • Dengue	• Defeito de oxidação dos ácidos graxos • Distúrbios mitocondriais • Doença de Wilson • Síndrome de Alpers	• Paracetamol • Ácido valproico • Carbamazepina • Fenitoína • Halotano • Isoniazida	• Cirurgia cardíaca • Miocardite • Síndrome de Budd--Chiari • Doença veno--oclusiva	• Hepatite autoimune • Leucemia • Linfo-histiocitose • Síndrome hematofagocítica
Adolescentes	• Hepatites A, B, C, D e E • Leptospirose • Dengue • Febre amarela	• Defeito de oxidação dos ácidos graxos • Doença de Wilson •	• Paracetamol • Inibidores da MAO • Ácido valproico • Fenitoína • Carbamazepina • Isoniazida • Trimetoprim-sulfametoxazol • Tetraciclina • Cocaína • *Ecstasy* • Cogumelo venenoso	• Síndrome de Budd--Chiari • Doença veno--oclusiva • ICC • Choque	• Hepatite autoimune • Síndrome hematofagocítica

As condições que precipitam a IHA também podem causar insuficiência hepática crônica (IHC), mas nesses pacientes também devemos considerar outras causas:

- Genéticas/metabólicas: deficiência de alfa$_1$-antitripsina, fibrose cística, doença de Gaucher, síndrome de Zellweger, colestase familiar intra-hepática progressiva.
- Infecciosas: rubéola, sepse neonatal recorrente, colangite ascendente.
- Inflamatórias: colangite esclerosante primária.
- Anatômicas: atresia de vias biliares, síndrome de Alagille (displasia artério-hepática), hipoplasia biliar intra-hepática, cisto de colédoco, fibrose hepática congênita, doença de Caroli.
- Nutricionais: hipervitaminose A, nutrição parenteral total, desnutrição.

Fisiopatologia

Insuficiência hepática aguda

A IHA ocorre quando a morte celular de hepatócitos é maior que a capacidade de regeneração hepática, por reação do paciente geneticamente suscetível a algum estímulo potencialmente hepatotóxico. É um quadro devastador de evolução rápida, que exige reconhecimento precoce e tratamento intensivo.

Em adultos, a IHA é definida como o aparecimento de encefalopatia hepática (EH) em até 8 semanas do início dos sintomas. Entretanto, o diagnóstico da EH é difícil em crianças, sendo evidente muitas vezes apenas na fase final do processo de evolução da doença e, em algumas situações, não é evidente.

Insuficiência hepática crônica

A IHC, por sua vez, ocorre de forma mais lenta e progressiva. O desenvolvimento da cirrose, processo difuso do fígado onde a fibrose resulta na conversão da arquitetura hepática em nódulos estruturalmente anormais, leva à compressão de veias hepáticas e estruturas biliares. Ou seja, a agressão hepática leva à necrose de hepatócitos. No processo cicatricial há alteração das proteínas da matriz extracelular. Ocorre então capilarização dos sinusoides e obstrução ao fluxo do plasma entre o lúmen sinusoidal e os hepatócitos, afetando sua função.

Em longo prazo estas alterações podem resultar também em danos isquêmicos, por interferirem no fluxo arterial intra-hepático. A formação de nódulos é decorrente de um crescimento hepatocelular compensatório nas áreas ainda sadias, porém contribui ainda mais para a alteração da microarquitetura e seus efeitos deletérios. Em todos esses processos existe a liberação de citocinas inflamatórias e vasoativas.

■ Cirrose

A cirrose é classificada como compensada ou descompensada, esta última quando há prejuízo de alguma função hepática. Como consequência, pode ocorrer hipertensão da veia porta (ΔP) decorrente do aumento da resistência vascular (R) ao fluxo sanguíneo (Q) entre o leito esplâncnico e o átrio direito e/ou um aumento no fluxo sanguíneo do sistema portal. É representado matematicamente pela lei de Ohm como $\Delta P = Q \times R$.

O aumento da resistência vascular, principal desencadeante da hipertensão portal nos pacientes cirróticos, pode ser pré-hepático (p. ex., trombose de veia porta), intra-hepático (p. ex., cirrose) e pós-hepático (p. ex., síndrome de Budd-Chiari). Entre as complicações da hipertensão portal há a formação de circulação colateral portossistêmica, como tentativa de drenagem do sangue por outras vias, além da veia porta para a veia cava, resultando em varizes esofagogástricas, colaterais retais e paraumbilicais. Esplenomegalia e hiperesplenismo também estão presentes, como resultado da congestão esplênica. As complicações ocorrem quando a pressão da veia porta ultrapassa 10-12 mmHg (a pressão normal situa-se entre 5-10 mmHg).

O tônus vascular nos pacientes cirróticos pode variar de acordo com o balanço entre vasodilatadores endoteliais (óxido nítrico, prostaciclinas, glucagon) e vasoconstritores (endotelina, prostaglandinas). O aumento do fluxo sanguíneo portal é consequência da vasodilatação em órgãos esplâncnicos. Esses pacientes apresentam uma circulação hiperdinâmica com aumento do retorno venoso e consequente aumento do débito cardíaco, redução do tônus arteriolar esplâncnico e hiporresponsividade do leito arterial esplâncnico a vasoconstritores.

A vasodilatação contribui para ativação do sistema renina-angiotensina-aldosterona e liberação de ADH (hormônio antidiurético), resultando em reabsorção de sódio e água livre, com consequente aumento do volume intravascular. Como ocorre mais reabsorção de água livre que de sódio, esses pacientes apresentam hiponatremia hipotônica hipervolêmica (de sódio corporal total aumentado).

A hipertensão da veia porta pode ocorrer em pacientes com fígado cirrótico ou não cirrótico, como na trombose de veia porta.

Enquanto na circulação sistêmica o tônus vascular está diminuído, na microvasculatura hepática o tônus vascular está aumentado.

Quadro clínico

Os pacientes apresentarão manifestações compatíveis com as funções alteradas, como veremos a seguir. Aqui também discutiremos brevemente o diagnóstico e o tratamento de cada uma das condições listadas.

Insuficiência hepática aguda

A fase inicial em crianças pode se apresentar com sintomas inespecíficos como mal-estar, fadiga, dor abdominal, mialgia, artralgia, náuseas e febre. Os sintomas que estarão presentes e sua intensidade dependem da causa original que está levando esse fígado à insuficiência. Didaticamente, discorreremos aqui sobre desordens mais comuns na doença aguda e mais adiante sobre as desordens mais comuns na doença crônica, embora todos possam estar presentes em qualquer uma das manifestações. Na IHA a apresentação tende a ser mais abrupta e intensa, enquanto a intensidade e gravidade dos sintomas na IHC cresce conforme a progressão da doença.

■ Icterícia

A bilirrubina é, em sua maior parte, proveniente da destruição de hemoglobinas. Dentro do hepatócito ocorre a conjugação da bilirrubina de indireta para direta, sendo daí excretada para a bile. Ambas frações de bilirrubina, quando aumentadas, provocam icterícia.

A hiperbilirrubinemia indireta está mais relacionada a hemólise e alterações na conjugação, como em algumas desordens enzimáticas (p. ex., síndrome Crigler-Najjar), podendo ocorrer de forma fisiológica e transitória em recém-nascidos. Já a hiperbilirrubinemia direta está relacionada a doenças hepatobiliares e é sempre patológica, e os pacientes podem apresentar acolia fecal e colúria de graus variados nestes casos.

O tratamento depende da causa específica. Inicialmente na IHA ocorre disfunção excretora dos hepatócitos viáveis, então há predomínio de bilirrubina direta. Com a progressão da doença os hepatócitos começam a perder a função de conjugação, predominando bilirrubina indireta. Isso reflete perda de função hepática maciça, com prognóstico reservado, já que aproximadamente 1% da capacidade de conjugação normal é suficiente para manter a concentração de bilirrubina sérica normal.

■ Distúrbios de coagulação

O paciente pode apresentar-se com equimoses, petéquias, hematomas e hemorragia gastrointestinal. Não é frequente o sangramento clinicamente importante nos pacientes com doença aguda, pois há redução abrupta na produção hepatocelular tanto de fatores pró-coagulantes (fatores II, V, VII, X e fibrinogênio), como de proteínas anticoagulantes (antitrombina, proteínas S e C). Com isso, existe invariavelmente um grau de coagulação intravascular na IHA, podendo em casos graves evoluir com CIVD (coagulação intravascular disseminada). Pela curta meia-vida (6 horas), o fator VII tem melhor relação com prognóstico, visto refletir de forma mais precoce a função de produção de fatores de coagulação do fígado, mas não tem valor se avaliado de forma isolada.

A trombocitopenia pode estar presente por redução na produção de plaquetas, pelo aumento na sua destruição e/ou seu sequestro no baço.

A produção dos fatores II, V, VII e X de coagulação é dependente de vitamina K. Logo, esta deve ser administrada precocemente na coagulopatia decorrente da IHA. Correção com plasma fresco está indicada no sangramento ativo ou antes de procedimentos invasivos. Outros produtos pró-coagulantes, como fator VII recombinante ativado, podem ser indicados em sangramentos com risco de morte.

■ Encefalopatia hepática

O mecanismo é parcialmente compreendido e multifatorial, relacionado ao aumento de neurotoxinas, especialmente da amônia. Mecanismos que aumentam a permeabilidade endotelial e o fluxo cerebral, como infecção e mediadores inflamatórios, também podem estar envolvidos. Não há nenhuma anormalidade neuropatológica e é completamente reversível após resolução da doença hepática.

A classificação clínica pode ser vista na Tabela 33.2. Quanto mais jovem a criança, mais difícil pode ser identificar as alterações da encefalopatia hepática. Sua gravidade está relacionada à evolução da doença e ao prognóstico.

A extensa rede de circulação colateral, quando presente, faz com que parte do sangue drenado do leito esplâncnico não sofra metabolização hepática, contribuindo para a ocorrência/piora da encefalopatia.

O tratamento inclui a redução de estímulos externos, redução da ingestão de proteínas, retirada de sedativos que possam alterar o estado mental e tratamento de possível sepse associada. Lactulose acidifica o lume intestinal e aumenta a eliminação do conteúdo intestinal pelo mecanismo catártico osmótico. É utilizada empiricamente sem comprovação da sua real eficácia. Pode ser considerada a realização de descontaminação da luz intestinal, visto que aproximadamente metade da amônia originada no trato digestório é produzida por bactérias colônicas, como tratamento de segunda linha.

O edema cerebral e a hipertensão intracraniana podem ocorrer e estão entre as principais causas de morte dos pacientes com IHA. Sua ocorrência não está diretamente relacionada ao grau de encefalopatia hepática, portanto as reavaliações do estado mental do paciente devem ser frequentes. Crises convulsivas também podem ocorrer neste contexto e podem ser tratadas inicialmente com fenitoína, embora muitos esquemas de tratamento possam ser empregados.

Tabela 33.2. Estágios de encefalopatia hepática				
Grau	**Sinais clínicos**		**Sinais neurológicos**	**Eletroencefalograma (EEG)**
	Lactentes e crianças pequenas	*Crianças maiores e adultos*		
0	Nenhum	Nenhum	Normal	Normal
1	Choro inconsolável Inversão do sono Desatenção Alteração de comportamento	Confusão Alteração de humor Inversão de sono Esquecimento	Dificuldade ou impossibilidade de realizar teste Reflexos normais ou aumentados Tremor Apraxia Alteração da caligrafia	Normal ou ondas lentas Ritmo teta Ondas trifásicas
2	Choro inconsolável Inversão do sono Desatenção Alteração de comportamento	Letargia Comportamento inadequado Desinibição	Dificuldade ou impossibilidade de realizar teste Reflexos normais ou aumentados Disartria Ataxia	Alentecimento generalizado Ondas trifásicas
3	Sonolência Estupor Agressividade	Estupor Resposta a comandos simples	Dificuldade ou impossibilidade de realizar teste Reflexos aumentados Babinski presente Rigidez	Alentecimento generalizado Ondas trifásicas
4	Coma Resposta a estímulos dolorosos: Sim (4a) Não (4b)	Coma Resposta a estímulos dolorosos: Sim (4a) Não (4b)	Descerebração ou decorticação Reflexos ausentes	Ondas delta

Hipoglicemia

Com a perda da massa dos hepatócitos há redução nos depósitos de glicogênio e consequentemente da capacidade de gliconeogênese. A hipoglicemia ocorre em cerca de 40% dos pacientes, e pode ser necessária infusão contínua de glicose em altas taxas (até 10-15 mg/kg/min). A hipoglicemia dos pacientes com IHA pode ser grave e levar a convulsões.

Infecção

A disfunção imunológica decorre da redução das funções de polimorfonucleares e do prejuízo das células de Kupffer associados a redução de citocinas, de componentes do sistema complemento e da capacidade de opsonização. Desta forma, é a principal causa de morbimortalidade, com maior suscetibilidade a infecções bacterianas e fúngicas.

Antibioticoterapia de amplo espectro deve ser iniciada precocemente, mesmo nos casos suspeitos ou de forma profilática. Culturas devem ser coletadas, mas não devem atrasar o início do tratamento.

Insuficiência hepática crônica

Além das alterações presentes na IHA, que também se apresentam na crônica por disfunção do órgão, o fígado cronicamente doente pode predispor o aparecimento de hipertensão da veia porta, cujas principais complicações relacionadas são listadas aqui. A quantidade e intensidade dos sintomas, assim como seu tempo de progressão, variam conforme a condição predisponente.

Além disso, neonatos com coagulopatia e crianças com atraso de crescimento devem ser investigadas para doença hepática, pois a IHC pode cursar com síndrome mal absortiva de graus variados, além de baixa ingesta calórica e proteica pela anorexia e uma demanda metabólica aumentada. Crianças maiores e adolescentes podem apresentar manifestações semelhantes às de adultos, como eritema palmar, aranha vascular (telangiectasia) e xantomas. Podem ocorrer disfunções endocrinológicas pela falha hepática na metabolização/conjugação de alguns hormônios, podendo cursar com diabetes *mellitus* e hipotireoidismo, entre outros.

Esplenomegalia

Pode ocorrer por congestão da veia esplênica e não está relacionada com o grau de hipertensão portal ou de gravidade da doença hepática. Como consequência pode ocorrer hiperesplenismo, com anemia, leucopenia e plaquetopenia. Raramente necessita de intervenção cirúrgica.

Colaterais portossistêmicas

A circulação colateral abdominal superficial ocorre quando há repermeabilização das veias umbilical e paraumbilical, drenando sangue da porta para as cavas. Com isso, ficam evidentes na parede abdominal esses vasos dilatados partindo da cicatriz umbilical, conhecidos como *caput medusae* ou cabeça de medusa, raros em crianças. Também surgem colaterais no sistema digestivo, sendo as varizes de esôfago as com maior importância clínica pelo risco de sangramento potencialmente fatal.

Hemorragia digestiva alta (HDA)

Pode se manifestar por hematêmese ou melena, e decorre do sangramento abrupto pela ruptura das varizes esofágicas/gástricas ou do sangramento de gastropatia hipertensiva. Configura emergência médica com alta taxa de mortalidade. Febre, aumento da pressão abdominal (tosse) e uso de anti-inflamatórios são fatores que podem precipitar o sangramento dessas varizes. Refluxo gastroesofágico pode contribuir para a erosão nas varizes e precipitar HDA.

Betabloqueadores podem ser usados como profilaxia primária, com o objetivo de reduzir a frequência cardíaca de repouso em pelo menos 25%. Nesses casos, lembrar que os pacientes não terão a taquicardia compensatória pela perda sanguínea. Hipotensão é tardia em crianças com choque.

O tratamento emergencial da HDA inclui:

- Jejum.
- Uso de inibidor de bomba de prótons (omeprazol).
- Vitamina K (pelo distúrbio de coagulação).
- Antibiótico de largo espectro, como uma cefalosporina de terceira geração.
- Droga vasoativa com ação vasoconstritora esplâncnica (somatostatina, octreotide, vasopressina).
- Ressuscitação fluídica com solução cristaloide em casos selecionados.
- Hemotransfusão se instabilidade hemodinâmica (hemácias pela perda, plasma pelo distúrbio de coagulação, plaquetas se abaixo de 50.000).
- Endoscopia digestiva alta, para ligadura elástica ou escleroterapia do vaso que originou o sangramento. As medidas farmacológicas devem ser instituídas antes, pois facilitam o procedimento, que deve ser realizado tão logo o paciente esteja estável hemodinamicamente para o mesmo.

No manejo do paciente com HDA é importante lembrar que o aumento significativo do volume intravascular pode elevar a pressão da veia porta e, com isso, piorar o sangramento. Portanto, administrar líquidos com parcimônia.

Em alguns casos pode ser necessário o uso do balão de Sengstaken-Blakemore, com o objetivo de comprimir as varizes e interromper assim o sangramento. Para uso do mesmo, o sangramento deve ser grave e incontrolável

SEÇÃO 3 • A CRIANÇA GRAVEMENTE DOENTE

e o paciente deve ser sedado e estar com uma via aérea definitiva assegurada. Serve como ponte para uma intervenção cirúrgica definitiva.

■ Ascite

O estado hiperdinâmico dos pacientes cirróticos, com elevação do volume intravascular, gera um aumento da pressão hidrostática. Além disso, há diminuição da pressão oncótica decorrente da hipoalbuminemia, pois este fígado doente não está mais sintetizando corretamente as proteínas. Com isso, há extravasamento de líquido para a cavidade peritoneal, e a ascite ocorre quando é ultrapassada a capacidade de reabsorção dos vasos linfáticos abdominais.

A retenção de sódio perpetua o acúmulo de líquido no terceiro espaço. Pode causar dor/desconforto abdominal, com aumento do perímetro abdominal, macicez móvel ou palpação de onda líquida (sinal de piparote), que são de identificação mais difícil em crianças pequenas. Pode provocar também maior proeminência de hérnias preexistentes (umbilical, inguinal, femoral ou incisional), além de distensão líquida da bolsa escrotal em meninos. Quando encontrada em grande volume pode causar restrição respiratória, com taquipneia e/ou desconforto respiratório.

O tratamento consiste na restrição de sal e água e no uso de diuréticos. A paracentese de alívio é indicada quando há restrição respiratória, e a administração de albumina pode ser indicada quando grandes volumes são retirados do paciente.

■ Peritonite bacteriana espontânea

Denomina-se peritonite bacteriana espontânea (PBE) a infecção espontânea do líquido ascítico (LA), sem associação com perfuração intestinal ou outra fonte de infecção abdominal. Pode cursar com dor abdominal, febre, vômitos e diarreia. Ocorre por aumento da permeabilidade intestinal, supercrescimento bacteriano no delgado e translocação bacteriana. Neste caso, a paracentese diagnóstica deve ser realizada, enviando o LA para citologia e cultura.

O diagnóstico é feito quando há mais de 250 polimorfonucleares no líquido, com aproximadamente 40% de positividade na cultura, sendo as bactérias gram-negativas entéricas (*Escherichia coli* e *Klebsiella* sp) os agentes mais comuns, seguidas de cocos gram-positivos como *Streptococcus pneumoniae*, isolando em geral apenas um patógeno. Infecções polimicrobianas falam a favor de perfuração intestinal.

■ Síndrome hepatopulmonar

Pacientes podem cursar com dispneia e cianose. Divide-se em tipo I, em que o aumento do diâmetro do vaso não permite o contato das hemácias do centro do vaso com o alvéolo para troca gasosa, e tipo II, que parece ser decorrente do *shunt* provocado pelos vasodilatadores sistêmicos liberados nestes pacientes. É reversível após transplante hepático em aproximadamente 80% dos pacientes.

■ Síndrome hepatorrenal

Insuficiência renal que ocorre no contexto da IHC, na ausência de outros fatores de piora de função renal (hipovolemia, sepse, sangramento, uso de drogas nefrotóxicas). Divide-se em tipo I, de progressão em até 2 semanas, e tipo II, de progressão mais lenta. Pode ser necessária hemodiálise, com indicações controversas, e tratamento com drogas vasoativas e albumina podem manter o paciente até o tratamento definitivo, que é o transplante hepático.

Diagnóstico

Insuficiência hepática aguda

A definição clássica de IHA é a perda da função hepática de forma súbita em paciente sem doença hepática prévia que cursa com o desenvolvimento de alteração da coagulação e de algum grau de encefalopatia nas primeiras 8 semanas do início dos sintomas e com duração menor que 26 semanas. Esta definição, aplicada na avaliação de pacientes adultos, muitas vezes não se aplicava em pediatria pela ausência ou dificuldade no diagnóstico de encefalopatia em lactentes em crianças. Recentemente, um grupo de estudo de insuficiência hepática aguda pediátrica (*Pediatric Acute Liver Failure Study Group*) definiu novos critérios para a IHA em lactentes e crianças até 18 anos:

- Ausência de doença hepática crônica conhecida.
- Evidência bioquímica de lesão hepática (os níveis de aminotransferases são quase sempre acima de 1.000 UI/L, podendo chegar a valores tão elevados quanto 80.000 UI/L).
- Coagulopatia não corrigível pela administração de vitamina K.
- INR (*international normalized ratio*) > 1,5 ou tempo de protrombina (TP) prolongado maior ou igual a 15 segundos na presença de qualquer grau de encefalopatia clínica, ou INR > 2 ou TP maior ou igual a 20 segundos na ausência de encefalopatia clínica.

Exames para o diagnóstico etiológico sempre devem ser incluídos na investigação inicial e exames subsequentes para avaliação global do paciente, com intervalo a ser determinado pela gravidade do mesmo, devem ser coletados, conforme a Tabela 33.3.

Queda importante nos níveis de aminotransferases pode refletir recuperação hepática quando acompanhada de melhora dos demais parâmetros ou pode estar relacionada com a falência hepática iminente quando associada a piora funcional, refletindo pior prognóstico.

Tabela 33.3. Avaliação laboratorial da IHA

Avaliação básica		Avaliação etiológica	
Bioquímica sérica	• Bilirrubinas • Aminotransferases • Fosfatase alcalina e gamaglutamil transferase • Albumina • Ureia, Creatinina • Eletrólitos (sódio, potássio, cloro, cálcio, fósforo, magnésio), bicarbonato • Glicose e lactato • Gasometria arterial • Amônia	Sangue/soro	• Ceruloplasmina • Autoanticorpos • Imunoglobulinas • Aminoácidos • Amilase, lipase • Sorologias (ou biologia molecular/PCR) • Paracetamol • Análise toxicológica • Alfa$_1$-antitripsina sérica • Beta-HCG • Ferritina, ferro e transferrina
Hematológica	• Hemograma com plaquetas • Tempo de protrombina/INR • TTPA • Atividade do Fator V ou VII • Tipagem sanguínea • Hemocultura	Urina	• Análise toxicológica • Metabólitos tóxicos • Aminoácidos • Succinilacetona • Ácidos orgânicos • Açúcares redutores • Urocultura
Radiológica	• Radiografia de tórax • Ultrassonografia abdominal com Doppler	Radiológica	• Tomografia computadorizada de abdome
Neurofisiológica	• Eletroencefalograma	Biópsia hepática*	• Histopatológico

*A biópsia do fígado fica reservada a situações em que a mesma é imprescindível para o diagnóstico ou para definição de tratamento, pela alta chance de erro amostral e pela coagulopatia presente no momento.

Insuficiência hepática crônica

A suspeita clínica tanto pode ser feita incidentalmente por achados no exame físico, como icterícia ou esplenomegalia, ou na investigação de outras patologias, como se apresentar de forma mais grave, com ascite, hematêmese ou encefalopatia. Para o diagnóstico deve-se seguir a mesma linha de raciocínio da IHA – quantificar o grau de insuficiência, o nível de lesão de hepatócitos e buscar o diagnóstico etiológico. Para tal, além da investigação já listada para IHA, deve-se acrescentar exames específicos para causas de IHC, como teste de sódio e cloro no suor para fibrose cística.

A elevação de aminotransferases costuma ser moderada e não tão grave quanto na IHA. Exames que refletem a função hepática estão mais relacionados a prognóstico e são melhores preditores de sobrevida.

Tais exames também ajudam a avaliar o prognóstico do paciente e a necessidade de transplante hepático. Geralmente tal investigação pode ser feita ambulatorialmente, visto o caráter progressivo e mais insidioso do quadro, exceto quando o diagnóstico é feito através de uma intercorrência grave. Além disso, na IHC é fundamental a busca por complicações da hipertensão portal.

Os pacientes com IHC frequentemente manifestam intercorrências agudas, já listadas neste capítulo (HDA, PBE). Nestes casos, para a avaliação dos resultados de exames deve-se sempre considerar os níveis basais do paciente.

Quando falamos em exames que refletem a função hepática, referimo-nos a: amônia, coagulograma, bilirrubinas, glicemia e proteínas! As aminotransferases são enzimas intracelulares que refletem apenas lesão celular dos hepatócitos.

Tratamento

Insuficiência hepática aguda

Dependendo da causa, o tratamento específico pode evitar a necessidade de transplante hepático, como nas lesões hepáticas autolimitadas pela intoxicação por paracetamol ou por hepatite viral A. Em contrapartida, em doenças sistêmicas com comprometimento de outros órgãos o transplante pode ser contraindicado.

O tratamento desses pacientes deve ser realizado em unidade de terapia intensiva em centro com acesso a transplante hepático. Consiste em tratamento de suporte, prevenção e tratamento precoce das complicações específicas, já discutidos anteriormente, e tratamento da causa específica (Tabela 33.4) quando esta é definida. Caso não haja causa definida ou esta não seja passível de tratamento específico, o transplante de fígado deve ser considerado, sendo este o tratamento definitivo da maioria das causas.

O transplante hepático tem mudado a sobrevida destes pacientes, girando em torno de 75% em 1 ano na maioria das séries. Quanto mais precoce sua indicação, maior a probabilidade de sucesso. Mesmo assim, na insuficiência hepática aguda os resultados são inferiores quando comparados a pacientes transplantados por insuficiência hepática crônica. O pior desfecho na IHA é re-

Tabela 33.4. Causas de insuficiência hepática aguda com tratamento específico

Doença	Tratamento	Doença	Tratamento
Medicamentos	Remoção da droga hepatotóxica	Hepatite autoimune, síndrome hemofagocítica	Corticosteroides
Intoxicação por paracetamol	N-acetilcisteína	Hepatite B	Lamivudina
Galactosemia	Dieta sem galactose	Herpesvírus simples	Aciclovir
Tirosinemia tipo 1	Dieta sem tirosina, NTBC (2-nitro-4-trifluorometilbenzoil-1,3-ciclo-hexanediona)	Síndrome de Budd-Chiari	TIPS (*transjugular intrahepatic portosystemic shunt – shunt* portossistêmico intra-hepático transjugular)
Choque e lesões isquêmicas	Suporte hemodinâmico		

lacionado principalmente a falência de múltiplos órgãos, sepse e utilização de enxertos subótimos, além da gravidade do paciente no momento do transplante.

Critérios variados podem ser utilizados por cada centro transplantador para indicação do transplante e alocação do paciente na lista de espera de órgão para transplante, incluindo critérios do *King's College* e de Clichy, os escores MELD (*Model for End-stage Liver Disease*) e PELD (*Pediatric End-stage Liver Disease*) – para menores de 12 anos –, este último considerando os seguintes parâmetros: bilirrubina, albumina, INR, atraso no crescimento e idade.

O fígado pode ser captado de doador cadáver ou doador vivo. No transplante intervivos o tamanho do enxerto suficiente, que não costuma ser um problema para crianças menores, pode ser um fator limitante em crianças maiores e adolescentes.

Insuficiência hepática crônica

Além do tratamento específico de cada manifestação da insuficiência hepática, um tratamento definitivo deve ser proposto. Assim como na insuficiência hepática aguda, determinadas doenças possuem seu tratamento específico e alguns funcionam apenas como pontes para o transplante hepático, mantendo o paciente estável por mais tempo para uma condição cirúrgica mais favorável.

Conceitos-chave

- Diversos mecanismos podem levar o fígado à insuficiência, sejam eles infecciosos, genéticos/metabólicos, imunológicos/infiltrativos, isquêmicos ou intoxicações.

- A IHA é um quadro grave de evolução rápida, onde há distúrbio de coagulação e evidência bioquímica de destruição de hepatócitos, acompanhado ou não de encefalopatia hepática, cujo diagnóstico em crianças é difícil de ser realizado. Seu tratamento deve ser realizado em centro de terapia intensiva com medidas de suporte, tratamento de complicações, tratamento da causa específica quando esta é conhecida (visto que em até 50% dos casos é idiopática) e transplante hepático em muitos casos.

- A IHC costuma se manifestar de forma mais insidiosa e com prejuízo progressivo da função hepática pela destruição hepatocelular, com evolução para cirrose, que uma vez estabelecida se perpetua mesmo após correção do fator que desencadeou o processo. Ocorre liberação de mediadores vasodilatadores com aumento do débito cardíaco e redução do tônus vascular sistêmico, logo estes pacientes se apresentam hiperdinâmicos (pulsos amplos, tempo de enchimento capilar diminuído e sopro cardíaco). Muitos destes pacientes evoluem com hipertensão da veia porta e manifestam suas complicações como ascite, HDA e PBE.

- Os exames de função hepática incluem coagulograma, glicemia, bilirrubinas, proteínas e amônia. Aumento de aminotransferases reflete lesão de hepatócitos e exames para avaliação geral do paciente e diagnóstico etiológico devem ser sempre inseridos na abordagem destes pacientes.

- Além do tratamento das complicações específicas, os pacientes precisam ser avaliados quanto à necessidade de transplante hepático.

Questões

Caso clínico 1

Criança de 1 ano, 8 kg, é levada ao pronto-socorro com história de tosse, coriza e febre há 2 dias. Estava sendo medicada em casa com 8 gotas de paracetamol pela mãe e, para melhor controle da curva térmica, a mesma estava administrando a medicação a cada 2 h. Procurou o serviço neste momento por achar a criança muito irritada e chorosa. Nega patologias crônicas, uso regular de medicações e alergias.

- Ao exame: regular estado geral, agitada, irritada não sendo consolada no colo materno. Corada, hidratada, ictérica 1+/4+, acianótica, eupneica, tempo de enchimento capilar menor que 3 segundos, pulsos cheios. Temperatura axilar 38ºC, FC 140 bpm, FR 36 irpm, Sat 97%.
- Otoscopia e oroscopia sem alterações.
- AR: MV+ sem RA, sem desconforto.
- ACV: BRNF2T, sem sopros.
- Abdome: flácido, indolor, sem massas palpáveis nem esplenomegalia e/ou hepatomegalia, timpânico, ruídos hidroaéreos presentes.
- Genitália externa sem alterações.
- Sem sinais de irritação meníngea.
- Membros: algumas equimoses em membros inferiores.

1. Qual sua principal hipótese diagnóstica, dados da anamnese que te levaram a esta hipótese e quais exames devem ser solicitados para confirmação do seu diagnóstico?

2. O que você espera como resultado dos exames acima solicitados?

3. Qual a conduta ideal para este paciente?

Caso clínico 2

Paciente de 2 anos, 11 kg, com atresia de vias biliares sem cirurgia prévia, aguardando na fila para transplante hepático, procura pronto atendimento por história de febre há 2 dias e aumento do volume abdominal. Nega outras alterações.

- Ao exame: bom estado geral, emagrecida, corada, hidratada, ictérica 4+/4+, acianótica, discretamente taquipneica, tempo de enchimento capilar menor que 3 segundos, pulsos amplos. Temperatura axilar 36,7ºC, FC 105 bpm, FR 42 irpm, Sat 97%.
- Otoscopia e oroscopia sem alterações.
- AR: MV+ sem RA, sem desconforto respiratório, taquipneico.
- ACV: BRNF2T, sem sopros.
- Abdome: distendido, doloroso à palpação profunda, fígado palpável a 4 cm do rebordo costal D, baço palpável na linha da cicatriz umbilical, timpânico, ruídos hidroaéreos presentes, descompressão brusca negativa. Sinal de piparote presente.
- Genitália externa sem alterações.
- Sem sinais de irritação meníngea.

4. Qual sua principal hipótese diagnóstica, quais exames devem ser solicitados para confirmação diagnóstica e qual o tratamento para sua hipótese?

No segundo dia de internação o paciente em questão apresenta um episódio de hematêmese.

5. Qual sua conduta?

BIBLIOGRAFIA CONSULTADA

- Bernal W, Wendon J. Acute liver failure. N Engl J Med. 2013;369:2525-2534.
- Devictor D, Tissieres P, Durand P, Chevret L, Debray D. Acute liver failure in neonates, infants and children. Expert Rev Gastroenterol Hepatol. 2011 Dec;5(6):717-29.
- Devictor D, Tissieres P, Afanetti M, Debray D. Acute liver failure in children. Clin Res Hepatol Gastroenterol. 2011 Jun;35(6-7):430-7.
- Dhawan A. Acute liver failure in children and adolescents. Clin Res Hepatol Gastroenterol. 2012 Jun;36(3):278-83.
- Dib N, Oberti F, Calès P. Current management of the complications of portal hypertension: variceal bleeding and ascites. CMAJ. 2006 May 9;174(10):1433-1443.
- Gugig R, Rosenthal P. Management of portal hypertension in children. World J Gstroenterol. 2012;18(11):1176-1184.
- Mund ME, Quarcoo D, Gyo C, Brüggmann D, Groneberg DA. Paracetamol as a toxic substance for children: aspects of legislation in selected countries. J Occup Med Toxicol. 2015 Dec 10;10:43.
- Silva LR, Ferreira CT, Carvalho E. Hepatologia em pediatria. Barueri, SP: Manole; 2012.
- Alonso S. Acute liver failure in children. In: Sucky FJ, Sokol RJ, Balistreri WF. Liver Disease in Children. 4th ed. UK: Cambridge University Press; 2014. p. 32-50.
- Suchy FJ, Sokol RJ, Balisteri WF. Liver disease in children. 4th ed. UK: Cambridge University Press; 2014.
- Tissieres T, Devictor D. Acute liver failure and liver transplantation. In: Nichols DG, Shaffner DH. Rogers' textbook of pediatric intensive care. 5th ed. Philadelphia USA: Wolters Kluwer; 2016. p. 1705-1724.

Respostas

1. Trata-se de uma provável insuficiência hepática aguda por paracetamol. Os dados da história que levam a esta hipótese são história de uso abusivo de medicação, irritabilidade excessiva, icterícia, equimoses em membros. Para confirmação diagnóstica devem ser solicitados exames que avaliam a função hepática, como coagulograma, bilirrubinas, proteínas totais e frações, amônia, glicemia, além de exames para avaliação geral do paciente e diagnóstico diferencial, como hemograma, aminotransferases, fosfatase alcalina e gamaglutamil transferase, gasometria com eletrólitos, hemocultura, sorologias para hepatites virais. Considerar avaliação de erros inatos do metabolismo e outras etiologias da IHA. Exame de imagem, como ultrassonografia de abdome, também deve ser realizado no momento inicial, e um exame neurológico detalhado deve ser realizado, além de eletroencefalograma (EEG) para classificação da encefalopatia hepática.

2. INR aumentado (> 1,5), tempo de protrombina prolongado (> 15), bilirrubinas aumentadas, proteínas normais ou reduzidas, hipoglicemia, amônia normal ou aumentada, aminotransferases significativamente aumentadas, EEG com alentecimento de ondas. Demais exames podem estar normais ou alterados.

3. Internação imediata em unidade de terapia intensiva de centro com serviço de transplante hepático; evitar estímulos externos devido a encefalopatia, considerar uso de lactulona e/ou descontaminação da luz intestinal. Retirada imediata da droga hepatotóxica (paracetamol) e início de N-acetilcisteína. Tratar distúrbios eletrolíticos e de glicemia conforme necessidade. Avaliar necessidade de hemotransfusão conforme evolução do paciente.

   Reavaliação frequente do quadro neurológico, exames conforme evolução do paciente e avaliação pela equipe de transplante hepático, que utilizará critérios específicos para indicação/alocação do paciente na fila para transplante (*King's College*, Clichy, PELD).

4. Peritonite bacteriana espontânea. Avaliação da função hepática (bilirrubinas, coagulograma, amônia, proteínas totais e frações e glicemia); aminotransferases, fosfatase alcalina e gamaglutamil transferase, que podem piorar em relação ao basal pelo quadro infeccioso; e identificação do foco infeccioso. Portanto, deve-se também coletar hemograma, PCR e hemocultura, além de urina 1 e urocultura. Está indicada a realização de paracentese diagnóstica para quimiocitologia e cultura, sempre que possível guiada por ultrassom para evitar acidentes de punção devido a importante visceromegalia do paciente. O paciente apresenta discreta taquipneia restritiva pela visceromegalia mas, como não apresenta comprometimento da dinâmica respiratória, não há necessidade de paracentese de alívio. Confirmada a PBE (líquido ascítico com contagem de polimorfonucleares > 250), o paciente deve ser internado para antibioticoterapia endovenosa de amplo espectro (cefalosporina de terceira geração).

5. Encaminhar paciente para sala de emergência, monitoração cardíaca, oximetria de pulso e pressão arterial. Iniciar droga vasoconstritora esplâncnica (somatostatina, octreotide), omeprazol e vitamina K se ainda não estiver em uso. Manter antibioticoterapia. Encaminhar para EDA após medidas iniciais, assim que o paciente estiver estável. Caso o paciente esteja hemodinamicamente instável, considerar acesso venoso central ou intraósseo, expansão volêmica, hemoderivados, via aérea definitiva e, em caso de sangramento incontrolável, balão de Sengstaken-Blakemore.

Hemorragia Digestiva

■ João Fernando Lourenço de Almeida

Definição

Sangramento gastrointestinal (termo mais utilizado em países de língua inglesa) ou hemorragia digestiva (HD) em lactentes e crianças são eventos comuns. Felizmente, a maioria dos casos de sangramento é leve e relacionada a condições próprias da infância, não resultando em consequências graves para a saúde. Em contrapartida, eventos clinicamente significativos são raros. HD também são a principal indicação de procedimento endoscópico digestivo emergencial em todas as idades.

Quando o evento hemorrágico é relacionado a alguma patologia de base, tanto sua frequência como sua gravidade são aumentadas e o tratamento deve ser emergencial, incluindo:

- Estabilização sistêmica.
- Procedimento endoscópico.
- Abordagem farmacológica.

Nos casos mais graves aumenta-se a necessidade de procedimentos mais invasivos (como balão esofágico e endoscopia hemostática), transfusões e cirurgias.

Independentemente da gravidade, a morbimortalidade da HD em crianças vem reduzindo drasticamente nas últimas décadas com o uso adequado da endoscopia digestiva diagnóstica e terapêutica. Além disso, os casos de HD se beneficiaram da evolução em técnicas de radiologia diagnóstica e terapêutica (p. ex., TIPS – *Transjugular Intrahepatic Portohepatic Shunt*) e com o desenvolvimento de abordagens cirúrgicas menos invasivas e mais eficazes, toleráveis e seguras para a cicatrização de úlceras pépticas.

Alguns termos devem ser conceituados para melhor compreensão da doença. A Tabela 34.1 apresenta alguns conceitos que serão importantes em nosso estudo neste capítulo.

Epidemiologia

Apesar do aumento de publicações sobre HD em crianças, ainda há escassez de estudos epidemiológicos em grandes populações pediátricas, principalmente com análise por tipo de HD (alta × baixa) e idade. A literatura é mais ampla para artigos relacionados à HDA do que à HDB.

A incidência de HD em crianças é de aproximadamente 6,4%. Cerca de 10 a 20% de todas as referências a gastroenterologistas pediátricos são por HD, sendo que a maioria dos casos é classificada como leve e de investigação eletiva. Com relação aos casos mais graves, a incidência de HDA pode atingir 20% dos pacientes que se internam em Unidade de Terapia Intensiva Pediátrica.

A taxa de mortalidade global foi de 2,07%, embora apenas 0,3% destes casos fossem internados primariamente por HD. Entretanto, esses valores podem variar de forma significativa de acordo com a característica do serviço médico. Em hospitais terciários, com ambulatórios de gastroenterologia e hepatologia, onde a prevalência de crianças com doenças de base é maior, a mortalidade por HD pode atingir até 21%, principalmente quando existe a associação de hipertensão portal e HDA.

Os fatores associados a aumento da mortalidade por HD são:

- Presença de choque (ou instabilidade hemodinâmica).
- Sepse ou infecção associada.
- Presença de doença crônica.

Tabela 34.1. Conceitos em hemorragia digestiva alta

Termo	Definição
Hemorragia digestiva (HD)	É o evento hemorrágico que ocorre em toda a extensão do trato gastrointestinal, da boca até o ânus. Pode se manifestar clinicamente como hematêmese, melena, sangue vivo por sonda nasogástrica, sangue oculto nas fezes ou enterorragia
Hematêmese	Vômito de sangue ou material semelhante a borra de café
Melena	Fezes enegrecidas, fétidas
Sangue vivo por sonda nasogástrica	Presença de sangue, vivo e não coagulado, saindo ativamente do tubo ou da sonda digestiva (principalmente sonda nasogástrica, sonda pós-pilórica, gastrostomias ou ileostomias)
Enterorragia	Coágulos ou sangue vivo pelo reto
Sangramento oculto ou sangue oculto nas fezes	Hemorragia oculta do trato digestório que não é visível pelo médico ou paciente, resultando frequentemente em anemia ferropriva e/ou Pesquisa de sangue oculto nas fezes positivo
Hemorragia digestiva alta (HDA)	Ocorre quando o sangramento primário é proximal ao ligamento de Treitz e, de forma mais prática, da boca, do esôfago, estômago e duodeno (Figura 34.1). A HDA ainda é classificada em HDA varicosa e não varicosa, quando tem relação com a presença ou não de varizes esofágicas e gástricas associadas à hipertensão portal
Varizes	Veias anormalmente dilatadas, secundárias ao regime de hipertensão no sistema venoso portal, principalmente esofágicas ou gástricas (mas podendo aparecer em outras partes do intestino como ectasias). Sangramentos varicosos são os mais graves e potencialmente fatais
Hemorragia digestiva baixa (HDB)	Definida como o sangramento distal ao ligamento de Treitz. Principalmente dos intestinos delgado e grosso (Figura 34.2)
Choque	É um estado fisiopatológico complexo caracterizado por alteração da perfusão tecidual, com consequente incapacidade do organismo em fornecer quantidades suficientes de oxigênio e nutrientes para suprir as demandas metabólicas teciduais. A característica fisiopatológica comum aos diversos tipos de choque é desbalanço entre a oferta (DO_2) e o consumo de O_2 (VO_2). No contexto das HD, o choque geralmente é hipovolêmico, secundário à perda de volume circulante pela hemorragia intestinal. A presença de choque ou instabilidade hemodinâmica é uma variável importante para auxílio na condução do caso, se emergencial ou eletivo

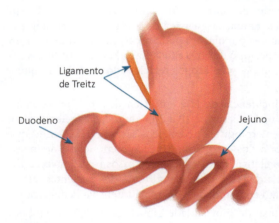

FIGURA 34.1. Ligamento de Treitz. Ligamento suspensor composto por músculo liso que se estende da junção duodenojejunal ao diafragma, definindo os tipos de HD. Fonte: adaptada de Can J Surg. 2011;54(4):243-251(4).

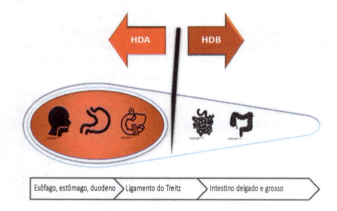

FIGURA 34.2. Representação gráfica do tubo digestivo mostrando seus principais órgãos e o ligamento de Treitz, que define a classificação das HD em hemorragia digestiva alta, quando a origem do sangramento é proximal ao ligamento ou hemorragia digestiva baixa, quando é distal ao mesmo. Fonte: arquivo pessoal do autor.

Em relação à classificação das HD, sabe-se que existe discreta prevalência das HDA em relação às HDB (cerca 50-70%), sendo a incidência de HDB muito variável de acordo com o tipo de estudo e a população, podendo ser tão baixa quanto 0,3%.

Etiologia

Devido à heterogeneidade de etiologias da HD, torna-se fundamental para a facilitação do raciocínio clínico e definição mais ágil do diagnóstico, que exista uma divisão etiológica seguindo variáveis como faixa etária e localização.

A classificação etiológica de HD em adultos não pode ser extrapolada para a população pediátrica. Fatores de risco identificáveis em adultos, entre os quais idade avançada, uso de anti-inflamatórios não esteroides, terapêutica anticoagulante, aspirina, inibidores da recaptação de serotonina, insuficiência renal e cirrose hepática não podem ser considerados significativos para crianças.

Em contrapartida, crianças têm situações específicas que aumentam a incidência de HD em faixas etárias distintas, como recém-nascidos prematuros, lactentes com doenças hepáticas e hematológicas congênitas.

Etiologia da HDA

A etiologia da HDA é categorizada por idade, mas os transtornos causais se sobrepõem consideravelmente nas três principais faixas etárias.

Em recém-nascidos, as causas incluem distúrbios da coagulação (comuns como a deficiência de vitamina K ou mais raros e graves, como distúrbios de coagulação congênitos), alergia à proteína do leite de vaca (APLV), gastrite por estresse, sepse (geralmente associada a choque séptico grave com coagulação intravascular disseminada – CIVD e uso de ventilação mecânica) e trauma por colocação de sondas nasogástricas ou aspiração de vias aéreas e boca.

Em lactentes (1 mês a 1 ano de idade) as causas mais prevalentes são ingestão de substâncias cáusticas, cistos de duplicação, ingestão de corpo estranho (nos tempos atuais, associa-se à clássica ingestão de moedas e peças de brinquedos, ingestão de baterias de lítio ou similares que, além da lesão mecânica do próprio objeto, podem liberar substâncias tóxicas e/ou cáusticas, tornando o quadro mais grave, com maior risco de perfuração) e hemorragias secundárias ao uso de medicamentos.

Apesar de o refluxo gastroesofágico (RGE) ser extremamente frequente nesta faixa etária, raramente leva a HDA (em geral a HDA ocorre quando existe esofagite associada ao RGE). Crianças com doenças hepáticas têm seu diagnóstico de hipertensão portal e varizes definido dentro do primeiro ano de vida, mas só as varizes associadas a doenças muito graves (como atresia de vias biliares ou trombose de veia porta) sangram por varizes ainda no primeiro ano, diferenciando a formação de varizes do sangramento por varizes, que ocorre com a evolução da hipertensão portal.

Em crianças entre 1 ano e 5 anos de idade, as causas incluem esofagite erosiva, gastrite, ingestão cáustica, úlcera péptica, varizes e sangramentos por vômitos e lacerações de mucosa (conhecida como síndrome de Mallory-Weiss).

Em crianças e adolescentes (com idades entre 5 anos e 18 anos), os sangramentos podem surgir por distúrbios de coagulação, gastrite, síndrome de Mallory-Weiss, lesões de Dieulafoy (angiodisplasia), esofagite erosiva, úlcera péptica e ingestão cáustica. Doenças inflamatórias intestinais, principalmente a doença de Crohn, não são causas comuns de HDA em pediatria. A Tabela 34.2 sintetiza estas informações.

Etiologia da HDB

A maioria dos casos de HDB é autolimitada e sem repercussões significativas para o paciente. Contudo, condições como o divertículo de Meckel, melena por hemorragias varicosas, abdome agudo obstrutivo e sangramento por agudização de quadro de colite ulcerativa são mais graves e com taxas de mortalidade mais elevadas.

Como a HDA, a etiologia da HDB é muito diferente entre crianças e adultos. Enquanto as principais causas de HDB em adultos são câncer colorretal, pólipos colorretais, doença anorretal e doenças inflamatórias do intestino, em crianças são os pólipos colorretais, a colite crônica (principalmente por alergias alimentares) e as lesões perianais.

Com a estratificação por faixa etária, temos em lactentes a colite alérgica e as fissuras anorretais como causas mais comuns. Em pré-escolares, a enterite infecciosa e as fissuras anorretais são as etiologias mais comuns.

Tabela 34.2. Causas de hemorragia digestiva alta por idade e localização			
	Lactentes	**2 a 5 anos**	**Escolares e Adolescentes**
Esôfago	• RGE • Esofagite	• Esofagite • Varizes de esôfago • Síndrome de Mallory-Weiss	• Esofagite • Síndrome de Mallory-Weiss • Varizes de esôfago
Estômago	• Gastrite por estresse	• Gastrite • Úlcera gástrica • Varizes gástricas	• Lesão de Dieulafoy • Gastropatia hipertensiva • Hemobilia
Duodeno	—	• Duodenite • Úlcera duodenal	—
Outras localizações	• Deficiência de vitamina K • Sepse • Trauma (sondas) • Alergia à proteína do leite de vaca	• Ingestões cáusticas • Corpo estranho • Uso de anti-inflamatórios	• Pólipos • Doença de Crohn • Telangiectasia • Fístula arterioentérica • Distúrbios de coagulação • Ingestões cáusticas • Corpo estranho • Uso de anti-inflamatórios

Um facilitador da abordagem para investigar as causas de HDB é classificá-la de acordo com:

- Idade da criança.
- Aparência (bom ou mau estado geral).
- Volume do sangramento.
- Característica das fezes.

O divertículo de Meckel deve ser aventado, em qualquer idade, se o sangramento é acompanhado por fezes brilhantes e tonalidade vermelho-escura. Crianças com mau estado geral devem levantar suspeita de causas isquêmicas e cirúrgicas, tais como o volvo de intestino médio e intussuscepção. Para crianças mais velhas, ataques agudos de colite ulcerativa, púrpura de Henoch-Schönlein e síndrome hemolítico-urêmica estão entre as etiologias mais destacadas.

Em caso de sangramento retal com aspecto normal das fezes, devemos nos atentar para possível presença de pólipo juvenil, hiperplasia linfoide nodular ou colite eosinofílica e malformações vasculares. A constipação é comumente associada à presença de fissura anal e dor para evacuar. A Tabela 34.3 sintetiza estas informações.

Diagnóstico diferencial

Certos alimentos podem criar confusão ao imitarem a coloração de sangue (vivo ou digerido). A presença de vômitos com corantes alimentares artificiais (vermelhos), corantes de bebidas (groselha), sucos de frutas (frutas vermelhas) e beterrabas pode simular uma HD. Portanto, uma anamnese detalhada é fundamental para o diagnóstico diferencial das HD.

Em recém-nascidos, outro diagnóstico diferencial importante é a ingestão de sangue durante o parto ou com início do aleitamento materno, se a mãe apresenta lesão ou fissuras nos mamilos. Pequenas quantidades de sangue podem tingir o leite materno e causar pânico nos familiares, com impressão de que o sangramento é maior do que realmente é.

A sintomatologia nos bebês será de hematêmese ou melena, mas de origem materna. Para auxílio no diagnóstico diferencial, o uso de uma solução alcalina no material expelido pela criança com um teste de desnaturação

(teste de Apt-Downey) pode diferenciar o sangue neonatal do sangue materno.

Quanto à diferenciação entre etiologias de HD, há uma proposta de avaliação para diferenciação clínica baseada na manifestação clínica, conforme descrito na Tabela 34.4.

Fisiopatologia

Primeiro, devemos entender por que os fenômenos hemorrágicos são mais frequentes no trato gastrointestinal do que em outros órgãos. A maioria dos órgãos do sistema digestório tem duas características que predispõem a hemorragia: sua grande superfície de exposição e sua extensa vascularização.

A partir daí podem-se destacar três mecanismos fisiopatológicos básicos para o desenvolvimento de HD.

1. Lesão aguda da mucosa intestinal: macroscopicamente, podem ser vistas como múltiplas lesões hemorrágicas, puntiformes, edemaciadas e com alteração da superfície. A patogenia envolve alterações na barreira mucosa, produção de muco e fluxo sanguíneo nas células intestinais, além de depleção na produção de prostaglandinas.

2. Lesões pépticas: os sangramentos são secundários à erosão de vasos sanguíneos, exsudação da mucosa e lesão inflamatória adjacente (esofagite, gastrite, duodenite).

3. Formação de varizes: com o acometimento do fluxo sanguíneo hepático por cirrose ou obstrução do fluxo portal há o desenvolvimento de hipertensão portal, e com a sua progressão (aumento do gradiente entre a veia hepática proximal e o sistema porta) inicia-se a formação de varizes. Como evento final, a pressão forma, alarga e afina a parede das veias (varizes) até o nível de pressão crítica em que há o rompimento das mesmas e a consequente HD. Outro mecanismo alternativo pode advir da erosão da parede do vaso antes do rompimento espontâneo, como descrito previamente.

Tabela 34.3. Causas de hemorragia digestiva baixa por idade		
Lactentes	**2 a 5 anos**	**Escolares e adolescentes**
• Colite	• Pólipos	• Fissura anal
• Fissura anal	• Fissura anal	• Enterocolite infecciosa
• Alergia a proteína LV	• Enterocolite infecciosa	• Pólipos
• Duplicação intestinal	• Intussuscepção	• Doença inflamatória intestinal
• Volvo	• Divertículo de Meckel	• Hiperplasia linfonodular
• Doença de Hirschsprung	• Púrpura de Henoch-Schönlein	• Angiodisplasia
• Enterocolite necrosante	• SHU	• SHU
• Distúrbio de coagulação	• Hiperplasia linfonodular	• Distúrbio de coagulação
	• Angiodisplasia	

LV: leite de vaca; SHU: síndrome hemolítico-urêmica.

Tabela 34.4. Diagnóstico diferencial das HD por manifestação clínica

Hematêmese	• Ingestão de sangue (epistaxe, aleitamento materno, procedimento dentário ou tonsilectomia) • Deficiência de vitamina K em recém-nascidos • Esofagite erosiva • Síndrome de Mallory-Weiss • Gastrite hemorrágica (trauma, cirurgia, queimaduras ou estresse sistêmico grave – pacientes em UTI) • Gastrite (drogas anti-inflamatórias não esteroides, gastrite alcoólica, ingestão de cáusticos, trauma mecânico, infecção viral, doença de Crohn, vasculite (Henoch-Schönlein), radiação, RGE • Varizes ou gastropatia hipertensiva (associada a hipertensão portal) • Úlcera péptica • Malformação vascular (angiodisplasia, hemangioma, lesão de Dieulafoy) • Hemobilia
Enterorragia	• Isquemia intestinal (intussuscepção complicada, volvo do intestino médio, hérnia encarcerada ou trombose mesentérica)
Melena	• Divertículo de Meckel • Sangramento primário HDA: ver hematêmese • Vasculite (púrpura de Henoch-Schönlein) • Pólipos • Úlcera intestinal ou colônica (gastropatia por AINE, doença de Crohn) • Colite ulcerativa • Malformação vascular
Sangramento retal com sinais de colite (desinteria, diarreia com sangue)	• Colite, gastroenterocolite infecciosa (considerar *Salmonella, Shigella, Yersinia enterocolitica, Campylobacter jejuni, Escherichia coli* O157 • Síndrome hemolítico-urêmica • Enterocolite necrosante • Colite eosinofílica • Doença inflamatória intestinal (retocolite ulcerativa, doença de Crohn
Sangramento retal com fezes normais	• Pólipos • Hiperplasia nodular linfoide • Colite eosinofílica • Doença inflamatória intestinal • Malformação vascular
Sangue vivo brilhante em fezes normais ou endurecidas	• Fissura anal • Proctite ulcerativa • Prolapso retal • Hemorroida • Úlcera retal solitária
Sangue oculto nas fezes	• Esofagite • Gastrite reativa, doença péptica • Gastroenterocolite eosinofílica • Polipose • Divertículo de Meckel • Malformação vascular

Diagnóstico

O pediatra, frente a uma criança com HD, deve ter clareza da hierarquia de condutas que devem ser realizadas, visando agilidade diagnóstica que facilitará o planejamento terapêutico, dispensando exames e avaliações desnecessários que possam prejudicar o prognóstico do paciente.

Avaliação inicial

O primeiro passo é a realização de anamnese e exame físico completo, para rápido estadiamento da gravidade do sangramento, que devem ser direcionados para que os principais fatores prognósticos relacionados à evolu-

ção da HD sejam investigados. Portanto, deve-se avaliar a história, sinais e sintomas de:

1. instabilidade hemodinâmica e choque — avaliar aspecto geral da criança, nível de consciência, frequência cardíaca, pressão arterial, pulso, tempo de enchimento capilar (perfusão periférica), pressão arterial e frequência respiratória. Crianças instáveis apresentarão taquicardia, taquipneia, pressão arterial normal ou baixa; aumento do tempo de enchimento capilar (o normal deve ser até 3 segundos em qualquer faixa etária) e pulsos finos e rápidos;

2. causas relacionadas à faixa etária;

3. doença de base – intensificar a investigação e verificação de exames relacionados a doenças he-

páticas e hematológicas, como os distúrbios de coagulação;
4. presença de infecção – avaliar temperatura, exames como hemocultura, hemograma, proteína C reativa, procalcitonina e história compatível com quadro infeccioso;
5. tipo de sangramento – relação do sangramento primário com o ligamento de Treitz (HDA × HDB ou mista);
6. diagnóstico diferencial – investigação dos diagnósticos diferenciais e causas de falso sangramento (Figura 34.3).

Classificação

Depois da avaliação inicial, o pediatra deve ter clareza se o paciente pode ser classificado em estável ou instável. Pacientes instáveis devem receber atendimento priorizado e ágil, geralmente em unidades de pronto-socorro. Por outro lado, os pacientes estáveis podem ser avaliados clinicamente, em geral necessitando de poucos procedimentos invasivos, podendo ser investigados ambulatorialmente, se a individualização do caso permitir.

■ Criança instável

– DHDHD

A estabilização clínica da criança deve preceder qualquer procedimento invasivo (geralmente endoscopia) para pacientes com HD.

Como o pediatra lida com uma grande amplitude de faixas etárias, de recém-nascidos até adolescentes de 18 anos, é importante a utilização de tabelas ou gráficos de parâmetros fisiológicos ajustados para a idade. Com as variáveis definidas por idade, o médico consegue identificar as crianças instáveis e estáveis.

Nos casos em que há descompensação hemodinâmica, deve-se iniciar reposição volêmica imediata, preferencialmente com cristaloides (soro fisiológico, Ringer lactato ou Plasma Lyte*), podendo também ser utilizados coloides (albumina ou coloides sintéticos) e transfusões de hemoderivados.

Em situações de choque hemorrágico grave deve ser utilizada política mais liberal em relação às transfusões sanguíneas. O uso de solução salina hipertônica vem aumentando nos últimos anos como opção para reposição volêmica, ainda com pouca experiência em pediatria.

A lavagem gástrica com soro fisiológico em temperatura ambiente através de sonda nasogástrica (SNG) calibrosa tem valor diagnóstico (sangue vivo é compatível com sangramento ativo proveniente do trato digestivo alto; aspirado bilioso, com sangramento baixo, e aspirado claro e sem sangue pode representar sangramento duodenal) e também ajuda no preparo para a endoscopia.

Tratamento

O tratamento geral envolve uso de ranitidina ou omeprazol (início imediato, mesmo que a suspeita principal não seja de doença péptica), vitamina K (para desnutridos graves, hepatopatas ou recém-nascidos) e uso de drogas vasopressoras (se houver manutenção da descompensação hemodinâmica, apesar de reposição fluídica adequada).

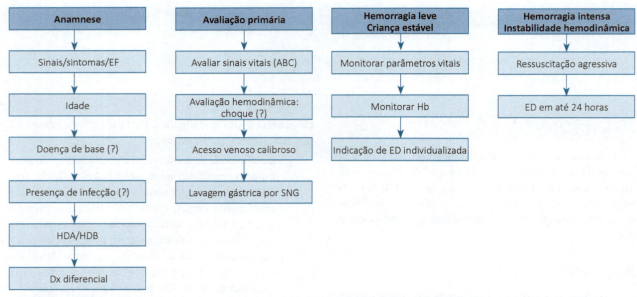

FIGURA 34.3. Algoritmo para avaliação inicial de crianças com hemorragia digestiva. EF: exame físico; Dx: diagnóstico; HDA: hemorragia digestiva alta; HDB: hemorragia digestiva baixa; ABC: via aérea, *breathing* (respiração) e circulação; ED: endoscopia digestiva; SNG: sonda nasogástrica. Fonte: arquivo pessoal do autor.

Atualmente, pela alta mortalidade da HDA em pacientes com hipertensão portal e infecção, está indicado uso de antibioticoterapia profilática para hemorragia digestiva varicosa (geralmente cefotaxima).

Tratamento endoscópico

A endoscopia digestiva está indicada em todos os casos de HD instáveis (depois da estabilização inicial), por ter importância diagnóstica e muitas vezes terapêutica. Infelizmente, sua utilidade terapêutica ainda é limitada na faixa etária pediátrica, pela escassez de profissionais habilitados para a realização dos procedimentos citados a seguir, principalmente em regime de urgência. Por este motivo, a maioria dos estudos científicos preconiza a endoscopia.

1. Escleroterapia: é o método terapêutico utilizado para o tratamento da hemorragia varicosa ou por úlceras pépticas. Os efeitos colaterais incluem estenoses, hemorragia por queda de escara, febre, ulcerações, estado de hipercoagulação e infecções.
2. Ligadura elástica de varizes: é um método endoscópico para tratamento das varizes ou lesões intestinais baixas (Figura 34.4).
3. Injeção endoscópica de adesivos tissulares (*Hystoacryl*): pode ser realizada em conjunto com a escleroterapia e, nessas condições, parece haver menor índice de ressangramentos quando comparada à escleroterapia isolada.

Tratamento farmacológico

Deve ser iniciado imediatamente. Existe evidência em adultos mostrando melhor eficácia quando o tratamento farmacológico é iniciado em regime pré-hospitalar. Das opções terapêuticas listadas a seguir, a única droga que mostrou impacto significativo na mortalidade foi a terlipressina, em metanálise de pacientes adultos. Drogas e esquemas mais antigos, como a vasopressina ou vasopressina + nitroglicerina, não serão abordados, pela alta taxa de eventos adversos que impede o uso em crianças.

As principais drogas utilizadas são apresentadas na Tabela 34.5.

Tratamento combinado

Há evidência atual de que o tratamento combinado (farmacológico + endoscópico), com início do tratamento farmacológico o mais precocemente possível, melhora

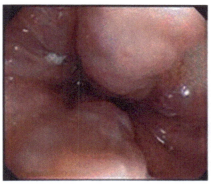
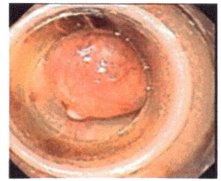
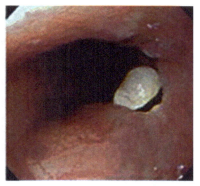

FIGURA 34.4. Imagens de endoscopia digestiva mostram varizes esofagogástricas. No meio, mostra-se o pinçamento das varizes para colocação da ligadura elástica. À direita, pode-se visualizar as varizes ligadas, 5 dias após o procedimento, com cordão de varizes fibrosado. Fonte: arquivo pessoal do autor.

Tabela 34.5. Principais drogas utilizadas no tratamento de hemorragia digestiva em crianças

Droga	Descrição
Terlipressina	Análogo sintético da vasopressina, com menos efeitos colaterais. É eficaz no controle de sangramento e a única droga que mostrou redução na mortalidade por HDA em adultos
Somatostatina	Reduz de forma significativa a pressão portal e varicosa e também é eficaz no controle de sangramento, com poucos eventos adversos (renais, hipertensão e hiperglicemia). Não altera a mortalidade. Em casos mais graves, podem ser usadas doses mais altas (evidência de melhor controle de sangramento em adultos)
Octreotide	Análogo sintético da somatostatina. Efeito na redução da pressão portal ainda é controverso. Tem meia-vida maior que a somatostatina. Droga mais utilizada na faixa etária pediátrica (juntamente com a somatostatina)
Fator VII recombinante (Novoseven®)	Não se trata de droga vasopressora, com redução da pressão portal. O fator VII recombinante ativado age localmente no sítio de lesão vascular, gerando trombina suficiente para ativação plaquetária. Tem sido usado em casos de sangramentos intensos, na falha do tratamento habitual, antes de tratamento cirúrgico definitivo (TIPS ou cirurgia)

o controle de sangramento, além de facilitar a visualização da endoscopia e realização da escleroterapia e/ou ligadura elástica de varizes ou da lesão primária que está causando a HD.

Tratamento mecânico

O uso de balões esofagogástricos propicia tamponamento mecânico do sítio de sangramento. Atualmente só devem ser utilizados quando houver falha do tratamento medicamentoso e/ou endoscópico. Eles proporcionam hemostasia inicial de aproximadamente 90%, porém com índice de ressangramento em torno de 50% e eventos adversos elevados (15-20%, sendo os principais a pneumonia aspirativa e ulceração esofágica). O balão de Sengstaken-Blakemore é o mais utilizado. Sempre deve ser utilizada a menor pressão necessária para cessar o sangramento, com retirada mais precoce possível.

TIPS (*transjugular intrahepatic portosystemic shunts*)

É um método não cirúrgico para o tratamento da hipertensão portal, consistindo na inserção transjugular de um *stent* metálico expansível entre a veia hepática e a veia porta. Está indicado quando há falha do tratamento habitual e possibilidade de predispor ou piorar a encefalopatia hepática. Recentemente tem sido mais indicado na faixa etária pediátrica, com bons resultados.

Tratamento cirúrgico

A cirurgia de emergência só está indicada quando há falha do controle de sangramento com todos os métodos previamente descritos. O *shunt* esplenorrenal distal tem sido a técnica cirúrgica mais utilizada.

Considerações específicas

Úlceras gastroduodenais

Com prevalência de 2-5%, as úlceras gastroduodenais são causa comum de sangramento nas crianças. Podem ser classificadas em primárias (idiopáticas) e secundárias (principalmente a estresse, ingestão de anti-inflamatórios). O diagnóstico também é realizado pela esofagogastroduodenoscopia, através da qual também pode ser realizado o tratamento hemostático.

A terapia endoscópica é indicada para os pacientes com hemorragia ativa e para a grande maioria dos pacientes com sinais de hemorragia recente (vaso visível ou coágulo aderido na base ulcerosa). Dentre as modalidades de tratamento endoscópico, a injeção de esclerosantes, adrenalina e soro fisiológico tem sido a mais utilizada. Outras opções de tratamento endoscópico incluem o uso de *laser* (argônio ou Nd-YAG *Laser*), eletrocautério monopolar ou bipolar e/ou *heater probe*.

O tratamento medicamentoso pode ser considerado com uso de bloqueadores H2 (ranitidina) ou bloqueadores da bomba de prótons (omeprazol, esomeprazol). Pode-se associar também o sucralfato, que tem ação tópica no leito ulceroso, protegendo a mucosa gástrica contra novas lesões. Já o tratamento cirúrgico atualmente é muito pouco utilizado, graças ao sucesso do tratamento medicamentoso. Só é indicado em pacientes com instabilidade hemodinâmica grave e falha no tratamento farmacológico-endoscópico ou quando há perfuração.

Lesões agudas da mucosa gástrica

São lesões resultantes de um desequilíbrio entre fatores agressores e protetores da mucosa gástrica. São comuns na infância, sendo que nos recém-nascidos estão associadas à hipóxia neonatal e ao estresse. Em crianças maiores estão relacionadas ao uso de anti-inflamatórios não hormonais, analgésicos ou doenças graves. O grau de sangramento é variável e, geralmente, é autolimitado. O tratamento é clínico.

Gastropatia hipertensiva

É caracterizada pela congestão venosa gástrica secundária à hipertensão portal. A hemorragia é difusa, principalmente de fundo e corpo gástrico. O tratamento para o sangramento agudo consiste no uso de drogas como somatostatina, octreotide e terlipressina. O tratamento convencional da gastrite não altera o curso da doença.

Síndrome de Mallory-Weiss e esofagite

A terapêutica endoscópica geralmente é desnecessária. O tratamento clínico baseia-se no uso de antiácidos, bloqueadores H2 ou sucralfato ou inibidores da bomba de prótons, além de pró-cinéticos, quando necessário (para tratamento do RGE).

Hemorragia digestiva baixa

Dentre as HDB, 80 a 90% cessam espontaneamente, sem necessidade de procedimentos diagnósticos ou terapêuticos.

O divertículo de Meckel ocasiona sangramento quando possui mucosa gástrica ectópica, o que ocorre em crianças menores de 2 anos. Seu diagnóstico é feito com a cintilografia com tecnécio.

A colonoscopia é útil no diagnóstico e tratamento de efermidades como úlceras (considerar CMV – citomegalovírus), varizes sangrantes, pólipos e algumas malformações arteriovenosas. O tratamento endoscópico baseia-se em injeções de esclerosantes, polipectomias e cauterizações. A arteriografia está indicada quando o diagnóstico não é estabelecido pelos métodos cintilográfico ou colonoscópico.

CAPÍTULO 34 ▪ HEMORRAGIA DIGESTIVA **659**

Conceitos-chave

- Hemorragia digestiva (HD) em crianças é um evento comum, geralmente de baixa intensidade e sem impacto clínico.
- Sangramentos clinicamente significativos geralmente são associados a doenças de base, aumentando tempo de internação, necessidade de transfusão sanguínea e mortalidade.
- HD são classificadas em altas e baixas, de acordo com a relação entre o sangramento (proximal ou distal) ao ligamento de Treitz (ligamento suspensório do duodeno).
- As principais manifestações clínicas das HD incluem: hematêmese, melena, sangue vivo por sonda nasogástrica, enterorragia e sangue oculto nas fezes.
- Devido à heterogeneidade, o raciocínio etiológico sobre as HD deve considerar a idade, a localização e a gravidade do sangramento.
- Endoscopia digestiva é indicada na maioria dos casos graves e instáveis, podendo ser diagnóstica e terapêutica.
- Sempre realizar a estabilização clínica do paciente antes do procedimento endoscópico.
- O tratamento específico das HD envolve estabilização, farmacoterapia, terapias endoscópicas, terapias hemostáticas e cirurgias.

Questões

1. Qual a principal referência anatômica que auxilia na classificação das hemorragias digestivas?
   a) Estômago.
   b) Intestino delgado.
   c) Ligamento de Treitz.
   d) Duodeno.
   e) Diafragma.

2. Qual alternativa demonstra a correlação correta?

   a) Melena
   b) Choque
   c) Sangue oculto nas fezes
   d) Enterorragia
   e) Hematêmese

   1. Fezes enegrecidas, fétidas.
   2. Vômito de sangue.
   3. Coágulos ou sangue vivo pelo reto.
   4. Instabilidade hemodinâmica.
   5. Hemorragia não visível.

   a) A1, B3, C2, D5, E4
   b) A1, B4, C2, D5, E3
   c) A4, B2, C1, D3, E5
   d) A1, B4, C5, D3, E2
   e) A1, B4, C2, D3, E5

3. Assinale a alternativa errada sobre o tratamento de HD:
   a) A estabilização inicial envolve a fluidoterapia, que deve ser realizada preferencialmente com cristaloides.
   b) São opções para tratamento de lesões pépticas: ranitidina e omeprazol.
   c) Lavagem gástrica deve ser realizada e pode auxiliar no diagnóstico.
   d) A endoscopia digestiva é tão fundamental ao paciente com HD instável, que deve ser realizada no primeiro momento do paciente no hospital.
   e) A endoscopia digestiva, apesar de importante, só deve ser realizada após estabilização clínica.

BIBLIOGRAFIA CONSULTADA

- Attard TM, Miller M, Pant C, Kumar A, Thomson M. Mortality associated with gastrointestinal bleeding in children: A retrospective cohort study. World J Gastroenterol. 2017;23(9):1608-1617.
- Boyle JT. Gastrointestinal Bleeding in Infants and Children. Pediatr Rev. 2008;29:39-52.
- De Franchis R. Expanding consensus in portal hypertension Report of the Baveno VI Consensus Workshop: Stratifying risk and individualizing care for portal hypertension. Journal of Hepatology. 2015;63:743-752.
- Romano C, Oliva S, Martellossi S, et al. Pediatric gastrointestinal bleeding: Perspectives from the Italian Society of Pediatric Gastroenterology. World J Gastroenterol. 2017;23(8):1328-1337.
- Sahn B, Bitton S. Lower Gastrointestinal Bleeding in Children. Gastrointest Endoscopy Clin N Am. 2016;26:75-98.
- Tamaki K, Otaka M, Sakamoto N, et al. Acute variceal bleeding in a patient with idiopathic myelofibrosis successfully treated with endoscopic variceal band ligation and chemotherapy: a case report. J Med Case Reports. 2010;4:25.
- Wolfran W. Pediatric Gastrointestinal Bleeding. In: Medscape. Updated: Mar 09, 2017.
- Yachha SK, Khanduri A, Sharma BC, Kumar M. Gastrointestinal bleeding in children. J Gastroenterol Hepatol. 1996;10:903-7.
- Zhang GY, Wang TT, Cheng ZQ, et al. Resolution of diabetes mellitus by ileal transposition compared with biliopancreatic diversion in a nonobese animal model of type 2 diabetes. Can J Surg. 2011;54(4):243-251.

Respostas

1. C
2. D
3. D

35

Uso de Hemocomponentes

- Andrea Tiemi Kondo
- Gabriele Zamperlini Netto

Definição

Por muitos séculos o sangue foi associado a propriedades místicas e à vitalidade. Não é claro na literatura quando a ideia do uso do sangue para fins terapêuticos foi criada, mas há relatos do seu uso por gladiadores, banhos para cura, culminando com a primeira tentativa de transfusão em 1492, quando o Papa Inocêncio VIII recebeu sangue de três garotos que foram sacrificados para a doação, sem sucesso.

O princípio da transfusão sanguínea foi impulsionado por estudos que levaram a uma melhor compreensão da circulação sanguínea e observação dos efeitos sistêmicos após administrar medicamentos em uma veia. Em 1667, Jean Denis e Richard Lower realizaram transfusão de sangue de animais em humanos. Embora este último tenha relatado sucesso, o óbito ocorrido no experimento de Jean Denis levou à proibição da transfusão na academia de medicina por aproximadamente 150 anos. Somente em 1818, James Blundell, após uma transfusão entre humanos, demonstrou que esta seria uma alternativa terapêutica em situações de sangramento.

O reconhecimento dos grupos sanguíneos por Landsteiner, em 1900, posteriormente estendido com a caracterização de 30 sistemas de grupos sanguíneos, permitiu maior segurança a sua prática. O desenvolvimento de técnicas para testes de compatibilidade, associado a estratégias para melhor conservação do sangue, tornou o uso de hemocomponentes uma alternativa terapêutica fundamental em situações críticas.

Apesar de as transfusões de hemocomponentes ainda serem sujeitas a riscos, como também o é qualquer outro procedimento médico, várias estratégias foram desenvolvidas para maior segurança no processo transfusional.

Após o surgimento da síndrome da imunodeficiência adquirida (SIDA), no início dos anos 1980, e da observação de sua transmissão por transfusões, a detecção de agentes infecciosos transmissíveis pelo sangue sofreu enorme desenvolvimento, tendo sido implementadas técnicas moleculares para detecção de agentes infecciosos e estratégias para inativação de patógenos.

Entretanto, o reconhecimento dos efeitos adversos inerentes ao uso do sangue levou à reflexão sobre os princípios que norteavam as indicações transfusionais e uma busca de evidências para embasar a prática transfusional, sendo, no entanto, ilusório imaginar a possibilidade de estabelecer gatilhos transfusionais universalmente aplicáveis.

A indicação de transfusão sempre será baseada no julgamento clínico, pesando riscos e benefícios.

O esclarecimento do paciente sobre os benefícios e riscos de uma transfusão de hemocomponente é uma etapa importante que demonstra respeito e ética no relacionamento com os pacientes e familiares.

Tipos de hemocomponentes e suas indicações

Concentrado de hemácias

O concentrado de hemácias é obtido ou a partir da doação de sangue total ou da doação por aférese:

- No primeiro método é necessário o fracionamento do produto coletado para que os glóbulos vermelhos sejam separados dos demais constituintes sanguíneos.

- No segundo, o equipamento de aférese já realiza a separação no momento da doação. Este glóbulo vermelho será conservado refrigerado, podendo ser armazenado por 35 a 42 dias, dependendo da solução de preservação utilizada.

A indicação mais frequente para a transfusão de concentrado de hemácias é o tratamento de déficits sintomáticos na capacidade de transporte de oxigênio, seja por perdas sanguíneas agudas ou anemia crônica. Em vista da heterogeneidade dos pacientes, das suas condições clínicas e dos mecanismos adaptativos nos quadros crônicos, a transfusão de concentrados de hemácias não deve ser guiada apenas por valores de hemoglobina e hematócrito, não devendo ser indicada na correção da anemia de pacientes assintomáticos que não necessitam de aporte imediato de oxigênio.

O conjunto de evidências da literatura para transfusão em neonatologia e pediatria é baseado em trabalhos com recomendações estabelecidas com a prática clínica, sugerindo a necessidade de estudos clínicos nesta área. As últimas diretrizes para transfusão estão descritas nos Quadros 35.1 e 35.2.

QUADRO 35.1	Indicação de transfusão de concentrado de hemácias em pacientes com menos de 4 meses de idade

1. Hematócrito < 20% com sinais de anemia sintomática
2. Hematócrito < 30% se associado a:
   a) Necessidade de oxigenoterapia
   b) Ventilação mecânica com pressão positiva
   c) Sinais de taquicardia ou taquipneia
   d) Sinais de apneia ou bradicardia
   e) Baixo ganho de peso (< 10 g/dia após 4 dias com dieta ≥ 100 kcal/kg/dia)
3. Hematócrito < 35% se associado a:
   a) Oferta de oxigênio FiO_2 > 35%
   b) Ventilação mecânica com pressão de vias áreas ≥ 6-8 cm de água
4. Hematócrito < 45% se associado a:
   a) Uso de ECMO
   b) Doença cardíaca congênita cianótica

ECMO: membrana de oxigenação extracorpórea.

A recomendação da dose de concentrado de hemácias pode variar conforme os sintomas e nível de hemoglobina. O volume de 10-15 mL/kg em geral é suficiente para o incremento aproximado de 1,5 a 2 g/dL. A velocidade de infusão deve ser adaptada às circunstâncias clínicas do paciente, mas de forma geral deve ser realizada em 2 a 4 horas. A Tabela 35.1 descreve as características do hemocomponente.

Concentrado de plaquetas

O concentrado de plaquetas também pode ser obtido por doação de sangue total, chamada de randômica, ou por aférese e deve ser mantido sob temperatura ambiente

QUADRO 35.2	Indicação de transfusão de concentrado de hemácias em pacientes > 4 meses de idade

1. Procedimento cirúrgico de emergência com posterior anemia sintomática
2. Anemia no pré-operatório quando a terapia para correção de anemia não é disponível
3. Perda sanguínea > 15% da volemia
4. Hematócrito < 24% associado a:
   a) Período perioperatório com sinais de anemia
   b) Paciente em quimioterapia e/ou radioterapia
   c) Anemia crônica congênita ou anemia adquirida sintomática
5. Perda sanguínea com hipovolemia não responsiva a outras terapias
6. Hematócrito < 40% associado a:
   a) Doença pulmonar grave
   b) Uso de ECMO
7. Doença falciforme associada a:
   a) Acidente vascular cerebral
   b) Síndrome torácica aguda
   c) Sequestro esplênico
   d) Crise aplástica
   e) Priapismo recorrente
   f) Pré-operatório de cirurgias com necessidade de anestesia geral
8. Programa de transfusão crônica para doenças da produção de glóbulos vermelhos (talassemia ou Blackfan-Diamond)

ECMO: membrana de oxigenação extracorpórea.

e em constante agitação para preservar as suas propriedades hemostáticas.

O objetivo da sua transfusão é prover um número adequado de plaquetas, com funcionamento normal, para prevenir ou cessar sangramento ativo. Não se indicam transfusões de plaquetas nos casos de sangramentos que não estejam relacionados à plaquetopenia e/ou plaquetopatia; quando há condições clínicas de plaquetopenia com destruição plaquetária, como por exemplo, púrpura trombocitopênica trombótica (PTT) ou púrpura trombocitopênica idiopática (PTI), sem sangramento ativo com risco de vida.

A transfusão de plaquetas pode ter indicação profilática ou terapêutica, a dose a ser utilizada de concentrado de plaquetas é de 5-10 mL/kg com incremento de 50.000 a 100.000, oscilando de acordo com o conteúdo de plaquetas da unidade e as condições clínicas dos pacientes, conforme descrito no Quadro 35.3.

Plasma fresco congelado

Este produto também pode ser obtido da doação de sangue total ou aférese, e deve ser mantido congelado em temperaturas inferiores a −20ºC. Seu descongelamento será realizado apenas no momento da transfusão, para preservar níveis adequados dos fatores de coagulação. Sua indicação é a reposição de fatores de coagulação, particularmente em casos de deficiência de múltiplos fatores.

QUADRO 35.3	Indicações de concentrado de plaquetas
Com plaquetopenia	

1. Contagem inferior a 5.000 a 10.000 com déficit de produção de plaquetas
2. Contagem < 30.000 em neonato com déficit de produção de plaquetas
3. Contagem < 50.000 em prematuros estáveis associada a:
   a) Sangramento ativo
   b) Previamente a procedimentos invasivos, com déficit de produção de plaquetas
4. Contagem < 100.000 em prematuros graves associada a:
   a) Sangramento ativo
   b) Previamente a procedimentos invasivos em paciente com CIVD

Sem plaquetopenia

1. Sangramento ativo associado a distúrbio qualitativo de plaquetas
2. Sangramento excessivo em paciente submetido a circulação extracorpórea, sem causa local que justifique
3. Paciente em ECMO associado a:
   a) Contagem < 100.000 ou
   b) Contagem superior a 100.000, porém com evidência de sangramento

CIVD: coagulação intravascular disseminada; ECMO: membrana de oxigenação extracorpórea.

A deficiência de fatores de coagulação é um distúrbio comum no período neonatal, quando há uma menor síntese destes fatores associada a uma deficiência de vitamina K. A administração parenteral de vitamina K ao nascimento reduz o risco da doença hemorrágica do recém-nascido e os raros episódios de sangramento no período neonatal estão muitas vezes associados a outras condições clínicas que levaram a um agravo da hemostasia.

O Quadro 35.4 descreve as indicações de transfusão de plasma.

QUADRO 35.4	Indicação de transfusão de plasma fresco congelado
Tratamento de CIVD com sangramento	

1. Reposição de fator de coagulação se:
   a) O concentrado de fator não está disponível, como por exemplo, fator II, fator V, fator X
   b) Durante plasmaférese terapêutica, quando o uso do plasma está indicado, por exemplo PTT
2. Reversão de anticoagulação com warfarina em situações de emergência

CIVD: coagulação intravascular disseminada; PTT: púrpura trombocitopênica trombótica.

Não é recomendável usar plasma fresco congelado quando a coagulopatia pode ser corrigida com terapias específicas, tais como vitamina K ou concentrados específicos de fatores de coagulação. Também não deve ser utilizado como expansor volêmico ou como terapêutica para déficits nutricionais.

A dose preconizada é de 10 a 15 mL/kg de peso. Nesta dose, espera-se um incremento de 15 a 20% nos níveis do fator deficiente, em condições de recuperação ideal. Entretanto, em várias situações, o volume a ser transfundido depende da situação clínica, do peso do paciente e dos exames laboratoriais.

Crioprecipitado

O crioprecipitado é fracionado do plasma obtido em doação e contém fator VIII, fator de von Willebrand, fator XIII e fibrinogênio.

Em geral é utilizado para a reposição de fibrinogênio, em condições de redução dos níveis ou disfunção ou deficiência de fator XIII (para reposição de fator VIIIc e de fator VIII: von Willenbrand, deve-se dar preferência aos produtos liofilizados industrializados). O Quadro 35.5 descreve as indicações de transfusão de crioprecipitado.

QUADRO 35.5	Indicação de crioprecipitado

1. Hipofibrinogenemia ou disfibrinogenemia com sangramento ativo
2. Hipofibrinogenemia ou disfibrinogenemia prévia a procedimento invasivo
3. Deficiência de fator XIII com sangramento ativo ou prévia a procedimento invasivo, na ausência de concentrado de fator XIII
4. Condições onde o concentrado do fator não está disponível, como doença de von Willebrand sem resposta ou com contraindicação de DDAVP, hemofilia A

DDAVP: Vasopressina deamino-D-arginina.

A dose recomendada é de uma unidade de crioprecipitado para cada 7 a 10 kg de peso do paciente. Esta dosagem deve elevar os níveis de fibrinogênio em 60 a 100 mg/dL.

Concentrado de granulócitos

O concentrado de granulócitos é raramente utilizado na pratica clínica e pode ser obtido através de sangue total ou coleta por aférese de doadores estimulados com fator de crescimento de granulócitos. Como sua validade é de apenas 24 horas, o concentrado de granulócitos é coletado apenas mediante a solicitação médica.

O uso de concentrado de granulócitos na sepse em neonatos ainda é incerto, porém deve ser considerado em algumas situações, em conjunto com antibioticoterapia.

Transfusões de concentrados de granulócitos podem ser avaliadas nas situações em que há:

- Forte evidência de sepse bacteriana ou fúngica.
- Neutropenia ou disfunção neutrofílica.
- Ausência de resposta à terapia padrão.

Não é recomendável o uso em pacientes infectados não neutropênicos ou como profilático em pacientes neutropênicos não infectados. A dose recomendada é de 10

664 SEÇÃO 3 ▪ A CRIANÇA GRAVEMENTE DOENTE

a 15 mL/kg ou aproximadamente 1-2 x 10⁹ células polimorfonucleares/kg, com doses diárias até recuperação de neutrófilos. A infusão de granulócitos raramente está associada a um incremento na contagem de granulócitos do paciente.

A Tabela 35.1 sintetiza os hemocomponentes apresentados nesta seção.

Procedimentos especiais

Hemocomponentes podem ser submetidos a procedimentos específicos no seu preparo visando a redução de reações adversas associadas à transfusão.

Deleucotização (leucorredução)

Embora as estratégias de fracionamento do sangue tenham se aprimorado, os produtos celulares, isto é, concentrados de hemácias e plaquetas, ainda apresentam leucócitos do doador na sua composição, que estão associados a reações transfusionais, como reação febril não hemolítica (RFNH). O uso de filtro de leucócitos previne este efeito adverso.

Infecções por citomegalovírus (CMV) podem ser transmitidas por transfusão sanguínea, através da transferência do vírus que se mantém albergado dentro dos leucócitos do doador. O uso de filtro de leucócitos reduz esta complicação, sendo indicado em pacientes imunossuprimidos sem exposição prévia ao vírus.

Além disso, leucócitos expressam antígenos de histocompatibilidade (HLA) e podem culminar com a aloimunização, prejudicando os pacientes em programação de transplante, devido à maior rejeição em pacientes com anticorpos anti-HLA. A Tabela 35.2 resume as indicações deste procedimento.

Irradiação

Componentes celulares devem ser irradiados para prevenção da doença do enxerto contra hospedeiro transfusional (DECH-T), pois o procedimento inativa os linfócitos do doador encontrados no hemocomponente. Trata-se de uma complicação com alta mortalidade, associada a enxertia de linfócitos do doador no paciente que foi submetido a transfusão. O linfócito do doador reconhece a diferença de antígenos HLA nas células do receptor e leva a uma agressão de vários tecidos e correspondente sintomatologia clínica, como:

- Pele e *rash* cutâneo.
- Trato gastrointestinal e náuseas, vômitos e diarreia.
- Fígado e hepatite.
- Medula óssea e consequente aplasia medular.

São suscetíveis a essa complicação pacientes imunossuprimidos, pois a menor resposta imunológica favorece a enxertia do linfócito ou pacientes que recebem transfusão oriunda de parentes, conhecida como doação dirigida, devido à maior probabilidade de compatibilidade HLA, favorecendo a enxertia dos linfócitos, conforme descrito no Quadro 35.6.

Tabela 35.1. Tipos de hemocomponentes, características do produto e dose para transfusão

Produto	Características	Volume por unidade	Dose
Concentrado de hemácias	Contém hemácias com hematócrito variando entre 50-80%, deve ser mantido refrigerado em 2º-6ºC	250 mL	10-15 mL/kg
Concentrado de plaquetas randômicas	Contém plaquetas > 5,5 × 10¹⁰/unidade se randômica ou > 3 × 10¹¹/unidade se aférese, deve ser mantido de 20° a 24°C em agitação	50 a 300 mL	5 a 10 mL/kg
Plasma fresco congelado	Contém todos os fatores de coagulação	220 mL	10-15 mL/kg
Crioprecipitado	Contém fator VIII, fator de von Willebrand, fator XIII e fibrinogênio	30 a 50 mL	1 unidade/7-10 kg
Concentrado de granulócitos	Granulócitos em doses variáveis, necessária quantificação. Deve ser mantido em temperatura de 20° a 24 °C	Variável	10-15 mL/kg ou 1-2 × 10⁹ células polimorfonucleares/kg

Tabela 35.2. Procedimentos especiais nos hemocomponentes

Processamento	Objetivo	Indicação
Filtro	Redução de leucócitos	Profilaxia de RFNH, redução da transmissão de CMV, profilaxia da aloimunização HLA
Irradiação	Inativação de linfócitos	Profilaxia da DECH-T
Lavagem	Retirada do plasma com redução de 99% de proteínas suspensas no plasma	Alergia a componentes plasmáticos, múltiplos episódios de urticária não responsivos a pré-medicação

RFNH: reação febril não hemolítica; CMV: citomegalovírus; HLA: *human leukocyte antigen* – antígeno de histocompatibilidade; DECH-T: doença do enxerto contra hospedeiro transfusional.

Indicação de irradiação de hemocomponentes na pediatria

QUADRO 35.6

1. Prematuros < 1.200 g ao nascimento

2. Qualquer paciente com:
   a) Suspeita de imunodeficiência celular
   b) Imunossupressão associada a quimioterapia ou radioterapia

3. Qualquer paciente em uso de:
   a) Transfusão sanguínea obtida através de doação aparentada
   b) Componentes com conhecida compatibilidade HLA

Lavagem

A presença de proteínas plasmáticas do doador pode levar a reações alérgicas. A lavagem do hemocomponente, realizada através da adição de solução salina na unidade, com posterior centrifugação e remoção do sobrenadante, leva a uma redução do plasma e consequentemente à prevenção deste efeito adverso. Entretanto, há um maior risco de contaminação bacteriana, reforçando uma avaliação criteriosa da sua indicação.

Condições especiais

Transfusão maciça

O trauma é uma das principais causas de morte em todas as faixas etárias. Embora raramente curse com choque hemorrágico e transfusão maciça, o uso de hemocomponentes pode ser desafiador nesta situação.

Há pouca evidência de estratégias transfusionais em pacientes pediátricos, mas estudos sugerem que a presença de alteração de coagulograma e plaquetopenia na admissão está associada a maior mortalidade.

Desta forma, protocolos de transfusão maciça sugerem fórmulas para transfusão inicial destes pacientes, com administração de uma unidade de concentrado de hemácias, uma unidade de plasma fresco congelado, uma unidade de plaqueta randômica (1:1:1) ou 1:2:1. Esta estratégia visa a oferta rápida de fatores hemostáticos para correção imediata das discrasias sanguíneas, reduzindo a mortalidade neste grupo de pacientes.

Transfusão intrauterina

A transfusão intrauterina está indicada para correção de grave anemia ou plaquetopenia do feto, decorrente de uma aloimunização. O objetivo do tratamento é prevenir a hidropsia fetal, permitindo assim o desenvolvimento do feto até uma idade gestacional mais segura para o parto.

Para transfusões de concentrado de hemácias devem ser utilizados hemocomponentes com até 5 dias de coleta, sempre deleucotizados e irradiados.

O volume a ser infundido deve ser calculado pela seguinte fórmula:

$$\frac{\text{Hematócrito desejado} - \text{hematócrito do feto}}{\text{Hematócrito da bolsa} - \text{hematócrito desejado}} \times \frac{\text{Volemia sanguínea}}{\text{fetoplacentária}}$$

A velocidade de transfusão deve ser de 5 a 10 mL/min.

Para transfusões de concentrado de plaquetas também deve ser utilizado hemocomponente do tipo O e sempre que possível com compatibilidade ao antígeno plaquetário (HPA). Quando não for disponível, uma alternativa seria o uso de plaquetas obtidas da mãe. O hemocomponente deve também ser irradiado e deleucotizado.

O volume a ser infundido deve ser calculado pela seguinte fórmula:

$$\frac{\text{Contagem plaquetária do produto}}{\text{Incremento plaquetário desejado}} \times \frac{\text{Volemia sanguínea}}{\text{fetoplacentária}}$$

A velocidade de infusão deve ser de 1-5 mL/min.

Exsanguineotransfusão

A exsanguineotransfusão pode ser utilizada como medida de tratamento da anemia e grave hiperbilirrubinemia causada pela doença hemolítica do recém-nascido. No passado tal estratégia terapêutica constituía a principal medida preventiva para a instalação do *kernicterus*, entretanto avanços na tecnologia da fototerapia levaram a uma maior eficiência na reversão da hiperbilirrubinemia, tornando a exsanguineotransfusão uma terapêutica bastante rara na atualidade.

A indicação da exsanguineotransfusão depende do grau de anemia associado a níveis de bilirrubina e à prematuridade em que o quadro foi instalado. O acompanhamento da elevação dos níveis de bilirrubina também constitui dado importante na decisão pela realização ou não do procedimento invasivo.

O procedimento é realizado com a troca de uma a duas volemias do recém-nascido, sendo utilizado sangue total reconstituído com concentrado de hemácias e plasma fresco congelado. O produto final deve ser deleucotizado e irradiado, sendo este último nas 24 horas que antecedem o procedimento. Cuidados com as complicações metabólicas, como hipocalcemia, hipoglicemia, hipercalemia e distúrbios renais são necessários, sendo indicado o uso de hemocomponentes com até 5 dias de coleta.

O volume infundido é de 80 a 160 mL/kg em recém-nascidos a termo e 100 a 200 mL/kg nos prematuros, sendo a troca realizada através da cateterização da veia umbilical. A troca de duas volemias leva a uma redução de até 90% das hemácias do feto e até 50% da bilirrubina intravascular. Devemos fazer o controle periódico de bilirrubina e do nível de hemoglobina para a decisão de novos procedimentos.

Hemoglobinopatias

A transfusão de concentrado de hemácias em pacientes com hemoglobinopatias está associada a uma redução

SEÇÃO 3 ▪ A CRIANÇA GRAVEMENTE DOENTE

na sua morbimortalidade. Contudo, os benefícios da terapêutica transfusional devem ser considerados frente às complicações associadas à transfusão como a sobrecarga de ferro e a aloimunização. Assim, a transfusão não deve ser utilizada de forma indiscriminada e diretrizes foram desenvolvidas para padronizar gatilhos transfusionais nestes pacientes.

Doença falciforme

Pacientes com diagnóstico de doença falciforme devem ser transfundidos nas seguintes situações:

- Sequestro esplênico.
- Crise aplástica.
- Síndrome torácica aguda.
- Acidente vascular cerebral.

O nível de hemoglobina pós-transfusional não deve ser superior a 10 g/dL para evitar complicações como o aumento da viscosidade sanguínea. Em situações nas quais a transfusão está indicada para redução da porcentagem de hemoglobina S, e o valor de hemoglobina pré-transfusional for maior ou próximo de 10 g/dL, a *eritrocitaférese* pode ser a opção terapêutica. Neste procedimento será realizada a troca de volume hemático, com a retirada das hemácias do paciente e concomitante reposição com concentrado de hemácias, resultando em redução de valores de hemoglobina S sem impacto na reologia sanguínea.

Alguns pacientes se beneficiam de programas de hipertransfusão, nos quais serão submetidos ao procedimento periodicamente, a fim de manter a hemoglobina S abaixo de 25% e hemoglobina entre 10 a 14,5 g/dL. São indicados a esse programa os pacientes que apresentaram acidente vascular cerebral prévio, na busca pela prevenção de novos eventos, ou pacientes com disfunção de órgão, como doença pulmonar crônica.

Transfusões profiláticas estão indicadas em pacientes que serão submetidos a procedimentos cirúrgicos de grande porte, mantendo valores de hemoglobina entre 8 a 10 g/dL. Cirurgias de pequeno porte, como amigdalectomia, podem ser realizadas sem transfusão prévia.

O volume a ser infundido deve ser calculado de acordo com o peso do paciente:

> Hemoglobina desejada (g/dL) – hemoglobina atual × peso (kg) × 3
> A velocidade de infusão deve ser de 5 mL/kg/h.

Talassemia

O suporte transfusional nos pacientes com talassemia foi a medida terapêutica efetiva para aumentar a sua expectativa de vida. Indivíduos com subtipos específicos de talasemias (p. ex., β-talassemias *major* e alguns casos de β-talassemia intermédia) são, portanto, dependentes de transfusão e devem ser colocados em regime crônico de suporte hemoterápico precocemente.

A transfusão de hemácias, com manutenção de um nível de hemoglobina elevado, leva a um menor estímulo para eritropoiese e consequentemente à redução da hematopoiese extramedular, das deformidades ósseas e visceromegalias associadas a esta complicação, e inibe a absorção intestinal de ferro. Desta forma as indicações transfusionais para pacientes com talassemia são:

- Manter hemoglobina próxima de 12 g/dL.
- Iniciar transfusão com níveis pré-transfusionais de hemoglobina de 10 g/dL.

O volume para transfusão de crianças com talassemia é:

> Hemoglobina desejada (g/dL) – hemoglobina atual x peso (kg) × 3
> A velocidade de infusão deve ser de 5 mL/kg/h.

Reações transfusionais

A transfusão de hemocomponentes é em geral segura, entretanto em algumas situações podem ocorrer reações adversas. O pronto reconhecimento destas reações é importante para que medidas terapêuticas sejam estabelecidas, bem como estratégias de prevenção para futuras transfusões. Em pacientes adultos, as queixas durante a transfusão auxiliam no diagnóstico precoce das reações transfusionais, o que confere um desafio adicional da transfusão em pediatria.

A *American Association of Blood Bank* (AABB) divide as complicações relacionadas às transfusões em infecciosas e não infecciosas; imunológicas e não imunológicas; e em agudas – com início em menos de 24 horas após a transfusão e tardias – após 24 horas (Tabelas 35.3 e 35.4).

Reações agudas

▪ Reação Hemolítica Aguda

A mais grave reação transfusional aguda é desencadeada com a transfusão de hemácias incompatíveis com o receptor, mais frequentemente por incompatibilidade do sistema ABO, embora outros antígenos eritrocitários podem estar envolvidos. A ligação antígeno-anticorpo na membrana eritrocitária leva a ativação do sistema complemento, liberação de citocinas e ativação da cascata da coagulação, culminando com:

- Hemólise intravascular.
- Resposta inflamatória sistêmica.
- Coagulação intravascular disseminada (CIVD).
- Instabilidade hemodinâmica.
- Insuficiência renal aguda.

Estes sintomas podem ter intensidade variável relacionada com o volume transfundido e o título do anticorpo envolvido na reação.

O diagnóstico da reação hemolítica aguda envolve dados laboratoriais de hemólise intravascular: aumento da

Tabela 35.3. Reações transfusionais agudas imunológicas

Tipo	Causa	Sinais e sintomas
Reação hemolítica aguda	Incompatibilidade eritrocitária	Febre; calafrios; dor lombar, torácica, no local da infusão ou abdominal; hipotensão arterial; oligúria; hemoglobinúria; choque; anemia; icterícia; CIVD
Reação febril não hemolítica (RFNH)	Anticorpos contra antígenos leucocitários, citocinas	Tremores, calafrios, febre, cefaleia, mal-estar, náuseas e vômitos
Reação alérgica	Anticorpos contra proteínas plasmáticas	Prurido, *rash* cutâneo, urticária
Anafilática	Anticorpos contra proteínas plasmáticas, geralmente anti-IgA	Urticária, eritema, ansiedade, broncoespasmo, tosse, edema laríngeo, insuficiência respiratória, hipotensão arterial
TRALI (*transfusion related acute pulmonar injury*)	Anticorpos anti-HLA ou a antígenos dos neutrófilos do receptor, presentes no sangue transfundido	Febre, vômitos, diarreia, calafrios, dispneia, taquicardia, hipotensão arterial, cianose, hipóxia severa, infiltrado pulmonar, insuficiência respiratória

Tabela 35.4. Reações transfusionais agudas não imunológicas

Tipo	Causa	Sinais e sintomas
Contaminação bacteriana	*Staphylococcus* *Enterobacteriaceae* *Y. enterocolitica* *Serratia liquefaciens*	Considerar esse tipo de reação sempre que o paciente apresentar febre, calafrios, dispneia, hipotensão arterial, ligúria, CIVD
Sobrecarga circulatória	Sobrecarga de volume	Dispneia, ortopneia, taquicardia, hipertensão arterial, cefaleia
Reação hemolítica de causa mecânica	Destruição física ou química do sangue por aquecimento inadequado, Adição de drogas, roletes de bombas	Hemoglobinúria, anemia, icterícia

desidrogenase láctica (DHL), aumento de bilirrubina indireta (BI), haptoglobina sérica baixa e presença de ferro no sedimento urinário. Além disso deve-se repetir os testes pré-transfusionais para constatar a incompatibilidade entre receptor e hemocomponente.

O tratamento desta reação depende da gravidade do quadro. Medidas de suporte hemodinâmico envolvendo hidratação vigorosa associada ou não a drogas vasoativas são importantes para manter volemia e débito cardíaco adequado. O uso de diurético pode ser necessário para manter o débito urinário, na tentativa de evitar a instalação da necrose tubular aguda.

A coagulopatia desencadeada com a reação pode resultar em sangramentos espontâneos, sendo muitas vezes necessária a administração de plasma fresco congelado e crioprecipitado no tratamento da CIVD.

Como a reação hemolítica aguda envolve muitas vezes erros no processo de preparo e liberação de hemocomponentes, são cruciais para a prevenção da reação estratégias de reverificação nas etapas do processo transfusional, permitindo assim a detecção de qualquer erro transfusional.

■ Reação febril não hemolítica (RFNH)

A RFNH corresponde a uma das reações mais frequentes na prática transfusional nos adultos, sendo rara na infância, e consiste na elevação da temperatura acima de 1°C durante a transfusão, podendo estar associada a calafrios e tremores. Sua fisiopatologia envolve a presença de anticorpos antileucocitários, desenvolvidos através de sensibilização prévia, que levam à resposta inflamatória durante a transfusão.

Estudos com recém-nascidos submetidos à transfusão observaram a ausência de sensibilização a antígenos leucocitários. Resultados semelhantes foram encontrados nas crianças em regime transfusional crônico e que foram submetidas precocemente a transfusões, justificando a baixa incidência desta reação na pediatria.

O diagnóstico da RFNH deve ser feito após a exclusão de outras possíveis reações transfusionais, como a reação hemolítica aguda e a contaminação bacteriana. Deve ser tratado com o uso de sintomáticos como antitérmicos. Anti-histamínicos não têm benefício no seu tratamento.

A prevenção desta reação transfusional pode ser feita através da administração de antitérmicos como pré-medicação e o uso de hemocomponentes deleucotizados.

■ Reação alérgica/anafilática

É a reação transfusional mais frequente na infância. Ocorrem urticária, *rash* cutâneo e prurido devido à presença de anticorpos contra proteínas plasmáticas, que tendem a ser mais frequentes em pacientes politransfundidos. Pode ter intensidade variável, culminando por vezes com quadros respiratórios graves associados à instabilidade hemodinâmica.

Caso haja evolução para uma reação anafilática após a hemotransfusão é mandatória a investigação de deficiência de IgA no paciente. Outros anticorpos além de anti-IgA podem estar envolvidos, entretanto são mais raros.

O tratamento envolve o uso de anti-histamínicos e o apropriado manuseio da anafilaxia, quando existente. A prevenção pode ser realizada através do uso de pré-medicação ou hemocomponentes lavados.

■ TRALI – lesão pulmonar aguda associada à transfusão

A TRALI é uma reação adversa à transfusão potencialmente grave, causada pela transferência passiva de anticorpos anti-HLA ou antineutrófilos do doador para o receptor, causando:

- Resposta inflamatória.
- Aumento da permeabilidade capilar pulmonar.
- Edema pulmonar não cardiogênico.

Geralmente tem sua sintomatologia instalada até 6 horas do término da transfusão e cursa com quadro de insuficiência respiratória, muitas vezes necessitando de assistência ventilatória.

O diagnóstico do TRALI envolve a exclusão de sobrecarga volêmica ou descompensação cardíaca, sendo fundamental a história pregressa, bem como exames laboratoriais e radiológicos como ecocardiograma, radiografia de tórax e mensuração do peptídeo natriurético cerebral. Investigação nos doadores para identificação destes anticorpos pode ser realizada.

Como a fisiopatologia do TRALI envolve a presença de anticorpos nos doadores, cabe ao Banco de Sangue estabelecer uma política com relação a futuras doações deste candidato, podendo ser sugerida a sua exclusão definitiva para doação.

■ Contaminação bacteriana

Frequentemente negligenciada, a contaminação bacteriana dos hemocomponentes é uma das mais frequentes causas de morbimortalidade relacionada à transfusão. Agentes infecciosos, como *Staphylococcus epidermidis*, estão associados à transfusão de concentrados de plaquetas que são armazenados em temperatura ambiente.

Hemocomponentes mantidos sob refrigeração como concentrado de hemácias estão associados a contaminação por espécies gram-negativas.

O quadro clínico após a transfusão de um hemocomponente contaminado pode ser variável, tendo eventos mais graves associados a transfusões de hemácias. Sepse relacionada à transfusão de plaquetas pode ter curso mais indolente e mais frequentemente não reconhecido. Seu diagnóstico pode ser confirmado através da cultura microbiológica do hemocomponente e do paciente.

Medidas de suporte associadas a antibioticoterapia endovenosa devem ser prontamente iniciadas frente à suspeita diagnóstica.

Métodos de prevenção envolvem:

- Aprimoramento da técnica de assepsia do doador.
- Triagem clínica rigorosa dos doadores na tentativa de identificar possíveis portadores de bacteremia assintomática.
- Cuidados na manipulação do hemocomponente.

■ Sobrecarga volêmica

O aumento na volemia após a transfusão de um hemocomponente pode resultar em sobrecarga circulatória, manifestada através de dispneia, aumento da pressão sistólica e edema pulmonar. Crianças com doença cardíaca preexistente são mais suscetíveis a esta complicação transfusional e devem ser transfundidas com velocidade de infusão lenta, na tentativa de prevenir tal complicação.

Diante da melhora na concentração de plaquetas dos hemocomponentes, atualmente, nas transfusões de concentrado de plaquetas não é mais necessária a centrifugação do produto para redução do volume a ser infundido.

■ Reação hemolítica de causa mecânica

A transfusão de concentrado de hemácias requer alguns cuidados para fins de evitar hemólise mecânica. O aquecimento inadequado do hemocomponente, o uso de filtros inadequados, bem como a adição de medicamentos nos hemocomponentes pode levar à destruição mecânica, culminando com um baixo rendimento transfusional, aumento de bilirrubina indireta e hemoglobinúria.

Procedimentos para transfusão devem ser estabelecidos, evitando a infusão inadequada do produto.

Reações tardias

■ Reações hemolíticas tardias

Reações hemolíticas tardias podem ocorrer quando a transfusão do concentrado de hemácias induz uma resposta imunológica dias ou semanas após a transfusão. Elas cursam com quadro clínico indolente, geralmente com mal-estar, fraqueza, anemia e icterícia, não causando risco para o paciente. Nenhuma terapêutica aguda é necessária, mas cuidados na seleção de concentrado de hemácias para futuras transfusões são necessários para prevenir novas reações.

■ Aloimunização HLA

A sensibilização ao sistema HLA é uma complicação frequente nos pacientes adultos submetidos a transfusões, e está envolvida na fisiopatologia da refratariedade plaquetária. Estudos com crianças observaram que pacientes submetidos a transfusão crônica antes de 10 anos de idade apresentavam maior tolerância e raramente desenvolviam tal complicação.

■ Doença do enxerto *versus* hospedeiro transfusional

A doença do enxerto *versus* hospedeiro transfusional é uma complicação habitualmente fatal. A expansão clonal dos linfócitos T do doador em um paciente imunossuprimido leva a um ataque imunológico aos tecidos do receptor, culminando com febre, pancitopenia, eritrodermia, hepatite e enterocolite. Os sintomas iniciam com 10 a 12 dias da transfusão.

Não há nenhum tratamento efetivo para a GVHD transfusional, pois imunossupressores mostraram-se pouco eficazes na reversão do quadro. A prevenção deve ser realizada através da irradiação de hemocomponentes transfundidos em pacientes com risco para tal reação adversa.

■ Sobrecarga de ferro

A sobrecarga de ferro invariavelmente ocorre após 50 a 100 transfusões de concentrado de hemácias. Tratamento com quelantes de ferro deve ser iniciado quando o nível sérico de ferritina ultrapassar o valor de 1.000 mg/dL.

■ Infecções transmitidas por transfusões

Avanços nas técnicas de detecção de doenças infecciosas melhoraram a segurança transfusional; contudo, o reconhecimento de novos agentes envolvidos na transfusão de hemocomponentes mantém a transmissão de doenças infecciosas como importante complicação da prática transfusional.

■ Algumas infecções virais podem ser transmitidas através da transfusão de hemocomponentes, como

- Hepatites (B, C, D).
- Vírus da imunodeficiência humana (HIV).
- Vírus T-linfotrópico humano (HTLV I/II).
- Citomegalovírus.
- Epstein-Barr.
- Herpesvírus 6 e 8.
- Parvovírus B19.
- *West Nile virus.*
- TTV, SEN-V.
- Príons (relacionados às encefalopatias espongiformes transmissíveis – doença de Creutzfeldt-Jakob e Creutzfeldt-Jakob variante).

Estratégias para detecção associadas ou não à triagem rigorosa dos doadores contribuem para a redução dos riscos desta complicação.

Conceitos-chave

- As transfusões de hemoderivados são um procedimento médico, indicado dentro de um contexto clínico, com riscos e benefícios, e não apenas para correção de alterações laboratoriais.
- O procedimento deve ser sempre esclarecido pelo médico e consentido pelo responsável ou paciente, quando legalmente factível.
- Familiarizar-se com os principais hemoderivados, suas indicações e administração em pediatria.
- O que são hemocomponentes deleucotizados, irradiados e lavados e quando utilizá-los.
- Reconhecer e tratar as principais reações transfusionais:
  - a) agudas e tardias;
  - b) infecciosas e não infecciosas;
  - c) imunológicas e não imunológicas.

670 SEÇÃO 3 ▪ A CRIANÇA GRAVEMENTE DOENTE

Questões

1. Paciente do sexo masculino de 5 anos de idade, com quadro de palidez observado em consulta com pediatra. Anamnese revelou erro alimentar importante. Ao exame clínico a criança encontrava-se descorada, ativa, anictérica, com frequência cardíaca de 90 bpm, PA normal, ausência linfonodomegalias ou hepatoesplenomegalia. Avaliação laboratorial revelou hemograma com Hb 7,0 g/dL, Ht 22%, VCM 68 fL, RDW 18%, com leucócitos e plaquetas normais. Qual é sua hipótese diagnóstica e conduta:

   a) Talassemia; iniciar programa de transfusão crônica.

   b) Leucose; transfusão 1 UI de concentrado de hemácias.

   c) Anemia ferropriva; transfusão concentrado de hemácias filtrado e irradiado 10-15 mL/kg.

   d) Anemia ferropriva; correção de erro alimentar e reposição de sulfato ferroso oral.

2. Menino de 10 anos de idade em tratamento para leucemia mieloide aguda, em programa de transplante de medula óssea, apresenta hemograma após quimioterapia com anemia Hb 6,5 g/dL, Ht 20%, leucócitos 300/mm³ e plaquetas 8.000/μL. Sem antecedentes transfusionais relevantes. Qual a conduta transfusional e o preparo ideal do hemoderivado?

   a) Sem necessidade de transfusões no momento.

   b) Transfusão de concentrado de hemácias 10-15 mL/kg e plaquetas 10 mL/kg, filtrados e irradiados.

   c) Transfusão de concentrado de hemácias 10-15 mL/kg e plaquetas 10 mL/kg, apenas lavados, sem necessidade de filtrar ou irradiar.

   d) Transfusão de granulócitos devido à neutropenia grave.

3. Adolescente de 13 anos de idade em tratamento de rabdomiossarcoma está em 20 dias pós-quimioterapia. Retorna ao ambulatório para consulta de rotina sem queixas, afebril e sem sangramento. Realizado hemograma com sinais de recuperação medular: Hb 9,0 g/dL, Ht 27%, leucócitos 1.800/mm³ neutrófilos 1.200/mm³, PQT 18.000/μL. Qual a conduta mais apropriada:

   a) Transfusão de concentrado de hemácias 10 mL/kg lavado e irradiado, visando hemoglobina de 10 g/dL.

   b) Transfusão 1 UI plaquetas por aférese, pois plaquetas abaixo de 20 mil.

   c) Transfusão de concentrado de hemácias 10-15 mL/kg e plaquetas 10 mL/kg, filtrados e irradiados.

   d) Sem necessidade transfusional, pois há indícios de recuperação medular e paciente assintomático.

4. Pré-escolar procurou serviço de emergência com quadro de petéquias e hematomas em membros inferiores e superiores, não relacionados a trauma. Pais referem episódio gripal há 1 semana. Ao exame clínico paciente em excelente estado geral, sem adenopatias ou hepatoesplenomegalia e hemograma com Hb 12,5 g/dL, Ht 35%, VCM 82 fL, leucócitos 6.500/mm³ (40% segmentados, 2% eosinófilos, 50% linfócitos, 8% monócitos), plaquetas 9.000/μL. Considerando púrpura trombocitopênica imune (PTI) a principal hipótese diagnóstica, qual a conduta transfusional mais apropriada?

   a) Transfusão imediata de plaquetas, pois paciente com sangramento discreto (petéquias e hematomas) e plaquetas < 10 mil.

   b) Transfusão imediata de plaquetas, pois sempre há indicação quando valores de plaquetas estão abaixo de 20 mil.

   c) Conduta expectante, pois em pacientes com PTI nunca há indicação de transfusão de plaquetas, mesmo com sangramentos graves com risco de vida.

   d) Não há necessidade de transfusão neste caso, pois a plaquetopenia tem etiologia imunomediada (aumento de destruição com produção preservada) e paciente sem sangramento ativo com risco de vida.

5. Paciente hígido de 7 anos de idade, admitido em UTI por pneumonia, insuficiência respiratória e choque séptico, evoluiu com sangramento espontâneo em sítios de punção venosa, pelo tubo orotraqueal e pela urina. Exames laboratoriais são sugestivos de coagulação intravascular disseminada (CIVD): plaquetas 20 mil/µL, atividade do tempo de protrombina 35% (TP normal 70-100%), relação do tempo de tromboplastina parcial ativado 2,0 (r TTPA 0,8-1,2), fibrinogênio 60 mg/dL (normal 150-400 mg/dL). Indique a melhor alternativa para o suporte transfusional da CIVD.

a) Reposição dos fatores da coagulação, pois há indícios laboratoriais de discrasia sanguínea e paciente com sangramento ativo: transfusão de plaquetas 10 mL/kg, plasma fresco congelado (PFC) 10 a 15 mL/kg e crioprecipitado 1 UI/10 kg.

b) Não é indicada a reposição de fatores de coagulação em CIVD.

c) Transfusão apenas de plasma fresco congelado (PFC) 10 a 15 mL/kg, pois as plaquetas não estão abaixo de 10 mil e o PFC também é efetivo para a correção da hipofibrinogenemia.

d) Indicar reposição de fatores hemostáticos apenas na ausência de melhora clínica e laboratorial com a utilização de vitamina K.

6. Criança de 10 anos de idade com antecedente de anemia falciforme, deu entrada no pronto-socorro infantil com queixa de tosse, febre e dor torácica há 1 dia. Ausculta pulmonar revelou murmúrio reduzido em terço inferior de hemitórax esquerdo e radiografia evidenciou radiopacidade em lobo inferior esquerdo. Como parte do manuseio adequado da síndrome torácica aguda, devemos:

a) Solicitar concentrado de hemácias apenas se saturação de oxigênio < 90%, o que indicaria dificuldade no transporte de oxigênio pelo paciente.

b) Transfundir concentrado de hemácias 10 mL/kg de imediato, independentemente dos parâmetros de Hb/Ht.

c) Colher hemograma e transfundir concentrado de hemácias apenas se anemia < 7,0 g/dL.

d) Colher hemograma e transfundir concentrado de hemácias para reduzir a porcentagem de hemoglobina S. Se Hb pré-transfusional ≥ 10 g/dL, realizar eritrocitaférese pré-transfusão para evitar hiperviscosidade sanguínea.

BIBLIOGRAFIA CONSULTADA

- Carson JL, Stanworth SJ, Roubinian N, Fergusson DA, Triulzi D, Doree C, et al. Transfusion thresholds and other strategies for guiding allogeneic red blood cell transfusion. Cochrane Database Syst Rev. 2016 Oct 12;10.

- Chegondi M, Sasaki J, Raszynski A, Totapally BR. Hemoglobin threshold for blood transfusion in a pediatric intensive care unit. Transfus Med Hemother. 2016;43:297-301.

- Goel R, Cushing MM, Tobian AAR. Pediatric patient blood management programs: Not just transfusion little adults. Transf Med Reviews. 2016;30:235-41.

- Josephson CD. Neonatal and Pediatric Transfusion Practice. In: AABB Technical Manual 18th ed. Bethesda: AABB Press; 2014.

- Karam O, Tucci M. Massive transfusion in Children. Transf Med Reviews. 2016;30:213-6.

- Lacroix J, Demaret P, Tucci M. Red blood cell transfusion: decision making in pediatric intensive care units. Semin Perinatol. 2012;36:225-31.

- Lacroix J, Herbert PC, Hutchison JS, et al. Transfusion strategies for patients in Pediatric Intensive Care Units. N Engl J Med. 2007;356:1609-19.

- Muszynski JA, Spinella PC, Chollete JM, et al. Transfusion-related immunomodulation: review of the literature and implications for pediatric critical illness. Transfusion. 2017;57:195-206.

- Parker RI. Transfusion in critically ill children: indications, risks, and challenges. Crit Care Med. 2014;42(3):675-90.

- Pont-Thibodeau G, Tucci M, Lacroix J. Fresh versus old red blood cell units: Does it matter in severely ill children? Am Heart J. 2016;181:153-5.

- Tyrrell CT, Bateman ST. Critically ill children: to transfuse or not to transfuse packed red blood cells, that is the question. Pediatr Crit Care Med. 2012;13(2):204-9.

Respostas

1. D
2. B
3. D
4. D
5. A
6. D

Sepse e Choque Séptico

- Cristiane Freitas Pizarro
- Daniela Nasu Monteiro Medeiros

Definição

Sepse e choque séptico permanecem uma importante causa de morbimortalidade em Unidades de Terapia Intensiva (UTI). Contudo, dados recentes têm demonstrado uma melhora da sobrevida em crianças, relacionada a melhores recursos de Terapia Intensiva Pediátrica e Neonatal e à disseminação das orientações sugeridas pelo *American College of Critical Care Medicine* (ACCM) e *Pediatric Advanced Life Support* (PALS).

A sobrevida dos pacientes com sepse grave e choque séptico está diretamente relacionada ao reconhecimento e início precoce da terapêutica. Han e cols. demonstraram que cada hora de atraso na instituição de uma terapêutica consistente com as orientações do ACCM-PALS estava associada a um aumento de 50% nas taxas de mortalidade.

É primordial o reconhecimento precoce da sepse grave/choque séptico e a instituição de uma terapêutica consistente com o ACCM/PALS para uma melhora da sobrevida.

Fisiopatologia

A fisiopatologia do choque envolve conceitos relativos à oferta, ao transporte e ao consumo de oxigênio.

Oferta de O_2

A oferta de O_2 (DO_2) é o volume de oxigênio oferecido pelo sangue aos tecidos a cada minuto, sendo calculado como o produto do débito cardíaco (DC) pelo conteúdo arterial de oxigênio (CaO_2), conforme as equações:

$$DO_2 = DC \times CaO_2$$
$$CaO_2 = (Hb \times 1,34^a \times SatO_2) + (PaO_2 \times 0,0031^b)$$

Onde:
[a]: Número de mL de O_2 transportados por 1 g de hemoglobina.
[b]: Coeficiente de difusão plasmática de O_2.

Ou seja, a oferta de O_2 é determinada por:
- Débito cardíaco.
- Hemoglobina.
- Saturação de O_2 ($SatO_2$).

Débito cardíaco

O débito cardíaco, por sua vez, é determinado pela frequência cardíaca e pelo volume sistólico (que é o volume ejetado pelo coração a cada sístole), segundo a seguinte equação:

$$DC = FC \times VS$$

Onde:
DC: débito cardíaco;
FC: frequência cardíaca;
VS: volume sistólico.

– *Volume sistólico*

O volume sistólico depende de três variáveis:
- Pré-carga (depende da volemia e da complacência ventricular).
- Contratilidade cardíaca (inotropismo).
- Pós-carga (depende da resistência vascular sistêmica, viscosidade sanguínea e capacitância arteriolar).

Consumo de O_2

O consumo de O_2 (VO_2) é a diferença entre o conteúdo arterial e venoso de oxigênio:

$$VO_2 = DC \times (CaO_2 - CvO_2)$$

A extração de oxigênio (EO_2) é a relação entre o consumo e a oferta (disponibilidade) de oxigênio:

$$EO_2 (\%) = VO_2/DO_2$$

Transporte de O_2

A perfusão inadequada dos tecidos observada no choque resulta em déficit de oxigênio tecidual, secundário ao desequilíbrio entre a oferta e o consumo de oxigênio.

Os diversos mecanismos homeostáticos que são ativados no choque procuram preservar preferencialmente a oferta e o consumo de oxigênio dos órgãos vitais (coração e sistema nervoso central), reduzindo a perfusão dos outros órgãos.

Mediadores inflamatórios na sepse

Sepse é caracterizada por uma resposta inflamatória sistêmica a um insulto infeccioso, que pode ser iniciada por componentes localizados na parede bacteriana ou por elas secretados, por vírus ou por leveduras. Inicialmente, observa-se uma intensa atividade pró-inflamatória caracterizada por liberação de mediadores da resposta inflamatória, tais como:

- Fator de necrose tumoral alfa.
- Interleucina (IL) 1 beta.
- Interleucina 6.
- Interleucina 8.
- Interleucina 12.

Progressivamente, essa resposta inflamatória exacerbada é suprimida pelo desenvolvimento de uma resposta anti-inflamatória compensatória (CARS ou *compensatory anti-inflamatory response syndrome*) com liberação de mediadores como IL-4, IL-10, IL-13 e fator de crescimento tumoral beta.

Na sepse há um desbalanço entre a resposta pró-inflamatória e anti-inflamatória. O predomínio da resposta pró-inflamatória leva à liberação de mediadores secundários, com consequente:

- Disfunção orgânica múltipla.
- Falência de múltiplos órgãos e sistemas.
- Óbito.

O predomínio da resposta anti-inflamatória (CARS) resulta em:

- Imunossupressão.
- Prolongamento da fase de imunoparalisia.
- Maior suscetibilidade a infecções secundárias.

Microcirculação

A principal função da microcirculação é permitir o transporte de oxigênio e nutrientes para as células, garantindo assim a manutenção de suas funções. Na sepse, diversos mecanismos podem levar a um desequilíbrio na microcirculação.

Células endoteliais

As células endoteliais têm papel fundamental na regulação do fluxo sanguíneo, mas na sepse esta função é perdida, levando à perda do controle de fluxo microcirculatório e resultando em *shunts* patológicos do fluxo sanguíneo.

Células musculares

As células musculares lisas das arteríolas perdem a sua sensibilidade adrenérgica e seu tônus, contribuindo ainda mais para as alterações perfusionais.

Endotoxinas

A presença de endotoxinas provoca um efeito pró-adesivo e pró-trombótico, promovendo a aderência de eritrócitos, leucócitos e plaquetas ao endotélio. Além disso, os eritrócitos tornam-se menos deformáveis e agregam-se com maior facilidade. Estas alterações, em conjunto com as alterações da coagulação, resultam em microtrombose vascular.

Leucócitos

Os leucócitos, ativados pela inflamação, geram espécies reativas de oxigênio que rompem diretamente as estruturas da microcirculação, as interações celulares e o equilíbrio da coagulação, o que causa ainda maior adesão de leucócitos, plaquetas e eritrócitos ao endotélio vascular.

Disfunção da microcirculação

Como resultado, instala-se a disfunção microcirculatória (Figura 36.1), caracterizada por alterações heterogêneas do fluxo sanguíneo microvascular, com vasos apresentando perfusão normal, hiperperfusão, hipoperfusão ou ausência total de fluxo sanguíneo. Quando não corrigida, a disfunção da microcirculação leva a hipóxia celular, disfunção mitocondrial e consequente disfunção orgânica.

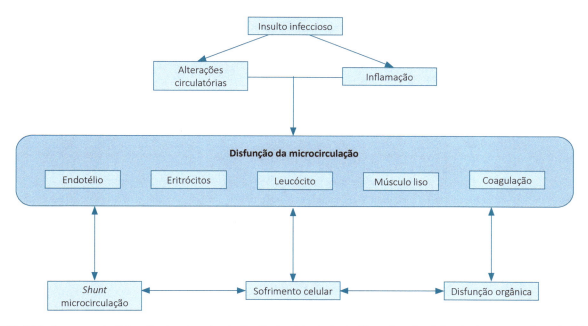

FIGURA 36.1. Esquema da disfunção da microcirculação. Fonte: Adaptada de: The microcirculation is the motor of sepsis. Critical Care Medicine; 2005.

Disfunção miocárdica

A depressão cardíaca induzida pela sepse é uma complicação da sepse grave e do choque séptico, descrita por Parker e cols., em 1984. É provavelmente multifatorial e entre os mecanismos envolvidos podemos citar:

1. Efeito depressor de citocinas como TNF-alfa, IL-1-beta, IL-6.
2. Alterações circulatórias e microcirculatórias:
   - Edema celular.
   - Hipertensão pulmonar levando à disfunção ventricular direita.
   - Ativação da célula endotelial levando à produção de óxido nítrico (NO), que reduz a contração isométrica das fibras cardíacas.
   - Diminuição do fluxo circulatório decorrente de hipovolemia e diminuição do débito cardíaco.
3. Desregulação autonômica decorrente da apoptose dos centros nervosos autonômicos.
4. Disfunção mitocondrial secundária à isquemia (ação de mediadores inflamatórios e estresse oxidativo).
5. Hipóxia citopática ou desregulação do metabolismo energético celular.

A descompensação hemodinâmica da sepse envolve uma complexa interação entre a alteração do tônus vascular, hipovolemia e disfunção miocárdica. Qualquer um deles pode predominar em algum momento da evolução do paciente em choque séptico.

Definições

As definições de sepse, presentes na Tabela 36.1, estão conforme a classificação de Goldstein e cols., de 2005, e abrangem os conceitos de:
- Síndrome da resposta inflamatória sistêmica.
- Infecção.
- Sepse.
- Sepse grave.
- Choque séptico.

A definição de choque séptico em crianças é diferente da de adultos, pois consiste em sepse acompanhada de disfunção cardiovascular. A hipotensão *não é* critério obrigatório na definição de choque séptico, pois o choque pode estar presente em crianças muito antes de se instalar a hipotensão.

Disfunção cardiovascular

A disfunção cárdica é assim definida quando, apesar da administração de fluidos endovenosos maior ou igual a 40 mL/kg em 1 hora, verifica-se a presença de:
- Hipotensão abaixo do percentil 5% para a idade ou pressão arterial sistólica abaixo de dois desvios-padrão para a idade. Ou

Tabela 36.1. Definições de sepse conforme Goldstein e cols., 2005

Nomenclatura	Conceito
Síndrome da resposta inflamatória sistêmica (SIRS)	• Caracteriza-se pela presença de pelo menos dois dos quatro critérios abaixo, sendo ao menos um deles anormalidade de temperatura ou contagem de leucócitos: • Temperatura > 38,5°C ou < 36°C • Taquicardia, definida como média acima de dois SD para idade na ausência de estímulos externos, drogas crônicas ou estímulo doloroso. Bradicardia, válida para crianças menores de 1 ano de idade, definida como frequência cardíaca média menor que o percentil 10 para a idade na ausência de estímulo vagal, drogas betabloqueadoras ou cardiopatia congênita • FR média > 2 SD acima do normal para idade ou VM em processo agudo não relacionado com doença neuromuscular ou anestesia geral • Contagem de leucócitos ou ~ para a idade (não secundária QT) ou > 10% de neutrófilos imaturos
Infecção	• Infecção suspeita ou comprovada (por cultura; PCR) por qualquer patógeno OU síndrome clínica associada a alta probabilidade de infecção
Sepse	• SIRS na presença (ou como resultado) de uma infecção suspeita ou comprovada
Sepse Grave	• Sepse associada a um dos seguintes quadros: • disfunção cardiovascular ou • SDRA ou • duas ou mais disfunções orgânicas outras

SD: desvio-padrão; VM: ventilação mecânica; QT: quimioterapia; PCR: reação em cadeia de polimerase; SDRA: síndrome do desconforto respiratório agudo.

- necessidade de drogas vasoativas para manter a pressão arterial média (dopamina > 5 µg/kg/min ou dobutamina, epinefrina ou norepinefrina em qualquer dose). Ou

- Duas das seguintes condições:
  a) Acidose metabólica com BE > 5,0 mEq/L.
  b) Lactato arterial acima de duas vezes o limite superior.
  c) Oligúria abaixo de 0,5 mL/kg/hora.
  d) Tempo enchimento capilar (TEC) > 5 segundos.
  e) Gradiente de temperatura central-periférica > 3°C.

Monitoração

É primordial o reconhecimento precoce do estado de choque para uma melhora da sobrevida. A descompensação hemodinâmica no choque envolve uma complexa interação entre tônus vascular anormal, hipovolemia e disfunção miocárdica. Assim sendo, é essencial o uso de uma monitoração multimodal para melhor compreensão do estado hemodinâmico e, desta forma, aplicar o tratamento adequado.

Monitoração clínica

A reavaliação clínica frequente permite que se determine o estado hemodinâmico do paciente e a necessidade ou não de se alterar a conduta.

A monitoração clínica compreende a verificação dos seguintes aspectos:

- Avaliação da ausculta, frequência e ritmo cardíaco.
- Observação do padrão respiratório e ausculta pulmonar.

- Observação da coloração da pele e das mucosas.
- Aferição da pressão arterial com manguito adequado.
- Avaliação da perfusão periférica (temperatura das extremidades, amplitude dos pulsos periféricos e velocidade de enchimento capilar).
- Determinação horária da diurese.
- Acompanhamento do nível de consciência (frequentemente se observam irritabilidade e sonolência).

Monitoração hemodinâmica

O Quadro 36.1 mostra a monitoração básica a ser observada na primeira hora do choque.

QUADRO 36.1 — Monitoração Básica na primeira hora do choque

- Oximetria de pulso
- Monitoração cardíaca: ECG contínuo
- Controle da pressão arterial
- Monitoração da temperatura
- Monitoração do débito urinário
- Monitoração do nível de consciência
- Ecocardiograma funcional à beira do leito
- Dosagem seriada de lactato arterial

Após a primeira hora do choque devem ser acrescentados os parâmetros básicos, conforme o Quadro 36.2.

■ Pressão Arterial Média Invasiva (PAMi)

A pressão arterial média invasiva (PAMi) é obtida através da cateterização arterial e da medida dinâmica do

| QUADRO 36.2 | Monitoração após a primeira hora do choque |

- Pressão arterial média invasiva (PAMi) através da cateterização arterial
- Pressão venosa central (PVC) através da cateterização venosa central
- Saturação venosa central de oxigênio (SvcO$_2$)
- Medida dinâmica do volume intravascular através da variação da pressão de pulso (ΔPP)
- Pressão intra-abdominal (PIA)

volume intravascular através da variação da pressão de pulso (ΔPP).

A ΔPP é a diferença entre a pressão de pulso máxima na inspiração e mínima na expiração. Uma diferença maior que 13% apresenta uma alta sensibilidade e especificidade para identificar os pacientes hipovolêmicos e responsivos à fluidoterapia.

A PAMi permite a aferição fidedigna da pressão arterial sistêmica. Além disto, é possível avaliar a relação sistodiastólica, que é a diferença entre a pressão sistólica e a diastólica. Baixos valores de pressão diastólica podem representar choque quente.

Variações dinâmicas de pressão arterial de acordo com o ciclo respiratório apresentam importante correlação com a resposta a fluidos, ou seja, com a capacidade de aumentar o débito cardíaco.

■ Pressão venosa central (PVC)

A pressão venosa central (PVC) é obtida por meio da cateterização venosa central e é a pressão medida na veia cava superior próxima ao átrio direito. Ela é considerada como a pressão do átrio direito e, consequentemente, estimativa da pressão diastólica final do ventrículo direito (pré-carga).

– Função cardíaca

O coração possui a capacidade intrínseca de acomodar mudanças da pré-carga através do aumento do volume diastólico e distensão da fibra muscular. A distensão aumenta a força de contração e o volume sistólico, até que a pressão de enchimento atinja o volume diastólico final. Após a obtenção desse volume não há ganho em força de contração. Assim sendo, a análise da PVC depende do entendimento da curva de Frank-Starling (Figura 36.2), onde se tem uma correlação entre pré-carga e débito cardíaco.

Ou seja, o aumento da pré-carga promove aumento do débito cardíaco, porém, após atingir o platô da curva, o aumento da pressão de enchimento não promove mais esse aumento e passa a gerar efeitos decorrentes da congestão venosa orgânica.

Desta forma, quando elevada, a PVC pode significar obstrução ao retorno venoso ou sobrecarga da capacidade cardíaca de acomodação de volume. As causas de obstrução ao retorno venoso poderiam ser:

- Pneumotórax.
- Tamponamento cardíaco.
- Pressões elevadas da ventilação mecânica.
- Hiperinsuflação dinâmica secundária à auto-PEEP (pressão positiva expiratória final).

Na falência de coração direito podemos ter perda da capacidade do coração em acomodar volume. A persistência de PVC elevada é marcador de congestão venosa orgânica e edema periférico.

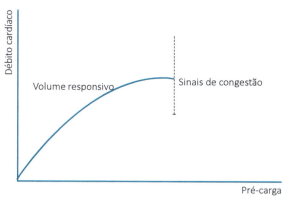

FIGURA 36.2. Representação gráfica da curva de Frank-Starling e função cardíaca.

■ Saturação venosa central de oxigênio (SVCO$_2$)

A SvcO$_2$ pode ser medida através da coleta seriada de sangue ou pela monitoração contínua obtida de um cateter localizado na junção da veia cava superior com o átrio direito. A SvcO$_2$ reflete o transporte de O$_2$, sendo uma medida indireta da oxigenação tecidual. A Figura 36.3 apresenta os fatores que influenciam a SvcO$_2$.

Oliveira e cols. demonstraram uma redução da mortalidade de 39% para 12% em crianças com choque séptico,

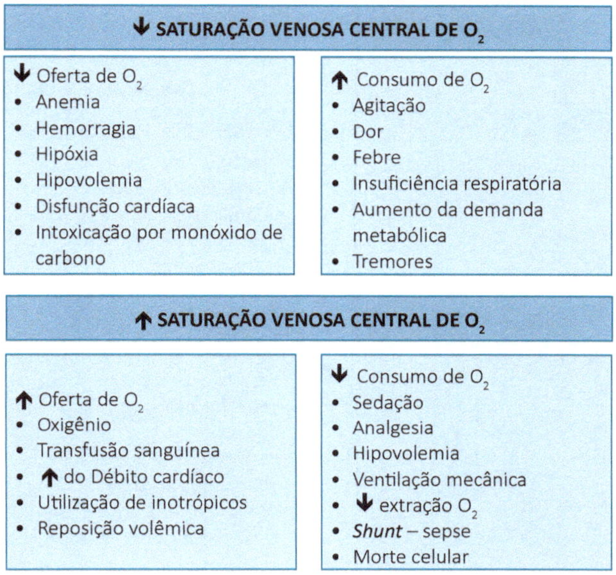

↓ SATURAÇÃO VENOSA CENTRAL DE O$_2$	
↓ Oferta de O$_2$ • Anemia • Hemorragia • Hipóxia • Hipovolemia • Disfunção cardíaca • Intoxicação por monóxido de carbono	↑ Consumo de O$_2$ • Agitação • Dor • Febre • Insuficiência respiratória • Aumento da demanda metabólica • Tremores

↑ SATURAÇÃO VENOSA CENTRAL DE O$_2$	
↑ Oferta de O$_2$ • Oxigênio • Transfusão sanguínea • ↑ do Débito cardíaco • Utilização de inotrópicos • Reposição volêmica	↓ Consumo de O$_2$ • Sedação • Analgesia • Hipovolemia • Ventilação mecânica • ↓ extração O$_2$ • *Shunt* – sepse • Morte celular

FIGURA 36.3. Fatores que influenciam a SvcO$_2$.

SEÇÃO 3 ▪ A CRIANÇA GRAVEMENTE DOENTE

quando utilizada uma abordagem baseada no reconhecimento precoce do choque, guiada por metas, acrescida da monitoração contínua da $SvcO_2$, objetivando valores da mesma próximos a 70%.

▪ Lactato

O lactato é o produto final da glicólise. Em condições de baixo fluxo ou hipóxia tecidual, o piruvato não consegue entrar na mitocôndria e é preferencialmente reduzido a lactato, provocando a elevação da concentração arterial. Esse processo adaptativo leva a acidose. O lactato é produzido em todos os tecidos, sendo os maiores produtores:

- Músculos esqueléticos.
- Cérebro.
- Intestino.
- Células vermelhas.

No paciente gravemente doente, a produção de lactato aumenta nos pulmões, leucócitos e órgãos esplâncnicos. O metabolismo do lactato ocorre através dos rins e fígado. A disfunção desses órgãos está associada à redução da sua depuração. A acidose lática ocorre quando a produção excede a depuração.

Em pacientes sépticos, a redução do lactato durante o tratamento (depuração de lactato) está relacionada à redução da mortalidade.

▪ Ecocardiograma funcional à beira do leito

A realização do ecocardiograma funcional à beira do leito permite avaliações da função do ventrículo esquerdo, da volemia, do pericárdio e da hipertensão pulmonar.

A avaliação da volemia pode ser realizada através do índice de distensibilidade se o paciente estiver em ventilação mecânica, e através do índice de colapsabilidade da veia cava inferior se o paciente estiver em ventilação espontânea.

A função do ventrículo esquerdo pode ser avaliada de forma subjetiva e/ou objetiva. Sobre a fração de ejeção (FE), considera-se:

- Normal: quando ela é maior que 55%.
- Leve: entre 40-50%.
- Moderada: entre 30-40%.
- Grave: quando é menor que 30%.

Podemos calcular também o débito cardíaco.

Através desses dados é possível avaliar a resposta ao volume e titular a dose das drogas vasoativas, tanto no momento da introdução quanto no desmame.

▪ Pressão intra-abdominal (PIA)

Define-se hipertensão intra-abdominal como um aumento patológico e sustentado, ou repetido, da pressão intra-abdominal com valor maior ou igual a 12 mmHg. Já síndrome compartimental é definida como pressão intra-abdominal sustentada com valor maior que 20 mmHg, associada a uma disfunção ou falência orgânica.

O aumento da pressão intra-abdominal leva à compressão da veia cava inferior com consequente diminuição da pré-carga e do débito cardíaco. Assim sendo, temos prejuízo da perfusão de vários órgãos e sistemas, levando a disfunção/falência múltipla de órgãos.

Diagnóstico

A Tabela 36.2 apresenta os principais sinais clínicos, distúrbios fisiológicos e alterações bioquímicas no diagnóstico do choque.

Exames laboratoriais

Uma série de exames laboratoriais é auxiliar no diagnóstico do choque. Esta lista inclui:

Tabela 36.2. Diagnóstico clínico de choque			
	Sinais clínicos	*Distúrbios fisiológicos*	*Alterações bioquímicas*
Choque quente	• Boa perfusão periférica • Pele quente e seca • Taquicardia • Instabilidade térmica • Pulsos amplos • Alteração do nível de consciência	• Aumento da SvO_2 refletindo queda do VO_2 • Aumento do DC • Diminuição da RVS	• Hipocapnia • Hipóxia • Aumento do lactato • Hiperglicemia
Choque frio	Cianose Pele fria e úmida Pulsos fracos Taquicardia Respiração lenta Depressão do nível de consciência	Oligúria Diminuição do DC Aumento da RVS Diminuição da PVC Trombocitopenia	Hipóxia Acidose metabólica Coagulopatia Hipoglicemia Aumento do lactato

DC: débito cardíaco, PVC: pressão venosa central; RVS: resistência vascular sistêmica; SvO2: saturação venosa de oxigênio; VO2: consumo de O_2.

- Gasometria arterial e venosa central.
- Dosagem de lactato arterial.
- Hemograma completo com plaquetas.
- Hemocultura pareada e culturas direcionadas conforme o foco infeccioso.
- Provas de coagulação.
- Provas de atividade inflamatória (proteína C reativa, procalcitonina).
- Função renal (ureia e creatinina).
- Exames bioquímicos, principalmente a dosagem sérica de cálcio e glicose.

Tratamento

O tratamento do choque séptico em pediatria se baseia no reconhecimento e no diagnóstico precoces da alteração da perfusão (e dos sinais clínicos de disóxia). Assim sendo, deve ocorrer uma intervenção agressiva e escalonada, o mais rápido possível, baseada nas diretrizes do ACCM-PALS.

Rivers e Oliveira demonstraram uma redução da mortalidade de adultos e crianças com choque séptico quando utilizada uma abordagem precoce guiada por metas (*early-goal directed therapy*). Ou seja, uma abordagem baseada:

- No reconhecimento precoce do choque.
- Na adequação da volemia de forma agressiva.
- Na administração de drogas vasoativas.
- Com o objetivo de restabelecer a pressão de perfusão e a oferta de oxigênio através da manutenção da saturação venosa central de O_2 ($SvcO_2$) acima de 70%.

A Figura 36.4 traz um resumo das recomendações para o manejo do choque séptico em crianças, o qual foi adaptado do ACCM 2013/PALS-2015.

Conduta inicial no tratamento do choque

As condutas iniciais no tratamento do choque são:

- Estabelecer uma via aérea adequada.
- Estabelecer acesso venoso.
- Restabelecer o volume circulante efetivo.
- Correção dos distúrbios metabólicos associados.
- Terapia inotrópica/vasopressora.

Oferta de oxigênio

O oxigênio deve ser fornecido inicialmente em altas concentrações através do cateter de alto fluxo ou da máscara não reinalante de O_2. A otimização da oferta de oxigênio e também a redução do seu consumo são alcançados através de:

- Controle térmico.
- Redução do esforço respiratório com a utilização de suporte ventilatório invasivo ou não invasivo.
- Controle da agitação e dor com a administração de sedativos e analgésicos.

Acesso vascular

A obtenção de acesso venoso deve ser imediata. Nas crianças com choque séptico descompensado, nas quais não se consegue um acesso venoso periférico de forma rápida e segura, a instalação de um acesso intraósseo deve ser providenciada. Temporariamente, a via intraóssea pode ser a principal via para infusão de volume, drogas vasoativas, antibióticos e hemoderivados. A obtenção do acesso venoso central será necessária para a infusão de drogas vasoativas e para monitoração.

Contudo, recomendações recentes autorizam a infusão inicial de drogas vasoativas com efeito inotrópico pelo acesso venoso periférico, até que seja obtido um acesso venoso central. Esta recomendação permite que a infusão de drogas vasoativas seja iniciada ainda durante a primeira hora do atendimento.

Lembramos que são preconizados para o tratamento inicial do choque pelo menos dois acessos venosos, para que seja possível a infusão de volume, antibióticos, drogas vasoativas e demais medicações.

Administração de fluidos

A ressuscitação volêmica deve ser iniciada com infusões sequenciais de 20 mL/kg de solução cristaloide. Infusões adicionais devem ser adaptadas para cada paciente após reavaliação, reconhecendo que terapias muito agressivas podem ser prejudiciais em situações de recursos limitados. Muitas vezes, um total de 60 mL/kg na primeira hora é necessário. A solução coloide, quando recomendada, é a albumina a 5%.

Não há estudos que mostrem a superioridade dos coloides em relação aos cristaloides na ressuscitação fluídica do choque séptico. As soluções coloides não estão facilmente disponíveis e são medicações de alto custo, portanto deve-se ponderar a utilização delas em pacientes hipoalbuminêmicos e em pacientes que não apresentam resposta à ressuscitação fluídica com 60 mL/kg de cristaloide.

■ Ressuscitação fluídica

O objetivo da ressuscitação fluídica é otimizar a pré--carga e manter o débito cardíaco. Esta ressuscitação volêmica deve ser realizada de forma rápida (5 a 10 minutos) até a normalização da perfusão, da pressão sanguínea e da $SvcO_2$. Porém, a cada volume o paciente deve ser reavaliado e o médico deve estar atento aos sinais de descompensação cardíaca (estertores, ritmo de galope, hepatomegalia e aumento de esforço respiratório). Em

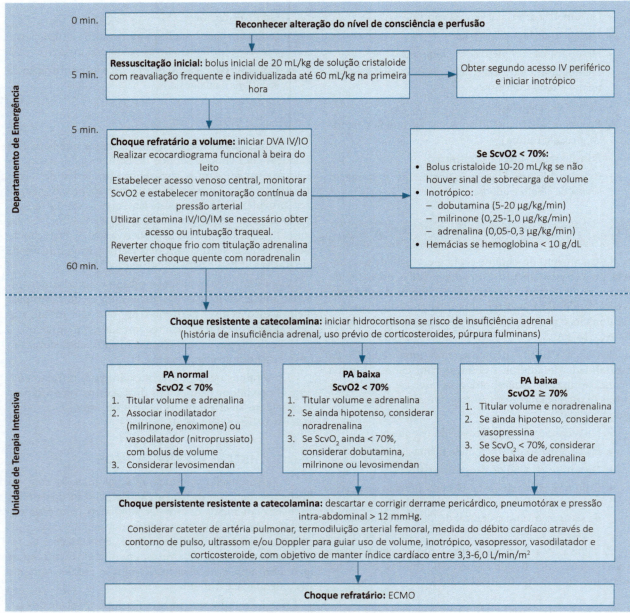

FIGURA 36.4. Recomendações para o manejo do choque séptico em crianças adaptado do ACCM 2013/PALS-2015.

algumas situações, como cardiopatia congênita, suspeita de disfunção cardíaca ou recém-nascidos, podem ser utilizadas alíquotas de 10 mL/kg.

Plasma fresco congelado pode ser utilizado para corrigir distúrbio de coagulação, ou usado em pacientes com choque hemorrágico, não devendo ser utilizado como expansor volêmico.

■ Concentrado de hemácias

Em relação à transfusão de concentrado de hemácias para pacientes instáveis e com $SvcO_2 < 70\%$, o nível de hemoglobina deve ser mantido acima de 10 g/dL, já que o transporte de oxigênio depende de sua concentração. Após a estabilização são aceitos níveis ≥ 7 g/dL.

Drogas vasoativas

A contratilidade miocárdica e o tônus vasomotor podem ser melhorados pela correção de distúrbios metabólicos (hipóxia, acidose, hipoglicemia, hipocalcemia) e pela administração de drogas vasoativas.

A tendência da literatura é que seja escolhida como droga de primeira linha a adrenalina na presença de choque frio e a noradrenalina na presença de choque quente, a fim de normalizar a perfusão e a pressão sanguínea. O uso da dopamina vem sendo desestimulado devido aos seus efeitos deletérios:

- Diminuição da liberação da prolactina favorecendo a apoptose de linfócitos, com imunossupressão e hipotireoidismo.
- Maior suscetibilidade a taquicardia e taquiarritmias.
- Elevação da pressão capilar pulmonar e agravo de hipertensão pulmonar.

A Tabela 36.3 traz um resumo dos receptores farmacológicos e a intensidade com que as catecolaminas atuam sobre eles.

■ Dopamina

Os efeitos da dopamina são:

- inotropismo e cronotropismo com doses entre 5 e 10 µg/kg/min e
- vasoconstrição com doses de 10 a 20 µg /kg/min.

O efeito vasoconstritor ocorre pela liberação de noradrenalina a partir das vesículas simpáticas. A dopamina em doses menores que 3 µg/kg/min causa vasodilatação esplâncnica e renal, comprovadamente sem nenhum efeito nefroprotetor.

■ Adrenalina

A adrenalina em doses baixas (< 0,3 µg/kg/min) estimula os receptores beta1 cardíacos e beta2 vasculares. Em doses mais elevadas (> 0,3 µg/kg/min) apresenta ação alfa-adrenérgica com elevação da pressão arterial. Em estudo realizado por Ventura e cols., em pacientes com choque séptico, a dopamina foi associada ao aumento do risco de morte em infecções adquiridas na comunidade, enquanto a administração precoce de adrenalina foi associada ao aumento de sobrevida.

■ Noradrenalina

A noradrenalina tem potente ação alfa-adrenérgica e pouca ação em receptores beta-adrenérgicos, o que lhe garante uma maior ação vasoconstritora. É geralmente utilizada em pacientes com baixa resistência vascular periférica. Em algumas crianças com choque resistente à noradrenalina, a vasopressina pode agir independentemente dos receptores alfa-adrenérgicos, elevando a pressão arterial.

■ Dobutamina

A dobutamina age nos receptores beta da célula miocárdica e na vasculatura sistêmica, funcionando principalmente como suporte inotrópico. A dose de dobutamina varia de 5 a 20 µg/kg/min.

Vasopressina

A vasopressina em baixas doses pode ter indicação no choque séptico em que predomina a vasodilatação, quando não há resposta adequada pelo uso de noradrenalina.

Drogas vasodilatadoras

Quando pacientes pediátricos permanecem com alterações de perfusão apesar de uma pressão arterial adequada, deve-se considerar o uso de drogas inotrópicas e de vasodilatadores.

■ Milrinone

O milrinone é um inibidor da fosfodiesterase tipo III e tem excelente efeito inotrópico e vasodilatador. Atualmente não se recomenda a utilização de dose de ataque de milrinone, devendo ser utilizada apenas a infusão contínua. Devido à sua meia-vida longa ele deve ser descontinuado se forem observados sinais de:

- Taquiarritmia.
- Hipotensão.
- Evidência de redução da resistência vascular sistêmica.

■ Nitroprussiato de sódio

O nitroprussiato de sódio raramente é necessário no choque séptico em crianças, ficando a sua indicação res-

Tabela 36.3. Receptores farmacológicos e atuação das catecolaminas					
		Receptores farmacológicos			
Droga	**Dose infundida (µg/kg/min)**	**Alfa**	**Beta1**	**Beta2**	**Dopa**
Dopamina	Até 3	–	+	–	++
	5 a 10	+	+++	++	++
	> 10	+++	+++	++	+
Noradrenalina	0,1 a 2	++++	+	+	–
Adrenalina	0,05 a 0,3	++	++++	+++	–
	> 0,3	++++	++	+++	–
Dobutamina	2 a 20	+	++++	+/++	–

trita apenas para aqueles casos que permanecem com sinais de choque frio, mas com pressão arterial adequada ou até elevada.

■ Levosimendan

O levosimendan é uma opção no tratamento da disfunção miocárdica. É um sensibilizador de cálcio que age melhorando a contratilidade miocárdica sem aumentar o consumo miocárdico de O_2.

Reposição de glicose e cálcio

A hipoglicemia precisa ser rapidamente diagnosticada e imediatamente tratada, pois pode causar danos neurológicos quando não identificada.

A hipocalcemia é um distúrbio que frequentemente acontece e contribui para a disfunção cardíaca. A reposição de cálcio deve ter como principal objetivo normalizar os níveis de cálcio ionizado.

Terapia com corticosteroides

A utilização de corticosteroides como terapia coadjuvante em pacientes com choque séptico tem sido amplamente discutida nos últimos anos. Sabe-se hoje em dia que é alta a incidência de insuficiência adrenal absoluta e relativa em pacientes da faixa etária pediátrica com choque séptico, e que ela está diretamente relacionada a:

- Maiores escores de mortalidade à admissão.
- Maior incidência de choque resistente às catecolaminas.
- Maior necessidade de drogas vasoativas.
- Maior duração do estado de choque.
- Maior número de disfunções orgânicas.

Todavia, ainda é bastante controversa na literatura a dose de corticosteroides a ser utilizada nos pacientes de risco para insuficiência adrenal, sendo necessários maiores estudos multicêntricos e randomizados.

Hidrocortisona

No último consenso sobre utilização de corticosteroides para pacientes gravemente enfermos, a hidrocortisona foi eleita como o corticosteroide de escolha para o tratamento do choque séptico, já que apresenta uma maior atividade mineralocorticoide quando comparada aos demais corticosteroides. Contudo, membros do comitê sugerem sua utilização de forma criteriosa:

- Somente para os quadros de choque séptico refratário às catecolaminas e na presença de algum fator de risco para insuficiência adrenal.
- Em baixas doses.
- Por no mínimo 5 dias ou até que sejam suspensas as drogas vasoativas.

São considerados como fatores de risco para insuficiência adrenal, além da refratariedade do choque às catecolaminas:

- Presença de púrpura *fulminans*.
- Síndrome de Waterhouse-Friderichsen.
- Doença hipofisária ou adrenal previamente conhecida.
- Crianças que utilizam corticosteroides de forma crônica.

Quanto à dosagem de cortisol basal e ao teste de estímulo com ACTH, o último consenso sugere a sua realização, quando possível, com o objetivo de guiar a terapêutica, mas não de instituí-la.

Antimicrobianos

Antibióticos, antivirais e/ou antifúngicos devem ser administrados durante a primeira hora da identificação de sepse grave, após a coleta de culturas, de acordo com os critérios de:

- Idade.
- Apresentação do quadro infeccioso.
- Padrão de resistência antimicrobiana da comunidade e do serviço hospitalar.

Sempre que possível, a coleta de culturas deve ocorrer antes da administração de antibióticos, desde que não atrase o início da terapia. Em nosso meio, atualmente preconizamos a administração inicial empírica de ceftriaxone para sepse com foco domiciliar, e a associação de clindamicina no choque tóxico.

Para crianças com doença de base ou foco intra-hospitalar é recomendado seguir diretriz específica. A coleta seriada de pró-calcitonina pode ser utilizada na decisão da suspensão de antibióticos introduzidos empiricamente.

Terapia de reposição renal

A terapia de remoção de fluidos, quando indicada, pode ser realizada através da administração de diuréticos, hemofiltração (CVVHDF) ou diálise peritoneal.

Lembramos que a ressuscitação fluídica é o ponto principal da reversibilidade do choque séptico hipovolêmico. Contudo, pode levar ao extravasamento de líquidos para o terceiro espaço e, desta forma, contribuir para a formação de edema e disfunção orgânica secundária.

A reposição de bicarbonato não está indicada para o tratamento da acidemia lática induzida pela hipoperfusão.

Outras terapêuticas

■ Imunoglobulina endovenosa (IVIG)

Crianças com linfopenia prolongada (superior a 7 dias) têm um aumento na incidência de morte secundária a infecção e depleção de linfócitos. Este quadro geralmente está associado a uma hipoprolactinemia, hipogamaglobulinemia e dimunuição na contagem de CD4 e, talvez, estes pacientes possam beneficiar-se da terapêutica com imunoglobulina endovenosa e drogas estimuladoras da prolactina. O uso de imunoglobulina endovenosa (IVIG) parece ter ação na modulação da resposta inflamatória na síndrome do choque tóxico, com melhores resultados quando aplicada precocemente.

Pacientes com falência orgânica múltipla (superinfecção) podem evoluir com uma "desativação" de monócitos e beneficiar-se do tratamento com fator estimulador de colônias de macrófagos e granulócitos (GM-CSF).

Oxigenação de membrana extracorpórea (ECMO)

A oxigenação de membrana extracorpórea (ECMO) pode estar indicada nos casos de choque séptico refratário e falência respiratória que não respondem à terapia convencional.

Conceitos-chave

- É primordial o reconhecimento precoce da sepse grave/choque séptico e a instituição de uma terapêutica consistente com o ACCM/PALS para uma melhora da sobrevida.
- A descompensação hemodinâmica da sepse envolve uma complexa interação entre a alteração do tônus vascular, hipovolemia e disfunção miocárdica. Qualquer uma delas pode predominar em algum momento da evolução do paciente em choque séptico.
- Em pacientes sépticos, a redução do lactato durante o tratamento (depuração de lactato) está relacionada à redução da mortalidade.
- O oxigênio deve ser fornecido inicialmente em altas concentrações através do cateter de alto fluxo ou da máscara não reinalante de O_2.
- A obtenção de acesso venoso deve ser imediata.
- Para o tratamento inicial do choque são necessários pelo menos dois acessos venosos, para que seja possível a infusão de volume, antibióticos, drogas vasoativas e demais medicações.
- A reposição de bicarbonato não está indicada para o tratamento da acidemia lática induzida pela hipoperfusão.

Questões

1. Como podemos definir SIRS, sepse grave, choque séptico e disfunção cardiovascular na faixa etária pediátrica?
2. Como podemos definir oferta de O_2, débito cardíaco, consumo de O_2 e quais são as principais variáveis implicadas?
3. Referente aos mediadores inflamatórios, quais são os mediadores envolvidos nas respostas pró-inflamatória e anti-inflamatória?
4. Cite como podemos monitorar de forma multimodal os pacientes da faixa etária pediátrica com choque séptico?
5. Quais são os objetivos da reposição volêmica no choque séptico?
6. Referente às drogas vasoativas, qual a droga de primeira escolha para tratamento dos choques quente e frio?

BIBLIOGRAFIA CONSULTADA

- Astiz ME. Pathophysiology and classification of shock states. In: Fink M. Textbook of Critical Care. 5° ed. Philadelphia: Elsevier; 2005. p. 897-904.
- Backer D, Aldecoa C, Njimi H, Vincent JL. Dopamine versus norepinephrine in the treatment of septic shock: A meta-analysis. Care Med. 2012;40(3):725-730.
- Berlin DA and Jan Bakker J. Starling curves and central venous pressure. Crit Care. 2015 Feb 16;19:55.
- Carcillo JA, Tasker RC. Fluid resuscitation of hypovolemic shock: acute medicine's great triumph for children. Intensive Care Med. 2006;32:958-6.
- Carcillo JA. Pediatric septic shock and multiple organ failure. Crit Care Clin. 2003;19:413-40.
- Dellinger RP, Levy MM, Rhodes A, et al. Surviving sepsis campaign: international guidelines for management of severe sepsis and septic shock: 2012. Crit Care Med. 2013;41(2):580-637.
- Fitzgeral JC, Weiss SL, Kissoon N. 2016 Update for the Rogers' textbook of Pediatric Intensive Care: Recognition and Initial Management of shock. Pediatric Crit Care Med. 2016;17(11):1073-1079.
- Fuller BM, Dellinger RP. Lactate as a Hemodynamic Marker in the Critically Ill. Curr Opin Crit Care. 2012 Jun;18(3):267-272.
- Goldstein B, Giroir B, Randolph A. International pediatric sepsis consensus conference: definitions for sepsis and organ dysfunction in pediatrics. Ped Crit Care Med. 2005; 6(1):2-8.
- Han YY, Carcillo JA, Dragotta MA, Bills DM, Watson RS, Westerman ME, et al. Early reversal of pediatric-neonatal septic shock by community physicians is associated with improved outcome. Pediatrics. 2003;112:793-9.
- Ince C. The microcirculation is the motor of sepsis. Crit Care. 2005; 9(Suppl 4):S13-S19.
- Lacroix J, Hebert PC, Hutchison JS, et al. Transfusion strategies for patients in pediatric intensive care units. N Engl J Med. 2007;256:1609-1619.
- Machado JR, Soave DF, Silva MV, Menezes LB, Etchebehere RM, Monteiro ML, et al. Neonatal sepsis and inflammatory mediators. Mediators Inflamm. 2014;2014:269681. doi: 10.1155/2014/269681. Epub 2014 Dec 30. Review.
- Malbrain MLNG, Cheatham ML, Kirkpatrick A, et al. Results from the International Conference of Experts on Intra-abdominal Hypertension and Abdominal Compartment Syndrome. I. Definitions. Intensive Care Med. 2006;32(11):1722-1732.
- Malbrain MLNG, Marik PE, Witters I, Cordemans C, Kirkpatrick AW, Roberts DJ, et al. Fluid overload, de-resuscitation, and outcomes in critically ill or injured patients: a systematic review with suggestions for clinical practice. Anaesthesiol Intensive Ther. 2014 Nov-Dec;46(5):361-80.
- Marik PE, Pastores SM, Annane D, Meduri U, Sprung C, Arlt W, et al. Recommendations for the diagnosis and management of corticosteroid insufficiency in critically ill adult patients: Consensus statements from an international task force by the American College of Critical Care Medicine. Crit Care Med. 2008;36(6):1937-49.
- Medeiros DN, Ferranti JF, Delgado AF, Carvalho WB. Colloids for the Initial Management of Severe Sepsis and Septic Shock in Pediatric Patients: A Systematic Review. Pediatr Emerg Care. 2015 Nov;31(11):e11-6.
- Oliveira CF, Oliveira DSF, Gottschald AFC, et al. ACCM/PALS haemodynamic support guidelines for pediatric septic shock: an outcomes comparison with and without monitoring central venous oxygen saturation. Intensive Care Med. 2008;34(6):1065-75.
- Parker MM, Shelhamer JH, Bacharach SL, et al. Profound but reversible myocardial depression in patients with septic shock. Ann Intern Med. 1984;100:483-490.
- Perman SM, Goyal M, Gaeieski DF. Initial Emergency Department Diagnosis and Management of Adult Patients with Severe Sepsis and Septic Shock. Scandinavian Journal of Trauma, Resuscitation and Emergency Medicine. 2012;20:41.
- Pizarro CF, Troster EJ, Damiani D, Carcillo JA. Absolute and relative adrenal insufficiency in children with septic shock. Crit Care Med. 2005;33(4):855-859.
- Pizarro CF, Troster EJ. Função adrenal na sepse e choque séptico. J Pediatr. 2007;83(5Suppl):S1-S8.
- Ranjit S, Aram G, Kissoon N, Ali MK, Natraj R, Shresti S, et al. Multimodal monitoring for hemodynamic categorization and management of pediatric septic shock: a pilot observational study. Pediatr Crit Care Med. 2014 Jan;15(1):e17-26.
- Rocha PN, Menezes JAV, Suassuna JHR. Hemodynamic assessment in the critically ill patient. J Bras Nefrol. 2010;32(2):201-212.
- Ventura AM, Shieh HH, Bousso A, Góes PF, Cássia FO, Fernandes I, et al. Double-Blind Prospective Randomized Controlled Trial of Dopamine Versus Epinephrine as First-Line Vasoactive Drugs in Pediatric Septic Shock. Crit Care Med. 2015 Nov;43(11):2292-302.
- Wong H, Dalton HJ. The pediatric Intensive care unit perspective on monitoring hemodynamics and oxygen transport. Pediatr Crit Care Med. 2011;124 (Suppl):S66-S68.

Respostas

1. *Síndrome da resposta inflamatória sistêmica* (SIRS): é definida como a presença de pelo menos dois dos quatro critérios abaixo, sendo ao menos um deles anormalidade de temperatura ou contagem de leucócitos:

   - temperatura > 38,5°C ou < 36°C;

   - taquicardia, definida como média acima de dois SD para idade na ausência de estímulos externos, drogas crônicas ou estímulo doloroso. Bradicardia, válida para crianças menores de 1 ano de idade, definida como frequência cardíaca média menor que o percentil 10 para a idade na ausência de estímulo vagal, drogas betabloqueadoras ou cardiopatia congênita;

   - FR média > 2 SD acima do normal para idade ou VM em processo agudo não relacionado com doença neuromuscular ou anestesia geral;

   - contagem de leucócitos ↑ ou ↓ para idade (não secundária a QT) ou > 10% neutrófilos imaturos.

   Sepse é definida como SIRS na presença, ou como resultado, de uma infecção suspeita ou comprovada.

   Sepse grave é definida como sepse associada a uma das seguintes disfunções: disfunção cardiovascular <u>ou</u> SDRA <u>ou</u> duas ou mais disfunções orgânicas outras.

   Choque séptico é definido como sepse associada à disfunção cardiovascular.

   Disfunção cardiovascular é definida como: apesar da administração de fluidos endovenosos maior ou igual a 40 mL/kg em 1 hora, a presença de:

   - hipotensão abaixo do percentil 5% para a idade ou pressão arterial sistólica abaixo de 2 desvios-padrão para a idade; **OU**

   - necessidade de drogas vasoativas para manter a pressão arterial média (dopamina > 5 μg/kg/min ou dobutamina, epinefrina ou norepinefrina em qualquer dose); **OU**

   - dois dos seguintes:
     - acidose metabólica com BE > 5,0 mEq/L;
     - lactato arterial acima de duas vezes o limite superior;
     - oligúria abaixo de 0,5 mL/kg/hora;
     - TEC > 5 segundos;
     - gradiente de temperatura central-periférica > 3°C.

2. *A oferta de O_2 (DO_2)* é o volume de oxigênio que é oferecido pelo sangue aos tecidos a cada minuto, sendo calculado como o produto do débito cardíaco (DC) pelo conteúdo arterial de oxigênio (CaO_2):

   $$DO_2 = DC \times CaO_2$$
   $$CaO_2 = (Hb \times 1,34 \times SatO_2) + (PaO_2 \times 0,0031)$$

   - Ou seja, a oferta de O_2 é determinada por débito cardíaco, hemoglobina e saturação de O_2 (SatO_2).

   - *Débito cardíaco* é determinado pela frequência cardíaca e pelo volume sistólico (que é o volume ejetado pelo coração a cada sístole), segundo a seguinte equação:

   $$DC = FC \times VS$$

   - O volume sistólico depende de três variáveis: pré-carga (depende da volemia e da complacência ventricular), contratilidade cardíaca (inotropismo) e pós-carga (depende da resistência vascular sistêmica, da viscosidade sanguínea e capacitância arteriolar).

   - **Consumo de O_2 (VO_2)** é a diferença entre o conteúdo arterial e venoso de oxigênio:

   $$VO_2 = DC \times (CaO_2 - CvO_2)$$

3. Os principais mediadores envolvidos na resposta pró-inflamatória são: fator de necrose tumoral alfa, interleucina (IL) 1-beta, interleucina 6, interleucina 8 e interleucina 12. Os principais mediadores envolvidos na resposta anti-inflamatória são: IL-4, IL-10, IL-13 e fator de crescimento tumoral beta.

4. A monitoração do choque séptico deve ser multimodal, levando-se em consideração o exame físico, a saturação venosa central de oxigênio, o *clearance* de lactato, a pressão arterial invasiva, o ecocardiograma funcional à beira do leito, entre outros.

5. O principal objetivo da ressuscitação fluídica no choque séptico é otimizar a pré-carga e manter o débito cardíaco.

6. A tendência da literatura é que a droga de primeira escolha seja a **adrenalina** na presença de choque frio e a **noradrenalina** na presença de choque quente, a fim de normalizar a perfusão e a pressão sanguínea.

Choque

- Eduardo Juan Troster
- Heloisa Amaral Gaspar Gonçalves

Definição

Choque é um estado fisiopatológico complexo caracterizado por alteração da perfusão tecidual com consequente incapacidade do organismo em fornecer quantidades suficientes de oxigênio e nutrientes para suprir as demandas metabólicas teciduais, bem como redução na remoção de produtos tóxicos.

A característica fisiopatológica comum aos diversos tipos de choque é o desbalanço entre a oferta (DO_2) e o consumo de O_2 (VO_2), o que altera o metabolismo celular gerando disfunção celular, produção de diversos mediadores inflamatórios e morte celular.

Fisiopatologia

Para que você compreenda o que é o choque, é essencial reconhecer alguns conceitos relativos à oferta, ao transporte e consumo de oxigênio.

A oferta de O_2 (DO_2) é o volume de oxigênio que é oferecido pelo sangue aos tecidos a cada minuto, sendo calculado como o produto do débito cardíaco (DC) pelo conteúdo arterial de oxigênio (CaO_2):

$$DO_2 = DC \times CaO_2$$
$$CaO_2 = (Hb \times 1,34^a \times SatO_2) + (PaO_2 \times 0,0031^b)$$

[a] número de mL de O_2 transportados por 1 g de hemoglobina;
[b] coeficiente de difusão plasmática de O_2.

Assim, a oferta de O_2 é determinada pelo débito cardíaco, pela hemoglobina e pela saturação de O_2 ($SatO_2$). O débito cardíaco, por sua vez, é determinado pela frequência cardíaca e pelo volume sistólico (que é o volume ejetado pelo coração a cada sístole), segundo a seguinte equação:

$$DC = FC \times VS$$

DC: débito cardíaco; FC: frequência cardíaca; VS: volume sistólico.

O volume sistólico sofre influência de três variáveis (Figura 37.1):

1. pré-carga (depende da volemia e complacência ventricular);
2. contratilidade cardíaca (inotropismo);
3. pós-carga (depende da resistência vascular sistêmica, viscosidade sanguínea e capacitância arteriolar).

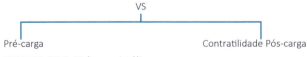

FIGURA 37.1. Volume sistólico.

O consumo de O_2 (VO_2) é a diferença entre o conteúdo arterial e o venoso de oxigênio:

$$VO_2 = DC \times (CaO_2 - CvO_2)$$

CaO_2: conteúdo arterial de oxigênio; CvO_2: conteúdo venoso de oxigênio.

A extração de oxigênio (EO_2) é a relação entre consumo e oferta de oxigênio:

$$EO_2 (\%) = VO_2/DO_2$$

EO_2: extração de oxigênio; VO_2: consumo de oxigênio; DO_2: oferta de oxigênio.

688 SEÇÃO 3 ▪ A CRIANÇA GRAVEMENTE DOENTE

A perfusão inadequada dos tecidos resulta em déficits de oxigênio tecidual, por um desequilíbrio entre a oferta e o consumo de oxigênio. Quando ocorre redução na oferta de oxigênio, seu consumo pode ser mantido através do aumento da extração tecidual de oxigênio. O organismo ativa diversos mecanismos homeostáticos que procuram preservar preferencialmente a oferta e o consumo de oxigênio dos órgãos vitais, chamados de "nobres" (coração e sistema nervoso central) em detrimento da perfusão dos outros órgãos.

O ponto no qual a disponibilidade de oxigênio reduzida torna o seu consumo dependente da oferta denomina-se DO_2 crítico. Neste ponto identificamos a extração de oxigênio máximo, a partir do qual a queda da oferta de oxigênio gera uma queda no consumo de oxigênio e inicia-se na célula uma situação de anaerobiose que não produz suficiente substrato energético para a manutenção das múltiplas funções celulares, instalando-se o quadro de choque.

Classificação

O choque pode ser classificado de acordo com o mecanismo patológico envolvido nos quatro grupos descritos a seguir e no Quadro 37.1.

- Hipovolêmico: existe redução da volemia e consequentemente da pré-carga em decorrência de perdas externas (p. ex., diarreia, hemorragia, diabetes *insipidus*, uso excessivo de diuréticos), perdas insensíveis (p. ex., febre, grande queimado) ou extravasamento para terceiro espaço (sepse, síndrome da resposta inflamatória sistêmica).
- Distributivo: ocorre redução do tônus vascular com vasodilatação e redução da resistência vascular periférica em condições como sepse, anafilaxia e trauma raquimedular.

- Cardiogênico: caracteriza-se por redução da função cardíaca com piora da capacidade contrátil do miocárdio por lesões próprias da fibra miocárdica (p. ex., miocardite, cardiopatias congênitas), alterações do ritmo cardíaco (taquiarritmias e bradiarritmias) ou alterações sistêmicas que comprometam o funcionamento cardíaco (p. ex., intoxicação, disfunção cardíaca secundária a sepse e disfunção após circulação extracorpórea).
- Obstrutivo: decorrente de situações em que existe aumento do tônus vascular e aumento de pós-carga, como no tamponamento cardíaco, tromboembolismo pulmonar maciço e pneumotórax hipertensivo.

No entanto, é importante ressaltar que pode coexistir mais de um mecanismo fisiopatológico envolvido no choque de uma criança, como no caso da sepse, em que pode haver vasodilatação, hipovolemia e disfunção cardíaca.

Reconhecimento do estado de choque

Avaliação clínica

É primordial o reconhecimento precoce do estado de choque, pois o reconhecimento e tratamento precoces se correlacionam com o aumento da sobrevida. O choque deve ser reconhecido antes de ocorrer hipotensão através de critérios clínicos, tais como:

- Alteração do estado geral: prostração, hipoatividade, gemência.
- Sinais de alteração da função circulatória: taquicardia, taquipneia, redução da amplitude de pulso periférico, alteração da temperatura da pele, perfusão (vasodilatação periférica – choque quente ou presença de extremidades frias – choque frio), hipotensão arterial (Tabelas 37.1 e 37.2).

QUADRO 37.1	Classificação do choque conforme o mecanismo fisiopatológico	
Tipo	*Evento primário envolvido*	*Causas*
Hipovolêmico	↓ volume sanguíneo circulante	Hemorragia Perda de fluidos (gastrointestinal/renal) Sequestro de líquidos para o terceiro espaço
Distributivo	Vasodilatação → sequestro venoso → ↓ pré-carga	Sepse/anafilaxia Trauma raquimedular Intoxicação por drogas
Cardiogênico	↓ Contratilidade miocárdica	Miocardite Cardiopatia congênita Arritmias/distúrbios de condução Dano isquêmico ou hipóxico Dano metabólico Intoxicação por drogas
Obstrutivo	Obstrução mecânica ao fluxo ventricular	Tamponamento cardíaco Embolia pulmonar Pneumotórax hipertensivo

Tabela 37.1. Limites de valores dos sinais vitais (frequência cardíaca, frequência respiratória) e contagem de leucócitos conforme a faixa etária

Faixa etária	FC (bpm)		FR (irpm)	Contagem de leucócitos ($\times 10^3 mm^3$)	
	Taquicardia	Bradicardia	Taquipneia	Leucocitose	Leucopenia
0 dia a 1 semana	> 180	< 100	> 60	> 34	NA
1 semana a 1 mês	> 180	< 100	> 50	> 19,5	< 5
1mês a 1 ano	> 180	< 90	> 40	> 17,5	< 5
> 1 ano a 5 anos	> 140	NA	> 22	> 15,5	< 6
> 5 anos a 12 anos	> 130	NA	> 18	> 13,5	< 4,5
> 12 anos a < 18 anos	> 110	NA	> 14	> 11	< 4,5

FC: frequência cardíaca; bpm: batimentos por minuto; FR: frequência respiratória; irpm: incursões respiratórias por minuto; NA: não se aplica.

Tabela 37.2. Pressão arterial sistólica percentil 5% conforme a faixa etária PALS – 2006

Idade	Pressão arterial sistólica Percentil 5%
0-1 mês	60 mmHg
1 mês-1 ano	70 mmHg
> 1 ano	70 (2 × idade em anos)
> 10 anos	90 mmHg

- Sinais de hipoperfusão orgânica:
  - Cérebro: alteração do nível de consciência.
  - Pele: alteração do tempo de enchimento capilar, com aumento decorrente de vasoconstrição ou perfusão em *flush* decorrente de vasoplegia.
  - Pele fria, pálida e sudorética.
  - Rins: redução do débito urinário (< 1 mL/kg/hora).

A hipotensão é um sinal tardio do choque, sendo nesta condição o choque caracterizado como descompensado, ou seja, aquele no qual os mecanismos compensatórios se esgotaram e não conseguem mais manter a pressão arterial.

Avaliação ecocardiográfica

Na última década, médicos de diversas especialidades passaram a utilizar o ultrassom e o ecocardiograma à beira do leito como ferramentas de complementação do exame físico tradicional.

Em casos de choque o ecocardiograma é ferramenta extremamente útil, em especial para avaliação da função cardíaca e auxílio e classificação do choque de acordo com o perfil hemodinâmico.

As avaliações ecocardiográficas mais relevantes para serem realizadas pelo pediatra em crianças instáveis hemodinamicamente são:

- Função sistólica de ventrículo esquerdo.
- Estimativa de volemia através da análise da veia cava inferior.
- Derrame pericárdico/tamponamento cardíaco.

■ **Função sistólica de ventrículo esquerdo**

A função sistólica de ventrículo esquerdo pode ser avaliada ecocardiograficamente de forma qualitativa ou por meio de medidas quantitativas.

A análise qualitativa da função sistólica do VE consiste na impressão visual do examinador a respeito da função contrátil do miocárdio e é o método de escolha para a avaliação da função do VE por médicos não ecocardiografistas. A função contrátil do ventrículo esquerdo é estimada visualmente pelos múltiplos planos ecocardiográficos utilizados no exame de emergência: paraesternal longo e curto, apical e subcostal. Esta avaliação é feita através da análise do espessamento miocárdico durante a sístole e pela redução do diâmetro da cavidade ventricular na sístole em comparação com a diástole proporcionada pela movimentação sistólica das paredes ventriculares.

A análise quantitativa da função sistólica do VE consiste na medida da fração de ejeção (FE). Esta medida pode ser realizada através do modo M ou do bidimensional. O cálculo da FE pelo modo M é o mais utilizado na prática clínica, especialmente em pacientes pediátricos, e é derivado da medida da fração de encurtamento (SF). Para obtenção da fração de encurtamento é necessária a medida dos diâmetros sistólico (ESD) e diastólico de ventrículo esquerdo (EDD) imediatamente abaixo dos folhetos da valva mitral, no plano paraesternal eixo longo ou curto (Figura 37.2), sendo calculada pela fórmula:

$$SF = EDD - ESD/EDD \times 100$$

A utilidade clínica das medidas objetivas de FE no manejo de pacientes criticamente enfermos é amplamente aceita, tanto em pacientes adultos quanto pediátricos. Estudos demonstram que o médico não ecocardiografista treinado é capaz de realizar a avaliação quantitativa da FE, inclusive em pacientes pediátricos, e que esta informação pode ser positivamente inserida na abordagem clínica dos pacientes pediátricos hemodinamicamente instáveis.

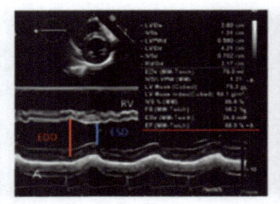 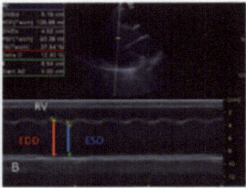

FIGURA 37.2. Cálculo da fração de encurtamento do ventrículo esquerdo pelo Modo M, através do plano paraesternal eixo longo, em paciente com miocardite viral e choque cardiogênico. EDD: diâmetro diastólico do VE; ESD: diâmetro sistólico do VE. SF = EDD − ESD/EDD × 100. Fonte: arquivo pessoal da Dra. Heloisa Amaral Gaspar Gonçalves.

- Estimativa de volemia através da análise da veia cava inferior

A ressuscitação volêmica faz parte do manejo inicial do choque, no entanto a ressuscitação fluídica agressiva pode ser maléfica para alguns pacientes e determinados tipos de choque.

A avaliação da pré-carga e volemia é fundamental no manejo de pacientes criticamente doentes.

A principal forma de avaliação da volemia pelo ecocardiograma é pela análise do diâmetro da veia cava inferior (VCI). Porém, a medida estática do diâmetro da VCI apresenta correlação ruim com a resposta individual do paciente à ressuscitação volêmica. A variação respiratória do diâmetro da VCI é o método mais usado e consiste na análise da variação do diâmetro da VCI com a respiração com pressão positiva (inspiração e expiração). Estudos em adultos demonstram que quanto maior for a variação respiratória do diâmetro da VCI, maior será a resposta do paciente frente à expansão volêmica (Figura 37.3). Na faixa etária pediátrica os estudos são limitados, tratando-se de um campo ainda aberto para futuras investigações.

- Derrame pericárdico/tamponamento cardíaco

O derrame pericárdico (DP) é reconhecido pelo ecocardiograma como um espaço ecolucente adjacente às estruturas cardíacas. Pode ser difuso ou loculado, sendo mais frequentemente difuso quando promove clara separação entre os pericárdios parietal e visceral. Os derrames loculados podem ser secundários a aderências em pós-operatório de cirurgia cardíaca ou trauma.

O tamponamento cardíaco é uma situação emergencial e sabidamente de diagnóstico clínico, porém o ecocardiograma pode sugerir a existência de fisiologia

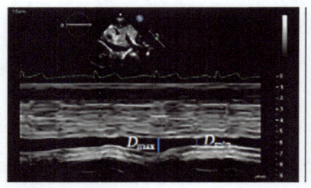

FIGURA 37.3. Paciente de 5 anos, em choque séptico por infecção do trato urinário, em ventilação mecânica, após expansão com 60 mL/kg de soro fisiológico mantinha hipotensão. Ecocardiograma à beira do leito evidenciou elevada variação respiratória do diâmetro da VCI que, juntamente com outros dados clínicos e de monitoração, sugeriram manter ressuscitação volêmica. Dmax = Diâmetro máximo; Dmin = Diâmetro mínimo. Fonte: arquivo pessoal da Dra. Heloisa Amaral Gaspar Gonçalves.

de tamponamento, ou seja, aumento da pressão intrapericárdica com restrição do enchimento ventricular. Os principais sinais ecocardiográficos que corroboram com o diagnóstico clínico de tamponamento cardíaco são:

- Inversão da parede atrial direita durante a sístole e parede ventricular direita durante a diástole.
- Presença de dilatação da VCI sem variação respiratória.
- Presença de variação respiratória da velocidade de fluxo pelas valvas cardíacas.

O ecocardiograma à beira do leito tem importante papel de guiar a pericardiocentese, reduzindo sensivelmente as taxas de complicações relacionadas ao procedimento.

Tratamento

A base do tratamento do choque em pediatria está no reconhecimento e diagnóstico precoce da alteração de perfusão. Assim sendo, uma terapêutica agressiva e escalonada deve ser instituída da forma mais rápida possível. Sabemos que o atraso na instituição do tratamento está associado ao aumento no risco de óbito.

Assim sendo, as condutas iniciais no tratamento de qualquer tipo de choque são:

- Manter uma via aérea e oferta de oxigênio adequadas.
- Estabelecer acesso venoso.
- Restabelecer o volume circulante efetivo.
- Corrigir os distúrbios metabólicos e ácido-básicos associados.
- Terapia inotrópica/vasopressora.

Oferta de oxigênio

O fornecimento de oxigênio aos tecidos constitui o objetivo primário do tratamento do choque. O oxigênio deve ser fornecido para manter elevada saturação de oxigênio nas fases iniciais do tratamento do choque.

Além da otimização da oferta de oxigênio, deve-se considerar a redução do consumo de oxigênio através do controle térmico, redução do esforço respiratório excessivo com a utilização do suporte ventilatório não invasivo ou invasivo e controles da agitação e dor com sedativos e analgésicos.

Acesso vascular

A obtenção de acesso venoso é de vital importância no tratamento. O acesso vascular deve ser obtido imediatamente e a via preferencial é o acesso venoso periférico. Na impossibilidade de obter de um acesso venoso rápido e seguro, deve-se estabelecer o acesso intraósseo se o paciente se apresentar instável.

A obtenção de um acesso venoso central será necessária para as infusões de drogas vasoativas e monitoração, no entanto, por se tratar de procedimento que requer tempo e experiência, não é a opção inicial na abordagem do choque. Além disso, recomendações mais recentes autorizam a infusão inicial de drogas vasoativas (dopamina em doses até 10 µg/kg/min, epinefrina até 0,3 µg/kg/min e dobutamina em qualquer dose) por acesso venoso periférico até que seja obtido um acesso venoso central.

Administração de fluidos

Todas as crianças com choque necessitam de uma agressiva ressuscitação fluídica. No choque séptico recomenda-se que a ressuscitação seja iniciada com a infusão de 20 mL/kg em *bolus* de solução cristaloide até um total de 60 mL/kg nos primeiros 60 minutos, o que deve ser realizado de forma mais cautelosa (alíquota menor e infusão mais lenta) em pacientes com choque cardiogênico. Algumas crianças necessitam de grandes reposições volêmicas, até 200 mL/kg na primeira hora do choque, especialmente nos choques hipovolêmicos e sépticos.

O objetivo da expansão volêmica é otimizar a pré-carga e manter o débito cardíaco. Esta infusão de volume deve ser realizada em *bolus*, de forma rápida até a normalização dos sinais de hipoperfusão orgânica e normalização da pressão sanguínea. Porém, a cada *bolus* o paciente deve ser reavaliado e o médico deve estar atento aos sinais de descompensação cardíaca e sobrecarga volêmica (estertores, ritmo de galope, hepatomegalia e aumento de esforço respiratório).

Uma perda de fluidos e uma hipovolemia persistente secundária ao extravasamento capilar difuso podem continuar por dias no paciente em choque. Assim, uma reposição contínua de fluidos pode ser necessária para manter a perfusão, o débito cardíaco e a pressão arterial.

Em relação à hemoglobina (Hb), é importante lembrar que o transporte de oxigênio depende significativamente de sua concentração. De uma forma geral as condições de anemia são bem toleradas e a conduta conservadora de não transfusão deve ser adotada.

No entanto, há alguns casos específicos nos quais é necessário incrementar a oferta tecidual de oxigênio, como:

- Choque séptico refratário — objetivamos manter a Hb acima de 10 g/dL.
- Choque cardiogênico — devemos manter hematócrito acima de 33% em pacientes sem cardiopatias cianogênicas e em 45% nos pacientes com cardiopatias cianogênicas.
- Choque hipovolêmico de causa hemorrágica — devemos iniciar transfusões com concentrado de hemácias de forma mais precoce, mesmo sem o resultado de hemoglobina nos casos graves.

Plasma fresco congelado pode ser utilizado para corrigir distúrbio de coagulação, não devendo ser utilizado como expansor volêmico.

Reposição de glicose e cálcio

A hipoglicemia precisa ser rapidamente diagnosticada e imediatamente tratada, pois pode causar danos neurológicos quando não identificada. Já a hipocalcemia é uma alteração frequente e reversível que contribui para a disfunção cardíaca. A reposição de cálcio deve ter como principal objetivo normalizar os níveis de cálcio ionizado.

Terapia com aminas vasoativas

O uso de drogas vasoativas fica reservado aos pacientes que mantêm sinais de hipoperfusão com ou sem hipotensão arterial após as medidas anteriormente descritas. As drogas vasoativas agem em diferentes receptores e desta forma apresentam mecanismos de ação e efeitos específicos, assim a escolha da melhor droga depende do perfil hemodinâmico do choque em questão (Tabela 37.3).

Tabela 37.3. Receptores farmacológicos e atuação das catecolaminas

Droga	Dose infundida (µg/kg/min)	Alfa	Beta$_1$	Beta$_2$	Dopa
Dopamina	Até 3	–	+	–	++
	5 a 10	+	+++	++	++
	> 10	+++	+++	++	+
Norepinefrina	0,1 a 2	++++	+	+	–
Epinefrina	0,1 a 0,3	++	++++	+++	–
	> 0,3	++++	++	+++	–
Dobutamina	2 a 20	+	++++	+/++	–

Antibióticos e antifúngicos

Antibióticos e antifúngicos devem ser utilizados caso exista suspeita de infecção como etiologia do quadro de choque, durante a primeira hora, após a coleta de culturas, de acordo com critérios de idade, apresentação do quadro infeccioso e padrão de resistência antimicrobiana da comunidade e do serviço hospitalar.

A seguir, faremos algumas considerações sobre choque cardiogênico, obstrutivo e hipovolêmico, reservando o Capítulo 36 para discussão específica de choque séptico.

Considerações específicas

Choque cardiogênico

Choque cardiogênico é um estado fisiopatológico de disfunção circulatória no qual anormalidades do ritmo ou da função cardíaca resultam em inadequada oferta de oxigênio e outros substratos aos tecidos. Ou seja, ocorre a falência da bomba cardíaca. Esta baixa contratilidade miocárdica leva à queda do volume sistólico e do débito cardíaco, sendo compensado com vasoconstrição e taquicardia.

Entre as causas mais frequentes de choque cardiogênico em crianças, destacam-se as miocardites virais e os pós-operatórios de cirurgia cardíaca. Outras causas clinicamente importantes na faixa etária pediátrica incluem: arritmias, intoxicações por drogas, episódios hipóxico-isquêmicos, acidose, hipotermia, miocardites, insuficiência cardíaca congestiva, cardiopatias congênitas, coarctação de aorta.

Em relação às manifestações clínicas, o reconhecimento precoce do choque tem relação direta com a sobrevida. Ao exame físico podemos observar:

- Presença ou não de sopro, ritmo de galope (B3 e/ou B4).
- Alteração da coloração de pele e mucosas: pálida e/ou cianótica e/ou marmórea.
- Tempo de enchimento capilar prolongado.
- Extremidades frias, pulsos finos.
- Sudorese fria.
- Levedo reticular.
- Oligúria.
- Alteração do nível de consciência: sonolência e/ou confusão mental.
- Taquicardia (exceto quando o choque for por bradiarritmia).
- Sinais de congestão sistêmica e pulmonar: hepatomegalia, ascite, edema, estase jugular, estertores crepitantes, sibilos, gemência, taquidispneia, tosse.
- Hipotensão: sinal tardio.

Além dos dados de exame físico, exames subsidiários são importantes no acompanhamento clínico do paciente, como os apresentados no Quadro 37.2.

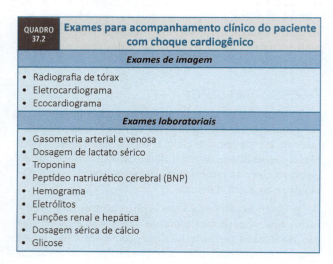

QUADRO 37.2 — Exames para acompanhamento clínico do paciente com choque cardiogênico

Exames de imagem
- Radiografia de tórax
- Eletrocardiograma
- Ecocardiograma

Exames laboratoriais
- Gasometria arterial e venosa
- Dosagem de lactato sérico
- Troponina
- Peptídeo natriurético cerebral (BNP)
- Hemograma
- Eletrólitos
- Funções renal e hepática
- Dosagem sérica de cálcio
- Glicose

Na maioria dos casos de choque cardiogênico ocorre disfunção intrínseca da contratilidade ventricular, que é frequentemente agravada por resistência vascular sistêmica elevada, edema pulmonar e hipóxia. As condutas iniciais específicas para o tratamento do choque cardiogênico (Quadro 37.3) são:

- Correção da hipovolemia, quando presente, com administração de cristaloides em pequenas alíquotas (5-10 mL/kg), sempre atentos aos sinais clínicos de congestão (estertores, hepatomegalia, estase jugular).
- Uso de diuréticos naqueles pacientes com sinais de sobrecarga volêmica e congestão pulmonar.

- Administração de drogas com o objetivo de aumentar a contratilidade e/ou reduzir a resistência vascular sistêmica (dobutamina, dopamina, epinefrina, levosimendan e milrinone).
- Correção de arritmias quando presentes através do uso de antiarrítmicos.

QUADRO 37.3	Princípios gerais no tratamento do choque cardiogênico

Minimizar a demanda de oxigênio
- Normalizar temperatura
- Sedação
- Corrigir anemia
- Considerar ventilação mecânica
- Analgesia

Maximizar a oferta de oxigênio
- Controlar distúrbios de ritmo
- Otimizar tônus vascular:
  - Infundir fluidos com cautela
  - Diuréticos quando sinais de congestão
- Melhorar a contratilidade
  - Oxigenação
  - Ventilação
  - Corrigir anormalidades metabólicas
  - Drogas inotrópicas
- Reduzir a pós-carga
  - Sedação e analgesia
  - Corrigir hipotermia
  - Vasodilatadores

Excluir a presença de cardiopatias congênitas

Choque obstrutivo

O choque obstrutivo ocorre quando existe aumento da pós-carga, resistência contra a qual o coração trabalha. Por exemplo, embolia pulmonar, tamponamento cardíaco e pneumotórax hipertensivo.

A condição mais frequente em que pode ocorrer o choque obstrutivo é no pneumotórax hipertensivo.

Deve-se suspeitar do pneumotórax hipertensivo em pacientes politraumatizados e pacientes em ventilação mecânica com elevados parâmetros ventilatórios. Além dos sinais de choque, está presente diminuição dos murmúrios à ausculta pulmonar e timpanismo à percussão no hemitórax afetado. Sinais de piora da função respiratória podem estar presentes. Ao suspeitar de pneumotórax hipertensivo, a punção de alívio deve ser realizada imediatamente. A seguir, procede-se a drenagem do tórax (geralmente realizada por cirurgião).

O tamponamento cardíaco deve ser suspeitado quando o paciente apresenta abafamento das bulhas cardíacas e o achatamento do complexo QRS (no ECG). O diagnóstico pode ser confirmado pelo ecocardiograma.

No tamponamento cardíaco, após as medidas iniciais, deve-se fazer punção de alívio e drenagem (feitas por cirurgião) e sempre que possível guiada por ecocardiograma.

Choque hipovolêmico

O choque hipovolêmico decorre de perda volêmica externa (cutânea, gastrointestinal ou urinária) ou interna (extravasamento para terceiro espaço) e tem seu tratamento pautado na reposição do líquido intravascular perdido. A indicação é de reposição rápida, em *bolus* de 20 mL/kg de solução cristaloide até um total de 60 mL/kg nos primeiros 60 minutos, podendo atingir necessidades de volumes elevados, acima de 100 mL/kg.

Atenção especial deve ser dada à necessidade de reposição contínua de solução intravenosa após a correção do quadro inicial, em caso de perdas mantidas (p. ex., diarreia aguda), bem como de correção de possíveis distúrbios eletrolíticos associados.

Conceitos-chave

- A característica fisiopatológica comum aos diversos tipos de choque é o desbalanço entre a oferta (DO_2) e o consumo de O_2 (VO_2), o que altera o metabolismo celular gerando disfunção celular, produção de diversos mediadores inflamatórios e morte celular.
- A classificação do choque **é feita** conforme o mecanismo fisiopatológico: hipovolêmico, distributivo, cardiogênico e obstrutivo.
- É primordial o reconhecimento precoce do estado de choque, pois o reconhecimento e tratamento precoces se correlacionam com aumento da sobrevida.
- Em casos de choque o ecocardiograma é avaliação extremamente útil, em especial para a função cardíaca e auxílio e classificação do choque de acordo com o perfil hemodinâmico.
- As condutas iniciais no tratamento de qualquer tipo de choque são:
  - manter uma via aérea e oferta de oxigênio adequadas;
  - estabelecer acesso venoso;
  - restabelecer o volume circulante efetivo;
  - corrigir os distúrbios metabólicos e ácido-básicos associados;
  - terapia inotrópica/vasopressora.

Questões

1. Como podemos definir choque? Quais são os principais tipos de choque?
2. Como podemos definir oferta de O_2, débito cardíaco, consumo de O_2 e quais são as principais variáveis implicadas?
3. Como reconhecer precocemente o estado de choque?
   A. Avaliação clínica.
   B. Avaliação com ECO.
4. Quais são os objetivos da abordagem terapêutica nos choques cardiogênico, hipovolêmico e obstrutivo?
5. Quais são os critérios para a fluidoterapia e o tratamento do excesso de volume?
6. Quais são as principais drogas vasoativas e quais são os mecanismos de ação?

BIBLIOGRAFIA CONSULTADA

- Angus DC, van der Poll T. Severe sepsis and septic shock. N Engl J Med. 2013;369(9):840-851.
- American Academy of Pediatrics and American Heart Association. PALS Provider Manual; 2006.
- Astiz ME. Pathophysiology and classification of shock states. In: Fink M. Textbook of Critical Care. 5th ed. Philadelphia: Elsevier; 2005. p. 897-904.
- Backer D, Aldecoa C, Njimi H, Vincent JL. Dopamine versus norepinephrine in the treatment of septic shock: A meta-analysis. Care Med. 2012;40(3):725-730.
- Barbier C, Loubières Y, Schmit C, Hayon J, Ricôme JL, Jardin F, et al. Respiratory changes in inferior vena cava diameter are helpful in predicting fluid responsiveness in ventilated septic patients. Intensive Care Med. 2004;30(9):1740-6.
- Brierley J, Carcillo JA, Choong K, et al. 2007 American College of Critical Care Medicine clinical practice parameters for hemodynamic support of pediatric and neonatal septic shock. Crit Care Med. 2009;37(2):666-688.
- Dellinger RP, Levy MM, Carlet JM, et al. Surviving sepsis campaign: international guidelines for management of severe sepsis and septic shock: 2008. Crit Care Med. 2008;36(1):296-327.
- Dellinger RP, Levy MM, Rhodes A, et al. Surviving Sepsis Campaign Guidelines Committee Including the Pediatric Subgroup. Surviving Sepsis Campaign: international guidelines for management of severe sepsis and septic shock: 2012. Crit Care Med. 2013;41(2):580-637.
- Gaspar HA, Morhy SS, Lianza AC, Carvalho WB, Andrade JL, Prado RR, et al. Focused cardiac ultrasound: a training course for pediatric intensivists and emergency physicians. BMC Med Educ. 2014;14:25.
- Goldstein B, Giroir B, Randolph A. International pediatric sepsis consensus conference: definitions for sepsis and organ dysfunction in pediatrics. Ped Crit Care Med. 2005;6(1):2-8.

- Han YY, Carcillo JA, Dragotta MA, Bills DM, Watson RS, Westerman ME, et al. Early reversal of pediatric-neonatal septic shock by community physicians is associated with improved outcome. Pediatrics. 2003;112:793-9.
- Lacroix J, Hebert PC, Hutchison JS, et al. Transfusion strategies for patients in pediatric intensive care units. N Engl J Med. 2007;256:1609-1619.
- Mayo PH, Beaulieu Y, Doelken P, Feller-Kopman D, Harrod C, Kaplan A, et al. American College of Chest Physicians/La Société de Réanimation de Langue Française statement on competence in critical care ultrasonography. Chest 2009;135(4):1050-60.
- Oliveira CF, Oliveira DSF, Gottschald AFC, et al. ACCM/PALS haemodynamic support guidelines for paediatric septic shock: An outcomes comparision with and without monitoring central venous oxygen saturation. Intensive Care Med, 2008.
- Rivers EP, Nguyen B, Havstad S, Ressler J, Muzzin A, Knoblich B, et al. Early goal-directed therapy in the treatment of severe sepsis and septic shock. N Engl J Med. 2001b;345:1368-77.
- Troster EJ, Pizarro, CF. Choque Séptico. In: Troster EJ, Kimura H, Vaz FAC. Aspectos Cardiológicos em Terapia Intensiva Neonatal e Pediátrica. São Paulo: Atheneu; 2008. p. 225-47.
- Unlüer EE, Karagöz A, Akoğlu H, Bayata S. Visual estimation of bedside echocardiographic ejection fraction by emergency physicians. West J Emerg Med. 2014;15(2):221-6.
- Vieillard-Baron A, Prin S, Chergui K, Dubourg O, Jardin F. Hemodynamic instability in sepsis: bedside assessment by Doppler echocardiography. Am J Resp Care. 2003;168(11):1270-6.
- Vignon P, Dugard A, Abraham J, Belcour D, Gondran G, Pepino F, et al. Focused training for goal-oriented hand-held echocardiography performed by noncardiologist residents in the intensive care unit. Intensive Care Med. 2007;33(10):1795-9.

Respostas

1. Choque é um estado fisiopatológico complexo caracterizado por alteração da perfusão tecidual com consequente incapacidade do organismo em fornecer quantidades suficientes de oxigênio e nutrientes para suprir as demandas metabólicas teciduais, bem como redução na remoção de produtos tóxicos.

   A característica fisiopatológica comum aos diversos tipos de choque é o desbalanço entre a oferta (DO_2) e o consumo de O_2 (VO_2), o que altera o metabolismo celular gerando disfunção celular, produção de diversos mediadores inflamatórios e morte celular.

   O choque pode ser classificado de acordo com o mecanismo patológico envolvido nos quatro grupos:

   - **Hipovolêmico**: existe redução da volemia e consequentemente da pré-carga em decorrência de perdas externas, insensíveis ou extravasamento para o terceiro espaço.
   - **Distributivo**: ocorre redução do tônus vascular com vasodilatação e redução da resistência vascular periférica em condições como sepse, anafilaxia e trauma raquimedular.
   - **Cardiogênico**: caracteriza-se por redução da função cardíaca com piora da capacidade contrátil do miocárdio por lesões próprias da fibra miocárdica, alterações do ritmo cardíaco ou alterações sistêmicas que comprometam o funcionamento cardíaco.
   - **Obstrutivo**: decorrente de situações em que existe aumento do tônus vascular e de pós-carga, como no tamponamento cardíaco, tromboembolismo pulmonar maciço e pneumotórax hipertensivo.

   No entanto, é importante ressaltar que pode coexistir mais de um mecanismo fisiopatológico envolvido no choque de uma criança, como no caso da sepse, em que pode haver vasodilatação, hipovolemia e disfunção cardíaca.

2. A oferta de O_2 (DO_2) é o volume de oxigênio que é oferecido pelo sangue aos tecidos a cada minuto, sendo calculado como o produto do débito cardíaco (DC) pelo conteúdo arterial de oxigênio (CaO_2).

   A oferta de O_2 é determinada pelo débito cardíaco, pela hemoglobina e pela saturação de O_2 ($SatO_2$). O débito cardíaco, por sua vez, é determinado pela frequência cardíaca (FC) e pelo volume sistólico (VS, que é o volume ejetado pelo coração a cada sístole), segundo a seguinte equação: DC = FC x VS.

   O volume sistólico sofre influência de três variáveis:

   A) pré-carga (depende da volemia e complacência ventricular);

   B) contratilidade cardíaca (inotropismo);

   C) pós-carga (depende da resistência vascular sistêmica, viscosidade sanguínea e capacitância arteriolar).

   O consumo de O_2 (VO_2) é a diferença entre o conteúdo arterial e o venoso de oxigênio:

   $$VO_2 = DC \times (CaO_2 - CvO_2)$$

3. Reconhecimennto precoce do choque:

   É primordial o reconhecimento precoce do estado de choque, pois o reconhecimento e tratamento precoces se correlacionam com o aumento da sobrevida. O choque deve ser reconhecido antes de ocorrer hipotensão através de critérios clínicos, tais como:

   - alteração do estado geral: prostração, hipoatividade, gemência;
   - sinais de alteração da função circulatória: taquicardia, taquipneia, redução da amplitude de pulso periférico, alteração da temperatura da pele, perfusão (vasodilatação periférica – choque quente, ou presença de extremidades frias – choque frio), hipotensão arterial;
   - sinais de hipoperfusão orgânica:
     - cérebro – alteração do nível de consciência;
     - pele – alteração do tempo de enchimento capilar, com aumento decorrente de vasoconstrição ou perfusão em *flush* decorrente de vasoplegia; pele fria, pálida e sudorética;
     - rins – redução do débito urinário (< 1 mL/kg/hora).

   A função do ventrículo esquerdo pode ser avaliada ecocardiograficamente de uma forma qualitativa pela impressão visual do examinador, a respeito da função contrátil do miocárdio, e com uma análise quantitativa com a medida da fração de ejeção.

4. Os objetivos da abordagem terapêutica nos vários tipos de choque são:

   a) manter uma via aérea e oferta de oxigênio adequadas;

   b) estabelecer acesso venoso;

   c) restabelecer o volume circulante efetivo;

   d) corrigir os distúrbios metabólicos e ácido-básicos associados;

   e) terapia inotrópica/vasopressora.

5. Os critérios para a fluidoterapia são: o objetivo da expansão volêmica é otimizar a pré-carga e manter o débito cardíaco. Esta infusão de volume deve ser realizada em *bolus*, de forma rápida até a normalização dos sinais de hipoperfusão orgânica e normalização da pressão sanguínea. Porém, a cada *bolus* o paciente deve ser reavaliado e o médico deve estar atento aos sinais de descompensação cardíaca e sobrecarga volêmica (estertores, ritmo de galope, hepatomegalia e aumento de esforço respiratório).

   O tratamento do excesso de volume é restringir a oferta, diuréticos e terapia de reposição renal.

6. As principais drogas vasoativas e seus mecanismos de ação são:

- norepinefrina, epinefrina e dobutamina, e os receptores farmacológicos mais importantes, respectivamente, são alfa, beta$_1$ e beta$_2$ e beta$_1$.

38

Síndrome da Morte Súbita do Lactente e BRUE (*Brief Resolved Unexplained Events*)

■ Graziela de Almeida Sukys

Introdução

Os primeiros relatos de crianças encontradas mortas no leito datam de 500 a.C., estão descritos na Bíblia, no Velho Testamento. Através dos séculos acreditou-se que a causa principal destes óbitos era o rolamento de um adulto sobre a criança, causando a morte por asfixia, sendo o cuidador direto o principal agente da morte, com consequências religiosas, legais e psicológicas devastadoras nas famílias destas crianças.

Em 1986 o *National Institutes of Health* (NIH), instituição americana, realizou uma conferência sobre apneia infantil e monitoração domiciliar, onde algumas definições que utilizamos até hoje foram feitas, as quais discutiremos neste capítulo: síndrome da morte súbita do lactente (SMSL) e *apparent life threatening event* (ALTE), hoje chamado de *brief resolved unexplained events* (BRUE).

Síndrome da morte súbita do lactente

Histórico

"– Meu filho parou de respirar e ficou roxinho..."

"– Ele quase morreu!!!"

"– Encontramos ele assim no berço."

"– Achei que ele estava morto."

"– Foi horrível, eu reanimei, fiz massagem cardíaca, respiração boca a boca."

"– Não parece, mas ele estava parado, sem respirar e azul."

"– Ele estava bem, colocamos para dormir, não aconteceu nada, como pode ter morrido?"

Essas frases revelam algumas perguntas, afirmações e desabafos de familiares e cuidadores que presenciaram um evento súbito e aparentemente grave com um lactente, ou que encontraram seu filho em óbito no berço. Todo médico deve estar apto a prestar o primeiro atendimento, compreender a ansiedade da família por respostas e direcionar a melhor conduta nestes casos.

Definição

A morte súbita e inesperada de crianças é sempre um evento trágico para pais, familiares e para os profissionais da saúde. Nos países desenvolvidos a síndrome da morte súbita do lactente (SMSL) está entre as primeiras causas de mortalidade infantil pós-neonatal e é tratada como um problema de saúde pública, com protocolos de atendimento, investigação e prevenção elaborados e definidos.

Nos países em desenvolvimento e em especial no Brasil, a SMSL é pouco dimensionada e nem consta nas estatísticas oficiais de óbito, e isso se deve principalmente pela ausência de obrigatoriedade da necropsia especializada em nosso país. O papel do médico no atendimento da SMSL é fundamental, e se faz através do registro dos dados sobre as circunstâncias do óbito, dos hábitos familiares e do exame físico da criança *post mortem*. Essas informações são fundamentais para a realização da necropsia que, na suspeita da SMSL, deverá ser dirigida a fim de comprovar o diagnóstico.

A primeira definição de síndrome da morte súbita do lactente foi elaborada em 1969 e amplamente discutida na década de 1980, e desde 1986, após um encontro entre especialistas (*Infantile Apnea and Home Monitoring National Institutes of Health* [NIH], *Consensus Development Conference Statement*, 1986) definiu-se a SMSL:

- SMSL é a morte súbita de uma criança menor de 1 ano de idade que permanece sem explicação após investigação e revisão da história clínica e circunstâncias da morte, após a autópsia completa e testes auxiliares.
- Óbitos em crianças maiores que 1 ano, que têm as mesmas características, são descritos como *sudden unexplained death in childhood*, e se a criança tem antecedente de epilepsia é chamado de *sudden unexplained death in epilepsy*.

Epidemiologia

A SMSL está entre as primeiras causas de óbito pós-neonatal nos países desenvolvidos. Nos EUA ocorrem 56/100.000 óbitos ao ano. No Brasil temos poucos registros epidemiológicos, sendo o principal em um estudo realizado no Rio Grande do Sul, no município de Passo Fundo, com uma incidência de suspeita de SMSL de 1,75/1.000. Não temos registros nacionais desta causa de óbito.

Na literatura internacional encontramos um predomínio da SMSL no sexo masculino, com pico de incidência entre 2 e 4 meses de idade, aumento dos casos no inverno e entre a população afro-americana e indígena.

O verdadeiro mecanismo do óbito na SMSL ainda é desconhecido, e permanece como um diagnóstico de exclusão. A grande maioria dos estudos sugere que essas crianças devem ter sofrido hipóxia aguda ou crônica antes da morte, e muitas vezes é impossível diferenciar se o mecanismo de sufocação foi natural, acidental ou provocado, mesmo com a autópsia. Nesses casos, as circunstâncias do óbito, o exame clínico e a história familiar são fundamentais.

Classificação

A SMSL é classificada em três categorias: I A, I B, II e não classificada, descritas no Quadro 38.1.

Achados micro e macroscópicos

As alterações macroscópicas e microscópicas da SMSL são muito discretas; frequentemente são encontradas petéquias intratorácicas e hemorragia pulmonar em vários graus, dados que não podem ser considerados patognomônicos da SMSL. Mais recentemente vêm se utilizando marcadores de hipóxia nas análises histopatológicas, como por exemplo a elevação da hemoglobina fetal (HbF), porém os estudos ainda são controversos para a utilização deste marcador como critério para SMSL.

Os achados macro e microscópicos das autópsias de SMSL são mínimos:

- Petéquias nas superfícies pleural, epicárdica e subcapsulares no timo são os mais comuns, e são decorrentes do aumento da pressão negativa, intratorácica, secundária a uma inspiração vigorosa, indicativa de morte por asfixia.

QUADRO 38.1 — Classificação da SMSL

I A: Características clássicas de SMSL bem documentadas
- Dados clínicos:
  - Idade entre 21 dias e 9 meses
  - Antecedentes clínicos normais, com idade gestacional a termo
  - Crescimento e desenvolvimento neuropsicomotor normais
  - Ausência de óbitos semelhantes na família
- Circunstâncias do óbito:
  - Criança encontrada em ambiente de sono seguro e adequado, sem evidências de morte acidental
  - A investigação no local do óbito não consegue esclarecer a causa
- Dados da autópsia:
  - Ausência de achados patológicos potencialmente fatais
  - Ausência de evidência de trauma, lesões intencionais, abuso ou negligência
  - Ausência de sinais de estresse tímico
  - Exames toxicológicos, microbiológicos (incluindo culturas) radiológicos e triagem metabólica negativos

I B: Características clássicas de SMSL, porém não totalmente documentadas
- Inclui os critérios da categoria I A, exceto a investigação do local do óbito e realização de exames toxicológicos, microbiológicos, radiológicos e triagem metabólica

II: Casos que preenchem os critérios da categoria I A, exceto se apresentarem um ou mais dos critérios abaixo
- Dados clínicos:
  - Idade < 21 dias e > 9 meses, até 1 ano
  - Antecedentes com alguma morbidade perinatal ou neonatal, já resolvida
  - Presença de óbitos semelhantes na família
- Circunstâncias do óbito
  - Evidências de asfixia mecânica ou sufocação, causada por rolamento de adulto sobre a criança, porém sem confirmação
- Dados da autópsia
  - Sinais de alteração do crescimento e de desenvolvimento, mas que não tenham contribuído diretamente para a morte
  - Anormalidades e/ou infiltrados inflamatórios mais intensos, mas que sejam suficientes para determinar a causa do óbito

Não classificada
- Óbitos de crianças que não preenchem totalmente os critérios da categoria I e II, mas que são fortemente sugestivos e aqueles em que a autópsia não foi realizada

---

- Hemorragias tímicas, intraparenquimatosas, geralmente acompanham as petéquias superficiais.

Nos casos de sufocação mecânica, acidental ou intencional, além destes achados encontram-se também petéquias na face e em conjuntivas, excluindo a hipótese de SMSL.

Fatores de risco

O principal fator de risco para SMSL é o hábito de dormir em decúbito ventral, seguido pelo hábito de fumar na gestação e a exposição do lactente ao fumo após o nascimento. Na literatura encontramos ainda como fator de risco para SMSL o hábito de dividir o leito com várias pessoas, dormir em superfícies macias e com brinquedos, cobertores, edredons, e os antecedentes neonatais de baixo peso ao nascimento, prematuridade e crianças que nasceram pequenas para a idade gestacional.

Tratamento

Evidências mostram que a educação é a forma mais eficiente de se conseguir a prevenção de várias doenças. Campanhas sobre evitar os principais fatores de risco (práticas seguras de sono, combater o tabagismo, etc.), e aperfeiçoar a notificação e investigação *post mortem* parecem levar ao melhor caminho para diminuir o trágico e triste evento da SMSL.

A principal medida de prevenção contra a SMSL desde a década de 1990 foi a campanha educativa sobre a posição segura para o lactente dormir: *Back to Sleep*. Após a introdução da campanha, que consiste em orientar os pais e cuidadores para colocar os lactentes para dormir de barriga para cima, ocorreu significativa queda na incidência de óbitos por SMSL.

Brue (*brief resolved unexplained events*)

Definição

O BRUE caracteriza-se por um episódio súbito, breve, já resolvido no momento da apresentação, ocorrido em uma criança de até 1 ano de idade e acompanhado de pelo menos um dos seguintes sinais ou sintomas:

- Cianose ou palidez.
- Ausência, diminuição ou irregularidade de movimentos respiratórios.
- Alteração de tônus muscular (hipertonia ou hipotonia).
- Alteração de responsividade.

O evento não é explicado por uma causa específica após anamnese e exame físico detalhados, e pode ter resolução espontânea ou necessitar de manobras de reanimação (muitas vezes realizadas pelo próprio observador).

Near-miss Sudden Infant Death Syndrome e *Apparent Life Threatening Event* (ALTE) foram termos adotados antes de 2016 para descrever os eventos agudos, assustadores e, quase sempre, espontaneamente resolvidos nos lactentes. A definição atual foi proposta após décadas de observação e estudos sobre estes pacientes, visando diminuir intervenções desnecessárias, melhorar a caracterização dos casos de baixo risco e facilitar a condução destes.

Epidemiologia

A incidência do BRUE é totalmente desconhecida até o momento, uma vez que é um novo termo. O que temos no momento na literatura são estudos, na grande maioria retrospectivos, de ALTE, com taxas de 0,6 a 9,4/1.000 nascidos vivos. No pronto atendimento o ALTE é responsável por até 0,8% das visitas de lactentes até 1 ano, mais presente nos lactentes entre 7 e 19 semanas de vida, sendo a incidência igual entre sexo masculino e feminino. É muito provável que estas estatísticas mudem nos próximos anos, assim que o novo termo BRUE for amplamente divulgado e novos estudos comecem a ser publicados.

Por se tratar de um episódio que pode representar várias doenças, a taxa de mortalidade descrita na literatura para o ALTE é muito variável, com relatos de 0 até 8%. Apesar de ser, na grande maioria, um evento rápido, de resolução espontânea, e sem gravidade, devemos estar alerta para os eventos que são recorrentes ou que necessitaram de ressuscitação cardiopulmonar, pois a literatura mostra maior mortalidade. Estudos retrospectivos de SMSL descrevem que entre 7 e 30% dos lactentes que foram a óbito por SMSL apresentaram episódios recorrentes de ALTE precedendo o óbito.

Quadro clínico

Assim como o ALTE, o BRUE não é uma doença específica, é a descrição de um conjunto de sintomas/sinais em crianças de até 1 ano de idade, podendo representar desde um lactente normal até uma série de doenças agudas ou crônicas. Na Tabela 38.1 temos as principais alterações relatadas a partir de estudo retrospectivos de ALTE.

Tabela 38.1. Quadro clínico de BRUE

Tipo	Alterações
Lactente normal	<ul><li>Respiração periódica</li><li>Respiração irregular, característica do sono REM no lactente</li><li>Engasgo/tosse passageiros durante a alimentação</li><li>Perda de fôlego</li></ul>
Alterações agudas	<ul><li>Infecção: sepse, meningite, encefalite, VSR, *pertussis*</li><li>Gastrointestinal: volvo de intestino, intussuscepção</li><li>Drogas: pós-anestésico, ingestão intencional ou não intencional</li><li>Metabólica: erros inatos do metabolismo, secundária a doenças endocrinológicas, distúrbios hidroeletrolíticos</li><li>Intoxicação: monóxido de carbono</li><li>Maus-tratos: sufocamento, TCE, intoxicação intencional, abuso físico</li></ul>
Alterações crônicas	<ul><li>Gastrointestinal: refluxo gastroesofágico, incoordenação à deglutição</li><li>Cardiovascular: arritmia, miocardiopatia</li><li>Respiratória: malformações congênitas das vias aéreas, imaturidade/prematuridade, síndrome de hipoventilação de origem central (Ondine), obstrução das vias aéreas superiores, disfunção das cordas vocais, laringotraqueomalácia, anel vascular</li><li>Neurológica: convulsão, síncope vasovagal, malformação do SNC (Chiari/cranioestenose), hemorragia do SNC, hidrocefalia</li></ul>
Idiopático	

SEÇÃO 3 ▪ A CRIANÇA GRAVEMENTE DOENTE

Geralmente as crianças que apresentaram um episódio de BRUE chegam assintomáticas ao primeiro atendimento, e podem não apresentar nenhum sinal ou sintoma de qualquer doença. Portanto, a anamnese e o exame físico são fundamentais para a caracterização do evento e conduta.

Diagnóstico

Devemos fazer anamnese e exame físico detalhados para chegarmos ao diagnóstico preciso.

■ Anamnese

O Quadro 38.2 resume as questões a serem levantadas durante obtenção da história do paciente.

Exame físico

Nesta etapa devemos avaliar detalhadamente a criança. O Quadro 38.3 separa o exame por regiões do corpo.

Crianças que apresentam sintomas, história e quadro clínico de alguma doença automaticamente já não são caracterizadas como BRUE, e devem ser conduzidas de acordo com a doença diagnosticada. Nos eventos diagnosticados como BRUE, o próximo passo é avaliar a presença de fatores de risco e os determinantes de baixo risco, descritos no Quadro 38.4.

QUADRO 38.2 — Anamnese
Há informações que levantem suspeita de maus-tratos?
• Múltiplas ou divergentes versões do evento • História ou circunstâncias do evento incompatíveis com a idade da criança • Incompatibilidade entre a expectativa do cuidador e do desenvolvimento neuropsicomotor da criança, por exemplo: cuidador nega que a criança senta, ou rola, porém a criança já o faz.
Caracterização detalhada do episódio
• Descrição geral do evento • Quem presenciou • Circunstâncias do evento (estava comendo, chorando, dormindo, brincando) • Duração do evento • Foi episódio único ou recorreu • Tosse, engasgo • Cor da pele • Tônus muscular • Sangramento nasal ou pela boca • Movimentos repetitivos • Consciente ou inconsciente • Necessitou de alguma manobra para melhorar • Após o evento ficou bem ou ficou sonolento, choroso, com dor, irritado
Sintomas/sinais nos dias que precederam o episódio
• Trauma • Uso de medicações • Alguma doença aguda, como diarreia, tosse, febre, coriza, congestão nasal, vômitos, inapetência, perda de peso, alteração do sono
Antecedentes pessoais
• Dados da gestação, parto e puerpério • Triagem neonatal • Doenças prévias/atuais • Imunizações • Medicações • Desenvolvimento neuropsicomotor (DNPM) • Hábitos de sono • Hábitos de alimentação • Episódio anterior de BRUE • Cirurgias, emergências e doenças graves anteriores
Antecedentes familiares
• Antecedentes de SMSL ou ALTE na família • Doenças cardíacas e óbitos em lactentes • Atraso do DNPM em outras crianças da família • Histórias de traumas graves, afogamento • Arritmias familiares como síndrome do QT longo
Condições de moradia e/ou socioeconômicas adversas
• Exposição ao tabagismo e outras drogas • Exposição a infecções respiratórias recente – pesquisar sobre imunização e risco de *pertussis* • Exposição da criança a adultos com alterações psiquiátricas

QUADRO 38.3 — Exame físico
Geral
• Sinais vitais • Perfusão, coloração da pele • Responsividade • Malformações • Tônus muscular • Peso, comprimento, perímetro cefálico • Sinais de trauma, deformidades, restrição de movimento
Neurológico
• Fontanela, pupilas, motricidade, reflexos, tônus, DNPM, sinais meníngeos
Cabeça e pescoço
• Mobilidade • Coriza, obstrução nasal • Membranas timpânicas • Hemorragia conjuntival, movimento ocular, retina
Cardiopulmonar
• Ausculta pulmonar, irregularidades • Ritmo cardíaco, frequência cardíaca
Abdominal
• Visceromegalias, massas, distensão • Dor à palpação
Trato genitourinário
• Qualquer anormalidade presente

QUADRO 38.4 — Fatores de risco e determinantes de baixo risco
Fatores de risco
• Episódio anterior de BRUE • Prematuridade extrema • Baixo peso ao nascer • BRUE durante o sono • Sintomas respiratórios • Dificuldades com a alimentação • História familiar de morte súbita ou BRUE • Fatores de risco para SMSL (tabagismo materno, baixa idade materna, posição prona ao dormir, dormir em superfície macia, cuidado pré-natal tardio, mães jovens, sexo masculino, crianças de origem afro/indígena, pré-termo e/ou baixo peso ao nascer)
Determinantes de baixo risco
• Idade acima de 60 dias • Em prematuros: idade gestacional de pelo menos 32 semanas ou idade gestacional corrigida de pelo menos 45 semanas • Primeiro episódio • Duração menor que 1 minuto • Sem necessidade de RCP por pessoa treinada para realizá-la • Nenhum dado significativo na anamnese • Nenhum dado significativo no exame físico

A partir dos dados de anamnese, exame físico e avaliação do risco podemos classificar os episódios de BRUE em alto risco e baixo risco. Esta classificação é a principal ferramenta na intervenção clínica destes pacientes. A Figura 38.1 resume as etapas do diagnóstico de BRUE e a Figura 38.2 apresenta a classificação em baixo e alto risco.

A proposta de mudança da nomenclatura, após 30 anos, do ALTE para BRUE, com nova definição e critérios diagnósticos, é um passo muito importante na elucidação diagnóstica e na implementação de condutas. Novas pesquisas, prospectivas, poderão determinar a verdadeira incidência destes eventos na população, classificar por gênero, idade, gravidade e direcionar a melhor conduta.

Até o momento temos apenas os dados de literatura de ALTE e a proposta atual do protocolo de atendimento do BRUE de baixo risco. Sugerimos, por enquanto, que os eventos classificados como alto risco devam ser conduzidos de acordo com a conduta de ALTE grave, até que sejam publicadas novas diretrizes sobre o assunto.

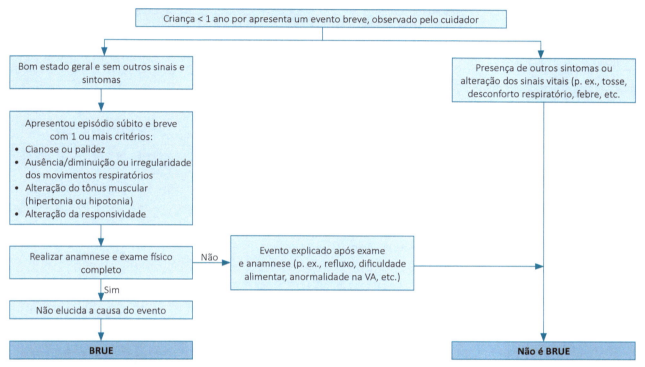

FIGURA 38.1. Diagnóstico de BRUE. Fonte: adaptada de: Pediatrics, 2016.

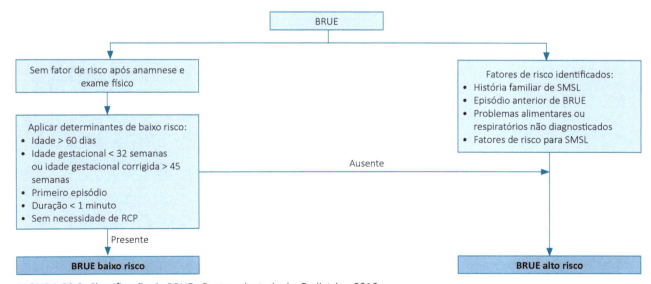

FIGURA 38.2. Classificação de BRUE. Fonte: adaptada de: Pediatrics, 2016.

Tratamento

■ Conduta no baixo risco

Quando o BRUE for classificado como baixo risco, devemos proceder conforme o apresentado no fluxograma da Figura 38.3.

■ Conduta no alto risco

Por sua vez, quando for classificado como de alto risco, a conduta é diferente, conforme apresentado na Figura 38.4.

O Quadro 38.5 apresenta os exames a serem realizados na conduta de alto risco e, no Quadro 38.6, você confere as orientações para monitoração domiciliar da criança.

BRUE – baixo risco – Recomendações

Fazer
- Treinar/educar cuidadores e pais, orientando sobre o diagnóstico e condutas do BRUE
- Oferecer treinamento em RCP para pais e cuidadores

Pode indicar
- Teste para Pertussis e eletrocardiograma
- Monitorização breve da oximetria de pulso e observação dos sinais vitais

Não fazer
- Colher exames desnecessários: LCR, culturas, sódio, potássio, cloro, amônia, cálcio, Rx de tórax, ecocardiograma, eletroencefalograma, exames para refluxo gatroesofágio, gasometria, etc.
- Iniciar monitorização domiciliar
- Prescrever antiácidos e/ou bloqueadores de boma para REG ou anticonvulsivantes

Não precisa
- Testes para vírus respiratório, urina 1, glicemia, gasometria, ácido lático, exames de neuroimagem, pesquisa de anemias
- Internar o paciente apenas para monitorização cardíaca

FIGURA 38.3. Fluxograma de resumo da conduta em casos de BRUE de baixo risco.

QUADRO 38.5 — Exames na conduta de alto risco

Exames iniciais
- Hemograma
- Dosagem de eletrólitos, cálcio, enzimas hepáticas
- Urina 1/urocultura
- Rx de tórax
- Eletrocardiograma
- USG cerebral
- EED
- Investigação toxicológica
- Triagem para vírus respiratórios

Exames complementares
- Triagem para refluxo gastroesofágico
- Fibrolaringoscopia e investigação de distúrbios obstrutivos do sono
- Ecocardiograma/Holter
- Triagem ampliada para erros inatos do metabolismo

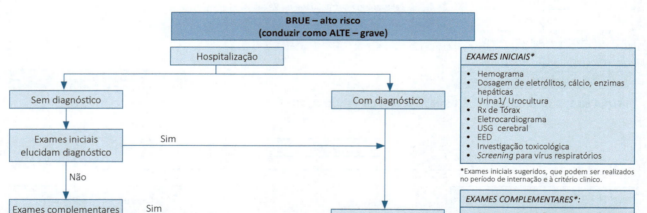

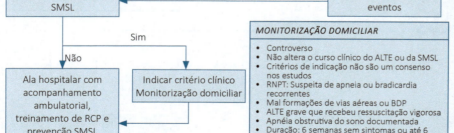

FIGURA 38.4. Fluxograma de resumo da conduta em casos de BRUE de alto risco. Adaptada de Pediatrics, 2016.

CAPÍTULO 38 ▪ SÍNDROME DA MORTE SÚBITA DO LACTENTE E BRUE

QUADRO 38.6	Monitoração domiciliar
Não altera o curso clínico do ALTE ou da SMSL	
Critérios de indicação não são um consenso nos estudos • RNPT: suspeita de apneia ou bradicardia recorrentes • Malformações de vias aéreas ou BDP • ALTE grave que recebeu ressuscitação vigorosa • Apneia obstrutiva do sono documentada	
Duração: 6 semanas sem sintomas ou até 6 meses de vida	

BRUE x SMSL

A principal pergunta dos pais e cuidadores frente ao BRUE é sobre a chance de óbito, em especial da morte súbita. Na literatura de ALTE e SMSL essa relação não é encorajada, e a maioria dos artigos afirma que esses eventos, quando isolados e de baixo risco, não se correlacionam com óbito, sendo as principais justificativas:

1. horário: período diurno (BRUE) x período noturno (SMSL);

2. idade: primeiros 2 meses de vida (BRUE) x idade entre 2 e 4 meses (SMSL);

3. prevenção: medidas para diminuir SMSL não diminuíram BRUE;

4. fatores de risco: principais fatores de risco para BRUE são dificuldades de alimentação e recorrência. Para SMSL são posição para dormir, desmame precoce e tabagismo materno.

Conceitos-chave

- **Síndrome da Morte Súbita do Lactente (SMSL)** é a morte súbita de uma criança menor de 1 ano de idade que permanece sem explicação após investigação e revisão da história clínica e circunstâncias da morte, após a autópsia completa e testes auxiliares.

- O verdadeiro mecanismo do óbito na SMSL ainda é desconhecido, e permanece como um diagnóstico de exclusão.

- O principal fator de risco para SMSL é o hábito de dormir em decúbito ventral, seguido pelo hábito de fumar na gestação e a exposição do lactente ao fumo após o nascimento.

- A principal medida de prevenção contra a SMSL desde a década de 1990, foi a campanha educativa sobre a posição segura para o lactente dormir: *Back to Sleep*.

- *Brief Resolved Unexplained Event* **(BRUE)** caracteriza-se por episódio súbito, breve, já resolvido no momento da apresentação, ocorrido em uma criança de até 1 ano de idade e acompanhado de pelo menos um dos seguintes sinais ou sintomas:
  - ausência, diminuição ou irregularidade de movimentos respiratórios;
  - alteração de tônus muscular (hipertonia ou hipotonia);
  - alteração de responsividade.

- O evento não é explicado por uma causa específica após anamnese e exame físico detalhados, e pode ter resolução espontânea ou necessitar de manobras de reanimação (muitas vezes realizadas pelo próprio observador). A incidência do BRUE é totalmente desconhecida até o momento.

- Geralmente as crianças que apresentaram um episódio de BRUE chegam assintomáticas ao primeiro atendimento, e podem não apresentar nenhum sinal ou sintoma de qualquer doença. Portanto, a anamnese e o exame físico são fundamentais para a caracterização do evento e conduta.

Questões

1. Em crianças previamente hígidas e menores de 1 ano são fatores de risco para a SMSL, exceto:

    a) Tabagismo materno.

    b) Dormir de barriga para baixo.

    c) Sexo masculino.

    d) Dificuldades com a alimentação.

SEÇÃO 3 ▪ A CRIANÇA GRAVEMENTE DOENTE

2. Na SMSL o diagnóstico é feito com:
   a) Exame clínico *post mortem*.
   b) Avaliação da história clínica e circunstâncias da morte, autópsia completa e testes auxiliares.
   c) Autópsia.
   d) História clínica.

3. A principal medida de prevenção da SMSL é:
   a) Evitar o tabagismo pré-natal.
   b) Campanhas sobre o sono seguro do lactente, orientando a dormir em posição prona.
   c) Campanhas sobre o sono seguro do lactente, orientando a dormir em posição supina.
   d) Nenhuma medida preventiva diminui a incidência de SMSL.

4. Na classificação de BRUE são determinantes de baixo risco:
   a) Episódio único, duração menor que 1 minuto, sem dados significativos de anamnese e exame físico.
   b) Episódio único, necessidade de RCP, prematuridade.
   c) Tabagismo materno, duração menor que 1 minuto, sem dados significativos de anamnese e exame físico.
   d) Eventos recorrentes, duração menor que 1 minuto, prematuridade.

5. Sobre BRUE e SMSL:
   a) São eventos fortemente relacionados na literatura, com grande risco de SMSL nos lactentes que apresentam BRUE.
   b) Apresentam os mesmos fatores de risco.
   c) Medidas de prevenção de SMSL não tiveram impacto na diminuição dos casos de BRUE.
   d) Ambos ocorrem principalmente no período noturno.

BIBLIOGRAFIA CONSULTADA

- Brief Resolved Unexplained Events (Formely Apparent Life-Threatening Events) and Evaluation of Lower-Risk Infants Pediatrics. May 2016;137(5). Disponível em: <http://www.healthychildcare.org/sids.html>.

Respostas

1. D
2. B
3. C
4. A
5. C

Crise Epiléptica e Estado de Mal Epiléptico

■ Celso de Moraes Terra

Definição

As convulsões constituem-se nas emergências neurológicas mais frequentes em pediatria, sendo que 4 a 10% das crianças sofrerão pelo menos uma crise convulsiva nos primeiros 16 anos de vida. Deve ser abordada como uma emergência, uma vez que seu pronto reconhecimento, assim como o tratamento da causa e da crise em si, impacta diretamente no prognóstico da criança.

O tratamento das convulsões e do estado de mal epilético (EME) exige amplo conhecimento clínico e farmacológico, tanto para detecção etiológica da doença que levou à crise, quanto para o seu adequado tratamento. Neste capítulo abordaremos as crises convulsivas generalizadas, assim como o EME generalizado, por serem as formas mais frequentes e de abordagem emergencial.

O que diferencia a crise convulsiva isolada das repetitivas e do EME, é o tempo de duração da crise, assim como o retorno ou não da consciência nos intervalos das crises.

Crise epiléptica

A convulsão refere-se mais à manifestação motora da crise, portanto passaremos a denominá-la de crise epiléptica. A crise epiléptica é definida como uma alteração transitória e involuntária da consciência, do comportamento, da atividade motora, das sensações ou da função autonômica, decorrentes de descarga neuronal excessiva. Como abordaremos neste capítulo apenas as descargas convulsivas generalizadas, estas podem ser:

- Tônicas.
- Clônicas.
- Tônico-clônicas.

Estado de mal epiléptico (EME)

O estado de mal epiléptico (EME) foi definido pela Liga Internacional contra a Epilepsia como crises prolongadas ou repetidas em intervalos curtos de tempo, sem recuperação do nível de consciência, de tal forma que se transforma em uma condição epiléptica fixa e duradoura.

O EME generalizado convulsivo é responsável por 73 a 98% dos EME pediátricos, podendo ter manifestação clônica, tônica ou tônico-clônica. Modernamente o EME é considerado quando as crises têm duração maior que 30 minutos, embora o tratamento das crises deva ser iniciado após 5 minutos, o que alguns autores denominam de EME inicial ou iminente.

Denominamos EME refratário as crises epilépticas que não cedem após o uso de dois anticonvulsivantes, geralmente com duração de 1 hora, e de EME super-refratário as que duram acima de 24 horas. Quanto maior a duração do EME, mais difícil torna-se o tratamento da crise e geralmente determina maior morbidade e letalidade.

■ Classificação

O EME pode ser classificado em generalizado e focal. Na Tabela 39.1 observamos a classificação dos principais tipos de EME.

Tabela 39.1. Classificação do estado de mal epiléptico (EME)	
Convulsivo	**Não convulsivo**
Convulsivo generalizado	Ausência
Motor focal	Parcial complexo
Mioclônico	Não convulsivo com COMA

– EME generalizado

No EME generalizado as crises acometem os grupos musculares bilateralmente ao passo que, nos focais, apenas segmentos são acometidos, podendo ocorrer ou não generalização secundária. Nos casos generalizados existe envolvimento de ambos os hemisférios, e ainda podemos ter os tipos convulsivos e não convulsivos.

EME generalizado convulsivo

As crises generalizadas convulsivas alteram a consciência e podem ser associadas a manifestações motoras:

- Tônicas.
- Clônicas.
- Mioclônicas.
- Tônico-clônicas.

As crises tônico-clônicas apresentam uma fase tônica, com contração muscular e rigidez generalizada, frequentemente dificultando a ventilação e provocando o aparecimento de cianose. Em geral as crises tônico-clônicas generalizadas têm o seu término sem tratamento até o quinto minuto de duração.

Na fase clônica existe relaxamento de músculos alternadamente, determinando os movimentos clônicos. Frequentemente existe sonolência após a ocorrência da crise.

As crises mioclônicas podem acometer a face ou grupos musculares periféricos e são consideradas como abalos repentinos e repetitivos, lembrando situação similar a vários choques elétricos repetitivos.

EME generalizado não convulsivo

Entre as crises generalizadas não convulsivas, temos:

- a ausência e
- o EME não convulsivo.

O EME não convulsivo, decorrente da perpetuação das crises generalizadas que perduraram por muito tempo, é também chamado de EME eletrográfico. Este tipo de EME entra no diagnóstico diferencial do coma a esclarecer em crianças.

As crises de ausência são súbitas, com duração breve, com cessação abrupta de uma atividade, olhar vago e inexpressivo e com lapsos de consciência, frequentemente imperceptíveis às crianças.

Por serem os mais frequentes e relacionados a pior prognóstico quando não devidamente reconhecidos e tratados, abordaremos apenas o EME convulsivo generalizado.

– Focal

As convulsões focais ou parciais são consideradas simples quando não envolvem alteração da consciência, e complexas quando isto acontece. As convulsões focais podem ser precedidas de aura e estar associadas a:

- Movimentação labial.
- Olhar vago e inexpressivo.
- Náuseas e vômitos.
- Manifestação motora em determinado grupo muscular facial ou periférico.

Etiologia

O prognóstico da síndrome convulsiva e do EME depende do rápido reconhecimento e tratamento das crises e de suas manifestações sistêmicas; de sua etiologia e da idade do paciente. A demora no início do tratamento, assim como o não reconhecimento de etiologia tratável piora o prognóstico.

Na Tabela 39.2 encontramos as principais causas das crises epilépticas em crianças e adolescentes.

Tabela 39.2. Principais causas de crises epilépticas em crianças e adolescentes

Tipo	Agente causador
Infecciosas	• Meningite, encefalite, neurocisticercose, abscesso cerebral, crise febril
Neurológicas	• Lesões do parto, anomalias congênitas, doença cerebral degenerativa, encefalopatia hipóxico-isquêmica, síndromes neurocutâneas, disfunção da derivação ventriculoperitoneal
Metabólicas	• Hipercarbia, hipocalcemia, hipoglicemia, hipomagnesemia, hipoxemia, erros inatos do metabolismo, deficiência de piridoxina
Traumáticas ou vasculares	• Acidente vascular cerebral, trauma de crânio, hemorragia intracraniana, abuso à infância
Toxicológicas	• Álcool, anfetaminas, anti-histamínicos, anticolinérgicos, cocaína, fenotiazinas, anestésicos tópicos, salicilatos, antidepressivos tricíclicos, etc.
Idiopáticas	• Epilepsia
Obstétricas	• Eclâmpsia em gestantes adolescentes
Oncológicas	• Tumores do SNC, metástases

Entre as causas que podem simular as crises epilépticas e que devem ser diferenciadas, temos as apneias e síncopes, enxaquecas, histeria, hiperventilação e crises de pânico (pseudocrises) e as crises dolorosas associadas ao refluxo gastroesofágico (síndrome de Sandifer).

EME febril

Em crianças até os 2 anos de idade predominam o EME febril e as causas agudas sintomáticas, tais como:

- Infecção do SNC (meningite, encefalite, infecção da derivação ventriculoperitoneal).
- Secundária a um traumatismo cranioencefálico.

- Pós-anóxico.
- Decorrente de intoxicação por drogas ou distúrbios metabólicos (hipoglicemia e distúrbios hidroeletrolíticos envolvendo principalmente cálcio, sódio e magnésio).

Estes casos são denominados de EME sintomáticos, ou seja, existe um determinante de sua causa que deve ser tratado simultaneamente. No período neonatal, quase a totalidade dos casos de EME é sintomática.

O EME febril é importante principalmente em crianças menores de 1 ano de idade, pela sua alta frequência. Ele decorre de convulsões febris que se prolongam por mais de 5 minutos. Como de 2 a 5% das crianças podem apresentar convulsão febril entre 5 meses a 5 anos na infância, e aproximadamente 5% das crises febris são prolongadas, constitui-se em etiologia muito frequente em serviços de emergência pediátricos.

Agravos neurológicos

Outro grupo constitui-se de crianças que apresentam agravos neurológicos prévios, causas sintomáticas remotas, tais como:

- Encefalopatia anóxico-isquêmica anterior.
- Acidente vascular cerebral.
- Doenças neurológicas degenerativas.
- Epilepsia prévia com suspensão abrupta dos anticonvulsivantes.

Frequentemente, ocorre em maiores de 4 anos.

Grupo menor constitui-se daquelas crianças em que não diagnosticamos uma causa determinante das convulsões, o chamado EME idiopático.

Dependendo da característica de cada serviço, seja de atendimento primário, universitário ou hospitais de referência terciária, a frequência etiológica dentro destes grupos pode variar demasiadamente.

Fisiopatologia

O exato motivo que faz com que as crises convulsivas se tornem sustentadas não é conhecido. Para facilitar o entendimento, comentaremos os fatores locais (celulares) e sistêmicos envolvidos com as crises epilépticas prolongadas.

Fatores locais

Localmente, a capacidade do neurônio em gerar e transmitir o impulso elétrico é decorrente das alterações do potencial elétrico da membrana neuronal. A polaridade da membrana é mantida pelas concentrações de:

- sódio extracelular e de
- potássio e cloreto no meio intracelular, por meio da bomba Na/K-ATPase.

A despolarização da membrana e geração de potencial de ação acontece com o influxo dos íons sódio para o meio intracelular. A restauração da membrana é decorrente de influxo de íons cloro para o meio intracelular e saída dos íons sódio, decorrente do bom funcionamento da bomba Na/K-ATPase.

Desta forma, os canais voltagem-dependentes de sódio e cálcio despolarizam as membranas e são excitatórios, enquanto os de potássio hiperpolarizam a membrana e são inibitórios. Alterações genéticas nos canais de sódio têm sido relacionadas à síndrome de Dravet, uma forma de epilepsia mioclônica grave da infância.

Assim, a gênese do fenômeno epiléptico poderia estar associada a:

- Desequilíbrio entre os mediadores inibitórios e excitatórios.
- Alterações eletrolíticas dos meios intracelular e extracelular, principalmente relacionadas ao sódio, cloro e cálcio, determinando alterações na modulação dos receptores inibitórios e excitatórios.
- Alterações cerebrais estruturais, determinadas por infartos, cirurgias, hipóxia e neoplasias, com posterior reorganização e aumento das sinapses excitatórias.

■ Mediadores excitatórios e inibitórios

Em relação aos mediadores inibitórios, o principal mediador é o GABA (ácido gama-aminobutírico), enquanto o excitatório é representado pelo aminoácido glutamato, atuando sobre os receptores específicos (AMPA – ácido alfa-amino-3-hidroxi-5-metil-5-isoxazolpropiônico e NMDA – n-metil-d-aspartato).

– Glutamato

A injeção de agonistas do glutamato em animais determina convulsões prolongadas. A ativação dos receptores excitatórios facilita a entrada de íons sódio para dentro da célula pós-sináptica e maior transmissão do estímulo neuronal.

– GABA-A

O receptor GABA-A atua facilitando a entrada do cloro para o meio intracelular, hiperpolarizando o neurônio e inibindo a transmissão do impulso nervoso.

– Íon magnésio

O íon magnésio, em condições normais, bloqueia o receptor excitatório NMDA. Com a despolarização neuronal, o magnésio deixa de exercer este bloqueio e existe entrada de cálcio para o interior da célula, que provoca maior despolarização e posteriormente poderá estar sendo envolvido na necrose e apoptose celular.

Sabemos que em crises epilépticas prolongadas, os receptores gabaérgicos se internalizam, determinando pior resposta terapêutica com anticonvulsivantes que estimulam sua ação, como diazepínicos e barbitúricos.

Fatores sistêmicos

Sistemicamente, sabemos através de estudos em animais que convulsões prolongadas levam à grande descarga do sistema nervoso simpático como compensação à hiperatividade neuronal, com liberação de adrenérgicos que levam inicialmente à preservação do neurônio. Como consequência disso, desenvolve-se taquicardia, hipertensão, hiperglicemia e aumento do fluxo sanguíneo cerebral.

Após um determinado período (aproximadamente 30 minutos) existe exaustão deste processo, com decorrente piora da lesão neuronal e início das manifestações sistêmicas deletérias ao organismo. Entre estes mecanismos deletérios temos:

- O desenvolvimento tardio de acidose respiratória e metabólica.
- Hipóxia por desproporção entre oferta e o consumo de oxigênio.
- Queda do fluxo sanguíneo cerebral e hipotensão.
- Rabdomiólise.
- Desenvolvimento de insuficiência renal aguda.

Este é o denominado período de transição e que foi muito valorizado por muitos anos, no sentido de que não haja demora no tratamento das crises, pois além da agressão neuronal decorrente da doença determinante, o prognóstico passa a ser afetado pelo tempo de crise e exaustão dos mecanismos de defesa do organismo.

Quadro clínico

O EME convulsivo generalizado refere-se a uma crise convulsiva prolongada ou a uma sequência de crises, sem recuperação da consciência nos intervalos, com duração superior a 5 minutos. É clinicamente representado por movimentos generalizados e simétricos de contração e relaxamento muscular, incluindo a musculatura facial, e associado a:

- Cianose.
- Salivação excessiva.
- Perda da consciência.
- Movimentação ocular.
- Relaxamento esfincteriano anal e urinário.

Pode haver variação, com duração maior da fase de rigidez tônica ou dos abalos rítmicos musculares. Pode ser precedido por auras (luzes, cheiros, mioclonias), confusão mental ou distúrbio do comportamento. Associadamente, na criança é importante a presença de febre que, como vimos, é importante causadora de convulsões na criança.

Classificação do EME

Para efeito de classificação, os autores definem:

- Os primeiros 5 minutos, como EME incipiente.
- Entre 5 e 30 minutos, como EME precoce.
- Entre 30 e 60 minutos, como EME tardio.
- Com duração maior de 60 minutos, como EME refratário.
- Acima de 24 horas de duração, como EME super-refratário.

Crises com duração acima de 5 minutos devem ser tratadas, pois a imensa maioria das crises cede neste período, e se não cederem não cederão espontaneamente.

O EME prolongado pode manifestar-se como EME não convulsivo após o período de 5 minutos. Ou seja, mesmo sem tratamento as crises poderão ceder espontaneamente e o paciente desenvolver:

- Letargia.
- Confusão mental.
- Baixa responsividade.
- Estado de coma, sendo importante a realização de eletroencefalografia para afastarmos a hipótese de EME eletrográfico, que é aquele no qual os pacientes têm atividade epiléptica, contudo sem apresentar manifestações motoras, sendo a única manifestação o estado de coma.

Diagnóstico

Diagnóstico clínico

O diagnóstico do EME generalizado convulsivo é clínico. A descrição frequente dos familiares é a impressão de que seu filho estava morrendo, portanto, é uma situação clínica altamente aflitiva para familiares e parentes que presenciaram as crises.

Exame físico

Simultaneamente ao início do tratamento devemos realizar o exame físico rápido, porém completo, para identificarmos a etiologia determinante do EME. Assim que controlarmos a atividade epiléptica, iniciamos com a proteção da criança e mensuramos a temperatura, associada a monitoração cardiovascular e medida da pressão arterial.

Continuar com:

- A avaliação do polo cefálico buscando traumas.
- Verificar as pupilas, como a presença de anisocoria, midríase ou miose acentuadas, nistagmos.
- Verificar a permeabilidade das vias aéreas, traumas na língua, dentes fraturados ou obstrução por corpos estranhos.
- Seguir para a avaliação cardiovascular, verificando sinais de broncoaspiração.

CAPÍTULO 39 ▪ CRISE EPILÉPTICA E ESTADO DE MAL EPILÉPTICO 709

- Palpação abdominal, detectando visceromegalias, sinais de traumas, sistema genitourinário.
- Verificar membros inferiores e importante também é a detecção de escoriação ou equimoses cutâneas, piloereção, exantemas, *flush* facial e perfusão periférica.

O exame físico inicial deve ser rápido, mas sequencial, no sentido craniocaudal, pois pode dar o diagnóstico etiológico provável em grande número das vezes. Não existe um grupo de exames determinado para investigação etiológica, eles são sim determinados pela história clínica e por exames físicos sumários.

Nenhum tipo de objeto deve ser colocado entre os dentes da criança nem se deve tentar abrir sua mandíbula, pois além de poder levar à obstrução das vias por corpos estranhos, a tentativa de abrir a mandíbula será infrutífera, uma vez que a força desta musculatura é muito grande.

Déficits neurológicos e sinais de irritação meníngea associados a petéquias cutâneas praticamente selam o diagnóstico de infecção do sistema nervoso central como etiologia provável do EME.

Exame laboratorial

Para o diagnóstico ou confirmação diagnóstica fazemos de início uma glicemia capilar, pela possibilidade de hipoglicemia primária ou secundária, que deve ser tratada o mais rapidamente possível para prevenção de sequelas definitivas.

Assim que disponível o acesso venoso devemos colher:
- Glicemia.
- Eletrólitos séricos.
- Hemograma.
- Proteína C reativa.
- Gasometria arterial.
- Ureia e creatinina.

Na dependência da suspeita clínica do EME pela história e dados do exame físico, outros exames laboratoriais específicos podem ser solicitados. Assim como se houver suspeita de intoxicação exógena, pode ser solicitado o nível sérico de anticonvulsivantes utilizados previamente pela criança e outros exames.

A Tabela 39.3 traz a relação dos exames laboratoriais para a identificação etiológica do EME pediátrico no decorrer da crise.

Para todas as crises epilépticas prolongadas, o eletroencefalograma deverá ser solicitado após estabilização clínica.

Outras recomendações

A seguir são elencadas algumas recomendações gerais relacionadas ao diagnóstico e correto procedimento nos casos de EME:

- Se a suspeita clínica de infecção for importante, iniciamos antibioticoterapia com boa penetração liquórica e postergamos a coleta do líquido cefalorraquidiano até termos certeza da inexistência de hipertensão intracraniana.
- Um exame de imagem como a tomografia de crânio é urgente nos casos com suspeita ou confirmação de traumatismo cranioencefálico.
- A ressonância magnética pode ser solicitada posteriormente e após estabilização clínica, como adjuvante para o esclarecimento da etiologia do EME.
- Naquelas crises prolongadas em que mesmo tratada a criança não restabelece a consciência após algumas horas, lembramos a importância da avaliação do neurologista clínico na sequência da crise.
- Importante também a obtenção do eletroencefalograma após o controle das crises clínicas para afastarmos um quadro de EME eletrográfico.

Tratamento

Tratamento inicial

O objetivo inicial do tratamento é a cessação o mais rapidamente possível da atividade convulsiva clínica e elétrica, além de tratar, quando possível, o fator etiológico determinante das mesmas.

Quanto mais rapidamente abordarmos a crise, mais fácil será o seu tratamento, maior a eficácia dos anticonvulsivantes e menores serão as probabilidades do desenvolvimento de sequelas.

Enquanto obtemos uma história sumária, iniciamos a:
- Monitoração cardiovascular.
- Medida da glicemia capilar.
- Saturometria e iniciamos a oferta de oxigênio por máscara ou cateter nasal.

Simultaneamente realizamos o exame físico.

▪ Outros procedimentos

O Quadro 39.1 apresenta outros procedimentos que dão sequência ao tratamento inicial do EME.

Para melhoramos o prognóstico das crianças com EME é importante que o tratamento das crises seja rápido, que os fatores precipitantes dela sejam reconhecidos e tratados, e que as crises não recorram. Na vigência de febre, utilizar a dipirona preferentemente por via venosa.

Tratamento das crises

Na Tabela 39.3 podemos observar os principais anticonvulsivantes, suas vias de utilização e as doses comumente utilizadas.

SEÇÃO 3 ▪ SEÇÃO 3 ▪ A CRIANÇA GRAVEMENTE DOENTE

QUADRO 39.1	Procedimentos durante o tratamento inicial do EME
	• Enquanto isso a enfermagem está providenciando a obtenção de um acesso venoso adequado e seguro para a infusão do anticonvulsivante e coleta dos exames laboratoriais já mencionados
	• No caso de glicemia capilar menor ou igual a 60 mg% devemos prontamente tratar com a infusão de solução glicosada a 25% na dose de 2 a 4 mL por kg de peso, e deverá ser repetida nova avaliação glicêmica
	• Na ausência de acesso venoso podemos utilizar vias alternativas para a utilização dos anticonvulsivantes, mas já podemos providenciar a punção intraóssea de emergência
	• Durante o posicionamento da criança para o seu atendimento e prevenção de traumas secundários, devemos avaliar vias aéreas, ventilação e circulação com preservação da integridade e permeabilidade das vias aéreas, aspirar secreções, fornecer oxigênio e garantir a ventilação e função cardiocirculatória
	• Na impossibilidade de garantia da ventilação e da função cardíaca, ou na falência cardiovascular iminente, intubar a criança utilizando a sequência rápida de intubação, na qual frequentemente se opta pela utilização de um sedativo (benzodiazepínico) associado a um analgésico (fentanil) e um curare. A segunda opção poderia ser um anestésico (propofol) seguido pelo uso de curare
	• Cuidado especial na imobilização do pescoço nos casos com suspeita ou confirmação de trauma craniano, sendo sempre importante evitar a hiperdistensão do pescoço até afastarmos a hipótese de lesão com envolvimento da coluna cervical.

Tabela 39.3. Os principais anticonvulsivantes, vias de utilização e doses

Droga	Dose e via	Riscos
Diazepam	EV: 0,3 mg/kg • máx. 5 mg (< 5 anos) • máx. 10 mg (> 5 anos) (pode utilizar 2×) Via retal: 0,5 mg/kg • máx. 20 mg	Hipotensão, depressão respiratória e sedação. Obs.: não diluir
Midazolam	EV: 0,1 mg/kg • máx. 10 mg IM: 0,2 mg/kg IN: 0,2 mg/kg Bucal: 0,5 mg/kg	Os mesmos do diazepam
Fenitoína	EV: 20 mg/kg (dose de ataque) • máx. 1.000 mg • velocidade de 1 mg/kg/min • manutenção: 5 a 10 mg/kg/dia (2× cada 12 h após a dose de ataque)	Hipotensão, bradicardia e arritmias Precipita quando diluído em solução glicosada Acompanhar nível sérico após 48 horas
Fenobarbital sódico	EV: 20 mg/kg (dose de ataque) • máx. 1.000 mg • velocidade de 1 mg/kg/min • manutenção: – 3 a 5 mg/kg/dia (2× cada 12 horas após dose de ataque)	Depressão respiratória, hipotensão e sedação, principalmente quando associado a diazepínico Pode ser diluído em solução salina ou glicosada Acompanhar nível sérico após 48 horas
Ácido valproico	EV: 20 a 40 mg/kg/dose • Velocidade de 1 mg/kg/hora EV contínuo: 1,5 a 3 mg/kg/hora	Risco de hepatotoxicidade, trombocitopenia, hiperamonemia e pancreatite
Tiopental sódico	EV: 3 a 5 mg/kg/dose EV contínuo: 3 a 5 mg/kg/hora • Aumentar a cada 10 minutos até cessar crises ou EEG em surto-supressão	Depressão miocárdica, vasodilatação, depressão respiratória, edema pulmonar e íleo paralítico Monitoramento cardiorrespiratório mandatório e uso frequente de volume e suporte vasoativo. Intubação e ventilação mecânica obrigatórias

EV: endovenosa; IM: intramuscular; IN: intranasal.

▪ Benzodiazepínicos

As drogas de primeira escolha para o tratamento das crises epilépticas após o período neonatal são os benzodiazepínicos. O padrão-ouro para o tratamento inicial é o diazepam ou o lorazepam por via endovenosa. Embora tenham eficácia semelhante, nos Estados Unidos o lorazepam é preferido pois tem menor volume de distribui-ção, mantendo os níveis no sistema nervoso central por período mais prolongado.

Os principais efeitos colaterais dos benzodiazepínicos são a sedação e depressão respiratória, principalmente quando utilizados associadamente aos barbitúricos.

Não dispomos da apresentação do lorazepam para uso intravenoso no Brasil. A dose utilizada é de 0,1 mg/kg por via venosa, com dose máxima de 4 mg.

– Diazepam

Em nosso meio utilizamos o diazepam na dose de 0,2 a 0,3 mg/kg de peso, máximo de 10 mg por via venosa, sem diluição. O início de ação é rápido, entre 2 a 5 minutos.

Esta medicação pode ser repetida após 5 minutos caso as crises persistam. Não repetimos após duas vezes, pois não aumenta a eficácia e aumenta a possibilidade de depressão cardiorrespiratória.

Alternativamente, o diazepam pode ser utilizado por via retal na dose de 0,5 mg/kg de peso, embora haja demora para atingir o nível sérico em relação ao uso venoso.

– Midazolam

Trabalhos recentes mostram que o midazolam é muito eficaz, podendo ser utilizado por via intramuscular, nasal ou bucal, sendo uma boa alternativa nos casos em que não dispusermos de acesso venoso rápido ou estivermos fora do ambiente hospitalar. A dose utilizada é de:

- 0,1 a 0,2 mg/kg de peso por via intramuscular (máximo de 5 mg/dose).
- 0,2 a 0,3 mg/kg de peso por via nasal (máximo de 7,5 mg/dose).
- 0,25 a 0,5 mg/kg de peso por via bucal (máximo de 10 mg/dose).

Trabalho recente comparando lorazepam endovenoso com midazolam intramuscular demonstrou eficácia comparável entre as duas drogas e, se considerarmos o tempo entre a obtenção do acesso venoso para o lorazepam e a eficácia, existiu vantagem para o uso do midazolam.

Como a meia-vida do diazepam e do midazolam é curta, pode haver recorrência das crises após 1 hora em até 30% dos casos.

■ Fenitoína

Se as crises persistem após as duas doses de benzodiazepínicos, ou se cessaram mas existe a necessidade de tratamento evitando recorrência das crises, a segunda droga de escolha é a fenitoína. A fenitoína tem boa eficácia, é segura, de baixo custo e tem a vantagem de não causar depressão respiratória e sedação. Inicia-se com:

- Dose de ataque de 20 mg/kg de peso por via venosa em 20 minutos (velocidade máxima 1 mg/kg/min), devendo ser diluída em soro fisiológico para evitar a sua precipitação.
- Após 12 horas deverá ser iniciada a sua manutenção na dose de 5 a 10 mg/kg/dia, dividida em duas doses diárias.

Outra vantagem é que a fenitoína atua nos canais de sódio voltagem-dependentes, podendo ter ação sinérgica aos diazepínicos, que atuam nos receptores gabaérgicos.

Como efeitos colaterais, podemos ter:

- Nistagmos.
- Hipotensão.
- Arritmias nas infusões rápidas.

Como tem alto pH, não pode ser utilizada por via intramuscular e pode causar necroses importantes se injetada fora da veia.

■ Fosfenitoína

Recentemente lançada fora do país, a fosfenitoína, uma pró-droga da fenitoína, pode ser utilizada por via intramuscular ou venosa com segurança e praticamente não causa arritmias e hipotensão, permitindo velocidades de infusão superiores às da fenitoína. Tem custo elevado e ainda não está disponível em nosso meio.

■ Fenobarbital sódico

Caso as crises não cedam, a terceira medicação utilizada tem sido o fenobarbital sódico. É utilizado na dose de:

- 20 mg/kg de peso via intravenosa, sendo infundido em 5 a 10 minutos.
- A dose máxima de ataque é de 1.000 mg por dose.
- Após 12 horas inicia-se a dose de manutenção, na dose de 4 a 5 mg/kg/dia.

Atua no mesmo receptor dos diazepínicos, ou seja, nos receptores gabaérgicos. É a droga inicial de escolha para o tratamento da convulsão neonatal, em dose de ataque por via endovenosa (não sendo utilizados os diazepínicos, pois levam a importante depressão respiratória), e, além disso, é muito eficaz nas convulsões pós-anóxicas, causa frequente de EME neonatal.

■ Crises não controladas

Crises não controladas podem responder a até mais dois *bolus* de fenobarbital, de 5 mg/kg de peso. Não havendo resposta inicia-se a infusão intravenosa contínua de midazolam. Fora do período neonatal (a condução do EME no neonato é tema de capítulo específico), não havendo resposta a estas drogas, estamos frente a um EME refratário. Como efeitos colaterais a este procedimento temos a depressão respiratória, principalmente quando utilizado associadamente aos diazepínicos.

■ Crises na faixa etária pediátrica

Na faixa etária pediátrica, entre as opções terapêuticas temos o uso de midazolam em altas doses e em infusão intravenosa contínua, ou o tiopental.

Na Tabela 39.4 apresentamos a melhor sequência de medidas e medicamentos para o tratamento da convulsão neonatal e em crianças.

– Midazolam na crise pediátrica

A melhor escolha entre estas medicações é controversa na literatura e deve ser realizada com base na experiência do médico intensivista e do neurologista. Temos optado por midazolam em infusão contínua na dose de 1,66 µg/kg/minuto (ou 0,1 mg/kg/hora) e ir dobrando a dose a cada 5 minutos caso não haja boa resposta tera-

Tabela 39.4. Sequência de medidas e medicamentos para o tratamento da convulsão neonatal e pediátrica

Tempo	Procedimento		
0 a 5 minutos	História sumária e avaliação clínica inicial. Priorizar ABC, proteção e monitoração. Providenciar acesso venoso periférico. Colher exames iniciais		
5 a 10 minutos	**Crianças maiores**		**Recém-nascidos**
	Com acesso • Diazepam EV	Sem acesso • Midazolam IM; • Diazepam via retal	Fenobarbital sódico. • Dose de ataque: 20 mg kg dose EV. Pode ser repetido 2 × 5 mg/kg
	Pode ser repetido mais 1 vez se crises		
10 a 30 minutos	Fenitoína • Dose de ataque		• Midazolam EV contínuo
30 a 60 minutos	Fenobarbital sódico • Dose de ataque		
+ de 60 minutos	• Midazolam EV contínuo ou • Tiopental sódico		
Necessário: • Internação em UTI • Intubação orotraqueal • Monitoração hemodinâmica • Realização de eletroencefalografia contínua			

pêutica. Após o controle essa dose é mantida por 24 a 48 horas, quando se inicia a sua retirada gradativa. A dose máxima relatada em alguns trabalhos foi estabelecida entre 24 µg/kg/min (1,5 mg/kg/hora) até 32 µg/kg/min (1,9 mg/kg/hora).

Devemos ficar atentos à depressão respiratória e monitoração hemodinâmica, pois frequentemente necessitamos indicar:

• Suporte ventilatório.
• Infusão de volume.
• Drogas vasoativas.

O objetivo do tratamento é a ausência de crises clínicas, e enfatizamos a importância do controle eletroencefalográfico das crises ou presença de surto-supressão.

– Tiopental

Alguns autores preconizam o uso do tiopental no EME refratário como primeira escolha, e outros sugerem seu uso após a tentativa de controle com o midazolam em altas doses.

Reforçamos que não existe consenso neste momento nem trabalhos randomizados e controlados que comparem estas duas medicações na faixa etária pediátrica. O tiopental é utilizado na dose de ataque de:

• 3 a 5 mg/kg de peso, seguido pela infusão intravenosa contínua de 10 µg/kg/min.

Esta dose pode ser aumentada gradativamente até 100 µg/kg/min, usando-se como critério de eficácia o controle clínico das crises e o desaparecimento de crises eletrográficas, ou o aparecimento no EEG de ondas do tipo surto-supressão.

Uma vez decidido o uso de tiopental, intuba-se profilaticamente o paciente e é iniciada a ventilação mecânica de suporte devido à alta frequência de depressão respiratória. A monitoração hemodinâmica é importante no sentido do diagnóstico precoce da instabilidade hemodinâmica e hipotensão, corrigidas pela infusão de volume associado ou não a drogas vasoativas.

Após o controle clínico e eletrográfico das crises, mantemos a dose por 24 horas e, após este período, iniciamos a sua diminuição gradativa.

– Propofol

Diferentemente de adultos, na faixa etária pediátrica não temos utilizado o propofol como opção terapêutica, pela preocupação decorrente do desenvolvimento de hipertrigliceridemia e da síndrome de infusão de propofol, que cursa com:

• Rabdomiólise.
• Acidose metabólica.
• Choque hemodinâmico.
• Insuficiência renal e óbito.

– Novas drogas para o tratamento do EME

Atualmente existem alguns trabalhos multicêntricos randomizados sendo realizados para avaliar a melhor sequência de drogas para o tratamento do EME após a utilização dos diazepínicos e da fenitoína. A utilização do ácido valproico por via intravenosa, assim como do topiramato e levetiracetam ainda carecem de maiores estudos científicos.

Ácido valproico

O ácido valproico para uso intravenoso está disponível no Brasil e temos utilizado naquelas crianças que estavam bem controladas da epilepsia com esta medicação, descontinuaram a sua utilização e entraram em EME. O intuito é obtermos rápida ascensão do seu nível sérico.

Lembramos a importância de internação destes pacientes em um serviço de terapia intensiva pediátrica, sendo a monitoração eletroencefalográfica de suma importância para o:

- acompanhamento do tratamento das crises, e
- diagnóstico e tratamento do EME eletrográfico (pacientes que continuam em crise sem manifestações clínicas e que devem ser tratados).

Prognóstico

O prognóstico do EME em crianças depende da eficácia na abordagem inicial, com manutenção da permeabilidade das vias aéreas e da função cardiocirculatória, e principalmente:

- Da duração das crises.
- Da idade.
- Da sua etiologia.

A mortalidade e o desenvolvimento de sequelas são mais dependentes da doença que determinou as crises do que da crise propriamente dita. Essa mortalidade é menor em crianças do que em adultos, variando de 3 a 10%. Os trabalhos mostram que na maior parte das vezes a mortalidade foi associada a insultos agudos do sistema nervoso central ou encefalopatia progressiva, e muito menor ou quase ausente nos casos idiopáticos e febris.

No Quadro 39.2 encontramos um resumo acerca do prognóstico nas diferentes situações envolvendo o EME.

QUADRO 39.2 — Prognóstico para diferentes situações de EME

- O EME refratário tem pior prognóstico, com taxas de mortalidade de 16 a 32%, principalmente nos casos associados à etiologia sintomática aguda
- O desenvolvimento de epilepsia (ou seja, convulsões agudas não provocadas) após o EME é alto, variando de 26 a 36%
- Nos casos de EME sintomático agudo a incidência de epilepsia após EME é elevada, assim como no EME pós-anóxico
- A incidência de epilepsia é muito pequena ou quase ausente nos casos de EME febris

---

Conceitos-chave

- O EME iminente refere-se à crise contínua ou intermitente, sem recuperação da consciência, com duração maior que 5 minutos.
- A maioria dos casos de EME em faixa etária pediátrica é do tipo convulsivo generalizado.
- Um terço dos casos de alteração da consciência inexplicável ou em estado pós-ictal prolongado tem EME não convulsivo (EME eletrográfico).
- EME é importante emergência médica, com mortalidade de 3 a 7%.
- Em crianças, explorar causas agudas e crônicas desencadeantes do EME.
- Qualquer tipo de EME pode tornar-se não convulsivo se prolongado.
- EME precoce dura até 30 minutos e envolve mecanismos compensatórios para atenuar a injúria associada à convulsão prolongada.
- O tratamento do EME deve ser o mais rápido possível, enfatizando suporte respiratório e hemodinâmico, cessação da atividade epiléptica e tratamento da causa desencadeante.
- O objetivo é tratar o EME dentro dos primeiros 30 minutos.
- A droga inicial de escolha em crianças é o diazepam por via endovenosa.
- O fenobarbital sódico é a droga de escolha inicial para os recém-nascidos.
- A segunda droga mais utilizada em nosso meio é a fenitoína, seguida pelo fenobarbital sódico.
- No EME refratário podemos utilizar o midazolam endovenoso contínuo em altas doses ou o tiopental sódico.
- Trabalhos controlados e randomizados estão sendo desenvolvidos para averiguar o papel do ácido valproico, levetiracetam e topiramato endovenosos no tratamento do EME refratário.
- O prognóstico do EME tem relação com a duração das crises, com a faixa etária e com a doença que determinou o seu aparecimento.

Questões

1. Lactente de 2 anos com crise convulsiva tônico-clônica generalizada há 10 minutos deu entrada no pronto atendimento trazida pelos familiares. História de febre há 2 dias, prostração há 24 horas e inapetência. Ao exame físico com má perfusão periférica e petéquias em membros inferiores. Cianose labial e má perfusão periférica.

   a) Além das medidas de suporte como monitoração, oxigenação, manutenção de vias aéreas, respiração e circulação, ela deveria receber anticonvulsivante? Por que?

   b) Qual seria o anticonvulsivante de escolha?

   c) Havendo impossibilidade de acesso venoso periférico, quais seriam as outras opções?

   d) Qual a causa provável deste EME?

   e) Sendo assim, qual a melhor conduta terapêutica a ser tomada?

2. Recém-nascido de 39 semanas, gravidez sem intercorrências, parto cesariano com extração difícil, com Apgar de 3-4 e 8. Com 6 horas de vida sucção débil e pouco hipotônico, alimentado por sonda nasogástrica. Com 24 horas de vida desenvolveu crise tônica generalizada com cianose.

   a) Qual a provável causa da convulsão?

   b) Qual o melhor tratamento inicial com anticonvulsivante?

   c) A crise retornou após minutos e não respondeu a dois *pushes* de fenobarbital sódico. Qual a melhor opção terapêutica?

3. Criança com 4 anos e história de traumatismo de crânio grave com 2 anos, operada por hematoma extradural e apresentava hemorragia intracraniana extensa, crise convulsiva tratada na fase aguda da internação, tendo ficado internada por 2 meses em UTI Pediátrica. Evoluiu com atraso de desenvolvimento neuropsicomotor, dificuldade para deambular. Hoje com crises epilépticas afebris, recebendo diazepam duas vezes ao dia sem resultado, ataque de fenitoína, ataque de fenobarbital e manteve crises, sendo iniciado midazolam em infusão contínua na dose de 0,1 mg por kg de peso por hora. Chegou à UTI-Pediátrica após 3 horas de pronto atendimento, comatosa, Glasgow 9, sem crises motoras, com pupilas mióticas, frequência cardíaca de 120 por minuto, frequência respiratória de 20 por minuto, ausculta pulmonar com boa expansibilidade e pressão arterial no percentil 50 para a idade.

   a) Quais as preocupações e condutas mais adequadas para esta criança?

BIBLIOGRAFIA CONSULTADA

- Bennett KS, Van Orman CB. Status Epilepticus. Rogers Textbook of Pediatric Intensive Care. 5th ed. Lippincott Willians & Wilkins; 2016. cap. 63, p. 990-1008.
- Blumstein MD, Friedman MJ. Childhood Seizures. Emerg Med Clin N Am. 2007;25:1061-1086.
- Fernandéz IS, Agadi S, Abend NS, et al. Gaps and opportunities in refractory status epilepticus research in children: A multi-centre approach by Pediatric Status Epilepticus Research Group (pSERG) Seizure. 2014;23:87-97.
- Friedman MJ, Sharieff GQ. Seizures in Children. Pediatr Clin of N Am. 2006;53:257-277.
- Friedman MJ. Emergency management of the paediatric patient with generalized convulsive status epilepticus. Paediatr Child Health. 2011;16(2):91-99.
- Lee J, Huh L, Korn P, Farrell K. Guidelines for the management of convulsive status epilepticus in infants and Children. BC Medical Journal. 2011;536:279-285.
- Schreiber JM, Zelleke T, Gaillard WD, et al. Continuous video EEG for patients with acute encephalopathy in a pediatric intensive care unit. Neurocrit Care. 2012;17(1):31-38.
- Sherer P, Riviello J. Generalized Convulsive Status Epilepticus in Adults and Children – Treatment Guidelines and Protocols. Emerg Med Clin N Am. 2011;29:51-64.
- Silbergleit R, Durkalski V, Lowenstein D, et al. Intramuscular versus Intravenous Therapy for Prehospital Status Epilepticus. N Eng J Med. Feb 2012;366:591-600.
- Wilkes R, Tasker RC. Pediatric Intensive Care Treatment of Uncontrolled Status Epilepticus Crit Care Clin. 2013;29:239-257.

CAPÍTULO 39 ▪ CRISE EPILÉPTICA E ESTADO DE MAL EPILÉPTICO

Respostas

1.

a) Sim, deveria receber anticonvulsivante, pois como a crise ultrapassou a duração de 5 minutos, não irá ceder espontaneamente. Esta criança tem o chamado EME iminente.

b) O anticonvulsivante de escolha seria o diazepam por via endovenosa ou intraóssea, na dose de 0,3 mg por kg de peso, e por ter menos de 5 anos, máximo de 5 mg por dose.

c) Na ausência de acesso periférico podemos utilizar o midazolam por via intramuscular ou o diazepam por via retal na dose de 0,5 mg por kg de peso, com um máximo de 20 mg por dose.

d) Provavelmente pela história e pelo exame físico estamos frente a uma infecção do sistema nervoso central.

e) Devemos iniciar a infusão endovenosa de um antibiótico com boa penetração liquórica, como uma cefalosporina de terceira geração. A colheita do liquor pode ser feita após ser afastada a hipótese de hipertensão intracraniana e controle completo das crises epilépticas. Alguns autores associam a cobertura com aciclovir até o resultado do liquor e PCR para herpesvírus.

2.

a) Provavelmente a crise é pós-anóxica.

b) A droga inicial para controle das crises epilépticas no período neonatal é o fenobarbital sódico, na dose de ataque de 20 mg por kg de peso.

c) Não havendo resposta após a utilização de fenobarbital em doses plenas, devemos iniciar a infusão de midazolam em dose de ataque, seguida pela infusão contínua.

3)

a) Esta criança teve um EME prolongado e entrou em coma após o uso de anticonvulsivantes, sem recuperação de sua consciência. A indicação de um EEG à beira do leito é fundamental para definirmos se é apenas uma depressão medicamentosa ou desenvolveu um EME não convulsivo, tendo apenas manifestações eletrográficas. A conduta posterior será totalmente diferente nas duas situações. Não se esquecer do EME eletrográfico no diagnóstico diferencial do coma em crianças.

40

Cetoacidose Diabética

- Teresa C. Vieira
- Carolina de O. Ramos

Definição e epidemiologia

A cetoacidose diabética (CAD) é uma complicação aguda do diabetes *mellitus*, especialmente do diabetes *mellitus* tipo 1 (DM1). O conhecimento sobre a CAD é fundamental, por se tratar da principal causa de morbidade e mortalidade em crianças e adolescentes com DM.

A incidência da CAD é variável e relaciona-se inversamente com a prevalência do DM tipo 1 em cada região, variando de 15 a 70% na Europa e América do Norte. No Brasil a incidência varia de 32,8 a 41%. Esta variação ocorre provavelmente devido a uma maior familiaridade da equipe médica com a doença nos locais de sua maior prevalência. A CAD também ocorre mais nas populações com menor acesso à saúde e em crianças menores de 2 anos de idade.

Os fatores de risco para CAD em pacientes já com o diagnóstico de DM incluem:

- Omissão de insulina.
- Mau controle metabólico.
- Episódios anteriores de CAD.
- Gastroenterite com vômitos e incapacidade de manter a hidratação.
- Distúrbios psiquiátricos (incluindo alimentação).
- Circunstâncias sociais e familiares.
- Acesso limitado aos serviços médicos.
- Falha na terapia com bomba de insulina.

Fisiopatologia

A CAD é causada por uma redução da circulação de insulina associada a uma elevação dos hormônios contrarreguladores (glucagon, catecolaminas, cortisol e hormônio de crescimento). Esta situação leva a um aumento da produção de glicose pelo fígado e rim e uma redução da utilização periférica de glicose, resultando numa hiperglicemia e hiperosmolalidade.

O aumento da lipólise leva à produção de corpos cetônicos (ácidos beta-hidroxibutírico e acetoacético) causando cetonemia e acidose metabólica. A hiperglicemia e a acidose resultam em diurese osmótica levando à desidratação em graus variados, com perda de eletrólitos pelos rins (sódio, potássio, fósforo e magnésio) e consequentemente uma hipoperfusão tecidual.

Quadro clínico e diagnóstico

O reconhecimento precoce da CAD é muito importante. O paciente pode apresentar sinais e sintomas variados (Quadro 40.1). A CAD tem como diagnóstico diferencial várias condições clínicas como gastroenterites, infecções do sistema nervoso central e quadros respiratórios.

QUADRO 40.1	Sinais e sintomas da CAD

- Desidratação (pode ser difícil de detectar devido à hiperosmolaridade plasmática)
- Taquicardia
- Taquipneia (pode ser confundida com pneumonia ou asma)
- Respiração profunda e suspirante (Kussmaul) (a respiração pode ter hálito cetônico)
- Náuseas, vômitos (podem ser confundidos com gastroenterite)
- Dor abdominal (pode imitar uma dor abdominal aguda de outra etiologia)
- Confusão, sonolência, redução progressiva do nível de consciência e, eventualmente, perda de consciência

718 SEÇÃO 3 ▪ A CRIANÇA GRAVEMENTE DOENTE

A confirmação diagnóstica se faz através da realização de glicemia, gasometria venosa e dosagem da cetonúria ou cetonemia (Quadro 40.2). Pacientes com quadro clínico importante de vômitos, com pouca aceitação da dieta ou que já tenham feito aplicação de insulina antes de dar entrada no hospital podem apresentar glicemia menor que 200 mg/dL mas isto não exclui o diagnóstico de CAD. No Quadro 40.3 apresentamos a classificação de gravidade da CAD.

QUADRO 40.2	Critérios laboratoriais para o diagnóstico de cetoacidose diabética

- Hiperglicemia (glicemia > 200 mg/dL)
- pH venoso < 7,3 ou bicarbonato < 15 mmol/L
- Presença de cetonemia e cetonúria

QUADRO 40.3	Classificação de gravidade da CAD

- Leve: pH venoso < 7,3 ou bicarbonato < 15 mmol/L
- Moderado: pH < 7,2, bicarbonato < 10 mmol/L
- Grave: pH < 7,1, bicarbonato < 5 mmol/L

Tratamento

O tratamento da CAD tem como objetivos:

- Correção da desidratação e da glicemia para valores próximos ao normal.
- Correção da acidose.
- Monitoração das complicações da CAD e seu tratamento.
- Identificação e tratamento de qualquer evento precipitante.

Há uma variabilidade individual considerável na apresentação da CAD e o julgamento clínico deve sempre determinar o tratamento ótimo de cada paciente. Além disto, o tratamento (taxa de infusão de fluidos, insulinoterapia e correção eletrolítica) deve basear-se em estudos clínicos contínuos e no monitoramento bioquímico da resposta do paciente.

Fluidoterapia

A correção da desidratação deve começar antes da insulinoterapia, com a administração de soro fisiológico a 0,9%, 10-20 mL/kg durante 1-2 h e pode ser repetido até que a perfusão periférica esteja adequada.

No paciente com CAD em estado de choque, raro, a restauração do volume circulatório com solução salina isotônica, 20 mL/kg infundidos em *bolus*, deve ser feita rapidamente.

Reavaliação médica deve ser realizada após cada infusão e o volume total de fluido não deve ultrapassar 30 mL/kg.

Após este primeiro momento, o soro fisiológico de manutenção deve corrigir o déficit de fluido residual nas próximas 48 h. A taxa de administração de fluido total não deve exceder 1,5-2 vezes o volume hídrico de manutenção diário, calculado habitualmente pelo peso do paciente ou pela superfície corpórea.

Insulinoterapia

A insulina deve ser iniciada 1-2 h após início da hidratação. Existem dois esquemas de insulinoterapia conhecidos: bomba de infusão contínua e administração de insulina ultrarrápida.

▪ Bomba de infusão contínua

Neste esquema a insulina regular é administrada em bomba de infusão contínua na velocidade de 0,1 U/kg/h através de um acesso em veia periférica. A glicemia dosada pela glicemia capilar deve ser realizada de hora em hora para monitorar sua velocidade de queda. Num determinado momento, os níveis de glicose no sangue capilar chegarão a 250 mg/dL. Neste momento, se o paciente ainda estiver em cetoacidose e ainda necessitar de dose alta de insulina, glicose deverá ser adicionada ao soro fisiológico na concentração de 5%, podendo ser aumentada até 10%.

A glicose deve ser adicionada ao soro para que a insulinoterapia possa continuar no mesmo ritmo, sem risco de hipoglicemia para o paciente. Quando a glicemia voltar a cair para 250 mg%, estando o soro com 10% de glicose, então será possível diminuir gradativamente a infusão de insulina até que a acidose se resolva e a insulina intravenosa possa ser substituída pela insulina subcutânea.

▪ Administração de insulina ultrarrápida

O outro protocolo de tratamento da CAD é realizado com a administração de insulina ultrarrápida, na dose de 0,15 U/kg via subcutânea, a cada 2 h, de acordo com os resultados da glicemia mensurada pela glicemia capilar. Quando a glicemia capilar chegar a 250 mg/dL, deve-se adicionar glicose ao soro, na concentração de 5%, podendo ser aumentada até 10%. A insulinização deverá permanecer inalterada, isto é, 0,15 U/kg a cada 2 horas.

No momento em que a glicemia voltar a cair para 250 mg%, estando o soro com 10% de glicose, então será possível espaçar a insulina ultrarrápida para 0,15 U/kg de 4 em 4 h durante as próximas 24 h.

Nos dois esquemas de tratamento a dose da insulina deve ser ajustada, a depender dos valores de glicemia durante todo o processo, pois cada indivíduo pode responder de forma diferente à medicação. O objetivo do tratamento é uma queda da glicemia de 50 a 90 mg/dL/h.

Reposição de potássio

Durante a CAD é fundamental o controle adequado do potássio, pois a hipocalemia é o distúrbio mais grave relacionado ao tratamento da CAD. Normalmente o K corporal total está reduzido devido a sua eliminação pela diurese osmótica e também pela ativação do sistema renina-angiotensina-aldosterona. Entretanto, o potássio sérico pode ser encontrado em valores baixos, normais ou altos devido a acidose e redução da insulina, que levam à saída do K intracelular para o extracelular, e pela redução da função renal, diminuindo sua excreção.

A administração de insulina e a correção da acidose impulsionam o potássio de volta para as células, podendo levar a uma queda abrupta da concentração sérica de potássio e predispondo o paciente a arritmias cardíacas. Assim, a terapia de substituição de potássio é necessária, independentemente da sua concentração sérica, exceto se o paciente apresentar uma insuficiência renal.

Se o paciente for hipocalêmico, inicie a reposição de K no momento da expansão inicial e antes de iniciar a terapia com insulina. Caso contrário, reponha o potássio após a expansão inicial e concomitante à terapia de insulina.

Se o paciente for hipercalêmico, deve-se adiar a reposição de potássio até que a diurese seja documentada. A concentração inicial de potássio no soro deve ser de 20 a 40 mEq/L e modificada ao longo do tratamento, a depender das medidas de potássio sérico subsequentes.

Correção da acidose

A acidose será revertida com a fluidoterapia e insulinoterapia, pois a insulina interrompe a produção de cetoácidos e permite que os cetoácidos sejam metabolizados, gerando bicarbonato. O tratamento da hipovolemia melhora a perfusão tecidual e a função renal, aumentando a excreção de ácidos orgânicos. Os ensaios controlados não demonstram benefícios clínicos do uso de bicarbonato e além disso pode causar acidose paradoxal do SNC, aumentando o risco para edema cerebral, e a correção rápida de acidose com bicarbonato pode causar hipocalemia.

Entretanto, a administração de bicarbonato pode ser benéfica no paciente com hipercalemia com risco de vida. Se o bicarbonato for considerado necessário, deve ser administrado com cautela. Dar 1 a 2 mEq/kg, em 60 minutos.

A dosagem sérica de eletrólitos, glicose, ureia, cálcio, magnésio, fósforo, hematócrito e gasometria deve ser repetida a cada 2-4 h, ou mais frequentemente, quando clinicamente indicado, em casos mais graves.

A monitoração do paciente visa minimizar as principais complicações do tratamento da CAD:

- Reidratação inadequada.
- Hipoglicemia.
- Hipocalemia.
- Acidose hiperclorêmica.
- Edema cerebral.

Complicações

Edema cerebral

A mortalidade da CAD está predominantemente relacionada à ocorrência de edema cerebral. Apenas uma minoria das mortes na CAD é atribuída a outras causas. O edema cerebral ocorre em 0,3 a 1% de todos os episódios de CAD e com uma taxa de mortalidade de 21-24%. Sua etiologia, fisiopatologia e método ideal de tratamento ainda são mal-entendidos.

Os sinais e sintomas de alerta para a presença de edema cerebral incluem:

- Dor de cabeça (gravidade variável) e redução da frequência cardíaca.
- Alteração do estado neurológico (agitação, irritabilidade, aumento da sonolência, incontinência).
- Sinais neurológicos específicos (p. ex., paralisias de nervos cranianos).
- Aumento da pressão arterial.
- Diminuição da saturação de oxigênio.

Em pacientes com múltiplos fatores de risco para edema cerebral, deve-se ter manitol ou solução salina hipertônica ao lado do leito e calcular dose a ser administrada previamente. Se o estado neurológico se deteriorar agudamente, a terapêutica com solução hiperosmolar deve ser administrada de imediato.

A cetoacidose diabética é uma condição grave que necessita de uma intervenção imediata pelos profissionais de saúde, pois está associada a uma morbidade significativa e possível mortalidade em pacientes diabéticos na faixa etária pediátrica.

Entretanto, o entendimento da sua gravidade, uma boa compreensão da fisiopatologia e uma condução adequada da CAD levam a um resultado satisfatório na maioria dos casos.

O envolvimento e acompanhamento de perto por uma equipe multidisciplinar de profissionais de saúde com experiência em lidar com diabetes em crianças e adolescentes é a melhor maneira de evitar CAD.

720 SEÇÃO 3 ▪ A CRIANÇA GRAVEMENTE DOENTE

Conceitos-chave

- A cetoacidose diabética (CAD) é a complicação aguda do diabetes *mellitus* e a principal causa de morbidade e mortalidade em crianças e adolescentes com diabetes, especialmente do diabetes *mellitus* tipo 1 (DM1).
- Os principais sintomas são: desidratação frequentemente subdiagnosticada e subvalorizada devido à hiperosmolaridade plasmática, taquicardia, taquipneia que pode ser confundida com pneumonia ou asma, respiração profunda e suspirante (Kussmaul), hálito cetônico, náuseas, vômitos que podem ser confundidos com gastroenterite, dor abdominal (pode imitar uma dor abdominal aguda de outra etiologia), confusão, sonolência, redução progressiva do nível de consciência até perda de consciência.
- A confirmação diagnóstica é realizada através da realização da glicemia, gasometria venosa e dosagem da cetonúria ou cetonemia.
- O tratamento consiste na correção da desidratação e da glicemia para valores próximos ao normal, correção da acidose, identificação e tratamento de qualquer evento precipitante.
- A correção da desidratação deve começar antes da insulinoterapia com a administração de soro fisiológico a 0,9%, 10-20 mL/kg durante 1-2 h e pode ser repetido até que a perfusão periférica esteja adequada. No caso de choque, a restauração do volume circulatório com solução salina isotônica, 20 mL/kg infundidos em *bolus*, deve ser feita rapidamente.
- Reavaliação médica deve ser realizada após cada infusão e o volume total de fluido não deve ultrapassar 30 mL/kg.
- A insulina deve ser instituída em 1-2 h após início da hidratação através de bomba de infusão contínua da insulina regular, na velocidade de 0,1 U/kg/h através de um acesso em veia periférica ou através da administração de insulina ultrarrápida, na dose de 0,15 U/kg via subcutânea, a cada 2 h, de acordo com os resultados da glicemia mensurada pela glicemia capilar.
- Nos dois esquemas de tratamento a dose da insulina deve ser ajustada, a depender dos valores de glicemia durante todo o processo, pois cada indivíduo pode responder de forma diferente à medicação. O objetivo do tratamento é uma queda da glicemia de 50 a 90 mg/dL/h.
- A administração de insulina e a correção da acidose impulsionam o potássio de volta para as células, podendo levar a uma queda abrupta da concentração sérica de potássio e predispondo o paciente a arritmias cardíacas. Assim, a terapia de substituição de potássio é necessária independentemente da sua concentração sérica, exceto se o paciente apresentar uma insuficiência renal.
- A acidose será revertida com a fluidoterapia e insulinoterapia, entretanto a administração de bicarbonato pode ser benéfica no paciente com hipercalemia com risco de vida.
- A principal complicação e mortalidade da CAD está relacionada à ocorrência de edema cerebral. Os sinais e sintomas de alerta para a presença de edema cerebral incluem: dor de cabeça de gravidade variável, redução da frequência cardíaca, alteração do estado neurológico (agitação, irritabilidade, aumento da sonolência, incontinência), sinais neurológicos específicos (p. ex., paralisias de nervos cranianos), aumento da pressão arterial e diminuição da saturação de oxigênio.

Questões

1. Qual a fisiopatologia da cetoacidose diabética?

2. Como se define a cetoacidose diabética clínica e laboratorialmente?

3. Quais são os três pilares do tratamento da cetoacidose diabética?

BIBLIOGRAFIA CONSULTADA

- Della Manna T, Steinmetz L, Campos PR, et al. Subcutaneous Use of a Fast-Acting Insulin Analog; Diabetes Care. 2005;28:1856-1861.
- Dunger DB, Sperling MA, Acerini CL, et al. Endocrine Society Consensus Statement on Diabetic Ketoacidosis in Children European Society for Paediatric Endocrinology/ Lawson Wilkins Pediatric. Pediatrics. 2004;113;133-140.
- Wolfsdorf J, Glaser N, Sperling MA. Diabetic ketoacidosis in infants, children, and adolescents: a consensus statement from the American Diabetes Association. Diabetes Care. 2006;29:1150-1159.
- Wolfsdorf JI, Allgrove J, Craig ME, et al. A Consensus Statement from the International Society for Pediatric and Adolescent Diabetes: Diabetic ketoacidosis and hyperglycemic hyperosmolar state. Pediatric Diabetes. 2014;15(Suppl. 20):154-179.

Respostas

1. A CAD é causada por uma redução da circulação de insulina associada a uma elevação dos hormônios contrarreguladores (glucagon, catecolaminas, cortisol e hormônio de crescimento). Esta situação leva a um aumento da produção de glicose pelo fígado e rim e uma redução da utilização periférica de glicose, resultando numa hiperglicemia e hiperosmolalidade. O aumento da lipólise leva à produção de corpos cetônicos (ácidos beta-hidroxibutírico e acetoacético), causando cetonemia e acidose metabólica. A hiperglicemia e a acidose resultam em diurese osmótica, levando à desidratação em graus variados, com perda de eletrólitos pelos rins (sódio, potássio, fósforo e magnésio) e consequentemente uma hipoperfusão tecidual.

2. Clinicamente se evidenciam os sintomas de desidratação frequentemente subdiagnosticada e subvalorizada devido à hiperosmolaridade plasmática, taquicardia, taquipneia que pode ser confundida com pneumonia ou asma, respiração profunda e suspirante (Kussmaul), hálito cetônico, náuseas e vômitos que podem ser confundidos com gastroenterite, dor abdominal (pode imitar uma dor abdominal aguda de outra etiologia), confusão, sonolência, redução progressiva do nível de consciência até perda de consciência. Laboratorialmente é definida por:
    - hiperglicemia (glicemia > 200 mg/dL);
    - pH venoso < 7,3 ou bicarbonato < 15 mmol/L;
    - presença de cetonemia e cetonúria.

3. Pilares do tratamento:
    - correção da desidratação (fluidoterapia) e da glicemia para valores próximos ao normal (insulinoterapia);
    - correção da acidose dos distúrbios eletrolíticos;
    - identificação e tratamento de qualquer evento precipitante, com monitoração das complicações da CAD e de seu tratamento.

Intoxicações Exógenas

- Claudio Schvartsman
- Thomaz Bittencourt Couto

Definição

"Todas as substâncias são venenos; não há nenhuma que não seja veneno. A dose correta diferencia um veneno de um remédio." (Paracelso, século XVI.)

Intoxicações exógenas agudas podem ser definidas como as consequências clínicas e/ou bioquímicas da exposição aguda a substâncias químicas encontradas no ambiente (ar, água, alimentos, plantas, animais peçonhentos ou venenosos, etc.) ou isoladas (pesticidas, medicamentos, produtos de uso industrial, produtos de uso domiciliar, etc.).

Etiologia

Dados do Sistema Nacional de Informações Tóxico-Farmacológicas (SINITOX) demonstram que a intoxicação aguda constitui importante problema de saúde pública no Brasil, sendo mais frequente na faixa etária pediátrica entre 1 e 4 anos. Medicamentos são a primeira causa de intoxicações na pediatria, seguidos de domissanitários, animais peçonhentos e produtos químicos industriais. A Tabela 41.1, reproduz a distribuição de intoxicações notificadas ao SINITOX no ano de 2013.

As intoxicações exógenas são especialmente comuns em crianças pré-escolares, que têm idade suficiente para buscar ativamente possíveis tóxicos, porém não têm discernimento para avaliar os riscos relacionados à exposição a estes. Além da idade, outros fatores de risco para intoxicação são:

- Ambiente não seguro, como a casa dos avós.
- Horário próximo à refeição.
- Presença de domissanitários em embalagem não identificada (como a água sanitária em garrafa de refrigerante).
- Excesso de medicações no domicílio.
- Irmãos mais velhos que podem querer "tratar" mais novos.

Quadro clínico

A apresentação clínica da criança intoxicada depende da substância tóxica, podendo variar de assintomático a criticamente doente. Intoxicação aguda deve entrar no diagnóstico diferencial de qualquer criança apresentando alteração aguda do *status* mental, convulsão nova, comprometimento cardiorrespiratório, acidose metabólica inexplicada ou apresentação clínica estranha ou complexa, especialmente dentro da faixa etária de maior risco (1 a 4 anos), se há preocupação dos acompanhantes em relação a essa possibilidade e se há fatores de risco presentes.

Conduta

O atendimento do paciente intoxicado segue uma série de etapas, geralmente, mas não necessariamente, sequenciais:

1. avaliação clínica inicial e estabilização;
2. reconhecimento da toxíndrome e identificação do agente causal;
3. descontaminação;
4. eliminação;
5. antídotos.

SEÇÃO 3 ▪ A CRIANÇA GRAVEMENTE DOENTE

Tabela 41.1. Casos registrados de intoxicação humana por agente tóxico e faixa etária pediátrica. Brasil, 2013

| Agente | Faixa Etária | | | | | Total |
	< 1	1 a 4	5 a 9	10 a 14	15 a 19	
	n	n	n	n	n	
Medicamentos	434	3.691	969	791	1.033	6.918
Domissanitários	158	1.767	152	110	189	2.376
Animais peçonhentos /Escorpiões	48	484	512	460	423	1.927
Produtos químicos industriais	71	1.001	113	76	126	1.387
Animais não peçonhentos	23	209	175	224	262	893
Drogas de abuso	13	59	12	97	459	640
Agrotóxicos/uso agrícola	61	287	27	47	184	606
Agrotóxicos/uso doméstico	39	370	84	33	55	581
Raticidas	27	317	35	33	128	540
Cosméticos	47	339	46	23	25	480
Outros animais peç./venenosos	9	103	104	114	88	418
Plantas	28	204	75	14	16	337
Animais peç./serpentes	3	35	76	78	85	277
Animais peç./aranhas	3	56	46	37	60	202
Alimentos	9	39	42	41	45	176
Produtos veterinários	7	110	16	13	26	172
Metais	5	73	19	8	2	107
Desconhecido	26	198	79	113	96	512
Outro	28	165	59	50	30	332
Total	1.039	9.507	2.641	2.362	3.332	18.881
%	5,50%	50,35%	13,99%	12,51%	17,65%	100,00%

Fonte: SINITOX.

Avaliação clínica inicial

No ambiente do pronto atendimento, história e exame clínico excessivamente detalhados são menos prioritários que a estabilização do paciente. Entretanto, mesmo um exame rápido e direcionado pode trazer informações importantes. Na avaliação inicial deve-se avaliar a permeabilidade de vias aéreas (A), a boa respiração (B) e a circulação (C).

O manejo da via aérea e o suporte respiratório visam corrigir hipoxemia e acidemia e prevenir aspiração. Distúrbios respiratórios que representam risco de morte e que exigem atenção imediata incluem:

- Obstrução das vias aéreas.
- Apneia, bradipneia ou taquipneia intensa.
- Edema pulmonar.
- Insuficiência respiratória aguda.

Retificação de vias aéreas, aspiração de secreções e oferta de oxigênio devem ser iniciados, especialmente em pacientes com rebaixamento do nível de consciência, desconforto respiratório ou cianose.

Monitoração com oxímetro de pulso, cardíaca e de pressão arterial não invasiva deve ser instalada em qualquer paciente instável ou com risco de deteriorar. Condições circulatórias que exigem atenção imediata são alterações extremas de pressão arterial ou de frequência cardíaca, arritmias, insuficiência cardíaca congestiva, estado de choque e parada cardíaca.

Uma vez avaliados os ABC, deve-se prosseguir com um exame sumário neurológico, avaliando responsividade grosseiramente através da escala AVDI (Alerta, respondendo a estímulo Verbal, à Dor ou Inconsciente) e escala de coma de Glasgow e avaliando pupilas, fasciculações, rigidez, tremores ou distonia. Condições neurológicas emergentes incluem estado de mal convulsivo, pressão intracraniana aumentada e coma.

A pele deve ser exposta removendo roupas e avaliando cor, temperatura e presença de pele seca ou diaforese. A presença de mordidas ou outras lesões pode indicar acidentes com animais peçonhentos. É importante também procurar sinais de uso de drogas injetáveis e medicações transdérmicas, especialmente em crianças mais velhas e adolescentes.

A estabilização consiste na realização de uma série de medidas visando a correção de distúrbios que representam risco iminente e manter paciente em condições adequadas até o estabelecimento do diagnóstico definitivo e tratamento específico. Essas medidas são idênticas às realizadas em outras situações clínicas críticas na emergência, com suporte respiratório e hemodinâmico, se necessário. A Figura 41.1 apresenta um fluxograma resumindo a conduta de avaliação.

É importante ressaltar que a mortalidade por intoxicação aguda é baixa, de menos de 1% dos casos e, portanto, na maioria dos casos de intoxicação essas medidas serão suficientes.

Reconhecimento da toxíndrome e identificação do agente causal

Toxíndrome ou síndrome tóxica é um complexo de sinais e sintomas produzido por doses tóxicas de substâncias químicas que, apesar de diferentes, têm um efeito semelhante. O reconhecimento da síndrome permite a identificação do agente causal e, consequentemente, a realização do tratamento específico. Importante notar, porém, que nem sempre todos os componentes de uma toxíndrome se manifestam e que intoxicações mistas podem gerar quadros clínicos que não se encaixam em nenhuma síndrome. A Tabela 41.2 resume as principais toxíndromes, seus sintomas e agentes causais.

Quando o tóxico ao qual a criança foi exposta é conhecido, é importante estabelecer qual produto foi envolvido, qual a via de exposição, a dose estimada, se a exposição foi acidental ou intencional, onde ocorreu a exposição, quem supervisionava a criança, o tempo da exposição e o que foi feito a partir da descoberta dessa.

Descontaminação

Descontaminação é a etapa em que se procura diminuir a exposição do organismo ao tóxico, reduzindo tempo, a superfície de exposição ou a quantidade do agente em contato com o organismo. A conduta varia de acordo com a via da possível absorção do tóxico. As principais vias de exposição aguda humana são digestiva, respiratória, cutânea e percutânea. Em crianças a via mais comum é a digestiva.

A descontaminação gastrointestinal foi usada rotineiramente por décadas, mas seu uso agora é bem restrito. Medicações emetizantes como xarope de ipeca são contraindicadas, pois não há evidente benefício em seu uso, que em contrapartida gera sintomas por vezes mais desagradáveis que a própria intoxicação.

A lavagem gástrica está restrita a casos de ingestão recente de medicações não adsorvidas pelo carvão ativado (como lítio ou ferro), em pacientes sintomáticos. Seu uso rotineiro é contraindicado, pela alta chance de aspiração de conteúdo gástrico para a via respiratória.

O carvão ativado pode ser administrado nos casos de ingestão de produtos adsorvidos por essa substância. Sua maior eficácia ocorre em até 1 hora da ingestão. Múltiplas doses podem ser consideradas em pacientes

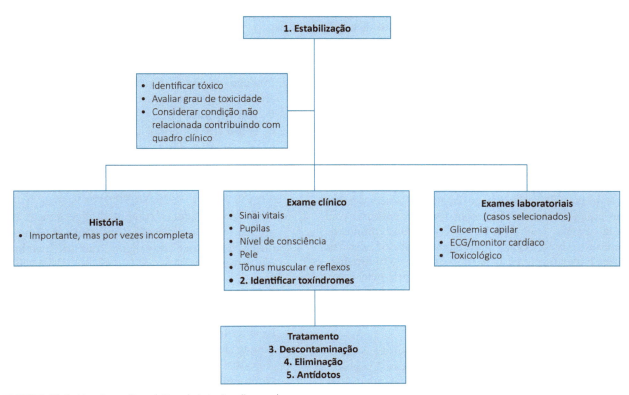

FIGURA 41.1. Algoritmo diagnóstico de intoxicação aguda.

Tabela 41.2. Principais toxíndromes, manifestações clínicas e agentes

Toxíndrome	Manifestações clínicas	Agentes
Anticolinérgica	Midríase, rubor cutâneo, mucosas secas, hipertermia, taquicardia, retenção urinária, agitação psicomotora, alucinações e delírios	Anti-histamínicos H1, atropina, escopolamina, fenotiazídicos, antidepressivos tricíclicos, vegetais beladonados (como "saia branca")
Síndrome anticolinesterásica (aumento da atividade parassimpática)	Miose, sudorese, lacrimejamento, salivação, broncoespasmo, bradicardia, diarreia e fasciculações musculares	Inseticidas organofosforados e carbamatos, prostigmina, alguns cogumelos
Síndrome simpatomimética (aumento da atividade simpática)	Midríase, rubor cutâneo, sudorese, taquicardia, hipertensão, hipertermia, agitação psicomotora	Cocaína, anfetaminas e derivados (como *ecstasy*), descongestionantes nasais, cafeína, teofilina
Narcótica	Miose, depressão respiratória, depressão neurológica bradicardia, hipotermia, hipotensão, hiporreflexia	Opioides (como codeína, fentanil, heroína, morfina, oxicodona, metadona)
Depressiva	Depressão neurológica (sonolência, torpor, coma), depressão respiratória, cianose, hiporreflexia, hipotensão	Barbitúricos, benzodiazepínicos, etanol
Extrapiramidal (distonia aguda)	Hipertonia, espasmos musculares, sinal da roda denteada, parkinsonismo, mímica facial pobre, choro monótono	Metoclopramida, domperidona, butirofenonas (como haloperidol), fenotiazídicos, fenciclidina, lítio
Metemoglobinêmica	Cianose, palidez, confusão mental, depressão neurológica	Azul de metileno, dapsona, doxorrubicina, fenazopiridina, furazolidona, nitratos, nitritos, nitrofurantoína, piridina, sulfametoxazol

que ingeriram doses elevadas de carbamazepina, dapsona, fenobarbital, quinino ou teofilina. Ele pode ser benéfico quando utilizado em intoxicações por amitriptilina e dextropropoxifeno.

Não há indicação para laxantes após a ingestão de tóxicos. A irrigação intestinal total com polietilenoglicol (PEG) pode ser considerada somente em casos de ingestão de doses potencialmente tóxicas de drogas com revestimento entérico ou mal adsorvidas pelo carvão ativado.

O carvão ativado, na dose de 0,5-1 g/kg (até um máximo de 25 a 100 g em adolescentes e adultos), pode ser usado em até 1 hora da ingestão de medicamentos adsorvidos por ele. Em pacientes com rebaixamento de nível de consciência é necessária intubação para prevenir aspiração.

Descontaminação respiratória consiste em retirar a vítima do ambiente contaminado, com atenção especial à segurança do socorrista ao fazê-lo. A descontaminação cutânea deve ser feita com lavagem corporal com água corrente, com atenção especial a sítios comuns de depósito, como região periungueal, cabelos, orelhas, axilas e região genital. Esse procedimento é indispensável em caso de tóxicos bem absorvidos pela pele, como organofosforados.

Eliminação

Consiste em medidas que visam promover a excreção mais rápida ou mais intensa de um tóxico já absorvido pelo organismo; as seguintes medidas podem ser utilizadas:

- Diurese forçada, com hiper-hidratação (20 a 30% a mais que necessidade basal) e uso de diurético como furosemida (1-3 mg/kg oral ou 0,5-1 mg/kg endovenoso), que pode ser útil em intoxicações por metabólitos com baixo volume de distribuição e excreção renal.

- Diurese alcalina, com objetivo de eliminar tóxicos ácidos, de baixa ligação proteica, baixo volume de distribuição e eliminação renal. Incluem-se nessa lista salicilatos, fenobarbital e antidepressivos tricíclicos. Ela é obtida através de administração de 1-2 mEq/kg de bicarbonato de sódio em 3-4 horas, controlando a cada hora o pH urinário, objetivando um valor de 7,5 ou mais. Concomitantemente a isso é necessário monitorar eletrólitos, notavelmente o potássio, que por vezes precisa ser reposto.

- Medidas dialisadoras, como diálise peritoneal, hemodiálise e hemofiltração, consistem em eliminar metabólitos tóxicos do sangue através de membranas dialisadoras. Tóxicos de baixo peso molecular, ligação proteica, lipossolúveis e com volume de distribuição baixo são os que podem ser tratados dessa maneira, conforme a Tabela 41.3.

- Exsanguineotransfusão consiste em remoção do sangue do paciente e reposição de sangue fresco, e tem como principal indicação a metemoglobinemia tóxica na falha do antídoto (azul de metileno).

Tabela 41.3. Agentes comumente dialisáveis

• Acetaminofeno	• Cloroquina	• Metais inorgânicos
• Acetona	• Colchicina	• Metanol
• Ácido fólico	• Cicloserina	• Metildopa
• Ácido salicílico	• Ergotamina	• Metilprednisolona
• Álcool	• Estricnina	• Metilsalicilato
• Amicacina	• Etanol	• Neomicina
• Aminofilina	• Etilenoglicol	• Paraldeído
• Atenolol	• Fenacetina	• Paraquat
• Azatiprina	• Fenitoína	• Penicilina
• Bacitracina	• Fenobarbital	• Potássio
• Brometo	• Fosfato	• Procainamida
• Canamicina	• Fluoreto	• Propranolol
• Cânfora	• 5-Fluorouracil	• Quinidina
• Carbenicilina	• Gentamicina	• Quinino
• Cefamandol	• Inibidores da MAO	• Salicilato
• Cefalotina	• Iodeto	• Sódio
• Chumbo	• Isoniazida	• Sulfonamida
• Cloranfenicol	• Isopropanol	• Tetraciclina
• Cloreto	• Lítio	• Teofilina

Tabela 41.4. Os agentes tóxicos mais comuns e os antídotos/antagonistas correspondentes

Agente tóxico	Antídotos/antagonistas
• Acetaminofeno	• N-acetilcisteína
• Antidepressivos tricíclicos	• Bicarbonato de sódio
• Arsênico	• BAL/Penicilamina
• Benzodiazepínicos	• Flumazenil
• Betabloqueadores	• Glucagon
• Chumbo	• DMSA/EDTA/BAL
• Cianeto	• Nitrito de amila + nitrito de sódio + tiossulfato de sódio
• Dicumarínicos	
• Digoxina	• Vitamina K (fitonadiona)
• Hipoglicemiantes orais (sulfonilureias)	• Ac antidigoxina (Fab)
	• Octreotida
• Inibidores da acetilcolinesterase (organofosforados e carbamatos)	• Atropina
	• Piridoxina
	• Hidroxicobalamina
• Isoniazida	• BAL/penicilamina/DMSA
• Kelocyanor	• Etanol/fomepizol
• Mercúrio	• Azul de metileno
• Metanol/etilenoglicol	• Difenidramina, biperideno
• Metemoglobinizantes	• O_2 a 100%, 1-3 atm
• Metoclopramida, haloperidol	• Naloxone
• Monóxido de carbono	• Pralidoxima, obidoxima
• Opioides	• Deferoxamina
• Organofosforados oximas	• Propranolol
• Sais de ferro	
• Tiroxina	

Antídotos

São poucos os antídotos seguros e eficazes. Eles geralmente devem ser dados após estabilização do paciente, idealmente dentro das primeiras horas de tratamento, e podem ser necessárias múltiplas doses devido ao curto mecanismo de ação. O médico deve idealmente consultar o centro de controle de intoxicações antes de aplicar um antídoto, a não ser que disponha de ampla experiência em seu uso. A Tabela 41.4 resume diversos agentes com antídotos eficazes.

A maioria das intoxicações exógenas é acidental e de baixa gravidade. Para o manejo dessas situações é essencial rápida avaliação e suporte eficaz. Em casos seletos serão necessárias medidas de descontaminação e antídotos.

Conceitos-chave

- Intoxicação é comum na faixa etária pediátrica, principalmente entre 1-5 anos.
- Avaliação clínica inicial e estabilização consiste em: suporte de vias aéreas (A), boa respiração (B) e circulatório (C).
- Reconhecimento da toxíndrome e identificação do agente causal permite identificação do agente e tratamento específico.
- Para descontaminação, algum papel para o carvão ativado dentro da primeira hora, demais medidas geralmente não indicadas.
- A eliminação promove excreção mais rápida do tóxico, exige serviço bem equipado e profissionais experientes.
- Antídotos devem ser aplicados a fármacos específicos.
- Sempre suspeitar de intoxicação exógena em descompensações agudas, casos estranhos e complexos.
- Crianças de 1-5 anos são de maior risco.
- Garanta os ABC.
- Recordar toxíndromes.
- Carvão ativado na primeira hora, quando indicado.

SEÇÃO 3 ▪ A CRIANÇA GRAVEMENTE DOENTE

Questões

Caso clínico 1

Menina de 3 anos, previamente hígida, admitida com história de taquicardia súbita notada pela avó. Ao exame clínico estava com vias aéreas pérvias, taquipneica, porém sem dispneia, saturando 99%, taquicárdica (frequência cardíaca de 150 batimentos por minuto), hipertensa (pressão arterial de 130 x 90 mmHg), sudoreica, com pupilas dilatadas, rubor facial e agitada. Eletrocardiograma demonstrava taquicardia sinusal. Após ser perguntada ativamente, a avó descobriu que criança havia tomado uma cartela de sibutramina (medicamento usado para emagrecer, com ação simpatomimética) da mãe, cerca de 6 horas antes.

1. Qual a conduta a ser adotada?

Caso clínico 2

Menino de 11 anos, com antecedente pessoal de anemia falciforme, aguardava atendimento quando desmaiou, segundo acompanhante. Ao exame clínico respondia somente a estímulo doloroso, sendo levado à sala de emergência, onde apresentava respiração ruidosa que melhorou após posicionamento de vias aéreas, bradpneico (frequência respiratória de 6 respirações por minuto), saturação inicial de 60%, que melhorou após ventilação com pressão positiva para 97%, pressão arterial de 65 x 40 mmHg, frequência cardíaca de 45 batimentos por minuto, ritmo sinusal, pupilas puntiformes e sonolento, respondendo somente à dor. Família negava uso de medicamentos em casa. Trazido ao PS por apresentar dor, só recebeu medicação à entrada. Feito uso empírico de naloxone, com melhora expressiva do quadro clínico, porém como piora minutos após. Foi intubado e encaminhado para UTI, onde teve melhora progressiva dos sintomas estando assintomático após 2 dias.

2. Qual a provável causa do quadro clínico?

3. Menino de 2 anos apresenta quadro de irritabilidade, dificuldade de marcha, hipertonia e distonia facial agora. Havia sido medicado com antiemético na AMA, 30 minutos antes, por quadro de GECA. Qual foi a medicação mais provavelnente recebida?

   a) Difenidramina.

   b) Ondasetron.

   c) Metoclopramida.

   d) Dexametasona.

4. Menina de 4 anos encontrada desacordada pela avó e trazida imediatamente ao pronto-socorro. Apresenta FC 70 bpm, FR 6, Sat 86% em ar ambiente, ausculta com roncos de transmissão, pupilas mióticas. A prioridade do atendimento nesse momento é:

   a) Investigar com a avó os possíveis fármacos aos quais a criança teve acesso.

   b) Iniciar ressuscitação cardiopulmonar.

   c) Retificar vias aéreas e ventilar a paciente com bolsa-valva-máscara.

   d) Administrar naloxone.

BIBLIOGRAFIA CONSULTADA

- Benson BE, Hoppu K, Troutman WG, Bedry R, Erdman A, Höjer J, et al.; American Academy of Clinical Toxicology; European Association of Poisons Centres and Clinical Toxicologists. Position paper update: gastric lavage for gastrointestinal decontamination. Clin Toxicol (Phila). 2013 Mar;51(3):140-6.
- Borkan, SC. Extracorporeal therapies for acute intoxications. Critical Care Clinics. 2002;18(2):92.
- Bucaretchi F, Baracat EC. Exposições tóxicas agudas em crianças: um panorama. J Pediatr (Rio J). 2005 Nov;81(5 Suppl):S212-22.
- Chyka PA, Seger D, Krenzelok EP, Vale JA; American Academy of Clinical Toxicology; European Association of Poisons Centres and Clinical Toxicologists. Position paper: Single-dose activated charcoal. Clin Toxicol (Phila). 2005;43(2):61-87.
- Frithsen IL, Simpson WM Jr. Recognition and management of acute medication poisoning. Am Fam Physician. 2010 Feb 1;81(3):316-23.
- Höjer J, Troutman WG, Hoppu K, Erdman A, Benson BE, Mégarbane B, et al.; American Academy of Clinical Toxicology; European Association of Poison Centres and Clinical Toxicologists. Position paper update: ipecac syrup for gastrointestinal decontamination. Clin Toxicol (Phila). 2013 Mar;51(3):134-9.
- Riordan M, Rylance G, Berry K. Poisoning in children 1: general management. Arch Dis Child. 2002 Nov;87(5):392-6.
- Schvartsman C, Schvartsman S. Intoxicações exógenas agudas. J Pediatr (Rio J). 1999 Nov;75 Suppl 2:S244-50.
- Sistema Nacional de Informações Tóxico-Farmacológicas. SINITOX. Casos Registrados de Intoxicação Humana e Envenenamento. Brasil. Disponível em: <http://www.fiocruz.br/sinitox/cgi/cgilua.exe/sys/start.htm?tpl=home>. Acessado: 29 out. 2016.
- Thanacoody R, Caravati EM, Troutman B, Höjer J, Benson B, Hoppu K, et al. Position paper update: whole bowel irrigation for gastrointestinal decontamination of overdose patients. Clin Toxicol (Phila). 2015 Jan;53(1):5-12.

Respostas

1. Admitir a criança para observação, oferecendo apenas medidas de suporte, alta após a melhora dos sintomas que poderiam durar até 48hs.

2. Intoxicação por opióide, nesse caso a morfina administrada na admissão. Ao ser revisado prontuário posteriormente, foi detectada a prescrição inadvertida de dose 10 vezes o habitual de morfina antes dos sintomas.

3. 3) C

4. 4) C

42

Abdome Agudo

- Maria Lúcia de Pinho Apezzato
- Mauricio Macedo

Introdução

Abdome agudo (AA) é o termo utilizado para uma série de patologias em que predominam as manifestações relacionadas ao abdome, que exigem uma definição diagnóstica e conduta terapêutica urgente, seja ela clínica ou cirúrgica. O AA, dependendo das manifestações, é classificado em quatro tipos: obstrutivo; inflamatório; perfurativo e hemorrágico.

No recém-nascido (RN) e no lactente predominam as síndromes obstrutivas. Nos RN as causas mais comuns são as obstruções congênitas do trato digestivo. No lactente, no primeiro semestre a mais comum é a hérnia inguinal encarcerada e a estenose hipertrófica do piloro, enquanto no segundo semestre, a invaginação intestinal.

Na criança pré-escolar e escolar predominam as síndromes inflamatórias, sendo que a patologia mais frequente é a apendicite aguda e a diverticulite de Meckel. Nessa faixa etária temos ainda as síndromes obstrutivas decorrentes de processos inflamatórios, volvo, invaginação, obstrução por áscaris, neoplasia, hérnia encarcerada e outras afecções menos frequentes. Adicionalmente, temos as síndromes hemorrágicas cuja patologia mais frequente é o divertículo de Meckel.

Um dos sintomas mais comuns a essas várias afecções é a presença de dor abdominal. A dor abdominal é um sintoma que pode ocorrer em um grande espectro de doenças. A avaliação de uma criança que apresenta dor abdominal aguda é uma situação comum nos serviços de pediatria, representando cerca de 5% dos atendimentos. Entre 2 e 10% dos casos será diagnosticada uma patologia de tratamento cirúrgico.

As sensações provenientes do abdome podem ser transmitidas por três vias:

1. inervação das vísceras abdominais pelo sistema nervoso autônomo;
2. inervação somática do peritônio parietal, da parede abdominal ou dos músculos retroperitoneais;
3. inervação somática de sítio extra-abdominal que compartilha a mesma transmissão nervosa da parede abdominal.

A dor visceral é vaga e geralmente referida em três regiões do abdome: epigástrica; mesogástrica e hipogástrica. Infelizmente a dor visceral não reflete o sítio exato da doença. A dor epigástrica representa estímulo doloroso proveniente do fígado, pâncreas, árvore biliar e duodeno. A dor mesogástrica representa estímulos provenientes do intestino delgado e da porção proximal do intestino grosso. A dor na região hipogástrica reflete estímulos provenientes do intestino grosso e dos órgãos pélvicos.

A dor somática, ao contrário da visceral, é intensa e bem localizada. Um processo inflamatório abdominal somente manifestará dor somática quando a inflamação da víscera alcançar a parede abdominal.

Obstruções congênitas do trato digestivo

Fisiopatologia

A obstrução intestinal neonatal pode ser definida como a ausência de eliminação de mecônio, vômitos e distensão abdominal progressiva. A primeira evacuação ocorre nas primeiras 24 horas em 99% dos RN a termo e saudáveis, e em até 48 horas no restante. Já nos prematuros a primeira evacuação ocorre em cerca de 40% dos RN nas primeiras 24 horas e na quase totalidade em até

9 dias. A eliminação de mecônio pode ocorrer em 30% dos RN portadores de obstrução intestinal. Dessa forma, a eliminação de mecônio não exclui o diagnóstico de obstrução intestinal.

Nas obstruções altas predominam os vômitos precoces e a menor distensão abdominal. Nas baixas predomina a maior distensão e os vômitos mais tardios.

As obstruções podem ser divididas em completas, quando existe uma anormalidade que impede inclusive a passagem de ar, e incompletas, em que ocorre a passagem de alguma quantidade de conteúdo intestinal e ar. Nas obstruções completas as manifestações costumam ocorrer precocemente, ao passo que nas incompletas podem ocorrer mais tardiamente.

As obstruções podem, também, ser classificadas em mecânicas, quando existe um componente anatômico como nas atresias, e funcionais, quando existe uma falha na propulsão intestinal na maioria das vezes decorrente de uma falha de inervação, como no megacólon congênito. Adicionalmente, podem ser divididas em intrínsecas e extrínsecas.

A atresia representa uma obstrução total da luz intestinal em qualquer segmento do tubo digestivo, sendo que as porções proximal e distal podem estar juntas ou então separadas, unidas ou não por um tecido fibroso. Acredita-se que seja decorrente de um acidente vascular intraútero.

Quadro clínico e diagnóstico

A suspeita diagnóstica pode ser feita já na gravidez. A associação de obstrução intestinal e polidrâmnio é bem conhecida. Nas obstruções altas ele ocorre em até 60% dos casos, porém em obstruções mais baixas somente ao redor de 25%. No pré-natal, a ultrassonografia (US) pode constatar essa condição, como também pode diagnosticar uma obstrução duodenal com a sua característica imagem de dupla bolha.

Quando da existência de polidrâmnio, devemos estar atentos à quantidade de líquido aspirado do estômago por ocasião do nascimento. A aspiração de volumes superiores a 20 mL é sugestiva de obstrução do trato gastrointestinal.

O quadro clínico, como já mencionado, caracteriza-se por vômitos, distensão abdominal e a não eliminação de mecônio. O exame físico geralmente demonstra distensão abdominal com alças palpáveis ou mesmo visíveis. Deve-se sempre comprovar a existência de ânus normal.

A radiografia simples é o exame inicial a ser realizado, e é o melhor para casos de obstrução alta. Nas obstruções mais baixas podemos utilizar contraste iodado ou baritado, administrado por via alta ou então através de enema.

Obstrução duodenal

A obstrução duodenal pode ser completa ou incompleta. A obstrução completa é representada pela atresia de duodeno, que pode ser proximal ou distal à ampola de Vater (Figura 42.1A). A atresia duodenal tem uma incidência aproximada de um em cada 10.000 nascimentos. As obstruções duodenais têm uma alta incidência de malformações associadas, entre elas a trissomia do 21, cardiopatias e anormalidades biliares.

A suboclusão ocorre nos casos de:

- Membrana duodenal.
- Pâncreas anular.

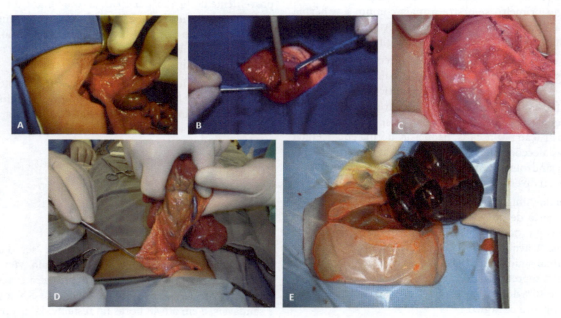

FIGURA 42.1. A) Atresia de duodeno; B) membrana duodenal; C) pâncreas anular; D) volvo de delgado sem necrose; E) volvo de delgado com necrose.

- Duplicação de duodeno.
- Principalmente nos casos de má rotação intestinal.

A membrana duodenal é a situação em que existe um septo mucoso ou muscular e mucoso com pequeno orifício central obstruindo a luz intestinal (Figura 42.1B). O pâncreas anular decorre da fusão do pâncreas ventral com o dorsal, criando um anel pancreático que envolve todo o duodeno, com obstrução quase completa do seu lúmen (Figura 42.1C). É comum a sua associação com a membrana e a atresia duodenal.

A má rotação engloba as múltiplas alterações de rotação e fixação do intestino. Elas podem ser assintomáticas ou então se manifestar com intensidade variável. Uma das manifestações é a suboclusão duodenal decorrente de bridas que se estendem do ceco, anormalmente posicionado no hipocôndrio direito, até a superfície do fígado e/ou parede abdominal comprimindo a segunda ou terceira porção do duodeno. A má rotação intestinal pode cursar com um mesentério único e estreito, propenso a se torcer ao redor da artéria mesentérica superior (Figura 42.1D), com risco de isquemia e necrose do intestino delgado (*midgut volvulus*) (Figura 42.1E). Dessa forma, os casos de suboclusão duodenal devem ser operados assim que as condições clínicas o permitam.

O sinal radiológico característico da obstrução duodenal é a "dupla bolha", isolada ou com pequena quantidade de gás no intestino distal, caracterizando a obstrução completa e a suboclusão (Figura 42.2).

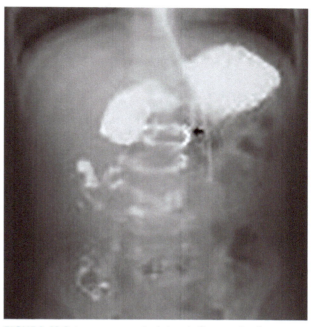

FIGURA 42.3. Imagem característica de "saca-rolhas".

Atresia de jejuno e íleo

Diagnóstico

Afeta igualmente ambos os sexos. O diagnóstico pode ser suspeitado na US pré-natal pela presença de polidrâmnio e alças intestinais dilatadas. A incidência de malformações associadas é baixa, porém pode estar associada à gastrosquise. A associação com mucoviscidose é descrita em 20 a 30% dos casos. Geralmente o diagnóstico é estabelecido com a radiografia simples de abdome, que mostra alças intestinais distendidas de diversos calibres e uma distribuição gasosa heterogênea (Figura 42.4). Não é necessária a utilização rotineira de contraste.

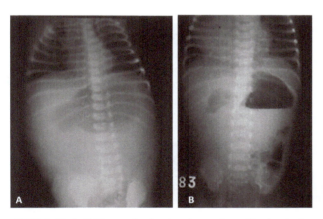

FIGURA 42.2. A) Obstrução duodenal completa; B) suboclusão.

Nos casos de obstrução duodenal parcial pode ser realizado o exame contrastado para a pesquisa de má rotação com volvo. A imagem característica é a de "saca-rolhas" (Figura 42.3).

Nas atresias, pâncreas anular, eventualmente na membrana e na duplicação, o tratamento consiste em reconstruir o trânsito através de uma anastomose terminoterminal entre os cotos duodenais. A membrana duodenal pode ser ressecada através de uma duodenotomia. O tratamento da má rotação é feito através da lise de bridas que comprimem o duodeno e do reposicionamento das alças intestinais.

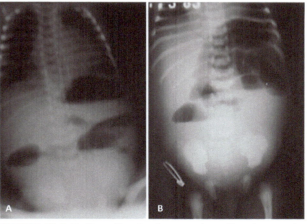

FIGURA 42.4. Radiografias simples com alças dilatadas em abdome superior e ausência de gás no reto.

Em casos de obstrução ileal muito distal pode ser necessária a realização de um enema opaco para afastar alguma outra forma de obstrução, sobretudo o íleo meconial, a atresia de cólon e o megacólon congênito.

Tratamento

O tratamento consiste em realizar uma anastomose terminoterminal entre o coto proximal e o coto distal. Às vezes é necessário ressecar um segmento mais dilatado da parte proximal ou então realizar uma plástica na borda antimesentérica, a fim de reduzir o seu calibre e então realizar a anastomose (Figura 42.5).

Íleo meconial

Etiologia e fisiopatologia

É uma manifestação da fibrose cística ou mucoviscidose. Acredita-se que a deficiência enzimática ocasione o aumento da viscosidade do mecônio, que não consegue ultrapassar o íleo terminal. Além do aumento da viscosidade, o mecônio apresenta grande aderência à mucosa intestinal. Acomete de 10 a 20% dos pacientes portadores da doença. É mais frequente em populações caucasianas e europeias. A incidência estimada nesse grupo é de 1:2.000 nascidos vivos. Pode existir história familiar. Não costuma haver malformações associadas.

Quadro clínico e diagnóstico

O íleo meconial pode apresentar-se sob as formas complicada e não complicada. A forma complicada ocorre em 30 a 50% dos casos, como atresia, perfuração e volvo. Nas formas simples o quadro clínico é de uma obstrução intestinal simples. Nos casos complicados os neonatos podem apresentar distensão, ascite e vômitos biliosos desde o nascimento.

O exame radiológico mostra sinais de obstrução intestinal baixa, com grande distensão de alças e ausência de níveis hidroaéreos. Costuma apresentar também uma imagem no quadrante inferior direito com aspecto de vidro moído, conhecida como sinal de Neuhauser (Figuras 42.6A-C). O enema com bário demonstra a existência de um microcólon, característico das obstruções de íleo terminal (Figura 42.7).

Tratamento

Nos casos simples pode ser tentado inicialmente o tratamento clínico à base de enemas com contraste hidrossolúvel e acetilcisteína pela sonda nasogástrica. Na falha do tratamento clínico está indicada a cirurgia para a desobstrução do mecônio impactado (Figura 42.8).

Nos casos complicados deve ser realizada a cirurgia com ressecção intestinal e anastomose ou então enterostomias.

Atresia de cólon

É a atresia intestinal menos frequente, com uma incidência de 1:20.000 a 1:40.000 nascidos vivos. A radiografia simples é de obstrução intestinal baixa, eventualmente com síndrome de alça fechada, indicando a existência de válvula ileocecal continente (Figura 42.9A). A radiografia com contraste via retal mostra um microcólon com parada de progressão do contraste (Figura 42.9B).

O coto proximal costuma ser extremamente dilatado, dificultando o tratamento, que consiste em realizar uma colostomia ou então uma anastomose terminoterminal (Figura 42.10).

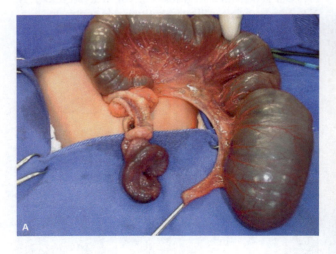
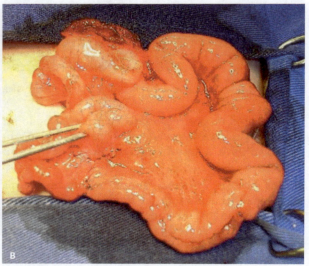

FIGURA 42.5. A) Atresia de íleo mostrando a grande dilatação da alça proximal e B) após ressecção da parte distal mais dilatada e moldagem do restante.

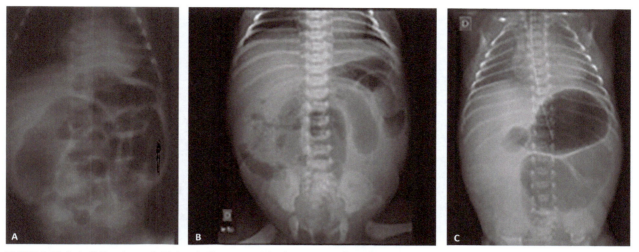

FIGURA 42.6. A-C) Quadro radiológico do íleo meconial, observe a ausência de níveis hidroaéreos e a presença de imagem de vidro "moído".

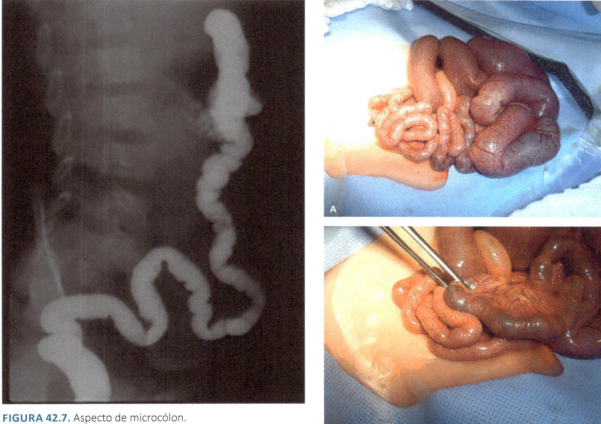

FIGURA 42.7. Aspecto de microcólon.

FIGURA 42.8. Observe a diferença de calibre das alças e a presença de mecônio impactado no íleo terminal.

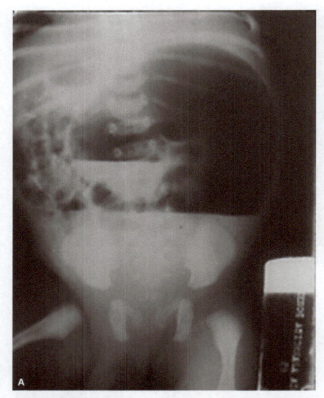

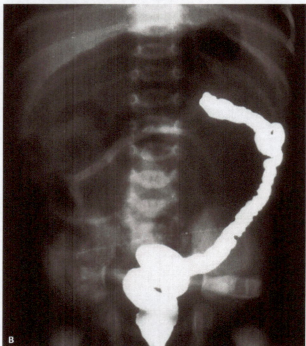

FIGURA 42.9. A) Atresia de cólon com obstrução em alça fechada. B) Exame contrastado mostrando microcólon e parada de progressão do contraste.

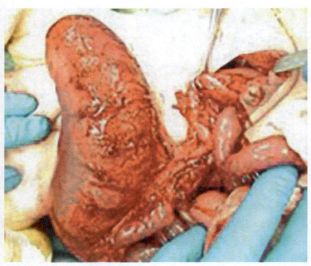

FIGURA 42.10. Aspecto dos cotos proximal e distal na atresia de cólon.

Megacólon congênito

Etiologia e epidemiologia

O megacólon congênito, também conhecido como doença de Hirschsprung, caracteriza-se pela ausência de células nervosas ganglionares nos plexos da submucosa e muscular da parede intestinal. Manifesta-se pelo espasmo da alça intestinal acometida, com consequente distúrbio de motilidade e obstrução funcional. A incidência é de 1:5.000 nascidos vivos, com predominância do sexo masculino (4:1).

O segmento intestinal aganglionar mais frequentemente atingido é o retossigmoide (75%).

Quadro clínico e diagnóstico

O quadro clínico é de obstrução baixa, e uma das características é a presença de fezes explosivas ao toque retal. A radiografia simples de abdome mostra sinais de obstrução baixa e o enema opaco mostra a característica "zona de transição", que representa a transição entre a parte dilatada (normal) do cólon para a zona aganglionar, espástica do cólon (Figura 42.11).

O diagnóstico de certeza é estabelecido através da biópsia retal, que demonstra a aganglionose.

Tratamento

O tratamento depende das condições clínicas do paciente. Nos casos mais graves o neonato pode ser submetido inicialmente a uma colostomia com posterior abaixamento do cólon normal ou então, nas crianças em boas condições clínicas, ao abaixamento intestinal primário. O abaixamento pode ser realizado por via perineal (Figura 42.12) ou por via abdominoperineal.

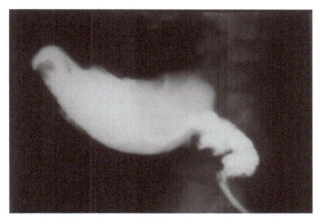

FIGURA 42.11. Aspecto radiológico da zona de transição.

de retorno venoso, com consequente edema. Mais tardiamente, com a evolução do edema ocorre dificuldade de irrigação arterial, levando, em casos extremos, a necrose do órgão encarcerado. O AA obstrutivo ocorre quando o órgão encarcerado é o intestino, sendo mais frequente no sexo masculino.

Quadro clínico e diagnóstico

Os primeiros sintomas são de dor, com choro forte, recusa alimentar e vômitos. Os vômitos inicialmente ocorrem por irritação peritoneal, mas posteriormente são decorrentes da obstrução intestinal, cursando então com vômitos biliosos e eventualmente fecaloides. Ao exame físico, notamos um tumor em região inguinoescrotal não redutível.

O encarceramento pode ser a primeira manifestação da existência de uma hérnia. A maioria dos casos de encarceramento ocorre nos primeiros meses de vida. A hérnia encarcerada no menino pode, adicionalmente, causar uma isquemia testicular com posterior atrofia do mesmo (Figura 42.13A).

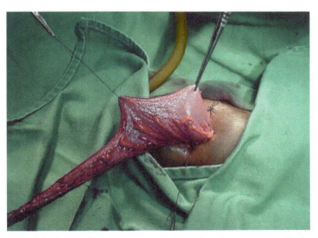

FIGURA 42.12. Abaixamento por via perineal com exposição da zona de transição.

Hérnia inguinal encarcerada

Fisiopatologia

A hérnia inguinal decorre da persistência do conduto peritônio-vaginal. Essa persistência dá origem ao saco herniário, que estabelece uma comunicação entre a cavidade peritoneal e a região inguinoescrotal, onde estruturas intra-abdominais podem penetrar. Essas estruturas incluem o epíplon, apêndice cecal, intestino, ovário, trompas e até mesmo o útero.

A hérnia inguinal encarcerada ocorre quando um órgão penetra no saco herniário e fica aprisionado. Quando isso ocorre costuma haver inicialmente uma dificuldade

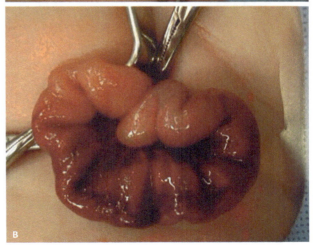

FIGURA 42.13. A) Aspecto isquêmico do testículo após episódio de encarceramento. B) Conteúdo do saco herniário mostrando sinais de isquemia leve do intestino encarcerado.

A manifestação clínica, geralmente observada pelos pais, é de um abaulamento na região da virilha, aos esforços e ao choro. Ao exame físico podemos identificar a hérnia com conteúdo no seu interior e que desaparece à manipulação ou então, quando não manifesta, diagnosticá-la através da palpação do cordão inguinal, que se acha espessado (Figura 42.14).

Tratamento

A conduta inicial deve ser a tentativa de redução do conteúdo do saco herniário através de manobras manuais, com a ajuda ou não de sedação. Quando conseguimos reduzir o conteúdo herniário devemos esperar cerca de 24-48 h para diminuição do edema na região inguinal e então realizar a cirurgia definitiva em condições eletivas, reduzindo dessa forma a incidência de lesão dos elementos do cordão inguinal. Na impossibilidade de redução manual está indicado o tratamento cirúrgico imediato.

A cirurgia consiste em uma inguinotomia, com abertura do orifício inguinal externo, do canal inguinal e do orifício inguinal interno. A seguir, realiza-se a abertura do saco herniário e exposição do conteúdo encarcerado e avaliação da sua vitalidade (ver Figura 42.13B). Essa avaliação pode demandar alguns minutos, durante os quais podemos inclusive deixar o conteúdo previamente encarcerado no interior da cavidade abdominal.

Na presença inequívoca de necrose tecidual deve-se praticar a ressecção do intestino e anastomose. Isso pode ser realizado pela própria incisão inguinal, se as condições anatômicas assim o permitirem, ou pode-se inclusive realizar uma laparotomia para melhor identificação e tratamento da lesão. Nos casos duvidosos podemos manter o intestino sem ressecá-lo e observar a evolução clínica, com eventual reoperação.

Estenose hipertrófica do piloro

Apesar de existirem relatos de condições compatíveis com estenose hipertrófica do piloro (EHP) desde o século 18, foi somente na segunda metade do século 19 que Hirschsprung fez a primeira descrição completa da doença. No início do século 20 o tratamento cirúrgico, que ainda hoje consiste na secção da musculatura hipertrofiada, foi proposto por Fredet e modificado por Ramstedt.

Epidemiologia e fisiopatologia

A EHP ocorre numa incidência de cerca de 3:1.000 nascidos vivos e a predileção pelo sexo masculino é bem marcada (cerca de 4:1). A incidência aumentada no primogênito é também classicamente descrita e cerca de 30% dos lactentes com EHP são meninos primogênitos.

A etiologia da EHP ainda hoje é desconhecida, mas a condição tem incidência familiar, com um padrão multifatorial de herança. Fatores ambientais, tais como o uso de antibióticos macrolídeos (eritromicina, azitromicina) nos primeiros 14 dias de vida, bem como a utilização de macrolídeos pela mãe e a alergia à proteína do leite de vaca têm sido associados ao desenvolvimento da EHP. Por outro lado, a amamentação parece ter efeito protetor contra o desenvolvimento de EHP, possivelmente relacionado à presença de peptídeo intestinal vasoativo no leite materno.

Existem também descrições de elevação dos níveis séricos de gastrina e anormalidades da inervação do plexo mioentérico, bem como anormalidades de número e/ou qualidade dos neurônios desses plexos, tendo sido identificados neurônios imaturos nas crianças com EHP e deficiência de neurônios produtores de sintetase de óxido nítrico. Alguns estudos de alterações genéticas chegaram

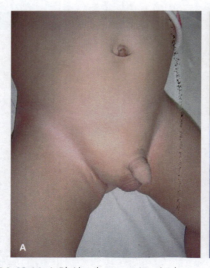
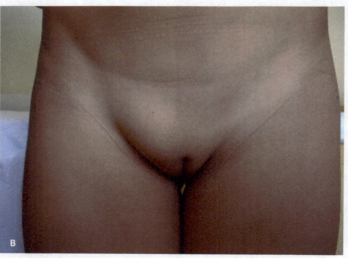

FIGURA 42.14. A-B) Abaulamento inguinal no menino e na menina.

mesmo a descrever *loci* relacionados a maior suscetibilidade ao desenvolvimento de EHP. Entretanto, estas alterações não foram homogeneamente encontradas e não há consenso sobre a sua importância na fisiopatologia da EHP.

Fatores hereditários parecem também estar envolvidos, sendo cerca de 7% a incidência de EHP em filhos de pais afetados pela doença. Quando a mãe é portadora da doença essa incidência pode chegar a até 19%, nos casos de filhos homens de mães com histórico de EHP.

Quadro clínico

Tipicamente, o lactente com EHP apresenta-se entre a segunda e a quarta semana de vida com vômitos que progridem em intensidade e em frequência, passando a ocorrer após cada mamada e a ser caracterizado como vômito em jato. Uma vez que a obstrução ao trânsito intestinal ocorre a montante da papila duodenal, os vômitos nunca são biliosos e esta é uma das principais características clínicas da EHP. Com a evolução da doença e a persistência da obstrução, a estase gástrica pode levar a gastrite e sangramento. Eventualmente o paciente pode apresentar icterícia.

Inicialmente a criança tem o estado geral preservado e apresenta-se faminta, sugando a chupeta ou a mamadeira com voracidade. Com o passar do tempo o lactente fica desidratado, desnutrido e letárgico e grave alcalose hipoclorêmica se instala.

A palpação da região pilórica hipertrofiada, chamada de "oliva" pilórica, confirma o diagnóstico e dispensa a necessidade da realização de exames complementares. Pode-se palpar a oliva em cerca de 60 a 80% dos casos. Alguns autores, no entanto, atribuem a não palpação da oliva à falta de experiência do examinador e ao posicionamento e preparo inadequado do paciente, e sugerem que a oliva deva ser palpável em 100% dos casos.

A oliva é uma tumoração móvel, palpável à direita da linha média, embaixo do fígado, e a sua identificação é possível somente se o paciente estiver calmo e com o abdome flácido, o que pode ser obtido oferecendo-se a chupeta embebida em uma solução de glicose. Além disso, é importante que o estômago esteja vazio no momento do exame, quer por vômito, quer por sonda.

Outro sinal típico de EHP é a visualização do peristaltismo gástrico no epigástrio, da esquerda para a direita, e representa a tentativa do estômago de vencer a obstrução, chamado de ondas de Kussmaul.

Diagnóstico

Para o diagnóstico podemos utilizar três técnicas: ultrassonografia, exame contrastado de estômago e duodeno e exames laboratoriais.

- Ultrassonografia: é a técnica de imagem mais comumente utilizada para o diagnóstico de EHP (Figura 42.15A e B). Tem resultados bastante fidedignos, com sensibilidade de 90-99% e especificidade de 97-100%. No entanto, como todo exame ultrassonográfico, tem sua acurácia dependente da experiência do examinador. As medidas consideradas diagnósticas em crianças menores de 30 dias de vida são: comprimento do piloro maior ou igual a 14 mm e espessura da parede muscular maior ou igual a 4 mm.
- Exame contrastado de estômago e duodeno: neste exame evidenciam-se:
  - grande dilatação gástrica;
  - sinal do "bico do seio" – dilatação do antro gástrico que afila até formar um "bico" na entrada do canal pilórico;
  - sinal da "corda" ou do "fio" – canal pilórico alongado e muito afilado;
  - sinal do "cogumelo" ou "guarda-chuva" – súbita dilatação do duodeno.
- Exames laboratoriais: as alterações típicas de EHP são alcalose hipoclorêmica e hipocalêmica e a gravidade das alterações metabólicas vai aumentando com a persistência do quadro clínico.

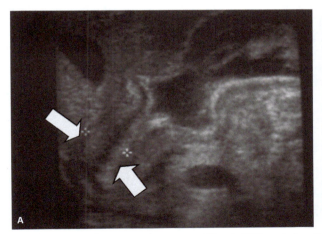 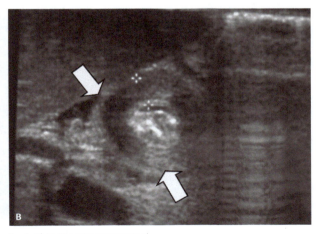

FIGURA 42.15. A) Imagem ultrassonográfica de EHP, corte longitudinal. B) EHP corte transversal.

Diagnóstico diferencial

Causas de vômitos não biliosos em lactentes incluem refluxo gastroesofágico, membrana antral, atresia pilórica e cisto de duplicação da região antro-pilórica. Nesses casos o exame contrastado pode ser de grande ajuda. Doenças metabólicas (p. ex., síndrome androgenital) cuja principal manifestação inicial pode ser vômito e aumento da pressão intracraniana (meningite, hidrocefalia) também são incluídos no diagnóstico diferencial.

Tratamento

A EHP não é uma emergência cirúrgica, mas uma potencial emergência clínica devido às alterações metabólicas que ela acarreta. Desta forma o paciente deve ter essas alterações corrigidas antes de ser submetido ao procedimento cirúrgico definitivo. Em geral esse preparo pré-operatório não requer mais que 24 horas.

A expansão da volemia, nos pacientes que se apresentam desidratados, pode ser feita com solução de Ringer lactato ou solução fisiológica a 0,45%. As alterações metabólicas clássicas (alcalose hipoclorêmica hipocalêmica) podem ser corrigidas com a administração de solução salina a 0,45% contendo 20 a 40 mEq/L de cloreto de potássio.

Nos raros casos em que a criança tem contraindicação absoluta a um procedimento anestésico-cirúrgico, a administração de atropina é uma alternativa, mas está associada a taxas maiores de insucesso e maior tempo de permanência no hospital, quando comparada ao tratamento cirúrgico.

Cirurgia

A piloromiotomia à Fredet-Ramstedt é ainda a técnica de escolha no tratamento da EHP. A incisão clássica (Figura 42.16A-D) é a incisão transversa no quadrante superior direito. Outras incisões também foram descritas, inclusive o acesso por incisão umbilical.

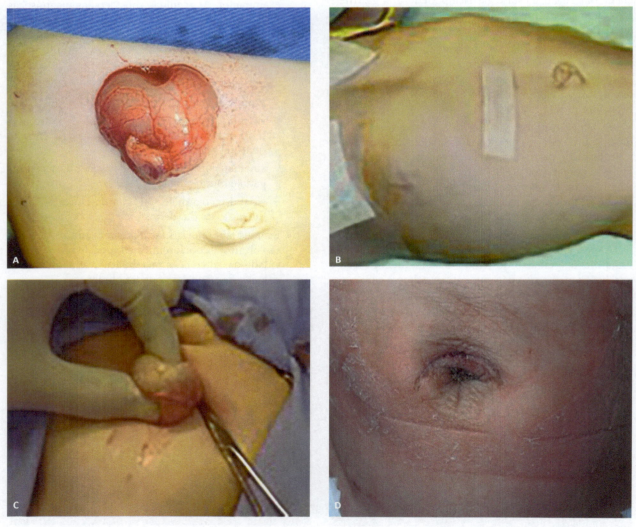

FIGURA 42.16. A-B) Tratamento cirúrgico da EHP utilizando-se a incisão clássica em hipocôndrio direito. C-D) Tratamento cirúrgico da EHP utilizando a incisão umbilical.

A piloromiotomia videolaparoscópica vem ganhando espaço, com resultados funcionais similares, menor tempo de recuperação pós-operatória e melhor resultado cosmético em longo prazo.

Na cirurgia feita pela via convencional o tumor pilórico é exteriorizado pela incisão e, então, a musculatura é seccionada no sentido longitudinal da veia pilórica até um pouco além de seu limite cranial, no antro gástrico. Segue-se, então a divulsão dessa musculatura até que ocorra a protrusão da mucosa gástrica e consequente alívio da obstrução. A extremidade duodenal é o local de maior risco de perfuração da mucosa, uma vez que a hipertrofia muscular termina abruptamente e a parede do duodeno é bastante delgada.

A reintrodução da dieta deve ser feita gradualmente e pode ocorrer de 4 a 6 horas após a cirurgia. Vômitos podem ainda ocorrer no período pós-operatório e estão especialmente relacionados ao retardo no diagnóstico e à distensão gástrica mais grave. Eles devem ser tratados conservadoramente na maior parte das vezes.

Invaginação intestinal

A intussuscepção consiste na invaginação de um segmento intestinal proximal (*intussusceptum*) para dentro de um segmento intestinal mais distal (*intussuscipiens*). As primeiras descrições de intussuscepção, também denominada invaginação intestinal, datam da segunda metade século 17. O primeiro tratamento cirúrgico bem-sucedido foi realizado em 1831 e, em 1876, Hirschsprung descreveu pela primeira vez a redução hidrostática da invaginação.

Epidemiologia

Com incidência de 1,5-4 casos/1.000 nascidos vivos, tem seu pico de ocorrência em lactentes entre 6 a 24 meses de vida e uma pequena predileção pelo sexo masculino. Somente 10 a 25% dos casos ocorrem após os 2 anos de idade.

Etiologia e fisiopatologia

A invaginação é, na sua maioria, ileocecal. Ela pode, entretanto, envolver qualquer segmento do intestino. Em 95% dos casos, especialmente nas crianças dentro da faixa etária característica, nenhuma causa pode ser encontrada. Causas de intussuscepção secundária são: divertículo de Meckel, o mais comum, pólipos, duplicações intestinais, linfomas, hemorragias submucosas decorrentes de púrpura de Henoch-Schönlein e hemangiomas. As intussuscepções secundárias estão mais associadas a invaginações ileoileais e devem ser suspeitadas especialmente em crianças acima de 3 anos de idade e com invaginações recorrentes.

O *intussusceptum* pode progredir por todo o cólon até atingir o reto e até mesmo exteriorizar-se pelo ânus. O pedículo vascular que nutre o *intussusceptum* é comprimido e angulado e, consequentemente, o intestino sofre isquemia que progride para necrose nos casos não tratados. Outra consequência da isquemia é o sangramento intestinal. O *intussuscipiens*, por sua vez, pode também sofrer isquemia devido ao aumento da pressão intraluminal secundária à presença do *intussusceptum*.

Quadro clínico

A apresentação clássica é de um lactente com história de dor importante em cólica. Inicialmente a criança mantém o bom estado geral e a capacidade de alimentar-se. Com a evolução e os repetidos surtos de dor o paciente passa a apresentar vômitos e elimina fezes com muco e sangue, as características fezes em "geleia de morango". Nos intervalos das cólicas o paciente pode apresentar-se letárgico, o que pode levar a confusão com doença primariamente neurológica, como meningite ou encefalite, e acaba retardando o diagnóstico. Acredita-se que essa letargia possa estar associada à liberação endógena de opiáceos.

A palpação abdominal típica é a de massa tumoral ("chouriço") que pode estar localizada em qualquer local no abdome, geralmente seguindo a moldura cólica, a depender da localização da invaginação. A criança precisa estar com o abdome relaxado para que se consiga palpar essa "massa", o que pode ser conseguido nos intervalos entre as crises de cólica. Normalmente a criança não se apresenta distendida. O quadrante inferior direito fica vazio, o chamado sinal de Dance.

Não raramente os sinais clássicos não estão presentes e até 13% das crianças podem apresentar invaginação sem dor. Já 10% dos pacientes podem apresentar-se com diarreia, o que muito comumente confunde o diagnóstico e retarda a instituição do tratamento adequado.

Diagnóstico

A história clínica associada ao exame físico é fortemente sugestiva de invaginação. A radiografia simples do abdome normalmente mostra sinais inespecíficos que incluem distensão gasosa e opacificação no quadrante inferior direito.

A ultrassonografia assumiu a posição de exame de escolha para o diagnóstico de intussuscepção intestinal, devido às suas altas sensibilidade (98,5-100%) e especificidade (88-100%), além de ser um exame que pode ser realizado com o paciente acordado e sem exposição à radiação. Os achados incluem o sinal de alvo, visível no corte transversal (Figura 42.17) da alça e a imagem de pseudorrim, notada no corte longitudinal.

Em casos de dúvida, um enema (Figura 42.18) pode confirmar ou afastar o diagnóstico definitivamente.

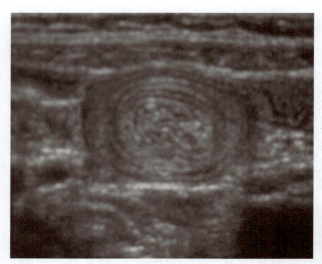

FIGURA 42.17. Imagem ultrassonográfica de intussuscepção intestinal – corte transversal.

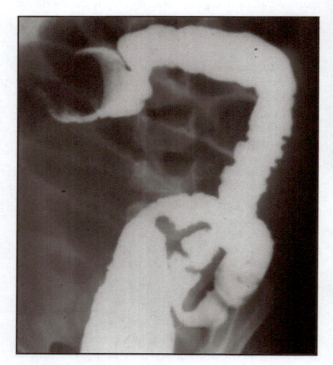

FIGURA 42.18. Enema com bário: imagem típica de intussuscepção intestinal.

Tratamento

O enema, tanto de bário quanto de ar, é utilizado para diagnóstico, assim como para o tratamento da invaginação, sendo atualmente o tratamento de escolha nos pacientes estáveis. A taxa de sucesso da redução da invaginação por enema é entre 80-90%. Considera-se que a redução foi satisfatoriamente realizada quando ocorre fluxo livre de contraste (ar ou bário) para o íleo terminal. A contraindicação para a redução por enema é a presença de sinais de peritonite que sugiram sofrimento ou perfuração intestinal.

O tratamento cirúrgico consiste da redução da invaginação. Deve-se reduzi-la por meio de ordenha retrógrada. A tração suave do *intussusceptum* pode ajudar na redução, mas deve ser feita com muito cuidado, sob risco de ocorrer ruptura da alça invaginada. Caso haja sinais de perfuração ou de presença de massa como causa primária da intussuscepção (Figura 42.19), deve-se ressecar o segmento intestinal envolvido na invaginação e pode-se realizar a anastomose primária. A abordagem por videolaparoscopia tem sido também cada vez mais empregada.

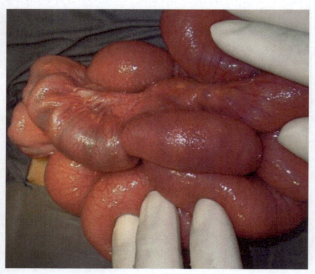

FIGURA 42.19. Intussuscepção: achado intraoperatório.

Fatores associados com perfuração intestinal são crianças mais novas e maior duração dos sintomas.

Apendicite aguda

Fisiopatologia

A apendicite aguda é a causa mais comum de abdome agudo inflamatório na infância. A apendicite ocorre em qualquer idade, mas é mais comum entre 5 e 15 anos de idade. A causa ainda não está bem estabelecida, mas acredita-se que possa ser desencadeada por uma obstrução do lúmen do apêndice. Essa obstrução pode ser decorrente de um processo inflamatório que provoque uma hiperplasia linfoide do apêndice, ou então por algum material como fezes endurecidas, parasitas ou sementes.

A obstrução da luz apendicular com a produção de muco distal à obstrução causa distensão do órgão, com consequente aumento da pressão intraluminal que provoca a dor abdominal difusa inicial. Com a progressão do quadro ocorre obstrução vascular, isquemia e ulcerações da mucosa, com invasão da parede do apêndice pela flora intraluminal. Essa inflamação progride até a camada serosa e o peritônio parietal, quando existe então uma mudança na característica da dor, que se torna bem localizada, migrando para o local onde se encontra o apêndice, geralmente na fossa ilíaca direita. Com a progressão do quadro pode então ocorrer a necrose da sua parede e rotura, com contaminação da cavidade peritoneal.

Quadro clínico

Habitualmente a apendicite se inicia com queixas vagas de mal-estar abdominal ou dor em região periumbilical, acompanhada de náuseas e/ou vômitos, perda do apetite e eventualmente febre. Com o passar das horas a dor migra para o lado direito do abdome e torna-se mais intensa e contínua. Nas fases mais avançadas a dor pode atingir todo o abdome. O exame físico depende do estágio da doença:

- Nas formas iniciais clássicas o paciente apresenta uma dor mais localizada em fossa ilíaca direita, com descompressão brusca positiva ou não.
- Nas fases mais avançadas podemos ter inclusive sinais de peritonite generalizada associados a comprometimento do estado geral com sinais de toxemia, como taquicardia, taquipneia e rebaixamento do nível de consciência, que podem evoluir para choque séptico.

Diagnóstico

A suspeita diagnóstica de apendicite baseia-se principalmente na história clínica e no exame físico. Nos quadros típicos podem ser dispensados os exames auxiliares, que são empregados nos casos em que haja dúvida diagnóstica ou quando a sintomatologia é atípica.

Os exames empregados incluem: a radiografia simples de abdome, a US e a tomografia. A radiografia simples de abdome é pouco utilizada atualmente. Não nos fornece um diagnóstico preciso de apendicite aguda. Somente a imagem de um fecalito em topografia do apêndice é altamente sugestiva do diagnóstico. A radiografia é útil em quadros mais avançados com suspeita de obstrução intestinal (Figura 42.20A e B).

A US por sua vez é um exame inócuo para o paciente e pode confirmar o diagnóstico. O diagnóstico é estabelecido através de sinais diretos e indiretos. Os sinais diretos incluem:

- Uma estrutura em fundo cego, imóvel, não compressível.
- Paredes espessadas.
- Aumento do diâmetro (normal até cerca de 6 mm) (Figura 42.21).
- Presença de fecalito no seu interior.
- Imagem em alvo no corte transversal.
- Aumento do fluxo sanguíneo.

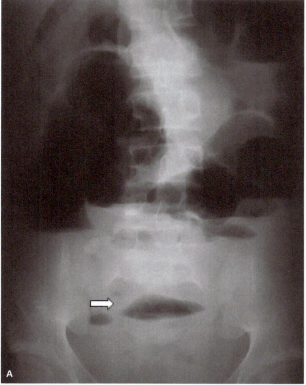
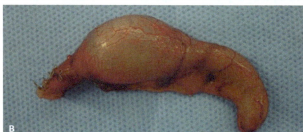

FIGURA 42.20. A) Observa-se suboclusão intestinal e fecalito (seta) em topografia de fossa ilíaca D. B) Peça cirúrgica com fecalito.

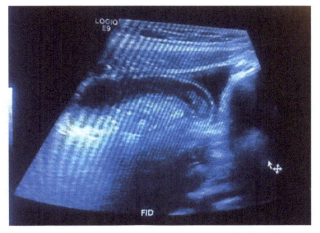

FIGURA 42.21. Imagem correspondente ao apêndice distendido, com aumento do tamanho e hiperecogenicidade do tecido periapendicular.

Os sinais indiretos estão representados por:
- Hiperecogenicidade do tecido periapendicular.
- Líquido livre ao redor do apêndice.
- Presença de coleções líquidas.

A tomografia computadorizada é o exame de maior confiabilidade no diagnóstico de apendicite e está reservado principalmente para os casos atípicos e de dúvida diagnóstica (Figura 42.22). Os achados se assemelham aos descritos na US.

Várias patologias podem apresentar quadro de dor abdominal semelhante ao da apendicite. As mais comuns são gastrenterocolite, infecção urinária, doença inflamatória pélvica, adenite mesentérica, diverticulite de Meckel, cisto de ovário torcido, colecistite, crise de falcização, litíase urinária, tiflite e até pneumonia.

Tratamento

O tratamento inicial consiste em medidas de suporte clínico e depende do estágio da doença. Nos casos mais simples, jejum, hidratação e antibioticoterapia até o momento da cirurgia são suficientes. Nos casos mais graves podem ser necessários: reposição volêmica, correção de distúrbios hidroeletrolíticos, transfusão, antibioticoterapia de amplo espectro, suporte ventilatório e até drogas vasoativas.

O tratamento da patologia em si é eminentemente cirúrgico e consiste na retirada do apêndice e limpeza da cavidade abdominal quando da presença de complicações purulentas. A retirada do apêndice pode ser feita por cirurgia convencional via laparotomia ou por laparoscopia.

Patologias relacionadas ao divertículo de Meckel

Epidemiologia e fisiopatologia

O divertículo de Meckel (Figura 42.23) é uma anomalia congênita, a mais comum do intestino delgado, presente em cerca de 2% da população e decorrente da involução incompleta do ducto onfalomesentérico. Suas complicações ocorrem duas vezes mais frequentemente em meninos do que em meninas e, geralmente, antes dos 2 anos de idade.

O divertículo de Meckel (DM) é um divertículo verdadeiro e, portanto, é constituído pelas três camadas do intestino normal: mucosa, muscular e serosa. Entre 12 a 21% dos DM apresentam, ao estudo histopatológico, tecidos heterotópicos, tais como mucosa gástrica, tecido pancreático, mucosa jejunal e muitos outros, porém em frequência bem menor.

O ducto onfalomesentérico, que normalmente desaparece até a sétima semana de gestação, pode persistir como:
- Divertículo – o mais comum, compreendendo cerca de 97% dos casos.
- Cisto de ducto onfalomesentérico.
- Banda fibrosa que liga o íleo terminal à parede abdominal na altura do umbigo.
- Ducto onfalomesentérico persistente; nestes casos ocorre drenagem de secreção entérica pelo umbigo.

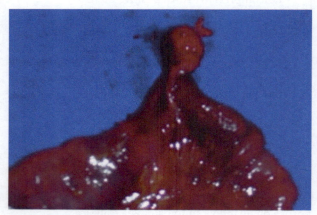

FIGURA 42.23. Divertículo de Meckel.

Quadro clínico e diagnóstico

O divertículo de Meckel é assintomático na maioria dos casos, e as manifestações clínicas relacionadas à sua presença são secundárias a complicações como:
- Ulceração e sangramento intestinal.

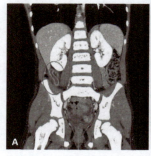 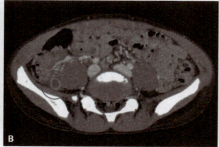 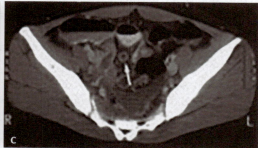

FIGURA 42.22. A-B) Apêndice retrocecal. C) Apêndice pélvico.

- Obstrução intestinal.
- Diverticulite.
- Perfuração.

– Sangramento

A manifestação clínica mais comum em crianças é o sangramento, que é decorrente da ulceração da mucosa intestinal devido ao ácido secretado pela mucosa gástrica presente no DM.

O sangramento normalmente não vem acompanhado de dor e costuma ser volumoso. Naqueles pacientes que se apresentam hemodinamicamente instáveis e não responsivos às medidas emergenciais de ressuscitação volêmica, a laparotomia exploradora pode ser o único método diagnóstico possível.

Quando o paciente está hemodinamicamente estável, a cintilografia com pesquisa de mucosa gástrica ectópica com 99m-pertecnetato de tecnécio é o exame de escolha para o diagnóstico de DM. Este marcador nuclear é injetado por via intravenosa e é secretado pela mucosa gástrica, aparecendo, então, como um ponto de concentração do radiofármaco na fossa ilíaca direita. O exame tem uma sensibilidade de 85 a 97% e especificidade de 95% em crianças.

Estudos falso-positivos podem ocorrer em casos de cistos de duplicação intestinal, intussuscepções e doença intestinal inflamatória. A sensibilidade do exame pode ser aumentada com o uso de cimetidina, glucagon e pentagastrina. A cimetidina aumenta a captação e diminui a secreção do marcador. Em adultos, o sangramento como manifestação inicial de DM é muito mais raro e a cintilografia tem sensibilidade e especificidade menores (62,5% e 9%, respectivamente).

A arteriografia só é útil no diagnóstico do sangramento de trato gastrointestinal quando o paciente apresenta sangramento ativo e significativo (maior que 1 mL/min) no momento do exame. A arteriografia tradicional pode levantar a suspeita da presença de um DM quando um ramo anômalo da artéria mesentérica superior é encontrado. A artéria que irriga o DM é longa, sem ramos e atravessa o mesentério em direção à fossa ilíaca direita, onde ela termina em vários vasos pequenos e bastante irregulares. Outros achados sugestivos de DM são de capilares com muito contraste ou o extravasamento do contraste.

A tomografia computadorizada pode dar sinais indiretos da presença do DM, tais como enterólito, intussuscepção ou diverticulite.

– Obstrução intestinal

É a manifestação clínica mais comum em adultos, mas também pode acontecer em crianças. São vários os mecanismos envolvidos:

- Volvo ou hérnia interna: ocasionados pela torção intestinal em torno da banda fibrosa associada ao DM que se estende do ápice do divertículo até a superfície peritoneal da parede anterior do abdome, na altura do umbigo.

- Intussuscepção intestinal: o DM pode servir de cabeça da invaginação. Deve-se pensar em DM especialmente naqueles pacientes com episódios recorrentes de invaginação intestinal.
- Diverticulite: pode ocasionar diminuição da luz intestinal e resultar em obstrução parcial ou completa.
- Hérnia: conhecida como hérnia de Littre, pode ser inguinal, na maior parte dos casos, femoral ou umbilical.

Os pacientes apresentam dor abdominal geralmente difusa, vômitos biliosos, distensão abdominal e, inicialmente, aumento dos ruídos hidroaéreos que, se a obstrução não for tratada, quando o intestino entra em sofrimento, acabam por desaparecer. Às vezes é possível palpar uma massa abdominal. Com o passar do tempo, a obstrução poderá evoluir para isquemia e perfuração intestinal. Nenhum dos sinais clínicos são específicos de DM. Deve-se sempre suspeitar de DM em crianças com intussuscepções de repetição e naquelas com obstrução intestinal na ausência de hérnia inguinal encarcerada ou cirurgia prévia.

A radiografia simples do abdome poderá mostrar enterólitos e sinais de obstrução intestinal – distensão gasosa e níveis líquidos. O diagnóstico definitivo acaba sendo feito durante a cirurgia.

– Diverticulite

Nestes casos, os pacientes apresentam-se com dor abdominal aguda, localizada ou difusa, geralmente de maior intensidade em região periumbilical. Acredita-se que a diverticulite ocorra em consequência de obstrução da luz do divertículo, mecanismo semelhante ao do desenvolvimento da apendicite aguda. Essa obstrução pode ocorrer por alimento, corpo estranho ou tumor. Analogamente ao que ocorre na apendicite aguda, a obstrução luminal leva a supercrescimento bacteriano e inflamação. A incidência de tumores no DM é de cerca de 0,5 a 3,2% e a maioria desses tumores é benigna.

A dor abdominal e o exame físico não são específicos e o diagnóstico diferencial com apendicite aguda é muito difícil. Geralmente o diagnóstico definitivo é feito durante a cirurgia.

Tratamento

Em pacientes sintomáticos o tratamento do DM consiste na sua ressecção, que pode consistir de diverticulectomia ou enterectomia com anastomose primária.

Não há consenso na conduta em relação aos divertículos assintomáticos, encontrados acidentalmente tanto em exames de imagem quanto em cirurgias indicadas por outras causas.

A taxa de complicação relacionada à ressecção do divertículo é de cerca de 5% e as complicações mais comuns são infecção de ferida cirúrgica, íleo pós-operatório e deiscência de anastomose.

Conceitos-chave

- Abdome agudo é o termo utilizado para uma série de patologias que exigem uma definição diagnóstica e conduta terapêutica urgente, seja ela clínica ou cirúrgica, é classificado em quatro tipos: obstrutivo; inflamatório; perfurativo e hemorrágico.
- No recém-nascido (RN) e no lactente predominam as síndromes obstrutivas, definidas como ausência de eliminação de mecônio, vômitos e distensão abdominal progressiva, enquanto na criança pré-escolar e escolar predominam as síndromes inflamatórias.
- Obstruções congênitas do trato digestivo: quando altas, predominam os vômitos precoces e a menor distensão abdominal e, quando baixas, predomina a maior distensão e os vômitos mais tardios.
- As causas obstrutivas mais importantes são: obstrução duodenal, atresia de jejuno e íleo, íleo meconial (manifestação da fibrose cística ou mucoviscidose), atresia de cólon, megacólon congênito (ou doença de Hirschsprung, que se caracteriza pela ausência de células nervosas ganglionares nos plexos da submucosa e muscular da parede intestinal), hérnia inguinal encarcerada, estenose hipertrófica de piloro, invaginação intestinal e divertículo de Meckel (cuja manifestação mais comum é o sangramento volumoso indolor).

Questões

1. Com quantas horas de vida é esperada a eliminação de mecônio no RN a termo e saudável?

2. Qual é o sinal radiológico característico da obstrução duodenal?

3. O íleo meconial é uma manifestação de que doença sistêmica?

4. Qual a fisiopatologia da obstrução intestinal no megacólon congênito, também conhecido como doença de Hirschsprung?

5. Qual a etiologia da hérnia inguinal?

6. Qual o quadro clínico clássico da apendicite aguda?

7. Em relação à estenose hipertrófica do piloro (EHP), qual a característica dos vômitos e por quê?

8. Qual o dado do exame físico que confirma o diagnóstico de EHP e descarta a necessidade da realização de exames complementares? Descreva-o.

9. Qual o exame de escolha para a confirmação do diagnóstico de EHP?

10. Quando se deve suspeitar de intussuscepção secundária?

11. Qual o tratamento de escolha da intussuscepção intestinal quando não há sinais de complicação?

12. Quais as possíveis manifestações clínicas relacionadas ao divertículo de Meckel? Qual a mais comum em crianças?

13. Qual a causa do sangramento em pacientes com divertículo de Meckel?

BIBLIOGRAFIA CONSULTADA

- Coran A, Adzick NS, Krummel T, Laberge JM, Shamberger R, Aldamone A. Pediatric Surgery. 7th ed. New York: Mosby; 2012.
- Holcomb III GW, Murphy JP. Ashcraft's Pediatric Surgery. 6th ed. Philadelphia: Saunders; 2014.
- Matter P. Fundamentals of Pediatric Surgery. New York: Springer; 2014.
- Ziegler MM, Azizkhan RG, von Allmen D, Weler TR. Operative Pediatric Surgery. 2nd ed. New York: McGraw-Hill Professional; 2014.

Respostas

1. A primeira evacuação ocorre nas primeiras 24 horas em 99% dos RN a termo e saudáveis e em até 48 horas no restante.

2. O sinal radiológico característico da obstrução duodenal é a "dupla bolha", isolada ou com pequena quantidade de gás no intestino distal, caracterizando a obstrução completa e a suboclusão.

3. É uma manifestação da fibrose cística ou mucoviscidose. Acredita-se que a deficiência enzimática ocasione o aumento da viscosidade do mecônio, que não consegue ultrapassar o íleo terminal. Além do aumento da viscosidade o mecônio apresenta grande aderência à mucosa intestinal. Acomete de 10 a 20% dos pacientes portadores da doença.

4. No megacólon congênito ocorre a ausência de células nervosas ganglionares nos plexos da submucosa e muscular da parede intestinal, ocorrendo um espasmo da alça intestinal acometida, com consequente distúrbio de motilidade e obstrução funcional.

5. A hérnia inguinal decorre da persistência do conduto peritoniovaginal. Essa persistência dá origem ao saco herniário, que estabelece uma comunicação entre a cavidade peritoneal e a região inguinoescrotal, onde estruturas intra-abdominais podem penetrar.

6. Habitualmente a apendicite se inicia com queixas vagas de mal-estar abdominal ou dor em região periumbilical, acompanhada de náuseas e/ou vômitos, perda do apetite e eventualmente febre. Com o passar das horas a dor migra para o lado direito do abdome e torna-se mais intensa e contínua.

7. Na EHP a criança apresenta vômitos precoces (pouco tempo após as mamadas) e em jato, uma vez que se trata de obstrução alta, na via de saída do estômago. Ainda mais importante é o fato de os vômitos nunca serem biliosos, pois a obstrução localiza-se proximalmente à papila duodenal, local onde a bile alcança o intestino.

8. A palpação da oliva pilórica fecha o diagnóstico de EHP. A oliva é uma tumoração móvel, palpável no hipocôndrio direito. O exame deve ser realizado com o paciente deitado e com o abdome relaxado e com o estômago vazio. Para o relaxamento abdominal pode-se oferecer a chupeta embebida em solução glicosada, e para que o estômago esteja vazio pode ser necessária a instalação de sonda gástrica.

9. A ultrassonografia é o exame de escolha quando a hipótese diagnóstica é a EHP. Devem ser obtidas as medidas do comprimento e da espessura da região pilórica, e com essas medidas o diagnóstico é firmado.

10. Pacientes fora da faixa etária clássica (6 meses a 2 anos), invaginações que envolvam outros segmentos intestinais que não a região ileocecal e, em especial, aqueles pacientes com invaginações recorrentes.

11. O tratamento de escolha da intussuscepção não complicada é a redução hidrostática ou pneumática, que podem ser guiadas pela ultrassonografia ou, no primeiro caso, utilizando-se contraste, pela radioscopia. Dá-se preferência à ultrassonografia pela menor exposição da criança à radiação.

12. Apesar de ser assintomático na maioria das pessoas portadoras, o divertículo de Meckel pode manifestar-se por sangramento digestivo volumoso, obstrução intestinal, diverticulite ou perfuração. A manifestação principal em crianças, na maioria das vezes, menores de 2 anos de idade, é o sangramento intestinal.

13. O sangramento ocorre devido à ulceração da mucosa intestinal provocada pela produção de ácido clorídrico por fragmentos de mucosa gástrica ectópica que estão associados ao divertículo de Meckel.

Atendimento à Criança Politraumatizada e Traumatismo Cranioencefálico

- Renato Melli Carrera
- Carlos Eduardo Fonseca Pires
- Milena De Paulis

Introdução

Trauma é uma das principais causas de mortalidade e morbidade no mundo e no nosso meio, independentemente da população, etnia ou faixa etária. Os mecanismos de trauma mais relevantes relacionados à população pediátrica incluem eventos relacionados a veículos automotores, agressões, quedas e afogamento.

O início do atendimento da criança traumatizada acontece na cena, com a atuação da equipe pré-hospitalar executando a avaliação e abordagem de maneira ordenada, seguido pelo transporte para uma unidade hospitalar mais apropriada à gravidade, preferencialmente mais próxima à ocorrência.

Já no hospital, a avaliação inicial começa na sala de emergência, com o objetivo de se obter o equilíbrio fisiológico rapidamente, com a identificação e o tratamento das lesões que põem em risco imediato a vida da criança (Exame Primário), seguidos da pesquisa de outras lesões (Exame Secundário) e orientação para o tratamento definitivo (Cuidados Definitivos).

A etapa que finaliza o processo de atenção à criança traumatizada, com a função não menos importante de garantir o retorno ao seu ambiente social, contempla a reabilitação física e psicológica.

Trauma na criança

Avaliação inicial

A avaliação inicial e a reanimação ocorrem simultaneamente e não diferem do preconizado para qualquer traumatizado. Entretanto, peculiaridades fisiológicas e anatômicas devem ser conhecidas por todos os que lidam com a urgência traumática da criança.

A criança apresenta menor massa corporal, menor quantidade de tecido conjuntivo elástico e gordura, o que permite maior transmissão de energia cinética, e, além disso, a disposição de suas vísceras é compactada, propiciando lesões multissistêmicas mais graves.

Quanto menor a criança, menor o grau de calcificação e maior a complacência do arcabouço ósseo, ocasionando maior probabilidade de lesões de órgãos intracavitários, sem fratura óssea associada. Por isso, a presença de fratura traumática pode significar mecanismo de trauma de alta energia, sugerindo assim potencial para lesões mais graves. Além disso, a maior razão entre superfície corpórea e massa das crianças as predispõe à hipotermia, mesmo em condições climáticas favoráveis.

Situações de estresse podem levar a criança a reagir com padrão de regressão comportamental. Alterações da personalidade, sequelas cognitivas, síndrome de estresse pós-traumático, na vítima e também nos membros da família, aparecem com frequência considerável e são muitas vezes subdiagnosticadas.

Exame primário e reanimação

- Vias aéreas

O exame primário começa com a avaliação e abordagem das vias aéreas com controle e alinhamento da coluna cervical, visando à identificação de obstruções parcial ou total, determinadas por:

- Secreções.
- Corpo estranho.
- Perda da sustentação da língua.

O objetivo maior neste momento é a preservação da permeabilidade das vias aéreas para a continuidade do fluxo ventilatório. Com essa finalidade, utilizam-se as manobras de manutenção das vias aéreas ou, em situações específicas, a via aérea definitiva.

A maioria das manobras de manutenção usadas para o adulto é perfeitamente aplicável à criança traumatizada. Contudo, características anatômicas da criança, como língua proporcionalmente maior, mandíbula menor, via aérea mais estreita e anteriorização da laringe, além das particularidades fisiológicas, devem ser bem conhecidas na obtenção da via aérea na criança traumatizada. Deve-se atentar, por exemplo, à aplicação da cânula orofaríngea, que deve ser disposta com o uso do abaixador de língua, pois o posicionamento através da rotação de 180° pode gerar lesão das partes moles na cavidade oral.

A via aérea definitiva preferencial na criança na sala de emergência é a intubação orotraqueal. A via nasotraqueal não é uma abordagem fácil neste cenário e a via aérea cirúrgica (cricotireoidostomia) só deve ser considerada quando imprescindível, por profissional habilitado e normalmente em crianças maiores. É importante lembrar que a membrana cricoide é o sustentáculo superior da traqueia da criança e sua lesão pode gerar consequências graves futuras.

A insuflação a jato acoplada à cricotireoidostomia percutânea é uma modalidade temporária de oferta de O_2 que não permite o clareamento do CO_2 produzido, gerando hipercapnia ao longo do tempo. Assim, o seu uso não deve ultrapassar 20 a 30 minutos até a obtenção de via aérea definitiva segura.

Deve-se ter familiaridade com procedimentos e medicações possivelmente usadas na assistência à obtenção de via área definitiva, tais como:

- Pré-oxigenação.
- Uso de atropina em menores de 1 ano para reduzir reflexo vagal.
- Sedativos.
- Bloqueadores neuromusculares de ação rápida e ultrarrápida.

A máscara laríngea tem seu papel já estabelecido na abordagem da criança traumatizada. É considerado dispositivo temporário que pode auxiliar principalmente em casos de via aérea difícil. No entanto, por não vedar completamente a via aérea ao redor da própria sonda, pode permitir a passagem de secreção e vômitos para dentro da traqueia e causar lesão por aspiração.

O tubo laríngeo tem papel semelhante ao dad máscara laríngea, sendo igualmente temporário e com indicações semelhantes. Porém apresenta a vantagem de não exigir visualização direta das vias aéreas para seu posicionamento correto.

Outro dispositivo complementar é o guia de introdução de sonda endotraqueal (*gum elastic bougie device*). É indicado quando a laringoscopia direta não permite a visualização das cordas vocais, com o efeito adicional de que sua passagem permite a palpação da sua extremidade dentro da árvore traqueobrônquica.

Outros dispositivos, utilizando sistemas de vídeo, permitem melhor visualização da via aérea de difícil acesso e facilitam a intubação quando não é possível fazê-lo por meio de laringoscopia direta, ou mesmo quando são previstas outras dificuldades.

É fundamental reforçar que toda a abordagem e todas as manobras sobre as vias aéreas devem ser realizadas com o controle da coluna cervical mantida alinhada e em posição neutra.

■ Ventilação

Assegurada a permeabilidade das vias aéreas, o próximo passo segue pela avaliação da ventilação. O reconhecimento do comprometimento ventilatório é geralmente simples, porém como toda a lesão crítica que ameaça a vida do paciente traumatizado, deve ser tratado assim que diagnosticado. São sinais que sugerem anormalidade ventilatória:

- Fluxo aéreo gerado pela respiração.
- Expansibilidade torácica e simetria entre ambos os hemitórax.
- Frequência ventilatória (que tem relação direta com faixa etária).
- Percussão anormal (timpanismo ou macicez).
- Diminuição em maior ou menor grau da ausculta pulmonar.

Traumatismos torácicos, de uma forma geral, podem determinar interferência variável na ventilação e carecem de controle ou tratamento definitivo durante o exame primário. A maioria dessas lesões traumáticas é tratada ou controlada com medidas de suporte clínico ou drenagem torácica. Apenas 10 a 15% necessitarão de outros procedimentos mais invasivos na emergência.

O pneumotórax hipertensivo, o pneumotórax aberto e o hemotórax maciço devem ser tratados inicialmente com drenagem torácica realizada no 4° ou 5° espaço intercostal do lado comprometido, anterior à linha axilar média, utilizando-se dreno de diâmetro adequado (de acordo com a idade e dimensões da criança). Pneumotórax aberto, além da drenagem realizada em região diferente da lesão, deve ser ocluído com curativo fixo em três lados, impedindo a entrada de ar pela lesão mas permitindo a saída do mesmo durante a expiração. A exploração digital na sala de emergência dos ferimentos penetrantes do tórax não é indicada.

Lesão raquimedular alta ou traumatismo craniano moderado ou grave também podem comprometer a ventilação.

A monitoração da ventilação é feita através dos sinais clínicos, exame físico, saturação de O_2, capnografia no paciente intubado e da leitura dos gases sanguíneos.

■ Circulação

A avaliação da circulação com controle de sangramento consiste na próxima preocupação no atendimento primário. Lesões tegumentares e fraturas expostas são possíveis focos de sangramento evidentes que devem ser controlados através de:

- Curativos compressíveis estéreis.
- Alinhamento da fratura.
- Com o uso criterioso de garroteamento para extremidades.

Imediatamente se deve obter acesso vascular, de preferência através de duas punções venosas periféricas com cateteres curtos e calibrosos. Uma alternativa eficaz e segura é o acesso intraósseo, que permite infusão adequada e rápida para reposição volêmica e administração de medicamentos. Os locais mais utilizados para o acesso intraósseo na criança são, nesta ordem:

- Tíbia proximal.
- Fêmur distal.
- Tíbia distal.
- Espinha ilíaca.

O úmero proximal pode ser uma opção em crianças maiores e adolescentes, como indicado no adulto.

Locais frequentes de sangramento oculto incluem as cavidades torácica, abdominal e pélvica. Além disso, a fratura de ossos longos pode ser local de sangramento em volume considerável, e o alinhamento com imobilização é medida que visa reduzir o sangramento, além de oferecer melhor controle da dor.

O uso do exame de ultrassom dirigido para trauma, realizado na sala de emergência, ou FAST (*Focused Assessment with Sonography for Trauma*), é de grande importância na avaliação do paciente em choque para identificação de líquido livre na cavidade abdominal ou de tamponamento cardíaco. A extensão do exame para o tórax, E-FAST (*extended* FAST), pode auxiliar no diagnóstico de hemotórax e pneumotórax.

A reposição volêmica é iniciada através da infusão rápida de 20 mL/kg de solução cristaloide aquecida a 39ºC, podendo se repetir conforme a resposta hemodinâmica observada. A necessidade de repetição desse volume por mais uma ou duas vezes, sem melhora hemodinâmica, é indício de hemorragia persistente, e a transfusão de concentrados de hemácias deve ser considerada. Nessa situação deve-se exigir a presença rápida de um cirurgião.

Agentes hemostáticos e diferentes dispositivos estão em diferentes fases de estudo na pesquisa experimental e clínica. Muitos autores vêm estudando métodos de controle hemostático em face de situações muitas vezes catastróficas, que exigem intervenções singulares para a obtenção de sucesso terapêutico.

O débito urinário deve ser utilizado como parâmetro na reanimação e pode variar de acordo com a idade.

■ Exame neurológico sucinto

O exame primário contempla a realização com interpretação do exame neurológico sucinto, através da avaliação da reação pupilar (simetria e fotorreação) e a avaliação do nível de consciência, utilizando-se a Escala de Coma de Glasgow (GCS) que avalia:

- Abertura ocular.
- Resposta verbal.
- Melhor resposta motora apresentada.

Atenção para os pré-escolares, cuja escala apresenta adaptação quanto à resposta verbal.

Garantir perfusão cerebral através do suprimento de O_2 e de sangue é a melhor atitude para se mitigar lesões cerebrais adicionais ou agravamento das lesões primárias nesse momento do exame primário. E isso se obtém realizando uma abordagem adequada das vias aéreas, da ventilação e da circulação na criança traumatizada. Reduzir a chance de lesão encefálica secundária melhora o prognostico.

■ Exposição

A exposição de todo o corpo, inclusive do dorso, na busca de eventuais outras lesões deve ser realizada com atenção ao controle térmico do paciente e do ambiente, prevenindo-se assim a hipotermia. A mobilização do paciente deve ser feita sempre em bloco até que sejam descartadas possíveis lesões raquimedulares.

Medidas auxiliares como monitoração do débito urinário, passagem de sonda gástrica, monitoração cardiorrespiratória, quando ainda não realizadas, podem ser indicadas nesse momento.

Exame secundário

O exame secundário se inicia depois de finalizada a avaliação primária, com as situações críticas que ameaçam a vida controladas. Constitui-se na avaliação pormenorizada da cabeça aos pés e na indicação criteriosa de exames complementares pertinentes à identificação das lesões suspeitadas.

Uma vez estabelecido o controle funcional, identificadas as lesões e indicada a proposta terapêutica específica para cada lesão, a abordagem da criança traumatizada já caminha para a atenção conhecida como cuidados definitivos, onde o princípio tático deve ser definido por prioridades estabelecidas entre as diferentes equipes que lidarão com esse paciente em especial.

A perspectiva de menores índices de mortalidade, menores taxas de incapacidade temporária e definitiva deve ser perseguida. A interação harmoniosa entre os diferentes profissionais envolvidos no tratamento desse paciente carrega essa premissa como meta principal.

Nem a avaliação secundária e nenhum exame complementar deve retardar o tratamento definitivo.

Trauma cranioencefálico

De uma forma geral, crianças apresentam maior incidência de lesões cranioencefálicas, quando comparadas aos adultos, com prognóstico melhor. A sobrevida sofre influência significante de outras eventuais lesões, lembrando que a frequência de lesões multissistêmicas na criança é considerável.

A criança é suscetível a hipoxemia e hipoperfusão cerebral. Portanto, realizar adequadamente o exame primário e a consequente reanimação minimizam a ocorrência da lesão encefálica secundária.

Vômitos e convulsões pós-traumáticas são frequentes e geralmente autolimitados. A persistência dos sintomas normalmente indica a necessidade de avaliação mais profunda, incluindo tomografia computadorizada de crânio.

A monitoração precoce da pressão intracraniana tem seu papel bem estabelecido entre as crianças traumatizadas com lesão encefálica, principalmente naquelas com GCS ≤ 8 (coma) ou lesões multissistêmicas. A avaliação neurocirúrgica é necessária na menor possibilidade de tratamento cirúrgico, e sua indicação será feita pelo neurocirurgião.

Em face da importância do assunto, a segunda parte desse capítulo está integralmente dedicada a discursar sobre o Trauma Cranioencefálico.

Trauma vertebromedular

A frequência de lesão vertebromedular é pequena na infância, porém quando ocorre responde por uma elevada taxa de mortalidade. Pelo fato de a criança apresentar a cabeça relativamente maior que o pescoço, isso facilita a exposição da região cervical às forças traumáticas.

Diferenças anatômicas consideráveis na coluna da criança, tais como:

- Ligamentos interespinhosos e cápsulas articulares mais flexíveis, facilitando o deslocamento entre as estruturas da coluna espinal.
- Corpos vertebrais encunhados anteriormente, tendendo ao deslizamento anterior durante a flexão.
- Facetas articulares planas.
- Devem ser de conhecimento de todo socorrista.

Radiografia cervical

Na radiografia cervical simples a pseudossubluxação de C2-C3 ou mesmo de C3-C4 aparece em 40% das crianças com menos de 7 anos, sem significado patológico. Manifestações neurológicas ou mesmo dor, edema e crepitação ao exame clínico transformam um achado radiológico em um evento patológico – uma possível subluxação.

Lesões medulares sem lesões ósseas associadas – SCIWORA (*spinal cord injury without radiographic abnormality*) – também devem ser consideradas. Dois terços das crianças com lesão medular não apresentam sinais radiográficos específicos. Assim, na dúvida sobre a integridade da coluna cervical, considerar lesão instável e manter sua estabilização até a avaliação especializada.

Trauma torácico

Apesar de apresentar frequência relativamente baixa, o trauma torácico na criança tem mortalidade expressiva, e em decorrência disso essas lesões devem ser imediatamente identificadas e controladas.

A grande maioria das lesões torácicas traumáticas na criança apresenta característica de evolução razoável e satisfatória sem abordagens cirúrgicas mais sofisticadas. O controle terapêutico mais frequente corresponde a:

- Tratamento intensivo com suporte ventilatório.
- Controle da dor.
- Fisioterapia respiratória.
- Drenagem torácica em circunstâncias e indicações específicas.

Todas as lesões torácicas descritas para a população adulta também ocorrem na criança, e suas diferentes abordagens terapêuticas, específicas para cada caso, seguem os mesmos preceitos.

Trauma abdominal

Apesar de ser tão frequente quanto o trauma torácico na criança, o trauma abdominal revela mortalidade pouco menos expressiva.

Exame clínico

A avaliação clínica de crianças e lactentes traumatizados conscientes, muitas vezes fica prejudicada pelo estômago distendido em decorrência do choro persistente, e também pela distensão da bexiga, os quais podem contribuir para a falha diagnóstica. Assim, as sondagens gástrica e vesical de demora (uma vez descartadas suas contraindicações) facilitam o exame clínico.

Tratamento

O tratamento conservador preconizado para crianças que apresentam trauma abdominal fechado com normalidade hemodinâmica, uma vez confirmada a sede da lesão em víscera parenquimatosa, só deverá ser considerado na possibilidade da avaliação e monitoração constante, e na presença de um cirurgião habilitado em função da potencial necessidade de intervenção cirúrgica em caráter emergencial durante sua evolução.

No trauma penetrante, com lesões ocasionadas por arma branca, há indicação relativa quanto à abordagem cirúrgica, fazendo com que a avaliação clínica e os exa-

CAPÍTULO 43 ▪ ATENDIMENTO À CRIANÇA POLITRAUMATIZADA E TRAUMATISMO CRANIOENCEFÁLICO   **753**

mes de imagem determinem a necessidade ou não do tratamento operatório. Quanto às lesões abdominais geradas por arma de fogo, como princípio geral são de indicação cirúrgica, salvo exceções.

Quando do tratamento do trauma pediátrico, deve-se configurar rotina para esta função a presença do cirurgião pediátrico com experiência em trauma, ou do cirurgião de trauma com experiência em lidar com crianças traumatizadas. Isto é importante mesmo no cenário atual, de incremento na experiência clínica da abordagem não operatória e de desenvolvimento de técnicas radiológicas e endoscópicas que contribuíram significativamente para esta tendência.

O cirurgião é o profissional habilitado e responsável pela decisão de operar ou não a criança em tratamento, além de também ter papel de liderança sobre a equipe multidisciplinar atuante, e por este motivo sua presença será sempre essencial.

As diferentes lesões abdominais podem se apresentar identificáveis ao exame secundário. A tomografia computadorizada de abdome para pacientes estáveis e normais, do ponto de vista hemodinâmico até o momento, é o exame preferencial, constituindo unanimidade no quesito constatação dessas lesões. Entretanto, considerado o risco da exposição à radiação, novas modalidades de imagem aparecem como alternativa interessante, uma vez confirmada a validade e segurança desses novos métodos.

Trauma musculoesquelético

As lesões musculoesqueléticas apresentam importância considerável para as crianças traumatizadas. Dados de história da criança podem direcionar a procura para lesões osteoarticulares, uma vez que seu esqueleto é menos mineralizado ao redor da epífise e dos núcleos de crescimento, dificultando o diagnóstico radiológico de fratura e luxação.

O sangramento associado ao traumatismo pélvico e de ossos longos na criança é proporcionalmente menor quando comparado ao do adulto, mas não desprovido de importância. A imaturidade e a flexibilidade do esqueleto da criança podem gerar fraturas específicas, e algumas delas podem estar associadas a lesões vasculares periféricas, como as fraturas supracondilianas.

Os princípios terapêuticos empregados na criança são os mesmos reservados para a população adulta.

Reabilitação

O atendimento da criança traumatizada não termina quando são definidos os cuidados para cada lesão, mas sim com o retorno às condições anteriores ao evento traumático e, preferencialmente, em condições mais seguras para ela.

As cicatrizes psicológicas não podem ser negligenciadas, uma vez que são frequentes e determinam alteração na sua qualidade de vida.

Certamente, a reabilitação física e psicológica é fundamental para o pleno desenvolvimento da criança numa condição extrema, como é a que ocorre no cenário do Trauma.

Traumatismo cranioencefálico (TCE)

O traumatismo cranioencefálico (TCE) é a principal causa de atendimento por trauma pediátrico no serviço de emergência, sendo responsável por grande morbimortalidade na população infantil.

Incidência

Nos EUA, estima-se que anualmente ocorram cerca de 600.000 atendimentos de urgência decorrentes de TCE na faixa etária entre 0 a 18 anos de idade, 60.000 internações e 7.500 óbitos. No Brasil faltam dados estatísticos, mas registros do Sistema de Informações Hospitalares (SIH-SUS) de 1998 revelaram que 21% do total dos TCE internados em rede pública hospitalar compreendiam crianças menores de 10 anos de idade, sendo que 57% dessas internações ocorreram nas crianças entre 0 e 4 anos. A mortalidade observada foi de 2%.

As quedas são responsáveis por mais de 80% dos traumatismos cranioencefálicos na faixa etária pediátrica, seguidas pelos acidentes automobilísticos, que representam maior risco para lesão intracraniana. Na criança abaixo dos 2 anos de idade, os maus-tratos constituem uma importante causa de TCE e, geralmente, apresentam lesões intracranianas graves em até 20% dos casos.

Fisiopatologia

Do ponto de vista fisiopatológico, existem dois tipos de lesão: primária e secundária.

▪ Lesão primária

A lesão primária decorre do impacto e da inércia aplicados sobre o crânio no momento do trauma. O impacto está relacionado à quantidade de energia recebida diretamente pelo crânio e pode resultar em uma variedade de lesões, desde simples escoriações do couro cabeludo até fraturas complexas com perda de substância cerebral.

A inércia corresponde à resistência que a caixa craniana e o encéfalo oferecem ao repouso ou movimento. Assim, dependendo da energia cinética, teremos as forças de aceleração e desaceleração atuando sobre o cérebro e causando lesões, sem necessariamente ter ocorrido o impacto do crânio contra estruturas externas, conforme ilustrado na Figura 43.1.

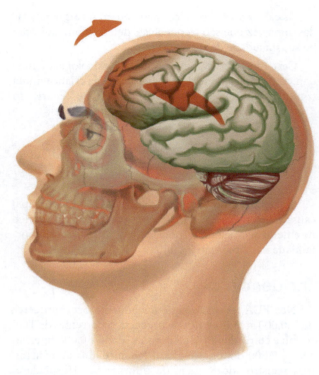

FIGURA 43.1. Forças de aceleração e desaceleração sobre o crânio durante o mecanismo de lesão primária do TCE. Fonte: <http://relatoriodelesoesfa.blogspot.com.br/2015/01/concussao-cerebral.html>.

Desta forma, pode ocorrer o rompimento das veias ou laceração do parênquima cerebral e o estiramento de axônios, levando à sua ruptura ou disfunção temporária.

■ **Lesão secundária**

A lesão secundária ocorre nos traumatismos moderados e graves devido principalmente à hipóxia e hipovolemia que se instalam no momento do trauma. Outros fatores que contribuem para a evolução da lesão e culminam com a morte neuronal, endotelial e glial são:

- A ruptura da barreira hematoencefálica, que contribui para o influxo de sódio, água e proteínas no espaço intersticial.
- Alterações do equilíbrio hidroeletrolítico celular e os distúrbios da glicose.

Tanto a hipoglicemia quanto a hiperglicemia pioram a lesão celular quando associadas ao hipofluxo sanguíneo e diminuição do aporte de oxigênio cerebral. A hipoglicemia priva a célula de nutrientes e a hiperglicemia favorece o metabolismo anaeróbio para a obtenção de energia, aumentando a produção de ácido lático, radicais livres e glutamato, os quais pioram ainda mais a lesão tecidual.

A hipertensão craniana, associada aos mecanismos de apoptose e necrose, também é responsável pela lesão tecidual devido ao comprometimento da perfusão cerebral e consequente lesão isquêmica irreversível.

Anatomia craniana

O crânio é a estrutura que aloja e protege o encéfalo e o seu acometimento durante o traumatismo cranioencefálico pode causar uma variedade de lesões, desde as mais triviais até as mais graves, podendo levar à morte. O conhecimento da anatomia do crânio possibilita o entendimento das lesões que ocorrem durante o TCE e as suas manifestações clínicas.

De uma forma simplificada, o crânio é composto por:

- Oito ossos cranianos.
- Couro cabeludo.
- Gálea.
- Periósteo craniano.
- Espaço diploico.
- Dura-máter ou paquimeninge.
- Leptomeninge.
- Cérebro.
- Artérias cerebrais.
- Veias cerebrais.

A Figura 43.2 representa a anatomia das estruturas superficiais do crânio.

Os oito ossos cranianos se constituem de:

- Dois parietais.
- Dois temporais.
- Dois esfenoidais.
- Frontal.
- Occipital.

Geralmente, quando acometidos por impactos com grande intensidade de energia, sofrem fraturas, as quais podem vir acompanhadas ou não de lesão cerebral. Na criança menor de 1 ano de idade os ossos do crânio são mais flexíveis, o que os torna capazes de absorver impactos maiores, podendo-se encontrar lesão intracraniana sem fratura.

O couro cabeludo compreende a estrutura mais externa da cabeça e é composto por uma fáscia subcutânea muito espessa e resistente, altamente vascularizada e inervada. É por este motivo que traumas nesta região apresentam grandes sangramentos que podem, inclusive, causar perdas volêmicas com repercussão hemodinâmica (alteração de perfusão periférica, pressão arterial e nível de consciência).

A gálea é a estrutura adjacente ao couro cabeludo que compreende uma bainha tendínea (aponeurótica) que conecta os músculos frontal e occipital. O espaço virtual composto por tecido conjuntivo, localizado abaixo da gálea, forma o compartimento subgaleal, e é neste espaço que se formam os hematomas subgaleais decorrentes do TCE.

O periósteo craniano corresponde a uma membrana de tecido conjuntivo denso, firmemente aderida aos ossos do crânio.

CAPÍTULO 43 ▪ ATENDIMENTO À CRIANÇA POLITRAUMATIZADA E TRAUMATISMO CRANIOENCEFÁLICO

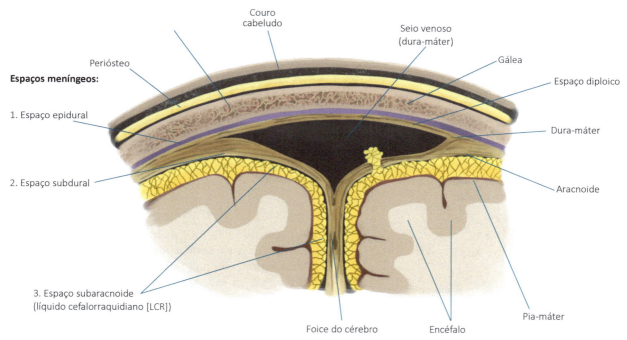

FIGURA 43.2. Anatomia das estruturas superficiais do crânio. Fonte: adaptada de <http://pt.slideshare.net/prof_renatoalmeida/anatomia-radiolgica-do-cranio>.

O espaço diploico separa as superfícies externas e internas do crânio. Quando ocorre o seu rompimento completo têm-se as fraturas cranianas, e no seu rompimento incompleto têm-se as fissuras cranianas.

A dura-máter ou paquimeninge corresponde à meninge mais externa e fibrosa que reveste o cérebro, constituída por duas camadas.

A camada externa está intimamente relacionada à face interna dos ossos do crânio e a camada interna se divide formando a foice do cérebro, a tenda do cerebelo e a foice do cerebelo. O seu suprimento sanguíneo é feito, principalmente, pela artéria meníngea média, responsável pela formação do hematoma extradural ou epidural quando do seu rompimento no TCE.

A leptomeninge é formada pela pia-máter e aracnoide:
- A pia-máter é uma delicada membrana de tecido conjuntivo em contato direto com o encéfalo, constituída por uma rica rede de vasos sanguíneos que suprem o tecido cerebral.
- A aracnoide corresponde à membrana avascular localizada entre a dura-máter e a pia-máter. Está separada da dura pelo espaço subdural e da pia pelo espaço subaracnóideo, local onde o líquor envolve o cérebro. Estes espaços, quando acometidos pelo TCE, causam os hematomas subdurais e a hemorragia subaracnóidea, respectivamente.

O cérebro é a grande estrutura que ocupa a maior parte da cavidade craniana e é o que mais sofre com as consequências das forças inerciais (aceleração, desaceleração e movimentos de rotação) envolvidas no TCE. Está composto por dois hemisférios cerebrais, constituídos por:

- Córtex cerebral (substância cinzenta).
- Substância branca.
- Núcleos da base e corpo estriado.
- Rinencéfalo.

As artérias cerebrais originam-se da carótida interna e da vertebral e formam o polígono de Willis na base do cérebro, que origina os três troncos que irrigam cada hemisfério cerebral.

A parte anterior origina as artérias cerebrais anteriores; as partes anterolaterais, as artérias cerebrais médias e; a parte posterior, as artérias cerebrais posteriores. Cada uma destas artérias origina numerosos vasos que irrigam a substância cerebral.

As veias cerebrais são tributárias da veia jugular interna. Podem ser divididas em dois grupos:
- cerebral e
- cerebelar.

As veias cerebrais são divididas em externas (cerebrais superiores, médias e inferiores) e internas (magna do cérebro, cerebrais internas, talamoestriada, coroide e basal). Lesões venosas causam os hematomas subdurais no TCE.

Avaliação da criança com TCE

O principal objetivo no atendimento da criança vítima de TCE é avaliar se há ou não lesão intracraniana. As crianças menores de 2 anos, em particular, devem ser avaliadas com atenção especial, pois a dificuldade de comunicação em relação aos sintomas apresentados e as ca-

SEÇÃO 3 ▪ A CRIANÇA GRAVEMENTE DOENTE

racterísticas anatômicas peculiares desta faixa etária (tamanho do crânio, plasticidade maior da calota craniana, presença de fontanela e suturas abertas) podem dificultar a suspeição desta lesão.

Classificação do TCE

A classificação do TCE leva em consideração a pontuação na Escala de Coma de Glasgow (ECG), que avalia e acompanha o nível de consciência dos pacientes com traumatismo craniano. Sua pontuação pode variar de 3 a 15, como mostra a Tabela 43.1, e avalia a resposta verbal, resposta motora e abertura ocular.

O TCE é classificado em:

- Leve: ECG entre 13 e 15.
- Moderado: ECG entre 9 e 12.
- Grave: ECG ≤ 8.

A aplicação da ECG deve levar em consideração fatores que podem alterar a sua avaliação, como uso de sedativos, ingestão de bebidas alcoólicas e drogas e instabilidade hemodinâmica.

Na criança abaixo dos 2 anos de idade a resposta verbal está prejudicada e, nesse caso, pode-se utilizar a ECG modificada para esta resposta, conforme mostra a Tabela 43.2.

Estudos recentes demonstraram que a associação da ECG com a reação pupilar à fotoestimulação aumenta a acurácia do prognóstico neurológico e permite estimar a mortalidade, a qual pode chegar a 59% quando não há reação pupilar bilateral, 38% na ausência de reação pupilar unilateral e 16% quando ambas as pupilas são fotorreagentes.

O escore de reação pupilar (ERP) avalia a ausência de reação pupilar à fotoestimulação, como mostra a Tabela 43.3.

Tabela 43.3. Escore de reação pupilar de acordo com a ausência de reação pupilar à fotoestimulção

Escore	Reação pupilar
2	Ambas as pupilas não fotorreagentes
1	Somente uma pupila não fotorreagente
0	Ambas as pupilas fotorreagentes

O escore ECG/ERP é obtido por meio da subtração de Glasgow com a reação pupilar (ECG-ERP). Desta forma, enquanto o Glasgow, isoladamente, varia de 3 a 15, a sua associação com o ERP pode variar de 1 a 15.

Quanto menor a ECG, maior será o ERP, uma vez que a presença de pupilas não fotorreagentes está relacionada, na grande maioria das vezes, aos traumatismos graves.

Como será discutido a seguir, dependendo da classificação do TCE, particularidades do avaliado, como sua história e exame físico, também são observadas em cada grupo.

TCE leve

A abordagem do TCE leve é feita de forma distinta nas crianças menores e maiores de 2 anos de idade.

Tabela 43.1. Escala de coma de Glasgow

Escore	Motor	Verbal	Abertura Ocular
6	Cumpre ordens	—	—
5	Localiza a dor	Orientado	—
4	Movimento de retirada à dor	Confuso	Espontâneo
3	Flexão dos membros (descorticação)	Discurso inapropriado	Ordem verbal
2	Extensão dos membros (descerebração)	Discurso incompreensível	Estímulo doloroso
1	Nenhuma	Nenhuma	Nenhuma

Tabela 43.2. Escala de Coma de Glasgow modificada para crianças menores de 2 anos de idade

Escore	Motor	Verbal	Abertura Ocular
6	Espontâneo	—	—
5	Localiza a dor	Palavras apropriadas/sorriso social	—
4	Retira à dor	Choro consolável	Espontâneo
3	Flexão dos membros	Irritado	Ordem verbal
2	Extensão dos membros	Inquieto/agitado	Estímulo doloroso
1	Ausente	Ausente	Ausente

CAPÍTULO 43 ▪ ATENDIMENTO À CRIANÇA POLITRAUMATIZADA E TRAUMATISMO CRANIOENCEFÁLICO

▪ Crianças menores de 2 anos

Nas crianças menores de 2 anos a avaliação clínica é mais difícil, principalmente pela comunicação deficiente e pela maior flexibilidade dos ossos cranianos, os quais são capazes de absorver grandes impactos sem apresentar lesões externas, porém com lesões intracranianas.

Assim sendo, são variáveis importantes a serem consideradas na história e no exame físico para as crianças desta faixa etária:

- ECG modificada < 15.
- Presença de fratura craniana palpável (suspeita quando houver assimetria ou edema na inspeção do couro cabeludo, ou crepitação e dor à palpação da calota craniana).
- Presença de hematoma subgaleal occipital ou parietal, ou temporal, excetuando-se o frontal.
- Perda de consciência ≥ 5 segundos.
- Mecanismo grave de trauma por:
  a) Acidente automobilístico com ejeção do paciente ou morte de outro ocupante.
  b) Atropelamento de pedestre ou ciclista sem capacete por veículo motorizado.
  c) Queda de mais de 1 metro de altura.
  d) Colisão da cabeça contra objeto de alto impacto.
- Comportamento não habitual com os pais.

Quando houver ECG igual a 14 ou alteração do nível de consciência e/ou sinais de fratura de crânio palpável, o risco de lesão intracraniana chega a 4,4% e, nestas condições, a tomografia computadorizada (TC) de crânio está formalmente indicada.

Na ausência destes sintomas, o risco de lesão intracraniana é menor que 1%, podendo-se seguir com a observação clínica e aguardar para a realização da TC de crânio. Na presença de deterioração neurológica (sonolência, sinais localizatórios) a TC de crânio deverá ser indicada.

▪ Crianças maiores de 2 anos

Para as crianças maiores de 2 anos de idade, as variáveis importantes a serem avaliadas na história e no exame físico são:

- ECG igual a 14 ou outros sinais de alteração do nível de consciência (irritabilidade a sonolência).
- Sinais de fratura de base de crânio: equimose periorbitária (olhos de guaxinim), equimose de mastoide (sinal de Battle), hemotímpano, otorragia, otorreia liquórica, epistaxe, rinorreia liquórica.
- História de perda da consciência.
- História de vômitos (mais que três episódios em 2 horas).
- Mecanismo grave de trauma por:
  a) Acidente automobilístico com ejeção do paciente ou morte de outro ocupante.

  b) Atropelamento de pedestre ou ciclista sem capacete por veículo motorizado.
  c) Queda de mais de 1,5 metro de altura.
  d) Colisão da cabeça contra objeto de alto impacto.
- Cefaleia intensa (dor incapacitante que interrompe as atividades normais).

Quando houver ECG igual a 14 ou alteração do nível de consciência e/ou sinais de fratura de base de crânio, o risco de lesão intracraniana chega a 4,3% e, nestas condições, a tomografia computadorizada (TC) de crânio está formalmente indicada.

Na ausência destes sintomas o risco de lesão intracraniana é menor do que 1% e, portanto, pode-se aguardar a realização da TC de crânio e seguir com a observação clínica. Se houver deterioração neurológica (sonolência, sinais localizatórios) a TC de crânio deverá ser realizada.

TCE moderado e grave

A abordagem inicial do TCE moderado e grave objetiva evitar a lesão secundária, mantendo a estabilidade das funções ventilatórias e hemodinâmicas da criança, seguindo o protocolo A-B-C-D-E de atendimento ao paciente politraumatizado, conforme Tabela 43.4.

O manejo do TCE moderado e grave está esquematizado na Figura 43.3.

▪ A (via aérea)

- Avaliar a presença de secreções, sangue e dentes na cavidade oral.
- Manter vias aéreas pérvias através do posicionamento da cabeça, aspiração de secreções e eventuais corpos estranhos e estabilizar a coluna cervical através da manobra manual com elevação do ângulo da mandíbula.

▪ B (*breathing* = respiração)

- Avaliar a efetividade respiratória (amplitude, frequência e regularidade) e a ausculta pulmonar.
- Suporte ventilatório adequado com fonte de oxigênio para assegurar uma saturação superior a 94%.
- Intubação: será obrigatória nos casos de crianças com Glasgow ≤ 8. Utilizar a sequência rápida de intubação (sedação e bloqueador neuromuscular), tomando cuidado para não hiperestender a coluna cervical.
- Hiperventilação (pCO_2 entre 35 e 38 mmHg) está indicada nos casos em que os sinais de hipertensão intracraniana (HIC) estão presentes: bradipneia, bradicardia e hipertensão arterial (tríade de Cushing). Evitar pCO_2 < 30 mmHg para não diminuir o fluxo sanguíneo cerebral e intensificar a lesão secundária. Manter a cabeça elevada a 30°.

Terapias possíveis na HIC refratária serão discutidas a seguir.

Tabela 43.4. Protocolo A-B-C-D-E de atendimento ao paciente politraumatizado

Parte avaliada	Procedimento
A (via aérea)	• Avaliar a presença de secreções, sangue e dentes na cavidade oral • Manter vias aéreas pérvias através do posicionamento da cabeça, aspiração de secreções e remoção de eventuais corpos estranhos • Estabilizar a coluna cervical através da manobra manual com elevação do ângulo da mandíbula
B (respiração)	• Avaliar a efetividade respiratória (amplitude, frequência e regularidade) e a ausculta pulmonar • Suporte ventilatório adequado com fonte de oxigênio para assegurar uma saturação superior a 94% • Intubação será obrigatória nos casos de crianças com Glasgow ≤ 8. Utilizar a sequência rápida de intubação (sedação e bloqueador neuromuscular) tomando cuidado para não hiperestender a coluna cervical • Hiperventilação (pCO_2 entre 35 e 38 mmHg) está indicada nos casos em que os sinais de hipertensão intracraniana (HIC) estão presentes: bradipneia, bradicardia e hipertensão arterial (tríade de Cushing). Evitar pCO_2 < 30 mmHg para não diminuir o fluxo sanguíneo cerebral e intensificar a lesão secundária. Manter a cabeça elevada a 30º
C (circulação)	• Manter volemia adequada. Registrar sinais vitais como frequência cardíaca, pressão arterial, pulso e perfusão periférica. Se necessário, infundir solução cristaloide 20 mL/kg para reposição volêmica. Em caso de perda sanguínea considerar a infusão de 20 mL/kg de concentrado de hemácias
D (déficit neurológico)	• Avaliação neurológica através da ECG, sinais de hipertensão craniana e herniação, descritos mais adiante
E (exposição)	• Avaliar a presença de outras lesões que possam comprometer a integridade do fluxo sanguíneo cerebral devido a sangramentos em cavidades fechadas como abdome e tórax

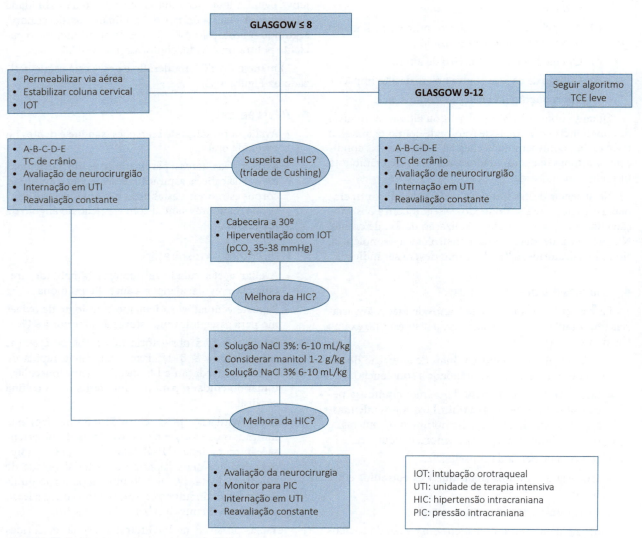

FIGURA 43.3. Algoritmo para o manejo do TCE moderado e grave.

- C (circulação)
  - Manter volemia adequada. Registrar sinais vitais como frequência cardíaca, pressão arterial, pulso e perfusão periférica. Se necessário, infundir solução cristaloide, 20 mL/kg, para reposição volêmica. Em caso de perda sanguínea considerar a infusão de 20 mL/kg de concentrado de hemácias.

- D (déficit neurológico)
  - Avaliação neurológica através da ECG, sinais de hipertensão craniana e de herniação, descritos mais adiante.

- E (exposição)
  - Avaliar a presença de outras lesões que possam comprometer a integridade do fluxo sanguíneo cerebral devido a sangramentos em cavidades fechadas como abdome e tórax.

Pressão intracraniana (PIC) e síndromes de herniação

O volume total do conteúdo intracraniano é constante, sendo assim distribuído:

- 70% pelo encéfalo.
- 20% pelo líquido cefalorraquidiano e líquido intersticial e 10% pelo sangue.

É esta composição que mantém a pressão intracraniana (PIC) equilibrada. Quando ocorre um desequilíbrio em um destes componentes, tem-se alteração da PIC.

- Mecanismos para manutenção da pressão intracraniana

O primeiro mecanismo compensatório para manter o equilíbrio é o deslocamento do líquido cefalorraquidiano para o canal vertebral, seguido do sangue para os seios venosos, mantendo o cérebro relativamente incompressível. À medida que os volumes do cérebro e de sangue aumentam, os espaços ventriculares sofrem compressão até que esta redistribuição não seja mais possível.

A compressão das vias de saída do líquor, pelo edema cerebral, leva à dilatação ventricular e hidrocefalia. Desta forma, a pressão intracraniana aumenta para níveis anormais (superiores a 15 a 20 mmHg), comprometendo a perfusão cerebral e culminando com a lesão isquêmica irreversível do cérebro, podendo, inclusive, levar à herniação, conforme ilustrado na Figura 43.4.

- Herniação

A herniação pode ocorrer por aumento difuso ou focal da pressão intracraniana e, dependendo da sua localização, apresenta sinais e sintomas característicos, especificados na Tabela 43.5.

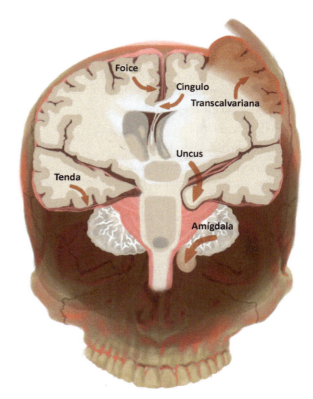

FIGURA 43.4. Locais de herniação cerebral decorrente do aumento da pressão intracraniana quando os mecanismos compensatórios foram esgotados. Fonte: <http://anatpat.unicamp.br/taneuhic.html>.

Tabela 43.5. Localização, sinais e sintomas característicos da herniação

Local	Sinais e sintomas
Herniação do giro do cíngulo	Um hemisfério cerebral desloca-se por baixo da foice cerebral para o lado oposto. Causa compressão de uma ou ambas as artérias cerebrais anteriores, causando infarto hemorrágico do território irrigado
Herniação transtentorial ou uncal	Uma lesão expansiva ou hematoma desloca o *uncus* ipsolateral do lobo temporal através do espaço entre o pedúnculo cerebral e o tentório. Ocorre a compressão ipsolateral do nervo oculomotor e midríase paralítica. A compressão do pedúnculo cerebral provoca hemiparesia contralateral. Pode haver perda de consciência à medida que ocorre a compressão do tronco cerebral, apneia e morte
Herniação das amígdalas cerebelares	Raramente ocorre em crianças. A compressão medular decorrente desta herniação causa bradicardia, parada respiratória e morte
Herniação transcalvariana	Ocorre para fora do crânio

■ Tratamento da Hipertensão Intracraniana (HIC)

Para evitar que ocorra a herniação, juntamente com os seus efeitos devastadores, a HIC deve ser reconhecida e tratada prontamente, com o objetivo de diminuir a sua progressão e reequilibrar a PIC. Desta forma, além da:

- Intubação orotraqueal.
- Hiperventilação.
- Elevação da cabeceira a 30°.

Anteriormente descritas, outras medidas podem ser utilizadas para o tratamento da HIC, como mostrado a seguir.

A solução hipertônica restaura o potencial de repouso da membrana celular e o volume da célula, estimula a liberação do peptídeo natriurético atrial, tem efeito anti-inflamatório e melhora o débito cardíaco. Seus efeitos colaterais são:

- Piora da HIC.
- Mielinólise central pontina.
- Insuficiência renal.
- Hemorragia subaracnoide.
- Natriurese.
- Acidose hiperclorêmica.

Na emergência, a sua administração é feita em *bolus* de 6,5 a 10 mL/kg. Em unidade de terapia intensiva pode-se considerar a infusão contínua de 0,1 a 1 mL/kg/hora, atentando para infundir a dose mínima necessária a fim de manter a pressão de perfusão cerebral menor que 20 mmHg e uma osmolaridade sanguínea não superior a 360 mOsm/L.

Não há evidência suficiente para o uso do manitol em crianças mas, quando utilizado, a dose pode variar de 0,25 a 2 g/kg. Apresenta dois mecanismos de ação:

1. Diminuição da viscosidade sanguínea, com consequente vasoconstrição reflexa dos vasos cerebrais, manutenção adequada do fluxo sanguíneo cerebral e diminuição da pressão intracraniana.

2. Mecanismo osmótico, através da saída gradual de água do parênquima cerebral para a circulação sistêmica. O início de ação ocorre em 15 a 30 minutos e a sua duração é de até 6 horas. Quando usado por longos períodos pode causar o movimento inverso, com entrada de água do meio intravascular para o parênquima cerebral, aumentando a PIC.

Já o uso da hipotermia moderada (32° a 33°C) ainda é controverso. No entanto, pode ser considerada nas primeiras 8 horas, mantendo-a por até 48 horas pós-trauma. Esta medida visa diminuir o edema cerebral vasogênico (decorrente da alteração da barreira hematoencefálica) e o consumo de oxigênio pelo cérebro.

O uso de analgésicos, sedativos e bloqueadores neuromusculares deverá seguir a indicação de acordo com a condição clínica da criança.

A monitoração da pressão intracraniana consiste em um método invasivo que utiliza cateteres alocados nos ventrículos cerebrais ou microtransdutores no encéfalo. Está indicada para crianças com TCE grave.

Há, ainda, a drenagem de líquor. Deve-se considerar a instalação de dreno lombar atentando para que os ventrículos não estejam colabados previamente à sua inserção, através da realização de exames de imagem.

Corticoides não são recomendados para diminuir a pressão intracraniana.

Exames de imagem no TCE

■ Tomografia computadorizada (TC) de crânio

Nos últimos 10 anos observou-se um aumento na indicação de tomografia computadorizada (TC) de crânio nas crianças com TCE leve. Isso causou uma reflexão e uma preocupação entre os especialistas, principalmente em relação à exposição precoce à alta irradiação, necessária para obter uma imagem de melhor qualidade, e cuja dose cumulativa poderia triplicar o aparecimento de tumores cerebrais e leucemias em longo prazo.

Atualmente, para diminuir este risco tem-se ajustado a dose de irradiação do tomógrafo para o menor nível possível, amenizando os possíveis riscos.

No TCE leve, a tomografia computadorizada (TC) de crânio tem a sua indicação conforme demonstrado na Figura 43.5. No TCE moderado e grave ela sempre deverá ser realizada para auxiliar na abordagem terapêutica, através da detecção precoce de diferentes lesões:

- Fraturas, edema e contusão cerebral.
- Hematomas extracerebrais.
- Hematomas intraparenquimatosos.
- Lesão axonal difusa.
- Pneumoencéfalo.
- Hemorragia subaracnoide.
- Sinais de herniação.
- Desvio da linha média.
- Lesão penetrante.
- Outras lesões intracranianas que requeiram neurocirurgia.

■ Radiografia (Rx) de crânio

A radiografia de crânio não apresenta vantagens na sua realização, por não identificar lesão intracraniana. A sua interpretação é passível de erros: as suturas abertas e os sulcos vasculares podem ser confundidos com fraturas e vice-versa.

Metade das lesões intracranianas não apresenta fratura na radiografia de crânio. Desta forma, a sua realização rotineira deve ser evitada. Nos serviços médicos onde não há recurso, a radiografia de crânio pode ser considerada como uma triagem para avaliar a presença

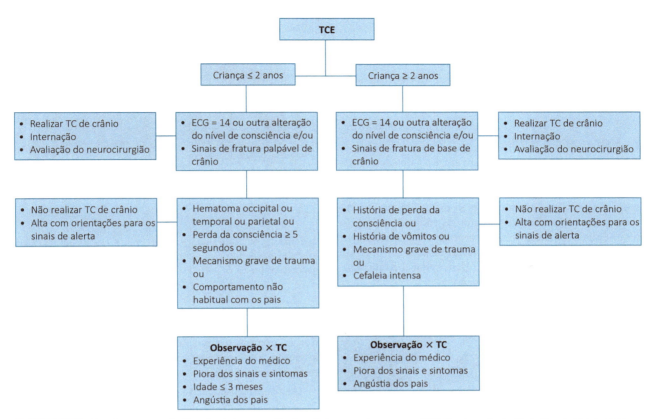

FIGURA 43.5. Algoritmo para a indicação de tomografia de crânio nas crianças com TCE. Fonte: adaptada de Kupperman, et al.

de fraturas, principalmente nas crianças com hematomas subgaleais. No entanto, a sua ausência não exclui lesão intracraniana.

Lesões decorrentes do TCE

■ Concussão

A Academia Americana de Neurologia define concussão como qualquer alteração neurológica induzida por trauma, com ou sem perda da consciência. Geralmente as concussões leves não apresentam perda de consciência e podem ser divididas em três subgrupos:

- Sem amnésia e com confusão e desorientação mental, que duram segundos.
- Amnésia retrógrada com duração de 5 a 10 minutos.
- Amnésia retrógrada e anterógrada.

As concussões mais graves apresentam perda de consciência no momento do impacto, com resolução espontânea em minutos ou em até 6 horas.

O motivo pelo qual ocorre a perda de consciência parece ser a parada transitória da função do sistema reticular ascendente, que mantém o estado de vigília, decorrente das forças de rotação exercidas na junção do mesencéfalo superior e do tálamo. A causa da amnésia ainda permanece desconhecida.

Pós-concussão

Após dias ou semanas decorrentes da concussão, pode ocorrer a síndrome da pós-concussão, que consiste em uma série de sintomas como:

- Cefaleia.
- Tonturas.
- Problemas de concentração.
- Irritabilidade.
- Algum grau de regressão.

O motivo pelo qual acontece não está estabelecido, mas o que se sabe é que se trata de um evento benigno e passageiro na grande maioria dos casos, cujo tratamento deve ser sintomático.

■ Lesão axonal difusa

Ocorre por mecanismo de aceleração e desaceleração que causa lesões por cisalhamento nos tecidos encefálicos. Corresponde ao coma pós-traumático prolongado, que pode ser leve (duração de 6 a 24 horas), moderado e grave (duração maior que 24 horas).

Pode ser acompanhada por graus variáveis de disfunção autonômica, com:

- Taquicardia.
- Hipertensão arterial.

- Febre.
- Postura de decorticação ou descerebração.
- Taquipneia.

A tomografia de crânio pode ser normal ou apresentar pontos hemorrágicos nas estruturas encefálicas acometidas.

■ Hematoma subgaleal

Corresponde ao sangramento entre a gálea aponeurótica e o periósteo (Figura 43.6), causando uma tumefação extensa no tecido mole. Não é necessário nenhum tratamento específico e a sua regressão é espontânea em dias ou semanas. Em casos de hematomas volumosos pode-se ter anemia e até mesmo hipotensão arterial. A drenagem pode ser necessária, mas sua indicação deve ser precisa e realizada com técnica asséptica para evitar a contaminação por bactérias durante a punção.

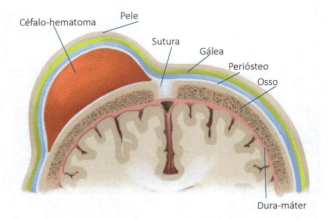

FIGURA 43.7. Sangramento entre o periósteo e a tábua óssea limitado pelas suturas. Fonte: <http://questoesbiologicas.blogspot.com.br/2015/03/biologia-inedita.html>.

se estiver localizada no trajeto de estruturas vasculares importantes como a artéria meníngea média ou os seios durais, quando o risco de sangramentos intracranianos aumenta. Em contrapartida, se o exame neurológico for normal, o risco de lesão intracraniana é muito baixo.

As fraturas podem ser:
- Abertas ou fechadas.
- Lineares.
- Cominutivas (com várias ramificações).
- Diastáticas (com disjunção das suturas).
- De afundamento ou de base de crânio.

As fraturas lineares (Figura 43.8) compreendem 75% das fraturas de crânio em crianças, sendo o osso parietal o mis frequentemente acometido.

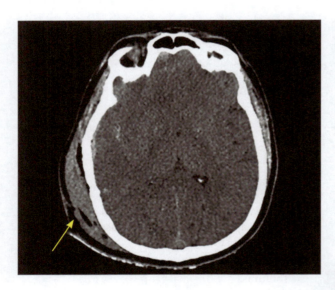

FIGURA 43.6. TC mostrando extenso hematoma subgaleal em região parieto-occipital esquerda. Fonte: Foto cedida pela Dra. Brenda Margatho Ramos Martines, HU-USP.

■ Céfalo-hematoma

Corresponde ao sangramento entre a tábua óssea e o periósteo, limitado pelas suturas, conforme ilustrado na Figura 43.7. Geralmente está associado à presença de fraturas. A sua resolução é espontânea, não sendo necessária intervenção cirúrgica.

■ Fraturas de crânio

As fraturas de crânio são frequentes no TCE pediátrico, estando presentes em 8 a 40% dos casos. Alguns estudos sugerem que a presença de fratura linear pode aumentar o risco de lesão intracraniana, principalmente

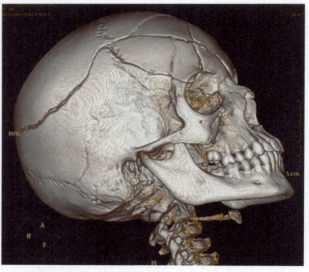

FIGURA 43.8. TC com reconstrução em 3D mostrando fratura parietal linear e múltiplas fraturas lineares de osso frontal. Fonte: Foto cedida pela Dra. Brenda Margatho Ramos Martines, HU-USP.

– Fratura em crescimento

As crianças menores de 2 anos de idade podem apresentar fratura com laceração da dura-máter e desenvolver, posteriormente ao trauma, a "fratura em crescimento", que devido ao crescimento cerebral rápido leva à formação de um cisto da leptomeninge, por extrusão de líquor ou do tecido cerebral através do defeito da dura-máter.

A pulsação constante do cérebro e do líquido cefalorraquidiano amplia a fratura ao longo do tempo e pode ocasionar convulsões e déficits neurológicos focais. Por este motivo as crianças desta faixa etária devem ser acompanhadas e reexaminadas a partir de 2 semanas pós-trauma, e na evidência deste tipo de fratura o tratamento será cirúrgico.

– Fraturas diastáticas

As fraturas diastáticas (Figura 43.9) correspondem à disjunção de uma ou mais suturas e não requerem nenhum tratamento específico.

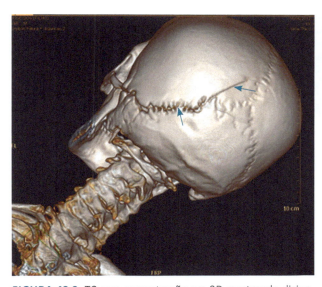

FIGURA 43.9. TC com reconstrução em 3D mostrando disjunção de sutura occipital (seta a) e fratura linear parietal (seta b). Fonte: Foto cedida pela Dra. Brenda Margatho Ramos Martines, HU-USP.

– Fraturas de afundamento

As fraturas de afundamento geralmente são o resultado de um golpe local e ocorrem em 7 a 10% dos casos. Podem estar associadas a lesão da dura-máter, lesões intracranianas e convulsões. Afundamentos menores que a espessura da tábua óssea não requerem reparação cirúrgica, que será indicada na presença de lesões durais e do parênquima cerebral, e quando houver comprometimento estético.

Uma variante da fratura de afundamento é a fratura em "pingue-pongue", comum nos recém-nascidos, os quais apresentam maior plasticidade dos ossos do crânio, o que permite a deformidade da tábua óssea como uma bola de pingue pongue, quando comprimida.

– Fraturas abertas

As fraturas abertas predispõem à infecção intracraniana e devem ser avaliadas por um neurocirurgião. Fraturas mais complexas, especialmente aquelas associadas a laceração dural subjacente e lesão cerebral, devem ser reparadas cirurgicamente (Figura 43.10).

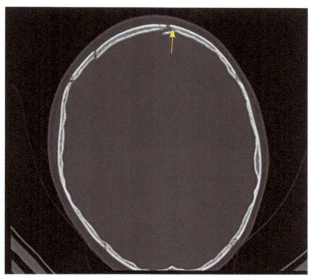

FIGURA 43.10. TC com janela óssea mostrando fratura cominutiva do osso frontal com espícula óssea (na seta) deslocada posteriormente. Fonte: Foto cedida pela Dra. Brenda Margatho Ramos Martines, HU-USP.

– Fraturas de base de crânio

As fraturas de base de crânio ocorrem em 5% dos TCE, sendo a placa cribriforme e o osso petroso na fossa posterior os locais mais comuns (Figura 43.11). Geralmente se manifestam com saída de sangue e/ou líquor pelo nariz e ouvido, hemotímpano, equimose de mastoide e olhos de guaxinim. Nas fraturas do osso petroso pode-se ter:

- Perda auditiva neurossensorial.
- Zumbido.
- Vertigem.
- Paralisia do nervo facial.

Na fratura do osso cribriforme pode ocorrer anosmia por lesão traumática do nervo olfatório.

A conduta nas fraturas de base de crânio geralmente é expectante. Não se deve impedir a drenagem do líquor pelo ouvido para não aumentar o risco de infecção. Em 85% dos casos a drenagem cessa espontaneamente. O uso de antibióticos profiláticos é controverso, pois pode induzir ao crescimento de bactérias resistentes.

Com relação à saída de líquor pelo nariz, esta tem resolução espontânea em torno de 7 dias. Na presença

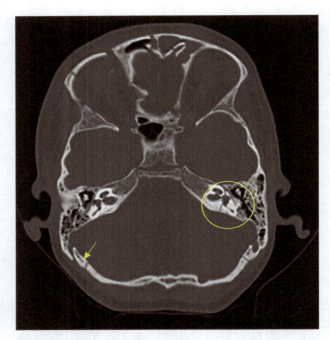

FIGURA 43.11. TC com janela óssea mostrando fratura transversa de mastoide (círculo) e fratura com desnível do osso temporal direito (seta). Fonte: Foto cedida pela Dra. Brenda Margatho Ramos Martines.

destas fístulas liquóricas a meningite secundária pode ser uma das complicações, ocorrendo menos frequentemente nos pacientes com saída de líquor do ouvido, quando comparados com os pacientes com saída de líquor pelo nariz (4% e 17%, respectivamente). Os organismos envolvidos incluem:

- a flora nasal e dos seios paranasais como *Streptococcus pneumoniae* (que responde por 80% dos casos) e *Haemophilus influenzae*.

Antibióticos de amplo espectro como a vancomicina e uma cefalosporina de terceira geração são usados inicialmente e, conforme os resultados da cultura e do antibiograma, podem ser modificados.

As drenagens persistentes do líquor podem ser tratadas através de:

- Punções lombares seriadas.
- Drenagem lombar contínua.
- Drenagem ventricular externa (mais raramente).

O reparo cirúrgico está reservado aos casos em que a drenagem de líquor persiste por mais de 1 a 2 semanas, a despeito das medidas anteriormente descritas, e também para os episódios repetidos de meningite.

– *Hematoma extradural ou epidural*

O hematoma extradural ou epidural está presente em 2 a 3% dos TCE e é mais frequente nas crianças maiores, pois antes dos 2 anos de idade a dura-máter está firmemente aderida à tábua óssea, dificultando a formação do hematoma.

Ocorre como resultado do impacto do crânio e da tração da dura-máter, com rompimento dos vasos meníngeos (principalmente os arteriais) que exercem pressão suficiente para o deslocamento da paquimeninge. A principal artéria envolvida na sua formação é a artéria meníngea média, localizada na região temporal.

As fraturas estão presentes em 80% dos casos, sendo as parietais as mais comuns. Em 50% dos casos pode-se não ter alteração do nível de consciência, e a história clássica do intervalo lúcido (inconsciência transitória seguida de estado de alerta e novo período de inconsciência) ocorre em somente 33% das crianças.

Dores de cabeça persistentes ou progressivas, confusão, letargia ou agitação e déficits neurológicos focais são sinais sugestivos de hematoma extradural.

Na TC de crânio evidencia-se uma lesão hiperdensa (branca) e biconvexa, contida pela dura-máter (Figuras 43.12 e 43.13). Devem ser abordados cirurgicamente os hematomas extradurais localizados na fossa temporal ou posterior que causam:

- Efeito de massa.
- Déficits neurológicos focais.
- Alteração no nível de consciência.

Os hematomas extradurais com pouco ou nenhum sintoma (excetuando os de localização na fossa temporal ou posterior), com volume inferior a 40 cm^3, podem ser tratados de forma conservadora em unidade de terapia intensiva com um neurocirurgião disponível para intervenção imediata. O prognóstico geralmente é bom, mas a mortalidade pode chegar a 17%.

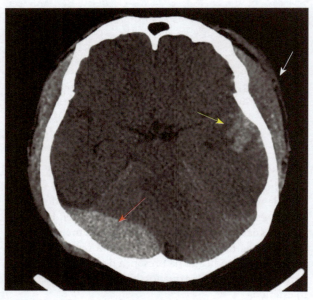

FIGURA 43.12. TC mostrando hematoma extradural (seta branca), hematoma intraparenquimatoso (seta amarela) e hematoma subgaleal (seta vermelha). Fonte: Foto cedida pela Dra. Brenda Margatho Ramos Martines, HU-USP.

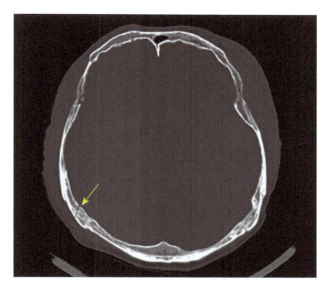

FIGURA 43.13. TC com janela óssea mostrando fratura temporoparietal, com esboço de hematoma extradural adjacente. Fonte: Foto cedida pela Dra. Brenda Margatho Ramos Martines, HU-USP.

– *Hematomas subdurais*

Hematomas subdurais agudos ocorrem em 4 a 11% dos casos. Estão associados a lesão cerebral mais difusa, devido ao mecanismo de lesão ser por aceleração e desaceleração. O sangramento é proveniente de veias que atravessam o espaço subdural para os seios venosos durais, tendo como característica uma progressão mais lenta. A apresentação clínica depende do tamanho e da localização do hematoma e das lesões cerebrais associadas.

Na TC de crânio correspondem a coleções de alta densidade, em conformidade com a superfície convexa do cérebro (Figura 43.14). Os hematomas subdurais com efeito de massa que levam à alteração do nível de consciência ou déficits neurológicos focais devem ser drenados. Pequenos hematomas sem sintomas neurológicos podem ter conduta expectante.

– *Hemorragias intraparenquimatosas*

Hemorragias intraparenquimatosas correspondem a hematomas intraparenquimatosos compostos por áreas hemorrágicas de poucos milímetros, ou de volume suficiente para acometer vários lobos cerebrais. Podem ocorrer por:

- Impacto local (golpe) ou em pontos distantes (contragolpe).
- Mecanismos de aceleração e desaceleração.
- Ferimentos por arma de fogo ou arma branca.

A localização na grande maioria das vezes (80 a 90% dos casos) ocorre na substância branca dos lobos temporal e frontal.

O que diferencia a hemorragia da contusão intraparenquimatosa é que, na primeira, tem-se uma coleção de sangue homogênea bem definida, ao passo que na segunda ocorre mistura de sangue ao parênquima contundido e edemaciado, de aspecto mais heterogêneo, acompanhado por fraturas em 60 a 80% dos casos (Figura 43.15).

Os sinais e sintomas incluem:

- Rebaixamento do nível de consciência.
- Achados neurológicos focais.
- Convulsões.
- Sinais de HIC.
- Herniação.

Prevenção

O TCE é um evento de alta morbimortalidade na população pediátrica e as circunstâncias que envolvem o seu acontecimento são, na grande maioria das vezes, preveníveis. Assim, a supervisão constante de um adulto é de fundamental importância para evitar que a criança se exponha a situações de risco.

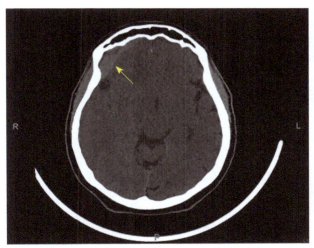

FIGURA 43.14. TC mostrando hematoma subdural. Fonte: Foto cedida pela Dra. Brenda Margatho Ramos Martines.

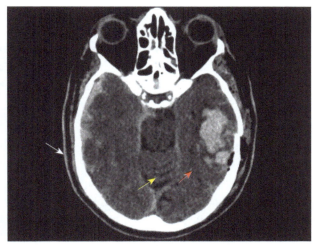

FIGURA 43.15. TC mostrando hematoma intraparenquimatoso (seta branca), hemorragia subaracnoide (seta amarela) e pneumoencéfalo com fratura concomitante (seta vermelha). Fonte: Foto cedida pela Dra. Brenda Margatho Ramos Martines HU-USP.

Programas educacionais e de informação são essenciais para a conscientização tanto dos pais quanto das crianças. Algumas das orientações que podem minimizar a ocorrência do TCE e seus eventos secundários são:

- Incentivar o uso de cadeiras e cintos especiais para as crianças nos automóveis.
- Equipar a casa com itens de segurança (portões no topo e na base da escada, protetores de canto de mesa, protetores de janelas, entre outros).
- Abolir o uso do andador.
- Alertar sobre equipamentos de proteção para a prática de esportes (capacete, cotoveleira e joelheira), bem como atentar para brinquedos seguros certificados pelo Inmetro.

Conceitos-chave

- O TCE é o trauma de maior morbimortalidade na criança.
- As características anatômicas do crânio e da musculatura cervical predispõem a criança ao TCE.
- A lesão secundária corresponde a uma série de reações bioquímicas desencadeadas pela hipóxia e hipovolemia e que levam à morte celular.
- A classificação do TCE é feita através da Escala de Coma de Glasgow.
- As variáveis que podem indicar lesão intracraniana no TCE leve diferem nas crianças menores de 2 anos em relação às maiores de 2 anos.
- O exame de escolha no TCE é a TC de crânio, mas deve-se evitar a sua realização indiscriminada para prevenir os efeitos indesejáveis em longo prazo devido à irradiação cumulativa.
- No TCE moderado e grave, seguir a regra ABCDE para o atendimento na emergência, evitando principalmente o aumento da pressão intracraniana, a hipóxia e a hipoperfusão cerebral.
- Dentre as lesões intracranianas, a concussão é a lesão mais comum no TCE da criança.
- A avaliação neurocirúrgica será sempre necessária no TCE leve com lesão intracraniana e no TCE moderado e grave.
- A supervisão constante por um adulto e o desenvolvimento de programas de prevenção são os métodos mais efetivos para evitar a ocorrência do TCE na criança.

Questões

1. São características anatômicas que predispõem a criança ao TCE:
   a) Menor flexibilidade do osso, menor tonicidade da musculatura cervical, crânio proporcionalmente maior.
   b) Maior fragilidade do osso imaturo, maior tonicidade da musculatura cervical, crânio mais pesado.
   c) Subluxação de C3 e C4, maior flexibilidade do osso, maior tonicidade da musculatura cervical.
   d) Maior flexibilidade e fragilidade do osso, menor tonicidade da musculatura cervical, crânio proporcionalmente maior.
   e) Menor tonicidade da musculatura cervical, subluxação de C1 e C2, crânio proporcionalmente maior.

2. A gravidade do TCE é classificada de acordo com:
   a) Mecanismo do trauma.
   b) Escala de coma de Glasgow.
   c) Escala de coma de Jouvet.
   d) Escala AVDN.
   e) Escala de Ramsay.

CAPÍTULO 43 ▪ ATENDIMENTO À CRIANÇA POLITRAUMATIZADA E TRAUMATISMO CRANIOENCEFÁLICO **767**

3. A lesão secundária do TCE se deve a:
   a) Hipóxia e acidose metabólica.
   b) Hipóxia e hipovolemia.
   c) Hipertensão intracraniana e acidose metabólica.
   d) Hipovolemia e hipertensão arterial.
   e) Lesão de vasos cerebrais e lesão do couro cabeludo.

4. É indicação de tomografia de crânio em crianças menores de 2 anos:
   a) Glasgow menor que 15 e/ou sinais de fratura do crânio.
   b) Glasgow menor que 15 e/ou cefaleia intensa.
   c) Mais de seis episódios de vômitos/hora.
   d) Em qualquer tipo de trauma independente do seu mecanismo.
   e) Queda de três degraus da escada.

5. A escala de coma de Glasgow modificada tem como característica:
   a) É usada para crianças menores de 3 anos e modifica a avaliação motora.
   b) É usada para crianças menores de 7 anos e modifica a avaliação verbal.
   c) É usada para crianças menores de 4 anos e modifica a abertura ocular.
   d) É usada para crianças menores de 7 anos e modifica a resposta motora.
   e) É usada para crianças menores de 2 anos e modifica a resposta motora.

6. São sinais clínicos de iminência de hipertensão intracraniana no TCE grave:
   a) Bradicardia, hipotensão arterial e taquipneia.
   b) Vômitos, papiledema e hipóxia.
   c) Bradicardia, hipertensão arterial e bradipneia.
   d) Papiledema, anisocoria e hipóxia.
   e) Taquicardia, hipertensão arterial e taquipneia.

7. São sinais de fratura de base de crânio:
   a) Hematoma periorbitário, hematoma na mastoide, otorragia.
   b) Hematoma em região zigomática, saída de líquor pelo nariz, hematoma parietal.
   c) Sangramento nasal, afundamento de órbita, hemotímpano.
   d) Hematoma occipital, otorragia, hematoma na mastoide.
   e) Saída de líquor pela orelha, hematoma frontal, hemotímpano.

8. Criança de 4 anos com queda do toboágua (aproximadamente 3 metros) há 2 horas. Foi encontrada no chão desacordada. Ao exame físico Glasgow 7, sudoreica, pálida, FC: 60 bpm, FR: 10 mpm, PA: 140 × 80 mmHg. Apresenta hematoma em região parietal direita, com aproximadamente 3 cm de diâmetro. Qual a conduta inicial:
   a) Estabilizar vias aéreas, administrar O_2 a 100%, realizar IOT, estabelecer acesso venoso e administrar nitroprussiato de sódio.
   b) Estabilizar vias aéreas e coluna cervical, administrar O_2 a 100%, realizar IOT e hiperventilar mantendo $PaCO_2$ de 35 mmHg.
   c) Estabilizar vias aéreas e coluna cervical, administrar O_2 a 100% com máscara não reinalante, monitoração hemodinâmica e realizar TC de crânio de urgência.
   d) Estabilizar vias aéreas, oferecer O_2 a 100% com bolsa-valva-máscara e administrar manitol 2 g/kg.
   e) Estabilizar vias aéreas e coluna cervical, administrar O_2 a 100%, sedar com barbitúrico, realizar TC de crânio e avaliação de neurocirurgião.

9. Criança de 1 ano com história de queda do sofá com cerca de 30 cm de altura há 3 horas. Nega perda de consciência, vômitos ou sonolência. Ao exame físico: Glasgow 15, pupilas isocóricas, com hematoma subgaleal frontal de 3 cm de diâmetro, sem sinais de fratura à palpação de calota craniana. A conduta para este caso:

a) Realizar TC de crânio.

b) Avaliação neurocirurgia.

c) Realizar Rx de crânio.

d) Internação para observação por 6 horas.

e) Alta com orientação dos sinais de alerta.

10. A principal lesão do TCE na criança é:

a) Concussão cerebral.

b) Hematoma extradural.

c) Hematoma subdural.

d) Lesão axonal difusa.

e) Hematomas intraparenquimatosos.

BIBLIOGRAFIA CONSULTADA

- American College of Surgeons – Committee on Trauma. In: Suporte Avançado de Vida no Trauma para Médicos – ATLS. 9ª ed. American College of Surgeons; 2012.
- American College of Surgeons. National Trauma Data Bank, Pediatric Report, 2016. Disponível em: <https://www.facs.org/quality-programs/trauma/ntdb/docpub>.
- Andrade AF, Paiva WS, Amorim RLO, et al. Mecanismos de lesão cerebral no traumatismo cranioencefálico. Rev Assoc Med Bras. 2009;55(1):75-82.
- Armstrong LB, Mooney DP, Paltiel H, Barnewolt C, Dionigi B, Arbuthnot M, et al. Contrast enhanced ultrasound for the evaluation of blunt pediatric abdominal trauma. J Pediatr Surg. 2017. Disponível em: <http://dx.doi.org/10.1016/j.jpedsurg.2017.03.042>.
- Bulger EM, Snyder D, Schoelles K, Gotschall C, Dawson D, Lang E, et al. An evidence-based prehospital guideline for external hemorrhage control: American College of Surgeons Committee on Trauma. Prehosp Emerg Care. 2014;18(2):163-73.
- Colli BC, Sato T, Oliveira RS, Sassoli VP, Filho JSC, Manco ARX, et al. Características dos pacientes com traumatismo cranioencefálico atendidos no Hospital das Clínicas da Faculdade de Medicina de Ribeirão Preto. Arq Neuropsiquiatr. 1997;55(1):91-100.
- Dias MS. Traumatic brain and spinal cord injury. Pediatr Clin N Am. 2004;51:271-303.
- Dunning J, Batchelor J, Stratford-Smith P, Teece S, Browne J, Sharpin C, et al. A meta-analysis of variables that predict significant intracranial injury in minor head trauma. Arch Dis Child. 2004;89(7):653-9.
- Dunning J, Daly JP, Lomas JP, Lecky F, Batchelor J, Mackway-Jones K, Children's head injury algorithm for the prediction of important clinical events study group. Derivation of the children's head injury algorithm for the prediction of important clinical events decision rule for head injury in children. Arch Dis Child. 2006;91(11):885-91.
- Dunning J, Daly JP, Malhotra R, Stratford-Smith P, Lomas JP, Lecky F, et al. The implications of NICE guidelines on the management of children presenting with head injury. Children's Head injury Algorithm for the Identification of significant Clinical Events Study (CHALICE Study). Arch Dis Child. 2004;89(8):763-7.
- Fox JC, Boysen M, Gharahbaghian L, Cusick S, Ahmed SS, Anderson CL, et al. Test characteristics of Focused Assessment of Sonography for trauma for clinically significant abdominal free fluid in pediatric blunt abdominal trauma. Ac Emerg Med. 2011;18:477-482.
- Glaeser PW, Hellmich TR, Szewczuga D, et al. Five-year experience in prehospital intraosseous infusions in children and adults. Ann Emerg Med. 1993;22:1119-1124.
- Guerra SD. Traumatismo cranioencefálico. In: Júnior DC, Burns DAR, ed. Tratado de Pediatria – Sociedade Brasileira de Pediatria. São Paulo: Manole; 2014. p. 2859-2878.
- Kochanek PM, Carney N, Adelson PD, et al. Guidelines for the Acute Medical Management of Severe Traumatic Brain Injury in Infants, Children and Adolescents. 2nd ed. Pediatr Crit Care Med. 2012;13(Suppl 1).
- Koizumi MS, Jorge MHPM, Nóbrega LRB, Waters C. Crianças Internadas por Traumatismo Crânio-Encefálico, no Brasil, 1998: Causas e Prevenção. Informe Epidemiológico do SUS. 2001;10(2):93-101.
- Kuppermann N, Holmes JF, Dayan PS, Hoyle JD Jr, Atabaki SM, Holubkov R, et al. Identification of children at very low risk of clinically-important brain injuries after head trauma: a prospective cohort study. Lancet. 2009;374(9696):1160-70.
- Mann NC, Mackenzie E, Teitelbaum SD, Wright D, Anderson C. Trauma System Structure and Viability in the Current Healthcare Environment: A State-by-State Assessment. J Trauma. 2005;58:136-147.
- McGill J. Airway management in trauma – an update. Emerg Med Clin N Am. 2007;25:603-622.
- Palchak MJ, Holmes JF, Vance CW, Gelber RE, Schauer BA, Harrison MJ, et al. A decision rule for identifying children at low risk for brain injuries after blunt head trauma. Ann Emerg Med. 2003;42(4):492-506.
- Pearce MS, Salotti JA, Little MP, et al. Radiation exposure from CT scans in childhood and subsequent risk of leukaemia and

CAPÍTULO 43 ▪ ATENDIMENTO À CRIANÇA POLITRAUMATIZADA E TRAUMATISMO CRANIOENCEFÁLICO

brain tumors: a restrospective cohort study. Disponível em: <www.thelancet.com>. June 7,2012.

- Quayle KS. Traumatismo craniano. In: Strange GR, Ahrens W, Lelyveld S, Schafermeyer R, ed. Emergências Pediátricas – American College of Emergency Phycisians. México: McGraw-Hill Interamericana Editores; 1996. p. 38-42.
- Rodrigues TP, Dias MA, Hohl A, Mazzuco TL. Bases fisiopatológicas do traumatismo crânio-encefálico e insuficiência hipofisária pós-traumática. Biosaúde (Londrina). jul/dez. 2008;10(2):129-146.
- Ropper AH, Gorson KC. Concussion. N Engl J Med. 2007;356(2):166-72.

- Schutzman SA, Barnes P, Duhaime AC, Greenes D, Homer C, Jaffe D, et al. Evaluation and management of children younger than two years old with apparently minor head trauma: proposed guidelines. Pediatrics. 2001;107(5):983-93.
- Tang PH, Lim CC. Imaging of accidental paediatric head trauma. Pediatr Radiol. 2009;39(5):438-46.
- Thiessen ML, Woolridge DP. Pediatric minor closed head injury. Pediatr Clin N Am. 2006;53:1-26.
- Winthrop AL, Brasel KJ, Stahovic L, Paulson J, Schneeberger B, Kuhn EM. Quality of life and functional outcome after pediatric trauma. J Trauma. 2005;58:468-73.

Respostas

1. D
2. B
3. B
4. A
5. E
6. C
7. A
8. B
9. E
10. A

Sedação e Analgesia

- Celso de Moraes Terra
- Aline Motta de Menezes

Introdução

Pacientes em situações de urgência e emergência muitas vezes têm indicações de procedimentos que podem gerar desconfortos, como coletas de sangue e outros materiais biológicos, realização de exames como tomografias computadorizadas (TC), suturas, instalação de tecnologia de suporte à vida como ventilação mecânica e acessos venosos.

Em associação, intervenções com a finalidade de alterar a resposta do paciente para que estes procedimentos possam ser realizados muitas vezes serão indicadas, pois os mesmos se tornam mais seguros e provavelmente serão mais bem-sucedidos se o paciente tiver uma restrição de movimentos que possam colocar em risco sua realização e se houver um bom controle da dor e ansiedade associadas ao mesmo.

Em pediatria, para atingirmos estas metas, faz-se necessário um bom plano terapêutico que inclui uma adequada avaliação da situação clínica, condição do paciente e escolha por intervenções farmacológicas e não farmacológicas, sempre considerando a idade da criança e seu grau de desenvolvimento. Hoje em dia a disponibilidade de sedativos de curta duração, associados a monitores não invasivos confiáveis, permite uma gestão eficaz e segura da sedação e analgesia em locais de pronto atendimento e terapia intensiva, e não apenas em centros cirúrgicos.

Definições e conceitos

A sedação é uma alteração no nível de consciência, em geral induzida por drogas, com a intenção de diminuir ansiedade e desconfortos e facilitando o cuidado a ser instituído, e não tem como objetivo o alívio da dor.

É classificada em estágios que podem variar ao longo do procedimento, desde leve sedação à anestesia geral. São eles:

- Sedação mínima: o paciente responde normalmente aos comandos verbais. A função cognitiva e a coordenação podem ser prejudicadas, mas as funções ventilatória e cardiovascular não são afetadas.
- Sedação moderada: o paciente responde propositadamente aos comandos verbais sozinho ou acompanhado de leve toque. Mantém as vias aéreas e ventilação adequada sem intervenção. A função cardiovascular é mantida.
- Sedação profunda: o paciente não pode ser facilmente despertado, mas responde a estímulos mais vigorosos. Pode ser necessário suporte ventilatório, e a função cardiovascular geralmente é mantida.
- Anestesia geral: o paciente não pode ser acordado. Muitas vezes necessita de suporte ventilatório e a função cardiovascular pode estar comprometida.

A analgesia se refere ao alívio da sensação de dor, e deve ser oferecida a toda criança criticamente enferma, independentemente da indicação de sedação. A dor mal controlada nestas situações pode induzir a agitação, distúrbios do sono, alteração de sinais vitais que muitas vezes levam o profissional inexperiente a lançar mão de medidas sedativas, o que não vai de encontro às necessidades reais do paciente e pode levar a complicações pelo uso excessivo e mal indicado de fármacos sedativos.

A alteração do estado mental pode ser um efeito secundário dos medicamentos administrados para analgesia, mas não seu objetivo principal, que é o alívio da dor.

Pacientes em ambiente hospitalar estão sujeitos a diversos tipos de situações que resultam em um aumento na prevalência da dor referida. Entre eles: aumento da expectativa da ocorrência de dor, estado emocional do paciente e familiares, restrição no leito, procedimentos repetidos, escaras, presença de dispositivos, etc. Um bom controle da dor tem relação com uma melhor evolução clínica, diminuição do sofrimento, facilidade nos procedimentos e cuidados com menor necessidade de sedação e melhora a qualidade da assistência, sendo atualmente considerado um quinto sinal vital a ser observado nestes pacientes, de forma contínua.

Preparo e planejamento

Quanto à preparação para a sedação e analgesia para procedimentos pediátricos em situações de urgência e emergência, discutiremos a seguir alguns passos, os quais auxiliam na decisão do melhor momento da sedação em relação ao tempo de jejum, qual a profundidade alvo da sedação e na escolha dos medicamentos a serem utilizados.

Os objetivos, independentemente do cenário vivido, sempre são:

- A maximização da segurança do paciente.
- A redução da dor e outros desconfortos, como ansiedade, etc.
- O controle da movimentação do paciente para permitir a realização do procedimento com segurança.

Passo 1

Na primeira etapa devemos conhecer com detalhes o procedimento ou a terapia a ser instituída a fim de permitir um planejamento adequado do nível apropriado de sedação e/ou analgesia para a sua realização, duração, etc. Isto porque a profundidade de sedação e os agentes utilizados dependem, além do procedimento ou da terapia a serem realizados, do grau de dor e desconforto previsto e do grau de movimentação que pode ser tolerado.

Passo 2

Aqui, o importante é obter a história clínica objetiva, com o intuito de antecipar possíveis complicações. Lembre-se de pesquisar:

- Alergias.
- Uso de medicamentos e/ou drogas ilícitas.
- Antecedentes pessoais, incluindo:
  - História gestacional.
  - Doenças e hospitalizações.
  - Exposição prévia a sedação ou anestesia geral, bem como via aérea difícil e história familiar relevante.
  - Tempo de jejum e composição da última refeição.

- Condição ou evento que levou à necessidade da intervenção.

Esses passos iniciais podem ser resumidos dentro do mnemônico em inglês AMPLE, que inclui:

- Alergias.
- Medicações.
- Passado médico.
- Líquidos e última refeição.
- Evento que motivou a necessidade da intervenção.

Passo 3

O objetivo da terceira etapa é maximizar estratégias que possam reduzir o risco de aspiração do conteúdo gástrico durante anestesia ou sedação, a qual é uma complicação rara, mas que pode ter graves consequências. O jejum adequado tende a reduzir o risco de aspiração pulmonar do conteúdo gástrico, porém os intervalos preconizados são muito variáveis entre os serviços, pois atualmente a evidência relativa à duração ótima do jejum necessário para reduzir o risco de aspiração durante a sedação pediátrica é limitada.

Pacientes submetidos a procedimentos de emergência sob sedação estão entre os de maior risco de aspiração, porque o jejum muitas vezes não ocorre adequadamente, dado que o procedimento muitas vezes não pode ser adiado. Além disso, a condição clínica do paciente também pode aumentar o risco de aspiração, pois situações como traumas graves e infecções, entre outras, podem diminuir a velocidade do esvaziamento gástrico, tornando os intervalos de jejum habituais menos confiáveis.

Embora não haja prova de quais tempos de jejum reduzam o risco de aspiração, é razoável esperarmos que este risco seja menor em crianças em jejum e fora de situações de emergência. São sugestões de tempo de jejum em crianças a serem submetidas a sedação moderada e profunda, para procedimentos eletivos agendados fora da sala de cirurgia: líquidos claros – 2 horas; leite materno – 3 a 4 horas; após refeições leves – 6 horas, após refeições completas – 8 horas.

Outra questão que parece influenciar no risco de aspiração é o nível de sedação instituído nos procedimentos, sendo os pacientes submetidos a níveis mais profundos de sedação os mais propensos a broncoaspiração, muito provavelmente porque os reflexos de proteção das vias aéreas destes estão mais prejudicados. A proteção das vias aéreas sempre deve ser priorizada, lembrando, porém, que a intubação traqueal pode não proteger o paciente da aspiração, pois pode ocorrer apesar da presença de um tubo, enquanto a manipulação das vias aéreas parece aumentar o risco de aspiração.

Passo 4

O exame físico geral deve ser realizado, com especial atenção na avaliação do pescoço e das vias aéreas para

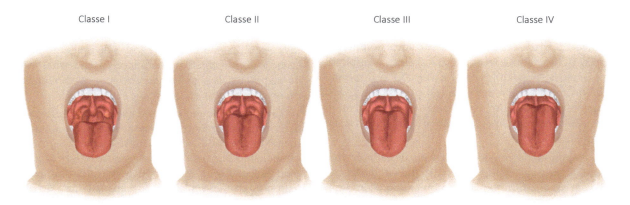

FIGURA 44.1. *Airway Management of the Critically Ill Patient; Rapid-Sequence Intubation.* Fonte: Reynolds SF, Heffner J. Airway Management of the Critically Ill. Patient Chest Journal. Apr 2005;127(4):1397-1412.

condições que possam interferir com a intubação endotraqueal ou ressuscitação cardiopulmonar.

Alguns achados podem ser indicadores de via aérea difícil, entre eles:

- Evidências de obstrução das vias aéreas (p. ex., presença de estridor), o que pode dificultar não só a laringoscopia e intubação, mas a ventilação com bolsa-valva-máscara.
- Boca pequena.
- Presença de macroglossia.
- Condições com limitação na mobilização cervical (p. ex., trauma cervical, síndrome de Down).
- Presença de anormalidades faciais.
- Mandíbula recuada.

A classificação de Mallampati em crianças maiores e que colaborem com a avaliação pode ser útil. Consiste em um teste que dá uma estimativa do grau de visualização da laringe pela laringoscopia através de uma extrapolação da visualização das estruturas da faringe posterior durante a abertura espontânea da boca. Os graus I e II preveem uma laringoscopia relativamente fácil, enquanto os graus III e IV estão mais relacionados a vias aéreas mais difíceis.

A Sociedade Americana de Anestesiologia (ASA) descreve uma classificação que pode auxiliar na avaliação pré-sedação e que parece estar correlacionada com o grau adequado de sedação a ser instituído. Ela está apresentada na Tabela 44.1.

Passo 5

Entre os responsáveis pela administração da sedação devem estar incluídos os habilitados a lidar com complicações, em pacientes cujo nível de sedação possa se tornar mais profundo do que o pretendido inicialmente, e que saibam manejar uma reação adversa à medicação, com atenção especial ao manejo das vias aéreas e reanimação cardiopulmonar. Idealmente, devemos selecionar dois indivíduos, em geral um médico com as habilidades descritas e um assistente, por exemplo, enfermeiro.

Tabela 44.1. Classificação para o adequado grau de sedação em crianças

Grau	Características
ASA I	Paciente saudável
ASA II	Paciente com doença sistêmica leve sem limitações funcionais significativas (p. ex., asma leve)

Crianças com ASA I e II: em geral a sedação leve, moderada e profunda pode ser instituída por médicos especialistas, não anestesistas, fora da sala de cirurgia

Grau	Características
ASA III	Um doente com doença sistêmica grave (p. ex., asma moderada a grave, pneumonia)
ASA IV	Paciente com doença sistêmica grave configurando uma ameaça constante à vida (p. ex., displasia broncopulmonar grave, sepse)
ASA V	Paciente moribundo, o qual não se espera que sobreviva sem a operação (p. ex., trauma grave, sangramento intracraniano com efeito de massa)

Crianças com ASA III, IV e V ou anormalidades das vias aéreas devem ser manejadas por anestesistas ou clínico pediátrico com experiência em sedação pediátrica (p. ex., intensivista pediátrico)

Fonte: Guidelines for the elective use of conscious sedation, deep sedation, and general anesthesia in pediatric patients. Pediatrics. 1985;76:317-321.

Passo 6

No passo 6, devemos separar e testar os equipamentos que auxiliam no suporte ao paciente durante o procedimento, entre eles:

- Fonte de oxigênio.
- Sistema bolsa-valva-máscara.
- Material para intubação orotraqueal e máscara laríngea nos tamanhos adequados.
- Equipamentos para via aérea difícil.
- Medicações e equipamentos para situações de emergência (p. ex., adrenalina, desfibrilador, etc.).
- Material para acesso venoso central e periférico.

Passo 7

Checar os dados vitais do paciente antes do início da sedação (temperatura, frequências cardíaca e respiratória, oximetria, pressão arterial) e verificar a disponibilidade de aparelhos de monitoração para serem usados ao longo da mesma, entre eles oximetria de pulso, monitor de eletrocardiograma e pressão arterial não invasiva, basicamente.

Se disponíveis e em casos de níveis de sedação mais profundos, incluir capnógrafo e o índice biespectral (BIS), porém este último não é recomendado como monitoração rotineira fora de sala cirúrgica. Para pacientes submetidos a níveis moderados ou profundos de sedação sugere-se a presença de um acesso venoso confiável disponível antes do início do procedimento (p. ex., cateter venoso central).

Passo 8

Com base na condição clínica do paciente, antecedentes, procedimento proposto e disponibilidade de recursos, traçar uma estratégia que deve incluir a escolha dos medicamentos a serem usados na sedação e/ou analgesia, intervenções não farmacológicas e práticas de humanização que podem auxiliar na menor necessidade do uso dos fármacos, entre elas o hábito de explicar o procedimento ao paciente e sua família (se possível), permitir presença de acompanhantes, modificação dos ambientes, tornando-os mais lúdicos, luminosidade, música, brinquedos, distração, relaxamento, entre outras.

A dor pode ser amenizada com aplicação de frio ou calor local, estabilização de fraturas e outros cuidados. Vale lembrar que, se disponíveis, terapias complementares como acupuntura e medicina integrativa podem ser válidas.

Sedação e analgesia na UTI pediátrica

Enquanto a sedação e a analgesia utilizadas para a realização de procedimentos na emergência tem duração geralmente curta e como objetivos evitar a dor, favorecer a imobilidade, a manutenção da estabilidade cardiocirculatória e o restabelecimento da consciência após o procedimento, a sedação e analgesia na UTI Pediátrica (UTI-P) tende a ser mais duradoura, como nos casos a seguir:

- Durante a ventilação mecânica.
- No uso de ventilação não invasiva.
- Nos pós-operatórios de grandes cirurgias.
- No trauma de crânio grave.
- No pós-operatório de cirurgias cardíacas.
- Nas queimaduras extensas.
- O paciente politraumatizado.

Na UTI-P além de utilizarmos a monitoração cardíaca, a saturometria e a medida da pressão arterial seriada, invasiva ou não, utilizamos escalas de avaliação da dor e sedação com o objetivo de titulação das mesmas, evitando-se potenciais problemas associados ao uso inadequado ou excessivo de analgésicos e sedativos.

O uso inadequado de sedativos e analgésicos pode determinar a perda de cateteres, extubação acidental, aumento inadvertido da pressão intracraniana, aumento do catabolismo associado a hipertensão arterial e hiperglicemia. A sedação excessiva pode determinar aumento no tempo do uso de ventilação mecânica, tempo de permanência hospitalar, aumento das taxas de infecção e elevação dos custos dos serviços hospitalares.

Escalas para avaliação da dor

Existem várias escalas utilizadas na literatura para a avaliação da dor, sendo consideradas as melhores, as de autoavaliação, pelo fato de a dor ser uma sensação subjetiva e individual. Portanto, deve ser claro para quem presta o cuidado ao paciente, que o mesmo procedimento pode gerar dor de intensidades variadas, pois a sensação da dor relaciona-se ao grau de ansiedade, à etnia, à presença e expectativa dos familiares, assim como à experiência prévia.

Trabalhos demonstram que recém-nascidos prematuros internados e submetidos a procedimentos dolorosos, sem analgesia adequada, permanecem mais sensíveis à dor durante toda a infância, quando comparados a recém-nascidos de termo. Devido às habilidades cognitivas necessárias para a sua utilização pela criança, essas escalas são empregadas em pré-escolares, em crianças maiores e adultos. Entre as mais utilizadas podemos citar a Escala Visual Numérica (Figura 44.2), a Análogo-Visual, a escala de Oucher e a escala de faces.

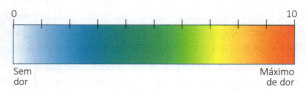

FIGURA 44.2. Escala visual analógica da dor. Fonte: McCormack HM. Horne DJ, Shealther S. Clinical applications of visual analogue scales: a critical review. Psychol Med. 198;18:1007-198.

Escala de Oucher

A Escala de Oucher consiste em uma escala que varia de 0 a 10, associada a uma escala de fotografias paralela de expressões faciais (da face sorridente – 0 até a chorosa – 10) que, portanto, variam da ausência de dor até a pior dor possível. Os quadros são avaliados em diferentes raças.

Escala de Faces de Wong-Baker

A Escala de Faces de Wong-Baker (Figura 44.3) consiste na representação de figuras com variações de semblantes do alegre ao choroso, sendo apresentada à criança, que aponta a sua intensidade de dor, da ausência à pior dor possível em uma pontuação de 0 a 5.

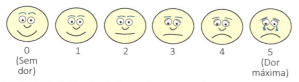

FIGURA 44.3. Escala de faces de Wong-Baker. Fonte: Wong DL, Baker CM. Pain in children: comparison of assessment scales. Pediatr Nurs. 1988;14:9-17.

Escala Numérica Visual da Dor

A melhor escala quando entendida pela criança e a de mais fácil aplicação é a Escala Numérica Visual da Dor. Consiste em uma régua numerada de 0 a 10 e o paciente aponta, ou seja, autoavalia a dor, com índices que variam de 0 a 10 (0 = sem dor e 10 = pior dor possível).

Escala *Neonatal Infant Pain Scale* (NIPS)

No período neonatal utiliza-se a Escala *Neonatal Infant Pain Scale* (NIPS), apresentada na Tabela 44.2.

Escala Objetiva da Dor de Hannallah

Em lactentes, pode-se utilizar a Escala Objetiva da Dor de Hannallah (Tabela 44.3), que associa observações comportamentais às variações dos parâmetros fisiológicos, tais como a frequência cardíaca e a pressão arterial. A presença de pontuação igual ou maior que 6 indica a necessidade de reavaliação da terapêutica analgésica.

Enfatizamos que existem muitas escalas de avaliação da dor e da sedação utilizadas em pediatria, e que a melhor é aquela que foi definida pela equipe multiprofissional e que a equipe ganhe experiência na sua utilização.

A equipe da UTI-P deve definir o intervalo de tempo em que esta avaliação é realizada em decorrência da doença da criança, anotada no prontuário e a cada agitação ou suspeita de quadro doloroso, ser feita imediatamente antes e após a utilização de medicação analgésica.

Lembramos que a agitação deve ser inicialmente interpretada como dor e medicada com analgésico, em vez do uso de sedativo. A presença constante dos pais e cuidadores, assim como a percepção da dor de seu filho também se constitui em instrumento importante a ser levado em consideração para o tratamento adequado da dor.

Escalas para avaliação da sedação

Assim como para a dor, existem várias escalas utilizadas para avaliação e seguimento do grau de sedação em pediatria.

Escala Comfort

Muito utilizada em pediatria, a Escala Comfort, idealizada inicialmente para a avaliação da sedação em crianças submetidas à ventilação mecânica, é baseada na avaliação de oito parâmetros comportamentais e fisiológicos

Tabela 44.2. Escala *Neonatal Infant Pain Scale* – NIPS

Observação	0 ponto	1 ponto	2 pontos
Expressão facial	Relaxada	Contraída	-
Choro	Ausente	Resmungo	Vigoroso
Respiração	Regular	Diferente da basal	-
Braços	Relaxados	Fletidos/Estendidos	-
Pernas	Relaxadas	Fletidas/Estendidas	-
Estado de alerta	Dormindo e/ou calmo	Desconfortável e/ou irritado	-

A presença de pontuação superior a 3 indica a necessidade de iniciar ou adequar as medicações analgésicas.
Fonte: Grunau RV, Johnston CC, Craig KD. Neonatal facial and cry responses to invasive and non-invasive procedures pain. 1990;42:295-305.

Tabela 44.3. Escala Objetiva da Dor de Hannallah

Parâmetro	0	1	2
Pressão arterial	Abaixo de 10% do basal	Entre 11 a 20% acima do basal	Maior que 20% do basal
Choro	Ausente	Presente e consolável	Presente e inconsolável
Movimentação	Quieto	Sem repouso	Esperneando
Agitação	Adormecido ou calmo	Leve	Intensa
Verbalização e postura quando sem condições de verbalizar	Adormecido ou sem relatar dor (relaxado)	Dor leve ou sem localização (flexão de extremidades)	Dor moderada e localizada (aponta o local do dor)

Fonte: Verghese ST, Hannallah RS. Acute pain management in children. Journal of Pain Research. 2010;3:105-123.

776 SEÇÃO 3 ▪ A CRIANÇA GRAVEMENTE DOENTE

(pressão arterial e frequência cardíaca). Cada parâmetro recebe nota de 1 a 5, variando, portanto, de um mínimo de 8 pontos a um máximo de 40 pontos. O paciente é considerado adequadamente sedado com valores entre 17 a 26, excessivamente sedado quando a pontuação for entre 8 e 16 e insuficiente quando estiver entre 27 a 40. Na Tabela 44.4 encontramos os parâmetros avaliados na Escala Comfort.

Para crianças não submetidas à ventilação mecânica, substitui-se a resposta respiratória pela avaliação do choro. O escore será 1 para crianças respirando tranquilamente sem choro; 2, para crianças soluçando; 3, gemendo; 4, chorando e 5, berrando. A Escala de sedação de Ramsay, muito utilizada em adultos, avalia apenas parâmetros comportamentais, sendo considerados os graus 2 e 3 como aqueles com grau de sedação adequado.

▪ Escala Comfort Comportamental

Recentemente, foi descrita a Escala Comfort Comportamental (*Comfort Behavior*) com a retirada dos parâmetros fisiológicos, sendo demonstrado por alguns autores que isto tornou a sua aplicação mais fácil e rápida, sem perder a sua acurácia. Os parâmetros fisiológicos (frequência cardíaca e pressão arterial) foram considerados menos fidedignos, pois podem variar de acordo com situações clínicas distintas da sedação, tais como a presença de febre, choque e uso de medicações vasoativas.

A utilização de escalas para avaliação da sedação é seriamente comprometida quando se utilizam medicamentos curarizantes, uma vez que podem interferir tanto nos parâmetros fisiológicos quanto na resposta motora. A maioria dos autores tem utilizado apenas as alterações

Tabela Tabela 44.4. Escala Comfort

Itens	Achados Clínicos	Escore
Alerta	Sono Profundo	1
	Sono Leve	2
	Cochilando	3
	Totalmente acordado e alerta	4
	Excitado, hiperativo	5
Calma/agitação	Calmo	1
	Levemente ansioso	2
	Ansioso	3
	Muito ansioso	4
	Pânico	5
Resposta respiratória	Sem tosse e sem respiração espontânea	1
	Respiração espontânea com pouca ou nenhuma resposta à ventilação	2
	Tosse ocasional ou resistência ao respirador	3
	Ventilação ativa contra o respirador ou tosse frequente	4
	Briga com o respirador	5
Movimentos físicos	Sem movimentos	1
	Movimento leve e ocasional	2
	Movimento leve e frequente	3
	Movimentos vigorosos limitados às extremidades	4
	Movimentos vigorosos incluindo tronco e cabeça	5
Tônus muscular	Totalmente relaxado, sem tônus	1
	Tônus muscular reduzido	2
	Tônus normal	3
	Tônus aumentado e flexão de extremidades	4
	Rigidez muscular extrema e flexão de extremidades	5
Tensão facial	Músculos faciais totalmente relaxados	1
	Músculos faciais com tônus normal, sem tensão	2
	Tensão evidente em alguns músculos faciais	3
	Tensão evidente em todos os músculos da face	4
	Músculos faciais contorcidos e caretas	5
Pressão Arterial Média	Pressão abaixo da linha de base	1
	Pressão arterial na linha de base	2
	Elevações infrequentes de 15% ou mais (1 a 3 no período de observação) da linha de base	3
	Elevações frequentes de 15% ou mais (mais de 3 no período de observação) da linha de base	4
	Elevação sustentada acima de 15%	5
Frequência Cardíaca Média	Abaixo da média	1
	Consistentemente na média	2
	Infrequentes elevações de 15% ou mais	3
	Elevações frequentes de 15% ou mais	4
	Elevação sustentada de 15% ou mais da média	5

Fonte: Ambuel B, Hamlett KW, Marcx CM Blumer JL. Assessing distress in pediatric intensive care environments: the COMFORT scale. J Pediatr Psychol. 1992;17:95-109.

dos parâmetros fisiológicos nessas situações, tais como a hipertensão, taquicardia e a presença de lágrimas. Outra vantagem na utilização da escala Comfort consiste em diariamente buscarmos um determinado valor, uma titulação da consciência, ou seja, em um trauma de crânio grave, na fase aguda e com presença de picos elevados de hipertensão intracraniana, titularmos os valores para uma sedação mais excessiva e, na recuperação, titulamos para sedação mais leve, promovendo um desmame da sedação, facilitando a descontinuidade da ventilação mecânica. Nesses casos, o Índice Biespectral (BIS) pode ser muito útil.

Índice biespectral (BIS)

A análise biespectral consiste no processamento da atividade eletroencefálica por meio de um sensor com três eletrodos, transformando-a em escala numérica de 0 a 100. Como pode ser visto na Figura 44.4, os sensores são de fácil instalação e aplicação indolor. O valor zero corresponde à ausência de atividade elétrica cerebral (eletroencefalografia isoelétrica), e 100 correspondendo à atividade eletroencefalográfica normal. A sedação adequada é considerada entre 60 e 80 e a anestesia é considerada para valores inferiores a 30.

O monitor BIS também é utilizado em crianças com traumatismo cranioencefálico grave associado à monitoração invasiva da pressão intracraniana (PIC), a fim de se obter o melhor nível de sedação, evitando-se os efeitos cardiocirculatórios indesejáveis relacionados ao uso excessivo de medicamentos depressores do sistema nervoso central.

Como já citado, é essencial compreender as diferenças entre os conceitos de analgesia e sedação. A escolha correta da utilização de uma escala de dor e sedação dependerá do conhecimento da equipe multiprofissional, que poderá proporcionar para a criança e sua família a garantia de alívio rápido e seguro da dor, do estresse e/ou ansiedade, de maneira eficiente.

Tratamento farmacológico

Alguns conceitos básicos devem ser utilizados na escolha do sedativo e analgésico ideal:

- Avaliar a necessidade predominante de sedativo e/ou analgésico. Embora alguns analgésicos (principalmente opioides) tenham algum efeito sedativo, a maioria dos sedativos não tem efeito analgésico.
- Evitar a associação de medicamentos quando a anterior não estiver sendo utilizada em doses plenas. Isso determina um aumento dos efeitos colaterais e da interação medicamentosa, mantendo baixa eficácia.
- Evitar a prescrição de sedativos ou analgésicos a critério médico ou se necessário em situações sabidamente de estresse (p. ex., instalação de ventilação mecânica) ou aquelas em que a dor é esperada (p. ex., pós-operatório de cirurgia cardíaca). Não existem drogas sedativas ou analgésicas ideais para todas as situações clínicas e para todos os pacientes.

É fundamental a avaliação individualizada do diagnóstico e do quadro clínico, assim como o conhecimento farmacológico dos principais analgésicos e sedativos para a escolha que gere melhor benefício clínico a cada situação, evitando-se os efeitos colaterais inadequados e propiciando a melhor eficácia clínica.

Analgésicos

Os analgésicos são medicamentos utilizados para o combate à dor. Embora os analgésicos opioides possam determinar algum grau de sedação, não devem ser utilizados com este objetivo preponderante.

■ Analgésicos não opioides

Como regra, são utilizados no controle da dor de intensidade leve a moderada. Entre os principais grupos de medicações, destacamos os anti-inflamatórios não esteroides (acetaminofen, ibuprofeno, diclofenaco e cetorolaco) e a dipirona.

A medicação mais utilizada, o acetaminofen, diferentemente dos AINH, atua no hipotálamo com bloqueio da COX III e tem ação antipirética, com mínima atividade anti-inflamatória. Os outros AINH agem bloqueando a produção de prostaglandinas central e periférica, através da inibição da ciclo-oxigenase tipos I, II e III. Frequentemente são utilizados por via oral e ocasionalmente por via retal. Não dispomos do acetaminofen endovenoso em nosso meio e destacamos a importância do cetorolaco, por ser o único disponível para uso endovenoso no Brasil.

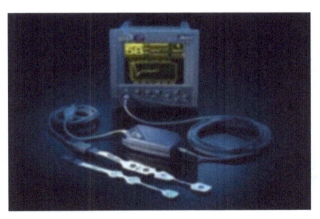

FIGURA 44.4. BIS – Avaliação do Índice Biespectral. Fonte: De Deyne C, Struys M, Decruyenaere J, et al. Use of continuous bispectral EEG monitoring to assess depth of sedation in ICU patients. Intensive care Med. 1998;24:1294-8.

Temos ótima experiência com a utilização da dipirona, droga pouco citada na literatura americana. É um bloqueador da prostaglandina F2-alfa com ação antipirética e analgésica moderada, sendo acompanhada de poucos efeitos colaterais severos na prática clínica. Na Tabela 44.5 podemos observar os principais analgésicos não opioides, suas dosagens habituais e vias de administração, assim como os efeitos colaterais mais frequentes.

Embora utilizados nas dores de menor intensidade, como determinado pela OMS na Escada Analgésica, podem e devem ser utilizados associados aos opioides nos casos de dores de forte intensidade, pois através da associação permitem a utilização de menores quantidades de opioides, determinando efeito poupador de opioides e consequente diminuição dos seus efeitos colaterais.

■ Analgésicos opioides

Têm sua indicação precisa nas dores de forte intensidade. São analgésicos potentes e geram algum grau de sedação, mas não determinam amnésia. Frequentemente, determinam durante a utilização: indução à tolerância após alguns dias (necessidade de aumento da dose para atingir o mesmo grau de eficácia), aparecimento de sinais físicos e sintomas de abstinência após a suspensão abrupta e possibilidade de utilização de antagonistas (naloxone) para a reversão de sedação excessiva. Agem centralmente nos receptores μ, K, δ e θ, induzindo analgesia primariamente por inibição da transmissão sináptica no sistema nervoso central e plexo mioentérico.

Os opiáceos mais utilizados em UTI-P são a morfina e o fentanil, que são μ-agonistas. Em doses equianalgésicas os opioides são analgésicos potentes e seus efeitos colaterais causam depressão respiratória, sedação, náuseas e vômitos, prurido, obstipação intestinal, miose, tolerância e dependência física. Na Tabela 44.6 encontram-se os analgésicos opioides mais frequentemente utilizados, com suas doses e principais efeitos colaterais. Lembramos da importância de anteciparmos o tratamento dos efeitos colaterais dos opiáceos quando utilizados em infusão contínua ou com maior frequência, tais como a utilização de laxantes e dieta com fibras, antieméticos de horário e difenidramina na presença de prurido. Outro efeito colateral importante e que pode causar agitação se não diagnosticado precocemente é a presença de retenção urinária.

O tramadol, apesar de ser agente sintético derivado da morfina, tem sido utilizado para o tratamento das dores de moderada intensidade.

Sedativos

Os sedativos combatem a ansiedade e diminuem o nível de consciência, mas de regra não têm ação analgésica.

Os sedativos nunca devem ser utilizados antes dos analgésicos quando a dor for a causa da agitação.

Entre os principais sedativos utilizados em UTI-P temos os benzodiazepínicos, a cetamina, os barbitúricos, o etomidato, o propofol e a dexmedetomidina.

Tabela 44.5. Principais analgésicos não opioides utilizados para controle da dor

Medicamento	Indicação	Dose e via	Efeitos colaterais
Paracetamol	Dor leve e moderada e antitérmico. Pouca atividade anti-inflamatória. No Brasil só por via retal ou enteral	VO: 10-15 mg/kg/dose de 4/4 h ou 6/6 h Maiores de 12 anos: 500 mg/dose VR: 30-40 mg/kg/dose	• Cuidado na deficiência de G6PD • Intoxicação: hepatite aguda fulminante • Não disponível endovenoso no Brasil
Dipirona	Dor leve a moderada e antitérmico. Uso oral, intramuscular e endovenoso	EV, IM e VO: 10-20 mg/kg/dose de 6/6 h	• Discrasia sanguínea, depressão medular, hipotensão e reações de hipersensibilidade • Rara: agranulocitose
Ibuprofeno	Dor leve e moderada e antitérmico com atividade anti-inflamatória. Uso oral	VO: 5-10 mg/kg/dose de 6/6 h Adultos: 200-400 mg/dose a cada 4/4 ou 6/6 h	• Efeito anti-inflamatório importante • Contraindicado no sangramento digestivo e na úlcera péptica • Efeitos antiplaquetários, gastrite e HDA • Usar em crianças acima de 6 meses
Cetorolaco	Dor Leve e moderada. Uso endovenoso	EV 0,5 mg/kg/dose de 6/6 h-8/8 h > 1-2 anos: 30 mg/dose 6/6 IM 1 mg/kg/dose Não utilizar mais de 3 dias	• Pode aumentar sangramento no pós-operatório. • Contraindicação absoluta: PO amigdalectomias, HDA e na asma grave • Uso preferencial em > 1 ano • Diminui a necessidade de opioides em 20-50%

Fonte: autoria própria.

Tabela 44.6. Principais analgésicos usados no controle da dor

Droga	Indicação	Dose	Efeitos adversos
Morfina	Dor moderada e intensa. Evitar na HIC e depressão respiratória severa	EV, IM, SC e VO: 0,05-0,1 mg/kg/dose 4/4 h. Infusão contínua: 10-60 µg/kg/min	• Liberação de histamina Hipotensão, depressão do SNC, aumento da PIC, vômitos, depressão respiratória, retenção urinária, obstipação e bradicardia • Causa abstinência • Antagonista: Naloxone
Fentanil	Dor moderada e intensa. Cem vezes mais potente que a morfina	EV: 0,5-2 µg/kg/h e infusão contínua de 0,5-5 µg/kg/h	• Semelhante à morfina • Rigidez torácica em infusão rápida • Depressão respiratória potencializada pelo BZP
Metadona	Dor moderada e intensa. Utilizada na prevenção e no tratamento da abstinência	EV, VO: 0,1-0,2 mg/kg/dose cada 4 a 6 h, máx.: 10 mg	• Semelhante à morfina • Efeito cumulativo mais longo que o da morfina

Fonte: autoria própria.

A grande vantagem dos diazepínicos consiste no fato de determinarem amnésia retrógrada, mas podem ser potentes depressores respiratórios, principalmente se utilizados em associação aos opioides. Destacamos também o hidrato de cloral como importante hipnótico com ação sedativa, podendo ser associado a outros sedativos. A cetamina constitui-se em importante medicação, pois é aquela cuja ação farmacológica compreende ótima ação sedativa e potente analgésico. Os principais sedativos utilizados em pediatria, suas doses habituais, vias de administração e efeitos colaterais são apresentados na Tabela 44.7.

Efeitos colaterais — abstinência e *delirium*

■ Abstinência

Tolerância e dependência física são frequentes quando utilizamos repetidas doses ou por tempo prolongado de opioides e sedativos:

- Tolerância: refere-se à necessidade de aumentos progressivos da dose da medicação para a obtenção do mesmo efeito sedativo ou analgésico que ocorriam em doses menores.
- Dependência física: corresponde à necessidade de manter-se a medicação para prevenir o aparecimento de sinais e sintomas de sua suspensão, a chamada síndrome de abstinência.

Portanto, a síndrome de abstinência aparece quando suspendemos abruptamente a utilização prolongada de benzodiazepínicos ou opiáceos e corresponde à presença de dor abdominal, vômitos, diarreia, taquicardia, hipertensão, diaforese, insônia, agitação, sonolência, anormalidades neurológicas e convulsões.

O risco de abstinência é de 50% para uso de fentanil acima de 5 dias ou em uma dose cumulativa maior que 1,5 mg/kg. Para o midazolam este risco é o mesmo quando ultrapassada a dose cumulativa de 60 mg/kg. Na prática observamos que, embora existam estes parâmetros, a presença de abstinência é bastante individual. Portanto, todas as vezes que utilizamos estas medicações em doses elevadas ou por períodos prolongados (acima de 7 dias), devemos ficar atentos ao aparecimento destes sintomas.

Sugerimos que para períodos de utilização inferiores a 7 dias, a droga seja suspensa e seja utilizada uma escala de avaliação da abstinência três vezes ao dia e se presente, iniciar o uso de um opioide com maior tempo de ação, sendo muito úteis a metadona para a abstinência aos opioides e o lorazepam para a abstinência aos diazepínicos, utilizando-se doses equianalgésicas.

Controlado o quadro clínico, iniciar o desescalonamento em 10 a 20% a cada 2 a 3 dias até a sua suspensão. Em casos de piora, podemos utilizar a clonidina ou dexmedetomidina para o tratamento da abstinência.

Quando utilizamos doses altas ou em períodos maiores ou iguais a 7 dias, optamos por iniciar metadona e lorazepam e, após isto, começamos a diminuir o fentanil e o midazolam.

As escalas mais utilizadas para o diagnóstico da síndrome de abstinência são a *Opioid and Benzodiazepine Withdrawal Score* (OBSW) e a *Withdrawal Assesssment Tool – Version 1* (WAT-1). Estudos demonstram que a utilização da escala WAT-1 demonstrou ótima relação de escores mais elevados com a percepção clínica da abstinência pelas enfermeiras. Esta escala tem seu uso liberado, é traduzida para o português e foi desenvolvida pela enfermeira Martha Curley e cols., podendo ser acessada através do *site* www.marthaaqcurley.com.

■ *Delirium*

O *delirium*, inicialmente descrito em adultos, tem sido mais valorizado e diagnosticado nas UTI-P nos últimos anos. Acreditamos que tem diagnóstico diferencial

Tabela 44.7. Principais sedativos utilizados em pediatria

Droga	Indicação	Dose	Efeitos adversos
Hidrato de cloral	Sedativo e hipnótico Não é analgésico!	VO, VR: 25-50 mg/kg/dose 6/6 h máx.: 2 g	• Irritação gástrica, excitação paradoxal, cefaleia e leucopenia
Midazolam	Sedação, amnésia, ansiolítico e anticonvulsivante. Não é analgésico!	EV, IM, VO, SL EV: 0,05-0,2 mg/kg/dose. Contínuo: 0,05-1,0 mg/kg/hora	• Hipotensão, bradicardia, excitação paradoxal, depressão respiratória potencializada por opiáceos • Antagonista: flumazenil
Lorazepam	Sedação, ansiólise, amnésia e anticonvulsivante Muito utilizado no tratamento da abstinência de BZP	VO: 0,05-0,1 mg/kg/dose cada 4-8 h	• Semelhantes ao MDZ • Apresentação EV não disponível no Brasil
Tiopental	Hipnótico, barbitúrico de ação ultracurta. Anticonvulsivante	EV: 1-5 mg/kg/dose Contínuo: 10-100 µg/kg/min	• Depressão respiratória, hipotensão severa e redução do débito cardíaco
Propofol	Sedativo e anestésico de curta duração. Útil em procedimentos rápidos. Não aprovado pela FDA para infusão contínua em crianças	EV 1-3 mg/kg/dose. Dor à infusão. Titular conforme necessidade	• Hipotensão, apneia, acidose. • Síndrome da infusão de propofol. • Rápida metabolização • em minutos. • Não utilizar em infusão contínua prolongada
Cetamina	Anestésico dissociativo amnésico, com analgesia. Sedação para procedimentos. Sem depressão respiratória e mantém estabilidade circulatória	EV 0,25-0,5 mg/kg/dose. EV contínuo: 5-20 µg/kg/min. IM 2-5 mg/kg/dose 1 x	• Hipertensão, taquicardia, • aumento da PIC e alucinações. • Sedativo ideal no • asmático, pela broncodilatação
Etomidato	Sedativo, não analgésico. Pouca depressão respiratória e cardiovascular	EV 0,1-0,2 mg/kg/ dose	• Pode causar abalos musculares, mioclonias, dificultando procedimentos que necessitam de imobilidade total. Evitar no choque séptico, pois pode • causar insuficiência suprarrenal aguda
Dexmedetomidina	Sedativo e analgésico α-agonista adrenérgico	EV 0,1-2 µg/kg/h. Titular efeito. Evitar *bolus*	• Cuidado em uso • concomitante com • vasodilatadores e agentes cronotrópicos negativos. • Hipotensão e bradicardia

Fonte: autoria própria.

difícil e é entidade desafiadora para o diagnóstico e tratamento na infância, principalmente nas crianças mais jovens e lactentes.

O *delirium* corresponde a um quadro de início agudo e de curso flutuante, com alteração da consciência, piora da atenção e alterações cognitivas (déficits de memória, distúrbios de linguagem e alucinações). Entre os diagnósticos diferenciais do *delirium* temos os quadros infecciosos, síndrome de abstinência, distúrbios metabólicos, trauma, hipóxia, endocrinopatias, intoxicações e quadros vasculites do SNC, entre outros.

Existem três subtipos de *delirium*: o hipoativo, o hiperativo e o misto. Alguns serviços têm experiência na utilização do *Pediatric Confusion Assesment Method*

(PCAM), que é um instrumento para diagnóstico desenvolvido inicialmente para adultos e posteriormente validado para maiores de 5 anos. Esta ferramenta testa o nível de atenção, mostrando figuras simples e pedindo para a criança repetir na sequência em que foi mostrada, e posteriormente faz perguntas simples que avaliam o nível de organização do pensamento, tais como: sorvete é gelado? coelhos voam? açúcar é doce?

Uma vez diagnosticado, o *delirium* pode ser tratado com haloperidol ou outras drogas antipsicóticas. Acreditamos que o diagnóstico diferencial, principalmente com a síndrome de abstinência, é desafiador, sobretudo nas crianças menores, e é sempre importante solicitar o acompanhamento simultâneo de um psiquiatra infantil.

Conceitos-chave

- A avaliação da história do paciente e o exame físico devem ser objetivos, a fim de antecipar possíveis complicações durante a sedação e analgesia.

- A sedação é uma alteração no nível de consciência, em geral induzida por drogas, com a intenção de diminuir ansiedade e desconfortos sem ter como objetivo o alívio da dor. É classificada em estágios que podem variar ao longo do procedimento, desde leve sedação à anestesia geral.

- Analgesia se refere ao alívio da sensação de dor, e deve ser oferecida a toda criança criticamente enferma independentemente da indicação de sedação.

- Um bom controle da dor tem relação com uma melhor evolução clínica, diminuição do sofrimento, facilidade nos procedimentos e cuidados com menor necessidade de sedação e melhora a qualidade da assistência, sendo atualmente considerado um quinto sinal vital a ser observado nestes pacientes, de forma contínua.

- Devemos incluir no plano terapêutico uma adequada avaliação da situação clínica, histórico do paciente e exame físico objetivos, com especial atenção à avaliação das vias aéreas, com o intuito de antecipar possíveis complicações.

- As medidas não farmacológicas podem minimizar e até zerar a necessidade de medicações na realização dos cuidados, e os responsáveis pela administração da sedação devem estar habilitados a lidar com complicações em pacientes cujo nível de sedação possa se tornar mais profundo do que o pretendido inicialmente, e que saibam manejar uma reação adversa à medicação, com atenção especial ao manejo das vias aéreas e à reanimação cardiopulmonar.

- Conhecer as habilidades necessárias aos profissionais que lidam com situações em que sedação e analgesia podem ser indispensáveis.

Questões

Quais são algumas das estratégias farmacológicas e não farmacológicas para as situações clínicas a seguir, sempre considerando os passos necessários ao preparo adequado do paciente para o procedimento, incluindo monitoração adequada?

1. Pacientes saudáveis com indicação de exames de imagem como tomografia computadorizada (TC) ou ressonância magnética (RM), em situação de urgência e emergência.

2. Pacientes saudáveis com indicação de punção liquórica, coleta de exames arteriais ou venosos, cuidados com feridas, fraturas e suturas

3. Paciente previamente hígido, submetido a laparotomia exploradora com hemoperitônio e ressecção de alça intestinal.

4. Paciente com intubação traqueal recente e "brigando" com a ventilação mecânica, impedindo oxigenação adequada.

5. Paciente com traumatismo cranioencefálico grave com picos de hipertensão intracraniana.

BIBLIOGRAFIA CONSULTADA

- American Academy of Pediatrics. Guidelines for Monitoring and Management of Pediatric Patients During and After Sedation for Diagnostic and Therapeutic Procedures: An Update. Pediatrics. dec. 2006;118(6):2587-2602.
- American Society of Anesthesiologists. ASA physical status classification. Disponível em: <https://www.asahq.org/resources/clinical-information/asa-physical-status-classification-system>.
- American Society of Anesthesiologists. Continuum of depth of sedation: Definition of general anesthesia and levels of sedation/analgesia, Disponível em: <http://www.asahq.org/~/media/sites/asahq/files/public/resources/standards-guidelines/continuum-of-depth-of-sedation-definition-of-general-anesthesia-and-levels-of-sedatio-analgesia.pdf>.
- Bauman BH, McManus JG. Pediatric Pain Management in the Emergency Departmente. Emerg Med Clin N Am. 2005;23:393-414.
- Doyle L, Colletti JE. Pediatric Procedural Sedation and Analgesia. Pediatric Clin N Am. 2006;53:279-292.
- Krauss B, Green SM. Procedural sedation and analgesia in children. Lancet. 2006;367(9512):766-80.
- Shaffner DH, Nichols DG. Rogers Textbook of Pediatric Intensive Care. 5th ed. Pain and Sedation Management. 2016. cap. 14, p. 132-163.
- Verghese ST, Hannallah RS. Acute pain management in Children – Journal of Pain Research. 2010;3:105-123.
- WHO guidelines on the pharmacological treatment of persisting pain in children with medical illnesses. Disponível em: <http://apps.who.int/iris/bitstream/10665/44540/1/9789241548120_Guidelines.pdf>.

Respostas

1. Tratam-se de exames não dolorosos comuns no ambiente de emergência pediátrica e que podem ter seu resultado afetado em casos de movimentação excessiva do paciente. Se a condição clínica do paciente permitir (pacientes estáveis), em muitos casos medidas não farmacológicas podem ser suficientes, por exemplo: contensão em bebês pequenos ("rolinho"), uso de chupetas associada ao uso solução glicosada para sucção não nutritiva; explicar o procedimento ao paciente e sua família (se possível), permitir presença de acompanhantes durante a realização do exame e modificação do ambiente onde serão realizados, tornando-os mais lúdicos, podem auxiliar.

    Caso se faça necessário, o uso dos medicamentos para estes procedimentos será determinado pela duração do exame e pela presença de acesso venoso. Nas situações descritas acima, no caso de exames com duração mais curta, em geral TC, sugere-se o uso de propofol ou dexmedetomidina em *bolus* como primeira escolha. Como a tomografia em nosso meio é exame rápido, uma equipe treinada, associada à presença dos familiares, normalmente é suficiente para a realização do exame sem sedação. Caso haja agitação excessiva por alteração da consciência ou cognitiva, utilizamos as medicações já mencionadas. Na ausência de acesso venoso sugerimos o uso de midazolam intranasal. Outra opção seria a utilização de hipnóticos como o hidrato de cloral que, embora bastante efetivo, pode necessitar de um tempo maior para a indução do sono e pode ter o acordar retardado. Para os pacientes submetidos a exames em geral mais prolongados, como RM, sugerimos infusão contínua endovenosa de dexmedetomidina ou propofol como primeira escolha.

2. Tratam-se de procedimentos em geral pouco dolorosos, comuns no ambiente de emergência pediátrica, simples, porém, que podem gerar grande ansiedade por parte do paciente e da família, o que pode dificultar sua realização. Nestes casos, se a condição clínica do paciente permitir (pacientes estáveis), as medidas não farmacológicas estão fortemente indicadas. Explicar o procedimento ao paciente e sua família (se possível), permitir a presença de acompanhantes durante a realização do exame e modificação do ambiente onde serão realizados, tornando-os mais lúdicos, podem auxiliar. No caso dos traumas, a estabilização das fraturas, e em casos de feridas, os cuidados gerais com as mesmas (limpeza, retirada de resíduos) e uso de anestésicos tópicos em caso de indicação de coleta de exames, sutura e punção liquórica, podem contribuir para o controle da dor e ansiedade. Lembrando que a administração de analgésicos simples por via oral pode contribuir com melhor analgesia e melhorar a percepção de dor e agitação do paciente e familiares. Quando estas medidas não são suficientes, a sedação leve é necessária, estando indicado uso de midazolam oral, intranasal. Outra opção seria a cetamina intramuscular e, na presença de acesso venoso, o uso da cetamina pode ser opção, dado seu ótimo efeito analgésico e sedativo, com pouco efeito de depressão cardiopulmonar.

3. Pós-operatório que deve evoluir com dor importante e ansiedade, que pode ser controlada pela presença de familiares orientados em relação ao procedimento e que tenham suas dúvidas rapidamente solucionadas pela equipe multiprofissional. A analgesia pode ser realizada inicialmente com dipirona de horário por via endovenosa, associada a cetorolaco endovenoso nos intervalos e morfina a critério médico. Estas medicações pouparão o uso de opiáceos, facilitando o reaparecimento de trânsito intestinal adequado. À presença de dor, iniciar morfina de horário na menor dose possível que apresente boa eficácia.

4. Para este caso deveríamos ponderar a expectativa de duração para a ventilação mecânica. Prognóstico de extubação rápida em 24 horas, poderíamos utilizar o fentanil, por sua ação analgésica e algo sedativa em *bolus* intermitente e, se necessária a repetição, iniciar infusão contínua com a utilização de doses progressivas. Se necessários resgastes, associar midazolam em *bolus* e se necessário com frequência entre 2 a 3 horas, associar a infusão contínua. Para aqueles casos com previsão de maior tempo de ventilação mecânica (p. ex., síndrome do desconforto respiratório), iniciar a infusão contínua de fentanil em doses progressivas. Se resgates necessários, associar midazolam em infusão contínua e doses crescentes. Havendo períodos de agitação ou dor, não relacionados a fatores preveníveis, e midazolam e fentanil em doses plenas, podemos associar o hidrato de cloral por via enteral ou, na sua impossibilidade, usar cetamina em *bolus* ou em infusão contínua caso *bolus* muito frequentes. Caso volte a agitação após alguns dias, associar dexmedetomidina em infusão contínua. Não utilizamos o propofol contínuo em nosso serviço, pelo risco da síndrome de infusão de propofol, aguardando maiores estudos sobre o tema. Lembramos que nos pacientes em ventilação mecânica devida à asma grave, a cetamina é agente importante pois, além de ter efeitos sedativos e analgésicos, é um excelente broncodilatador.

5. Paciente frequentemente em coma, intubado, devendo receber midazolam e fentanil em infusão contínua em doses elevadas. Havendo elevação da PIC, utilizar *bolus* de tiopental e se frequentes, substituir o midazolam por infusão contínua de tiopental. Deve ser utilizada lidocaína endovenosa antes das aspirações para evitar picos de HIC e manter Comfort mais baixo ou BIS entre 30 a 40. Caso paciente sedado adequadamente e com elevação da PIC, retirada de líquor se cateter intraventricular, e uso de manitol ou salina hipertônica por via endovenosa.

Procedimentos

- Albert Bousso
- Luisa Zagne Braz

Introdução

Durante o cuidado com pacientes, muitas vezes são necessários procedimentos relacionados à realização de exames nas investigações diagnósticas, cujo objetivo é melhorar a monitoração das funções orgânicas ou ajudar no tratamento de um órgão comprometido. Apesar de necessários, nenhum procedimento é livre de complicações, as quais podem colaborar com o aumento:

- Da morbidade.
- Da mortalidade.
- Do custo.
- Do tempo da hospitalização.

Portanto, conhecer as indicações, contraindicações, técnicas e complicações inerentes a cada procedimento é importante para um melhor manejo clínico e maior segurança no cuidado ao paciente.

Neste capítulo iremos apresentar noções básicas e essenciais para a execução dos principais procedimentos utilizados na prática pediátrica, sempre pontuando as peculiaridades da anatomia infantil e do atendimento às crianças.

Intubação orotraqueal e sequência rápida de intubação

A necessidade do acesso rápido e seguro à via aérea do paciente torna a intubação traqueal um procedimento de grande importância na prática médica, principalmente na faixa etária pediátrica, onde a falência respiratória precede 95% das paradas cardíacas.

A intubação traqueal é um procedimento que assegura a permeabilidade da via aérea, facilita a higiene respiratória, a ventilação por pressão positiva para auxílio na troca gasosa e até mesmo a administração de alguns medicamentos nos casos mais críticos.

A sequência rápida de intubação é uma técnica que tem como objetivo levar o paciente a um rápido estado de inconsciência, analgesia e bloqueio muscular, com fins a promover a intubação traqueal nas situações de emergência, visando aumentar as chances de sucesso e diminuir as complicações durante o procedimento.

Apesar se ser uma técnica descrita para situações de urgência, também deve ser utilizada para situações eletivas, por aumentar o sucesso do procedimento, salvo raras contraindicações que serão discutidas no decorrer deste capítulo.

Indicações

Existe uma série de indicações para intubar um paciente, sendo elas eletivas, como para a anestesia durante um procedimento cirúrgico; ou de urgência, como no caso de pacientes com:

- Falência respiratória.
- Obstrução da via aérea.
- Perda da proteção da via aérea nos casos neurológicos com rebaixamento do nível de consciência (NC), entre outras.

Na Tabela 45.1 estão descritas as principais indicações de intubação traqueal.

Tabela 45.1. Indicações de intubação traqueal	
Urgência	**Eletivas**
• Insuficiência respiratória	• Anestesia geral
• Apneia ou bradipneia	• Broncoscopia
• Rebaixamento do NC + ECG ≤ 8	• Coleta de secreção traqueal
• Obstrução da via aérea	• Administração de fármacos
• Suporte ventilatório em graves alterações hemodinâmicas, neurológicas ou metabólicas	• Outros procedimentos eletivos com necessidade de proteção da via aérea

NC: Nível de consciência; ECG: Escala de Coma de Glasgow.

Contraindicações

Existem raras contraindicações à intubação traqueal, e as principais delas estão relacionadas às alterações anatômicas que impossibilitam o acesso à traqueia por via oral ou nasal, e levam à necessidade de realização de procedimentos ainda mais invasivos, como traqueostomia ou cricotireoidostomia nos casos de urgência. Portanto, são de extrema importância para a segurança do paciente e sucesso do procedimento:

- Domínio da técnica.
- Material adequado.
- Exame com análise criteriosa da anatomia do paciente antes do início e indicação do procedimento.

Muitas vezes é necessária a utilização de material especial como broncoscópio, videolaringoscópio, fio guia e outros dispositivos ventilatórios alternativos, como a máscara laríngea, para auxiliar no acesso à via aérea, aumentando a chance de sucesso do procedimento e, ao mesmo tempo, diminuindo a necessidade da realização emergencial da traqueostomia e as complicações do procedimento.

Recomendamos que sempre esteja disponível nos serviços de emergência, anestesia e terapia intensiva uma maleta com material de via aérea difícil, como:

- Dispositivos supraglóticos, como por exemplo máscara laríngea.
- Videolaringoscópio.
- Fio guia.
- Material para cricostomia a fim de minimizar as dificuldades e os imprevistos no acesso à via aérea do paciente pediátrico.
- Lembramos que uma equipe adequadamente treinada e com o material adequado pode possibilitar a intubação das mais difíceis vias aéreas.

No Quadro 45.1 estão alguns exemplos de contraindicações à intubação traqueal.

O Quadro 45.2 apresenta algumas das alterações no exame físico que podem sugerir dificuldades no acesso à via aérea pelas técnicas convencionais.

QUADRO 45.1	Contraindicações à intubação traqueal
• Trauma facial extenso	
• Tumor de orofaringe com obstrução da VAS	
• Tumor de mediastino superior com compressão extrínseca traqueal	
• Infecções com obstrução, edema ou compressão extrínseca da VAS	

VAS: via aérea superior.

QUADRO 45.2	Achados sugestivos de dificuldade ao acesso da via aérea
• Ruídos sugestivos de obstrução da VAS, como estridor e rouquidão	
• Massas cervicais palpáveis e/ou visíveis	
• Tumores em orofaringe	
– Dismorfismos faciais, como presença de pescoço curto, fenda palatina, palato em ogiva, dentre outros	
– Doenças osteoarticulares com acometimento da articulação temporomandibular	
• Presença de trismo, com dificuldade importante de abrir a boca	
– Exame radiológico com pescoço demonstrando compressão extrínseca da traqueia e/ou estreitamento da via aérea infraglótica (sinal da torre)	

VAS: via aérea superior.

Peculiaridades da faixa etária pediátrica

Chamamos atenção para algumas alterações presentes na faixa pediátrica que facilitam a insuficiência respiratória e tornam o acesso à sua via aérea ainda mais desafiador. Dentre elas, destacam-se:

- Menor diâmetro da via aérea.
- Suporte cartilaginoso ainda incompleto.
- Maior complacência da caixa torácica.
- Cabeça maior em relação ao corpo.
- Língua maior em relação às demais estruturas da cavidade oral.
- Epiglote mais curta, estreita e angulada em relação à traqueia.
- Laringe anteriorizada e afunilada.
- Controle central da respiração deficiente.
- Menor capacidade residual funcional.
- Menor proporção de fibras musculares do tipo 1, dentre outras.

Avaliação da anatomia

Vistas as considerações levantadas anteriormente, é de extrema importância uma anamnese e um exame físico dirigido antes do início do procedimento de intubação traqueal, a fim de prever suas dificuldades e diminuir suas complicações.

O escore de Mallampati, sempre que possível, deve ser empregado na avaliação da via aérea. Ele avalia a cavidade oral com o intuito de prever a dificuldade de acesso à via aérea através da laringoscopia direta. Conforme demonstrado na Figura 45.1, quanto maior a classe, maior deverá ser a dificuldade no acesso à via aérea pela laringoscopia direta convencional.

Material necessário

Durante o procedimento deve ser utilizado equipamento de proteção individual (EPI), como luvas, máscara, óculos e gorro. A segurança da equipe deve ser sempre uma preocupação em todos os procedimentos.

Faz-se necessário também um sistema para aspiração de vias aéreas, sonda de grosso calibre, que de modo geral na faixa pediátrica são as sondas de número 8 ou 10. Sempre se deve testar o equipamento de aspiração antes de iniciar o procedimento.

Utiliza-se ainda laringoscópio e lâminas adequados para a idade e tamanho do paciente. As lâminas variam de 0 a 3, de acordo com a faixa etária do paciente (Tabela 45.2), e na dúvida devemos medir a distância entre a rima labial e o ângulo da mandíbula para estimar o tamanho da lâmina. É possível utilizar uma lâmina grande para intubar um paciente pequeno, mas o inverso não é verdadeiro; por isso, quando houver dúvida, optar pelo maior material.

Lembre sempre de testar a luz do laringoscópio antes de iniciar o procedimento.

Existem ainda dois tipos de lâminas (Figura 45.2):

- Retas, que são mais utilizadas em lactentes e crianças menores de 8 anos, visto terem uma epiglote mais anteriorizada (deve-se pinçar a epiglote).
- Curvas, que são mais utilizadas em crianças maiores de 8 anos e adultos (deve-se elevar a valécula e, com isso, a epiglote).

Tabela 45.2. Tipo e tamanho das lâminas de laringoscopia conforme a idade

Idade	Tipo e tamanho
RN pré-termo	Reta – 0
RN termo	Reta – 0 ou 1
Lactente	Reta – 1
Pré-escolar	Reta – 2
Escolar	Reta ou Curva – 2 ou 3
Adolescente	Curva – 3

Com o domínio da técnica é possível utilizar ambas as lâminas para intubar todas as faixas etárias, ficando muitas vezes a critério do profissional a escolha do laringoscópio que será utilizado. Porém, como descrito acima, existem algumas vantagens em relação à utilização da lâmina reta nos menores de 8 anos.

As cânulas devem ser escolhidas de acordo com a idade do paciente, utilizando as seguintes fórmulas:

- Para cânulas sem *cuff*:

$$(\text{Idade em anos}/4) + 4$$

- Para cânulas com *cuff*. A numeração da cânula corresponde ao seu diâmetro interno.

$$(\text{Idade em anos}/4) + 3{,}5$$

No passado, a utilização de *cuff* na pediatria, também chamado de balonete, era contraindicada para crianças menores de 8 anos. Trabalhos atuais, porém, já demonstram segurança para seu uso rotineiro na faixa etária pediátrica, com exceção da neonatal, sendo indicado nos casos de patologias obstrutivas e restritivas graves, como nas pneumonias extensas, bronquiolites e asma grave.

A vantagem do uso do *cuff* é:

- Diminuir o escape em torno da cânula.

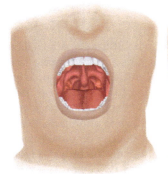 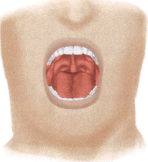 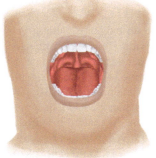 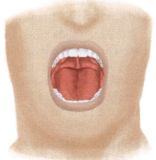

A — **Casse I:** visualiza-se toda a parede posterior da orofaringe, incluindo o pole inferior das tonsilas palatinas

B — **Casse II:** visualiza-se parte da parede posterior da orofaringe

C — **Casse III:** visualiza-se a inserção da úvula e o palato mole. Não é possível evidenciar a parede posterior da orofaringe

D — **Casse IV:** visualiza-se somente parte do palato mole e o palato duro

FIGURA 45.1. Escore de Mallampati. Fonte: Samsoon GL, Young JR. Difficult tracheal intubation: a retrospective study. Anaesthesia. 1987;42:487-90.

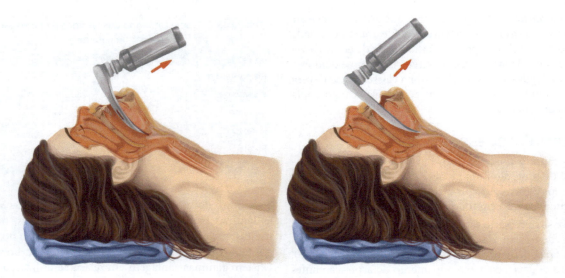

FIGURA 45.2. Laringoscopia com lâminas curva e reta, respectivamente. Fonte: J Pediatr (Rio J). 2007;83(2 Supl):S83-90.

- Permitir o emprego de altas pressões positivas.
- Garantir medidas confiáveis de mecânica ventilatória.
- Diminuir a perda de outros gases, como no uso do oxido nítrico.
- Prevenir a aspiração de conteúdo gástrico ou secreções da orofaringe para a via aérea inferior.

O fio guia é uma ferramenta que pode ser utilizada para tornar a cânula algo menos flexível, facilitando sua introdução na laringe. Deve ser utilizado apenas quando existem variações anatômicas que dificultam o acesso à traqueia e deve ser removido logo após o início da introdução da cânula pela epiglote, a fim de minimizar o risco de trauma local pelo guia.

No que se refere às seringas para testagem dos *cuffs*/balonetes, todas as cânulas com *cuff* devem ser previamente testadas, e durante o procedimento de intubação os balonetes obrigatoriamente precisam estar desinflados, a fim de diminuir trauma local e facilitar a progressão da cânula pela traqueia.

Deve ser usada uma fonte de oxigênio e bolsa-valva-máscara de tamanho adequado. Também conhecida como AMBU; as bolsas devem ser empregadas no tamanho adequado ao peso do paciente. A fonte de oxigênio deve ser ligada de acordo com o tamanho do AMBU, sendo de 10 a 15 litros para os pacientes pediátricos e pelo menos de 15 litros para os adultos. As máscaras também devem ser escolhidas de modo a vedar por completo o nariz e a boca do paciente. A Figura 45.3 apresenta os diferentes tamanhos de bolsa-valva-máscara.

Quanto ao tamanho do material para fixar a cânula, usamos a regra três vezes o tamanho do diâmetro da cânula apropriada à idade do paciente.

A pinça de MacGill é utilizada apenas na técnica de intubação nasotraqueal, e é a ferramenta que auxilia na introdução da cânula pela epiglote.

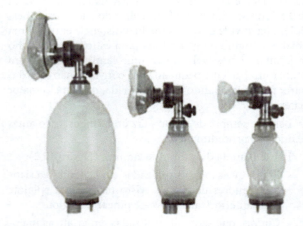

FIGURA 45.3. Tamanhos de bolsa-valva-máscara: adulto (750 mL) x pediátrico (500 mL) x neonatal (250 mL). Fonte: Disponível em: <https://www.misodor.com/URGENCIAS%20PEDIATRICAS.php>.

O coxim é o material de apoio utilizado para facilitar o posicionamento da criança para o procedimento (habitualmente utilizamos um tecido), e tem como objetivo promover uma adequada retificação das vias áreas. Para maiores de 2 anos utilizamos o coxim abaixo da região occipital e para os menores de 2 anos utilizamos abaixo dos ombros. Com isso, o canal externo do ouvido posiciona-se anteriormente e na altura dos ombros. A Figura 45.4 demonstra o posicionamento do coxim de acordo com a idade.

O estetoscópio é importante para a verificação do sucesso após o procedimento, sendo auxiliar no posicionamento da cânula e também serve para avaliar se a entrada de ar está adequada e simétrica em ambos os pulmões. Além disso, ajuda no diagnóstico de possíveis complicações.

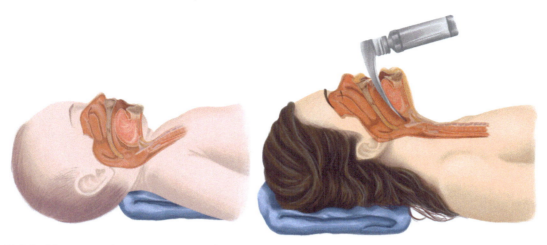

FIGURA 45.4. Posicionamento do coxim: entre os ombros < 2 anos; região cervical > 2 anos. Fonte: Manual de Provedores de SAVP.

A monitoração com oximetria de pulso, pressão não invasiva e ECG é de extrema importância para a segurança do paciente durante o procedimento.

O uso do capnógrafo é de suma importância para detectar a presença de gás carbônico exalado. A capnografia é o método padrão-ouro para verificar o sucesso da intubação.

A radiografia de tórax é recomendada após o procedimento para verificar:

- O sucesso da intubação.
- O posicionamento da cânula.
- Afastar e/ou identificar suas possíveis complicações.

O Termo de Consentimento por escrito não é algo obrigatório para a realização do procedimento, principalmente em casos de urgência e emergência. Porém a família e/ou o responsável legal pelo menor deve estar sempre ciente da gravidade do caso, da necessidade do procedimento e dos riscos relacionados a ele.

Nos casos de adolescentes e escolares já em condições de compreender a situação, devemos conversar também com o paciente. Registre sempre em prontuário o que foi conversado com a família e esclarecido de dúvidas.

Sequência rápida de intubação (SRI)

Como explicado anteriormente, consiste em uma estratégia medicamentosa a fim de promover analgesia, sedação e relaxamento muscular do paciente, para maior conforto, segurança e chances de sucesso durante o procedimento de intubação traqueal. Ela consiste em três etapas:

1. Avaliação prévia do paciente e de sua via aérea, com rápida história de antecedentes de alergia, de medicações, última refeição, sua história pregressa e eventos que levaram o paciente àquela condição clínica. Na grande maioria das vezes essa etapa é realizada com o familiar, então neste momento aproveite para explicar sobre o procedimento, suas indicações e seus riscos.
2. Pré-oxigenação que deve ser realizada com FiO_2 a 100%, a fim de assegurar uma maior reserva funcional de oxigênio durante o procedimento; e
3. Medicação, cujos fármacos são escolhidos conforme a clínica, idade e antecedentes pessoais de cada paciente, constituindo-se de uma para-analgesia, para sedação, e um bloqueador neuromuscular.

Para a etapa da medicação, de modo geral na prática pediátrica utilizamos:

- O fentanil como analgésico.
- O midazolam como sedativo.
- O rocurônio como bloqueador neuromuscular.

Anteriormente era rotina o uso da atropina como pré-medicação nos menores de 1 ano, porém em revisões recentes publicadas no ano de 2015 essa orientação foi suspensa e seu uso é empregado apenas caso haja manobra vagal que leve à bradicardia durante o procedimento. Portanto, é um fármaco que deve estar separado e pronto para ser administrado, caso necessário.

Algumas peculiaridades farmacológicas são indicadas e, nesse sentido, um bom conhecimento da farmacologia permite uma melhor seleção de fármacos para uso individualizado a cada caso, sendo a individualização a prática sempre recomendada. Lembrando também que conforto, analgesia e segurança são direitos dos pacientes e deveres da equipe assistencial.

Na Tabela 45.3 citamos alguns sedativos que podem ser empregados na SRI e suas peculiaridades.

Técnica para realizar o procedimento

Após separar o material ideal, previamente testado e adequado para cada paciente, escolher os fármacos de

Tabela 45.3. Sedativos empregados na SRI e suas peculiaridades

Sedativo	Propriedades
Midazolam	• Pode ser administrado por via EV, IN, IM e IR • Excelente efeito sedativo e hipnótico, com rápido início e relativamente curta duração do efeito • Pode causar alterações cardiovasculares como hipotensão e bradicardia. Deve ser usado com cautela em pacientes hipotensos
Cetamina	• Pode ser administrada IM e EV • Tem efeito broncodilatador e é recomendado em casos de broncoespasmo • Libera catecolaminas, aumentando a PAS e causando taquicardia. Recomendado em pacientes hipotensos • Aumenta a PIC. É contraindicado em pacientes com HIC • Pode causar laringoespasmo. Seu uso deve ser criterioso em pacientes com laringite
Propofol	• Pode ser administrado EV • Efeito extremamente rápido e de curta duração. É excelente indutor rápido de hipnose e sedação • Reduz a hiper-reatividade brônquica • Pode causar alterações cardiovasculares como hipotensão e bradicardia. Deve ser usado com cautela em pacientes hipotensos • Seu uso contínuo pode causar síndrome de infusão do propofol. Já foi contraindicado para uso contínuo na faixa etária pediátrica, porém estudos atuais asseguram sua segurança no uso, com cautela
Etomidato	• Pode ser administrado EV • Tem pouca interação cardiovascular, não alterando a PAS e PIC • Pode causar supressão adrenal, sendo recomendada cautela no uso em paciente com choque séptico ou demais doenças com risco de supressão adrenal
Tiopental	• Pode ser administrado EV

EV: endovenosa; IN: intranasal; IM: intramuscular; IR: intrarretal; PAS: pressão arterial sistêmica; PIC: pressão intracraniana; HIC: hipertensão intracraniana.

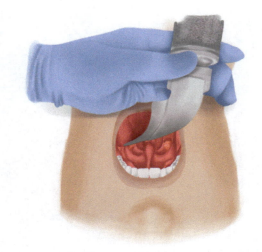

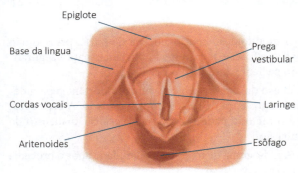

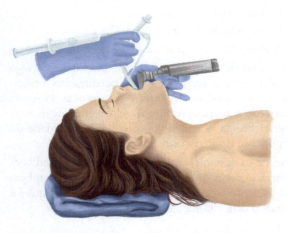

FIGURA 45.5. Laringoscopia direta. Fonte: Matsumoto T, Carvalho WB. Tracheal intubation. J Pediatr (Rio J). 2007;83(2 Suppl):S83-90.

forma individualizada para cada caso. Com o paciente adequadamente posicionado e monitorizado você estará pronto para iniciar o procedimento. Assim como todos os procedimentos, a intubação deve ser realizada de forma tranquila e sempre que possível em ambiente e situação ideal. Na Figura 45.5 temos a visualização da laringoscopia direta ideal.

■ Intubação orotraqueal

Para a intubação orotraqueal deve ser obedecida a seguinte sequência:

- Entre com o laringoscópio pelo lado direito da rima labial, rechaçando a língua para a esquerda e inserindo o aparelho em direção caudal com relação ao paciente. Evitar o movimento de báscula com a lâmina, pois há o risco de trauma em dentes incisivos superiores.
- Avançar gentilmente a lâmina do laringoscópio até visualizar a epiglote. A epiglote deve ser deslocada para que as cordas vocais sejam bem visualizadas.
- Após visualizar as cordas vocais a cânula deve ser introduzida, inicialmente, 2 cm entre as cordas vocais.

Após o procedimento, verificar a posição do tubo através de ausculta bilateral do tórax, do epigástrio e da capnografia (padrão-ouro). Depois da verificação a cânula deve ser fixada conforme a regra três vezes o diâmetro da cânula.

Lembre de insuflar o *cuff*, idealmente com a ajuda de manômetro entre 20-30 mmHg. Realizar uma radiografia de tórax para verificar se a posição do tubo se encontra adequada, idealmente deve ficar a 2 cm da carina.

- ### Intubação Nasotraqueal

Segue a mesma técnica do procedimento por via oral, porem a cânula é passada através da narina e introduzida na traqueia com o auxílio da pinça de McGill.

O procedimento não deve durar mais do que 30 segundos. Caso ocorra queda de saturação ou qualquer outra intercorrência, é necessário:

- estabilizar o paciente e
- ventilar adequadamente, reestabelecendo a saturação antes da nova tentativa.

É recomendado ventilar o paciente por 30 segundos antes da próxima tentativa, no caso de insucesso.

Lembre-se que ventilar e estabilizar o paciente é mais importante do que intubar, pois isto permite se necessário chamar o auxílio de profissional mais experiente e/ou separar material específico para ajudar no acesso de uma via aérea difícil. Esteja pronto para imprevistos, mantenha a calma e acione a equipe especializada e/ou utilize material auxiliar nos casos necessários.

Complicações

Veja no Quadro 45.3 as principais complicações possíveis decorrentes dos procedimentos de intubação traqueal.

QUADRO 45.3	Complicações decorrentes do procedimento de intubação traqueal
• Intubação esofágica	
• Pneumotórax	
• Atelectasia	
• Intubação seletiva	
• Perda de dente	
• Sangramento de orofaringe	
• Lesão da laringe e/ou da traqueia	
• Espasmo da glote	
• Vômitos com broncoaspiração	
• Hipoxemia	
• Parada cardíaca	
• Manobra vagal	
• Arritmias	
• Subluxação cervical	
• Lesão de cordas vocais e da região subglótica	
• Infecção	

Sondagem vesical

Sondagem ou cateterismo vesical é um procedimento invasivo que consiste na introdução de um cateter ou sonda através do meato uretral até a bexiga, com o objetivo de coletar urina e/ou monitorar o débito urinário.

Pode ser apenas momentâneo, denominado sondagem de alívio, com o objetivo de coletar material para exames ou para aliviar a retenção urinária, ou também pode ser colocado por longo período, denominado sondagem de demora, a fim de:

- Monitorar o débito urinário.
- Coletar a urina por longo período para exames que estimam o funcionamento dos rins.
- Auxílio em pós-operatório de procedimento cirúrgicos.

Assim como os demais procedimentos, a sondagem vesical requer domínio da técnica e conhecimento da anatomia para a sua prática com segurança, além de ser um procedimento que não está isento de complicações. Neste tópico vamos apresentar as informações necessárias para realizar a sondagem vesical com segurança.

Tipos de sondagem vesical

- ### Sondagem vesical de alívio (SVA)

Procedimento momentâneo habitualmente realizado com uma sonda de silicone simples, que tem como objetivo esvaziar a bexiga coletando a diurese através de sistema aberto. Tem menor risco infeccioso e suas principais complicações estão relacionadas a trauma local durante o procedimento.

- ### Sondagem vesical de demora (SVD)

Procedimento de longa duração onde a sonda permanece no trato urinário e é conectada a uma bolsa coletora (sistema fechado). Para isso é necessária uma sonda específica de SVD com balonete, que ficará insuflado dentro da bexiga.

Tem indicações estritas e deve ser evitada e/ou removida assim que possível, pois possui maior risco de infecção, fora os riscos de trauma local comuns a todos os procedimentos. Portanto, a SVD é um procedimento que demanda uma técnica asséptica para diminuir o risco infeccioso.

Indicações

Na Tabela 45.4 estão elencadas as principais indicações para sondagem vesical.

Contraindicações

No Quadro 45.4 estão elencadas as principais contraindicações para a sondagem vesical.

Tabela 45.4. Indicações de sondagem vesical	
Sondagem vesical de alívio	**Sondagem vesical de demora**
• Coleta de material para exames, p. ex., urina 1 e urocultura • Alívio de retenção urinária aguda (p. ex., bexigoma) e crônica (p. ex., bexiga neurogênica) • Determinar quantidade de urina residual após urinar	• Monitorar o débito urinário do paciente crítico • Alívio da diurese durante anestesias ou sedações • Coleta de urina de 24 h para exames • Per e pós-operatório • Irrigação da bexiga

QUADRO 45.4. Contraindicações para a sondagem vesical

- Trauma uretral
  - Paciente politraumatizado que apresente sangramento pelo meato uretral
- Obstrução uretral
- Alterações anatômicas que impeçam o cateterismo por via uretral
- Tumores, lesões que obstruam o meato uretral

Peculiaridades da faixa etária pediátrica

As crianças possuem uma anatomia menor, meato e canal uretral mais estreitos, pouca compreensão e medo em relação ao procedimento. Portanto, são mais propícios a trauma e complicações durante o procedimento, principalmente em pacientes acordados.

O estudo da anatomia e seleção do material adequado antes do início do procedimento aumenta a chance de sucesso e diminui os riscos relacionados ao procedimento.

Avaliação da anatomia

A anatomia feminina e respectiva sondagem uretral está representada na Figura 45.6, e a anatomia masculina e sua sondagem uretral, na Figura 45.7.

■ Alterações anatômicas

Existem algumas alterações anatômicas que podem dificultar o cateterismo vesical.

A fimose é a aderência do prepúcio à glande, e quando se apresenta de forma muito pronunciada pode dificultar a visualização do meato uretral, atrapalhando o procedimento de sondagem uretral. É a alteração anatômica mais comum nos meninos e tende a melhorar com a idade.

A válvula de uretra posterior é a causa mais comum de obstrução uretral congênita em crianças, com incidência de 1:3.000 a 1:8.000 nascidos vivos. Quando muito importante, pode dificultar ou até impossibilitar o procedimento de sondagem uretral.

A hipospádia é uma alteração congênita que ocorre quando o meato uretral (orifício por onde sai a urina) é anormal e está localizado fora da posição habitual. Ocorre em aproximadamente um a cada 200 meninos. A hipospádia pode variar em complexidade, dependendo da localização do meato uretral, que pode estar situado em qualquer lugar na parte de baixo do pênis (Figura 45.8).

A epispádia é uma malformação genital rara pertencente ao complexo extrofia-epispádia (1/117.000 recém-nascidos), mais comum no sexo masculino (Figura 45.9).

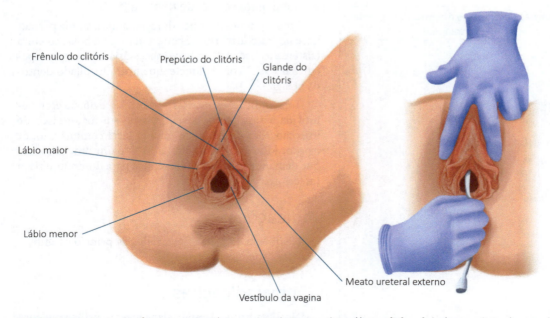

FIGURA 45.6. Anatomia feminina e sondagem uretral. Fonte: <http://www.fisfar.ufc.br/petmedicina/images/stories/sondagem_vesical_-_como_eu_fao_pet.pdf>.

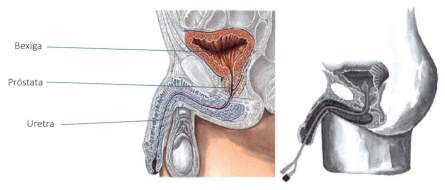

FIGURA 45.7. Anatomia masculina e sondagem uretral. Fonte: <http://www.fisfar.ufc.br/petmedicina/images/stories/sondagem_vesical_-_como_eu_fao_pet.pdf>.

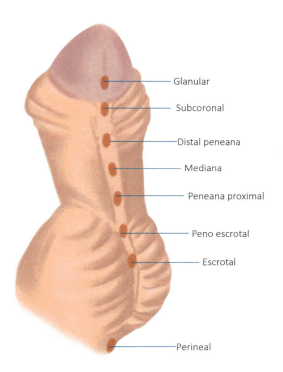

FIGURA 45.8. Hipospádia. Fonte: <http://www.saudedireta.com.br/docsupload/1331414396Urologia_cap43.pdf>.

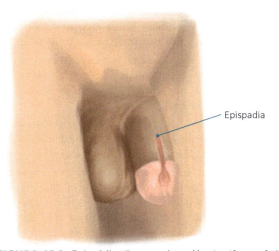

FIGURA 45.9. Epispádia. Fonte: -<http://webpdfpro.info/epispádia-dan-hipospadia-515.html>.

- Conjunto de sonda estéril descartável com lubrificante.
- Recipiente estéril para cultura, caso esta seja solicitada.
- Agulha e seringas para aspirar a água destilada.
- Material adesivo para fixar a sonda, no caso da sondagem de demora.
- Sistema coletor, no caso da sondagem de demora.
- Sonda vesical, representada na Figura 45.10.

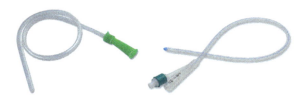

FIGURA 45.10. Tipos de sonda vesical: alívio (esquerda) e demora (com balão) (direita). Fonte: <http://www.fisfar.ufc.br/petmedicina/images/stories/sondagem_vesical_-_como_eu_fao_pet.pdf>.

Material necessário

O material necessário para a realização do procedimento de sondagem vesical é:

- Luva estéril e de procedimento.
- Campo estéril.
- Gaze estéril.
- Xilocaína gel.
- Água destilada para preencher o balão no caso da sondagem de demora.
- Solução antisséptica para a limpeza perineal.

Técnica para realizar

Primeiramente, sempre explicar o procedimento para a criança (quando possível) e para o acompanhante. Ofereça ao acompanhante a possibilidade de acompanhar e auxiliar no procedimento sempre que possível. Lembre-se que a presença e participação do familiar muitas vezes ajuda a acalmar o paciente e diminui o impacto do procedimento na criança.

Depois higienize as mãos e separe o material necessário para o procedimento. Posicione o paciente em decúbito dorsal, abduzindo as pernas e restringindo a criança com auxílio do acompanhante ou de alguém da equipe de saúde.

Após o paciente estar devidamente posicionado:

- Coloque a luva de procedimento e faça uma adequada higiene perineal. Tenha uma maior atenção à higiene na região onde será realizada a sondagem.
- Posicione o campo estéril, refaça a antissepsia do períneo com gaze umedecida com clorexidina aquosa com o auxílio da pinça; utilize uma gaze para cada movimento.
- Lembre de caprichar na antissepsia do meato uretral, tendo atenção para afastar bem os grandes lábios nas meninas e recolher o prepúcio nos meninos.

Antes do início do procedimento, lembre de testar o balão da sonda (quando de demora) infundindo o volume de água destilada recomendado pelo fabricante, depois desinfle o balão e lubrifique a parte que será inserida no paciente com xilocaína gel.

Depois de realizada a antissepsia adequada, testar o material e lubrificar a parte que será introduzida e, na sequência:

- Segure a ponta da sonda lubrificada e introduza delicadamente pelo meato uretral. No caso das meninas o movimento deve ser ligeiramente inclinado para baixo, visto a anatomia da uretra feminina em forma de C, ou no caso dos meninos faça movimento pendular com o pênis durante a gentil introdução da sonda pelo meato uretral.
- Introduza apenas 5 cm após o aparecimento da urina.
- Depois insufle o balão e tracione levemente até sentir resistência.
- Acabando a sondagem é só adaptar a sonda ao coletor de urina fechado, sem contaminar, e fixar a sonda com material adesivo na região superior da coxa ou suprapúbica.

Na sondagem de alívio a técnica é semelhante, mas não há balão para insuflar nem coletor, pois será retirada logo que acabe a drenagem da urina.

Complicações

As principais complicações durante o procedimento estão relacionadas a traumas locais. Existem relatos inclusive de perfuração uretral/vesical e fratura peniana relacionadas à técnica incorreta e excesso de força durante o procedimento.

Outra complicação temida é a infecção do trato urinário. Lembre que o material é estéril, portanto uma assepsia e antissepsia adequadas são cruciais para minimizar esse risco. Todo material externo está propicio a ser colonizado por bactérias, por isso retire as sondas de demora assim que possível. Quanto maior o tempo do uso do dispositivo, maior a chance de infecção.

Punção lombar

A punção lombar para coleta de líquido cefalorraquidiano ou acesso ao sistema liquórico pode ser realizada para fins diagnósticos e terapêuticos.

Indicações

■ Diagnóstico de Infecção do Sistema Nervoso Central (SNC)

A indicação mais frequente de coleta de líquido cefalorraquidiano (LCR) em pediatria é para o diagnóstico de infecção do SNC (meningites e encefalites). Idealmente, deve-se proceder à punção lombar antes do início da antibioticoterapia, com o objetivo de se obter uma maior possibilidade de recuperação do agente etiológico na cultura da amostra. Entretanto, diante de casos de forte suspeita de infecção, o início do tratamento antimicrobiano não deve ser retardado pela punção lombar, uma vez que o atraso no início do tratamento está associado a pior morbimortalidade.

A administração de antibióticos até algumas horas antes da punção lombar reduz a positividade da cultura, porém não leva a alterações em outros exames, tais como:

- Contagem e diferencial de células.
- Bioquímica.
- Bacterioscópico.

Nesses casos, recomenda-se a obtenção de hemoculturas previamente à antibioticoterapia.

■ Diagnóstico de hemorragia subaracnóidea

A hemorragia subaracnóidea espontânea é uma urgência médica e o seu diagnóstico deve ser obtido assim que houver suspeita clínica. O diagnóstico habitualmente é obtido através de exames radiológicos, notadamente, a tomografia computadorizada de crânio. A punção lombar pode estar indicada e fica restrita aos pacientes cujo diagnóstico não pode ser estabelecido através do exame de imagem.

Outras indicações são:

- Injeção de medicação intratecal.
- Diagnóstico de polirradiculoneurite (síndrome de Guillain-Barré).

- Retirada de LCR para alívio de hipertensão intracraniana idiopática (pseudotumor cerebral).
- Injeção de contraste para realização de mielografia.
- Realização de anestesia peridural ou raquimedular.

Contraindicações

■ Contraindicações absolutas

Pacientes com hipertensão intracraniana (HIC) estabelecida apresentam risco de herniação cerebral se submetidos à punção lombar. Situações clínicas de risco para HIC incluem as meningites e encefalites, processos expansivos do SNC, abscesso cerebral e hidrocefalia.

Em pacientes com suspeita de HIC, a presença de um dos seguintes achados, sugestivos de herniação cerebral iminente, contraindica a punção lombar:

- Redução do nível de consciência (Glasgow < 13).
- Pupilas dilatadas ou fixas (uni ou bilateral).
- Desvio conjugado do olhar ou reflexo dos olhos de boneca ausente.
- Postura de descerebração, decorticação ou hemiparesia.
- Alterações respiratórias, incluindo ritmo de Cheyne-Stokes, hiperventilação ou apneia.
- Papiledema.
- Convulsões.
- Hipertensão com bradicardia.

Quando há infecção no local da punção, a passagem da agulha através de tecido infectado pode levar à contaminação do espaço subaracnóideo e, consequentemente, à meningite iatrogênica. Portanto, neste caso a punção lombar está também contraindicada.

■ Contraindicações relativas

A presença de distúrbios de coagulação pode trazer significativo risco à realização de uma punção lombar. É prudente corrigir as alterações na coagulação previamente à punção lombar em pacientes hemofílicos, com plaquetopenia < 50.000/mL e naqueles com INR > 1,4.

Nos quadros de instabilidade cardiopulmonar a punção lombar deve também ser encarada com cautela. Nos pacientes em choque séptico a punção lombar, além de retardar o início da antibioticoterapia, pode comprometer ainda mais a função cardiorrespiratória em decorrência do posicionamento para a obtenção do LCR. Nessas situações, deve-se priorizar a estabilização hemodinâmica antes da coleta do LCR.

Preparo e técnica para o procedimento

■ Avaliação da Anatomia

A punção deve sempre ser realizada na parte distal da medula espinal, no nível da cauda equina. Em crianças menores de 1 ano a punção deve ser realizada a partir do espaço intervertebral L3-L4; em crianças maiores, pode ser realizada desde o espaço L2-L3 até o espaço L5-S1.

A região correspondente ao espaço intervertebral L4-L5 pode ser localizada traçando-se uma linha imaginária ligando as espinhas ilíacas posterossuperiores. Após a passagem da epiderme e do tecido celular subcutâneo a agulha atravessa:

- Os ligamentos supraespinal e intraespinal.
- O ligamento amarelo.
- A dura-máter e aracnoide até chegar ao espaço subaracnoide.

■ Monitoração

Todos os pacientes devem ser monitorados quanto à possibilidade de descompensação cardiorrespiratória durante a punção lombar. Crianças com sinais de desconforto respiratório podem tolerar melhor o procedimento se este for realizado na posição sentada. A monitoração contínua da:

- Frequência cardíaca.
- Frequência respiratória.
- Saturação de oxigênio deve ser realizada em pacientes criticamente doentes.

■ Tomografia computadorizada (TC) de crânio

Frente à suspeita de HIC em paciente com quadro clínico sugestivo de meningite, a realização de TC de crânio previamente à punção lombar é desejável. Deve-se ter em mente que a TC de crânio não é capaz de medir a PIC, e que achados normais no exame radiológico não excluem a possibilidade de HIC.

A TC de crânio deve ser reservada aos pacientes com quadro clínico sugestivo de HIC, e seus resultados interpretados à luz dos achados clínicos.

Material

Dentre os materiais necessários para o procedimento de punção lombar, temos:

- Material para assepsia, como gazes estéreis, solução alcoólica de clorexidina, campos e luvas estéreis.
- Manômetro para mensuração de pressão liquórica.
- Agulha para punção liquórica atraumática com estilete, calibre 22 G. O comprimento da agulha varia de acordo com a idade da criança, conforme a Tabela 45.5.
- Três tubos estéreis.
- Lidocaína a 1% sem epinefrina e/ou creme EMLA (mistura de lidocaína a 2,5% e prilocaína a 2,5%).
- Seringa de 3 mL estéril com agulha 25 G para anestesia local com lidocaína.
- Material de ressuscitação, que deve estar prontamente disponível.

Tabela 45.5. Comprimento da agulha de acordo com a idade da criança

Idade	Comprimento da agulha (cm)
< 1 ano	3,75
1 ano a escolares	6,25
Adolescentes	8,75

Agulhas mais calibrosas não devem ser utilizadas em razão do maior risco de cefaleia pós-punção.

Posicionamento

O posicionamento correto é essencial para garantir a segurança e o sucesso do procedimento, e é necessária a presença de um auxiliar experiente para assessorar na manutenção da criança na posição correta.

A punção lombar pode ser realizada com o paciente sentado ou deitado em decúbito lateral.

▪ Posição Sentada

Além de promover maior aumento da distância entre os espaços intervertebrais, a posição sentada (Figura 45.11) acarreta menor comprometimento respiratório e aumenta o fluxo de LCR em recém-nascidos. Em recém-nascidos e lactentes um assistente segura um braço e uma perna do paciente com cada uma das mãos, enquanto apoia a cabeça.

Crianças maiores devem sentar-se à beira do leito com as pernas pendentes. Um travesseiro é colocado sobre suas coxas e o paciente flexiona o tronco sobre o travesseiro, com os cotovelos descansando sobre os joelhos. Um assistente deve garantir o alinhamento da coluna durante todo o procedimento.

▪ Decúbito lateral

Para a realização da punção lombar em decúbito lateral o paciente é deitado com as pernas flexionadas sobre o abdome (Figura 45.12). Um assistente mantém a criança nessa posição, passando um braço por trás dos joelhos, enquanto o outro braço mantém os ombros imóveis. Deve-se garantir que os ombros e os quadris da criança sejam mantidos perpendicularmente ao leito, e a linha interglútea esteja alinhada com os processos espinhosos para evitar a torção da coluna.

A hiperflexão do pescoço não é recomendada, pois além de não promover aumento do espaço intervertebral, pode acarretar complicações, principalmente as relacionadas à obstrução das vias aéreas e comprometimento cardiopulmonar. Mielopatia cervical, resultando em tetraparesia, já foi relatada em pacientes com instabilidade atlantoaxial submetidos a punção lombar com hiperflexão do pescoço.

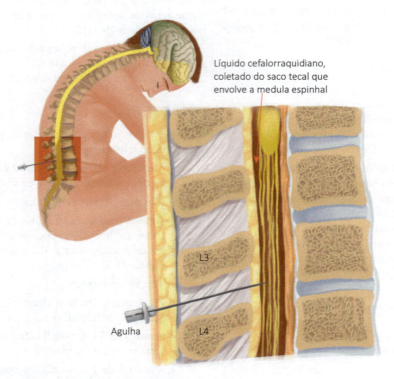

FIGURA 45.11. Posição sentada. Fonte: Mayo Foundation for Medical Education and Research.

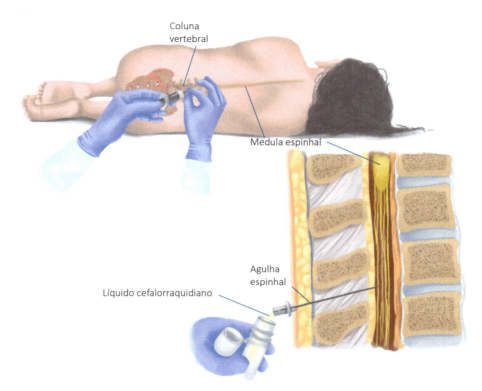

FIGURA 45.12. Decúbito lateral. Fonte: Mayo Foundation for Medical Education and Research.

Procedimento

■ Precauções iniciais

Inicialmente, é importante a lavagem das mãos e o uso de máscara cirúrgica e luvas estéreis pelo operador. Embora frequentemente omitido, o uso de máscaras cirúrgicas é obrigatório frente ao risco de ocorrência de meningite iatrogênica após punção lombar.

A assepsia deve ser ampla, incluindo a região da espinha ilíaca posterior, que será usada como referência para localização do espaço L3-L4. Inicia-se a assepsia no local da punção, ampliando a região em movimentos circulares. O processo deve ser repetido por mais duas vezes.

A assepsia deve ser seguida da colocação de campo estéril fenestrado, alcançando a região da espinha ilíaca posterior e região adjacente do leito.

■ Sedação e analgesia

A anestesia local deve ser realizada sempre que possível em todos os pacientes. Além da redução da dor, ela aumenta as chances de sucesso do procedimento. Pode ser feita com anestésico tópico e/ou local, cuja escolha deve ser baseada nas características do paciente e na urgência do procedimento.

A anestesia local com lidocaína tem ação imediata, porém pode prejudicar a identificação dos pontos de referência anatômicos em recém-nascidos e lactentes.

Para a realização de anestesia local, deve-se realizar a infiltração intradérmica do anestésico até a obtenção de pequeno botão, avançando a agulha no espaço intervertebral desejado, com cuidado para evitar a injeção do anestésico em um vaso sanguíneo ou no canal medular.

A anestesia tópica com EMLA tem a vantagem de não interferir na identificação das estruturas anatômicas, porém requer intervalo de 45 a 60 minutos antes da punção para alcançar o efeito anestésico ideal. Ela constitui uma boa opção para crianças pequenas, cuja punção lombar não tenha indicação de urgência (p. ex., na avaliação de lactentes febris sem sinais meníngeos).

Em lactentes de até 6 meses, o uso de chupeta com sacarose em associação à anestesia tópica pode intensificar a analgesia. A realização do procedimento sob sedação deve ser considerada para pacientes muito combativos.

■ Punção

– *Preparação da agulha*

Após assegurar-se de que o estilete está firmemente encaixado na agulha, deve-se introduzir a agulha com o bisel voltado para cima, em direção ao teto. Esta orientação garante a inserção do bisel paralelamente às fibras do ligamento amarelo. A agulha pode ser introduzida usando-se uma das seguintes técnicas:

- Segurando-se a agulha com o polegar e o indicador em uma mão, enquanto o polegar da mão livre serve como guia, posicionado-se logo acima ou abaixo do espaço intervertebral escolhido.

- Pela técnica bimanual, em que a agulha é introduzida entre os dedos indicadores do operador enquanto é estabilizada pelos polegares, que empurram o bulbo da agulha.

– Introdução da agulha

A agulha deve ser introduzida lentamente, levemente direcionada para a região cefálica. Quando a agulha ultrapassa a dura-máter nota-se discreta redução da resistência. Neste momento deve-se remover o estilete e observar se ocorre fluxo de LCR.

Caso negativo, o estilete deve ser reintroduzido e a agulha avançada um pouco mais, checando-se com frequência a presença de fluxo de LCR através da agulha. Alguns autores sugerem que o estilete seja removido logo após a passagem pelo subcutâneo, o que pode aumentar as chances de sucesso.

– Obtenção do Fluxo

Após obtenção do fluxo de LCR, um manômetro deve ser conectado à agulha através de uma torneira de três vias para mensuração da pressão de abertura. O maior valor obtido no manômetro deve ser registrado.

Em crianças muito chorosas e combativas, ou naquelas em que o procedimento foi realizado na posição sentada, a medida da pressão de abertura não é confiável. Os valores normais de pressão de abertura em crianças variam entre 11,5 e 25 cm H_2O.

– Coleta do material

Cerca de 1 mL de LCR deve ser coletado em cada um dos três tubos. O material deve ser enviado para:

- Análise citológica (contagem e diferencial de leucócitos).
- Determinação da concentração de glicose e proteínas.
- Cultura.

Amostras adicionais podem ser coletadas conforme indicação clínica.

Em pacientes com suspeita de hemorragia subaracnóidea, um quarto tubo deve ser coletado, e o primeiro e o último tubos devem ser enviados para contagem de células, a fim de descartar um acidente de punção como causa do sangramento.

Após a coleta do material pode-se medir a pressão de fechamento. Antes da retirada da agulha o estilete deve ser reinserido e removido em um único movimento, e após limpeza local a região deve ser protegida com fita adesiva tipo micropore.

■ Dificuldades técnicas

A resistência à progressão da agulha é normalmente ocasionada pela interposição óssea, quer do corpo vertebral, quer do processo espinhoso inferior. Em ambos os casos, deve-se:

- Retirar completamente a agulha.
- Checar o posicionamento do paciente.
- Assegurar-se que a punção esteja sendo feita na linha média.

O direcionamento cefálico da agulha pode ser tentado.

A punção traumática ocorre por trauma nos vasos do plexo venoso que circunda a medula espinal. Quando a agulha está bem localizada no espaço subaracnóideo, observa-se o clareamento progressivo do LCR. Caso isto não ocorra, a agulha deve ser retirada e a punção deve ser feita em outro espaço intervertebral. Uma nova agulha deve ser usada em cada tentativa.

Em caso de fluxo insuficiente de LCR, várias manobras podem ser usadas, tais como:

- Recolocar o estilete e avançar a agulha lentamente.
- Girar a agulha a 90° e observar o fluxo de LCR.
- Tracionar a agulha até o subcutâneo e reintroduzi-la.

Caso nenhuma das tentativas acima seja bem-sucedida, uma nova punção deve ser tentada em outro local.

Complicações

Entre as complicações decorrentes do procedimento de punção lombar, destacam-se a:

- Dor local.
- Cefaleia pós-punção.
- Herniação cerebral.
- Infecção.
- Tumor epidermoide medular.
- Hemorragia intramedular (hematomielia).

■ Dor local

A dor local é decorrente do trauma tecidual causado pela penetração da agulha. Pode ser acompanhada de claudicação e é geralmente tratada com analgésicos comuns.

■ Cefaleia pós-punção

A cefaleia pós-punção se caracteriza por dor, geralmente de forte intensidade, com típico componente postural. A dor inicia-se em até 15 minutos após o paciente sentar-se ou levantar-se, e melhora em até 15 minutos após repouso em decúbito horizontal.

Localiza-se geralmente na região frontal ou occipital, podendo haver irradiação para o pescoço e ombros. Podem ocorrer outros sintomas associados, como:

- Lombalgia.
- Vertigem.
- Zumbido.
- Distúrbios visuais ou auditivos.
- Paralisia de nervos faciais.

- Náuseas.
- Fotofobia ou intolerância a ruídos.

A incidência de cefaleia pós-punção em crianças varia entre 2 e 15%, enquanto em adolescentes se aproxima dos valores encontrados em adultos, cerca de 20%. No entanto, alguns autores acreditam que sua incidência em crianças possa ser subestimada devido à dificuldade de estas relatarem o sintoma, e à dificuldade dos pais e pediatras diagnosticarem a cefaleia postural em crianças jovens.

Cerca de 90% dos casos iniciam-se em até 72 horas após a punção lombar, porém intervalos entre poucas horas ou até meses após o procedimento já foram relatados.

A cefaleia pós-punção é decorrente da hipovolemia liquórica resultante da perda constante de LCR através da perfuração da dura-máter. Acredita-se que a baixa pressão liquórica acarrete tração gravitacional de estruturas intracranianas sensíveis à dor (meninges, vasos e nervos) e vasodilatação compensatória para manutenção da pressão intracraniana, dando origem à cefaleia.

Não existem evidências de que o repouso em decúbito horizontal após punção lombar seja eficaz na prevenção da cefaleia pós-punção. Por outro lado, reduz-se significativamente sua ocorrência quando tomadas as seguintes medidas:
- O uso de agulhas atraumáticas.
- A orientação do bisel da agulha paralelamente à direção das fibras do ligamento amarelo.
- A reposição do estilete antes da remoção da agulha.

■ Herniação cerebral

A herniação cerebral é uma complicação frequentemente fatal relacionada à realização de punção lombar em pacientes que apresentem HIC. Em meningites bacterianas, a herniação cerebral leva à morte cerca de 5% dos pacientes, o que corresponde a 32% das fatalidades.

A identificação de pacientes com HIC, conforme já descrito, é fundamental para a prevenção desta complicação.

■ Infecção

A meningite iatrogênica é uma complicação rara relacionada à punção lombar.

Os agentes etiológicos mais frequentemente relacionados à meningite iatrogênica incluem:

- *Streptococcus viridans* (49%).
- *Staphylococcus aureus* (5%).
- *Pseudomonas aeruginosa* (4%).

Em 36% dos casos o agente etiológico não pode ser determinado.

Evidências sugerem fortemente que o principal mecanismo envolvido na patogênese é a contaminação por gotículas provenientes da orofaringe dos profissionais de saúde diretamente envolvidos no procedimento. O predomínio de *Streptococcus viridans* como agente etiológico, um agente de baixa virulência, comensal da flora orofaríngea, reforça esta hipótese.

■ Tumor epidermoide medular

É uma complicação extremamente rara causada pela implantação de tecido epidérmico no espaço subaracnóideo durante a punção lombar realizada com agulha sem estilete. O intervalo entre a punção lombar e o início dos sintomas varia entre 2 até 23 anos.

Embora seja mais frequente em pacientes submetidos a múltiplas punções, pode ocorrer após um único procedimento. A relação entre a ocorrência de tumores epidermoides intramedulares e a punção lombar originou a recomendação da obrigatoriedade do uso de agulha com estilete para a realização de punção lombar.

■ Hemorragia intramedular (hematomielia)

É uma complicação rara, porém de consequências desastrosas, podendo levar a paraplegia ou quadriplegia irreversíveis. É relatada principalmente em pacientes com discrasias sanguíneas, como hemofilia e plaquetopenia secundária à quimioterapia, porém já foi descrita em pacientes sem risco para sangramento.

Pacientes com queixa de dor lombar associada a sinais neurológicos tais como incontinência urinária, fraqueza ou parestesia de membros inferiores devem ser imediatamente avaliados quanto à presença de hemorragia intramedular.

O tratamento consiste em descompressão cirúrgica de urgência (laminectomia), e o atraso no tratamento pode acarretar dano neurológico permanente.

Outras complicações incluem:
- apneia (central ou obstrutiva) e
- paralisia de musculatura ocular (transitória).

Conceitos-chave

- Alguns procedimentos podem ser necessários para coleta de exames nas investigações diagnósticas, a fim de melhorar a monitoração das funções orgânicas e/ou ajudar no funcionamento de um órgão comprometido.
- Apesar de necessários, nenhum dos procedimentos apresentados é livre de complicações, as quais podem aumentar a morbidade, a mortalidade, o custo e o tempo da hospitalização.
- Conhecer as indicações, contraindicações, técnicas, complicações e saber como proceder ou quando solicitar auxílio de um especialista nos casos complicados aumenta a segurança e o sucesso no cuidado ao paciente.
- A **intubação traqueal** é um procedimento que assegura a permeabilidade da via aérea, facilita a higiene respiratória, a ventilação por pressão positiva para auxílio na troca gasosa e até mesmo a administração de alguns medicamentos, nos casos mais críticos.
- Existem raras contraindicações à intubação traqueal, relacionadas às alterações anatômicas que impossibilitam o acesso à traqueia por via oral ou nasal.
- Tendo em vista as peculiaridades das vias aéreas dos pacientes pediátricos, é muito importante fazer a devida avaliação com anamnese e exame físico dirigido antes do início do procedimento de intubação traqueal, a fim de prever suas dificuldades e diminuir suas complicações.
- O posicionamento adequado da criança, usando se necessário um coxim para retificação das vias aéreas, é fundamental para o sucesso da intubação, bem como a monitoração com oximetria de pulso, pressão não invasiva e ECG durante o procedimento e a capnografia, para verificar o sucesso da intubação.
- A radiografia de tórax é recomendada após o procedimento para verificar o sucesso da intubação, o posicionamento da cânula e afastar e/ou identificar suas possíveis complicações.
- A sequência rápida de intubação tem como objetivo levar o paciente a um rápido estado de inconsciência, analgesia e bloqueio muscular para promover a intubação traqueal nas situações de emergência, visando aumentar as chances de sucesso e diminuir as complicações durante o procedimento. Ela consiste em três etapas: avaliação, pré-oxigenação com 100% de FiO_2 e medicação. Essa última deve ser selecionada de forma criteriosa e individualizada, a fim de garantir conforto, analgesia e segurança ao paciente.
- **Sondagem ou Cateterismo Vesical** é um procedimento invasivo que consiste na introdução de um cateter ou sonda através do meato uretral até a bexiga, com o objetivo de coletar urina e/ou monitorar o débito urinário, podendo ser apenas momentânea, denominada sondagem de alívio, ou pode ser colocada por longo período, denominada sondagem de demora.
- Para sua realização é importante a avaliação criteriosa da anatomia, a seleção do material apropriado e a antissepsia adequada.
- As principais complicações do procedimento estão relacionadas a traumas locais durante o procedimento e às infecções.
- **Punção lombar** para coleta de líquido cefalorraquidiano ou acesso ao sistema liquórico pode ser realizada para fins diagnósticos e terapêuticos, e deve ser realizada após a antissepsia adequada e a correta avaliação da anatomia.
- Em crianças menores de 1 ano a punção deve ser realizada a partir do espaço intervertebral L3-L4; em crianças maiores, pode ser realizada desde o espaço L2-L3 até o espaço L5-S1.
- Todos os pacientes devem ser monitorados quanto à possibilidade de descompensação cardiorrespiratória durante a punção lombar. E antes disso, a possibilidade de hipertensão intracraniana precisa ser afastada através de tomografia de crânio quando o quadro clínico sugerir.

Questões

1. Para que servem os procedimentos realizados na prática médica?
   A) Para coleta de exames.
   B) Para melhor monitoração do paciente.
   C) Para auxiliar no funcionamento do corpo no caso das doenças graves.
   D) Todas as alternativas anteriores.

2. Sobre a presença da família/responsáveis legais durante os procedimentos, é correto afirmar:
   A) O responsável deve obrigatoriamente sair durante a realização do procedimento.
   B) A presença do responsável durante o procedimento é um direito do menor e pode ajudar a acalmar o paciente.
   C) O responsável deve obrigatoriamente participar do procedimento.
   D) Não é necessário conversar com o responsável sobre a realização do procedimento eletivo.

3. Quais as alternativas abaixo são indicação de intubação orotraqueal?
   A) Nos casos de insuficiência respiratória aguda secundários a uma pneumonia extensa.
   B) Para assegurar a via aérea durante grandes cirurgias com anestesia geral.
   C) Para proteger a via aérea de pacientes com traumatismo craniano e escala de Glasgow menor que 9.
   D) Todas as alternativas anteriores.

4. Qual a regra para a seleção do tubo orotraqueal sem *cuff*?
   A) 4 × a idade/4.
   B) Idade/4 + 4.
   C) 4 x peso/4.
   D) Peso/4 + 4.

5. Qual das afirmativas abaixo é uma possível complicação da intubação orotraqueal?
   A) Pneumotórax.
   B) Intubação do esôfago.
   C) Parada cardíaca.
   D) Todas as anteriores.

6. Qual das afirmativas abaixo é indicação de sondagem de alívio?
   A) Bexigoma.
   B) Pós-operatório de câncer de próstata.
   C) Coleta de urocultura.
   D) Todas as anteriores.

7. Sobre a sondagem de alívio, é correto afirmar que:
   A) É utilizada para a coleta de urocultura.
   B) Utiliza reservatório.
   C) Utiliza sonda com balão.
   D) Deve ser fixada na parte superior da coxa.

SEÇÃO 3 • A CRIANÇA GRAVEMENTE DOENTE

8. Sobre a punção liquórica, é correto afirmar:

   A) Pode ser realizada para fins terapêuticos e diagnósticos.

   B) Deve ser realizada de rotina em todos os pacientes com hipertensão intracraniana, a fim de aliviar a alta pressão no sistema nervoso central.

   C) Nunca deve ser realizada antes da administração de antibióticos para o tratamento da meningite.

   D) É contraindicada nos recém-nascidos.

9. Pode ser uma complicação decorrente da punção liquórica:

   A) Infecção do sistema nervoso central.

   B) Cefaleia.

   C) Herniação cerebral.

   D) Todas as anteriores.

BIBLIOGRAFIA CONSULTADA

- Amantéa SL, Piva JP, Zanella MI, et al. Acesso rápido à via aérea. Jornal de Pediatria. 2003;79(Supl. 2):S127-S138.
- Atkins DL, Berger S, Duff JP, et al. Pediatric Basic Life Support and Cardiopulmonary Resuscitation Quality. Circulation. 2015;132:S519-S525.
- Goodman D, Green T, Unti S, et al. Current Procedures Pediatrics. Philadelphia: McGraw-Hill Medical; 2007. ISBN: 0071459081.
- Lee JH, Turner DA, Kamat P, et al. The number of tracheal intubation attempts matters! A prospective multiinstitutional pediatric observational study. BMC Pediatrics. 2016;16:58.
- Sims C, von Ungern-Sternberg BS. The normal and the challenging pediatric airway. Paediatr Anaesth. 2012;22(6):521-6.

Respostas

1. D

2. B

3. D

4. B

5. D

6. D

7. A

8. A

9. D

46

Ultrassonografia no PA

■ Marcela Preto Zamperlini

Definição

A ultrassonografia *point-of-care* consiste no uso de aparelhos portáteis de ultrassom pelo médico que está atendendo o paciente, como extensão do seu exame físico ou como auxílio para guiar procedimentos. Pesquisas apontam que o ultrassom utilizado dessa maneira por profissionais bem treinados melhora a acurácia diagnóstica em diferentes cenários clínicos, tais como trauma, choque sem causa aparente ou desconforto respiratório, e também aumenta a segurança dos pacientes submetidos a procedimentos invasivos.

O equipamento tem sido utilizado em diversas especialidades médicas e assim o treinamento para seu uso se faz necessário junto às instituições de ensino de medicina. As principais características do ultrassom *point-of-care* estão elencadas no Quadro 46.1.

QUADRO 46.1	Características do ultrassom *Point-of-Care*
• É focado em responder perguntas simples e específicas, geralmente binárias, formuladas de acordo com os sinais clínicos e sintomas que o paciente apresenta. Por exemplo: há líquido livre na cavidade abdominal nesse paciente politraumatizado, sim ou não?	
• Não deve demorar mais do que 3 a 5 minutos para ser realizado	
• Fornece dados importantes para tomada de decisão imediata, no cuidado do paciente crítico	
• É realizado no local onde o paciente está sendo atendido	

Ocorrência do ultrassom na área médica

Nos Estados Unidos, o ultrassom faz parte do *curriculum* de graduação em medicina desde 2006, tanto como recurso para o ensino de anatomia e fisiologia, como também para o início do treinamento em ultrassonografia *point-of-care*, naquelas situações clínicas que anteriormente somente se fazia durante a residência médica.

Em emergência pediátrica a ultrassonografia *point-of-care* tem sido uma potente ferramenta na avaliação e monitoração do paciente crítico, como politraumatizados, crianças em choque ou com insuficiência respiratória. Essas mesmas modalidades também são as mais atendidas nas emergências de pacientes adultos e em unidades de terapia intensiva.

O uso dessa nova tecnologia no atendimento pediátrico se faz ainda mais importante, pelo fato de proporcionar melhor acurácia diagnóstica com menor uso de irradiação ionizante.

Neste capítulo faremos uma breve introdução sobre a técnica e achados ultrassonográficos comuns nas situações clínicas já mencionadas acima. Está para além do escopo deste texto discutir princípios físicos básicos do ultrassom, ou seu uso como auxílio para guiar procedimentos, assuntos que serão abordados em outras sessões do material didático.

Ultrassom de tórax e abordagem da criança dispneica

Causas comuns de dispneia podem ser reconhecidas através do ultrassom de tórax. Discutiremos brevemente a técnica e os achados normais de ultrassonografia pulmonar, interpretação de artefatos, identificação de derrame pleural e pneumotórax.

Transdutores lineares e curvilíneos

Transdutores lineares ou curvilíneos (Figura 46.1) podem ser usados para realização da ultrassonografia pulmonar. Em crianças existe a vantagem do menor tamanho do tórax, o que permite mais frequentemente o uso do transdutor linear, que por ser de alta frequência, fornece melhor definição, sem atingir grande profundidade.

A criança deve estar deitada ou sentada, o transdutor posicionado na vertical com o marcador direcionado ao polo cefálico. Dessa forma, deve-se percorrer cada hemitórax, do ápice até a visualização do diafragma, em pelo menos três linhas:

- Hemiclavicular.
- Hemiaxilar.
- Hemiescapular.

Isso fornece a visualização das seis áreas demonstradas na Figura 46.2.

Seguindo a técnica acima, deve-se visualizar as estruturas na tela do aparelho, conforme demonstrado na Figura 46.3.

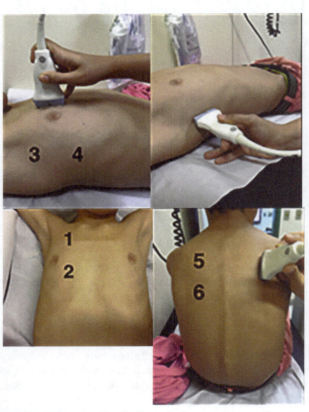

FIGURA 46.2. Visualização das seis áreas com o uso de transdutor na ultrassonografia de tórax. Fonte: Arquivo pessoal da autora.

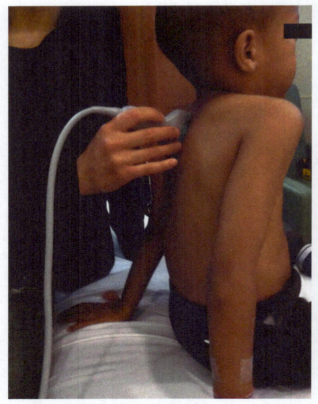

FIGURA 46.1. Técnica para realização de ultrassom de pulmão. Fonte: Arquivo pessoal da autora.

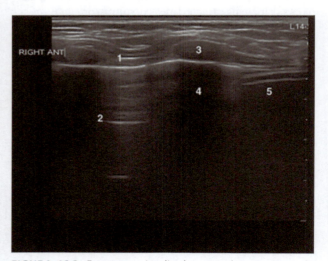

FIGURA 46.3. Estruturas visualizadas em tela com o uso do transdutor na ultrassonografia de tórax: 1) pleura; 2) linha "A"; 3) costela; 4) sombra da costela; 5) diafragma. Fonte: Arquivo pessoal da autora.

Achados em ultrassom de tórax: aprendendo a examinar o pulmão com ultrassom

Durante a respiração as pleuras parietal e visceral deslizam uma sobre a outra. Esse movimento horizontal observado no ultrassom é denominado deslizamento pleural. Conforme demonstrado na Figura 46.3, a pleura se caracteriza pela primeira linha hiperecoica, que se encontra abaixo das costelas.

- Relevância clínica do deslizamento pleural – pneumotórax

O pneumotórax consiste em uma coleção de ar entre as pleuras parietal e visceral. O ar presente entre as duas pleuras impede o contato entre elas e por consequência impede o deslizamento pleural. Em todos os casos de pneumotórax haverá ausência do deslizamento, portanto se ele estiver presente exclui-se essa possibilidade.

É importante ressaltar que a ausência de deslizamento sugere, mas não é um achado específico, de pneumotórax. Outras condições, como aderências pleurais, apneia e intubação seletiva podem levar à ausência de deslizamento pleural.

Quando a ausência de deslizamento é observada, o pneumotórax pode ser confirmado, detectando-se o *lung point*. Ele consiste na exata transição entre o ponto em que a pleura para de deslizar e o ponto em que desliza normalmente. Esse sinal reflete a borda do pneumotórax e é considerado patognomônico desta entidade.

Para detectar os achados sugestivos de pneumotórax deve-se posicionar o transdutor nas porções mais superiores do pulmão, onde vai ocorrer o maior acúmulo de ar. Sugere-se o segundo espaço intercostal, linha hemiclavicular, no paciente deitado.

- Linhas "A"

O artefato denominado linha "A", demonstrado na Figura 46.4, consiste em linhas hiperecoicas horizontais que aparecem em intervalos regulares a partir da pleura. Esse artefato está presente em pulmões normais, ou em situações patológicas que cursem com maior predominância de ar dentro dos pulmões, como por exemplo asma.

- Linhas "B"

Na presença de edema intersticial, surge um novo artefato denominado linha "B". Estas são linhas verticais, que surgem na pleura, movimentam-se junto com ela e apagam as linhas "A" (Figura 46.5).

Linhas "B" não são específicas de nenhuma patologia e devem ser interpretadas de acordo com o contexto clínico do paciente. Se forem localizadas podem ser compatíveis com pneumonia ou contusão pulmonar. Sendo difusas, podem refletir:

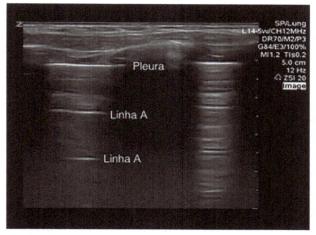

FIGURA 46.4. Imagem em vídeo das linhas A. Fonte: Arquivo pessoal da autora.

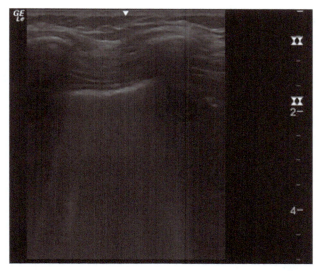

FIGURA 46.5. Imagem em vídeo das linhas B. Fonte: Arquivo pessoal da autora.

- Pneumonia intersticial.
- Congestão pulmonar.
- Fibrose intersticial.
- Síndrome do desconforto respiratório agudo.

- Derrame pleural

Para detecção de derrame pleural, deve-se posicionar o transdutor nas áreas mais posteriores e inferiores do pulmão, onde haverá maior acúmulo de líquido. No paciente deitado sugere-se a linha axilar posterior, conforme a Figura 46.6. No paciente sentado, a linha hemiescapular, na transição com o diafragma.

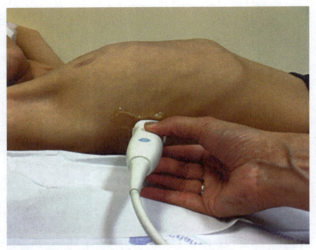

FIGURA 46.6. Posicionamento correto do transdutor para detecção de derrame pleural no paciente deitado. Fonte: Arquivo pessoal da autora.

O líquido aparece como estrutura hipo ou anecoica entre o pulmão e o diafragma, conforme demonstrado na Figura 46.7.

Consolidação pulmonar

Pode-se observar também, na Figura 46.7, que o pulmão aparece como uma estrutura homogênea, sem a presença de linhas A ou B. Nesse caso, interpreta-se o mesmo como consolidado, preenchido por processo inflamatório intra-alveolar, o que é sugestivo de pneumonia.

A depender da fase do processo pneumônico, pode-se também obter imagens mais irregulares, hipoecoicas, com destruição da pleura, como demonstrado na Figura 46.8.

Os achados acima, descritos em ultrassonografia do tórax, avaliados de acordo com o contexto clínico do paciente, podem auxiliar com acurácia e rapidez na definição do diagnóstico diferencial em pacientes dispneicos (protocolo BLUE, citado na bibliografia). O ultrassom de pulmão deve ser entendido como ferramenta colaborativa ao uso do estetoscópio, aumentando a sensibilidade e especificidade do exame físico. Todos os sinais demonstrados nada mais são que sinais de semiologia ultrassonográfica do pulmão, como os descritos para ausculta pulmonar.

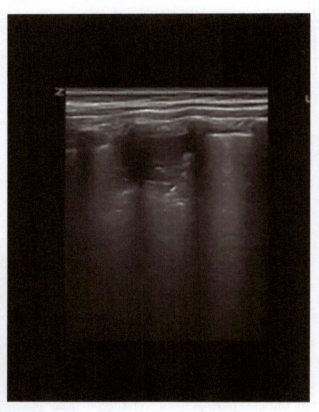

FIGURA 46.8. Imagem em vídeo da consolidação pulmonar como estrutura irregular, hipoecoica, com destruição da pleura. Região adjacente aparece homogênea, sem linhas A, com algumas linhas B pela presença de infiltrado inflamatório. Fonte: Arquivo pessoal da autora.

eFAST – uso do ultrassom no paciente politraumatizado

O ultrassom *point-of-care* é útil para responder quatro perguntas no cenário do paciente politraumatizado, conforme a Tabela 46.1.

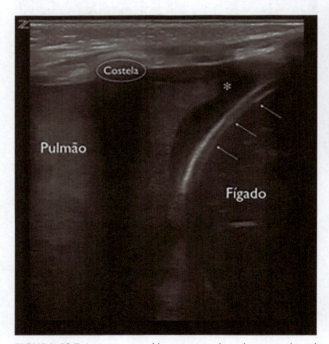

FIGURA 46.7. Imagem em vídeo mostrando o derrame pleural (indicado pelo asterisco), e setas indicando o diafragma. Fonte: Arquivo pessoal da autora.

Tabela 46.1. Perguntas que podem ser respondidas com uso do ultrassom *point-of-care* no cenário do paciente politraumatizado

Pergunta	Interpretação
1) O paciente possui líquido livre intra-abdominal ou pélvico?	No paciente politraumatizado, a presença de líquido livre na cavidade abdominal é interpretada como sangue até que se prove o contrário. Este é, portanto, um sinal indireto de laceração de órgão sólido intra-abdominal ou pélvico
2) O paciente possui líquido livre na cavidade pericárdica?	No contexto de trauma penetrante em tórax, a presença de líquido livre na cavidade pericárdica é sinal de hemopericárdio, até que se prove o contrário
3) O paciente possui líquido livre na cavidade torácica?	No paciente politraumatizado, a presença de líquido livre na cavidade torácica é interpretada como hemotórax até que se prove o contrário
4) O paciente tem pneumotórax?	Conforme discutido previamente, a avaliação ultrassonográfica da pleura pode demonstrar com boa acurácia sinais de pneumotórax

O que quer dizer e-FAST?

e: *extended*

F: *Focused*

A: *Assessment*

S: *Sonography*

T: *Trauma*

O uso do algoritmo e-FAST para responder às quatro perguntas acima tem significativo embasamento na literatura. Para responder às perguntas 1 e 2 devem ser obtidas as janelas demonstradas nas Figuras 46.9 a 46.12, a seguir. Para tanto utilizam-se os transdutores de baixa frequência, curvilíneo ou setorial.

Conforme também demonstrado nas imagens (Figuras 46.9 a 46.12) pelos asteriscos, o líquido livre aparece como uma estrutura anecoica, de cor preta. Isso porque a onda sonora atravessa o meio líquido sem sofrer atenuação e sem refletir de volta ao transdutor.

Estudos em adultos demonstraram que o uso do e-FAST nos pacientes politraumatizados diminui:

- A necessidade de tomografia de abdome.
- O tempo para que o paciente seja levado ao centro cirúrgico.
- O tempo de internação e complicações.

Esses benefícios são conseguidos seguindo-se o fluxograma sugerido nas diretrizes do ATLS (*Advanced Trauma Life Support*), que recomenda que o paciente instável hemodinamicamente, com líquido livre detectado no e-FAST, seja imediatamente encaminhado ao centro cirúrgico para laparotomia exploradora, sem necessidade de realização de outros exames complementares.

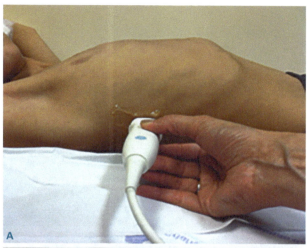

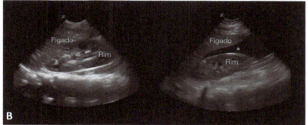

FIGURA 46.9. A) Posição do transdutor no quadrante superior direito (QSD). B) Imagem do QSD; negativo para presença de líquido livre (esquerda) e positivo (direita). Fonte: Arquivo pessoal da autora.

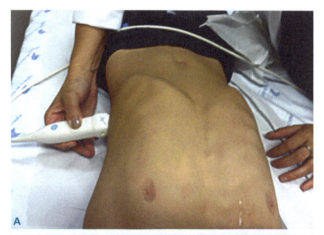

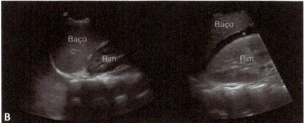

FIGURA 46.10. A) Posição do transdutor no quadrante superior esquerdo (QSE). B) Imagem do QSE; negativo para presença de líquido livre (esquerda) e positivo (direita). Fonte: Arquivo pessoal da autora.

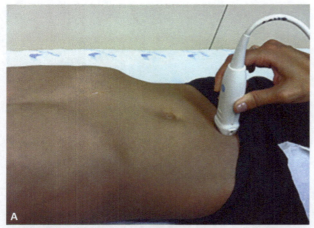
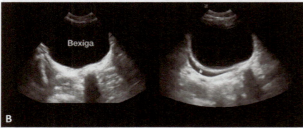

FIGURA 46.11. A) Posição do transdutor na janela suprapúbica. B) Imagem da janela suprapúbica; negativo para presença de líquido livre (esquerda) e positivo (direita). Fonte: arquivo pessoal da autora.

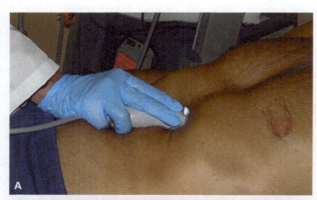
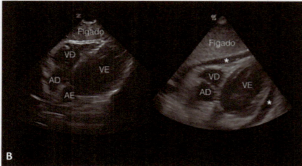

FIGURA 46.12. A) Posição do transdutor na janela subcostal. B) Imagem da janela subcostal; negativo para presença de líquido livre no saco pericárdico (esquerda) e positivo (direita). VD: ventrículo direito; AD: átrio direito; AE: átrio esquerdo; VE: ventrículo esquerdo. Fonte: Arquivo pessoal da autora.

e-FAST em crianças

Os estudos pediátricos ainda não são conclusivos sobre o papel do e-FAST em crianças. No momento, recomenda-se utilizar essa triagem em todas as crianças politraumatizadas. Se houver instabilidade hemodinâmica e o e-FAST for positivo, segue-se o mesmo fluxograma de adultos.

Nas crianças estáveis hemodinamicamente, recomenda-se ampliar a investigação com tomografia de abdome se o mecanismo de trauma exigir, mesmo que o exame do e-FAST seja negativo. Isso porque em sua maioria os traumas pediátricos são de menor gravidade e pode haver lesão de órgãos na cavidade abdominal sem, contudo, o surgimento de grande quantidade de líquido livre; ou seja, sem positividade no e-FAST.

Abordagem da criança em choque utilizando o ultrassom *point-of-care*

Na Tabela 46.2 encontra-se um resumo das causas comuns de choque e seus prováveis achados de ultrassom point-of-care. Salienta-se que a ausência destes achados ao ultrassom não exclui a possibilidade de determinado tipo de choque, e que estes achados são típicos em estágios avançados.

Ecocardiograma focado para emergência

O ecocardiograma focado para emergência, feito pelo médico que está conduzindo o paciente crítico, tem por objetivo avaliar qualitativamente a função do ventrículo esquerdo e identificar derrame pericárdico se o tamponamento cardíaco for a causa do choque. Ambas as informações podem ser determinantes para guiar o tratamento do paciente.

- Função do ventrículo esquerdo

Uma das formas mais usadas para estimar a função de ventrículo esquerdo é obtido uma janela cardíaca chamada paraesternal eixo longo, onde são visualizadas as estruturas, como demonstrado na Figura 46.13.

Nessa janela a função do VE pode ser estimada de forma subjetiva através da variação de tamanho do ventrículo esquerdo entre sístole e diástole, que costuma ser maior que 40%, e observando a amplitude de abertura da válvula mitral, que costuma tocar o septo interventricular na diástole. Essa estimativa visual demonstrou boa concordância, com medidas objetivas de fração de ejeção em estudos publicados.

Nos pacientes em choque ainda é possível ser encontrado no ecocardiograma um padrão hiperdinâmico, que

Tabela 46.2. Resumo das causas comuns de choque e seus prováveis achados de ultrassom *point-of-care*

Causa do Choque	Diâmetro da veia cava/Variação	Função de ventrículo esquerdo
Cardiogênico	Aumentado e ausência de variação respiratória (cava pletórica)	Disfunção moderada a grave
Tamponamento cardíaco	Aumentado e ausência de variação respiratória (cava pletórica)	Câmaras cardíacas diminuídas, com coração hiperdinâmico e derrame pericárdico
Hipovolemia	Diminuído e variação com a respiração maior que 50%	Coração hiperdinâmico
Sepse	Normalmente diminuído e variável com a respiração, mas pode estar aumentado se associado a disfunção ventricular	Normalmente hiperdinâmico, mas pode ser observada disfunção moderada a grave em estágios mais tardios

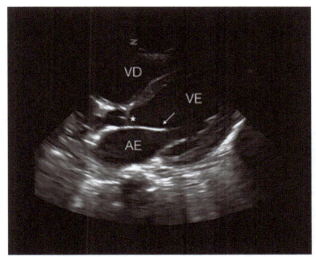

FIGURA 46.13. Janela cardíaca paraesternal eixo longo. VD: ventrículo direito; VE: ventrículo esquerdo; AE: átrio esquerdo; Seta: válvula mitral; Asterisco: via de saída da aorta. Fonte: Arquivo pessoal da autora.

consiste em taquicardia com variação no tamanho do ventrículo esquerdo visualmente normal.

■ **Derrame pericárdico**

Para detecção de derrame pericárdico a janela mais utilizada é a chamada subxifoide ou subcostal. O derrame vai aparecer como uma estrutura anecoica, portanto de cor preta, ao redor do coração (Figuras 46.12A e B).

No contexto do paciente hipotenso, a presença de derrame pericárdico levanta a possibilidade de tamponamento cardíaco como causa do choque. O tamponamento ocorre quando o derrame pericárdico reduz a complacência das câmaras cardíacas, levando à diminuição:

- Do retorno venoso.
- Do débito cardíaco.
- Da pressão arterial.

A ausência de derrame pericárdico ao ultrassom exclui a possibilidade de tamponamento como causa do choque.

Volemia e avaliação da veia cava inferior

Hipovolemia é uma das causas possíveis de choque. A volemia de um paciente pode ser acessada através da avaliação ultrassonográfica do diâmetro da veia cava inferior e de sua variação com a respiração (Figura 46.14).

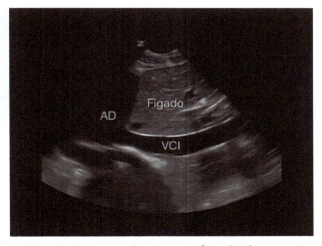

FIGURA 46.14. Imagem da veia cava inferior (VCI) em seu eixo longitudinal. AD: átrio direito. Fonte: Arquivo pessoal da autora.

O diâmetro da veia cava inferior diminui na inspiração nos pacientes em respiração espontânea. Valores exatos de diâmetro e variação respiratória que determinam hipo, hiper ou euvolemia em crianças ainda não estão estabelecidos na literatura.

A avaliação da cava é feita de forma qualitativa e principalmente dinâmica, através de reavaliações frequentes diante das medidas terapêuticas instituídas. Por exemplo, a administração de fluidos intravenosos deveria aumentar o diâmetro da veia cava inferior e diminuir sua variação com a respiração.

Em adultos, variações maiores que 50% com a respiração são sugestivas de hipovolemia. Mínima ou nenhuma variação com a respiração, veia cava inferior pletórica, são sugestivas de obstrução ao retorno venoso, como nos casos de:

- Tamponamento cardíaco.
- Choque cardiogênico.
- Tromboembolismo pulmonar.

Antes de realizar o ultrassom em uma criança você deve:

- Explicar para a família que você é um aluno e que está aprendendo a utilizar o ultrassom.
- Explicar para a criança em termos simples, como será realizado o exame.

- Ter certeza que a criança está posicionada de forma confortável.
- Ter certeza que somente a área do corpo de interesse para o exame está exposta.
- Assegurar que a criança não esteja com dor.
- Não discutir achados do exame em jargão médico na presença da família sem fornecer explicações claras em linguagem leiga.

Conceitos-chave

- A ultrassonografia *point-of-care* consiste no uso de aparelhos portáteis de ultrassom pelo médico que está atendendo o paciente, como extensão do seu exame físico ou como auxílio para guiar procedimentos.
- É focado em responder perguntas simples e específicas para tomada de decisão imediata. Não deve demorar mais do que 3 a 5 minutos para ser realizado.
- O ultrassom de pulmão deve ser entendido como ferramenta colaborativa ao uso do estetoscópio, aumentando a sensibilidade e especificidade do exame físico.
- O ultrassom *point-of-care* é útil no cenário do paciente adulto politraumatizado para detecção de líquido livre na cavidade abdominal, pélvica, torácica e pericárdica; diminuindo assim a necessidade de tomografia de abdome e o tempo para que o paciente seja levado ao centro cirúrgico; bem como o tempo de internação e complicações. Na criança a presença de pequena quantidade de líquido pode não ser detectada.
- Prováveis achados de ultrassom *point-of-care* que auxiliam no reconhecimento de causa de choque:
  - *cardiogênico*: diâmetro da veia cava aumentado, ausência de variação respiratória (cava pletórica) e disfunção moderada a grave do ventrículo esquerdo;
  - *tamponamento cardíaco:* diâmetro da veia cava aumentado, ausência de variação respiratória (cava pletórica), câmaras cardíacas diminuídas, com coração hiperdinâmico e derrame pericárdico.
  - *hipovolemia*: diâmetro da veia cava diminuído, variação com a respiração maior que 50% e coração hiperdinâmico;
  - *sepse*: diâmetro da veia cava normalmente diminuído e variável com a respiração, mas pode estar aumentado se associado a disfunção ventricular. Ventrículo esquerdo normalmente hiperdinâmico, mas pode ser observada disfunção moderada a grave em estágios mais tardios.
- O ecocardiograma focado para emergência, feito pelo médico que está conduzindo o paciente crítico, tem por objetivo avaliar qualitativamente a função do ventrículo esquerdo e identificar derrame pericárdico se o tamponamento cardíaco for a causa do choque. Ambas as informações podem ser determinantes para guiar o tratamento do paciente.
- A volemia de um paciente pode ser acessada através da avaliação ultrassonográfica do diâmetro da veia cava inferior e de sua variação com a respiração.
- A avaliação da cava é feita de forma qualitativa e principalmente dinâmica, através de reavaliações frequentes diante das medidas terapêuticas instituídas. Por exemplo, a administração de fluidos intravenosos deveria aumentar o diâmetro da veia cava inferior e diminuir sua variação com a respiração.

Questões

1. O exame de *screening* e-FAST no paciente politraumatizado tem o objetivo de detectar todas as situações abaixo, exceto:

   a. Pneumotórax.

   b. Líquido livre na cavidade torácica.

   c. Líquido livre nas cavidades abdominal e pélvica.

   d. Líquido livre no saco pericárdico.

   e. Lesão de víscera intra-abdominal.

2. Descreva os achados característicos em ecocardiograma, veia cava inferior e ultrassom de tórax nos pacientes em choque cardiogênico.

3. Cite os três possíveis aspectos de pneumonia ao ultrassom de pulmão.

4. Qual é o sinal ultrassonográfico patognomônico de pneumotórax e o que ele significa?

5. Cite as duas características que devem ser observadas qualitativamente na veia cava inferior para estimativa da volemia.

BIBLIOGRAFIA CONSULTADA

- Friedman LM, Tsung JW. Extending the Focused assessment with sonography for trauma Examination in Children. 2011;12(1):2-17.
- Lichenstein DA, Meziere GA. Relevance of Lung Ultrasound in the Diagnosis of Acute Respiratory Failure. Chest. 2008;134:117-125.
- Marin JR, Abo AM, Arroyo AC, et al. Pediatric Emergency Medicine Point-of-Care Ultrasound: Summary of the Evidence. Crit Ultrasound Journal. 2016;8(1):16.
- Park DB, Presley BC, Cook T, Hayden GE. Point-of-Care Ultrasound for Pediatric Shock. Pediatr Emer Care. 2015;31:591-8.
- Randazzo MR, Snoey ER, Levitt MA, et al. Accuracy of Emergency Physician Assessment of left Ventricular Ejection Fraction and Central Venous Pressure using Echocardiography. Acad Emerg Med. 2003;10(9):973-7.
- Spencer KT, Kimura BJ, Korcarz CE, et al. Focused Cardiac Ultrasound: Recommendations from the American Society of Echocardiography. J Am Soc Echocardiogr. 2013;26:567-81.
- Volpicelli G, Elbarbary M, Blaivas M, et al. International evidence-based recommendations for point-of-care lung ultrasound, Intensive Care Med. 2012;38:577-591.

SEÇÃO 3 ▪ A CRIANÇA GRAVEMENTE DOENTE

Respostas

1. E

   O exame e-FAST se propõe a identificar líquido livre nas cavidades abdominal e pélvica, que são sinais indiretos de lesão visceral. No entanto, sua sensibilidade e especificidade para detectar a lesão visceral em si é baixa. Portanto, se houver lesão visceral pequena, que não é capaz de gerar líquido livre na cavidade detectável, o exame é negativo mesmo na presença de lesão de órgão.

2. Eco: sinais de disfunção moderada a grave, pouca variação no tamanho do ventrículo esquerdo entre sístole e diástole e pouca amplitude de abertura de válvula mitral.

   Veia cava: dilatada, com pouca variação com a respiração, muitas vezes descrita como pletórica. Sinais sugestivos de obstrução ao fluxo.

   Pulmão: presença de linhas B difusas, sinal indireto de congestão pulmonar.

3. Pulmão homogêneo (consolidado), área hipoecoica irregular com destruição da pleura ou linhas B localizadas.

4. *Lung point*, que se refere ao exato ponto de transição entre uma área com deslizamento pleural normal e sem deslizamento. Reflete a borda do pneumotórax.

5. Diâmetro e variação com a respiração ou colapsabilidade.

Seção 4

O Feto e o Recém-Nascido

Coordenadoras da seção:

- Alice D'Agostini Deutsch
- Paula Alves Gonçalves

Infecções Congênitas e Uso de Drogas Maternas com Acometimento Neonatal

- Fernanda Marques de Deus
- Nicole Lee Udsen

Introdução

As infecções congênitas consistem importante grupo de doenças infeciosas que podem acometer o feto e o recém-nascido, representando diagnóstico diferencial a ser considerado na avaliação inicial do Pediatra.

Faz parte da semiologia do recém-nascido a abordagem materna quanto ao uso de substâncias que podem repercutir ao feto e recém-nascido, a fim de instituir medidas profiláticas e terapêuticas que protejam o adequado desenvolvimento da criança.

Sífilis congênita

Etiologia e epidemiologia

O agente etiológico da sífilis congênita é o *Treponema pallidum*, uma bactéria gram-negativa do grupo das espiroquetas.

Atualmente sífilis é diagnosticada em aproximadamente 0,8% das gestações, com uma incidência de sífilis congênita de 4,7/1.000 nascidos vivos. Apesar de ser uma doença prevenível, a sífilis congênita segue sendo um problema importante de saúde pública e foco de diversas ações do governo para sua erradicação.

A infecção na gestante pode resultar em abortamento espontâneo, morte fetal, prematuridade, feto hidrópico, recém-nascidos sintomáticos ou assintomáticos.

Transmissão

A transmissão é sexual (principalmente nas fases primária e secundária da doença) e vertical (via placentária – hematogênica). O período de incubação é de 21 dias em média. Infecções anteriores não conferem imunidade.

A taxa de transmissão vertical em mulheres não tratadas é de 80% para doença primária ou secundária, 40%, na sífilis latente precoce e 10%, na sífilis latente tardia. Em mães adequadamente tratadas a transmissão é reduzida para 1,5%.

Gestação

- Diagnóstico

É imprescindível o rastreamento de sífilis durante o pré-natal. O diagnóstico pode ser realizado por testes treponêmicos ou não treponêmicos, conforme descrito a seguir:

- Pesquisa em campo escuro: exsudato de lesão de mucosa ou cutânea ou em tecidos.
- Testes não treponêmicos: VDRL (*Veneral Diseases Research Laboratory*) e RPR (*Rapid Plasma Reagin*). É um teste pouco específico, mas muito sensível. É um excelente teste de triagem e seguimento pós-tratamento. Deve ser solicitado no primeiro, segundo e terceiro trimestres de gestação no pré-natal, na admissão ao parto e abortamento, mesmo que haja um primeiro resultado negativo. Os resultados são apresentados em títulos e é considerado positivo título ≥ 1/1. Títulos persistentemente estáveis até 1/8 são considerados cicatriz sorológica. O tratamento é considerado eficaz caso haja queda de quatro vezes os títulos durante o seguimento.
- Testes treponêmicos: FTA-ABS IgG (*Fluorescent Treponemal Antibody-Absortion*), TPHA IgG (*Treponema Pallidum Hemaglutination*), ELISA IgG (*Enzime Linked Immunosorbent Assay*) e teste

SEÇÃO 4 ▪ O FETO E O RECÉM-NASCIDO

rápido treponêmico. São testes que utilizam o treponema como antígeno com alta sensibilidade e especificidade (99%). Os resultados são qualitativos (positivo ou negativo) e, uma vez positivos, permanecem por toda a vida. Devem se reservados apenas para confirmação do teste não treponêmico, não sendo úteis para seguimento de tratamento nem para confirmação diagnóstica de sífilis congênita. Testes positivos no recém-nascido refletem anticorpos da mãe até os 18 meses de idade.

▪ Tratamento

O tratamento adequado na gestação consiste em administração de penicilina benzatina. Deve haver anotação do tratamento na carteira de pré-natal com dose e data, término do tratamento há pelo menos 30 dias do parto e comprovação de queda dos títulos.

É considerado tratamento inadequado: todo aquele feito com qualquer medicamento que não seja penicilina ou tratamento incompleto, instituição de tratamento com intervalo menor que 30 dias anteriores ao parto, quando não houver comprovação do tratamento e contato sexual desprotegido com parceiro não tratado ou tratado inadequadamente.

Recém-nascido

▪ Quadro clínico

A maioria dos RN é assintomática. Isso pode atrasar o diagnóstico e piorar o prognóstico. A morte perinatal ocorre em até 40% das crianças infectadas. A classificação da sífilis congênita se divide em: precoce (sintomas ao nascimento ou até 2 anos de idade) e tardia (sintomas após 2 anos de idade).

- Sífilis congênita precoce: prematuridade, baixo peso, lesões ósseas, acometimento do SNC, hepatoesplenomegalia, lesões cutaneomucosas, lesões de mucosa nasal, lesões pulmonares e lesões renais.
- Sífilis tardia: sintomas são progressivos e ocorrem quando o tratamento não é iniciado até o terceiro mês de vida. As lesões são ósseas e articulares (tíbia em sabre, fronte olímpica, nariz em sela, articulações de Clutton, alargamento esternoclavicular), de cavidade oral (dentes de Hutchinson, mandíbula curva, palato em ogiva), neurológicas (surdez, dificuldade no aprendizado, hidrocefalia) e oftalmológicas (ceratite intersticial).

A Tabela 47.1 apresenta a relação de sintomas manifestados pelo recém-nascido com sífilis.

▪ Diagnóstico

Os exames a serem realizados na investigação do recém-nascido são:

- VDRL: deve ser colhido de sangue periférico e não de sangue do cordão.

Tabela 47.1. Relação de alterações apresentadas na sífilis

Alterações mucocutâneas	• Exantema maculopapular, pênfigo palmoplantar condiloma plano,– rinite serossanguinolenta
Alterações do sistema reticuloendotelial	• Hepatite neonatal, esplenomegalia, linfadenopatia
Alterações do sistema hematológico	• Anemia, leucocitose, trombocitopenia, púrpura
Alterações do sistema musculoesquelético	• Osteocondrite, periostite, osteomielite
Alterações do SNC	• Meningite aguda, alterações meningovasculares crônicas hidrocefalia progressiva, paralisia de nervos cranianos • Convulsões
Alterações renais	• Sd. nefrótica, glomerulonefrite membranosa
Alterações oculares	• Coriorretinite (em "sal e pimenta"), glaucoma, uveíte fotofobia, diminuição da acuidade visual
Alterações pulmonares	• Pneumonia alba
Alterações gastrointestinais	• Infiltrados em mucosa intestinal, Sd. má absorção

Fonte: Guia de bolso para o manejo da sífilis em gestantes e sífilis congênita. Secretaria do Estado de São Paulo; 2016.

- Rx de ossos longos: as alterações ósseas podem estar presentes em RN assintomáticos (4 a 20% dos casos).
- Líquor: devem ser considerados neurossífilis todos os casos com VDRL positivo no LCR ou com alterações liquóricas sugestivas de infecção (celularidade > 25 células/mm³ e proteinorraquia > 150 mg/dL).
- Hemograma: leucocitose ou leucopenia e/ou anemia são evidências adicionais para confirmação diagnóstica em crianças suspeitas.

Deve ser realizada investigação de acordo com o fluxograma da Figura 47.1.

▪ Tratamento

O esquema de tratamento é apresentado para o recém-nascido na Tabela 47.2.

▪ Seguimento e prevenção

O seguimento é obrigatório e deve ser garantido até pelo menos 18 meses de idade. Adotar o fluxograma da Figura 47.2.

Em caso de elevação dos títulos de VDRL, o paciente deverá ser retratado. É considerada elevação ou queda de títulos valores duas vezes maiores ou menores. Em caso de alteração liquórica, a punção lombar deverá ser repetida a cada 6 meses. Caso FTA-ABS seja positivo aos 18 meses de vida confirma-se, retrospectivamente, o caso de sífilis.

CAPÍTULO 47 ▪ INFECÇÕES CONGÊNITAS E USO DE DROGAS MATERNAS COM ACOMETIMENTO NEONATAL

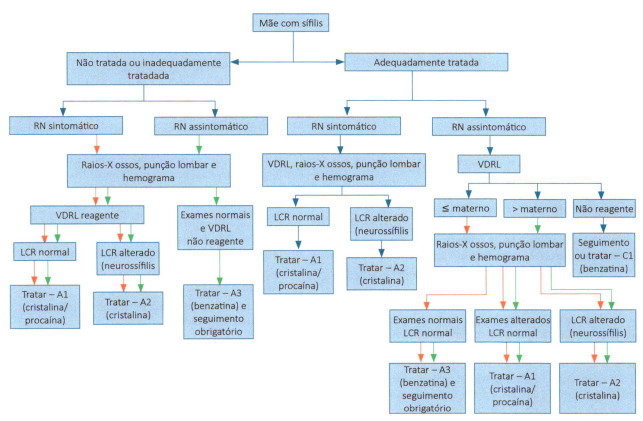

FIGURA 47.1. Fluxograma de condutas no recém-nascido exposto à sífilis materna. Fonte: adaptada de Brasil. Ministério da Saúde. Secretaria de Vigilância em Saúde. Programa Nacional de DST e Aids. Diretrizes para controle da sífilis congênita: manual de bolso, 2006; p. 59.

Tabela 47.2. Esquema de tratamento para o recém-nascido	
A1	Se houver alterações clínicas e/ou sorológicas e/ou radiológicas, mas não liquóricas: penicilina cristalina ou penicilina G procaína
A2	Se houver alteração liquórica ou não for possível colher LCR: penicilina cristalina
A3	Se não houver alterações clínicas, radiológicas e/ou liquóricas, e a sorologia for negativa no recém-nascido: penicilina G benzatina

Fonte: Diretrizes para controle da sífilis congênita: manual de bolso. Ministério da Saúde. 2006

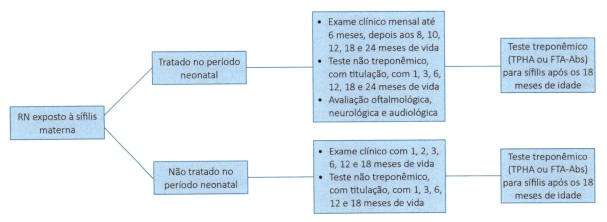

FIGURA 47.2. Fluxograma de seguimento do recém-nascido exposto à sífilis materna. Fonte: Guia de bolso para o manejo da Sífilis em gestantes e Sífilis congênita. Secretaria do Estado de São Paulo, 2016.

818 SEÇÃO 4 ▪ O FETO E O RECÉM-NASCIDO

Enfoque em promoção à saúde é através de educação em relação a doenças sexualmente transmissíveis, incentivando o sexo seguro, triagem em mulheres em idade fértil, acesso precoce e universal ao pré-natal.

Toxoplasmose congênita

Etiologia e epidemiologia

O agente etiológico da toxoplasmose congênita é o *Toxoplasma gondii*, um protozoário.

A toxoplasmose afeta aproximadamente 1/3 da população mundial, tendo incidência variável. No Brasil, estudos em pacientes grávidas evidenciam uma soroprevalência que varia de 42 a 90%. A prevalênica da toxoplasmose congênita é variável, ocorrendo em 1 a 10 em cada 10.000 NV em todo o mundo. No Brasil, a prevalência varia entre 3-20 casos por 10.000 nascidos vivos.

Em adultos a doença habitualmente é assintomática e autolimitada. Com exceção de mulheres portadoras de imunodeficiência, que podem ter reativação da doença, a infecção fetal só ocorre quando a mulher adquire a infecção aguda durante a gestação, que ocorre em torno de 4% das gestantes no Brasil. Aproximadamente 40% dessas mulheres, se não tratadas, transmitirão a infecção. A incidência da infecção fetal é maior quando essa é adquirida no terceiro trimestre (60%) e a gravidade é maior quando a infecção materna é adquirida no primeiro trimestre, apesar do menor risco de transmissão (15%). O risco de infecção fetal e a gravidade são intermediários no segundo trimestre (30%).

Transmissão

Ocorre através da ingestão de cistos teciduais contendo o toxoplasma presentes em carne crua ou malpassada ou de cistos presentes em mãos, ou alimentos e água contaminados por fezes de gatos infectados. A transfusão de sangue e transplantes de órgãos são formas raras de transmissão.

Gestação

▪ Diagnóstico

A triagem para toxoplasmose de ser realizada antes da gestação ou no primeiro trimestre para avaliar o risco materno de infecção. Se a gestante for suscetível a toxoplasmose a sorologia de ser repetida a cada trimestre. Os testes indicados são:

- Detecção de anticorpos IgG e IgM: pode ser feita por imunofluorescência indireta, ELISA ou teste imunoenzimático de micropartículas. O IgG passa a ser detectado 1 a 2 semanas após infecção aguda, com pico em torno de 3 a 6 meses. A comparação de exames com pelo menos 3 semanas de intervalo permite o diagnóstico de infecção se houver soro-

conversão ou aumento em 4 ou mais vezes nos títulos de IgG. A IgM pode ser detectada após 1 a 2 semanas após infecção, com manutenção de títulos por 2 a 3 meses.

- Teste de avidez para IgG: esse teste avalia a força de interação entre antígeno-anticorpo. Nas infecções recentes, os anticorpos de baixa afinidade (avidez < 30%) predominam, enquanto os de alta afinidade (avidez > 60%) indicam infecção antiga. Resultados intermediários não contribuem para a diferenciação diagnóstica. Esse exame pode ser utilizado quando há suspeita de infecção em exame do primeiro trimestre, podendo indicar infecção pré-gestacional.

- Detecção de anticorpos IgA e IgE antitoxoplasma: pode auxiliar no diagnóstico de infecção aguda materna, sendo detectáveis por menor período.

Idealmente, deve-se utilizar uma combinação de dois testes para confirmação diagnóstica.

O Quadro 47.1 apresenta a definição de infecção por toxoplasmose em gestantes.

QUADRO 47.1	Definição de Infecção por Toxoplasmose em Gestantes
Comprovada:	

Comprovada:
- Soroconversão gestacional = aparecimento de anticorpos IgG ou IgM (notadamente IgM)
- Deteção do DNA do toxoplasma em líquido amniótico pela PCR (reação em cadeia da polimerase)

Provável:
- IgG+, IgM+, com baixo índice de avidez (colhido em qualquer idade gestacional)
- Aumento progressivo nos títulos de IgG, IgM
- IgM+ e histórica clínica sugestiva de toxoplasmose aguda gestacional

Possível:
- IgG+, IgM+, com índice de avidez alto (colhido após 12 semanas de gestação) ou indeterminado
- IgG+, IgM+, em amostra única colhida em qualquer idade gestacional, sem realização de índice de avidez

Improvável:
- IgG+, IgM+ ou −, com índice de avidez alto (colhido antes de 12 semanas de gestação)

Ausente:
- IgG− e IgM−, durante toda a gestação
- IgG+ antes da concepção
- IgM+, sem aparecimento de IgG

+ positivo; − negativo

Fonte: Atenção à Saúde do Recém-nascido. Ministério da Saúde. 2014.

▪ Detecção de infecção fetal

Idealmente, deve-se proceder à amniocentese (após 16 semanas gestacionais e 4 semanas após infecção materna) para realização de PCR para detecção do DNA do parasita. A análise da PCR tem uma sensibilidade de 70% e especificidade de 100%.. A avaliação ultrassonográfica do feto pode ser normal ou mostrar alterações sugestivas de toxoplasmose como calcificações intracranianas, hidrocefalia, hepatoesplenomegalia e ascite. O exame da placenta auxilia no diagnóstico de toxoplasmose congênita quando há o isolamento do *T. gondii* ou na presença de alterações histopatológicas sugestivas de infecção.

▪ Tratamento

A espiramicina parece reduzir a transmissão vertical e deve ser utilizada em casos de toxoplasmose suspeita ou comprovada. Deve ser introduzida nas primeiras 3 semanas após o diagnóstico de infecção e utilizada até o final da gestação. Se houver confirmação de infecção fetal é indicada a utilização de sulfadiazina, pirimetamina e ácido folínico para tratamento fetal.

Recém-nascido

▪ Quadro clínico

Em torno de 70% das crianças infectadas com toxoplasmose são assintomáticas ao nascer, porém 80 a 90% destas vão desenvolver doença ocular ou neurológica até a idade adulta, se não tratadas. Apenas 10% apresentam quadro grave nos primeiros dias de vida.

A necrose é a lesão universal provocada pelo *Toxoplasma gondii*. Os principais sinais e sintomas são: retardo do crescimento intrauterino; lesões oculares: coriorretinite, estrabismo, microftalmia, nistagmo, catarata e opacidade vítrea, sinéquias posteriores e descolamento de retina; calcificações intracranianas; encefalite; microcefalia ou hidrocefalia; hepatoesplenomegalia e icterícia; atraso de DNPM; convulsão; deficiência auditiva; anemia e plaquetopenia e pneumonite. A Figura 47.3 apresenta um exemplo de TC de crânio com ventriculomegalia e calcificações difusas.

▪ Diagnóstico

A investigação deve ser realizada com sorologia para toxoplasmose (IgG e IgM) – sangue periférico entre o 2º e o 5º dia de vida. Pode ser considerada toxoplasmose congênita, se: IgM positivo, persistência de IgG positivo após 12 meses de idade, sinais ou sintomas sugestivos de toxoplasmose congênita em filhos de mãe com IgG positivo, crianças de mães com PCR positivo no líquido amniótico. O diagnóstico pode ser excluído definitivamente após negativação de títulos de IgG até os 12 meses. A investigação deve ser complementada com os seguintes exames apresentados no Quadro 47.2.

▪ Tratamento

O tratamento da criança infectada sintomática ou assintomática deve ser iniciado precocemente e prolongar-se até 1 ano de idade. O tratamento é realizado com pirimetamina, sulfadiazina e ácido folínico, além de

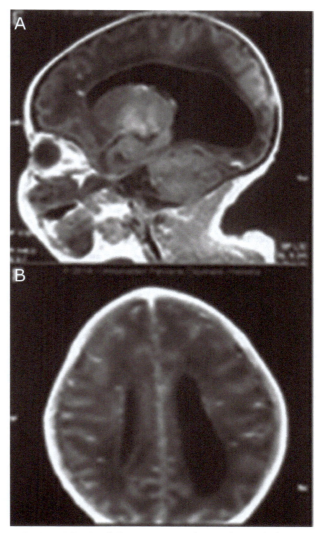

FIGURA 47.3. TC crânio com ventriculomegalia e calcificações difusas. Fonte: Neu et al. Clin Perinatol. 2015.

QUADRO 47.2	Avaliação clínica e laboratorial inicial do RN com suspeita clínica de toxoplasmose

- Avaliação oftalmológica (fundoscopia ocular)
- Avaliação neurológica
- Avaliação auditiva
- Ultrassonografia transfontanelar ou tomografia computadorizada de crânio (sem contraste)
- Hemograma completo
- Análise de líquido cefalorraquidiano (bioquímica e celularidade)
- Sorologia para toxoplasmose (IgG e IgM*) da mãe e da criança
- Em crianças sintomáticas: avaliar função hepática e descartar outras infecções congênitas (sífilis, citomegalovirose, rubéola)

*Preferencialmente teste de captura para IgM.
Fonte: Atenção à Saúde do Recém-nascido. Ministério da Saúde; 2014.

prednisona se houver coriorretinite e hiperproteinorraquia (> 1 g/dL).

Monitorar o hemograma semanalmente no primeiro mês e mensal após. Controle de TGO/TGP no início do tratamento e coletar LCR controle, caso o primeiro esteja alterado.

A Figura 47.4 apresenta um fluxograma para suspeita de toxoplasmose em RN assintomático.

■ Seguimento e prevenção

As orientações para prevenção da toxoplasmose são as seguintes:

- Identificação de gestantes suscetíveis e realização de triagem na gestação e orientação adequadas.
- Identificação de casos de infecção aguda e início de tratamento precoce.
- Diagnóstico e tratamento de infecção fetal.
- Diagnóstico e tratamento de infecção no RN e lactente.

Rubéola congênita

Etiologia e epidemiologia

A rubéola é transmitida por um vírus RNA pertencente ao gênero *Rubivirus*, da família *Togaviridae*.

A distribuição é universal e 70-85% dos adultos são imunes. Cerca de 25 a 50% dos casos são subclínicos. A vacina tríplice viral foi implantada no Brasil em 1992 e alcançou cobertura total em 2000. Não há casos notificados de rubéola congênita nos últimos anos.

Transmissão

A transmissão da rubéola pode se dar de duas formas:

- Contato direto (gotículas): contato com gotículas de secreções nasofaríngeas de indivíduos infectados. O período de transmissibilidade é de 5 a 7 dias antes do início do exantema, até pelo menos 5 a 7 dias após, com período de incubação de 21 dias.

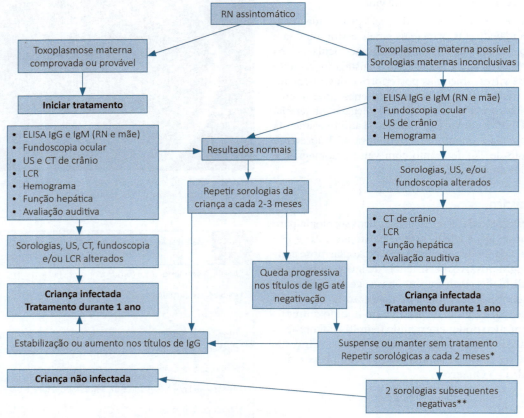

*Na descontinuidade do tratamento pela negativação dos anticorpos IgG, repetir a sorologia em 1 mês.

**Em crianças que receberam tratamento, confirmar soronegativação 6 meses após a suspensão dos medicamentos.

FIGURA 47.4. Fluxograma do RN assintomático com suspeita de toxoplasmose. Fonte: Atenção à Saúde do Recém-nascido. Ministério da Saúde. 2014.

CAPÍTULO 47 • INFECÇÕES CONGÊNITAS E USO DE DROGAS MATERNAS COM ACOMETIMENTO NEONATAL

- Vertical (via transplacentária): infecção da placenta e feto, logo depois da viremia materna. Pode acometer 40 a 60% dos RN de mães infectadas durante os 2 primeiros meses de gestação; 30 a 35% dos RN, no terceiro mês de gestação, 10% dos RN quando a infecção na gestação durante o quarto mês, sendo mais raro o acometimento após a 20ª semana.

Gestação

■ Quadro clínico

Os principais sinais e sintomas da infecção intrauterina são o aborto espontâneo, malformação congênita de grandes órgãos e restrição de crescimento intrauterino.

- Manifestações precoces transitórias: são aquelas já presentes ao nascimento e que desaparecem em espaço de tempo variável. São elas: trombocitopenia, púrpura, leucopenia, hepatite, hepatoesplenomegalia, icterícia, anemia hemolítica, linfadenopatia e diarreia.

- Manifestações precoces permanentes: podem tornar-se evidentes até o final do primeiro ano de vida e incluem: prematuridade, retardo no crescimento e desenvolvimento intrauterinos e pós-natais, aumento da mortalidade, adenopatia e diarreia crônica; lesões ósseas: micrognatia e alterações dos ossos longos (rarefações lineares nas metáfises); lesões oculares: retinopatia pigmentar, catarata, glaucoma, microftalmia e defeitos da íris; lesões do sistema nervoso central: microcefalia, abaulamento das fontanelas e encefalite; lesões cardiovasculares: persistência do canal arterial, estenose da artéria pulmonar, estenose da válvula aórtica, defeitos septais, tetralogia de Fallot, coarctação da aorta e necrose miocárdica; lesões auditivas: surdez neurossensorial; alterações hematológicas: púrpura trombocitopênica e anemia hemolítica; lesões viscerais: hepatite e pneumonite intersticial; outras alterações: discrasias imunológicas e *rash* rubeoliforme crônico.

- Manifestações tardias: estão associadas com a persistência e reativação do vírus, e com mecanismos autoimunes, podendo ser evidenciadas desde o segundo ano de vida até a idade escolar. As manifestações tardias são: surdez; endocrinopatias: diabetes, hipo/hipertireoidismo e deficiência do hormônio do crescimento; lesões oculares: glaucoma, reabsorção do cristalino com catarata e neovascularização sub-retiniana; lesões vasculares: proliferação da íntima e estenose das artérias, hipertensão por estenose da artéria renal, doença coronariana e cerebral secundária; pan-encefalite rubeólica progressiva; distúrbios do comportamento, da aprendizagem e autismo.

■ Diagnóstico

Pode ser considerado caso suspeito de rubéola todo paciente que apresente febre e exantema acompanhado de linfoadenopatia, independentemente da idade e situação vacinal. E pode ser confirmado por um dos critérios a seguir: sorologia positiva para rubéola ou quando o caso suspeito teve contato, num período máximo de 23 dias, com caso de rubéola confirmado.

Recém-nascido

■ Diagnóstico

Para o diagnóstico do recém-nascido são necessários sorologia para rubéola (IgG e IgM ao nascimento), hemograma, LCR e Rx dos ossos longos. Além disso: avaliação auditiva, cardiológica e oftalmológica. A partir disso, podem se apresentar os seguintes casos:

- Caso suspeito: todo RN de filho de mãe caso suspeito ou confirmado durante a gestação, ou toda criança de até 12 meses que apresente sinais clínicos compatíveis com infecção congênita da rubéola, independentemente da história materna.

- Caso confirmado laboratorialmente: presença de anticorpos IgM específicos ou título de anticorpos IgG mantidos persistentemente elevados ou acima do esperado pela transferência passiva de anticorpos maternos.

- Caso confirmado clinicamente: o caso é compatível quando o RN apresentar duas das complicações do grupo 1 ou uma do grupo 1 e outra do grupo 2, ou ainda, uma das complicações do grupo 1 associada à história de infecção materna comprovada por laboratório:

  - Grupo 1. catarata/glaucoma, cardiopatia congênita, surdez, retinopatia pigmentar.

  - Grupo 2. púrpura trombocitopênica, hepatoesplenomegalia, icterícia, microcefalia, retardo mental, meningoencefalite, radioluscências ósseas.

- Caso descartado: títulos de IgM e IgG ausentes em crianças menores de 12 meses; títulos de IgG ausentes na mãe; títulos de IgG diminuindo em velocidade compatível com a transferência de anticorpos a partir do nascimento.

■ Tratamento

Não há tratamento específico para rubéola congênita, apenas suporte clínico ou cirúrgico, a depender das alterações clínicas presentes ao nascimento.

A vacinação universal contra rubéola e a vigilância epidemiológica são as melhores formas de prevenção.

Transmissão vertical do HIV

Etiologia e epidemiologia

O HIV é um retrovírus da Família *Retroviridae*, subfamília *Lentivirinae*. A taxa de detecção de gestantes com

HIV no Brasil vem apresentando tendência de aumento nos últimos 10 anos; em 2005, a taxa observada foi de dois casos para cada 1.000 nascidos vivos (NV), a qual passou para 2,6 em 2014, indicando um aumento de 30%. Na evolução dos estudos, foi reconhecido que carga viral elevada tem valor preditivo na transmissão.

Transmissão

O HIV pode ser transmitido por via sexual, pelo sangue e pelo leite materno. O tempo entre a infecção pelo HIV e o aparecimento de sinais e sintomas, na fase aguda, é de 5 a 30 dias. O período de latência até o desenvolvimento da imunodeficiência é, em média, de 6 anos.

A maior parte dos casos de transmissão vertical do HIV (65%) ocorre durante o trabalho de parto e no parto propriamente dito; em 25% a transmissão é intraútero, principalmente nas últimas semanas de gestação, mas pode, eventualmente, acontecer no início.

Gestação

■ Diagnóstico e tratamento

Deve ser realizado por teste rápido ou sorologia no primeiro trimestre da gestação, com posterior avaliação por carga viral e análise de CD4. Deve ser utilizada terapia antirretroviral (TARV) em todas as gestantes para minimizar o risco de transmissão vertical. A terapia deve ser iniciada com manutenção da zidovudina (AZT) endovenosa intraparto e oral para o RN até 4 semanas de vida (Tabela 47.3).

Recém-nascido

■ Cuidados

- Sempre que possível, realizar parto empelicado, com a retirada do neonato mantendo as membranas corioamnióticas íntegras.
- Clampear imediatamente o cordão após o nascimento, sem qualquer ordenha.
- Limpar com compressas macias todo sangue e secreções visíveis no recém-nascido e proceder com banho, assim que possível (ainda na sala de parto, preferencialmente com chuveirinho ou fonte de água corrente).
- Quando for necessária a realização de aspiração de vias aéreas do recém-nascido, deve-se proceder delicadamente, evitando traumatismos em mucosas. Aspirar conteúdo gástrico, delicadamente, com sonda oral (de necessário). Se houver presença de sangue, realizar lavagem gástrica com soro fisiológico.
- Colocar o RN junto à mãe o mais brevemente possível.
- Iniciar a primeira dose de AZT solução oral logo após os cuidados imediatos ou nas primeiras 4 horas após o nascimento.

Tabela 47.3. Profilaxia no RN

Cenários	Uso de ARV – gestante no pré-natal	Indicação de ARV – RN	Posologia de ARV para RN	Duração da profilaxia com ARV para RN
Uso de ARV durante a gestação	• Uso de ARV no pré-natal e periparto com CV documentada • < 1.000 cópias/mL no 3º trimestre	AZT (VO)	• RN com 35 semanas ou mais de idade gestacional: 4 mg/kg/dose de 12/12 h • RN entre 30 e 35 semanas de idade gestacional: 2 mg/kg/dose de 12/12 h por 14 dias e 3 mg/kg/dose de 12/12 h a partir do 15º dia • RN com menos de 30 semanas de idade gestacional: 2 mg/kg/dose de 12/12 h	4 semanas
Sem uso de ARV durante a gestação	• Sem utilização de ARV durante a gestação, independentemente do uso de AZT periparto; ou • Uso de ARV na gestação, mas CV desconhecida ou acima de 1.000 cópias/mL no 3º trimestre; ou • Histórico de má adesão, mesmo com CV < 1.000 cópias/mL no 3º trimestre; ou • Mãe com IST, especialmente sífilis; ou • Parturiente com resultado reagente no momento do parto	AZT (VO) associado com NVP (VO)	• RN nascido com 35 semanas ou mais de idade gestacional: 4 mg/kg/dose de 12/12 h • RN entre 30 e 35 semanas de idade gestacional: 2 mg/kg/dose de 12/12 h por 14 dias e 3 mg/kg/dose de 12/12 h a partir do 15º dia • RN com menos de 30 semanas de idade gestacional: 2 mg/kg/dose de 12//12 h	4 semanas
			• Peso de nascimento > 2 kg: 12 mg/dose (1,2 mL) • Peso de nascimento 1,5 a 2 kg: 8 mg/dose (0,8 mL) • Peso de nascimento < 1,5 kg: não usar NVP	**1ª dose:** até 48 h de vida **2ª dose:** 48 h após 1ª dose **3ª dose:** 96 h após 2ª dose

Fonte: Manejo de Crianças Expostas ao HIV. MS.

CAPÍTULO 47 ▪ INFECÇÕES CONGÊNITAS E USO DE DROGAS MATERNAS COM ACOMETIMENTO NEONATAL **823**

- Quando indicado, administrar a nevirapina o mais precocemente possível, antes das primeiras 48 horas de vida.

- Orientar a não amamentação e inibir a lactação com medicamento. Orientar a mãe para substituição do leite materno por fórmula láctea até 6 meses de vida. Pode-se usar leite humano pasteurizado proveniente de banco de leite (p. ex.: RN pré-termo).

- É recomendado o alojamento conjunto em período integral, com o intuito de fortalecer o vínculo mãe-filho.

- Iniciar precocemente (ainda na maternidade ou na primeira consulta ambulatorial) o monitoramento laboratorial em todas as crianças expostas (independentemente de serem pré-termo ou não), considerando a possibilidade de eventos adversos aos antirretrovirais (ARV) utilizados pela mãe.

- São terminantemente contraindicados o aleitamento cruzado (amamentação da criança por outra nutriz) e o uso de leite humano com pasteurização domiciliar.

- Anotar no resumo de alta do recém-nascido as informações do pré-natal, o tempo de uso de TARV na mãe, o tempo de início de AZT e da nevirapina para o RN com dose e periodicidade, o tipo de alimento fornecido à criança e outras informações importantes relativas às condições do nascimento.

- A alta da maternidade deve ser acompanhada de consulta agendada em serviço especializado para seguimento de crianças expostas ao HIV. A data da primeira consulta não deve ser superior a 15 dias a contar do nascimento, idealmente na primeira semana de vida.

- Preencher as fichas de notificação da "Criança exposta ao HIV" (ver Capítulo 2) e enviá-las ao núcleo de vigilância epidemiológica competente.

- Atentar para as anotações feitas na carteira do RN referentes a dados que remetam à exposição ao HIV (comprometendo o sigilo), uma vez que se trata de um documento comumente manuseado pela família.

Varicela

Etiologia e epidemiologia

A varicela é uma infecção altamente contagiosa causada por um herpesvírus DNA. A varicela é uma doença rara durante a gravidez na maioria dos países desenvolvidos, pois mais de 90% das mulheres em idade fértil são imunes. A incidência média de varicela em mulheres grávidas é de 2/1.000 gestações. Embora o curso clínico da varicela seja geralmente leve, a varicela em mulheres grávidas pode, ocasionalmente, levar a doenças maternas e fetais graves.

Transmissão

A transmissão pode ser vertical (intraútero) ou pós-natal (exposição a doentes com lesões ativas).

Gestação e recém-nascido

■ Quadro clínico

A Tabela 47.4 apresenta as manifestações clínicas da varicela na gestação e no recém-nascido.

O herpes zoster materno é benigno e não causa doença no feto ou recém-nascido.

■ Diagnóstico

Na gestação, se primoinfecção materna: realizar US fetal e RNM entre 16-22 semanas, se houver alterações, pesquisar PCR VZV no líquido amniótico e sangue fetal. No RN: sorologia para varicela (o IgM é útil no diagnóstico) e PCR ou cultura viral das lesões.

Tabela 47.4. Manifestações clínicas da varicela

Descrição	Tempo de infecção materna	Manifestações clínicas
Varicela congênita	Infecção primária materna até 20 semanas	• RCIU • Lesões cicatriciais em pele • Hipoplasia de membros • Defeitos oculares • Microcefalia • Convulsões • Mortalidade (30%)
Varicela neonatal	De 5 dias antes até 2 dias após o parto	• Mortalidade (20%) • Lesões vesiculares disseminadas • Pneumonia • Hepatite • Meningoencefalite
Zoster infantil	Infecção primária materna de 14 a 33 semanas	• Zoster no 1º ou 2º ano de vida

Fonte: Bialas, et al. Clin Perinatol. 2015.

SEÇÃO 4 ▪ O FETO E O RECÉM-NASCIDO

■ Tratamento

Os recém-nascidos com infecção devem ser tratados com aciclovir EV, por 10 dias.

■ Seguimento e prevenção

Recomenda-se a administração da imunoglobulina contra varicela (VZIG), na dose de 1 mL/kg IV, ou IM: 125 U ou 0,5 mg/kg, em crianças nascidas de mães com varicela (5 dias antes e até 2 dias após o parto) logo após o nascimento, expostas no pós-natal se mãe suscetível e nos PT < 28 semanas ou com menos que 1.000 g, independente do *status* materno até 96 h após exposição.

A vacina contra varicela está contraindicada durante a gravidez, mas é uma medida preventiva eficaz (confere > 95% de proteção) para as mulheres suscetíveis em idade fértil.

Se uma mulher grávida suscetível é exposta a um indivíduo infectado com varicela, a imunoglobulina contra varicela (VZIG) deve ser administrada dentro de 96 horas da exposição para prevenir a infecção e reduzir a morbidade e mortalidade infantil.

Citomegalovírus

Etiologia e epidemiologia

O citomegalovírus, membro da família dos herpesvírus humanos, é um vírus de filamento duplo de DNA. Sua replicação é lenta e tem capacidade de latência. O vírus tem tropismo por quase todo tipo de célula *in vivo* e os humanos são os únicos reservatórios.

A infecção por citomegalovírus (CMV) é a infecção congênita viral mais frequente. Estima-se uma prevalência de até 1% de todos os nascimentos no mundo, sendo a causa congênita mais importante de perda auditiva neurossensorial.

É uma doença endêmica e sem sazonalidade. Em dados brasileiros (Ribeirão Preto/SP), a soroprevalência de mulheres em idade fértil chega a 96%.

As taxas de infecção congênita variam de 0,5 a 2%, em dados europeus e brasileiros, respectivamente. E quando há associação com HIV a taxa pode chegar a 4,6%.

Transmissão

O maior fator de risco para a transmissão a mulheres em idade fértil é o contato com secreções (saliva e urina) de crianças pequenas infectadas.

Pode ocorrer das seguintes formas:

- Vertical: a taxa de transmissão é em torno de 30-40% na primoinfecção e 2-3% na reativação e/ou reinfecção materna.
- Sangue: bancos de sangue (a taxa de transmissão diminui com o uso de filtros leucocitários e na deleucotização dos hemoderivados).

- Leite materno: há isolamento por PCR em mais de 70% das mães imunes, o pico da excreção ocorre entre 4 a 8 semanas pós-natais, desaparecendo após 12 semanas. E a taxa de transmissão pode ser de até 59% (dependendo da carga viral materna). Para prevenção da transmissão, em especial aos pré-termos (peso < 1.250 g ou idade < 32 semanas), os bancos de leite recomendam pesquisar a imunidade materna, e quando a mãe é imune recomenda-se congelação (redução da taxa em 90%) ou pasteurização (eliminação completa).
- Nosocomial: apenas 5 a 10% dos recém-nascidos eliminam CMV na urina. São recomendadas apenas medidas de contato padrão.

Gestação e recém-nascido

Geralmente o primeiro contato com citomegalovírus ocorre na infância, portanto, na gravidez, a mulher possui anticorpos capazes de combater uma nova infecção que ocorra durante a gestação. Porém, se esta infecção ocorrer durante a gestação deve ser iniciado uso de antiviral para evitar a transmissão para o feto. A gestante pode ser assintomática ou apresentar síndrome gripal que pode incluir febre, mialgia, prostração, linfonodomegalia.

■ Quadro clínico

Quase 90% dos RN são assintomáticos ao nascimento, mas destes, 13% evoluem com perda auditiva progressiva até os 5 anos de idade. Dos sintomáticos, 50% têm algum comprometimento de sistema nervoso central (SNC) e 4% evoluem a óbito. O Quadro 47.3 apresenta as alterações relacionadas ao citomegalovírus e a Figura 47.5, alguns achados em exames de imagem.

QUADRO 47.3	Alterações relacionadas ao citomegalovírus congênito
• Prematuridade	
• RCIU	
• Icterícia	
• Hepatoesplenomegalia	
• Perda auditiva neurossensorial (30-50%)	
• Coriorretinite (10 a 15% – raramente progressiva)	
• Microcefalia, ventriculomegalia, alterações de migração neuronal, calcificações periventriculares	
• Convulsões	

A forma adquirida ocorre em RN pré-termo (em geral < 32 semanas) após exposição pós-natal ao CMV, seja por transfusão sanguínea, leite materno (mães imunes) ou nosocomial. Pela menor taxa de transmissão de anticorpos pela placenta, essa população é mais suscetível à doença pelo CMV.

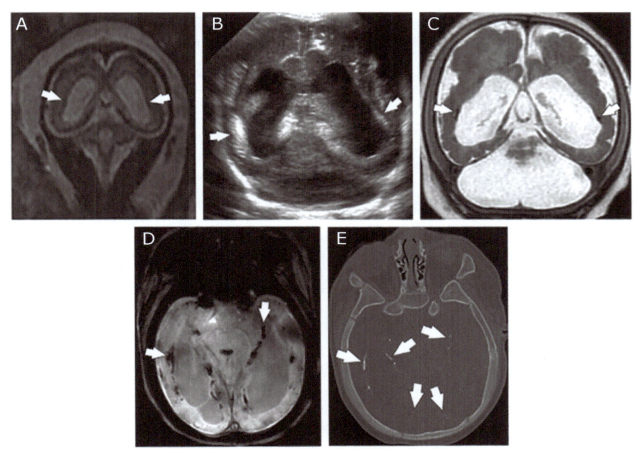

FIGURA 47.5. Exames de imagem (US e RNM) com achados de CMV congênito: ventriculomegalia e calcificações periventriculares.
Fonte: Averill LW et al. Semin Ultrasound CT MRI 2015.

Essa infecção pode acometer até 6% dos RN pré-termo de muito baixo peso. E o quadro clínico é uma sepse *like*, e pode cursar com plaquetopenia, pneumonite, hepatite, enterite, linfadenopatia e meningite asséptica.

■ Diagnóstico

Para o CMV congênito o diagnóstico deve ser feito nas primeiras 2 semanas de vida, após esse período não é possível distinguir da forma adquirida. Dentre os exames diagnósticos, temos:

1. cultivo viral em *shell* (resultado em 24 h);
2. PCR CMV urina (*gold standard*) e sangue;
3. PCR CMV LCR e saliva (menor sensibilidade);
4. anátomo da placenta – auxilia no diagnóstico (inclusões citoplasmáticas ou nucleares);
5. sorologia para CMV – IgG e IgM (útil apenas se IgM positivo, o IgG tem pouca validade, pois atravessa a placenta).

– *Iniciar investigação quando, houver*

1. Infecção materna na gestação (soroconversão, IgM positivo com o teste de avidez baixa ou desconhecida).
2. Alterações ecográficas antenatais: hidropsia fetal, RCIU, hepatoesplenomegalia, calcificações hepáticas, microcefalia, ventriculomegalia, atrofia cortical ou calcificações intracranianas).
3. Infecção fetal (PCR ou cultivo positivos no líquido amniótico a partir da 20ª semana de gestação e após 6-8 semanas da infecção materna).
4. Suspeita de infecção congênita sintomática (qualquer um destes): plaquetopenia, exantema petequial ou eritropoiese extramedular, hepatoesplenomegalia, colestase e alteração de SNC.
5. RCIU (PIG proporcionado).

A Tabela 47.5 apresenta os exames de investigação indicados.

826 SEÇÃO 4 ■ O FETO E O RECÉM-NASCIDO

Tabela 47.5. Exames de investigação na infecção por CMV

Infecção congênita	Infecção adquirida em pré-termo
• Exame físico e neurológico completos	• Exame físico completo
• Hemograma completo, coagulograma, TGO/TGP, bilirrubinas total e frações	• Hemograma completo, coagulograma, TGO/TGP, bilirrubinas total e frações
• Sorologia CMV	• Sorologia CMV
• PCR CMV sangue e urina	• PCR CMV sangue e urina
• LCR (quimiocitológico e PCR)	• LCR (quimiocitológico e PCR)
• Fundo de olho	• Rx de tórax (se sintomático)
• Potencial evocado auditivo (PEATE)	• US de abdome (se sintomático)
• US cerebral transfontanela	
• RNM de crânio (se alteração de SNC)	
• Eletroencefalograma (se alteração de SNC)	

Fonte: *Consenso de la Sociedad Española de Infectología Pediátrica.* An Pediatra (Barc). 2009.

■ Tratamento

A Tabela 47.6 descreve as indicações de tratamento para cada tipo de infecção por CMV.

Tabela 47.6. Tratamento para CMV

CMV congênito	Indicado para os RN com qualquer acometimento de SNC com ganciclovir por 6 semanas
CMV adquirido	Indicado para os RN pré-termo sintomáticos, com ganciclovir por pelo menos 2 semanas, se houver melhora clínica. Pode-se prolongar o tratamento por mais 1 a 2 semanas
Casos controversos	Início de tratamento após 1º mês de vida, nos oligossintomáticos sem acometimento de SNC e nos assintomáticos

Fonte: Johnson et al. Obstet Gynecol. 2012.

Efeitos adversos

São a neutropenia, plaquetopenia, anemia, nefrotoxicidade, hepatotoxicidade, febre e erupções cutâneas. Durante o tratamento deve ser feita a monitoração com hemograma completo semanal. Se os neutrófilos forem menores que 500 células/μL, o tratamento deve ser suspenso temporariamente.

Há um consenso na literatura do uso do valganciclovir via oral por 6 meses, com os mesmos efeitos adversos do ganciclovir, mostrando redução da chance de hipoacusia. Medicação não aprovada pela ANVISA para este uso no Brasil.

Seguimento e prevenção

O seguimento é multidisciplinar (ORL, neuro, oftalmo, fono, físio, TO), potencial evocado auditivo de tronco encefálico – BERA (3 m, 6 m e anual até 3 anos) e audiometria (anual após 3 anos até 6 anos).

Hepatites virais

Hepatite B

■ Etiologia e epidemiologia

O vírus da hepatite B é um vírus DNA de fita dupla da família *Hepadnaviridae*. A hepatite B pode se desenvolver de duas formas, aguda e crônica. A aguda é quando a infecção tem curta duração. E a forma crônica, quando a doença dura mais de 6 meses.

Estima-se que aproximadamente 1/3 da atual população mundial já esteve exposta ao HBV – e que 240 milhões de pessoas estejam infectadas cronicamente.

O período de maior transmissibilidade ocorre entre 2 a 3 semanas antes do aparecimento dos sintomas, mantendo-se durante toda a evolução clínica, inclusive em portadores crônicos.

Nas crianças com menos de 1 ano o risco de a hepatite se tornar crônica é de 90%; de 1 a 5 anos, entre 20 e 50%. Em adultos, o índice cai para 5 a 10%.

A suscetibilidade é universal. A infecção confere imunidade permanente e específica para cada tipo de vírus. A imunidade conferida pelas vacinas contra a hepatite A e hepatite B é duradoura e específica. Os filhos de mães imunes podem apresentar imunidade passiva e transitória durante os primeiros 9 meses de vida.

■ Transmissão

As vias de transmissão são: sexual, vertical (gestação, parto e aleitamento), percutânea (uso de drogas injetáveis, compartilhamento de lâminas de barbear, alicates de unha ou de confecção de tatuagem e colocação de *piercings*) e, raramente, por transfusão de sangue contaminado e/ou transplante de órgãos.

Quando a infecção aguda pelo HBV ocorre no primeiro trimestre da gestação, o risco de transmissão fetal é pequeno (< 10%), mas no segundo e terceiro, o risco é superior a 60%.

Quando a gestação ocorre em paciente portadora de infecção crônica pelo HBV com perfil imunológico HBsAg reagente/HBeAg reagente, sem a imunoprofilaxia adequada, mais de 90% das crianças irão desenvolver infecção aguda pelo HBV, e poderão progredir para infecção crônica. Naquelas gestantes com HBsAg reagente/

HBeAg não reagente, o risco de transmissão perinatal é de 10-40%, se não for realizada a imunoprofilaxia. A imunoprofilaxia combinada de imunoglobulina para hepatite B (HBIg) e vacina previne a transmissão perinatal da hepatite B em mais de 90% dos RN. Entretanto, nas mães portadoras de HBeAg reagente, a imunoprofilaxia neonatal poderá falhar em 10-15% dos casos, nesses casos então é indicada a terapia antiviral profilática da mãe.

■ Tratamento

Nos filhos de mãe com HBsAg reagente e/ou HBeAg reagente, recomenda-se:

1. limpar o sangue e secreções visíveis no RN imediatamente após o nascimento e proceder com banho precoce (se possível ainda na sala de parto);

2. utilizar aspiração gástrica para a remoção de secreção infectada;

3. aplicar a vacina ainda na sala de parto ou até 12 horas após o nascimento;

4. administrar imunoglobulina HBIg ainda na sala de parto ou dentro das primeiras 12 horas de vida, caso a mãe seja HBsAg reagente, independentemente do HbeAg;

5. administrar concomitantemente a primeira dose da vacina e a HBIg em locais de aplicação diferentes. A dose de imunoglobulina HBIg é de 0,5 mL intramuscular.

■ Seguimento e prevenção

Realizar seguimento das crianças que receberam imunoprofilaxia ao nascimento, com sorologia de hepatite B (HBsAg e anti-HBs) entre 9 e 18 meses de idade após a última dose da vacina de hepatite B.

As crianças vacinadas contra hepatite B e com níveis de anti-HBs > 10 mUI/mL estão imunizadas. Se os títulos de anti-HBs estiverem < 10 mUI/mL, recomenda-se nova vacinação em três doses e repetir anti-HBs 1 a 2 meses após a última dose da vacina. Caso continuem negativos, não deverão ser revacinados, pois provavelmente não responderão.

As crianças vacinadas contra a hepatite B e que apresentam HBsAg reagente são consideradas como falha de imunização, e portadoras de infecção pelo HBV, devendo ser encaminhadas a um centro de referência.

Hepatite C

■ Etiologia e epidemiologia

O vírus da hepatite C (HCV) é um vírus RNA da família *Flaviviridae*. A principal fonte de infecção de HCV em crianças é a transmissão vertical. As taxas de transmissão vertical variam de 1 a 19,4%, de acordo com a gravidade da doença materna, carga viral e comorbidades, como a coinfecção com o HIV.

Após a inclusão do teste de triagem anti-HCV em doadores de sangue, em 1993 no Brasil, houve uma significativa redução da transmissão desse vírus por meio de transfusão de sangue.

■ Transmissão

Os modos de transmissão são parenteral e vertical. Há possibilidade de passagem viral pelo leite materno. Porém o aleitamento materno não é contraindicado absolutamente. Não há evidências científicas que recomendem uma via de parto preferencial.

■ Tratamento

As crianças expostas devem ser acompanhadas. A detecção de HCV-RNA é necessária para o diagnóstico da infecção viral na transmissão vertical. Esse teste deverá ser realizado: aos 3 meses e repetido com 9 a 18 meses de vida, nas mães HCV positivo. Dois resultados negativos afastam a infecção.

Recomenda-se realizar sorologia para HCV com 18 meses se o IgG for positivo, isso indica infecção.

Zika vírus

Etiologia e epidemiologia

O ZKV é um flavivírus transmitido pelos vetores: *Aedes aegypti* e *Aedes albopictus*, mosquitos de hábitos diurnos, que se reproduzem em pequenos reservatórios de água parada e são de difícil erradicação.

Após a descoberta do vírus em 1947, surtos esporádicos ocorreram na Ásia e na África. O primeiro surto importante foi na Micronésia, em 2007, seguido de outro surto na Polinésia Francesa em 2014. O vírus da Polinésia Francesa foi ligado filogeneticamente ao vírus presente no surto de maio de 2015 no Brasil, primeiro local de transmissão reportado nas Américas.

Em outubro de 2015, o Ministério da Saúde brasileiro reportou um aumento significativo no número de RN com microcefalia. Em fevereiro de 2016 a OMS declarou o Zika vírus (ZKV) uma emergência de saúde global.

Foram notificados, até fevereiro de 2016, 5.280 casos de microcefalia no Brasil. Apenas 1.345 foram investigados e classificados. E destes, a infecção por ZKV foi identificada em 508 casos.

Transmissão

Picada de mosquito Aedes, sexual e vertical. Não há evidências de transmissão via aleitamento materno.

Gestão e recém-nascido

■ Quadro clínico

O quadro clínico materno pode apresentar febre, dor de cabeça, artralgia, mialgia e *rash* maculopapular (diagnósticos diferenciais com dengue e chikungunya). Já no fetal: microcefalia (> 2 desvio-padrões), ventriculomegalia, RCIU, desproporção craniofacial, artrogripose, calcificações na junção cortical e subcortical de substância branca, hipogiria ou agiria, paquigiria de lobos frontais, lisencefalia, hipoplasia de corpo caloso, hipoplasia cerebelar.

A Figura 47.6 apresenta achados em exames de imagens compatíveis com Zika vírus.

- Diagnóstico

Os exames indicados para a investigação são:
1. PCR ZKV sérico e no LCR;
2. IgM (ELISA) no LCR;
3. US transfontanela nos casos de microcefalia, e se houver achados alterados complementar com TC ou RNM cérebro.

- Tratamento

Não há tratamento específico para a doença.

- Seguimento e prevenção

Eliminação dos reservatórios de vetores. Orientar as gestantes quanto ao uso de preservativos nas relações sexuais. E orientações quanto à exposição aos vetores: uso de roupas longas, repelente, mosquiteiro e ambientes com ar condicionado e telas em janelas e portas.

Não há vacinas disponíveis no momento.

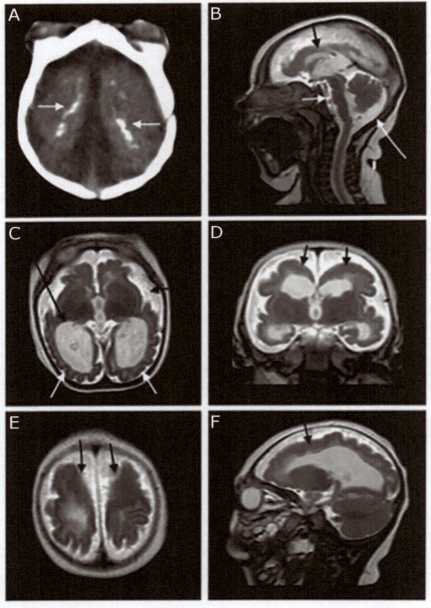

FIGURA 47.6. Exames de imagem com achados compatíveis com Zika vírus. Fonte: Aragão et al. BMJ. 2016.

Herpes simples

Etiologia e epidemiologia

Os vírus herpes simples tipo 1 (HSV-1) e tipo 2 (HSV-2) são da família Herpesviridae, de filamento duplo de DNA, e ambos estão associados à doença neonatal. São caracterizados por ciclo de replicação curto e habilidade de latência por toda a vida.

A infecção pelo vírus herpes simples é extremamente comum no mundo inteiro, incluindo infecções potencialmente graves, em todas as faixas etárias. A infecção neonatal é menos comum, porém de extrema importância pela alta morbidade e mortalidade.

O HSV-1 causa gengivoestomatite e ceratoconjuntivite. Ambos tipos causam lesões genitais.

A soroprevalência do HSV-1 diminui para 53,9% na última década, enquanto a do HSV-2 não teve alterações significativas (em torno de 15,7%) nos EUA.

A infecção neonatal por HSV é incomum, estima-se 1,6 a 30 por 100.000 NV na Europa e nos EUA, respectivamente. Há poucos dados em países em desenvolvimento, onde se acredita que as taxas sejam semelhantes às dos EUA.

Transmissão

A transmissão é intrauterina (5%); periparto (85%); e pós-natal (10%) – exposição com lesões ativas de familiares, cuidadores ou profissionais de saúde. Os fatores de risco para transmissão vertical são:

1. Tipo de infecção materna:
   - Primeiro episódio de infecção primária (primeiro contato com HSV-1 ou HSV-2): 57% de transmissão vertical.
   - Primeiro episódio de infecção não primária (primeiro contato com HSV-1, quando já tinha anticorpos para HSV-2 ou vice-versa): 25% de transmissão vertical.
   - Recorrente: 2% de transmissão vertical.
2. Via de parto: parto normal está associado a maior risco de transmissão que parto cesárea.
3. Longa duração da rotura de membranas ovulares.
4. Quebra de integridade da barreira cutânea do RN.
5. Tipo HSV: HSV-1 está associado a maior risco de transmissão que HSV-2.

A Sociedade Americana de Obstetrícia e Ginecologia (ACOG) recomenda o parto cesárea a termo se houver lesões ativas genitais próximo à data provável do parto.

Gestação e recém-nascido

■ Quadro clínico

Há a forma congênita (transmissão intraútero). E na infecção adquirida no período periparto e pós-natal existem as classificações apresentadas na Tabela 47.7.

■ Diagnóstico

O método definitivo é o isolamento viral na cultura de tecidos (*swab* de conjuntiva, nasofaringe, boca e ânus),

Tabela 47.7. Descrição da infecção neonatal por HSV

Características	Congênita	Disseminada	SNC	SEM (pele, olhos e boca)
Transmissão	Intraútero	Periparto/pós-natal	Periparto/pós-natal	Periparto/pós-natal
Frequência	1/300.000 nascimentos	25%	30%	45%
Envolvimento	Tríade: pele, olhos e SNC	SNC, fígado, pulmão, adrenal, pele, olhos, mucosas	SNC, com ou sem acometimento de pele	Pele, olhos, mucosas
Evolução em tempo	Ao nascer	10 a 12 dias	16 a 19 dias	10 a 12 dias
Apresentação	*Rash*, aplasia cútis, hiper/hipopigmentação, microftalmia, coriorretinite, atrofia óptica, microcefalia, calcificações, encefalomalácia	Encefalite (75%), desconforto respiratório, insuficiência hepática, CIVD, *rash* (80%)	Convulsões, letargia, irritabilidade, anorexia, instabilidade térmica, *rash* (70%)	*Rash* vesicular
Mortalidade	-	29%	4%	0
Desenvolvimento neurológico normal em 1 ano (após tratamento com aciclovir sem terapia antiviral supressora)	100%	83%	31%	100%

Fonte: adaptada de Shet A. Indian J Pediatr. 2011 e Kimberlin DW. Pediatrics. 2001.

PCR para DNA do vírus herpes no LCR (sensibilidade e especificidade 75-100%). A PCR no sangue é útil para confirmar a infecção neonatal, embora não defina a classificação ou gravidade da doença.

A sorologia tem pouca utilidade no diagnóstico neonatal, sendo útil apenas na avaliação do *status* de infecção materna (primária, não primária e recorrente).

■ Tratamento

Seguem nas Figuras 47.7 e 47.8 os fluxogramas do manejo dos neonatos nascidos de mãe com história prévia de herpes e lesões genitais ativas ao nascimento e dos neonatos nascidos de mãe sem história prévia de herpes e lesões genitais ativas ao nascimento.

A recomendação atual é aciclovir endovenoso. A duração do tratamento é de 14 dias para a forma SEM (pele, olhos e boca) e 21 dias para as formas disseminada e SNC. Nos RN com acometimento de SNC, o LCR deve ser repetido ao final do tratamento. Nos raros casos em que a PCR para o vírus herpes permanecer positiva deve-se manter o tratamento até a negativação.

Após o tratamento parenteral é recomendada a terapia supressora com aciclovir oral na dose de 300 mg/m²/dose, dividida a cada 8 h, por mais 6 meses.

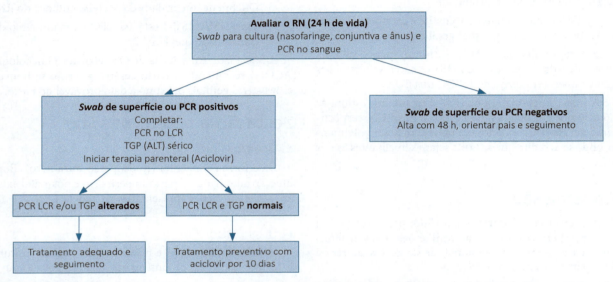

FIGURA 47.7. Fluxograma do manejo neonatal quando mãe com história prévia de herpes e lesão genital ativa ao nascimento. Fonte: James et al. Clin Perinatol. 2015.

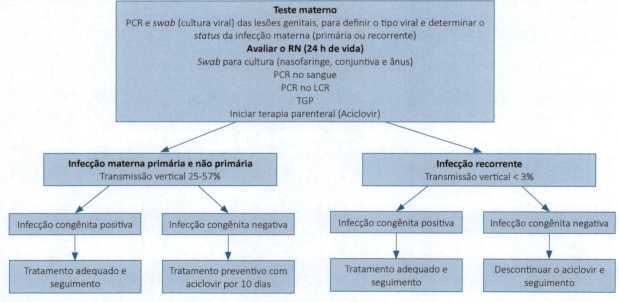

FIGURA 47.8. Fluxograma do manejo neonatal quando mãe sem história prévia de herpes, mas com lesão genital ativa ao nascimento. Fonte: James et al. Clin Perinatol. 2015.

A monitoração da contagem de neutrófilos deve ser realizada duas vezes por semana durante o tratamento parenteral; e bimensal ou mensal durante a terapia supressora. O tratamento deve ser suspenso temporariamente se a contagem de neutrófilos for menor que 500 células/µL.

Tuberculose congênita

Etiologia e epidemiologia

A tuberculose congênita é causada pela infecção por *Mycobacterium tuberculosis*. É reportada uma mortalidade materno-infantil de tuberculose não tratada de 30 a 40%. Mortalidade por tuberculose congênita foi descrita em 20 a 50% em estudos recentes – na sua maioria por falha na suspeita diagnóstica.

A incidência de abortamento em gestantes infectadas é dez vezes maior que a população geral. A taxa de prematuridade pode ser de 23 a 64%, dependendo da severidade do quadro materno em pacientes não tratadas. Não foi vista diferença em malformações congênitas.

Transmissão

A tuberculose é transmitida por via aérea, a infecção ocorre a partir da inalação de núcleos secos de partículas contendo bacilos expelidos pela tosse, fala ou espirro do doente com tuberculose ativa de vias respiratórias (pulmonar ou laríngea).

Gestação e recém-nascido

■ Quadro clínico

Tuberculose no recém-nascido pode ser congênita ou neonatal. A tuberculose congênita pode ser adquirida de três formas: via placentária, inalação ou ingestão de líquido amniótico. Por sua vez, a tuberculose neonatal pode ser adquirida por inalação ou ingestão de gotículas, contato direto durante o parto com lesões genitais ou contaminação de pele ou mucosa traumatizada. Nem sempre é possível determinar a via de contaminação.

A apresentação clínica de tuberculose se assemelha à de uma sepse bacteriana, podendo afetar diferentes órgãos e sistemas: fígado e linfonodos periportais (a única lesão definitivamente associada a TB congênita é o complexo primário no fígado, com granuloma hepático caseoso), insuficiência respiratória, apneia, otite média, distensão abdominal, vômitos, acometimento de medula óssea, ossos, baço e rins, lesões papulares de pele, linfonodomegalia, febre, letargia ou irritabilidade.

Os sintomas podem estar presentes ao nascimento, mas em geral se iniciam na segunda à terceira semana de vida. Recém-nascidos com tuberculose não tratada desenvolvem a doença nos primeiros 2 anos de vida em 40% dos casos. Deve-se considerar TB quando:

- Pneumonia sem resposta a antibioticoterapia.
- Sintomas não específicos, mas mãe portadora.
- Linfocitose no LCR sem bactéria identificada.
- Febre e hepatoesplenomegalia.
- Investigação negativa para outras infecções congênitas.

■ Diagnóstico

Segundo Cantwell e cols. (1994), os critérios diagnósticos de tuberculose congênita são:

- Demonstração bacteriológica ou anatomopatológica de lesões tuberculosas no RN ou lactente de 4 a 12 semanas; e, pelo menos, mais um dos critérios restantes.
- Lesões na primeira semana de vida.
- Complexo primário hepático ou granulomas hepáticos caseificados.
- Infecção tuberculosa documentada na placenta ou no trato genital materno.
- Exclusão da possibilidade de transmissão pós-natal.

Os exames utilizados para investigação são:

- Rx de tórax.
- Pesquisa BAAR e cultura em aspirado de nasofaringe e gástrico, urina e LCR.
- US de fígado.
- Avaliação de enzimas hepáticas.

■ Tratamento

A Figura 47.9 apresenta fluxograma com esquema de quimioprofilaxia primária em RN co-habitante de foco tuberculoso ativo.

Esquema 1: rifampicina, isoniazida e pirazinamida – 2 meses e rifampicina e isoniazida por mais 4 meses.

Alguns preconizam tratamento de 9 a 12 meses; ou acrescentar etambutol até rever a sensibilidade da micobactéria.

Drogas na gestação

Álcool

O consumo de álcool durante a gestação pode levar a diversas alterações fetais classificadas como espectro de distúrbios fetais alcoólicos (*fetal alcohol spectrum disorders* – FASD) que abrangem desde anomalias congênitas e distúrbios do neurodesenvolvimento à síndrome alcoólica fetal (SAF).

Das mulheres que usam álcool na gravidez, 30-50% terão filhos com alterações do desenvolvimento. A prevalência mundial da SAF é de 0,5-2 casos por 1.000 NV,

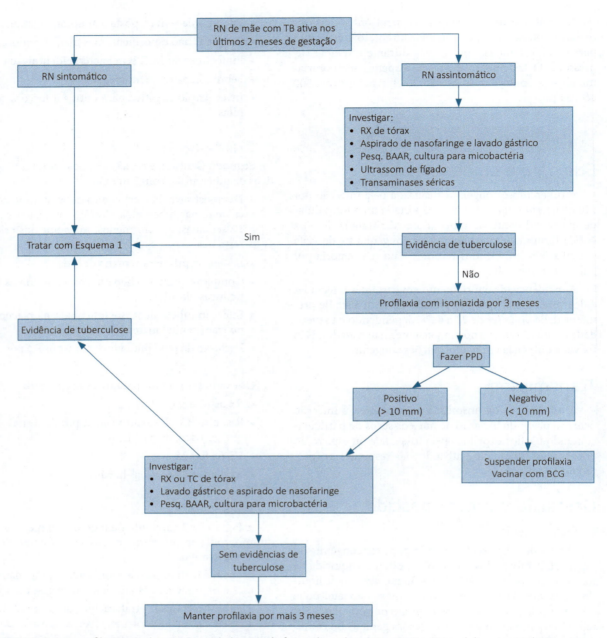

FIGURA 47.9. Quimioprofilaxia primária em RN co-habitante de foco tuberculoso ativo. Fonte: Manual de recomendações para o controle da tuberculose no Brasil. Ministério da Saúde – 2011.

porém se consideradas todas as alterações essa incidência deve ser muito mais alta.

Um estudo realizado em São Paulo refere o achado do FASD em 38,7 neonatos/1.000 NV. Desses 1,5/1.000 NV tinham o diagnóstico de SAF, 3/1.000 NV anomalias congênitas e 34/1.000 NV alterações de neurodesenvolvimento.

O álcool atravessa passivamente a placenta sem sofrer alteração e, em 1 hora, o nível fetal é equivalente ao materno. No feto o metabolismo e a eliminação do álcool são mais lentos e o líquido amniótico pode servir de reservatório de álcool.

Ele age prejudicando o transporte de nutrientes essenciais pela placenta, interferindo inclusive na oxigenação. Seu efeito teratogênico se dá por interferência no processo de maturação, migração e mielinização neuronal e na regulação do cálcio intracelular; por alteração na aderência celular, nas membranas celulares e na produção ou resposta aos fatores que regulam o crescimento e divisão celular; pelo aumento na formação de radicais livres e na expressão de certos genes (Figura 47.10). Os efeitos deletérios do álcool são mais frequentes no cérebro e no coração. Não existe nível seguro de consumo de álcool abaixo do qual nenhum dano fetal seria provocado.

O quadro clínico é bastante variável, podendo englobar as alterações citadas na Tabela 47.8. O diagnóstico da SAF se baseia na história materna e no exame físico do RN. Requer a existência de três achados: três sinais de dismorfismos faciais, restrição de crescimento pré ou pós-natal e anormalidades estruturais do SNC. A falta de confirmação da exposição ao álcool durante a gravidez não impede o diagnóstico de SAF se todos os outros critérios estiverem presentes.

Não existe tratamento específico para FASD, porém com diagnóstico precoce é possível realizar intervenções como estimulação global do desenvolvimento e atuação em problemas comportamentais, além de acompanhamento ativo das possíveis alterações físicas.

Outras drogas

As complicações decorrentes da exposição a outras drogas é tema extenso não compreendido no escopo deste livro. Porém, abordamos sumariamente o tema através da Tabela 47.9.

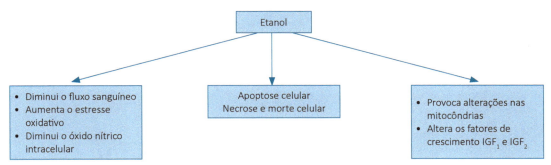

FIGURA 47.10. Mecanismos de ação do álcool no SNC. Fonte: SPSP, 2017.

Tabela 47.8. Sinais e Sintomas da Síndrome Alcoólica Fetal

Crescimento	• Déficit de crescimento pré ou pós-natal • Redução do tecido adiposo
Desenvolvimento	• Retardo mental • Atraso no desenvolvimento neuropsicomotor • Disfunção motora fina • Déficit de atenção e/ou hiperatividade • Problemas de fala • Distúrbios cognitivos e comportamentais
Região craniofacial	• Microcefalia • Fissuras palpebrais curtas • Ptose palpebral • Pregas epicânticas • Micro ou retrognatia • Hipoplasia maxilar • Filtro nasal indefinido • Nariz curto com násio rebaixado
Tecido esquelético	• Alterações articulares (p. ex., luxações) • Defeitos de postura dos pés • Anormalidades da espinha cervical • *Pectus excavatum*
Aparelho cardíaco	• Defeitos do septo ventricular • Defeitos do septo atrial • Tetralogia de Fallot
Miscelânea	• Estrabismo • Má oclusão dentária • Perdas auditivas • Dentes pequenos • Hipospádia • Hidronefrose • Hirsutismo infantil • Hérnias umbilicais ou diafragmáticas

Fonte: Ellenhorn, et al. Alcohols and Glycols. 1997;9.

Tabela 47.9. Resumo das complicações decorrentes do uso de drogas pela mãe e pela gestante

Drogas	Ante e Perinatais	Neonatais	Em longo prazo
Nicotina	• Aborto espontâneo • Natimorto • Necrose e calcificação placentária • Descolamento prematuro de placenta (DPP) • Restrição de crescimento intrauterino (RCIU)	• Prematuridade • Baixo peso • Hipertensão pulmonar • Tremores • Vômitos • Taquipneia	• Síndrome da morte súbita do lactente (SMSL) • Distúrbios cognitivos • Distúrbios comportamentais • Aumento de uso de drogas na adolescência
Morfina, heroína, metadona	• Aborto espontâneo • Natimorto • Rotura prematura de membranas ovulares (RPMO) • RCIU • Asfixia perinatal • Sofrimento fetal	• Prematuridade • Baixo peso • Pequeno para idade gestacional (PIG) • Aspiração meconial • Taquipneia transitória • Malformações cardíacas e de tubo neural	• SMSL • Retardo psicomotor • Distúrbios comportamentais • Distúrbios de linguagem
Cocaína, crack	• Aborto espontâneo • Natimorto • Aumento da resistência vascular uterina • RCIU • Infartos placentários • DPP • RPMO • Asfixia perinatal • Parto taquitócito	• Prematuridade • Baixo peso • PIG • Diminuição de perímetro cefálico • Infarto cerebral • Arritmia cardíaca • Enterocolite • Hipertensão arterial • Apneias	• Distúrbios cognitivos • Distúrbios de memória • Distúrbios comportamentais • Distúrbios de linguagem
Maconha	• Parto taquitócito	• Prematuridade • Aspiração meconial • Tremores • Alterações de sono	• Alterações de sono • Menor habilidade visual, de memória e raciocínio aos 4 anos • Distúrbios de atenção
Anfetamina-metanfetamina	• Natimorto • Hemorragia retroplacentária	• Prematuridade • Morte neonatal • Diminuição de perímetro cefálico • Intoxicação pela droga	• Menor QI aos 4 anos • Distúrbios comportamentais
Ecstasy (MDMA)	—	• Malformações cardíacas e musculoesqueléticas	• Pior desenvolvimento motor aos 4 meses

Fonte: adaptada de Committee on Substance Abuse, Committee on Fetus and Newborn AAP, 2013.

Conceitos-chave

- A sífilis ainda se apresenta endêmica em nosso País. A maioria dos RN é assintomática. Isso pode atrasar o diagnóstico e piorar o prognóstico. A morte perinatal ocorre em até 40% das crianças infectadas.

- Em crianças infectadas com toxoplasmose, em torno de 70% são assintomáticas ao nascer, porém 80 a 90% destas vão desenvolver doença ocular ou neurológica até a idade adulta, se não tratadas. Apenas 10% apresentam quadro grave nos primeiros dias de vida.

- Não há casos notificados de rubéola congênita nos últimos anos, graças à vacinação universal. Não há tratamento específico para rubéola congênita, apenas suporte clínico ou cirúrgico, a depender das alterações clínicas presentes ao nascimento.

- A maior parte dos casos de transmissão vertical do HIV (65%) ocorre durante o trabalho de parto e no parto propriamente dito; em 25% a transmissão é intraútero, principalmente nas últimas semanas de gestação. Recomenda-se que o recém-nascido receba a primeira dose do xarope de AZT até 4 horas de seu nascimento.

- Recomenda-se a administração da imunoglobulina contra varicela (VZIG) em crianças nascidas de mães com varicela (5 dias antes e até 2 dias após o parto) logo após o nascimento.

CAPÍTULO 47 ▪ INFECÇÕES CONGÊNITAS E USO DE DROGAS MATERNAS COM ACOMETIMENTO NEONATAL

- A infecção por citomegalovírus (CMV) é a infecção congênita viral mais frequente. Estima-se uma prevalência de até 1% de todos os nascimentos no mundo, sendo a causa congênita mais importante de perda auditiva neurossensorial.
- A infecção pelo vírus herpes simples é extremamente comum no mundo inteiro, incluindo infecções potencialmente graves, em todas as faixas etárias. A infecção neonatal é menos comum, porém de extrema importância pela alta morbidade e mortalidade.

Questões

1. Em relação à infecção por toxoplasmose é correto afirmar:
   a. A análise de PCR para toxoplasma em líquido amniótico tem alta sensibilidade, configurando teste excelente para triagem, uma vez que não dá resultado falso-negativo.
   b. A espiramicina parece reduzir a transmissão vertical e deve ser introduzida apenas em gestante com caso comprovado.
   c. Comumente o recém-nascido é sintomático ao nascer.
   d. IgG e IgM com baixa avidez sugerem infecção recente.
   e. IgG e IgM com alta avidez sugerem infecção recente.

2. Em relação à infecção por sífilis é incorreto afirmar:
   a. A prevalência de sífilis congênita é importante no Brasil.
   b. O tratamento adequado da gestante com sífilis reduz significativamente a transmissão vertical da doença.
   c. Queda de quatro vezes na titulação pode ser considerada eficácia do tratamento.
   d. A infecção congênita é sistêmica e pode acometer diversos órgãos.
   e. O tratamento do parceiro sexual da gestante é opcional e não interfere no risco de transmissão vertical, desde que o casal refira ausência de relações sexuais.

3. É correto afirmar a respeito da transmissão de HIV:.
   a. O leite materno transmite a doença, portanto o aleitamento materno está contraindicado nos casos de mães infectadas.
   b. A latência até o desenvolvimento de imunodeficiência é um período de baixa transmissibilidade.
   c. A maior parte dos casos de transmissão vertical ocorre intraútero.
   d. O AZT intraparto é medida opcional, pois não modifica fortemente a transmissão vertical.
   e. O xarope de AZT para o recém-nascido tem eficácia adequada se iniciado na primeira semana de vida.

4. Em relação à tuberculose é correto afirmar:
   a. A apresentação clínica da tuberculose geralmente é autolimitada.
   b. É difícil diferenciar a tuberculose congênita da neonatal.
   c. Ao nascimento geralmente o recém-nascido é sintomático.
   d. O Esquema 1 (rifampicina, isoniazida e pirazinamida) não se aplica ao paciente neonatal, devido aos possíveis efeitos adversos das drogas.
   e. O período curto de tratamento facilita a aderência ao tratamento neonatal.

5. Em relação ao uso de álcool na gravidez é correto afirmar:
   a. O tema deve ser desmistificado, uma vez que o consumo esporádico não oferece risco ao feto.
   b. Fígado e coração são os órgãos mais afetados no feto.
   c. O álcool atravessa passivamente a placenta e o líquido amniótico pode ser reservatório da substância.
   d. Microcefalia não é achado compatível com uso de álcool na gravidez e deve suscitar investigação de outras doenças.
   e. Não afeta o crescimento intrauterino, mas afeta o desenvolvimento.

BIBLIOGRAFIA CONSULTADA

- Aragão MFV, Van Der Linden V, Brainer-Lima AM, et al. Clinical Features and Neuroimaging (CT and MRI) Findings in Presumed Zika Virus Related Congenital Infection and Microcephaly: Retrospective Cases Series Study. BMJ. 2016;353:i1901.
- Artigo FB; Grupo de estudio de la infección congénita por citomegalovirus de la Sociedad Española de Infectología Pediátrica. Documento de consenso de la Sociedad Española de Infectología Pediátrica sobre el diagnóstico y el tratamiento de la infección congénita por citomegalovirus. An Pediatra (Barc). 2009;71(6):535-547.
- Behnke M, Smith VC; Committee on substance abuse, and Committee on fetus and newborn. Prenatal Substance Abuse: Short- and Long-term Effects on the Exposed Fetus. Pediatrics. 2013;131(3):e1009-1024.
- Benoist G, Leruez-Ville M, Magny JF, et al. Management of Pregnancies with Confirmed Cytomegalovirus Fetal Infection. Fetal Diagn Ther. 2013;33:203-214.
- Bialas KM, Swamy GK, Permar SR. Perinatal Cytomegalovirus and Varicella Zoster Virus Infections. Clin Perinatol. 2015;42:61-75.
- Gleason C, Devaskar S. Avery's Diseases of the Newborn. 9th ed. Philadelphia: Saunders Elsevier; 2012. cap. 12, p. 111-128.
- James SH, Kimberlin DW. Neonatal Herpes Simplex Virus Infection. Infect Dis Clin N Am. 2015;29:391-400.
- James SH, Kimberlin DW. Neonatal Herpes Simplex Virus Infection. Epidemiology and Treatment. Clin Perinatol. 2015;42:47-59.
- Johnson J, Anderson B, Pass RF. Prevention of Maternal and Congenital Cytomegalovirus Infection. Cain Obstet Gynecol. 2012;55(2):521-530.
- Karwowski MP, Nelson JM, Staples JE, et al. Zika Virus Disease: A CDC Update for Pediatric Health Care Providers. Pediatrics. 2016;137(5):1-13.
- Luppi CG, Domingues SB, Gomes SC, orgs. Guia de bolso – Para o Manejo da Sífilis em Gestantes e Sífilis Congênita. Secretaria de Estado da Saúde de São Paulo – 2016.
- Ministério da Saúde. Atenção à Saúde do Recém-nascido. Brasília: Ministério da Saúde; 2014. vol. 2, cap. 16.
- Ministério da Saúde. Manual de recomendações para o controle da tuberculose no Brasil. Brasília: Ministério da Saúde; 2011.
- Ministério da Saúde. Protocolo Clínico e Diretrizes Terapêuticas para Prevenção da Transmissão Vertical de HIV, Sífilis e Hepatites Virais. Brasília: Ministério da Saúde; 2018.
- Ministério da Saúde. Protocolo Clínico e Diretrizes Terapêuticas para Prevenção da Transmissão Vertical de HIV, Sífilis e Hepatites Virais. Brasília: Ministério da Saúde; 2015.
- Mlakar J, Popović M, Mraz J, et al. Zika Virus Associated with Microcefaly. NEJM. 2016;374:951-958.
- Pinninti SG, Kimberlin DW. Management of Neonatal Herpes Simplex Virus Infection and Exposure. Arch Dis Child Fetal Neonatal Ed. 2014;99:F240-244.

Respostas

1. D
2. E
3. A
4. B
5. C

Transição para a Vida Extrauterina

■ Amanda Melhado

Introdução

O nascimento é uma etapa de complexas adaptações orgânicas que promovem mudanças para a garantia da sobrevivência. Dependendo, por exemplo, do grau de imaturidade do sistema cardiovascular e da presença de estímulos adversos, mecanismos compensatórios são ativados preservando o fluxo sanguíneo aos órgãos nobres (cérebro, coração e adrenais) em detrimento do fluxo para órgãos mais resistentes à privação de oxigênio.

A compreensão dessa extensa etapa adaptativa envolve o conhecimento da fisiologia dos sistemas envolvidos (pulmonar e circulatório) tanto em ambiente fetal quanto extrauterino, permitindo o rápido reconhecimento de situações adversas nesta transição e possibilitando o adequado manejo das mesmas.

Fatores que influenciam na transição para a vida extrauterina

Os fatores intrínsecos à mãe que influenciam na transição à vida extrauterina são:

- Complicações gestacionais e durante o trabalho de parto.
- Medicações utilizadas pela mãe.
- Tempo de espera para o clampeamento do cordão umbilical.

Já os fatores intrínsecos ao feto incluem:

- Idade gestacional ao nascimento.
- Asfixia perinatal.
- Infecção perinatal.
- Malformações congênitas.

Adaptações orgânicas

Diversos órgãos e sistemas passam por extensa mudança funcional nessa última etapa que precede a transição à vida extrauterina. Essas mudanças são orquestradas entre mãe e feto e culminam com o nascimento.

Adaptações endócrinas

O cortisol é o principal hormônio que promove a maturação final do feto e sua adaptação ao nascimento. O nível sérico do cortisol é relativamente baixo até aproximadamente 30 semanas de gestação. A partir daí aumenta progressivamente até o termo, tendo ao final um pico que perdura por horas após o trabalho de parto a termo.

O cortisol facilita a transição fetal-neonatal em diversos aspectos:

- Aumenta a conversão dos hormônios tireoidianos.
- Aumenta a secreção de catecolaminas pelas adrenais.
- Promove a maturação das vias metabólicas da glicose no fígado.
- Induz a maturação do sistema surfactante dos pulmões.
- Ativa os canais sódio-dependentes dos pulmões responsáveis pela reabsorção do líquido pulmonar.

Adaptações metabólicas

Primariamente, o suprimento de energia para o feto é mantido através da placenta. Apesar de a gliconeogênese já estar estabelecida precocemente na gestação, o armazenamento de glicose é realizado ao longo das 40 semanas. Portanto, em nascimentos prematuros, com o clampeamento do cordão umbilical, existe elevada incidência de hipoglicemia.

Após o nascimento, com a queda do suprimento de glicose ocorre redução na secreção de insulina, com aumento do glucagon. Entretanto, o principal hormônio envolvido na homeostase da glicose no período neonatal imediato é o cortisol, já descrito anteriormente.

Quanto à termorregulação, após o nascimento o estímulo simpático promovido por:

- Aumento da oxigenação.
- Ventilação.
- Clampeamento do cordão umbilical e frio ativa a termogênese através da gordura marrom.

Circulações fetal e neonatal

A placenta promove a oxigenação do sangue na circulação fetal, que flui através da veia umbilical. Uma porção deste sangue flui diretamente à veia cava inferior através do ducto venoso, e chega ao átrio direito com elevadas pressões. Por esse motivo, esta porção do retorno venoso da veia cava inferior passa direto do átrio direito ao esquerdo pelo forame oval.

A outra porção de sangue proveniente da placenta é direcionada ao fígado e atinge a veia cava inferior com menores pressões, passando do átrio direito ao ventrículo direito pela válvula tricúspide. A porção de sangue proveniente da veia cava superior também segue esta via (Figura 48.1).

■ Débito cardíaco

No feto humano normal o débito cardíaco ventricular combinado foi estimado por meio de estudos ecocardiográficos em 450 mL/kg/min, sendo 2/3 débito cardíaco ventricular direito e 1/3 débito cardíaco ventricular esquerdo.

Aproximadamente 45% deste sangue perfundem a placenta e retornam pelas veias umbilicais. Metade do retorno venoso umbilical adentra a veia cava inferior pelo ducto venoso e a outra metade atinge a veia cava inferior pelas veias hepáticas.

A porção de sangue proveniente do ducto venoso que atinge o átrio direito compreende 33% do débito cardíaco ventricular combinado e é responsável por 76% do débito cardíaco do ventrículo esquerdo, promovendo a oxigenação do miocárdio e cérebro, as porções mais ativas no feto. Grande parte do sangue proveniente do ventrículo direito passa para a circulação sistêmica fetal através do ducto arterioso e retorna à placenta.

Devido à elevada resistência da vasculatura pulmonar em consequência do ambiente de hipóxia fetal (SatO$_2$ ~ 60%), apenas 11% do débito cardíaco combinado atravessam o leito vascular pulmonar. Essa proporção aumenta com o avançar da idade gestacional, e da 20ª a 30ª semana de gestação esse aumento é de até 60%.

No feto, o fluxo sanguíneo pelo ducto arterioso é em grande parte do débito cardíaco ventricular direito e em algum grau do débito cardíaco ventricular combinado. A patência contínua do ducto arterioso durante a gestação deve-se à baixa tensão de oxigênio no sangue fetal e a vasodilatadores.

■ Consequências da remoção da placenta

As mudanças que ocorrem no sistema circulatório após o nascimento devem-se à remoção da placenta, lago venoso de muito baixa resistência, que ocasiona o aumento da resistência vascular sistêmica neonatal. A circulação passa de um sistema paralelo para um em série e o débito cardíaco ventricular direito e esquerdo se tornam semelhantes, cada um medindo ao redor de 400 mL/kg/min.

A remoção da placenta ocasiona ainda o aumento do fluxo sanguíneo na circulação pulmonar, com consequente aumento do fluxo que retorna ao átrio esquerdo. A pressão no átrio esquerdo se torna maior do que a pressão no átrio direito, levando ao fechamento do forame oval.

Outra adaptação importante que ocorre logo após o nascimento é a expansão pulmonar. E como os pulmões são mais eficientes que a placenta para realizar trocas gasosas, segue uma maior eliminação de gás carbônico e melhor oxigenação do RN. Secundário a isso também ocorre uma elevação do pH sérico.

O ambiente fetal de hipóxia é substituído ao nascimento pela hiperóxia (saturação de oxigênio ~ 90%), o que leva ao aumento na liberação de óxido nítrico (NO) e prostaglandinas (PGI2), e à queda na resistência vascular pulmonar.

A inversão de fluxo, as alterações dos gases sanguíneos e a elevação do pH terão efeito positivo para o fechamento do canal arterial. Assim, após um curto período de tempo a circulação fetal se transforma em circulação do tipo adulto.

Adaptações pulmonares

O desenvolvimento pulmonar ocorre em duas fases, crescimento seguido por maturação na seguinte sequência de eventos:

- O broto pulmonar surge a partir da septação do intestino anterior no primeiro trimestre.
- Em seguida, os brotos lobares se dividem e formam os segmentos broncopulmonares.
- A porção responsável pela troca de gases é formada durante a fase canalicular, no segundo trimestre.
- O desenvolvimento dos ductos alveolares inicia-se a partir da 24ª semana de gestação.
- A septação em sacos alveolares ocorre a partir da 36ª semana de gestação.

CAPÍTULO 48 ■ TRANSIÇÃO PARA A VIDA EXTRAUTERINA   839

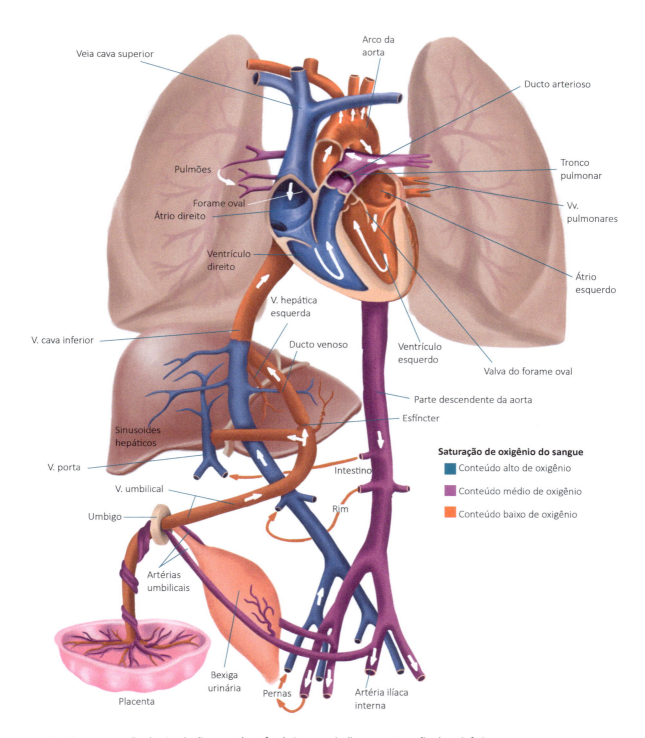

FIGURA 48.1. Representação da circulação sanguínea fetal. As cores indicam a saturação de oxigênio no sangue, e as setas mostram o curso do sangue da placenta para o coração. Os órgãos não estão desenhados em escala. Fonte: Moore KL. Embriologia Clínica. Rio de Janeiro: Elsevier; 2012.

Respiração pulmonar

A adaptação essencial ao nascimento é o início da respiração. A respiração fetal é suprimida pelo ambiente de hipóxia e pela liberação de prostaglandinas pela placenta, que garante a manutenção da oxigenação e eliminação de gás carbônico. Nesse período os pulmões ficam excluídos da função de troca.

O clampeamento do cordão umbilical cessa a liberação de prostaglandinas e, associado ao estímulo tátil, ao frio e às alterações nas pressões parciais de oxigênio (pO_2) e gás carbônico (pCO_2), promove o estímulo central para o início da respiração.

Ao longo da gestação os pulmões fetais são preenchidos por líquido secretado ativamente pelas células intersticiais pulmonares. Este líquido é rico em cloretos e pobre em proteínas, e sua secreção aumenta progressivamente no decorrer da gestação, chegando a 4 mL/kg/h na gestação a termo.

A produção e manutenção normais do líquido pulmonar são essenciais para o adequado desenvolvimento pulmonar. Ao nascimento, com o aumento do cortisol, liberação de catecolaminas e hormônios tireoidianos, ocorre a ativação da bomba Na-K-ATPase e o líquido pulmonar passa a ser transportado ativamente ao interstício pulmonar, liberando os alvéolos para o seu adequado funcionamento.

O desenvolvimento pulmonar ocorre durante toda a gestação. Entretanto, é no terceiro trimestre que o pulmão sofre septação formando os sáculos distais, que após 32 semanas de gestação se diferenciam em alvéolos. Paralelamente, a produção do surfactante (porção lipídica e proteínas lipofílicas SP-B e SP-C) pelas células tipo II tem início ao redor da 22ª semana de gestação e, à época do termo, há mais surfactante em células tipo II de um feto do que nas de um adulto.

Do mesmo modo que a liberação de catecolaminas durante o trabalho de parto promove a reabsorção do líquido pulmonar, o estímulo de betarreceptores promove o aumento na concentração de surfactante no fluido pulmonar.

Produção de surfactante

As primeiras respirações permitem a entrada de ar nos pulmões à custa de um grande esforço para vencer o líquido pulmonar gerado na vida fetal. Surge a tensão na superfície alveolar, gerada pela interface do ar vindo do ambiente externo com o líquido pulmonar. Esta tensão será minimizada pela presença do surfactante pulmonar, estrutura fosfolipíde-proteica que está mais abundante e madura nos RN mais próximos ao termo, e frequentemente estará insuficiente em recém-nascidos pré-termo (RNPT).

O surfactante reduz a tensão de superfície da luz alveolar, permitindo a insuflação pulmonar sob baixas pressões.

O início da respiração promove distensão alveolar e deformidade das células tipo II, estímulo mecânico que também promove o aumento da secreção de surfactante. Dessa forma, mesmo os recém-nascidos de parto cirúrgico apresentam concentração de surfactante adequada na luz alveolar com aproximadamente 3 horas de vida.

A insuficiência de surfactante ativo leva a aumento do esforço e do trabalho respiratório.

Produção de fluido

No período fetal, células epiteliais pulmonares secretam grande quantidade de fluido, sendo parte deste retido dentro do órgão pela resistência gerada pelas cordas vocais, gerando um volume intrínseco pulmonar já na vida fetal.

Sabe-se que antes do nascimento já há ativação de canais de sódio e liberação de adrenalina, reduzindo a produção de fluido pulmonar e estimulando a sua reabsorção. Há também um aumento do fluxo linfático, que trabalha facilitando a sua remoção.

A saída de líquido dos pulmões também sofre efeito pela compressão gerada sobre o tórax do feto a partir de mudanças na sua postura. Porém, a simples compressão torácica durante a passagem pelo canal de parto é insuficiente para explicar as alterações respiratórias da transição da vida fetal para a pós-natal, que era a explicação usada do início até meados do século XX.

Expansão pulmonar

Para que haja uma adequada adaptação pulmonar é indispensável a expansão pulmonar. Para que se possa dar seguimento à transição do padrão de respiração fetal para o pós-natal, tanto em partos vaginais como em partos cirúrgicos, é necessário que os movimentos respiratórios se estabeleçam o mais rápido e adequadamente possível.

As primeiras respirações são fundamentais para criar volume gasoso dentro dos pulmões. A contração diafragmática é intensa e longa durante as primeiras inspirações. O tônus expiratório é aumentado e há adução das cordas vocais associada à contração ativa de músculos abdominais, permitindo uma crescente retenção de ar dentro dos pulmões.

As primeiras inspirações, que podem demorar a se iniciar até umas poucas dezenas de segundos no recém-nascido a termo (RNT), são mais vigorosas e eficientes se forem prolongadas, pois há uma resistência elevada gerada pela interface ar-líquido nesses pulmões. A expansão pulmonar à custa do ar inspirado ocorre a partir do centro para a periferia, com progressivo recrutamento de novas áreas pulmonares mais distais.

Esse ar aprisionado gera a capacidade residual funcional (CRF), que atinge o volume de cerca de 30 mL/kg de peso cerca de 2 a 3 horas após o início dos movimentos inspiratórios, podendo se estabelecer mais lentamente após parto cesárea.

As expirações são mais curtas e permitem saída de ar em volume inferior ao inspirado, contando novamente com a adução das cordas vocais (provocando um gemido: som muitas vezes confundido com choro). Este ar aprisionado gera a capacidade residual funcional (CRF). A CRF atinge o volume de cerca de 30 mL/kg de peso cerca de 2 a 3 horas após o início dos movimentos inspiratórios, podendo se estabelecer mais lentamente após parto cesárea.

O recém-nascido pré-termo (RNPT) é mais vulnerável a falhar nesta adaptação, pois possui força muscular inferior à do recém-nascido a termo (RNT), dificultando o trabalho do diafragma em gerar entrada de ar durante a inspiração. Sua caixa torácica é instável, propiciando que o recolhimento elástico pulmonar ocorra com mínima oposição, tendendo ao colapso pulmonar.

O RNPT conta com pior atividade das bombas de sódio e, acima de tudo, tem inadequados estoques e produção de surfactante, mantendo elevada a tensão superficial após as respirações iniciais, contribuindo para uma inadequada transição pós-natal.

Importante observar que mesmo fetos pré-termo são capazes de iniciar seus movimentos respiratórios, embora quanto mais imaturos forem, maior será a chance de falharem nesta adaptação à vida extrauterina.

■ Falhas na adaptação pulmonar

Muitas vezes, diferentes mecanismos coexistem e determinam uma má adaptação pós-natal. Falhas que ocorrem durante esta fase de grandes adaptações geram diferentes processos patológicos que determinam insuficiência respiratória no período neonatal. Em algum grau, a insuficiência respiratória neonatal se caracteriza por:

- Baixa CRF.
- Aumento do trabalho respiratório.
- Persistência de padrão de circulação fetal.
- Resulta em diferentes intensidades de hipoxemia, hipercarbia e acidemia.

Conceitos-chave

- A adaptação essencial ao nascimento é o início da respiração. A respiração fetal é suprimida pelo ambiente de hipóxia e pela liberação de prostaglandinas pela placenta, que garante a manutenção da oxigenação e eliminação de gás carbônico.

- O clampeamento do cordão umbilical cessa a liberação de prostaglandinas e, associado ao estímulo tátil, ao frio e às alterações nas pressões parciais de oxigênio (pO_2) e gás carbônico (pCO_2), promove o estímulo central para o início da respiração.

- As primeiras respirações permitem a entrada de ar nos pulmões, à custa de um grande esforço para vencer o líquido pulmonar gerado na vida fetal. A tensão na superfície alveolar, gerada pela interface do ar vindo do ambiente externo com o líquido pulmonar, será minimizada pela presença do surfactante pulmonar, estrutura fosfolipíde-proteica frequentemente insuficiente em recém-nascido pré-termo (RNPT).

Questões

1. Quais órgãos são priorizados em fluxo sanguíneo diante de estresse?
   a) Rins, adrenais e pulmão.
   b) Adrenais, coração e cérebro.
   c) Cérebro, coração e pulmão.
   d) Rins, coração e cérebro.
   e) Adrenais, coração e pulmão.

2. Durante o período fetal, a resistência vascular do leito pulmonar é elevada, sendo que apenas 11% do débito cardíaco passam pelas artérias pulmonares. Quais estruturas são responsáveis pela manutenção do débito cardíaco esquerdo intraútero?

a) Canal arterial e forame oval.

b) Septo intraventricular e canal arterial.

c) Placenta e septo interventricular.

d) Forame oval e placenta.

e) Septo interventricular e forame oval.

3. Qual a principal alteração na homeostase da glicose que pode ocorrer em partos prematuros?

4. Explique o mecanismo envolvido no fechamento do forame oval.

5. Quais células pulmonares são responsáveis pela produção do surfactante?

a) Pneumócitos tipo I.

b) Linfócitos.

c) Monócitos.

d) Pneumócitos tipo II.

e) Alvéolos primitivos.

6. O surfactante possui uma porção lipídica e outra proteica. Quais destas proteínas compõem o surfactante?

a) SP-A e SP-B.

b) SP-C e SP-D.

c) SP-E e SP-A.

d) SP-B e SP-C.

e) SP-D e SP-E.

BIBLIOGRAFIA CONSULTADA

- Azhibekov T, Noori S, Soleymani S, Seri I. Transitional cardiovascular physiology and comprehensive hemodynamic monitoring in the neonate: Relevance to research and clinical care. Seminars in Fetal & Neonatal Medicine. 2014;19:45-53.
- Britton JR. The transition to extrauterine life and disorders of transition. Clin Perinatol. 1998;25(2):271-94.
- Finnemore A, Groves A. Physiology of the fetal and transacional circulation. Semin Fetal Neonatal Med. 2015;20(4):210-6.
- Hillman NH, Kallapur SG, Jobe AH. Physiology of transition from intrauterine to extrauterine life. Clin Perinatol. 2012;39(4):764-83.

- Moore KL. Sistema Cardiovascular. In: Embriologia Clínica, 9a. edição, Moore KL, Persaud TVN, Torchia MG, eds. Rio de Janeiro: Elsevier; 2012.
- Morton SU, Brodsky D. Fetal Physiology and the Transition to Extrauterine Life. Clin Perinatol. 2016;43:395-407.
- Phelps CM, Thrush PT, Cua CL. The Heart. In: Care of the High-Risk Neonate. 6th ed. Fanaroff AA, Fanaroff JM, eds. Philadelphia: Elsevier Saunders; 2013.
- Van Woundenberg CD, Wills CA, Rubarth LB. Newborn transition to extrauterine life. Neonatal Netw. 2012;31(5):317-22.
- Wyckoff MH, Aziz K, Escobedo MB, et al. Part 13: Neonatal Resuscitation: 2015 American Heart Association Guidelines Update for Cardiopulmonary Resuscitation and Emergency Crdiovascular Care. Circulation. 2015;132:S543.

Respostas

1. B

2. A

3. Hipoglicemia.

4. Com a retirada da placenta ocorre aumento da resistência vascular sistêmica e queda da resistência vascular pulmonar, promovendo aumento da quantidade de sangue que chega ao átrio esquerdo, o que provoca aumento da pressão nessa câmara e inversão do fluxo da esquerda para direita, colabando o forame oval.

5. D

6. D

Sala de Parto e Princípios da Reanimação Neonatal

- Renata de Araújo Monteiro Yoshida
- Marcia de Freitas

Introdução

No mundo, aproximadamente 25% das mortes neonatais são causadas pela asfixia perinatal. Como manifestação da asfixia perinatal na sala de parto, o recém-nascido (RN) não consegue iniciar e manter a respiração após o nascimento. O atendimento adequado, rápido e efetivo nessa situação pode prevenir muitas dessas mortes e potencialmente reduzir a morbimortalidade relacionada à asfixia perinatal.

Frente a essa situação, surgiu a necessidade da normatização das recomendações sobre o atendimento do recém-nascido na sala de parto. São formados comitês internacionais para discutir e orientar as técnicas de reanimação.

No Brasil, a Sociedade Brasileira de Pediatria (Programa de Reanimação Neonatal) adapta as recomendações sobre o atendimento do recém-nascido preconizadas pelo *International Liaison Committee on Resuscitation* (ILCOR) à realidade brasileira e elabora um documento científico e treinamento teórico-prático para médicos, profissionais de saúde e parteiras.

No Brasil, dados epidemiológicos mostram que em 2014 a mortalidade neonatal associada à asfixia perinatal representou 20% dos óbitos neonatais, o que correspondeu a aproximadamente 12 recém-nascidos por dia. A maioria dos óbitos ocorreu nos primeiros dias de vida, período no qual as condições de nascimento exercem maior influência.

Reanimação do recém-nascido

O recém-nascido pode apresentar dificuldades no período de transição da vida intrauterina para a extrauterina.

Após o nascimento, ao redor de 10% dos recém-nascidos necessitam de assistência para iniciar a respiração, 1% necessita de manobras avançadas de reanimação, enquanto 90% conseguem iniciar e manter a respiração. Mesmo nos partos sem fatores de risco, o RN pode precisar de atendimento, portanto, nos locais onde ocorrem nascimentos, sempre deve haver uma equipe treinada e equipamentos adequados para pronta assistência, quando necessária.

O treinamento e a educação continuada dos profissionais que realizam o atendimento do recém-nascido em sala de parto são indispensáveis para garantir eficácia e qualidade ao atendimento. A Figura 49.1 resume, por meio do seu fluxograma, os principais procedimentos e passos da reanimação neonatal.

Preparo

Antes do nascimento deve ser realizado o preparo para a reanimação, com anamnese materna, revisão dos materiais e equipamentos, e prontidão de equipe treinada em reanimação neonatal.

A) Anamnese materna: história materna detalhada, incluindo antecedentes pessoais, intercorrências na gestação e trabalho de parto, e uso de medicações, com atenção para os fatores de risco expostos na Tabela 49.1.

B) Preparo de equipamentos: devem estar disponíveis e ter sido previamente testados todos os materiais que possam ser necessários na assistência ao recém-nascido (Tabela 49.2).

C) Equipe treinada: pelo menos um profissional capaz de iniciar de forma adequada a reanimação neonatal deve estar presente em todo parto. A Sociedade Brasileira de Pediatria recomenda a presença de pediatra em todo nascimento.

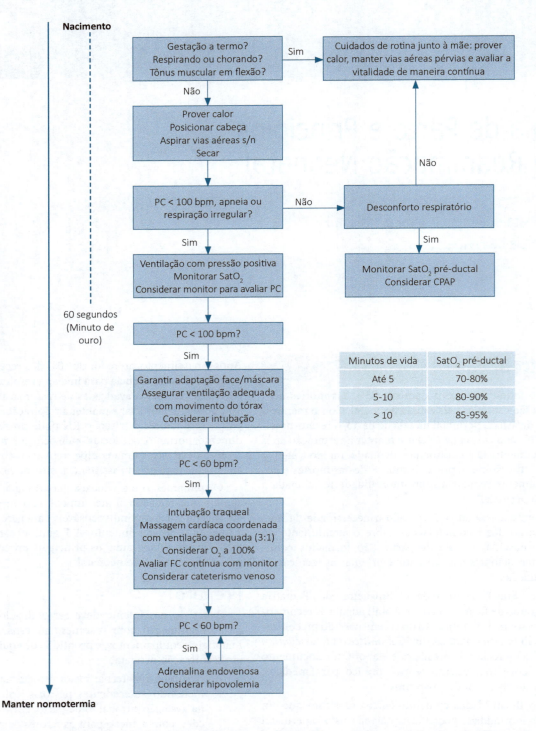

FIGURA 49.1. Fluxograma da reanimação do recém-nascido em sala de parto. Fonte: Programa de Reanimação Neonatal Sociedade Brasileira de Pediatria, 2016.

CAPÍTULO 49 ▪ SALA DE PARTO E PRINCÍPIOS DA REANIMAÇÃO NEONATAL

Tabela 49.1. Fatores de risco para necessidade de reanimação neonatal

	Mãe	RN
Fatores antenatais	• Assistência pré-natal ausente • Idade materna < 16 anos • Idade materna > 35 anos • Diabetes materno • Hipertensão arterial • Pré-eclâmpsia	• Anemia fetal ou isoimunização • Sangramento no 2º ou 3º trimestre • Infecção materna • Polidrâmnio • Oligoâmnio
	• Hipertensão arterial crônica	• Diminuição da movimentação fetal
	• Antecedente de óbito fetal ou neonatal • Doenças maternas crônicas	• Rotura prematura de membranas • Hidropsia fetal
	• Gestação múltipla • Prematuridade • Pós-maturidade • Malformação fetal	• Restrição de crescimento intrauterino • Uso de medicações • Uso de drogas
Fatores intraparto	• Parto cesárea de urgência • Parto fórceps ou com • vácuo-extrator • Apresentações fetais anômalas • Corioamnionite • Taquissistolia uterina • Período expulsivo > 2 horas	• Macrossomia fetal • Líquido amniótico meconial • Prolapso de cordão • Trabalho de parto prematuro • Descolamento prematuro de placenta
	• Bolsa rota > 18 horas	• Placenta prévia
	• Trabalho de parto > 24 horas • Anestesia geral	• Uso de opioides para mãe < 4 horas do parto

Tabela 49.2. Equipamento necessário para reanimação neonatal

Sala de parto e reanimação temperatura ambiente 23-26°C	• Mesa de reanimação com acesso por 3 lados • Fonte de calor radiante • Fonte de oxigênio umidificado e ar comprimido com fluxômetro • *Blender* para mistura dos gases • Oxímetro de pulso com sensor neonatal e bandagem elástica escura • Relógio de parede com ponteiro de segundos • Termômetro digital para mensuração da temperatura ambiente • Aspirador a vácuo com manômetro
Material para aspiração	• Sondas traqueais n° 6, 8 e 10 • Sondas gástricas n° 6 e 8 • Dispositivo para a aspiração de mecônio • Seringa 20 mL
Material para ventilação	• Balão autoinflável com capacidade máxima de 750 mL • Ventilador mecânico manual com peça em T e circuitos • Máscaras redondas com coxim para prematuros e RN termo n° 00, 0 e 1 • Sonda de Guedel
Material para intubação traqueal	• Laringoscópio com lâmina reta n° 00, 0 e 1 • Cânulas traqueais sem balão, de diâmetro uniforme n° 2,5, 3,0, 3,5, 4,0 mm • Material para fixação da cânula: tesoura, fita adesiva e algodão com SF a 0,9% • Pilhas e lâmpadas sobressalentes • Fio-guia esterilizado • Detector de CO_2 expirado
Medicações	• Adrenalina diluída em SF a 0,9% 1/10.000 em seringa de 5 mL para uso único endotraqueal e em seringa de 1 mL para uso endovenoso • Expansores de volume (SF a 0,9% ou Ringer lactato) em 2 seringas de 20 mL
Material para cateterismo umbilical	• Campo fenestrado estéril e gaze • 1 pinça tipo Kelly reta de 14 cm e cabo de bisturi com lâmina n°21 • Porta-agulha de 11 cm e fio agulhado *mononylon* 4.0 • Cateter umbilical 2,5, 3,5, 4,0, 5,0 ou 8,0 Fr
Outros	• Luvas e óculos de proteção • Compressas e gazes esterilizadas • Estetoscópio neonatal • Seringas de 20 mL, 10 mL e 1 mL e agulhas • Sacos de polietileno de 30 x 50 cm e touca para proteção térmica do prematuro • Clampeador de cordão umbilical

Avaliação do RN após o nascimento

Após o nascimento é necessário identificar o RN que não está fazendo uma transição adequada para a vida extrauterina e precisa de reanimação. São então realizadas três perguntas, independentemente do aspecto do líquido amniótico:

- A gestação é de termo (37-41 6/7 semanas)?
- O recém-nascido está respirando ou chorando?
- O recém-nascido apresenta tônus em flexão?

Se a resposta for "sim" para todas as perguntas, considera-se que o recém-nascido tem boa vitalidade e não necessita de reanimação. É recomendado colocar o recém-nascido sobre o abdome e/ou tórax materno (no nível da placenta), em contato pele a pele com a mãe, e manter observação continuada quanto ao tônus e respiração. Nesse momento deve ser estimulado o aleitamento materno. Para prevenir a hipotermia o recém-nascido deve ser secado e coberto com campo pré-aquecido.

O clampeamento do cordão deve ser realizado entre 1 e 3 minutos no recém-nascido de termo e entre 30 e 60 segundos no prematuro com boa vitalidade. O clampeamento tardio do cordão umbilical diminui a anemia entre 3 a 6 meses, melhora a estabilidade hemodinâmica e, embora possa aumentar a chance de icterícia com necessidade de fototerapia na primeira semana de vida, não aumenta a necessidade da exsanguineotransfusão.

Se a resposta for "não" para qualquer uma das perguntas, o recém-nascido deve ser levado para o berço de reanimação para melhor avaliação e receber os passos iniciais em 30 segundos.

O atendimento ao recém-nascido na sala de parto segue o "ABC" (sigla em inglês):

A (*Airways*): manter as vias aéreas permeáveis por meio do posicionamento adequado da cabeça e da aspiração da boca e do nariz, se necessário.

B (*Breathing*): iniciar a respiração por meio da estimulação tátil, e da ventilação com pressão positiva.

C (*Circulation*): manter a circulação por meio de massagem cardíaca e medicações.

Passos iniciais da reanimação

Os passos iniciais de atendimento ao recém-nascido devem ser realizados em 30 segundos e consistem em:

- Prover calor: recepcionar o recém-nascido em campos estéreis pré-aquecidos e colocá-lo sob fonte de calor radiante. Posicionar a cabeça em leve extensão.
- Aspirar boca e narinas (se necessário).
- Secar o recém-nascido e remover os campos úmidos.
- Reposicionar a cabeça em leve extensão.

- Avaliar de forma simultânea a respiração e a frequência cardíaca.

A manutenção da normotermia do recém-nascido é muito importante para sua evolução. A hipotermia na admissão à unidade de cuidados intensivos neonatais é fator de risco independente para mortalidade. Para reduzir a chance de hipotermia a temperatura ambiente na sala de parto deve estar entre 23-26ºC. A meta de temperatura axilar do recém-nascido é de 36,5-37,5ºC. Os recém-nascidos prematuros com idade gestacional inferior a 34 semanas devem ser colocados em um saco plástico e receber touca dupla (plástico e algodão) para sua manutenção térmica.

A hipertermia (temperatura > 37,5ºC) deve ser evitada, especialmente nos recém-nascidos com asfixia perinatal, para não piorar a lesão cerebral.

O posicionamento da cabeça em leve extensão facilita a desobstrução das vias aéreas. Os recém-nascidos apresentam uma desproporção entre a cabeça e o tronco, principalmente os recém-nascidos prematuros podem necessitar de um coxim embaixo dos ombros para que essa leve extensão da cabeça seja obtida.

A aspiração das vias aéreas (boca e narinas) não dever ser realizada de rotina e está indicada apenas se houver secreção.

O início da reanimação depende da avaliação de dois sinais: respiração e frequência cardíaca (FC). Essa avaliação é realizada após os passos iniciais, de forma simultânea. A FC é o principal determinante da decisão de indicar as diversas manobras de reanimação e também é o primeiro parâmetro que melhora quando a manobra de reanimação iniciada está sendo efetiva. Pode ser obtida pela ausculta do precórdio com estetoscópio, pela pulsação na base do cordão umbilical, pela detecção do sinal de pulso através da oximetria e pela atividade elétrica do coração através do monitor cardíaco.

Após os passos iniciais a FC é avaliada pela ausculta do precórdio, contando a FC por 6 segundos e depois multiplicando por 10 para que o valor estimado em 1 minuto seja obtido. Caso seja indicada ventilação com pressão positiva, a FC deve ser avaliada de forma mais acurada e rápida através do monitor cardíaco.

Na vigência de líquido amniótico meconial, independentemente de sua viscosidade, a aspiração das vias aéreas ao desprendimento do polo cefálico do concepto não deve ser realizada. Se o recém-nascido apresentar boa vitalidade (resposta "sim" para as três perguntas) deve permanecer junto à mãe.

Apenas nos casos em que o recém-nascido com líquido meconial não apresentar boa vitalidade (resposta "não" para alguma das três perguntas) é que devem ser iniciados os passos de reanimação neonatal, incluindo a aspiração de vias aéreas superiores.

Se após os passos iniciais o recém-nascido apresentar FC > 100 batimentos por minuto (bpm) e respiração regular, ele deve ser colocado em contato pele a pele com

CAPÍTULO 49 ■ SALA DE PARTO E PRINCÍPIOS DA REANIMAÇÃO NEONATAL

a mãe. Porém, se após a realização dos passos iniciais o recém-nascido com líquido meconial apresentar apneia, respiração irregular e/ou FC < 100 bpm, deve ser iniciada ventilação com pressão positiva com máscara facial e ar ambiente nos primeiros 60 segundos de vida. A indicação de retirada do mecônio residual da hipofaringe e da traqueia sob visualização direta só deverá ser realizada, após 30 segundos de ventilação efetiva com pressão positiva com balão autoinflável e máscara, sem melhora da FC e respiração, por provável obstrução das vias aéreas. A aspiração traqueal propriamente dita será feita através da cânula traqueal conectada a um dispositivo para aspiração de mecônio e ao aspirador a vácuo, com pressão máxima de 100 mmHg. O procedimento de aspirar o excesso de mecônio deve ser feito uma única vez, após o qual novo ciclo de ventilação com pressão positiva com balão autoinflável e máscara deve ser iniciado.

Ventilação

A ventilação é o procedimento mais importante e mais eficaz da reanimação neonatal. A aeração do pulmão e absorção do líquido é essencial para desencadear a queda da resistência vascular pulmonar e iniciar o processo adequado de transição.

A ventilação com pressão positiva (VPP) está indicada na presença de respiração irregular ou apneia, e/ou FC < 100 bpm. O primeiro ciclo de VPP deve ser realizado nos primeiros 60 segundos, período chamado "minuto de ouro".

Os equipamentos usados para VPP são: balão autoinflável ou ventilador mecânico manual com peça T. A máscara facial deve ser anatômica ou arredondada e acolchoada, transparente para permitir visualização de secreção em vias aéreas, e de tamanho apropriado para o recém-nascido a termo ou prematuro. A máscara deve cobrir a ponta do queixo, boca e nariz e deve ser posicionada com os dedos da mão seguindo a "Técnica do C e E" para garantir a aderência da máscara à face e diminuir o escape.

O recém-nascido prematuro com idade gestacional inferior a 34 semanas deve receber um oxímetro de pulso pré-ductal (palma da mão direita ou punho direito) assim que colocado sob fonte de calor radiante. Naqueles com idade gestacional superior a 34 semanas o oxímetro de pulso e o monitor cardíaco devem ser colocados quando a ventilação com pressão positiva estiver indicada.

Uso de oxigênio suplementar

A necessidade do uso de oxigênio suplementar é rara na reanimação. A aeração dos pulmões através da ventilação com técnica adequada é mais importante que administrar altas concentrações de oxigênio. Nos recém-nascidos com idade gestacional superior a 34 semanas a VPP deve ser iniciada com concentração de oxigênio a 21%.

Nos recém-nascidos com idade gestacional inferior a 34 semanas a VPP deve ser iniciada com concentração de oxigênio a 30%. Caso haja necessidade do uso de oxigênio suplementar, é recomendada a mistura de oxigênio e ar comprimido ajustada por meio de um misturador (*blender*) para atingir a saturação de oxigênio alvo de acordo com os minutos de vida (Tabela 49.3).

Tabela 49.3. Saturação de oxigênio adequada conforme os minutos de vida

Minutos de vida	SatO₂ pré-ductal
Até 5	70-80%
5-10	80-90%
> 10	85-95%

Balão autoinflável

O balão autoinflável fornece ventilação efetiva ao recém-nascido. A capacidade máxima recomendada no período neonatal é de 750 mL. Esse equipamento apresenta como vantagens: não necessitar de fonte de gás para inflar, apresentar manuseio fácil e intuitivo, ser portátil e de baixo custo. Como desvantagens: não fornece pressão positiva expiratória final (PEEP) e o pico de pressão é variável, depende da pressão exercida pelo operador, não é possível saber qual o pico de pressão oferecido, a não ser que um manômetro seja conectado ao balão autoinflável. Existe uma válvula de escape de segurança regulada por fábrica entre 30-40 mmHg que regula a pressão máxima que é fornecida por meio da ventilação. Quando ligada à fonte de oxigênio, ajustada em 5 L/min e acompanhada de um reservatório, fornece concentração de oxigênio de 90 a 100%. Quando não ligada à fonte de oxigênio, fornece concentração de oxigênio de 21%.

O uso da VPP com balão autoinflável e máscara deve ser realizado na frequência de 40 a 60 movimentos por minuto, seguindo a regra rítmica "aperta/solta/solta". Deve haver expansibilidade torácica, com observação de leve expansão pulmonar, como se o recém-nascido estivesse respirando normalmente. Quando necessária VPP prolongada, deve ser passada uma sonda orogástrica aberta para diminuir a distensão gástrica e facilitar a expansão pulmonar.

É importante salientar que, de cada dez RN que recebem VPP com balão autoinflável e máscara ao nascer, nove melhoram e não precisam de outros procedimentos de reanimação.

Ventilador mecânico manual com peça T

O ventilador mecânico manual com peça T também fornece ventilação efetiva ao recém-nascido e apresenta como vantagens: pico de pressão conhecido, fornece PEEP e quando conectado com um *blender*, permite escolher a concentração de oxigênio entre 21 e 100%. Como desvantagens: necessita de fonte de gás contínuo e precisa de ajuste de fluxo adequado para gerar pressão. O tempo inspiratório é regulado pelo tempo de oclusão da válvula de PEEP.

O ventilador manual com peça T deve ser testado e estar preparado para a reanimação. Os parâmetros sugeridos são: pressão inspiratória máxima do circuito limitada em 30-40 cmH_2O; pressão inspiratória inicial entre 20-25 cmH_2O; PEEP entre 4-6 cmH_2O; FiO_2 de 21% para RN > 34 semanas de idade gestacional e 30% para RN < 34 semanas de idade gestacional.

Nas primeiras ventilações podem ser necessárias pressões inspiratórias maiores de até 20-30 cmH_2O, e depois as pressões inspiratórias podem ser ajustadas entre 15-20 cmH_2O, de acordo com a expansibilidade torácica.

O profissional que realiza a VPP deve estar posicionado no polo cefálico do recém-nascido para avaliar de forma continuada a caixa torácica e a expansibilidade pulmonar e realizar possíveis correções da técnica, caso seja necessário. A ventilação deve ser feita com frequência de 40 a 60 movimentos por minuto, seguindo o ritmo "ocluuui/solta/solta", "ocluuui/solta/solta", sendo o "ocluuui" referente à oclusão do orifício da peça T do ventilador mecânico manual, as três letras "u" reforçam a necessidade de manter a oclusão por um tempo suficiente para transmitir a pressão inspiratória.

Intubação

São indicações de intubação na sala de parto:

- VPP prolongada ou ineficaz após verificação e correção da técnica aplicada.
- Necessidade de massagem cardíaca.
- Suspeita ou presença de hérnia diafragmática que necessita de VPP.

São usados laringoscópio com lâmina reta 00 para recém-nascidos prematuros extremos, lâmina reta tamanho 0 para prematuros e lâmina reta 1 para recém-nascidos de termo. A cânula de intubação é escolhida de acordo com a idade gestacional e o peso de nascimento, de acordo com a Tabela 49.4.

Tabela 49.4. Tamanho de cânula de intubação de acordo com o peso de nascimento e a idade gestacional

Peso	COT	IG
< 1.000 g	2,5 mm	< 28 sem
1.000-2.000 g	3,0 mm	28-34 sem
2.000-3.000 g	3,5 mm	34-38 sem
> 3.000 g	3,5 ou 4,0 mm	> 38 sem

COT: cânula orotraqueal; IG: idade gestacional.

A tentativa de intubação orotraqueal (IOT) deve durar no máximo 30 segundos para diminuir o risco de hipoxemia e bradicardia associadas ao procedimento. No caso de dificuldade na realização da intubação, a tentativa deve ser interrompida e a VPP deve ser reiniciada para melhorar a oxigenação antes de nova tentativa de IOT.

Após a intubação, a cânula deve ser fixada no lábio superior de acordo com a idade gestacional conforme a Tabela 49.5.

Tabela 49.5. Inserção da cânula orotraqueal

Idade gestacional em semanas	Marca em cm no lábio superior
34	7,5
35-37	8,0
38-40	8,5
≥ 41	9,0

Na impossibilidade de se utilizar a idade gestacional, pode-se calcular por meio do peso estimado, conforme a fórmula:

$$\text{Peso (kg)} + 6 = \text{Marca (cm) no lábio superior}$$

A confirmação da posição da cânula é mandatória, sendo o método ideal para garantir que a cânula está na traqueia a detecção de CO_2 expirado por capnografia ou método colorimétrico. Deve também ser realizada a ausculta das axilas (com entrada de ar) e a ausculta do epigástrio (sem entrada de ar), observação de leve expansão pulmonar, presença de vapor na cânula e melhora da FC.

O uso do detector de CO_2 exalado é uma medida objetiva, e diminui o tempo para confirmar a posição da cânula. O método mais utilizado é o colorimétrico, no qual o detector pediátrico é posicionado entre o conector da cânula e o balão/ventilador. Entretanto, quando o débito cardíaco está comprometido e o fluxo pulmonar é baixo, o resultado pode ser um falso-negativo, ou seja, o RN está intubado adequadamente, mas não há detecção de CO_2 exalado.

A ventilação após a intubação deve seguir o mesmo ritmo e as pressões descritas na ventilação com balão e máscara. O ciclo tem duração de 30 segundos e após esse tempo a FC, a respiração e $SatO_2$ devem ser avaliadas. O primeiro parâmetro que melhora é a FC, seguida da respiração. Se o recém-nascido apresenta movimentos respiratórios espontâneos e regulares com FC acima de 100 bpm, a ventilação pode ser suspensa e o recém-nascido pode ser extubado.

Quando o recém-nascido mantém apneia ou respiração irregular, a intubação e a ventilação devem ser mantidas e, em seguida, o paciente deverá ser transportado à unidade de cuidados intensivos.

Massagem cardíaca

A principal causa de bradicardia neonatal é a aeração pulmonar insuficiente. A hipoventilação causa hipoxemia tecidual, diminuição da contratilidade miocárdica, bradicardia e, eventualmente, parada cardíaca. Dessa maneira, a ventilação adequada é o passo mais importante para corrigir a bradicardia.

A massagem cardíaca está indicada quando o recém-nascido apresentar FC inferior a 60 bpm após 30 segundos de VPP na cânula de intubação, com técnica correta, associada ao uso de oxigênio suplementar.

Existem duas técnicas de massagem cardíaca: a "Técnica dos Dois Dedos" e a "Técnica dos Dois Polegares". A técnica dos dois polegares sobrepostos é a de escolha, pois fornece maior pico de pressão sistólica, melhor perfusão coronariana, maior pressão de pulso, menor lesão do fígado e pulmões e é menos cansativa. O profissional de saúde que irá realizar a massagem cardíaca se posiciona atrás da cabeça do recém-nascido, enquanto aquele que ventila se dirige para um dos lados.

Durante o período neonatal a ventilação e a massagem cardíaca são realizadas de forma sincrônica, mantendo-se uma relação de 3:1, ou seja, três movimentos de massagem cardíaca para um movimento de ventilação, com uma frequência de 120 eventos por minuto (90 movimentos de massagem e 30 ventilações). Deve ser seguido o ritmo "ventila e 1 e 2 e 3 e ventila e 1 e 2 e 3". O ciclo dessa nova manobra de reanimação (massagem cardíaca e ventilação com pressão positiva com cânula e O_2 a 100%) deve durar 60 segundos e não 30 segundos, como foi recomendado nas manobras anteriores. O tempo desse ciclo é maior para permitir que haja tempo suficiente para que ocorra a perfusão coronariana adequada, que é mais eficiente no período da diástole.

A massagem cardíaca pode ser interrompida quando o paciente apresenta FC acima de 60 bpm. Caso existam respirações espontâneas regulares e a FC atinja níveis superiores a 100 bpm, a VPP também pode ser suspensa, caso a FC permaneça entre 60-100 bpm a massagem cardíaca é suspensa, porém a VPP deve ser mantida.

Medicações

O uso de medicação na reanimação neonatal geralmente não é necessário, desde que a ventilação seja realizada de forma adequada. As drogas devem ser iniciadas quando a FC permanecer abaixo de 60 bpm, apesar de ventilação com oxigênio suplementar a 100% e massagem cardíaca com técnica correta. A via traqueal e veia umbilical são geralmente as de acesso mais rápido para a administração de medicações durante a reanimação.

As medicações usadas na reanimação neonatal e que devem sempre estar à disposição acham-se expostas na Tabela 49.6.

Adrenalina

Está indicada quando a FC for inferior ou permanecer inferior a 60 bpm após, no mínimo, um ciclo de ventilação com oxigênio suplementar a 100% e massagem cardíaca com técnica correta. Pode ser administrada por via traqueal uma única vez, enquanto a passagem do cateter umbilical está sendo realizada. A adrenalina deve sempre ser preparada na concentração de 1:10.000. A dose preconizada de adrenalina via traqueal é 0,5-1,0 mL/kg/dose e a endovenosa, 0,1-0,3 mL/kg/dose. Após a dose endovenosa deve ser administrado um *flush* de soro fisiológico 0,5-1,0 mL para empurrar a medicação.

Quando a adrenalina via traqueal for indicada, deve-se solicitar a passagem do cateter umbilical, pois a segunda dose da adrenalina já deve ser endovenosa.

A adrenalina causa vasoconstrição periférica, dessa forma aumenta a resistência vascular sistêmica e melhora a perfusão coronariana. Pode ser repetida via endovenosa a cada 3 a 5 minutos, quando não ocorre recuperação da FC > 60 bpm. Nessa situação o expansor de volume está indicado e também pode ser repetido.

Expansor de volume

Está indicado na presença ou suspeita de hipovolemia. Deve ser considerado quando há perda de sangue ou quando o recém-nascido apresenta sinais de choque hipovolêmico como palidez, má perfusão periférica e pulsos finos. Também deve ser indicado quando o recém-nascido não apresenta resposta às manobras de reanimação.

A expansão de volume deve ser realizada com soro fisiológico a 0,9%. A dose recomendada é de 10 mL/kg, com administração em 5 a 10 minutos. O excesso de infusão de volume deve ser evitado, por sua associação com hemorragia intracraniana, especialmente no prematuro. Se não houver melhora dos pulsos e da palidez, o expansor de volume pode ser repetido.

Medicação	Adrenalina Endovenosa	Adrenalina Endotraqueal	Expansores de Volume
Diluição	1:10.000 1 mL adrenalina 1:1.000 em 9 mL de SF a 0,9%	1:10.000 1 mL adrenalina 1:1.000 em 9 mL de SF a 0,9%	Soro fisiológico a 0,9%
Preparo	1 mL	5 mL	2 seringas de 20 mL
Dose	0,1-0,3 mL/kg	0,5-1,0 mL/kg	10 mL/kg EV
Velocidade e precauções	Infundir rápido na veia umbilical e, a seguir, infundir 0,5-1,0 mL de SF a 0,9%	Infundir diretamente na cânula traqueal e ventilar a seguir USO ÚNICO	Infundir o expansor de volume na veia umbilical lentamente, em 5 a 10 minutos

Tabela 49.6. Medicações usadas na sala de parto

Conceitos-chave

- Dificuldades na transição da vida intrauterina para a extrauterina geralmente acontecem devido à insuflação pulmonar insuficiente. Portanto, a ventilação com aeração pulmonar adequada é o passo mais importante da reanimação neonatal.
- Quando indicada a ventilação com pressão positiva, esta deve ser iniciada no primeiro minuto de vida, chamado "minuto de ouro".
- Antecipar a assistência que será prestada ao recém-nascido por meio da anamnese materna, equipe treinada e material disponível e testado confere qualidade e maior eficácia ao atendimento.
- O recém-nascido com boa vitalidade deve receber clampeamento tardio do cordão.
- O contato pele a pele com a mãe e o aleitamento materno devem ser realizados e incentivados sempre que o recém-nascido tenha condições clínicas.
- A frequência cardíaca é o principal parâmetro para indicar uma manobra de reanimação neonatal e é o primeiro parâmetro que melhora quando a manobra de reanimação iniciada está sendo efetiva.
- Antes de avançar nas manobras de reanimação, devemos nos assegurar que a técnica utilizada está correta.

Questões

1. São objetivos da reanimação na sala de parto:
   A) Manter a temperatura corporal do recém-nascido entre 36,5-37,5°C e a temperatura ambiente na sala de parto entre 23-26ºC.
   B) Realizar uma ventilação pulmonar efetiva.
   C) Direcionar os passos e procedimentos na reanimação neonatal por meio da frequência cardíaca.
   D) Todas as anteriores estão corretas.

2. Na assistência integral e humanizada ao recém-nascido na sala de parto é correto afirmar:
   A) A recomendação para o recém-nascido a termo, vigoroso, com choro forte e tônus em flexão é de se realizar imediatamente, antes do contato com a mãe, o exame físico, medidas antropométricas e vacinação na sala de parto.
   B) Recém-nascidos com idade gestacional superior a 34 semanas e com sinais de boa vitalidade devem receber clampeamento do cordão entre 1-3 minutos de vida.
   C) Não está recomendado o contato pele a pele no récem-nascido com líquido meconial.
   D) Deve ser realizada aspiração de vias aéreas em todos os recém-nascidos, independentemente das condições clínicas de nascimento.

3. Em acordo com as diretrizes do programa de reanimação neonatal, podemos afirmar:
   A) Todos os recém-nascidos que apresentarem cianose ao nascimento devem receber oxigênio inalatório.
   B) Somente após o boletim de Apgar de primeiro minuto é que se indicam os procedimentos da reanimação.
   C) Na presença de líquido amniótico meconial todos os recém-nascidos devem ser levados para o berço de reanimação.
   D) São passos iniciais da reanimação: prover calor, posicionar a cabeça, aspirar boca e narinas se necessário, secar e desprezar os campos úmidos e reposicionar a cabeça.

CAPÍTULO 49 ▪ SALA DE PARTO E PRINCÍPIOS DA REANIMAÇÃO NEONATAL

4. Na reanimação em sala de parto as avaliações da frequência cardíaca e da respiração são necessárias. Em relação a estes dois parâmetros, podemos afirmar:

A) A frequência respiratória é o sinal de maior relevância para a reanimação neonatal.

B) A frequência cardíaca inferior a 60 bpm logo após os passos iniciais indica o início da massagem cardíaca.

C) A frequência cardíaca é o principal parâmetro para indicar uma manobra de reanimação neonatal e é o primeiro parâmetro que melhora quando a manobra de reanimação iniciada está sendo efetiva.

D) O oxímetro de pulso auxilia na monitoração da FC porque consegue leitura imediata, já nos primeiros segundos de vida.

5. Gestante com idade gestacional de 41 5/7 semanas e com presença de líquido amniótico meconial espesso. Ao nascimento o recém-nascido apresenta movimentos respiratórios irregulares e tônus muscular flácido. Qual a conduta mais adequada a ser adotada:

A) Solicitar ao obstetra que aspire as vias aéreas do recém-nascido no momento da saída do polo cefálico do concepto.

B) Solicitar clampeamento imediato do cordão, realizar os passos iniciais da reanimação e se frequência cardíaca < 100 bpm, apneia ou respiração irregular, iniciar ventilação com pressão positiva com máscara facial em ar ambiente no primeiro minuto de vida.

C) Realizar clampeamento tardio do cordão e deixar o recém-nascido em contato pele a pele com a mãe e realizar estímulos no dorso e nos pés para provocar a respiração.

D) Solicitar clampeamento imediato do cordão e proceder de imediato a aspiração do mecônio da hipofaringe e traqueia sob visualização direta, através da cânula traqueal conectada ao aspirador de mecônio.

BIBLIOGRAFIA CONSULTADA

- Almeida MFB, Guinsburg R. Programa de Reanimação Neonatal da SBP: Manual didático do instrutor 2016. Rio de Janeiro: Sociedade Brasileira de Pediatria; 2016.
- Black RE, Johnson HL, Lawn JE, Rudan I, Bassani DG, Jha P, et al.; for the Child Health Epidemiology Reference Group of WHO and UNICEF. Global, regional, and national causes of child mortality in 2008: a systematic analysis. Lancet. 2010;375(9730):1969-8.
- Brasil. Ministério da Saúde. Indicadores e Dados Básicos – Brasil 2012 (IDB-2012). Disponível em: <http://www.datasus.gov.br>. Acessado em: 17 jun. 2017.
- Brasil. Ministério da Saúde. Secretaria de Atenção à Saúde. Portaria nº 371, de 7 de maio de 2014.
- Committee on Fetus and Newborn; American Academy of Pediatrics. Respiratory support in preterm infants at birth. Pediatrics. 2014;133(1):171-4.

- Committee on Obstetric Practice, American College of Obstetricians and Gynecologists. Committee Opinion Nº 543: Timing of umbilical cord clamping after birth. Obstet Gynecol. 2012;120(6):1522-6.
- Lakshminrusimha S. The pulmonary circulation in neonatal respiratory failure. Clin Perinatol. 2012;39(3):655-83.
- McDonald SJ, Middleton P. Effect of timing of umbilical cord clamping of term infants on maternal and neonatal outcomes. Cochrane Database Syst Rev. 2008(2):CD004074.
- Perlman JM, Wyllie J, Kattwinkel J, Wyckoff MH, Aziz K, Guinsburg R, et al. Part 7: Neonatal resuscitation: 2015 international consensus on cardiopulmonary resuscitation and emergency cardiovascular care science with treatment recommendations. Circulation. 2015;132(16 Suppl. 1):S204-41.
- Reanimação do Recém-nascido > ou igual 34 semanas em sala de parto: Diretrizes 2016 da SBP. 26 de janeiro de 2016. Disponível em: <www.sbp.com.br/reanimacao>. Direitos Autorais.
- SBP. Programa de Reanimação Neonatal da Sociedade Brasileira de Pediatria.
- SBP. Reanimação do prematuro < 34 semanas em sala de parto: Diretrizes 2016 da SBP. 26 de janeiro de 2016. Disponível em: <www.sbp.com.br/reanimacao>. Direitos Autorais SBP.

Respostas

1. D

2. B

3. D

4. C

5. B

Avaliação e Classificação do Recém-Nascido

■ Renata do Prado Dionísio

Introdução

Conhecer as características do recém-nascido (RN) que se vai cuidar é passo importantíssimo na qualidade da assistência. Desta forma, assegurar-se da idade gestacional (IG), classificação quanto ao peso de nascimento e adequação da IG em relação ao peso é essencial.

Todas estas características irão influenciar no cuidado imediato e refletem, também, condições intrauterinas e possibilidade de intercorrências esperadas.

Avaliação da idade gestacional

Data da última menstruação

A data da última menstruação (DUM) é o parâmetro mais seguro e confiável na avaliação da IG, desde que a data relatada pela paciente seja um dado fidedigno. Em muitos casos, podemos nos deparar com DUM desconhecidas e desta forma a ultrassonografia até 13 semanas e 6 dias pode oferecer uma IG confiável.

Para calcular-se a IG pela DUM, utiliza-se a regra de Naegele, que calcula a data provável do parto (DPP) de uma gestante subtraindo 3 meses e adicionando 7 dias à data da última menstruação (DUM).

Para variações de IG maiores que 2 semanas entre DUM e ultrassonografia, o exame físico mantém-se o método de avaliação mais confiável.

Avaliação pelo exame físico

Em casos de DUM desconhecida e/ou ultrassonografia realizada tardiamente, utiliza-se método de avaliação que considera parâmetros físicos e neurológicos do exame físico do RN. Os métodos mais tradicionais levam os nomes de seus criadores, a exemplo: método de Dubowtiz, método de Lubchenco, método de Capurro e método de Ballard. Neste capítulo, iremos nos concentrar em Capurro e Ballard. A avaliação por exame físico deve ser realizada no primeiro dia de vida, de preferência entre 12 a 24 horas de vida.

Capurro

Avalia RN maior de 28 semanas. Inclui características somáticas e neurológicas. Pontuam-se as características somáticas e ao final soma-se 204 e divide-se por 7, o resultado obtido corresponde à idade gestacional estimada do RN (ver Tabelas 50.1 e 50.2).

No caso de realizar-se Capurro somático e neurológico, soma-se 200 à pontuação de características clínicas e divide-se por 7 (Capurro et al., 1978).

New ballard

É o método aprofundado e aperfeiçoado para prematuros, com melhor correlação com IG menor de 35 semanas, em especial para prematuros extremos. É importante realizar este exame nas melhores condições de vitalidade possíveis pois não só considera características físicas, mas também neurológicas, que podem ser influenciadas pelas condições perinatais. Nesta avaliação, o valor final encontrado é correlacionado com uma tabela de idade gestacional (Figura 50.1).

Tabela 50.1. Capurro somático

Formação do mamilo	Mamilo pouco visível: • Sem aréola •	Mamilo nítido: • Aréola lisa • Diâmetro < 0,75 cm	Mamilo puntiforme: • Aréola de borda não elevada • Diâmetro > 0,75 cm	Mamilo puntiforme: • Aréola de borda elevada • Diâmetro > 0,75 cm	
A	0	5	10	15	
Textura da pele	Fina, gelatinosa	Fina e lisa	Algo mais grossa, com discreta descamação superficial	Grossa, com sulcos superficiais, descamação de mãos e pés	Grossa, apergaminhada com sulcos profundos
B	0	5	10	15	20
Forma da orelha	Chata, disforme, pavilhão não encurvado	Pavilhão parcialmente encurvado na borda	Pavilhão parcialmente encurvado em toda a borda superior	Pavilhão totalmente encurvado	
C	0	8	16	24	
Tamanho da glândula mamária	Ausência de tecido mamário	Diâmetro < 5 mm	Diâmetro de 5 a 10 mm	Diâmetro > 10 mm	
D	0	5	10	15	
Sulcos plantares	Ausentes	Marcas mal definidas na metade anterior da planta	Marcas bem definidas na metade anterior e no terço anterior	Sulcos na metade anterior d planta	Sulcos em mais da metade anterior da planta
E	0	5	10	15	20

Tabela 50.2. Capurro neurológico

Sinal do Xale (posição do cotovelo)	Na linha axilar do lado oposto	Entre a linha axilar anterior do lado oposto e a linha média	Ao nível da linha média	Entre a linha média e a linha axilar anterior do mesmo lado
F	0	6	12	18
Posição da cabeça ao levantar o RN (ângulo (Â) cérvico-torácico)	Totalmente deflexionada Â = 270°	Â entre 180°-270°	Â = 180°	Â < 180°
G	0	4	8	12

Classificação do RN pela IG

Determinada a IG, é necessário classificar o RN de acordo com as definições da Organização Mundial de Saúde (OMS).Pré-termo: RN com IG de nascimento inferior a 37 semanas:

- Pré-termo extremo: IG de nascimento < 30 semanas.
- Pré-termo moderado: IG de nascimento entre 30-33 6/7 semanas.
- Pré-termo tardio: IG de nascimento entre 34-36 6/7 semanas.
- Termo: RN com IG de nascimento de 37-41 6/7 semanas.
- Termo precoce: IG de nascimento entre 37-38 6/7 semanas.
- Termo completo: IG de nascimento entre 39-40 6/7 semanas.
- Termo tardio: IG de nascimento entre 41-41 6/7 semanas.
- Pós-termo: RN com IG de nascimento acima de 42 semanas.

Classificação do RN pelo peso de nascimento

A OMS classifica o RN, independentemente de sua idade gestacional, pelo peso, da seguinte maneira:

- Menor que 1.000 g: extremo baixo peso.
- Menor que 1.500 g: muito baixo peso.
- Menor que 2.500 g: baixo peso.
- Maior que 4.000 g: macrossômico.

Classificação do RN que relaciona IG e peso

Conceitos desenvolvidos nas décadas de 1960 e 1970 encontraram relação entre crescimento fetal e idade gestacional, concluindo que o peso final do feto é uma somatória de componente genético, fatores pré-conceptuais e intrauterinos, e também taxa e padrão de crescimento fetal (que podem mudar ao longo da gestação).

Curvas gráficas para avaliar o crescimento fetal intrauterino são individualizadas para cada serviço e, ao

Maturidade neuromuscular

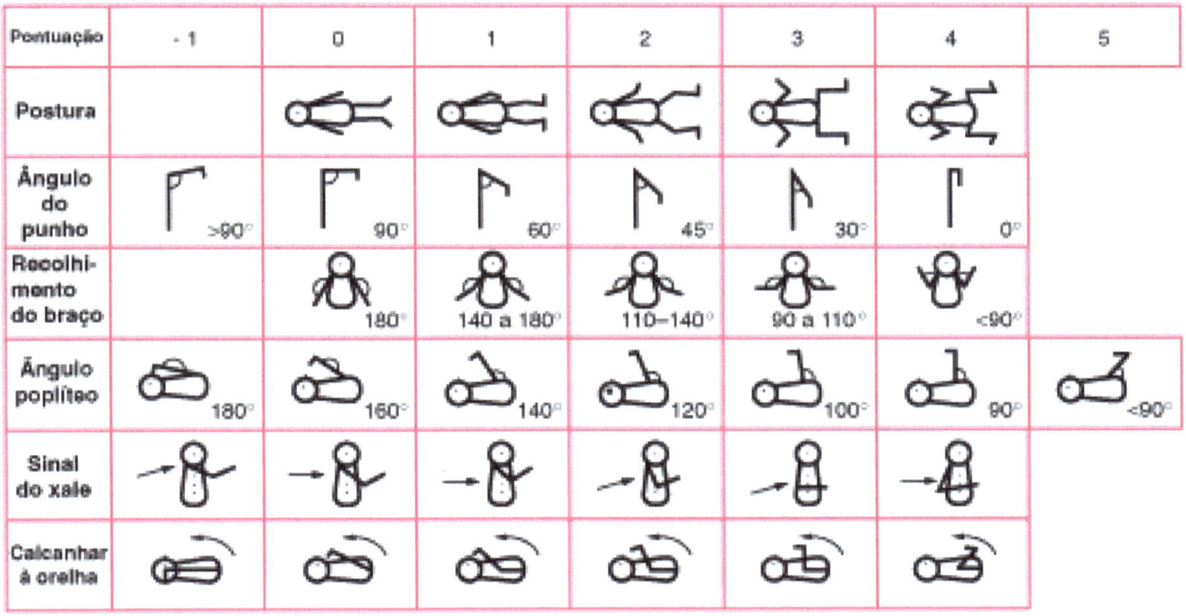

Pontuação	- 1	0	1	2	3	4	5
Postura							
Ângulo do punho	>90°	90°	60°	45°	30°	0°	
Recolhimento do braço		180°	140 a 180°	110–140°	90 a 110°	<90°	
Ângulo poplíteo	180°	160°	140°	120°	100°	90°	<90°
Sinal do xale							
Calcanhar à orelha							

Maturidade física

Pele	Pegajosa, friável, transparente	Gelatinosa, vermelha, translucente	Macia, rosa; veias	Descamação superficial e/ou exantema; poucas veias	Rachadura, áreas pálidas; raras veias	Apergaminhada, rachadura profunda; nenhum vaso	Endurecida, rachada, enrrugada
Lanugo	Ausente	Esparso	Abundante	Adelgaçamento	Regiões sem pelos	Principalmente sem pelos	
Superfície plantar	Calcanhar - dedo do pé 40 a 50 mm: - 1 < 40 mm: - 2	> 50 mm, sem ruga	Marcas vermelhas pálidas	Somente ruga transversal	Rugas anterior 2/3	Rugas por toda a sola	
Mama	Imperceptível	Quase imperceptível	Aréola plana, sem botão mamário	Aréola pontilhada, botão de 1 a 2 mm	Aérola elevada, botão de 3 a 4 mm	Aréola plena, botão de 5 a 10 mm	
Olho/ orelha	Pálpebras fundidas frouxamente: - 1 rigidamente: - 2	Pálpebras abertas; aurícula plana; permanece dobrada	Aurícula ligeiramente recurvada; lisa; retorno lento	Aurícula bem curvada; lisa, mas retorna rapidamente	Formada e firme, Retorno instantâneo	Cartilagem espessada, rigidez auricular	
Genitais (homens)	Escroto plano, liso	Bolsa escrotal vazia, poucas rugas	Testículos no canal superior, raras rugas	Testículos descendentes, algumas rugas	Testículos na bolsa, rugas bem visíveis	Testículos em pêndulo, rugas profundas	
Genitais (mulheres)	Clítóris prominente, lábios planos	Clítóris prominente, menores pequenos lábios	Clítóris prominente, aumento pequenos e	grandes lábios igualmente prominentes	Grandes lábios maiores, pequenos lábios menores	Grandes lábios recobrem o clítóris e os pequenos lábios	

Classificação da Maturidade

Pontuação	Semanas
- 10	20
- 5	22
0	24
5	26
10	28
15	30
20	32
25	34
30	36
35	38
40	40
45	42
50	44

FIGURA 50.1. New Ballard. Fonte: New Ballard Score, expanded to include extremely premature infants. The Journal of Pediatrics. 1991.

nascimento, há diversas curvas de autores diferentes para classificar os bebês nos determinados percentis.

Quando se usa uma curva de crescimento fetal deve-se considerar se a população utilizada pelo estudo que gerou o gráfico é compatível com a população local.

Em 1967, Lubchenco e Battaglia determinaram a seguinte classificação:

- Recém-nascidos adequados para idade gestacional (AIG): peso de nascimento entre os percentis 10-90 para a IG.
- Recém-nascidos pequenos para idade gestacional (PIG): peso de nascimento encontra-se abaixo do percentil 10 para IG.

SEÇÃO 4 ■ O FETO E O RECÉM-NASCIDO

- Recém-nascidos grandes para idade gestacional (GIG): peso de nascimento encontra-se acima do percentil 90 para IG.

Diversas curvas foram criadas com amostras diferentes. A curva de Alexander (década de 1990) foi muito utilizada, apesar de ter usado como amostra a população americana. Em nosso serviço, classificamos os recém-nascidos através da curva de Olsen.

A importância de se classificar um recém-nascido em AIG, PIG ou GIG elucida-se no cuidado pós-natal. Os PIG e GIG têm mais chance de apresentar hipoglicemia, portanto devem receber monitoração de glicemia capilar nas primeiras horas de vida. Também podem apresentar distúrbios eletrolíticos e metabólicos com mais frequência que os AIG. A morbimortalidade neonatal é menor nos AIG em relação aos demais.

Sobre PIG e restrição de crescimento intrauterino

A restrição de crescimento intrauterino (RCIU) pode resultar em um recém-nascido PIG, porém nem sempre o PIG teve RCIU. O termo PIG leva em conta o peso de nascimento para determinada idade gestacional, sendo um diagnóstico pós-natal. Em alguns casos pode não haver patologia associada, sendo chamado de "PIG constitucional".

A RCIU caracteriza-se por uma disfunção na taxa de crescimento fetal por diversos motivos: infecções congênitas, insuficiência placentária, síndrome genética, entre outras causas.

Os restritos em especial ainda são classificados em simétricos e assimétricos. Chamamos de simétricos os que possuem peso, perímetro cefálico e comprimento nos mesmos percentis. Esta simetria infere que o agravo que acometeu o RN com diminuição de sua taxa de crescimento ocorreu no início da gestação (fase de hiperplasia celular). As causas podem ser infecção congênita e síndromes genéticas. Os assimétricos possuem uma redistribuição da constituição corpórea em que são privilegiados tecidos nobres, então o perímetro cefálico e o comprimento estão compatíveis com a IG, e o peso e a circunferência abdominal estão abaixo do esperado (fase de hipertrofia celular). A causa principal é a insuficiência placentária, que pode ser resultado de hipertensão materna, mãe tabagista, diabetes, doenças do colágeno.

Conceitos-chave

- Em casos de DUM desconhecida e/ou ultrassonografia realizada tardiamente, utiliza-se método de avaliação que considera parâmetros físicos e neurológicos do exame físico do RN. Método Capurro para RN a termo e New Ballard para prematuros.
- É considerado recém-nascido a termo aquele entre 37 e 41 semanas e 6 dias ao nascimento.
- Recém-nascido com peso adequado para idade gestacional é aquele cujo peso de nascimento está entre os percentis 10 e 90 para a IG, na curva utilizada em seu meio de nascimento.

Questões

1. Gestante de 33 anos, primigesta, pré-natal sem intercorrências, apresenta carteira de pré-natal com DUM 03/04/3016. Calcule:
   A) Qual a data provável do parto caso o RN nascesse com 40 semanas?
   B) Qual seria a data do parto caso o RN nascesse com 38 5/7 semanas?
   C) Qual seria a data do parto caso o RN nascesse com 29 semanas?

2. Classifique os RN abaixo de acordo com a idade gestacional e o peso de nascimento:
   A) 29 semanas, 785 g.
   B) 40 semanas, 4.230 g.
   C) 36 semanas, 2.345 .g.

3. Classifique o recém-nascido de acordo com idade gestacional, peso de nascimento e peso para idade gestacional pela curva de Olsen: 31 semanas, sexo masculino, peso de nascimento 675 g.

4. Cite causas de restrição de crescimento intrauterino.

5. Gestante IV gesta, III para, 32 anos, tabagista 2 maços por dia, hipertensa crônica em uso de Metildopa, pré-natal sem intercorrências, exceto por médico ultrassonografista referir um "bebê pequeno", segundo a paciente. Foi agendada uma cesárea por iteratividade com 40 semanas, porém esta paciente entrou em trabalho de parto com 38 2/7 sendo então realizado o procedimento neste dia. O parto transcorreu sem demais intercorrências, e o bebê pesou 2.300 g. Ao verificar as medidas antropométricas você repara que o perímetro cefálico se encontra em percentis maiores que o peso e a circunferência abdominal. A mãe questiona por que este bebê é tão pequeno. Como você classifica este bebê? O que você explicaria para a mãe?

BIBLIOGRAFIA CONSULTADA

- Ballard JL, Khoury JC, Wedig K, et al. New Ballard Score, expanded to include extremely premature infants. J Pediatr. 1991;119:417-423.
- Battaglia FC, Lubchenco LO. A practical classification of newborn infants by weight and gestational age. J Pediatr. 1967;71:159-163.
- RE HB R *Nelson. Tratado de Pediatria*. 17ª ed. Rio de Janeiro: Elsevier; 2005.
- Bittar RE, Zugaib M. Restrição do crescimento fetal: ainda um grande desafio. [cited 2016-11-09.] Rev Assoc Med Bras [online]. 2003;49(2):130-130.
- Capurro H, Konichezky S, Fonseca D, Caldeyro-Barcia R. A simplified method for diagnosis of gestational age in newborn infant. The Journal of pediatrics. 1978;93:120-2. 10.1016/S0022-3476(78)80621-0.
- Marcondes E, Vaz FA, Ramos JL, Okay Y. Pediatria Básica. 9ª ed. São Paulo: Sarvier; 2002.
- Olsen IE, Groveman S, Lawson ML, Clark R, Zemel B. New intrauterine growth curves based on U.S. data. Pediatrics. 2010 Feb;125:214-e244.
- WHO. Infant, Newborn. Disponível em: <http://www.who.int/topics/infant_newborn/en/>. Acessado em:

Respostas

1. A) 08/01/2017
   B) 30/12/2016
   C) 26/10/2016

2. A) Prematuro extremo, extremo baixo peso
   B) Termo completo, macrossômico
   C) Prematuro tardio, baixo peso.

3. Prematuro moderado, extremo baixo peso, pequeno para idade gestacional.

4. Anomalias cromossômicas, hipertensão materna, diabetes, tabagismo, alcoolismo, descolamento placentário, infecções congênitas.

5. RN termo, PIG, baixo peso, RCIU assimétrico. A hipertensão crônica e o tabagismo são dois fatores que contribuem para a insuficiência placentária, alterando a taxa de crescimento intrauterino do feto, pois diminuem a eficiência da placenta em termos de entrega nutricional e de oxigênio, levando à redução das medidas deste RN.

Triagens Neonatais
– O Por Quê das Suas Indicações

■ Oscar Tadashi Matsuoka

Introdução

Antecipar a detecção de doenças genéticas ou congênitas antes de manifestação clínica proporciona a intervenção terapêutica precoce, diminuindo a mortalidade, morbidade e suas consequências irreversíveis no desenvolvimento físico e intelectual do recém-nascido. Neste sentido, o Ministério da Saúde do Brasil desenvolveu a Política Nacional de Triagem Neonatal, que envolve a Triagem neonatal biológica (teste do pezinho), Triagem do reflexo vermelho (teste do olhinho), Triagem auditiva (teste da orelhinha), Triagem da oximetria de pulso (teste do coraçãozinho) e a Triagem do frênulo lingual (teste da linguinha).

Triagem neonatal biológica (teste do pezinho)

A Triagem Neonatal representa uma conquista da saúde pública mundial moderna. Teve como início o trabalho pioneiro do Prof. Robert Guthrie (EUA), que na década de 1960 desenvolveu uma técnica inovadora para a coleta e dosagem de fenilalanina em pacientes institucionalizados. Apenas algumas gotas de sangue eram suficientes para a realização do exame; colhida a partir de uma punção na região do calcanhar do paciente, o que não exigia nenhum treinamento complexo, a amostra de sangue era fixada em papel de filtro, o que facilitava a sua conservação, transporte e manipulação laboratorial. Estes passos foram decisivos na disseminação desta metodologia, com potencial para ser realizada em grande escala, transformando-se no protótipo do Programa Universal de Triagem Neonatal.

A fenilcetonúria, apesar de ser uma desordem genética rara, protagonizou naquela ocasião o papel de um símbolo potente da vitória da ciência sobre a doença. A população leiga, veículos de comunicação, cientistas, médicos e políticos foram impressionados pelo efeito da dieta isenta de fenilalanina sobre a evolução de crianças intelectualmente incapacitadas. Os pais e familiares de pacientes com a doença passaram a reivindicar leis estaduais que exigissem a coleta do exame em todas as maternidades americanas. Em 1965, cinco estados americanos já haviam aprovado o teste como compulsório.

Em 1968, a Organização Mundial de Saúde publicou recomendações gerais para a Triagem Neonatal para Fenilcetonúria, padronização do papel de filtro e controle da qualidade laboratorial. Em 1972, Dussault (Canadá) desenvolveu a primeira metodologia para dosagem de tiroxina em amostras de sangue fixadas em papel-filtro. Em 1977 o Japão implantou como programa nacional a triagem para fenilcetonúria, doença de xarope de bordo, homocistinúria, histidinemia, galactosemia e hipotireoidismo congênito (2 anos depois).

No Brasil, a triagem neonatal teve início em 1976, por iniciativa do Prof. Benjamin Schmidt (SP), que desenvolveu o projeto pioneiro de triagem neonatal para fenilcetonúria na Associação de Pais e Amigos dos Excepcionais de São Paulo (APAE-SP). O hipotireoidismo congênito foi incorporado à triagem neonatal, 4 anos depois. A implantação do programa em território nacional foi programada em fases de acordo com o nível de organização e cobertura de cada estado.

O conceito de triagem neonatal envolve o objetivo de identificar indivíduos com chance de apresentarem uma determinada patologia, antes que a manifestação clínica seja aparente, permitindo o diagnóstico e terapêutica precoces. Este fato é crucial para evitar o desenvolvimento de sequelas neurológicas, muitas vezes irreversíveis.

Porém, a triagem neonatal não se trata de um exame definitivo; diante de um resultado positivo, a família será convocada para uma nova coleta de amostra sanguínea para a realização do exame confirmatório. De forma geral, recomenda-se que o exame seja coletado na maternidade a partir da 48ª hora de vida, período de tempo esperado para que o recém-nascido tenha recebido proteínas através da amamentação, condição necessária para positivar o exame diante de uma deficiência enzimática.

No Brasil, a triagem neonatal desenvolvida pelo Sistema Único de Saúde envolve as seis doenças descritas a seguir.

Fenilcetonúria

É uma doença genética, de caráter autossômico recessivo, resultante da ausência ou deficiência da atividade da enzima hepática fenilalanina hidroxilase, responsável pela conversão da fenilalanina presente nas proteínas da alimentação, em tirosina. Esta deficiência leva ao aumento da concentração de fenilalanina plasmática e redução na produção de tirosina, que gera formação insuficiente de neurotransmissores como a dopamina e noradrenalina. A sua incidência varia nos diversos estados e regiões do Brasil, de 1:21.000 a 1:13.500 nascidos vivos.

O teste envolve a dosagem plasmática de fenilalanina. Os indivíduos afetados desenvolvem retardo mental e distúrbios do comportamento se não receberem tratamento precoce, que consiste na restrição de fenilalanina da dieta e monitoração dos níveis de fenilalanina no sangue.

Hipotireoidismo congênito

É um distúrbio causado pela produção deficiente de hormônios da tireoide, que são fundamentais para o desenvolvimento e crescimento dos diversos órgãos e sistemas. Sua incidência varia de 1:4.000 a 1:3.000 nascidos vivos. A triagem é feita com dosagens do TSH (hormônio estimulador da tireoide) e T4 (tiroxina). Pacientes não tratados desenvolvem retardo mental grave e baixa estatura. O tratamento é a reposição oral de levotiroxina, com monitoração clínica do desenvolvimento e do crescimento, e dos níveis sanguíneos dos hormônios.

Doença falciforme

É uma doença genética de caráter autossômico recessivo, caracterizada pela produção anormal de cadeias β da hemoglobina, o que determina anemia por hemólise crônica, além de episódios intermitentes de oclusão vascular, acompanhados de dor intensa e outras complicações. A incidência é de 1:2.500 a 1:1.000 nascidos vivos. A triagem neonatal pode identificar indivíduos com outras hemoglobinopatias também. Profilaxia de infecções, imunizações, educação da família para identificação e procura de tratamento rápido para as principais complicações reduzem a morbidade e a mortalidade dos casos identificados precocemente.

Fibrose cística

Também conhecida como mucoviscidose, é uma doença genética, de caráter autossômico recessivo, caracterizada pelo distúrbio no transporte de cloro e sódio nas membranas celulares, comprometendo o funcionamento das glândulas exócrinas que produzem muco, suor e enzimas. As principais alterações ocorrem no pâncreas exócrino, pulmões, intestino, fígado, glândulas sudoríparas e trato genital masculino. Entre outras consequências, forma-se um muco espesso nos brônquios e nos pulmões, facilitando infecções de repetição e problemas respiratórios. Outra manifestação é o bloqueio dos ductos pancreáticos, causando problemas no sistema digestório. Ao longo da evolução observam-se desnutrição, atraso no desenvolvimento e infecções pulmonares crônicas, que podem levar ao óbito na infância.

No Brasil, a sua incidência situa-se em torno de 1:10.000 nascidos vivos. A triagem envolve a dosagem da tripsina imunorreativa (IRT), e a confirmação do diagnóstico é feita por meio do teste do suor (dosagem de sódio e cloro no suor). O tratamento requer suporte nutricional, suplementação de vitaminas lipossolúveis (A, D, E, K), reposição de enzimas pancreáticas, broncodilatadores, fisioterapia respiratória e prevenção de infecções pulmonares.

O diagnóstico precoce da fibrose cística diminui a morbidade e fornece aumento da sobrevida dos pacientes.

Hiperplasia adrenal congênita (HAC)

Doença genética de caráter autossômico recessivo, causada pela deficiência total ou parcial de enzimas envolvidas na síntese de corticoides pela glândula suprarrenal. A sua incidência mundial é de 1:15.000 nascidos vivos. Diversos distúrbios são conhecidos, sendo mais comum (90%) a deficiência da enzima 21-hidroxilase (21-OH). Aproximadamente 65-75% dessas crianças apresentam a forma clássica perdedora de sal, que se caracteriza pelo risco de morte já nas primeiras semanas de vida; os recém-nascidos acometidos do sexo feminino apresentam genitália ambígua ao nascimento, o que pode levar ao registro civil incorreto.

Os programas de triagem para HAC visam, primordialmente, o diagnóstico precoce da forma perdedora de sal, mais grave e lesiva. O acúmulo do metabólito 17-hidroxiprogesterona (17OHP), que ocorre pela deficiência da 21-OH, pode ser identificado pela dosagem em papel-filtro. A cortisona é utilizada para bloquear a liberação de hormônio adrenocorticotrófico (ACTH), diminuindo a síntese de hormônios androgênicos que promovem a virilização. A cirurgia plástica auxilia a recomposição da genitália feminina afetada pela virilização. Reposição de mineralocorticoides é utilizada para corrigir o desequilíbrio hidroeletrolítico na forma perdedora de sal. O tratamento deve ser mantido por toda a vida.

Deficiência da biotinidase (DBT)

É uma doença genética de caráter autossômico recessivo caracterizada por um defeito no metabolismo da vitamina biotina. A incidência mundial é de 1:60.000 nascidos vivos. Os sinais clínicos envolvem crises convulsivas de difícil controle, hipotonia, microcefalia, atraso no desenvolvimento neuropsicomotor e alterações cutâneas como dermatite eczematoide e alopecia. A triagem neonatal detecta a atividade da enzima biotinidase no plasma. O tratamento compreende a suplementação de biotina por via oral na dose de 20 mg/dia, independentemente do peso, durante toda a vida do doente.

Sistema privado

Hospitais e laboratórios privados oferecem a opção de ampliação do exame, estendendo a pesquisa para as patologias descritas a seguir.

■ Deficiência de glicose-6-fosfato desidrogenase (G6PD)

É uma doença autossômica recessiva ligada ao cromossomo X; os homens são mais afetados que as mulheres, que exibem graus variáveis de expressão clínica. A prevalência da deficiência de G6PD entre a população branca é de aproximadamente 1:1.000, no norte da Europa. Ocorre instabilidade da membrana dos glóbulos vermelhos, favorecendo a sua ruptura e levando a quadros de anemia hemolítica, particularmente após a administração de certas drogas, durante infecções, acidose diabética, no período neonatal causando hiperbilirrubinemia e associada à ingestão de alguns alimentos, como o feijão fava.

■ Galactosemia

Doença genética de caráter autossômico recessivo, causada por um conjunto de deficiências enzimáticas, levando ao aumento da concentração de galactose no sangue. A forma mais comum é a deficiência de 1-fosfato uridiltransferase, que nos EUA tem incidência de 1:40.000. As manifestações clínicas são vômitos, icterícia, hepatomegalia, catarata, atraso no desenvolvimento e septicemia, dentre outras. O tratamento é a exclusão de galactose da dieta e, apesar da melhora da sobrevida, a eficácia é limitada com relação às complicações em longo prazo.

■ Cromatografia de aminoácidos

Metodologia utilizada para rastrear os níveis de aminoácidos presentes no plasma de forma qualitativa. De acordo com os resultados encontrados, pode-se levantar suspeita sobre determinados erros do metabolismo de aminoácidos (cistinose, citrulinemia, fenilcetonúria, hidroxiprolinemia, hiperargininemia, hiperfenilalaninemia, hiperglicinemia, hiperlisinemia, hipermetioninemia, hiperprolinemia, hipervalinemia, histidinemia, homocistinúria, tirosinemia e doença do xarope de bordo).

A cromatografia de aminoácidos não é um exame confirmatório; em caso de resultado anormal, deve-se prosseguir na pesquisa de erros inatos do metabolismo através de técnicas quantitativas.

Os níveis de aminoácidos no sangue dependem da idade gestacional, do tipo de dieta oferecida ao paciente, estado nutricional e condição clínica no momento da coleta. A suspeita clínica é extremamente importante na interpretação dos resultados.

■ Espectrometria de massa em tandem (MS/MS)

Tecnologia utilizada para análise quantitativa de aminoácidos e acilcarnitinas em papel-filtro. Por esse método são diagnosticadas doenças do metabolismo dos aminoácidos, distúrbios do ciclo da ureia, distúrbios da oxidação de ácidos graxos e acidemias orgânicas. É possível realizar a triagem para dezenas de doenças metabólicas em uma única amostra de sangue. Isso possibilita diagnóstico precoce e tratamento pré-sintomático de muitas doenças metabólicas.

No entanto, existem dúvidas sobre a eficácia do tratamento de algumas doenças pesquisadas por esta tecnologia, a história natural de outras e a relação custo-benefício que justifique o emprego deste exame de forma universal. Por exemplo, a deficiência de acil-coA desidrogenase de cadeia média (MCADD), que também pode ser detectada por esta metodologia, apresenta alta frequência na população, tem potencial de letalidade (hipoglicemia e morte súbita) e se caracteriza pelo tratamento simples e seguro após o diagnóstico. Entretanto, muitos casos diagnosticados de MCADD são leves e não evoluem para alteração clínica significativa.

Triagem auditiva neonatal

A audição é fundamental para a aquisição e o desenvolvimento da fala e linguagem. A perda auditiva tem implicações diretas no desenvolvimento da criança, no desempenho escolar, no relacionamento social e no *status* emocional. A realização da triagem auditiva neonatal de rotina é a única estratégia capaz de detectar precocemente alterações auditivas que poderão interferir na qualidade de vida do indivíduo. O atendimento, quando instituído precocemente, repercute de forma direta sobre o desenvolvimento da fala, linguagem, ganho escolar, autoestima e adaptação psicossocial. Os primeiros 6 meses de vida são decisivos para o desenvolvimento futuro da criança deficiente auditiva. A prevalência de deficiência auditiva é a seguinte:

864 SEÇÃO 4 ▪ O FETO E O RECÉM-NASCIDO

- Um a seis de cada 1.000 recém-nascidos normais.
- Um a quatro para 100 recém-nascidos atendidos em UTI neonatal.

Realização da triagem auditiva neonatal (TAN) de rotina é a única estratégia capaz de detectar precocemente alterações auditivas.

A Lei Federal nº 12.303/2010 estabelece que hospitais e maternidades devem realizar o exame de Emissões Otoacústicas em todas as crianças; o diagnóstico de perda auditiva deve ser concluído em até 3 meses; e intervenção e monitoramento auditivo devem ser realizados antes do sexto mês.

Emissões otoacústicas (EOA)

As emissões otoacústicas foram primeiramente observadas pelo inglês David Kemp, em 1978, o qual as definiu como liberação de energia sonora originada na cóclea, que se propaga pela orelha média, até alcançar o conduto auditivo externo. Ele pôde demonstrar que as EOA estão presentes em todos os ouvidos funcionalmente normais e que deixam de ser detectadas quando os limiares tonais estiverem acima de 20-30 dB.

Método objetivo, simples, rápido, não invasivo, dispensa o uso de eletrodos e pode ser realizado em qualquer faixa etária, ressaltando-se sua praticidade em recém-nascidos (facilmente acessíveis, frequentemente livres de infecções da orelha média e ficam inativos e quietos por longos períodos).

Registra a energia gerada pelas células da cóclea, em resposta a sons emitidos no conduto auditivo externo do RN. A resposta desaparece quando existe qualquer anormalidade funcional no ouvido interno.

Diante de um resultado normal, a pesquisa se encerra neste momento. Diante de um caso com resultado anormal, recomenda-se a realização de novo teste num intervalo de 3 semanas. Uma nova falha neste segundo exame é indicativa de prosseguimento da investigação para exames específicos.

Potencial evocado auditivo de tronco encefálico (PEATE) ou BERA (*brainstem evoked response audiometry*)

É um exame eletrofisiológico que registra a integridade do sistema auditivo da periferia até a porção do tronco encefálico, sem a necessidade de colaboração do paciente. Ideal para avaliação de bebês e crianças que não são capazes de responder à avaliação comportamental. Pode-se determinar tipo, grau e configuração da perda auditiva.

Deve ser realizado durante sono natural, preferencialmente sem sedação. Para o procedimento é realizada a limpeza da pele para colocação de eletrodos de contato na cabeça do bebê. Os estímulos utilizados na avaliação pelo PEATE são o clique e/ou tons com frequências específicas que podem ser transmitidos pelo fone ou pelo vibrador ósseo.

Indicadores de risco que determinam necessidade de realizar BERA:

- Falha no exame de triagem auditiva neonatal.
- Suspeita familiar de atraso no desenvolvimento de linguagem, fala ou audição.
- História familiar de perda auditiva permanente na infância.
- Cuidados intensivos em UTI neonatal por mais de 5 dias ou qualquer um dos motivos seguintes, independentemente da duração da estada: oxigenação por membrana extracorpórea (ECMO), ventilação mecânica, exposição a medicações ototóxicas (como aminoglicosídeos) ou diuréticos de alça (furosemida), recém-nascido de muito baixo peso (< 1.500 g ao nascimento), prematuro abaixo de 35 semanas de idade gestacional ao nascimento, pequeno para idade gestacional abaixo do percentil 5, escore de Apgar de primeiro minuto < 4, asfixia perinatal grave e hiperbilirrubinemia em níveis de exsanguineotransfusão.
- Infecções intraútero: citomegalovírus, herpes, rubéola, sífilis e toxoplasmose. Anomalias craniofaciais, incluindo aquelas de pavilhão e conduto auditivo (verruga, pinta, apêndice) e anomalias de osso temporal.
- Síndromes associadas a perda auditiva progressiva ou de manifestação tardia: neurofibromatose, osteopetroses, síndromes de Usher, Waardenburg, Alport, Pendred, Jervell e Lange-Nielson.
- Desordens neurodegenerativas (como síndrome de Hunter) ou neuropatias sensoriomotoras (como ataxia de Friedreich e síndrome Charcot-Marie).
- Infecções pós-natais com cultura positiva, associadas com perda auditiva sensorioneural, incluindo meningite bacteriana e viral (especialmente por herpes e varicela).

Teste do coraçãozinho

Cerca de 1 a 2 de cada 1.000 recém-nascidos vivos apresentam cardiopatia congênita crítica.

A alta hospitalar é realizada entre 48 e 72 horas de vida na maioria das maternidades, período em que a manifestação clínica das cardiopatias críticas geralmente ainda não ocorre, principalmente naquelas com fluxo sistêmico dependente de canal arterial. Além disso, a ausculta cardíaca pode ser aparentemente normal, dificultando a sua suspeita.

Em torno de 30% dos recém-nascidos com cardiopatia congênita crítica recebem alta hospitalar e evoluem para choque, hipóxia ou óbito precoce.

Melhorar o diagnóstico destas cardiopatias poderá reduzir a taxa de mortalidade neonatal em nosso meio. A Lei Nº 15.302, de 12 de janeiro de 2014 torna obrigatória a realização do Teste do Coraçãozinho (exame de oximetria de pulso) em todos os recém-nascidos nos berçários das maternidades do Estado de São Paulo.

Objetivo do exame

Identificar os recém-nascidos que apresentem risco para cardiopatia congênita cianogênica antes da alta hospitalar. O método ideal para confirmação diagnóstica é o ecocardiograma com mapeamento de fluxo em cores, porém a sua utilização como ferramenta de triagem é inviável. No grupo das cardiopatias congênitas críticas ocorre uma mistura de sangue entre as circulações sistêmica e pulmonar através do canal arterial, o que acarreta uma redução da saturação periférica de O_2.

O princípio do teste se baseia no registro deste gradiente de saturação formado, realizando-se a análise em dois locais distintos do organismo, sugerindo a existência desta mistura.

Método

Realizar a aferição da oximetria de pulso em todo recém-nascido aparentemente saudável com idade gestacional > 34 semanas, antes da alta da Unidade Neonatal. O local de aferição é o membro superior direito (pré-ductal) e em um dos membros inferiores (pós-ductal). Para a adequada aferição é necessário que o recém-nascido esteja com as extremidades aquecidas e o monitor evidencie uma onda de traçado homogêneo. E o momento da aferição é entre 24 e 48 horas de vida, antes da alta hospitalar. A interpretação é a seguinte:

- Resultado normal: saturação periférica maior ou igual a 95% em ambas as medidas (membro superior direito e membro inferior) e diferença menor que 3 pontos entre as medidas do membro superior direito e o membro inferior.

- Resultado anormal: qualquer medida da saturação menor que 95% ou uma diferença igual ou maior que 3 pontos entre as medidas do membro superior direito e o membro inferior, uma nova aferição deverá ser realizada após 1 hora. Caso o resultado se confirme, um ecocardiograma com Doppler deverá ser realizado dentro das 24 horas seguintes.

- Limitações: este teste apresenta sensibilidade de 75% e especificidade de 99%. Sendo assim, algumas cardiopatias críticas podem não ser detectadas através dele, principalmente aquelas do tipo coarctação de aorta. Choro, irritação, hipotermia, movimento do membro aferido e ação da luz ambiente podem promover erro de leitura da oximetria de pulso.

Desempenho esperado

Identificar todos os RN com risco para cardiopatia congênita cianogênica, a saber:

- Hipoplasia do ventrículo esquerdo.
- Tetralogia de Fallot.
- Drenagem anômala de grandes vasos.
- Atresia de pulmonar.
- Atresia tricúspide.
- *Truncus* arterioso.
- Drenagem anômala pulmonar.

Teste da linguinha

A anquiloglossia, conhecida popularmente como língua presa, constitui uma anomalia do desenvolvimento caracterizada por alteração no freio da língua que resulta em limitação do seu movimento, podendo causar dificuldades na amamentação; não existe consenso sobre repercussões no desenvolvimento da fala na vida futura.

A Lei nº 13.002, de 20 de junho de 2014, "Obriga a realização do protocolo de avaliação do frênulo da língua dos bebês, em todos os hospitais e maternidades do Brasil".

O objetivo do teste é identificar anomalias da inserção do freio lingual e delinear medidas preventivas para as intercorrências no período de aleitamento materno.

Para realizá-lo, eleva-se a língua do bebê utilizando-se uma simples manobra onde são introduzidos os dedos indicadores enluvados embaixo da língua, pelas margens laterais, para que se possa fazer a sua elevação.

Faz parte da rotina do exame físico do RN a avaliação do frênulo lingual, sendo realizado pelo pediatra já nas primeiras 24 horas de vida do RN. Além da questão anatômica, deve-se realizar a avaliação funcional da língua, que envolve a observação do recém-nascido sugando e chorando, avaliação da amamentação e o quanto o frênulo lingual atrapalha neste processo. Qualquer alteração percebida nesta avaliação primária na maternidade deverá ser acompanhada ambulatorialmente pelo pediatra e fonoaudiólogo e, se necessário, indicar a posterior frenectomia.

Teste do reflexo vermelho (teste do olhinho)

A visão é um dos mais importantes sentidos no desenvolvimento físico e cognitivo da criança. O desenvolvimento motor e a capacidade de comunicação são prejudicados na criança com deficiência visual, porque gestos e condutas sociais são aprendidos pela visão.

SEÇÃO 4 ▪ O FETO E O RECÉM-NASCIDO

O diagnóstico precoce, o tratamento efetivo e um programa de estimulação visual podem permitir que a criança possa ter uma integração maior com seu meio.

De acordo com a OMS, existem aproximadamente 1,4 milhão de crianças com deficiência visual no mundo e cerca de 80% das causas de cegueira infantil são passíveis de prevenção, o que implicaria melhora na qualidade de vida, além de redução considerável dos custos econômicos e sociais dos tratamentos especializados e programas de reabilitação.

O quanto antes ocorrer o diagnóstico, tratamento e habilitação visual, maiores são as chances de desempenho da pessoa com deficiência visual.

A Lei nº 12.551, de 5 de março de 2007, recomenda a realização do teste de reflexo vermelho em todas as maternidades do Estado de São Paulo.

O objetivo é identificar pacientes com risco de apresentar a leucocoria, condição em que a pupila apresenta cor branca, presente comumente na catarata congênita, no glaucoma congênito, retinoblastoma, hemorragia intravítrea e grandes inflamações intraoculares.

Quando o foco de luz do oftalmoscópio estiver diretamente alinhado ao longo do eixo visual do espaço pupilar, esse refletirá um brilho homogêneo de cor laranja, avermelhado. Isso indica que as estruturas internas do olho (córnea, cristalino e vítreo) estão transparentes, permitindo à retina ser atingida pela luz de forma normal. Fazendo parte do exame físico, é de baixo custo, de simples aplicação e eficiente, indicado preferencialmente nos primeiros dias de vida do bebê. Casos duvidosos deverão ser encaminhados para avaliação por um oftalmologista.

Conceitos-chave

- A triagem neonatal representa uma conquista da saúde pública mundial moderna. Consiste na coleta de pequeno volume de sangue para identificação de doenças antes que a manifestação clínica seja aparente, permitindo o diagnóstico e a terapêutica precoces. Este fato é crucial para evitar o desenvolvimento de sequelas, muitas vezes irreversíveis.
- A realização da triagem auditiva neonatal de rotina é a única estratégia capaz de detectar precocemente alterações auditivas que poderão interferir na qualidade de vida do indivíduo. O atendimento instituído precocemente repercute sobre o desenvolvimento da fala, linguagem, ganho escolar, autoestima e adaptação psicossocial.
- A ausculta cardíaca pode ser normal em pacientes com cardiopatia congênita e a alta hospitalar entre 48 e 72 horas de vida, na maioria das maternidades, ocorre antes que as manifestações clínicas das cardiopatias críticas apareçam. Portanto, realiza-se antes da alta a oximetria de pulso comparativa entre membro superior direito e um dos membros inferiores, a fim de detectar-se possível gradiente de saturação periférica de O_2, sugestivo de cardiopatia cianogênica.
- O objetivo do teste da linguinha é identificar anomalias da inserção do freio lingual e delinear medidas preventivas para as possíveis intercorrências no período de aleitamento materno.
- O objetivo do teste do reflexo vermelho é identificar pacientes com risco de leucocoria, condição em que a pupila apresenta cor branca, presente comumente na catarata congênita, no glaucoma congênito, retinoblastoma, hemorragia intravítrea e grandes inflamações intraoculares.

Questões

1. Sobre a triagem neonatal para doenças metabólicas, é incorreto afirmar que:
   A) Trata-se de uma das iniciativas de saúde pública e de pediatria preventiva das mais conhecidas e utilizadas no mundo.
   B) Emprega uma metodologia de fácil coleta, conservação, transporte e manipulação de material biológico em laboratório, o que facilita que os exames sejam processados em grande escala.
   C) O seu objetivo é identificar indivíduos com risco de serem portadores de doenças metabólicas e confirmar o seu diagnóstico antes do aparecimento de sintomatologia, promovendo o tratamento precoce.
   D) O elevado custo dispensado num programa de triagem populacional retorna ao Estado na forma de economia gerada pela redução considerável dos custos econômicos e sociais que os tratamentos especializados e programas de reabilitação requerem para indivíduos com sequelas neurológicas.
   E) Todo recém-nascido tem o direito conferido pelo Estatuto da Criança e do Adolescente, que recomenda que a triagem neonatal seja colhida imediatamente após o nascimento.

CAPÍTULO 51 ▪ TRIAGENS NEONATAIS – O POR QUÊ DAS SUAS INDICAÇÕES 867

2. A perda auditiva tem implicações diretas no desenvolvimento da criança, no desempenho escolar, no relacionamento social e no *status* emocional. A realização da triagem auditiva neonatal de rotina é a única estratégia capaz de detectar precocemente alterações auditivas. Sobre o exame utilizado para este fim, emissão otoacústica (EOA), é correto afirmar, exceto:

   A) O método se baseia na liberação de energia sonora originada na cóclea, que se propaga pela orelha média até alcançar o conduto auditivo externo.

   B) O exame registra a energia gerada pelas células da cóclea, em resposta a sons emitidos no conduto auditivo externo do RN.

   C) A EOA está presente nos indivíduos com ouvidos funcionalmente normais.

   D) Método objetivo, simples, rápido, não invasivo, dispensa o uso de eletrodos e pode ser realizado em qualquer faixa etária, ressaltando-se sua praticidade em recém-nascidos.

   E) O exame demonstra a integridade do sistema auditivo da periferia até a porção do tronco encefálico, sem a colaboração do paciente.

3. A triagem neonatal é um exame populacional que visa a identificação de indivíduos com risco de apresentarem doenças de base genética e hereditária. Entre as doenças citadas a seguir, existe uma que não faz parte do programa:

   A) Fenilcetonúria.

   B) Hiperplasia adrenal congênita.

   C) Doença falciforme e hemoglobinopatias.

   D) Síndrome de Down.

   E) Fibrose cística.

4. A Lei Nº 15.302, de 12 de janeiro de 2014, que torna obrigatória a realização do "Teste do Coraçãozinho" (exame de oximetria de pulso) em todos os recém-nascidos nos berçários das maternidades do Estado de São Paulo, tem como objetivo identificar as seguintes cardiopatias, exceto:

   A) Hipoplasia do ventrículo esquerdo.Tetralogia de Fallot.Drenagem anômala de grandes vasos.Atresia de pulmonar.

   B) Coarctação da aorta.

5. Durante o primeiro exame de rotina de um recém-nascido de 35 semanas, foi observado no "teste do olhinho" uma mancha branca e opaca (leucocoria) no olho direito. Entre as hipóteses abaixo, qual não seria considerada:

   A) Catarata congênita.

   B) Retinoblastoma.

   C) Glaucoma congênito.

   D) Hemorragia intravítrea.

   E) Retinopatia da prematuridade.

BIBLIOGRAFIA CONSULTADA

- American Academy of Pediatrics. Joint Committee on infant hearing. Year 2000 position statement: principles and guidelines for early hearing detection and intervention programs. Pediatrics. 2000;106:798.
- Bohrer MSA. Triagem Auditiva Neonatal. Disponível em: http://www.sbp.com.br/src/uploads/2015/02/triagemauditivaneonatal.pdf.
- Brosco JP, Paul DB. The political history of PKU: reflections on 50 years of newborn screening. Pediatrics. Am Acad Pediatrics. 2013;132(6):987-989.

- Guthrie R. The origin of newborn screening. Screening. Journal of the International Society of Neonatal Screening. 1992;1(1):5-15.
- DTOtoacoustic emissions, travelling waves and cochlear mechanisms. Hearing Research. 1986;22(1-3):95-104.
- Leão LL, Aguiar MJB. Triagem neonatal: o que os pediatras deveriam saber. J Pediatr (Rio J). 2008;84(4 Suppl):S80-90. Marchesan IQ. Protocolo de Avaliação do frênulo da língua. Rev CEFAC. 2010 Nov-Dez;12(6):977-989.
- Ministério da Saúde. Diretrizes de Atenção à Saúde Ocular na Infância: detecção e intervenção precoce para a prevenção de

deficiências visuais. Secretaria de Atenção à Saúde. Brasília: Ministério da Saúde; 2013.

- Ministério da Saúde. Diretrizes de Atenção da Triagem Auditiva Neonatal/Ministério da Saúde, Secretaria de Atenção à Saúde, Departamento de Ações Programáticas Estratégicas e Departamento de Atenção Especializada. Brasília: Ministério da Saúde; 2012.
- SBP. Diagnóstico precoce de cardiopatia congênita crítica: oximetria de pulso como ferramenta de triagem neonatal. Departamento de Cardiologia e Neonatologia da SBP. Elaborado em: 07/11/2011. Disponível em: <www.sbp.com.br>pdfs>.

Respostas

1. E
2. E
3. D
4. E
5. E

Alterações Metabólicas mais Comuns do Recém-Nascido

■ Paula Alves Gonçalves

Introdução

Este capítulo tem por objetivo apresentar os principais eletrólitos distribuídos no organismo humano, tendo como foco principal a elucidação dos distúrbios metabólicos comumente presentes no período neonatal.

Esses eletrólitos estão em equilíbrio dinâmico com a água presente no organismo, de modo que qualquer desequilíbrio em um dos componentes pode acarretar distúrbios nas funções metabólicas do recém-nascido.

Água corporal

A água é o maior componente corporal do recém-nascido, correspondendo a 80% de seu peso. A água corpórea total é dividida em dois compartimentos:

- Intracelular.
- Extracelular.

Este último pode ainda ser dividido em interstício e intravascular. O compartimento intracelular é constante e corresponde a 40% do peso corporal, enquanto o extracelular corresponde de 40 a 45% do peso corporal no recém-nascido.

Sódio (Na)

O sódio é o principal cátion extracelular e também o principal determinante da osmolaridade extracelular, como se observa na fórmula da osmolaridade sérica:

$$2 \times Na + Glicemia/18 + Ureia/6$$

O sódio tem papel determinante no volume extracelular, em especial no que tange ao líquido intravascular, condicionando a pressão arterial média e a pressão de enchimento ventricular (influenciando o débito cardíaco). É também o principal contribuinte do gradiente osmótico e, portanto, dimensiona indiretamente o compartimento intracelular.

A concentração plasmática normal de sódio varia de 135 a 145 mEq/L. O conteúdo corpóreo de sódio é de cerca de 50 mEq/kg, dos quais 60 a 70% são permutáveis e 30 a 40% estão depositados nos ossos.

A excreção de sódio ocorre através dos rins, das fezes, da sudorese e da descamação cutânea. No recém-nascido pode ocorrer exacerbação das perdas renais devido à imaturidade dos mecanismos de reabsorção e conservação de sódio, tão eficientes na criança maior e no adulto. A superfície corpórea expressiva desta faixa etária também contribui para a tendência à perda deste cátion.

Desidratação

A desidratação é a concentração do espaço extracelular por perda de água e sódio. No recém-nascido a perda de peso é o sinal mais claro de desidratação.

Após o nascimento há perda ponderal fisiológica pelas seguintes causas:

- Redistribuição de edema subcutâneo.
- Perdas transcutâneas.
- Perdas renais.
- Baixa ingesta.

A magnitude da perda ponderal normal em relação ao peso de nascimento varia de 10 a 12% até 3 a 5 dias de vida no termo, e de 10 a 15% até 5 a 7 dias de vida no prematuro.

As manifestações clínicas incluem;

- Hipertermia.
- Mucosas secas.
- Depressão das fontanelas.
- Diminuição do turgor da pele.
- Pulsos finos.
- Lentificação do tempo de enchimento capilar.
- Irritabilidade até depressão neurológica.
- Olhos fundos.
- Ausência de lágrimas.

Na perda de fluidos com composição e concentração semelhantes às do fluido extracelular, há perda de água proporcional àquela de sódio e, portanto, a desidratação é isonatrêmica.

Na perda de mais sódio que água ocorre desidratação hiponatrêmica (Na sérico < 135 mEq/L) e há queda de osmolaridade extracelular, o que gera desvio de fluidos para o componente intracelular. A diminuição de volume do líquido intravascular é intensificada, mesmo que o volume absoluto perdido não seja tão alto.

Na perda de mais água que sódio ocorre desidratação hipernatrêmica (Na sérico > 150 mEq/L). O sódio total está baixo, mas o volume total de água está proporcionalmente menor ainda.

A desidratação fisiológica do recém-nascido de termo ou pré-termo tardio é geralmente equilibrada simplesmente pela oferta adequada de leite, preferencialmente materno. No prematuro, contudo, a oferta adequada de água e sódio pode não ser alcançada somente por esta ingesta, sobretudo devido aos baixos volumes de dieta tolerados e à exacerbação das perdas ocasionadas pela:

- Imaturidade renal.
- Baixa queratinização da pele.
- Instabilidade clínica.

O prematuro normalmente necessita de oferta endovenosa de água em torno de 100 mL/kg/dia no primeiro dia de vida, com aumentos progressivos ao longo dos dias. Enquanto isso, o termo que não recebe leite necessita de oferta endovenosa de água em torno de 60 a 80 mL/kg/dia, com aumentos progressivos subsequentes.

■ Tratamento

A desidratação no período neonatal não é considerada fisiológica se a perda de peso exceder o esperado ou se for acompanhada de sinais clínicos de desidratação. O tratamento inclui a adequação da oferta de água e sódio e a tentativa de controle e redução das perdas.

Portanto, aumenta-se a oferta hídrica total prevista para as próximas 24 h em 10 a 20 mL/kg/dia e ajusta-se a oferta de sódio de acordo com o exame sérico e a oferta enteral e parenteral atual. Deve-se atentar à manutenção da temperatura corporal, uso de umidificação adequada em incubadora, bem como a perdas por sonda gástrica ou entérica aberta, vômitos e estomias.

A abordagem inicial pode incluir a necessidade de uma ou mais expansões volêmicas com soro fisiológico de 10 a 20 mL/kg em 20 a 30 minutos, a depender da gravidade clínica do paciente, que leva em consideração os sinais clínicos de desidratação já citados, bem como o seu estado hemodinâmico e os diagnósticos conhecidos.

■ Hiponatremia

A hiponatremia é definida pelo nível sérico de Na < 135 mEq/L, e é o distúrbio hidroeletrolítico mais comum. As causas incluem:

- Oferta excessiva de água com baixa oferta de sódio.
- Perda de sódio renal ou extrarrenal.
- Aumento na secreção do hormônio antidiurético (HAD).

Na associação com hipovolemia o paciente apresenta desidratação grave. Já na associação com euvolemia ou hipervolemia o paciente apresenta sintomas de edema e repercussão cardiocirculatória de hipervolemia, como taquicardia, edema pulmonar, hepatomegalia, cardiomegalia e hipertensão.

As manifestações clínicas são mais graves quanto mais rápida for a queda do sódio sérico ou se ele atingir níveis abaixo de 120 mEq/L. Nestes casos, pode haver sintomas neurológicos associados a edema cerebral (Quadro 52.1).

QUADRO 52.1	Manifestações clínicas associadas à hiponatremia
- Anorexia
- Náuseas
- Vômitos
- Apatia
- Contrações musculares
- Agitação
- Letargia
- Convulsões
- Coma

Para a diferenciação diagnóstica é útil a avaliação dos seguintes parâmetros:

- Soroterapia instituída e coleta de hematócrito para análise da volemia.
- Ureia e creatinina séricas.
- Sódio e osmolaridade urinários.

Comumente se observa que é ofertada água com soro hipotônico ao paciente neonatal, o que leva ao diagnóstico de excessiva presença de água com baixa oferta de sódio. Neste caso, o hematócrito e a ureia serão normais ou baixos, e a osmolaridade urinária será baixa.

A Tabela 52.1 mostra as principais características nos parâmetros hematócrito, ureia, sódio urinário e osmolaridade urinária nas situações de hiponatremia.

O tratamento inicia-se com a adequação da volemia, corrigindo-se desidratação ou hipervolemia de acordo com sua etiologia. Se houver retenção de água, como na síndrome da secreção inapropriada de HAD, restringe-se a oferta de água livre com redução de 30 a 40% na sua oferta diária.

Deve-se elevar a osmolaridade sérica e o sódio plasmático para fora da faixa de risco, respectivamente para os valores de:

- ≥ 260 mOsm/kg e
- ≥ 120 mEq/L.

Para tanto administra-se solução salina hipertônica a 3% (0,5 mEq/L de sódio). O cálculo da quantidade de sódio varia de acordo com o tempo de instalação da hiponatremia e é feito do seguinte modo:

- para casos agudos:

  mEq Na = (130 − Na sérico atual) × 0,6 × peso (kg).

- para casos crônicos:

  mEq Na = (120 − Na sérico atual) × 0,6 × peso (kg).

A velocidade de infusão não deve ultrapassar os 2,5 mEq/kg/h, pois há risco para hemorragia intracraniana se esta velocidade não for respeitada. E deve ser coletado Na sérico a cada 3 h da infusão para acompanhar a velocidade de correção.

■ Hipernatremia

A hipernatremia é definida pelo nível sérico de Na > 150 mEq/L. Entre as causas deste distúrbio, temos:

- Oferta excessiva de sódio.
- Déficit relativo de água maior que de sódio (perdas hipotônicas) secundário a diabetes insípido central ou nefrogênico.
- Déficit de água isolado quando houver restrição importante da oferta de água livre.

No recém-nascido é importante a associação com fatores exacerbadores de desidratação, como taquipneia, hipertermia, incubadora sem umidificação, vômitos, sonda gástrica e ileostomia.

As manifestações clínicas iniciam com anorexia, náuseas e vômitos. Com o agravo do quadro o paciente evolui para:

- Agitação e irritabilidade alternando com estupor.
- Hiper-reflexia.
- Tremores.
- Espasmos tônicos.
- Coma.

O tratamento inicia-se com a adequação da volemia, corrigindo-se a desidratação ou hipervolemia. Neste último caso é necessário restringir a oferta de sódio e usar diurético.

Deve-se reduzir o sódio plasmático lentamente para evitar edema cerebral secundário. Para tanto, administra-se solução isotônica (soro fisiológico) e diurético de alça (furosemida). As correções almejam redução de 0,5 mEq/L/h ou aproximadamente queda de 10% na natremia em 24 h.

Com as correções espera-se diurese adequada (1 a 3 mL/kg/h), mas se o paciente mantiver oligúria após a correção volêmica e administração de diurético, deve ser considerada insuficiência renal.

Potássio (K)

O potássio é o cátion mais abundante do corpo e o principal cátion intracelular. Aproximadamente 98% do potássio corpóreo estão concentrados no meio intracelular, especialmente nos músculos estriados.

A concentração plasmática normal é mantida entre 3,5 e 5,0 mEq/L. O potássio corpóreo total depende do balanço entre a oferta (dieta, soro, medicações) e a excreção na urina, nas fezes e no suor. A distribuição relativa entre os compartimentos intracelular e extracelular depende do fluxo entre eles, que é regulado por fatores neuroendócrinos (como insulina e epinefrina), pH extracelular e tonicidade plasmática.

Hipocalemia

A hipocalemia é definida pelo nível de K plasmático < 3,5 mEq/L. Suas causas podem estar relacionadas aos seguintes fatores:

- Baixa oferta (desnutrição).
- Aumento das perdas gastrointestinais (vômitos, sonda gástrica, ileostomia), cutâneas e renais (tubulopatias, excesso de mineralocorticoides, cetoacidose diabética, beta$_2$-adrenérgicos, uso de anfotericina, intoxicação por bário).

Tabela 52.1. Características de diferentes parâmetros nas situações de hiponatremia				
Parâmetro / Situação	Hematócrito	Ureia	Sódio urinário	Osmolaridade urinária
Perda de sódio renal	Normal ou baixo	Alta	> 20 mEq/L	-
Perda de sódio extrarrenal	Alto	Alta	< 10 mEq/L	Alta
Aumento da secreção do HAD	Normal ou baixo	Baixa	> 20 mEq/L	Alta

872 SEÇÃO 4 ■ O FETO E O RECÉM-NASCIDO

- Distribuição alterada do íon (alcalose metabólica, administração de insulina).

A medida da concentração urinária de potássio ajuda a diferenciar a perda renal da baixa ingesta ou de perdas extrarrenais. A concentração urinária de potássio > 10 mEq/L indica perda renal.

As manifestações clínicas ocorrem geralmente quando o potássio sérico é menor que 2,5 mEq/L. Há sinais neuromusculares e cardíacos como:

- Fraqueza muscular.
- Flacidez.
- Tetania.
- Íleo paralítico.
- Arritmias ou até mesmo parada cardíaca.

No eletrocardiograma os achados típicos estão elencados no Quadro 52.2.

QUADRO 52.2	Achados típicos no eletrocardiograma de pacientes com hipocalemia

- Depressão do segmento ST
- Diminuição, achatamento, entalhamento e inversão da onda T
- Aparecimento de onda U
- Aumento da amplitude da onda P, prolongamento do espaço PR, alargamento do complexo QRS
- Arritmias

O tratamento pode ser iniciado com ajuste da oferta de potássio pela via gastrointestinal (xarope de KCl a 6%: 0,78 mEq/mL) ou via endovenosa (KCl a 19,1%: 2,5 mEq/mL).

O aparecimento de déficits neuromusculares ou cardíacos, principalmente com K sérico < 2,5 mEq/L, reflete perda maciça do íon e demanda correção endovenosa. Infunde-se 0,5 mEq/kg/h de solução a 40 mEq/L em veia periférica ou 80 mEq/L em veia central. Após 2 h da infusão deve-se coletar K sérico para avaliar a necessidade de mais 2 h de infusão.

Hipercalemia

A hipercalemia é definida pelo nível de K plasmático > 5,5 mEq/L. Suas causas podem estar relacionadas aos seguintes fatores:

- Aumento da oferta exógena (medicação, transfusão) ou endógena (hemólise, sangramento gastrointestinal, infecção, rabdomiólise, queimaduras, pós-operatório).
- Diminuição das perdas (insuficiência renal, hipoaldosteronismo, muito baixo peso ao nascer, medicações retentoras de K).
- Distribuição alterada (acidose metabólica, deficiência de insulina, uso de digoxina ou beta$_2$-bloqueador).

Podem ser causas de pseudo-hipercalemia a hemólise *in vitro*, trombocitose e leucocitose.

É importante lembrar que um aumento de 0,1 no pH sérico resulta em queda de aproximadamente 0,6 mEq/L no K sérico.

As manifestações clínicas são fraqueza muscular, paralisia flácida e distúrbios cardíacos como bradicardia, fibrilação ventricular, hipotensão e parada cardíaca.

Quando o potássio plasmático excede 6,5 a 7 mEq/L, os seguintes achados eletrocardiográficos típicos tornam-se aparentes:

- Onda T elevada e apiculada e depressão do segmento ST.
- Prolongamento do intervalo PR, desaparecimento da onda P e alargamento do complexo QRS.
- Fusão do QRS com a onda T.
- Arritmias e fibrilação ventriculares.

As medidas de tratamento objetivam desviar o potássio para dentro da célula, remover o potássio do corpo e antagonizar os efeitos da hipercalemia. Para tanto são utilizados os recursos elencados na Tabela 52.2.

As medidas de tratamento instituem-se de acordo com a gravidade da hipercalemia (Tabela 52.3).

Tabela 52.2. Medicamentos usados no tratamento da hipercalemia

Medicamento	Mecanismo	Dose	Início de ação	Duração
Salbutamol	Redistribuição	Nebulização	30 min	4-6 h
Bicarbonato de sódio	Redistribuição	1-2 mEq/kg EV	10-30 min	2 h
Insulina + Glicose 10%	Redistribuição	0,05 U/kg/h + 2 mL/kg/h EV	30 min	2 h
Furosemida	Remoção	1 mg/kg EV	15-30 min	4-6 h
Resina trocadora	Remoção	1 g/kg VR	1-2 h	4-6 h
Gluconato de Ca 10%	Antagonismo	1 mL/kg EV	1-3 min	30 min

Tabela 52.3. Medidas a serem instituídas nos diferentes quadros de hipercalemia

Concentração do K sérico	Medidas
Entre 5,5 e 6,5 mEq/L	Suspende-se a oferta de K e administra-se salbutamol inalatório e diurético (furosemida 1 mg/kg).
> 6,5 mEq/L	Associam-se às medidas anteriores: • bicarbonato de sódio endovenoso (1 mEq/kg/h) • infusão endovenosa de insulina regular associada à glicose (solução de insulina R 0,05 U/kg/h com glicose a 10%, 2 mL/kg/h, com controle rigoroso de glicemia capilar) e • administração retal de resina trocadora de íons (Kayexalate 1 g/kg em concentração de 0,5 g/mL em SF, com tempo de retenção de 30 min, inserido a 3 cm do ânus)

Na falência das medidas citadas deve ser considerado tratamento dialítico via exsanguineotransfusão com sangue total fresco (< 24 h) ou com hemácias reconstituídas com plasma fresco congelado.

A resina trocadora oferece risco de enterocolite necrosante, por isso não é utilizada pela via gástrica, não é diluída em sorbitol e é evitada no prematuro.

Deve-se administrar gluconato de Ca a 10%, 1 a 2 mL/kg em 30 min para reverter os efeitos cardiotóxicos do potássio sempre que houver anormalidades eletrocardiográficas associadas. O efeito da oferta de cálcio é imediato, porém transitório, e por isso outras medidas precisam ser também adotadas.

Cálcio

No corpo humano o cálcio participa nos seguintes eventos:

- Contração e excitação muscular.
- Secreção neuro-humoral.
- Divisão celular.
- Resposta imune.
- Movimentos transcelulares.
- Atividade enzimática.

A concentração sérica normal varia de 9 a 11 mg/dL (4,5 a 5,5 mEq/L), dos quais 5 a 6 mg/dL estão na forma iônica (52%). Os valores de cálcio iônico variam de 3,5 a 5 mg/dL.

Hipocalcemia

A hipocalcemia é definida pelo nível sérico de Ca < 9 mg/dL ou cálcio iônico < 3,5 mg/dL. Os sintomas geralmente ocorrem quando o cálcio total é menor que 7 mg/dL ou cálcio iônico menor que 2,5 mg/dL.

As causas de hipocalcemia incluem:

- Prematuridade (baixa resposta dos órgãos ao PTH).
- Depressão neonatal (aumento da carga de fosfato).
- Sequência de DiGeorge (quando há ausência de paratireoide).
- Defeito congênito no desenvolvimento das paratireoides.
- Pseudo-hipoparatireoidismo (hiperparatireoidismo materno).
- Deficiência de magnésio (secreção diminuída de PTH).
- Deficiência de vitamina D.
- Alcalose.
- Exsanguineotransfusão (citrato quela o cálcio iônico).
- Sepse e choque.
- Fototerapia (diminuição da secreção de melatonina e aumento da captação de cálcio pelos ossos).
- Alta oferta de fosfato.

Filhos de mães diabéticas têm 50% mais risco de hipocalcemia (etiologia ainda incerta).

A hipocalcemia aumenta a permeabilidade celular ao sódio e a excitabilidade das membranas. Os sinais são inespecíficos e incluem apneia, convulsão, irritabilidade, aumento do tônus extensor, clônus, hiper-reflexia e estridor por laringoespasmo.

O tratamento consiste na reposição de cálcio via enteral ou endovenosa, de acordo com a tolerância alimentar e gravidade.

Administra-se gluconato de cálcio a 10%, na dose de 2 a 4 mL/kg/dia. Na presença de convulsões administra-se gluconato de cálcio na dose de 2 mL/kg a 0,5 mL/kg/min seguido de manutenção de 4 a 8 mL/kg/dia com monitoração cardíaca e interrupção se bradicardia intensa.

Hipercalcemia

A hipercalcemia é definida pelo nível sérico de Ca > 10,5 mg/dL ou cálcio iônico > 4,5 mg/dL. A crise hipercalcêmica aguda é uma emergência e ocorre quando o cálcio sérico é maior que 15 mg/dL.

As causas da hipercalcemia são:

- Aumento da oferta.
- Ausência de fósforo na nutrição parenteral.
- Prematuridade extrema.
- Hiperparatireoidismo.
- Hipertireoidismo (promove reabsorção óssea).
- Hipofosfatasia (displasia óssea com desmineralização óssea grave).

SEÇÃO 4 ▪ O FETO E O RECÉM-NASCIDO

- Hipervitaminose D (tanto no período neonatal quanto em decorrência de alta ingesta de vitamina D pela gestante).
- Depuração renal diminuída.
- Hipercalcemia hipercalciúrica familiar.
- Síndrome de Williams.
- Necrose gordurosa subcutânea.
- Insuficiência renal aguda.

Pode ser assintomática, mas pode também apresentar os sintomas elencados no Quadro 52.3.

QUADRO 52.3	Sintomas associados à hipercalcemia
• Anorexia	
• Náuseas	
• Vômitos	
• Baixo ganho ponderal	
• Cefaleia	
• Constipação intestinal	
• Poliúria	
• Hipotonia	
• Encefalopatia	
• Hepatoesplenomegalia	
• Anemia	
• Nefrocalcinose	

Na crise hipercalcêmica o paciente apresenta desidratação com possível evolução para insuficiência renal, letargia, estupor e coma. Agudamente pode levar à bradicardia e arritmias.

O tratamento consiste na tomada das seguintes medidas:

- Adequação da oferta.
- Expansão volêmica (SF 10 a 20 mL/kg em 20 a 30 minutos).
- Hidratação.
- Correção de distúrbios associados como hipopotassemia e ácido-básico.
- Furosemida 1 mg/kg a cada 4 a 6 h.
- Hidrocortisona 3 mg/kg a cada 6 h.
- Calcitonina.
- Diálise.

Magnésio (Mg)

O magnésio é um cátion primariamente intracelular. Aproximadamente 2/3 do estoque corpóreo estão nos ossos e 1/3 no músculo cardíaco, nos músculos esqueléticos e no fígado. Apenas 1% do total está no meio extracelular e a concentração sérica normal varia de 1,5 a 2,4 mg/dL. A acidose e a isquemia promovem a saída de Mg da célula.

O Mg está intimamente envolvido na manutenção do balanço iônico celular, desempenhando papel fundamental na bomba Na-K-ATPase das membranas e em outros canais iônicos celulares. Tem também papel em centenas de reações enzimáticas.

Hipomagnesemia

A hipomagnesemia é definida pelo nível sérico de Mg < 1,5 mg/dL. Pode ser causada por:

- Aumento das perdas (renais, gastrointestinais).
- Alteração na distribuição intra e extracelular (infusão de glicose, infusão de aminoácidos, insulina, catecolaminas, acidose metabólica, depleção de fósforo, hemoderivados com citrato, hipercalcemia, hipertireoidismo).
- Diminuição na oferta.

A maioria dos casos é assintomática e os sinais e sintomas aparecem quando o nível sérico diminui para menos de 1,2 mg/dL, podendo ocorrer tremores, fasciculações musculares, nistagmo, hemiparesia, convulsão, arritmias ventriculares e supraventriculares, *torsades de pointes*.

O tratamento consiste na adequação da oferta para repor os estoques corporais, e pode ser administrado da seguinte forma:

- Pela via gastrointestinal administrar de 100 a 200 mg/kg/dose de Mg duas vezes ao dia.
- Pela via endovenosa, para pacientes sintomáticos administra-se de 30 a 50 mg/kg/dose quatro vezes por dia.
- Para casos graves pode ser administrado sulfato de magnésio na dose de 100 mg/kg em 2 horas pela via endovenosa, com monitoração cardíaca.

Antes de considerar nova correção deve-se dosar o Mg sérico.

Hipermagnesemia

A hipermagnesemia é definida pelo nível sérico de Mg sérico > 2,4 mg/dL e suas causas incluem:

- Oferta excessiva parenteral.
- Enema de sulfato de magnésio.
- Sulfato de magnésio administrado para a gestante com pré-eclâmpsia, ou mesmo para proteção neurológica neonatal na gestante com programação de parto prematuro.
- Insuficiência renal aguda.

Os pacientes geralmente são sintomáticos com nível sérico acima de 4 mg/dL. A partir de 3 mg/dL pode ocorrer depressão do sistema nervoso central e a partir de 5 mg/dL, depressão dos reflexos tendinosos profundos e sonolência. Já acima de 12 mg/dL pode correr paralisia respiratória e bloqueio cardíaco.

Os efeitos clínicos estão elencados na Tabela 52.4.

Dentre as alterações eletrocardiográficas que podem ocorrer, destacam-se:

- Prolongamento do intervalo PR.
- Alargamento do complexo QRS.
- Aumento da amplitude da onda T.
- Bloqueio AV.

O tratamento da hipermagnesemia inclui suspensão da oferta, furosemida e gluconato de cálcio a 10% 1 mL/kg endovenoso.

Tabela 52.4. Efeitos clínicos da hipermagnesemia

Distúrbio	Sintoma
Neuromuscular	Arreflexia, hipotonia, depressão respiratória
Neurológico	Letargia, coma
Cardiovascular	Hipotensão, bradicardia, parada cardíaca
Gastrointestinal	Retardo na eliminação de mecônio, íleo adinâmico

Distúrbios metabólicos ácido-básicos

Fontes normais de produção ácida incluem o metabolismo de aminoácidos que contêm enxofre e fosfato e a liberação de íon hidrogênio pela mineralização óssea. A acidose metabólica é decorrente da perda excessiva de tampões ou do aumento de ácidos voláteis e não voláteis no espaço extracelular. Os tampões intravasculares incluem o bicarbonato, o fosfato e a hemoglobina intracelular.

Para a manutenção do pH normal são fundamentais os seguintes eventos:

- Excreção de ácidos pelos pulmões (ácido carbônico).
- Troca esquelética de cátions por hidrogênio.
- Reposição e reabsorção de bicarbonato pelos rins.

Os rins ainda têm papel neste equilíbrio através da excreção de hidrogênio e amônia.

Os íons sódio, cloro e bicarbonato são os principais do espaço extracelular e existem praticamente em equilíbrio eletroneutro. A diferença entre a concentração de sódio sérico e a soma das concentrações de cloro e bicarbonato denomina-se de *anion gap*, e reflete a composição iônica não aferível do fluido extracelular, conforme a fórmula abaixo:

Anion gap = Na − (Bicarbonato + Cl)

No período neonatal o *anion gap* normal varia entre 5 a 15 mEq/L e varia diretamente com a albumina sérica.

Acidose metabólica

A determinação do *anion gap* sugere o mecanismo envolvido na acidose metabólica. O seu aumento sugere acúmulo de ácidos orgânicos, enquanto *anion gap* normal indica perda de solução tampão.

Quando há aumento do *anion gap* as causas da acidose metabólica incluem insuficiência renal, erros inatos de metabolismo, acidose láctica, exposição a toxinas. Já quando há *anion gap* normal a acidose metabólica resulta da perda de solução tampão através dos rins ou do sistema gastrointestinal.

Prematuros com menos de 32 semanas de idade gestacional são propensos à acidose tubular renal proximal ou distal e nessa situação devem ser observadas as seguintes situações:

- Vigência de acidose metabólica deve ser aferido pH urinário.
- Acidose tubular renal distal o pH urinário é consistentemente > 7.
- pH urinário < 5 há adequada secreção distal de hidrogênio, mas a reabsorção tubular proximal de bicarbonato deve estar comprometida (acidose tubular proximal).

Sempre que possível deve ser tratada a causa subjacente à acidose metabólica. Quando o pH < 7,25 pode ser necessário administrar bicarbonato de sódio ou acetato de sódio endovenosos.

Estima-se o déficit de bicarbonato através da fórmula:

Déficit de Bicarbonato = 0,4 × Peso × (Bicarbonato esperado − aferido).

Alcalose metabólica

A causa da alcalose metabólica pode ser esclarecida pela concentração de Cl urinário. Alcalose acompanhada de depleção do fluido extracelular é associada à queda do Cl urinário < 10 mEq/L, enquanto o excesso de mineralocorticoides é geralmente associado ao aumento do Cl urinário > 10 mEq/L.

O tratamento visa o distúrbio subjacente à alcalose metabólica, conforme a Tabela 52.5.

Tabela 52.5. Distúrbios subjacentes à alcalose metabólica

Com Cl urinário baixo	• Uso crônico de diuréticos, correção aguda de acidose respiratória crônica compensada, aspiração contínua de sonda gástrica, vômitos, diarreia secretora
Com Cl urinário alto	• Síndrome de Barters com excesso de mineralocorticoides, administração de álcalis, transfusão maciça de hemoderivados, uso agudo de diuréticos, hipocalemia

Hipoglicemia

Valores normais de glicemia variam de acordo com a idade gestacional, idade pós-natal, peso de nascimento, condições clínicas e disponibilidade de fontes de energia para a necessidade de cada recém-nascido.

O nível ou tempo de duração da hipoglicemia que se associa à sequela neurológica ainda não foi estabelecido. Considerando-se uma margem de segurança, os níveis de glicemia devem ser mantidos > 50 mg/dL.

Os recém-nascidos a termo e saudáveis apresentam uma queda da concentração de glicose nas primeiras 2 horas de vida, atingindo um nadir menor que 40 mg/dL e após 4 a 6 horas ocorre uma estabilização da glicemia com valores ao redor de 45 a 80 mg/dL.

Logo após o nascimento a glicemia é mantida pela glicogenólise (quebra do glicogênio hepático) em resposta ao aumento da epinefrina e do glucagon, e pela queda nos níveis de insulina. Entretanto, esse glicogênio é depletado após 8 a 12 horas e, em decorrência disso, os níveis de glicemia devem ser mantidos através da síntese de glicose a partir de lactato, glicerol e alanina (gliconeogênese).

A hipoglicemia representa um desequilíbrio entre o suprimento e a utilização de glicose e pode resultar de múltiplas alterações de mecanismos regulatórios, entre elas:

- Hiperinsulinismo.
- Redução de produção e de reservas.
- Excesso de utilização ou redução da produção.

Na Tabela 52.6 estão elencadas as possíveis causas associadas às alterações responsáveis pela hipoglicemia.

A maioria dos casos é assintomática e a hipoglicemia é detectada através da triagem glicêmica capilar dos recém-nascidos de risco. Podem ocorrer sintomas inespecíficos, como:

- Cianose.
- Apneia.
- Irritabilidade.
- Hipotermia.
- Déficit de sucção.
- Alterações do nível de consciência.
- Tremores.
- Letargia.
- Convulsões.
- Hiper-reflexia.
- Coma.

A Figura 52.1 mostra o fluxograma de triagem e tratamento dos neonatos com risco para hipoglicemia.

Hipoglicemia persistente

A hipoglicemia persistente é definida pela necessidade de velocidade de infusão de glicose (VIG) > 12 mg/kg/

Tabela 52.6. Causas associadas às alterações responsáveis pela hipoglicemia

Alteração	Causas associadas
Hiperinsulinismo	• Filho de mãe diabética; recém-nascido grande para a idade gestacional; eritroblastose fetal; hiperplasia ou hiperfunção das células beta; síndrome de Beckwith-Wiedemann; tumores produtores de insulina; terapia tocolítica materna com agentes beta-simpaticomiméticos (terbutalina); terapia materna com hipoglicemiante (clorpropamida); mau posicionamento de cateteres umbilicais com infusão de glicose nas artérias celíacas e mesentérica superior; suspensão de infusão de glicose; após exsanguineotransfusão
Redução de produção e de reservas da glicose	• Prematuridade; restrição de crescimento intrauterino; gemelar discordante menor; baixo peso ao nascer; taxa calórica inadequada ou atraso no início da alimentação
Aumento da utilização ou redução da produção da glicose	• Estresse perinatal (sepse, choque, asfixia, hipotermia, desconforto respiratório); defeitos no metabolismo dos carboidratos (galactosemia, intolerância, frutose, doença de depósito de glicogênio); deficiência endócrina (insuficiência suprarrenal, deficiência hipotalâmica, deficiência de glucagon, deficiência de epinefrina, hipopituitarismo); defeitos no metabolismo de aminoácidos; policitemia e terapia materna com betabloqueadores

min ou persistência da hipoglicemia após 7 dias de vida. Os seguintes parâmetros devem ser aferidos na vigência do quadro hipoglicêmico:

- Insulina.
- Cortisol.
- Hormônio do crescimento (GH).
- Hormônio adrenocorticotrófico (ACTH).
- Tiroxina (T4).
- Glicemia.

Deve também ser considerada pesquisa para erros inatos do metabolismo com coleta de aminoácidos, cetonas e substâncias redutoras na urina.

Pode ser necessário o uso de medicamentos como:

- hidrocortisona 5 a 10 mg/kg de 12/12 h ou prednisona 2 mg/kg/dia, ou
- glucagon 0,1 a 0,3 mg/kg intramuscular, endovenoso ou subcutâneo (dose máxima 1 mg).

O glucagon só pode ser usado quando o estoque de glicogênio é normal.

CAPÍTULO 52 — ALTERAÇÕES METABÓLICAS MAIS COMUNS DO RECÉM-NASCIDO

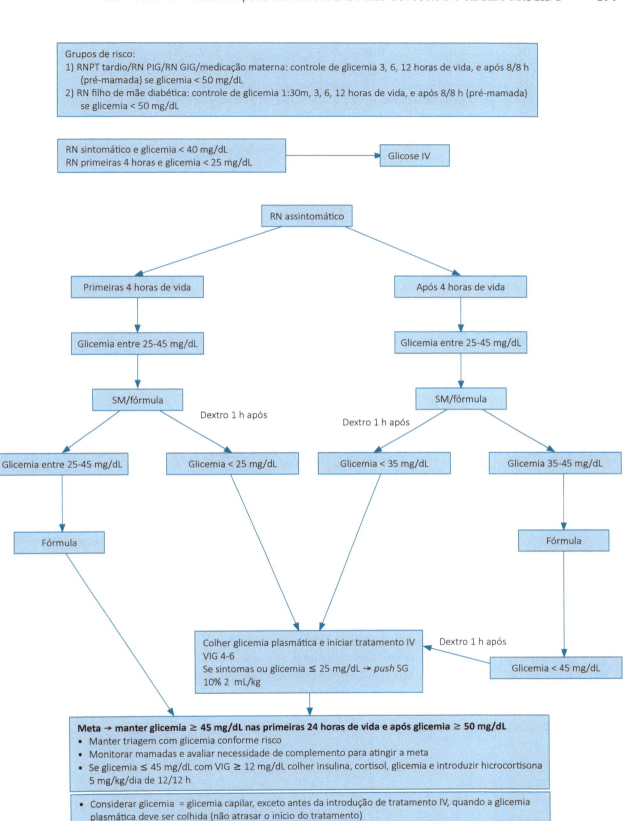

FIGURA 52.1. Fluxograma de triagem e tratamento dos neonatos com risco para hipoglicemia. VIG: velocidade de infusão de glicose; IV: intravascular. Fonte: Yoshida RM. Hipoglicemia neonatal. Diretriz assistencial Hospital Israelita Albert Einstein, 2016.

Conceitos-chave

- O sódio tem papel determinante no volume extracelular, em especial no que tange ao líquido intravascular, condicionando a pressão arterial média e a pressão de enchimento ventricular. É também o principal contribuinte do gradiente osmótico e, portanto, indiretamente dimensiona o compartimento intracelular. A concentração plasmática normal de sódio varia de 135 a 145 mEq/L.

- O potássio é o cátion mais abundante do corpo e o principal cátion intracelular. A concentração plasmática normal é mantida entre 3,5 e 5,0 mEq/L.

- O cálcio participa de contração e excitação muscular, secreção neuro-humoral, divisão celular, resposta imune, movimentos transcelulares e atividades enzimáticas. A concentração sérica normal varia de 4,5 a 5,5 mEq/L, dos quais 52% estão na forma iônica.

- O magnésio é um cátion primariamente intracelular. Apenas 1% do total está no meio extracelular e a concentração sérica normal varia de 1,5 a 2,4 mg/dL. A acidose e a isquemia promovem a saída de Mg da célula.

- Para a manutenção do pH normal é fundamental: excreção de ácidos pelos pulmões (ácido carbônico), troca esquelética de cátions por hidrogênio e reposição e reabsorção de bicarbonato pelos rins. Os rins ainda têm papel neste equilíbrio através da excreção de hidrogênio e de amônia.

- Os recém-nascidos a termo e saudáveis apresentam uma queda da concentração de glicose nas primeiras 2 horas de vida, atingindo um nadir menor que 40 mg/dL e após 4 a 6 horas ocorre uma estabilização da glicemia, com valores ao redor de 45 a 80 mg/dL.

Questões

1. Em relação ao balanço de água e sódio no período neonatal, assinale a alternativa falsa:
   a) O sódio tem papel preponderante na manutenção da pressão arterial sistêmica.
   b) Desidratação com perda de peso é um evento raro na primeira semana de vida.
   c) O recém-nascido prematuro é propenso à perda excessiva de água e a fragilidade cutânea é um dos principais contribuintes para tal.
   d) A oferta hídrica total no primeiro dia de vida do recém-nascido de termo é de aproximadamente 80 mL/kg/dia.
   e) Hiponatremia é o distúrbio hidroeletrolítico mais prevalente.

2. Em relação ao potássio, podemos afirmar corretamente:
   a) A monitoração cardíaca pode ser fator confundidor na condução clínica da hipercalemia.
   b) É raro o achado assintomático de hipocalemia.
   c) Gluconato de cálcio deve ser evitado na vigência de hipercalemia.
   d) Transfusão de hemoderivados não constitui fator de risco para hipercalemia.
   e) A correção da acidose tem influência direta na correção de hipercalemia.

3. São sintomas de hipermagnesemia, exceto:
   a) Diarreia.
   b) Hipotonia.
   c) Bloqueio cardíaco.
   d) Distensão abdominal.
   e) Coma.

CAPÍTULO 52 ▪ ALTERAÇÕES METABÓLICAS MAIS COMUNS DO RECÉM-NASCIDO

4. Em relação ao equilíbrio ácido-básico assinale Verdadeiro (V) ou Falso (F):

( ) O metabolismo ósseo participa deste equilíbrio.

( ) Hemoglobina, bicarbonato e fosfato agem como tampões intravasculares.

( ) Quando há acúmulo de ácidos orgânicos o *anion gap* cai.

( ) A coleta de exame de urina não interfere na interpretação da alcalose metabólica.

5. Com relação à hipoglicemia neonatal é correto afirmar:

a) O nadir fisiológico ocorre no terceiro dia de vida.

b) O aleitamento materno pode ser mantido mas deve ser desencorajado no paciente que apresenta hipoglicemia precoce.

c) A hipoglicemia persistente é definida por falha na correção do distúrbio após três tentativas de complementação láctea com fórmula adequada à idade gestacional.

d) Geralmente é assintomática.

e) A triagem dos pacientes de acordo com classificação neonatal e o histórico materno não melhora a detecção do distúrbio.

BIBLIOGRAFIA CONSULTADA

- Bhatia J. Fluid and electrolyte management in the very low birth weight neonate. J Perinatol. 2006;26(Suppl 1):S19-S21.
- Cloherty JP, Stark A. Manual of Neonatal Care. 8th ed. Philadelphia: Wolters Kluwer; 2016.
- De Marini S, Mimouni FB, Tsang RC, et al. Disorders of calcium, phosphorus, and magnesium metabolism. In: Fanaroff AA, Mouton RJ, eds. Neonatal-perinatal medicine. 6th ed. St. Louis: Mosby; 1997.
- Evans KJ. Hyperkalemia: a review. J Intensive Care. 2005 Sep-Oct;20(5):272-90.
- Fanaroff AA, Wald M, Gruber HS, et al. Insensible water loss in low birth weigth infants. Pediatrics. 1972;50(2):236-245.
- Stape A. Manual de normas: Terapia intensiva pediátrica. 2ª ed. São Paulo: Sarvier; 2010.
- Yoshida RM. Hipoglicemia neonatal. Diretriz assistencial Hospital Israelita Albert Einstein, 2016.

Respostas

1. B
2. E
3. A
4. V; V; F; F
5. D

53

Alterações Respiratórias mais Comuns do Recém-Nascido

■ Felipe de Souza Rossi

Introdução

O objetivo deste capítulo é entender as adaptações necessárias para a transição da respiração placentária (fetal) para a pulmonar (pós-natal). Nesse sentido, serão apresentadas as transformações fisiológicas aguardadas no feto e neonato que, ao final, terão como consequência o evento da respiração.

Também serão abordados os principais diagnósticos diferenciais da insuficiência respiratória neonatal, abrangendo suas causas, desdobramentos e terapêutica.

Respiração placentária

O feto cresce e desenvolve-se no útero materno, realizando suas trocas gasosas de maneira peculiar. A placenta garante a manutenção da oxigenação e eliminação de gás carbônico, ficando os pulmões excluídos da função de troca.

O sangue que perfunde os pulmões na vida fetal corresponde a cerca de 10% de todo o fluxo sanguíneo presente no leito placentário, pois as unidades alvéolo-bronquiolares estão colabadas, bem como suas artérias e veias, oferecendo alta resistência à entrada de fluxo sanguíneo. Esta fração de sangue que os perfunde vem das artérias pulmonares e permite a nutrição e o crescimento pulmonar.

Todo o volume sanguíneo restante (90%) irá passar através de estruturas próprias à vida fetal:

- Canal arterial (que comunica as artérias pulmonares com a artéria aorta).
- Forame oval (estrutura que comunica os átrios).

Assim, o sangue que foi renovado na circulação placentária chega ao átrio direito pela veia cava, e grande parte atravessa para o átrio esquerdo pelo forame oval e segue para a circulação sistêmica. A parte que não realiza esta passagem pelo forame oval chega ao ventrículo direito e artérias pulmonares, de onde pode seguir para a circulação sistêmica via canal arterial ou, em sua minoria, seguirá para a circulação pulmonar.

Respiração pulmonar

A circulação fetal precisa sofrer adaptações após o nascimento, quando ocorre a retirada da placenta e a expansão pulmonar. A placenta é um sistema de alta capacitância e baixa resistência, portanto após a sua exclusão o recém-nascido (RN) sofre um aumento da pressão sistêmica e das câmaras cardíacas esquerdas, favorecendo o fechamento do forame oval.

Na circulação dos vasos da base a pressão da artéria aorta passa a suplantar a das artérias pulmonares, invertendo o sentido do fluxo através do canal arterial. Como os pulmões são mais eficientes que a placenta para realizar trocas gasosas, segue ao nascimento uma maior eliminação de gás carbônico e melhor oxigenação do RN. Secundário a isso também ocorre uma elevação do pH sérico.

A inversão de fluxo, as alterações dos gases sanguíneos e a elevação do pH terão efeito positivo para o fechamento do canal arterial. Assim, após horas ou em poucos dias a circulação fetal se transforma em circulação do tipo adulto.

Expansão pulmonar

Para que ocorra a transição da respiração placentária para a pulmonar os pulmões têm que se expandir. Tanto em partos vaginais como em partos cirúrgicos é necessário que os movimentos respiratórios se estabeleçam o mais rápida e adequadamente possível. Mesmo fetos pré-termo são capazes de iniciar seus movimentos respiratórios, embora quanto mais imaturos, maior a chance de falharem nesta adaptação à vida extrauterina.

As primeiras respirações permitem a entrada de ar nos pulmões à custa de um grande esforço para vencer o líquido pulmonar gerado na vida fetal. Surge a tensão na superfície alveolar gerada pela interface do ar vindo do ambiente externo com o líquido pulmonar.

Esta tensão será minimizada pela presença do surfactante pulmonar, estrutura fosfolipíde-proteica que está mais abundante e madura nos RN mais próximos ao termo, e frequentemente estará insuficiente em recém-nascido pré-termo (RNPT). A insuficiência de surfactante ativo leva a aumento do esforço e do trabalho respiratório.

Fluido pulmonar

No período fetal, células epiteliais pulmonares secretam grande quantidade de fluido, sendo parte deste retida dentro do órgão pela resistência gerada pelas cordas vocais, gerando um volume intrínseco pulmonar já na vida fetal. Sabe-se que antes do nascimento já há ativação de canais de sódio e liberação de adrenalina, reduzindo a produção de fluido pulmonar e estimulando a sua reabsorção, além de um aumento do fluxo linfático, que trabalha facilitando a sua remoção.

A saída de líquido dos pulmões também sofre efeito da compressão gerada sobre o tórax do feto a partir de mudanças na sua postura, permitindo a saída de parte do líquido pulmonar. Porém, a simples compressão torácica durante a passagem pelo canal de parto, explicação usada do início até meados do século XX, é insuficiente para explicar as alterações respiratórias da transição da vida fetal para a pós-natal.

Primeiras respirações

As primeiras respirações são fundamentais para criar volume gasoso dentro dos pulmões. A contração diafragmática é intensa e longa durante as primeiras inspirações. O tônus expiratório é aumentado e há adução das cordas vocais associada à contração ativa de músculos abdominias, permitindo uma crescente retenção de ar dentro dos pulmões.

As primeiras inspirações, que podem demorar a se iniciar umas poucas dezenas de segundos no recém-nascido a termo (RNT), são mais vigorosas e eficientes se forem prolongadas, pois há uma resistência elevada gerada pela interface ar-líquido nesses pulmões. A expansão pulmonar à custa do ar inspirado ocorre a partir do centro para a periferia, com progressivo recrutamento de novas áreas pulmonares mais distais.

As expirações são mais curtas e permitem a saída de ar em volume inferior ao inspirado, contando novamente com a adução das cordas vocais (provocando um gemido, som muitas vezes confundido com choro). Este ar aprisionado gera a capacidade residual funcional (CRF). A CRF atinge o volume de cerca de 30 mL/kg de peso cerca

de 2 a 3 horas após o início dos movimentos inspiratórios, podendo se estabelecer mais lentamente após parto cesárea.

Por sua vez, o RNPT é mais vulnerável a falhar nesta adaptação pelos seguintes fatores:

- Possui força muscular inferior ao RNT, dificultando o trabalho do diafragma em gerar entrada de ar durante a inspiração.
- Sua caixa torácica é instável, propiciando que o recolhimento elástico pulmonar ocorra com mínima oposição, tendendo a colapso pulmonar.
- Conta com pior atividade das bombas de sódio e, acima de tudo, tem inadequados estoques e produção de surfactante, mantendo elevada a tensão superficial após as respirações iniciais, contribuindo para uma inadequada transição pós-natal.

Insuficiência respiratória neonatal

Muitas vezes, diferentes mecanismos coexistem e determinam uma má adaptação pós-natal. Falhas que ocorrem durante esta fase de grandes adaptações geram diferentes processos patológicos que determinam a insuficiência respiratória no período neonatal. Em algum grau a insuficiência respiratória neonatal se caracteriza por:

- Baixa CRF.
- Aumento do trabalho respiratório.
- Persistência de padrão de circulação fetal, resultando em diferentes intensidades de hipoxemia, hipercarbia e acidemia.

As principais causas de desconforto respiratório no período neonatal serão detalhadas a seguir.

Síndrome do desconforto respiratório do RN (SDR)

Definição

É um quadro de insuficiência respiratória de grau variável, acometendo o RN pré-termo com deficiência de surfactante, primária ou secundária. Há prejuízo da complacência pulmonar, que leva a aumento do trabalho respiratório, ao risco de fadiga e à deterioração progressiva do paciente.

É também denominada "doença das membranas hialinas", sendo o quadro respiratório mais comum do RNPT que apresenta insuficiência respiratória com deficiência de surfactante decorrente da prematuridade.

Além da imaturidade, podem retardar o amadurecimento pulmonar:

- Diabetes materno.
- Isoimunização RH.
- Sífilis.

- Anencefalia.
- Doenças renais.

Por sua vez, a hipertensão materna e a restrição de crescimento intrauterino podem acelerar a maturação dos pulmões.

A possibilidade de uso do surfactante exógeno, a partir dos anos 1990, determinou uma mudança radical na evolução da doença e em sua morbimortalidade associada.

Fisiopatologia

A deficiência quantitativa de surfactante, aliada a uma alteração qualitativa (p. ex., a diminuição da proteína SP-A), ocorre em pulmões que já apresentam uma maior instabilidade alveolar. A proximidade entre o volume corrente habitual e o volume crítico de fechamento bronquíolo-alveolar favorece a formação de atelectasias progressivas, com perda da CRF, desequilíbrio entre ventilação e perfusão e aparecimento do efeito *shunt* intrapulmonar.

A acidemia e a hipoxemia resultantes determinam o aumento da pressão de artéria pulmonar, colaborando com a manutenção da circulação do tipo "fetal" (canal arterial patente).

A produção endógena de surfactante, após o terceiro dia de vida, tende à normalização, embora a sua inativação ainda possa ser significativa devido à presença de edema e proteínas alveolares, além de lesão pulmonar por ventilação mecânica.

Etiologia

O quadro clássico deve-se à deficiência primária da produção de surfactante, devido à imaturidade do pneumócito tipo II. Processos que cursam com a inativação de surfactante (deficiência secundária) também podem fazer parte do quadro de SDR, como:

- Pneumonia.
- Hemorragia pulmonar.
- Lesão associada à ventilação mecânica.

Epidemiologia

Sua prevalência é inversamente proporcional à idade gestacional ao nascimento. Percentualmente, acomete cerca de:

- 50% dos RN com 26 a 28 semanas.
- 20 a 30% dos RN entre 30 e 31 semanas.

A administração de corticosteroide antenatal na gestante em risco para parto prematuro reduz a incidência desta patologia.

Quadro clínico

Os dados de pré-natal e o exame físico apontam para a imaturidade do RN. Os sinais de insuficiência respiratória estão presentes desde os primeiros minutos de vida, são progressivos e culminam em estafa e apneia. A Tabela 53.1 apresenta os dados clínicos, laboratoriais e radiográficos característicos da SDR.

Tabela 53.1. Dados clínicos, laboratoriais e radiográficos na SDR

Clínicos	Cianose, uso de musculatura respiratória acessória (batimento de asa de nariz, retração intercostal e subdiafragmática), taquipneia e gemido expiratório provocado pela tentativa de aumento da CRF pelo fechamento da glote
Laboratoriais	Hipoxemia e acidemia respiratória. É importante estabelecer se há presença de infecção associada por meio de leucograma, hemocultura e marcadores de processo infeccioso, como a proteína C reativa e a pró-calcitonina
Radiografia de tórax	Demonstra uma má aeração pulmonar. Encontram-se atelectasias de extensões variáveis, infiltrado reticulogranular, padrão de vidro moído, além da presença de broncogramas aéreos

Na Figura 53.1 temos uma radiografia de tórax de RN com a presença de SDR.

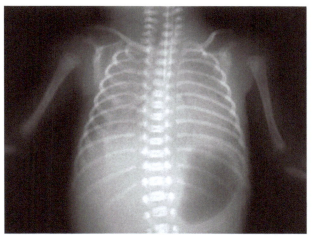

FIGURA 53.1. Radiografia de tórax de RN com SDR. Fonte: Arquivo de imagens do autor.

Diagnóstico diferencial

Alguns RN pré-termo apresentam quadros de insuficiência respiratória mais leve e transitória, devido ao retardo na absorção de líquido fetal pulmonar, podendo inclusive apresentar exame radiológico semelhante ao da SDR. É muito difícil a diferenciação inicial destes dois processos, em especial porque as medidas terapêuticas para a SDR devem ser tomadas rapidamente, sem aguardar a evolução clínica do RN.

Importante salientar que quadros de pneumonia, principalmente pelo *Streptococcus* do grupo B, podem se assemelhar ou mesmo se somar à deficiência primária de surfactante.

Tratamento

O tratamento etiológico visa restituir a capacidade residual funcional dos pacientes e será proporcional ao grau de comprometimento individual de cada RN.

Naqueles em que há necessidades de uso de elevadas frações de oxigênio (FiO_2), deve-se sempre primeiramente reverter a situação de *shunt* intrapulmonar, de início com o uso de pressão positiva contínua em vias aéreas (CPAP nasal) em valores ao redor de 5 a 8 cmH_2O. O uso precoce de CPAP nasal reduz a progressão das atelectasias e a disfunção do surfactante endógeno, e quando apenas o CPAP não é suficiente aplica-se o surfactante exógeno.

O uso do surfactante exógeno reduziu a mortalidade perinatal e a síndrome de escape de ar associada à SDR do RN, e sua administração deve ser o mais precoce possível.

Pode ser administrado por cânula traqueal associada a ventilação mecânica invasiva ou por técnica minimamente invasiva, mantendo-se o RN em respiração espontânea acoplado a CPAP nasal. Pode ser necessária a repetição da medicação a cada 6 a 8 horas.

Há evidências de boa resposta ao uso profilático de surfactante em sala de parto, embora exista discussão sobre qual o critério ideal para a seleção destes pacientes. Atualmente, recomendamos o uso o mais brevemente possível, conforme a evolução para hipoxemia e/ou insuficiência respiratória progressiva.

Se o RN estiver em ventilação mecânica invasiva (VMI) deve-se usar baixos volumes correntes (Vt), até 6 a 8 mL/kg, e manutenção de pulmões abertos com o uso de pressão positiva expiratória final (PEEP) de pelo menos 5 cmH_2O (o suficiente para manter $FiO_2 \leq 35$ a 40%).

Na gasometria devem ser tolerados os seguintes parâmetros:

- pH > 7,25.
- $PaCO_2$ entre 45 e 55 mmHg.
- PaO_2 entre 50 e 70 mmHg.

Damos preferência ao uso de ventilação convencional em modos sincronizados, mas há estudos que defendem o uso precoce de ventilação oscilatória de alta frequência.

Na suspeita de pneumonia associada deve-se instituir antibioticoterapia com cobertura para os germes de transmissão materno-fetal. Empiricamente, inicia-se com ampicilina e amicacina. Porém outros antimicrobianos podem ser adequados, a depender de resultados de exames, de culturas e dos antecedentes maternos.

A conduta inicial para a assistência à SDR encontra-se na Figura 53.2.

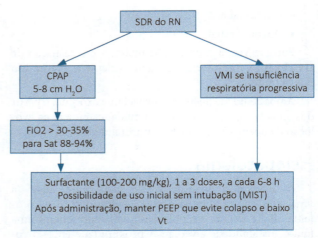

FIGURA 53.2. Condutas ventilatórias iniciais em RN com SDR.

Síndrome de Aspiração Meconial (SAM)

O mecônio está presente no líquido amniótico em 10 a 20% dos nascimentos, é raro em gestações com menos de 34 semanas e está presente em mais de 1/3 das gestações que se prolongam além de 42 semanas.

A eliminação de mecônio é facilitada por estresse agudo intrauterino, mas pode ocorrer sem associar-se a sofrimento fetal ou maior risco de morbimortalidade para o RN. Porém o RN exposto a líquido amniótico meconial tem 100 vezes mais chances de apresentar desconforto respiratório ao nascer e mortalidade que varia de 4 a 37% (até cinco vezes maior que o RN exposto a líquido amniótico claro).

De todos os casos, 10 a 40% apresentam líquido meconial fino ou fluido, amarelo-esverdeado, mais associado ao amadurecimento fisiológico fetal e a RN saudáveis. O mecônio grosso, espesso ou particulado, de cor verde a marrom, está mais relacionado a morbimortalidade e à SAM. Dos RN expostos ao mecônio 1,1 a 35,8% desenvolvem SAM.

A Tabela 53.2 apresenta a classificação da SAM quanto ao seu grau de gravidade.

Tabela 53.2. Classificação de gravidade da SAM	
SAM leve	Necessidade de < 40% de oxigênio, por menos de 48 horas
SAM moderada	Necessidade de > 40% de oxigênio, por mais de 48 horas
SAM grave	Necessidade de ventilação mecânica pela SAM

Fisiopatologia

A eliminação de mecônio intrauterino é facilitada pela:

- Asfixia.

- Hipoxia.
- Acidose.
- Compressão transitória do cordão umbilical ou da cabeça do feto.

Atualmente, entende-se que a SAM não é apenas um evento estritamente pós-natal causado pela aspiração de mecônio à primeira respiração. A síndrome da hipertensão pulmonar persistente neonatal (SHPPN) é descrita em mais de 40% dos casos de SAM em sua forma grave, estando presente em 75% dos casos que necessitam de ECMO (oxigenação por membrana extracorpórea) e em 100% dos casos com evolução letal.

Dados de autópsia de RN que morreram com < 48 horas de vida por SAM grave demonstram um aumento da muscularização de arteríolas pulmonares quase universal, sugerindo que o processo de remodelação desta musculatura precede o evento de aspiração de mecônio.

Assim, situações que agudamente provocam hipóxia ao feto deflagram uma resposta temporária pulmonar de vasospasmo (em uma musculatura hipertrofiada e hiper-reativa), além de facilitar a eliminação de mecônio.

As situações que cursam com hipercarbia fetal associam-se também à ocorrência de *gasping* intraútero, iniciando a aspiração de mecônio antes do parto.

A obstrução mecânica das vias aéreas pelo mecônio, parcial ou total, cria condições que facilitam o aprisionamento de ar alveolar ou o colapso e atelectasia das regiões pulmonares mais distais. O mecanismo de válvula, permitindo a entrada do ar na inspiração e gerando dificuldade expiratória, causa aumento da resistência do sistema respiratório, da CRF e do diâmetro torácico anteroposterior.

Áreas com colapso alveolar geram efeito *shunt* intrapulmonar, e as áreas hiperexpandidas associam-se a baro e volutrauma. Outros mecanismos de lesão pulmonar na SAM incluem a pneumonite inflamatória e a inativação do surfactante pulmonar.

Quadro clínico

O RN que apresenta SAM é com frequência pequeno para a idade gestacional e ainda pode apresentar:
- Pós-datismo.
- Presença de oligoidrâmnio.
- Sinais de impregnação meconial (na pele e nas unhas).
- Depressão neurológica.

O quadro respiratório caracteriza-se, em graus variáveis, por:
- Cianose.
- Gemido.
- Batimento de asa de nariz.
- Retrações torácicas e taquipneia.
- Tórax hiperinsuflado.
- Presença de estertores subcrepitantes e roncos.

Pode predominar quadro de pneumonite secundária à aspiração meconial com quadro clínico semelhante ao descrito anteriormente, e a radiografia de tórax revela velamento difuso e heterogêneo ou apresenta hipoxemia intensa, desproporcional à lesão pulmonar presente no exame radiológico, associada à persistência da circulação fetal com hipertensão pulmonar.

A ocorrência de ar extra-alveolar, como pneumotórax e pneumomediastino, é frequente na SAM.

A hiperinsuflação pulmonar pode ser notada na radiografia de tórax pela presença de aumento dos espaços intercostais e rebaixamento do diafragma, sendo comum um aspecto heterogêneo, com áreas veladas (atelectasias resultantes da obstrução total de vias aéreas) e áreas hiperexpandidas (devido ao mecanismo valvular gerado por bloqueios parciais da árvore brônquica) (Figura 53.3).

A gasometria evidencia hipoxemia, hipercarbia e acidose mista em graus variáveis, conforme a intensidade do agravo asfíxico e da hipertensão pulmonar.

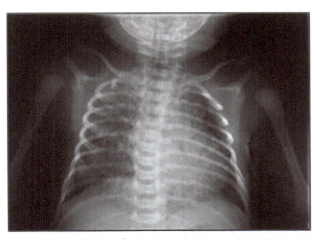

FIGURA 53.3. Radiografia de tórax de RN com SAM. Fonte: Arquivo de imagens do autor.

Diagnóstico diferencial

O diagnóstico diferencial inclui doenças que geram insuficiência respiratória no RN, tais como:
- Taquipneia transitória.
- Persistência da circulação fetal (não secundária à SAM).
- Sepse ou pneumonia.
- Edema pulmonar.
- Aspiração de sangue ao nascer.

Tratamento

As primeiras abordagens terapêuticas para a SAM são a prevenção do sofrimento fetal e a não exposição do RN ao mecônio.

A evidência de líquido amniótico com mecônio antes do parto prepara a equipe para a possibilidade do nascimento de um RN deprimido e com necessidade de reanimação neonatal.

A aspiração da oro e nasofaringe pelo obstetra, antes da liberação dos ombros do RN, é um procedimento que foi recomendado por muitos anos, entretanto estudos recentes mostram um pequeno impacto destas medidas na redução da SAM. A reanimação neonatal segue os passos abordados em capítulo específico, conforme a condição de nascimento do RN.

A aspiração traqueal sob visualização direta é reservada aos RN expostos ao mecônio, cuja obstrução de vias aéreas impeça a reanimação. Quando indicada a aspiração traqueal, deve-se optar pelo uso de cânula com calibre adequado, acoplada a um aspirador de mecônio com sucção contínua a vácuo, com pressão de até 100 mmHg. Deve-se realizar uma única aspiração, iniciando-se o suporte respiratório necessário a seguir.

Doses de surfactante em *bolus* no tratamento da SAM estabelecida apresentam resultados ainda controversos. Atualmente, estuda-se o uso de soluções contendo surfactante para lavagem pulmonar na SAM, com resultados promissores. Quanto aos antibióticos, não há evidências que respaldem o seu uso rotineiro na SAM.

A abordagem da hipóxia resultante da SAM e da hipertensão pulmonar associada depende da gravidade clínica do paciente. Em regra oferta-se uma fração de oxigênio necessária para manter a saturação de oxigênio adequada, e associa-se pressão positiva para reduzir o *shunt* pulmonar e opor-se ao mecanismo de válvula causado pelo mecônio.

O suporte inicial é realizado com CPAP nasal, mas pode ser necessário o uso de ventilação mecânica invasiva se houver evolução para gravidade ou instabilidade. Se a hipertensão pulmonar for preponderante indica-se óxido nítrico inalatório como vasodilatador pulmonar. Para otimizar o seu uso deve-se garantir a abertura adequada dos espaços broncoalveolares (elevada PEEP ou MAP – pressão média de vias aéreas), com benefício no uso de ventilação de alta frequência oscilatória.

Síndrome da hipertensão pulmonar persistente do RN (SHPPN)

A falha na adaptação pós-natal é acompanhada de uma vasodilatação incompleta pulmonar, que faz com que sua perfusão permaneça baixa, definindo o conceito de "persistência da circulação fetal" ou "síndrome da hipertensão pulmonar persistente do RN". A Tabela 53.3 apresenta os fatores que contribuem para a queda da resistência pulmonar.

Tabela 53.3. Fatores contribuintes para a queda da resistência pulmonar

Expansão pulmonar	Movimentos respiratórios, com a abertura mecânica dos vasos pulmonares e reabsorção do líquido alveolar
Mediadores humorais	Prostaglandinas vasodilatadoras e óxido nítrico
Oxigenação	Pulmão capta oxigênio do ambiente em lugar da placenta
Acidose antenatal	Melhor oxigenação e ventilação pulmonar
Adaptação cardiocirculatória	PA sistêmica após a retirada da placenta ® fechamento do forame oval e inversão do fluxo pelo canal arterial

A fisiopatologia da SHPPN encontra-se esquematizada na Figura 53.4.

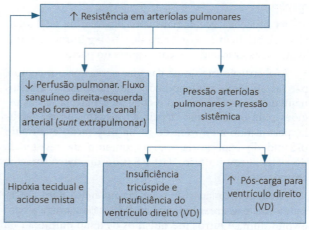

FIGURA 53.4. Fluxograma da fisiopatologia da SHPPN. Autoria própria.

Etiologia

Pode ser primária, como pelo aumento da muscularização das arteríolas pulmonares sem causa identificável, ou secundária a outros fatores e patologias. A Tabela 53.4 apresenta os fatores e patologias associados à hipertensão pulmonar no RN.

Embora mais comum em RN a termo, há SHPPN com elevadas pressões de artérias pulmonares em prematuros devido à expansão pulmonar inadequada.

Quadro clínico

O RN pode apresentar desde leve sintomatologia até grave insuficiência respiratória e colapso hemodinâmico. As manifestações variam entre:

Tabela 53.4. Fatores e patologias associados à hipertensão pulmonar

Baixa expansão pulmonar	• Asfixia, hipoplasia pulmonar, hérnia diafragmática, ↓ surfactante (primária ou secundária)
Desbalanço de prostaglandinas	• Prostaglandinas vasodilatadoras e vasoconstritoras, com predomínio destas últimas, mantendo a circulação pulmonar "fechada"
Acidemia e/ou hipoxemia	• Manutenção da constrição do leito pulmonar e persistência do canal arterial
Anormalidades cardiovasculares	• ↑ Fluxo pulmonar → ↑ muscular das arteríolas pulmonares. Por exemplo: fechamento intraútero do canal arterial, drenagem anômala das veias pulmonares
Falta de superfície de troca	• Não alinhamento alvéolo-capilar

Tabela 53.5. Exames complementares para fins de diagnóstico da SHPPN

Exame radiológico simples de tórax	• Nos casos de SHPPN primária encontram-se campos pulmonares bem aerados e pobres em identificação de vasos, além de eventual aumento do contorno cardíaco direito. Porém, os quadros secundários são mais frequentes, com diversos padrões radiológicos, associados à deficiência de surfactante, síndrome de aspiração meconial, hérnia diafragmática, entre outras
Gasometria	• Quando há *shunt* pelo canal arterial, a comparação entre saturação pré-ductal (mão direita) e pós-ductal (mão esquerda ou pés) pode ter diferença de 10 a 15%. Quando o fluxo é predominante pelo forame oval, esta diferença não será evidenciada. Em gasometrias simultâneas, gradientes de PaO_2 entre regiões pré e pós-ductais são significativos se forem maiores que 20 mmHg
Ecocardiografia com Doppler	• Permite a avaliação dos fluxos intracavitários cardíacos, do canal arterial e do forame oval. Estima a pressão da artéria pulmonar, afasta ou identifica anormalidades anatômicas que possam ser a causa ou mesmo diagnóstico diferencial da SHPPN. O encontro de regurgitação pela valva tricúspide é achado associado à persistência da circulação fetal
Cateterismo cardíaco	• Quando persiste dúvida diagnóstica, pode ser o determinante entre a manutenção de tratamento clínico ou a identificação de cardiopatia passível de correção cirúrgica

- Apenas um período mais longo para atingir a saturação adequada, passando por leve taquidispneia e necessidade variada de oxigênio.
- Hipóxia acentuada em resposta a estímulos como hipotermia, dor, evolução para acidemia mista e alta morbimortalidade.

A ausculta cardíaca evidencia a segunda bulha única, hiperfonética, que se torna desdobrada conforme há queda da pressão pulmonar. Nos casos de hérnia diafragmática podem ser encontrados o abdome escavado e ausculta torácica com presença de borborigmos. Na hipoplasia pulmonar associada a oligoâmnio há presença de fáscies característica.

A manutenção do fluxo de sangue pobre em oxigênio pelo canal arterial caracteriza o aparecimento de cianose mais acentuada nas regiões pós-ductais (membros inferiores e membro superior esquerdo).

Exames complementares

A Tabela 53.5 elenca os exames complementares para fins de diagnóstico da SHPPN.

A Figura 53.5 apresenta uma imagem ecodopplercardiográfica mostrando o refluxo tricúspide secundário a quadro de HPPN.

Tratamento

O tratamento consiste na busca da reversão da SHPPN, restabelecendo a adequada oxigenação do paciente e evitando ao máximo as sequelas pulmonares, auditivas e neurológicas.

Com exceção do uso do óxido nítrico e da ECMO – avaliados em estudos prospectivos e randomizados – as demais estratégias terapêuticas são baseadas em experiências individuais de autores, com pequenos grupos de pacientes e relatos de caso, além de abordagens extrapoladas de estudos laboratoriais.

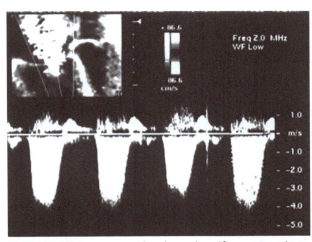

FIGURA 53.5. Imagem ecodopplercardiográfica mostrando refluxo tricúspide secundário a quadro de HPPN. Fonte: Gentilmente cedida pela Dra. Samira M. B. Leal.

O óxido nítrico inalatório (NOi) possui a propriedade de causar vasodilatação, sendo usado por via inalatória no tratamento da SHPPN. A indicação do NOi é uma decisão clínica, mas classicamente é iniciado com índice de oxigenação (IO) > 15.

Desdobrando o tratamento da SHPPN, podemos descrevê-lo em etapas, conforme expostas nas Figuras 53.6 e 53.7.

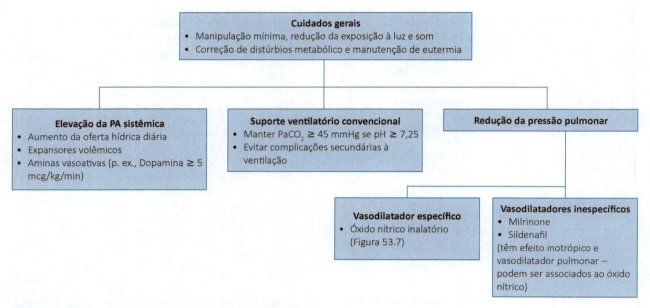

FIGURA 53.6. Esquema terapêutico para SHPPN. Autoria própria.

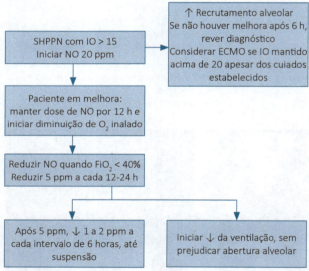

FIGURA 53.7. Uso esquemático do óxido nítrico inalatório. Autoria própria.

Taquipneia transitória do RN (TTRN)

Trata-se de uma das mais frequentes causas de admissão de RN em UTI neonatal, podendo apresentar graus variáveis de intensidade clínica e comprometimento radiológico. As manifestações mais breves e menos graves são chamadas de "Desconforto Respiratório Adaptativo".

Incidência

Acomete cerca de 1,1% dos nascimentos, com maior frequência entre RN pré-termo limítrofes e asfixiados, e em nascidos de mães asmáticas ou expostas a β-miméticos, que receberam sedação ou excesso de fluido durante o trabalho de parto. O parto via cesárea, principalmente na ausência de sinais de trabalho de parto, também se acompanha de maior risco.

Fisiopatologia

Associa-se a retardo na absorção do líquido intersticial pulmonar, acarretando redução da complacência pulmonar, além de possível associação à imaturidade de surfactante.

Quadro clínico

Ocorrem sinais gerais de insuficiência respiratória, tais como:

- Hipoxemia.
- Gemência.
- Uso de musculatura respiratória acessória.
- Taquipneia.

Pode estender-se desde poucas horas até cerca de 3 a 4 dias. Geralmente não necessita de aportes de FiO_2 maiores do que 40%. A radiografia de tórax mostra presença de fluido intersticial, podendo apresentar linha de pleura e cardiomegalia.

Diagnóstico diferencial

A presença de persistência de circulação fetal pode se apresentar com características muito semelhantes à taquipneia do RN. Outras patologias a serem pesquisadas incluem:

- Aspirações de líquido amniótico meconial.
- Cardiopatias congênitas.

Deve-se pesquisar e tentar excluir a possibilidade de infecção associada.

Tratamento

Normalmente, limita-se à monitoração do RN em UTI e aporte de oxigênio, sendo o processo autolimitado. O uso de CPAP nasal pode auxiliar na reabsorção do líquido intersticial e na restituição da capacidade residual funcional do RN, diminuindo o seu esforço respiratório.

Hemorragia pulmonar

Trata-se de quadro potencialmente grave, mais comum em RNPT, principalmente nos mais extremos.

Pode apresentar dois quadros distintos:

- Leve, sendo definido como a presença de sangue vivo em aspirado traqueal, sem que ocorra aumento das necessidades ventilatórias do RN.
- Dramático, com hemorragias maciças e choque.

Incidência

A hemorragia pulmonar tornou-se mais frequente após o início do uso da reposição de surfactante. Devido a ser complexo caracterizar o quadro leve, a sua ocorrência também é de difícil precisão, que parece afetar de 1 a 11% dos RNPT submetidos a surfactante exógeno.

Fisiopatologia

Após a administração de surfactante há uma melhora rápida da complacência pulmonar. Consequentemente a resistência vascular pulmonar cai, favorecendo o aumento do fluxo de sangue pelo canal arterial patente da circulação sistêmica (artéria aorta) para a circulação pulmonar (artéria pulmonar esquerda). A depender da fragilidade vascular pulmonar e da imaturidade alveolar do neonato, este hiperfluxo sanguíneo pode levar a um extravasamento de sangue dos vasos para os alvéolos, com graus variáveis de hemorragia pulmonar.

Quadro clínico

O quadro clínico é variável, sendo possível encontrar sangramento discreto após aspiração de cânula traqueal, sem repercussão para o RN, até sangramentos intensos com piora respiratória devido à inativação do surfactante, pela presença das proteínas do sangue. A evolução pode incluir:

- Hipoxemia.
- Anemia.
- Choque.

Complicações neurossensoriais, pulmonares e óbito são comuns nos casos mais graves.

Tratamento

Em quadros leves não há necessidade de intervenção. Já em casos graves o suporte ventilatório deve garantir a manutenção de CRF ao paciente, à custa de aumento na pressão expiratória final durante a ventilação convencional, ou do emprego de recrutamento com ventilação de alta frequência.

Pode haver necessidade de altas doses de surfactante para a reversão do colapso pulmonar e reposição de surfactante ativo para o RN.

Devem-se manter níveis de hematócrito e plaquetas adequados, se necessário com o uso de transfusões.

O fechamento do canal arterial por via medicamentosa ou cirúrgica também pode ser necessário.

Conceitos-chave

- Diferentes processos patológicos determinam a insuficiência respiratória no período neonatal.
- A taquipneia transitória é uma das mais frequentes causas de admissão de RN em UTI neonatal, podendo apresentar graus variáveis de intensidade clínica. As manifestações mais leves são chamadas de "Desconforto Respiratório Adaptativo".
- Síndrome do desconforto respiratório é quadro de insuficiência respiratória de grau variável, acometendo RN pré-termo com deficiência de surfactante, primária ou secundária.
- São diagnósticos diferenciais da síndrome de aspiração meconial: taquipneia transitória, persistência da circulação fetal, sepse ou pneumonia, edema pulmonar e aspiração de sangue ao nascer.
- A síndrome de hipertensão pulmonar pode apresentar desde leve sintomatologia até grave insuficiência respiratória e colapso hemodinâmico. As manifestações variam entre um período mais longo para atingir saturação adequada, passando por leve taquidispneia e necessidade variada de oxigênio, até hipoxia acentuada em resposta a estímulos como hipotermia, dor, evolução para acidemia mista e alta morbimortalidade.

Questões

1. Observe as afirmativas abaixo e assinale a correta.
   A) Em RNPT, o uso de corticosteroide ou patologias maternas pouco influem nos seus sintomas respiratórios precoces.
   B) O surfactante exógeno deve ser usado em todos os RNPT.
   C) O surfactante exógeno pode ser administrado na via aérea mesmo sem intubação traqueal.
   D) RNPT não apresentam hipertensão pulmonar associada a suas patologias de baixa complacência.

2. Para os casos de hipertensão pulmonar neonatal, assinale a afirmativa incorreta.
   A) Os casos secundários a patologias pulmonares são menos frequentes que os primários.
   B) O vasodilatador pulmonar deve ser empregado quando a insuficiência respiratória se mostra mais grave.
   C) O óxido nítrico nunca deve ser utilizado em RNPT.
   D) Geralmente acomete mais RNT que RNPT.

3. Na síndrome de aspiração meconial, é correto afirmar que:
   A) A aspiração das narinas e boca durante o parto não modifica a evolução de casos graves.
   B) O surfactante exógeno não tem papel no seu tratamento.
   C) Está contraindicada a ventilação com pressões mais elevadas, mesmo em casos de *shunt* pulmonar importante.
   D) Antibioticoterapia de amplo espectro está sempre indicada.

4. A taquipneia transitória do RN caracteriza-se por:
   A) Alta mortalidade associada.
   B) Necessidade de uso de surfactante precocemente para reduzir tempo de internação.
   C) Não ter associação com parto cesárea eletiva.
   D) Ser patologia frequente e de relativa baixa gravidade, possivelmente associada a diminuição da remoção dos fluidos pulmonares do feto.

5. O RN, na sua transição de vida fetal para a pós-natal, usualmente:

A) Realiza inspirações mais longas que as expirações.

B) Tem facilitada a expansão pulmonar, pela elevada tensão superficial gerada pela interface ar-líquido.

C) Apresenta queda na pressão arterial sistêmica após a retirada da placenta.

D) Libera radicais livres na circulação, que intermediarão a queda na pressão pulmonar.

6. Nos casos de hemorragia pulmonar é correto afirmar que:

A) A gravidade é sempre baixa, principalmente em RN mais extremos.

B) Canal arterial fechado é fator de risco para o seu aparecimento.

C) Dose exógena de surfactante deve ser evitada em casos graves, uma vez que o uso de surfactante está associado à sua ocorrência.

D) RNPT extremo, uso de surfactante e canal arterial patente são fatores de risco para o seu aparecimento.

BIBLIOGRAFIA CONSULTADA

- Alfaleh K, Smyth JA, Roberts RS, et al.; for the Trial of Indomethacin Prophylaxis in Preterms. Prevention and 18-Month Outcomes of Serious Pulmonary Hemorrhage in Extremely Low Birth Weight Infants: Results from the Trial of Indomethacin Prophylaxis in Preterms. Pediatrics. 2008;121;e233-e238. doi: 10.1542/peds.2007-0028.
- Bollen CW, Uiterwaal CSPM, van Vught AJ. Meta-regression analysis of high-frequency ventilation vs conventional ventilation in infant respiratory distress syndrome. Intensive Care Med. 2007;33:680-688. doi: 10.1007/s00134-007-0545-y.
- Chinese Collaborative Study Group for Neonatal Respiratory Diseases. Treatment of severe meconium aspiration syndrome with porcine surfactant: A multicentre, randomized, controlled trial. Acta Pædiatrica. 2005;94:896-902.
- Dargaville PA, Aiyappan A, Cornelius A, et al. Preliminary evaluation of a new technique of minimally invasive surfactant therapy. Arch Dis Child Fetal Neonatal Ed. 2011;96:F243-F248. doi: 10.1136/adc.2010.192518.
- Dargaville PA, Copnell B, Mills JF, et al.; on behalf of the less MAS Trial Study Group* Randomized Controlled Trial of Lung Lavage with Dilute Surfactant for Meconium Aspiration Syndrome. J Pediatr. 2011;158:383-9.
- Herting E. Less Invasive Surfactant Administration (LISA) — Ways to deliver surfactant in spontaneously breathing infants. Early Human Development. 2013;89:875-880.
- Klebermass-Schrehof K, Wald M, Schwindt J, et al. Less Invasive Surfactant Administration in Extremely Preterm Infants: Impact on Mortality and Morbidity. Neonatology. 2013;103:252-258. doi: 10.1159/000346521.
- Kribs A, Roll C, Wieg C, et al.; for the NINSAPP Trial Investigators. Nonintubated Surfactant Application vs Conventional Therapy in Extremely Preterm Infants. A Randomized Clinical Trial. JAMA Pediatr. 2015;169(8):723-730. doi: 10.1001/jamapediatrics.2015.0504.
- Morley CJ, Davis PG, Doyle LW, et al.; for the COIN Trial Investigators Nasal CPAP or Intubation at Birth for Very Preterm Infants. N Engl J Med. 2008;358:700-8.
- Nolan JP, Soar J, Zideman DA, et al.; on behalf of the ERC Guidelines Writing Group. European Resuscitation Council Guidelines for Resuscitation 2010 Section 1. Executive summary. Resuscitation. 2010;81:1219-1276.
- Roberts JD, Fineman JR, Morin FC, Shaul PW. The Inhaled Nitric Oxide Study Group. Inhaled nitric oxide and persistent pulmonary hypertension of the in the newborn: Pathophysiology and potential strategies for intervention. (Review) Semin Neonatol. 2001;6:109.
- Rossi FS, Warth AN, Deutsch AA, et al. Abordagem ventilatória protetora no tratamento da hernia diafragmática congênita. Rev Paul Pediatr. 2008;26(4):378-82.
- Siew ML, Wallace MJ, Kitchen MJ, et al. Inspiration regulates the rate and temporal pattern of lung liquid clearance and lung aeration at birth. J Appl Physiol. 2009 apr 2; doi: 10.1152/japplphysiol.91526.2008.
- Support Study Group of the Eunice Kennedy Shriver NICHD Neonatal Research Network. Early CPAP versus Surfactant in Extremely Preterm Infants. NEJM. 2010 May 24 1-10. doi: 10.1056/nejmoa0911783. NEJM.ORG.
- Sweet DG, Carnielli V, Greisen G, et al. European Consensus Guidelines on the Management of Neonatal Respiratory Distress Syndrome in Preterm Infants – 2013 Update. Neonatology. 2013;103:353-68.
- Te Pas AB, Davis PG, Hooper SB, Morley CJ. From Liquid to Air: Breathing after Birth. J Pediatr. 2008;152:607-11.
- The Congenital Diaphragmatic Hernia Study Group. Treatment Evolution in High-Risk Congenital Diaphragmatic Hernia. Ten Years' Experience with Diaphragmatic Agenesis. Annals of Surgery. 2006;244(4):505-13. doi: 10.1097/01.sla.0000239027.61651.fa.
- Thome UH, Carlo WA, Pohlandt F. Ventilation strategies and outcome in randomized trials of high frequency ventilation. Arch Dis Child Fetal Neonatal Ed. 2005;90:F466-F473. doi: 10.1136/adc.2004.068437.
- Turell DC. Advances with Surfactant. Emerg Med Clin N Am. 2008;26:921-928. doi: 10.1016/j.emc.2008.08.001.
- van Kaam AH,Haitsma JJ, De Jaegere A, et al. Open lung ventilation improves gas exchange and attenuates secondary lung injury in a piglet model of meconium aspiration. Crit Care Med. 2004;32:443-449. doi: 10.1097/01.CCM.0000104952.61111.49.
- Wiswell TE, Knight GR, Finer NN, et al. Lavage with Standard Care for Treatment of Meconium Aspiration Syndrome. A Multicenter, Randomized, Controlled Trial Comparing Surfaxin (Lucinactant). Pediatrics. 2002;109:1081-1087.
- Zivanovic S, Peacock J, Alcazar-Paris M, et al.; for the United Kingdom Oscillation Study Group. Late Outcomes of a Randomized Trial of High-Frequency Oscillation in Neonates. N Engl J Med. 2014;370:1121-30. doi: 10.1056/NEJMoa1309220.

SEÇÃO 4 ▪ O FETO E O RECÉM-NASCIDO

Respostas

1. C
2. C
3. A
4. D
5. A
6. D

Sepse no Período Neonatal

■ Claudio Reingenheim

Introdução

Na rápida evolução dos cuidados neonatais que aconteceram nas últimas décadas, uma preocupação constante tem sido evitar e tratar as infecções que acometem estes pacientes. Para isso, criaram-se protocolos para investigação de pacientes com fatores de risco conhecidos, assim como tratamentos empíricos baseados nas patologias mais comuns.

Este capítulo apresentará uma revisão com fins a mostrar, entre outros aspectos, como proceder à investigação laboratorial e como iniciar o tratamento nos pacientes acometidos pelas infecções.

Características do sistema imunológico do recém-nascido

O sistema imune não está completamente desenvolvido ao nascimento e evolui nos primeiros anos de vida. Assim, os recém-nascidos apresentam uma imunodeficiência relativa que os torna mais suscetíveis às infecções.

Dentro do período neonatal, os prematuros apresentam uma vulnerabilidade ainda maior. Vamos revisar algumas características do sistema imune do recém-nascido e do prematuro em especial.

Sistema imune inato

O sistema imune inato é capaz de efetuar uma resposta imediata a um patógeno sem a necessidade de exposição prévia a ele. Para que haja sua ativação é necessário o reconhecimento de pequenas partes de material biológi-

co presentes nestes patógenos. Elas são conhecidas como padrões moleculares associados a patógenos (PMAP).

Células como monócitos, macrófagos e neutrófilos percebem estas PMAP através de receptores do tipo:

- *Toll* (TLR).
- Rig (RLR).
- NOD (NLR).

Iniciam a resposta inflamatória com a produção de citocinas, ampliação da resposta imune inata e ativação do sistema imune adaptativo.

Os recém-nascidos têm uma menor capacidade de produção de citocinas inflamatórias como fator de necrose tumoral e interleucina 6 e aumento da produção de interleucina 10, o que inibe a resposta inflamatória e ativação de células *natural killer*. Quando comparados aos indivíduos adultos, os neutrófilos de recém-nascidos também apresentam menor expressão de moléculas de adesão e menor resposta a mediadores quimiotáticos.

Sistema imune adaptativo

O sistema imune adaptativo é responsável pela resposta específica aos diversos patógenos. A resposta adaptativa do recém-nascido evolui lentamente, talvez para não gerar uma resposta inflamatória muito intensa, pela grande quantidade de novos estímulos presentes no início da vida.

Nos neonatos existe um aumento da resposta T *helper* 2 com diminuição da produção de interferon gama e diminuição da resposta citotóxica. Estas características, aliadas à falta de memória (por falta de exposição prévia), diminui a resposta adaptativa do recém-nascido.

A função esplênica também se desenvolve progressivamente do início da vida até os 2 anos de idade, fazendo com que a resposta dos lactentes para as bactérias encapsuladas não seja adequada.

Grande parte da proteção do recém-nascido a vários patógenos depende da passagem de imunoglobulinas do tipo G (IgG) maternas pela placenta. Esta passagem aumenta gradualmente durante a gestação, atingindo:

- 10% com 22 semanas.
- 50% com entre 28 e 32 semanas.

Assim, quanto mais prematuro, pior será a resposta imune a diversos microrganismos.

Outra forma de transferência de imunidade da mãe para a criança é por imunoglobulinas (tipos A e G) e citocinas presentes no leite materno. A incapacidade de neonatos gravemente doentes de receber leite materno, principalmente prematuros, limita esta proteção.

O sistema complemento também tem sua função diminuída em recém-nascidos. Sua função evolui durante a gestação e os primeiros anos de vida, sendo que ao nascimento de termo ela é de aproximadamente 50% a de um adulto.

Incidência

As infecções bacterianas representam uma ameaça frequente à saúde dos pacientes no período neonatal. Dentre eles, os prematuros apresentam maior vulnerabilidade devido à imaturidade de seu sistema imunológico e de uma necessidade maior de procedimentos invasivos.

As infecções bacterianas sistêmicas no período neonatal sepse) são divididas entre:

- Sepse neonatal precoce, que são aquelas que ocorrem até 72 horas do nascimento (alguns autores indicam até 7 dias).
- Sepse neonatal tardia, que são aquelas que se iniciam após 72 horas (ou 7 dias) do nascimento.

Esta divisão didática existe porque a etiologia e a fisiopatologia da sepse nas primeiras horas de vida e nas mais tardias não são iguais; trazendo importantes diferenças nas estratégias de diagnóstico e tratamento.

A sepse neonatal precoce apresenta uma incidência de 1 a 2 casos a cada 1.000 nascidos vivos, com maiores taxas em prematuros. A mortalidade pode chegar a:

- 2-3% em recém-nascidos a termo.
- 20-30% em prematuros.

As taxas de sepse neonatal tardia são maiores em pré-termos, principalmente em pré-termos extremos, com estudos mostrando que 21% dos recém-nascidos de muito baixo peso (< 1.500 g) vão apresentar pelo menos um caso.

Quanto menor a idade gestacional ao nascimento, maior a probabilidade de apresentar sepse neonatal tar-

dia (58% em RN de 22 semanas e 20% em RN com 28 semanas de gestação ao nascimento).

Fisiopatologia e agentes etiológicos

Sepse neonatal precoce

A sepse neonatal precoce ocorre através da contaminação do líquido amniótico por bactérias presentes na vagina da mãe. Esta contaminação normalmente acontece pela ascensão das bactérias após o início do trabalho de parto ou do rompimento da membrana amniótica. Mais raramente pode existir a passagem de bactérias por membranas amnióticas intactas ou por via hematogênica antes do trabalho de parto. A contaminação durante a passagem pelo canal de parto também pode acontecer.

Os principais agentes etiológicos são as bactérias que podem contaminar o canal de parto, como:

- *Streptococcus agalactiae* ou estreptococo do grupo B (GBS).
- Bactérias gram-negativas.

O GBS é a principal causa de sepse neonatal precoce, mesmo após a grande diminuição na sua incidência após a indicação de profilaxia materna. Nos Estados Unidos ela caiu de 1,7 para menos que 0,4 caso para cada 1.000 nascidos vivos.

O GBS é uma bactéria gram-positiva encapsulada com dez diferentes sorotipos, sendo que o tipo III é o mais implicado nas sepses neonatais. Ele é o colonizador comum do trato genital e pode ser encontrado em até 20% da população adulta. Entre os diferentes fatores de virulência, podemos citar:

- A cápsula de polissacarídeo, que ajuda a combater a fagocitose.
- *Pili*, que ajuda na aderência às células epiteliais.
- C5a peptidase, que inibe este fator do complemento que age como quimiotático para neutrófilos.

Sua taxa de mortalidade está intimamente ligada à idade gestacional, sendo de 2 a 3% em crianças a termo e de 20 a 30% em prematuro menor que 33 semanas de gestação.

A *Escherichia coli* é um bacilo gram-negativo que também é frequentemente encontrado como colonizador nos tratos urogenitais e gastrointestinais, e é considerado o segundo agente etiológico mais comum nas sepses neonatais precoces em recém-nascidos de termo e, em alguns levantamentos, a principal causa em recém-nascidos de muito baixo peso (< 1.500 g).

Existe uma controvérsia se a profilaxia para GBS causou um aumento nas infecções por *E. coli* e o aumento de infecções por cepas resistentes a ampicilina. Esta bactéria apresenta uma grande diversidade de sorotipos, caracterizados pelas diversas combinações dos antígenos O, K e H. Os sorotipos com a antígeno K1 são mais frequentes nas sepses neonatais e estão associados a uma maior mortalidade.

Várias outras bactérias também figuram entre as causas de sepse neonatal precoce. Entre elas, podemos citar:

- *Listeria monocytogenes.*
- Várias cepas de estreptococos (*Pyogenes*, grupo *viridans*, *pneumoniae*).
- Enterococos.
- Estafilococos.
- *Haemophilus* não tipáveis.

A *Listeria* é uma bactéria anaeróbia facultativa gram-positiva e pode ter como fonte de contaminação comidas não processadas e cruas. Mulheres grávidas têm um risco de infecção 17% maior que mulheres não grávidas. Ela está associada a abortos espontâneos, óbito fetal além de sepse neonatal.

Sepse neonatal tardia

A sepse neonatal tardia é adquirida após o nascimento, normalmente em um ambiente de terapia intensiva. A evolução dos cuidados neonatais e o aumento da sobrevida dos prematuros extremos acabaram por aumentar o tempo de internação nas unidades de terapia intensiva neonatais, expondo estas crianças a agentes infecciosos.

A fisiopatologia está associada aos diversos procedimentos invasivos aos quais os neonatos são submetidos na UTI neonatal, como ventilação mecânica, cateteres centrais e nutrição parenteral, que rompem as barreiras naturais de proteção contra estes microrganismos.

Os agentes etiológicos mais comuns da sepse neonatal tardia são:

- Bactérias gram-positivas, responsáveis por 70% dos casos.
- Bactérias gram-negativas (18%).
- Fungos (12%).

A seguir, vamos comentar sobre os agentes etiológicos mais comuns, mas é importante lembrar que o agente etiológico da sepse neonatal tardia é muito influenciado pela ecologia de cada unidade.

Dentre as bactérias gram-positivas, as que mais se destacam são os estafilococos coagulase-negativos, responsáveis por até metade dos casos de sepse neonatal tardia, e dentre as várias espécies deste grupo, o *Staphylococcus epidermidis* é o mais frequente.

Eles são parte da flora normal de pele e mucosa e têm grande capacidade de aderência e formação de biofilmes em superfícies plásticas. Biofilmes são aglomerações bacterianas em camadas e são altamente resistentes à penetração de antibióticos e a ataques do sistema imune.

Seguindo os estafilococos coagulase-negativos está o *Staphylococcus aureus*, responsável por até 8% dos casos.

Outras bactérias gram-positivas importantes neste contexto são os enterococos.

As bactérias gram-negativas são responsáveis até por 1/4 a 1/3 dos casos de sepse tardia, mas por até 70% dos casos de óbitos por sepse neonatal. As espécies mais comumente isoladas são:

- *E. coli.*
- *Klebsiella.*
- *Pseudomonas.*
- *Enterobacter.*
- *Citrobacter.*
- *Serratia.*

As formas de transmissão mais comuns são pelas mãos dos profissionais de saúde, contaminação de fórmulas endovenosas (especialmente nutrição parenteral), colonização do trato gastrointestinal e cateterização de bexiga.

As infecções fúngicas são a terceira causa mais comum de sepse tardia em prematuros. As espécies de cândida, em especial a *Candida albicans*, são as mais comuns. Sua virulência está associada à sua capacidade de adesão e formação de biofilme e à produção de substâncias citotóxicas.

Dentre as infecções virais, é importante lembrar do herpes simples, que pode ter um quadro fulminante no período neonatal sobretudo em mãe com primoinfecção durante a gestação ou durante o parto.

Quadro clínico

Os quadros clínicos de sepse precoce e tardia são muito parecidos e incluem muitos sinais inespecíficos. Nos casos de sepse precoce, o quadro clínico já está presente nas primeiras 24 horas em 90% dos casos.

Principalmente entre os muito prematuros, os sinais e sintomas podem ser muito sutis e levar a um atraso no diagnóstico. Assim, o profissional de saúde deve sempre ter este diagnóstico em mente e considerá-lo após qualquer mudança no quadro clínico do recém-nascido.

Durante o quadro de sepse neonatal o recém-nascido pode apresentar febre ou hipotermia, esta última é especialmente comum nos prematuros. Também são comuns a:

- Hipotonia.
- Diminuição da movimentação.
- Diminuição do ganho de peso.
- Desconforto respiratório.
- Palidez cutânea.

O Quadro 54.1 apresenta outros sinais e alterações que podem constituir o quadro clínico de sepse.

Outras infecções localizadas podem estar presentes, como pielonefrite, osteomielite, infecções de pele como celulites e abcessos, etc.

QUADRO 54.1	Sinais e alterações possíveis no quadro clínico de sepse

- Cianose, apneia, bradicardia, taquicardia e hipotensão podem estar presentes e podem ser indicativas de choque

- Alterações neurológicas como letargia, convulsões, fontanelas abauladas e irritabilidade são relativamente frequentes

- O trato gastrointestinal* pode apresentar distensão abdominal, piora na aceitação alimentar, vômitos, icterícia

* Estes sinais abdominais devem levantar a suspeita de um quadro de enterocolite.

Fatores de risco

Os principais fatores de risco para sepse neonatal precoce são:

- Rotura prematura e/ou prolongada das membranas amnióticas (> 18 h).
- Trabalho de parto prematuro.
- Infecção materna periparto.

A membrana amniótica é uma barreira que impede a ascensão de bactérias da vagina para a placenta e o feto. Infecções invasivas são raras enquanto as membranas estão intactas e sem trabalho de parto prematuro, sendo que nestes casos a positividade da cultura do líquido amniótico é menor que 1%.

Assim, seu rompimento precoce pode levar à contaminação do líquido amniótico e aumentar o risco de sepse neonatal precoce. Este risco aumenta muito quando o intervalo entre a rotura e o parto é maior que 18 horas.

O trabalho de parto prematuro também aumenta a probabilidade de contaminação do líquido amniótico. Em casos de trabalho de parto prematuro sem rompimento das membranas, a positividade da cultura de líquido amniótico chega a 32%, e quando há o rompimento, a 75%.

Existem casos em que a rotura das membranas e o trabalho de parto prematuro são uma consequência de uma infecção já instalada. A corioamnionite é um importante fator de risco para sepse precoce e indica o possível início intraútero da sepse neonatal.

Seu diagnóstico pode ser difícil e deve ser feito com o auxílio do obstetra. Os principais sinais são:

- Febre materna.
- Útero amolecido.
- Taquicardia fetal ou materna.
- Fisometra (líquido amniótico malcheiroso e/ou purulento).

Febre materna, mesmo que isolada, deve chamar a atenção do obstetra e do pediatra para este possível diagnóstico.

Especialmente para GBS, que é a principal causa de sepse precoce, existe uma correlação direta entre o risco de desenvolver a doença e a colonização da mãe pela bactéria. Assim, a realização da cultura da secreção vaginal é indicada entre 35 e 37 semanas de gestação para todas as grávidas, e a sua positividade deve alertar obstetra e pediatra para a realização de profilaxia e investigação laboratorial, quando necessário.

A sepse neonatal tardia está associada aos procedimentos invasivos aos quais os recém-nascidos são submetidos nos diversos tratamentos, principalmente no contexto da terapia intensiva neonatal. Entre os principais fatores, podemos citar:

- Utilização de cateteres centrais.
- Procedimentos como intubação orotraqueal, sondagem vesical, etc.

Assim, seus fatores de risco são muito similares às infecções hospitalares de crianças maiores e adultos.

Tanto para a sepse neonatal precoce quanto para a tardia, a vulnerabilidade do sistema imune é um fator de risco importante, principalmente em RN prematuros (sendo mais proeminente quanto menor a idade gestacional).

Como a infecção por herpes pode ser um diagnóstico diferencial, embora raro, o histórico materno quanto à infecção por esse vírus é importante. O principal fator de risco é a presença de lesões ativas durante o parto. Na primoinfecção o risco da transmissão para o neonato é muito grande, podendo chegar a 57%.

Diagnóstico

O diagnóstico laboratorial de sepse neonatal é desafiador. A hemocultura á mandatória, embora possa ser negativa em muitos casos. Sua positividade aumenta quanto maior o volume da amostra, o que pode ser difícil em prematuros extremos. Para melhorar sua sensibilidade ela deve ser realizada com pelo menos 1 mL de amostra.

Os outros exames de sangue mais usados para o diagnóstico são:

- Hemograma completo.
- Provas inflamatórias.

Hemograma

O hemograma pode apresentar muitas variações, dependendo da idade gestacional, horas de vida na coleta, tipo de parto e até altitude onde está situada a unidade neonatal.

Embora leucocitose e neutrofilia possam estar presentes durante um quadro de sepse, este achado tem sensibilidade e especificidade ruins. São melhores indicadores de sepse:

- Leucopenia.
- Neutropenia.
- Aumento no índice neutrofílico (razão entre a contagem de neutrófilos jovens e a contagem total de neutrófilos).

A contagem de leucócitos totais e de neutrófilos aumenta nas primeiras horas neonatais. O limite inferior da normalidade de neutrófilos em recém-nascidos a termo e pré-termos tardios pode variar de 1.800 cél/mm^3 a 7.800 cél/mm^3 com 12 horas de vida. Em prematuros estes valores são mais baixos, sendo que durante o pico os limites mínimos chegam a:

- 3.500 cél/mm^3 em neonatos entre 28 e 36 semanas.
- 1.500 cél/mm^3 em neonatos abaixo de 28 semanas.

O índice neutrofílico normal em recém-nascidos até 32 semanas é de 0,22 e em recém-nascidos a termo chega a 0,27. Na prática clínica um limite de 0,2 é usado na maioria dos serviços no nosso meio.

A plaquetopenia também pode estar presente e ser usada como marcador para sepse.

Os diversos parâmetros do hemograma podem ser utilizados em conjunto na formação de escores, que podem ajudar no diagnóstico.

Provas inflamatórias

Durante o processo inflamatório, várias substâncias são produzidas pelo organismo como parte da síndrome da resposta inflamatória sistêmica (SRIS) e são chamadas de proteínas de fase aguda. A detecção do aumento da concentração destas proteínas no sangue pode ajudar no diagnóstico de sepse.

Estas substâncias podem também aumentar em outros processos inflamatórios como aspiração de mecônio, cirurgias, vacinação e até mesmo condições maternas (nos primeiros dias de vida). Assim, para a sua interpretação deve ser considerado todo o contexto clínico do recém-nascido.

Existem muitas proteínas de fase aguda sendo estudadas para auxiliar no diagnóstico da sepse neonatal, mas aqui vamos comentar as duas mais usadas atualmente no contexto clínico:

- Proteína C reativa.
- Procalcitonina.

Talvez a mais estudada seja a proteína C reativa (PCR), peptídeo produzido pelo fígado em resposta à inflamação. O aumento na dosagem de PCR tem uma sensibilidade e especificidade razoável em diversos estudos. É importante lembrar que este incremento na sua concentração normalmente demora de 6 a 8 horas após o início do quadro infeccioso, e este fato pode diminuir a utilidade deste exame na detecção precoce da sepse neonatal.

Dosagens seriadas podem ser utilizadas, pois além de aumentarem a sensibilidade no diagnóstico, a sua diminuição progressiva após um aumento prévio é considerada um bom marcador de sucesso de tratamento.

Outro marcador de fase aguda com resultados promissores no diagnóstico de sepse neonatal é a procalcitonina. Seu nível sérico começa a aumentar 4 horas após o início da infecção, com pico entre 6 e 8 horas e meia-vida longa (entre 25 e 30 horas).

Seus prováveis sítios de produção são nos monócitos e fígado. Uma característica importante é a curva normal que este marcador faz em recém-nascidos saudáveis:

- Aumento progressivo durante o primeiro dia de vida.
- Pico com 24 horas.
- Retorno ao basal com 48 horas.

Devido a esta característica o seu uso no diagnóstico de sepse precoce deve ser feito com cautela, embora este aumento "fisiológico" seja em uma magnitude consideravelmente menor que aquele em processos bacterianos.

Outra característica muito interessante da procalcitonina é o mínimo aumento ou até a manutenção dos seus níveis que se observa na maioria das infecções virais e em outros processos inflamatórios não infecciosos.

Outras classes de marcadores

Outra classe de marcadores muito estudados são as citocinas e outras substâncias que atuam no processo inflamatório. Entre elas, destacam-se a:

- Interleucina 6 (IL-6).
- Interleucina 8 (IL-8).

A principal característica destas substâncias, que as tornam atrativas para a função diagnóstica, é o rápido aumento de seus níveis após a exposição do paciente a produtos bacterianos, mais precoce que as proteínas de fase aguda. Devido a esta característica alguns estudos mostram que a associação destas interleucinas com a proteína C reativa pode ser uma boa estratégia para o diagnóstico da sepse.

Os antígenos de membrana celular também são estudados como método diagnóstico de infecção no período neonatal. Eles são proteínas com diversas funções que aumentam rapidamente sua concentração após o contato com produtos bacterianos.

O CD11b, uma subunidade da molécula de adesão beta$_2$-integrina de neutrófilos, tem ótimos resultados na sepse precoce, mas parece menos útil na sepse tardia. Para esta última o CD64, uma proteína de membrana envolvida no processo de fagocitose, parece mais promissor.

Tanto citocinas como antígenos de membrana celular ainda não são usados de maneira corriqueira na prática clínica. Este fato se deve a uma combinação de diversos fatores, entre outros:

- Alto custo.
- Dificuldades técnicas.
- Falta de padronização dos resultados.

Como relatado anteriormente, parece promissora a estratégia de combinação de vários marcadores de classes diferentes.

Outras Técnicas Promissoras

Outras técnicas que merecem atenção, mas que também ainda não são usadas no dia a dia são:

- Detecção de marcadores bacterianos por reação em cadeia da polimerase *real time*.
- Uso da genômica e proteômica no estudo dos genes e proteínas envolvidos na sepse neonatal.

A reação em cadeia da polimerase tem papel importante na atualidade, no diagnóstico da infecção neonatal pelo vírus herpes, e deve ser feita em:

- Sangue.
- Líquor.
- Secreção de superfície.

Exames de outros sítios também são muito utilizados na sepse neonatal.

Coleta de líquido cefalorraquidiano (LCR)

A coleta de líquido cefalorraquidiano (LCR) é muito importante para descartar quadro de meningite, cujo diagnóstico faz mudar tanto a escolha dos antimicrobianos quanto o tempo de tratamento do paciente. Ele deve ser sempre colhido nos casos com maior probabilidade:

- Pacientes com sinais clínicos de sepse.
- Casos de sepse tardia.

Nos casos em que o paciente não puder ser submetido à coleta por risco de piora do quadro hemodinâmico e/ou respiratório, não se deve postergar o início da antibioticoterapia. Os valores da análise quimiocitológica são diferentes nos neonatos em relação àqueles achados em crianças maiores e adultos.

O diagnóstico de meningite bacteriana é suspeito quando há:

- Contagem de leucócitos maior que 20 cel/mm³.
- Concentração de proteína maior que 100 mg/dL.
- Concentração de glicose menor que 70 a 80% da glicemia no momento da coleta.

A cultura do LCR é o principal exame para o diagnóstico de meningite, lembrando que valores normais da análise quimiocitológica não afastam esta doença.

Outras medidas diagnósticas

O Quadro 54. 2 apresenta outras medidas indicadas para o diagnóstico de sepse no RN.

Podem ser realizadas hemoculturas de sangue colhido pelo cateter para ter a sua positividade (tanto o tempo para a positividade ou uma análise quantitativa), comparada com uma hemocultura periférica simultânea. Se o cateter não for necessário ou se houver muita suspeita de infecção relacionada a ele, este deve ser retirado e sua

QUADRO 54. 2	Outras medidas indicadas para o diagnóstico de sepse no RN

- A coleta de urina deve ser sempre feita nos casos de sepse tardia
- A radiografia de tórax deve ser realizada quando houver desconforto respiratório, e imagens abdominais (radiografia e ultrassonografia) podem ajudar no diagnóstico de enterocolite
- Sempre que houver cateteres em casos de suspeita de sepse (principalmente tardia), eles devem ser avaliados

ponta deve ser submetida à cultura para tentar recuperar o agente infeccioso.

Pacientes com os fatores de risco para sepse neonatal precoce, já descritos acima, devem ser investigados para uma possível sepse. A investigação inicial em recém-nascidos assintomáticos com fatores e risco conhecidos é feita normalmente com hemograma e hemocultura e, a depender do serviço, com proteínas de fase aguda (principalmente PCR).

O resultado pode ser:

- Normal (descartando a infecção).
- Alterado (indicando a necessidade de início do tratamento).

Às vezes o resultado pode ser incerto, e a repetição dos exames em um intervalo de 12 a 24 horas, somada à observação clínica rigorosa, pode ajudar no diagnóstico.

Como o GBS é a principal causa de sepse precoce, os *Centers for Disease Control and Prevention*, do departamento de saúde dos Estados Unidos, sugerem um fluxograma para a profilaxia e tratamento da sepse causada por este agente. O fluxograma é amplamente aceito em muitos serviços, mesmo fora dos EUA, inclusive no Brasil.

De modo geral ele confirma a indicação da investigação já descrita para os casos de corioamnionite ou risco infeccioso, mas também traz a preocupação com os recém-nascidos de mães com cultura para GBS positiva que não receberam profilaxia adequada.

Essas crianças devem ficar em observação de pelo menos 48 horas no hospital e, principalmente se forem prematuras, devem ser triadas com hemograma e hemocultura.

Tratamento

O tratamento da sepse dever ser iniciado sempre o mais rápido possível. A demora na primeira dose do antibiótico pode afetar o prognóstico do paciente.

Pela dificuldade na diferenciação entre quadros sépticos e outros quadros de instabilidade hemodinâmica e/ou respiratória de etiologia não infecciosa, pacientes com avaliação inicial de gravidade devem ser submetidos a coleta de culturas e início precoce de antibioticoterapia empírica, mesmo que a hipótese de sepse venha a ser refutada após dias de evolução clínica.

Em casos de corioamnionite também se deve iniciar a antibioticoterapia logo após o nascimento, após a coleta de culturas, pelo risco aumentado de sepse precoce.

Quando houver a combinação de prematuridade e outros fatores de risco (como rotura prematura de membranas, trabalho de parto prematuro etc.), existe uma maior preocupação com a possibilidade de sepse, e nestas situações deve-se realizar a triagem infecciosa, como já descrito anteriormente, e promover uma observação clínica rigorosa.

Este risco aumenta quanto mais riscos infecciosos houver e quanto maior for a prematuridade do RN (principalmente abaixo de 34 semanas), e esta leitura deve nortear a introdução de antibióticos mesmo sem sinais clínico-laboratoriais.

Antibioticoterapia

A escolha dos antibióticos deve ser realizada pensando nos patógenos mais comuns. A grande maioria dos serviços inicia o tratamento da sepse precoce empiricamente, com uma combinação de:

- Aminoglicosídeo (amicacina ou gentamicina).
- Ampicilina, que tem boa cobertura para GBS, bactérias gram-negativas e *Listeria*.

Cefalosporinas de terceira geração podem substituir os aminoglicosídeos, mas devido a seu potencial de indução de resistência bacteriana e sua relação com infecção fúngica secundária, devem ser usadas somente quando houver suspeita de meningite (já que a penetração dos aminoglicosídeos no LCR é muito baixa) ou se forem uma preocupação os agentes gram-negativos resistentes a aminoglicosídeos.

É importante lembrar que o ceftriaxone não é a melhor opção devido a sua forte ligação com proteínas e ao consequente deslocamento da bilirrubina, com o aumento do risco de *kernicterus*.

O tratamento empírico para sepse tardia deve ter cobertura mais ampla. Deve-se saber o perfil de bactérias presente em cada unidade e personalizar a escolha dos antibióticos.

É comum, além da cobertura para gram-negativos com aminoglicosídeos, a escolha de vancomicina para a cobertura de cepas de estafilococos (tanto *aureus* como coagulase negativa) resistentes a oxacilina. As indicações e restrições das cefalosporinas de terceira geração seguem o mesmo padrão da sepse precoce.

Nos casos em que houver o isolamento da bactéria em cultura de sangue, urina ou líquor, os antibióticos devem ser ajustados segundo o antibiograma.

Nos casos de infecções fúngicas, o tratamento de escolha deve ser realizado com fluconazol ou anfotericina B. Esta última deve ser a escolha nos casos de infecções mais graves, devido ao seu poder fungicida. Micafungina está sendo muito estudada nos últimos anos e parece ser uma nova boa opção de tratamento. O tratamento da infecção pelo vírus herpes é feito com aciclovir.

Profilaxia

A principal estratégia de prevenção de sepse neonatal precoce é a identificação das gestantes colonizadas por GBS e a administração de antibióticos durante o trabalho de parto.

O protocolo americano do *Centers for Disease Control and Prevention* do departamento de saúde dos Estados Unidos (CDC) determina, para as mulheres grávidas, a coleta universal de culturas entre a 35ª e a 37ª semana de gestação e a administração de antibióticos durante o trabalho de parto para aquelas com resultado positivo para infecção (com início de pelo menos 4 horas antes do nascimento). Os antibióticos adequados são:

- Ampicilina.
- Penicilina.

A cefazolina pode ser uma alternativa em casos de alergia leve (sem anafilaxia, angioedema, urticária ou desconforto respiratório). Outros antibióticos, como clindamicina ou vancomicina, podem ser usados em casos de risco de reações alérgicas graves.

O reconhecimento precoce e o rápido início do tratamento da corioamnionite também diminuem as chances de sepse neonatal precoce e devem ser uma preocupação dos obstetras.

Várias outras estratégias estão em estudo, mas ainda sem confirmação de eficácia e não são indicadas de rotina. Entre elas, podemos citar:

- Administração de imunoglobulina intravenosa.
- Probióticos.
- Fator estimulador de granulócitos.
- Anticorpo monoclonal contra estafilococos.
- Glutamina.
- Lactoferrina, entre outros.

Para a prevenção de sepse tardia as estratégias coincidem com aquelas para a diminuição de infecção hospitalar, podendo-se destacar as seguintes recomendações e cuidados:

- Lavagem de mãos com a técnica e frequência corretas.
- Passagem de cateteres com a garantida de sua assepsia, seu uso adequado e sua retirada o mais precoce possível.
- Evitar, sempre que possível, procedimentos invasivos como a sondagem vesical.

Como profilaxia para as infecções fúngicas no período neonatal é muito discutido o uso de fluconazol profilático para prematuros extremos, mas as evidências têm indicado o seu uso, principalmente em unidades com alta incidência deste tipo de infecção.

Conceitos-chave

- As infecções bacterianas representam uma ameaça frequente à saúde dos pacientes no período neonatal. Os prematuros apresentam maior vulnerabilidade devido à imaturidade de seu sistema imunológico e a uma necessidade maior de procedimentos invasivos.
- As infecções bacterianas sistêmicas no período neonatal (sepse) são: sepse neonatal precoce, que se inicia de 72 horas a 7 dias do nascimento; e sepse neonatal tardia, que se inicia após 72 horas a 7 dias do nascimento.
- A sepse neonatal precoce ocorre através da contaminação do líquido amniótico por bactérias presentes na via vaginal materna. O estreptococo do grupo B é um dos agentes etiológicos mais importantes e passível de profilaxia através do uso de antibioticoterapia materna intraparto.
- A sepse neonatal tardia é adquirida após o nascimento, normalmente em um ambiente de terapia intensiva. Está associada aos diversos procedimentos invasivos aos quais os neonatos são submetidos na UTI neonatal, como ventilação mecânica, cateteres centrais e nutrição parenteral, que rompem as barreiras naturais de proteção contra estes microrganismos. Os agentes etiológicos variam de acordo com a unidade neonatal em que o paciente é internado.

Questões

1. Assinale a alternativa certa sobre o sistema imune no recém-nascido.
   a) Embora o sistema imune adaptativo esteja imaturo, o sistema imune inato tem sua função comparável à do adulto.
   b) A passagem de imunoglobulinas pela placenta acontece principalmente no segundo trimestre da gestação.
   c) A incapacidade de receber leite materno nos primeiros dias de vida pode aumentar a fragilidade do sistema imunológico do recém-nascido.
   d) A função do sistema complemento está aumentada ao nascimento.

2. Sobre os agentes etiológicos da sepse neonatal, assinale a alternativa incorreta.
   a) Os principais agentes da sepse neonatal precoce são o *Streptococcus agalactiae* e a *Escherichia coli*.
   b) As bactérias gram-negativas são os agentes etiológicos mais comuns na sepse neonatal tardia.
   c) Infecções fúngicas são comuns em prematuros.
   d) Dentre os gram-positivos, o *Staphylococcus epidermidis* é um agente mais comum na sepse neonatal tardia.

3. Assinale a alternativa que não contém um fator de risco para sepse neonatal precoce.
   a) Passagem de cateter umbilical.
   b) Rotura de membranas amnióticas 23 horas antes do parto.
   c) Trabalho de parto com 33 semanas de gestação.
   d) Mãe com febre na hora do parto e útero amolecido.

4. Quais das alternativas abaixo você escolheria como sua prescrição de exames de sangue antes de iniciar antibiótico em um recém-nascido com suspeita de sepse neonatal?
   a) Hemograma e hemocultura.
   b) Hemograma e proteína C reativa.
   c) Proteína C reativa e procalcitonina.
   d) Hemograma e procalcitonina.

5. Em qual dos pacientes abaixo você não colheria líquor?

   a) Recém-nascido 38 semanas no primeiro dia de vida que apresenta febre e cuja mãe teve febre durante o parto.

   b) Prematuro com 3 semanas de vida apresenta febre e hemograma com neutropenia e plaquetopenia.

   c) Recém-nascido de 39 semanas cuja mãe teve 23 horas de bolsa rota.

   d) Prematuro com 4 semanas de vida que apresenta letargia e diminuição da aceitação alimentar e hemocultura positiva para *E. coli*.

6. Analise as alternativas a seguir e assinale a incorreta.

   a) A ampicilina deve ser administrada no início do tratamento da sepse precoce.

   b) Em um caso de sepse nas primeiras 48 horas de vida, um aminoglicosídeo é uma boa opção como parte do tratamento inicial.

   c) Sepse precoce com meningite deve ser inicialmente tratada com ampicilina e amicacina.

   d) Nos casos de sepse tardia a vancomicina parece uma boa escolha se houver casos de estafilococos resistentes a oxacilina na unidade.

BIBLIOGRAFIA CONSULTADA

- A PW BJ.Neonatal Infectious Diseases: Evaluation of Neonatal Sepsis. Pediatr Clin North Am. 2013 Apr;60(2):367-389.

- CDC. Morbidity and Mortality Weekly Report – Recommendations and Reports. 2010 Nov;59:RR-10. Disponível em: <www.cdc.gov/mmwr>.

- CDC. Prevention of Perinatal Group B Streptococcal Disease. Revised Guidelines from CDC. 2010.

- Cortese F, Scicchitano P, Gesualdo M, et al. Early and Late Infections in Newborns: Where Do We Stand? A Review Pediatrics and Neonatology. 2016;57:265.

- Hope WW, Castagnola E, Groll AH, et al.; for the ESCMID Fungal Infection Study Group (EFISG). ESCMID* guideline for the diagnosis and management of Candida diseases 2012: prevention and management of invasive infections in neonates and children caused by Candida spp. Clin Microbiol Infect. 2012;18(Suppl. 7):38-52.

- CP DK KCet alUse of the Complete Blood Cell Count in Early-Onset Neonatal Sepsis Pediatr Infect Dis J. 2012 Aug;31(8):799-802.

- Kimberlin DW, Baley J; Committee on Infectious Diseases and Committee on Fetus and Newborn. Guidance on Management of Asymptomatic Neonates Born to Women with Active Genital Herpes Lesions. Pediatrics. 2013 Feb;131(2):e635-e646.

- Mukhopadhyay S, Puopolo KM. Risk Assessment in Neonatal Early-Onset Sepsis. Semin Perinatol. 2012 Dec;36(6):408-415.

- Ng PC. Diagnostic markers of infection in neonates. Arch Dis Child Fetal Neonatal Ed. 2004;89:F229-F235.

- Polin RA and the Committee on Fetus and Newborn. Management of Neonates with Suspected or Proven Early-Onset Bacterial Sepsis. Pediatrics. 2012;129:1006-1015.

- Wynn JL. Defining Neonatal Sepsis Curr Opin Pediatr. 2016 Apr;28(2):135-140.

Respostas

1. C

2. B

3. A

4. A

5. C

6. C

Icterícia Neonatal

■ Adriana Rodrigues Pouza Gomes

Introdução

Icterícia é um achado muito comum no período neonatal. Aproximadamente 60% dos recém-nascidos a termo (RNT) e 80% dos recém-nascidos pré-termo tardio (RNPT) – nascidos entre 35 0/7 e 36 6/7 semanas de idade gestacional, evoluem com hiperbilirrubinemia na primeira semana de vida. No entanto, existem diferenças significativas entre esses dois grupos no que se refere a duração, gravidade, indicações de tratamento e acompanhamento após a alta hospitalar.

Hiperbilirrubinemia indireta é definida como concentração de bilirrubina indireta (BI) maior que 1,5 mg/dL ou bilirrubina direta (BD) maior que 1,5 mg/dL, desde que represente mais que 10% do valor de bilirrubina total (BT). A icterícia, no entanto, costuma se manifestar clinicamente quando o valor de bilirrubina indireta (BI) atinge valores próximos a 5 mg/dL, e a avaliação clínica é muitas vezes imprecisa para indicar tratamento.

A icterícia pode decorrer de causas fisiológicas (adaptação ao metabolismo da bilirrubina no período neonatal) ou causas patológicas, sendo necessária uma ampla investigação e acompanhamento, já que esta última pode evoluir com altas concentrações, sendo lesiva para o cérebro e podendo causar a encefalopatia bilirrubínica, sendo sua representação anatomopatológica conhecida como *kernicterus*.

Fisiologia

A bilirrubina é produzida pela degradação de proteínas que contenham heme no sistema reticuloendotelial, sendo a principal fonte a hemoglobina contida nas hemácias.

No retículo endotelial o grupo heme é oxidado em biliverdina, liberando monóxido de carbono e ferro. A biliverdina é então reduzida a BI pela enzima biliverdina redutase, sendo transportada ao fígado ligada à albumina. No fígado, a BI é captada por proteínas chamadas ligandinas, atravessando então a membrana do hepatócito, chegando ao retículo endoplasmático. No retículo endoplasmático a BI é convertida em BD, hidrossolúvel, pela enzima uridina difosfato glicuronil-transferase (UDPG-T), sendo excretada pelos canais biliares para o trato gastrointestinal e então eliminada pelas fezes.

Uma parte da BD, no intestino, pode ser reabsorvida após ser transformada novamente em BI pela enzima betaglicuronidase, mecanismo conhecido como circulação êntero-hepática. A presença de bactérias no intestino previne essa transformação.

Etiologia

A icterícia pode ser definida em patológica e fisiológica. A icterícia fisiológica ocorre por alterações em pontos do metabolismo do grupo heme, desde a formação da bilirrubina indireta até sua eliminação nas fezes podendo ser dividida em:

- Aumento da produção: menor duração das hemácias nos RN quando comparada aos adultos (90 dias *versus* 120 dias).
- Aumento da eritropoiese inefetiva.
- Problemas na captação da bilirrubina pelo fígado: diminuição dos níveis de ligandinas.
- Problemas na conjugação da bilirrubina: diminuição da atividade da UDPG-T.
- Aumento da circulação hepática de bilirrubina pelos maiores níveis de betaglicuronidase intestinal, me-

904   SEÇÃO 4 ▪ O FETO E O RECÉM-NASCIDO

nor número de bactérias, motilidade intestinal reduzida, aleitamento materno exclusivo inadequado.

No RNT o pico nos valores da BI é por volta do terceiro ou quarto dia de vida, podendo se estender até 8 dias e no RNPT, pico entre o sexto e o sétimo dia de vida, com duração de até 14 dias.

Devemos pensar em icterícia patológica se:

- Início da apresentação antes de 24 horas de vida.
- Valores de BT maiores ou iguais a 12 mg/dL.

Duração prolongada (maior que 8 dias no termo e 14 dias no pré-termo):

- Sinais ou sintomas de outras doenças associadas.
- Aumento dos níveis séricos de bilirrubina > 0,5 mg/dL/hora.

A icterícia patológica pode ter diversas causas, sendo que para investigação são de extrema importância fatores na história e no exame físico, tais como: tempo de duração, início do quadro, idade gestacional, história materna que sugira infecção congênita, filho anterior com necessidade de fototerapia e/ou anemia, dificuldade de ganho de peso e diminuição das evacuações, alterações no teste do pezinho, medicamentos utilizados pela mãe, patologias maternas (como diabetes), alterações no exame físico como anemia e hepatomegalia ou traumas.

O Quadro 55.1 apresenta as principais causas de icterícia patológica.

O aleitamento materno exclusivo de forma inadequada pode levar a perda de peso excessiva e desidratação, causando uma diminuição no volume das fezes, que aumenta a circulação êntero-hepática de bilirrubina e sua transformação novamente em bilirrubina indireta.

A icterícia do leite materno ocorre por volta de 3 a 5 dias de vida e pode durar por 3 semanas ou mais, podendo alcançar valores próximos a BT de 20 mg/dL. Tem sido descrita em 20 a 30% dos RN em aleitamento materno. Sua causa ainda não é bem estabelecida, mas pode estar associada à presença de uma variante do gene UGT,

que determina a estrutura da UDPG-T que conjuga a BI. Outras causas podem ser: atividade elevada da betaglicuronidase no leite, com aumento da oferta de bilirrubina na circulação êntero-hepática, aumento da concentração de ácidos graxos no leite que inibem a glicuronil transferase *in vitro*.

No geral, o RN se apresenta em bom estado geral, com bom ganho de peso e exames laboratoriais sem evidência de hemólise.

A deficiência de G6PD é uma doença genética associada ao cromossomo X e afeta os dois sexos. A enzima G6PD tem sua função como estabilizadora da membrana dos glóbulos vermelhos contra agentes oxidantes. Sua deficiência leva a estresse oxidativo e hemólise. Existem duas formas da doença: hemolítica aguda com rápido aumento nos níveis de BI causada por agentes oxidantes (antimaláricos, infecção, analgésicos entre outros); hemolítica leve associada ao polimorfismo genético com expressão reduzida da glicuronil-transferase e a conjugação limitada da bilirrubina, não apresentando anemia. A triagem neonatal dessa doença é feita com o teste do pezinho, e a dosagem quantitativa pode ser realizada.

A isoimunização Rh acontece por transferência de imunoglobulina anti- D (IgG) materna via placentária ao feto Rh positivo, que adere às hemácias do feto, levando a hemólise e, em casos mais graves, hidropsia e insuficiência cardíaca. A mãe Rh negativo deve ter sido previamente imunizada, isto é, exposta previamente a antígenos anti-D em gestação prévia de feto também Rh positivo, transfusão sanguínea, aborto ou procedimento invasivo, levando à formação de imunoglobulina anti-D.

No passado, a isoimunização Rh era a principal causa de hiperbilirrubinemia severa e frequente causa de *kernicterus*. No entanto, hoje a profilaxia com imunoglobulina anti-D (Rhogam) para mãe Rh negativo não imunizada por volta da 28ª semana de gestação até 72 horas após o parto permitiu uma diminuição importante na gravidade dessa doença.

Isoimunização ABO ocorre por transferência materna de anticorpos anti-A e /ou anti-B que reagem contra os antígenos A e B das hemácias do feto ou neonato. Ocorre geralmente em RN com tipos sanguíneos A, B ou AB e mães de tipo sanguíneo O que produzem naturalmente anticorpos anti-A e anti-B da classe IgG que ultrapassam a placenta, levando à hemólise, sendo encontrado no sangue periférico um aumento dos reticulócitos e esferócitos.

QUADRO 55.1	Principais causas de icterícia patológica

- **Doenças hemolíticas:**
  - Esferocitose, deficiência de G6PD, piruvato quinase, alfa talassemia,
  - Incompatibilidade ABO e RH, sepse

- **Coleções Sanguíneas**
  - Cefalohematoma, bossa serossanguínea, hemorragias

- **Policitemia**
  - Filho mãe diabética, clampeamento tardio de cordão, transfusão feto fetal, pequeno para idade gestacional

- **Aumento da circulação enterohepática**
  - Obstruções gastrointestinais, jejum, perda de peso excessiva

- **Deficiência na conjugação de bilirrubina**
  - Hipotireoidismo congênito, Síndrome de Gilbert, Síndrome da icterícia do leite

---

Quadro clínico e diagnóstico

Na avaliação do RN com icterícia devemos levar em consideração os fatores de risco para hiperbilirrubinemia, como visto no Quadro 55.2.

O normograma mais utilizado para determinação de risco de hiperbilirrubinemia (bilirrubina total acima de 17,5 mg/dL) é o de Bhutani (Figura 55.1).

| QUADRO 55.2 | Fatores de risco para hiperbilirrubinemia severa: RN ≥ 35 semanas |

- **Fatores de risco maiores:**
  - Bilirrubina `a alta em zona de alto risco (ver Figura 55.1)
  - Icterícia observada nas primeiras 24 horas de vida
  - Incompatibilidade sanguínea ou outras doenças hemolíticas
  - Idade gestacional entre 35-36 semanas
  - Irmão com necessidade de fototerapia
  - Cefalohematoma
  - Aleitamento materno exclusivo com perda de peso excessiva
  - Etnia asiática

- **Fatores de risco menores**
  - Bilirrubina `a alta em zona intermediária (ver figura 1)
  - Idade gestacional entre 37 e 38 semanas
  - Irmão com icterícia
  - RN macrossômico ou filho de mãe com diabetes
  - Idade materna ≥ 25 anos
  - Sexo masculino

A icterícia por bilirrubina indireta tem progressão cefalocaudal, no entanto, a avaliação clínica muitas vezes não é confiável, sendo necessária a dosagem de bilirrubina total e frações.

A medida de bilirrubina transcutânea (BTc) que usa análise de ondas pode estimar de forma confiável o valor de bilirrubina total independentemente da pigmentação da pele, idade pós-natal e peso. É realizada no esterno e tem boa correlação até valores de 13-15 mg/dL em RN com idade gestacional ≥ 35 semanas, podendo ser utilizada para triagem.

No entanto, quando indicada a intervenção se faz necessária a coleta de bilirrubina sérica. Como o valor de BTc pode subestimar o valor de bilirrubina sérica, é recomendável que pacientes com valores de BTc acima de 13 mg/dL tenham uma dosagem sérica de bilirrubina. Depois de iniciada a fototerapia os valores de BTc podem ter sua confiabilidade diminuída.

É de extrema importância avaliar a presença de outros sinais clínicos que indiquem doenças de base que causem icterícia não fisiológica, tais como microcefalia, petéquias, anemia, hepatoesplenomegalia, coleções sanguíneas como bossa serossanguínea ou céfalo-hematoma.

O Quadro 55.3 apresenta os exames para investigação de hiperbilirrubinemia.

| QUADRO 55.3 | Exames para investigação de hiperbilirrubinemia |

Bilirrubina total e frações

- *Para doença hemolítica imune ou não imune:* hemograma (HMG), reticulócitos, avaliação de sangue periférico (esferócitos, morfologia das hemácias), dosagem de G6PD

- *Para incompatibilidade sanguínea:* Coombs direto do RN ou sangue de cordão, tipagem sanguínea da mãe e RN para sistemas ABO e RH, pesquisa de anticorpos anti-D (Coombs indireto) no sangue materno se mãe Rh (D ou Du) negativo, pesquisa de anticorpos maternos para antígenos irregulares (anti –c, anti- e, anti kell)

- *Icterícia prolongada:* resultados de teste de triagem neonatal (hipotireoidismo neonatal, galactosemia e outros), dosagem de hormônios tiroidianos, infecções congênitas

- *Bilirrubina direta elevada:* pesquisar causas de colestase neonatal (hepatite, infecções virais, sepse, erros inatos do metabolismo e outras)

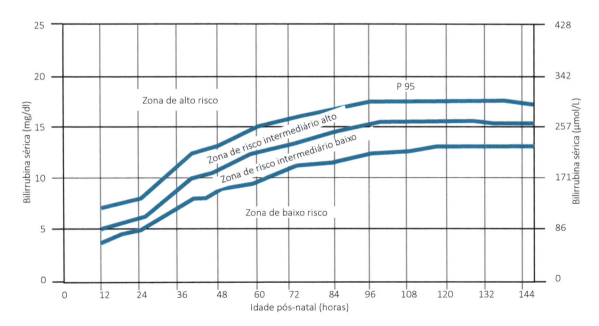

FIGURA 55.1. Normograma com percentis 40, 75 e 95 de BT sérica (mg/dL) em RN ≥ 35 semanas com peso ao nascer ≥ 2.000 g, segundo a idade pós-natal para determinar risco de BT ≥ 17 mg/dL. Fonte: Buthani et al., 1999.

Encefalopatia bilirrubínica

Apesar de na maioria das vezes a icterícia ser por causas fisiológicas, as causas patológicas são de grande importância, pois podem evoluir com níveis de bilirrubina muito altos, lesivos ao sistema nervoso central, levando a um quadro de encefalopatia bilirrubínica. Alguns fatores que alteram a barreira hematoencefálica (asfixia, acidose, infecção, hiperosmolaridade) contribuem para esse quadro, permitindo a passagem não apenas da bilirrubina livre, mas também aquela ligada à albumina.

Kernicterus refere-se ao diagnóstico anatomopatológico da presença de coloração amarelada principalmente nos gânglios da base. Na prática clínica, o termo Kernicterus tem sido utilizado para se referir `a fase crônica da encefalopatia bilirrubínica.

Na fase aguda, os pacientes acometidos apresentam hipotonia, choro agudo, sucção fraca, com hipertonia dos músculos extensores, febre, convulsões, podendo evoluir para morte na fase intermediária. A fase crônica é caracterizada por alterações auditivas, alterações motoras graves, (distonia e/ou atetose), alterações do movimento ocular (paresia vertical do olhar) e displasia do esmalte dentário.

Alguns estudos utilizando ressonância magnética têm sido realizados com o intuito de procurar alterações de sinal que possam corresponder a sequelas da encefalopatia bilirrubínica, mas ainda sem achados muito específicos.

Tratamento da hiperbilirrubinemia indireta

Fototerapia

O principal tratamento da icterícia neonatal é a fototerapia. A atuação da fototerapia baseia-se em três mecanismos:

1. Fotoisomerização: responsável por aproximadamente 80% da eliminação da bilirrubina pela fototerapia. Ela transforma a BI em um isômero menos tóxico, difundindo-se no sangue e sendo eliminada na bile na forma não conjugada.

2. Isomerização estrutural: transforma a bilirrubina em lumirrubina, que é irreversível. Excretada na bile e urina sem conjugação.

3. Foto-oxidação: converte a bilirrubina em diversos produtos que são excretados pela urina.

A eficácia da fototerapia depende de:

- Comprimento e onda da luz: sendo mais eficiente a luz azul, com espectro entre 425 e 475 nm.

- Irradiância espectral: é a intensidade da luz (μW/cm²/nm). Deve ser medida com radiômetro diariamente (medida das quatro pontas e centro e calculada média de cinco pontos). Quanto menor a distância entre as lâmpadas e o paciente, maior a irradiância e a eficácia.

- Superfície corpórea: idealmente o RN deve estar sem roupa. Fonte de luz adicional abaixo do RN auxilia no aumento da superfície corpórea exposta ao tratamento.

A irradiância padrão é definida como 8-12 μW/cm²/nm, e a de alta intensidade 30 μW/cm²/nm.

■ Indicações de fototerapia

A indicação de fototerapia não é uniforme entre os autores e baseia-se em fatores de risco para hiperbilirrubinemia, idade gestacional, valores de bilirrubina e horas de vida.

Veja de modo simples a indicação para fototerapia em RN ≥ 35 semanas (Tabela 55.1 e Figura 55.2).

Nos RNPT com idade gestacional abaixo de 35 semanas a icterícia costuma ser mais intensa. Pode haver fatores de risco que facilitam a evolução para encefalopatia bilirrubínica, tais como asfixia, instabilidade de temperatura, sepse, acidose e hipoalbuminemia < 2,5 g/dL.

Na Tabela 55.2 é apresentada a indicação para fototerapia em RN ≥ 34 semanas.

Aplicar os valores inferiores da tabela para RNPT com risco para toxicidade bilirrubínica. Indicar exsanguinitransfusão se, apesar de fototerapia de alta intensidade, a BT continua aumentando, se houver sinais de encefalopatia bilirrubínica (hipertonia, opistótono, febre, choro agudo) e se BT 5 mg/dL acima dos níveis referidos.

■ Complicações

Os cuidados a serem tomados durante a fototerapia são:

- Verificação da temperatura corporal.

- Aumento da oferta hídrica, pois pode haver aumento na perda insensível de água principalmente em RNPT.

- Proteção ocular para evitar degeneração retiniana.

- Suspensão da fototerapia se valores de bilirrubina direta estiverem elevados ou houver colestase para evitar a síndrome do bebê bronzeado (depósitos de cobreporfirina).

- Contraindicado em pacientes com porfiria.

Imunoglobulina intravenosa

Altas doses de imunoglobulina humana (0,5-1 g/kg) em RN com incompatibilidade ABO ou Rh podem ser utilizadas se o nível de bilirrubina continuar subindo, apesar da fototerapia de alta intensidade, ou se o nível de bilirrubina se encontra 2-3 mg/dL abaixo do nível de exsanguinitransfusão. A dose pode ser repetida após 12 horas.

Tabela 55.1. Bilirrubinemia total para indicação de fototerapia e exsanguinitransfusão em recém-nascidos ≥ 35 semanas de idade gestacional ao nascer

Idade pós-natal	Bilirrubina Total (BT em mg/dL)			
	Fototerapia		Exsanguinitransfusão	
	35 0/7 a 37 6/7 Semanas	≥ 38 0/7 Semanas	35 0/7 a 37 6/7 Semanas	≥ 38 0/7 Semanas
24 horas	8	10	15	18
36 horas	9,5	11,5	16	20
48 horas	11	13	17	21
72 horas	13	15	18	22
96 horas	14	16	20	23
5 a 7 dias	15	17	21	24

Adaptada de American Academy of Pediatrics, 2004.

Observações: 1. Diminuir em 2 mg/dL o nível de indicação de fototerapia ou exsanguinitransfusão se doença hemolítica, deficiência de G6PD, asfixia, letargia, instabilidade na temperatura, sepse, acidose ou albumina sérica < 3 g/dL. 2. Exsanguinitransfusão deverá ser realizada se houver sinais de encefalopatia bilirrubínica ou se a BT estiver 5 mg/dL acima dos níveis referidos.

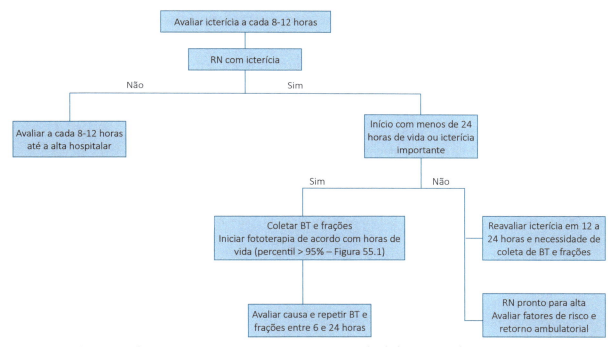

FIGURA 55.2. Indicações de fototerapia e seguimento em RN ≥ 35 semanas de idade gestacional.

Tabela 55.2. Bilirrubina total para indicação de fototerapia e exsanguinitransfusão em recém-nascidos ≤ 34 semanas

Idade gestacional corrigida (semanas)	Bilirrubinemia total para indicação de fototerapia e exsanguinitransfusão em recém-nascidos ≤ 34 semanas	
< 28	5-6	11-14
28$^{0/7}$-29$^{6/7}$	6-8	12-14
30$^{0/7}$-31$^{6/7}$	8-10	13-16
32$^{0/7}$-33$^{6/7}$	10-12	15-18
32$^{0/7}$-34$^{6/7}$	10-12	17-19

Fonte: adaptada de Maisels et al., 2012.

Exsanguinitransfusão

Por meio desse procedimento ocorre a remoção de anticorpos e hemácias hemolisadas. Com a bilirrubina retirada do plasma pelo procedimento, a bilirrubina extravascular rapidamente se equilibra e aproximadamente meia hora após o procedimento a bilirrubina retorna a 60% do nível inicial.

A técnica é feita realizando-se a troca de duas volemias em pequenas alíquotas. É indicada quando os níveis de bilirrubina atingem níveis para exsanguinitransfusão, conforme Tabelas 55.1 e 55.2, apesar da fototerapia intensiva.

Na doença hemolítica, a exsanguinitransfusão deve ser indicada se: bilirrubina de cordão > 4,5 mg/dL e hemoglobina de cordão abaixo de 11 g/dL; hemoglobina entre 11 e 13 g/dL, nível de bilirrubina com subida > 0,5 mg/dL/hora apesar da fototerapia intensiva; ou valor de bilirrubina de 20 mg/dL.

O sangue utilizado para o procedimento deve ser reconstituído (hemácias e plasma fresco), irradiado e ter menos que 5 dias. Misturas contendo o citrato como anticoagulante podem causar hipocalcemia. O sangue escolhido não deve conter antígenos cuja mãe do RN apresenta anticorpos. Na incompatibilidade ABO o sangue deve ser do tipo O e Rh compatível com o do RN; na incompatibilidade Rh o sangue deve ser Rh negativo e o tipo sanguíneo no sistema ABO compatível com o do RN.

Entre as complicações da exsanguinitransfusão temos: plaquetopenia, enterocolite necrosante, hipocalcemia, hipercalemia, hipoglicemia, infecções virais, doença do enxerto *versus* hospedeiro.

Seguimento do RN com icterícia

Recomenda-se que os RN que apresentaram icterícia e receberam alta entre 48 e 72 horas de vida sejam reavaliados até o quinto dia de vida. No seguimento é necessário avaliar: peso, porcentagem de perda de peso, alimentação, eliminação de fezes, presença de icterícia. Caso o julgamento clínico seja difícil, deve-se solicitar um controle de bilirrubina totais e frações.

De acordo com a Academia Americana de Pediatria, em pacientes com fatores de risco para hiperbilirrubinemia, nos quais haja dificuldade de uma reavaliação precoce, pode ser necessário adiar a alta hospitalar até o período de maior risco (48-72 horas de vida) ter passado.

Conceitos-chave

- Icterícia é um problema muito comum no período neonatal.
- Manifesta-se clinicamente quando o valor de BI atinge valores próximos a 5 mg/dL.
- Lembrar que, apesar de a icterícia na maioria das vezes ser fisiológica, esta também pode ter causas patológicas que necessitam de investigação.
- Ter em mente os fatores de risco para hiperbilirrubinemia e sua avaliação segundo o nomograma de Buthani.
- O principal tratamento para icterícia é a fototerapia e sua indicação depende de valor de bilirrubina, horas de vida e idade gestacional.
- Em casos de hiperbilirrubinemia grave não tratada pode ocorrer evolução para encefalopatia bilirrubínica, com sequelas neurológicas graves.
- Garantir seguimento adequado na alta hospitalar.

CAPÍTULO 55 ▪ ICTERÍCIA NEONATAL

Questões

1. RN, sexo masculino, 37 semanas de idade gestacional, Apgar 8-9-10, Peso de nascimento 3.000 g. Pré-natal sem intercorrências. Clampeamento de cordão com 2 minutos. Recebe apenas seio materno. Com 12 horas de vida, iniciou quadro de icterícia neonatal até próximo ao umbigo. Restante do exame físico mostrava presença de céfalo-hematoma em região parietal esquerda sem outras alterações. Irmão anterior com necessidade de fototerapia por 3 dias. Tipagem sanguínea da mãe O+. Tipagem sanguínea do RN ainda em andamento. Mãe está em uso de dipirona para controle álgico.

   Quais os fatores de risco desse RN para hiperbilirrubinemia? Este quadro clínico pode ser classificado como fisiológico? Por que? Quais exames serão necessários para diagnóstico e tratamento?

2. (TEP- 2011) Recém-nascido de parto cesáreo, a termo, Apgar 9 e 10, em boas condições clínicas e sugando avidamente o seio materno apresenta icterícia em face e tronco. Exame físico: ativo, reativo, fontanela normotensa, hipocorado +/4+, ictérico 2+/4+ até zona II de Kramer, ponta de baço palpável, restante sem alterações. Em relação ao caso:

   A) Indique a principal hipótese diagnóstica.

   B) Cite quatro exames complementares fundamentais para investigação.

   C) Indique a conduta terapêutica a ser tomada nesse momento.

   D) Considerando a conduta terapêutica indicada no item C, descreva sucintamente seu mecanismo de ação.

3. RN com idade gestacional de 36 2/7 semanas, peso de nascimento de 2.680 g, apgar 7/8/9. Pré-natal sem intercorrências. Evoluiu com boa aceitação do seio materno, ictérico com BTc de 7,0 mg/dL com 48 horas de vida sem necessidade de fototerapia, tendo recebido alta nessa ocasião, com peso de 2.500 g. Tipagem sanguínea mãe O+ e do recém-nascido O−. Retornou em consulta com 5 dias de vida, ictérico até membros, e peso de

   A) Quais os fatores de risco para hiperbilirrubinemia nesse paciente?

   B) O que deve ser feito nesse momento?

   C) Caso não seja tratada, qual a principal complicação desse quadro clínico e suas características nas formas aguda e crônica?

4. Do que depende a eficiência da fototerapia? Quais os principais efeitos colaterais?

5. Quando devemos pensar em uma icterícia não fisiológica? Cite alguns mecanismos associados.

6. Quais as indicações de exsanguinitransfusão na doença hemolítica? Quais as possíveis complicações?

BIBLIOGRAFIA CONSULTADA

- Almeida MFB. Icterícias no período Neonatal. In: Freire LMS, ed. Diagnóstico diferencial em pediatra. Rio de Janeiro: Guanabara Koogan; 2008. p. 735-42.

- American Academy of Pediatrics Subcommittee on Hyperbilirubinemia. Management of hyperbilirubinemia in the newborn infant 35 or more weeks of gestation. Pediatrics. 2004;114:297-316.

- Bhutani VK, Johnson L, Sivieri EM. Predictive ability of a pre-discharge hour- specific serum bilirubin for subsequent significant hyperbilirubinemia in healthy-term and near-term newborns. Pediatrics. 1999;103:6-14.

- Engle WD, Jackon GL, Engle NG. Transcutaneous bilirubinometry. Seminars in Perinatology. 2014;38:439-51.

- Maisels MJ, Bhutani VK, Bogen D, Newman TB, Stark AR, Watchko JF. Hyperbilirubinemia in the newborn infant > or = 35 weeks' gestation: an update with clarifications. Pediatrics. 2009;124:1193-8.

- Maisels MJ, Clune S, Coleman K, Gendelman B, Kendall A, McManus S, et al. The natural history of jaundice in predominantly breastfed infants. Pediatrics. 2014;134:e340-5.

- Maisels MJ, McDonagh AF. Phototherapy for neonatal jaundice. N Engl J Med. 2008;358:920.

- Maisels MJ, Watchko JF, Buthani VK, Stevenson DK. An approach to the management of hyperbilirubinemia in the preterm infant less than 35 weeks of gestation. J Perinatology. 2012;32:660-4.

- Martin CR, Cloherty JP. Neonatal Hyperbilirubinemia. In: Cloherty JP, Eichenwald EC, Stark AR. Manual of Neonatal Care. 7th ed. Philadelphia: Lippincott Williams & Wilkins; 2004. p. 304-39.

- Shapiro SM, Popelka GR. Auditory impairment in infants a risk for bilirubin-induced neurologic dysfunction. Seminars in Perinatology. 2011;35(3):162-170.

- Shapiro SM. Cronic bilirubin encephalopathy: diagnosis and outcome. Semin Fetal Neonatal Med. 2010;15(3):157-163.

- Watchko JF, Maisels MJ. The enigma of low bilirubin kernicterus in premature infants: why does it still occur, and is it preventable? Seminars in Perinatology. 2014;38:397-406.

- Wisnowski JL, Panigrapy A, Painter MJ, Watchko JF. Magnetic resonance imaging of bilirubin encephalopathy: Current limitations and future promise. Seminars in Perinatology. 2014;38:422-28.

Respostas

1. O caso clínico retrata características de uma icterícia patológica, já que apresenta uma evolução não esperada, com sintomas aparecendo com menos de 24 horas de vida. Esse RN tem diversos fatores para hiperbilirrubinemia, tais como: sexo masculino, idade gestacional de 37 semanas, irmão anterior com necessidade de fototerapia, céfalo-hematoma. A bilirrubina total e frações nesse caso é essencial para permitir a avaliação do nível de bilirrubina e indicação de tratamento. No entanto, outros exames são necessários para diagnóstico diferencial de incompatibilidade sanguínea (mãe O+ e irmão anterior com necessidade de tratamento), deficiência de G6PD (sexo masculino, mãe em uso de dipirona).

2. A – Icterícia hemolítica por doença autoimune. B – Dosagem de bilirrubina total e frações, tipagem sanguínea da mãe e do recém-nascido, teste de Coombs direto e indireto, hemograma ou hematócrito. C – Início imediato de fototerapia enquanto se aguarda confirmação diagnóstica e dosagem de bilirrubina. D – A fototerapia age principalmente através da fotoisomerização estrutural da bilirrubina, transformando-a em lumirrubina. Como a lumirrubina é um pigmento hidrossolúvel, ela pode ser excretada sem necessidade de captação ou conjugação hepáticas, processos limitados nos primeiros dias de vida de um recém-nascido.

3. A – Prematuridade, perda de peso, oferta inadequada. B – O médico deverá avaliar a amamentação. Explicar que o RN se encontra ictérico, sendo necessária neste momento a dosagem de bilirrubina total e frações, sendo que existe a possibilidade de internação para tratamento da icterícia. C – O paciente pode evoluir com encefalopatia bilirrubínica. Na fase aguda, os pacientes acometidos apresentam-se hipotônicos, choro agudo, sucção fraca evoluindo para hipertonia dos músculos extensores, febre, convulsões, podendo evoluir para morte nessa fase intermediária. A fase crônica é caracterizada por alterações auditivas, alterações motoras graves, (distonia e/ou atetose), alterações do movimento ocular (paresia vertical do olhar) e displasia do esmalte dentário.

4. A eficiência da fototerapia depende do comprimento e onda de luz utilizada, sendo mais eficientes ondas azuis entre 425-475 nm, irradiância e superfície corpórea sobre a luz. As principais complicações são: hipertermia, desidratação, degeneração retiniana e síndrome do bebê bronzeado.

5. Devemos pensar em uma icterícia não fisiológica se: início da apresentação antes de 24 horas de vida; valores de bilirrubina total (BT) maiores ou iguais a 12 mg/dL; duração prolongada (maior que 8 dias no termo e 14 dias no pré-termo); sinais ou sintomas de outras doenças associadas; aumento dos níveis séricos de bilirrubina > 0,5 mg/dL/hora. Quanto aos mecanismos associados, temos doenças hemolíticas, policitemia, aumento da circulação êntero-hepática.

6. Na doença hemolítica a exsanguinitransfusão deve ser indicada se: bilirrubina de cordão > 4,5 mg/dL e hemoglobina de cordão abaixo de 11 g/dL; hemoglobina entre 11 e 13 g/dL e o nível de bilirrubina com subida > 0,5 mg/dL/hora apesar da fototerapia intensiva; valor de bilirrubina 20 mg/dL. Entre as complicações da exsanguinitransfusão temos: plaquetopenia, enterocolite necrosante, hipocalcemia, hipercalemia, hipoglicemia, infecções virais, doença do enxerto *versus* hospedeiro.

Asfixia Neonatal

■ Mauricio Magalhães

Introdução

A asfixia neonatal, ou também conhecida como síndrome hipóxica-isquêmica (SHI), é uma diminuição do aporte metabólico-nutricional para o feto/recém-nascido, causando má perfusão tecidual, resultando em hipóxia, hipercapnia e acidose metabólica. O termo asfixia (do grego *asphyxia*), que significa sufocamento, é utilizado para descrever o fornecimento interrompido de oxigênio através da placenta e do cordão umbilical para o feto. Isso causa hipoxemia e hipercapnia combinadas. Em caso de interrupção total de oxigênio, em poucos minutos ocorre glicólise anaeróbica, levando a acidose lática, e com isso acidose metabólica, que é aferida pela gasometria sanguínea. Neste contexto o feto desenvolve bradicardia, o que causa mais isquemia ao processo e aumenta a hipóxia cerebral e a hipercapnia.

Hipoxemia significa falta de oxigênio no sangue. Isquemia parcial é a redução do fluxo de sangue para um órgão, enquanto a isquemia total é a cessação do fluxo de sangue para um órgão, o que compromete o fornecimento tanto de oxigênio quanto de substrato (como a glicose) para os tecidos.

Isquemia total pode resultar, por exemplo, de débito cardíaco reduzido no choque cardiocirculatório. Com o aumento do uso de ressonância magnética (RM) craniana na última década, tanto em prematuros quanto em RN a termo, tem sido detectada a isquemia cerebral focal, ou acidente vascular encefálico isquêmico resultante da asfixia perinatal.

Critérios diagnósticos de asfixia são (Academia Americana de Pediatria):

- pH < 7,0 em sangue arterial de cordão (acidose metabólica profunda ou mista).
- Apgar ≤ 3 persistente por mais de 5 minutos.
- Alteração neurológica imediata (convulsão, hipotonia, coma, hemorragia intracraniana).
- Disfunção de múltiplos órgãos.

O principal órgão comprometido na asfixia neonatal é o cérebro. A este comprometimento chamamos encefalopatia hipóxico-isquêmica. Porém outros órgãos podem ser comprometidos, como coração, rins, pulmões e intestino.

Fisiopatologia

Adaptação sistêmica ao dano hipóxico-isquêmico

As lesões hipóxico-isquêmicas podem ocorrer em qualquer momento durante a gravidez, no processo de nascimento ou no período neonatal. A lesão hipóxico-isquêmica fetal pode resultar de problemas maternos, uteroplacentários ou fetais. São fatores relativamente comuns a hipóxia transitória ou a hipotensão materna. Ocasionalmente há uma história de doença materna catastrófica como asfixia, anafilaxia ou grande trauma físico. Fatores placentários corrigíveis incluem hiperestimulação com agentes ocitócitos ou compressão intermitente do cordão umbilical. Em outras situações, o evento patogênico é limitado ao feto, com ou sem anormalidade associada da unidade uteroplacentária.

A lesão hipóxico-isquêmica fetal grave afeta todo o organismo. O padrão de dano cerebral varia de acordo com a idade gestacional no momento em que ocorre a lesão e, quando esta for precoce intraútero, pode resultar em morte fetal.

O feto é muito resistente a hipoxemia branda e a função cardiovascular normal é mantida por até 1 hora, mesmo com uma PaO_2 de 15 mmHg (a PaO_2 fetal normal é de 25 mmHg). Ao final da gravidez, episódios de hipoxemia leve a moderada provocam inicialmente bradicardia fetal, com aumento imediato na pressão sanguínea e, especificamente, aumento da perfusão cerebral e de órgãos vitais. Agravando a hipoxemia, a frequência cardíaca fetal diminui ainda mais, ocorre apneia e há lesão cerebral permanente após 10 a 15 minutos. Se houver hipóxia moderada prolongada, a perfusão cerebral permanece normal, mas ocorre restrição do crescimento fetal intrauterino. Em fetos com hipóxia moderada prolongada, os níveis de lactato podem estar elevados, indicando que ocorreu glicólise anaeróbica em alguns tecidos.

À medida que o dano hipóxico se torna mais grave ocorrem mudanças no fluxo sanguíneo cerebral regional. O tronco encefálico é capaz de extrair oxigênio suficiente para manter o metabolismo, apesar de muito baixa PaO_2, ficando o encéfalo em segundo plano.

Disfunção do miocárdio pode causar queda no débito cardíaco, piorando a perfusão tecidual, inclusive de áreas limítrofes dos hemisférios cerebrais.

Dano cerebral hipóxico-isquêmico perinatal

Nas últimas décadas, os processos que levam à morte neuronal em recém-nascidos estão sendo descritos com mais detalhes.

O evento hipóxico-isquêmico neonatal é caracterizado, na maioria dos casos, por uma combinação de hipóxia cerebral (e isquemia durante bradicardia) seguida por reperfusão e potencial distribuição excessiva de oxigênio. A contribuição da lesão cerebral por reperfusão é bem conhecida e motiva a redução do uso de oxigênio suplementar durante a reanimação neonatal.

O dano hipóxico-isquêmico agudo conduz a eventos amplamente classificados como morte neuronal precoce (primária) e tardia (secundária). Anteriormente, dois padrões de morte celular eram relatados: necrose – que é a destruição lítica de células; ou apoptose – que é a morte celular programada conduzida por ATP. Recentemente, esses padrões de morte celular são descritos como um processo contínuo, em que a via final é dependente de variáveis do tecido, duração de lesão e exposição ao oxigênio.

O dano neuronal precoce ou primário ocorre como resultado de mudanças citotóxicas causadas por falha da microcirculação, inibição de processos moleculares de produção de energia, aumento da acidose extracelular e falha das bombas da membrana de Na^+/K^+-adenosina trifosfatase (ATPase). Há entrada excessiva de Na^+ e Cl^- na célula, com consequente acúmulo de água intracelular (edema citotóxico). A produção de radicais livres também é iniciada, o que compromete ainda mais a integri-

dade neuronal. Se não revertidos, esses processos levam à morte neuronal do tipo necrótico dentro de um curto espaço de tempo após o dano agudo.

As medidas de reanimação promovem recuperação e reperfusão tecidual e abastecem as vias para o dano neuronal tardio (secundário) por meio de uma série de mecanismos fisiopatológicos.

Em ambientes experimentais, observa-se que dentro de 6 a 8 horas depois do dano primário começa a falha de energia secundária. O termo falha de energia reflete o fato de que fosfatos de alta energia estão reduzidos. Em ressonância magnética com espectroscopia de fósforo este efeito é demonstrado *in vivo*. Esse processo é resultado de alterações mitocondriais e dura em torno de 72 horas após o dano agudo.

O limite de tempo para o início da hipotermia neuroprotetora é baseado nessa "janela terapêutica" de 6 horas antes do início da falha de energia secundária.

Morte neuronal secundária

Um importante mediador da asfixia é a toxicidade do glutamato, que perpetua uma atividade neuroexcitatória excessiva. O glutamato ativa os receptores de N-metil-D-aspartato (NMDA), que por sua vez causam a abertura desregulada dos canais de cálcio, com excesso de entrada de Ca^{2+} nas células. As elevadas concentrações deste íon ativam lipases, proteases, endonucleases e fosfolipase C, que quebram as membranas das organelas.

Essa variedade de processos com liberação de radicais livres, incluindo NO e íons superóxido, tem mais efeitos adversos sobre as membranas celulares e leva à falência mitocondrial, com liberação de caspase-3 e poli ADP-ribose polimerase, com eventual fragmentação do DNA, desencadeando uma resposta apoptótica na célula.

Formação de radicais livres

Radicais livres causam a peroxidação de ácidos graxos insaturados e, como o cérebro é especialmente rico em fosfolípides poli-insaturados, é especialmente suscetível ao ataque de radicais livres. O cérebro humano imaturo no período neonatal está particularmente em risco de lesões induzidas por radicais livres de oxigênio.

O endotélio das arteríolas cerebrais é a principal fonte de produção de radical livre pela ação da xantina oxidase, mas os radicais livres também são produzidos por neutrófilos ativados, micróglia e estruturas neuronais. Durante a reperfusão, a produção de radicais livres do endotélio arteriolar resulta em vazamento da barreira hematoencefálica e liberação de fator de ativação plaquetária, adesão plaquetária e acúmulo de neutrófilos, o que pode contribuir para o dano celular.

Um mecanismo particularmente importante é a presença de ferro livre, que catalisa espécies reativas de oxigênio para os radicais livres mais tóxicos por meio da reação de Fenton. Há evidências de que, após um dano hipóxico-isquêmico, há aumento de ferro livre intraneuronal nas primeiras 24 horas, que persiste por várias semanas.

O segundo mecanismo importante que leva à formação de radicais livres (nitrogênio) é a produção de óxido nítrico (NO) derivado do neurônio. O óxido nítrico é produzido por três isoformas da enzima óxido nítrico sintase (NOS): neuronal (nNOS), endotelial (eNOS) e induzível (iNOS). A produção de NO é acelerada pelo fluxo intracelular de Ca^{2+} e, em concentrações excessivas, é neurotóxica. Acredita-se que até 80% da toxicidade de NMDA sejam mediados por NO. NO também combina rapidamente com o superóxido para produzir ácido peroxinitroso, que dá origem ao radical livre peroxinitrito.

NO em excesso pode causar quebras na fita do DNA e induzir apoptose neuronal mediada pela ativação de caspase-3, enquanto iNOS produzido durante processos inflamatórios, é igualmente relatado como agravante da lesão no cérebro imaturo. No entanto, o NO de células endoteliais (eNOS) é essencial na manutenção da perfusão cerebral.

Apoptose

Apoptose ou morte celular programada talvez seja a causa mais importante de morte neuronal no recém-nascido após um evento hipóxico-isquêmico seguido de reanimação.

Histologicamente, na apoptose há encolhimento das células afetadas com retenção da membrana celular. Ao contrário, na necrose há ruptura celular que induz processos inflamatórios secundários.

Um papel importante no mecanismo apoptótico é desempenhado pela família de proteínas caspase, com a caspase-3 identificada como a *proteína de execução*. Os inibidores de caspase podem bloquear a apoptose e atenuar a lesão.

Mostrou-se que vias apoptóticas diferem entre os sexos feminino e masculino. A apoptose por via dependente do fator de indução de apoptose foi demonstrada em cultura de neurônios XY, ao passo que uma via dependente de citocromo C foi observada em neurônios XX.

Citocinas

Há evidências de que citocinas pró-inflamatórias (fator de necrose tumoral-α, interleucina [IL]-1 β e IL-18) são ativadas depois de um dano hipóxico-isquêmico em modelos animais experimentais imaturos, e elas podem ter propriedades neurotóxicas.

Estudos em animais e humanos têm mostrado que a exposição à infecção e a corioamnionite em mulheres grávidas exacerbam significativamente a lesão clínica e neuronal.

Vulnerabilidade seletiva

Diferentes padrões de lesão cerebral após EHI foram demonstrados, dependendo do estágio de desenvolvimento do feto e da gravidade e duração do dano hipóxico-isquêmico. Os fatores que influenciam a lesão cerebral são apresentados a seguir.

■ Suscetibilidade celular

No recém-nascido a termo, o neurônio é o elemento celular mais sensível ao dano hipóxico-isquêmico. No neonato prematuro, os neurônios, assim como os precursores de oligodendrócitos, são as células mais sensíveis.

■ Maturidade

A idade gestacional desempenha um papel importante na suscetibilidade das estruturas cerebrais, pois há mudanças rápidas no desenvolvimento neuronal, alterações de limites vasculares, variáveis bioquímicas no interior das células, tais como o aumento de expressão excitotóxica. Além disso, uma baixa suscetibilidade do miocárdio imaturo comparada à do neonato a termo pode resultar em perfusão cerebral mais preservada durante a hipóxia.

Danos hipóxico-isquêmicos antes da idade gestacional de 20 semanas, como pode ocorrer como resultado de doença materna grave, podem levar a heterotopia neuronal ou polimicrogiria, porque o dano ao cérebro fetal ocorre durante a fase de migração neuronal, que não é completa até 21 semanas de gestação.

Danos que afetam o cérebro de 26 a 36 semanas de idade gestacional atingem predominantemente a substância branca, levando à leucomalacia cística periventricular, e podem ter efeitos negativos secundários no crescimento da massa cinzenta profunda, além de aumentar o risco de hemorragia intracraniana. Danos que ocorrem próximo ao termo ou no termo (36 semanas ou mais) atingem predominantemente a substância cinzenta profunda ou áreas limítrofes do cérebro.

■ Regiões vasculares

Lesões limítrofes referem-se a danos em regiões que são mais vulneráveis à hipoperfusão cerebral. Esses tecidos estão nos pontos mais distantes da anastomose arterial e são expostos a danos quando a pressão de perfusão cai, geralmente como resultado do débito cardíaco baixo e da baixa pressão arterial. As áreas limítrofes mudam com o desenvolvimento. No RN a termo, uma área limítrofe cortical (ou região parassagital) está presente entre as três principais artérias de suprimento de cada hemisfério.

Apesar de o infarto de uma artéria cerebral principal ter sido encontrado em neonatos com dano hipóxico-isquêmico, trombose e embolia, vasoespasmo, tabagismo materno ou hipoglicemia são fatores etiológicos mais comuns.

■ Suscetibilidade regional

Algumas regiões do cérebro são particularmente sensíveis aos danos hipóxico-isquêmicos devido aos fatores vasculares discutidos anteriormente, mas altas taxas metabólicas de núcleos individuais podem predispô-los a danos durante a hipóxia e hipoperfusão cerebrais, por exemplo a suscetibilidade dos núcleos talâmicos laterais e posteriores e núcleos lentiformes. Outro fator é a distribuição preferencial de receptores excitotóxicos de glutamato.

■ Tipo de dano hipóxico-isquêmico

Os estudos em primatas têm mostrado dois padrões diferentes de dano hipóxico-isquêmico e mostraram diferentes padrões de lesões neuronais, dependendo do tipo de insulto. Asfixia aguda foi provocada em fetos de macacos, pelo clampeamento do cordão umbilical e impedindo o animal de respirar. Isso causou prejuízo ao tálamo, tronco encefálico e estruturas da medula espinal. Quanto mais longo o período de duração do dano agudo, mais extensa foi a lesão a essas regiões.

O segundo modelo tentou imitar um dano prolongado por asfixia parcial com duração de 1 a 5 horas. Houve dano predominantemente nos hemisférios cerebrais e em particular nas regiões com vascularização prejudicada, muitas vezes com preservação do tronco encefálico, hipocampo e lobos temporal e occipital. Também não raramente foi observado dano nos núcleos da base e no cerebelo.

■ Outros (como predisposição genética e fatores placentários)

Incluem febre materna durante o trabalho de parto, que pode acelerar a lesão cerebral fetal; inanição fetal com redução da disponibilidade de glicose intracerebral; sepse e gemelaridade. Os efeitos desses fatores podem ocorrer por meio de uma ou muitas das variáveis discutidas anteriormente. Inflamação crônica dos vilos é associada ao padrão da lesão do tálamo/núcleos da base, ao passo que a diminuição da maturação placentária é ligada à lesão limítrofe e da substância branca.

Neuropatologia

As características neuropatológicas da lesão hipóxico-isquêmica variam, dependendo do tipo e da duração do dano e da idade gestacional. As características neuropatológicas tornam-se mais aparentes à medida que se desenvolvem em uma sequência temporal.

Edema cerebral

Edema celular desenvolve-se rapidamente e resolve-se por volta de 7 dias após o seu início, embora exames de imagem não possam detectar com segurança o edema até 24 horas após o evento por causa do conteúdo de água mais elevado do cérebro do neonato. Se o dano cerebral foi generalizado e grave, no exame macroscópico o cérebro parece inchado, com ventrículos laterais em fenda, os giros cerebrais alargados e achatados associados a obliteração dos sulcos e herniação de estruturas do hipocampo.

Em casos graves de edema cerebral foi descrita herniação das amígdalas e verme cerebelares através do forame magno.

Respostas celulares

Os neurônios podem sofrer necrose ou apoptose. A natureza desses dois processos mutuamente exclusivos pode ser distinguida apenas por coloração histológica.

Calcificação

Deposição de cálcio nos neurônios danificados é comumente observada após dano hipóxico-isquêmico e pode ser aparente em exames de imagem.

Lesões crônicas

Atrofia cerebral é a fase final de perda celular no cérebro e afeta áreas particularmente vulneráveis. Várias formas específicas de lesões patológicas em fase terminal são reconhecidas no cérebro.

O *status marmoratus* indica aparência de mármore irregular dos núcleos da base e tálamo, que pode se desenvolver aproximadamente 6 meses após grave dano hipóxico-isquêmico perinatal. O estudo histológico mostra mielinização anormal de feixes gliais em vez de neurônios. Ulegiria refere-se a uma forma particular de patologia observada nas profundezas dos sulcos corticais e é provavelmente causada por particular vulnerabilidade devida a vascularização prejudicada. A fase crônica deste processo provoca o aparecimento de giros semelhantes a cogumelos, por causa da perda de substância cinzenta profunda nos sulcos.

Etiologia

A Tabela 56.1 apresenta, de forma esquemática, as características etiológicas.

Quadro clínico

O quadro clínico varia de acordo com a gravidade do insulto e o órgão comprometido, podendo ocorrer no rim a necrose tubular aguda, levando a insuficiência renal; no pulmão, lesão do sistema surfactante, desencadeando a síndrome do desconforto respiratório com suas manifestações; no intestino, a enterocolite necrosante; no coração, lesão miocárdica resultando em insuficiência cardíaca e no cérebro a encefalopatia hipóxico-isquêmica.

Tabela 56.1. Características etiológicas

Maternas	• Hipertensão arterial crônica • Eclâmpsia/pré-eclâmpsia • Cardiopatia • Convulsões • *Diabetes mellitus* • Ruptura prematura de membranas • Nefropatias • Hemoglobinopatias • Isoimunização Rh
Fetais	• Malformações congênitas • Prematuridade • Retardo do crescimento intrauterino • Pós-maturidade • Infecção congênita • Gemelaridade • Poli-hidrâmnio • Fetos GIG

Durante o parto	• Depressão respiratória por drogas
	  – Prolapso, ruptura, circular ou nó verdadeiro de cordão
	  – Placenta prévia, descolamento prematuro de placenta
	  – Apresentação anormal

Neonatais	• Imaturidade pulmonar • Pneumotórax • Pneumomediastino • Anemia • Distúrbios metabólicos • Hemorragia

De acordo com a gravidade da EHI e para melhor entendimento usamos a classificação de Sarnat, que é baseada nos achados clínicos e pode se relacionar ao prognóstico do recém-nascido a termo que sofreu o insulto hipóxico-isquêmico e apresentou a encefalopatia. Observe a Tabela 56.2, que foi modificada para ser utilizada logo após o dano, a fim de selecionar os neonatos elegíveis para hipotermia terapêutica.

Monitoração neurofisiológica

A eletroencefalografia (EEG) neonatal é um método reconhecido para avaliar a integridade do cérebro após um evento hipóxico-isquêmico.

Em recém-nascidos, o EEG comumente utiliza 16 canais e requer técnicos qualificados e neurofisiologistas altamente treinados e experientes para interpretar os registros, e pode ser realizada com registro simultâneo em vídeo, ajudando a fazer a distinção entre convulsões clínicas e subclínicas. Um estudo mostrou que menos de 10% das convulsões neonatais foram corretamente identificadas pela equipe neonatal, em comparação com registros simultâneos de vídeo-EEG.

Resultados normais e gravemente anormais na EEG são de valor preditivo importante.

Para superar o problema de difícil acesso e falta de continuidade, um dispositivo de monitoramento contínuo está cada vez mais sendo usado, o EEG de amplitude integrada (aEEG). Com fácil acesso 24 horas por dia e de fácil interpretação à beira do leito, com base no reconhecimento de padrões, levou a um aumento da monitoração contínua da atividade cerebral em unidades de cuidados intensivos neonatais.

Convulsões que não são detectadas com aEEG são convulsões curtas, convulsões de baixa amplitude e descargas focais. A sensibilidade do reconhecimento de convulsão pode ser melhorada consideravelmente com o uso de uma aEEG centroparietal bilateral de dois canais de registro, com acesso ao EEG bruto correspondente. Na maioria das crianças, no entanto, uma boa previsão do resultado de desenvolvimento neurológico posterior poderia ser feita com base no padrão de base de aEEG obtido em 6 ou até 3 horas após o nascimento.

O valor preditivo inicial do padrão de base avaliado com esta técnica tem levado seu uso para a seleção dos recém-nascidos em estudos de intervenção, tais como em estudos de hipotermia. Uma gravação mais longa tam-

Tabela 56.2. Classificação da EH-I de Sarnat e Sarnat

	Grau I (ligeira)	Grau II (moderada)	Grau III (grave)
Nível de consciência	Irritabilidade Hiperalerta	Letargia	Esupor ou coma
Movimentos espontâneos	Normal ou diminuídos	Diminuídos	Ausentes
Tônus	Normal ou amentado	Hipotonia (maior nos membros)	Hipotonia marcada
Reflexos primitivos	Exagerados (Moro)	Difícil elicitação	Ausentes
Sucção	Fraca	Diminuída	Ausente
Convulsões	Não	Tônicas ou Tônico-clônicas	Mal convulsivo
Olhos (pupila)	Dilatada	Miose (predomínio parassimpático	Resposta lenta ou fixa (sem resposta)
Frequência cardíaca	Taquicardia	Variável	Bradicardis, hipotensão, apneia

bém permite avaliar a presença, qualidade e o tempo de início do ciclo sono-vigília.

Potenciais evocados

Potenciais evocados podem ainda auxiliar na predição de resultado neurológico de recém-nascidos a termo com EHI. Potenciais evocados auditivos do tronco encefálico (PEATE) ou resposta evocada de tronco encefálico e potenciais evocados visuais (PEV) são tecnicamente mais fáceis de realizar do que o potencial evocado somatossensorial (PES), porém a hipotermia neuroprotetora pode alterar este resultado por até 3 semanas, sendo indicado fazê-lo apenas após este período.

Neuroimagem

Como discutido anteriormente, certas regiões do cérebro são preferencialmente afetadas em circunstâncias diferentes. Diferentes modalidades de imagem podem ser usadas, mas dados recentes têm mostrado que a ressonância nuclear magnética é superior quando comparada com a ultrassonografia e a tomografia computadorizada (TC).

Biomarcadores químicos

Diversos compostos foram testados para serem utilizados como biomarcadores de resultado neurológico adverso. Esses testes incluíam análise de gasometria, níveis de lactato precoces, enzimas hepáticas, DHL, eritroblastose, citocinas no líquor, hipoxantina no líquor, isoprostanos e proteínas cerebrais mais específicas, como a creatina quinase (BB), S-100B e enolase neurônio-específica.

Embora esses compostos possam refletir a gravidade hipóxico-isquêmica ou até mesmo a gravidade do envolvimento cerebral, eles têm valor limitado para a previsão de neurodesenvolvimento em longo prazo, devido à falta de origem específica desses marcadores no cérebro.

Avaliação das repercussões sistêmicas

Na Tabela 56.3 são detalhados os tipos de repercussão sistêmicas possíveis de avaliação.

Tratamento

O tratamento é indicado de acordo com a repercussão a ser tratada, conforme detalhado a seguir.

- Encefalopatia hipóxico-isquêmica:
  - Oxigenoterapia: evitar hipo/hiperoxia ou hipo/hipercapnia.
  - Glicemia: manter entre 75-100 mg/dL (substrato para metabolismo cerebral).

Tabela 56.3. Repercussões sistêmicas	
Cardiovascular	• Rx de tórax: aumento área cardíaca e congestão venosa pulmonar • ECG: depressão segmento ST em V3-V4 e/ou inversão onda T em V5-V6 • CKMB: aumento em 5-10% do valor basal nas primeiras 24 horas • ECO: diminuição da contratilidade miocárdica, insuficiência tricúspide por disfunção do músculo papilar por isquemia, detecção de malformações cardíacas
Respiratória	• Depressão do centro respiratório • Síndrome de aspiração meconial (SAM) • Síndrome do desconforto respiratório (SDR) • Síndrome da hipertensão pulmonar persistente (HPP)
Renal	• Necrose tubular aguda (NTA) com insuficiência renal: oligúria (diurese < 1 mL/kg/h), hematúria e proteinúria, hiponatremia e hipercalemia, aumento de creatinina sérica
Gastrointestinal	• Alterações mais tardias • Peristalse diminuída e retardo de esvaziamento gástrico • Enterocolite necrosante (1-2%)
Metabólica	• Acidose • Hipoglicemia • Hipocalcemia
Hematológica	• Coagulação intravascular disseminada: hemorragias sistêmicas, plaquetopenia e alteração de coagulograma
Hepática	• Comprometimento da produção de fatores de coagulação e aumento de transaminases, hiperbilirrubinemia direta e hiperamonemia sérica
Sistema nervoso central	• Exame neurológico (Sarnat) • USG, tomografia, ressonância de crânio: encefalopatia hipóxico-isquêmica (EHI) • Pré-termo: lesão predominante na matriz germinativa → hemorragia peri-intraventricular → leucomalácia periventricular • Termo: lesão predominante em gânglios da base e hipotálamo

- Controle ácido-básico e hidroeletrolítico.
- Tratamento de convulsões.

- Hipotermia terapêutica: manutenção do neonato em temperatura de 34º a 34,5ºC durante 72 h, com início o mais precoce possível e até 6 h de vida. Seguimento de protocolo rígido e específico para manutenção da qualidade do tratamento.

- Cardiovascular:
  - Dopamina e dobutamina.
  - Evitar sobrecarga de volume e distúrbios metabólicos.
  - Monitorar frequência cardíaca, pressão arterial – manter PAM em 45-50 mmHg, o que teoricamente mantém uma boa perfusão cerebral.

- Renal:
  - Monitorar: diurese, densidade urinária, eletrólitos e osmolaridade sanguínea e urinária para avaliar a presença de NTA ou síndrome de secreção inapropriada de ADH.
  - Valores de creatinina e sódio urinários para definir fração de excreção de sódio, que pode confirmar lesão renal.
  - Adequação de oferta hídrica e eletrolítica.
- Gastrointestinal:
  - Jejum nos primeiros dias até estabilização clínico-laboratorial.
  - Início e progressão lentos da alimentação via trato gastrointestinal.
- Hematológico e hepático:
  - Correção de distúrbios metabólicos.
  - Se necessário, fornecer fatores de coagulação: plasma fresco congelado, crioprecipitado e concentrado de plaquetas.

- Pulmonar:
  - Ventilação e oxigenação adequadas.
  - Tratamento específico de lesões pulmonares (SAM, SDR, HPP).
  - Pode ser necessário surfactante e óxido nítrico inalatório.
- Metabólico:
  - Correção dos distúrbios metabólicos.

São indicadores de mau prognóstico:
- Boletim de Apgar persistentemente baixo.
- Convulsões precoces.
- EEG com padrão surto-supressão.
- aEEG alterado: surto-supressão, contínuo de baixa voltagem, ausência do padrão ciclo sono-vigília, convulsões.
- Exame neurológico alterado já na primeira semana de vida.

Conceitos-chave

- Asfixia neonatal é uma diminuição do aporte metabólico-nutricional ao feto ou recém-nascido, causando má perfusão tecidual, resultando em hipóxia, hipercapnia e acidose metabólica.
- As causas podem ser: maternas, fetais, periparto ou neonatais.
- As repercussões são sistêmicas e precisam ser avaliadas quanto ao comprometimento: cérebro, coração, pulmões, rins e intestino.
- Monitoração cerebral com EEG/aEEG deve ser feita, além de outros exames para avaliação cerebral e integridade visual e auditiva, como ultrassonografia, tomografia, ressonância magnética e BERA.
- O tratamento deve ser realizado à medida que o órgão foi comprometido e para o cérebro é feita a hipotermia neuroprotetora.
- Fatores de mau prognóstico: Apgar persistentemente baixo, convulsões precoces, aEEG alterado, exame neurológico anormal por tempo prolongado e exame de imagem alterado.

Questões

1. Em relação à gestação e ao nascimento, em qual momento mais frequentemente pode ocorrer o insulto hipóxico-isquêmico?

2. Quais os órgãos principalmente acometidos?

3. O que podemos fazer para proteger o cérebro da lesão devida a falha de energia secundária?

4. Quais os fatores de mau prognóstico em termos de neurodesenvolvimento?

BIBLIOGRAFIA CONSULTADA

- Azzopardi D, Strohm B, Edwards AD, Dyet L, Halliday HL, Juszczak E, et al. Moderate Hypothermia to Treat Perinatal Asphyxial Encephalopathy. New England Journal of Medicine. 2009;362:1056-1056, 2010;361:1349. ISSN: 0028-4793.
- Gherpelli JLD. Doença Neurológica – Encefalopatia Hipóxico-isquêmica Neonatal. In: Diament A, Cypel S, Reed UC. Neurologia Infantil. 5ª ed. Rio de Janeiro: Atheneu; 2010. cap. 10, p. 757-63.
- Groenendaal F, Vries LS. Hipoxic-ischemic Encephalopaty. In: Neonatal-Perinatal Medicine. 10ª ed. Rio de Janeiro: Elsevier; 2015. vol. 2, cap. 61, p. 904-26.
- Kasdorf E, Laptook A, Azzopardi D, Jacobs S, Perlman JM, et al. Improving infant outcome with a 10 min Apgar of 0. Arch Dis Child Fetal Neonatal Ed. 2015;100:F102-F105.
- Magalhães M, Rodrigues FPM, Gallacci CB, Pachi PR, Chopard MR, Neto TBL. Guia de Bolso em Neonatologia. 2a ed. São Paulo: Atheneu; 2016. cap. 9, p. 59-62.
- Martinez-Biarge M, Diez-Sebastian J, Kapellou O, Gindner D, Allsop JM, Rutherford MA, et al. Predicting motor outcome and death in term hypoxic-ischemic encephalopathy. Neurology. 2011;76:2055-61.
- Poland RL, Freeman RK, eds. American Academy of Pediatrics, American College of Obstetricians and Gynecologists – Relationship between perinatal factors and neurologic outcome. In: Guidelines for Perinatal care. Elk Grove Village: American Academy of Pediatrics; 1992. p. 221-4.
- Rosa IRM. Asfixia Perinatal. In: Marba STM, Mezzacappa Filho F. Manual de Neonatologia UNICAMP. 2a ed. Rio de Janeiro: Revinter; 2009. p. 196-200.

Respostas

1. Intraútero e periparto.

2. Cérebro, rins, coração, pulmões e intestino.

3. Hipotermia neuroprotetora.

4. Apgar persistentemente baixo, convulsões, exame clínico neurológico alterado persistente e exames de imagem alterados.

Enterocolite Necrosante

- Alice D'Agostini Deutsch
- Romy Schmidt Brock Zacharias

Introdução

A enterocolite necrosante acomete até 10% dos prematuros e pode cursar com alta morbimortalidade. Neste capítulo, abordaremos as características fisiopatológicas e diagnósticas, além do tratamento clínico inicial e as indicações de tratamento cirúrgico.

Definição

A enterocolite necrosante (ECN) é uma doença característica do período neonatal representada por lesões intestinais que são resultado de uma combinação de insultos vasculares, da mucosa e metabólicos em um intestino ainda imaturo.

Incidência

A enterocolite necrosante é um distúrbio que acomete predominantemente RN prematuros, com uma incidência de 6 a 10% em RN menores de 1.500 gramas. A incidência aumenta conforme menor é a idade gestacional, sendo que 70 a 90% dos casos ocorrem em RN prematuros e apenas 10-25% em RN de termo. Aproximadamente 20 a 30% destes recém-nascidos evoluem a óbito e aqueles que sobrevivem podem apresentar sequelas significativas, que incluem síndrome do intestino curto, complicações gastrointestinais e também sequelas neurológicas.

Fisiopatologia

A fisiopatologia da enterocolite necrosante ainda não está completamente elucidada. Estudos epidemiológicos sugerem causa multifatorial: predisposição genética, imaturidade do trato gastrointestinal, desbalanço do tônus microvascular acompanhado de uma colonização bacteriana intestinal anormal, com uma mucosa altamente imunorreativa.

Imaturidade intestinal

Os recém-nascidos prematuros apresentam imaturidade da motilidade gastrointestinal, da digestão, absorção, defesa imunológica, da função de barreira e da regulação circulatória intestinal, aumentando o risco de injúria intestinal.

Os enterócitos dos recém-nascidos se desenvolvem em um meio intrauterino sem germes e não estão preparados para a estimulação excessiva que ocorre após a colonização inicial pós-natal.

A resposta inflamatória exacerbada do prematuro ao estímulo microbiano intraluminal altera as barreiras protetoras do intestino, afetando a expressão de receptores relacionados à inflamação (como *toll like receptor-4*).

Quando há processo inflamatório, ocorre aumento dos níveis de citocinas e interleucinas que são produzidas por células epiteliais e medeiam a migração e ativação de neutrófilos para o local do processo inflamatório, aumentando a produção de proteínas de fase aguda e causando necrose do intestino.

Colonização microbiana

A colonização microbiana anormal dos recém-nascidos prematuros também é apontada como importante fator de risco na enterocolite. A microbiota intestinal dos recém-nascidos que desenvolvem enterocolite difere da microbiota dos demais RN, apresentando uma predominância de bactérias patogênicas (proteobactérias) em detrimento a bacteroides. As proteobactérias são bactérias gram-negativas, possuem uma membrana celular rica em lipopolissacarídeos que interagem de forma mais intensa, ativando o sistema imunológico da mucosa intestinal.

O uso de leite materno protege o desenvolvimento da enterocolite, por contribuir com a colonização intestinal protetora e manter um pH mais ácido, o que dificulta o desenvolvimento de proteobactérias.

O uso de antibióticos logo após o nascimento também pode favorecer o aparecimento de ECN, através da alteração da microbiota e do favorecimento de colonização por bactérias patogênicas intra-hospitalares.

Outro fator interessante é a relação entre ECN e o uso de antagonistas do receptor H2 (como ranitidina ou omeprazol). Estes agentes aumentam o pH gástrico e com isso facilitam o crescimento de bactérias patogênicas, também alterando a microbiota intestinal.

Hipóxia-isquemia

O equilíbrio do tônus microvascular é baseado na produção de reguladores vasculares, como óxido nítrico e endotelina. A hipóxia e a isquemia tecidual desregulam este equilíbrio e exacerbam a cascata patológica que é desencadeada na enterocolite.

Fatores de risco

Vários fatores de risco contribuem para a ECN, como:
- Prematuridade.
- Muito baixo peso ao nascer.
- Asfixia perinatal.
- Rotura prematura de membranas ovulares.
- Hipotensão.
- Hipotermia.
- Policitemia, hiperviscosidade.
- Medicações e fórmulas hiperosmolares.
- Uso de vitamina E, indometacina, antagonista do receptor H2.
- Uso de antibiótico empírico > 5 dias.
- Utilização materna de cocaína.
- Exsanguineotransfusão.
- Persistência do canal arterial.
- Insuficiência cardíaca congestiva.
- Síndrome do desconforto respiratório.
- Aumento rápido da dieta enteral.
- Corioamnionite.
- Cateterização umbilical.

Quadro clínico

O quadro clínico da enterocolite pode ser insidioso ou pode se manifestar de maneira súbita.

Os sinais iniciais mais típicos são intolerância alimentar, distensão abdominal e sangue nas fezes após 8 a 10 dias de vida, às vezes associado a sintomas inespecíficos como apneia, bradicardia, hipoatividade, má perfusão periférica.

Existem apresentações clínicas que se assemelham à ECN, como íleo infeccioso ou a perfuração intestinal espontânea. Elas ocorrem geralmente nos primeiros dias após o nascimento, sem que o recém-nascido tenha um comprometimento clínico tão expressivo. Muitas vezes o diagnóstico diferencial entre estas patologias é difícil, sendo o anatomopatológico do intestino muito importante para definição diagnóstica. Na ECN há achado de inflamação e necrose intestinal.

Radiologicamente, a ECN pode apresentar paresia e dilatação de alças intestinais. Em fase avançada observa-se pneumatose intestinal, gás em sistema porta e a presença de ar fora das alças, que são indicativos de um quadro mais grave de enterocolite, já com perfuração intestinal (ver Figuras 57.1 a 57.3 – arquivos de imagens das autoras).

Bell et al., em 1978, propuseram um esquema de estadiamento clínico para os pacientes com enterocolite, apresentado na Tabela 57.1.

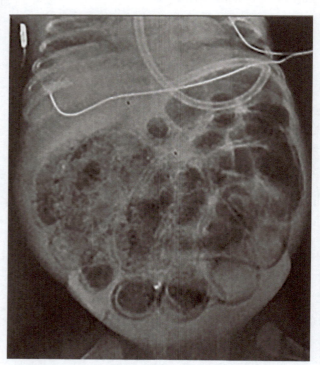

FIGURA 57.1. Radiografia de abdome demonstrando pneumatose intestinal. Fonte arquivo pessoal do autor.

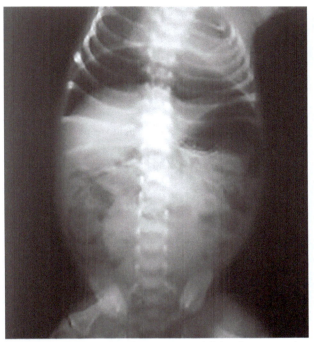
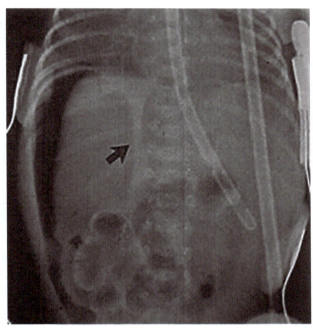

FIGURA 57.2. Presença de pneumoperitônio. Fonte: arquivo pessoal.

FIGURA 57.3. Presença de ar fora de alça e pneumoperitônio evidenciando o ligamento redondo. Fonte: arquivo pessoal.

Tabela 57.1. Estadiamento clínico da enterocolite

Estágio	Sinais sistêmicos	Sinais intestinais	Sinais radiológicos
IA- suspeito	Sinais inespecíficos. Apneia, bradicardia, letargia, instabilidade térmica	Aumento de resíduos gástricos, sangue positivo nas fezes	Leve dilatação de alças
IB- suspeito	O mesmo quadro da fase IA	Mesmo da fase IA associado a enterorragia	Mesmo que acima
IIA	Presença de dor e ausência de ruídos hidroaéreos (RHA)	O mesmo que acima e distensão abdominal com dor à palpação, ausência de RHA	Alças paréticas, dilatadas, áreas focais de pneumatose intestinal
IIB	Acidose metabólica e trombocitopenia discretas, celulite	Edema de parede abdominal, dor à palpação, presença ou não de massa palpável	O mesmo que acima com ou sem ascite, pode ter presença de ar no sistema porta
IIIA	Acidose respiratória e metabólica, apneia, hipotensão, neutropenia e CIVD	Edema, eritema e rigidez da parede abdominal	Ascite definida
IIIB	Deterioração dos sinais vitais e dos exames laboratoriais, choque e distúrbios hidroeletrolíticos	O mesmo que acima	Pneumoperitônio

Diagnóstico

Exames laboratoriais

A principal tríade de resultados laboratoriais que ajuda a confirmar o diagnóstico de ECN é trombocitopenia, acidose metabólica e hiponatremia importante. Anemia e neutropenia também podem ser encontradas concomitantemente, além de aumento de provas inflamatórias, como a proteína C reativa.

Presença de sangue nas fezes pode ser usada para detecção de RN com ECN, devido a alterações de integridade da mucosa intestinal.

Recentemente, alguns marcadores de lesão intestinal vêm sendo estudados, numa tentativa de detecção mais precoce da patologia. A pesquisa de proteínas de ligação dos ácidos graxos e calprotectina fecal podem indicar processo inflamatório intestinal e dano celular ao enterócito, mas o uso destes marcadores como preditivo ou diagnóstico de ECN ainda precisa ser validado em grandes estudos populacionais.

Tratamento

O tratamento clínico prevê as seguintes medidas:

- Jejum com sonda orogástrica aberta por um período de 7 a 14 dias para descompressão do trato gastrointestinal.
- Oferecer hidratação adequada para manter um débito urinário maior que 1 mL/kg/hora.
- Iniciar alimentação parenteral com aporte calórico adequado e manutenção de adequado balanço hidroeletrolitico.
- Utilizar agentes inotrópicos como dopamina, dobutamina ou adrenalina para manter o débito cardíaco e perfusão tecidual adequados.
- Correção de anemia e trombocitopenia com o uso de concentrado de hemácias e plaquetas. No caso de distúrbios de coagulação, o uso de plasma fresco congelado e crioprecipitado está indicado.
- Uso de ventilação mecânica e oxigenoterapia nos casos de apneia, dessaturação ou desconforto respiratório.
- Administração de antibioticoterapia de amplo espectro está indicada desde o início (aeróbios e anaeróbios), conforme protocolo do serviço. O tempo de tratamento com antibióticos vai depender da evolução clínica e radiológica e a presença de culturas positivas norteará sua utilização.
- Avaliação de cirurgião pediátrico: realização de radiografia simples de abdome e em decúbito lateral esquerdo a cada 6 a 12 horas na fase aguda para avaliação de perfuração intestinal.

O tratamento cirúrgico possui indicação absoluta em casos de presença de pneumoperitônio. A presença de pneumoperitônioocorre em 20 a 30% dos pacientes, geralmente após 12 a 48 horas do início do quadro clínico e indica perfuração de alça intestinal.

Já as indicações relativas de tratamento cirúrgico incluem:

- Eritema de parede abdominal.
- Massa abdominal palpável.
- Presença de alça sentinela persistente e fixa por mais de 24 horas.
- Paracentese com presença de líquido peritoneal amarronzado e/ou presença de bactérias na cultura do líquido.
- Deterioração clínica com acidose metabólica persistente.

A abordagem deve ser cirúrgica, com a realização de laparotomia para ressecção do segmento necrótico, limpeza da cavidade abdominal e derivação. A drenagem peritoneal isolada pode ser considerada em casos de instabilidade hemodinâmica grave e quadro clínico crítico ou nas perfurações em recém-nascidos de muitíssimo baixo peso.

A escolha do tipo de tratamento é controversa. Dois estudos multicêntricos grandes não encontraram diferenças estatisticamente significantes em relação à sobrevivência ou aos desfechos clínicos precoces, mas na conclusão observaram que os pacientes que foram submetidos a drenagem peritoneal necessitaram muito frequentemente de cirurgia na evolução. No entanto, análise sistemática de dados sugere que a mortalidade e sequelas neurológicas são mais frequentes quando é realizada a drenagem em comparação com a laparotomia.

Prevenção

A alimentação deve ser preferencialmente com o leite humano materno ou de banco de leite. O volume da alimentação enteral deve ser aumentado gradualmente, não ultrapassando 20 mL/kg/dia. Prevenção de asfixia perinatal e correção rápida de hipotensão ou choque diminuem o risco de enterocolite.

A administração de corticoide antenatal nas gestantes de risco para parto prematuro parece ter um efeito protetor para o trato gastrointestinal neonatal.

Conceitos-chave

- A enterocolite pode manifestar-se de modo insidioso ou de maneira súbita. Os sinais iniciais mais típicos são intolerância alimentar, distensão abdominal e sangue nas fezes após 8 a 10 dias de vida. Pode haver associação com sintomas inespecíficos como apneia, bradicardia, hipoatividade, má perfusão periférica.
- Radiologicamente, a ECN pode apresentar paresia e dilatação de alças intestinais. Em fase avançada observa-se pneumatose intestinal, gás em sistema porta e a presença de ar fora das alças, que é indicativo de quadro mais grave, com perfuração intestinal.
- O tratamento consiste em suporte intensivo, estabilização volêmica e hemodinâmica, jejum gastrointestinal, antibioticoterapia empírica de largo espectro e avaliação da necessidade de intervenção cirúrgica.

Questões

1. São fatores de risco para enterocolite, exceto:

   A) Policitemia, hiperviscosidade.

   B) Medicações e fórmulas hiperosmolares.

   C) Filho de mãe com diabetes gestacional.

   D) Uso de antibiótico de amplo espectro.

   E) Persistência do canal arterial.

2. A classificação da ECN de acordo com o estadiamento de Bell leva em consideração três grupos de manifestações, quais são elas?

3. O tratamento clínico da ECN é composto por, exceto:

   A) Jejum e sonda aberta.

   B) Antibioticoterapia de amplo espectro.

   C) Correção de distúrbios metabólicos.

   D) Restrição hídrica.

   E) Drogas vasoativas se instabilidade hemodinâmica.

4. Quais são os principais diagnósticos diferenciais de ECN?

BIBLIOGRAFIA CONSULTADA

- Bell MJ, Ternberg JL, Feijin RD. Neonatal necrotizing enterocolitis. Therapeutic decision based upon clinical stating. Ann Surg. 1978;187:1.
- Cloherty JP, Stark AR. Manual of neonatal care. 4th ed. Philadelphia: Lippincott-Raven Publishers; 1998.
- Neu J, Walker A. Necrotizing Enterocolitis. N Engl J Med. 2011 Jan;364(3):255-264.
- Ninô DF, Sodhl CP, Hackam DJ. Necrotizing enterocolitis: new insights into pathogenesis and mechanisms. Nat Rev Gastroenterol Hepatol. 2016:13(10):590-600.
- Rodrigues FPM, Freitas M, Deutsch AD. Enterocolite necrosante no recém- nascido. In: Terapia Intensiva Pediatria Neonatologia. Stape A, Troster EJ, Deutsch ADA, eds. Cap 39: p. 533-541.

Respostas

1. C

2. A classificação de Bell considera manifestações sistêmicas, manifestações intestinais e sinais radiológicos abdominais.

3. D

4. Perfuração ileal espontânea, íleo infeccioso.

Seção 5

Bulário

Coordenadores da seção:

- Claudio Schvartsman
- Elda Maria Stafuzza Gonçalves Pires
- Mariana Facchini Granato

ACICLOVIR

◊ Antiviral

Apresentações no mercado

- Aciclovir 250 mg fap – injetável
- Aciclovir 200 mg comprimido
- Aciclovir 50 mg/g creme bisnaga 10 g

Posologia

- Crianças

- Tratamento via oral. **Herpes genital simples:** < *12 anos:* dose usual: 40 a 80 mg/kg/dia, VO, divididos em 3 a 4 doses por 5 a 10 dias. Dose máxima: 1 g/dia. ≥*12 anos:* dose inicial: 400 mg, VO, 3 vezes ao dia ou 200 mg, VO, 5 vezes ao dia durante 7 a 10 dias. Terapia supressiva crônica para episódios recorrentes: 400 mg, VO, 2 vezes ao dia. Terapia episódica para episódios recorrentes: 400 mg, VO, 3 vezes ao dia ou 800 mg, VO, 2 vezes ao dia durante 5 dias ou 800 mg, VO, 3 vezes ao dia durante 2 dias. **Herpes genital simples – infecção pelo HIV:** < *12 anos:* dose usual: 20 mg/kg, VO, 3 vezes ao dia durante 5 a 14 dias. Dose máxima: 400 mg/dose. ≥ *12 anos:* dose usual: 400 mg, VO, 2 vezes por dia durante 5 a 14 dias. Terapia supressiva crônica para episódios recorrentes: 20 mg/kg, VO, 2 vezes ao dia. Dose máxima: 400 mg/dose. **Vírus herpes simples, mucocutâneo:** dose usual: 20 mg/kg, VO, 4 vezes ao dia. Dose máxima: 800 mg/dose. **Paciente infectado pelo HIV:** dose usual: 20 mg/kg, VO, 3 vezes ao dia durante 5 a 10 dias. Dose máxima: 400 mg/dose. **Vírus herpes simples, profilaxia – infecção pelo HIV:** terapia supressiva crônica para episódios recorrentes: 20 mg/kg, VO, 2 vezes ao dia. Dose máxima: 400 mg/dose. **Herpes simples vírus (HSV-soropositivo), profilaxia-transplante de células hematopoiéticas:** < *40 kg:* dose usual: 60 a 90 mg/kg/dia, VO, divididos em 2 ou 3 doses. Dose máxima: 800 mg/2 vezes ao dia. ≥ *40 kg:* dose usual: 400 a 800 mg, VO, 2 vezes por dia. Iniciar o tratamento no começo da terapia de condicionamento e continuar até o enxerto ou até a mucosite se resolver (aproximadamente 30 dias após o transplante). **Herpes zoster (zona), paciente imunocompetente:** ≥ *12 anos:* dose usual: 800 mg, VO, 5 vezes ao dia durante 5 a 7 dias. **Herpes zoster (herpes zoster) – infecção pelo HIV: após terapêutica inicial com IV aciclovir:** dose usual: 20 mg/kg, VO, 4 vezes por dia para completar o tratamento de 10 a 14 dias para envolvimento do nervo trigêmeo ou zoster multidermatomal e 4 a 6 semanas para necrose retiniana aguda. Dose máxima: 800 mg/dose, VO. **Vírus da varicela zoster (VZV-soropositivo), transplante de célula hematopoiética de profilaxia:** < *40 kg:* dose usual: 60 a 80 mg/kg/dia, VO, divididos em 2 ou 3 doses. Dose máxima: 800 mg, VO, 2 vezes por dia. ≥ *40 kg:* dose usual: 800 mg, VO, a cada 12 horas. **Varicela (varicela), imunocompetente paciente:** ≥ *2 anos:* dose usual: 20 mg/kg, VO, 4 vezes ao dia durante 5 dias. Administrar dentro de 24 horas de erupção cutânea. Dose máxima: 800 mg/dose. **Varicela (varicela) – Infecção por HIV:** *Não ou imunossupressão moderada e doença leve da varicela:* dose usual: 20 mg/kg, VO, 4 vezes ao dia durante 7 a 10 dias ou até nenhuma lesão nova por 48 horas. dose máxima: 800 mg/dose. *Criança:* tratamento via endovenosa. **Herpes simples genital, grave:** ≥ *12 anos:* dose usual: 5 a 10 mg/kg, IV, 3 vezes ao dia durante 2 a 7 dias, seguida de terapia oral para completar pelo menos 10 dias de tratamento total. **Encefalite herpes simples:** *29 dias a 12 anos:* dose usual: 20 mg/kg, IV, 3 vezes ao dia durante 21 dias. ≥ *12 anos:* dose usual: 10 mg/kg, IV, 3 vezes ao dia durante 21 dias. **Encefalite por gerpes Simples – infecção por HIV:** dose usual: 10 mg/kg, IV, 3 vezes ao dia durante 21 dias. **Herpes simples mucocutâneo, imunocomprometido:** *29 dias a 12 anos:* dose usual: 10 mg/kg, IV, 3 vezez ao dia durante 7 a 14 dias. ≥ *12 anos:* dose usual: 5 mg/kg, IV, 3 vezes ao dia durante 7 a 14 dias. **Infecção pelo HIV:** dose usual: 5 a 10 mg/kg, IV, 3 vezes ao dia até que as lesões comecem a regredir e, em seguida, mude para o aciclovir oral (20 mg kg (máximo 400 mg/dose), 3 vezes ao dia até que as lesões curem completamente. **Vírus do herpes simples (HSV-soropositivo), profilaxia – transplante de células hematopoiéticas:** < *40 kg:* dose usual: 250 mg/m², IV, 3 vezes ao dia ou 125 mg/ m², IV, 4 vezes ao dia (máximo 80 mg/kg/dia). Iniciar o tratamento no começo da terapia de condicionamento e continuar até o enxerto ou até que a mucosite se resolva (aproximadamente 30 dias após o transplante). A terapêutica oral deve ser utilizada quando clinicamente apropriado. ≥ *40 kg:* dose usual: 250 mg/ m², IV, 2 vezes ao dia. Iniciar o tratamento no início da terapia de condicionamento e continuar até o enxerto ou até a mucosite se resolver (aproximadamente 30 dias após o transplante). **Herpes zoster (zona), paciente imunocomprometido:** *29 dias a 1 ano:* dose usual: 10 mg/kg, IV, 3 vezes ao dia durante 7 a 10 dias ou até nenhuma lesão nova por 48 horas. ≥ *1 ano:* dose usual: 500 mg/ m², IV, 3 vezes ao dia ou 10 mg, IV, 3 vezes ao dia até que as lesões cutâneas e a doença visceral estejam sendo resolvidas e, em seguida, mudar para a terapia oral para completar 10 a 14 dias de tratamento. Para a necrose retiniana aguda, tratar com aciclovir IV durante 10 a 14 dias, seguido de aciclovir oral 20 mg/kg (máximo 800 mg/dose) 4 vezes ao dia durante 4 a 6 semanas (ou oral valaciclovir 1 g, VO, 3 vezes por dia durante 4 a 6 semanas em crianças com idade suficiente para receber a dose para adultos). **Transplante de células hematopoiéticas:** dose usual: 250 mg/m², IV, 2 vezes ao dia a partir do dia menos 7 e continuar até o dia 30 após o transplante ou resolução da mucosite. **Varicela (varicela), paciente imunocomprometido:** < *1 ano:* dose usual: 10 mg/kg, IV, 3 vezes ao dia durante 7 a 10 dias ou até nenhuma lesão nova por 48 horas. ≥ *1 ano:* dose usual: 500 mg/m², IV, 3 vezes ao dia ou 10 mg/kg, IV, 3 vezes ao dia durante 7 a 10 dias ou até nenhuma nova lesão por 48 horas.

- Tratamento tópico. **Herpes Labial:** > *12 anos:* aplicar, via tópica, 5 vezes ao dia (em intervalos de 4 h). Duração do tratamento: 5 dias. Se não ocorrer cicatrização, o tratamento deverá ser prolongado por 10 dias.

- Neonatos
- Tratamento via oral. **Infecção por herpes simples, supressão crônica:** dose usual: 300 mg/m²/dose, VO, 3 vezes ao dia. Comece a terapia supressiva imediatamente após a conclusão do tratamento IV e continue por 6 meses.
- Tratamento via endovenosa. **Herpes simples infecção por vírus, tratamento e terapia preventiva:** < *30 semanas de idade pós-menstrual:* dose usual: 20 mg/kg, IV, a cada 8 ou 12 horas. ≥ *30 semanas de idade pós-menstrual:* dose usual: 20 mg/kg, IV, a cada 8 horas. Tratar a doença herpes simples localizada por 14 dias e disseminada ou doença do SNC por 21 dias. Continuar a terapia IV por mais 7 dias, quando a repetição da reação em cadeia da polimerase (vírus do herpes simples do líquido cefalorraquidiano) é positiva após aproximadamente 21 dias de terapia com aciclovir. A duração da terapia preventiva sem doença comprovada é de 10 dias. **Infecção por vírus varicella zoster:** dose usual: 10 a 15 mg/kg/dose, IV, a cada 8 horas durante 5 a 10 dias. Ajustes de dose: prematuros com menos de 33 semanas de idade gestacional: dar a dose IV usual a cada 12 horas. **Neonatal herpes simples infecção vírus, tratamento:** *29 dias a 2 meses:* dose usual: 20 mg/kg, IV, 3 vezes ao dia durante 21 dias para SNC e doença disseminada ou 14 dias para doença da pele e membranas mucosas. **Infecção neonatal do vírus do herpes simples, supressão crônica:** após terapêutica inicial com aciclovir IV: 300 mg/m²/dose, VO, 3 vezes ao dia. Comece a terapia supressiva imediatamente após a conclusão do tratamento IV e continue por 6 meses. **Herpes zoster (zona), paciente imunocomprometido.**

Alerta

- Reações adversas comuns. Náuseas, vômitos, aumento da creatinina, alteração dos exames de função hepática, letargia, eritema, *rash* cutâneo, estomatite, irritação no local da aplicação, prurido.

ÁCIDO ACETILSALICÍLICO

◊ Analgésico, Antipirético, Anti-inflamatório não Hormonal/Antiagregante Plaquetário

Apresentações no mercado

- Ácido acetilsalicílico 100 mg comprimido
- Ácido acetilsalicílico 500 mg comprimido
- Ácido acetilsalicílico tamponado

Posologia

- Crianças
- **Analgésico e antipirético:** dose usual: 10 a 15 mg/kg, VO, 4 a 6 vezes ao dia. **Anti-inflamatório:** dose usual: 60 a 100 mg/kg/dia, VO, fracionados em 3 a 4 administrações. **Antiagregante plaquetário:** dose usual: 3 a 5 mg/kg/dia, VO, 2 vezes por semana. **Acidente vascular cerebral isquêmico, recorrente: dose usual:** 1 a 5 mg/kg VO uma vez ao dia. **Trombose, profilaxia:** dose usual: 1 a 5 mg/kg VO uma vez ao dia.

Alerta

- Reações adversas sérias. Úlcera gastrointestinal, sangramento, zumbido, broncoespasmo, necrose papilar renal, nefrite intersticial, angioedema, síndrome de Reye, hepatotoxicidade.

Monitorização

- Hemograma, pressão arterial, função hepática, após o início da terapia com anti-inflamatórios não esteroidais, a cada 6-12 meses e, posteriormente, com maior frequência em pacientes de risco para toxicidade hepática, renal, cardíaca ou gastrointestinal (p. ex., idade maior de 60 anos, história de insuficiência cardíaca, renal, hepática).

ÁCIDO AMINOCAPROICO

◊ Hormônios Sistêmicos, Hemostático

Apresentações no mercado

- Ácido aminocaproico 1 g injetável – ampola 20 mL
- Ácido aminocaproico 500 mg comprimido

Posologia

- Crianças
- Tratamento via endovenosa. **Hemorragia, profilaxia:** dose de ataque: 75 mg/kg IV durante 10 minutos. Dose de manutenção: 75 mg/kg/hora IV. ≥ *11 anos:* dose de ataque: 100 mg/kg IV durante 15 a 20 min (máximo 6 g). Dose de manutenção: 10 mg/kg/hora IV (duração máxima de injfusão: 8 horas). **Profilaxia de hemorragia em caso de ECMO:** ≤ *2 anos:* dose usual: 100 mg/kg seguido de 30 mg/kg/hora. Administração diretamente no paciente por infusão endovenosa ou através do circuito de ECMO. Infusão mínima de 72 horas. **Hemorragia em caso de doença de Von Willebrand:** dose usual: 50 a 60 mg/kg/dose IV ou oral a cada 4 ou 6 h. Dose máxima: 24.000 mg por dia.
- Tratamento via oral. **Controle da hemorragia (epistaxe/extração dentária/menorragia):** dose usual: 100 a 200 mg/kg/dia, VO, doses divididas em 3 a 4 vezes.

Alerta

- Reações adversas sérias. **Cardiovasculares:** arritmia, bradicardia, edema, hipotensão, hipertensão intracraniana, isquemia periférica, síncope, trombose. **Sistema nervoso central:** confusão, delírio, tonturas, fadiga, alucinações, dor de cabeça, mal-estar, convulsão, acidente vascular cerebral. **Dermatológico:** erupção cutânea, prurido. **Gastrointestinal:** dor abdominal, anorexia, cólicas, diarreia, irritação do GI, náuseas, vômitos. **Hematológico:** agranulocitose, tempo de sangramento aumentado, leucopenia, trombocitopenia. **Neuromusculares e esqueléticas:** mialgia, miosite, miopatia, rabdomiólise (rara), fraqueza. **Oftálmico:** visão diminuída, olhos aquosos. **Renal:** obstrução intrarrenal (trombose capilar glomerular), mioglobinúria (rara), insuficiência renal (rara).Respiratório: dispneia, congestão nasal, embolia pulmonar.

Monitorização

- Fibrinogênio, creatinina fosfoquinase em pacientes com terapia prolongada e creatinina.

ÁCIDO FÓLICO
◦ Vitamina

Apresentações no mercado

- Ácido fólico 0,1% injetável (ampola 1 mL)
- Ácido fólico 5 mg comprimido
- Ácido fólico gotas 0,2 mg/mL

Posologia

- **Crianças**
- Tratamento via intramuscular, endovenosa ou subcutânea. *< 2 anos:* dose usual: 15 µg/kg/dose ou 50 µg/dia. *> 2 anos:* dose usual: 1 mg/dia. *1-10 anos:* dose usual: 0,1 a 0,4 mg/dia. **Auxílio diagnóstico (deficiência de folato):** dose usual: 0,1 a 0,2 mg, 1 vez ao dia.
- Tratamento via oral. *Prematuros:* 50 µg/dia (~ 15 µg/kg/dia). *Neonatos a termo:* 25-35 µg/dia. *Bebês 1-6 meses:* 25-35 µg/dia. *1-3 anos:* 150 µg/dia; 4-8 anos: 200 µg/dia. *9-13 anos:* 300 µg/dia; ≥ 14 anos: 400 µg/dia.
- Crianças – tratamento gotas. *Prematuros e lactantes:* 0,25 a 0,5 mL/dia. *2 a 4 anos:* 0,5 a 1 mL/dia. *4 -10 anos:* 1 a 1,5 mL/dia. *> 10 anos:* 1 a 2 mL/dia.
- Contraindicações. Anemia normocítica, perniciosa ou aplástica.

ÁCIDO FUSÍDICO
◦ Antimicrobiano Tópico

Apresentação no mercado

- Ácido fusídico (20 mg/g) 2% creme.

Posologia

- **Adultos e crianças**
- Dose usual: aplicar 2 a 3 vezes por dia, durante 7 dias ou a critério médico.

ÁCIDO TRANEXÂMICO
◦ Hormônios Sistêmicos//Hemostático

Apresentações no mercado

- Ácido tranexâmico 250 mg (ampola 5 mL)
- Ácido tranexâmico 250 mg comprimidos

Posologia

- **Crianças**
- Dose usual: 10 mg/kg/dose, IV, 2 a 3 vezes ao dia. Ajuste renal:

Creatinina sérica	Dose IV	Dose oral	Frequência
120 a 150 µmol/L	10 mg/kg	25 mg/kg	2 vezes ao dia
250 a 500 µmol/L	10 mg/kg	25 mg/kg	1 vez ao dia
> 500 µmol/L	5 mg/kg	12,5 mg/kg	1 vez ao dia

Alerta

- Reações adversas. **Cardiovascular:** hipotensão (com rápida injeção IV). **Sistema nervoso central:** tonturas. **Dermatologia:** dermatite alérgica. **Endócrinas e metabóli-**

cas: desconforto menstrual. **Gastrointestinais:** diarreia, náuseas, vômitos. **Oftálmica:** visão turva.

- Contraindicação. Portadores de coagulação intravascular ativa, vasculopatia oclusiva aguda.Hipersensibilidade aos componentes da fórmula do produto.
- Precauções/advertências. A administração endovenosa deverá ser o mais lenta possível, devendo sempre ser respeitada a velocidade máxima de infusão de 50 mg/min. Pacientes com histórico de tromboembolismo, ou com fatores predisponentes para tal, devem ser cuidadosamente acompanhados. A excreção do ácido tranexâmico é renal. Portanto, na insuficiência renal, as doses devem ser ajustadas.

Monitorização

- Exame oftalmológico deve ser conduzido antes e após tratamento prolongado.

ÁCIDO VALPROICO
◦ Anticonvulsivante

Apresentações no mercado

- Ácido valproico 250 mg cápsula (Depekene®).
- Ácido valproico 50 mg/ mL solução (frasco 100 mL) (Depakene®).
- Cada mL do xarope contém: valproato de sódio 57,624 mg (equivalente a 50 mg de ácido valproico.
- Ácido valproico 200 mg/ mL frasco 40 mL (Valpakine®)

Posologia

- **Crianças**
- **Epilepsia:** dose inicial: 10 a 15 mg/kg/dia, VO, em 1 a 3 doses divididas. Aumentando em intervalos de 1 semana em 5 a 10 mg/kg/dia até o controle alcançado. Dose máxima 60 mg/kg/dia, se a dose diária total exceder 250 mg, deve ser administrada em doses divididas. **Transtorno bipolar:** *> 5 anos:* dose inicial: 15 a 20 mg/kg/dia, VO, em 2 a 3 doses divididas. Dose máxima: 750 mg. **Profilaxia para enxaqueca (3 a 17 anos):** dose usual: 10 a 30 mg/kg/dia, VO, em 2 doses.

Alerta

- Reações adversas. > 10%: **Sistema nervoso central:** dor de cabeça, sonolência, tonturas, insônia, dor, nervosismo. **Dermatológico:** alopecia. **Gastrointestinal:** náusea, vômitos, dor abdominal, diarreia, dispepsia, anorexia. **Hematológico e oncológico:** trombocitopeniaInfecção. **Neuromuscular e esquelético:** tremor, fraqueza. **Oftálmico:** diplopia, distúrbios visuais. **Respiratório:** sintomas gripais. **Diversos:** lesões acidentais.
- Precauções/advertências. **Lesões hepáticas severas.** Não deve ser utilizado em crianças e adolescentes do sexo feminino, em mulheres em idade fértil e gestantes a menos que tratamentos alternativos tenham sido ineficazes ou não tolerados.Em caso de pancreatite diagnosticada o medicamento deve ser descontinuado.Pacientes que apresentam sinais de comportamentos ou intenções suicidas devem ser monitorados, e tratamento apropriado deve ser considerado.O uso concomitante de valproato de sódio e agentes carbapenêmicos não é recomendado.O valproato pode desencadear ou agravar sinais clínicos de doenças mitocondriais subjacentes causadas por mutações do DNA

mitocondrial, bem como o gene nuclear codificado POLG. Alguns pacientes podem apresentar, em vez de uma melhora, um agravamento reversível da frequência e da severidade das convulsões (incluindo o estado epiléptico), ou o aparecimento de novos tipos de convulsões com uso de valproato.Antes do início e durante os primeiros 6 meses de tratamento, o acompanhamento da função hepática deverá ser feito periodicamente, sobretudo em pacientes com risco.Quando existir a suspeita de deficiência enzimática no ciclo da ureia, investigações metabólicas devem ser executadas antes do tratamento por causa do risco de hiperamonemia com valproato.Alterações no ciclo menstrual também devem ser monitoradas.

Monitorização

■ Enzimas hepáticas, hemograma, amônia sérica, níveis séricos de valproato, suicídio, função motora e cognitiva.

ADENOSINA
◇ Antiarrítmico

Apresentação no mercado

■ Adenosina 3 mg/mL injetável (ampola 2 mL)

Posologia

■ Crianças

■ Dose inicial: 0,1 mg/kg/dose, IV. Dose máxima: 12 mg/dose.

■ Neonatos

■ Dose inicial: 50 µg/kg, pode repetir 2 vezes. O início da ação ocorre em 10 a 30 segundos da administração. Dose máxima: 250 µg/kg.

Alerta

■ Orientações. Administrar rapidamente. Não diluir com soro fisiológico. Ação rápida e meia-vida extremamente curta.
■ Reações adversas. > 10%: rubor facial, palpitação, dor torácica, hipotensão arterial; dor de cabeça; dispneia; diaforese.
■ Reações adversas sérias. **Cardiovasculares:** bradicardia, arritmias cardíacas (1%), bloqueio atrioventricular parcial (2%). **Respiratória:** broncoespasmo em asmáticos.

Monitorização

■ Eletrocardiograma, frequência cardíaca, frequência respiratória, pressão arterial.

ALBUMINA HUMANA
◇ Expansor do Volume Sanguíneo

Apresentação no mercado

■ Albumina humana 20% (0,2 g/ mL) solução – fap 50 mL e bolsa 50 mL

Posologia

■ Crianças

■ Dose usual: 1 a 2 g/kg/dia, por infusão IV.

■ Neonatos

■ **Hipoproteinemia:** dose usual: 0,5 a 1 g/kg/dose, IV, repetir a cada 1 ou 2 dias. **Hipovolemia:** dose usual: 0,5 a 1 g/kg/dose, IV, em *bolus*, repetir SN.

Alerta

■ Indicações. De acordo com a resolução RDC nº 115, de 10 de maio de 2004, as indicações da albumina podem ser classificadas como indicações formais, indicações discutíveis e indicações não fundamentadas.
■ Indicações formais. **1.** Preenchimento (*priming*) da bomba de circulação extracorpórea nas cirurgias cardíacas. **2.** Tratamento de pacientes com ascites volumosas, por paracenteses repetidas. **3.** Após paracenteses evacuadoras nos pacientes com ascites volumosas. **4.** Como líquido de reposição nas plasmaféreses terapêuticas de grande monta (retirada de mais de 20 mL/kg de plasma por sessão). **5.** Prevenção da síndrome de hiperestimulação ovariana no dia da coleta do óvulo para fertilização *in vitro*. **6.** Pacientes com cirrose hepática e síndrome nefrótica, quando houver edemas refratários aos diuréticos e que coloquem em risco iminente a vida dos pacientes. **7.** Grandes queimados, após as primeiras 24 horas pós-queimadura. **8.** Pós-operatório de transplante de fígado, quando a albumina sérica for inferior a 2,5 g%.
■ Indicações discutíveis. **1.** Em pacientes críticos com hipovolemia, hipoalbuminemia e má distribuição hídrica. **2.** Hiperbilirrubinemia do recém-nato por DHPN. **3.** Em pacientes com cirrose que apresentem peritonite bacteriana espontânea.
■ Indicações não fundamentadas. **1.** Correção de hipoalbuminemia. **2.** Correção de perdas volêmicas agudas, incluindo choque hemorrágico. **3.** Tratamento de pacientes com cirrose hepática ou com síndrome nefrótica. **4.** Perioperatório, exceto nos casos mencionados anteriormente.
■ Reações adversas sérias. **Imunológica:** reação de hipersensibilidade imune (rara). *Em crianças:* **cardíacas:** edema pulmonar, hipertensão (ou hipotensão arterial, secundária a reação de hipersensibilidade), taquicardia, hipervolemia. Febre. *Rash* cutâneo.

AMICACINA
◇ Antimicrobiano

Apresentações no mercado

■ Sulfato de Amicacina 250 mg/ mL injetável (ampola 2 mL)
■ Sulfato de Amicacina 50 mg/mL (ampola 2 mL)

Posologia

Semanas	Dias	mg/kg	Invervalo (horas)
≤ 29	0 a 7	18	48
	8 a 28	15	36
	≥ 29	15	24
30 a 34	0 a 7	18	36
	≥ 8	15	24
≥ 35	Todos	15	23

■ Crianças

■ Tratamento via endovenosa ou i ntramuscular. Dose usual: 15 a 22,5 mg/kg/dia, IV ou IM, de 12/12 h ou 8/8 h. Dose máxima: 30 mg/kg/dia ou 1.500 mg/dia. **Meningite bacteriana (organismos gram-negativos):** 5 mg/kg cada 8 h.

Observação: Não deve ser utilizado como agente único para o tratamento de meningite bacteriana.

■ Neonatos

■ Ajuste Renal. **Crianças > 28 dias de vida e adolescentes:** GRF > 50 mL/min/1,73m²: sem necessidade de ajuste. GRF 30 a 50 mL/min/1,73m²: administrar a cada 12-18 h. GRF 10 a 29 mL/min/1,73m²: administrar a cada 18-24 h. GRF < 10 mL/min/1,73m²: administrar a cada 48-72 h. **Hemodiálise intermitente e diálise peritoneal:** 5 mg/kg/dose (reajustar de acordo com o nível sérico).

Concentração sérica terapêutica

■ Pico (20 a 30 µg/ mL): deve ser colhido 30 minutos *após* a infusão ou 1 hora *após* a administração IM. Vale (<10 µg/ mL) – deve ser colhido 30 minutos *antes* da próxima dose.

Alerta

■ Reações adversas. Nefrotoxicidade, ototoxicidade, neurotoxicidade. Raras: dispneia, eosinofilia, reação de hipersensibilidade.

■

Monitorização

■ Usualmente o nível sérico deve ser obtido na terceira dose da droga, exceção para neonatos e pacientes com função renal alterada, onde a obtenção no nível deve ser após a primeira, segunda ou terceira dose (devido à frequência espaçada). Pacientes com baixa resposta terapêutica, tratamento maior de 5 dias, neonatos e crianças menores de 3 meses de idade, tratamentos com altas doses e intervalos curtos, sinais de otoxicidade ou nefrotoxicidade, uso concomitante com outros agentes nefrotóxicos são casos em que nível sérico deve ser monitorado. Uso concomitante com penicilinas pode diminuir os níveis sanguíneos de amicacina. Essa interação pode ser diminuída com intervalo mínimo de 1 h entre a administração das drogas.

AMINOFILINA
◊ Broncodilatador

Apresentação no mercado

■ Aminofilina 24 mg/ mL injetável (ampola 10 mL)
■ Aminofilina 100 mg cp
■ Aminofilina 200 mg cp

Posologia

■ Crianças e neonatos

■ Tratamento via endovenosa. **Apneia neonatal:** dose de ataque: 4 a 6 mg/kg/dose, IV, infundidos em 30 min. Dose de manutenção: 1 a 3 mg/kg/dose, IV, infundidos em 30 min, a cada 8 a 12 h. **Broncodilatador:** dose inicial: 6 mg/kg/dose (infusão em 30 min), IV. Dose de manutenção: 0,2 mg/kg/h, contínua. Dose intermitente: dividir a dose total da infusão contínua em 24 h e administrar a cada 4 a 6 h. **Níveis terapêuticos:** apneia da prematuridade: 7 a 12 µg/mL. Broncodilatação: 10 a 20 µg/mL.

■ Tratamento via oral. *< 1 ano:* dose total: [0,3 × (idade em semanas) + 8] mg, VO, 4 vezes ao dia. *1 a 12 anos:* dose usual:

4 a 6 mg/kg, VO, 4 vezes ao dia. Dose máxima: 24 mg/kg, VO, 1 vez ao dia.

■ Neonatos

■ **Apneia da prematuridade:** dose de ataque: 4 a 6 mg/kg/dose, VO, a cada 8 ou 12 h. Iniciar a manutenção de 8 a 12 h após dose de ataque. Dose de manutenção: 1,5 a 3,0 mg/kg/dose a cada 8 ou 12 h.

Alerta

■ Orientações. Quando mudar a via de administração da aminofilina, IV para VO, considerar um aumento da dose em 20%. Mudança de aminofilina IV para teofilina VO, não ajustar a dose. Aminofilina como broncodilatador é considerado droga de 3ª escolha.

■ Reações adversas sérias. **Cardiovasculares:** fibrilação atrial, bradicardia, rápida administração – parada cardíaca, taquiarritmias. **Dermatológicas:** eritrodermia. **Gastrointestinal:** enterocolite necrosante no feto ou recém-nascido. **Imunológica:** reação de hipersensibilidade. **Neurológicas:** hemorragia intracraniana, convulsão.

Monitorização

■ Controlar a frequência cardíaca, glicemia, nível sérico da teofilina.

AMIODARONA
◊ Antiarrítmico

Apresentação no mercado

■ Amiodarona 50 mg/ mL – ampola de 3 mL
■ Amiodarona 100 mg comprimido revestido
■ Amiodarona 200 mg comprimido revestido
■ Amiodarona gotas 200 mg/ mL frasco 30 mL (cada mL contém 20 gotas)

Posologia

■ Neonatos

■ Dose inicial: 5 mg/kg, IV, podendo repetir até no máximo 10 mg/kg. Dose máxima: 15 mg/kg/dia.

■ Crianças

Tratamento via endovenosa. Dose inicial: 5 mg/kg, IV, administrada em 20 a 60 minutos. Dose máxima: 300 mg/dose. *Bolus* de 5 mg/kg podem ser repetidos até 2 vezes. Dose de manutenção: 5 a 15 µg/kg/minuto, IV, (7 a 20 mg/kg dia).

■ Tratamento via oral Dose de ataque: 10 a 15 mg/kg/dia, VO, em 1 a 2 doses divididas/dia, durante 4 a 14 dias. Dose de manutenção: 2 a 4 mg/kg/dia, VO. Dose de ataque: 10 a 20 mg/kg/dia, VO, divididos em 2 doses durante 7 a 10 dias. A dose pode ser reduzida para 5 a 10 mg/kg/dia, VO, 1 vez ao dia e continuada por 2 a 7 meses.

Alerta

■ Reações adversas. > 10%: **Cardiovasculares:** hipotensão. Endócrinas e metabólicas: fosfolipidemia. **Gastrointestinais:** náusea, vômitos. **Respiratórias:** toxicidade pulmonar. 1 a 10%. **Cardiovasculares:** bradicardia, bloqueio atrioventricular, bradicardia sinusal, exacerbação da arritmia cardíaca, parada cardíaca, insuficiência cardíaca, arritmia cardíaca, edema, rubor, disfunção do nó sinusal, taquicardia ventricular, fibrilação atrial, choque cardiogênico, arritmia nodal, intervalo QT prolongado em ECG, *torsades de pointes*, fibrilação ventricular. **Sistema nervoso central:** marcha anormal, ataxia, fadiga, movimentos involuntários do corpo, mal-estar, tonturas, parestesia, sensação de olfato alterada, dor de cabeça, insônia, distúrbio do sono. **Dermatológicas:** fotossensibilidade da pele, dermatite solar, síndrome de Stevens-Johnsons. **Endócrinas e metabólicas:** Hipotireoidismo, diminuição da libido, hipertireoidismo. **Gastrointestinais:** anorexia, constipação, salivação alterada, disgeusia, dor abdominal, diarreia. **Hematológicas e oncológicas:** transtorno de coagulação no sangue, trombocitopenia. **Hepáticas:** testes de função hepática anormal, doença hepática, aumento da ALT sérica, aumento da AST no soro. **Neuromusculares e esqueléticas:** tremor. **Oftálmicas:** visão turva, halos visuais em torno de luzes, perturbação visual, neurite óptica. **Renais:** insuficiência renal. **Respiratórias:** pneumonia, fibrose pulmonar, síndrome do desconforto respiratório do adulto, edema pulmonar. **Diversas:** febre.

Monitorização

■ Pressão sanguínea. Frequência cardíaca (ECG) e ritmo durante a terapia. Sinais de letargia. Edema das mãos ou pés, perda de peso e toxicidade pulmonar (testes basais de função pulmonar e radiografia de tórax, continuar a monitorar a radiografia de tórax anualmente durante a terapia).Testes de função hepática (semanalmente). Monitorar eletrólitos de soro, especialmente potássio e magnésio. Testes de função da tireoide antes do início do tratamento e depois, periodicamente.

AMITRIPTILINA
◇ Antidepressivo/Antienxaquecoso

Apresentação no mercado
■ Amitriptilina 25 mg comprimido

Posologia
■ Crianças

■ *9 a 12 anos:* dose usual: 1 mg/kg/dia, VO, dividido em 3 doses diárias. Pode se aumentar até 1,5 mg/kg/dia após o terceiro dia (dose *off label*). *> 12 anos:* dose usual: 25 a 50 mg/dia VO. As doses podem ser fracionadas ou dose única diária, preferencialmente ao dormir.

Alerta
■ Orientações. Devido ao anticolinérgico, pode causar retenção urinária. Pode causar aumento de peso.
■ Reações adversas sérias. Agranulocitose, trombocitopenia, anemia aplástica, eosinofilia (induzida pela droga), leucopenia, arritmias cardíacas, acidente vascular cerebral, infarto do miocárdio, diminuição da função hepática, hipertensão, hipotensão ortostática, icterícia, pancitopenia, convulsão, pensamentos suicidas, suicídio, síncope.

AMOXICILINA
◇ Antimicrobiano

Apresentações no mercado
■ Amoxicilina 125 mg/5 mL – suspensão oral
■ Amoxicilina 250 mg/5 mL – suspensão oral
■ Amoxicilina 500 mg/5 mL – suspensão oral
■ Amoxicilina 400 mg/5 mL – suspensão oral
■ Amoxicilina 500 mg cápsula
■ Amoxicilina 875 mg comprimido revestido

Posologia
■ Crianças e Adolescentes

■ **Infecções moderadas**[1]**:** *< 3 meses:* 20 a 50 mg/kg/dia, VO, a cada 8 h ou 30 mg/kg/dia divididos a cada 12 h. *> 3 meses:* dose usual: 20 a 50 mg/kg/dia, VO, divididos a cada 8 h (máximo 500 mg/kg/dose ou 25 a 45 mg/kg/dia a cada 12 h (dose máxima diária 850 mg/dose). **Infecções severas**[1]**:** dose usual: 80 a 100 mg/kg/dia VO a cada 8 h. **Sinusite bacteriana aguda; descomplicada (seleção da dose dependente dos padrões de suscetibilidade dos locais para *Streptococcus pneumoniae*):** ≥ *2 anos:* dose usual: 45 mg/kg/dia, VO, divididos a cada 12 h, por 10 a 14 dias. Dose máxima: 80 a 90 mg/kg/dia, VO, em 2 doses divididas, por 10 a 14 dias. **Otite média aguda:** ≥ *2 meses:* dose usual: 80 a 90 mg/kg/dia, VO, divididos a cada 12 h por: 5 a 7 dias (6 anos ou mais com doença ligeira a moderada);7 dias (2 a 5 anos, doença moderada);10 dias (< 2 anos ou crianças com doença grave). **Antraz:** *cutâneo, sem envolvimento sistêmico:* dose usual: 75 mg/kg/dia, VO, divididos a cada 8 h (terapia de 5 a 7 dias). Dose máxima: 1 g/dose. Profilaxia pós-exposição por inalação: 75 mg/kg/dia, VO, divididos a cada 8 h por 60 dias após a exposição. Dose máxima: 1 g/dose. **Pneumonia adquirida na comunidade (*S. pneumoniae* – MIC inferior ou igual a 2 µg/mL):** ≥ *3 meses:* dose usual: 90 mg/kg/dia, VO, em doses divididas de 12/12 h, ou 45 mg/kg/dia em doses divididas de 8/8 h. Dose máxima: 4 g/dia. *Streptococcus* **grupo A:** dose usual: 50 a 75 mg/kg/dia, VO, em doses divididas 12/12 h. Dose máxima: 4 g/dia. *H. influenzae* **(betalactamase negativa):** ≥ *3 meses:* dose usual: 75 a 100 mg/kg/dia, VO, em doses divididas a cada 8 h. Dose máxima: 4 g/dia. **Infecção por *Helicobacter pylori*:** dose usual: 50 mg/kg/dia, VO, divididos de 12/12 h por 14 dias. Dose máxima diária: 2 g/dia. Administrar em associação com claritromicina 15 a 20 mg/kg/dia, VO, divididos a cada 12 horas (máximo 500 mg//dose) e omeprazol 1 mg/kg/dia, VO, dividido a cada 12 horas (máximo 20 mg//dose), por 7 a 14 dias, ou: Metronidazol 20 mg/kg/dia, VO, divididos a cada 12 horas (máximo 500 mg//dose) pode ser usado em vez de claritromicina. **Doença de Lyme:** dose usual: 50 mg/kg/dia, VO, em doses divididas de 8/8 h, durante 14 dias (intervalo, 14 a 21 dias). Dose máxima: 500 mg/dose. **Faringite estreptocócica:** dose usual: 50 mg/kg, VO, uma vez por dia durante 10 diasDose máxima: 1 g por dia.

■ Ajuste de dose. **Infecção leve a moderada:** dose baseada em 25 a 50 mg/kg/dia divididos a cada 8 h: GFR > 30 mL/minuto/1,73 m²: Sem necessidade de ajuste. GFR 10 a 29 mL/minuto/1,73 m²: 8 a 20 mg/kg/dose a cada 12 h. GFR

< 10 mL/minuto/1,73 m²: 8 a 20 mg/kg/dose a cada 24 h. **Infecção severa:** Dose baseada em 80 a 90 mg/kg/dia divididos a cada 12 h: GFR > 30 mL/min/1,73 m²: Sem necessidade de ajuste. GFR 10 a 29 mL/min/1,73 m²: 20 mg/kg/dose a cada 12 h. GFR < 10 mL/min/1,73 m²: 20 mg/kg/dose a cada 24 h. **Hemodiálise:** moderadamente dialísável (20 a 50%); aproximadamente 30% são removidos em 3 horas de hemodiálise: 20 mg/kg/dose a cada 24 h após as diálises.

■ Neonatos

■ Dose usual: 30 mg/kg/dia VO a cada 12 h. **Infecções severas:** ≥ 2 kg: dose usual: 100 mg/kg/dia VO divididos em 2 vezes por dia. Neonatos < 2 kg: 75 mg/kg/dia VO divididos em 2 vezes por dia. **Infecção do trato urinário, profilaxia:** dose usual: 10 a 15 mg/kg/dia 1 vez por dia.

Alerta

■ Reações Adversas. **SNC:** reação de hipersensibilidade, agitação, ansiedade, dor de cabeça. **Dermatológicas:** *rash* maculopapular, eritema multiforme, dermatite exfoliativa, síndrome de Stevens-Jonhsons, necrólise epidérmica tópica, urticária. **Gastrointestinais:** descoloração dental, diarreia, colite hemorrágica, náuseas, vômitos, candidíase mucocutânea. **Hematológicas e oncológicas:** agranulocitose, anemia, eosinofilia, anemia hemolítica, leucopenia, trombocitopenia. **Hepáticas:** hepatite colestática, aumento sérico de ALT e diminuição de AST.

Monitorização

■ Febre, hemograma, função hepática com terapia prolongada. Alta incidência de reação cruzada com outros betalactâmicos e cefalosporinas.

AMOXICILINA + CLAVULANATO
Penicilina/Antimicrobiano

Apresentações no mercado

■ Amoxacilina + Clavulanato de potássio 500 mg + 100 mg injetável
■ Amoxacilina + Clavulanato de potássio 1.000 mg + 200 mg injetável
■ Amoxacilina + Clavulanato de potássio 200 mg + 28,5 mg/5 mL – pó para suspensão oral. Cada 5 mL contêm 200 mg de amoxicilina na forma tri-hidratada e 28,5 mg de ácido clavulânico
■ Amoxacilina + Clavulanato de potássio 400 mg + 57 mg/5 mL – pó para suspensão oral
■ Amoxacilina + Clavulanato de potássio 125 mg + 31,25 mg/5 mL – pó para suspensão oral
■ Amoxacilina + Clavulanato de potássio 250 mg + 62,50 mg/5 mL – pó para suspensão oral
■ Amoxacilina + Clavulanato de potássio 500 + 125 mg comprimido
■ Amoxacilina + Clavulanato de potássio 875 + 125 mg comprimido

Posologia

■ As doses devem ser calculadas com base na amoxicilina.

■ Crianças

■ *> 12 anos:* dose usual 1,2 g (1 g + 200 mg), IV, de 8/8 h. Em infecções mais graves, deve-se diminuir o intervalo para 6/6 h. *3 meses a 12 anos:* dose usual: 30 mg/kg*, IV, de 8/8 h. Em infecções mais graves, deve-se diminuir o intervalo para 6/6 h. *0 a 3 meses:* dose usual: 30 mg/kg*, IV, de 12/12 h, para crianças prematuras ou recém-nascidas durante o período perinatal, aumentar para intervalos de 8/8 h posteriormente. Cada dose de 30 mg de Clavulin® fornece 5 mg de ácido clavulânico e 25 mg de amoxicilina.

■ Tratamento. *≥ 90 dias:* dose usual: 30 mg/kg/dia VO divididos a cada 12 h. Dose máxima: 50 mg/kg/dia, VO, divididos em 8/8 h. *> 12 anos:* 500 mg, VO, 3 vezes ao dia. **Infecções leves a moderadas (infecções do trato respiratório superior, como amigdalite recorrente, infecções do trato respiratório inferior e infecções da pele e dos tecidos moles):** dose usual: 25/3,6 mg/kg/dia. **Infecções mais graves (infecções do trato respiratório superior, como otite média e sinusite, infecções do trato respiratório inferior, como broncopneumonia e infecções do trato urinário):** dose usual: 45/6,4 mg/kg/dia.

Crianças de 2 meses a 2 anos (suspensão 400 mg + 57 mg/5 mL)		
Peso (kg)	15/3,6 mg/kg/dia (mL/2×/dia)	45/6,4 mg/kg/dia (mL/2×/dia)
2	0,3 mL	0,6 mL
3	0,5 mL	0,8 mL
4	0,6 mL	1,1 mL
5	0,8 mL	1,4 mL
6	0,9 mL	1,7 mL
7	1,1 mL	2,0 mL
8	1,3 mL	2,3 mL
9	1,4 mL	2,5 mL
10	1,6 mL	2,8 mL
11	1,7 mL	3,1 mL
12	1,9 mL	3,4 mL
13	2,0 mL	3,7 mL
14	2,2 mL	3,9 mL
15	2,3 mL	4,2 mL

Crianças acima de 2 anos			
25,3,6 mg/kg/dia	2 a 6 anos (13-21 kg)	2,5 mL (suspensão 400 mg + 57 mg/5 mL)	2×/dia
	7 a 12 anos (22-40 kg)	5 mL (suspensão 400 mg + 57 mg/5 mL)	2×/dia
45/6,4 mg/kg/dia	2 a 6 anos (13-21 kg)	5 mL (suspensão 400 mg + 57 mg/5 mL)	2×/dia
	7 a 12 anos (22-40 kg)	10 mL (suspensão 400 mg + 57 mg/5 mL)	2×/dia

Alerta

■ Reações adversas comuns. Diarreia, náuseas, *rash* cutâneo, urticária, vômitos, vaginite. Para minimizar uma potencial intolerância gastrointestinal, administre o medicamento no início da refeição. Os comprimidos devem ser engolidos inteiros, sem mastigar. Se necessário, podem ser partidos pela metade e engolidos, mas não mastigados. Para minimizar a potencial intolerância gastrointestinal, deve-se administrar o medicamento no início da refeição. Essa forma de administração favorece a absorção.

AMPICILINA
◇ Penicilina/Antimicrobiano

Apresentações no mercado

- Ampicilina 500 mg injetável – frasco-ampola
- Ampicilina 1.000 mg injetável – frasco-ampola
- Ampicilina 250 mg/5 mL – pó para suspensão oral
- Ampicilina 500 mg – cápsula

Posologia

■ Crianças

- Dose usual: 100 a 200 mg/kg/dia, IV ou IM, dividido a cada 6 h. Dose máxima: 2 g/dose. **Infecções do trato gastrointestinal:** dose usual: 50-100 mg/kg/dia, IV ou IM, a cada 6 a 8 h. **Infecções das vias respiratórias:** dose usual: 25-50 mg/kg/dia, IV ou IM, a cada 6 a 8 h. **Infecções das vias genitourinárias (inclui as infecções genitourinárias causadas por *Neisseria gonorrhoeae*):** dose usual: 50-100 mg/kg/dia, IV ou IM, a cada 6 a 8 h. **Antraz, Meningite ou infecção disseminada e meningite não podem ser descartadas (como parte de um regime de terapia tripla):** dose usual: 400 mg/kg/dia, IV, divididos a cada 6 h. Dose máxima: 3 g/dose. Duração: 2 a 3 semanas ou mais até ficar estável. **Antraz, meningite excluída (como parte de um regime combinado):** dose usual: 200 mg/kg/dia, IV, divididos a cada 6 h. Dose máxima: 3 g/dose. Duração: 14 dias ou mais até ficar estável. **Meningite bacteriana:** dose usual: 300 a 400 mg/kg/dia, IV, divididos a cada 6 horas. Dose máxima: 3 g/dose. Duração sugerida: 7 dias para *N. meningitidis* e *H. influenzae*, 10 a 14 dias para *S. pneumoniae*, 14 a 21 dias para *S. agalactiae*, 21 dias para bacilos gram-negativos e pelo menos 21 dias para *L. monocytogenes*. **Pneumonia adquirida na comunidade:** *S. pneumoniae* (MIC ≤ 2 μg/mL) e *H. influenzae* (betalactamase negativa): ≥ *3 meses:* dose usual: 150 a 200 mg/kg/dia, IV, divididos a cada 6 h, durante 10 dias. Dose máxima: 2 g/dose. ***Streptococcus do grupo A:*** ≥ *3 meses:* dose usual: 200 mg/kg/dia, IV, divididos a cada 6 h, durante 10 dias. Dose máxima: 2 g/dose. **Endocardite infecciosa:** *estirpes de enterococos sensíveis a penicilina, gentamicina e vancomicina:* dose usual: 300 mg/kg/dia, IV, divididos a cada 4 a 6 h. Dose máxima: 12 g/dia e Sulfato de Gentamicina 1 mg/kg, IV//IM, a cada 8 h durante 4 a 6 semanas. *estirpes de enterococos sensíveis a penicilina, estreptomicina e vancomicina, e resistentes a gentamicina:* dose usual: 300 mg/kg/dia, IV, divididos a cada 4 a 6 h. Dose máxima: 12 g/dia e estreptomicina 10 a 15 mg/kg, IV//IM, a cada 12 h por 4 a 6 semanas. Enterococcus faecalis, *cepas resistentes à penicilina, aminoglicosídeos e vancomicina:* dose usual: 300 mg/kg/dia, IV, divididos a cada 4 a 6 h. Dose máxima: 12 g/dia, em combinação com imipenem/cilastatina 15 a 25 mg/kg, IV, a cada 6 h (máximo 500 mg//dose) ou ceftriaxona 50 mg/kg, IV//IM, cada 12 h (máximo 2 g//dose) durante pelo menos 8 semanas.

■ Neonatos

- Dose usual: 25 a 50 mg/kg/dose por IV ou IM.

Dose/intervalo		
Semanas	Dias	Intervalo (horas)
≤ 29	0 a 28	12
	≥ 28	8
30 a 36	0 a 14	12
	> 14	8
37 a 44	0 a 7	12
	> 7	8
≥ 45	Todos	6

- **Meningite estreptocócica grupo B, terapia empírica:** os especialistas recomendam o uso de doses mais elevadas para o tratamento da meningite por GBS: ≤ *7 dias:* 200 a 300 mg/kg/dia, IV, divididos a cada 8 h. ≥ *8 dias:* 300 mg/kg/dia, IV, divididos a cada 6 h. A adição de um aminoglicosídeo também é recomendada. A monoterapia com penicilina G é recomendada, uma vez estabelecido o diagnóstico de meningite por EGB e o LCR é estéril. ***Antraz:*** *32 até 34 semanas de idade gestacional: 0 a 1 semana:* 50 mg/kg/dose, IV, a cada 12 h. *1 a 4 semanas:* 50 mg/kg/dose, IV, a cada 8 h. ≥ *34 semanas de idade gestacional: 0 a 1 semana:* 50 mg/kg/dose, IV, a cada 8 h. *1 a 4 semanas:* 50 mg/kg/dose, IV, a cada 6 h. Duração: 2 a 3 semanas ou mais até ficar estável. **Grupo B, meningite estreptocócica, terapia empírica:** os especialistas recomendam o uso de doses mais elevadas para o tratamento da meningite por GBS: ≤ *7 dias:* 200 a 300 mg/kg/dia, IV, divididos a cada 8 h. ≥ *8 dias:* 300 mg/kg/dia, IV, divididos a cada 6 h. A adição de um aminoglicosídeo também é recomendada. A monoterapia com penicilina G é recomendada, uma vez estabelecido o diagnóstico de meningite por EGB e com o LCR estéril.

AMPICILINA/SULBACTAM
◇ Penicilina/Antimicrobiano

Apresentações no mercado

- Ampicilina/sulbactam 1,5 g injetável – (1 g de ampicilina + 0,5 g de Sulbactam)
- Ampicilina/Sulbactam 3 g injetável – (2 g de ampicilina + 1 g de Sulbactam)

Posologia

■ Crianças

- Dose usual: 50 a 200 mg/kg/dia de ampicilina divididos a cada 6 h (máxima 2 g de ampicilina/dose).
- A dose injetável para a maioria das infecções em recém-nascidos, na primeira infância e em crianças é de 150 mg/kg/dia (correspondente a 50 mg/kg/dia de sulbactam e 100 mg/kg/dia de ampicilina).

■ Neonatos

- Em recém-nascidos, primeira infância e em crianças a dose é usualmente administrada a cada 6 ou 8 horas, de acordo com a prática usual para ampicilina. Em recém-nascidos durante a primeira semana de vida (especialmente prematuros), a dose recomendada é de 75 mg/kg/dia (correspondendo a 25 mg/kg/dia de sulbactam e 50 mg/kg/dia de ampicilina) administrada a cada 12 horas. **Ajuste renal:** ClCr 15 a 29 mL/min:

dose usual em mg/kg/dose a cada 12 h. ClCfr 5 a 14 mL/min: dose usual mg/kg/dose a cada 24 h.

Alerta

- Reações adversas comuns. Diarreia, *rash*, dor no local da injeção, dor abdominal, dermatite exfoliativa, urticária, tromboflebite.

ANFOTERICINA B

◇ Antifúngico

Apresentação no mercado

- Anfotericina B 50 mg injetável – frasco-ampola

Posologia

- Crianças
- Dose usual: 0,5 a 1 mg/kg uma vez ao dia, IV, em 4 h. Dose máxima: 1,5 mg/kg/dia.
-
- Neonatos
- Dose inicial: 0,25 a 0,5 mg/kg, por infusão, IV, em 2 a 6 h. Dose de manutenção: 0,5 a 1 mg/kg, a cada 24 h, por infusão, IV, em 2 a 6 h.

Alerta

- Reações adversas. Hipocalemia, hipomagnesemia, hipotensão, calafrios, cefaleia, diarreia, dor epigástrica, náusea, cólicas, vômitos, anemia, dor no local da injeção, flebite, tromboflebite, anormalidade da função renal, insuficiência renal, taquipneia. Considerar analgesia antes da infusão.

Monitorização

- Função renal (monitorar frequentemente durante a terapia). Eletrólitos (especialmente potássio e magnésio). Testes de função hepática. Sinais de hipocalemia (fraqueza muscular, cãibras, sonolência, alterações no ECG).

ANFOTERICINA B LIPOSSOMAL

◇ Antifúngico

Apresentação no mercado

- Anfotericina B lipossomal 50 mg injetável.

Posologia

- Crianças
- Dose usual: 3 a 5 mg/kg/dia EV, 1 ×/dia.

- Neonatos
- Dose inicial: 1 a 5 mg/kg/dose, a cada 24 h, por infusão, IV, por 2 h. Começar com 1 mg/kg/dose e aumentar diariamente 1 mg/kg.

Alerta

- Orientações. Diluição exclusiva em soro glicosado 5%.
- Reações adversas. *Rash*, prurido; hipocalemia, hipomagnesemia, hipocalcemia, hiponatremia, hipovolemia; náuseas, diarreia, dor abdominal, constipação; anemia, trombocitopenia, leucopenia; insônia, enxaqueca; edema,

taquicardia, hipotensão, hipertensão, aumento das enzimas hepáticas, fraqueza, aumento da creatinina, desordens do pulmão, nefrotoxicidade. Reações agudas podem ocorrer 1 a 2 h após o início da infusão (febre). Não misturar com solução fisiológica – pode ocorrer precipitação. Concentração máxima de infusão: 0,1 mg/ mL. Suspender se ureia > 80 mg/dL, creatinina sérica > 3 mg/dL ou testes de função hepática anormais.

- Interações medicamentosas. Contraindicado o uso concomitante com outras drogas nefrotóxicas (ciclosporina, aminoglicosídeo e pentamidina), com risco de aumentar o potencial de toxicidade renal.

Monitorização

- Periodicamente, monitorar o ECG, funções hepática e renal e potássio.

ANLODIPINO

◇ Anti-hipertensivo

Apresentações no mercado

- Anlodipino 2,5 mg comprimido
- Anlodipino 5 mg comprimido
- Anlodipion 10 mg comprimido

Posologia

- Crianças
- **Hipertensão:** *1 a 6 anos:* inicial: 0,1 mg/kg/dose, VO, até duas vezes ao dia. Dose usual: 0,1 a 0,3 mg/kg/dose, VO até duas vezes ao dia. Dose máxima: 0,6 mg/kg/dia. ≥ *6 anos:* dose usual: 2,5 a 5 mg, 1 vez ao dia. Dose máxima: 10 mg/dia. **Hipertensão pulmonar:** > *1 ano:* inicial: 0,1 a 0,3 mg/kg/dose, VO, 1 vez ao dia.

Alerta

- Reações Adversas. > 10%: Edema periférico.

Monitorização

- Pressão arterial e enzimas hepáticas.

ARIPIPRAZOL

◇ Anti-hipertensivo

Apresentações no mercado

- Aripiprazol 10 mg comprimido
- Aripiprazol 15 mg comprimido

Posologia

- **Irritabilidade associada ao transtorno autista:** *6 a 17 anos:* dose inicial: 2 mg/dia VO. Dose adicional de 5 mg/dia. Dose máxima: 15 mg/dia. **Transtorno bipolar:** *10 a 17 anos:* dose inicial: 2 mg/dia, VO como monoterapia. Titular até 5 mg/dia após o segundo dia. Dose alvo 10 mg/dia.Dose adicional: 5 mg/dia. **Esquizofrenia:** *13 a 17 anos:* dose inicial: 2 mg/dia, VO; titular até 5 mg/dia após o segundo dia. Dose alvo 10 mg/dia. Dose adicional: 5 mg/dia. Dose máxima diária: 30 mg/dia. **Síndrome de Tourette:** *6 a 18 anos (< 50 kg):* dose inicial 2 mg/dia, VO, titulando até 5 mg/dia após o segundo dia.

Doses ajustadas até o máximo de 10 mg por dia. *6 a 18 anos (> 50 kg):* dose inicial 2 mg/dia, VO, titulando até 5 mg/dia após o segundo dia. Titular 10 mg/dia após o quinto dia. Dose adicional: intervalos maiores de 1 semana. Dose ajustada até o máxido de 20 mg por dia.

Alerta

- Reações adversas comuns. Sedação (10%), fadiga, (17%), vômitos (14%), sonolência (10%), tremor (10%), pirexia (9%), salivação (9%), diminuição do apetite (7%), hipersecreção salivar (6%), transtorno extrapiramidal (6%) e letargia (5%); sonolência (23%), perturbações extrapiramidais (20%), fadiga (11%), náuseas (11%), acatisia (10%), visão turva (8%), hipersecreção salivar (6%) e tontura (5%), cefaleia (10%), nasofaringite (9%), fadiga (8%)
- Precauções/monitorização. Existem sérios riscos, incluindo sedação profunda, depressão respiratória, coma e/ou morte, associados ao uso combinado de opioides e benzodiazepínicos, outras drogas que deprimem o SNC ou o álcool. Monitore os pacientes de perto para sedação e depressão respiratória. Aumento do risco de pensamentos suicidas e comportamento com uso de antidepressivos em crianças, adolescentes e adultos jovens com menos de 24 anos.

ATENOLOL
◊ Antianginoso/Anti-hipertensivo

Apresentações no mercado

- Atenolol 25 mg comprimido
- Atenol 50 mg comprimido
- Atenol 100 mg comprimido

Posologia

- Crianças
- **Hipertensão:** *> 1 ano:* dose inicial, 0,5 a 1 mg/kg/dia, VO, em 1 a 2 doses divididas. Dose máxima: 2 mg/kg/dia até 100 mg/dia. **Síndrome de marfan; dilatação da aorta:** ≥ *6 meses:* dose inicial: 0,5 mg/kg/dia, VO, 1 vez ao dia. Titular aproximadamente 1 mg/kg dia de cada 21 a 28 dias até 4 mg/kg/dia para um máximo de 250 mg/dia. **Taquicardia supraventricular:** dose inicial: 0,5 a 1 mg/kg, VO, 1 vez por dia. Dose de manutenção: Pode aumentar de 0,5 mg/kg por dia incrementos orais a cada 3 a 4 dias até uma dose máxima de 2 mg/kg/dia em 1 a 2 doses divididas.

Alerta

- Antídoto. Glucagon (Glucagen Hypokit 1 mg sga).
- Reações Adversas. 1 a 10%: **Cardiovasculares:** bradicardia (persistente), insuficiência cardíaca, dor torácica, extremidades frias, bloqueio atrioventricular completo, edema, hipotensão, fenômeno de Raynaud, bloqueio atrioventricular de segundo grau. **Sistema nervoso central:** confusão, diminuição da acuidade mental, depressão, tonturas, fadiga, dor de cabeça, insônia, letargia, pesadelos. **Gastrointestinais:** constipação, diarreia, náuseas. **Geniturinária:** impotência.

Monitorização

- ECG, frequência cardíaca, função renal, pressão arterial. Sinais e sintomas de insuficiência cardíaca.

ATROPINA
◊ Anticolinérgico, Antídoto, Antiespasmódico, Midriático, Cicloplégico

Apresentações no mercado

- Atropina 0,25 mg injetável (ampola 1 mL)
- Atropina 0,5% colírio frasco 5 mL

Posologia

- Crianças
- **Sintomas colinérgicos, moderados a severos:** 0,05 mg/kg, IM, IV, SC (máximo 4 mg/dose). **Crise colinérgica severa:** 0,05 a 0,1 mg/kg IV (nomáximo). Repetir a cada 5 a 10 minutos, se necessário. **Bradicardia:** dose usual: 0,02 mg/kg, IV, IM, SC. A dose pode ser repetida a cada 10 a 15 min.

Advertências/Precauções

- Insuficiência renal grave. Lesões preexistentes no aparelho auditivo ou no sistema labiríntico. Não deve ser utilizado em bebês prematuros e em recém-nascidos. Quando aplicado em extensas áreas da pele com lesão, pode ocorrer uma maior absorção sistêmica, com risco de nefrotoxicidade ou ototoxicidade, especialmente nos casos de perda da função renal ou na administração concomitante de medicamentos sistêmicos nefrotóxicos e/ou ototóxicos.

AZITROMICINA
◊ Antimicrobiano

Apresentações no mercado

- Azitromicina 500 mg comprimido
- Azitromicina 200 mg/5 mL (40 mg/ mL) – suspensão oral

Posologia

- Crianças
- Dose usual: 10 a 20 mg/kg/dia, VO, 1 vez ao dia. Dose máxima: 500 mg/dia. **Sinusite bacteriana aguda:** ≥ *6 meses:* dose usual: 10 mg/kg, VO, 1 vez por dia durante 3 dias. Dose máxima: 500 mg/dose. **Otite média aguda:** ≥ *6 meses:* dose usual: 30 mg/kg, VO, dose única. Dose máxima: 1500 mg/dose. ≥ *6 meses:* dose usual: 10 mg/kg, VO, 1 vez por dia durante 3 dias. Dose máxima: 500 mg/dose; ou dose usual: 10 mg/kg, VO, no dia 1 (máximo 500 mg/dose) e depois 5 mg/kg (máximo 25 mg/kg) por via oral uma vez por dia nos dias 2 a 5. **Infecção por *Chlamydia*:** ≥ *8 anos, < 8 anos com ≥ 45 kg e adolescentes:* dose usual: 1 g, VO, em dose única. **Pneumonia por *Chlamydia trachomatis*:** dose usual: 20 mg/kg/dose, VO, 1 vez por dia durante 3 dias. **Pneumonia adquirida na comunidade:** ≥ *6 meses:* dose usual: 10 mg/kg (máximo 500 mg/dose), VO, no dia 1 e depois 5 mg/kg (máximo 25 mg/dose), VO, 1 vez por dia nos dias 2 a 5, ou dose usual: 60 mg/kg, VO, dose única. Dose máxima: 2 g/dose. **Fibrose cística, uso crônico:** ≥ *6 anos, ≤ 40 kg:* dose usual: 250 mg, VO, 3 vezes por semana. ≥ *6 anos, ≥ 40 kg:* dose usual: 500 mg, VO, 3 vezes por semana. **Infecções gonocócicas, sem complicações:** ≥ *12 anos idade:* dose usual: 1 g, VO, dose única mais ceftriaxona 250 mg IM. Cefixime 400 mg, VO, dose única mais azitromicina é recomendado apenas se a ceftriaxona

não estiver disponível. **Doença de Lyme:** dose usual: 10 mg/kg, VO, 1 vez por dia (máximo 500 mg//dose) durante 7 a 10 dias. **Tonsilofaringite estreptocócica:** ≥ *2 anos:* dose usual: 12 mg/kg, VO, 1 vez por dia durante 5 dias. Dose máxima: 500 mg/dose. **Diarreia do viajante:** ≥ *6 meses:* dose usual: 10 mg/kg, VO, 1 vez por dia durante 3 dias. Dose máxima: 500 mg/dose. **Febre tifoide:** ≥ *6 meses:* dose usual: 10 a 20 mg/kg, VO, 1 vez por dia durante 7 dias. Dose máxima: 500 mg/dose. **Tratamento e profilaxia de infecções por** *pertussis:* dose usual: 10 mg/kg/dose, VO, 1 vez por dia durante 5 dias.

■ Neonatos

■ **Displasia broncopulmonar, prevenção:** dose usual: 10 mg/kg/dose, VO, 1 vez por dia durante 7 dias, seguidos por 5 mg/kg/dose 1 vez ao dia por 5 semanas. **Coqueluxe, tratamento e profilaxia pós-exposição:** dose usual: 10 mg/kg/dose, VO, 1 vez ao dia durante 5 dias. **Oftalmia neonatal causada por** *Chlamydia trachomatis:* dose usual: 20 mg/kg/dose VO 1 vez por dia, por 3 dias.

Alerta

■ Reações Adversas. > 10%: **Vômitos e diarreia:** 1 a 10%. **Cardiovasculares:** dor no peito, palpitações; tonturas, sonolência, fadiga, cefaleia, vertigem. **Dermatológicas:** prurido, fotossensibilidade cutânea, dermatite. **Gastroenterológicas:** dores abdominais, anorexia, disgeusia, dispepsia, flatulência, gastrite, melena, mucosite, candidíase oral. **Genitourinárias:** vaginite, candidíase genital. **Hematológicas:** aumento da lactato desidrogenase, aumento da gamaglutamil transferase, aumento do potássio sérico, diminuição do bicarbonato sérico, diminuição da glicose sérica; diminuição da hemoglobina, aumento dos neutrófilos, diminuição da contagem de neutrófilos, trombocitemia, alteração na contagem de neutrófilos, eosinofilia, linfocitopenia; aumento da ALT, aumento da AST, aumento da bilirrubina sérica, icterícia colestática; aumento da creatina fosfoquinase; aumento da creatinina sérica, aumento do azoto ureico no sangue, nefrite; broncoespasmo; febre.

■ Orientação. O frasco da suspensão oral vem com diluente de 9 mL. Após a reconstituição o volume total é de 15 mL. Melhor absorção oral e menor número de reações adversas gastrointestinais do que os macrolídeos de 1ª geração. Deve ser administrado 1 h ou 2 h após as refeições. Dada a longa meia-vida, pode ser administrado uma vez ao dia.

■ Monitorização. Cultura; redução dos sintomas, p. ex., febre; reações de hipersensibilidade incluindo anafilaxia; pacientes com história de alergias múltiplas (incluindo cefalosporinas), diarreia.

BETAMETASONA (VALERATO)
Corticosteroide Tópico

Apresentação no mercado

■ Betnovate pomada – Contém 1 mg/g (0,1%) de dexametasona.

Posologia

■ Pediátrico

■ > **1 ano:** dose usual: aplicar o creme ou a pomada sobre a área afetada 1 a 3 vezes ao dia por 5 dias.

Alerta

■ Reações adversas. 10%: *local:* reações do local de aplicação, incluindo queima, picadas e coceira, a maioria das reações foi leve. 1 a 10%: *sistema nervoso central:* formigamento; *dermatológico:* atrofia da pele, erupção acneiforme, alopecia, prurido e dermatite; *oftálmico:* conjuntivite.

■ Precauções/advertências. **Dermatite de contato alérgica:** pode ocorrer supressão do eixo hipotalâmico-hipofisário-suprarrenal reversível e possível insuficiência de glicocorticoides. **Síndrome de Cushing:** pacientes pediátricos podem ter um risco aumentado de toxicidade sistêmica devido à maior área de superfície da pele para a relação massa corporal.

■ Contraindicações. Hipersensibilidade a qualquer componente da fórmula. Tratamento de infecções cutâneas não tratadas, rosácea, acne vulgar, prurido sem inflamação, prurido perianal e genital, dermatite perioral e dermatoses em crianças com menos de 1 ano de idade, inclusive dermatite.

■ Orientações. Evitar o uso prolongado na área da face e em crianças.

BICARBONATO DE SÓDIO
Repositor e Solução Hidreletrolítica

Apresentações no mercado

■ Bicarbonato de sódio 8,4% (1 mEq/mL) solução injetável (ampola 10 mL).

■ Bicarbonato de sódio 8,4% (1 mEq/mL) solução injetável (frasco-ampola 250 mL).

Posologia

■ Crianças

■ Tratamento via endovenosa. **Reanimação PCR:** dose inicial: 1 mEq/kg, IV. **Acidose metabólica:** corrigir se pH < 7,10 ou Bicarbonato < 10 mEq/L. Bicarbonato necessário = (15-Bic. Total) × peso (kg) × 0,3.

■ Neonatos

■ **Reanimação neonatal:** dose inicial: 1 a 2 mEq/kg, IV, usando diluição 1:1 da solução a 8,4%. Administrar na velocidade de infusão de < 1 mEq/min.

Alerta

■ Orientações. Respeitar a velocidade de infusão de 1 mEq/kg/hora; assegurar adequado suporte ventilatório antes da administração.

■ Contraindicações. Alcalose, hipernatremia, edema pulmonar severo, hipocalemia. Não misturar com sais de cálcio, catecolaminas ou atropina.

■ Precauções. Administração rápida em neonatos e crianças < 2 anos pode ocasionar hipernatremia. Evitar extravasamento, pois pode levar a necrose tecidual devido à hipertonicidade do bicarbonato.

Monitorização

■ Controlar gasometria e parâmetros respiratórios.

BIPERIDENO
◇ Antiparkinsoniano

Apresentações no mercado

- Biperideno 5 mg injetável (ampola 1 mL)
- Biperideno 2 mg comprimido
- Biperideno 4 mg comprimido

Posologia

- Crianças
- Tratamento via intramuscular. **Reações extrapiramidais:** dose usual: 0,04 mg/kg/dose, IM. A dose pode ser repetida a cada 30 minutos se necessário, até o máximo de 4 doses ao dia.
- Tratamento via intravenosa. **Reversão rápida da postura distônica medicamento-induzida:** dose usual: 1 a 2 mg, IV. Tratamento via oral. *1 a 5 anos:* dose usual: 0,5 a 1 mg/dose, de 8/8 h. *5 a 12 anos:* dose usual: 1 a 2 mg até 6 vezes ao dia. *12 a 16 anos:* dose usual: 2 mg/dose, até 6 vezes ao dia.

Alerta

- Reações adversas sérias. > 10%: **Neurológicas:** reações adversas anticolinérgicas e confusão. **Psiquiátricas:** comportamento anormal, alucinações. 1 a 10%: **Gastrointestinais:** obstipação, xerostomia. **Neurológicas:** sonolência; toxicidade do agente anticolinérgico. **Oftálmicas:** visão borrada. **Renais:** retenção urinária. **Psiquiátricas:** comportamento anormal, confusão.

Monitorização

- Diminuição dos sintomas parkinsonianos. Reversão da reação extrapiramidal induzida por neurolépticos.

BUDESONIDA
◇ Anti-inflamatório Hormonal

Apresentação no mercado

- Budesonida 32 µg/dose *spray*
- Budesonida 64 µg/dose *spray*
- Budesonida 0,5 mg/2 mL (0,25 mg/mL flaconete 2 mL) – suspensão para nebulização

Posologia

- Crianças e Neonatos
- Dose usual: 0,25 a 0,50 mg, via inalatória, 2 vezes ao dia.

FORMOTEROL + BUDESONIDA
◇ Broncodilatador/Anti-inflamatório Hormonal

Apresentações no mercado

- Budesonida/Formoterol 6/100 µg cápsula inalatória – cada cápsula contém 6 µg de Fumarato de Formoterol di-hidratado e 100 µg de Budesonida
- Budesonida/Formoterol 6/200 µg cápsula inalatória – cada cápsula contém 6 µg de Fumarato de Formoterol di-hidratado e 200 µg de Budesonida
- Budesonida/Formoterol 12/400 µg cápsula inalatória – cada cápsula contém 12 µg de Fumarato de Formoterol di-hidratado e 400 µg de Budesonida

Posologia

- Crianças
- **> 5 anos:** dose usual: 1 a 2 cápsulas por dia, via inalatória.
- **> 12 anos:** dose máxima: 4 inalações, duas vezes ao dia.

ALERTA

- Orientações
- Paciente deve enxaguar a boca com água após cada utilização para evitar infecções fúngicas orais.
-
- Reações Adversas Sérias
- **Oftálmicas:** catarata, glaucoma. **Respiratória:** broncoespasmo paradoxal.

Monitorização

- Teste de função pulmonar, velocidade do crescimento em pacientes pediátricos durante uma terapêutica prolongada.

CAFEÍNA CITRATO
◇ Broncodilatador

Apresentação no mercado

- Cafeína citrato 20 mg/mL ampola para uso injetável e oral (Peyona)

Posologia

- *Apneia da prematuridade:*
- Dose de ataque: 5-10 mg/kg como cafeína base (10-20 mg/kg de citrato de cafeína), IV, VO.
- Dose de manutenção: 2,5 mg/kg/dia como cafeína base (5 mg/kg/dia de citrato de cafeína), 1 vez ao dia, iniciando 24 horas após a dose de ataque.

ALERTA

- Orientações
- O citrato de cafeína não deve ser trocado pela combinação cafeína e benzoato de sódio.
- Reações Adversas
- **Cardiovasculares:** angina, extrassístoles, arritmia (ventricular), dor torácica, palpitação, rubor, taquicardia sinusal, taquicardia supraventricular, vasodilatação, dispneia.
- **Dermatológicas:** urticária, exantema, pele ressecada, atrofia cutânea e cicatrização anormal.
- **Gastrointestinais:** gastrite, redução do tônus do esfíncter esofágico, enterocolite necrosante, intolerância alimentar, náusea, vômito, hemorragia gastrointestinal.
- **Neuromusculares e esqueléticas:** fasciculações e tremores.
- **Oculares:** aumento da pressão intraocular (> 180 mg de cafeína), miose.
- **Renais:** aumento da diurese.
- **SNC:** convulsão, agitação, alucinações, cefaleia, delírio, inquietação, insônia, irritabilidade, psicose, tontura, ansiedade.
- **Endocrinológicas e metabólicas:** hipoglicemia, hiperglicemia.

Monitorização

- Frequência cardíaca, número e gravidade de episódios de apneia, nível sérico de cafeína, desenvolvimento de enterocolite necrosante.
- *Níveis séricos de referência:*
  - Terapêutico – apneia da prematuridade: 8-20 µg/mL.
  - Potencialmente tóxico: > 20 µg/mL.
  - Tóxico: > 50 µg/mL.

CÁLCIO (CLORETO)
◊ Repositor e Solução Hidreletrolítica

Apresentação no mercado

- Cloreto de cálcio a 10% injetável (ampola 10 mL)

Posologia

- Neonatos e Crianças
- **Hipocalcemia tetânica:** *Neonatos:* 40-60 mg/kg/dose repetida a cada 6-8 h. *Crianças:* 10 mg/kg em 5-10 min; pode ser repetida a cada 6-8 h ou seguida de uma infusão com dose máxima de 200 mg/kg/dia. **Ressuscitação cardíaca (hipocalcemia documentada, hipercalemia, hipermagnesemia):** dose usual: 20 mg//kg//dose cloreto de cálcio a 10% (0,2 mL/kg cloreto de cálcio 10%) IV lento. Dose única máxima 2 g. Recomendação de dose baseada nas diretrizes de suporte avançado de vida pediátrico. **Hipocalcemia precoce, sintomática (p. ex., convulsões):** tratamento agudo: 20 a 70 mg/kg/dose cloreto de cálcio a 10% (0,2 a 0,7 mL/kg/dose cloreto de cálcio a 10%), IV. Tratamento de manutenção: 75 a 300 mg/kg/dia de cloreto de cálcio a 10% (0,75 a 3 mL/kg/dia de cloreto de cálcio a 10%). Administrar por infusão IV contínua.

Alerta

- Precauções. Evitar administração IV rápida (<1 mL/minuto) e extravasamento. Usar com cautela em pacientes digitalizados, com falência respiratória ou acidose. Referente a hipocalcemia precoce, sintomática (p. ex., convulsões): as doses são extrapoladas a partir da dose de gliconato de cálcio com base no cálcio elementar, bem como no folheto informativo do cloreto de cálcio. O gliconato de cálcio é recomendado, pois o cloreto de cálcio pode causar acidose metabólica. Doses para cloreto de cálcio são fornecidas para circunstâncias em que o gliconato de cálcio não está disponível e a via IV é necessária.
- Reações adversas sérias. **Cardiovasculares:** bradicardia, parada cardíaca com aplicação IV rápida, arritmias cardíacas, hipertensão, hipotensão arterial, vasodilatação. **Endócrinas e metabólicas:** hipercalcemia, hipomagnesemia.

Monitorização

- Alteração no ECG.

CAPTOPRIL
◊ Anti-hipertensivo

Apresentações no mercado

- Captopril 12,5 mg comprimido
- Captopril 25 mg comprimido
- Captopril 50 mg comprimido

Posologia

- Crianças (Lactentes)
- Dose usual: 0,3 a 2,5 mg/kg/dia, VO, fracionadas em 8 a 12 h.

- Crianças e Adolescentes
- Dose usual: 0,3 a 6 mg/kg/dia, VO, fracionadas em 8 a 12 h. Dose máxima: 150 mg/dia.

Hipertensão

- *Lactentes:* dose usual: 0,15 a 0,3 mg/kg/dose, VO, fracionados em 1 a 4 vezes ao dia. Dose máxima: 6 mg/kg/dia. *Crianças e adolescentes:* dose usual: 0,3 a 0,5 mg/kg/dose, VO, a cada 8 h. Dose máxima: 6 mg/kg/dia. *Crianças maiores:* dose inicial: 6,25 a 12,5 mg/dose, VO, a cada 12 a 24 h. Dose máxima: 450 mg/dia. *Adolescentes:* dose inicial: 12,5 a 25 mg/dose, VO, a cada 8 a 12 h, aumentar em 25 mg/dose em 1 a 2 semanas dependendo da resposta do paciente. Dose máxima: 450 mg/dia. *Neonatos:* dose usual: 0,01 a 0,05 mg/kg/dose, VO, em intervalos de 8 a 12 horas.

Alerta

- Reações Adversas. > 10%: **Hipercalemia:** 1 a 10%. **Cardiovasculares:** hipotensão, dor torácica, palpitações, taquicardia. **Dermatológicas:** erupção cutânea, prurido. **Endócrinas e metabólicas:** hipercalemia. **Gastrointestinais:** disgeusia. **Genitourinárias:** proteinúria. **Hematológicas e oncológicas:** neutropenia. **Hipersensibilidade:** reação de hipersensibilidade (erupção cutânea, prurido, febre, artralgia e eosinofilia). Renais: aumento da creatinina sérica, insuficiência renal. **Respiratórias:** tosse.

Monitorização

- Insuficiência renal. Contagem de células brancas com diferencial, no início, a cada 2 semanas nos primeiros 3 meses, em seguida, periodicamente. Níveis séricos de potássio, periodicamente. Função hepática e pressão arterial.

CARBAMAZEPINA
◊ Anticonvulsivante

Apresentações no mercado

- Carbamazepina 100 mg/5 mL suspensão oral
- Carbamazepina 100 mg comprimido
- Carbamazepina 200 mg comprimido

Posologia

- Crianças
- **Epilepsia:** dose inicial: 100 a 200 mg/dia. Dose de manutenção: 10-20 mg/kg/dia, VO, em doses fracionadas de 3 a 4 administrações. Dose máxima: ideal: 1.600 mg/dia, VO, podendo chegar em alguns casos a 2.000 mg/dia. **Neuralgia idiopática do trigêmeo:** 200 a 400 mg, VO, ao dia, fracionados de 3 a 4 vezes. Dose máxima: 1.200 mg/dia.

Alerta

- Reações adversas sérias. **Cardiovasculares:** bloqueio atrioventricular, arritmias cardíacas, insuficiência cardíaca congestiva, síncope. **Dermatológicas:** Stevens-Johnsons,

SEÇÃO 5 ▪ BULÁRIO

necrólise epidérmica tóxica. **Endócrinas/metabólicas:** hipocalcemia, hiponatremia (4-21,7%), síndrome de secreção do hormônio antidiurético. **Hematológicas:** porfiria intermitente aguda, agranulocitose, anemia aplástica, depressão da medula óssea, induzida por drogas, eosinofilia, leucocitose, leucopenia, pancitopenia, trombocitopenia. **Hepática:** hepatite. **Imunológica:** lúpus eritematoso sistêmico (agravamento). **Renais:** insuficiência renal aguda, nefrotoxicidade.

Monitorização

▪ Hemograma, incluindo plaquetas e possivelmente reticulócitos e ferro sérico. Urinálise completa e ureia. Níveis séricos de sódio. Testes da função hepática.

CARVÃO ATIVADO
◊ Antídoto

Apresentação no mercado

▪ Carvão ativado: pó

Posologia

▪ Crianças

▪ *1 a 12 anos:* dose usual: 25 a 50 g, VO ou 1 a 2 g VO em dose única., dose única ou repetir a cada 4 a 6 horas. < 1 ano: dose usual: 1 g/kg/dose, VO, dose única ou repetir a cada 4 a 6 horas.

Alerta

▪ Reações adversas. **Gastrointestinais:** distensão abdominal, apendicite, constipação, descoloração dentária (preta; temporária), descoloração fecal (preta), obstrução intestinal, descoloração da boca (preta; temporária), vômito. **Oftálmico:** abrasão da córnea (com contato direto). **Respiratório:** aspiração, insuficiência respiratória.
▪ Administração. Via oral. Diluir a 10% com água (10 g em 100 mL de água). Sorbitol ou chocolate podem acrescentados para melhorar o sabor. Nao utilizar sorbitol em crianças menores que 1 ano de idade.
▪ Observações importantes. Armazenar longe de substâncias com forte ação oxidante, tais como ozônio, oxigênio líquido, cloro e permanganato. Esse medicamento não é efetivo contra cianetos, ácidos minerais, álcalis cáusticos, solventes orgânicos, ferro, etanol, metanol e lítio.
▪ Contraindicação. Ausência de sons intestinais. Perfuração gastrointestinal. Obstrução intestinal. Cirurgia recente. Risco de hemorragia gastrointestinal.

Monitorização

▪ Melhora sintomática, prisão de ventre e eletrólitos séricos.

CARVEDILOL
◊ Anti-hipertensivo, Bloqueador
  Beta-adrenérgico

Apresentações no mercado

▪ Carvedilol 25 mg comprimido
▪ Carvedilol 12,5 mg comprimido
▪ Carvedilol 6,25 mg comprimido
▪ Carvedilol 3,125 mg comprimido

Posologia

▪ **Insuficiência cardíaca:** > *62,5 kg:* dose inicial: 0,1 mg/kg/dia, VO, dividido em 2 vezes ao dia. Dose máxima inicial: 3,125 mg. Dose máxima titulada: 25 mg vezes ao dia. > *62,5 kg:* dose inicial: 3,125 mg/dose, VO, 2 vezes por dia. Dose máxima: 25 mg/dose, VO, 2 vezes ao dia.

Alerta

▪ Reações adversas comuns. Tontura (19%), hipotensão (14%), cefaleia (5 a 14%), fadiga (7 a 38%) e vômitos (1 a 9%). Palpitação e hipertensão foram relatadas em mais de 1% a menos ou igual a 3% dos pacientes.

Monitorização

▪ Monitore a frequência cardíaca e a pressão arterial durante o início da dose e a titulação da dose. Monitor para agravamento da insuficiência cardíaca congestiva precipitação da asma. Em pacientes com diabetes, monitore os níveis de glicose no sangue.

CETAMINA
◊ Anestésico Venoso não Opioide

Apresentação no mercado

▪ Cetamina 50 mg/mL injetável (ampola 2 mL)

Posologia

▪ Crianças
▪ Tratamento via intramuscular. ≥ *16 anos:* dose inicial: 6,5 a 13 mg/kg, IM.
▪ Tratamento via endovenosa. ≥ *2 anos:* dose inicial: 2 mg/kg, EV.
▪ Tratamento via intramuscular. **Analgesia e sedação:** ≥ *3 meses:* dose usual: 4 a 5 mg/kg, IM.

Alerta

▪ Reações adversas. > 10%: Hipertensão, taquicardia. Aumento da pressão intracraniana, alucinações visuais. Movimentos tônico-clônicos, tremor. Cardiovasculares: aumento da pressão arterial (frequente), taquiarritmia (frequente). Respiratória: depressão respiratória.

Monitorização

▪ Efeitos cardiovasculares, pressão arterial, frequência respiratória, oximetria de pulso.

CETOCONAZOL + BETAMETASONA
◊ Antifúngico Tópico

Apresentações no mercado

▪ Cetoconazol + Betametasona creme 30 g contém cetoconazol 20 mg + betamestasona 0,64 mg
▪ Cetoconazol 200 mg comprimido

Posologia

▪ Adultos e Crianças
▪ Tratamento via tópica. Dose usual: Aplicar sobre a área afetada 1 a 2 vezes ao dia. Duração do tratamento: não deve ser utilizado por períodos maiores de 2 semanas.

CAPÍTULO 58 ▪ BULÁRIO

- **Tratamento via oral.** ≥ *2 anos:* dose usual: peso corporal > 30 kg: 200 mg 1 vez ao dia. Peso corporal de 15 kg a 30 kg: 100 mg VO 1 vez ao dia. **Blastomicose:** ≥ *2 anos:* Dose usual: 3,3 a 6,6 mg/kg/dia por via oral uma vez ao dia; a duração habitual da terapia para infecção sistêmica é de 6 meses. **Cromoblastomicose:** ≥ *2 anos:* dose usual: 3,3 a 6,6 mg/kg/dia por via oral uma vez ao dia; a duração habitual da terapia para infecção sistêmica é de 6 meses. **Coccidioidomicose:** ≥ *2 anos:* dose usual: 3,3 a 6,6 mg/kg/dia por via oral uma vez ao dia; a duração habitual da terapia para infecção sistêmica é de 6 meses. **Histoplasmose:** ≥ *2 anos:* dose usual: 3,3 a 6,6 mg//kg/dia por via oral uma vez ao dia; a duração habitual da terapia para infecção sistêmica é de 6 meses. **Paracoccidioidomicose:** ≥ *2 anos:* dose usual: 3,3 a 6,6 mg//kg/dia por via oral uma vez ao dia; a duração habitual da terapia para infecção sistêmica é de 6 meses.
- **Reações adversas.** Ardência. *Rash* cutâneo. Prurido. Irritação. Ressecamento.
- **Advertências e precauções – uso tópico.** Em crianças menores de 12 anos, devem ser utilizadas pequenas quantidades, não há contraindicação relativa à idade. O tratamento deve ser interrompido em caso de irritação ou sensibilização decorrente do uso. Não deve ser utilizado por períodos maiores que 2 semanas. Não deve ser utilizado próximo aos olhos e não deve entrar em contato com a conjuntiva. Não deve ser aplicado no canal auditivo externo se a membrana do tímpano estiver perfurada. Durante o tratamento não usar cosméticos sobre a área da pele tratada. Contraindicado o uso oftálmico e em mucosas. Não deve ser utilizado em infecções da pele tais como: varicela, herpes simples ou zoster, tuberculose cutânea ou sífilis cutânea.

CETOROLACO DE TROMETAMINA
Analgésico, Antipirético, Anti-inflamatório não Hormonal

Apresentação no mercado
- Cetorolaco de trometamina 30 mg/mL – ampola 1 mL.

Posologia
- **Crianças**
- > *2 anos:* dose usual: 1,0 mg/kg, intramuscular – IM. Dose usual: 0,5-1,0 mg/kg, endovenoso – EV, seguido de 0,5 mg/kg a cada 6 h.

Alerta
- **Reações adversas comuns.** Náuseas e vômitos, proteinúria, diminuição da pressão arterial média e frequência cardíaca.
- **Reações adversas incomuns em crianças.** Incluem dor abdominal, constipação, diarreia, dispepsia, úlceras gastrointestinais (TGI), estomatite, hemorragia gastrointestinal e/ou perfuração, tontura, disfunção renal, dores de cabeça, edema, hipertensão, prurido, zumbido, sudorese e elevação das enzimas hepáticas.

Monitorização
- Monitorar pacientes com distúrbios de coagulação; pacientes que recebem terapias que afetam a hemostasia; monitore a pressão arterial de perto durante o início da terapia e durante o tratamento. Verificar periodicamente o hemograma completo e o perfil químico durante a terapia em longo prazo.

CEFADROXILA
Antimicrobiano

Apresentações no mercado
- Cefadroxila 250 mg/5 mL – suspensão oral frasco 100 mL
- Após reconstituição cada 5 mL contêm 250 mg de Cefadroxila monoidratado.
- Cefadroxila 500 mg cápsula

Posologia
- **Crianças**
- Dose usual: 25 a 50 mg/kg/dia, fracionados a cada 12/12 h. Dose máxima: 2 g/dia.

- **Ajuste Renal**
- Sem dados disponíveis para ajuste na população de pediatria, a sugestão é ajuste proporcional ao recomendado em adultos. ClCr 10 a 25 mL/min: 15 mg/kg 1 vez por dia. ClCr < 10 mL/min; 15 mg/kg a cada 36 h.

Alerta
- **Reações adversas. 1 a 10%:** gastrointestinal: diarreia. **< 1%:** agranulocitose, anafilaxia, angioedema, colestase, diarreia associada a *Clostridium difficile*, dispepsia, eritema multiforme, erupção cutânea eritematosa, candidíase genital, insuficiência hepática, aumento das transaminases séricas, erupção maculopapular, neutropenia pseudomembranosa. Colite, doença do soro, síndrome de Stevens-Johnsons, trombocitopenia, vaginite.
- **Interações medicamentosas.** O uso concomitante com a Vacina BCG pode diminuir o efeito terapêutico da vacina BCG. O uso concomitante com a Probenecida pode aumentar a concentração sérica das cefalosporinas. O uso concomitante com Picossulfato de Sódio pode diminuir o seu efeito terapêutico. O uso concomitante com antagonistas da vitamina K pode aumentar o efeito anticoagulante.
- **Precauções.** Recomenda-se cautela na administração de cefalosporinas em gestantes, lactantes, prematuros, recém-nascidos com idade inferior a 6 1/2 semanas e pacientes alérgicos à penicilina. Pacientes com antecedentes de alergia mediada por IgE à penicilina (anafilaxia, edema angioneurótico e urticária imediata) não devem fazer uso de cefalosporina, que pode desencadear colite pseudomembranosa.

Monitorização
- Funções hepática e renal.

CEFALEXINA
Antimicrobiano

Apresentações no mercado
- Cefalexina 250 mg/5 mL suspensão oral frasco 100 mL
- Cefalexina 500 mg drágea

Posologia

■ Crianças

■ Dose usual: 25 a 100 mg/kg/dia, VO, divididos a cada 6/6 h ou 8/8 h. Dose máxima: 4 g/dia. **Otite média:** dose usual: 75 a 100 mg/kg/dia, VO, divididos a cada 6 h. **Faringite estreptocócica, infecções da pele e da estrutura da pele:** dose usual: 25 a 50 mg/kg/dia, VO, divididos a cada 12 h. **Cistite não complicada:** > *15 anos:* dose usual: 500 mg, VO, a cada 12 h durante 7 a 14 dias.

■ Ajuste Renal

■ > *15 anos:* ClCr: 30 a 59 mL/min: sem necessidade de ajuste (máximo 1 g por dia). ClCr: 15 a 29 mL/min: 250 mg a cada 8 horas ou a cada 12 horas. ClCr: 5 a 14 mL/min: 250 mg a cada 24 horas. ClCr: 1 a 4 mL/min: 250 mg a cada 48 horas ou a cada 60 horas.

Alerta

■ Reações adversas. **Sistema nervoso central:** agitação, confusão, tonturas, fadiga, alucinações, cefaleias. **Dermatológico:** eritema multiforme (raro), prurido genital, erupção cutânea, síndrome de Stevens-Johnsons (raro), necrólise epidérmica tóxica (rara), urticária. **Gastrointestinais:** dor abdominal, diarreia, dispepsia, gastrite, náuseas (raras), colite; pseudomembranosa, vômitos (raro). **Genitourinárias:** candidíase genital, secreção vaginal, vaginite. **Hematológicas e oncológicas:** eosinofilia, anemia hemolítica, neutropenia, trombocitopenia. **Hepáticas:** icterícia colestática (rara), hepatite (transitória, rara), aumento da ALT sérica, aumento da AST sérica. **Hipersensibilidade:** anafilaxia, angioedema, reação de hipersensibilidade. **Neuromusculares e esqueléticas:** artralgia, artrite, artropatia. **Renais:** nefrite intersticial (rara).

Monitorização

■ Hemograma, função hepática e renal e sinais de diarreia associados ao antibiótico.

CEFALOTINA
◦ Antimicrobiano

Apresentação no mercado

■ Cefalotina 1 g injetável – frasco-ampola

Posologia

■ Adolescentes

■ **Pneumonia não complicada; infecção do trato urinário; furunculose com celulite:** dose usual: 500 mg, IM ou IV, a cada 6 h. **Outras infecções:** dose usual: 500 mg a 2 g, IM ou IV, a cada 4 h ou 6 h. Dose máxima: 12 g/dia.

■ Crianças

■ **Infecções bacterianas em geral:** dose usual: 80 a 160 mg/kg, IV, divididos a cada 4 h ou 6 h. **Fibrose cística:** dose usual: 25 a 50 mg/kg, IV, a cada 6 horas.

■ Neonatos

■ Dose usual: 25 mg/kg/dose, IV, a cada 6 horas. Dose máxima: 50 mg a 100 mg/kg/dia IV divididos a cada 8 h a cada 12 h.

Alerta

■ Reações adversas. **Hipersensibilidade:** erupções cutâneas maculopapulosas, urticária. **Reações locais:** dor, endurecimento do tecido, sensibilidade e elevação da temperatura. **Gastrointestinais:** colite pseudomembranosa. **Hematológicas:** neutropenia, trombocitopenia e anemia hemolítica. **Hepáticas:** elevação transitória na aspartato aminotransferase (AST) e na fosfatase alcalina.

■ Interações medicamentosas. Aminoglicosídeos (p. ex.: amicacina, gentamicina e tobramicina): pode ocorrer aumento na incidência de nefrotoxicidade após a administração concomitante.Probenecida: a probenecida aumenta as concentrações de cefalotina e pode aumentar os riscos de toxicidade.

Monitorização

■ Hemograma, cultura e sensibilidade, função renal e hepática, alergia e possível falso-positivo no teste de Coombs.

CEFAZOLINA
◦ Antimicrobiano

Apresentação no mercado

■ Cefazolina 1 g injetável – frasco-ampola

Posologia

■ Adolescentes

■ **Infecções leves:** dose usual: 250 a 500 mg, IV ou IM a cada 8 h. **Infecções moderadas a graves:** dose usual: 500 mg a 1 g, IV ou IM, a cada 6 a 8 h. Dose máxima para adultos: 6 g por dia, embora em raras ocasiões doses de até 12 g por dia foram utilizadas. **Outras infecções:** *Infecção Urinária Aguda (não Complicada):* dose Usual: 1 g, IV ou IM, a cada 12 h. *Pneumonia Pneumocócica:* dose usual: 500 mg, IV ou IM, a cada 12 h.

■ Crianças

■ ≥ *30 dias:* dose usual: 50 a 100 mg/kg/dia, IV ou IM, a cada 8 h. Dose máxima: 2 g/dose. **Pneumonia adquirida na comunidade:** ≥ *3 meses:* dose usual: 150 mg/kg/dia, IV ou IM, a cada 8 h, durante 10 dias. Dose máxima: 2 g/dose. **Pele e infecção dos tecidos moles por** *Staphylococcus aureus* **sensível à meticilina (MSSA):** dose usual: 50 mg/kg/dia, IV ou IM, divididos em 3 doses. **Infecção não purulenta de estreptococos (p. ex., celulite) ou infecção necrosante devida a** *S. aureus:* dose usual: 33 mg/kg/dose, IV ou IM, a cada 8 h. Dose usual: 25 mg/kg/dose, IV ou IM.

Semanas	Dias	Intervalo (horas)
≤ 29	0 a 28	12
	> 28	8
30 a 36	0 a 14	12
	> 14	8
37 a 44	0 a 7	12
	> 7	8
> 45	Todos	6

Alerta

- Reações adversas. **Hipersensibilidade:** anafilaxia, eosinofilia, prurido, febre à droga, erupções cutâneas e síndrome de Stevens-Johnsons. **Reações locais:** raros casos de flebite no local da injeção foram relatados. **Gastrointestinais:** diarreia, estomatite por *Candida*, vômitos e náuseas, cólicas de estômago, anorexia e colite pseudomembranosa. O início dos sintomas da colite pseudomembranosa pode ocorrer durante ou após o tratamento. **Hematológicas:** neutropenia, leucopenia, trombocitopenia e trombocitemia. **Hepáticas e renais:** elevação transitória de AST, ALT, uremia e fosfatase alcalina foram observadas sem evidências clínicas de prejuízo renal ou hepático. **Outras reações:** prurido genital e anal (incluindo prurido vulvar, monilíase genital e vaginite).

CEFEPIMA

○ Antimicrobiano

Apresentação no mercado

- Cloridrato de Cefepima 1 g (frasco-ampola)

Posologia

■ Crianças

- *> 40 kg:* **Infecções leves a moderadas do trato urinário:** dose usual: 500 mg a 1 g, IV ou IM, a cada 12 h durante 7 a 10 dias. **Outras infecções leves a moderadas:** dose usual: 1 g, IV ou IM, a cada 12 h durante 7 a 10 dias. **Infecções graves:** dose usual: 2 g, IV ou IM, a cada 12 h durante 7 a 10 dias. **Infecções muito graves ou com risco de morte:** dose usual: 2 g, IV ou IM, a cada 8 h durante 7 a 10 dias.

■ Crianças

- **Meningite bacteriana:** ≥ *29 dias:* dose usual: 50 mg kg, IV, a cada 8 h. Dose máxima: 2 g/dose. Duração do tratamento: 7 dias para *H. influenzae* e 10 a 14 dias para *S. pneumoniae*. **Neutropenia febril:** ≥ *2 meses:* dose usual: 50 mg/kg, IV, a cada 8 h. Dose máxima: 2 g/dose. **Endocardite infecciosa:** ≥ *29 dias:* dose usual: 50 mg/kg, IV, a cada 8 h, em combinação com a terapia antimicrobiana adequada. Dose máxima: 2 g/dose. **Pneumonia:** ≥ *2 meses:* dose usual: 50 mg/kg, IV, a cada 8 a 12 h. Dose máxima: 2 g/dose. **Infecções de pele/estrutura da pele:** ≥ *2 meses:* dose máxima: 50 mg/kg, IV, a cada 12 horas. Dose máxima: 2 g/dose. **Infecções do trato urinário:** ≥ *2 meses:* dose usual: 50 mg/kg, IV, a cada 8 a 12 horas. Dose máxima: 2 g/dose.

■ Neonatos

- RNT ou RNPT de ≥ 28 dias: 50 mg/kg/dose IV a cada 12 horas. RNT ou RNPT de ≤ 28 dias: 30 mg/kg/dose IV a cada 12 horas. **Meningite e infecções por *P. aeruginosa* ou *Enterobacter ssp:*** dose usual: 50 mg/kg/dose IV a cada 12 horas.

Alerta

- Reações adversas. Hematológicas e oncológicas: teste de Coombs direto positivo (sem hemólise; 16%). 1 a 10%: Cardiovascular: flebite localizada. Sistema nervoso central:

dor de cabeça. Dermatológicas: erupção cutânea e prurido. Endócrinas e metabólicas: hipofosfatemia. Gastrointestinais: diarreia, náusea, vômitos. Oncológicas/hematológicas: eosinofilia. Hepáticas: aumento da ALT sérica, tempo de tromboplastina parcial anormal, aumento de AST; soro, do tempo de protrombina.

Monitorização

- Funções hepática e renal, hemograma e sinais de anafilaxia durante a primeira dose.

CEFOTAXIMA

○ Antimicrobiano

Apresentações no mercado

- Cefotaxima 1 g injetável (frasco-ampola)

Posologia

■ Crianças

- *> 12 anos:* é recomendada a administração intravenosa caso as doses diárias excedam a 2 g. Contudo, nos casos em que a dose diária exceder a 4 g, obrigatoriamente a via de administração deverá ser a intravenosa. Dose usual: 1 a 2 g, IV ou IM, a cada 6-8 h. Dose máxima: 12 g/dia. **Infecção típica em que um patógeno suscetível é conhecido ou suspeito:** dose usual: 1 g, IV ou IM, a cada 12 h. Dose máxima: 2 g/dia. **Infecção em que vários patógenos com alta a média suscetibilidade são conhecidos ou suspeitos:** dose usual: 1 a 2 g, IV ou IM, a cada 12 h. Dose máxima: 4 g/dia. **Infecção não identificada que não pode ser localizada, em que há risco de vida:** dose usual: *2 a 3 g, IV, a cada 6 ou 8 h.* Dose máxima: 12 g/dia. **Gonorreia:** dose usual: 0,5 g, IM, dose única. *1 mês a 12 anos:* ≥ *29 dias:* dose usual: 100 a 200 mg/kg/dia, IV ou IM, divididos a cada 6 a 8 h. Dose máxima: 2 g/dose. Para infecções graves em crianças maiores de 50 kg, podem ser utilizadas 2 g IV a cada 4 h. **Sinusite bacteriana aguda; grave:** ≥ *1 ano:* dose usual: 100 a 200 mg/kg/dia, IV, divididos a cada 6 h. Dose máxima: 2 g/dose. **Meningite bacteriana:** ≥ *30 dias:* dose usual: 200 mg/kg/dia, IV, divididos a cada 6 h ou 225 a 300 mg/kg/dia, IV, divididos a cada 6 a 8 h por suspeita ou infecção por *S. pneumoniae*. Dose máxima: 12 g/dia. Duração do tratamento: 7 dias para *N. meningitidis* e *H. influenzae*, 10 a 14 dias para *S. pneumoniae*, 14 a 21 dias para *S. agalactiae* e 21 dias para bacilos gram-negativos. **Pneumonia adquirida na comunidade:** ≥ *3 meses:* dose usual: 150 mg/kg/dia, IV, divididos a cada 8 h durante 10 dias. Dose máxima: 2 g/dose.

■ Adolescentes

- **Artrite relacionada ao gonococo e síndrome da artrite-dermatite:** dose usual: 1 g, IV, a cada 8 h. Continuar por 24 a 48 horas após a melhora começar, seguido de terapia oral para completar pelo menos 1 semana de antibioticoterapia. **Doença de Lyme:** dose usual: 150 a 200 mg/kg/dia, IV, divididos a cada 6 a 8 h durante 14 dias (intervalo, 10 a 28 dias). Dose máxima: 6 g/dia. **Infecção da pele e tecidos moles, infecção necrosante, tipo de infecção mista:** dose usual: 50 mg/kg/dose, IV, a cada 6 h, mais metronidazol 7,5 mg/kg/dose, IV, a cada 6 h ou clindamicina 10 a 13 mg/kg/dose, IV, a cada 8 h.

SEÇÃO 5 ■ BULÁRIO

■ Neonatos

■ Dose usual: 25 a 50 mg/kg/dose IV ou IM a cada 12 h.
Meningite: *0 a 7 dias de vida:* dose usual: 100 a 150 mg/kg/dia, EV, doses divididas a cada 8 horas ou a cada 12 horas. > *8 dias de vida:* dose usual: 150 a 200 mg/kg/dia, EV, divididos a cada 6 ou 8 horas. Considerar menores doses para neonatos com peso menor que 2 kg.

■ **Sepse:**

Idade gestacional	Dias de vida	Posologia
> 33 semanas	< 7 dias de vida	50 mg/kg/dose IV a cada 12 h
< 32 semanas	7 dias de vida ou mais	50 mg/kg/dose IV cada 8 h
≥ 32 semanas	7 dias ou mais	50 mg/kg/dose IV a cada 6 h

Alerta

■ **Reações adversas. 1 a 10%:** Dermatológicas: prurido, erupção cutânea. Gastrointestinais: colite, diarreia, náuseas, vômitos. Hematológica e oncológica: eosinofilia. Local: induração, inflamação, dor e sensibilidade no local da injeção. Diversos: febre.

Monitorização

■ A função renal deve ser monitorada em pacientes tratados concomitantemente com aminoglicosídeos.

CEFOXITINA
◇ Antimicrobiano

Apresentação no mercado

■ Cefoxitina 1 g injetável – frasco-ampola

Posologia

■ Crianças

■ **Infecção moderada:** dose usual: 80 a 160 mg/kg/dia, IV, a cada 6 ou 8 h. Dose máxima: 2 g/dose. **Infecção severa:** dose usual: 100 a 160 mg/kg/dia, IV, a cada 4 ou 6 h. Dose máxima: 12 g/dia.

■ Neonatos

■ Dose usual: 90 a 100 mg/kg/dia, IV, divididos a cada 8 h.

Alerta

■ **Reações adversas. 1 a 10%:** gastrointestinal: diarreia. **< 1%:** anafilaxia, angioedema, depressão da medula óssea, dispneia, eosinofilia, exacerbação da miastenia *gravis*, dermatite exfoliativa, febre, anemia hemolítica, hipotensão, aumento do nitrogênio ureico no sangue, aumento da creatinina sérica, aumento das transaminases séricas, nefrite intersticial, icterícia, leucopenia, náusea, nefrotoxicidade (aumentada, com aminoglicosídeos), flebite, tempo prolongado de protrombina, prurido, colite pseudomembranosa, erupção cutânea, trombocitopenia, tromboflebite, necrólise epidérmica tóxica, urticária, vômitos.

Monitorização

■ Monitorar a função renal periodicamente quando usado em combinação com outros fármacos nefrotóxicos.

CEFTAZIDIMA
◇ Antimicrobiano

Apresentação no mercado

■ Ceftazidima 1 g injetável – frasco-ampola

Posologia

■ Crianças

■ Dose usual: 100 a 150 mg/kg/dia, IV ou IM, a cada 8 h. Dose máxima: 6 g/dia.

■ Neonatos

■ Dose usual: 30 mg/kg/dose, IV ou IM.

Intervalo de Dose		
IGC	Dias de Vida	Intervalo (horas)
≤ 29	0 a 28 > 28	12 8
30 a 36	0 a 14 > 14	12 8
37 a 44	0 a 7 > 7	12 8
≥ 45	Todos	8

■ **Meningite:** *0 a 7 dias de vida:* 100 a 150 mg/kg/dia IV doses divididas a cada 8 ou 12 h. *8 a 28 dias de vida:* 150 mg/kg/dia IV doses divididas a cada 8 horas.

Alerta

■ **Reações adversas. Cardiovascular:** flebite. **Endócrina e metabólica:** aumento da lactato desidrogenase, aumento da gamaglutamil transferase. **Gastrointestinal:** diarreia. **Hematológicas e oncológicas:** eosinofilia, teste de Coombs direto positivo, trombocitemia. **Hepáticas:** aumento da ALT e AST sérica, aumento da fosfatase alcalina sérica. **Hipersensibilidade:** reações de hipersensibilidade. **Locais:** inflamação e dor no local da injeção.

■ **Advertências e precauções. INR elevado:** pode ser associado com aumento da INR, especialmente em pacientes com deficiência nutricional, tratamento prolongado, doença hepática ou renal. **Neurotoxicidade:** os níveis elevados de ceftazidima em pacientes com insuficiência renal podem levar a convulsões, encefalopatia, coma, asterixis, mioclonia e excitabilidade neuromuscular. **Alergia à penicilina:** utilizar com precaução em pacientes com antecedentes de alergia à penicilina, especialmente reações mediadas por IgE (p. ex., anafilaxia, angioedema, urticária).

Monitorização

■ Função renal e sinais e sintomas de anafilaxia durante a primeira dose.

CEFTRIAXONA
◇ Antimicrobiano

Apresentações no mercado

■ Ceftriaxona 1 g IV injetável (frasco-ampola) – acompanhado de ampola de diluente com 10 mL (água para injetáveis)
■ Ceftriaxona 500 mg IV injetável (frasco-ampola) – acompanhado de ampola de diluente com 5 mL (água para injetáveis)

- Ceftriaxona 1 g IM injetável (frasco-ampola) – acompanhado de ampola de diluente com 3,5 mL (lidocaína a 1%)
- Ceftriaxona 500 mg IM injetável (frasco-ampola) – acompanhado de ampola de diluente com 2 mL (lidocaína a 1%)

Posologia

▪ Crianças

- Dose usual: 50 a 75 mg/kg, IV ou IM, fracionados em 1 a 2 vezes ao dia. Dose máxima: 2 g/dia. **Sinusite bacteriana aguda grave:** dose usual: 25 mg/kg, IV, a cada 12 h. Alternar para antibiótico oral quando clinicamente apropriado, quando for incapaz de administrar medicação oral – Terapia inicial: Dose única 50 mg/kg/dia, IV ou IM, seguida de terapia oral em 24 horas. **Otite média aguda:** dose usual: 50 mg/kg, IM, dose única. Dose máxima: 1 g/dose. Doença grave, falha do tratamento: 50 mg/kg, IV ou IM, uma vez por dia durante 3 dias. Dose máxima 1 g/dia. **Meningite bacteriana:** ≥ *29 dias:* dose usual: 80 a 100 mg/kg/dia, IV, divididos a cada 12 a 24 h. Dose máxima: 4 g/dia. A duração sugerida da terapia é de 7 dias para *N. meningitidis* e *H. influenzae,* 10 a 14 dias para *S. pneumoniae,* 14 a 21 dias para *S. agalactiae* e 21 dias para *bacilos* gram-negativos. Para a meningite causada por suspeita ou infecção documentada por *S. pneumoniae* com redução da suscetibilidade suspeita ou documentada à penicilina e ceftriaxona, é recomendada a terapêutica combinada com vancomicina. **Quimioprofilaxia contra a doença meningocócica para contatos próximos:** < *15 anos:* dose usual: 125 mg, IM, dose única. > *15 anos:* dose usual: 250 mg, IM, dose única. **Pneumonia adquirida na comunidade:** *S. pneumoniae:* ≥ *3 meses:* dose usual: 100 mg/kg/dia, IV, divididos a cada 12 a 24 horas durante 10 dias. Dose máxima: 4 g/dia. *H. influenzae* (produtor de betalactamase): ≥ *3 meses:* dose usual: 50 a 100 mg/kg/dia, IV, divididos a cada 12 a 24 horas durante 10 dias. Dose máxima 4 g/dia. **Infecções gonocócicas:** *bebês e crianças* ≤ *45 kg:* não complicado: dose usual: 125 mg, IM, dose única. **Bactérias ou artrite concomitante:** dose usual: 50 mg/kg, IM ou IV uma vez por dia durante 7 dias. Dose máxima 1 g/dia. *Crianças e adolescentes* ≥ *45 kg:* não complicado: dose usual: 250 mg, IM, dose única mais azitromicina 1 g oralmente dose única. **Conjuntivite gonocócica:** dose usual: 1 g, IM, dose única. **Bacteremia ou artrite concomitante:** dose usual: 1 g, IM ou IV, uma vez por dia durante 7 dias mais azitromicina 1 g por via oral como dose única. **Meningite gonocócica e endocardite:** dose usual: 1 a 2 g, IV, a cada 12 a 24 h. Para meningite, a terapia deve ser continuada por 10 a 14 dias. Para a endocardite, a terapêutica deve ser continuada durante pelo menos 4 semanas. **Endocardite infecciosa:** *valva nativa, estreptococos altamente suscetíveis à penicilina:* dose usual: 100 mg kg, IV ou IM, a cada 24 h. Dose máxima: 2 g/dia durante 4 semanas. **Válvula nativa, estreptococos altamente suscetíveis à penicilina, terapia alternativa:** dose usual: 100 mg/ kg, IV ou IM, a cada 24 h.Dose máxima: 2 g/dia e sulfato de gentamicina 3 mg/kg/dia, IV ou IM, em uma dose ou 3 doses igualmente divididas por 2 semanas. **Valva nativa, estreptococos resistentes à penicilina:** dose usual: 100 mg/ kg, IV ou IM, a cada 24 h. Dose máxima: 2 g/dia durante 4 semanas, e sulfato de gentamicina 3 mg/kg/dia, IV ou IM

em 1 dose ou 3 doses igualmente divididas por 2 semanas. **Válvula protética, estreptococos suscetíveis à penicilina:** dose usual: 100 mg/kg, IV ou IM, a cada 24 h. Dose máxima: 2 g/dia durante 6 semanas com ou sem gentamicina 3 mg/ kg/dia IV ou IM, em 1 dose ou 3 igualmente divididas, doses por 2 semanas. **Válvula protética, estreptococos resistentes à penicilina:** dose usual: 100 mg/kg, IV ou IM, cada 24 h. Dose máxima: 2 g/dia e sulfato de gentamicina 3 mg/kg/ dia, IV ou IM em 1 dose ou 3 doses igualmente divididas por 6 semanas. **Enterococos, estirpes resistentes à penicilina, aminoglicosídeo e vancomicina (*E. faecalis*):** dose usual: 50 mg/kg, IV ou IM, a cada 12 h. Dose máxima: 2 g/ dose e ampicilina sódica 300 mg/kg/dia, IV, divididos a cada 4 a 6 horas (Dose máxima de 12 g/dia) durante um mínimo de 8 semanas. **Microrganismos HACEK:** dose usual: 100 mg/kg, IV ou IM, a cada 24 h. Dose máxima: 2 g/dia durante 4 a 6 semanas. **Suspeita de bartonella, cultura-negativa:** dose usual: 100 mg/kg, IV ou IM, cada 24 h. Dose máxima: 2 g/dia durante 6 semanas e gentamicina 1 mg/kg, IV ou IM, a cada 8 h durante 2 semanas. **Doença de Lyme:** dose usual: 50 a 75 mg/kg, IV, uma vez por dia durante 14 dias (intervalo, 10 a 28 dias). Dose máxima 2 g/dia. **Doenças sexualmente transmissíveis (exceto gonocócica):** dose usual: 250 mg, IM, dose única.

▪ Neonatos

- *Idade pós-menstrual < 7 dias:* dose usual: 50 mg/kg/dia, IV ou IM, a cada 24 h. *Idade pós-menstrual* ≥ *7 dias:* ≤ *2.000 g:* 50 mg/kg/dia, IM ou IV, a cada 24 h. > *2.000 g:* 50 a 75 mg/kg/dia, IM ou IV, a cada 24 h. **Meningite:** dose de ataque: 100 mg/kg, IV, seguida de 80 mg/kg, IV, a cada 24 h. **Infecções gonocócicas:** dose usual: 25 a 50 mg/kg/ dia, IV ou IM, a cada 24 h durante 7 dias. Dose máxima: 125 mg/dose. **Oftalmia gonocócica não complicada:** dose usual: 25 a 50 mg/kg, IM ou IV dose única. Dose máxima: 125 mg/dose.

Alerta

- Reações adversas. 10%: **Dermatológicas:** estresse da pele. Local: induração no local da injeção, sensação de calor no local da injeção. 1 a 10%: **Dermatológicas:** erupção cutânea. **Gastrointestinal:** diarreia. **Hematológicas e oncológicas:** eosinofilia, trombocitemia, leucopenia. **Hepática:** aumento das transaminases séricas. **Locais:** dor e sensibilidade no local da injeção.

Monitorização

- Funções hepática e renal. Sinais e sintomas de anafilaxia. Sinais de diarreia associada a antibióticos. Outras superinfecções. Tempo de protrombina/INR.

CEFUROXIMA
Antimicrobiano

Apresentações no mercado

- Cefuroxima 750 mg injetável (frasco-ampola)
- Cefuroxima 250 mg comprimido revestido
- Cefuroxima 250 mg suspensão (frasco 50 mL) – cada 5 mL contém 250 mg de cefuroxima.

Posologia

■ Crianças

■ Tratamento intravenosoIntramuscular. Dose usual: 75 a 150 mg/kg/dia, IV ou IM, de 8/8 h ou 6/6 h. Dose máxima: 6 g/dia **Meningite:** dose usual: 200 a 240 mg/kg/dia, IV, divididos em 8/8 h ou 6/6 h. Dose máxima: 9 g/dia.

■ Neonatos

■ Dose usual: 30 a 100 mg/kg/dia, IV ou IM, de 8/8 h ou 12/12 h. **Meningite:** dose usual: 100 mg/kg/dia, IV.

■ Tratamento via oral

■ Dose usual (3 meses a 12 anos): 20 a 30 mg/kg/dia, 2 vezes ao dia. (Dose máxima: 1 g/dia).

Solução oral- Doses para crianças de 3 meses a 12 anos de idade			
Peso	Amidgalite, faringite, sinusite e bronquite	Otite, pneumonia e piodermite	Frequênica
5 kg	1 mL (50 mg)	1,5 mL (75 mg)	12/12 h
8 kg	1,5 mL (75 mg)	2,5 mL (125 mg)	12/12 h
12 kg	2,5 mL (125 mg)	3,5 mL (175 mg)	12/12 h
16 kg ou +	2,5 mL (125 mg)	5 mL (250 mg)	12/12 h
**	250 mg	500 mg	

■ **Dose máxima.

■ Dose usual (13 anos ou mais): 250 a 500 mg/dia 2 vezes ao dia. Dose máxima: 1 g/dia.

■ Ajuste renal

■ ClCr 10 a < 30 mL/min: Dose completa a cada 24 horas. ClCr <10 mL/min (sem hemodiálise): Dose completa a cada 48 horas. **Hemodiálise:** deve ser administrada uma única dose adicional após cada diálise.

Alerta

■ Reações adversas. > 10%: **Gastrointestinais:** diarreia. 1 a 10%: **Cardiovascular:** tromboflebite local. **Dermatológicas:** erupção cutânea. **Endócrina e metabólica:** aumento da lactato desidrogenase. **Gastrointestinais:** náuseas e vômitos. **Genitourinária:** vaginite. **Hematológicas e oncológicas:** diminuição do hematócrito; diminuição da hemoglobina, eosinofilia. **Hepática:** aumento das transaminases séricas, aumento da fosfatase alcalina sérica. Imunológica: reação de Jarisch-Herxheimer.

■ Monitorização

■ Função renal. Tempo de protrombina.

CIPROFLOXACINO

◊ Antimicrobiano

Apresentações no mercado

■ Ciprofloxacino 200 mg injetável (bolsa 100 mL)
■ Ciprofloxacino 250 mg comprimido revestido
■ Ciprofloxacino 500 mg comprimido revestido
■ Ciprofloxacino 3 mg/mL colírio

■ Colírio: Cada mL (31 gotas) contém: 3,5 mg de cloridrato de ciprofloxacino* (0,11 mg/gota). *equivalente a 3 mg de ciprofloxacino.

Posologia

■ Crianças

■ Tratamento. Dose usual: 20 a 30 mg/kg/dia, IV, fracionados em 2 administrações. Dose máxima: 800 mg/dia. **Antraz por inalação (pós-exposição):** *tratamento inicial:* dose usual: 20 mg/kg/dia, IV, fracionados em 2 administrações por 60 dias. Dose máxima: 800 mg/dia. **Infecção do trato urinário complicada ou pielonefrite:** dose usual: 18 a 30 mg/kg/dia, IV, fracionados em 2 ou 3 administrações, durante 10 a 21 dias. Dose máxima: 1.200 mg/dia. **Fibrose cística:** dose usual: 30 mg/kg/dia, IV, frascionados em 3 admnistrações. Dose máxima: 1.200 mg/dia.

■ Tratamento O. **Antraz:** ≥ *1 mês:* dose usual: 15 mg/kg/dose, VO, a cada 12 horas. Dose máxima: 500 mg/dose. Duração: Para profilaxia, 60 dias após a exposição. Para infecção cutânea naturalmente adquirida, 7 a 10 dias. Como terapia de acompanhamento para o antraz grave, curso completo por 14 dias ou mais. **Infecção do trato urinário complicada ou pielonefrite:** ≥ *1 ano:* dose usual: 10 a 20 mg/kg/dose, VO, a cada 12 horas durante 10 a 21 dias. Dose máxima: 750 mg/dose. **Disenteria,** *Shigella* **ou** *Salmonella:* ≥ *6 meses:* dose usual: 15 mg/kg/dose, VO, 2 vezes por dia durante 3 dias. Dose máxima: 500 mg/dose. **Infecção por pseudomonas – fibrose cística, exacerbação pulmonar aguda:** ≥ *1 ano ou mais:* dose usual: 20 mg/kg/dose, VO, a cada 12 horas. Dose máxima: 500 mg/dose.

■ Adolescentes

■ **Doenças sexualmente transmissíveis:** dose usual: 500 mg, VO, 2 vezes por dia durante 3 dias para o cancroide ou 750 mg, VO, 2 vezes ao dia durante pelo menos 3 semanas e até que todas as lesões cicatrizem completamente para o granuloma inguinal.

■ Adultos e Crianças

■ Tratamento. **Úlcera de córnea:** *Primeiro dia:* 2 gotas a cada 15 minutos durante as primeiras 6 horas. No restante do dia, 2 gotas a cada 30 minutos. *Segundo dia:* 2 gotas a cada 1 hora. *Do terceiro ao 14º dia:* 2 gotas a cada 4 horas. O tratamento poderá continuar por mais de 14 dias, se não tiver ocorrido a reepitelização da córnea. **Conjuntivite bacteriana:** dose usual: 1 ou 2 gotas a cada 2 horas durante os primeiros 2 dias de tratamento. após, 1 a 2 gotas a cada 4 horas, durante os 5 dias subsequentes.

Alerta

■ Reações adversas. 1 a 10%: **Sistema nervoso central:** tonturas, insônia, nervosismo, sonolência, cefaleia, inquietação. **Dermatológicas:** erupção cutânea. **Gastrointestinais:** diarreia, vômitos, dor abdominal, dispepsia. **Hepáticas:** aumento da AST sérica, aumento da ALT sérica. **Locais:** reações no local da injeção. **Respiratória:** rinite. **Diversas:** febre.

Monitorização

■ Funções renal, hepática, hemograma e febre.

CITRATO DE POTÁSSIO + CITRATO DE SÓDIO + CLORETO DE SÓDIO + GLICOSE

◊ Repositor e Solução Hidreletrolítica

Apresentação no mercado

■ Floralyte 45 solução frasco 500 mL – cada mL de solução contém: 2,05 mg de Cloreto de Sódio, 2,16 mg de Citrato de Potássio Monoidratado, 0,98 mg de Citrato de Sódio e 22,75 de Glicose.

Posologia

■ Adultos e Crianças

■ Dose usual: cálculo baseado na necessidade de reposição de eletrólitos. Composição eletrolítica: sódio 45 mEq/L; potássio 20 mEq/L; cloreto 35 mEq/L; citrato 30 mEq/l; glicose 126 mMol/L.

Alerta

■ Reações adversas. Hipersensibilidade ou dermatite de contato. Hipernatremia.Hiperpotassemia.
■ Precauções/advertências. Usar com cautela em função renal diminuída, devido ao potássio.

CLARITROMICINA

◊ Antimicrobiano

Apresentações no mercado

■ Claritromicina 125 e 250 mg/mL solução oral
■ Claritromicina comprimidos de 500 mg

Posologia

■ Crianças

■ ≥ 6 *meses:* dose usual: 7,5 mg/kg/dose VO a cada12 horas por 10 dias (máximo de 500 mg/dose). **Bartonelose (doença da arranhadura do gato); infecção severa por HIV:** dose usual: 7,5 mg/kg/dose VO a cada 12 horas (máximo de 500 mg/dose); tratar por 3 meses pacientes com infecção por angiomatose bacilar cutânea e por 4 meses em pacientes com infecção no SNC, peliose bacilar, osteomielite ou infecções severas. *Helicobacter pylory*, **infecção:** dose usual: 15 a 20 mg/kg/dia VO divididos a cada 12 horas (máximo 500 mg/dose; associado a amoxacilina e omeprazol) por 7 a 14 dias. **Endocardite; profilaxia:** dose usual: 15 mg/kg/dose VO, 30 a 60 minutos antes de procedimento dental, respiratório ou procedimentos cutâneo e musculoesquelético infectados (máximo 500 mg/dose). **Complexo** *Mycobacterium avium:* *profilaxia primária:* dose usual: 7,5 mg/kg/dose VO a cada 12 horas (máximo de 500 mg/dose). *Profilaxia secundária:* dose usual: 7,5 mg/kg/dose VO a cada 12 horas (máximo de 500 mg/dose) associado a etambutol. *Tratamento:* dose usual: 7,5 a 15 mg/kg/dose VO 2 vezes ao dia (máximo de 500 mg/dose) associado a etambutol. **Coqueluche, tratamento e profilaxia pós-exposição:** ≥ *1 mês:* dose usual: 7,5 mg/kg/dose VO a cada12 horas por 7 dias (máximo de 500 mg/dose).

Reações adversas

■ Diarreia, vômito, gosto anormal, dor abdominal, *rash*, dor de cabeça, reações alérgicas (anafilaxia, síndrome de Stevens-Johnsons, necrólise epidérmica tóxica).

Alerta

■ Claritromicina tem sido associada com prolongamento do intervalo QT e *torsades de pointes*; tem sido associada a hepatotoxicidade.

CLINDAMICINA

◊ Antimicrobiano

Apresentações no mercado

■ Clindamicina comprimidos de 300 mg
■ Clindamicina 150 mg/ mL solução injetável 4 mL

Posologia

■ Crianças

■ Tratamento intravenoso. **Antraz:** dose usual: 40 mg/kg/dia divididos a cada 8 horas (máximo 900 mg/dose); duração por 14 dias ou mais, até estabilizar como terapia combinada para antraz sistêmico, quando a meningite é descartada. **Babesiose, severa:** dose usual: 7 a 10 mg/kg (máximo 600 mg/dose) a cada 6 a 8 horas por 7 a 10 dias. *S. aureus* **meticilina-resistente adquirida na comunidade:** dose usual: 40 mg/kg/dia divididos a cada 6 a 8 horas (máximo 600 mg/dose). **Pneumonia adquirida na comunidade:** ≥ *3 meses:* dose usual: 40 mg/kg/dia divididos a cada 6 a 8 horas por 10 dias (máximo 600 mg/dose). **Endocardite; profilaxia; alérgico à penicilina:** dose usual: 20 mg/kg 30 a 60 minutos antes de procedimento dental, respiratório ou procedimento cutâneo e musculoesquelético infectados (máximo 600 mg/dose). **Infecções de pele e tecido moles:** Celulite: 10 a 13 mg/kg/dose a cada 8 horas por 5 dias. **Infecção necrosante devida a espécies de** *Clostridium*, *Streptococcus* **ou** *Staphylococcus* **aureus:** dose usual: 10 a 13 mg/kg/dose a cada 8 horas; para infecções por *clostridium* e *Streptococcus* administrar junto com penicilina. **Infecção necrosante, polimicrobiana:** dose usual: 10 a 13 mg/kg/dose a cada 8 horas administrar junto com cefotaxima. **Profilaxia cirúrgica; pacientes alérgicos a betalactâmicos:** dose usual: 10 a 15 mg/kg em 60 minutos antes da incisão; repetir no intraoperatório, a cada 3 a 6 horas (máximo 600 mg/dose).

■ Tratamento via oral. **Otite média aguda; alérgico à penicilina:** dose usual: 30 a 40 mg/kg/dia divididos a cada 8 horas (máximo 600 mg/dose); duração de 5 a 7 dias para crianças ≥ 6 anos com infecção leve e moderada, 7 dias para crianças de 2 a 5 anos com infecção leve e moderada, 10 dias para crianças < 2 anos ou com infecções severas. **Sinusite bacterina aguda:** dose usual: 30 a 40 mg/kg/dia divididos a cada 8 horas (máximo 600 mg/dose). **Antraz:** dose usual: 10 mg/kg/dose a cada 8 horas (máximo 600 mg/dose); duração para profilaxia 60 dias depois da exposição; duração para infecção cutânea naturalmente adquirida de 7 a 10 dias. **Babesiose, severa:** dose usual: 7 a 10 mg/kg (máximo 600 mg/dose) a cada 6 a 8 horas por 7 a 10 dias. *S. aureus* **meticilina-resistente adquirida na comunidade:** dose usual: 30 a 40 mg/kg/dia divididos a cada 6 a 8 horas (máximo 600 mg/dose). **Pneumonia**

adquirida na comunidade: ≥ *3 meses:* dose usual: 40 mg/kg/dia divididos a cada 6 a 8 horas por 10 dias (máximo 600 mg/dose); duração de 10 dias. **Endocardite; profilaxia; alérgico à penicilina:** dose usual: 20 mg/kg 30 a 60 minutos antes de procedimento dental, respiratório ou procedimento cutâneo e musculoesquelético infectados (máximo 600 mg/dose). **Infecções de pele e tecido moles:** *impetigo:* 20 mg/kg/dia em 3 doses divididas por 7 dias. S. aureus *meticilina-resistente (MRSA):* 30 a 40 mg/kg/dia divididos a cada 8 horas. S. aureus meticilina-sensível (MSSA): 25 a 30 mg/kg/dia divididos a cada 8 horas. **Faringite estreptocócica; alérgico à penicilina:** dose usual: 20 mg/kg/dia divididos a cada 8 horas por 10 dias (máximo 600 mg/dose).

- Neonatos
- Dose usual: 5 a 7,5 mg/kg/dose IV ou VO.

Intervalo de administração

Idade Gestacional (semanas)	Dias de vida	Intervalo (horas)
≤ 29	0 a 28 > 28	12 8
30 a 36	0 a 14 > 14	12 8
37 a 44	0 a 7 > 7	12 8
≥ 45	Todos	6

Reações adversas

- Reações de hipersensibilidade, icterícia e testes da função hepática alterados têm sido reportados com associação da terapia com clindamicina.

Alerta

- Terapia com clindamicina tem sido associada com colite severa; deve ser reservada a infecções severas quando outros agentes menos tóxicos são inapropriados.

CLORANFENICOL
◇ Antimicrobiano

Apresentação no mercado

- Cloranfenicol 1 g FA

Posologia

- Crianças
- **Antraz (como parte do regime triplo):** ≥ *1 mês:* dose usual: 100 mg/kg/dia IV divididos a cada 6 horas. Duração de 2 a 3 semanas até a estabilização. **Meningite bacteriana:** 75 a 100 mg/kg/dia IV dividido a cada 6 horas (máximo de 4 a 6 g/dia). **Outras infecções severas:** 50 a 100 mg/kg/dia IV dividido a cada 6 horas (máximo de 2 a 4 g/dia).

- Neonatos
- *0 a 7 dias de vida:* 25 mg/kg/dia IV 1 vez ao dia. *8 a 28 dias de vida:* 50 mg/kg/dia IV divididos a cada 12 a 24 horas (em neonatos com muito baixo peso – menos de 2.000 g – doses mais baixas e administrações menos frequentes são recomendadas).

Reações Adversas

- Supressão reversível da medula óssea, anemia aplástica irreversível. A concentração sérica maior que 50 μg/mL foi associada à "síndrome do bebê cinza" (isto é, distensão abdominal, cianose pálida, colapso vasomotor; pode levar à morte poucas horas após o início); esta síndrome não é restrita a neonatos e tem sido reportada em crianças.

Alerta

- Discrasias sanguíneas graves e fatais (anemia aplástica, trombocitopenia, e granulocitopenia) podem ocorrer.

CLONAZEPAM
◇ Anticonvulsivante

Apresentações no mercado

- Clonazepam 0,25 mg comprimido
- Clonazepam 0,5 mg comprimido
- Clonazepam 2 mg comprimido
- Clonazepam 2,5 mg gotas – 1 gt = 0,1 mg

Posologia

- Crianças
- < *10 anos:* dose inicial: 0,01-0,03 mg/kg/dia; aumentar até 0,5 mg a cada 3 dias. Dose usual: 0,1-0,2 mg/kg/dia, 3 vezes ao dia. > *10 anos:* dose usual: 0,05 - 0,2 mg/kg/dia, 3 vezes ao dia. Dose máxima: 20 mg/dia.

Alerta

- Antídoto. **Flumazenil** (Lanexat 0,5 mg ap. 5 mL).
- Contraindicações. Doença hepática severa.
- Reações adversas: > 10%: amnésia, ataxia, problemas comportamentais, coma, depressão, vertigem, indisposição, psicose, sonolência.

Monitorização

- Hemograma, testes de função hepática, observar o paciente para o excesso de sedação e depressão respiratória.

CLOBAZAM
◇ Ansiolítico, Hipnótico

Apresentações no mercado

- Clobazam 10 mg comprimido
- Clobazam 20 mg comprimido

Posologia

- Crianças
- Dose usual: 0,5 a 1,5 mg/kg/dia, VO, fracionados em 2 a 3 administrações.

Alerta

- Antídoto. Flumazenil (Lanexat 0,5 mg ap. 5 mL). Compatível em dose única; cautela em uso crônico – monitorar sonolência no RN.
- Precauções. Retirada abrupta pode promover epilepsia em pacientes com desordens convulsivas

Monitorização

- Hipotensão ortostática.

CLOMIPRAMINA
◊ Antidepressivo

Apresentação no mercado

- Clomipramina 25 mg drágea

Posologia

■ Crianças

■ > *5 anos:* **Transtorno obsessivo-compulsivo:** dose inicial de 25 mg/dia, aumentar a dose até 3 mg/kg ou100 mg/dia. Dose máxima após 2 semanas do início: 200 mg/dia. **Enurese noturna:** *de 5 a 8 anos:* dose usual: 20-30 mg/dia. *De 9 a 12 anos:* dose usual: 25-50 mg/dia. *> 12 anos:* dose usual: 25-75 mg/dia.

Alerta

■ Precauções. Pode causar aumento de peso.
■ Reações adversas. > 10%: vertigem, indisposição, cefaleia, insônia, nervosismo, xerostomia, constipação, aumento do apetite, náusea, ganho de peso, dispepsia, anorexia, dor abdominal, fadiga, tremor, mioclônus, diaforese aumentada.
■ Reações adversas sérias. **Cardiovasculares:** infarto do miocárdio (raro), hipotensão ortostática. **Hematológicas:** agranulocitose, leucopenia, pancitopenia, trombocitopenia (raras). **Hepática:** hepatotoxicidade (1-3%). **Neurológicas:** convulsão (0,7%). **Psiquiátricas:** depressão, piora (rara), pensamentos suicidas.

Monitorização

■ Controlar pressão arterial, ECG em pacientes com doença cardiovascular ou hipertireoidismo, função hepática em pacientes com insuficiência hepática.

CLORETO DE POTÁSSIO
◊ Repositor e Solução Hidreletrolítica

Apresentação no mercado

■ Cloreto de Potássio 600 mg drágea (8 mEq)

Posologia

■ Crianças e recém-nascidos
■ Dose usual: 2 a 4 mEq/kg/dia, VO, divididos em 2 a 3 vezes/dia.

Alerta

■ Vide cloreto de potássio, xarope.

CLORETO DE POTÁSSIO
◊ Repositor e Solução Hidreletrolítica

Apresentação no mercado

■ Ionclor 6% xarope (0,8mEq/ mL)

Posologia

■ Neonatos e Crianças
■ Dose usual: 2 a 4 mEq/kg/dia, VO, divididos em 2 a 3 vezes ao dia.

Alerta

■ Reações adversas. > 10%: Diarreia, náusea, dor estomacal, flatulência e vômito.
■ Reações adversas graves. **Gastrointestinais:** dor abdominal, úlceras gastrointestinais.

CLORTALIDONA
◊ Diurético

Apresentações no mercado

■ Clortalidona 25 mg comprimido

Posologia

■ Crianças
■ Dose usual: 1 a 2 mg/kg/dia, VO, 1 vez ao dia.
■
■ Crianças e Adolescentes
■ > *40 kg:* dose inicial: 12,5 mg (0,3 mg/kg).Dose máxima de manutenção: 50 mg/dia.

Alerta

■ Monitorização. Rotineiramente monitorar o potássio.
■ Reações Adversas. Arritmias cardíacas. Distúrbio da estrutura hematopoiéticas. Hepatotoxicidade. Pancreatite. Edema pulmonar. Eczema. Síndrome de Stevens-Johnsons. Lúpus eritematoso sistêmico. Necrólise epidérmica tóxica.

CODEÍNA
◊ Analgésico Narcótico

Apresentações no mercado

■ Codeina 3 mg/mL solução oral – frasco 120 mL
■ Codeina 60 mg comprimido
■ Codeina 30 mg comprimido

Posologia

■ Crianças
■ > *12 anos:* dose usual: 0,5 a 1 mg/kg/dose, VO, a cada 4 horas ou 6 horas. Dose máxima: 60 mg/mg/dose.

Alerta

■ Antídoto. Naloxona (Narcan 0,4 mg ap 1 mL).
■ Reações adversas. Frequência não definida: **Cardiovasculares:** bradicardia, parada cardíaca, depressão circulatória, rubor, hipertensão, hipotensão, palpitações, choque, síncope, taquicardia. **Sistema nervoso central:** sonhos anormais, agitação, ansiedade, apreensão, ataxia, calafrios, depressão, desorientação, tontura, sonolência, disforia, euforia, fadiga, alucinação, dor de cabeça, aumento da pressão intracraniana, insônia, nervosismo, parestesia, sedação, tremores desordem, vertigem. **Dermatológicas:** diaforese, prurido, erupção cutânea, urticária. **Gastrointestinais:** cólicas abdominais, dor abdominal, anorexia, espasmo do trato biliar, constipação, diarreia, náuseas, pancreatite, vômitos, xerostomia. **Genitourinárias:** hesitação urinária, retenção urinária. **Hipersensibilidade:** reação de hipersensibilidade. **Neuromuscular e esquelético:** laringoespasmo, rigidez muscular, tremor, fraqueza. **Oftalmológicas:** visão turva, diplo-

pia, miose, nistagmo, distúrbio visual. **Respiratórias:** broncoespasmo, dispneia, parada respiratória, depressão.

Monitorização

- Alívio da dor, estado respiratório e mental, pressão arterial, frequência cardíaca. Função intestinal. Sinais/sintomas de dependência, abuso ou uso indevido. Sinais/sintomas de hipogonadismo ou hipoadrenalismo.

COLCHICINA
◊ Antigotoso, Uricosúrico, Anti-inflamatório

Apresentação no mercado

- Colchicina 0,5 mg comprimido

Posologia

- *Crianças < 5 anos:* dose usual: 0,5 mg/dia. > 5 anos: dose usual: 1 a 1,15 mg/dia, dividido em 2 a 3 vezes.

Alerta

- Orientações. A redução da dosagem pode ser necessária em pacientes que apresentarem fraqueza e sintomas gastrointestinais. Doses acima de 1,5 mg/dia frequentemente causam diarreia.
- Reações adversas. > 10%: Náusea, vômito, diarreia e dor abdominal.
- Reações adversas sérias. Mielossupressão. Neuropatia.

Monitorização

- Níveis sanguíneos de rotina a cada 4 a 6 meses e com maior frequência em pacientes com insuficiência renal ou hepática.

DESLORATADINA
◊ Antialérgico

Apresentações no mercado

- Desloratadina 0,5 mg/mL xarope (frasco 60 mL)
- Desloratadina 5 mg comprimido

Posologia

- Crianças

- > 12 anos: dose usual: 5 mg, VO, 1 vez ao dia. *6 meses a 1 ano:* dose usual: 1 mg, VO, 1 vez ao dia. *1 a 5 anos:* dose usual: 1,25 mg, VO, 1 vez ao dia. *6 a 11 anos:* dose usual: 2,5 mg, VO, 1 vez ao dia.

Alerta

- Orientações. Ajuste de dose em pacientes com insuficiência renal e hepática.
- Reação adversa. > 10%: Cefaleia.
- Reação adversa séria. Aumento das enzimas hepáticas.

DESMOPRESSINA
◊ Hormônio Antidiurético

Apresentações no mercado

- Desmopressina 4 µg injetável (ampola 1 mL) – nome comercial DDAVP
- Desmopressina 0,1 mg comprimido
- Desmopressina 0,2 mg comprimido
- Desmopressina 0,1 mg/mL solução nasal – Frasco contendo 2,5 mL de solução correspondente a 25 doses de 10 µg

Posologia

- Crianças

- Tratamento via endovenosa, intramuscular ou subcutânea. *> de 1 ano:* dose usual: 0,4 a 1 µg (0,1 a 0,25 mL), 1 a 2 vezes ao dia, IM, SC ou EV. *< de 1 ano:* dose usual: 0,2 a 0,4 µg (0,05 a 0,1 mL), 1 a 2 vezes ao dia, IM, SC ou EV.
- Tratamento via oral. *> 4 anos e adolescentes:* **Diabetes insípido central:** dose inicial: 0,05 mg, VO, fracionada em duas administrações. Dose usual: 0,1-1,2 mg/dia, VO, fracionada em 2 a 3 administrações. **Enurese noturna primária:** *> 6 anos:* dose inicial: 0,2 mg ao deitar. Dose de manutenção: A dose pode ser aumentada até 0,6 mg, caso a dose menor não seja efetiva.
- Tratamento via intranasal. *> 13 anos:* **Diabetes insípido central:** dose usual: 10 a 40 µg/dia (0,1 a 0,4 mL/dia), intranasal, em dose única ou fracionadas em 2 a 3 administrações ao dia. *≤ 12 anos e lactentes (≥ 3 meses):* **Diabetes insípido central:** dose usual: 5 a 30 µg/dia (005 a 0,3 mL/dia), intranasal, em dose única ou fracionada em 2 administrações ao dia.

Alerta

- Reações adversas. **Cardiovasculares:** diminuição da pressão arterial, aumento da pressão arterial, rubor facial. **Sistema nervoso central:** cefaleia. **Dermatológicas:** erupção cutânea. **Endócrina e metabólica:** hiponatremia, intoxicação por água. **Local:** sensação de queimadura, eritema e inchaço no local da injeção.

Monitorização

- **Infusão IV:** pressão arterial e frequência cardíaca. **Diabetes insípido:** débito urinário, eletrólitos séricos.

DEFEROXAMINA
◊ Antídoto, Antagonista de Metais Pesados (Ferro e Alumínio)

Apresentação no mercado

- Desferoxamina 500 mg injetável – frasco-ampola

Posologia

- Crianças

- ≥ 3 anos: **Intoxicação aguda:** IM – 50 mg/kg/dose a cada 6 horas. IV – 15 mg/kg/hora. Dose máxima: 6 g IM ou 35 mg/kg/h IV a cada 24 h. **Intoxicação crônica:** IV – 20-40 mg/kg/dia. Dose máxima: 40 mg/kg/dia IV.

Alerta

- Reações adversas. *Frequência não definida:* **Cardiovasculares:** rubor, hipotensão arterial, choque, taquiarritmia. **SNC:** tontura, dor de cabeça, convulsão. **Dermatológicas:** erupção cutânea, coceira. **Endócrinas e metabólicas:** supressão do crescimento (crianças), hiperparatiroidismo (agravado), hipocalcemia. **Gastrointestinais:** dor abdominal, diarreia, náusea, vômito. **Genitourinárias:** dificuldade de urinar, descoloração da urina. **Hematológicas e oncológicas:** displasia (metafisária; crianças < 3 anos; relacionadas à dose), leucopenia, trombocitopenia. **Hepáticas:** insuficiência hepática, aumento das transaminases séricas. **Imunológica:** reação de hipersensibilidade imune (frequente). **Local:** reação no local da injeção. **Neuromusculares e esqueléticas:** artralgia, espasmo muscular, mialgia. **Oftálmica:** complicações na visão (frequente). **Neuro-otológica:** perda auditiva neurossensorial de alta frequência (frequente). **Renais:** insuficiência renal aguda, aumento da creatinina sérica, doença tubular renal. **Respiratórias:** desconforto respiratório agudo, asma. **Diversas:** Febre.

Monitorização

- Ferro sérico, exame oftalmológico e audiometria com terapia crônica. Hemograma, função renal e hepática e crescimento e peso corporal em pacientes pediátricos (a cada 3 meses).

DEXAMETASONA
◊ Anti-inflamatório Hormonal

Apresentações no mercado

- Dexametasona 2 mg/mL injetável (ampola 1 mL)
- Dexametasona 4 mg/mL injetável (ampola 2,5 mL)
- Dexametasona 0,1 mg/mL elixir
- Dexametasona 0,5 mg comprimido
- Dexametasona 4 mg comprimido
- Dexametasona 0,1% colírio (frasco 5 mL) – cada mL (24 gotas) contém: 1,0 mg de dexametasona, ou seja, 0,04 mg de dexametasona por gota.

Posologia

- **Crianças**
- Dose usual: 0,08 a 0,3 mg/kg/dia, IV, fracionados em 2 a 4 administrações.

- **Neonatos**
- **Extubação:** dose usual: 0,1 a 0,25 mg/kg/dose, cada 6 h, SN para edema VAS. Iniciar 24 h antes da extubação e continuar com 3 a 4 doses pós-extubação. Dose máxima: 1 mg/kg/dia.

Tratamento via endovenosa ou oral

- **Protocolo DART:** 0,075 mg/kg/dose: durante 3 dias, a cada 12 horas. 0,05 mg/kg/dose: durante 3 dias, a cada 12 horas. 0,025 mg/kg/dose: durante 2 dias, a cada 12 horas. 0,01 mg/kg/dose: durante 2 dias a cada 12 h. **Displasia broncopulmonar:**
- Dose usual: 0,6 mg/kg/dia, fracionado a cada 12 h, por 3 dias, então 0,2 mg/kg/dia fracionado a cada 12 h, por 3 dias. Diminuir a dose em 0,1 mg/kg/dia, a cada 72 h, até alcançar 0,1 mg/kg/dia. Então administrar em dias alternados por 1 semana e descontinuar. Todas as doses são administradas IV, a cada 12 h.

- **Crianças**
- Tratamento. Dose usual: 2 mg/kg/dia divididos 2 a 4 vezes/dia.
- Via ocular. Dose usual: 1 a 2 gotas via ocular, de 4 a 6 vezes ao dia.

Alerta

- Precauções. Doses elevadas estão associadas com alterações no Sistema Nervoso Central.
- Reações adversas sérias. **Endócrinas/metabólicas:** hiperglicemia, insuficiência adrenal primária. **Oftálmica:** glaucoma.
- Orientações. Em mulheres grávidas pode causar retardo do crescimento uterino.

Monitorização

- **Terapia sistêmica:** pressão arterial, eletrólitos séricos, glicemia, estado mental. **Terapia prolongada:** exame oftalmológico, ensaio de supressão do eixo hipotálamo-hipófise-adrenal (HPA); periodicamente.

DEXMEDETOMIDINA
◊ Miscelânea – Outros

Apresentação no mercado

- Dexmedetomida 100 µg/mL injetável (ampola 2 mL)

Posologia

- **Crianças**
- Dose inicial: 0.5-1 µg/kg. Dose de manutenção: 0,2 a 0,7 µg/kg/hora.

Alerta

- Reações adversas. > 10%: Hipotensão, náuseas.
- Reações adversas sérias. **Cardiovasculares:** fibrilação atrial (mais frequente), bloqueio atrioventricular (raro), bradicardia (mais frequente), parada cardíaca (rara), hipertensão arterial, hipotensão (mais frequente), taquicardia supraventricular, arritmia ventricular (rara), taquicardia ventricular (rara). **Endócrinas-metabólicas:** acidose, hipercalemia (raras). **Hematológicas:** anemia, leucocitose (raras). **Renal:** oligúria (rara). **Respiratórias:** apneia (rara), broncoespasmo (raro), dispneia (rara), hipercapnia (rara), hipoventilação (rara), hipoxia (mais frequente), derrame pleural (raro), congestão pulmonar (rara), edema pulmonar (raro), acidose respiratória (rara). **Outras:** doença infecciosa (rara).

Monitorização

- Durante a infusão (pode ocorrer hipotensão e/ou bradicardia).

DIAZEPAM
◊ Ansiolítico, Hipnótico

Apresentações no mercado

- Diazepam 5 mg/mL solução injetável – ampola 2 mL
- Diazepam 5 mg comprimido
- Diazepam 10 mg comprimido

Posologia

- Crianças

- Tratamento via oral. **Dose usual:** 1 mg/kg/dia, VO, fracionado em 2 a 3 administrações. **Sedação oral/relaxante muscular:** dose usual: 0,12 a 0,8 mg/kg/dia, VO, de 6/6 h a 8/8 h.
- Tratamento Via EndovenosaDose usual: 0,2 a 0,3 mg/kg/dose, EV. Dose máxima: 10 mg/dose, EV. **Estado de epilepsia:** dose usual: 0,1 a 0,3 mg/kg/dose, IV, a cada 15 a 30 min.

Alerta

- Antídoto. Flumazenil (Lanexat 0,5 mg ap. 5 mL).

DICLOFENACO POTÁSSICO
◊ Analgésico, Antipirético, Anti-inflamatório não Hormonal

Apresentações no mercado

- Diclofenaco potássico 15 mg/mL gotas – 20 gts/mL
- Diclofenaco potássico 50 mg drágea
- Diclofenaco potássico emulgel 1% gel

Posologia

- *Crianças > 1 ano e adolescentes:* dose usual: 1 a 4 gotas/kg, VO, divididas em 2 ou 3 doses separadas. *Adolescentes > 14 anos:* dose usual: 150 a 200 gotas diariamente, VO, divididas em 2 a 3 doses separadas. Dose máxima: 300 gotas/dia. *Adolescentes > 14 anos – uso tópico:* dose usual: aplicar sobre a área afetada, 3 vezes ao dia.

Alerta

- Adversas. > 10%: **Gastrointestinal:** constipação. **Dermatológicas:** prurido, *rash*, dermatite de contato, pele seca, dor, esfoliação e parestesia. **Hepática:** aumento das transaminases séricas. 1 a 10%: **Cardiovasculares:** edema, acidente vascular cerebral, hipertensão, infarto do miocárdio, evento cardiovascular significativo. **Sistema nervoso central:** dor de cabeça, tontura. **Dermatológicas:** prurido, erupção cutânea, dermatite esfoliativa, síndrome de Stevens-Johnsons, necrólise epidérmica tóxica. **Endócrina e metabólica:** retenção de líquidos. **Gastrointestinais:** dor abdominal, diarreia, dispepsia, perfuração esofágica, flatulência, úlcera gastrointestinal, azia, perfuração intestinal, náusea, vômitos. **Hematológica e oncológica:** anemia, hemorragia, tempo de sangramento prolongado. **Hipersensibilidade:** reação anafilactoide. **Ótica:** zumbido. **Renal:** insuficiência renal.

Monitorização

- Hemograma, perfil químico, ganho de peso, edema, testes de função hepática, função renal. Efeitos gastrointestinais (dor abdominal, sangramento, dispepsia). Confusão mental e desorientação.

DIFENIDRAMINA
◊ Antialérgico

Apresentação no mercado

- Difenidramina 50 mg/mL injetável – ampola 1 mL

Posologia

- Crianças

- > 2 anos: dose usual: 5 mg/kg/dia, IV ou IM profunda, a cada 6 ou 8 h. Dose máxima: 300 mg/dia.

Alerta

- Reações adversas. 1 a 10%: Sonolência, tontura, distúrbio de coordenação, espessamento da secreção brônquica, aperto no peito, chiado, congestão nasal, sintomas anticolinérgicos (insônia, tremores, nervosismo, irritabilidade, palpitação, visão turva, obstipação, retenção urinária, taquicardia, xerostomia e secura na garganta e no nariz). Agitação, nervosismo, tremor, irritabilidade, insônia, euforia.

Monitorização

- Parâmetros de laboratório: níveis sanguíneos de difenidramina de 1,1 a 1,6 mg/L foram associados a mortalidade em bebês de 6 a 12 semanas de idade. Resultados físicos: depressão severa do SNC, sonolência e sintomas de excesso anticolinérgico (isto é, boca seca, taquicardia), os efeitos do sistema nervoso central são indicativos de toxicidade. Em crianças, a excitação pode ser vista.

DIGOXINA
◊ Estimulante Cardíaco

Apresentações no mercado

- Digoxina 0,25 mg comprimido
- Digoxina 0,05 mg/mL elixir – frasco 60 mL

Posologia

- Crianças

- > 10 anos: dose de ataque rápido: 750 a 1.500 μg (0,75 a 1,5 mg), VO, em dose única. Quando houver menor urgência ou maior risco de toxicidade, como no caso de pacientes idosos, deve-se dividir a dose oral de ataque em intervalos de 6 horas, sendo a primeira dose aproximadamente a metade da dose total. Dose de ataque lento: 250 a 750 μg (0,25 a 0,75 mg), VO, durante uma semana, seguidas da dose de manutenção apropriada. Dose de manutenção: 125 a 250 μg (0,125 a 0,25 mg), VO. Pacientes que demonstrarem aumento da sensibilidade aos eventos adversos, uma dose diária de 62,5 μg (0,0625 mg) ou menor pode ser suficiente.

- Neonatos e crianças

- < 10 anos: dose de ataque oral: deve ser administrada de acordo com a tabela abaixo. A dose de ataque deve ser dividida, administrando-se aproximadamente metade da dose total na primeira tomada e o restante em frações, em intervalos de 4 a 8 horas.

Neonatos prematuros (< 1,5 kg)	25 mcg/kg em 24 horas
Neonatos prematuros (1,5 a 2,5 kg)	30 mcg/kg em 24 horas
Neonatos nascidos a termo até 2 anos	45 mcg/kg em 24 horas
De 2 a 5 anos	35 mcg/kg em 24 horas
De 5 a 10 anos	25 mcg/kg em 24 horas

- Dose de manutenção: A dose de manutenção deve ser administrada de acordo com a tabela abaixo:

Neonatos prematuros	Dose diária = 20% da dose de ataque de 24 horas
Neonatos nascidos a termo e crianças até 10 anos	Dose diária = 25% da dose de ataque de 24 horas

Alerta

- Reações adversas comuns. Transtornos do SNC, vertigem, distúrbios visuais (visão turva ou amarelada), arritmia, transtornos de condução, bigeminismo, trigeminismo, prolongamento do intervalo PR, bradicardia sinusal, náusea, vômito, diarreia, *rash* cutâneo urticariforme ou escarlatiniforme (que pode ser acompanhado de eosinofilia pronunciada).

Monitorização

- Controlar os níveis séricos de potássio, cálcio e magnésio.

DIPIRONA
Analgésico, Antipirético, Anti-inflamatório

Apresentações no mercado

- Dipirona 500 mg/mL injetável – ampola 2 mL
- Dipirona gotas 500 mg/mL (1 mL = 20 gotas e 1 gota = 25 mg)
- Dipirona solução oral infantil 50 mg/mL
- Dipirona 1.000 mg comprimido efervescente
- Dipirona 1.000 mg comprimido
- Dipirona 500 mg comprimido
- Dipirona 300 mg supositório

Posologia
Crianças

- Dose usual: 20 a 25 mg/kg/dose, VO, IM ou IV, de 6/6 h. Dose máxima: 500 mg. > *12 anos:* dose usual: 500 a 750 mg, VO, 1 a 4 vezes ao dia.

Neonatos

- Dose usual: 10 mg/kg/dose, IV, em intervalos de 6/6 h.

Crianças

- Supositório. *8 a 14 anos:* dose usual: 300 a 600 mg, VR, 1 a 4 vezes ao dia. 3 a 7 anos: dose usual: 300 mg, VR, 1 a 4 vezes ao dia.

DIVALPROATO DE SÓDIO
Anticonvulsivante

Apresentações no mercado

- Divalproato de sódio 250 mg comprimido (Depakote®)
- Divalproato de sódio 500 mg comprimido (Depakote®)
- Divalproato de sódio 125 mg cápsulas (Depakote Sprinkle®)

Posologia
Crianças

- > *10 anos:* **Epilepsia:** dose usual: 10 a 15 mg/kg/dia, a dose deve ser aumentada de 5 a 10 mg/kg/semana até atingir uma resposta clínica ótima. Dose máxima: 60 mg/kg/dia. **Crises de ausência simples e complexa:** dose inicial: 15 mg/kg/dia, devendo ser aumentada de 5 a 10 mg/kg/dia em intervalos de 1 semana até o controle das crises ou até que os efeitos colaterais impeçam aumento adicional da dose. Dose máxima: 60 mg/kg/dia. Se a dose diária exceder a 25 mg, ela deverá ser fracionada.

Adultos

- **Profilaxia enxaqueca:** dose inicial: 250 mg, VO, 2 vezes ao dia. Dose máxima: 1.000 mg/dia. **Conversão de ácido valproico para divalproato de sódio:** em pacientes recebendo previamente ácido valproico (Depakene®), o divalproato de sódio (Depakote®) deverá ser iniciado na mesma dose diária e no mesmo esquema, podendo, após a estabilização das crises, ser adotado um esquema de doses diárias divididas (2 a 3 vezes ao dia) para alguns pacientes.

Alerta

- Vide valproato de sódio

DOBUTAMINA
Amina Vasoativa

Apresentação no mercado

- Dobutamina 12,5 mg/mL solução injetável – ampola 20 mL

Posologia
Crianças e neonatos

- Dose usual: 2,5 a 15 µg/kg/min, IV. Dose máxima: 40 µg/kg/min, IV.

Alerta

- Reações adversas sérias. Arritmias cardíacas.
- Orientações. Tolerância de 72 h de infusão.
- Precauções. Arritmias cardíacas, hipovolemia, infarto do miocárdio, doença arterial coronariana severa. O extravasamento pode causar necrose tecidual. Concentração máxima é de 500 µg/mL.

Monitorização

- Pressão arterial, ECG, potássio sérico.

DOPAMINA
Amina Vasoativa

Apresentação no mercado

- Dopamina 5 mg/mL injetável – ampola 10 mL)

Posologia
Crianças

- Dose usual: 5 a 20 µg/kg/min, IV.

Neonatos

- Dose usual: 1 a 20 µg/kg/min, por infusão contínua IV.

Alerta

- Precauções. De 1 a 2 µg/kg/min: aumento do fluxo renal. De 2,5 a 10 µg/kg/min: aumento do débito cardíaco. Acima de 10 µg/kg/min: aumento da resistência periférica e pulmonar.

SEÇÃO 5 ▪ BULÁRIO

▪ **Orientações.** Administrar em veias de grande calibre a fim de prevenir o extravasamento, que levaria a necrose tecidual. Corrigir inicialmente a volemia em crianças e neonatos. Infundir em veia central; não é recomendada infusão em artéria umbilical. Concentração máxima é de 3.200 µg/mL.

▪ **Reação adversa séria. Cardiovascular:** arritmia ventricular.

Monitorização

▪ ECG, pressão arterial, frequência cardíaca, débito urinário, função renal, pressão venosa central e débito cardíaco. Sinais e sintomas de extravasamento.

DOXICICLINA
◊ Antimicrobiano

Apresentações no mercado

▪ Vibramicina comprimidos solúveis: 10 mg. Embalagem com 20 comprimidos solúveis de 10 mg

▪ Vibramicina comprimidos solúveis: 100 mg. Embalagem com 15 comprimidos solúveis de 100 mg.

▪ Vibramicina drágeas: 100 mg. Embalagens com 15 drágeas de 100 mg.

▪ Vibramicina comprimidos: 100 mg. Embalagem com 15, 30, 50, 100 e 600 comprimidos revestidos de 100 mg.

Indicações

▪ Tratamento de infecções causadas por *Rickettsia*, *Chlamydia* e *Mycoplasma*. Alternativa no tratamento profilático da malária, tratamento da sífilis, infecção por *Neisseria gonorrhoeae*, infecções por *Clostridium* em pacientes alérgicos a penicilinas, antraz, tratamento de lesões inflamatórias associadas a rosáceas, adjunto no tratamento de amebíase intestinal, pneumonia adquirida na comunidade e outras infecções a organismos suscetíveis.

Posologia

▪ **Crianças**

▪ ≤ *45 kg:* dose usual: 4,4 mg/kg, VO, divididos a cada 12 h, no primeiro dia da terapia. Dose máxima 200 mg. Dose de manutenção: 2,2 mg/kg/dia, VO, em dose única ou divididos a cada 12 h; podem ser utilizados até 4,4 mg/kg/dia em infecções graves. > *45 kg:* dose usual: 100 mg, VO, a cada 12 h, no primeiro dia da terapia. Dose de manutenção: 100 mg/dia, VO, como uma dose única ou divididos a cada 12 h; para infecção grave, 100 mg a cada 12 horas podem ser dados. **Antraz:** ≥ *29 dias* ≤ *45 kg:* dose usual: 2,2 mg/kg/dose, VO, a cada 12 h. Dose máxima: 100 mg/dose. Duração: para profilaxia, 60 dias após a exposição. Para infecção naturalmente adquirida, 7 a 10 dias. Como terapia de seguimento para o antraz grave, curso completo por 14 dias ou mais. ≥ *45 kg:* dose usual: 100 mg, VO, a cada 12 h. Duração: para profilaxia, 60 dias após a exposição. Para infecção naturalmente adquirida, 7 a 10 dias. Como terapia de seguimento para o antraz grave, curso completo por 14 dias ou mais. **Bartonelose; Infecção pelo HIV:** *8 a 12 anos:* dose usual: 2 a 4 mg/kg/dia, VO, uma vez por dia durante 3 a 4 meses. Pode administrar também em 2 doses divididas. Dose máxima: 200 mg/dia. > *12 anos:* dose usual: 100 mg, VO, a cada 12 horas por 3 a 4 meses. **Infecção por Chlamydia:** ≥ *8 anos:* dose usual: 100 mg, VO, 2 vezes por

dia durante 7 dias. **Cólera:** dose usual: 2 a 4 mg/kg, VO, para 1 dose. Dose máxima: 300 mg. **Doença de Lyme:** *profilaxia:* dose usual: 4 mg/kg, VO, para 1 dose. Dose máxima: 200 mg. *Tratamento:* dose usual: 4 a 8 mg/kg/dia, VO, em 2 doses divididas. Dose máxima: 400 mg/dia. Duração da terapia dependente do tempo e manifestações da doença. **Malária:** *profilaxia:* dose usual: 2 mg/kg, VO, uma vez por dia, começando 1 a 2 dias antes da viagem e continuando por 4 semanas após o retorno da área. Dose máxima: 100 mg. *Tratamento:* dose usual: 2,2 mg/kg, VO, a cada 12 horas durante 7 dias. Dose máxima: 100 mg. Deve ser utilizado em combinação com quinina para organismos resistentes à cloroquina. A primaquina também é necessária para *Plasmodium vivax* resistente. **Ricketsioses transmitidas por carrapatos (incluindo a febre maculosa das Montanhas Rochosas – RMSF):** *29 dias ou* ≤ *45 kg:* dose usual: 2,2 mg/kg/dose, VO, cada 12 h. Dose máxima: 100 mg/dose. Duração: pelo menos 3 dias após a febre diminuir e até evidência de melhora clínica para RMSF e erliquiose. A duração mínima típica é de 5 a 7 dias. Tratar durante 10 dias para anaplasmose se a doença de Lyme concorrente é suspeita. Para crianças menores de 8 anos de idade com anaplasmose em que a doença de Lyme não é suspeita, tratar por uma duração semelhante à de outras ricketsioses transmitidas por carrapatos. ≥ *45 kg:* dose usual: 100 mg, VO, a cada 12 h. Duração: pelo menos 3 dias após a febre diminuir e até evidência de melhora clínica para RMSF e erliquioses. A duração mínima típica é de 5 a 7 dias. Tratar durante 10 dias para anaplasmose se a doença de Lyme é suspeitada. **Doença sexualmente transmissível:** ≥*13 anos:* dose usual: 100 mg, VO, 2 vezes por dia. Duração: 7 dias para uretrite não gonocócica e cervicite; 7 dias para outras infecções por clamídia; 10 dias para epididimite; pelo menos 3 semanas e até que todas as lesões estejam completamente cicatrizadas para granuloma inguinal e 21 dias para linfogranuloma venéreo. **Infecção da pele e dos tecidos moles:** ≥ *8 anos:* dose usual: 100 mg, VO, 2 vezes por dia. Duração: 7 dias para impetigo, 2 semanas a 2 meses para angiomatose bacilar.

Alerta

▪ Contém corante azul FDC nº 1 e corante amarelo FDC nº 6.

▪ **Reações adversas. Cardiovasculares:** *flushing*, hipertensão, aumento da pressão sanguínea. **Sistema nervoso central:** ansiedade, dor. **Dermatológicas:** hiperpigmentação, *rash* cutâneo. **Endócrinas e metabólicas:** aumento de lactato desidrogenase, aumento da glicose sérica, alterações no funcionamento da tireoide. **Gastrointestinais:** distensão abdominal, dor abdominal, acidez estomacal, anorexia, dispepsia, náusea, xerostomia. **Geniturinárias:** dismenorreia, candidíase vulvaginal. **Hematológica:** leucopenia. **Hepática:** aumento da AST. **Imunológica:** síndrome DRESS. **Infecção:** gripe, infecção fúngica. **Neuromusculares:** artralgia, dor nas costas, mialgia. **Ótico:** *tinitus*. **Respiratórias:** bronquite, congestão nasal, nasofaringite, cefaleia, sinusite. Reações anafilactoides.

▪ **Advertências e precauções. Inflamação/ulceração gastrointestinal:** pode ocorrer esofagite e ulceração, pacientes com disfagia e/ou dor retroesternal podem requerer avaliação para lesões esofágicas. **Hipertensão intracraniana** (cefaleia, visão turva, diplopia, perda de visão e/ou papiledema) tem sido associada ao uso. Pode causar fotossensibilidade, interromper no primeiro sinal de eritema da pele. O uso prolongado pode resultar em superinfecção fúngica ou bacteriana, incluindo diarreia associada a *C. difficile* e colite pseudomembranosa. Pode induzir hiperpigmentação em muitos órgãos, incluindo pregas, osso, pele (pigmentação difusa, bem como sobre locais de cicatrizes e lesões), olhos, tireoide, tecido visceral, cavidade oral (dentes, mucosa, osso alveolar), e válvulas cardíacas, independentemente do tempo ou quantidade de administração do fármaco. A administração de tetraciclina 25 mg/kg/dia foi associada com diminuição da taxa de cresciimento fibular em prematuros (reversível com a descontinuação do medicamento); fontanelas protuberantes foram relatadas em lactentes.

- Contraindicação. Pacientes com conhecida hipersensibilidade à doxiciclina, qualquer componente da fórmula ou qualquer tetraciclina. Contraindicada em gestantes (segundo e terceiro mês de gestação) e lactantes. Contraindicada para menores de 8 anos de idade.

Monitorização

- Testes de funções renal e hepática.

EFEDRINA
◊ Amina Vasoativa

Apresentação no mercado

- Efedrina 50 mg/mL (5%) – injetável (ampola 1 mL)

Posologia

■ Crianças

- Dose usual: 3 mg/kg/dia, fracionados em 4 administrações, 3 mg/kg/dia IV, IM, SC divididos 4 vezes/dia.

Alerta

- Uso crônico.
- Contraindicações. Diabetes, hipertensão ou outra desordem cardiovascular.
- Interações medicamentosas. Antiácidos contendo cálcio ou sódio reduzem a excreção urinária da droga. É contraindicado o uso concomitante com ciclopropano, halotano, isocarboxasida, rezagilina e selegilina.

Monitorização

- Frequência cardíaca, pressão arterial. Alterações eletrocardiográficas e do débito urinário.

ENALAPRIL
◊ Anti-hipertensivo

Apresentações no mercado

- Enalapril 2,5 mg comprimido
- Enalapril 5 mg comprimido
- Enalapril 10 mg comprimido
- Enalapril 20 mg comprimido

Posologia

■ Crianças

- Dose usual: 0,1 mg/kg/dia, VO, aumentar lentamente 2 vezes por semana. Dose máxima: 0,5 mg/kg/dia, VO.

■ Neonatos

- Dose inicial: 0,01 a 0,1 mg/kg/dose, 1 vez. Dose máxima: 150 µg/kg/dose, VO, a cada 6 h.

Alerta

- Precauções: administrar com cautela em pacientes com insuficiência renal.
- Reações adversas. Tosse seca.
- Reações adversas sérias. Angioedema. Angioedema intestinal. Síncope.

Monitorização

- Creatinina e potássio após sua introdução.

EPINEFRINA
◊ Amina Vasoativa

Apresentação no mercado

- Adrenalina 1 mg injetável (ampola 1 mL)

Posologia

■ Crianças

- Dose usual: 0,01 mg/kg (0,1 mL/kg da solução 1:10.000), IV; ou 0,1 mg/kg, 0,1 mL da solução 1:1.000/kg) por via endotraqueal. **Choque (infusão contínua):** dose usual: 0,1 a 1 µg/kg/min, por infusão IV. **Anafilaxia:** dose usual: 0,01 a 0,3 mg/kg/dose (0,01 a 0,3 mL/kg da solução 1:1.000), IV ou SC, repetindo a cada 15min, se necessário. Dose máxima: 500 µg.

■ Neonatos

- Concentração 1 mg/mL (1:1.000) diluir para 1:10.000. Dose EV *bolus*: 0,1 a 0,3 mL/kg/dose (1:10.000) a cada 5 min, se necessário. Dose infusão EV: iniciar com 0,1 µg/kg/min. Dose máxima: 1,5 µg/kg/min. Dose endotraqueal: 0,1 a 0,3 mL/kg/dose (1:10.000) diluída 1:1 com SF.

Alerta

- Reações adversas sérias. **Cardiovasculares:** arritmias cardíacas, crises hipertensivas. **Respiratória:** edema pulmonar.

Monitorização

- Pressão arterial, frequência cardíaca, frequência respiratória. Monitorização cardíaca contínua, ECG basal e, em seguida, periodicamente. Testes de função pulmonar periodicamente.

ERITROMICINA LACTOBIONATO
◊ Antibiótico

Apresentações no mercado

- Eritromicina 1 g injetável

Posologia

■ Adultos e crianças

- Dose usual: 15 a 20 mg/kg/dia, EV, em doses divididas com intervalo de 6/6 h. Dose máxima: 4 g/dia, EV.

Neonatos

- *< 1 kg, ≤14 dias:* dose usual: 10 mg/kg/dose, EV, a cada 12 h. *15-28 dias:* dose usual: 10 mg/kg/dose, EV, a cada 8 h. *1-2 kg, ≤ 7 dias:* dose usual: 10 mg/kg/dose, EV, a cada 12 h. *8-28 dias:* dose usual: 10 mg/kg/dose, EV, a cada 8 h. *> 2 kg, ≤ 7 dias:* dose usual: 10 mg/kg/dose, EV, a cada 12 h. ***8-28 dias:*** Dose usual: 10 mg/kg/dose, EV, a cada 8 h.

Alerta

- Reações adversas. **Cardiovascular:** prolongamento do intervalo QT, *torsades de pointes,* arritmia ventricular, taquicardia ventricular. **Sistema nervoso central:** convulsão. **Dermatológico:** eritema multiforme, prurido, erupção cutânea, síndrome de Stevens-Johnsons, necrólise epidérmica tóxica, urticária. **Gastrointestinais:** dor abdominal, anorexia, diarreia, náusea, candidíase oral, pancreatite, colite pseudomembranosa, estenose pilórica (hipertrófica infantil), vômito. **Hepática:** testes de função hepática anormal, icterícia colestática, hepatite. **Hipersensibilidade:** anafilaxia, reação de hipersensibilidade. **Local:** flebite no local da injeção. **Neuromuscular e esquelética:** fraqueza. **Ototoxicidade:** perda auditiva. **Renal:** nefrite intersticial.
- Contraindicações. Uso concomitante com pimozida, cisaprida, ergotamina ou di-hidroergotamina, terfenadina, astemizol, lovastatina ou sinvastatina.
- Precauções/advertências. Usar com cautela em pacientes com comprometimento hepático, e miastenia *gravis.* Bebês: observar vômito não bilioso ou irritabilidade com a alimentação. Idosos: risco aumentado de eventos adversos.

Monitorização

- Função hepática. Audição.

ERTAPENEM
Antibiótico

Apresentação no mercado

- Invanz IV/IM 1 g injetável (frasco-ampola)

Indicações

- Tratamento de infecções abdominais moderadas e graves, infecção pélvica aguda, infecção de pele, pneumonia e infecções do trato urinário.

Posologia

- Dose usual: IV pode ser administrado até 14 dias, IM até 7 dias.

- Crianças
- *Entre 3 meses e 12 anos:* dose usual: 15 mg/kg/dose, IV, duas vezes ao dia. Dose única máxima: 500 mg. Dose máxima: 1 g/dia.

- Adolescentes
- Dose usual: 1.000 mg uma vez ao dia.

- Lactentes
- *< 3 meses:* dose usual: 15 mg/kg/dose, IV, duas vezes ao dia.

Alerta

- Reações adversas. > 10%: **Cardiovasculares:** edema, flebites, hipotensão, dor no peito. **Sistema nervoso central:** dor de cabeça, agitação, confusão, insônia, hipotermia, tontura. **Dermatológicas:** reações no local da injeção, prurido, *rash* cutâneo.Gastrointestinais: diarreia, náusea, vômitos, dor abdominal, constipação, perda de apetite. **Genitourinárias:** vaginite. **Hematológicas:** trombocitopenia (*up to date*), diminuição dos neutrófilos, hemoglobina e hematócritos, leucocitúria, leucopenia, eosinofilia. **Hepáticas:** aumentos das enzimas hepáticas: ALT, AST e Fosfatase Alcalina. (*up to date*). **Neuromuscular e esquelética:** artralgia. **Respiratórias:** tosse, dispneia, rinite, rinorreia. **Infecções:** otite, herpes, trato respiratório superior. Febre.
- Contraindicações. Reação anafilática com antibióticos beta-lactâmicos. Hipersensibilidade aos anestésicos locais do tipo amida devido ao cloridrato de lidocaína, utilizado como um diluente (apenas para via intramuscular).
- Precauções/advertências. Diminuição do efeito anticonvulsivante do ácido valproico se ministrado junto aos carbapenêmicos. (se necessário inclua outro anticonvulsivante na prescrição do paciente).

Monitorização

- Avaliação periódica renal, hepática e hematopoiética. Avaliação neurológica.

ESCOPOLAMINA
Antiespasmódico

Apresentações no mercado

- Escopolamina 20 mg/mL injetável (ampola 1 mL)
- Escopolamina 20 mg/drágea
- Escopolamina 10 mg/mL gotas Fr 20 mL – 20 gts/mL 0,5 mg/gota

Posologia

- Crianças

- Tratamento via oral. *> 6 anos:* 1 a 2 drageas, ou 20 a 40 gotas, VO, 3 a 5 x/dia. *1 a 6 anos:* 10 a 20 gotas, VO, 3 x/dia. *Lactentes:* 10 gotas, VO, 3 x/dia.
- Tratamento via endovenosa, intramuscular ou subcutânea. *> 12 anos:* 1 a 2 ampolas (20 a 40 mg) em intervalos de 6 a 8 h. Dose máxima: 100 mg/dia. *> 12 anos:* 0,3 a 0,6 mg/kg/dose, EV, IM ou SC, várias vezes ao dia. Dose máxima: 1,5 mg/kg/dia.

Alerta

- Reações adversas sérias. Alterações do ritmo cardíaco, transientes. Psicose droga-induzida.
- Contraindicações. Doença pulmonar crônica; administração repetida pode aumentar o risco de eventos adversos. Insuficiência renal e hepática.
- Precauções. Utilizar com cautela em lactentes (< 2 anos).

Monitorização

- Monitorar toxicidade anticolinérgica; monitorar frequência cardíaca e pressão arterial.

ESPIRONOLACTONA
◌ Diuréticos

Apresentações no mercado
- Espironolactona 100 mg comprimido
- Espironolactona 50 mg comprimido
- Espironolactona 25 mg comprimido

Posologia
- **Crianças**
- Dose usual: 1,5 a 3 mg/kg/dia, VO, fracionados em 2 a 4 vezes ao dia. Dose máxima: 200 mg.

- **Neonatos**
- Dose usual: 1 a 3 mg/kg/dia, VO, a cada 12 horas ou 24 horas.

Alerta
- Reações adversas sérias. **Dermatológicas:** úlcera da pele. **Endócrinas/metabólicas:** hipercalemia (grave), acidose metabólica. **Gastrointestinais:** hemorragia gástrica, gastrite. **Hematológica:** agranulocitose. **Imunológica:** lúpus eritematoso sistêmico. **Reprodutiva:** câncer de mama, causa e efeito não estabelecidos.

Monitorização
- Potássio sérico e urinário.

ETOMIDATO
◌ Anestésico Venoso não Opioide

Apresentação no mercado
- Etomidato 2 mg/mL injetável (ampola 10 mL)

Posologia
- **Crianças > 10 anos**
- Dose usual: 0,2 a 0,6 mg/kg, EV em 30 segundos. Dose de manutenção: 10-20 μg/kg/min.

Alerta
- Reações adversas. > 10%: Náusea, vômito (em anestesia de emergência). Dor no local da aplicação. Mioclônus, movimentos esqueléticos transientes, movimentos oculares descontrolados.
- Reações adversas sérias. **Cardiovascular:** hipotensão. **Neurológica:** mioclonia (32%).

Monitorização
- Monitorização cardíaca e pressão arterial.

FATOR VII
◌ Hormônios Sistêmicos/Hemostático

Apresentações no mercado
- NovoSeven® 1,2 mg (frasco-ampola)
- NovoSeven® 2,4 mg (frasco-ampola)
- NovoSeven® 4,8 mg (frasco-ampola)

Posologia
- **Adultos e crianças**
- **Hemofilia A ou B com inibidores ou hemofilia adquirida:** dose usual: 90 μg/kg de peso corpóreo, por injeção, IV. Intervalo de dose: inicialmente 2-3 horas até se obter a hemostasia. **Episódios de sangramento de intensidade leve a moderada (incluindo tratamento ambulatorial):** dose usual: 90 μg/kg de peso corpóreo, IV, 1 a 3 doses em intervalos de 3 horas. **Episódios de sangramento grave:** dose inicial: 90 μg/kg de peso corpóreo, IV, a cada 2 horas. **Procedimento invasivo/cirurgia:** dose inicial: 90 μg/kg de peso corpóreo, IV, imediatamente antes da intervenção. **Deficiência de fator VII:** dose usual: 15 a 30 μg/kg de peso corpóreo, por injeção, IV, a cada 4-6 horas. **Trombastenia de Glanzmann:** dose usual: 90 μg/kg de peso corpóreo (varia de 80 a 120 μg), por injeção, IV, em intervalo de 2 horas.

Alerta
- Orientações. A primeira dose deve ser administrada o mais cedo possível após o início de um sangramento. Após a reconstituição, o medicamento deve ser injetado em uma veia durante 2 a 5 minutos (injeção em *bolus*). Não deve ser misturado com soluções para infusão, nem ser administrado através de gotejamento.
- Reações adversas sérias. Eventos trombóticos arteriais como infartos do miocárdio ou isquemia, distúrbios cerebrovasculares e infarto intestinal. Eventos trombóticos venosos como tromboflebite, trombose de veia profunda e embolia pulmonar.

FATOR VIII DE COAGULAÇÃO + FATOR DE VON WILLEBRAND
◌ Hemostático

Apresentação no mercado
- Haemate® P 500 UI FVIII//1.200 UI FvW. Frasco-ampola 10 mL

Posologia
- **Adultos e Crianças**
- **Doença de Von Willebrand:** em geral, 1 UI/kg de FvW:RCo eleva o nível circulante de FvW:RCo em 0,02 UI/mL (2%).

Níveis de FvW:RCo > 0,6 UI/mL (60%) e de FVIII:C > 0,4 UI/mL (40%) devem ser atingidos. Dose recomendada em geral: 40-80 UI/kg de fator de von Willebrand (FvW:RCo) e 20-40 UI de FVIII:C/kg de peso. **Hemofilia A:** unidades requeridas = peso corpóreo (kg) × aumento desejado de FVIII (% ou UI/dL) × 0,5. A tabela a seguir pode ser usada como orientação da dose para os episódios de sangramento e para o uso em cirurgia.

Grau de hemorragia/tipo de procedimento cirúrgico	Nível de fator VIII	Frequência das doses (horas)/Duração do tratamento (dias)
Hemorragia		
Hemartrose inicial, sangramento muscular ou oral	20-40	Repetir a cada 12-24 horas. Pelo menos 1 dia até a resolução do sangramento, conforme indicado pela dor, ou até a cicatrização
Hemartrose, sangramento muscular ou oral mais extensos	30-60	Repetir a infusão a cada 12-24 horas por 3-4 dias ou mais, até que a dor e a incapacidade aguda sejam resolvidas
Hemorragias com risco de vida	60-100	Repetir a infusão a cada 8-24 horas até o desaparecimento do risco
Cirurgia		
Cirurgia de pequeno porte, incluindo extração dentária	30-60	Repetir a cada 24 horas, durante pelo menos 1 dia, até a cicatrização
Cirurgia de grande porte	80-100 (pré e pós-operatório)	Repetir a infusão a cada 8-24 horas até a cicatrização adequada da ferida e, depois, durante pelo menos mais 7 dias para manter uma atividade de fator VIII de 30-60% (UI/dL)

- **Profilaxia de hemorragia:** dose usual: 20 a 40 UI de fator VIII:C/kg, EV, em intervalos de 2 a 3 dias.

Alerta

- Haemate contém até 70 mg de sódio por 1.000 UI. Contém albumina humana, que é considerada um agente mascarante do *doping* conforme lista de referência do COI.
- Reações adversas. Hipervolemia. Hemólise. Febre. Eventos tromboembólicos. Formação de inibidores de fator VIII e FvW. Hipersensibilidade (reações alérgicas).

Monitorização

- Frequência cardíaca e pressão arterial (antes e durante a administração). Sinais de trombose. Hemograma. Níveis plasmáticos de FVIII: C. Sinais e sintomas de hemólise intravascular. Concentração dos inibidores circulantes. Reações de hipersensibilidade durante a perfusão. Pacientes cirúrgicos monitorar o FvW:RCo no início e após a cirurgia diariamente.

FENILEFRINA
◇ Agonista Alfa-adrenérgico

Apresentações no mercado

- Fenilefrina 10 mg/mL solução injetável 1 mL
- Fenilefrina colírio a 10% 5 mL

POSOLOGIA

- Crianças

- **Hipotensão, baixo débito Cardíaco:** IM ou SC: 100 µg/kg/dose a cada 1 ou 2 horas conforme necessário; dose máxima:

5.000 µg. *IV bolus:* 5 a 20 µg/kg/dose a cada 10-20 minutos conforme necessário; dose inicial não deve exceder 500 µg; dose máxima 1.000 µg. Infusão contínua: 0,1 a 0,5 µg/kg/min titulado até reposta desejada até 2 µg/kg/minuto. **Indução da vasoconstrição e midríase para procedimentos oftálmicos diagnósticos ou terapêuticos:** 1 gota instilada no olho pelo menos 10 minutos antes dos procedimentos fundoscópicos.

- Neonatos

- **Hipotensão, baixo débito cardíaco:** 0,1 a 0,5 µg/kg/minuto titulado até a resposta desejada até 2 µg/kg/minuto. **Indução da vasoconstrição e midríase para procedimentos oftálmicos diagnósticos ou terapêuticos:** 1 gota instilada no olho pelo menos 10 minutos antes dos procedimentos fundoscópicos. Use apenas a solução oftálmica de 2,5% em recém-nascidos.

Alerta

- Monitorar a frequência cardíaca e a saturação de oxigênio em bebês com Displasia Broncopulmonar.
- Reação adversas. Pode causar diminuição da complacência pulmonar, volume corrente e pico de fluxo de ar em bebês com Displasia Broncopulmonar. Não use em pacientes que recebem medicamentos betabloqueadores (p. ex., propranolol). O uso de soluções a 10% causou hipertensão sistêmica e taquicardia em lactentes.

FENITOÍNA
◇ Anticonvulsivante

Apresentações no mercado

- Fenitoína 50 mg/mL solução injetável 5 mL
- Fenitoína 100 mg/comprimido

Posologia

- Crianças

- *Status Epilepticus:* IV 15-20 mg/kg até no máximo 1.500 mg/dose. **Epilepsia – anticonvulsivante; manutenção:** *0,5 a 3 anos:* 9,5 mg/kg/dia. *4 a 6 anos:* 7,5 mg/kg/dia. *7 a 9 anos:* 7 mg/kg/dia. *10 a 16 anos:* 6 mg/kg/dia.

- Neonatos

- *Status Epilepticus:* IV 10-15 mg/kg em uma única dose ou em doses divididas; iniciar depois terapia de manutenção, usualmente 12 horas depois da dose. **Epilepsia – anticonvulsivante; manutenção:** IV, oral: 5 mg/kg/dia em 2 doses. Dose usual: 4 a 8 mg/kg/dia em 2 doses; alguns pacientes podem requerir doses a cada 8 horas.

Alerta

- A taxa de infusão não deve exceder 1 a 3 mg/kg/min devido ao risco de hipotensão severa e arritmias cardíacas.
- Reações adversas. Extravasamento pode causar inflamação e necrose dos tecidos devido a alta osmolaridade e pH. O propilenoglicol contido na formulação intravenosa tem sido associado com convulsões e pode potencializar os efeitos cardiovasculares da fenitoína.

FENOBARBITAL
◊ Anticonvulsivante

Apresentações no mercado

- Fenobarbital 200 mg/mL solução injetável 1 mL
- Fenobarbital 100 mg comprimido
- Fenobarbital 40 mg/mL solução oral

Posologia

■ Crianças

- **Status Epilepticus:** dose: 10-20 mg/kg IV por 10 a 15 minutos (2 mg/kg/min; máximo 30 mg/min), seguido por 5-10 mg/kg IV bolus a cada 20 a 30 minutos até as convulsões pararem. **Anticonvulsivante:** < *5 anos:* dose usual 3 a 6 mg/kg/dia, VO, em 1 a 2 doses divididas. ≥ *5 anos:* dose usual 2 a 6 mg/kg/dia, VO, em 1 a 2 doses divididas. **Síndrome de abstinência neonatal:** dose de ataque: 16 mg/kg, VO, no dia 1. Dose de manutenção: 1 a 4 mg/kg/dose, VO, a cada 12 horas. **Sedação:** dose usual: 2 mg/kg, VO, 3 vezes ao dia. Dose máxima: 40 mg/dia.

■ Neonatos

- **Anticonvulsivante:** dose: 20 mg/kg IV; doses adicionais de 10 mg/kg conforme necessário a cada 20 a 30 minutos (dose total de 40 mg/kg). Dose de manutenção: 3 a 5 kg/dia em 1 ou 2 doses com início após 12 horas a dose inicial. *Baixo peso (> 1.500 g):* pré-termos podem requerer doses mais baixas que 15 mg/kg, seguidas de doses menores de 3 mg/kg/dia depois de 24 horas.

Alerta

- Acumulação da dose pode ocorrer em uso de doses recomendadas de manutenção nas primeiras 2 semanas de vida.
- Reações adversas. Sedação e depressão respiratória.

FENTANILA
◊ Anestésico Opioide/Analgésico Narcótico

Apresentações no mercado

- Fentanil 50 µg/mL solução injetável, ampola 5 mL e 10 mL
- Fentanil 2,1 mg/adesivo (12 µg/hora)
- Fentanil 4,2 mg/adesivo (25 µg/hora)
- Fentanil 8,4 mg/adesivo (50 µg/hora)

Posologia

■ Crianças

- **Dor aguda:** dose: 1 a 2 µg/kg/dose, podendo repetir no intervalo de 2-4 horas. **Analgesia para procedimentos pequenos/sedação:** ≥ *2 anos:* dose: IM ou IV 1 a 2 µg/kg/dose, administrar 3 minutos antes do procedimento (dose máxima de 50 µg). Dose: Intranasal (usando a apresentação parenteral): crianças ≥10 kg: 1,5 µg/kg 1 vez (máximo de 100 µg/dose) com doses adicionais de 0,3 a 0,5 µg/kg administradas a cada 5 minutos (não exceder a dose total de 3 µg/kg). **Anestesia, adjunta:** *2 a 12 anos:* dose IM, IV: 2 a 3 µg/kg/dose. **Infusão contínua; analgesia e sedação:** dose IV: 1 a 3 µg/kg/hora. **Dor crônica, moderada a severa; transdérmico:** ≥ *2 anos:* pacientes que são opioide-dependentes recebendo equivalente a 60 mg de morfina por dia; iniciar 25 µg/hora sistema ou mais, com base na conversão de fentanil equivalente e administração da dose equianalgésica. Dose pode ser aumentada depois de 3 dias, com base na dose diária suplementar de opioides requeridos; usar a razão de 45 mg de morfina VO por dia equivalente no aumento de 12,5 µg/hora na dose do *patch* transdérmico; troca do *patch* a cada 72 horas. **PCA:** ≥ *6 anos:* dose de demanda: 0,25 a 0,5 µg/kg. Intervalo de bloqueio inicial: 6 a 8 minutos. Infusão basal: inicial, 0,15 *µg*/kg/hora até 0,5 µg/kg/hora; limite em 1 hora 2,5 *µg*/kg. **Intranasal/dor aguda:** ≥ *1 ano:* dose inicial 1,5 µg/kg.

■ Neonato

- **Analgesia:** dose intermitente: 0,5 a 3 µg/kg/dose, IV lento; repetir a cada 2 a 4 horas se necessário. Infusão contínua: 0,5 a 2 µg/kg/hora, IV. **Analgesia contínua/sedação; pacientes com ventilação Mecânica:** dose: IV *bolus* 1 a 2 µg/kg, seguido de 0,5 a 1 µg/kg/hora. **Analgesia contínua/sedação durante o ECMO:** dose: IV *bolus* 5-10 µg/kg por 10 minutos, depois 1-5 µg/kg/hora. **Intubação endotraqueal:** dose: 1 a 4 µg/kg IV lento.

Alerta

- Monitorar frequência respiratória, pressão sanguínea, frequência cardíaca, saturação de oxigênio, distensão abdominal.
- Reações adversas. **Cardiovasculares:** fibrilação atrial, arritmia cardíaca, dor no peito, trombose venosa profunda, edema, hipertensão, hipotensão, infarto do miocárdio, hipotensão ortostática, síncope, taquicardia. **Sistema nervoso central:** agitação, amnésia, ansiedade, ataxia, confusão, depressão, desorientação, euforia, fadiga, alucinação, dor de cabeça.

FERRO (SULFATO FERROSO)
◊ Suplemento Vitamínico

Apresentações no mercado

- Sulfato ferroso 10 mg/mL xarope
- Sulfato ferroso 50 mg/mL solução oral (20 gotas = 50 mg)

Posologia

■ Crianças

- **Anemia/deficiência de ferro:** *tratamento:* dose usual: 3 a 6 mg/kg/dia em 3 doses divididas. *Prevenção: lactentes ≤ 4 meses* (recebendo leite materno como única fonte nutricional ou > 50% como fonte nutricional sem alimentação fortificada com ferro): 1 mg/kg/dia. *6 meses < 2 anos:* 2 mg/kg/dia. *2 anos a 5 anos:* 2 mg/kg/dia, dose máxima de 30 mg/dia. ≥ *5 anos:* 30 mg/dia com ácido fólico.

■ Adolescentes

- Dose usual: 60 mg/dia com ácido fólico. **Anemia; doença renal crônica:** dose usual: 2 a 3 mg/kg/dia, até 6 mg/kg/dia de ferro elementar VO em 2 ou 3 administrações para pacientes recebendo eritropoietina; máximo de 150 a 300 mg de ferro elementar por dia.

■ Neonatos

- **Anemia; prevenção de deficiência de ferro em neonatos alimentados com leite materno:** *pré-termo (< 37 semanas de*

960 ■ SEÇÃO 5 ■ BULÁRIO

IG): dose usual: 2 mg/kg dia de ferro elementar em prematuros (máximo de 15 mg/dia); início de terapia após 4 a 8semanas de vida. **Anemia/deficiência de ferro; tratamento:** *deficiência severa:* VO; 4 a 6 mg/kg/dia em 2 a 3 doses divididas. *Deficiência leve a moderada:* VO; 3 mg/kg/dia em 1 a 2 doses. **Suplementação durante o uso de eritropoietina:** dose usual: 6 mg/kg/dia VO de ferro em 2 a 3 doses divididas.

Alerta

■ Melhor absorção com estômago vazio, porém se desconforto gastrointestinal, o ferro pode ser tomado junto com as refeições.
■ Monitorar contagem de hemoglobina e reticulócitos durante a terapia.
■ Reações adversas. Náusea, constipação, fezes pretas, letargia, hipotensão e erosão da mucosa gástrica.

FEXOFENADINA
◇ Antialérgico

Apresentações no mercado

■ Fexofenadina 6 mg/mL suspensão oral
■ Fexofenadina 60 mg/cp
■ Fexofenadina 120 mg/cp
■ Fexofenadina 180 mg/cp

Posologia
■ Crianças

■ *6 meses a < 2 anos:* 15 mg 2 vezes ao dia. *2 a 11 anos:* 30 mg 2 vezes ao dia. *≥ 12 anos:* 60 mg 2 vezes ao dia ou 180 mg 1 vez ao dia.
■ Reações adversas. Dor de cabeça, tontura, dor nas costas, desconforto estomacal e dores nas extremidades em pacientes maiores que 12 anos, tosse, infecção do trato respiratório superior, pirexia e otite média em paciente 6 meses a 11 anos; vômito, diarreia, fadiga, rinorreia em pacientes com 6 meses a 5 anos.

Alerta

■ Para pacientes com alteração renal leve, moderada e grave, iniciar com frequência de 1 vez ao dia.

FENOXIMETILPENICILINA POTÁSSICA
◇ Antibiótico

Apresentação no mercado

■ Pen-Ve-Oral suspensão (frasco 60 mL) – Cada 1 mL de solução oral reconstituída contém 80.000 UI de fenoxmetilicilina potássica
■ Atenção – Possui corante vermelho e amarelo
■ Atenção diabéticos – Este medicamento contém sacarose
■ Reconstituição: adicione água filtrada dentro do frasco, aos poucos, agitando constantemente, até que a solução atinja a marca indicada no rótulo. Após reconstituição o frasco conterá 60 mL de solução. Essa solução se mantém estável por 7 (sete) dias à temperatura ambiente.

Posologia
■ Adultos e crianças

■ *> 12 anos:* **Infecções estreptocócicas leves a moderadas do trato respiratório superior, bem como escarlatina e erisipela:** dose usual: 200.000 a 500.000 UI, VO, a cada 6 ou 8 horas, por 10 dias. **Infecções pneumocócicas leves a moderadas do trato respiratório, incluindo otite média:** dose usual: 400.000 a 500.000 UI, VO, a cada 6 horas, em paciente febril por pelo menos 2 dias. **Infecções estafilocócicas da pele e dos tecidos moles fusoespiroquetoses (angina de Vincent) leves a moderadas da orofaringe:** dose usual: 400.000 a 500.000 UI, VO, a cada 6 ou 8 horas. **Prevenção de recorrência de febre reumática e/ou coreia:** dose usual: 200.000 a 500.000 UI, VO, 2 vezes ao dia, ininterruptamente.

Alerta

■ Reações adversas. > 10%: melanoglossia, diarreia leve, náuseas, candidíase oral, vômitos.
■ Interações medicamentosas. **Anticoncepcionais orais:** pode haver redução da eficácia contraceptiva. **Bloqueadores de bomba de prótons:** a elevação do pH gástrico prejudica a absorção da fenoximetilpenicilina. **Bupropiona:** pode haver aumento do risco de convulsões, especialmente em indivíduos predispostos. **Cloroquina e exenatida:** diminui os níveis séricos da fenoximetilpenicilina. **Metotrexato:** as penicilinas diminuem a excreção do metotrexato, acarretando risco de intoxicação pelo mesmo. **Micofenolato mofetil:** há redução dos níveis séricos de micofenolato mofetil. **Probenecida:** diminui a taxa de excreção das penicilinas, assim como prolonga e aumenta os níveis sanguíneos. **Tetraciclinas:** podem reduzir o efeito terapêutico das penicilinas. **Tramadol:** pode haver aumento do risco de convulsões, especialmente em indivíduos predispostos.
■ Advertências e precauções. Antes de iniciar o tratamento deve-se investigar o aparecimento de possível reação de hipersensibilidade à penicilina, cefalosporina e outros alérgenos. A via oral de administração não deve ser descartada a não ser em casos de doença grave, náusea, vômito, espasmo da cárdia ou hipermotilidade intestinal. Em infecções estreptocócicas, o tratamento deve ser suficiente para eliminar os microrganismos (mínimo de 10 dias). A possibilidade de superinfecção por patogênicos micóticos ou bacterianos deve ser avaliada, quando o produto for utilizado por tempo prolongado.
■ Contraindicação. Pacientes com história de hipersensibilidade a penicilinas e/ou demais componentes da formulação. Não deve ser administrado a pacientes sensíveis a cefalosporinas.

FILGRASTIM
◇ Imunoestimulante/Fator de Crescimento Hematopoiético

Apresentações no mercado

■ Filgrastim 300 µg (frasco-ampola)
■ Filgrastim 600 µg (frasco-ampola)

Posologia

■ Crianças

■ **Síndrome hematopoiética de síndrome da radiação aguda:** dose: 10 µg/kg SC 1 vez ao dia. ≥ *29 dias:* **neutropenia febril, profilaxia – transplante de medula óssea:** 10 µg/kg/dia IV, titulada a dose diária durante o período de recuperação de neutrófilos contra a contagem absoluta de neutrófilos. **Neutropenia febril, profilaxia – quimioterapia mielossupresssora:** 5 µg/kg/dia SC ou IV. **Coleta de células-tronco em sangue periférico em pacientes com câncer:** 5 µg/kg/dia SC, IV *bolus* ou infusão contínua. **Neotropenia idiopática crônica severa ou neutropenia cíclica:** SC; 1 a 5 µg/kg/dia 1 vez ao dia. **Neutropenia congênita:** 6 µg/kg/dose SC 2 vezes ao dia.

■ Neonatos

■ **Neutropenia com sepse:** IV, SC; 10 µg/kg/dia a cada 12 a 24 horas por 3 a 14 dias. **Neutropenia; profilaxia de infecção:** EV, SC; 5 a 10 µg/kg/dia por 3 a 5 dias. **Neutropenia congênita:** SC; iniciar com 5 µg/kg/dia seguidos de 10 µg/kg/dia. **Neutropenia idiopática ou cíclica:** SC; 1 a 5 µg/kg/dia 1 vez ao dia.

Alerta

■ Monitorar temperatura, hemograma completo com diferenciação e contagem de plaquetas.

■ Reações adversas. Dores musculoesqueléticas, osteoporose/osteopenia, esplenomegalia, trombocitopenia, hematúria, hepatomegalia e anemia.

FITOMENADIONA
◇ Antídoto/Hormônio Sistêmico/Hemostático

Apresentações no mercado

■ Fitomenadiona 2 mg/mL injetável (ampola 0,2 mL)

■ Fitomenadiona 10 mg/mL injetável (ampola 1 mL) – Apresentação Exclusiva para Via IV

Posologia

■ Crianças

■ **Deficiência de vitamina K; prevenção e suplementação:** dose determinada de acordo com os valores de RNI (1 a 6 meses): *RNI ≥ 1,2 a 1,5:* 2,5 mg 1 ×/dia VO. *RNI > 1,5 a 1,8:* iniciar com 2 a 5 mg 1 x/dia IM seguido de 2,5 mg 1 ×/dia VO. *RNI > 1,8:* iniciar com 2 a 5 IM 1 ×/dia seguido de 5 mg 1 x/dia VO. *Bebês, crianças e adolescentes:* **Colestase:** 2,4 a 15 mg/dia VO. **Fibrose cística:** 0,3 a 0,5 mg/dia VO. **Doenças hepáticas:** 2,5 a 5 mg/dia VO. **Reversão de Antagonista da Vitamina K:** sem sangramento, necessária rápida reversão, paciente necessitará de anticoagulação oral: 2 a 5 mg SC ou IV. Sem sangramento, necessária rápida reversão, paciente não necessitará de anticoagulação oral: 0,5 a 2 mg SC ou IV. Sangramento significante, sem risco de vida: 0,5 a 2 mg SC ou IV. Sangramento significante, com risco de vida: 5 mg SC ou IV.

■ Neonato

■ Profilaxia. *Recém-nascidos sadios:* ≥ *36 semanas de gestação:* dose usual: 1 mg, IM, ao nascimento ou logo após; ou 2 mg,

VO, ao nascimento ou logo após. A dose oral deve ser seguida por uma dose de 2 mg entre o quarto e o sétimo dia do nascimento. Uma dose oral adicional de 2 mg deve ser dada 1 mês após o nascimento. Em crianças alimentadas exclusivamente com suplementação oral, a terceira dose oral pode ser omitida. Uma única dose IM de 1 mg (0,1 mL) é recomendada em crianças para as quais não se assegure o recebimento de uma segunda dose por via oral ou no caso de crianças em aleitamento materno, para as quais não se assegure o recebimento de uma terceira dose por via oral. *Recém-nascidos prematuros: < 36 semanas de gestação ≥ 2,5 kg e RN pós-termo com fatores de risco especiais (p. ex., prematuros, asfixia durante o nascimento, icterícia obstrutiva, incapacidade para deglutir, uso materno de anticoagulantes ou antiepilépticos):* dose usual: 1 mg, IM ou IV, ao nascer ou pouco depois. A concentração e frequência das doses adicionais devem ser baseadas no estado de coagulação da criança. *< 36 semanas de gestação < 2,5 kg:* dose usual: 0,4 mg/kg, (equivalente a 0,04 mL/kg), IM ou IV, no nascimento ou logo após. Essa dose parenteral não deve ser excedida. A concentração e frequência das doses adicionais devem ser baseadas no estado de coagulação da criança.

Alerta

■ Monitorar PT e RNI.

■ Reações adversas. Cianose, hipo/hipertensão, convulsões, eritema, prurido, dispneia, hiperbilirrubinemia (recém-nascido; maior que as doses recomendadas).

FLUCONAZOL
◇ Antifúngico

Apresentações no mercado

■ Fluconazol 50 mg cápsula

■ Fluconazol 150 mg cápsula

■ Fluconazol 200 mg injetável (frasco 100 mL)

Posologia

■ Crianças

■ **Criptococose; sistema nervoso ventral e doença disseminativa:** *terapia consolidada:* 10 a 12 mg/kg/dia VO 1 ×/dia (máximo 400 a 800 mg/dia) mínimo 8 semanas após indução da terapia. **Supressão crônica; profilaxia secundária:** dose usual: 6 mg/kg (máximo 200 a 400 mg/dia) VO 1 ×/dia por 6 a 12 meses. **Pneumonia criptococócica:** dose usual: 6 a 12 mg/kg VO 1 ×/dia (máximo 400 mg/dia) por 6 a 12 meses. **Candidíase esofágica:** dose usual: 6 mg/kg (máximo 200 mg) VO ou IV no primeiro dia, depois 3 mg/kg/dia (máximo 100 mg) 1 ×/dia, por pelo menos 3 semanas. **Candidíase orofaríngea:** dose usual: 6 mg/kg/dia (máximo 200 mg) VO ou IV no primeiro dia, depois 3 mg/kg/dia por ao menos 2 semanas. **Profilaxia de infecção por candida:** dose usual: 3 a 6 mg/kg/dia VO ou IV 1 ×/dia (máximo 400 a 600 mg dia). **Infecção por candida sistêmica:** dose inicial: 12 mg/kg VO ou IV (máximo 800 mg/dose) seguida de 6 a 12 mg/kg 1 ×/dia (máximo de 400 a 600 mg/dia). **Infecção por HIV – Candidíase; doença esofágica – tratamento:** Dose usual: 6 mg/kg VO no primeiro dia, seguido de 3 a 6 mg/kg VO 1 vez ao dia. Dose máximo 400 mg/dose. **Doença**

962 ■ SEÇÃO 5 ■ BULÁRIO

esofágica, supressão crônica (profilaxia secundária): dose usual: 3 a 6 mg/kg/dia (máximo 200 mg/dose) VO 1 ×/dia. **Infecção invasiva (terapia alternativa):** dose usual: 5 a 6 mg/kg VO ou IV 2 ×/dia (máximo 400 mg/dia) por no mínimo 4 semanas. **Doença orofaríngea:** dose usual: 3 a 6 mg/kg VO 1 vez ao dia. **Coccidioidomicose; doença meníngea (terapia primária) ou difusa pulmonar ou disseminada não meningítica (terapia alternativa):** dose usual: 5 a 6 mg/kg VO ou IV 2 vezes ao dia (máximo 800 mg/dia). **Supressão crônica (profilaxia secundária):** dose usual: 6 mg/kg (máximo 400 mg) VO 1 vez dia. **Criptococose; meningite criptocócica; indução (alternativa se terapia com anfotericina B não dor tolerada):** dose usual: 12 mg/kg VO ou IV no dia 1, seguido de 6 a 12 mg/kg VO ou IV 1 vez ao dia (máximo 800 mg/dia) por no mínimo 2 semanas. **Meningite criptocócica; consolidação:** dose usual: 12 mg/kg VO ou IV no dia 1, seguido de 6 a 12 mg/kg VO ou IV 1 vez ao dia (máximo 800 mg/dia) por no mínimo 8 semanas. **Doença localizada incluindo doença pulmonar isolada ou doença disseminada (sem envolvimento do SNC):** dose usual: 12 mg/kg VO ou IV no dia 1, seguidos de 6 a 12 mg/kg VO ou IV 1 ×/dia (máximo 600 mg/dia). **Supressão crônica (profilaxia aecundária):** dose usual: 6 mg/kg (máximo 200 mg) VO 1 ×/dia. **Histoplasmose:** supressão crônica (profilaxia secundária): terapia alternativa; 3 a 6 mg/kg (máximo 200 mg) VO 1 ×/dia.

■ Neonatos

■ **Coccidioidomicose:** dose usual: 6 a 12 mg/kg/dia IV ou VO; continuar terapia empírica até que a infecção possa ser descartada. **Candidíase invasiva:** dose usual: 12 a 25 mg/kg dose de ataque, seguido de 6 a 12 mg/kg/dose IV ou VO. Intervalo de dose:

IG (semanas)	Dias de Vida	Intervalo (horas)
≥ 29	0-14	48
	> 14	24
> 30	0-7	48
	> 7	24

■ **Candidíase invasiva; profilaxia:** < 1.000 g ou < 1.500 g: dose usual: 3 a 6 mg/kg/dose IV ou VO 2 vezes na semana por 6 semanas em unidades de terapia intensiva neonatal com altas taxas de infecção por Candida.

Alerta

■ Monitorar enzimas hepáticas (AST e ALT) durante a terapia. Monitorar função renal periodicamente.

■ Reações adversas. Hepatotoxicidade, dermatite esfoliativa, prolongamento do intervalo QT e *torsades de pointes*, vômito, dor abdominal, náusea e diarreia.

FLUDROCORTISONA
◇ Anti-inflamatório Hormonal

Apresentação no mercado

■ Fludrocortisona 0,1 mg comprimido

Posologia

■ Crianças

■ **Insuficiência adrenal, autoimune (doença de Addison de componente de deficiência de aldosterona):** *terapia de reposição:* 0,05 a 0,2 mg/dia VO. **Hiperplasia adrenal congênita:** 0,05 a 0,2 mg/dia em 1 ou 2 doses; doses altas como 0,3 mg/dia podem ser necessárias.

■ Neonatos

■ **Hipoplasia adrenal congênita neonatal (perda de sal):** 0,05 a 0,2 mg/dia em 1 ou 2 doses divididas em combinação com terapia de reposição de sódio.

Alerta

■ Pode causar hipercortisolismo ou supressão do eixo hipotalâmico-hipofisário-adrenal, particularmente em crianças mais jovens ou em pacientes recebendo altas doses por períodos prolongados.

■ Reações adversas. Alergamento cardíaco, edema, hipertensão; delírio, instabilidade emocional, euforia, alucinações, dor de cabeça, insônia, aumento da pressão intracraniana, psicose, convulsões, vertigem; acne, eritema, hirsutismo, *rash* maculo-papular, púrpura, *rash*; síndrome de Cushing, diabetes *mellitus*, intolerância a glicose, supressão do crescimento, hiperglicemia, hipocalemia, alcalose hipocalêmica; distensão abdominal, esofagite ulcerativa, pancreatite, úlcera péptica; perda de massa muscular, fraqueza muscular, miopatia, osteoporose; catarata, glaucoma, aumento da pressão intraocular.

Fluocinolona 0,250 mg + Polimixina B 10.000 UI + Neomicina 3,500 mg + Lidocaína 20.000 mg
◇ Antimicrobiano Otológico, Corticoide, Anestésico Tópico

Apresentação no mercado

■ Fluocinolona 0,250 mg + Polimixina B 10.000 UI + Neomicina 3,500 mg + Lidocaína 20,000 mg solução otológica – gotas – frasco 10 mL

Posologia

■ Adultos e Crianças

■ Dose usual: 3 a 4 gotas no ouvido afetado, 2 a 4 vezes ao dia.

FLUMAZENIL
◇ Antídoto/Anestésico Venoso não Opioide

Apresentação no mercado

■ Flumazenil 0,1 mg/mL injetável (ampola 5 mL)

Posologia

■ Crianças

■ **Reversão de sedação por benzodiazepínico intravenoso:** 0,01 mg/kg a 0,02 mg/kg (máximo de 0,2 mg) IV por 15 segundos. Se não alcançar o nível de conciência desejável depois de 45 segundos pode repetir a dose com intervalo de 1 minuto até no máximo 4 doses adicionais (dose máxima total de 0,05 mg/kg ou 1 mg). *Overdose* **por benzodiazepínico:** iniciar com 0,01 mg/kg a 0,02 mg/kg (máximo de 0,2 mg) IV por 15 segundos. Pode repetir 0,01 mg/kg a 0,02 mg/kg com 1 minuto de intervalo, até no máximo dose de 3 mg.

■ Neonatos

■ IV: 5-10 µg/kg/dose IV por 15 segundos. Pode repetir a cada 45 segundos até o paciente acordar; dose máxima acumulada não pode exceder 50 µg/kg (0,05 mg/kg). Infusão contínua IV: 0,005-0,01 mg/kg/hora (como alternativa para doses repetidas de *bolus*). Intranasal: 40 µg/kg/dose divididos igualmente entre ambas as narinas. Retal: 15 a 30 µg/kg/dose, pode repetir se sedação não reverter com 15 ou 20 minutos.

Alerta

■ O uso do flumazenil tem sido associado com a ocorrência de convulsões. Convulsões são mais frequentes em pacientes que ficaram em uso de benzodiazepínicos por um longo tempo em sedação ou em casos de *overdose* em que o paciente demonstra sérios sinais de *overdose* de antidepressivo cíclico.

■ Reações adversas. Pode causar dor com a injeção (observar extravasamento). Reações comuns incluem tontura, vômito, dispneia, sudorese, dor de cabeça e visão embaçada ou anormal.

FLUNARIZINA
◊ Vasodilatador Cerebral

Apresentação no mercado

■ Flunarizina 10 mg cápsula

Posologia

■ Crianças

■ ≥ *40 kg:* **Enxaqueca:** dose inicial de 5 mg 1 vez ao dia VO. Dose habitual: 5 a 10 mg uma vez por dia.

Alerta

■ Segurança e eficácia em crianças menores de 18 anos não são estabelecidas.

■ Reações adversas. Eritema multiforme, hiperplasia gengival, aumento do apetite, dor gástrica, náusea, boca seca, porfiria, tromboflebite superficial, visão embaçada, diplopia, e sintoma extrapiramidal.

FLUOXETINA
◊ Antidepressivo

Apresentações no mercado

■ Fluoxetina 10 mg cápsula
■ Fluoxetina 20 mg cápsula
■ Fluoxetina 20 mg/ mL solução oral (20 gts/ mL)

Posologia

■ Crianças

■ **Ansiedade:** dose inicial: 10 mg/dia por 1 semana, depois aumentar para 20 mg/dia. **Episódios de depressão associa-**

dos com distúrbio bipolar: *10 a 17 anos:* dose inicial: 20 mg VO 1 vez ao dia em combinação com olanzapina 2,5 mg. **Depressão maior:** *8 a 11 anos:* dose inicial: 10 a 20 mg/dia VO. Se iniciar com 10 mg, pode ser aumentado para 20 após 1 semana. ≥*11 anos:* dose inicial: 10 a 20 mg/dia VO. Se iniciar com 10 mg, pode ser aumentado para 20 após 1 semana. Após 6 semanas a dose pode ser aumentada até no máximo 60 mg/dia. **Transtorno obsessivo-compulsivo:** ≥*7 anos:* dose inicial: 10 mg 1 vez ao dia, aumentar para 20 mg/dia após 2 semanas. Faixa de dose recomendada de 20 a 60 mg diário.

Alerta

■ Reações adversas. As reações são dose-dependentes e resolvem-se com o tempo. As reações mais comuns são sonhos anormais, anorexia, ansiedade, astenia, diarreia, boca seca, dispneia, insônia, náusea, nervosismo, faringite, *rash*, sinusite, sonolência, tremores e vasodilatação.

Monitorização

■ Monitorar piora clínica, suicidalidade, mudanças no corportamento, especialmente nos primeiros meses de tratamento. Monitorar para síndrome serotoninérgica e síndrome neuroléptica maligna durante a terapia.

FLUTICASONA
◊ Anti-inflamatório Hormonal

Apresentações no mercado

■ Fluticazona 50 µg/dose *spray* nasal
■ Fluticazona 250 µg/dose *spray* nasal
■ Fluticazona Diskus 50 µg
■ Fluticazona Diskus 250 µg
■ Fluticazona 27,5 µg/dose *spray* nasal
■ Fluticazona loção
■ Fluticazona creme

Posologia

■ Crianças

■ **Rinite:** ≥ *4 anos (apresentação de 50 µg/dose):* 1 jato (50 µg) em ambas as narinas 1 vez ao dia (100 µg/dia). Pode ser aumentado para 2 jatos em ambas as narinas (200 µg/dia). *2 a 11 anos (apresentação de 27,5 µg/dose):* 1 jato (27,5 µg) em ambas as narinas 1 vez ao dia (55 µg/dia). Pode ser aumentado para 2 jatos em ambas as narinas (110 µg/dia). ≥*12 anos (apresentação de 27,5 µg/dose):* 2 jatos (27,5 µg) em ambas as narinas 1 vez ao dia (110 µg/dia). **Asma; inalação oral:** *4 a 11 anos:* 50 µg inalação oral 2 vezes ao dia. Doses mais altas de 100 µg 2 vezes ao dia podem ser consideradas em pacientes com controle inadequado. ≥ *12 anos:* 100 µg inalação oral 2 vezes ao dia. Doses mais altas podem ser necessárias (dose máxima de 1.000 µg 2 vezes ao dia). **Dermatite atópica:** ≥ *3 meses: loção:* aplicação de uma fina camada na área afetada 1 vez ao dia. Creme: aplicação de uma fina camada na área afetada 2 vezes ao dia.

Alerta

■ Reações adversas. **Aplicação nasal:** dor de cabeça, faringite, epistaxes, irritação nasal, náusea/vômito, sintomas de asma e tosse. **Aplicação inalação oral:** infecção ou inflamação do trato respiratório superior, inflamação na garganta, sinusite, rinite, candidíase oral, násea/vômito, desconforto gastrointestinal, febre, tosse, bronquite e dor de cabeça. **Aplicação tópica:** irritação da pele, exacerbação do prurido ou eczema, e secura da pele.

Monitorização

- Monitorar eosinofilia esofágica e o estado de crescimento.

FORMOTEROL
◦ Broncodilatador

Apresentações no mercado

- Formoterol 12 µg cápsulas inalatórias

Posologia

- Crianças, Adolescentes e Adultos

- ≥ *5 anos:* **Asma; tratamento de manutenção:** dose usual: 12 µg inalação oral 2 vezes ao dia. Dose máxima diária: 24 µg. **Asma induzida por exercícios; prevenção:** dose usual: 12 µg inalação oral, 15 minutos antes do exercício, doses adicionais não devem ser administradas em 12 horas. Dose máxima diária: 24 µg.

Alerta

- Beta$_2$-agonista de longa ação pode aumentar o risco de hospitalização relacionado as asma em pacientes pediátricos e adolescentes.
- Reações adversas. Dor no peito; ansiedade, dor de cabeça, tontura; *rash*, prurido; dor abdominal, diarreia, dispepsia, gastroenterites, náusea, xerostomia, vômito; bronquite, exacerbação da asma, faringite, infecção do trato respiratório, sinusites, tonsilites; febre.

FOSAPREPITANTO
◦ Antiemético

Apresentações no mercado

- Fosaprepitanto 150 mg solução injetável
- Fosaprepitanto 80 mg (2 cápsulas) + 125 mg (1 cápsula)

Posologia

- Crianças

- **Profilaxia de náusea e vômito agudo e tardio; associada com único dia de alta ou moderada quimioterapia emetogênica:** *12 a 17 anos:* 150 mg IV por 30 minutos. *2 a < 12 anos:* 4 mg/kg (máximo de 150 mg) IV por 60 minutos. *6 meses a < 2 anos:* 5 mg/kg (máximo de 150 mg) IV por 60 minutos. **Profilaxia de náusea e vômito agudo e tardio; associada com um ou mais dias de alta ou moderada quimioterapia emetogênica:** *12 a 17 anos:* 1º dia: 115 mg IV por 30 minutos; 2º dia: 80 mg VO; 3º dia: 80 mg VO. *6 meses a < 12 anos:* 1º dia: 3 mg/kg (máximo de 115 mg) IV por 60 minutos; 2º dia: 2 mg/kg VO (máximo 80 mg); 3º dia: 2 mg/kg VO (máximo 80 mg).

Alerta

- Observar o paciente durante e após a infusão para sinais de reações de hipersensibilidade, incluindo choque anafilático e anafilaxia.

- Reações adversas. Reações mais comuns em pacientes pediátricos recebendo uma única dose IV: anemia, neutropenia, trombocitopenia e neutropenia febril.

FOSCARNET
◦ Antiviral

Apresentação no mercado

- Forcarnet 24 mg/mL frasco 250 mL – Solução injetável

Posologia

- Crianças

- **Infecção por citomegalovírus (CMV); HIV positivo:** dose de indução: 60 mg/kg/dose IV a cada 8 horas em combinação com ganciclovir; continuar até melhora dos sintomas, seguida pela terapia de supressão crônica (manutenção). Dose de manutenção: 90-120 mg/kg/dose IV, 1 vez ao dia. **Retinite, doença disseminativa:** dose de indução: 60 mg/kg/dosea IV, cada 8 horas por 14-21 dias, com ou sem ganciclovir, seguida de terapia de supressão crônica. Dose de manutenção: 90-120 mg/kg/dose IV, 1 vez dia. **Herpes simples (HSV); infecção resistente a aciclovir; tratamento (HIV-positivo):** dose: 40 mg/kg/dose IV a cada 8 horas ou 60 mg/kg/dose IV a cada 12 horas até 3 semanas ou até cura das lesões. **Varicela Zoster; infecção (HIV-positivo); Catapora não responsiva a aciclovir:** dose: 40-60 mg/kg/dose IV a cada 8 horas por 7-10 dias. **Varicela Zoster, necrose retiniana externa progressiva:** dose: 90 mg/kg/dose IV a cada 12 horas.

Alerta

- Monitorar hemograma, eletrólitos, ECG. Avaliar *clearance* de creatinina e deixar adequado aos parâmetros. Realizar exames regulares oftalmológicos durante a terapia.
- Reações adversas. Dor de cabeça, hipocalemia, hipocalcemia, hipomagnesemia, hipofosfatemia, náusea, diarreia, vômitos, anemia, granulocitopenia, insuficiência renal.

FOSFATO DE SÓDIO MONOBÁSICO + FOSFATO DE SÓDIO DIBÁSICO
◦ Laxante

Apresentações no mercado

- Fosfato de sódio monobásico monoidratado 160 mg/mL + Fosfato de sódio dibásico heptaidratado 60 mg/mL Frasco 130 mL

Posologia

- Crianças

- ≥ *2 a 4 anos:* 30 mL via retal; não execer 1 dose em 24 horas. *5 a 11 anos:* 59 mL via retal, não execer 1 dose em 24 horas. ≥ *12 anos:* 118 mL via retal, não execer 1 dose em 24 horas.

Alerta

- Utilizar com cautela em pacientes com função renal comprometida ou com hiperfosfatemia. Apesar de a absorção pela via retal ser pequena, o fosfato pode reduzir a concentração de cálcio ionizado no plasma. Alguma absorção de sódio pode não ser recomendada em pacientes com insuficiência cardíaca congestiva ou insuficiência renal, pois o aumento de sódio e a diminuição dos níveis séricos de cálcio e potássio, devido ao aumento dos fosfatos, podem levar a hipernatremia, hiperfosfatemia, hipocalemia, hipocalcemia, acidose metabólica, insuficiência renal, prolongamento do intervalo QT e, em casos gravíssimos, falência múltipla dos órgãos, arritmia cardíaca e morte.

- Reações adversas. Hiperfosfatemia, hipopotassemia, edema abdominal, dor abdominal, náuseas e vômitos.

FOSFATO DIBÁSICO DE POTÁSSIO + FOSFATO DE POTÁSSIO MONOBÁSICO
  Repositor e Solução Hidreletrolítica

Apresentações no mercado
- Fosfato de potássio 2 mEq/ mL solução injetável (ampola 10 mL)

Posologia
Crianças
- **Hipofosfatemia:** dose de tratamento: 0,15 a 0,33 mmol/kg/dose IV durante 6 horas, com doses repetidas conforme necessário para manter o fósforo sérico maior que 2 mg/dL. **Nutrição parenteral total:** dose recomendada de fósforo em crianças a receber hiperalimentação é de 0,5 a 2 mmol/kg/dia.

Neonatos
- **Manutenção de Fosfato na NPT:** dose usual: 0,4 a 0,8 mmol/kg/24 h, IV.

Alerta
- Obrigatório diluir antes da administração.
- Reações adversas. Intervalo QT prolongado, infarto agudo do miocárdio, hipotensão, acidose, desequilíbrio eletrolítico, calcificação extraesquelética, hiperfosfatemia, hipocalcemia, hipomagnesemia, transtorno da taxa de rotatividade óssea, tetania, nefrotoxicidade, falência respiratória.
- Orientações. Precipitação com solução contendo cálcio com relação > 1:7.

Monitorização
- Monitorar cálcio, sódio, potássio e magnésio concomitante.

FOSFOLÍPIDE DE PULMÃO SUÍNO
  Surfactante

Apresentação no mercado
- Curosurf 80 mg/mL (frasco 3 mL)

Posologia
- Dose usual: 200 mg/kg, via endotraqueal.
- Dose suplementar: 100 mg/kg, via endotraqueal, após um intervalo de 12 h, SN.

Alerta
- Orientações. Durante a administração pode ocorrer queda da saturação de O_2, bradicardia e refluxo da solução pela cânula endotraqueal.

- Reações adversas graves. **Endócrina/metabólica:** dessaturação do sangue. **Doença respiratória:** bloqueio do tubo endotraqueal.

Monitorização
- Monitorar posição da cânula endotraqueal e, se necessário, aspirar a secreção traqueal antes de administrar a solução de surfactante. Monitorar saturação de oxigênio, frequência cardíaca e frequência respiratória, gasometria arterial, parâmetros do ventilador mecânico e Rx do tórax.

FUROSEMIDA
  Diurético

Apresentações no mercado
- Furosemida 10 mg/mL injetável (ampola 2 mL)
- Furosemida 40 mg comprimido

Posologia
Crianças
- Tratamento intravenoso. **Sobrecarga de fluido, edema:** intermitente; inicial: 0,5-1 mg/kg IV e avaliar resposta; aumentar dose 0,25-1 mg/kg não antes de 2 horas da dose prévia (máximo 80 mg/dose). **infusão contínua;** taxa inicial: 0,1 mg/kg/hora e aumentar incrementalmente (0,1 mg/kg/hora a cada 2 a 12 horas) até que a saída de urina desejada seja obtida ou dose máxima de 0,4 mg/kg/hora. **Falência cardíaca, sintomática (congestão):** intermitente; inicial: 0,5-2 mg/kg/dose IV a cada 6 a 24 horas até no máximo 6 mg/kg/dose. Infusão contínua: 0,1-0,4 mg/kg/hora em IV infusão contínua. **Síndrome nefrótica, edema:** dose usual: 1 a 2 mg/kg/dose IV (máximo 40 mg/dose) usualmente seguido de infusão de albumina IV.
- Tratamento intramuscular. **Falência cardíaca, sintomática (congestão):** dose usual: 0,5-2 mg/kg/dose IM a cada 6 a 24 horas no máximo 6 mg/kg/dose.
- Tratamento oral. **Ascite:** dose usual: 0,5 mg/kg/dose VO 2 vezes ao dia concomitante com espironolactona. **Sobrecarga de fluido, edema:** dose usual: 1-2 mg/kg/dose VO 2 a 4 vezes por dia, dependendo da resposta; não exceder 6 mg/kg/dose. Dose máxima: 600 mg/dia. **Falência cardíaca, sintomática (congestão):** dose usual: 1-2 mg/kg/dose a cada 6 a 12 horas, ou 24 horas. Dose máxima: 6 mg/kg/dose. **Hipertensão:** dose usual: 1 mg/kg/dia dividido a cada 6 a 12 horas. Dose máxima: 12 mg/kg/dia. **Síndrome nefrótica, edema:** dose usual: 1-2 mg/kg/dia 1 a 2 vezes ao dia. Dose máxima: 40 mg/dose.

Neonatos
- Dose inicial: 1 mg/kg IV, IM ou VO; podendo aumentar para máximo de 2 mg/kg/dose IV ou 6 mg/kg/dose VO. **Intervalos iniciais:** prematuros: a cada 24 horas. Termo: a cada 12 horas. Termo > 1 mês: a cada 6 a 8 horas.

Alerta
- Furosemida é um potente diurético o qual, se dado em excesso, pode levar a uma diurese profunda com depleção de água e eletrólitos. Monitorar eletrólitos séricos e urinários e função renal periodicamente. Considerar a realização de ul-

trassonografia renal em prematuros, pois a furosemida pode precipitar a nefrocalcinose/nefrolitíase.

- Reações adversas. Ototoxicidade, desequilíbrio de água e eletrólitos; hipocalemia, hiponatremia, alcalose hipoclorêmica. Nefrocalcinose e nefrolitíase podem ocorrer devido à alta excreção urinária de cálcio.

GANCICLOVIR
◊ Antiviral

Apresentações no mercado

- Ganciclovir 500 mg injetável (frasco-ampola)
- Ganciclovir solução injetável 1 mg/ mL cartucho com bolsa de 100, 250 e 500 mL

Posologia

- Crianças

- **Citomegalovirus (CMV), infecção por HIV, retinite por CMV:** *terapia de indução:* 5 mg/kg (pode ser aumentado até 7,5 mg/kg/dose) IV a cada 12 horas por 14 a 21 dias, ou em associação ao foscarnet 60 mg/kg IV a cada 8 horas por 14 a 21 dias (terapia alternativa). *Terapia de manutenção (profilaxia secundária):* 5 mg/kg/dia por 5 a 7 dias por semana. **CMV disseminado:** *terapia de indução:* 5 mg/kg (pode ser aumentado até 7,5 mg/kg/dose) IV a cada 12 horas por 14 a 21 dias. *Terapia de manutenção (profilaxia secundária):* 5 mg/kg/dia por 5 a 7 dias por semana. **Doença no SNC:** dose inicial: 5 mg/kg/dia IV a cada 12 horas com foscarnet 60 mg/kg IV a cada 8 horas até melhora dos sintomas, seguido de ganciclovir seguido de 5 mg/kg/dia como terapia de supressão crônica (profilaxia secundária). **CMV Congênito; sintomático:** dose usual: 6 mg/kg IV a cada 12 horas por 6 semanas. **CMV, profilaxia de transplante de células hematopoiéticas:** *terapia preemptiva (< 100 dias pós-transplante):* indução de 5 mg/kg IV a cada12 horas por 7 a 14 dias (alogênico) ou 7 dias (autólogo), seguido de 5 mg/kg 1 vez ao dia por no mínimo 2 semanas (quando 14 dias de indução) ou 3 semanas (quando 7 dias de indução). *Terapia preemptiva (> 100 dias pós-transplante):* indução de 5 mg/kg IV a cada 12 horas por 5 a 7 dias, seguido de 5 mg/kg 1 vez ao dia por 1 a 2 semanas. *Terapia profilática; transplante alogênico:* indução de 5 mg/kg IV a cada 12 horas por 5 a 7 dias, seguido de 5 mg/kg IV 1 vez ao dia, começando no enxerto e continuando até o dia 100 após o transplante de células hematopoiéticas. **CMC; profilaxia de transplante de órgãos sólidos:** dose: 5 mg/kg IV a cada 12-24 horas – duração de 30 a 100 dias para terapia profilática e 14 dias para terapia preemptiva.

- Neonatos

- Dose usual: 6 mg/kg/dose IV a cada 12 horas. Tratar por no mínimo 6 semanas se possível. Reduzir a dose pela metade se neutropenia significante (menos de 500 cél/mm³).

Alerta

- Toxicidade hematológica: ganulocitopenia, anemia e pancitopenia. Mutagenêse e carcinogenêse: com base em estudos em modelos animais, o ganciclovir tem o potencial de causar câncer em humanos.

- Reações adversas. Granulocitopenia e trombocitopenia foram as reações adversas mais reportadas.

GANISETRONA
◊ Antiemético

Apresentações no mercado

- Ganisetrona 1 mg/mL injetável (ampola 1 mL)

Posologia

- Crianças

- **Náusea e vômito induzidos por quimioterapia; profilaxia:** dose usual; 2 a 16 anos: 10 μg/kg IV antes da quimioterapia; doses de 20-40 μg/kg têm sido utilizadas com sucesso em crianças, sem efeitos colaterais graves.

Alerta

- Prolongamento do intervalo QT foi relatado; utilizar com precaução em doentes com arritmias preexistentes e perturbações da condução cardíaca.
- Síndrome serotoninérgica tem sido relatada, a maioria dos casos ocorreu com o uso concomitante com outros medicamentos serotoninérgicos, alguns casos foram fatais; monitorização recomendada, interromper o uso se suspeitar.
- Reações adversas. Cefaleia, tontura, insônia, sonolência, ansiedade, agitação, estimulação do sistema nervoso central, náusea, constipação, vômitos, diarreia, diminuição do apetite, dispepsia, dor abdominal, disgeusia, fraqueza, intervalo Q-T prolongado no ECG, hipertensão, leucopenia, anemia, trombocitopenia, aumento da ALT sérica, aumento da AST sérica e febre.

GENTAMICINA
◊ Antimicrobiano

Apresentação no mercado

- Gentamicina 40 mg/mL injetável ampola 1 mL

Posologia

- Crianças

- Dose usual: 2 a 2,5 mg/kg IV, IM a cada 8 horas. Dose 1 vez ao dia: 5 a 7,5 mg/kg IV a cada 24 horas. **Endocardite bacteriana, adjunto:** dose usual: 3 a 6 mg/kg/dia (7,5 mg/kg/dia podem ser necessários para isolados de bastonetes gram-negativos) IV divididos a cada 8 horas em combinação com outro antibiótico. Dependendo da infecção a duração pode ser de 3 dias a 6 semanas. **Profilaxia cirúrgica (procedimentos cardiotoráccios ou vasculares):** dose usual: 1,5 a 2 mg/kg IV com 30 minutos antes da incisão com vancomicina. Repetir no intraoperatório a cada 3 a 6 horas se a operação continua em progresso. **Intraventricular; meningite bacteriana/infecção do *shunt*:** dose usual: 0,5 a 2 mg intraventricular 1 vez ao dia (usar formulação livre de conservante).

- Neonatos

- **Dosagem de intervalo estendido; pré-termo e termo:** ≤ 34 *semanas de gestação*: 5 mg/kg/dose IV a cada 36 horas, alcançar uma média Cmáx de 9,2 mg/L e Cmín de 0,7 mg/L.> 35 semanas de gestação: 10,9 mg/mL e 0,47 mg/L. Dose padrão: ver tabela.

Idade Gestacional (semanas)	Dias de Vida	Dose (mg/kg)	Intervalo (horas)
≤ 29	0 a 7	5	48
	8 a 28	4	36
	≤ 29	4	24
30 a 34	0 a 7	4,5	36
	≥ 8	4	24
≥ 35	Todos	4	24

Alerta

- Aminoglicosídeos têm sido associados com potencial risco de neurotoxicidade, ototoxicidade e nefrotoxicidade. Discontinuar terapia ou ajustar a dose se tiver evidência de nefrotoxicidade ou ototoxicidade. Ototoxicidade por aminoglicosídeo é geralmente irreversível.
- Reações adversas. Disfunção renal tubular reversível pode ocorrer, resultando no aumento da perda urinária de sódio, cálcio e magnésio; ototoxicidade vestibular e auditiva podem ocorrer.

GLICOSE
Repositor e Solução Hidreletrolítica

Apresentações no mercado

- Glicose 25% solução injetável (10 mL)
- Glicose 50% solução injetável (10 mL)
- Glicose 15 g solução oral

Posologia

- Crianças
- **Hipoglicemia:** *IV:* dose inicial: *bebês e crianças:* 0,5 a 1 g/kg ($D_{25}W$); *adolescentes:* 0,5 a 1 g/kg ($D_{50}W$). Manutenção: infusão contínua de 5 a 10% de solução de glicose IV com a manutenção apropriada de eletrólitos com taxa inicial de infusão de 6-8 mg/kg/min. Doses mais altas podem ser necessárias para (10-20 mg/kg/min) para manter os níveis sanguíneos de glicose aceitáveis, particularmente em pacientes com hipoglicemia hiperinsulinêmica persistente. *Oral:* ≥ *2 anos:* 15 g VO de glicose, pode repetir 1 vez em 15 minutos se na tiver resposta. **Hipercalemia:** dose usual: 0,5 g/kg IV infusão por 30 minutos com insulina regular 0,1 UI/kg. **Cetoacidose diabética:** uma solução IV contendo 5 a 10% de dextrose é geralmente iniciada quando a glicemia atinge 250 mg/dL.

- Neonato
- Tratamento intravenoso. **Hipoglicemia:** dose inicial: 0,2 g/kg ($D_{10}W$). Dose de manutenção: infusão contínua de 5 a 10% de solução de glicose IV com a manutenção apropriada de eletrólitos, com taxa inicial de infusão de 5-8 mg/kg/min. Doses mais altas podem ser necessárias para (10-20 mg/kg/min) para manter os níveis sanguíneos de glicose aceitáveis, particularmente em pacientes com hipoglicemia hiperinsulinêmica persistente. **Hipercalemia:** dose inicial: infusão contínua de 0,5 g/kg/hora e 0,1-0,2 UI/kg/hora de insulina regular, ajustada pela concentração de glicose e potássio.

Alerta

- Monitorar glicose, sódio e potássio sérico.
- Reações adversas. Excessiva glicose administrada pela nutrição parenteral está associada com deposição de gordura, insuficiência hepática e esteatose, e comprometimento do metabolismo proteico.

GLIMEPERIDA
Hipoglicemiante

Apresentações no mercado

- Glimeperida 1 mg comprimidos
- Glimeperida 2 mg comprimidos
- Glimeperida 4 mg comprimidos
- Glimeperida 6 mg comprimidos

Posologia

- Crianças
- Tratamento via oral. **Diabetes *mellitus* tipo 2:** > *8 anos:* dose inicial: 1 vez ao dia, titular dobrando a dose nas semanas 4, 8 e 12, com base na resposta glicêmica. Dose máxima: 8 mg/dia.

Alerta

- Medir a concentração de hemoglobina glicada (HbA1c) a cada 3 meses; o objetivo alvo é menos que 7% para muitos pacientes.
- Reações adversas. Hipoglicemia, hiperglicemia, dor abdominal, diarreia e náusea.

GLUCAGON
Hormônio Contrarregulador de Insulina

Apresentação no mercado

- Glucagen Hypokit 1 mg injetável

Posologia

- Crianças – Tratamento SC, IM ou IV direto
- **Hipoglicemia:** ≤ *12 anos:* dose usual: 0,5 mg (ou dose equivalente a 10-30 µg/kg). A segunda dose não é recomendada, mas sim carboidrato ou glicose adicional. > *12 anos:* dose usual: 1 mg (ou dose equivalente a 10-30 µg/kg). A segunda dose não é recomendada, mas sim carboidrato ou glicose adicional.

- Neonatos
- **Hipoglicemia refratária:** dose usual: 200 µg/kg/dose (0,2 mg/kg/dose) IV direto, IM ou SC (dose máxima 1 mg). **Infusão contínua:** dose inicial: 10 a 20 µg/kg/hora; doses de 0,5-1 mg por dia idependente da idade ou peso têm sido usadas, administradas como infusão contínua. O aumento de glicose no sangue deve ocorrer em 1 hora com o início da infusão.

Alerta

- Monitorar de perto as concentrações séricas de glicose. Preste atenção para hipoglicemia rebote. O aumento da glicose sérica irá durar por aproximadamente 60 minutos.

■ Reações adversas. Reações de alergia generalizada têm sido reportadas; náusea e vômito têm sido reportados ocasionalmente.

GLICONATO DE CÁLCIO
◊ Repositor e Solução Hidreletrolítica

Apresentação no mercado
■ Gliconato de cálcio 10% solução injetável (ampola 10 mL)

Posologia
■ Crianças

■ **Ressuscitação cardíaca:** sose usual: 60 mg/kg (0,6 mL/kg), IV lento; repetir a dose, se necessário, com base nos níveis de cálcio. **Hipocalcemia:** *assintomática:* dose usual: 30 a 60 mg/kg (0,3 a 0,6 mL/kg) durante 30 a 60 minutos; repetir a dose, se necessário, com base nos níveis de cálcio. *Sintomática (p. ex., convulsões):* dose inicial: 100 a 200 mg/kg (1 a 2 mL/kg), IV. Dose de manutenção: infusão contínua a 5 mg/kg/h para hipocalcemia moderada sintomática e em 10 a 15 mg/kg/h para hipocalcemia grave.

■ Neonatos

■ **Hipocalcemia precoce, sintomática (p. ex., convulsões):** dose inicial: 100 a 200 mg/kg/dose (1 a 2 mL/kg/dose). Dose de manutenção: 200 a 800 mg/kg/dia (2 a 8 mL/kg/dia) por infusão IV contínua por 3 a 5 dias

Alerta
■ Monitorar a concenração sérica de cálcio. Observar o acesso venoso de perto para extravasão e observar a formação de precipitados. Monitorar a função cardíaca continuamente para bradicardia quando fizer administração IV bolus.

HALOPERIDOL
◊ Neuroléptico

Apresentações no mercado
■ Haloperidol 1 mg comprimido
■ Haloperidol 5 mg comprimido
■ Haloperidol 2 mg/mL gotas (frasco 30 mL) – 0,1 mg/gota
■ Haloperridol 5 mg/mL solução injetável (1 mL)

Posologia
■ Crianças

■ **Distúrbios do comportamento:** *não psicótico: 3-12 anos; 15-40 kg:* dose inicial: 0,5 mg/dia VO em 2 ou 3 doses divididas, pode aumentar 0,5 mg a cada 5 a 7 dias. Dose de manutenção: 0,05 a 0,075 mg/kg/dia em 2 ou 3 doses divididas. ≥ *40 kg e adolescentes:* dose usual: 0,5 a 15 mg/dia VO em 2 a 3 doses divididas. Dose máxima diária: 15 mg. **Delírio:** ≥ *3 anos:* dose usual: 0,15-0,25 mg/dose IV lentamente por 30 a 45 minutos; manutenção de 0,05-0,5 mg/kg/dia em doses divididas. **Desordens Psicóticas:** *3-12 anos; 15-40 kg:* dose inicial: 0,5 mg/dia VO em 2 ou 3 doses divididas, pode aumentar 0,5 mg a cada 5 a 7 dias. Dose de manutenção: 0,05 a

0,15 mg/kg/dia em 2 ou 3 doses divididas. ≥ *40 kg e adolescentes:* dose usual: 0,5 a 15 mg/dia VO em 2 a 3 doses divididas. Dose máxima diária: 15 mg. **Agitação (aguda);** *psicose:* **Bebês, crianças e adolescentes:** dose usual: 0,05 a 15 mg/kg IM ou IV; pode ser repetida a cada hora. Dose máxima: 5 mg/dose. **Agitação (cuidado paliativo):** > *3 anos e adolescentes:* dose usual: 0,01 mg/kg/dose VO 3 x/dia conforme necessidade. **Síndrome de Tourette:** *Crianças de 3-12 anos; 15-40 kg:* dose inicial: 0,5 mg/dia VO em 2 ou 3 doses divididas, pode aumentar 0,25-0,5 mg a cada 5 a 7 dias. Dose de manutenção de 0,05 a 0,075 mg/kg/dia em 2 ou 3 doses divididas. *Crianças ≥ 40 kg e adolescentes:* dose usual: 0,25 a 15 mg/dia VO em 2 a 3 doses divididas.

Alerta
■ Reações adversas. Prolongamento do intervalo QT.

HEPARINA
◊ Anticoagulante

Apresentações no mercado
■ Heparina 5.000 UI/0,25 mL (ampola)
■ Heparina 5.000 UI/mL (fap 5 mL)

Posologia
■ Crianças

■ **Tratamento de trombose:** dose inicial: 75 UI/kg (máximo 5.000 UI) IV *bolus* por 10 minutos, seguido de infusão contínua dosada de acordo com a idade. Dose de manutenção: < *1 ano:* 28 UI/kg/hora IV infusão contínua. > *1 ano:* 20 UI/kg/hora IV infusão contínua. **Trombose da artéria femoral; profilaxia cateterismo cardíaco:** dose: 100-150 UI/kg (máximo 5.000 UI) IV *bolus.* **Manutenção da patente de cateteres arteriais periféricos:** dose: 1-5 UI/ mL de fluido IV (solução salina) em uma taxa de 1-2 mL/hora.

■ Neonatos

■ **Tratamento de trombose:** dose inicial: 75 UI/kg IV *bolus* por 10 minutos, seguida de 28 UI/kg/hora em infusão contínua. **Manutenção da patente de cateter vascular periférico:** 0,5-1 UI/kg/hora. **Manutenção da patente de cateter central:** 0,5 a 1 UI/mL IV da solução.

Alerta
■ Monitorar contagem de plaquetas durante a terapia; monitorar hemotócrito e realizar testes para sangue oculto nas fezes periodicamente durante a terapia. Avaliar sinais de sangramento e trombose.
■ Antídoto. Sulfato de protamina, 1 mg para cada 100 UI de heparina administrada nas últimas 3 a 4 h.

HIDROCLOROTIAZIDA
◊ Diurético

Apresentações no mercado
■ Hidroclorotiazida 25 mg comprimido
■ Hidroclorotiazida 50 mg comprimido

Posologia

■ **Crianças**

■ Dose usual: < *6 meses:* 2 a 3 mg/kg/dia VO em 2 doses divididas ou 1 vez ao dia. ≥ *6 meses:* 1 a 2 mg/kg/dia VO em 2 doses divididas (máximo de 200 mg/dia). **Falência cardíaca:** dose usual: 1 a 4 mg/kg/dia VO divididos a cada 12 a 24 horas (máximo 100 mg/dia)

■ **Neonatos**

■ **Edema moderado/leve, hipertensão e terapia diurética na displasia broncopulmonar:** dose usual; 1 a 2 mg/kg/dose, VO, a cada 12 h.

Alerta

■ Monitorar eletrólitos séricos e urinários e função renal periodicamente durante a terapia.

■ Reações adversas. Podem ocorrer anormalidades dos eletrólitos, especialmente hipocalemia, hiponatremia, e alcalose hipoclorêmica. Hipercalcemia, hiperuricemia e hiperglicemia também podem ocorrer.

HIDROCORTISONA
◌ Anti-inflamatório Hormonal

Apresentações no mercado

■ Hidrocortisona 100 mg injetável (frasco-ampola)
■ Hidrocortisona 500 mg injetável (frasco-ampola)

Posologia

■ **Crianças**

■ **Hiperplasia adrenal congênita;** *durante o estresse:* dose usual: 25 a 50 mg IV seguida da dose de manutenção. *Cirurgia:* dose usual: 2 mg/kg IV na indução e repetir a cada 4 horas durante a cirurgia. **Hiperplasia adrenal congênita e crise adrenal (crise addisoniana):** *0 a 1 ano:* dose usual: 25 mg IM; quando houver perda da conciência e/ou colapso circulatório ou falha da hidrocortisona IM, fazer 2 mg/kg IV seguida de infusão. *2 a 5 anos:* dose usual: 50 mg IM; quando houver perda da conciência e/ou colapso circulatório ou falha da hidrocortisona IM, fazer 2 mg/kg IV seguida de infusão. ≥ *5 anos:* dose usual: 100 mg IM; quando houver perda da conciência e/ou colapso circulatório ou falha da hidrocortisona IM, fazer 2 mg/kg IV seguida de infusão. **Reposição fisiológica:** 6-12 mg/m²/dia IV em doses divididas a cada 6 a 12 horas. **Insuficiência adrenal primária;** *durante o estresse:* 25 a 50 mg IM. *Cirurgia: cirurgia menor a moderada:* 50 mg/m²/dose (máximo 75 mg/dia) IM, por 1 ou 2 dias. *Cirurgia maior:* 50 mg/m²/dose (máximo 100 mg/dose) IV, seguido de 50-100 mg/m²/dia (máximo 200 mg/dia) divididos a cada 6 horas. **Insuficiência adrenal primária; insuficiência adrenal aguda:** Dose inicial: 50-100 mg/m² por 1 dose (máximo 100 mg/dia) IV, seguida de 50-100 mg/m²/dia (máximo 200 mg/dia) divididos a cada 6 horas ou como infusão contínua. **Tratamento de pressão e volume resistente;** *choque séptico:* Dose de estresse: 2 mg/kg/dia como infusão contínua ou doses intermitentes, a cada 6 ou 12 horas. Dose de choque: 50 mg/kg/dia IV como infusão contínua ou doses intermitentes, a cada 6 ou 12 horas.

■ **Neonatos**

■ **Reposição fisiológica:** 7-9 mg/m²/dia IV em 2 ou 3 doses. **Tratamento de pressão e volume resistente:** dose de estresse: 20-30 mg/m²/dia IV, em 2 ou 3 doses, ou aproximadamente 1 mg/kg/dose a cada 8 horas. **Hipoglicemia:** dose usual: 10 mg/kg/dia, IV, IM ou VO, fracionados a cada 12 h. Após manter normoglicemia por 48 a 72 h, suspender fluidos IV e continuar a hidrocortisona até o RN estar estável por 48 h sem fluidos. Descontinuar em dias alternados por 1 semana e, após, suspender.

Alerta

■ Monitorar pressão arterial e glicemia frequentemente; monitorar eletrólitos; monitorar níveis de cortisol sanguíneo e urinário; observar sinais de infecção, catarata, distúrbios psicossociais, tromboembolismo, úlceras pépticas e osteoporose.
■ Reações adversas. Hiperglicemia, hipertensão, hipocalemia, glicosúria e retenção de água e sódio.

HIDROCORTISONA (ACETATO)
◌ Corticosteroide Tópico

Apresentação no mercado

■ Acetato de hidrocortisona 1% creme 10 mg/g bisnaga com 15 g/20 g/30 g

Posologia

■ **Crianças e Adultos**

■ Dose usual: aplicar uma camada fina 2 a 3 vezes por dia, sob ligeira fricção; após melhora do quadro clínico, uma aplicação por dia é suficiente na maioria dos casos.

Alerta

■ Reações adversas. Sintomas locais (sem frequência definida): prurido, ardor, eritema ou vesiculação.
■ Advertências/precauções. O uso de terapia específica adicional é necessário no caso de doenças cutâneas infeccionadas por bactérias e/ou fungos. Em caso de ressecamento excessivo da pele durante o uso do produto, consulte seu médico. Não é adequado para uso oftálmico. Quando o produto for aplicado na face deve-se ter cuidado para que não entre em contato com os olhos. Em bebês e crianças < 4 anos, o tratamento não deve prolongar-se por mais de 3 semanas, especialmente nas zonas cobertas por fraldas. Como regra geral, preparações tópicas contendo corticoides não devem ser utilizadas durante o primeiro trimestre de gravidez.

HIDRÓXIDO DE ALUMÍNIO
◌ Redutor da Acidez Gástrica

Apresentações no mercado

■ Hidróxido de alumínio suspensão 240 mL – cada 1 mL contém: 61,5 mg de Hidróxido de Alumínio

Posologia

■ **Crianças e Adolescentes**

■ Tratamento via oral. **Antiácido:** dados limitados disponíveis; 320 a 960 mg a cada 6 horas. **Hiperfosfatemia associada à**

insuficiência renal crônica: a dose deve ser individualizada; dose dependente da absorção de fosfato e da depuração de diálise; portanto, um intervalo de dose específico não está disponível.

Alerta

- Terapia antiácida crônica não recomendada para tratamento da DRGE em pacientes pediátricos; se a terapia com antiácidos for necessária, considere o produto combinado de hidróxido de magnésio/alumínio. A absorção sistêmica de alumínio foi relatada em bebês que receberam terapia antiácida de curto e longo prazos. Use com cuidado; considere monitorar as concentrações séricas de alumínio para identificar a toxicidade. Evitar o uso prolongado de ligantes de fosfato contendo alumínio em pacientes com DRC estágios 3 a 5 devido ao risco de doença óssea relacionada ao alumínio e encefalopatia. No tratamento da hiperfosfatemia associada à insuficiência renal crônica a utilização de hidróxido de alumínio deve ser reservada para níveis séricos de fósforo > 7 mg/dL e limitada a uma única utilização em curto prazo (4 a 6 semanas), devido às toxicidades associadas à utilização em longo prazo.
- Reações adversas. constipação, descoloração fecal (manchas brancas), impactação fecal, náuseas, cólicas estomacais, vômitos.

HIDRÓXIDO DE MAGNÉSIO
◇ Redução da Acidez Gástrica

Apresentações no mercado

- Hidróxido de magnésio suspensão (cada 15 mL contêm 1.282,50 mg de hidróxido de magnésio)

Posologia

- Crianças
- **Antiácido:** *2 a 11 anos:* dose usual: 5 mL, VO, em intervalos de 24 h. Dose máxima: 30 mL, VO, em intervalos de 24 h. ≥ *12 anos:* dose usual: 5 a 15 mL, VO, em intervalos de 24 h. Dose máxima: 45 mL, VO, em intervalos de 24 h. **Laxante:** *2 a 5 anos:* dose usual: 5 a 15 mL, VO, em intervalos de 24 h. *6 a 11 anos:* dose usual: 15 a 30 mL, VO, em intervalos de 24 h. ≥ *12 anos:* dose usual: 30 a 60 mL, VO, em intervalos de 24 h

Alerta

- Pacientes com insuficiência renal ou menores de 2 anos.
- Durante o tratamento, manter uma adequada ingestão de líquidos.
- Em pacientes com insuficiência renal, podem ocorrer sintomas de intoxicação decorrentes do acúmulo de magnésio (hipermagnesemia).
- Reações adversas. Diarreia, dor abdominal.

HIDROXICOBALAMINA
◇ Vitamina

Apresentação no mercado

- Hidroxicobalamina 5.000 μg injetável (ampola 2,5 mL)

Posologia

- Crianças
- **Deficiência de vitamina B$_{12}$ (anemia perniciosa);** *tratamento:* 100 μg/dia por mais que 2 semanas em uma dose total de 1.000-5.000 μg; manutenção 30-50 **μg**/mês.

- Neonatos
- **Deficiência congênita de transcobalamina:** 1.000 μg 2 vezes na semana.

Alerta

- Tratamento para anemia megalobástica severa pode resultar em trombocitose e hipocalemia severa, algumas vezes fatal, devido ao potássio intracelular alterar-se após a resolução da anemia.
- Reações adversas. Exantema, diarreia, dor no local da injeção, anafilaxia.

HIDROXICLOROQUINA
◇ Antirreumático/Agente Antimalárico

Apresentação no mercado

- Hidroxicloroquina 400 mg comprimido.

Posologia

- Crianças, Adolescentes e Adultos
- Tratamento via oral. **Malária;** *quimioprofilaxia:* dose inicial: 6,5 mg/kg de hidroxicloroquina sulfato VO 1 vez na semana no mesmo dia cada semana (dose máxima de 400 mg hidroxicloroquina sulfato); iniciar 1 a 2 semanas antes da exposição e continuar por pelo menos 4 semanas após deixar a área endêmica. Se o início da profilaxia está atrasado, é recomendado iniciar a terapia dobrando a dose (13 mg/kg de de hidroxicloroquina sulfato) e administrar em 2 doses divididas com 6 horas de intervalo; continuar por pelo menos 8 semanas após deixar a área endêmica. *Tratamento:* dose usual: 13 mg/kg de de hidroxicloroquina sulfato (máximo 800 mg/dose), seguida de 6,5 mg/kg de hidroxicloroquina sulfato a cada 6, 24 ou 48 horas após a dose.Dose máxima: 400 mg/dose. **Artrite juvenil (JRA), lúpus eritematoso sistêmico (LES):** dose usual: 3 a 5 mg/kg/dia divididos em 1 ou 2 administrações até no máximo 400 mg/dia; não exceder 7 mg/kg/dia.

Alerta

- Toxicidade retiniana, algumas vezes irreversível, tem sido reportada em pacientes recebendo terapia longa ou altas doses. Cardiomiopatia resultando em falência cardíaca, algumas vezes fatal, tem sido reportada com doses altas, descontinuar terapia se sinais e sintomas de cardiomiopatia ocorrerem.
- Reações adversas. Cardiomiopatia, ataxia, tontuta, dor de cabeça, irritabilidade, pesadelos, psicoses, convulsão, tendências suicidas, alopecia, síndrome de Stevens-Johnsons, anorexia, diarreia, náusea, agranulocitose, anemia aplástica, leucopenia, trombocitopenia, insuficiência hepática, angioedema, miopatia, broncoespasmo, insuficiência respiratória.

HIDROXIZINA

◊ Antialérgico

Apresentações no mercado

- Hixizine solução oral 2 mg/mL (fr. 120 mL)
- Hixizine 25 mg comprimido

Posologia

- **Crianças e adolescentes**
- **Ansiedade:** *< 6 anos:* dose usual: 50 mg/dia em 4 doses divididas. *≥ 6 anos:* dose usual: 50-100 mg/dia em 4 doses divididas. **Prurido; associado a reações alérgicas ou urticária crônica:** *< 6 anos:* dose usual: 50 mg/dia em 4 doses divididas. *≥ 6 anos:* dose usual: 50-100 mg/dia em 4 doses divididas. **Prurido; associado ao uso de opioide:** dose usual: 0,5 mg/kg/dose a cada 6 horas conforme necessário (máximo de 50 mg/dose). *Sedação processual: ≥ 2 anos:* dose usual: 1,1-2 mg/kg VO 30 a 60 minutos antes do procedimento. Dose máxima de 25 mg. *Sedação; pré-medicação seguida de anestesia geral: ≥ 2 anos:* dose usual: 0,6 mg/kg VO.

Alerta

- Periodicamente reavaliar a necessidade de continuidade no uso da ansiedade crônica.
- Reações adversas. Boca seca e sonolência são comumente reportadas, o que geralmente é moderado e transitório. Tremores e convulsões são reportados, porém são raros.

IBUPROFENO

◊ Analgésico, Antipirético, Anti-inflamatório não Hormonal

Apresentações no mercado

- Ibuprofeno 50 mg/mL (frasco 30 mL) – 10 gts/mL
- Ibuprofeno 100 mg/mL (frasco 30 mL) – 10 gts/mL
- Ibuprofeno 400 mg comprimido
- Ibuprofeno 600 mg comprimido

Posologia

- **Crianças**
- Tratamento via oral. **Febre/dor:** *Bebês e crianças < 60 kg:* dose usual: 5 a 10 mg/kg, a cada 6 ou 8 horas ao dia (dose máxima 40 mg/kg/dia). *Adolescentes ≥ 60 kg:* dose usual: 400 a 600 mg, a cada 6 ou 8 horas ao dia (dose máxima 3.200 mg/dia). **Artrite reumatoide juvenil:** *> 1 ano:* dose usual: 30 a 50 mg/kg/dia vo em 3 ou 4 doses divididas. Pacientes com doença moderada podem se beneficiar com dose de 20 mg/kg/dia. Dose máxima: 800 mg/dose ou 3.200 mg/dia. **Fibrose cística:** *6-18 anos:* dose usual: 20 a 30 mg/kg. Dose máxima: 1.600 mg/dose 2 vezes ao dia. **Enxaqueca;** *tratamento: ≥ 4 anos:* dose usual: 7,5 a 10 mg/kg VO dose única. Dose máxima: 400 mg/dose.

- **Neonatos**
- Tratamento via o ral e intravenoso. **Fechamento do canal arterial:** dose usual: 10 mg/kg VO ou IV, seguido de 5 mg/kg/dose a cada 24 ou 48 horas (apresentação IV somente importada).

Alerta

- AINES podem causar aumento do risco de eventos trombóticos cardiovasculares graves, e acidente vascular encefálico, os quais podem ser fatais. Ibuprofeno é contraindicado no tratamento da dor perioperatória no contexto de cirurgia de revascularização do miocárdio.
- Reações adversas. Reações mais comuns reportadas (1 a 10%) incluem: função renal alterada, anemia, tontura, edema, zombidos, retenção de fluido, dor de cabeça e reações gastrointestinais.

IMIPENEM + CILASTINA

◊ Antibiótico

Apresentações no mercado

- Imipenem + Cilastatina 500 mg injetável (frasco-ampola)

Posologia

- **Neonatos**
- *< 1 kg:* PNA ≤ 14 dias: 20 mg/kg/dose a cada 12 horas. PNA 15-28 dias: 25 mg/kg/dose a cada 12 horas. *1-2 kg:* PNA ≤ 7 dias: 20 mg/kg/dose a cada 12 horas. PNA 8-28 dias: 25 mg/kg/dose a cada 12 horas. *> 2 kg:* PNA ≤ 7 dias: 25/ MG/dose a cada 12 horas. PNA 8-28 dias: 25 mg/kg/dose a cada 8 horas.

- **Crianças**
- Dose usual: 50 a 100 mg/kg/dia, IV, de 6/6 h, máximo de 4 g/dia.

Ajuste renal

Dose/intervalo	Ajuste da dose pelo *clearance* de creatinina			Dose em diálise		
	> 80	80-50	50-10	< 10 (anúria)	Após HD	Diária em DP
0,5-1 g q 6-8 h	6-8 h	6-8 h	8-12 h	24 h	500 mg	ClCr<10

Alerta

- Precauções. Ajuste de dosagem é necessário em pacientes com insuficiência renal.
- Reações adversas sérias. Anafilaxia. Convulsão.

Monitorização

- Testes periódicos de função renal, hepático e hematológico. Anafilaxia durante a primeira dose.

IMIPRAMINA

◊ Antidepressivo

Apresentação no mercado

- Imipramina drágea 10 mg e 25 mg

Posologia

- **Crianças e adolescentes**
- **Déficit de atenção/hiperatividade:** *≥ 6 anos:* dose inicial: 1 mg/kg/dia VO, em 2 a 3 doses divididas, titular dose conforme necessidade. Dose máxima: 4 mg/kg/dia ou 200 mg/dia.

SEÇÃO 5 ▪ BULÁRIO

Depressão: > *8 anos:* dose inicial: 1,5 mg/kg/dia em 2 ou 3 doses divididas; titular conforme necessidade em aumentos de 1 mg/kg a cada 3 a 4 dias. Dose máxima: 5 mg/kg/dia. Adolescentes:Dose inicial: 25 a 50 mg/dia; aumentar gradualmente. Dose máxima: 100 mg/dia em dose única ou dividida.
Enurese: ≥ *6 anos:* dose inicial: 10 a 25 mg, VO, ao deitar; se resposta inadequada permanecer após 1 semana de terapia, aumentar 25 mg/dia. Dose máxima: 50 mg se < 12 anos e 75 mg se >12 anos.

Alerta

▪ Monitorar frequência cardíaca, ECG, pressão arterial, enzimas hepáticas, concentração sérica de medicamentos.
▪ Reações adversas. Arritmias cardíacas, insuficiência cardíaca, acidente vascular cerebral, agitação, ansiedade, ataxia, ganho de peso, xerostomia, astenia, tontura, dor de cabeça, sonolência, visão turva, retenção urinária, fadiga.

INDOMETACINA
◌ Anti-inflamatório não Hormonal

Apresentações no mercado

▪ Indometacina 1 mg injetável
▪ Indometacina 25 mg cápsula

Posologia

▪ Crianças
▪ Tratamento via oral. ≥ *2 anos:* **Hemicrania paroxística crônica:** dose usual: 2 a 5 mg/kg/dia em 3 doses divididas. **Síndrome nefrótica congênita/início precoce:** dose inicial: 1 mg/kg/dia VO até no máximo 5 mg/kg/dia; usado em combinação com captopril. Dose máxima: 150 mg/dia. **Diabetes insípido nefrogênico:** dose inicial: 2 mg/kg/dia VO em 2 ou 3 doses divididas. Dose máxima: 150 a 200 mg/dia; usado em combinação com diuréticos tiazídicos. **Dor, condições Inflamatórias:** dose inicial: 1 a 4 mg/kg/dia VO em 2 a 3 doses divididas. Dose máxima: 150 a 200 mg/dia.

▪ Neonatos – Tratamento Intravenoso
▪ **Tratamento de ducto arterial aberto:** dose inicial: geralmente três doses por curso, máximo de 2 cursos, dado com intervalo de 12 a 24 horas com monitoramento da diurese. Se ocorrer anúria ou oligúrua severa, doses subsequentes devem ser atrasadas.

Idade na 1ª dose	1ª dose	2ª dose	3ª dose
> 48 horas	0,2	0,1	0,1
2 a 7 dias	0,2	0,2	0,2
> 7 dias	0,2	0,25	0,25

▪ **Prevenção de hemorragia intraventricular e persistência do canal arterial:** *prematuros:* Dose inicial: 0,1 a 0,2 mg/kg/dose IV a cada 12 a 24 horas, com início nas primeiras 6 a 24 horas do nascimento, por um total de 3 doses.

Alerta

▪ Aumento do risco de eventos trombóticos cardiovasculares graves, incluindo infarto do miocárdio e acidente vascular cerebral, o que pode ser fatal.

▪ Reações adversas. Hepatotoxicidade, reações anafiláticas graves, toxicidade renal, hipercalemia, edema, hipertensão, síndrome de Stevens-Johnsons, necrólise epidérmica tóxica.

INSULINA GLARGINA
◌ Insulina de Ação Lenta

Apresentação no mercado

▪ Insulina glargina 100 UI/mL frasco-ampola 10 mL

Posologia

▪ Criança
▪ Tratamento via subcutânea. **Diabetes Tipo 1:** dose de manutenção: 0,5 a 1 UI/kg/dia em doses divididas. Uma estimativa antecipada da necessidade pode ser baseada no peso corporal e/ou nos fatores de atividade: *não obeso:* 0,4 a 0,6 UI/kg/dia. *Obeso:* 0,8 a 1,2 UI/kg/dia. *Crianças púberes e adolescentes:* durante a puberdade, doses podem ser aumentadas substancialmente para > 1 UI/kg/dia até doses de 2 UI/kg/dia.

Alerta

▪ Monitorar rotineiramente a glicemia para determinar a efetividade do tratamento.
▪ Reações adversas. Hipoglicemia, reações alérgicas, lipodistrofia, prurido, *rash*, edema, aumeto de peso, infecção, infecção do trato respiratório superior, faringite, rinite.

INSULINA ISOFANA (NPH)
◌ Insulina de Ação Intermediária

Apresentação no mercado

▪ Insulina NPH 100 UI/mL injetável frasco-ampola 10 mL

Posologia

▪ Crianças
▪ **Diabetes Tipo 1:** dose de manutenção: 0,5 a 1 UI/kg/dia SC em doses divididas. Uma estimativa antecipada da necessidade pode ser baseada no peso corporal e/ou nos fatores de atividade: *não obeso:* 0,4 a 0,6 UI/kg/dia SC. *Obeso:* 0,8 a 1,2 UI/kg/dia SC. *Crianças púberes e adolescentes:* durante a puberdade, doses podem ser aumentadas substancialmente para >1 UI/kg/dia até doses de 2 UI/kg/dia.

Alerta

▪ Monitorar níveis séricos de glicose mais frequentemente quando houver alteração no regime da insulina e em pacientes com risco aumentado de hipoglicemia (p. ex., pacientes com prejuízo renal ou hepático); monitorar nível sérico de potássio em pacientes com risco de hipocalemia; observar para sinais e sintomas de insuficiência cardíaca.
▪ Reações adversas. Hipoglicemia, reações alérgicas, reações no sítio de aplicação, lipodistrofia, prurido, *rash*, ganho de peso e edema.

INSULINA REGULAR
○ Insulina de Ação Rápida

Apresentação no mercado
- Insulina R 100 UI/mL injetável frasco-ampola 10 mL

Posologia
Crianças
- Tratamento via intravenosa. **Cetoacidose diabética:** infusão contínua de 0,1 UI/kg/h, iniciar após 1 a 2 horas a terapia de infusão de fluidos; continuar 0,1 UI/kg/h até resolução da cetoacidose diabética; pode diminuir 0,05 UI/kg/h ou menos se sensível a insulina. **Hipercalemia:** dose usual: 0,1 UI/kg de insulina regular em combinação com glicose 0,5 g/kg em infusão por 30 minutos.
- Tratamento via subcutânea. **Diabetes Tipo 1:** dose usual: 0,5 a 1 UI/kg/dia SC para pré-adolescentes e 0,8 a 1,2 UI/kg/dia SC para adolescentes. **Cetoacidose diabética; quando não complicada ou quando acesso IV não é possível:** *< 5 anos:* dose usual: 0,05 UI/kg a cada 1 ou 2 horas; uma vez que o nível de glicose é menor que 250 mg/dL de fluido oral contendo glicose. *≥ 5 anos:* dose usual: 1 UI/kg a cada 1 ou 2 horas; uma vez que o nível de glicose é menor que 250 mg/dL de fluido oral contendo glicose.

Neonatos
- **Hiperglicemia:** infusão contínua: 0,01 a 0,1 UI/kg/h titulado conforme concentração de glicose sanguínea. Dose intermitente: 0,1 a 0,2 UI/kg SC a cada 6 a 12 h. **Hipercalemia:** inicial: 0,1 a 0,2 UI/kg/hora em combinação com 0,5 g/kg/h de glicose administrado em infusão contínua. Insulina e glicose ajustadas conforme concentração sérica de glicose e potássio.

Alerta
- Na cetoacidose diabética, monitorar concentração de glicose no sangue após início da infusão de insulina e após alteração na taxa de infusão; monitorar de perto glicose e potássio sanguíneo; no diabetes tipo 1 monitorar glicose de 4 a 6 vezes ao dia.
- Reações adversas. Pode rapidamente induzir a hipoglicemia e hipocalemia, particularmente após a administração IV. Pode desenvolver resistência a insulina, causando maior requerimento de dose. Hiperinsulinemia euglicêmica devida à administração exógena de insulina pode causar cetoacidose diabética.

INSULINA LISPRO
○ Insulina de Ação Ultrarrápida

Apresentações no mercado
- Insulina Lispro 100 UI/mL injetável frasco-ampola 10 mL

Posologia
Crianças e Adolescentes
- **Diabetes *mellitus* Tipo 1.** Dose usual: 0,2 a 0,3 UI/kg/dia SC em doses divididas; conservar dose inicial de 0,2 a 0,4 UI/kg/dia é recomendado para evitar o potencial de hipoglicemia. Dose de manutenção: 0,5 a 1 UI/kg/dia em doses divididas.

Uma estimativa antecipada da necessidade pode ser baseada no peso corporal e/ou nos fatores de atividade: *não obeso:* 0,4 a 0,6 UI/kg/dia SC. *Obeso:* 0,8 a 1,2 UI/kg/dia SC. *Crianças púberes e adolescentes:* durante a puberdade, doses podem ser aumentadas substancialmente para >1 UI/kg/dia até doses de 2 UI/kg/dia. **Diabetes *mellitus* tipo 1:** ≥ *3 anos:* infusão contínua apenas através da bomba externa U-100: administrar (não diluir e não misturar) através da infusão SC contínua na parede abdominal; dose individualizada pela necessidade do paciente. Dose intermitente, relacionada a refeição: administrar injeção SC em 15 minutos antes ou imediatamente após as refeições; dose individualizada pela necessidade do paciente.

Alerta
- Rotineiramente, avaliar o controle de glicemia para determinar a efetividade do tratamento. Monitorar hemoglobina glicada pelo menos 2 vezes ao ano em pacientes que estão bem controlados.
- Reações adversas. Síndrome gripal, faringites, dor de cabeça, rinites, dores, aumento da tosse, infecções, nasofaringites, infecção do trato respiratório superior.

IODETO DE POTÁSSIO
○ Expectorante

Apresentações no mercado
- Iodeto de Potássio xarope 20 mg/mL

Posologia
Crianças
- *6 a 12 anos:* dose usual: 1/2 a 1 colher das de chá (2,5 a 5 mL). *3 a < 6 anos:* dose usual: 1/2 colher das de chá (2,5 mL). *1 a < 3 anos:* dose usual: 1/4 de colher das de chá (1,25 mL). Frequência de administração em intervalos maiores que 6 horas.

Alerta
- Uso corrente de iodeto de potássio com lítio e outras drogas antitireoidianas, tende a potencializar o hipertireoidismo. Usado em conjunto com outros medicamentos que contenham potássio e diuréticos, pode induzir à hipercalemia e arritmia cardíaca.
- Reações adversas. Irritação gastrointestinal e fenômenos de hipersensibilidade aguda do tipo doenças do soro, iodismo (caracterizado por febre, parotidite e erupção cutânea), batimento cardíaco irregular, confusão, febre, *rash*, diarreia, sangramento gastrointestinal, gosto metálico, náusea, dor no estômago, vômito, dormência, formigamento, fraqueza.

ISONIAZIDA
○ Tuberculostático

Apresentações no mercado
- Isoniazida 100 mg cápsula

Posologia
Crianças
- **Tuberculose;** *ativo: < 40 kg:* dose usual: 10 a 15 mg/kg/dose 1 vez dia; 20 a 30 kg/dose 2 vezes na semana.

974 ■ SEÇÃO 5 ■ BULÁRIO

Adolescentes ≥ 15 anos ou crianças > 40 kg: dose usual: 5 mg/kg/dose 1 vez dia; 15 mg/kg/dose 1 vez na semana; 15 mg/kg/dose 2 vezes na semana; 15 mg/kg/dose 3 vezes na semana (em combinação com rifampicina, pirazinamida e etambutol). *ativo; infecção por HIV*: Dose usual: 10 a 15 mg/kg/dose 1 vez ao dia (em combinação com rifampicina, pirazinamida e etambutol) por 9 meses. **Tuberculose (pós-exposição); ** *infecção por HIV*: dose usual: 10 a 15 mg/kg/dose 1 vez ao dia (máximo de 300 mg/dia) por 9 meses. **Tuberculose latente:** *monoterapia*: 10 mg/kg VO 1 vez ao dia (máximo 300 mg/dia) por 6 a 9 meses. Em combinação com Rifampicina: 10 mg/kg VO 1 vez ao dia (máximo 300 mg/dia) em associação com Rifampicina 15 mg/kg VO 1 vez ao dia (máximo 600 mg/dia) por 3 a 4 meses.

Alerta

■ Monitorização do teste da função hepática no início e mensalmente, ou com maior frequência, conforme necessário.
■ Reações adversas. Neuropatia periférica, moderada e transitória elevação das enzimas hepáticas, toxicidade gastrointestinal (náusea, vômito, dor epigástrica). Discrasias sanguíneas, neurotoxicidade e neurite óptica têm sido reportadas raramente.

ITRACONAZOL
◦ Antimicrobiano

Apresentações no mercado

■ Itraconazol 10 mg/mL solução
■ Itraconazol cápsula 100 mg

Posologia

■ Crianças
■ Tratamento via oral. **Pacientes não infectados pelo HIV; aspergilose:** *≥ 6 anos*: dose usual: (solução) 5 mg/kg dia em 2 doses divididas (máximo 400 mg/dia); a dose para tratamento, profilaxia e terapia de supressão crônica é a mesma. **Blastomicose;** *leve a moderada:* ≥ 29 *dias:* dose usual: 10 mg/kg/dia em 2 doses divididas por 6 a 12 meses (máximo de 400 mg/dia). *Severa:* ≥ 29 *dias:* dose usual: 10 mg/kg/dia (máximo 400 mg/dia) em 2 doses divididas como terapia de *stepdown*, que é após o tratamento com anfotericina B. **Candidíase mucocutânea:** ≥ 29 *dias:* dose usual: (solução) 5 mg/kg dia em 2 doses divididas (máximo 400 mg/dia); duração de 28 dias para candidíase orofaríngea refratária a fluconazol e 14 a 21 dias para candidíase esofágica refratária a fluconazol. **Histoplasmose:** ≥ 29 *dias:* profilaxia ou terapia de supressão crônica em pacientes imunossuprimidos: 5 mg/kg, 1 vez ao dia (máximo 200 mg/dia). Dose usual: 5 a 10 mg/kg/dia (máximo 400 mg/dia) em 2 doses divididas de 6 semanas a 12 meses, dependendo da severidade e da localidade da histoplasmose. **Pacientes Imunocomprometidos;** *profilaxia: < 12 anos (solução):* 5 mg/kg/dia em 2 doses divididas (máximo 200 mg/dia). ≥ 12 *anos (solução):* 200 mg 2 vezes ao dia. **Esporotricose:** ≥ 29 *dias:* dose usual: (solução) 6 a 10 mg/kg/dia (máximo 400 mg/dia) em 2 doses divididas. **Tinea capitis:** ≥

29 *dias:* dose usual: (solução) 3 mg/kg 1 vez ao dia por 2 a 6 semanas. Dose usual: (cápsula) 5 mg/kg 1 vez ao dia por 2 a 6 semanas.

Pacientes infectados pelo HIV

■ **Candidíase, doença esofágica:** *< 12 anos (solução):* 5 mg/kg/dia (máximo 200 mg/dia) 1 vez ao dia ou em 2 doses divididas, por no mínimo 14 a 21 dias. ≥ 13 *anos (solução):* 200 mg 1 vez ao dia por 14 a 21 dias. **Candidíase esofágica; refratária a fluconazol:** ≥ 13 *anos (solução):* 200 mg VO 1 vez ao dia. **Candidíase, doença orofaríngea:** *< 12 anos (solução):* 5 mg/kg/dia em 2 doses divididas, por 7 a 14 dias (máximo 300 mg/dia). ≥ 13 *anos (solução):* 200 mg 1 vez ao dia por 7 a 14 dias. **Candidíase orofaríngea; refratária a fluconazol:** *< 12 anos (solução):* 5 mg/kg/dia em 2 doses divididas (máximo 200 a 400 mg/dia). ≥ 13 *anos (solução):* 200 mg 1 vez ao dia. **Coccidioidomicose;** *profilaxia:* ≥ 13 *anos:* 200 mg 2 vezes ao dia em pacientes com IgM ou IgG positivo e CD4+ < 250 cél/μL. *Coccidioidomicose; meningite:* ≥13 *anos:* 200 mg 3 vezes ao dia por 3 dias, depois 200 mg 2 vezes ao dia. *Severa: infecções não meningítica:* ≤ 12 *anos:* 10 a 20 mg/kg/dia (máximo 400 mg/dia) em 2 doses divididas por 3 dias, seguidas de 4 a 10 mg/kg/dia (máximo 400 mg/dia) em 2 doses divididas como terapia de *stepdown*, que é após o tratamento com anfotericina B. ≥ 13 *anos:* 200 mg 3 vezes ao dia por 3 dias, depois 200 mg 2 vezes ao dia como terapia de *stepdown*, que é após o tratamento com anfotericina B. *Moderada, infecções não meningítica (pneumonia focal ou teste sorológico positivo):* ≤ 12 *anos:* 10 a 20 mg/kg/dia em 2 doses divididas por 3 dias, seguidas de 4 a 10 mg/kg/dia em 2 doses divididas (máximo 400 mg/dia). ≥ 13 *anos:* 200 mg 3 vezes ao dia por 3 dias, depois 200 mg 2 vezes ao dia. *Terapia de supressão crônica:* ≤ 12 *anos:* 4 a 10 mg/kg/dia em 2 doses divididas (máximo 400 mg/dia). ≥ 13 *anos:* 200 mg 2 vezes ao dia. **Histoplasmose:** *< 12 anos (solução):* dose inicial de 6 a 15 mg/kg/dia (máximo 600 mg/dia) divididos 3 vezes ao dia nos primeiros 3 dias, seguida de 4 a 10 mg/kg/dia (máximo 400 mg/dia) divididos 2 vezes ao dia por 12 meses. ≥ 13 *anos:* 200 mg 3 vezes ao dia por 3 dias, depois 200 mg 2 vezes ao dia por pelo menos 12 meses. **Histoplasmose;** *terapia de supressão crônica: < 12 anos:* 10 mg/kg/dia em 2 doses divididas (máximo 400 mg/dia). ≥ 13 *anos:* 200 mg 1 vez dia. *Profilaxia primária:* ≥ 13 *anos:* 200 mg 1 vez ao dia em pacientes CD4+ < 150 cél/μL, continuar terapia até CD4+ > 150 cél/μL por 6 meses.

Alerta

■ Cápsulas e solução não devem ser usadas de forma intercambiável. A solução é geralmente a forma preferida devido às características farmacocinéticas mais favoráveis.Cápsulas de itraconazol não devem ser administradas para o tratamento de onicomicose em pacientes com evidência de disfunção ventricular, como insuficiência cardíaca congestiva ou histórico de insuficiência cardíaca congestiva.
■ Reações adversas. Náusea, vômito, diarreia, dor abdominal, hepatotoxicidade.

LACTULOSE

◊ Laxante

Apresentações no mercado

- Lactulose 667 mg/mL xarope – frasco 200 mL

Posologia

▪ Lactentes, Crianças e Adolescentes

- **Constipação intestinal crônica:** dose usual: 1 a 2 g/kg/dia (1 a 3 mL/kg/dia) divididos 1 ou 2 vezes ao dia (máximo de 60 mL/dia). **Constipação, cuidado paliativo:** dose usual: 2 a 3 mL VO a cada 6 a 24 horas. **Impactação fecal:** dose usual: 1,33 g/kg/dose (2 mL/kg) 2 vezes ao dia por 7 dias. **Encefalopatia hepática, prevenção:** *Lactentes:* dose usual: 1,7 a 6,7 g/dia (2,5 a 10 mL/dia) em doses divididas; doses ajustadas para produzir 2 a 3 fezes por dia. *Crianças e adolescentes:* dose usual: 6,7 a 60 g/dia (40 a 90 mL/dia) em doses divididas; doses ajustadas para produzir 2 a 3 fezes por dia.

Alerta

- Desequilíbrios eletrolíticos podem ocorrer com o uso crônico ou em pacientes com predisposição a desequilíbrio eletrolítico incluindo lactentes. Lactentes podem desenvolver desidratação com hiponatremia.
- Reações adversas. Desidratação, hipernatremia, hipocalemia, distensão abdominal, desconforto abdominal, diarreia, eructação, flatulência, náusea, vômito.

LACOSAMINA

◊ Anticonvulsivante

Apresentações no mercado

- Lacosamina 10 mg/mL solução oral (frasco com 200 mL)
- Lacosamina comprimidos revestidos de 50, 100, 150 e 200 mg
- Lacosamina 10 mg/mL solução injetável frasco-ampola 20 mL

Posologia

▪ Crianças

- **Crises parciais:** *4 a 17 anos;* VO: ≥ 50 kg: dose inicial 50 mg 2 vezes ao dia, aumentando 50 mg 2 vezes ao dia a cada semana; manutenção 150 a 200 mg 2 vezes ao dia se monoterapia e 100 a 200 mg 2 vezes ao dia se terapia adjunta. *30 a < 50 kg:* dose inicial 1 mg/kg 2 vezes ao dia, aumentando 1 mg/kg 2 vezes ao dia a cada semana; manutenção 2 a 4 mg/kg 2 vezes ao dia.11 a < 30 kg: dose inicial 1 mg/kg 2 vezes ao dia, aumentando 1 mg/kg 2 vezes ao dia a cada semana; manutenção 3 a 6 mg/kg 2 vezes ao dia. ≥ *17 anos;* VO ou IV: dose inicial: monoterapia 100 mg 2 vezes ao dia; terapia adjunta 50 mg 2 vezes ao dia, aumentando 50 mg 2 vezes ao dia a cada semana. Manutenção: monoterapia 150 a 200 mg 2 vezes ao dia; terapia adjunta 100 a 200 mg 2 vezes ao dia.

Alerta

- Solicitar ECG antes de iniciar a terapia e durante a titulação da dose até a dose de manutenção em pacientes com problemas na condução cardíaca conhecida, com administração concomitante com medicamentos que prolongam o intervalo PR, ou em pacientes com doenças cardíacas severas. Avaliar para novo episódio ou piora da depressão, suicidalidade ou mudanças não usuais no comportamento. Monitorar pacientes com problemas hepáticos leves a moderados durante a titulação da dose.
- Reações adversas. Tontura, dor de cabeça, náusea, diplopia, vômito, fadiga, visão embaçada, ataxia, sonolência, tremores.

LAMIVUDINA

◊ Antiviral

Apresentações no mercado

- Lamividina solução oral frasco com 240 mL
- Lamivudina 150 mg comprimido

Posologia

▪ Crianças – Tratamento Via Oral

- **Hepatite B crônica:** ≥ *2 anos:* dose usual: 3 mg/kg, 1 vez ao dia (máximo 100 mg/dia). **Infecção por HIV:** rastreio do vírus da hepatite B antes de iniciar a terapêutica, dose recomendada de 8 a 10 mg/kg/dose (máximo de 300 mg 1 vez dia). Dose 1 vez ao dia não é geralmente recomendada para lactentes e crianças em uso da lamivudina solução. *Solução: 29 dias a 3 meses:* 4 mg/kg (máximo 150 mg/dose) a cada 12 horas. *> 3 meses:* 5 mg/kg/dose (máximo 300 mg/dose) a cada 12 horas. *Comprimido: 14 a < 20 kg:* 150 mg 1 vez ao dia ou 75 mg 2 vezes ao dia. *20 a < 25 kg:* 225 mg 1 vez ao dia ou 75 mg pela manhã e 150 mg pela noite. ≥ *25 kg:* 300 mg 1 vez ao dia ou 150 mg 2 vezes ao dia. **Profilaxia pós-exposição não ocupacional:** *Solução: > 29 dias:* 4 mg/kg (máximo 150 mg/dose) a cada 12 horas por 28 dias; iniciar dentro de 72 horas de exposição. *Comprimido: 14 a < 20 kg:* 75 mg 2 vezes ao dia por 28 dias; iniciar dentro de 72 horas de exposição. *20 a < 25 kg:* 75 mg pela manhã e 150 mg pela noite por 28 dias; iniciar dentro de 72 horas de exposição. ≥ *25 kg:* 150 mg 2 vezes ao dia por 28 dias;iniciar dentro de 72 horas de exposição.

▪ Neonatos

- **Infecção por HIV; tratamento e profilaxia perinatal:** ≥ *32 semanas de gestação; nascimento até 4 semanas pós-natal:* 2 mg/kg/dose a cada 12 h. *4 a 6 semanas pós-natal:* 4 mg/kg/dose a cada 12 h.

Alerta

- Monitorar para sinais e sintomas de pancreatite (p. ex., dor abdominal persistente, febre, náusea, vômito, diarreia); considerar monitorar mais frequentemente a carga viral quando tratado com solução de lamivudina.
- Reações adversas. Aumento do teste de função hepática, anemia, diarreia, distúrbios eletrolíticos, hipoglicemia, pancreatite, hepatomegalia, *rash*, infecções respiratórias, sepse, gastroenterites (associada a convulsões), insufuciência renal transitória associada a desidratação.

LEVETIRACETAM

◊ Anticonvulsivante

Apresentações no mercado

- Levetiracetam comprimido revestido de 250 e 750 mg
- Levetiracetam 100 mg/mL solução oral Fr 150 mL

Posologia

■ Crianças

■ **Convulsão parcial; adjuvante:** *1 a 6 meses:* iniciar de 7 mg/kg, VO, 2 vezes ao dia, aumentado em 7 mg/kg 2 vezes ao dia a cada 2 semanas até a dose recomendada de 21 mg/kg 2 vezes ao dia. *6 meses a < 4 anos:* iniciar 10 mg/kg, VO, 2 vezes ao dia, aumentado em 10 mg/kg 2 vezes ao dia a cada 2 semanas até a dose recomendada de 25 mg/kg 2 vezes ao dia. *4 a < 16 anos:* iniciar 10 mg/kg, VO, 2 vezes ao dia, aumentado em 10 mg/kg 2 vezes ao dia a cada 2 semanas até a dose recomendada de 30 mg/kg 2 vezes ao dia. *≥ 16 anos:* iniciar 500 mg VO, 2 vezes ao dia. A dose pode ser titulada em incrementos de 1.000 mg//dia a cada 2 semanas até uma recomendação diária de 1.500 mg 2 vezes por dia. **Convulsão tônico-clônica generalizada primária, adjunto:** *6 a < 16 anos:* iniciar 10 mg/kg, VO, 2 vezes ao dia, aumentado em 10 mg/kg 2 vezes ao dia a cada 2 semanas até a dose recomendada de 30 mg/kg 2 vezes ao dia. *≥ 16 anos:* iniciar 500 mg vo 2 vezes ao dia. A dose pode ser titulada em incrementos de 1.000 mg/dia a cada 2 semanas até uma recomendação diária de 1.500 mg 2 vezes por dia. **Convulsões mioclônicas – epilepsia mioclônica juvenil; adjunto:** *≥12 anos:* inicar 500 mg VO 2 vezes ao dia. A dose pode ser titulada em incrementos de 1.000 mg/dia a cada 2 semanas até uma recomendação diária de 1.500 mg 2 vezes por dia.

Alerta

■ Monitorar para início ou piora da depressão, pensamentos suicidas, mudanças não usuais no comportamento; monitorar para sonolência e fadiga ou outros sinais e sintomas de coordenação; monitorar pressão diastólica em pacientes de 1 ano a menores de 4 anos.

■ Reações adversas. Dor de cabeça, nasofaringites, vômito, sonolência, fadiga, agressividade, congestão nasal.

LEVOFLOXACINO

◊ Antibiótico

Apresentações no mercado

■ Levaquin/Tavanic 500 mg comprimido
■ Levofloxacino 500 mg injetável

Posologia

■ Dose usual: 500-750 mg, VO ou EV, 1 vez ao dia.

■ Crianças

■ *6 meses a 5 anos:* dose usual: 8 a 10 mg/kg/dose, VO ou EV, 2 vezes ao dia. *> 5 anos:* dose usual: 10 mg/kg/dose, VO ou EV, 1 vez ao dia. Dose máxima: 750 mg/dia.

Ajuste Renal

■ Adultos

Ajuste da dose pelo *clearance* de creatinina			Dose em diálise	
Dose/intervalo	49-20	19-10	Diária em DP e HD	Após HD
250 mg q24 h	Sem ajuste	250 mg q48 h	250 mg q48 h	Sem informações
500 mg q24 h	Inicial: 500 mg 250 mg q24 h	Inicial: 500 mg 250 mg q48 h	Inicial: 500 mg 250 mg q48 h	Não
750 mg q24 h	750 mg q48 h	Inicial: 750 mg 500 mg q48 h	Inicial: 750 mg 500 mg q48 h	Não

■ Crianças

Ajuste da dose pelo *clearance* de creatinina		Dose em diálise	
Dose/intervalo	> 30	29-10	Diária em DP e HD	Após HD
	Sem ajuste	5-10 mg/kg/dose q24 h	5-10 mg/kg/dose q48 h	Não

Alerta

■ Reações adversas. 1 a 10%: cardiovasculares: dor no tórax, edema. Sistema nervoso central: dor de cabeça, insônia, tonturas. Dermatológicas: erupção cutânea, prurido. Gastrointestinais: náusea, diarreia, constipação, dor abdominal, dispepsia, vômitos. Genitourinária: vaginite. Infecção: candidíase. Respiratória: dispneia. Graves: **cardiovasculares:** aneurisma aórtico, parada cardíaca, intervalo QT prolongado, taquicardia ventricular. **Dermatológicas:** eritema multiforme, síndrome de Stevens-Johnsons. **Metabolismo endócrino:** hipoglicemia. **Hematológicas:** anemia aplástica, pancitopenia, púrpura trombocitopênica. **Hepáticas:** hepatite, insuficiência hepática. **Imunológicas:** reação anafilactoide, reação de hipersensibilidade. **Musculoesqueléticas:** miastenia *gravis*, ruptura do tendão, tendinite. **Neurológicas:** síndrome de Guillain-Barré, neuropatia periférica, pressão intracraniana aumentada, convulsão. **Oftálmico:** descolamento de retina. **Renal:** insuficiência renal aguda.

■ Contraindicações. Hipersensibilidade a levofloxacina, a qualquer componente da formulação ou a outras quinolonas.

■ Precauções/advertências. Evite o uso em pacientes com miastenia *gravis* e artrite reumatoide, pois a fragilidade muscular pode ser exacerbada. Usar com cautela em pacientes com disfunção renal ou insuficiência renal devido ao risco de convulsões e ruptura do tendão. Pacientes idosos podem estar em maior risco de prolongamento QT. Usar com cautela em pacientes com desordens do SNC. Usar com cautela para evitar reações de fotossensibilidade durante a terapia e alguns dias após. Usar com cautela em pacientes que fazem atividade física. Deficiência de G6PD: as reações hemolíticas podem (raramente) ocorrer com uso de quinolona em pacientes com deficiência de G6PD.

Monitorização

■ Função renal. Função hepática. Função hematopoiética.

LEVOSIMENDAM

◊ Agente Inotrópico

Apresentação no mercado

■ Levosimendam 2,5 mg/mL solução injetável (FA 5 mL)

Posologia

■ Dose de ataque de 12 μg/kg ao longo de 10 minutos no início da fase de reaquecimento, seguida por uma infusão contínua de 0,1 μg/kg/min até um período de 48 horas.

■ Neonatos

■ Infusão contínua 0,01 **μg**/kg/min a 0,02 μg/kg/min em 24 horas.

Alerta

- Evidências clínicas de síndrome de baixo débito cardíaco e necessidade de adicionar inotrópicos foram observadas.
- *Nota:* medicamento não aprovado pela FDA para neonatos e crianças; dose baseada em ensaios clínicos.
- Reações adversas. Hipotensão, arritmia, hemorragia intraventricular, broncoespasmo.

LEVOTIROXINA
◇ Hormônio Tireoidiano

Apresentações no mercado

- Levotiroxina comprimidos de 12,5 µg, 25 µg, 50 µg, 37,5 µg, 38 µg, 62,5 µg, 75 µg, 88 µg, 100 µg, 112 µg, 125 µg, 150 µg, 200 µg e 300 µg

Posologia

■ Crianças

- *< 3 meses:* 10 a 15 µg/kg/dia. *3 a 6 meses:* 8 a 10 µg/kg/dia. *6 a 12 meses:* 6 a 8 µg/kg/dia. *1 a 5 anos:* 5 a 6 µg/kg/dia. *6 a 12 anos:* 4 a 5 µg/kg/dia. *≥ 12 anos mas crescimento e puberdade incompleta:* 2 a 3 µg/kg/dia. *≥ 12 anos crescimento e puberdade completa:* 1,7 µg/kg/dia. **Hipotireoidismo crônico ou severo:** dose inicial de 25 µg/dia, com aumento de 25 µg/dia a cada 2 ou 4 semanas até alcançar resposta desejada. **Hipotireoidismo subclínico:** dose baixa de 1 µg/kg/dia VO pode ser adequada para normalizar nível sérico de TSH.

■ Neonatos

- Iniciar 10 a 14 µg/kg/dose, VO, 1 vez ao dia; a dose é ajustada em incrementos de 12,5 µg.

Alerta

- Avaliar o crescimento mental e físico e o desenvolvimento da maturação óssea em intervalos regulares.
- Reações adversas. O tratamento prolongado pode produzir craniossinostose prematura e aceleração da idade óssea; palpitação, taquicardia, tremores, febre, perda de peso, alopecia, nervosismo, hiperatividade.

LIDOCAÍNA
◇ Anestésico Local/Antiarrítmico

Apresentações no mercado

- Lidocaína 1% s/vasoconstritor injetável (frasco/ampola 20 mL)
- Lidocaína 2% s/vasoconstritor injetável (frasco/ampola 20 mL)

Posologia

■ Crianças

- **Ressuscitação:** intravenosa, intraóssea: 1 mg/kg/dose; pode repetir se a infusão não for iniciada dentro de 15 minutos. Endotraqueal: 2 a 3 mg/kg; lavar com pelo menos 5 mL de solução salina. Infusão contínua: 20 a 50 *µg*/kg/min. **Arritmias ventriculares, complexo largo;** *taquicardia:* intravenosa, intraóssea: 1 mg/kg/dose, repetindo em intervalos de 5 a 10 min até o efeito desejado (dose máxima acumulada de 3 mg/kg). Endotraqueal: 2 a 3 mg/kg/dose; diluir ou lavar com 1 a 5 mL de solução salina (dependente do tamanho do paciente). Infusão contínua: 20 a 50 µg/kg/min IV. Anestesia, injeção local: indicado para crianças e adolescentes; dose varia com o procedimento, vascularidade do órgão, duração da anestesia requerida, condições físicas do paciente; para infiltração cutânea soluções de concentração < 2% devem ser usadas; dose máxima de 5 mg/kg/dose, não execer a recomendação máxima para adultos de 300 mg/dose; não repetir em 2 horas.

■ Neonatos

- Dose inicial *Bolus:* 0,5 a 1 mg/kg IV por 5 minutos; repetir a cada 10 minutos conforme necessário para controlar a arritmia (dose máxima do *bolus* não deve exceder 5 mg/kg). Manutenção IV: 10 a 50 µg/kg/minuto; prematuros devem receber doses mais baixas.

Alerta

- Monitoramento contínuo do ECG, frequência cardíaca e pressão arterial devem ser realizados. Avaliar nível de consciência. Concentração terapêutica da droga é 1,5 a 6 mg/L, com toxicidade associada com concentrações maiores que 9 mg/L.
- Reações adversas. Primeiros sinais de toxicidade ao SNC são sonolência, agitação, vômitos e contração muscular; sinais subsequentes incluem convulsões, perda da conciência, depressão respiratória e apneia. Toxicidade cardíaca está associada com doses excessivas e inclui bradicardia, hipotensão, bloqueio cardíaco e colapso cardiovascular.

LINEZOLIDA
◇ Antibiótico

Apresentações no mercado

- Linezolida 600 mg injetável – cada mL de solução para infusão contém 2 mg de linezolida
- Linezolida 600 mg comprimido

Posologia

■ Crianças

- Dose usual: 10 mg/kg/dose, 2 a 3 vezes ao dia, VO ou IV.

■ Neonatos

- Dose usual: 10 mg/kg/dose EV de 8/8 h. Correr de 30-120 minutos. PT < 1 semana de vida: 10 mg/kg/dose EV de 12/12 h. A dose oral é a mesma da dose endovenosa.

Alerta

- Interações medicamentosas. É contraindicado o uso concomitante com citalopram, pseudoefedrina, buspirona, clomipramina, desipramina, dobutamina, doxepin, imipramina, isocarboxazida, moclobemida, naratriptano, norepinefrina, nortriptilina, paroxetina, rizatriptano, selegilina, sumatriptano, zolmitriptano.
- Reações adversas graves. **Endócrina/metabólica:** acidose lática. **Hematológica:** mielossupressão. **Neurológicas:** neuropatia periférica, convulsão (2,8%). **Oftálmica:** desordem do nervo óptico. **Outras:** síndrome serotoninérgica.

Monitorização

- Semanalmente hemograma e contagem de plaquetas, particularmente em pacientes com risco aumentado de sangramento ou com mielossupressão preexistente.

LISINOPRIL
◊ Anti-hipertensivo

Apresentações no mercado
- Lisinopril comprimidos de 5 mg, 10 mg e 20 mg

Posologia
- Crianças
- Tratamento via oral. **Insuficiência cardíaca:** dose inicial: 0,07 a 0,1 mg/kg/dose 1 vez ao dia. Iniciar na faixa de dose mais baixa, em seguida, titular a cada 3 a 10 dias para a maioria dos pacientes internados ou mais gradualmente para os pacientes não internados até a dose segura máxima tolerada de até 0,5 a 0,6 mg/kg/dia. **Hipertensão:** > *6 anos:* dose inicial: com 0,1 mg/kg 1 vez ao dia; pode ser titulado com base na resposta até no máximo de 0,5 mg/kg/dia. ≥ *6 anos:* dose inicial: com 0,07 a 0,1 mg/kg 1 vez ao dia (dose máxima inicial 5 mg/dia); pode ser titulado com base na resposta até no máximo de 0,6 mg/kg/dia (máximo 40 mg/dia).

Alerta
- Monitorar função renal periodicamente; monitorar pressão sanguínea, função renal e eletrólitos de perto em pacientes em uso concomitante de agentes que afetam o sistema renina-angiotensina; monitorar para icterícia e sinais de insuficiência hepática.
- Reações adversas. Tontura, dor de cabeça, tosse, *rash*, hipotensão, hipercalemia.

LÍTIO
◊ Estabilizante do Humor

Apresentações no mercado
- Carbonato de lítio 300 mg comprimidos revestidos de liberação imediata
- Carbonato de lítio CR 450 mg comprimidos de liberação lenta

Posologia
- Crianças
- Tratamento via oral. **Distúrbio bipolar, episódio maníaco agudo:** *Comprimidos de liberação imediata:* > *7 anos; 20-30 kg:* dose inicial: 300 mg 2 vezes ao dia; titular 300 mg por semana para alcançar a concentração de 0,8 a 1,2 mEq/L. > *30 kg:* dose inicial: 300 mg 3 vezes ao dia; titular 300 mg a cada 3 dias para alcançar a concentração de 0,8 a 1,2 mEq/L. *Comprimidos de liberação lenta:* > *12 anos:* dose inicial: 900 mg 2 vezes ao dia. *Manutenção: Comprimidos de liberação imediata:* > *7 anos; 20-30 kg:* dose inicial: 600 a 1.200 mg em doses divididas; para alcançar a concentração de 0,8 a 1 mEq/L. > *30 kg:* dose inicial: 300 mg 3 vezes ao dia; titular 300 a 600 mg 2 ou 3 vezes ao dia para alcançar a concentração de 0,8 a 1 mEq/L. *Comprimidos de liberação lenta:* > *12 anos:* dose inicial: 600 mg 2 vezes ao dia ou até 1.200 mg/dia em 3 doses divididas.

Alerta
- A toxicidade do lítio está intimamente relacionada com os níveis séricos de lítio, e pode ocorrer em doses próximas aos níveis terapêuticos.

- Reações adversas. Tremor de mão, poliúria e sede moderada podem ocorrer durante o tratamento inicial e pode persistir durante o tratamento. Náusea moderada e transitória pode aparecer nos primeiros dias de tratamento com o lítio.

LORATADINA
◊ Antialérgico

Apresentações no mercado
- Loratadina 1 mg/mL xarope
- Loratadina 10 mg comprimido

Posologia
- Crianças
- Tratamento via oral. **Urticária idiopática crônica ou sintomas alérgicos:** < *2 anos:* 5 mg VO 1 vez ao dia. ≥ *6 anos:* 10 mg VO 1 vez ao dia.

Alerta
- Em pacientes com comprometimento renal ou hepático é necessário ajuste de dose.
- Reações adversas. Nervosismo, sibilância, fadiga, hipercinesia, dor abdominal, conjuntivite, disfonia, mal-estar e infecção do trato respiratório superior.

LORAZEPAM
◊ Ansiolítico, Hipnótico

Apresentações no mercado
- Lorazepam comprimido de 1 e 2 mg

Posologia
- Crianças
- Tratamento via oral. **Náuseas e vômitos induzidos por quimioterapia antecipatória; prevenção e tratamento:** dose inicial: 0,04 a 0,08 mg/kg/dose (máximo 2 mg/dose) na noite anterior da quimioterapia e antes da administração da quimioterapia. **Náuseas e vômitos induzidos por quimioterapia; adjunto:** dose inicial: 0,025 a 0,05 mg/kg a cada 6 a 12 horas, conforme o necessário. **Ansiedade:** dose inicial: 0,025 a 0,05 mg/kg/dose até a cada 4 horas, conforme necessário (máximo 3 mg/dose). > *12 anos:* dose inicial: 2 a 3 mg/dia, divididos a cada 2 a 3 vezes ao dia. *Insônia:* ≥ *12 anos:* dose única diária de 2 a 4 mg antes de dormir. *Sedação:* dose usual: 0,05 mg/kg (máximo de 2 mg/dose), 30 a 60 minutos antes do procedimento.

Alerta
- Risco com uso concomitante com opioides que pode resultar em sedação profunda, depressão respiratória, coma e morte. Monitorar paciente para depressão respiratória e sedação.
- Reações adversas. Tontura, ataxia e sedação excessiva.

LOSARTANA
◊ Anti-hipertensivo

Apresentação no mercado
- Losartana comprimidos de 25, 50 e 100 mg

Posologia

■ Crianças

■ Tratamento via oral. **Insuficiência cardíaca:** dose inicial de 0,5 mg/kg 1 vez ao dia (máximo de 12,5 a 25 mg/dia); pode titular com cautela até 1,4 mg/kg 1 vez ao dia (máximo 150 mg/dia). **Hipertensão:** *6 meses a 6 anos:* dose inicial de 0,1 mg/kg 1 vez ao dia; pode titular doses depois de 3 semanas até 0,3 mg/kg 1 vez dia, depois 0,7 mg/kg 1 vez ao dia depois de mais 3 semanas; se necessário pode aumentar até 1,4 mg/kg 1 vez ao dia (100 mg/dia). *> 6 anos:* dose inicial de 0,7 mg/kg 1 vez ao dia (máximo 50 mg/dia); pode titular doses até 1,4 mg/kg 1 vez ao dia (100 mg/dia). **Síndrome de Marfan, dilatação da aorta:** ≥ *6 meses:* dose inicial de 0,4 mg/kg/dia 1 vez ao dia; titular aproximadamente 0,4 mg/kg/dia a cada 21 a 28 dias até 1,4 mg/kg/dia (máximo de 100 mg/dia). **Proteinúria:** ≥ *1 ano:* iniciar com 0,4 a 1 mg/kg 1 vez ao dia (máximo 50 mg/dia); pode titular dose até 1,4 mg/kg 1 vez ao dia (máximo 100 mg/dia).

Alerta

■ Monitorar pressão arterial durante a titulação da dose, monitorar para sinais e sintomas de hipotensão; em pacientes em terapia concomitante com outros agentes que afetam o sistema renina-angiotensina, monitorar também função renal e eletrólitos.

■ Reações adversas. Dor de cabeça, tontura, angioedema; anormalidade na concentração sérica de sódio, potássio, creatinina e hemoglobina.

MAGNÉSIO
◊ Eletrólito

Apresentação no mercado

■ Sulfato de Magnésio 10% solução injetável 10 mL

Posologia

■ Crianças

■ Tratamento via intravenosa. **Ressuscitação;** *torsade* **com ausência de pulso:** dose inicial: 25 a 50 mg/kg em infusão rápida (máximo 2 g/dose). **Hipomagnesemia:** dose inicial: 25 a 50 mg/kg em infusão de 30 a 60 minutos (máximo 2 g/dose); repetir se necessário. Para hipomagnesemia/*torsade* com pulso, um tempo de infusão de 10 a 20 minutos é recomendado. **Estado asmático:** dose inicial: 25 a 75 mg/kg em infusão por 15 a 30 minutos (máximo 2 g/dose).

■ Neonatos

■ Tratamento via intravenosa. **Ressuscitação;** *torsade* **com ausência de pulso:** dose inicial: 25 a 50 mg/kg em infusão rápida. **Hipomagnesemia:** dose inicial: 25 a 50 mg/kg em infusão de 30 a 60 minutos; repetir se necessário. Para hipomagnesemia/*torsade* com pulso, um tempo de infusão de 10 a 20 minutos é recomendado. **Manutenção diária;** *nutrição parenteral:* dose inicial: 0,25 a 0,5 mEq/kg/dia.

Alerta

■ Monitorar níveis séricos e urinários de magnésio; avaliar outros eletrólitos (cálcio, potássio, fósforo) e função renal periodicamente.

■ Reações adversas. Rubor, sudorese, hipotermia e estupor podem ocorrer; níveis baixos de cálcio ou problemas ósseos, incluindo osteopenia ou fraturas, podem ocorrer em bebês em desenvolvimento.

MEROPENEM
◊ Antibiótico

Apresentações no mercado

■ Meropenem IV 1 g injetável (frasco-ampola)
■ Meropenem IV 500 mg injetável (frasco-ampola)

Posologia

■ Crianças

■ *3 meses a 12 anos:* dose usual: 10 à 40 mg/kg/dose, EV, 3 vezes ao dia. Dose máxima: 6 g/dia.

■ Neonatos

■ *Peso < 2 kg: < 14 dias:* dose usual: 20 mg/kg/dose, EV, a cada 12 horas. *15-28 dias:* dose usual: 20 mg/kg/dose, EV, a cada 8 horas. *29-60 dias:* dose usual: 30 mg/kg/dose, EV, a cada 8 horas. *Peso > 2 kg: < 14 dias:* dose usual: 20 mg/kg/dose, EV, a cada 8 horas. *15-60 dias:* dose usual: 30 mg/kg/dose, EV, a cada 8 horas. **Meningite:** dose usual: 40 mg/kg/dose, EV, a cada 8 horas. Dose máxima: 2 g/dose.

Alerta

■ Reações adversas. 1-10%: **Cardiovasculares:** hipertensão, hipotensão, taquicardia, bradicardia, infarto, emoblismo pulmonar. **Sistema nervoso central:** dor de cabeça, agitação, confusão, insônia, tontura, depressão, delírio, convulsão. **Endócrinas e metabólicas:** hipoglicemia e hipervolemia. **Dermatológicas:** reações no local da injeção, prurido, *rash* cutâneo. **Gastrointestinais:** diarreia, náusea, vômitos, dor abdominal, constipação, perda de apetite, flatulência. **Genitourinárias:** disúria, incontinência urinária, candidíase. **Hematológica:** anemia. **Hepática:** insuficiência hepática. **Renal:** insuficiência renal. **Neuromuscular e esquelética:** dor nas costas. **Respiratórias:** pneumonia, apneia, asma, tosse. **Febre.**

■ Contraindicações. Reação anafilática com antibióticos betalactâmicos.

■ Precauções/advertências. Cautela em pacientes que apresentam crises convulsivas. Ajustar a dose em pacientes com insuficiência renal.

Monitorização

■ Monitorar sinais de anafilaxia durante a primeira dose. Durante a terapia prolongada, monitorar as funções renal e hepática.

MESALAZINA
◊ Anti-inflamatório

Apresentações no mercado

■ Mesalazina comprimido de 400 mg, 500 mg, 800 mg e 1 g
■ Mesalazina sachê 1 g e 2 g
■ Mesalazina supositório 250 mg e 1 g
■ Mesalazina enema 1 g e 3 g

980 ■ SEÇÃO 5 ■ BULÁRIO

Posologia

■ Crianças

■ Tratamento. **Doença de Crohn; tratamento (doença leve a moderada); manutenção da remissão:** dose usual: 50 a 100 mg/kg/dia divididos a cada 6 a 12 horas (máximo 1 g/dose). **Colite ulcerativa (incluindo Proctite); tratamento (doença leve a moderada); indução e manutenção da remissão:** dose usual: 30 a 60 mg/kg/dia, divididos a cada 6 a 12 horas; curso usual de terapia é de 3 a 8 semanas.

■ Tratamento via retal. Enema: 4 g 1 vez ao dia antes de dormir. Supositório: 500 mg 1 vez antes de dormir.

Alerta

■ Pode causar uma síndrome de intolerância aguda (cãibras, dor abdominal, diarreia com sangue, por vezes febre, dor de cabeça, mal-estar, prurido, erupção cutânea, conjuntivite); pode ser difícil discernir de uma exacerbação; interromper imediatamente se a síndrome ocorrer ou for suspeita.

■ Reações adversas. Dor no peito, hipertensão, síncope, ansiedade, tontura, fadiga, dor de cabeça, hipertonia, insônia, parestesia, verigem, *rash*, perda de peso, dor abdominal, distensão abdominal, diarreia, dispepsia, eructação, exacerbação da colite ulcerativa, hemorragia gastrointestinal, náusea, vômito, pancreatite.

METADONA
◇ Analgésico Narcótico

Apresentações no mercado

■ Mytedon 10 mg comprimido
■ Mytedon 10 mg injetável – Uso Subcutâneo e Intramuscular

Posologia

■ Crianças

■ **Dor crônica e severa:** dose inicial: 0,1 mg/kg/dose IV a cada 4 horas para 2-3 doses, após a cada 6-12 horas, conforme necessidade (máximo 10 mg/dose). Oral, IM, SC: 0,1 mg/kg/dose, a cada 4 horas para 2-3 doses, após a cada 6-12 horas, conforme necessidade, ou 0,7 mg/kg/dia dividido a cada 4-6 horas, conforme necessidade (dose máxima 10 mg/dose). **Dependência a opioide iatrogênica:** dose deve ser individualizada, todavia, *guidilenes* recomendam 0,05 a 0,1 mg/kg/dose a cada 6 horas; aumentar 0,05 mg/kg/dose até sintomas de retirada estarem controlados; após 24-48 horas o intervalo de dose pode ser aumentado para cada 24 a 48 horas.

■ Neonato

■ **Síndrome de abstinência neonatal:** dose inicial: 0,05 a 0,01 mg/kg/dose VO a cada 6 a 24 horas; ajustar dose (em incrementos de 10 a 20%) e cronograma de desmame baseado em sinais e sintomas de abstinência.

Alerta

■ Monitorar de perto o sistema respiratório, sistema nervoso central e estado cardíaco, principalmente no início do tratamento e na titulação da dose.

■ Reações adversas. depressão respiratória com doses excessivas, esvaziamento gástrico retardado. Constipação, náusea, vômitos, prurido e retenção urinária são efeitos comuns dos opioides em crianças.

METFORMINA
◇ Hipoglicemiante

Apresentações no mercado

■ Metiformina comprimidos de liberação imediata 500, 850 e 1.000 mg
■ Metiformina comprimidos de liberação lenta 500, 750 e 1.000 mg

Posologia

■ **Diabetes *mellitus* Tipo 2:** ≥ *10 anos: comprimidos de liberação imediata:* dose inicial:500 mg VO 2 vezes ao dia, depois titular no aumento de 500 mg semanalmente até no máximo de 2.000 mg/dia divididos a cada 12 horas. *Comprimidos de liberação lenta:* dose inicial: 500 mg VO 1 vez ao dia por 1 semana, posteriormente aumentar para 1.000 mg 1 vez ao dia; pode ainda titular a dose diária em 500 mg a cada semana, com base na glicose no sangue em jejum e na tolerabilidade (máximo de 2.500 mg/dia).

Alerta

■ Casos de pós-comercialização de metformina associada a acidose lática têm resultado em morte, hipotermia, hipotensão e bradiarritmia resistente; os fatores de risco associados incluem comprometimento renal, comprometimento hepático, uso concomitante com certas drogas.

■ Reações adversas. Efeitos gastrointestinais, como dor abdominal, diarreia, náusea, são frequentemente reportados. Os efeitos geralmente diminuem com o tempo e podem ser minimizados pela titulação da dose e a administração da metformina junto com alimentos.

METILDOPA
◇ Anti-hipertensivo

Apresentação no mercado

■ Metildopa comprimido de 250 e 500 mg

Posologia

■ Crianças

■ Tratamento via oral. **Hipertensão:** ≥ *29 dias:* dose inicial: 10 mg/kg/dia, divididos a cada 6 a 12 horas; titular dose até a resposta adequada no máximo até 65 mg/kg/dia ou 3 g/dia, o que for menor.

■ Neonatos

■ Dose usual: 5 a 40 mg/kg/dia, fracionados em 3 a 4 administrações.

Alerta

■ Obtenha hematócrito, hemoglobina ou contagem de glóbulos vermelhos no início para estabelecer se há anemia e periodicamente durante o tratamento para detectar anemia hemolítica.

■ Reações adversas. Eventos comuns reportados em ensaios clínicos com população pediátrica incluem sonolência transitória, concentração de imparcialidade e hipotensão ortostática.

METILFENIDATO
◦ Estimulantes do SNC

Apresentações no mercado

- Metilfenidato 10 mg comprimido de liberação imediata (duração curta)
- Metilfenidato 10, 20, 30, 40 mg comprimido de liberação lenta (duração intermediária)
- Metilfenidato 18, 36, 54 mg comprimido revestidos de liberação prolongada (duração longa)

Posologia

- Crianças

- Tratamento via oral. **Transtorno de déficit de atenção e hiperatividade:** *3 a 6 anos:* dose inicial: agentes de curta duração: 2,5 mg 2 vezes ao dia (antes do café da manhã e almoço); doses ajustadas por 2,5 a 5 mg com intervalos semanais, se necessário. *> 6 anos:* dose inicial: agentes de curta duração: 5 mg 2 vezes ao dia (antes do café da manhã e almoço); doses ajustadas por 5 a 10 mg com intervalos semanais, se necessário (dose máxima de 60 mg/dia). Dose inicial: agentes de ação intermediária: 20 mg/dia 1 ou 2 doses divididas; pode ajustar as doses com intervalos semanais com aumento de 20 mg (dose máxima de 60 mg/dia). Dose inicial: agentes de ação longa: 18 mg 1 vez ao dia; dose pode ser ajustada em intervalos semanais em 18 mg. Intervalo usual de dose: 18 a 54 mg/dia (6 a 12 anos), 18 a 72 mg/dia (13 a 17 anos). Máximo de 2 mg/kg/dia ou 72 mg/dia. **Narcolepsia:** ≥ *6 anos:* dose inicial: agentes de curta duração: 5 mg 2 vezes ao dia (antes do café da manhã e almoço); doses ajustadas por 5 a 10 mg com intervalos semanais, se necessário (dose máxima de 60 mg/dia). Dose inicial: agentes de ação intermediária: 20 mg/dia 1 ou 2 doses dividida; pode ajustar doses com intervalo semanais com aumento de 20 mg (dose máxima de 60 mg/dia).

Alerta

- Risco potencial para abuso e dependência; monitorar para os sinais e sintomas de abuso e dependência durante a terapia.
- Reações adversas. Dor abdominal, ansiedade, propensão a chorar, diminuição do apetite, dor de cabeça, insônia, irritabilidade, perda de peso.

METILPREDNISOLONA (SUCCCINATO SÓDICO)
◦ Anti-inflamatório Hormonal

Apresentações no mercado

- Metilprednisolona 40 mg injetável (frasco-ampola)
- Metilprednisilina 500 mg injetável (frasco-ampola)

Posologia

- Crianças

- Tratamento via intravenosa. **Asma, aguda moderada a exacerbação grave:** ≤ *11 anos:* dose usual: 1 a 2 mg/kg/dia em 2 doses divididas por 3 a 10 dias (dose máxima 60 mg/dia). ≥ *12 anos:* dose usual: 40 a 80 mg/dia em 1 ou 2 doses divididas por 3 a 10 dias. *Anti-inflamatório e imunossupressor:* dose inicial: 0,11 a 1,6 mg/kg/dia, dividida a cada 6-12 horas. *Pulsoterapia:* dose usual: 15 a 30 mg/kg/dose, 1 vez ao dia por 3 dias (dose máxima 1 g/dia). **Lúpus eritematoso sistêmico, moderado a grave:** ≥ *5 anos:* dose inicial: 10 a 30 mg/kg/dia, em 3 dias consecutivos (dose máxima 1 g/dia). **Doença do enxerto *versus* hospedeiro (GVHD), aguda:** dose inicial: 2 mg/kg/dose, 1 vez ao dia, por 5 a 7 dias, depois o desmame deve começar diminuindo a dose 0,2 mg/kg (10% da dose inicial) a cada 4 dias. **Dermatomiosite juvenil:** ≥ *1 ano:* dose usual: 30 mg/kg, 1 vez por dia durante 3 a 5 dias, seguido de corticosteroides orais (dose máxima 1 g/dia). **Doença de Kawasaki:** dose usual: 20 a 30 mg/kg, 1 vez por dia por 1 ou 3 dias (máximo 1 g/dia).

Alerta

- Monitorar o crescimento periodicamente em crianças recebendo corticoide em longo prazo, avaliar densidade óssea no início e durante a terapia.
- Reações adversas. Efeitos adversos com tempo curto de uso incluem anormalidade no metabolismo da glicose, aumento do apetite, retenção de líquido, ganho de peso, humor alterado, hipertensão, úlcera péptica e raramente necrose asséptica; efeitos adversos com o tempo prolongado de uso incluem supressão do eixo adrenal, supressão do crescimento, hipertensão, diabetes, síndrome de Cushing, cataratas, fraqueza muscular e, raramente, comprometimento da função imunológica.

METIMAZOL
◦ Antitireoidiano

Apresentações no mercado

- Metimazol comprimido5 e 10 mg

Posologia

- Crianças

- **Doença de Graves:** *lactentes:* dose inicial de 1,25 mg VO 1 vez ao dia; manutenção: uma vez eutireoidiano, reduza a dose em 50% ou mais. *1 a 5 anos:* dose inicial de 2,5 a 5 mg/dia VO; manutenção: uma vez eutireoidiano, reduza a dose em 50% ou mais. *5 a 10 anos:* dose inicial de 5 a 10 mg/dia VO; manutenção: uma vez eutireoidiano, reduza a dose em 50% ou mais. *10 a 18 anos:* dose inicial de 10 a 20 mg/dia VO; manutenção: uma vez eutireoidiano, reduza a dose em 50% ou mais. **Crise Tireotóxica; associado:** *dose usual:* 1 a 2 mg/kg/dia, VO em 3 a 4 doses divididas (máximo 80 mg/dia).

- Neonatal

- **Hipertireoidismo neonatal:** dose inicial: 0,2 a 0,5 mg/kg/dia VO em 2 doses divididas; reduzir quando a concentração sérica livre de T4 e estiver no intervalo de referência.

Alerta

- Monitorar de perto para evidências de doenças (p. ex., dor de garganta, *rash*, febre, dor de cabeça e mal-estar geral) e reações adversas ao medicamento a cada 2 ou 3 semanas por 2 a 3 meses.
- Reações adversas. Inibição da mielopoiese, febre medicamentosa, síndrome semelhante ao lúpus, síndrome autoimune da insulina, hepatite periarterite, hipoprotrombinemia, *rash*, urticária, náusea, vômito, parestesia, perda anormal do cabelo, mialgia, dor de cabeça, prurido, neurite, edema, icterícia, sialadenopatia, linfadenopatia.

METOCLOPRAMIDA
◇ Antiemético, Procinético

Apresentações no mercado

- Metoclopramida10 mg comprimido
- Metoclopramida 10 mg injetável (ampola 2 mL)

Posologia

■ Crianças

- **Náusea e vômito induzido por quimioterapia:** 0,1 mg a 0,2 mg/kg IV ou VO, a cada 6 horas (máximo 10 mg/dose). **Náusea e vômito pós-operatório:** 0,25 mg/kg IV uma dose única imediatamente após a indução (máximo 10 mg/dose). **Intubação intestinal, intestino delgado:** *> 6 anos:* 0,1 mg/kg IV dose única. *6 a 14 anos:* 2,5 a 5 mg IV dose única. *> 14 anos:* 10 mg IV dose única. **Refluxo gastroesofágico:** 0,1 a 0,15 mg/kg VO 4 vezes ao dia (máximo 10 mg/dose).

■ Neonatos

- Dose usual: 0,033 a 0,1 mg/kg/dose, VO ou IV, a cada 8 h.

Alerta

- Tratamento com metoclopramida pode causar discinesia tardia, um distúrbio grave do movimento que muitas vezes é irreversível; o risco aumenta com a duração do tratamento e o total de dose acumulada.
- Reações adversas. Reações distônicas, sintomas extrapiramidais, discinesia cardíaca.

METOPROLOL
◇ Anti-hipertensivo

Apresentações no mercado

- Tartarato de Metoprolol 100 mg (liberação imediata)
- Succinato de Metoprolol 25, 50, 100 mg (liberação lenta)

Posologia

■ Crianças

- **Insuficiência cardíaca:** *Tartarato de Metroprolol:* dose inicial: 0,1 a 0,25 mg/kg/dose VO 2 vezes ao dia (máximo 25 a 50 mg/dia); dobrar a dose a cada 2 semanas até no máximo 4 mg/kg/dia ou 200 mg/dia. **Hipertensão:** *1 a 17 anos: Tartarato de Metroprolol:* dose inicial: 1 a 2 mg/kg VO 2 vezes ao dia (máximo 100 mg/dia); titular a dose até o efeito desejado até no máximo 6 mg/kg/dia até 200 mg/dia. *> 6 anos: Succinato de Metroprolol:* dose inicial: 1 mg/kg VO 1 vez ao dia (máximo 50 mg/dia); titular a dose em intervalos semanais até o efeito desejado até no máximo 2 mg/kg/dia até 200 mg/dia.

Alerta

- Monitorar e pressão arterial durante o início de terapia e durante a titulação da dose; monitorar para o agravamento da insuficiência cardíaca congestiva; em pacientes com diabetes, monitorar glicose sérica.
- Reações adversas. Dor de cabeça, infecção do trato respiratório superiro, tosse, nasofaringite, dor faringolaríngea, fadiga, diarreia, tontura.

METRONIDAZOL
◇ Antimicrobiano

Apresentações no mercado

- Metronidazol 250 e 400 mg comprimido
- Benzoilmetronidazol suspensão oral – cada mL contém 40 mg de benzoilmetronidazol
- Metronidazol 500 mg/100 mL solução injetável

Posologia

■ Crianças

- Tratamento via oral. **Infecções por anaeróbios:** dose inicial: 30 a 40 mg/kg/dia divididos a cada 6 a 8 horas (máximo 500 mg/dose). **Disenteria amebiana ou abscesso hepático:** dose inicial: 35 a 50 mg/kg/dia divididos a cada 8 horas por 10 dias (máximo 750 mg/dose). **Infecção por *Clostridium difficile*:** dose inicial: 7,5 mg/kg/dose a cada 6 a 8 horas por 10 dias (máximo 500 mg/dose). **Giardíase (*Giardia lamblia*):** dose inicial: 15 a 22,5 mg/kg/dia divididos a cada 8 horas por 5 dias (máximo 250 mg/dose). **Infecção por *Helicobacter pylori*:** dose inicial: 20 mg/kg/dia divididos a cada 12 horas (máximo 500 mg/dose); em combinação com amoxicilina e omeprazol por 7 a 14 dias.

■ Crianças

- Tratamento via intravenosa. **Infecções por anaeróbios:** dose usual: 22,5 a 30 mg/kg/dia divididos a cada 6 a 8 horas (máximo 500 mg/dose). **Apendicite perfurada:** *≥ 2 anos:* dose usual: 30 mg/kg/dose 1 vez ao dia (máximo 1.000 mg/dose); em combinação com ceftriaxona por 5 dias. **Infecção da pele e dos tecidos moles; infecção necrosante, tipo de infecção mista:** dose usual: 7,5 mg/kg/dose a cada 6 horas em combinação com cefotaxima. **Profilaxia cirúrgica:** dose única: 15 mg/kg com 60 minutos antes da incisão cirúrgica.

■ Neonatos

- **Profilaxia cirúrgica:** *> 1,2 kg:* dose única de 7,5 mg/kg IV com 60 minutos antes da incisão cirúrgica. *≥ 1,2 kg:* dose única de 15 mg/kg IV com 60 minutos antes da incisão cirúrgica.
- **Infecções por anaeróbios:**

Idade pós-menstrual	Dose Inicial (IV ou VO)	Dose de manutenção (IV ou VO)	Intervalo
24 a 25 semanas	15 mg/kg	7,5 mg/kg	24 horas
26 a 27 semanas	15 mg/kg	10 mg/kg	24 horas
28 a 33 semanas	15 mg/kg	7,5 mg/kg	12 horas
34 a 40 semanas	15 mg/kg	7,5 mg/kg	8 horas
> 40 semanas	15 mg/kg	7,5 mg/kg	6 horas

Alerta

- Considerar cultura e informação de suscetibilidade antes de iniciar o tratamento e com a modificação da terapia sempre que possível.
- Reações adversas. As reações adversas mais comuns estão relacionadas ao trato gastrointestinal, particularmente náusea, muitas vezes acompanhada por dor de cabeça, anorexia, vômito, diarreia, constipação, gosto metálico.

MICAFUNGINA
◦ Antifúngico

Apresentação no mercado
- Micafungina 50 mg fap

Posologia
- **Crianças**
- **Candidemia esofágica:** ≥ *4 meses ou* ≥ *30 kg:* dose usual: 3 mg/kg IV 1 vez dia. < 30 kg: dose usual: 2,5 mg/kg IV 1 vez ao dia (máximo 150 mg/dose). **Candidíase invasiva:** dose inicial: 2 mg/kg IV 1 vez ao dia (máximo 100 mg/dose); após 5 dias a dose pode ser aumetada para 4 mg/kg/dia em pacientes com progressão da doença ou falta de melhoria, ou culturas positivas em curso (máximo 200 mg/dose). **Aspergilose invasiva; refratária:** ≤ *40 kg:* dose inicial: 1,5 mg/kg IV 1 vez ao dia; aumentar dose 1,5 mg/kg a cada 5 a 7 dias em pacientes com progressão da doença ou falta de melhoria ou culturas positivas em curso (máximo 4,5 mg/kg/dose ou 225 mg/dose). > *40 kg:* dose usual: 75 mg IV 1 vez ao dia; aumentar dose 75 mg a cada 5 a 7 dias em pacientes com progressão da doença ou falta de melhoria, ou culturas positivas em curso (máximo 225 mg/dose). **Profilaxia para infecção fúngica invasiva; transplante de células-tronco hematopoiéticas:** dose usual: 1 mg/kg/dia, EV, 1 vez ao dia (máximo 50 mg/dose).

- **Neonatal**
- Dose usual: 7 a 10 mg/kg/dia IV a cada 24 horas.

Alerta
- Monitorar função renal (creatinina), função hepática (transaminases séricas), função hematológica (hemograma completo) durante a terapia.
- Reações adversas. Hipocalemia, aumento de ALT, AST, bilirrubina ou fosfatase alcalina, teste de função hepática anormal, hipertenão, náusea, vômito, diarreia, *rash*.

MICOFENOLATO MOFETIL
◦ Imunossupressor

Apresentação no mercado
- Micofenolaco mofetil comprimidos 500 mg

Posologia
- **Crianças**
- **Rejeição de transplante; profilaxia:** concomitante com ciclosporina; ≥3 meses: 600 mg/m² VO 2 vezes oadia (máximo de 2.000 mg/dia). Sem cilcosporina: 300 a 450 mg/m² VO 2 vezes ao dia (máximo de 2.000 mg/dia). **Doença do enxerto contra o hospedeiro; profilaxia:** *6 meses a < 1 ano ou < 10 kg:* dose após terapia inicial IV, 30 mg/kg VO a cada 6 horas, titular para meta MPA através do nível de 1 a 3.5 mg/L. ≥ *1 ano:* dose após terapia inicial IV, 900 mg/m² VO a cada 6 horas; titular para meta MPA através do nível de 1 a 3,5 mg/L. **Doença do enxerto contra o hospedeiro; tratamento:** ≥ *6 meses:* dose usual: 20 a 30 mg/kg/dia VO em doses divididas a cada 12 horas (máximo de 2.000 mg/dia). **Síndrome nefrótica, esteroide-resistente ou dependente:** ≥ *3 anos:* dose usual: 500 a 600 mg/m² VO a cada 12 horas (máximo de 2.000 mg/dia). **Lúpus eritematoso sistêmico:** ≥ *5 anos:* dose usual: 20 a 25 mg/kg/dia VO em doses divididas a cada 12 horas (máximo de 1.000 mg/dia).

Alerta
- Aumento do risco de desenvolver linfoma e outras malignidades; aumento da suscetibilidade de infecções bacterianas, virais, fúngicas e infecções por protozoários, incluindo infecções oportunistas e reativação viral de hepatites B e C.
- Reações adversas. Náusea, vômito, diarreia, dor abdominal, perda de peso, leucopenia, anemia, infecção do trato urinário, febre, infecção do trato respiratório, hipertensão, trombocitopenia.

MICOFENOLACO ÁCIDO
◦ Imunossupressor

Apresentação no mercado
- Micofenolaco ácido comprimidos 180 e 360 mg

Posologia
- **Crianças**
- **Rejeição de transplante; profilaxia 6 meses ou mais após transplante:** ≥ *5 anos:* 400 mg/m²/dose VO 2 vezes ao dia (máximo 720 mg 2 vezes ao dia). Superfície corpórea maior que 1,58 m²: 720 mg VO 2 vezes ao dia (máximo 1.440 mg 2 vezes ao dia). Superfície corpórea de 1,19 a 1,58 m²: 540 mg VO 2 vezes ao dia (máximo 1.080 mg 2 vezes ao dia). Superfície corpórea > 1,19 m²: doses não podem ser administradas com precisão com as formulações disponíveis.

Alerta
- Aumento da suscetibilidade de infecções bacterianas, virais, fúngicas e infecções por protozoários, incluindo infecções oportunistas.
- Reações adversas. Leucopenia, anemia, constipação, náusea, diarreia, vômito, dispepsia, infecção do trato urinário, infecção por CMV, insônia.

MICONAZOL
◦ Antifúngico

Apresentação no mercado
- Miconazol gel oral 20 mg/g

Posologia
- **Crianças**
- *6 a 24 meses:* aplique ¼ de colher de chá (1,25 mL) de gel quatro vezes ao dia após uma refeição. Cada dose deve ser dividida em pequenas porções e o gel aplicado sobre a(s) área(s) afetada(s). O gel não deve ser deglutido imediatamente, mas mantido na boca o maior tempo possível. ≥ *2 anos:* aplique ½ colher de chá (2,5 mL) de gel quatro vezes ao dia após uma refeição. O gel não deve ser deglutido imediatamente, mas mantido na boca o maior tempo possível. O tratamento deve ser mantido por pelo menos 1 semana após o desaparecimen-

SEÇÃO 5 ▪ BULÁRIO

to dos sintomas. Alguns pacientes podem necessitar de um período mais prolongado de tratamento.

Alerta

▪ É contraindicado em bebês menores de 6 meses de idade ou em bebês nos quais o reflexo da deglutição não está suficientemente desenvolvido, devido ao risco de bloqueio da respiração.

▪ Reações adversas. Náusea, vômito, perda do paladar ou paladar anormal, boca seca.

MIDAZOLAM
◊ Anestésico Venoso não Opoiode/ Ansiolítico, Hipnótico

Apresentações no mercado

▪ Midazolam solução injetável 5, 15 e 50 mg
▪ Midazolam comprimido 7,5 e 15 mg
▪ Midazolam 2 mg/mL solução oral 10 mL

Posologia

■ Crianças

▪ **Sedação, ansiólise e amnésia antes do procedimento ou antes da indução da anestesia:** *intravenoso:* dose inicial 0,05 a 0,1 mg/kg (máximo 2 a 2,5 mg/dose), repetir a cada 3 minutos para obter o efeito desejado (máximo de 0,4 a 0,6 mg/kg ou 5 a 10 mg). *Intramuscular:* 0,05 a 0,15 mg/kg antes do procedimento; (dose máxima de 0,5 mg/kg e máximo total de doses de 10 mg). *Oral:* 0,3 a 0,75 mg/kg (dose total de dose de 20 mg) antes do procedimento. *Bucal (apresentação IV):* 0,3 mg/kg entre os dentes (ou gengiva) e bochecha antes do procedimento (máximo 10 mg/dose). *Intranasal (apresentação IV):* 0,2 a 0,5 mg/kg antes do procediemento, com metade da dose dada em cada narina (máximo se 10 mg/dose). *Retal (apresentação IV):* 0,25 a 0,75 mg/kg antes do procedimento (máximo 10 mg/dose). *Sublingual (apresentação IV):* 0,3 a 0,5 mg/kg antes do procedimento (máximo 10 mg/dose). **Sedação para paciente em ventilação mecânica:** dose inicial: 0,05 a 0,2 mg/kg, IV, seguida de infusão contínua a uma taxa de 0,06 a 0,12 mg/kg/hora (1 a 2 µg/kg/minuto). **Convulsões agudas ou estado convulsivo:** *Bucal (apresentação IV):* 0,3 mg/kg entre os dentes (ou gengiva) e bochecha (máximo 10 mg/dose). *Intramuscular: 13 a 40 kg:* 5 mg dose única; dose alternativa 0,2 a 0,5 mg/kg (máximo de 7 a 15 mg/dose). *> 40 kg:* 10 mg dose única; dose alternativa de 0,2 a 0,5 mg/kg IM (máximo de 7 a 15 mg/dose). *Intranasal:* ≥ 3 *meses:* 0,2 mg/kg (máximo 10 mg/dose). A dose deve ser administrada com metade em cada narinas. *Status* **epiléptico refratário:** dose usual: 0,2 mg/kg, IV, seguida de infusão contínua de 0,06 a 0,12 mg/kg/hora (1 a 2 µg/kg/minuto); titular conforme a necessidade de controle das convulsões, aumentar a infusão 0,1 mg/kg/hora (1,7 µg/kg/min) a cada 10 minutos até o controle das convulsões (máximo de 1 mg/kg/hora).

■ Neonato

▪ *Sedação: intravenoso:* 0,05 a 0,15 mg/kg, repetir conforme requerido a cada 2 a 4 horas. *Infusão contínua:* 0,01 a 0,06 mg/kg/hora (10 a 60 µg/kg/hora). *Intranasal (apresentação IV):* 0,2 a 0,3 mg/kg/dose. *Sublingual (apresentação IV):* 0,2 mg/kg/dose. *Oral:* 0,25 mg/kg/dose. *Convulsões:* dose inicial: 0,15 mg/kg/dose (150 µg/kg) IV, seguida de infusão contínua 0,06 a 0,4 mg/kg/hora (1 a 7 µg/kg/minuto).

Alerta

▪ Midazolam tem sido associado a depressão respiratória e parada respiratória, principalmente quando usado para sedação em pacientes em unidades de cuidados não críticos; doses devem ser tituladas lentamente. Midazolam não deve ser dado por injeção rápida na população pediátrica, hipotensão severa e convulsões têm sido reportadas.

▪ Reações adversas. Depressão respiratória, hipotensão, agitação e movimentos involuntários. Sintomas de retirada (agitação, confusão, ansiedade, tremor, alucinações e convulsões) têm ocorrido após a descontinuação, principalmente em pacientes tratados com infusão contínua por longos períodos de tempo.

MILRINONE
◊ Cardiotônico

Apresentação no mercado

▪ Milrinone 1 mg/ mL injetável (frasco-ampola 10 mL)

Posologia

■ Crianças

▪ **Insuficiência cardíaca crônica, avançada:** dose usual: 50 µg/kg IV por 10 minutos seguido de 0,25 a 0,75 µg/kg/min em infusão contínua (máximo de 1,1 mg/kg/dia). **Suporte inotrópico, baixo débito cardíaco:** dose usual: 50 a 75 µg/kg IV/IO, seguido imediatamente por infusão contínua de 0,25 a 0,75 µg/kg/min IV/IO. **Síndrome de baixo débito cardíaco; prevenção pós-operatória:** dose usual: 50 a 75 µg/kg IV, seguido imediatamente por infusão contínua de 0,3 a 0,75 µg/kg/min por 24 a 35 horas pós-operatório. **Hipertensão pulmonar pós-operatória, adjuvante com óxido nítrico:** dose usual: 50 µg/kg IV seguido de infusão contínua de 50 µg/kg/min.

■ Neonatos

▪ **Baixo débito cardíaco, pós-cirurgia cardíaca:** dose usual: 50 µg/kg IV por 15 minutos ou 75 µg/kg de 60 minutos, seguida imediatamente de infusão contínua de 0,3 a 0,75 µg/kg/minuto por 35 horas; em prematuros com IG < 30 semanas infundir a dose inicial por 3 horas.

Alerta

▪ Monitorar pressão arterial, frequência cardíaca e ECG frequentemente. Avaliar débito cardíaco. Monitorar cuidadosamente alterações de fluido e eletrólito, função renal e sítio de infusão (para extravasamento) durante a terapia. Monitorar contagem de plaquetas.

▪ Reações adversas. Hipotensão, aumento da frequência cardíaca, arritmias supraventricular e ventricular, trombocitopenia.

MONTELUCASTE
◊ Antagonistas dos Receptores de Leucotrienos

Apresentações no mercado
- Montelucaste 10 mg comprimidos revestidos
- Montelucaste 4 mg e 5 mg comprimidos mastigáveis
- Montelucaste 4 mg sachê

Posologia
- Crianças
- **Rinite alérgica:** *perene: 6 meses a < 6 anos:* 4 mg VO 1 vez ao dia. *6 anos a < 15 anos:* 5 mg VO 1 vez ao dia. ≥ *15 anos:* 10 mg VO 1 vez ao dia. *Sazonal: 2 anos a < 6 anos:* 4 mg VO 1 vez ao dia. *6 anos a < 15 anos:* 5 mg VO 1 vez ao dia. ≥ *15 anos:* 10 mg VO 1 vez ao dia. **Asma:** *profilaxia e tratamento: 1 ano a < 6 anos:* 4 mg VO 1 vez ao dia. *6 anos a < 15 anos:* 5 mg VO 1 vez ao dia. ≥ *15 anos:* 10 mg VO 1 vez ao dia. **Urticária, crônica idiopática/espontânea:** ≥ *13 anos:* 10 mg VO uma vez ao dia. **Broncoconstrição induzida por exercícios:** *profilaxia: 6 anos a < 15 anos:* 5 mg VO dose única única antes do exercício. ≥ *15 anos:* 10 mg VO dose única única antes do exercício.

Alerta
- Monitorar para sintomas neuropsiquiátricos e condições de eosinofilia (eosinofilia, vasculite cutânea, agravamento da síndrome pulmonar, complicações cardíacas e neuropatia).
- Reações adversas. Sintomas neuropsiquiátricos (depressão, agressão, ideias suicidas, comportamento anormal e pesadelos), sintomas psiquiátricos (insônia e ansiedade), faringite, sinusite, náusea, diarreia, dispepsia, otite, infecção viral, faringite.

MOMETASONA
◊ Corticoide

Apresentações no mercado
- Furoato de mometasona *spray* 50 µg (60 ATM)
- Furoato de mometasona 1 mg/g creme
- Furoato de mometasona 1 mg/g creme

Posologia
- Crianças
- **Sinusite bacteriana aguda:** ≥ *12 anos:* 2 atomização (50 µg/atomização) em cada narina 2 vezes ao dia. **Hipertrofia adenoideana:** *2 a 8 anos:* 1 atomização (50 µg/atomização) em cada narina 1 vez ao dia. **Rinite alérgica:** *2 a 11 anos:* 1 atomização (50 µg/atomização) em cada narina 1 vez ao dia. ≥ *12 anos:* 2 atomização (50 µg/atomização) em cada narina 1 vez ao dia. **Pólipos nasais:** *6 a 11 anos:* 1 atomização (50 µg/atomização) em cada narina 2 vezes ao dia. ≥ *12 anos:* 2 atomização (50 µg/atomização) em cada narina 2 vezes ao dia. **Dermatoses inflamatórias e pruriginosas:** ≥ *2 anos; creme:* aplicar uma fina camada na área afetada 1 vez ao dia. ≥ *12 anos; loção:* aplicar uma fina camada na área afetada 1 vez ao dia.

Alerta
- Pacientes imunossuprimidos podem estar sob o risco aumentado para infecções severas e doenças transmissíveis.
- Reações adversas. ***Spray* nasal:** dor de cabeça, infecção viral, faringite, epistaxes, tosse, infecção do trato respiratório superior, dismenorreia, dor musculoesquelética e sinusites. **Creme/loção:** ardor, prurido, furunculose. Em pacientes de 6 meses a 2 anos: diminuição dos níveis de glicocorticoides, parestesia, foliculite, moniliase, infecção bacteriana e despigmentação da pele.

MORFINA
◊ Analgésico Narcótico

Apresentações no mercado
- Morfina solução oral 10 mg/ mL
- Morfina comprimido 10 e 30 mg
- Morfina 0,2 mg/ mL injetável ampola 1 mL
- Morfina 1 mg/ mL injetável ampola 2 mL
- Morfina 10 mg/ mL injetável ampola 1 mL

Posologia
- Crianças
- Tratamento via parenteral. *Analgesia/sedação:* dose intermitente: 0,03 a 0,1 mg/kg/dose IV, IM ou SC (máximo 0,2 mg/kg; máximo 10 mg/dose); repetir conforme necessário (geralmente a cada 2 a 4 horas) *Infusão contínua:* 0,02 a 0,06 mg/kg/hora IV ou hipodermólise. *PCA dose: > 6 anos:* dose de demanda: 0,015 a 0,05 mg/kg. Intervalo de bloqueio: 8 a 10 minutos. Indução basal: 0,004 a 0,01 mg/kg/hora, até 0,02 mg/kg/hora. **Epidural (usar preparação sem conservantes):** dose única: 0,02 a 0,05 mg/kg. Infusão contínua: 0,003 a 0,01 mg/kg/hora; frequentemente usado em combinação com anestésico local como a bupivacaína.
- Tratamento via oral. *< 50 kg:* dose inicial: 0,3 mg/kg; repetir conforme requerido (usualmente a cada 3 a 4 horas); máximo de 15 a 20 mg/dose para solução oral e 15 a 30 mg/dose para comprimidos.

- Neonatal
- Dose usual: 0,05 a 0,2 mg/kg/dose IV, IM, SC; repetir conforme requerido (geralmente a cada 4 horas). **Dor:** dose inicial: 100 µg/kg IV seguida de 10 µg/kg/hora em infusão contínua; pós-operatório pode ser aumentado para 20 µg/kg/hora. **Síndrome da abstinência neonatal:** dose inicial: 0,03 a 0,1 mg/kg/dose VO a cada 3 a 4 horas (máximo de 0,2 mg/kg/dose).

Alerta
- Há sérios riscos, incluindo sedação profunda, depressão respiratória, coma e morte associados com o uso concomitante com benzodiazepínicos e outras drogas depressoras do SNC.
- Reações adversas. Depressão respiratória, hipotensão, bradicardia, hipertonia transitória, retardo do esvaziamento gástrico, retenção urinária. Convulsões podem ocorrer, usualmente com altas doses.

986 ▪ SEÇÃO 5 ▪ BULÁRIO

MUPIROCINA
◦ Antimicrobiano

Apresentação no mercado
▪ Mupirocina 2% pomada

Posologia
▪ Crianças

▪ **Infecções cutâneas:** ≥ *2 meses:* aplicar uma fina camada tópica nas áreas afetadas 3 vezes ao dia por até 10 dias; para impetigo tratar por 5 dias. **Descolonização (*S. aureus* meticilina-resistente):** ≥*12 anos:* aplique 1/2 do tubo da pomada de uso único em cada narina duas vezes ao dia por 5 dias.

▪ Neonatos

▪ **Infecções cutâneas:** aplicar uma pequena quantidade tópica nas áreas afetadas 3 vezes ao dia. **Descolonização:** aplicar uma pequena quantidade nas narinas anteriores 2 vezes ao dia por 5 a 7 dias.

Alerta
▪ Reações adversas. Reações no sítio de aplicação, prurido (aplicação tópica); dor de cabeça, rinite, congestão do trato respiratório superior, faringite (creme nasal).

NaCl 3% – CLORETO DE SÓDIO HIPERTÔNICO
◦ Eletrólitos

Apresentações no mercado
▪ Cloreto de Sódio 3% frasco *spray* com 50 mL
▪ NaCl 20% + AD (1:7)

Posologia
▪ Crianças

▪ **Pré-tratamento para esteroides nasais:** 1 jato em cada narina 2 a 6 vezes ao dia. **Crise de Bronquite grave:** micronebulização com NaCl 3% (preparação: 0,5 mL de NaCl 20% + 2,8 mL de AD), nebulizar em fluxo de 6 L/min. **Hiponatremia água (< 48 horas):** cloreto de sódio 3% IV 4 a 6 mL/kg; 1 mL/kg aumenta 1 mEq/L na concentração sérica de sódio; para elevar a concentração plasmática de Na$^+$ > 135 mEq/L. **Hiponatremia grave (Na$^+$< 120 mEq/L ou sintomátca):** tratamento deve ser imediato. Calcula-se inicialmente a quantidade de Na$^+$ a ser administrada, através da fórmula:

[Na$^+$ (mEq) = (Na$^+$ desejado – Na$^+$ atual) x peso x 0,6]

Alerta
▪ Não ultrapassar uma velocidade de infusão de 5 mEq/kg/h (10 mL/kg/h) nas hiponatremias agudas e 2,5 mEq/kg/h (5 mL/kg/h) nas hiponatremias crônicas. Tais cuidados visam a evitar um aumento muito rápido dos níveis de sódio, que tem sido associado a uma desmielinização osmótica da ponte, conhecida como mielinólise central pontina, frequentemente fatal, caracterizada clinicamente por paraparesia, quadriplegia, disartria, disfagia, alteração da consciência e coma.
▪ Reações adversas. Coma hiperosmolar, hipernatremia, hipopotassemia, convulsões, arritmia, efeito inotrópico negativo

(após infusão rápida), necrose tecidual (nos casos de extravasamento), hemólise (no local da punção) reportada com a administração intravenosa.

N-ACETILCISTEÍNA
◦ Mucolítico, Fluidificante, Antídoto na Intoxicação por Paracetamol

Apresentações no mercado
▪ Acetilcisteína solução nasal (adulto e pediátrico) – frasco de 20 mL + válvula *pump* micronebulizadora: cada 1 mL da solução contém 11,50 mg de acetilcisteína. Cada 20 jatos (nebulizações) equivalem a 1 mLAcetilcisteína solução Injetável: 5 ampolas de 3 mL. Cada mL da solução contém 100 mgAcetilcisteína Granulado para solução oral: 100 mg. Embalagem com 16 envelopes de 5 g
▪ Acetilcisteína Granulado para solução oral: 200 mg. Embalagem com 6 e 16 envelopes de 5 gAcetilcisteína Granulado para solução oral: 600 mg. Embalagem com 16 envelopes de 5 g.
▪ Acetilcisteína Xarope* para uso oral (pediátrico: crianças acima de 2 anos): 20 mg/ mL. Embalagem com 120 mL + copo dosador. Contém sacarina sódica (0,40 mg)Acetilcisteína Comprimidos efervescentes: 200 mg. Embalagens com 16 comprimidos efervescentes (contém aspartame)Acetilcisteína Comprimidos efervescentes: 600 mg. Embalagem com 16 comprimidos efervescentes. (contém aspartame)

Indicação
▪ Dificuldade para expectorar e na presença de muita secreção densa e viscosa, tais como bronquite aguda, bronquite crônica e suas exacerbações (piora do quadro clínico e complicações), enfisema pulmonar, atelectasias pulmonares, mucoviscidose, complicação pulmonar da fibrose cística. Também indicado para intoxicação acidental ou voluntária por paracetamol.

Posologia
▪ Crianças

▪ Dose usual: *xarope (20 mg/ mL): 2 a 4 anos:* dose 100 mg (5 mL), 2 a 3 vezes ao dia ou a critério médico. *> 4 anos:* dose 100 mg (5 mL) 3 a 4 vezes ao dia ou a critério médico. Dose usual: *nebulizações: > 2 anos:* 1 a 2 jatos (nebulizações) em cada narina, 3 a 4 vezes ao dia. **Intoxicação por paracetamol:** *lactentes, crianças e adolescentes:* iniciar o tratamento até 8 horas após a ingestão para otimizar a terapia em pacientes cujos níveis séricos de paracetamol estejam acima da linha de toxicidade no normograma de Rumack-Mathew. O tratamento também está indicado para os pacientes com história de suspeita de ingestão aguda de paracetamol em quantidades > 150 mg/kg (crianças) ou > 7,5 g (adolescentes) dose total, quando o nível plasmático não estiver disponível entre 8 e 10 horas da ingestão ou pacientes com exposição > 24 h após a ingestão aguda que tenham níveis plasmáticos mensuráveis de paracetamol (Takemoto, 2016).
▪ Protocolo via oral. Dose inicial de 140 mg/kg de peso corpóreo o mais rápido possível, dentro de 10 horas da ingestão do paracetamol, seguida de doses únicas de 70 mg/kg de peso corpóreo a cada 4 horas, por 1-3 dias. Repetir a dose se o paciente vomitar dentro de 1 hora da administração. Nota:

Consultar um centro de assistência e informação toxicológica ou um toxicologista clínico é fortemente recomendável para orientação sobre o momento de interromper o protocolo. (Takemoto, 2016).

- Protocolo endovenoso. *Pacientes com peso corporal ≥ 20 a 40 kg*: dose de ataque: 150 mg/kg em 100 mL de solução por 60 min. Segunda dose: 50 mg/kg em 250 mL por 4 horas. Terceira dose: 100 mg/kg em 500 mL por 16 horas. *Pacientes com peso corporal < 20 kg*: a solução deve ser compatível (5% dextrose em água, 0,45% cloreto de sódio ou água para injeção). Dose de ataque: 150 mg/kg em 3 mL/kg de solução por 60 min. Segunda dose: 50 mg/kg em 7 mL por 4 horas. Terceira dose: 100 mg/kg em 14 mL por 16 horas. **Complicação pulmonar da fibrose cística:** *> 2 anos:* 200 mg (10 mL de xarope pediátrico) a cada 8 horas. dose usual como adjuvante nas doenças respiratórias. *Lactentes (1 a 12 meses):* 1 a 2 mL de solução a 20% (pode ser diluída com cloreto de sódio ou água estéril para inalação) ou 2 a 4 mL de solução a 10% (não diluída); administrar 3 a 4 vezes ao dia. *Crianças (1 a 12 anos):* 3 a 5 mL de solução a 20% (pode ser diluída com cloreto de sódio ou água estéril para inalação) ou 6 a 10 mL de solução 10% (não diluída); administrar 3 a 4 vezes ao dia. *Adolescentes (13 a 18 anos):* 3 a 5 mL de solução a 20% (pode ser diluída com cloreto de sódio ou água estéril para inalação) ou 6 a 10 mL de solução a 10% (não diluída); administrar 3 a 4 vezes diariamente. Dose usual: solução a 20%: 1 a 10 mL ou solução a 10%: 2 a 20 mL a cada 2 a 6 horas. **Broncograma diagnóstico:** *crianças e adolescentes:* nebulização ou endotraqueal: 1 a 2 mL de solução a 20% ou 2 a 4 mL de solução a 10% administrada 2 a 3 vezes antes do procedimento. **Síndrome de obstrução intestinal distal:** dados disponíveis limitados; regimes de dosagem variável (polietilenoglicol tornou-se mais amplamente utilizado para esta indicação). Oral: *< 10 anos:* 30 mL de solução a 10% diluída em 30 mL de suco ou soda, 3 vezes ao dia em 24 horas. *> 10 anos e adolescentes:* 60 mL de solução a 10% diluída em 60 mL de suco ou soda, 3 vezes ao dia em 24 horas.

Alerta

- Inalação: após a inalação as secreções podem aumentar, neste caso, seguir com a drenagem postural e aspiração. Caso ocorra broncoespasmo, administrar um broncodilatador, descontinuar a acetilcisteína. Endovenoso: eritemas e rubor são esperados, geralmente, dentro de 30 a 60 minutos e desaparecem espontaneamente. Reações anafilactoides têm sido relatadas e mais associadas à administração EV, mas pode ocorrer com administração oral. Quando usado como antídoto na intoxicação por paracetamol, a incidência é reduzida quando a dose inicial foi administrada em 60 minutos.
- Reações adversas. **Cardiovasculares:** edema, *flushing*, taquicardia. **Dematológicas:** *rash*, pruridos, urticária. **Gastrointestinais:** náusea, vômito. **Imunológica:** doença autoimune. **Diversas:** reação anafilactoide. **Respiratórias:** faringite, rinorreia, roncos.
- Reações raras. Anafilaxia, angioedema, broncoespasmo, dor no peito, tosse, tontura, dispneia.
- Contraindicações. Pacientes alérgicos a acetilcisteína e/ou demais componentes de sua formulação. O medicamento não deve ser administrado em crianças < 2 anos, exceto para uso endovenoso. Há escassez de dados clínicos sobre mulheres expostas à acetilcisteína durante a gravidez e lactação. Nesses casos, o uso requer avaliação de benefícios e riscos.

PARACETAMOL (ACETAMINOFENO)

◊ Analgésico, Antitérmico, Anti-Inflamatório não Esteroidal

Apresentações no mercado

- Paracetamol bebê 100 mg/ mL: Gotas: Embalagens com 15 mL.
- Paracetamol criança 160 mg/5 mL solução oral em frasco com 60 mL contendo 32 mg/ mL. Possui corante FDC vermelho n 40.
- Paracetamol solução oral: Gotas: 200 mg/ mL (1 mL corresponde de 14 a 16 gotas) – Frasco com 15 mL. Possui corante amarelo-crepúsculo FDE n.6.
- Paracetamol comprimidos: Oral: 500 mg e 750 mg. Embalagens com 20, 100 ou 200 comprimidos revestidos de 500 mg. Embalagens de 20 ou 200 comprimidos de 750 mg.
- Paracetamol 200 mg supositórios.

Posologia

- Adultos e Crianças
- Tratamento via oral. *> 12 anos:* dose usual: 750 mg, VO, 3 a 5 vezes ao dia. Dose máxima: 4 g/dia. *< 12 anos:* dose usual: 10 a 15 mg/kg, VO, em intervalos de 4 a 6 h. Dose máxima: 5 doses/dia.

- Neonatos
- *Prematuros < 32 semanas de idade pós-menstrual:* dose usual: 20 a 25 mg/kg, VO; depois 12 a 15 mg/kg/dose a cada 12 horas, conforme necessário ou 24 horas por dia. *Prematuros ≥32 semanas de idade pós-menstrual:* dose usual: 20 a 25 mg/kg, VO; depois 12 a 15 mg/kg/dose a cada 8 horas, conforme necessário ou 24 horas por dia. *Crianças a termo:* dose usual: 20 a 25 mg/kg, VO; depois 12 a 15 mg/kg/dose a cada 6 horas, conforme necessário ou 24 horas por dia.

PARACETAMOL 200 mg supositório

Posologia

- Crianças
- Dose usual: 10 a 15 mg/kg, VR, em intervalos de 6 h (não exceder 5 doses em 24 h).

- Neonatos
- Dose de ataque: 30 mg/kg, VR. Dose de manutenção: 20 mg/kg, VR.

- Intervalos:
- *Pré-termo < 32 semanas IG:* a cada 12 h. *Pré-termo > 32 semanas IG:* a cada 8 h. *Termo:* a cada 6 h.

Alerta

- Antídoto. Acetilcisteína (Fluimucil 600 mg cp. eferv ou Fluimucil 10% ap. 3 mL)
- Contraindicações. Em pacientes com deficiência de G6PD.
- Precauções. Não exceder 5 doses em 24 hs. Tratamento da superdosagem com N-acetilcisteína.

Monitorização

- Testes da função hepática, em pacientes medicados com doses elevadas ou predisposição a toxicidade hepática.
- Reações adversas graves. **Gastrointestinal:** hemorragia gastrointestinal. **Hepática:** hepatotoxicidade. **Renal:** nefrotoxicidade. **Respiratória:** pneumonite.
- Ajuste renal

Correção pelo *clearance* de creatinina (mL/min)			Dose em diálise	
> 80	80-50	50-10	Após HD	Diária em DP
6-8 h	6-8 h	8-12 h	500 mg	ClCr <10

Alerta

- Antídoto. Acetilcisteína (Fluimucil 600 mg cp. eferv ou Fluimucil 10% ap. 3 mL). Vide Paracetamol supositório.
- Reações adversas. *Rash* cutâneo, diminuição sérica de bicarbonato, hipercloremia, hiperuricemia, aumento da glicemia, nefrotoxicidade, anemia, leucopenia, neutropenia, pancitopenia, reações de hipersensibilidade. Na administração IV: hipertensão, hipotensão, edema periférico, taquicardia, agitação, *trismus*, hipocalemia, hipomagnesemia, hipofosfatemia, dor abdominal, diarreia, cefaleia, náusea, anemia, anafilaxia, reações de hipersensibilidade.
- Contraindicações. *Injetáveis:* hipersensibilidade ao paracetamol ou a algum componente para a formulação; insuficiência hepática. *OTC:* na automedicação, não usar outros medicamentos contendo paracetamol. A hepatotoxicidade vem sendo associada ao uso de paracetamol, às vezes resultando em transplante hepático. Não exceder a dose diária máxima recomendada (4 g para adultos).

PREDNISOLONA

◇ Corticosteroide de Uso Sistêmico, Anti-inflamatório, Antiasmático

Apresentações no mercado

- Prednisolona comprimidos de 5 mg – Embalagem com 20 comprimidos de 5 mgPrednisolona comprimidos de 20 mg – Embalagem com 5 ou 10 ou 20 ou 40 comprimidos de 20 mgPrednisolona xarope – 1,34 mg/mL + copo medida – Frasco com 100 mL de solução

Indicações

- Tratamento de doenças endócrinas, doenças reumáticas, doença do colágeno, doenças dermatológicas, alergias, doenças respiratórias, doenças hematológicas, neoplasias, distúrbios gastrointestinais. Trata-se de anti-inflamatório e imunossupressor em patologias cujos mecanismos fisiopatológicos envolvam processos inflamatórios e/ou autoimunes; para o tratamento de condições endócrinas e em composição de esquemas terapêuticos em algumas neoplasias.

Posologia

- Crianças

- A dose pediátrica inicial pode variar de 0,14 a 2 mg/kg de peso por dia, ou 4 a 60 mg por metro quadrado de superfície corporal por dia, administrados de 1 a 4 vezes ao dia.

Alerta

- Reações adversas. Cardiomiopatias, edema, edema facial, hipertensão, cefaleia, insônia, nervosismo, convulsão, vertigem, eritema, *rash* cutâneo, hirsutismo, urticária, síndrome de Cushing, diabetes *mellitus*, supressão do crescimento, hipocalemia, hipoglicemia, distensão abdominal, supressão da adrenal, ganho de peso, pancreatite, fratura, fraqueza muscular, catarata, aumento da pressão intraocular, irritação, epistaxes, glaucoma, diaforese aumentada, trombose venosa.
- Contraindicações. Pacientes alérgicos à prednisolona ou a qualquer outro componente da fórmula; pacientes com infecções fúngicas sistêmicas ou infecções não controladas.
- Advertências e precauções. Pode causar hipercortisolismo ou supressão adrenal-pituitária-hipotalâmica (HPA), particularmente em crianças mais jovens ou pacientes recebendo doses por tempo prolongado. A retirada do medicamento dever ser gradual e cuidadosa. Em pacientes pediátricos pode causar osteoporose ou inibir o crescimento ósseo. Corticosteroides podem mascarar sinais de infecções que venham a aparecer durante o tratamento.

NALBUFINA

◇ Analgésico Narcótico

Apresentação no mercado

- Nalbufina 10 mg/mL injetável (ampola 1 mL)

Posologia

- Crianças

- Pré-medicação: 0,2 mg/kg (máximo 20 mg/dose).
- Analgesia: 0,1-0,15 mg/kg a cada 3-6 horas (se necessário).

Alerta

- Antídoto. Naloxona (Narcan 0,4 mg ap 1 mL).
- Reações adversas. > 10%: Fadiga, sonolência. Liberação de histamina.
- Reações adversas sérias. Reação de hipersensibilidade imune (frequente). Depressão respiratória (rara).

Monitorização

- *Status* mental e respiratório, pressão arterial.

NALOXONA

◇ Antídoto

Apresentação no mercado

- Naloxona 0,4 mg injetável (ampola 1 mL)

Posologia

- Crianças

- *< 5 anos e ≤ 20 kg:* dose usual: 0,1 mg/kg, IV. *≥ 5 anos, > 20 kg e adolescentes:* dose usual: 2 mg, IV, caso não responda, repetir a cada 2 ou 3 minutos. Caso não alcance melhora clínica com as doses acima, uma dose subsequente de 0,01 mg/kg pode ser administrada.

- Recém-nascidos

- **Depressão induzida por opioides:** dose usual: 0,1 mg/kg, IV, IM ou SC, Se necessário, deve-se repetir dose a cada 2 ou

3 minutos. **Depressão opioide pós-operatória:** dose usual: 0,005 mg a 0,01 mg IV com 2 a 3 minutos de intervalo.

Alerta

- Reações adversas sérias. **Cardiovasculares:** parada cardíaca, hipertensão, hipotensão, taquicardia, fibrilação ventricular e taquicardia ventricular. **Dermatológicas:** eritema no local de aplicação e sudorese. **Neurológicas:** tontura e dor de cabeça. **Gastrointestinais:** náusea e vômito. **Neurológicas:** coma, encefalopatia, apreensão e tremor. **Respiratória:** edema pulmonar.
- Contraindicações. Contraindicado para pacientes que apresentam hipersensibilidade aos componentes da fórmula.
- Precauções/advertências. **Retirada aguda de opioides:** pode desmascarar a dor dos pacientes que fazem uso de opioides. Sintomas de retirada rápida dos pacientes dependentes de opioides podem incluir dor, taquicardia, hipertensão, febre, suor, cólicas abdominais, diarreia, náusea, vômito, agitação e irritabilidade. Neonatos nascidos de mães dependentes de opioides, quando retirado pode acarretar em choro excessivo, choro estridente, alimentação falha, convulsões e sinais reflexos hiperativos. Usar com cautela em pacientes com doenças cardíacas. Quando aplicados em pacientes menores de 1 ano, monitorar o local de injeção para sinais de infecção.

Monitorização

- Redução dos efeitos opioides, incluindo a depressão respiratória e do SNC. Efeitos cardiovasculares, principalmente em pacientes com doenças cardíacas. Sinais e sintomas de recaída e da retirada de opioides. Sinais de sofrimento fetal. Hormônio androgênico.

NEOSTIGMINA
◊ Outros – Sistema Nervoso Central

Apresentação no mercado

- Neostigmina 0,5 mg/ mL injetável (ampola 1 mL)

Posologia

- **Crianças**
- **Miastenia *Gravis*:** dose usual: 0,01-0,04 mg/kg, IM, IV, SC, a cada 2 a 6 horas. **Reversão do bloqueio neuromuscular:** dose usual: 0,03-0,07 mg/kg/dose, IV (uso com atropina 0,01-0,02 mg/kg ou glicopirrolato 0,01 mg/kg). **Constipação atônica, meteorismo** (p. ex., antes do exame radiológico): dose usual: 0,125-0,25 mg, IM ou SC. **Atonia intestinal pós-operatória e retenção urinária:** Dose usual: 0,125-0,25 mg, IM ou SC.

- **Neonatos**
- **Reversão do bloqueio neuromuscular:** dose usual: 0,03-0,07 mg/kg/dose, IV (uso com atropina 0,02 mg/kg ou glicopirrolato).

Alerta

- Reações adversas comuns. Cardiovasculares: hipotensão. Gastrointestinais: náuseas, vômitos.
- Reações adversas graves. Fibrilação atrial, bloqueio atrioventricular, bradiarritmia, parada cardíaca, arritmia cardíaca.

Perda da consciência, convulsão. Broncoespasmo, parada respiratória, depressão respiratória.
- Contraindicações. Pacientes com obstrução intestinal mecânica ou do trato urinário. Hipersensibilidade à droga. Não deve ser administrado em associação com os miorrelaxantes despolarizantes, como o suxametônio.
- Precauções/advertências. Deve ser administrado com cautela a pacientes com bradicardia, asma brônquica ou diabetes *mellitus* e após cirurgia gastrointestinal. Síndrome coronariana aguda. Doença arterial coronariana. Idosos. Insuficiência hepática e renal. Bebês e crianças pequenas; aumento do risco de complicações da reversão incompleta do bloqueio neuromuscular. Miastenia *gravis*. Bloqueio neuromuscular.

Monitorização

- ECG, pressão arterial e frequência cardíaca, especialmente com uso IV.

NITROFURANTOÍNA
◊ Antimicrobiano

Apresentação no mercado

- Nitrofurantoína 100 mg cápsula

Posologia

- **Crianças**
- Dose usual: 5 a 7 mg/kg/dia, VO, de 6/6 h. Dose máxima: 400 mg/dia. *Profilaxia:* dose usual: 1 a 2 mg/kg/dia, VO, fracionados de 1 a 2 vezes ao dia. Dose máxima: 100 mg/dia, VO.

Alerta

- Reações adversas. **Cardiovasculares:** alterações do ECG. **Sistema nervoso central:** calafrios, confusão, depressão, tonturas, sonolência, dor de cabeça, mal-estar, dormência, parestesia, neuropatia periférica, reação psicótica, vertigem. **Dermatológicas:** alopecia, eritema multiforme, dermatite esfoliativa, prurido, erupção cutânea (eczematosa, eritematosa, maculopapular), síndrome de Stevens-Johnsons, urticária. **Endócrinas e metabólicas:** hiperfosfatemia. **Gastrointestinais:** dor abdominal, anorexia, diarreia associada a *Clostridium difficile*, constipação, diarreia, dispepsia, flatulência, náuseas, pancreatite, colite pseudomembranosa, vômitos. **Genitourinárias:** descoloração da urina. **Hematológicas e oncológicas:** agranulocitose, anemia aplástica, eosinofilia, anemia por deficiência de glicose-6-fosfato desidrogenase, granulocitopenia, diminuição da hemoglobina, anemia hemolítica, leucopenia, anemia megaloblástica, trombocitopenia. **Hepáticas:** icterícia colestática, hepatite, necrose hepática, aumento das transaminases séricas. **Hipersensibilidade:** anafilaxia, angioedema, hipersensibilidade. **Neuromusculares e esqueléticas:** artralgia, síndrome do tipo lúpus, mialgia, fraqueza. **Oftálmicas:** ambliopia, nistagmo, neurite óptica. **Respiratórias:** reação pulmonar aguda (os sintomas incluem arrepios, dor torácica, tosse, dispneia, febre e eosinofilia), tosse, cianose, dispneia, pneumonite, fibrose pulmonar (com uso prolongado), infiltração pulmonar. **Diversas:** febre.
- Contraindicações. *Pacientes grávidas no período de 38 a 42 semanas de gestação, em trabalho de parto ou quando o parto*

é iminente: risco de anemia hemolítica. *Neonatos com menos de 1 mês:* risco de anemia hemolítica. Anuria, oligúria ou comprometimento significativo da função renal (depuração da creatinina [CrCl] < 60 mL/minuto ou creatinina sérica elevada clinicamente significativa). Histórico prévio de icterícia colestática ou disfunção hepática associada ao uso prévio de nitrofurantoína. Hipersensibilidade conhecida à nitrofurantoína ou aos componemtes da formulação.

- Precauções/advertências. **Anemia hemolítica:** tenha cuidado em pacientes com deficiência de G6PD; pode estar em risco aumentado de anemia hemolítica. Interrompa a terapia se ocorrer. **Insuficiência renal. Sedativos:** os efeitos podem ser potenciados quando utilizados com outros medicamentos sedativos ou etanol. **Idosos:** o uso em idosos, particularmente as mulheres que recebem profilaxia em longo prazo para UTIs recorrentes, também tem sido associado a um risco aumentado de toxicidade hepática e neuropatia periférica. Monitorar de perto as toxicidades durante o uso. **Pediátrico:** o uso é contraindicado em crianças < 1 mês de idade (com risco aumentado de anemia hemolítica).

Monitorização

- Sinais de reação pulmonar. Sinais de dormência ou formigamento das extremidades. Testes periódicos de função hepática. Testes periódicos de função renal.

NITROPRUSSIATO DE SÓDIO
◊ Anti-hipertensivo

Apresentação no mercado

- Nitroprussiato de sódio 50 mg (ampola 2 mL)

Posologia

- Adultos e Crianças

- Dose usual: 0,5 a 8 µg/kg/min, IV.
- Dose máxima: 4 µg/kg/min em crianças.

- Neonatos

- Dose inicial: 0,25 a 0,5 µg/kg/min. Dobrar a dose a cada 15 a 20 min até o efeito desejado, apresentar reações adversas ou alcançar a dose máxima. Dose de manutenção: < 2 µg/kg/min.

Alerta

- Orientações. Administrar sempre com auxílio da bomba de infusão. Em pacientes com restrição volêmica, diluir uma ampola em 125 mL de soro glicosado. Manter nível de tiocinato < 50 mg/L.
- Antídoto. Tratar a toxicidade do tiocianato com tiossulfato de sódio 20% (10 mg/kg/min.).
- Precauções. Cuidado na insuficiência renal, hepática e no hipotireoidismo.

NOREPINEFRINA
◊ Amina Vasoativa

Apresentação no mercado

- Norepinefrina/Hyponor 1 mg/ mL injetável (ampola 4 mL) – cada ampola contém 4 mg de Norepinefrina base.

Posologia

- Crianças

- **Hipotensão/choque:** dose inicial: 0,05 a 0,1 µg/kg/min, EV, infusão contínua. Dose usual: 0,1 a 2 µg/kg/min.

- Neonatos

- **Hipotensão/choque:** dose inicial: 0,05 a 0,1 µg/kg/min, EV, infusão contínua. Dose usual: 0,2 a 2 µg/kg/min.

Alerta

- Extravasamento produz necrose dos tecidos, se ocorrer extravasamento, utilizar: Fentolamina (5 a 10 mg diluídos em 10 mL a 15 mL de solução salina).
- Reações adversas comuns. **Cardiovasculares:** bradiarritmia, hipertensão. **Dermatológicas:** lesão por extravasamento, necrose. **Gastrointestinal:** náusea, vômito. **Neurológicas:** confusão, dor de cabeça, tremor. **Psiquiátricas:** ansiedade, inquietação. **Renal:** retenção urinária.
- Reações adversas graves. **Cardiovasculares:** parada cardíaca, disritmia cardíaca.
- Contraindicações. Hipotensão devida a hipovolemia, trombose mesentérica ou vascular periférica, durante a anestesia com ciclopropano e halotano, e na presença de hipóxia profunda ou hipercarbia.
- Precauções/advertências. **Hipóxia/hipercarbia:** o uso em pacientes com hipóxia profunda ou hipercapnia pode produzir taquicardia ou fibrilação ventricular; use com extrema cautela. **Metabissulfito de sódio:** o produto pode conter metabissulfito de sódio; tenha cuidado em pacientes com asma ou alergia ao sulfito.

Monitorização

- Pressão arterial. Frequência cardíaca. Débito cardíaco. Estado do volume intravascular. Pressão capilar pulmonar. Produção de urina. Perfusão periférica. Sítio de infusão.

NORTRIPTILINA
◊ Antidepressivo

Apresentação no mercado

- Nortriptilina cápsula 10 mg e 25 mg

Posologia

- Idosos e Adolescentes

- Dose usual: 30 mg até 50 mg, VO, dose única ou em doses divididas (2 ou 3).

Alerta

- Reações adversas. **Cardiovasculares:** arritmia cardíaca, acidente vascular cerebral, edema, obstrução cardíaca, hipertensão, hipotensão, infarto do miocárdio, palpitações e taquicardia. **Sistema nervoso central:** agitação, ansiedade, ataxia, confusão, alucinação, desorientação, tontura, sonolência, mudança no padrão EEG, reação extrapiramidal, fadiga, ilusões, dor de cabeça, hipomania, insônia, pesadelos, dormência, pânico, neuropatia, psicose (exacerbação), inquietação, apreensão, formigamento das extremidades ou sensação de formicação, abstinência. **Dermatológicas:** alopecia, diaforese (excesso), prurido, pele sensível à luz, rachadura na pele e urticária. **Endócrinas e metabólicas:** diminuição da libido, diminuição do nível sérico de glicose, galactorreia, ginecomastia, aumento da libido, aumento do nível sério da glicose, SIADH, ganho e perda de peso. **Gastrointestinais:** cãibras abdominais, anorexia, constipação, diarreia, sofrimento epigástrico, melanoglossia, náusea, íleo paralítico, aumento da glândula parótida, estomatite, adenite sublingual, gosto desagradável, vômito, xerostomia. **Genitourinárias:** hipertrofia mamária, impotência, noctúria, inchaço testicular, hesitação urinária, retenção urinária, dilatação do trato urinário. **Hematológicas e oncológicas:** agranulocitose, eosinofilia, petéquia, púrpura, trombocitopenia. **Oftálmicas:** distúrbio do alojamento, visão turba, dores oculares, midríase. **Otológica:** zumbido. **Renal:** poliúria. **Eventos pós-comerciais reportados:** glaucoma de ângulo fechado, síndrome serotonininérgica, ideação suicida, tendência suicida.

- Interações medicamentosas e contraindicações. Uso simultâneo com IMAO – descontinuar o inibidor de MAO pelo menos 2 semanas antes de iniciar o tratamento com Pamelor. Hipersensibilidade a Pamelor. Possibilidade de existência de sensibilidade cruzada entre Palemor e outros benzodiazepínicos. Após infarto do miocárdio.
- Precauções/advertências. Piora clínica e risco de suicídio. Efeitos anticolinérgicos. Depressão do sistema nervoso central. Fraturas. Efeitos hematológicos. Efeitos oculares. Hipotensão ortostática. Síndrome da serotoninérgica. Doenças cardiovasculares. Diabetes. Insuficiência hepática. Mania/hipomania. Comprometimento renal. Transtorno convulsivo. Álcool benzílico e derivados. Síndrome da descontinuação.

Monitorização

- Pressão sanguínea em pacientes com câncer. ECG em pacientes com doença cardíaca ou hipertireoidismo. Agravamento da depressão, suicidalidade, mudança de comportamento.

OLANZAPINA
◊ Ansiolítico, Hipnótico/Neuroléptico

Apresentações no mercado
- Olanzapina 5 mg comprimido

Posologia
- Crianças
- > *13 anos:* **Transtorno bipolar I (episódios agudos mistos ou maníacos) e esquizofrenia:** dose de ataque: 10 mg/dia, VO, 1 x/dia. Dose inicial: 2,5 a 5 mg/dia, VO, 1 x/dia. Dose manutenção: 2,5 a 10 mg/dia, VO, 1 x/dia. Dose máxima: 20 mg/dia, VO.

Alerta
- Idosos: risco de queda.
- Reações adversas. > 10%: cefaleia, sonolência, insônia, agitação, nervosismo, hostilidade, vertigem, tremor, tontura, reação extrapiramidal, fadiga, fraqueza. Hipotensão ortostática. Dispneia, constipação, aumento de peso. Hipercolesterolemia. Hiperglicemia. Hiperprolactinemia. Aumento de apetite.

Boca seca. Triglicérides elevados. Acatisia (movimentação constante).

- Contraindicações. Hipersensibilidade à olanzapina ou a qualquer componente da formulação.
- Precauções/advertências.
- **Sinais e sintomas da síndrome neuroléptica maligna (SNM):** hiperpirexia, rigidez muscular, estado mental alterado e evidência de instabilidade autonômica (pulso ou pressão arterial irregular, taquicardia). **Discinesia tardia:** aumenta com a exposição em longo prazo às medicações antipsicóticas, deve-se considerar a redução da dose ou a interrupção da droga se sinais ou sintomas aparecerem. **Em caso de suspeita de síndrome de DRESS (reação à droga com eosinofilia e sintomas sistêmicos):** reação cutânea, febre, linfadenopatia, hepatite, nefrite, pneumonite, miocardite e pericardite, descontinuar o tratamento. **Testes de função hepática:** têm sido observadas, especialmente na fase inicial do tratamento, elevações assintomáticas e transitórias das transaminases hepáticas TGP e TGO. **Hiperglicemia e diabetes *mellitus*:** em pacientes com esquizofrenia.

Monitorização

- ECG no início e periodicamente durante o tratamento. Testes de função hepática; periodicamente em pacientes com alterações hepáticas. Hemograma completo. Teste de glicose. Perfil lipídico. Pressão arterial.

ÓLEO MINERAL
◊ Laxante/Emoliente, Hidratante

Apresentação no mercado
- Nujol líquido

Posologia
- Crianças
- > **6 anos:** dose usual: 5-15 mL, VO, à noite. Dose máxima: 15 mL/dia.

Alerta
- Crianças < 6 anos e idosos.
- Reações adversas. **Efeitos metabólicos:** má absorção de vitaminas A, D, E, K; cálcio e fosfatos. **Efeitos gastrointestinais:** cólicas abdominais, diarreia, náusea, vazamento retal oleoso (grandes doses; pode causar irritação anal, hemorroidas, desconforto perianal, prurido, sujeira), vômitos. **Efeitos respiratórios:** < 6 anos, idosos, debilitados e indivíduos com disfagia estão mais sujeitos a risco de aspiração do óleo mineral, que pode levar a pneumonia lipídica.
- Interações medicamentosas. O uso prolongado de Nujol pode: reduzir a absorção de vitaminas lipossolúveis (A, D, E, K), reduzir a absorção de anticoagulantes orais, reduzir a absorção de anticoncepcionais orais e reduzir a absorção de glicosídeos digitálicos.
- Contraindicações. Não fazer uso de nujol na presença de sintomas como náuseas, vômitos, dor abdominal a esclarecer, gravidez, dificuldade de deglutição e pacientes acamados. Crianças < 2 anos (administração retal) e crianças < 6 anos (administração oral).

OMEPRAZOL
◊ Redutor da Acidez Gástrica

Apresentações no mercado

- Omeprazol MUPS 10 mg comprimido - Atenção! Possui corante óxido férrico amarelo e óxido férrico marrom-avermelhado
- Omeprazol MPS 20 mg comprimido
- **Atenção! Possui corante óxido férrico marrom-avermelhado.** Contém açúcar: 22 mg sacarose
- Omeprazol 40 mg injetável (frasco-ampola) – cada fap contém 40 mg de omeprazol e cada frasco de diluente contém 10 mL

Posologia

■ Crianças

- **Esofagite erosiva:** < *1 ano, 3 a 5 kg:* dose usual: 2,5 mg, VO, uma vez ao dia. *5 a 10 kg:* dose usual: 5 mg, VO, uma vez ao dia. *> 10 kg:* dose usual: 10 mg, VO < uma vez ao dia. Duração: por até 6 semanas para o tratamento da esofagite erosiva. **Refluxo gastroesofágico (DRGE) e/ou esofagite erosiva:** ≥ *1 ano: 5 a 10 kg:* dose usual: 5 mg, VO, uma vez ao dia. *10 a 20 kg:* dose usual: 10 mg, VO, uma vez ao dia, *> 20 kg:* dose usual: 20 mg, VO, uma vez ao dia. Duração: até 4 semanas para o tratamento.

■ Neonatos

- Dose usual: 0.5 a 1.5 mg/kg/dose, VO, uma vez ao dia.

Alerta

- Reações adversas. 1 a 10%: **sistema nervoso central:** dor de cabeça, tontura. **Dermatológicas:** erupção cutânea. **Gastrointestinais:** dor abdominal, diarreia, náusea, flatulência, vômitos, regurgitação ácida, constipação (2%). **Neuromusculares e esqueléticas:** dor nas costas, fraqueza.
- Contraindicações. Contraindicado em caso de hipersensibilidade às polimixinas.
- Precauções/advertências. Alguns estudos observacionais publicados sugerem que a terapia com inibidores da bomba de prótons (IBP) pode estar associada a um pequeno risco de fraturas relacionadas à osteoporose.O tratamento prolongado (> 3 anos) pode causar má absorção de vitamina B_{12} e subsequente deficiência de vitamina B_{12}.Nefrite intersticial aguda foi observada em pacientes em uso de inibidores da bomba de prótons.O uso de inibidores de bomba de prótons (IBP) aumenta o risco de pólipos na glândula fúndica, especialmente com uso em longo prazo > 1 ano.

Monitorização

- Úlcera duodenal ou gástrica.*H. pylori.*Doença de refluxo gastroesofágico.O controle dos sintomas associados a condições hipersecretoras patológicas pode indicar eficácia. Esofagite erosiva.Nível sérico de magnésio (Mg) e vitamina B_{12}.

ONDANSETRONA
◊ Antiemético, Procinético

Apresentações no mercado

- Ondansetrona comprimidos revestidos (Zofran) – 4 mg
- Ondansetrona comprimidos revestidos (Zofran) – 8 mg
- **Atenção: Possui corante *opaspray* amarelo.**
- Ondansetrona Vonau Flash/comprimidos de desintegração oral: 4 mg.
- (Ansentron) Ondansetrona injetável – 2 mg/ mL – Ampolas de 2 mL.

Posologia

■ Crianças e Adolescentes

- **Náuseas e vômitos induzidos por quimioterapia e radioterapia:** *4 a 11 anos:* dose usual: 4 mg, VO, 30 minutos antes do início da quimioterapia, a seguir, 4 e 8 h após a primeira dose, durante 1 a 2 dias. ≥*12 anos:* dose usual: 8 mg, VO, 30 minutos antes do início da quimioterapia, a seguir, 4 e 8 h após a primeira dose, durante 1 a 2 dias. **Vômitos induzidos por gastroenterite:** ≥ *6 meses, 8 a 15 kg:* dose única: 2 mg, VO, ≥ *15 a 30 kg:* dose única: 4 mg, VO. ≥ *30 kg:* dose única: 8 mg, VO. **Náuseas e vômitos pós-operatórios:** ≥ *5 anos:* dose única: 0,15 mg/kg, VO, imediatamente antes ou após a indução da anestesia, ou pós-operatório. Dose máxima: 8 mg/ dose.

■ Crianças e Adolescentes (6 meses a 17 anos)

- Tratamento via intravenosa. **Náuseas e vômitos induzidos por quimioterapia e radioterapia:** ≥ *6 meses:* dose única: 0,15 mg/kg, 30 minutos antes do início da quimioterapia/radioterapia, seguida de doses 4 e 8 horas. Dose máxima: 16 mg/ dose. **Síndrome do vômito cíclico:** dose usual: 0,3 a 0,4 mg/kg, a cada 4 a 6 horas. Dose máxima: 20 mg/dose. **Vômitos induzidos por gastroenterite:** dose única: 0,15 mg/kg. Dose máxima: 8 mg/dose. **Náuseas e vômitos pós-operatórios:** ≥ *1 mês:* dose única: 0,05 a 0,15 mg/kg, imediatamente antes ou após a indução de anestesia ou no pós-operatório se ocorrer náusea ou vômito. Dose máxima: 8 mg/dose.

Alerta

- Reações Adversas. 10%: **sistema nervoso central:** cefaleia, fadiga, mal-estar. **Gastrointestinal:** constipação. 1 a 10%: **sistema nervoso central:** sonolência, sedação, tontura, agitação, sensação de frio. **Dermatológicas:** prurido, erupção cutânea. **Gastrointestinal:** diarreia. **Genitourinárias:** doença ginecológica, retenção urinária. **Hepáticas:** aumento da ALT sérica, aumento da AST sérica. **Local:** reação no local da injeção. **Respiratória:** hipoxia. **Diversas:** febre.
- Contraindicação. Contraindicada a administração concomitante com cloridrato de apomorfina, devido a relatos de hipotensão profunda e perda de consciência.
- Precauções/advertências. Reações de hipersensibilidade podem ocorrer em pacientes que já apresentaram reação a outros antagonistas seletivos de receptores 5-HT3. Ondansetrona prolonga o intervalo QT de maneira dose-dependente. Além disso, casos de *torsades de pointes* têm sido relatados em pacientes usando ondansetrona. Hipocalemia e hipomagnesemia devem ser corrigidas antes da administração de ondanse-

---

Precauções/advertências. Não administrar NUJOL junto com alimentos ou quando houver presença de hemorragia retal. Desaconselhável após cirurgia anorretal, pois poderá causar prurido anal. A exposição ao sol após a aplicação do produto na pele pode provocar queimaduras.

trona. Síndrome serotoninérgica tem sido descrita após o uso concomitante com outros fármacos serotoninérgicos. Tendo-se em vista que a ondansetrona aumenta o tempo de trânsito no intestino grosso, pacientes com sinais de obstrução intestinal subaguda devem ser monitorados após a administração.

Monitorização

- ECG. Pacientes com anormalidades eletrolíticas (p. ex., hipocalemia, hipomagnesemia). Diminuição da atividade intestinal. Sinais e sintomas da síndrome serotoninérgica.

OXACILINA
◇ Antimicrobiano

Apresentação no mercado

- Oxacilina 500 mg FA

Posologia

- Crianças

- **Meningite bacteriana (*Staphylococcus aureus* sensível à meticilina):** ≥ *29 dias:* dose usual: 200 mg/kg/dia IV divididos a cada 6 horas (máximo 2 g/dose). **Pneumonia adquirida na comunidade:** ≥ *3 meses:* dose usual: 150 a 200 mg/kg/dia divididos a cada 6 a 8 horas por 10 dias (máximo 2 g/dose). **Endocardite infecciosa (cepas estafilocócicas sensíveis à oxacilina):** dose usual: 200 mg/kg/dia divididos a cada 4 a 6 horas (máximo 12 g/dia); duração geralmente é de 4 a 6 semanas, duração maior pode ser requerida. **Infecções estafilocócicas graves (devidas a estafilococos de produção de penicilinase):** ≥ *29 dias:* dose usual: 150 a 200 mg/kg/dia IV ou IM divididos a cada 4 a 6 horas (máximo 2 g/dose). **Infecções de pele e tecido mole;** *Staphylococcus aureus* sensível à meticilina: dose usual: 100 a 150 mg/kg/dia IV em 4 doses divididas. **Infecção necrosante devido a *Staphylococcus aureus*:** dose usual: 50 mg/kg/dose IV a cada 6 horas.

- Neonatos
- Dose usual: 25 mg/kg/dose IV. **Meningite:** 50 mg/kg/dose IV.

- Intervalo de dose:

Idade Gestacional (semanas)	Dias de Vida	Intervalo (horas)
≤ 29	0 a 28 > 28	12 8
30 a 36	0 a 14 > 14	12 8
37 a 44	0 a 7 > 7	12 8
≥ 45	Todos	6

Alerta

- Irritante para veias, avaliar para o risco de flebite e observar sinais de extravasamento.
- Reações adversas. Nefrite intersticial associada a hematúria, albuminúria e cilindros na urina. Depressão da medula óssea. ALT e AST elevados.

OXIMETAZOLINA
◇ Descongestionante Nasal

Apresentação no mercado

- Afrin Nasal Infantil gotas (frasco 20 mL)

Posologia

- Crianças

- *> 6 anos (Afrin adulto):* dose usual: 2 ou 3 gotas em cada narina, 2 vezes ao dia. *2 a 5 anos (Afrin infantil):* dose usual: 2 ou 3 gotas em cada narina, 2 vezes ao dia.

Alerta

- Reações adversas sérias. **Cardiovasculares:** arritmias cardíacas, hipertensão arterial, taquiarritmia.

PANTOPRAZOL
◇ Redutor da Acidez Gástrica

Apresentações no mercado

- Pantozol 20 mg comprimido revestido de liberação retardada
- Pantozol 40 mg injetável (frasco-ampola)

- **Atenção: possui corante óxido de ferro amarelo.**

Posologia

- Crianças

- *> 5 anos, ≥15 até < 40 kg:* dose usual: 20 mg/dia por até 8 semanas. *≥ 40 kg:* dose usual: 40 mg/dia por até 8 semanas. *1-5 anos:* dose usual: 0,3 mg a 0,6 mg ou 1,2 mg/kg/dia uma vez ao dia por até 8 semanas.

Alerta

- Reações adversas. 1 a 10%: **Cardiovasculares:** tromboflebite, edema facial, edema. **Sistema nervoso central:** tontura, vertigem e depressão. **Dermatológicas:** rachadura na pele, prurido, urticaria e pele sensível ao sol. **Endócrinas e metabólicas:** aumento do nível sérico de triglicerídeos. **Gastrointestinais:** diarreia, dor abdominal, vômito, constipação, flatulência, náusea e xerostomia. **Hematológicas:** leucopenia e trombocitopenia. **Hepáticas:** aumento das enzimas dos rins e hepatite. **Neuromusculares e esqueléticas:** artralgia, aumento da creatina fosfoquinase e mialgia. **Oftálmica:** visão embaçada. **Respiratória:** infecção do trato respiratório. **Diversas:** febre.
- Contraindicações. Hipersensibilidade ao princípio ativo ou excipientes, podendo causar anafilaxia, choque anafilático, angioedema, broncoespasmo, nefrite intersticial aguda e urticária.
- Precauções/advertências. A resposta sintomática ao pantoprazol não exclui a presença de malignidade gástrica. Em pacientes com insuficiência hepática, as enzimas hepáticas devem ser monitoradas constantemente. O tratamento diário, quando em uso prolongado, pode diminuir a absorção da vitamina B_{12}. Pantoprazol pode aumentar a contagem de bactérias normalmente presentes no trato gastrointestinal superior. Por conta disso, pode causar infecções por bactérias como *Salmonella, Campylobacter* e *C. difficile*. Hipomagnesemia é raramente relatada em tratamentos com mais de 3 meses.

Risco aumentado de fraturas ósseas relacionadas à osteoporose no quadril, punho ou coluna vertebral. Não é necessário ajuste de dose em pacientes idosos. Em pacientes pediátricos o uso é recomendado para tratamento de curta duração. Não se espera que afete a habilidade de dirigir, mas pode causar reações como tontura e distúrbios visuais.

Monitorização

- Diminuição do desconforto abdominal e gastroesofágico pode indicar eficácia. **Úlcera péptica:** melhora endoscópica pode indicar eficácia. **Magnésio sérico:** considerar a triagem antes do início e periodicamente durante a terapia prolongada. **Vitamina B$_{12}$ sérica:** considerar o rastreamento a cada 1 a 2 anos quanto à deficiência em pacientes que recebem terapia prolongada.

PARACETAMOL (Acetaminofeno)

◊ Analgésico, Antitérmico, Anti-inflamatório não Esteroidal

Apresentações no mercado

- Paracetamol bebê 100 mg/mL: Gotas: Embalagens com 15 mL.
- Paracetamol criança 160 mg/5 mL solução oral em frasco com 60 mL contendo 32 mg/mL. Possui corante FDC vermelho nº 40.
- Paracetamol solução oral: Gotas: 200 mg/ mL (1 mL corresonde de 14 a 16 gotas) – Frasco com 15 mL. Possui corante amarelo-crepúsculo FDE nº 6.
- Paracetamol comprimidos: Oral: 500 mg e 750 mg. Embalagens com 20, 100 ou 200 comprimidos revestidos de 500 mg. Embalagens de 20 ou 200 comprimidos de 750 mg.
- Paracetamol 200 mg supositórios.

Posologia

- **Adultos e crianças**
- Via oral. *> 12 anos:* dose usual: 750 mg, VO, 3 a 5 vezes ao dia. Dose máxima: 4 g/dia.

- **Crianças**
- Dose usual: 10 a 15 mg/kg, VO, em intervalos de 4 a 6 h. Dose máxima: 5 doses/dia.

- **Neonatos**
- **Prematuros com menos de 32 semanas pós-menstrual idade:** dose usual: 20 a 25 mg/kg, VO; depois 12 a 15 mg/kg/dose a cada 12 horas, conforme necessário ou 24 horas por dia. **Prematuros maiores ou iguais a 32 semanas pós-menstrual idade:** dose usual: 20 a 25 mg/kg, VO; depois 12 a 15 mg/kg/dose a cada 8 horas, conforme necessário ou 24 horas por dia.

- **Crianças a termo**
- Dose usual: 20 a 25 mg/kg, VO; depois 12 a 15 mg/kg/dose a cada 6 horas, conforme necessário ou 24 horas por dia.

PARACETAMOL 200 mg supositório

Posologia

- Crianças
- Dose usual: 10 a 15 mg/kg, VR, em intervalos de 6 h (não exceder 5 doses em 24 h).

-
- Neonatos
- Dose de ataque: 30 mg/kg, VR. Dose de manutenção: 20 mg/kg, VR. *Intervalos:* pré-termo: < 32 semanas IG, a cada 12 h. Pré-termo: > 32 semanas IG, a cada 8 h. Termo: a cada 6 h.

Alerta

- Antídoto. Acetilcisteína (Fluimucil 600 mg cp. eferv ou Fluimucil 10% ap. 3 mL)
- Contraindicações. Em pacientes com deficiência de G6PD.
- Precauções. Não exceder 5 doses em 24 hs. Tratamento da superdosagem com N-acetilcisteína.
- Reações adversas graves. **Gastrointestinal:** hemorragia gastrointestinal **Hepática:** hepatotoxicidade. **Renal:** nefrotoxicidade. **Respiratória:** pneumonite.

Monitorização

- Testes da função hepática, em pacientes medicados com doses elevadas ou predisposição a toxicidade hepática.

Ajuste renal

Correção pelo *clearance* de creatinina (mL/min)			Dose em diálise	
>80	80-50	50-10	Após HD	Diária em DP
6-8 h	6-8 h	8-12 h	500 mg	ClCrClCr < 10

Alerta

- Antídoto. Acetilcisteína (Fluimucil 600 mg cp. eferv ou Fluimucil 10% ap. 3 mL).Vide Paracetamol supositório.
- Reações Adversas. *Rash* cutâneo, diminuição sérica de bicarbonato, hipercloremia, hiperuricemia, aumento da glicemia, nefrotoxicidade, anemia, leucopenia, neutropenia, pancitopenia, reações de hipersensibilidade. Na administração IV: hipertensão, hipotensão, edema periférico, taquicardia, agitação, trismus, hipocalemia, hipomagnesemia, hipofostatemia, dor abdominal, diarreia, cefaleia, náusea, anemia, anafilaxia, reações de hipersensibilidade.
- Contraindicações. **Injetáveis:** hipersensibilidade ao paracetamol ou algum componente para a formulação; insuficiência hepática. **OTC:** na automedicação, não usar outros medicamentos contendo paracetamol. A hepatotoxicidade vem sendo associada ao uso de paracetamol, às vezes resultando em transplante hepático. Não exceder a dose diária máxima recomendada (4 g para adultos).

PENICILINA G BENZATINA
◦ Antimicrobiano

Apresentações no mercado
- Penicilina 1.200.000 U suspensão injetável

Posologia

■ Crianças

- **Febre reumática recorrente;** *profilaxia:* ≤ *27 kg:* 600.000 UI IM a cada 4 semanas; pacientes com alto risco administrar a cada 3 semanas. > *27 kg:* 1.200.000 UI IM a cada 4 semanas; pacientes com alto risco administrar a cada 3 semanas. **Streptococcus (grupo A); infecção respiratória superior (faringite):** ≤ *27 kg:* 600.000 UI IM dose única. > *27 kg:* 900.000 UI IM dose única. **Sífilis:** *Primária, secundária e recente latente:* ≥ *30 dias:* 50.000 UI/kg IM dose única (máximo de 2.400.000 UI/dose). *Latente tardia:* ≥ *30 dias:* 50.000 UI/kg IM (máximo de 2.400.000 UI/dose); administrar 3 doses com 1 semana de intervalo (total de 150.00 UI/kg até no máximo de 7.2 milhões UI). *Congênita, sem manifestação clínica da doença:* ≥ *30 dias:* 50.000 UI/kg IM (máximo de 2.400.000 UI/dose) semanalmente por até 3 doses. *Congênita, envolvimento neurológico:* ≥ *30 dias:* 50.000 UI/kg IM (máximo de 2.400.000 UI/dose) dose única depois de 10 dias de terapia IV de penicilina G aquosa.

■ Neonatos
- **Sífilis congênita:** 50.000 UI/kg/dose IM dose única.

Alerta

■ Reações adversas.
- A administração IV da penicilina G benzatina tem sido associada com parada cardiorrespiratória e morte; administração exclusiva IM.
- Reações de hipersensibilidade graves e potencialmente fatais, dano neurovascular severo (mielite transversa com paralisia permanente, gangrena requerendo amputação, necrose e descamação em volta do local da injeção). Fibrose e atrofia do quadríceps femoral ocorreram após administração intramuscular repetida na coxa anterolateral.

PENICILINA G CRISTALINA
◦ Antimicrobiano

Apresentações no mercado
- Penicilina 5.000.000 UI FA

Posologia

■ Crianças

- **Antraz (como parte da terapia ou terapia tripla):** ≥ *29 dias:* 400.000 UI/kg/dia IV divididos a cada 4 horas (máximo 24 milhões UI/dia); duração de 2 a 3 semanas. **Meningite Bacteriana:** ≥ *29 dias:* 300.000 UI/kg/dia IV divididos a cada 4 a 6 horas (máximo 4 milhões UI/dose); duração de 7 a 21 dias. **Pneumonia adquirida na comunidade;** *S. pneumoniae* (MIC ≤ *2 µg/ mL*): ≥ *3 meses:* 200.000 a 250.000 UI/kg/dia IV a cada 4 a 6 horas (máximo 4 milhões UI/dose) por 10 dias. **Streptococcus grupo A:** *3 meses:* 100.000 a 250.000 UI/kg/dia IV a cada 4 a 6 horas (máximo 4 milhões UI/dose) por 10 dias. **Difteria (tratamento e profilaxia):** 150.000 a 250.000 UI/kg/dia IV a cada 6 horas (máximo 2 milhões UI/dose) por 7 a 10 dias. **Endocardite infecciosa:** 200.000 a 300.000 UI/kg/dia IV a cada 4 horas (máximo 12 a 24 milhões UI/dia); duração da terapia geralmente é de 4 a 6 semanas. **Doença de Lyme:** 200.000 a 400.000 UI/kg/dia IV a cada 4 horas (máximo 18 a 24 milhões UI/dia); duração da terapia pode variar de 10 a 28 dias. **Infecção meningocócica (invasiva, não meníngea):** 250.000 a 300.000 UI/kg/dia IV a cada 4 a 6 horas (máximo 4 milhões UI/dose). **Infecção pneumocócica (invasiva, não meníngea):** 250.000 a 400.000 UI/kg/dia IV a cada 4 a 6 horas (máximo 4 milhões UI/dose). **Febre de mordida de rato:** 20.000 a 50.000 UI/kg/dia IV divididos a cada 6 horas por 5 a 7 dias, seguido por terapia com penicilina oral por mais 7 dias. **Infecções de pele e tecido mole; infecção não purulenta ou necrosante causada por** *Streptococcus* **e infecção necrosante por espécies de** *Clostridium***:** 60.000 a 100.000 UI/kg/dose IV a cada 6 horas; para infecções necrosantes adicionar clindamicina. **Sífilis (congênita e neurossífilis):** ≥ 30 dias: 200.000 a 300.000 UI/kg/dia IV a cada 4 a 6 horas (máximo 4 milhões UI/dose) por 10 dias.

■ Neonatos
- **Antraz (como parte da terapia ou terapia tripla):** *32 a 34 semanas de idade gestacional:* 0 a 1 semana: 100.000 UI/kg/dose IV a cada 12 horas. *1 a 4 semanas:* 100.000 UI/kg/dose IV a cada 8 horas. ≥ *34 semanas de idade gestacional:* 0 a 1 semana: 100.000 UI/kg/dose IV a cada 8 horas. *1 a 4 semanas:* 100.000 UI/kg/dose IV a cada 6 horas. **Bacteremia:** 25.000 a 50.000 UI/kg/dose IV. **Meningite:** 75.000 a 100.000 UI/kg/dose IV.

■ Intervalo de dose

Idade Gestacional (semanas)	Dias de Vida	Intervalo (horas)
≤ 29	0 a 28 > 28	12 8
30 a 36	0 a 14 >14	12 8
37 a 44	0 a 7 > 7	12 8
≥ 45	Todos	6

- **Meningite por estreptococos do grupo B:** ≤ *7 dias:* 250.000 a 450.00 UI/kg/dia IV divididos a cada 8 horas. ≥ *8 dias:* 450.000 a 500.000 UI/kg/dia IV divididos a cada 6 horas.

Alerta

- Monitorar hemograma completo, eletrólitos, funções hepática e renal, e estado cardíaco e vascular deve ser avaliado em pacientes recebendo doses altas por períodos prolongados.
- Reações adversas. Reações de hipersensibilidade graves e potencialmente fatais, dano neurovascular severo (mielite transversa com paralisia permanente, gangrena requerendo amputação e necrose e descamação por volta do local da injeção); reações hematológicas (neutropenia, anemia hemolítica), reações neurotóxicas, dano tubular renal, nefrite intersticial, insuficiência cardíaca congestiva, hipercalemia.

PENICILINA G PROCAÍNA
◊ Antimicrobiano

Apresentação no mercado
- Penicilina 400.000 UI FA

Posologia
Crianças
- Dose usual: < 27 kg: 300.000 UI IM, 1 vez ao dia. ≥ 27 kg: 600.000 a 1.000.000 UI IM, 1 vez ao dia. **Neurossífilis e sífilis ocular:** *adolescentes:* 2,4 milhões UI IM 1 vez ao dia por 10 a 14 dias, juntamente com probenicida 500 mg VO.

Neonatos
- **Sífilis congênita:** 50.000 UI/kg/dose IM 1 vez ao dia por 10 dias.

Alerta
- Periodicamente monitorar hemograma completo e função renal em pacientes recebendo doses altas e por longos períodos.
- Reações adversas. Reações de hipersensibilidade graves e potencialmente fatais, danos neurovasculares graves. Foram notificadas reações tóxicas imediatas à procaína, especialmente quando foi administrada uma dose única grande (4,8 milhões de unidades).

PIPERACILINA/TAZOBACTAM
◊ Antimicrobiano

Apresentações no mercado
- Piperacilina/Tazobactam 2,25 g FA
- Piperacilina/Tazobactam 4,5 g FA

Posologia
Crianças
- **Exacerbações pulmonares agudas, fribose cística:** 350 a 600 mg/kg/dia (piperacilina) IV divididos a cada 4 horas (máximo de 18 a 24 g/dia). **Apendicite e/ou peritonite:** *60 dias a 9 meses:* 240 mg/kg/dia (piperacilina) IV divididos a cada 8 horas. ≥ *9 meses < 40 kg:* 300 mg/kg/dia (piperacilina) IV divididos a cada 8 horas. ≥ *40 kg:* 3 g (piperacilina) IV a cada 6 horas. **Neutropenia febril:** 320 mg/kg/dia (piperacilina) IV divididos a cada 6 horas (máximo 4 g/dose). **Endocardite infecciosa:** 240 mg/kg/dia (piperacilina) IV divididos a cada 8 horas (máximo 18 g/dia). **Infecção intra-abdominal:** 200 a 300 mg/kg/dia (piperacilina) IV divididos a cada 6 a 8 horas. **Infecções severas:** *2 a 9 meses:* 240 mg/kg/dia (piperacilina) IV divididos a cada 8 horas. ≥ *9 meses:* 300 mg/kg/diia (piperacilina) IV divididos a cada 8 horas. **infecções de pele e tecidos moles, infecção necrosante:** 240 a 300 mg/kg/dia (piperacilina) IV divididos a cada 6 horas; terapia adjunto à vancomicina. **Profilaxia cirúrgica:** *60 dias a 9 meses:* 80 mg/kg (piperacilina) IV 60 minutos antes da incisão cirúrgica; pode repetir em 2 horas. ≥ *9 meses:* 100 mg/kg/dia (piperacilina) IV 60 minutos antes da incisão cirúrgica (máximo 3 g/dose); pode repetir em 2 horas.

Neonatos

Idade Gestacional (semanas)	Dias de Vida	Dose (baseada na dose de Piperacilina)	Intervalo
≤ 29 semanas	0 a 28 dias > 28 dias	100 mg/kg/dose	12 horas 8 horas
30 a 26 semanas	0 a 14 dias > 14 dias	100 mg/kg/dose	12 horas 8 horas
37 a 44 semanas	0 a 7 dias > 7 dias	100 mg/kg/dose	12 horas 8 horas
≥ 45 semanas	Todos	100 mg/kg/dose	8 horas

Alerta
- Monitorar eletrólitos periodicamente em pacientes com baixas reservas de potássio, ou pacientes recebendo terapia citotóxica ou diuréticos. Avaliação periódica da função hematopoiética, especialmente com terapia prolongada de 21 dias ou mais.
- Reações adversas. Diarreia, constipação, náusea, vômito, dor de cabeça e insônia. Os efeitos adversos associados a doses superiores a 600 mg/kg (piperacilina) ou com duração superior a 14 dias foram doença do soro, anemia hemolítica imunomediada e supressão da medula óssea.

PIRIMETAMINA
◊ Antiparasitário

Apresentação no mercado
- Pirimetamina 25 mg comprimido

Posologia
Crianças
- Dose usual: 1 a 2 mg/kg/dia, VO.

Alerta
- Antídoto. Folinato de cálcio (Legifol 50 mg/5 mL FAP ou Prevax 15 mg cp.)
- Reações adversas sérias. **Dermatológicas:** síndrome de Stevens-Johnsons (rara). **Hematológicas:** leucopenia, anemia megaloblástica.
- Contraindicações. Anemia megaloblástica devida a deficiência de folato.

POSACONAZOL
◊ Antifúngico

Apresentação no mercado
- Posoconazol 40 mg/mL frasco 105 mL

Posologia
- NOXAFIL® deve ser administrado na refeição ou com 240 mL de um suplemento nutricional. A suspensão oral deve ser agitada antes de cada uso. Após aberto, NOXAFIL® é válido por 4 semanas. **Infecções fúngicas invasivas refratárias (IFI)/ pacientes intolerantes com IFI e coccidioidomicose:** dose usual: 400 mg (10 mL), VO, 2 vezes ao dia. Em pacientes que não podem tolerar uma refeição ou um suplemento nutricional: 200 mg (5 mL), VO, 4 vezes ao dia. A duração da terapia

deve ser baseada na gravidade da doença subjacente, recuperação da imunossupressão e resposta clínica. **Candidíase orofaríngea:** dose de ataque: 200 mg (5 mL), VO, 1 vez por dia no primeiro dia, seguida de 100 mg (2,5 mL), VO, 1 vez ao dia por 13 dias. **Candidíase orofaríngea ou esofágica refratária:** dose usual: 400 mg (10 mL), VO, 2 vezes ao dia. A duração da terapia deve ser baseada na gravidade da doença subjacente e na resposta clínica do paciente. **Profilaxia de infecções fúngicas invasivas:** dose usual: 200 mg (5 mL), VO, 3 vezes ao dia. A duração da terapia se baseia na recuperação da neutropenia ou da imunossupressão.

Alerta

- Reações adversas. > 10%: **Cardiovasculares:** tromboflebite, hipertensão, edema periférico, edema, hipotensão, taquicardia. **Sistema nervoso central:** dor de cabeça, arrepios, fadiga, a insônia, edema dos membros inferiores, tonturas, dor. **Dermatológicas:** erupção cutânea, prurido. Endócrinas e metabólicas: hipocalemia, hipomagnesemia, perda de peso, hiperglicemia, a desidratação. **Gastrointestinais:** diarreia, náusea, vômitos, dor abdominal, obstipação, anorexia, mucosite, estomatite, diminuição do apetite, candidíase oral, dor abdominal superior. **Hematológicas e oncológicas:** trombocitopenia, anemia, neutropenia, neutropenia febril, petéquias. **Hepática:** aumento da ALT sérica. **Infecção:** bacteremia, infecção por herpes simples, doença de citomegalovírus. **Neuromusculares e esqueléticas:** dor musculoesquelética, fraqueza, artralgia. **Respiratórias:** tosse, dispneia, epistaxe, faringite. 1 a 10%: **Cardiovasculares:** embolia pulmonar, *torsades de pointes*. **Sistema nervoso central:** ansiedade, parestesia. **Dermatológicas:** diaforese. **Endócrinas e metabólicas:** hipocalcemia, insuficiência adrenocortical. **Gastrointestinal:** dispepsia. **Genitourinária:** hemorragia vaginal. **Hematológicas e oncológicas:** síndrome hemolítico-urêmica, púrpura trombocitopênica trombótica. **Hepáticas:** hiperbilirrubinemia, aumento de AST sérica, insuficiência hepática, hepatite, hepatomegalia, icterícia, aumento das enzimas hepáticas, aumento da fosfatase alcalina no soro. **Hipersensibilidade:** reação de hipersensibilidade. **Neuromuscular e esquelética:** dor nas costas. **Renal:** insuficiência renal aguda. **Respiratórias:** pneumonia, infecção do trato respiratório superior.
- Contraindicação. Pacientes tratados concomitantemente com substratos do CYP3A4, terfenadina, astemizol, cisaprida, pimozida ou quinidinas, pois pode levar a prolongamento do segmento QT e ocorrências raras de *torsades de pointes*. Pacientes tratados concomitantemente com inibidores da H MG-CoA redutase, os quais são metabolizados principalmente pelo CYP3A4, pois o aumento da concentração plasmática desses medicamentos pode levar à rabdomiólise. Pacientes tratados concomitantemente com alcaloides do ergot, pois pode aumentar as concentrações plasmáticas de alcaloides do ergot, o que pode levar a ergotismo.

Monitorização

- Função hepática (p. ex., AST/ALT, fosfatase alcalina e bilirrubina) antes do início e durante o tratamento. Função renal, especialmente em pacientes em terapia IV se eGFR < 50 mL/min/1,73 m². Distúrbios de eletrólitos (p. ex., cálcio, magnésio, potássio). Infecções por fungos. Ingestão oral adequada.

MACROGOL 3350 + BICARBONATO DE SÓDIO + CLORETO DE SÓDIO + CLORETO DE POTASSIO
Laxante

Apresentação no mercado

- Muvinlax pó (sachê 14 g) - Cada sachê contém 13,125 g macrogol; 0,1775 g de bicarbonato de sódio; 0,3507 g de cloreto de sódio e 0,0466 g de cloreto de potássio

Posologia

- Crianças
- Tratamento via oral. **Constipação intestinal:** > *2 anos:* dose usual: 0,8 g/kg/dia (de 0,3 a 1,4 g/kg/d). **Impactação fecal:** > *2 anos:* administrar 1,5 g/kg/dia, até o máximo de 100 g, em 1 a 2 tomadas antes das refeições, por um período de 1 a 3 dias.

Alerta

- Reações adversas. > 10%: náusea, inchaço.
- Interações medicamentosas. Não é conhecida interação direta com quaisquer fármacos. Contudo, uma vez que é esperado um efeito laxativo, não devem ser utilizadas outras medicações simultaneamente. Quando for utilizado para preparo do cólon, poderá ocorrer diminuição ou eliminação da absorção de outros medicamentos, portanto, recomenda-se que as medicações orais sejam administradas antes de 2 ou após 3 horas do uso.
- Contraindicação. Não deve ser administrado em pacientes com hipersensibilidade ao macrogol (polietilenoglicol) ou a qualquer componente de sua formulação. Contraindicado em portadores de doenças inflamatórias intestinais ativas graves, colite tóxica, obstrução ou perfuração do trato gastrointestinal e na presença de dor abdominal de etiologia desconhecida. Este medicamento é contraindicado para menores de 2 anos de idade.
- Precauções/advertências. Pacientes portadores de constipação crônica devem ser cuidadosamente avaliados na busca de causas metabólicas, endócrinas ou neurogênicas, assim como do uso de substâncias obstipantes. O tratamento medicamentoso da constipação deve ser complementado por medidas dietéticas adequadas, como aumento de ingestão de fibras vegetais, um volume adequado de líquidos, assim como adequação do hábito defecatório e prática de atividade física regular. Pacientes idosos, especialmente os acamados, são mais propensos à aspiração pulmonar do conteúdo gástrico, portanto, a administração de grandes volumes, como os necessários ao preparo do cólon com soluções isotônicas, pode levar à ocorrência de reações adversas sérias secundárias a essa aspiração. O macrogol 3350 passa pelo trato digestivo praticamente sem ser absorvido, sendo detectada apenas 0,06% da dose inicial na urina. O macrogol 3350 não é metabolizado pelo corpo, não havendo, portanto, possibilidade de produção de derivados tóxicos teratogênicos. Também não é biotransformado/metabolizado pelas bactérias colônicas. Mesmo na presença de inflamação do cólon, a dose absorvida de macrogol 3350 é semelhante à dos indivíduos normais. Uma vez que sua absorção é negligenciável, também não se espera excreção no leite materno. Cada sachê contém 0,19 g de sódio e 0,024 g de potássio.

PREDNISOLONA
◊ Corticosteroide de Uso Sistêmico, Anti-Inflamatório, Antiasmático

Apresentações no mercado
- Prednisolona comprimidos de 5 mg – Embalagem com 20 comprimidos de 5 mg.
- Prednisolona comprimidos de 20 mg – Embalagem com 5 ou 10 ou 20 ou 40 comprimidos de 20 mg.
- Prednisolona xarope – 1,34 mg/ mL + copo medida – Frasco com 100 mL de solução.

Indicações
- Tratamento de doenças endócrinas, doenças reumáticas, doença do colágeno, doenças dermatológicas, alergias, doenças respiratórias, doenças hematológicas, neoplasias, distúrbios gastrointestinais. Trata-se de anti-inflamatório e imunossupressor em patologias cujos mecanismos fisiopatológicos envolvam processos inflamatórios e/ou autoimunes; para o tratamento de condições endócrina; e em composição de esquemas terapêuticos em algumas neoplasias.

Posologia
- Crianças
- A dose pediátrica inicial pode variar de 0,14 a 2 mg/kg de peso por dia, ou 4 a 60 mg por metro quadrado de superfície corporal por dia, administrados de 1 a 4 vezes ao dia.

Alerta
- Reações adversas. Cardiomiopatias, edema, edema facial, hipertensão, cefaleia, insônia, nervosismo, convulsão, vertigem, eritema, *rash* cutâneo, hisurtismo, urticária, síndrome de Cushing, diabetes *mellitus*, supressão do crescimento, hipocalemia, hipoglicemia, distensão abdominal, supressão da adrenal, ganho de peso, pancreatite, fratura, fraqueza muscular, catarata, aumento da pressão intraocular, irritação, epistaxes, glaucoma, diaforese aumentada, trombose venosa.
- Contraindicações. Pacientes alérgicos à prednisolona ou a qualquer outro componente da fórmula; pacientes com infecções fúngicas sistêmicas ou infecções não controladas.
- Advertências e precauções. Pode causar hipercortisolismo ou supressão da adrenal pituitara hipotalâmica pi(HPA), particularmente em crianças mais jovens ou pacientes recebendo doses por tempo prolongado. A retirada do medicamento dever ser gradual e cuidadosa. Em pacientes pediátricos, pode causar osteoporose ou inibir o crescimento ósseo. Corticosteroides podem mascarar sinais de infecções que venham a aparecer durante o tratamento.

PREDNISONA
◊ Anti-inflamatório Hormonal

Apresentações no mercado
- Meticorten 20 mg comprimido
- Meticorten 5 mg comprimido

Posologia
- Crianças
- **Imunossupressor:** dose usual: 0,05 a 2 mg/kg/dia, VO, 1 a 4 vezes ao dia. **Tratamento da asma:** dose usual: 1 a 2 mg/kg/dia. Dose máxima: 60 mg/dia.

Alerta
- Vide prednisolona.

PROMETAZINA
◊ Antialérgico

Apresentações no mercado
- Fenergan 25 mg comprimido revestido
- Fenergan Injetável: 50 mg (ampola com 2 mL)
- Atenção! Contém corante ribolflavina
- Atenção diabéticos: contém açúcar pulverizado amiláceo (24 mg/comprimido)

Posologia
- Crianças
- Tratamento via oral. ≥ *2 anos*: **Anti-histamínico:** dose usual: 0.1 mg/kg/dose, VO, 4 vezes ao dia. **Antiemético:** dose usual: 0,25 a 1 mg/kg/dose, VO, 4 a 6 vezes ao dia. Dose máxima: 25 mg. **Sedação:** dose usual: 0,5 a 1 mg/kg/dose, VO, 4 vezes ao dia.
- Injetável. ≥ *2 anos*: **Anti-histamínico:** dose usual: 0,1 a 0,2 mg/kg/dose, IM, 4 vezes ao dia. **Antiemético:** dose usual: 0,25 a 1 mg/kg/dose, IM, 4 ou 6 vezes ao dia. **Hipnótico e sedativo:** dose usual: 0,5 a 1 mg/kg/dose, IM, 4 vezes ao dia.

Alerta
- Reações adversas. **Cardiovasculares:** bradicardia, alterações do ECG (alterações inespecíficas do QT), hipertensão, hipotensão, tromboflebite local, flebite localizada, hipotensão ortostática, taquicardia, vasospasmo (distal ao local da injeção), trombose venosa. **Sistema nervoso central:** agitação, acatisia, ataxia, catatonia, confusão, delírio, desorientação, tonturas, sonolência, distonia, euforia, excitação, reação extrapiramidal, fadiga, alucinação, histeria, insônia, lassitude, paralisia local, síndrome de Parkinson, Discinesia tardia, nervosismo, síndrome maligna dos neurolépticos, pesadelos, sedação, convulsões, distúrbios sensoriais (perda sensorial local). **Dermatológicas:** dermatite, gangrena de pele ou outro tecido (local), fotossensibilidade da pele, pigmentação da pele (cinza-ardósia), urticária. **Endócrinas e metabólicas:** amenorreia, ginecomastia, hiperglicemia. **Gastrointestinais:** constipação, náuseas, vômitos, xerostomia. **Genitourinárias:** congestão mamária, perturbação ejaculatória, impotência, lactação, retenção urinária. **Hematológicas e oncológicas:** agranulocitose, trombocitopenia imune, leucopenia, trombocitopenia. **Hepática:** icterícia. **Hipersensibilidade:** angioedema. **Local:** abscesso no local da injeção, reação no local da injeção (sensação de queimadura, edema, eritema e dor no local da injeção), necrose tecidular local. **Neuromusculares e esqueléticas:** tremor. **Oftálmica:** visão turva, alterações da córnea, diplopia, queratopatia epitelial, doença da lente (alterações), retinite pigmentosa. **Respiratório:** apneia, asma, congestão nasal, depressão respiratória.

- Contraindicação. Contraindicado em pacientes com hipersensibilidade conhecida à prometazina ou outros derivados fenotiazínicos ou a qualquer componente da fórmula, por portadores de discrasias sanguíneas ou com antecedentes de agranulocitose com outros fenotiazínicos, por pacientes com risco de retenção urinária ligada a distúrbios uretroprostáticos e por pacientes com glaucoma de ângulo fechado. Não deve ser utilizado em associação ao álcool e sultoprida. Contraindicado durante a amamentação. Contraindicado para menores de 2 anos de idade.
- Precauções/advertências. Pode ocorrer síndrome neuroléptica maligna (SNM) caracterizada por hipertermia, distúrbios extrapiramidais, rigidez muscular, estado mental alterado, instabilidade nervosa autônoma e CPK elevada. A prometazina deve ser interrompida imediatamente e deve ser iniciado monitoramento clínico intensivo e tratamento sintomático. Deve ser usado com precaução em pacientes que estejam em tratamento com tranquilizantes ou barbitúricos. Utilizar com cautela nas seguintes situações: pacientes (especialmente os idosos) com sensibilidade aumentada à sedação, à hipotensão ortostática, e às vertigens; em pacientes com constipação crônica por causa do risco de íleo paralítico; em eventual hipertrofia prostática; em indivíduos portadores de determinadas afecções cardiovasculares, por causa dos efeitos taquicardizantes e hipotensores das fenotiazinas; em casos de insuficiência hepática e/ou insuficiência renal grave por causa do risco de acúmulo. Como as demais drogas sedativas ou depressoras do SNC, deve ser evitado em pacientes com história de apneia noturna. Bebidas alcoólicas e medicamentos contendo álcool devem ser evitados durante tratamento. Considerando os efeitos fotossensibilizantes das fenotiazinas, a exposição à luz solar ou à luz artificial é desaconselhada durante o tratamento. Durante o tratamento, o paciente não deve dirigir veículos ou operar máquinas, pois sua habilidade e atenção podem estar prejudicadas.

Monitorização
- Alívio dos sintomas, estado mental e efeitos do SNC (incluindo sedação, acatisia, *delirium*, sintomas extrapiramidais).

PROPOFOL
◇ Anestésico Geral

Apresentações no mercado
- Diprivan/Fresofol 10 mg/mL (ampola 20 mL)
- Diprivan PFS (seringa 50 mL) – (1%) cada mL contém 10 mg de propofol
- Fresofol 10 mg/mL (frasco 100 mL)
- Lipuro 10 mg/mL (ampola 20 mL)

Posologia
- Crianças
- Dose usual: 2,5 a 3,5 mg/kg.

Alerta
- **Orientações:** uso com técnica asséptica.
- Reações adversas. > 10%: hipotensão. Queimação no local da aplicação, dor. Apneia, durante 30-60 segundos.

- Reações adversas graves. **Cardiovasculares:** bradicardia (4,8%), insuficiência cardíaca (até 10%), hipertensão arterial. **Gastrointestinais:** pancreatite. **Imunológica:** anafilaxia (rara). **Neurológica:** convulsão. **Renal:** insuficiência renal aguda. **Reprodutiva:** priapismo. **Respiratórias:** apneia, acidose respiratória. **Outras:** septicemia bacteriana, síndrome de infusão.
- Precauções. 2 a 2,5 mg/kg provocam perda de consciência. Pediátrica – infusões prolongadas (18-115 horas) podem estar associadas a acidose metabólica, bradiarritmia e insuficiência miocárdica. **Cuidado:** contraindicado em pacientes com hipersensibilidade a ovo, soja e amendoim.

Monitorização
- Frequência cardiorrespiratória, pressão arterial, triglicerídeos séricos previamente ao início da terapia, e 3-7 dias após.

PROPRANOLOL
◇ Anti-hipertensivo/Antiarrítmico/ Antienxaquecoso

Apresentações no mercado
- Inderal 10 mg comprimido
- Inderal 40 mg comprimido

Posologia
- Neonatos
- Dose usual: 0,25 mg/kg/dose, a cada 6-8 h.

- Crianças
- Dose usual: 0,5-1 mg/kg/dia, a cada 6-8 h.
- Dose máxima: 60 mg/dia.

Alerta
- Antídoto. Glucagon (Glucagen Hypokit 1 mg sga).
- Reações adversas sérias. **Cardiovasculares:** parada cardiorrespiratória, insuficiência cardíaca congestiva, infarto do miocárdio. **Dermatológicas:** eritema multiforme, síndrome de Stevens-Johnsons, necrólise epidérmica tóxica. **Respiratórias:** asma, broncoespasmo.
- Interações medicamentosas
- É contraindicado o uso concomitante com tioridazina.
- Contraindicações. Asma, choque cardiogênico, bloqueio cardíaco de segundo e terceiro grau, bradicardia sinusal.

Monitorização
- Frequência cardíaca e pressão arterial.

RANITIDINA CLORIDRATO
◇ Redutor da Acidez Gástrica

Apresentações no mercado
- Ranitidina 150 mg comprimido
- Label 15 mg/mL solução oral (frasco 120 mL)

Posologia
- Crianças
- **Úlcera duodenal e úlcera gástrica:** *tratamento:* dose usual: 4 a 8 mg/kg/dia, VO, fracionados em 2 administrações. Dose

1000 ■ SEÇÃO 5 ■ BULÁRIO

máxima: 300 mg/dia. *Manutenção:* dose usual: 2 a 4 mg/kg/dia, VO, fracionados a cada 6 a 8 horas. Dose máxima: 150 mg, 2 vezes ao dia. **Esofagite erosiva:** dose usual: 5 a 10 mg/kg/dia, VO, fracionados em 2 administrações. Dose máxima: 150 mg/dia. **GERD (refluxo gastroesofágico):** dose usual: 5 a 10 mg/kg/dia, VO, fracionados em 2 administrações. Dose máxima: 300 mg/dia.

■ Neonatos

■ **Refluxo gastroesofágico:** dose usual: 2 mg/kg/dose, VO, a cada 8 h.

Alerta

■ Reações adversas. **Cardiovasculares:** assistolia, bloqueio atrioventricular, bradicardia (com rápida administração EV), taquicardia, vasculites, contrações ventriculares prematuras. **Sistema nervoso central:** agitação, confusão, tontura, depressão, sonolência, alucinação, dor de cabeça, insônia, atividade motora involuntária, mal-estar e vertigem. **Dermatológicas:** alopecia, eritema multiforme, prurido no local da injeção, rachadura na pele. **Endócrinas e metabólicas:** porfiria aguda, aumento da prolactina sérica. **Gastrointestinais:** aflição abdominal, dor abdominal, constipação, diarreia, náusea, enterocolite necrosante, pancreatite e vômito. **Hematológicas e oncológicas:** agranulocitose, anemia aplástica, granulocitopenia, anemia hemofílica, leucopenia, pancitopenia e trombocitopenia. **Hepáticas:** hepatite colestática, insuficiência hepática, hepatite e icterícia. **Hipersensibilidade:** anafilaxia, angioedema e reação hipersensível. **Locais:** queimação no local da aplicação. **Neuromusculares e esqueléticas:** artralgia e mialgia. **Oftálmicas:** visão turva. **Renais:** nefrite intersticial aguda, aumento no nível séric de creatinina. **Respiratória:** pneumonia.

Alerta

■ Contraindicações. Hipersensibilidade conhecida a qualquer componente da formulação.

■ Precauções/advertências. Efeitos hepáticos. Deficiência de vitamina B$_{12}$. Comprometimento hepático e renal. Porfiria. Terapia concomitante com AINES.

Monitorização

■ AST e ALT. Nível sérico de creatinina. Sangramento gastrointestinal. Sinais ou sintomas de úlcera péptica. Controlar pH gástrico e tentar manter pH > 4. Sinais de confusão.

REMIFENTANIL
○ Anestésico Venoso Opioide

Apresentação no mercado

■ Remifentanil 2 mg injetável (frasco-ampola)

Posologia

■ Crianças

■ **Intubação endotraqueal; adjunto.** *2 a 12 meses:* dose usual: 3 µg/kg, IV, ao longo de 30 a 60 segundos.

■ **Manutenção de anestesia geral; adjunto.** *< 12 meses, ≥ 2.500 g:* taxa de manutenção: 0,4 µg/kg/min, IV, titulada até 1 µg/kg/min, IV, em incrementos de até 50% ou reduzida em 25 a 50%, decrementos a cada 2 a 5 minutos para efeito desejado. *Bolus* suplementar: 1 µg/kg, IV, a cada 2 a 5 minutos, se necessário. *1 a 12 anos: bolus* inicial: 1 µg/kg, IV, durante 30 a 60 segundos. Taxa de manutenção: iniciar em 0,25 µg/kg/min, titular a 0,05 a 1,3 µg/kg/min, IV, em incrementos de até 50% ou reduzir em 25 a 50%, decrementos a cada 2 a 5 minutos para efeito desejado. *Bolus* suplementar: 1 µg/kg, IV, a cada 2 a 5 minutos, se necessário. **Desmame do ventilador; adjunto:** *3 meses a 10 anos:* iniciar a 0,5 µg/kg min, titular até 0,75 µg/kg/min.

■ Neonato

■ **Intubação endotraqueal:** *Pré-termo, 29 a 32 semanas IG:* 2 µg/kg em *bolus* IV, por 30 a 60 segundos. **Manutenção de anestesia geral; adjunto:** *Neonato completo ≥ 2.500 g.* taxa de manutenção: 0,4 µg/kg/min, IV, titulada até 1 µg/kg/min, IV, em incrementos de até 50% ou reduzida em 25 a 50%, decrementos a cada 2 a 5 minutos para efeito desejado. *Bolus* suplementar: 1 µg/kg, IV, a cada 2 a 5 minutos, se necessário. **Ventilação mecânica adjunto:** *a termo:* taxa inicial: 0,15 µg/kg/min, IV, seguida por aumentos incrementais de 0,05 µg/kg/min, conforme necessário, até um máximo de 0,5 µg/kg/min.

Alerta

■ Reações adversas. > 10%: **Cardiovascular:** hipotensão. **Sistema nervoso central:** dor de cabeça. **Dermatológica:** prurido. **Gastrointestinal:** náusea. **Neuromuscular e esquelética:** rigidez muscular. 1 a 10%: **Cardiovasculares:** bradicardia, tremores, hipertensão, rubor, sensação de rubor, taquicardia. **Sistema nervoso central:** tontura, calafrios, agitação. **Dermatológica:** diaforese. **Local:** dor no local da injeção. **Respiratórias:** depressão respiratória, apneia, hipóxia. **Diversas:** febre, dor pós-operatória.

■ Contraindicações. Como a glicina é utilizada em sua formulação, não se deve administrar por via epidural nem intratecal. Contraindicado para pacientes com reconhecida hipersensibilidade a qualquer componente da formulação ou a outro análogo de fentanil.

■ Precauções/advertências. Deve ser administrado somente com equipamentos de monitorização e manutenção da função respiratória e cardiovascular. Como ocorre com todos os opiáceos, não se recomenda o uso de remifentanil como agente único na anestesia geral. Pacientes com hipersensibilidade conhecida a opioides de diferentes classes podem apresentar reação. Mesmo com o uso de doses recomendadas pode ocorrer rigidez muscular. Os pacientes debilitados, hipovolêmicos ou idosos podem ser mais sensíveis aos efeitos cardiovasculares da remifentanila. Este medicamento pode causar *doping.*

Monitorização

■ Estado respiratório e cardiovascular, pressão arterial, frequência cardíaca.

RIBAVIRINA
◦ Antiviral

Apresentação no mercado
- Ribavirin 250 mg cápsula

Posologia
Crianças
- Dose usual: 10 mg/kg por dia, VO.

Ajuste Renal

Ajuste da dose pelo clearance de creatinina		Dose em diálise	
50-30	< 30	Diária em HD	Após HD
200 e 400 mg em dias alternados	200 mg q24 h	200 mg q24 h	Sem informações

Alerta
- Reações adversas. > 10%: **Sistema nervoso central:** fadiga, cefaleia, rigidez, labilidade emocional, irritabilidade, ansiedade, calafrios, insônia, depressão, nervosismo, tontura, falta de concentração, dor. **Dermatológicas:** alopecia, erupção cutânea, prurido, xeroderma, dermatite, diaforese. **Endócrinas e metabólicas:** perda de peso, supressão do crescimento. **Gastrointestinais:** doenças gastrointestinais, náuseas, anorexia, vômitos, diminuição do apetite, diarreia, dor abdominal, xerostomia, descompensação hepática. **Hematológicas e oncológicas:** anemia, neutropenia, diminuição da contagem de plaquetas, linfocitopenia, anemia hemolítica. **Infecção:** infecção viral. **Locais:** reação no local da injeção, eritema e inflamação no local da injeção. **Neuromusculares e esqueléticas:** fraqueza, mialgia, dor musculoesquelética, artralgia. **Respiratórias:** sintomas semelhantes aos da gripe (crianças e adolescentes: dispneia, tosse, faringites). **Diversas:** febre, tolerância a drogas.
- Contraindicações. Hipersensibilidade à ribavirina ou a qualquer componente da formulação. Mulheres que estão grávidas ou podem engravidar. Homens cujas parceiras estão grávidas. Pacientes com hemoglobinopatias (p. ex., talassemia, anemia falciforme).
- Precauções/advertências. Anemia hemolítica. Função hepática. Insuficiência renal. A monoterapia com Ribavirina não é eficaz para a infecção crônica por hepatite C e não deve ser utilizada isoladamente.
- Terapêutica combinada com interferons-alfa. Distúrbios autoimunes/infecciosos. Supressão da medula óssea. Transtornos dentais e periodontais. Reações dermatológicas. Diabetes. Reações de hipersensibilidade. Distúrbios oftalmológicos. Pancreatite. Transtornos psiquiátricos. Eventos pulmonares. Pacientes pediátricos: redução na velocidade de crescimento em doentes pediátricos durante o período de tratamento.

Monitorização
- Testes hematológicos e bioquímicos pré-tratamento.

RIFAMPICINA
◦ Antimicrobiano

Apresentações no mercado
- Rifampicina cápsulas 300 mg
- Rifampicina 20 mg/mL solução oral

Posologia
Crianças – Tratamento Via Oral
- **Brucelose, adjunto:** dose usual: 15 a 20 mg/kg/dia divididos a cada 12 a 24 horas (máximo 600 a 900 mg/dia) por ao menos 6 semanas. **Prurido colestático:** dose usual: 10 mg/kg/dia divididos a cada 12 horas (máximo de 300 mg/dose). *Haemophilus influenzae* **Tipo b (doença invasiva); profilaxia para contato de alto risco:** dose usual: 20 mg/kg a cada 24 horas por 4 dias (máximo 600 mg/dose). **Endocardite infecciosa; adjunto:** dose usual: 20 mg/kg/dia a cada 8 horas (máximo 900 mg/dia) ou 15 a 20 mg/kg/dia a cada 12 horas (máximo 600 mg/dia) em combinação com o antimicrobiano apropriado. **Lepra:** *< 10 anos:* dose usual: 300 mg 1 vez ao mês em combinação com dapsona. *10 a 14 anos:* dose usual: 450 mg 1 vez ao mês em combinação com dapsona. ≥ *14 anos:* dose usual: 600 mg 1 vez ao mês em combinação com dapsona. **Doença meningocócica (invasiva); profilaxia para contatos de alto risco:** dose usual: 10 mg/kg a cada 12 horas por 2 dias (máximo 600 mg/dose). **Doença infecciosa estafilocócica, sinergia:** dose usual: 10 a 20 mg/kg/dia divididos a cada 12 a 24 horas (máximo 600 mg/dose).
- *Doença por* Rickettsia – *Anaplasmose:* dose usual: 10 mg/kg/dose (máximo 300 mg/dose) 2 vezes ao dia por 7 a 10 dias. **Tuberculose ativa:** *< 40 kg:* dose usual: 10 a 20 mg/kg/dose 1 vez dia, 10 a 20 mg/kg/dose 2 vezes na semana (associado a isoniazida, pirazinamida e etambutol). ≥*15 anos ou* ≥ *40 kg:* dose usual: 10 mg/kg/dose (máximo 600 mg) 1 vez dia, 10 mg/kg/dose (máximo 600 mg) 2 vezes na semana (associado a isoniazida, pirazinamida e etambutol). **Tuberculose latente:** em combinação com isonoazida; 3 a 4 meses: 15 mg/kg/dia (máximo de 600 mg/dia) 1 vez ao dia. *Monoterapia: 3 a 4 meses:* 15 mg/kg/dia (máximo de 600 mg/dia). **Tuberculose ativa; infecção pelo HIV:** *fase intensiva (2 meses):* 10 a 20 mg/kg/dose 1 vez ao dia (máximo 600 mg/dia) em associação a isoniazida, pirazinamida e etambutol. *Fase de continuação (7 meses):* 10 a 20 mg/kg/dose 1 vez ao dia (máximo 600 mg/dia) em associação a isoniazida. **Tuberculose (pós-exposição); infecção pelo HIV:** 10 a 20 mg/kg (máximo 600 mg/dose) 1 vez ao dia por 4 a 6 meses ou 3 a 4 meses quando usada com a isoniazida.

Neonatos
- *Haemophilus influenzae* **tipo B, doença (invasiva); profilaxia para contato de alto risco:** dose usual: 10 mg/kg a cada 24 horas por 4 dias. **Doença meningocócica (invasiva); profilaxia para contatos de alto risco:** dose usual: 5 mg/kg a cada 12 horas por 2 dias. **Infecção estafilocócica; persistente:** dose usual: 10 a 20 mg/kg/dose a cada 24 horas.

Alerta

- Monitorar transaminases hepáticas, bilirrubina, creatinina sérica, contagem de plaquetas e anormalidades hematológicas.
- Reações adversas. Pode causar descoloração amarela, alaranjada, vermelha e marrom do suor, da urina, das lágrimas, do escarro ou dos dentes. Disfunção hepática, icterícia, trombocitopenia.

RISPERIDONA
◌ Neuroléptico

Apresentações no mercado

- Risperdal 1 mg comprimido – Atenção! Contém lactose
- Risperdal 2 mg comprimido – Atenção! Contém lactose e amarelo-crepúsculo
- Risperdal 1 mg/mL solução (frasco 30 mL) – cada mL da solução contém 1 mg de risperidona.

Posologia

- Crianças
- Tratamento via oral. **Esquizofrenia:** > *13 anos:* dose inicial: 0,5 mg, 1 ×/dia. Dose usual: 3 mg/dia, 1 x/dia. Dose máxima: 6 mg/dia.

Peso	Dias 1-3	Dias 4-14+	Incrementos quando for necessário aumentar a dose	Intervalo posológico
< 20 kg	0,25 mg	0,5 mg	+0,25 mg em intervalos ≥ 2 semanas	0,5 mg-1,5 mg
≥ 20 kg	0,5 mg	1,0 mg	+0,5 mg em intervalos ≥ 2 semanas	1,0 mg-2,5 mg*

- **Transtorno do humor bipolar – mania:** > *10 anos:* dose inicial: 0,5 mg/dia, 1 ×/dia. Dose usual: 1 mg – 2,5 mg/dia, 1 x/dia. Dose máxima: 6 mg/dia. **Autismo:** > *5 anos:* pacientes pesando > 45 kg podem necessitar de doses maiores; a dose máxima avaliada foi 3,5 mg/dia.

- Ajuste Renal
- *CrCl < 30 mL/minuto:* inicial: 0,5 mg duas vezes ao dia. Titular lentamente em incrementos de não mais que 0,5 mg duas vezes ao dia. Aumentos para dosagens > 1,5 mg duas vezes por dia devem ocorrer em intervalos de ≥ 1 semana.

Alerta

- Reações adversas. > 10%: **Sistema nervoso central:** sedação, sonolência, reação extrapiramidal induzida por drogas, insônia, fadiga, síndrome semelhante ao parkinsoniano, cefaleia, ansiedade, tontura, baba, acatisia. **Endócrinas e metabólicas:** hiperprolactinemia, ganho de peso. **Gastrointestinais:** aumento do apetite, vômitos, constipação, dor abdominal superior, náusea. **Genitourinária:** incontinência urinária. **Neuromuscular e esquelética:** tremor. **Respiratórias:** nasofaringite, tosse, rinorreia. **Diversas:** febre. Contraindicado em pacientes com hipersensibilidade ao produto.
- Precauções/advertências. **Queda:** pode aumentar o risco de quedas devido a sonolência, hipotensão ortostática e instabilidade motora ou sensorial. Pode causar depressão do SNC, o que pode prejudicar as capacidades físicas ou mentais. O uso de antipsicóticos tem sido associado com dismotilidade

e aspiração esofágica; o risco aumenta com a idade. Use com cuidado em pacientes com risco de pneumonia por aspiração. A risperidona está associada a maiores aumentos nos níveis de prolactina em comparação com outros agentes antipsicóticos. Pode causar hipotensão ortostática; usar com cautela em pacientes com risco deste efeito. Usar com cautela em pacientes com doença hepática ou renal. Use com cuidado em pacientes com risco de convulsões. Descontinuação da terapia: recomenda-se que seja de forma gradual para evitar sintomas de abstinência.

Monitorização

- Estado mental.Sinais vitais. Pressão arterial. Hemograma completo.

SERTRALINA
◌ Antidepressivo

Apresentação no mercado

- Zoloft 50 mg comprimido

Posologia

- Crianças
- Tratamento via oral. **Transtorno obsessivo compulsivo (TOC):** *6 a 12 anos:* dose inicial: 25 mg/dia, 1 vez ao dia. Dose máxima: 200 mg/dia. *13 a 17 anos:* dose inicial: 50 mg/dia, 1 vez ao dia. Dose máxima: 200 mg/dia.

Alerta

- Reações adversas. > 10%: **Sistema nervoso central:** insônia, tonturas, fadiga, sonolência. **Gastrointestinais:** náuseas, diarreia, xerostomia (boca seca). 1 a 10%: **Cardiovasculares:** palpitações, edema, hipertensão, síncope, taquicardia, vasodilatação. **Sistema nervoso central:** agitação, mal-estar, ansiedade, marcha anormal, perda do controle muscular, confusão, euforia, alucinação, aumento da tonicidade muscular, diminuição da sensibilidade, diminuição da consciência, irritabilidade, letargia, agitação psicomotora, apreensão, bocejos. **Dermatológicas:** hiperidrose, alopecia, dermatite, diaforese, exantema eritematoso, exantema folicular, erupção maculopapular, prurido, urticária. **Endócrinas e metabólicas:** diminuição da libido, perda de peso, diabetes *mellitus*, galactorreia, hipercolesterolemia, hipoglicemia, hipotireoidismo. **Gastrointestinais:** dispepsia, diminuição do apetite, obstipação, dor abdominal, vômitos, bruxismo, aumento de apetite, melena, problemas na ejaculação, disfunção erétil, incontinência urinária, disfunção sexual. **Genitourinárias:** hematúria, ereção prolongada, hemorragia vaginal. **Hematológicas e oncológicas:** hemorragia, hemorragia retal. **Hepática:** aumento das enzimas hepáticas. **Hipersensibilidade:** anafilaxia. **Neuromusculares e esqueléticas:** tremor, hipercinesia, espasmo muscular. **Oftalmológico:** distúrbio visual, visão turva, midríase. **Óptica:** zumbido. **Respiratória:** broncoespasmo.
- Contraindicação. Hipersensibilidade conhecida à sertralina ou a outros componentes da fórmula.Uso concomitante de Zoloft com inibidores da MAO, incluindo linezolida ou azul de metileno (aumento do risco de síndrome serotoninérgica). Uso simultâneo de Zoloft com primozida e dissulfiram.

Precauções/advertências.

- Aumento do risco de síndrome serotoninérgica (SS) com o uso concomitante de fármacos como anfetaminas, triptanos, fentanila e seus análogos, tramadol, dextrometorfano, petidina, metadona e pentazocina) e com fármacos que diminuem o metabolismo de serotonina (inibidores da MAO), antipsicóticos e outros antagonistas de dopamina.A sertralina não deve ser usada em combinação com um inibidor da MAO ou dentro de 14 dias após a descontinuação do tratamento com IMAO ou vice-versa.A coadministração de sertralina com outros fármacos que aumentam os efeitos da neurotransmissão serotoninérgica, como a anfetaminas, triptofana, fenfluramina, fentanila, agonistas 5-HT3 ou medicamentos fitoterápicos, como a erva-de-são-joão, deve ser evitada sempre que possível devido ao potencial de interação farmacodinâmica.A sertralina deve ser usada com precaução em pacientes com fatores de risco para o prolongamento do intervalo QT e *torsades de pointes*.Evitar o uso concomitante com antipsicóticos atípicos e fenotiazinas, antidepressivos tricíclicos, ácido acetilsalicílico e anti-inflamatórios não esteroidais.A descontinuação de sertralina deve ser considerada em pacientes com hiponatremia sintomática.Cuidado em pacientes com doença hepática.Pacientes diabéticos: monitorização da glicemia.Exames de urina falso-positivo para benzodiazepínicos foram relatados em pacientes tomando sertralina. A sertralina deve ser usada com cautela em pacientes com histórico de glaucoma. Evitar o uso em pacientes idosos com histórico de quedas ou fraturas. Não é recomendado o uso concomitante com álcool. Cuidado em pacientes com transtorno bipolar. Retirada abrupta: sintomas graves devido à descontinuação abrupta.

Monitorização

- Sinais e sintomas de síndrome serotoninérgica (SS) ou síndrome neuroléptica maligna (SNM). Peso. Altura. IMC (monitoramento longitudinal). Estado mental para depressão, ideação suicida (especialmente no início da terapia ou quando as doses aumentam ou diminuem). Sódio sérico em populações de risco.

SILDENAFILA
◊ Miscelânea – Outros

Apresentação no mercado
- Revatio 20 mg comprimido revestido

Posologia
Crianças – Tratamento Via Oral
- **Hipertensão pulmonar:** dose inicial: 0,25 0,5 mg/kg/dose, cada 8 horas. Dose usual: 1-2 mg/kg/dose, cada 6-8 horas.

Neonatos
- **Hipertensão pulmonar:** dose usual: 0,5 a 3 mg/kg/dose, cada 6-12 horas.

Alerta
- Reações adversas. > 10%: **Cardiovascular:** rubor. **Sistema nervoso central:** dor de cabeça. **Gastrointestinal:** dis-

pepsia. **Oftálmica:** distúrbio visual. **Respiratória:** epistaxe. 1 a 10%: **Sistema nervoso central:** insônia, tontura, parestesia. **Dermatológicas:** eritema, erupção cutânea. **Gastrointestinais:** diarreia, gastrite, náusea. **Genitourinária:** infecção do trato urinário. **Hepática:** aumento das enzimas hepáticas. **Neuromusculares e esqueléticas:** mialgia, dor nas costas. **Respiratórias:** congestão nasal, exacerbação da dispneia, rinite, sinusite. **Diversas:** febre.
- Contraindicações. Contraindicada em pacientes que apresentam hipersensibilidade à sildenafila ou a qualquer um dos seus componentes. A sildenafila demonstrou potencializar os efeitos hipotensores dos nitratos e, portanto, a coadministração com doadores de óxido nítrico (como o nitrato de amila) ou nitratos em qualquer forma é contraindicada. A coadministração de inibidores da PDE5, incluindo sildenafila, com estimuladores da guanilato ciclase, tais como riociguate, é contraindicada, uma vez que pode potencialmente levar a hipotensão sintomática. É contraindicada em pacientes que apresentam hipersensibilidade à sildenafila ou a qualquer componente da fórmula.
- Advertências/precauções. A sildenafila tem propriedades vasodilatadoras, resultando em reduções leves e transitórias da pressão arterial. Pacientes com depleção hídrica, obstrução grave da via de saída do ventrículo esquerdo ou disfunção autonômica. Foram relatados eventos cardiovasculares graves pós-comercialização. Eventos visuais. Cautela no uso concomitante com alfabloqueadores, devido ao risco de hipotensão. Não é recomendável a administração de sildenafila em pacientes com doença pulmonar veno-oclusiva. Administrar com cautela em pacientes com retinite pigmentosa; distúrbios hemorrágicos e priapismo.

Monitorização
- Pressão arterial.

SUCRALFATO
◊ Redutor da Acidez Gástrica

Apresentação no mercado
- Sucrafilm – suspensão oral 200 mg/mL flaconete 10 mL

Posologia
Crianças – Tratamento Via Oral
- Dose usual: 40 a 80 mg/kg/dia, a cada 6 horas.
- Dose de manutenção: 1 g/dose.

Alerta
- Reações adversas. 1 a 10%: Constipação. < 1%: Anafilaxia, dor nas costas, formação de bezoar, broncoespasmo, diarreia, tonteira, sonolência, dispepsia, edema facial, flatulência, angústia gástrica, cefaleia, hiperglicemia, reação de hipersensibilidade, insônia, edema laríngeo, edema de boca, náusea, edema faríngeo, prurido, edema pulmonar, erupção cutânea, vertigem, vômito, xerostomia.
- Contraindicações. Hipersensibilidade ao sucralfato.
- Precauções/advertências. **Diabetes:** hiperglicemia foi reportada em pacientes com diabetes. Monitorar glicemia de perto, ajuste do tratamento para diabete pode ser necessário. **Insuficiência renal:** usar com cuidado em pacientes com in-

suficiência renal. Pequenas partículas de alumínio são absorvidas. A excreção de alumínio pode diminuir, aumentando o risco de toxicidade.

Monitorização

- Sinais e sintomas ou melhora endoscópica são indicativos de eficácia. Nível de glicose em pacientes diabéticos. Função renal em pacientes idosos.

SULFAMETOXAZOL-TRIMETOPRIM
◊ Antibacteriano, Derivado da Sulfanamida

Apresentações no mercado

- Suspensão: 40 mg/200 mg/5 mL (pediátrico) – frasco de 100 mL.
- Suspensão: 80 mg/400 mg/5 mL (suspensão F) – frasco de 100 mL.
- Suspensão oral: 200 mg/40 mg/5 mL – frasco de 100 mL. IV: 80 mg/400 mg/5 mL – embalagem com 50 ampolas de 5 mL
- Comprimidos: 80 mg/400 mg – caixa com 20 comprimidos.
- Comprimidos: 160 mg/800 mg – caixa com 10 comprimidos.

Indicação

- Infecção urinária causada por *E. coli*, *Klebsiella* e *Enterobacter* sp, *M. morganii*, *P. mirabillis* e *P. vulgaris*. Otite aguda, profilaxia e tratamento de *Pneumocystis*, bronquite.

Posologia

- Crianças e Adolescentes

- **≥ 2 meses**: dose usual em infecções suscetíveis: 6 a 12 mg TMP/kg/dia/dose, VO ou IV, a cada 12 horas. Dose máxima: 16 mg TMP/dose (Red Book, 2015). **Blastomicose (paracoccidioidomicose) (dados disponíveis limitados)**: dose inicial: 8 a 10 mg TMP/kg/dia, IV, em doses divididas 3 vezes ao dia por 3 a 6 semanas; após melhora clínica, ajustar a terapia oral para 10 mg TMP/kg/dia em doses 2 vezes por dia, por 2 anos ou mais. **Cateter (diálise peritoneal) (dados disponíveis limitados)**: dose inicial: 5 a 10 mg TMP/kg/dose, VO, uma vez ao dia. Dose máxima: 80 mg/dose (Warady [ISPD, 2012]). **Ciclosporíase: (dados disponíveis limitados)**: dose inicial: 10 mg TMP/kg/dia e doses divididas, 2 vezes ao dia, por 7 a 10 dias. Dose máxima: 160 mg TMP (Red Book, 2012). **Meningite**: dose usual: 10 a 20 mg TMP/kg/dia, IV, em doses divididas a cada 6 a 12 horas, por 7 a 21 dias; a duração do tratamento depende do patógeno e do quadro clínico do paciente (Tunkel, 2004). **MRSA (*S. aureus* meticilina-resistente adquirido na comunidade), infecções cutâneas leves a moderadas:** Dose usual: 8 a 12 mg TMP/kg/dia, VO, em doses divididas a cada 12 horas (Liu, 2011); alternativamente, o uso de 20 mg TMP/kg/dia em doses divididas a cada 6 horas tem sido relatado (Norrby-Teglund, 2008). **Otite Média, aguda:** Dose usual: 6 a 10 mg TMP/kg/dia, VO, em doses divididas a cada 12 horas por 10 dias. Nota: devido à resistência do *S. pneumoniae*, não deve ser usado em pacientes nos quais o tratamento tenha falhado com amoxicilina como primeira escolha. **Pneumocystis jirovecii pneumonia (PCP) (HIV-exposição/-positivo): profilaxia:** ≥ 4 semanas: dose usual: 15 mg TMP/m²/dia, TMP/kg/dia, VO, por 3 a 7 dias por semana; a dose diária total pode ser dada em doses divididas a cada 12 horas por 3 dias consecutivos ou alternados, em doses fracionadas em 12 horas ao dia ou como dose única diária por 3 dias consecutivos.Dose máxima diária: TMP 320 mg/dia (DHHS [pediatric], 2013). Adolescentes: dose usual: 80 a 160 mg TMP diariamente ou alternativamente, 160 mg TMP 3 vezes semanalmente (DHH [adult] 2013). **Pneumocystis jirovecii pneumonia (PCP) (HIV-exposição/-positivo): tratamento:** dose inicial: 15 a 20 mg TMP/kg/dia, IV, em doses divididas a cada 6 horas por 21 dias; pneumonia aguda leve ou moderada e sem problemas de má absorção ou diarreia, a terapia pode ser alterada para via oral e mesma dose diária (15 a 20 mg/kg/dia TMP) administrada em doses fracionadas 3 ou 4 vezes ao dia (DHHS [pediatric] 2013). Adolescentes: dose usual: 15 a 20 mg TMP/kg/dia, VO, em 3 doses fracionadas por 21 dias ou alternativamente, 320 mg TMP 3 vezes diariamente por 21 dias. **Pneumonia moderada a grave:** dose inicial: 15 a 20 mg TMP/kg/dia, IV, em 3 e 4 doses fracionadas por 21 dias, podendo mudar para VO após melhora clínica. **Q-febre (*Coxiella burnetii*); infecção leve (falha com tratamento com doxiciclina):** < *8 anos*: dose usual: 8 mg TMP/kg/dia, VO, em doses fracionadas duas vezes ao dia por 14 dias. Dose máxima diária: 320 mg TMP/dia. **Shigelose: Nota:** devido à resistência largamente reportada, a terapêutica com sulfametoxazol e trimetoprim não é recomendada (CDC-NARMS, 2010; WHO, 2005). *VO*: **Nota:** devido à resistência largamente reportada, a terapêutica com sulfametoxazol e trimetoprim não é recomendada (CDC-NARMS, 2010; WHO, 2005). *Rotulagem do fabricante*: 8 mg TMP/kg/dia em doses fracionadas a cada 12 horas por 5 dias. Dose unitária máxima: 160 mg TMP. **Toxoplasmose (HIV-exposição/infecção), profilaxia:** ≥ *2 meses*: dose inicial: 150 mg TMP/m²/dia, VO, por 3 a 7 dias na semana; a dose total diária deve ser tomada em doses divididas a cada 12 horas por 3 dias consecutivos ou alternando os dias, em doses fracionadas em 12 horas no dia ou dose unitária por 3 dias consecutivos. Adolescentes: dose inicial: 160 mg TMP, VO, diariamente (TMP) ou 160 mg TMP 3 vezes semanalmente ou 80 mg TMP diariamente. **Encefalite:** adolescentes: dose inicial: 10 mg/kg/dia, VO, IV, TMP em duas doses fracionadas por no mínimo 6 semanas, maior duração pode ser necessária para alguns pacientes. Manutenção da terapia, tratamento pós-encefalite: 160 mg TMP, VO, duas vezes ao dia. **Infecção do trato urinário:** *2 a 24 meses:* dose usual: 6 a 12 mg TMP/kg/dia por dose, a cada 12 horas por 7 a 14 dias (AAP, 2011). > *24 meses:* dose usual: 8 mg TMP/kg/dia em doses fracionadas a cada 12 horas por 3 dias; duração de tratamento prolongado pode ser necessária para alguns pacientes. Dose máxima: 160 mg TMP. > *2 meses até adolescente:* dose usual: 8 a 10 mg /kg/dia TMP, IV, VO, em doses fracionadas a cada 6, 8 ou 12 horas até 14 dias para infecções graves. **Infecção do trato urinário, profilaxia:** dose usual: 2 mg TMP/kg/dose, VO, uma vez ao dia.

Alerta

- Reações adversas. Reações de hipersensibilidade às sulfas. Trimetoprim: icterícia e testes da função hepática alterados têm sido reportados na associação da terapia com clindamicina.
- Contraindicações. Hipersensibilidade a qualquer tipo de sulfa, trimetoprim ou componentes da formulação; história de trombocitopenia imunoinduzida por medicamento com o uso de medicamentos da classe das sulfonamidas ou trime-

CAPÍTULO 58 ▪ BULÁRIO   **1005**

toprim, anemia megaloblástica devida à deficiência de folatos, lactentes < 2 meses (rótulo do fabricante), lactentes < 4 semanas de díade (CDC, 2009); danos hepáticos ou doença renal grave.

▪ Advertência. Uso cauteloso em pacientes deficientes da enzima G6PD, com danos renais ou hepáticos ou deficiência de folatos (desnutrição, uso crônico de anticonvulsivante ou idosos); manter hidratação adequada para prevenir cristalúria; ajustar doses para pacientes com insuficiência renal. Fatalidades foram associadas a reações graves, como a síndrome de Stevens-Johnsons, síndrome da necrólise epidérmica, necrose hepática, agranulocitose, anemia aplástica, trombocitopenia e outras discrasias sanguíneas. O uso deve ser descontinuado se surgirem *rash* cutâneo ou reações adversas graves.

SULFADIAZINA
Antibiótico (derivado de SULFA)

Apresentações no mercado

▪ Sulfadiazina – creme dermatológico com 10 mg/g; bisnaga com 30 g de creve vaginal + 6 aplicadoresSulfadiazina (Suladrin): 500 mg/comprimidos

Indicação

▪ Tratamento adjuvante na toxoplasmose com pirimetamina, a FDA aprovou para pacientes pediátricos $\geq$ 2 meses e adultos (pode ser usado em idades < 2 meses para tratamento de toxoplasmose congênita, tratamento de cancro, tracoma, conjutivite, infecção do trato urinário, nocardiose, profilaxia de meningite meningocócica, tratamento de malária com *Plasmodium falciparum* resistente a cloroquina).

Posologia
■ Neonatos e Crianças

▪ *Toxoplasmose congênita (com perimetamina):*
▪ Dose usual: 100 mg/kg/dia, VO, fracionados em intervalos de 12 horas, durante 1 ano.
▪
▪ *Toxoplasmose adquirida (com perimetamina):*
▪ Dose usual: 120 a 200 mg/dia, fracionados de 6/6 h.
▪

Reações Adversas

▪ Miocardite alérgica, periarterite, ataxia, convulsão, depressão, febre, alucinação, cefaleia, insônia, vertigem. Dermatológico: necrólise epidérmica, eritema multiforme, dermatite esfoliativa, fotossensibilidade, pruridos, púrpura, *rash*, erupções cutâneas, síndrome de Stevens-Johnsons, urticária, cristalúria, nefrotoxicidade com oligúria e anúria, alterações hematopoiéticas, hipersensibilidade imune (grave).

Contraindicação

▪ Hipersensibilidade a sulfas ou outros componentes do medicamento, gravidez e amamentação.

Monitorização

▪ Febre, hemograma.

TACROLIMO (pomada)
Imunossupressor

Apresentações no mercado

▪ Tarfic 0,03% – Cada 1 g de pomada contém 0,300 mg de tacrolimo – Uso adulto e pediatrico (acima de 2 anos)
▪ Tarfic 0,1% – Cada 1 g de pomada contém 1,000 mg de tacrolimo – Uso adulto (acima de 16 anos)

Posologia
■ Crianças

▪ *2-15 anos:* pomada a 0,03% deve ser usada 2 vezes ao dia por até 3 semanas. Após, a frequência de aplicação deve ser reduzida para uma vez ao dia até o desaparecimento da lesão.

■ Adultos

▪ $\geq$ *16 anos:* o tratamento deve ser iniciado com a pomada 0,1%, duas vezes ao dia e deve continuar até o desaparecimento da lesão.

Alerta

▪ Reações Adversas. *> 10%:* desordens gerais e condições no local de administração: queimação no local de aplicação, prurido no local de aplicação. 1 a 10%: desordens gerais e condições no local de administração: aquecimento no local de aplicação, eritema, dor, irritação, parestesia, dermatite e reação no local de aplicação. Infecções e infestações: infecção local na pele independentemente da etiologia específica, incluindo, mas não limitada a eczema herpético, foliculite, herpes simples, infecção pelo vírus do herpes, erupção variceliforme de Kaposi. Desordens no tecido subcutâneo e pele: prurido. Desordens no sistema nervoso: parestesia e disestesia (hiperestesia, sensação de queimação).

▪ Contraindicação. Hipersensibilidade aos macrolídeos em geral, ao tacrolimo ou a qualquer um dos excipientes da formulação.Este medicamento é contraindicado para menores de 2 anos.

▪ Precauções/advertências. O efeito do tratamento da pomada no sistema imune em desenvolvimento de crianças, especialmente as mais novas, ainda não foi estabelecido, e isto deve ser levado em conta quando da prescrição para pacientes neste grupo de idade. A exposição da pele à luz do sol deve ser minimizada deve ser evitada durante o uso da pomada. O uso concomitante de outras preparações tópicas não foi avaliado. Não há relatos do uso concomitante de esteroides sistêmicos ou agentes imunossupressores. A pomada não foi avaliada quanto à sua segurança e eficácia no tratamento de dermatite atópica clinicamente infectada. Cuidados devem ser tomados para evitar o contato com os olhos e mucosas. O uso sob oclusão não foi estudado em pacientes, portanto roupas oclusivas não são recomendadas. O uso em pacientes com defeitos genéticos na barreira epidérmica, tais como síndrome de Netherton, não é recomendado devido ao permanente aumento da absorção sistêmica de tacrolimo.

TEOFILINA
◊ Broncodilatador

Apresentações no mercado

- Talofilina 100 mg cápsula
- Talofilina 200 mg cápsula

Posologia

- Crianças
- **Asma:** dose usual: 12 a 20 mg/kg/dia, VO, fracionados em 2 administrações.

- Ajuste Renal

Correção pelo *clearance* de creatinina (mL/min)			Dose em diálise	
> 80	80-50	50-10	Após HD	Diária em DP
100%	100%	100%	Sim	Sem correção

Alerta

- Reações adversas sérias. **Cardiovasculares:** fibrilação atrial, taquiarritmia. **Dermatológica:** síndrome de Stevens-Johnsons. **Neurológicas:** hemorragia intracraniana, convulsão.

Monitorização

- Testes de função pulmonar. Intervalo terapêutico é de 10 a 20 μg/mL. Teofilina sérica (colher sangue no pico terapêutico); após o início do tratamento, antes de qualquer aumento da dose, quando sinais ou sintomas de toxicidade teofilina estiverem presentes.

TIOPENTAL
◊ Anestésico Venoso não Opioide

Apresentações no mercado

- Tiopental 1 g injetável (frasco-ampola)

Posologia

- Crianças
- *1 a 15 anos:* dose usual: 5 a 6 mg/kg, IV. Dose de manutenção: 1 mg/kg, infusão intermitente, conforme for necessário. *1 a 6 meses:* dose usual: 5 a 8 mg/kg, IV.

- Neonatos
- Dose usual: 3 a 4 mg/kg, IV.

Alerta

- Reações adversas sérias. Anafilaxia. Apneia. Pressão intracraniana. Anemia hemolítica. Espasmo laríngeo. Disfunção miocárdica. Depressão respiratória. Neuropatia radial.
- Reações adversas comuns. **Dermatológica:** reação no local da injeção.
- Contraindicações. Pacientes com conhecida hipersensibilidade aos barbitúricos ou a qualquer componente da formulação.Pacientes sem acesso venoso para administração intravenosa, porfiria latente ou manifesta, estado asmático, doença cardiovascular grave, hipotensão ou choque. Contraindicado

em condições nas quais o efeito hipnótico pode ser prolongado, tais como: excesso de medicação pré-anestésica, doença de Addison, disfunção renal ou hepática, mixedema e asma.

- Precauções/advertências. O tiopental sódico deprime o córtex sensorial, diminui a atividade motora, altera a função cerebelar e produz sonolência, sedação e hipnose. Proteção das vias aéreas: os efeitos produzidos pelo tiopental exigem atenção especial estrita para as vias aéreas, é de importância primordial estar seguro de que o acesso às vias aéreas não será interrompido durante o período de inconsciência. Pode ocorrer depressão miocárdica (proporcional ao nível plasmático do fármaco), arritmias cardíacas (ocorrendo raramente em pacientes com ventilação adequada), aumento da frequência cardíaca, depressão circulatória, vasodilatação e hipotensão (especialmente em pacientes hipovolêmicos). Reação muscular: quando a dose de tiopental for hipnótica, diante de estimulação cirúrgica pode ocorrer reação muscular que somente cederá com o aprofundamento da anestesia. Se não for possível controlar o paciente com doses moderadas de tiopental, deve-se administrar um agente anestésico suplementar ou recorrer a outra técnica de anestesia. Insistir com tiopental, em tais casos, pode conduzir a uma recuperação indevidamente prolongada ou a complicações evitáveis. Foram relatadas reações no local da injeção. A administração intravenosa pode causar dor, trombose venosa, flebite e tromboflebite. Soluções IV em concentrações maiores que 2,5% parecem estar associadas a uma maior incidência de efeitos adversos locais, podendo ocorrer lesão grave do tecido quando soluções dessas concentrações são injetadas pela via intra-arterial. Foram relatadas raramente reações anafiláticas ou anafilactoides e outras reações graves de hipersensibilidade. O tremor pós-operatório (manifestado por espasmos musculares faciais e ocasionalmente por tremor de braços, cabeça, ombro e corpo) foi relatado em até 65% dos pacientes que receberam anestesia geral. Utilizar com precaução em doentes com doença cardíaca avançada, aumento da pressão intracraniana, oftalmoplegia, asma, miastenia grave e distúrbios endócrinos (p. ex., hipófise, tireoide, adrenal, pâncreas). Insuficiência hepática e renal: o efeito hipnótico pode ser prolongado.

Monitorização

- Frequência cardíaca, pressão arterial, frequência respiratória, pressão intracraniana, sinais de arritmia e sinais e sintomas de extravasamento.

TOBRAMICINA
◊ Antibiótico

Apresentações no mercado

- Tobramina 75 mg injetável (ampola 1,5 mL)

Posologia

- Crianças
- Dose usual: 2 a 2,5 mg/kg/dose, IV ou IM, em intervalos de 8 h.

- Neonatos
- *< 1 kg:* ≤ *14 dias:* dose usual: 5 mg/kg/dose, IV ou IM, a cada 48 h. *15-28 dias:* dose usual: 4-5 mg/kg/dose, IV ou IM, a cada

CAPÍTULO 58 ▪ BULÁRIO **1007**

24-48 h. *1-2 kg: ≤ 7 dias:* dose usual: 5 mg/kg/dose, IV ou IM, a cada 48 h. *8-28 dias:* dose usual: 4-5 mg/kg/dose, IV ou IM, a cada 24-48 h. *> 2 kg: ≤ 7 dias:* dose usual: 4 mg/kg/dose, IV ou IM, a cada 24 h. *8-28 dias:* dose usual: 4 mg/kg/dose, IV ou IM, a cada 12-24 h.

Alerta

▪ Reações adversas. **Sistema nervoso central:** confusão, desorientação, tontura, vertigem, letargia, cefaleia. **Alterações hematológicas:** anemia, eosinofilia, granulocitopenia, leucocitose, leucopenia, trombocitopenia. **Endócrinas:** diminuição de cálcio sérico, magnésio, potássio e sódio, aumento de desidrogenase lática, aumento da ALT, AST e bilirrubina. **Gastrointestinais:** náusea, vômito, diarreia. **Renais:** aumento da creatinina sérica, toxicidade renal. **Otológicas:** perda auditiva, zumbido, ototoxicidade vestibular.

▪ Interações medicamentosas. **Efeito de toxicidade se houver o uso concomitante com:** aminoglicosídeos, aciclovir, anfotericina B, bacitracina, algumas cefalosporinas, polimixina B, colistina, cisplatina e vancomicina. **Diminuição do efeito:** penicilinas, cefalosporina; toxicidade nos ouvidos pelo uso de diuréticos potentes: furosemida e ácido etacrínico. **Aumento do bloqueio neuromuscular se associado a:** succinilcolina, tubocurarina, decametônio, cetamina e etimodato.

Monitorização

▪ Função renal. Alerta para ototoxicidade.

TOBRAMICINA
◊ Antimicrobiano Oftálmico

Apresentação no mercado

▪ Tobrex 3 mg/mL colírio – 0,1 mg de tobramina/gota (1 mL = 30 gotas)

Posologia

▪ Dose usual: 1 a 2 gotas, via ocular, em intervalos de 4 a 6 h.

Alerta

▪ Reações Adversas. 1-0,1%: Desconforto ocular. Hiperemia ocular. < 0,1%: Ceratite. Abrasão da córnea. Deficiência visual. Visão turva. Eritema palpebral. Edema conjuntival. Edema palpebral. Dor nos olhos. Olho seco. Secreção ocular. Prurido ocular. Aumento do lacrimejamento. Urticária. Dermatite. Madarose. Leucoderma. Prurido. Pele seca.

▪ Precauções/advertências. Pode ocorrer hipersensibilidade cruzada com outros aminoglicosídeos, e deve-se considerar a possibilidade de que os pacientes que se tornam sensíveis a tobramicina ocular tópica podem também ser sensíveis a outros aminoglicosídeos tópicos e/ou sistêmicos. Evitar o contato com as lentes de contato gelatinosas.

TOPIRAMATO
◊ Anticonvulsivante

Apresentação no mercado

▪ Topiramato 25 mg comprimido revestido

Posologia

▪ *> 17 anos:* **epilepsia tônico-clônica generalizada e epilepsia parcial, monoterapia:** dose inicial: 25 mg, VO, 2 vezes ao dia. Dose de manutenção: 200 mg, VO, 2 vezes ao dia. **Epilepsia tônico-clônica generalizada, epilepsia parcial, síndrome de Lennox-Gastaut, adjuvante:** Dose inicial: 25 a 50 mg, VO, ao dia. Dose de manutenção: 100-200 mg, VO, 2 vezes ao dia. **Enxaqueca, profilaxia:** dose inicial: 25 mg, VO, uma vez à noite. Dose manutenção: 100 mg, VO, fracionados em 2 vezes. **Síndrome de Lennox-Gastaut ou epilepsia parcial e epilepsia tônico-clônica generalizada:** *2 a 16 anos:* dose inicial: 1-3 mg/kg/dia, VO, em 1 tomada à noite. Dose de manutenção: 5-9 mg/kg/dia, VO, fracionados em 2 vezes. **Enxaqueca, profilaxia:** *6 a 12 anos; ≥ 20 kg:* dose inicial: 15-25 mg/dia, VO, 2 vezes ao dia. Dose máxima: 200 mg/dia. *> 12 anos e adolescentes:* dose inicial: 25-50 mg/dia, VO, 2 vezes ao dia.

▪ Ajuste Renal

Ajuste da dose pelo *clearance* de creatinina			Dose em diálise	
Dose/ intervalo	> 70	< 70	Diária em DP	Após HD
25-400 mg q12-24 h	–	50%	–	1 dose (50-100 mg)

Alerta

▪ Reações adversas. > 10%: **SNC:** parestesia, fadiga, sonolência, tontura, comprometimento da memória. **Endócrinas e metabólicas:** redução do bicarbonato sérico, hiperamonemia, perda de peso. Gastrointestinais: dor abdominal, anorexia, perda de paladar, náusea, diarreia. **Respiratórias:** infecção do trato respiratório superior. **Diversas:** febre.

▪ Reações adversas sérias. **Endócrinas e metabólicas:** febre, hipoidrose, acidose metabólica, hiperamonemia. **Hepática:** insuficiência hepática. **Renal:** nefrolitíase. **Dermatológicas:** eritema multiforme, síndrome de Stevens-Johnsons, necrólise epidérmica tóxica. **Neurológica:** encefalopatia induzida por drogas. **Oftalmológicas:** glaucoma de ângulo fechado, glaucoma, miopia, defeito do campo visual. **Psiquiátrica:** pensamentos suicidas. **Outra:** sintoma de abstinência.

▪ Interações medicamentosas. O uso concomitante com ácido valproico deve ser evitado, pois pode estar associado com hiperamonemia com ou sem encefalopatia. A fenitoína e a carbamazepina diminuem as concentrações plasmáticas do topiramato. O topiramato pode diminuir a concentração sérica dos anticoncepcionais e da pioglitazona. O topiramato pode aumentar a concentração sérica de lítio. O topiramato pode aumentar o efeito depressor do SNC da amitriptilina. Anticolinérgicos e kava-kava podem aumentar o efeito adverso/tóxico do topiramato. Álcool, bromoprida, hidroxizina e depressores do SNC pode aumentar o efeito depressor do topiramato. Sulfato de magnésio pode aumentar o efeito depressor do topiramato. Orlistat pode diminuir a concentração sérica de anticonvulsivantes. Tiazídicos podem aumentar a concentração sérica do topiramato.

▪ Contraindicações. Uso de álcool em até 6 horas antes ou 6 horas após o uso de topiramato. Acidose metabólica com uso concomitante de metformina.

▪ Precauções/advertências. As drogas antiepilépticas devem ser gradativamente descontinuadas, para minimizar a possi-

SEÇÃO 5 ■ BULÁRIO

bilidade de crises epilépticas. Pacientes com insuficiência renal moderada ou severa. Diminuição da transpiração e hipertermia (aumento da temperatura corpórea) podem ocorrer especialmente em crianças jovens expostas a altas temperaturas ambientais. Hidratação durante o tratamento pode reduzir o risco de nefrolitíase e de eventos adversos relacionados ao calor. Transtornos do humor/depressão. Ideação suicida. Insuficiência hepática. Miopia aguda e glaucoma agudo de ângulo fechado secundário. Alterações no campo visual têm sido relatadas em pacientes que receberam topiramato, independentemente da pressão intraocular elevada. Acidose metabólica. Hiperamonemia e encefalopatia.

Monitorização

■ Frequência das crises. Eletrólitos (a monitorização recomendada inclui bicarbonato do soro no início e periodicamente durante o tratamento). Creatinina sérica. Sintomas de acidose aguda e acidose em longo prazo. Nível de amônia. Pressão intraocular: sintomas do glaucoma secundário de ângulo fechado.

TRAMADOL
◊ Analgésico Narcótico

Apresentações no mercado

■ Tramal 100 mg/mL gotas (frasco 10 mL) – 40 gts/mL – **Atenção!** Contém açúcar. Após aberto válido por 6 meses.
■ Tramal 50 mg cápsula.

Posologia

■ Crianças e Adolescentes

■ *3 meses a 7 anos:* dose usual: 1,25 mg/kg/dose, VO, a cada 8 horas. Dose máxima: 100 mg/dose. *> 7 anos ou > 20 kg:* dose usual: 2 mg/kg/dose, VO, a cada 4 a 6 horas. Dose máxima única: 100 mg. Dose diária máxima: 8 mg/kg/dia ou 400 mg/dia, o que for menor, não deve ser excedida.

Alerta

■ Antídoto Naloxona (Narcan 0,4 mg ap 1 mL).
■ Reações adversas. > 10%: **Cardiovasculares:** *flushing*. **Sistema nervoso central:** tonturas, cefaleia, sonolência, estimulação do sistema nervoso central, insônia. **Dermatológica:** prurido. **Gastrointestinais:** constipação, náuseas, vômitos, xerostomia, dispepsia. **Neuromuscular e esquelética:** fraqueza. 1 a 10%: **Cardiovasculares:** hipotensão ortostática, dor torácica, hipertensão, edema periférico. **Sistema nervoso central:** agitação, ansiedade, apatia, confusão, despersonalização, depressão, hipertonia, hipoestesia, letargia, mal-estar, nervosismo e dor, rigidez, síndrome de abstinência, fadiga, vertigem. **Dermatológicas:** dermatite, erupção cutânea. **Endócrina e metabólica:** calor; hiperglicemia, perda de peso. **Gastrointestinais:** diarreia, anorexia, dor abdominal, diminuição do apetite, flatulência, dor de garganta. **Genitourinárias:** sintomas da menopausa, dor pélvica, doença prostática, anormalidade urinária e infecção urinária, frequência urinária, retenção urinária. **Neuromusculares e esqueléticas:** artralgia, dor nas costas, aumento da creatina fosfoquinase, mialgia, tremor. **Oftálmica:** visão turva, miose,

distúrbios visuais. **Respiratórias:** bronquite, tosse, dispneia, rinite, rinorreia, sinusite, espirros, infecção do trato respiratório superior. **Várias:** lesões acidentais, febre, síndrome gripal.
■ Contraindicação. Contraindicado a pacientes que apresentam hipersensibilidade a tramadol ou a qualquer componente da fórmula. Contraindicado nas intoxicações agudas por álcool, hipnóticos, analgésicos, opioides e outros psicotrópicos. Contraindicado a pacientes em tratamento com inibidores da MAO ou pacientes que foram tratados com esses fármacos nos últimos 14 dias. Não deve ser utilizado em epilepsia não controlada adequadamente com tratamento. Não deve ser utilizado para tratamento de abstinência de narcóticos.
■ Precauções/advertências. Utilizar com cautela nas seguintes condições: dependência aos opioides; ferimentos na cabeça; choque, distúrbio do nível de consciência de origem não estabelecida, pacientes com distúrbios da função respiratória ou do centro respiratório, pressão intracraniana aumentada. Pode causar sonolência e tontura.

Monitorização

■ Controle de dor, frequência respiratória, frequência cardíaca, pulso, sinais de tolerância medicamentosa, função renal e hepática, nível de consciência.

TRIANCINOLONA
◊ Corticosteroide Tópico

Apresentação no mercado

■ Triancinolona (acetonida) 1 mg/g – bisnaga com 10 g

Posologia

■ Dose usual: aplicar uma pequena quantidade necessária para cobrir a lesão, com uma camada fina, 2 a 4 vezes ao dia. Dose máxima: aplicar uma camada fina 2 a 3 vezes ao dia.

$$\text{Mosteller BSA (m}^2) = \frac{\text{altura (cm)} \times \text{peso (kg)}}{3.600}$$

$$\text{CrCLS (mL/min?1,73 m}^2) = \frac{k \times \text{altura (cm)}}{\text{Creatinina sérica (mg/dL)}}$$

Valor de K	Idade do paciente pediátrico
0,33	Lactentes de menos que 1 ano de idade e com peso de nascimento baixo para a idade gestacional
0,45	Lactentes de menos que 1 ano de idade e com peso de nascimento apropriado para a idade gestacional
0,45	Crianças de 1 a menos que 2 anos de idade
0,55	Meninos de 2 a menos que 13 anos de idade Meninas de 2 a menosd que 16 anos de idade
0,7	Meninos de 13 a 16 anos de idade

*Os valores de k fornecidos são baseados no método de medição de creatinina sérica de Jaffe e pode requerer ajuste quando métodos enzimáticos são utilizados. Para pacientes maiores que 16 anos, consulte a posologia para pacientes adultos.

Alerta

■ Precauções. Evitar o uso prolongado em crianças e na face de adultos. Evitar o uso em lesões suspeitas de vírus.

VALGANCICLOVIR CLORIDRATO
◊ Antiviral

Apresentação no mercado
■ Valcyte 450 mg comprimido revestido

Posologia
■ Crianças

■ > 4 meses: **prevenção da doença causada pelo CMV no transplante de órgãos:** dose recomendada é baseada na área de superfície corporal (BSA) e depuração de creatinina derivada da fórmula de Schwartz (CrCLS):

Dose pediátrica (mg) = 7 × BSA × CrCLS

Alerta
■ Este medicamento não deve ser partido, aberto ou mastigado.
■ Reações adversas. > 10%: **Cardiovasculares:** hipertensão. **Sistema nervoso central:** dor de cabeça, insônia. **Gastrointestinais:** diarreia, náuseas, vômitos, dor abdominal. **Hematológicas e oncológicas:** anemia, trombocitopenia, neutropenia. **Imunológica:** rejeição de enxerto. **Neuromuscular e esquelética:** tremor. **Oftálmica:** descolamento de retina. **Renal:** aumento da creatinina sérica. **Diversas:** febre.
■ Contraindicações. Contraindicado a pacientes com hipersensibilidade conhecida ao valganciclovir, ganciclovir ou a qualquer componente da fórmula.
■ Precauções/advertências. O ganciclovir oral NÃO pode ser substituído por valganciclovir comprimido com base equitativa (um para um). **Hipersensibilidade cruzada:** por causa da semelhança da estrutura química de ganciclovir e de aciclovir e penciclovir, uma reação de hipersensibilidade cruzada entre esses medicamentos é possível. Utilizar com precaução em pacientes com insuficiência renal: ajuste de dose necessário. **Pediátrico:** a forma de dosagem preferida para pacientes pediátricos é a solução oral.

Monitorização
■ Hemograma completo. Contagem de plaquetas. Creatinina sérica.

VANCOMICINA
◊ Antibiótico

Apresentação no mercado
■ Vancomicina: 500 mg – Frasco-ampola de 500 mg.

Indicação
■ **Parenteral:** tratamento de pacientes com infecções ou condições de resistência a S. *aureus*, grave, com risco de morte, endocardite, meningite, osteomielite.

Posologia
■ Neonatos
■ Dose inicial recomendada.

■ Crianças
■ Dose usual: 40 a 60 mg/kg/dia, EV, em doses divididas de 6-8 h. Dose máxima: 4 g/dia. **Infecção do SNC/bacteremia:** Dose usual: 15 mg/kg/dose, EV, a cada 6/6 h. < *7 dias, < 1,2 kg:* dose usual: 15 mg/kg/dose, EV, a cada 24 h. *1,2-2 kg:* dose usual: 10-15 mg/kg/dose, EV, a cada 12-18 h. > *2 kg:* dose usual: 10-15 mg/kg/dose, EV, a cada 8-12 h. > *7 dias, < 1,2 kg:* dose usual: 15 mg/kg/dose, EV, a cada 24 h. *1,2-2 kg:* dose usual: 10-15 mg/kg/dose, EV, a cada 8-12 h. > 2 kg: dose usual: 10-15 mg/kg/dose, EV, a cada 6-8 h. **Meningite:** < *7 dias, > 2 kg:* dose usual: 20-30 mg/kg/dia, EV, em doses divididas de 8-12 h. > *7 dias, > 2 kg:* dose usual: 30-45 mg/kg/dia, EV, em doses divididas de 6-8 h.

■ Ajuste Renal
■ Avaliar nível sérico de vancomicina (vancomicinemia).

Alerta
■ Reações adversas. > 10%: **endócrina:** hipocalemia. **Cardiovascular:** hipotensão. **Gastrointestinais:** dor abdominal, náusea. 1 a 10%: **cardiovascular:** flebite local. **Sistema nervoso central:** calafrios, febre medicamentosa. **Dermatológica:** erupção cutânea. **Hematológicas e oncológicas:** eosinofilia, neutropenia (reversível). **Renal:** nefrotoxicidade. < 1%: Síndrome de DRESS. Ototoxicidade. Síndrome de Stevens-Johnsons.Trombocitopenia.
■ Contraindicações. Hipersensibilidade à vancomicina ou a outro glicopeptídeo e a qualquer componente da formulação.
■ Precauções/advertências. A vancomicina parenteral não é eficaz para o tratamento da enterocolite. A administração intravenosa rápida (< 60 min) pode resultar em reação grave.

Monitorização
■ Função renal.
■ Concentrações séricas da vancomicina.
■ Audiograma.

VASOPRESSINA
◊ Hormônio Antidiurético

Apresentação no mercado
■ Vasopressina 20 U/mL injetável (ampola 1 mL)

Posologia
■ Crianças

■ **Diabetes insípido:** dose usual: 2,5 a 5 U (0,125 a 0,25 mL), IM ou SC, a cada 6 a 8 h. Dose usual: 0,001 a 0,003 U/kg/hora, EV, (pós-operatório). **Hemorragia gastrointestinal:** dose usual: 0,01 U/kg/minuto.

Alerta
■ A vasopressina pode ser utilizada por via intravenosa, porém devido ao risco de necrose decorrente de extravasamento, é preferível a utilização de uma veia central.
■ Reações adversas. **Cardiovasculares:** angina, fibrilação atrial, bradicardia, parada cardíaca, arritmia cardíaca, cardiopatia isquêmica, isquemia do membro (distal), branqueamento localizado, baixo débito cardíaco, infarto do miocárdio, insuficiência cardíaca direita, choque, vasoconstrição (periférica). **Sistema nervoso central:** dor de cabeça (latejamento), vertigem. **Dermatológicas:** palidez, diaforese, gangrena da pele ou outros tecidos, lesão cutânea (isquêmica),

urticária. **Endócrinas e metabólicas:** hiponatremia, choque hipovolêmico, intoxicação por água. **Gastrointestinais:** cãibras abdominais, flatulência, isquemia mesentérica, náusea, vômito. **Hematológicas e oncológicas:** diminuição da contagem de plaquetas, hemorragia (intratável). **Hepática:** aumento da bilirrubina sérica. **Hipersensibilidade:** anafilaxia. **Neuromuscular e esquelética:** tremor. **Renal:** insuficiência renal. **Respiratória:** broncoconstrição.

- Contraindicações. Hipersensibilidade aos componentes da fórmula. Nefrite crônica com retenção de nitrogênio.
- Precauções/advertências. **Extravasamento:** vesicante; garantir a colocação adequada da agulha ou cateter antes e durante a infusão. **Crianças e idosos:** recomenda-se cautela no tratamento de crianças muito pequenas com vasopressina devido à possibilidade de hiper-hidratação e hiponatremia. Não deve ser usado em pacientes com doença vascular, especialmente doenças nas artérias coronárias. A vasopressina pode provocar intoxicação hídrica. Os primeiros sinais de tonturas, desatenção e dores de cabeça devem ser reconhecidos para prevenir coma e convulsões. A vasopressina deve ser utilizada com cautela na presença de epilepsia, enxaqueca, asma e insuficiência cardíaca. Nefrite crônica com retenção de nitrogênio contraindica o uso de vasopressina até que níveis aceitáveis de nitrogênio sanguíneo sejam atingidos. **Asma:** use com cuidado em pacientes com asma.

Monitorização

- Eletrocardiograma (ECG). Níveis de fluidos e eletrólitos.

VERAPAMIL
◦ Antiarrítmico

Apresentações no mercado

- Vasoton 5 mg injetável (ampola 2 mL)
- Verapamil 5 mg injetável (ampola 2 mL)
- Dilacoron 80 mg comprimido revestido

Posologia

- Crianças
- < *1 ano:* dose usual: 0,75 a 2 mg (0,1 a 0,2 mg/kg), EV, por pelo menos 2 minutos*. Dose de repetição: 75 a 2 mg (0,1 a 0,2 mg/kg), EV, por 30 minutos após a dose inicial e caso a resposta não tenha sido satisfatória. Dose máxima: 2 mg/dose. *1 a 15 anos:* dose usual: 2 a 5 mg (0,1 a 0,3 mg/kg), EV, por pelo menos 2 minutos*. Dose de repetição: 2 a 5 mg (0,1 a 0,3 mg/kg), EV, por 30 minutos após a dose inicial e caso a resposta não tenha sido satisfatória. Dose máxima: 5 mg/dose (inicial) e 10 mg/dose (repetição). **Tratamento via oral (somente para distúrbios do ritmo cardíaco):** *> 6 anos:* dose usual: 80 mg a 120 mg, VO, ao dia, podem ser divididos em 2 a 3 doses. *6 a 14 anos:* dose usual: 80 mg a 360 mg, VO, ao dia, podem ser divididos em 2 a 4 doses.

Alerta

- Reações adversas. > 10%: Sistema nervoso central: dor de cabeça. Gastrointestinais: hiperplasia gengival, obstipação.
- Contraindicações. Choque cardiogênico. Hipersensibilidade ao verapamil. Hipotensão. Disfunção ventricular esquer-

da. Bloqueio atrioventricular de segundo ou terceiro grau. Síndrome do nódulo sinusal.

- Precauções/advertências. Usar com cautela em pacientes que sofreram infarto agudo do miocárdio. Prolonga o tempo de condução atrioventricular. Usar com cautela no desenvolvimento de bloqueio AV de segundo ou terceiro grau. Potencialização mútua dos efeitos cardiovasculares, usar com cautela os antiarrítmicos e betabloqueadores. Se administrar digoxina, reduzir dose. Pacientes com insuficiência cardíaca com fração de ejeção > 35% devem ser compensados antes de iniciar o tratamento. Deve ser utilizado com cautela em pacientes com doenças nas quais a transmissão neuromuscular é afetada. Idosos apresentam uma resposta acentuada ao verapamil. Cautela se usado em pacientes pediátricos. Cautela em pacientes com insuficiência hepática.

Monitorização

- Eletrocardiograma. Hipertensão. Funções renal e hepática.

VIGABATRINA
◦ Anticonvulsivante

Apresentações no mercado

- Sabril 500 mg comprimido

POSOLOGIA

- Crianças
- Dose usual: 40 a 80 mg/kg/dia, VO, fracionados em 2 administrações.

Alerta

- Precauções
- Insuficiência renal (redução da dose pode ser requerida).

Monitorização

- Completar as contagens de plaquetas; insuficiência renal, hepática; os testes devem ser realizados periodicamente durante a terapia prolongada como medida de precaução.

VORICONAZOL
◦ Antifúngico

Apresentações no mercado

- Vfend 200 mg injetável – após reconstituição com 19 mL de água estéril para injeção cada mL da solução contém 10 mg de voriconazolVfend 200 mg comprimidos

Posologia injetável

- Crianças
- **Aspergilose invasiva:** *2 a 14 anos < 50 kg:* dose inicial: 9 mg/kg, IV, a cada 12 horas para 2 doses, seguida de uma dose de manutenção de 8 mg/kg, IV, a cada 12 horas. Dose máxima: 350 mg/dose. *12 a 14 anos, ≥ 50 kg e > 15 anos:* dose inicial: 6 mg/kg, IV, a cada 12 horas por 2 doses, seguida de uma dose de manutenção de 4 mg/kg, IV, a cada 12 horas. Duração da terapia: pelo menos 6 a 12 semanas de tratamento. **Aspergilose invasiva – infecção por HIV:** *2 a 12 anos:* dose inicial: 6 a 8 mg/kg, IV, a cada 12 horas por 2 doses;

em seguida, manutenção, 7 mg/kg, IV, a cada 12 horas. A terapia deve continuar durante pelo menos 12 semanas. Dose máxima: 400 mg/dose para dose inicial e 200 mg/dose para manutenção. > *13 anos:* dose inicial: 6 mg/kg, IV, a cada 12 horas para 2 doses, seguida de 4 mg/kg, IV, a cada 12 horas. **Candidemia/candidíase disseminada:** *2 a 14 anos e < 50 kg:* dose inicial: 9 mg/kg, IV, a cada 12 horas para 2 doses, seguida de uma dose de manutenção de 4 a 8 mg/kg, IV, a cada 12 horas. Dose máxima: 350 mg/dose. *12 a 14 anos, ≥ 50 kg e > 15 anos:* dose inicial: 6 mg/kg, IV, a cada 12 horas por 2 doses, seguida de uma dose de manutenção de 3 a 4 mg/kg, IV, a cada 12 horas. Duração da terapia: a duração do tratamento para candidemia, sem complicações metastáticas, é 2 de semanas. **Candidíase, orofaríngea ou esofágica – infectada pelo HIV; azol-refratário:** > *13 anos:* dose usual: 200 mg, IV ou VO, a cada 12 horas durante 14 a 21 dias. **Infecções por** *Fusarium/Scedosporium:* *2 a 11 anos:* dose inicial: 9 mg/kg, IV, a cada 12 horas para 2 doses, seguida de uma dose de manutenção de 8 mg/kg, IV, a cada 12 horas. *12 a 14 anos < 50 kg:* dose inicial: 9 mg/kg, IV, a cada 12 horas para 2 doses, seguida de uma dose de manutenção de 8 mg/kg, IV, a cada 12 horas. *12 a 14 anos, ≥ 50 kg e > 15 anos:* dose inicial: 6 mg/kg, IV, a cada 12 horas por 2 doses, seguida de uma dose de manutenção de 4 mg/kg, IV, a cada 12 horas.

Índice Remissivo

A

Abdome, 9, 104
  agudo, 731
Abertura de vias aéreas, 588
Abordagem
  da criança, 6
    em choque utilizando o ultrassom *point-of-care*, 808
    sindrômica, 576
  do indivíduo com dificuldade de aprendizagem, 520
Aborto legal, 142
Abscesso
  cutâneo, 303
  peritonsilar, 286
  retrofaríngeo, 286
Abstinência, 779
Abuso
  de substâncias lícitas e ilícitas, 171
  sexual, 141
Acesso vascular, 590, 679, 691
Acidente vascular cerebral, 370
Ácido
  pantotênico, 60
  valproico, 713
Acidose metabólica, 875
Acne
  neonatal, 540
  vulgar, 544
Acolhimento, 199
Acompanhamento de saúde da criança e do adolescente, 10
  institucionalizado, 156
Acrocianose, 21
Acromegalia, 467
Adaptação(ões)
  endócrinas, 837
  metabólicas, 837
  orgânicas, 837
  pulmonares, 838
  sistêmica ao dano hipóxico-isquêmico, 911
Adenoma produtor de ACTH, 467
Adenomegalias, 376
Adenoviroses, 265
Adenovírus, 73, 285
Adjuvantes, 109
Administração
  de fluidos, 679, 691
  de insulina ultrarrápida, 718

  intradérmica, 111
  intramuscular, 110
  oral, 110
  percutânea, 111
  subcutânea, 110
Adoção, 154
Adolescência, 163
  normal, 163
Adrenalina, 681, 851
Adrenarca, 472
Água, 423
  corporal, 869
Alcalose metabólica, 875
Álcool, 172, 173, 831
Aleitamento materno, 19, 52
Alergia alimentar, 216
Alertas de atraso do DNPM, 94
Alienação parental, 143
Alimentação, 75
  do adolescente, 54
  do escolar, 54
  do lactente, 52
  do pré-escolar, 54
  nas diferentes faixas etárias, 52
Alimentos complementares, 52
Aloimunização HLA, 668
Alterações
  da neuro-hipófise, 468
  da pigmentação, 542
  hormonais, 168
  metabólicas mais comuns do recém-nascido, 869
  na programação fetal, 183
  respiratórias mais comuns do recém-nascido, 881
  ungueais, 541
  vasculares fisiológicas, 541
Altura-alvo, 472
Ambiente, 3
Amebíase, 298
Amiodarona, 592
Anafilaxia, 206
Analgesia, 771, 797
Analgésicos, 777
  não opioides, 777
  opioides, 778
Análise
  crítica da utilização das curvas da OMS 2006 e 2007, 45
  dos dados, 37

urinária por
    fita de imersão, 440
    microscopia, 440
Anamnese, 98
  do sistema respiratório, 230
Anatomia
  craniana, 754
  do sistema respiratório, 227
Ancilostomíase, 299
Anemia(s), 367
  ferropriva, 80
Anestesia geral, 771
Anfetaminas, 174
Angioedema, 205
Anomalias congênitas do trato gastrointestinal, 313
Anorexia nervosa, 170, 524
Anquiloglossia, 24, 865
Antagonistas da aldosterona, 635
Antecedentes
  alimentares, 6
  familiares, 6
  mórbidos, 6
  perinatais, 6
Anti-inflamatórios não hormonais, 437
Antibióticos, 692
Antibioticoterapia, 441
Anticolinérgicos, 175
Anticoncepção, 169
Antídotos, 727
Antifúngicos, 692
Antimicrobianos, 682
Antropometria, 100
Anúria, 436
Aparelho respiratório, 104
Apendicite aguda, 742
Apoptose, 913
Arritmias cardíacas, 599
  reconhecimento das principais, 601
Articulações, 10, 406
Artralgia, 410
Artrite, 410
  idiopática juvenil, 408
Ascaridíase, 299
Ascite, 646
Ascorbato, 61
Asfixia, 130
  neonatal, 911
Asma, 239
Aspectos
  comportamentais, 76
  genéticos, 72
Aspiração de corpo estranho, 246
Astrocitomas, 384
Atendimento
  à criança politraumatizada, 749
  pediátrico, 3
Atitude(s), 3
  social reivindicatória, 168
Atividade(s)
  em prevenção, 131

física, 75a, 97
Atresia(s), 313
  das vias biliares, 314
  de cólon, 734
  de jejuno e íleo, 733
  pulmonar com
    comunicação interventricular, 346
    septo interventricular íntegro, 345
Atrito pleural, 232
Atropina, 592
Ausculta, 231
  cardíaca, 102, 333
Autorregulação, 331
Avaliação
  antropométrica, 8
  através do exame físico, 855
  cardiovascular, 101
  clínica
    de crianças e adolescentes, 97
    e exames complementares, 73
  crítica das curvas de crescimento, 33
  cromossômica, 567
  da criança com TCE, 755
  da dor, 193, 195
  da idade gestacional, 855
  da pressão arterial, 101, 456
  da veia cava inferior, 809
  das repercussões sistêmicas, 916
  do RN após o nascimento, 848
  e classificação do recém-nascido, 855
  ecocardiográfica, 689
  pré-participação, 97
  psiquiátrica básica, 10

B

Baixa estatura, 477
Baixo
  débito cardíaco, 630
  ganho ponderoestatural, 56
Balanço
  externo, 429
  interno, 429
Balão autoinflável, 849
Baqueteamento digital, 233
Barorreceptores, 332
Benzodiazepínicos, 173, 710
BERA (*Brainstem Evoked Response Audiometry*), 864
Betabloqueadores, 636
Bicarbonato de sódio, 592
Binge eating, 170
Biomarcadores, 355
  químicos, 916
Biópsia endomiocárdica, 356
Biotina, 60
Biotransformação, 641
Bolhas de sucção, 540
Bolsa-valva-máscara, 589
Bomba de infusão contínua, 718
Bossa serossanguínea, 22

ÍNDICE REMISSIVO **1015**

Bradiarritmias, 605
Bronquiolite viral aguda, 243
BRUE (*Brief Resolved Unexplained Events*), 697, 699
Bulhas cardíacas, 334
Bulimia nervosa, 170, 524
Busca de si mesmo e da identidade, 167

C

Cabeça, 8
Caixa torácica, 227
Calcificação, 914
Cálcio, 592, 873
Calendário de vacinação, 114
Cânula nasal de alto fluxo, 616
Cápsula de Bowman, 436
Capurro, 855
Caput succedaneum, 542
Carbúnculo, 301
Cardiopatias
    acianogêncas
        de hiperfluxo pulmonar, 341
        de normofluxo pulmonar, 343
    cianogênicas
        de hiperfluxo pulmonar, 346
        de hipofluxo pulmonar, 344
    congênitas, 340
Cardite, 410
Cateter/cânula nasal, 616
Causas externas (violências e acidentes) entre adolescentes, 175
Cefaleia(s), 495
    aguda, 495
        e recorrente, 495
    crônica
        e não progressiva, 495
        e progressiva, 495
    pós-punção, 798
Céfalo-hematoma, 22, 542, 762
Células
    endoteliais, 674
    musculares, 674
Celulite(s), 302
    orbitária (pós-septal), 302
    periorbitária (pré-septal), 302
Cetoacidose diabética, 717
Cetorolaco, 778
Chá de chumbo, 174
Chlamydia, 288
    trachomatis, 289
Choque, 652, 687
    cardiogênico, 688, 691, 692
    distributivo, 688
    hipovolêmico, 688, 693
        de causa hemorrágica, 691
    obstrutivo, 688, 693
    séptico, 673
        refratário, 691
Cianose, 233
    central, 22
Ciclistas, 127

Circulação, 751
    espontânea cuidados após o retorno da, 595
    fetal e neonatal, 838
    pulmonar, 228
Circunferência craniana, 8
Cirrose, 643
Cirurgia, 77
Cisto(s)
    broncogênicos, 236
    dermoide, 543
    na cavidade oral e de inclusão na região genital, 541
Citocinas, 913
Citomegalovírus, 260, 824
Classes de marcadores, 897
Classificação
    da dor, 194
    das imunodeficiências primárias, 219
    do RN
        pela IG, 856
        pelo peso de nascimento, 856
        que relaciona IG e peso, 856
    dos esportes, 97
Coagulação, 372
Cocaína, 173
Cogumelos, 175
Colaterais portossistêmicas, 645
Colecalciferol, 61
Coleta de líquido cefalorraquidiano, 898
Colonização microbiana, 919
Coluna vertebral, 10
Competências de comunicação, 3
Complexo QRS, 336
Comportamento(s)
    adolescente, 167
    de risco, 169
Composição hidríca e eletrolítica dos fluidos corpóreos, 423
Compressão torácica, 586
Comunicação, 4, 199
    interatrial, 341
    interventricular, 341
Concentrado
    de granulócitos, 663
    de hemácias, 661, 680
    de plaquetas, 662
Concussão, 761
Condições socioambientais, 6
Conjuntivite(s), 287
    alérgica e imunomediada, 290
    bacteriana
        aguda, 288
        crônica, 288
        hiperaguda, 287
    neonatal, 288
    química, 290
    viral, 289
Consolidação pulmonar, 806
Constantes flutuações de humor, 168
Constipação intestinal, 317
Consulta
    com adolescentes, 4

pediátrica, 3
Consumo de O_2, 674
Contaminação bacteriana, 668
Contratilidade, 330
Controle de tipos específicos de injúrias, 126
Convulsão febril, 498
Coqueluche, 282
Coração, 327
Coreia de Sydenham, 410
Correção da acidose, 719
Costelas, 610
Coto mumificado, 25
Crack e merla, 173
Crescimento, 6, 166
  e desenvolvimento, 33
    do pulmão, 229
  ponderoestatural, 33
Criança
  com baixa estatura, 477
  dispneica, 804
  gravemente doente, 583
  politraumatizada, 749
Crioprecipitado, 663
Criptorquidia, 446
Criptosporidíase, 299
Crise(s)
  álgica, 369
  aplástica, 370
  atônica, 501
  de ausência, 501
  desconhecidas, 501
  epiléptica, 500, 705
  generalizadas, 501
  mioclônica, 501
  na faixa etária pediátrica, 711
  não controladas, 711
  religiosas, 168
  tônica, 501
  tônico-clônica generalizada, 501
Critérios de Tanner, 163
Cromatografia de aminoácidos, 863
Cromossomopatias
  associadas à região 15q11-q13, 572
  numéricas, 568
Cromossomos, 567
Curva(s)
  cubana de crescimento, 43
  de dissociação da hemoglobina, 613
  de crescimento, 34
    da OMS 2006 e 2007, 44
    da OMS 2007, 45
    de Santo André classe IV, 43
  de Tanner, 43
Cútis marmórea telangiectásica congênita, 541

D

Dano
  cerebral hipóxico-isquêmico perinatal, 912
  hipóxico-isquêmico, 914

Data da última menstruação, 855
Débito cardíaco, 330, 630, 673, 838
Decúbito lateral, 796
Dedo extranumerário, 27
Defeito(s)
  congênitos de fagócitos, 219
  na imunidade inata e intrínseca, 219
  de rotação e de fixação do intestino, 313
  do septo atrioventricular, 342
Deficiência(s)
  da biotinidase, 863
  de 11-beta-hidroxilase, 485
  de 21-hidroxilase, 485
  de 3-beta-hidroxiesteroide desidrogenase, 485
  de ACTH, 465
  de complemento, 219
  de glicose-6-fosfato desidrogenase, 863
  de gonadotrofinas, 465
  de hormônio de crescimento, 464
  de prolactina, 465
  de TSH, 465
  e excessos de vitaminas, 59
  predominantes de anticorpos, 219
Deformidades precordiais, 333
Deleção 22q11.2, 574
Deleucotização, 664
Delirium, 779
Dengue, 265
Dente neonatal, 25
Dermatite
  atópica, 212
  seborreica, 536
Dermatomiosite juvenil, 413
Dermatoses, 544
  neonatais, 537
Derrame
  pericárdico, 690, 809
  pleural, 805
Descamação, 540
Desenvolvimento, 6
  cerebral, 168
  da tireoide, 479
  do sistema hematopoiético, 365
  físico na adolescencia, 163
  neuropsicomotor normal, 93
  nos primeiros anos de vida, 184
  psicossocial, 167
  puberal, 473
    parcial, 477
  vascular, 327
Desidratação, 869
Deslizamento
  de epífise femoral, 557
  pleural, 805
Desnutrição, 58
Diabetes
  insipidus, 468
  mellitus, 487
    tipo 1, 488
    tipo 2, 488

Diafragma, 227
Diálise, 625
Diazepam, 711
Difusão, 613
Dipirona, 778
Discalculia, 520
Discite, 413, 559
Disfunção
  cardiovascular, 675
  da microcirculação, 674
  miocárdica, 675
  sistólica, 634
Disgrafia, 520
Dislexia, 519
Displasia do desenvolvimento do quadril, 551
Distorção temporal, 168
Distúrbio(s)
  alérgicos e imunológicos, 205
  alimentares, 170
  da adrenal, 483
  da coagulação, 372
  da falta de limites, 526
  da tireoide, 478
  de aprendizado, 519
  de associação, 526
  de coagulação, 643
  do equilíbrio ácido-base, 421
    e hidreletrolíticos, 421
  do sono, 525
  hipotalâmicos, 71
  metabólicos ácido-básicos, 875
  psicológicos e psiquiátricos, 517
Disúria, 436
Diuréticos, 437, 635
Diverticulite, 745
Dobutamina, 681
Doença(s)
  autoimunes, 413
  autoinflamatórias, 219
  celíaca, 318
  de Cushing, 467
  de desregulação imune, 219
  de Graves, 481
    neonatal, 482
  de Kawasaki, 290, 393
  de Legg-Calvé-Perthes, 413, 556
  de Osgood-Schlatter, 413
  dermatológicas, 533
  diarreicas, 296
  do enxerto *versus* hospedeiro transfusional, 669
  do refluxo gastroesofágico, 314
  do sistema
    cardiovascular, 327
    digestório, 313
  do sistema respiratório, 227
  endocrinológicas, 463
  exantemáticas, 262
  falciforme, 368, 666, 862
  hematológicas e oncológicas, 365
  infecciosas, 255, 296

inflamatória intestinal, 320
  nefrológicas e urológicas, 435
  ortopédicas, 413, 551
  reumatológicas, 393, 413
  sexualmente transmissíveis, 169
Dopamina, 681
Dor, 194
  abdominal crônica recorrente, 316
  aguda, 194
  crianças que não se expressam pela fala, 196
  crônica, 194
  musculoesquelética idiopática, 414
  neuropática, 194
  nociceptiva, 194
  recorrente em membros, 411
  somática, 194
  visceral, 194
Drenagem anômala total de veias pulmonares, 349
Drogas
  antitireoidianas, 482
  na gestação, 831
  vasoativas, 680
  vasodilatadoras, 681
Ducto onfalomesentérico, 744

E

E-FAST em crianças, 806, 808
Ecocardiografia, 355
Ecocardiograma, 337
  com Doppler, 634
  focado para emergência, 808
  funcional à beira do leito, 678
Ecstasy, 174
  líquido, 174
Ectima, 301
Edema cerebral, 719, 914
Eficiência respiratória, 615
Eletrocardiografia, 355
Eletrocardiograma, 335, 634
Eletroencefalograma, 502
Eletrólitos, 425
Emissões otoacústicas, 864
Empiema pleural tuberculoso, 306
Encefalites, 508
Encefalopatia
  bilirrubínica, 906
  hepática, 644
Encoprese, 317
Endocardite infecciosa, 349
Endotelina, 331
Endotoxinas, 674
Enfisema lobar congênito, 235
Enterobíase, 299
Enterocolite necrosante, 919
Enterorragia, 652
Enteroviroses, 264
Enterovírus, 285
Enurese, 436
Envenenamentos, 148

Epifisiólise, 413, 557
Epilepsia, 499
Epinefrina, 592
Ergocalciferol, 61
Erisipela, 302
Eritema
  infeccioso, 264
  multiforme, 535
  polimorfo, 535
  tóxico, 25
    neonatal, 539
Eritropoiese, 80, 366
Escala(s)
  Comfort, 775, 776
  de avaliação da dor no recém-nascido NIPS
    (*Neonatal Infant Pain Scale*), 197
  de faces
    de Wong-Baker, 197, 775
    revisada, 198
  de Oucher, 774
  Face, legs, activity, cry, consolability (FLACC), 197
  Neonatal Infant Pain Scale (NIPS), 775
  numérica visual da dor, 775
  objetiva da dor de hannallah, 775
  para avaliação
    da dor, 774
    da sedação, 775
  visual analógica, 198
Escarlatina, 265
Escarro, 232
Esclerema *neonatorum*, 544
Escolha das curvas, 43
Escore(s)
  para avaliação da dor pós-operatória do
    recém-nascido (CRIES), 197
  Z, 37, 39
Escuta, 199
Esofagite, 658
Espaço morto, 613
Espasmos epilépticos, 501
Espectrometria de massa em tandem, 863
Esplenomegalia, 645
Espondilodiscite, 559
Esquistossomose mansônica, 299
Estado
  de choque reconhecimento do, 688
  de mal epiléptico, 705
    febril, 706
    focal, 706
    generalizado, 706
      convulsivo, 706
      não convulsivo, 706
Estafilococcias, 265
Estatura, 8
Estenose
  aórtica, 343
  hipertrófica do piloro, 738
  pulmonar, 343
Estertores finos, 231

Estimativa de volemia através da análise
  da veia cava inferior, 690
Estimulação visando ao neurodesenvolvimento, 28
Estímulo para a formação das sinapses, 185
Estirão do crescimento, 166
Estreptococcias, 265
Estreptococo beta-hemolítico do grupo b, 504
Estrongiloidíase, 299
Estudos
  longitudinais, 36
  mistos, 37
  populacionais, 46
  transversais, 37
Eventos adversos graves, 113
Evolução sexual, 168
Exame
  dos pulsos arteriais, 102
  físico, 100, 230
  geral, 7
  neurológico, 10, 502, 751
Expansão pulmonar, 840, 881
Expansor de volume, 851
Exsanguineotransfusão, 665, 908
Extremidades, 10

F

Fácies, 7
Falhas na adaptação pulmonar, 841
Fâneros, 8
Fase
  de amplificação, 373
  de finalização, 373
  de propagação, 373
Fator(es)
  de crescimento hematopoiéticos, 366
  de risco, 124
  VII recombinante, 657
Febre
  de origem indeterminada, 257
  faringoconjuntival, 289
  periódica associada a estomatite aftosa,
    faringite e adenite cervical, 401
  reumática, 409
  sem sinais localizatórios, 255
Fenilcetonúria, 862
Fenitoína, 711
Fenobarbital sódico, 711
Fenocópias de imunodeficiências primárias, 219
Fentanil, 779
Feto, 813
Fibrose cística, 244, 862
Filicídio, 149
Filoquinona, 61
Fimose, 448
Fisiologia
  cardiovascular, 630
  cardiovascular na criança, 327
  da adrenal, 483

do sistema respiratório, 227

renal, 435

Fisiopatologia da obesidade, 70

Fisioterapia respiratória, 616

Fístula(s)

pré-auricular, 23

traqueoesofágicas, 313

Fluido pulmonar, 882

Fluidoterapia, 718

Folato, 60

Foliculite, 301

Fontanelas, 8

Formação

das sinapses, 185

de radicais livres, 912

Fosfenitoína, 711

Fosseta sacral, 26

Fototerapia, 906

Fratura(s)

abertas, 763

de afundamento, 763

de base de crânio, 763

de crânio, 762

diastáticas, 763

em crescimento, 763

Frequência

cardíaca, 336

de consultas de puericultura, 11

de pulso, 7

Função

cardíaca, 677

do ventrículo esquerdo, 808

excretora, 641

sistólica de ventrículo esquerdo, 689

Funcionamento do sistema respiratório, 228

Furosemida, 635

Furúnculo, 301

G

GABA-A, 707

Galactosemia, 863

Gânglios, 104

Ganho ponderal, 166

Gastropatia hipertensiva, 658

Gemência, 232

Genitália, 9

Geniturinário, 104

Giardíase, 300

Gigantismo, 467

Glicocorticoides exógenos, 486

Glicose, 592

Glioma de tronco cerebral, 386

Glutamato, 707

Gráficos de crescimento, 35

Granulopoiese, 366

Grasnido, 232

Gravidez na adolescência, 169

H

Haemophilus influenzae, 504

Hemangiomas

hepáticos, 543

planos de face, 23

Hematêmese, 652

Hematoma(s)

extradural ou epidural, 764

subdurais, 765

subgaleal, 762

Hematomielia, 799

Hematopoiese, 365

Hematúria, 436, 442

Hemocomponentes, 661

Hemofilia, 376

Hemoglobinopatias, 665

Hemograma, 896

Hemorragia

digestiva, 651, 652

alta, 645, 652

baixa, 652, 658

intramedular, 799

pulmonar, 889

subaracnóidea, 794

Hepatite

aguda pelo vírus da hepatite A, 261

B, 826

C, 827

virais, 826

Herbal/efedrina, 174

Hérnia

de Littre, 745

inguinal encarcerada, 737

interna, 745

Herniação, 759

cerebral, 799

das amígdalas cerebelares, 759

do giro do cíngulo, 759

transcalvariana, 759

transtentorial ou uncal, 759

Heroína, 174

Herpes simplex, 290, 829

Herpes-vírus, 286

Hidrocele, 26

Hidrocortisona, 682

Hiperbilirrubinemia indireta, 906

Hipercalcemia, 873

Hipercalemia, 872

Hiperfunção da adeno-hipófise, 463, 467

Hipermagnesemia, 874

Hipernatremia, 427, 871

Hiperplasia

adrenal congênita, 484, 862

sebácea, 538

Hiperpotassemia, 430

Hiperprolactinemia, 468

Hipertensão arterial, 455

Hipertireoidismo, 481

Hipertricose lanuginosa, 538

Hipocalcemia, 873
Hipocalemia, 871
Hipoglicemia, 645, 876
   persistente, 876
Hipomagnesemia, 874
Hiponatremia, 426, 870
   euvolêmica, 427
   hipervolêmica, 427
   hipovolêmica, 426
Hipoperfusão orgânica, 689
Hipopituitarismo, 463
Hipoplasia do coração esquerdo, 346
Hipopotassemia, 429
Hipotireoidismo, 479
   adquirido, 480
   congênito, 479, 862
   primário, 480
   secundário, 480
   subclínico, 480
Hipoventilação, 612
Hipoxemia, 612
Hipóxia-isquemia, 920
História da doença atual, 5
HSV, 289

I

Ibuprofeno, 778
Icterícia, 643
   neonatal, 903
Ictus cordis, 333
Idade óssea, 472
Identificação, 5
Íleo meconial, 734
Imaturidade intestinal, 919
Impetigo, 301
Imunização, 109
   e HIV, 309
Imunobiológicos, 109
Imunodeficiências
   combinadas com características
     sindrômicas ou associadas, 219
   primárias, 218, 219
   que afetam a imunidade celular e humoral, 219
Imunoglobulina(s), 109
   endovenosa, 682
   intravenosa, 906
Inalantes, 172, 173
Índice biespectral, 777
Indução de sintomas ou sinais, 146
Infecção(ões)
   congênitas, 815
   de pele e partes moles, 301
   de vias aéreas, 271
   do sistema nervoso central, 794
   do trato urinário, 437
   necrosantes de pele e dos tecidos moles, 303
   oculares por Chlamydia trachomatis, 289
   pelo HIV, 262
     na infância, 307

   pelo Toxoplasma gondii, 261
   por mordeduras de animais, 302
   transmitidas por transfusões, 669
   urinária, 437
Ingestão calórica recomendada por idade e gênero, 76
Inibidores da enzima de conversão da angiotensina, 636
Injúria renal aguda, 621
   pós-renal, 622
   pré-renal ou funcional, 622
   renal ou intrínseca, 622
Inotrópicos, 635
Insônia comportamental, 525
Inspeção, 230
Institucionalização, 155
Instrumentos para mensuração da dor, 196
Insuficiência
   adrenal, 483
   cardíaca congestiva, 629
   hepática, 641
     aguda, 642, 643, 646, 647
     crônica, 642, 645, 647, 648
   respiratória
     aguda, 609
     neonatal, 882
Insulinoterapia, 718
Intensidade do sopro, 335
Intervalo
   PR, 336
   QT, 337
Intoxicações, 129, 148
   exógenas, 723
Intubação, 850
   nasotraqueal, 791
   orotraqueal, 785
   orotraqueal, 790
   traqueal, 589
Intussuscepção intestinal, 745
Invaginação intestinal, 741
Íon magnésio, 707
Irradiação, 664
   do sopro, 335

K

Ketamina, 175

L

Lactato, 678
Lactogênese, 20
Laringe, 610
Laringite, 279
Lavagem, 665
Lei de Frank-Starling, 630
Lesão(ões), 122
   agudas da mucosa gástrica, 658
   axonal difusa, 761
   crônicas, 914
   decorrentes do traumatismo cranioencefálico, 761

na cabeça, 140
no tórax e no abdome, 141
ósseas ou esqueléticas, 140
Leucemias, 378, 412
Leucócitos, 674
Leucorredução, 664
Levosimendan, 682
Liberação do hormônio antidiurético, 630
Lidocaína, 592
Linfomas, 380, 412
Linhas
"A", 805
"B", 805
Líquidos de suspensão, 109
Listeria monocytogenes, 504
Litíase urinária, 451
LSD, 174
Lúpus eritematoso sistêmico, 403

M

Maconha, 173, 174
Macroglossia, 24
Magnésio, 592, 874
Malformações
adenomatoides císticas, 233
pulmonares, 233
vasculares e hemangiomas, 542
venosas, 542
Mancha(s)
café com leite, 542
em vinho do porto, 542, 543
mongólica, 26, 538
salmão, 538
Manobra(s)
de Pachon, 335
de ressuscitação cardiopulmonar pediátrica, 586
de Rivero-Carvalho, 335
terapêuticas, 335
Mãos e pés, 10
Máscara(s)
com reservatório, 616
de Venturi, 616
laríngea, 589
simples, 616
Massagem cardíaca, 851
Maturação sexual, 101
Maturidade, 913
Mecanismos para manutenção da pressão intracraniana, 759
Mediadores
excitatórios e inibitórios, 707
inflamatórios na sepse, 674
Medicamentos, 77
Medicina nuclear, 356
Meduloblastoma, 385
Megacariocitopoiese, 366
Megacólon congênito, 736
Melanose pustulosa transitória neonatal, 539

Melena, 652
Menadiona, 61
Menaquinona, 61
Meningite(s), 504
bacteriana, 504, 507
infecciosa, 504
não infecciosa, 505
por tuberculose e fúngica, 508
viral, 504, 506, 507
Meningococcemias, 265
Mentira, 146
Menúria, 436
Metabolismo
das proteínas, 641
de carboidratos, 641
dos lipídios, 641
Metadona, 779
Microbioma, 73
Microcirculação, 674
Microdeleções cromossômicas, 574
Micrognatia, 24
Micronutrientes, 59
Midazolam, 711
na crise pediátrica, 711
Mielinização, 185
Miliária, 540
Mílios, 538
Milium sebaceum, 24
Milrinone, 681
Miocardite, 353
doenças associadas, 355
fase
aguda, 353
crônica, 354
subaguda, 354
Miosite viral, 413
Molusco contagioso, 545
Monitoração, 676
clínica, 676
da qualidade da RCP, 594
hemodinâmica, 676
neurofisiológica, 915
Mononucleose, 259
infecciosa, 259
Morfina, 779
Morte neuronal secundária, 912
Mosaicismo, 563
Motivo da consulta, 5
MRSA (Sthaphylococcus aureus resistentes à meticilina), 303
Mucosas, 8
Músculo(s)
acessórios, 227
anteriores da parede abdominal, 228
expiratórios, 228
inspiratórios, 227
intercostais
externos, 227
internos, 228
respiratórios, 227
Mycobacterium tuberculosis, 504, 505

N

Não disjunção meiótica, 563
Nariz, 9
Necessidade de intelectualizar e fantasiar, 167
Necrólise epidérmica tóxica, 533
Necrose gordurosa do recém-nascido, 544
Nefrite lúpica, 407
Negligência, 144
Neisseria
  gonorrhoeae, 286, 288
  meningitidis, 504
Neuroblastomas, 381
Neurofibromatose tipo 1, 575
Neuroimagem, 503, 916
Neuropatologia, 914
Neutropenia, 371
Nevo(s)
  melanocíticos, 543
  sebáceo, 542, 543
New ballard, 855
Nictúria, 436
Nitroprussiato de sódio, 681
Noctúria, 436
Noradrenalina, 681
Nutrição, 51, 52

O

Obesidade, 68, 170
  complicações e morbidades associadas à, 77
  parental, 76
Obstrução(ões)
  congênitas do trato digestivo, 731
  duodenal, 732
  intestinal, 745
Octreotide, 657
Oferta de oxigênio, 673, 679, 691
Olhos, 8, 104
Oligúria, 436
Omissão do cuidar, 144
Onda T, 337
Onfalite, 25
Orelhas, 9
Origens fetais das doenças do adulto e do idoso, 181
Osmolalidade, 426
Osteomielite, 303, 412
Otite
  externa, 279
  média aguda, 275
Óxido nítrico, 331
Oxigenação, 611
  de membrana extracorpórea, 683
Oxigenoterapia, 615
Oximetria de pulso, 615

P

Palpação, 231
  precordial, 333
Pâncreas *divisum*, 314
Pantotenato, 60
Paracetamol, 778
Parada cardiorrespiratória, 585
Parasitoses intestinais, 298
Parassonias, 525
Passageiros de veículos a motor, 126
Patologias relacionadas ao divertículo de Meckel, 744
PCP (fenciclidina), 175
Pé torto congênito, 553
Pedestres, 126
Pediatria clínica, 203
Pele, 8, 104
Peptídeo(s)
  de ação natriurética, 632
  natriurético cerebral, 634
Percentis, 37
Percussão, 231
Pericardite, 357
Peritonite bacteriana espontânea, 646
Persistência do canal arterial, 342
Pescoço, 9
Peso, 8
Pica, 523
Pioartrite, 305
Piúria, 436
Plano de aquisição de imagens, 338
  apical, 339
  paraesternal
    eixo curto, 339
    eixo longo, 339
  subcostal, 338
  supraesternal, 339
Plasma fresco congelado, 662
Pleura, 228
  visceral
    extralobar, 235
    intralobar, 235
Pneumatúria, 436
Pneumonias agudas adquiridas na comunidade, 237
Pneumotórax, 805
Poda neuronal, 187
Poliúria, 436
Pós-carga, 330
Pós-concussão, 761
Posição sentada, 796
Potássio, 428, 871
Potencial(is)
  evocado(s), 916
    auditivo de tronco encefálico, 864
Pré-carga, 330
Precocidade das ações, 74
Preservativos, 109
Pressão
  arterial, 7, 455

média invasiva, 676

intra-abdominal, 678

intracraniana, 759

venosa central, 677

Prevenção/manejo das crianças nascidas de mães infectadas pelo HIV, 308

Priapismo, 369

Primeira(s)

bulha cardíaca, 334

respirações, 882

Primeiro mês de vida, 19

Principais afecções pediátricas, 203

Princípios da reanimação neonatal, 845

Procedimentos, 785

Produção

de fluido, 840

de surfactante, 840

Prognóstico das leucemias, 77

Propedêutica

cardiovascular na criança, 332

do sistema respiratório, 230

e fisiologia do sistema urinário, 435

Propofol, 712

Propriedades elásticas do sistema respiratório, 228

Prostaglandinas, 331

Proteinúria, 445

Protocolo A-B-C-D-E de atendimento ao paciente politraumatizado, 758

Provas inflamatórias, 897

Puberdade, 163

feminina, 163

masculina, 166

precoce, 474

dependente de gonadotrofinas, 474

independente de gonadotrofinas, 475

Puericultura científica, 10

Pulmões, 228, 610

Pulso(s), 10

alternante, 333

arrítmico, 333

bisferiens, 333

de amplitude

aumentada, 333

reduzida, 333

em martelo d'água, 333

paradoxal, 333

Punção, 797

lombar, 794

suprapúbica, 440

Púrpura

de Henoch-Schönlein, 398

trombocitopênica idiopática, 375

Pustuloses, 540

Q

Quarta bulha cardíaca, 334

Quedas, 129

Queimaduras, 128

Quimiorreceptores, 332

R

Radiografia

cervical, 752

de crânio, 760

de tórax, 634

Reabilitação, 753

Reação(ões)

agudas, 666

alérgica/anafilática, 667

anafilática, 114

febril não hemolítica, 667

hemolítica(s)

aguda, 666

de causa mecânica, 668

tardias, 668

tardias, 668

transfusionais, 666

Reanimação neonatal, 845

Recém-nascido, 21, 813

Reflexo

da busca, 28

da marcha, 28

da sucção, 28

de Galant, 28

de moro, 28

palmoplantar, 28

tônico cervical assimétrico, 28

vermelho, 23

Refluxo

gastroesofágico, 314

hepatojugular, 333

vesicoureteral, 449

Regiões vasculares, 913

Regulação

da distribuição de potássio entre o eic e o eec, 429

da quantidade corpórea total de potássio, 429

do tônus vascular sistêmico, 331

neural do sistema vascular, 332

Remoção da placenta, 838

Remodelamento cardíaco, 632

Reposição

de glicose e cálcio, 682, 691

de potássio, 718

Resfriado comum, 271

Resiliência, 124

Respiração

artificial, 589, 615

placentária, 881

pulmonar, 840, 881

ruidosa, 232

Respostas celulares, 914

Ressonância magnética, 356, 634

Ressuscitação

fluídica, 679

pediátrica, 585

Restrição

de crescimento intrauterino, 858

fetal de nutrientes, 182

Retenção hídrica, 630

Retinol, retinal ácido retinóico, 61
Revisão de sintomas, 5
Rinite, 209
  alérgica, 209
Rinossinusite aguda, 275
Ritmo, 336
Roséola, 264
Roteiro
  da anamnese, 5
  do exame físico, 6
Rubéola, 263
  congênita, 820

S

Sala de parto, 845
Sangramento, 745
  oculto ou sangue oculto nas fezes, 652
Sangue vivo por sonda nasogástrica, 652
Sarampo, 263
Sarcomas, 382
Saturação venosa central de oxigênio, 677
Screening do DNPM, 94
Sedação, 771, 797
  e analgesia na uti pediátrica, 774
  mínima, 771
  moderada, 771
  profunda, 771
Sedativos, 778
Seguimento do RN com icterícia, 908
Segunda bulha cardíaca, 334
Segurança, 121
  e conservação das vacinas, 110
Separação progressiva dos pais, 167
Sepse, 673, 676
  grave, 676
  neonatal
    precoce, 894
    tardia, 895
  no período neonatal, 893
Sequência rápida de intubação, 785, 789
Sequestro(s)
  esplênico, 370
  pulmonares, 234
Sexo desprotegido, 169
Sextasy, 174
Shunt, 613
Sibilância, 232
Sífilis congênita, 815
Simulação, 146
Sinais
  e sintomas respiratórios, 232
  vitais, 7
Sinal de Kussmaul, 332
Síncope, 113, 359
Síndrome(s)
  da apneia obstrutiva do sono, 526
  da hipertensão pulmonar persistente do RN, 886
  da morte súbita do lactente, 697
  da resposta inflamatória sistêmica, 676

da secreção inapropriada do hormônio
    antidiurético, 468, 470
de amplificação dolorosa, 414
de Angelman, 572
de aspiração meconial, 884
de Cushing, 486
de Down, 563
  adolescência, 566
  cuidados de saúde, 564
  infância, 565
  momento da notícia, 564
  período neonatal, 565
de Edwards, 571
de herniação, 759
de Klinefelter, 569
de Mallory-Weiss, 658
de Münchausen por procuração, 145
de Patau, 571
de Prader-Willi, 573
de Stevens-Johnson, 533
de Turner, 568
de Williams, 574
do bebê sacudido, 140
do desconforto respiratório do RN, 882
epiléptica, 503
febris, 255
genéticas, 563, 567
gênicas, 575
gripal, 272
hemolítico-urêmica, 453
  associada à Escherichia coli, 453
  associada ao Streptococcus pneumoniae, 454
  atípica, 455
  causada por infecções, 453
hepatopulmonar, 646
hepatorrenal, 646
hipóxica-isquêmica, 911
mono-like, 259
nefrítica, 444
nefrótica, 445
oculoglandular de Parinaud, 289
torácica aguda, 370
Sinovite
  tóxica, 555
  transitória, 555
Síntese
  de hemoglobina, 80
  e secreção dos hormônios tireoidianos, 479
Sistema(s)
  cardiovascular, 327, 407
  hematopoiético, 365
  imune
    adaptativo, 893
    inato, 893
  imunológico do recém-nascido, 893
  musculoesquelético, 103
  neurológico, 407, 495
  privado, 863
  renal e urinário, 407
  renina-angiotensina-aldosterona, 631

Sobrecarga
    de ferro, 669
    volêmica, 668
Sobrepeso, 68, 170
Sódio, 426, 869
Sofrimento, 193
    psicossocial, 198
Solventes, 173
Somatostatina, 657
Sondagem vesical, 791
    de demora, 791
Sono, 77
Sopro(s), 334
    diastólico, 334
    inocentes, 335
    sistodiastólico, 335
    sistólico, 334
Soro, 109
Streptococcus pneumoniae, 504
Submersões, 128
Supervisão de saúde, 6
Suscetibilidade
    celular, 913
    regional, 914
Suspensório de Pavlik, 27

T

Tabaco, 172, 174
Tabagismo, 172
Tabela de Tanner
    feminina, 164
    masculina, 165
Talassemia, 666
Tamponamento cardíaco, 690
Taquiarritmias, 601
Taquicardia
    sinusal, 601
    supraventricular, 601
    ventricular, 603
Taquipneia, 614
    transitória do RN, 888
Taxa metabólica basal, 610
Tecido subcutâneo, 8
Técnica(s)
    de aplicação das vacinas, 110
    de atendimento de adolescentes, 5
    de comunicação aplicadas à puericultura, 12
    de condução da consulta, 4
    de conversa com crianças, 4
Temperatura, 7
Tendência grupal, 167
Teníase, 300
Terapia
    com aminas vasoativas, 691
    com corticosteroides, 682
    de reposição renal, 682
    elétrica, 591
Terceira bulha cardíaca, 334
Terlipressina, 657

Teste(s)
    da linguinha, 865
    de cobertura, 8
    de cobertura alternada, 9
    de Hirschberg, 8
    do coraçãozinho, 864
    do olhinho, 865
    do pezinho, 861
    do reflexo vermelho, 865
Testículos, 26
Tetralogia de Fallot, 345
Tiazídicos, 635
Tiopental, 712
TIPS (*transjugular intrahepatic portosystemic shunts*), 658
Tireoide, 478
Tireoidite de Hashimoto, 480
Tocoferóis, 61
Tonsilites, 285
Tórax, 9
Tosse, 232
Toxocaríase, 300
Toxoplasma gondii, 261
Toxoplasmose congênita, 818
TRALI (lesão pulmonar aguda associada à transfusão), 668
Transdutores lineares e curvilíneos, 804
Transfusão
    intrauterina, 665
    maciça, 665
Transição para a vida extrauterina, 837
Trânsito, 126
Translocação, 563
Transmissão vertical do HIV, 821
Transporte
    de O_2, 674
    e metabolismo do Fe, 82
Transposição das grandes artérias, 344
Transtorno(s)
    alimentar(es), 523
        restritivo/evitativo, 524
    de compulsão alimentar, 524
    de déficit de atenção e hiperatividade, 517
    de ruminação, 523
    do espectro autista, 522
Trauma
    abdominal, 752
    cranioencefálico, 752
    musculoesquelético, 753
    na criança, 749
    torácico, 752
    vertebromedular, 752
Traumatismo cranioencefálico, 749, 753
    leve, 756
    moderado e grave, 757
Triagem(ns)
    auditiva neonatal, 863
    neonatal(is), 861
        biológica, 861
Trissomia do cromossomo 18, 571
Troca gasosa, 611
Tronco arterial comum, 347

Troponina e CPK-MB, 634
Tuberculose, 305, 504
    congênita, 831
    extrapulmonar na criança, 306
    ganglionar periférica, 306
    meningoencefálica, 307
    óssea, 306
    pericárdica, 307
    pleural, 306
    pulmonar na criança, 306
Tubo laríngeo, 589
Tumor(es)
    abdominais, 381
    de tireoide, 482
    de Wilms, 386
    do sistema nervoso central, 383, 469
    epidermoide medular, 799
    produtores de TSH e de gonadotrofinas, 468
    sólidos, 381

U

Úlceras gastroduodenais, 658
Ultrassom, 803
    de tórax, 804, 805
    no paciente politraumatizado, 806
Ultrassonografia no PA, 803
Uretrorragia, 436
Urgência miccional, 436
Urocultura, 440
Urticária aguda, 205
Uso de
    drogas maternas com acometimento neonatal, 815
    oxigênio suplementar, 849

V

Vacinação
    contraindicações à, 112
    simultânea e combinada, 112
Vacinas, 109, 274
Varicela, 262, 823
Varizes, 652
Vasodilatadores, 635
Vasopressina, 681
Velocidade de crescimento, 472
Ventilação, 611, 750, 849
Ventilador mecânico manual com peça t, 849

Ventrículo único, 348
Vernix caseosa, 537
Via(s)
    aéreas, 228, 749
    aferente, 332
Videoeletroencefalograma, 503
Vigilância do DNPM, 94
Violência, 130
    cibernética, 149
    contra crianças e adolescentes, 137
        formas de apresentação da, 138
    doméstica ou intrafamiliar, 138
    física, 138
    na infância e adolescência consequências da, 151
    psicológica, 143
    química, 148
    sexual, 141
Vírus
    Coxsackie do grupo A, 264
    da rubéola, 263
    Epstein-Barr, 286
    varicela zoster, 262
Vitamina(s), 59, 60
    A, 61
    B1, 60
    B2, 60
    B3, 60
    B5, 60
    B6, 60
    B12, 60
    C, 61
    D, 61
    D, 61
    E, 61
    e aleitamento materno, 59
    K, 61
Volemia, 809
Volume
    de fechamento pulmonar, 610
    pulmonares, 229
    sistólico, 330, 673
Volvo, 745
Vulnerabilidade seletiva, 913

Z

Zika vírus, 827